| | |
|---|---|
| Allgemeine Anatomie | 1 |
| Kopf | 2 |
| Hals | 3 |
| Rumpf | 4 |
| Situs | 5 |
| Obere Extremität | 6 |
| Untere Extremität | 7 |
| Anhang | A |

Springer-Lehrbuch

Bernhard N. Tillmann

# Atlas der Anatomie des Menschen

Mit 1363 Abbildungen

Mit Zeichnungen von C. Sperlich, C. Franke, A. Cornford

Springer

**Prof. Dr. med. Bernhard N. Tillmann**
Anatomisches Institut der Christian-Albrechts-Universität zu Kiel
Olshausenstr. 40
24098 Kiel

Mit Zeichnungen von
C. Sperlich, Kiel
C. Franke, Kiel
A. Cornford, Reinheim

Unter Verwendung von Abbildungen aus:
Braus H (1954) Anatomie des Menschen. Ein Lehrbuch für Ärzte und Studierende.
 Fortgeführt von Elze C, 3. Aufl, Bd I. Springer Berlin
Braus H (1956) Anatomie des Menschen. Ein Lehrbuch für Ärzte und Studierende.
 Fortgeführt von Elze C, 3. Aufl, Bd II. Springer Berlin
Braus H (1960) Anatomie des Menschen. Fortgeführt von Elze C, 2. Aufl, Bd III.
 Springer Berlin
Hafferl (1957) Lehrbuch der topographischen Anatomie, 2. Aufl. Springer Berlin
Lanz T von, Wachsmuth W (1955) Praktische Anatomie. Ein Lehr- und Hilfsbuch der
 anatomischen Grundlagen ärztlichen Handelns. Bd I/2: Hals. Springer Berlin
Lanz T von, Wachsmuth W (1959) Praktische Anatomie. Ein Lehr- und Hilfsbuch der
 anatomischen Grundlagen ärztlichen Handelns. 2. Aufl Bd I/3: Arm. Springer Berlin
Lanz T von, Wachsmuth W (1938) Praktische Anatomie. Ein Lehr- und Hilfsbuch der anatomischen
 Grundlagen ärztlichen Handelns. Bd I/4: Bein und Statik. Springer Berlin
Lanz T von, Wachsmuth W (1993) Praktische Anatomie. Ein Lehr- und Hilfsbuch der anatomischen
 Grundlagen ärztlichen Handelns. Bd II/6: Bauch/von Loeweneck, Feifel G, Springer Berlin
Lanz T von, Wachsmuth W (1982) Praktische Anatomie. Ein Lehr- und Hilfsbuch der
 anatomischen Grundlagen ärztlichen Handelns. Bd II/7: Rücken, Springer Berlin
Lanz T von, Wachsmuth W (1984) Praktische Anatomie. Ein Lehr- und Hilfsbuch der
 anatomischen Grundlagen ärztlichen Handelns. Bd II/8: Becken, Springer Berlin

**ISBN 3-540-66651-6 Springer-Verlag Berlin Heidelberg New York**
Bibliografische Information der Deutschen Bibliothek
Die Deutsche Bibliothek verzeichnet diese Publikation in der Deutschen Nationalbibliografie;
detaillierte bibliografische Daten sind im Internet über http://dnb.ddb.de abrufbar.

Dieses Werk ist urheberrechtlich geschützt. Die dadurch begründeten Rechte, insbesondere die der Übersetzung, des Nachdrucks, des Vortrags, der Entnahme von Abbildungen und Tabellen, der Funksendung, der Mikroverfilmung oder Vervielfältigung auf anderen Wegen und der Speicherung in Datenverarbeitungsanlagen, bleiben, auch bei nur auszugsweiser Verwertung, vorbehalten. Eine Vervielfältigung dieses Werkes oder von Teilen dieses Werkes ist auch im Einzelfall nur in den Grenzen der gesetzlichen Bestimmungen des Urheberrechtsgesetzes der Bundesrepublik Deutschland vom 9. September 1965 in der jeweils geltenden Fassung zulässig. Sie ist grundsätzlich vergütungspflichtig. Zuwiderhandlungen unterliegen den Strafbestimmungen des Urheberrechtsgesetzes.

**Springer ist ein Unternehmen von Springer Science+Business Media**
springer.de
© Springer-Verlag Berlin Heidelberg 2005
Printed in Germany

Die Wiedergabe von Gebrauchsnamen, Handelsnamen, Warenbezeichnungen usw. in diesem Buch berechtigt auch ohne besondere Kennzeichnung nicht zu der Annahme, dass solche Namen im Sinne der Warenzeichen- und Markenschutz-Gesetzgebung als frei zu betrachten wären und daher von jedermann benutzt werden dürften. Produkthaftung: Für Angaben über Dosierungsanweisungen und Applikationsformen kann vom Verlag keine Gewähr übernommen werden. Derartige Angaben müssen vom jeweiligen Anwender im Einzelfall anhand anderer Literaturstellen auf ihre Richtigkeit überprüft werden.

Programmleitung: S. Spaegele, Heidelberg
Lektorat: P. Bergmann, Heidelberg
Projektmanagement: E. Blasig, Heidelberg
Herstellung: M. Berg, Heidelberg
Umschlaggestaltung: deblik Berlin
Reproduktion der Abbildungen: am-productions GmbH, Wiesloch
Satz und Gestaltung: medio Technologies AG, Berlin
Druck und Bindearbeiten: Universitätsdruckerei Stürtz, Würzburg

Gedruckt auf säurefreiem Papier     15/3160/bg - 5 4 3 2 1 0

# Vorwort

Die meisten anatomischen Atlanten blicken auf eine lange Tradition hinsichtlich ihrer Abbildungen zurück. Als ich vom Springer Verlag gefragt wurde, ob ich bereit sei, einen neuen Atlas der Anatomie herauszugeben, habe ich meine Zusage an die Bedingung geknüpft, von der konventionellen Form eines Anatomieatlas abweichen zu können. Der Atlas sollte im Hinblick auf die neue Approbationsordnung inhaltlich und didaktisch den Veränderungen und Anforderungen im anatomischen Unterricht angepasst sein.

Oberstes Qualitätsmerkmal eines anatomischen Atlas sind seine Abbildungen. Das Ziel bei der Erstellung neuer Abbildungen für den vorliegenden Atlas war darauf gerichtet, die enge Verbindung von vorklinischen und klinischen Inhalten vor Augen zu führen. Die neuen Abbildungen entstanden an anatomischen Präparaten, die aus praktisch-klinischer Sicht angefertigt wurden. Die auf ihre klinische Anwendung hin gezeichneten Bilder fügen sich zwanglos in die übernommenen klassischen Abbildungen des „v. Lanz/Wachsmuth" ein, dessen Zielsetzung im Titel als „Praktische Anatomie" ausgewiesen ist. Den anatomischen Bildern werden beispielhaft Darstellungen moderner bildgebender Verfahren zur Seite gestellt. Der Systematik der Leitungsbahnen liegen größtenteils Abbildungen der „Anatomie des Menschen" von Braus und Elze zugrunde, die mit Hilfe moderner Bildtechniken didaktisch überarbeitet und ergänzt wurden. Trotz der systematischen Darstellungsweise bleibt die dreidimensionale Zuordnung gewahrt und erlaubt deren Einbindung in die topographisch-klinischen Abbildungen. Bei der Darstellung des Skelettsystems wurde dem Wunsch der Studierenden entsprochen und das Foto statt der Zeichnung gewählt.

Dankenswerterweise hat der Verlag die Abbildungen von Muskelursprüngen und -ansätzen sowie von Tabellen der Muskelfunktionen, der Innervation und Blutversorgung aus dem Atlas herausgenommen und in einem Beilageheft zusammengefügt. Der auf diese Weise entstandene umfassende „Muskeltrainer" soll das unbeliebte Erlernen der Materie durch die Trennung sowie unterschiedliche farbliche Markierung von Ursprungs- und Ansatzzonen am Knochen erleichtern. Atlas und „Muskeltrainer" können ohne lästiges Umblättern am Schreibtisch oder im Präpariersaal nebeneinander benutzt werden.

Ohne das gewohnte didaktische Anliegen eines Atlas sprengen zu wollen, wurden Lernhilfen sowie an ausgewählten Beispielen klinische Hinweise in den Atlas aufgenommen. Ein „Navigationssystem" in Form farbiger Markierungen in den Abbildungshinweisen sowie in allen Tabellen erleichtert z.B. das Erlernen von Astfolgen der Gefäße oder die Zuordnung motorischer und sensibler Nerven. Die klinischen Hinweise haben eine unmittelbare Beziehung zum Inhalt des dargestellten Bildes; sie sollen neugierig machen und die im vorklinischen Abschnitt Studierenden zum eigenständigen, weiterführenden Studium anregen, das in der neuen Approbationsordnung ausdrücklich gefordert wird. Den bereits klinisch tätigen Ärztinnen und Ärzten mögen die ihnen bekannten klinischen Hinweise wieder „Lust" auf Anatomie, der Wurzel ärztlichen Handelns, machen.

Dem Atlas liegt als Nomenklatur die „Terminologia Anatomica" des „Federative Committee on Anatomical Terminology" 1998 zugrunde, von der nur abgewichen wurde, wenn offensichtlich Fehler der lateinischen oder griechischen Sprache Eingang gefunden haben. In der Klinik gebräuchliche Termini und mit Eigennamen belegte Begriffe wurden dem anatomischen Namen hinzugefügt.

Autor und Verlag übergeben den Atlas Studierenden der Medizin sowie Ärztinnen und Ärzten mit dem Wunsch, er möge ihnen bei der Vorbereitung auf den Beruf oder in der praktischen Tätigkeit nützlich und hilfreich sein. Der Autor bittet die Leserinnen und Leser um Anregungen und konstruktive Kritik.

Kiel, im Frühjahr 2004　　　　　　　　　　　　　　　　　　　　　　　　　　　　　　　　　Bernhard N. Tillmann

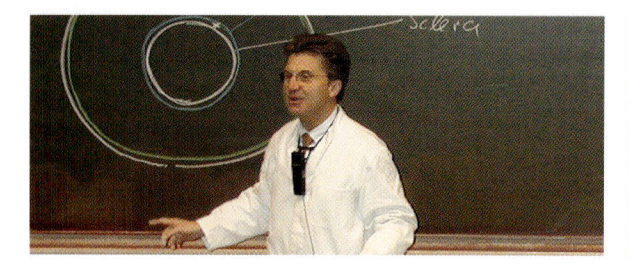

## Vita

**Professor Dr. med. Bernhard Tillmann**

geb. 1939, studierte Humanmedizin in Köln, Graz und München, 1965 Staatsexamen, 1967 Promotion in Köln. Tätigkeiten in der Chirurgie, Gynäkologie, Inneren Medizin und Allgemeinmedizin, Pathologie und Anatomie. 1973 Habilitation, Venia legendi für Anatomie und Entwicklungsgeschichte. 1974 Ernennung zum Professor für topographische und funktionelle Anatomie in Köln. 1976 Ruf als ordentlicher Professor der Anatomie an die Christian-Albrechts-Universität zu Kiel, seit 1977 Direktor des dortigen Anatomischen Instituts. 1994 Gründung des »Zentrums für klinische Anatomie« in Kiel, Forschungsschwerpunkte: Funktionelle Anatomie, Biomechanik des Bewegungsapparates und Klinische Anatomie. Zahlreiche Forschungspreise. Erster Platz im Ranking der Lehre seit Einführung der Evaluation. Vorstand der Anatomischen Gesellschaft.

Das Interview führte Christian Schaaf,
geb. 1978, Student der
Humanmedizin in Heidelberg

## Der Atlas

**Herr Professor Tillmann, Sie sagen, dass Sie mit diesem Atlas eine völlig neue Richtung eingeschlagen haben. Was macht diese andere Richtung aus?**

Der Atlas unterscheidet sich in der Tat von anderen Atlanten. Für mich als „klinischen Anatomen" ist das Unterrichten im Fach Anatomie kein Selbstzweck. Später als Kliniker muss der Arzt sein anatomisches Wissen anwenden können.
Unter diesen Gesichtspunkten haben wir auch unsere Präparate angefertigt und für den Atlas gezeichnet. Die Bilder zeigen die anatomischen Strukturen so, dass der Betrachter klinische Zusammenhänge leicht verstehen kann.

**Das Entscheidende an diesem Atlas sind also die klinischen Bezüge – damit die Studenten wissen, wozu sie das alles lernen sollen?**

Die Studenten sollen mit diesem Atlas Lust verspüren, ihrer medizinischen Neugierde nachzugehen: „Warum muss ich das jetzt eigentlich wissen?" Deswegen sind die anatomischen Bilder zusätzlich noch mit klinischen Kommentaren versehen. Kliniker aller Bereiche, z.B. aus der HNO, der Chirurgie oder der Augenheilkunde haben diese Texte zusammen mit mir entwickelt und überarbeitet. Deshalb finden sich in unserem Atlas keine überholten Informationen. Wir haben eine moderne Klinik in den Atlas gebracht und erfüllen damit auch die Forderungen der neuen Approbationsordnung. Außerdem haben wir in den Texten darauf geachtet, dass sie auch für die Studierenden im vorklinischen Abschnitt verständlich bleiben. Medizinstudenten haben alles gegengelesen.

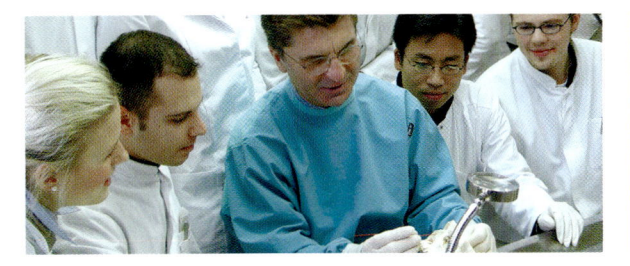

## Der Dozent

**Sie können auf eine lange Lehrerfahrung zurückblicken und Sie sind zudem bei Ihren Studenten sehr beliebt. Woran liegt das?**

Die Lehre ist mir einfach sehr wichtig. Wenn ich unterrichte, tue ich das mit Begeisterung. Ich halte einfach sehr gerne Vorlesungen und Kurse.

**Ihr Geheimrezept ist also Begeisterung und Motivation?**

Ja, das muss der Dozent auf die Studenten übertragen. Ich mache keinen Druck, die Studenten kommen freiwillig in die Vorlesung. Auch wenn ich abends lese, der Hörsaal ist immer voll. Die Lehre ist kein Ballast, sondern eine Pflicht für die Hochschullehrer, eine Pflicht, die ich sehr gerne erfülle! Ich werde weiterlehren, auch wenn ich Emeritus bin.

**Und die neue Approbationsordnung? Wie beurteilen Sie eine klinische Ausrichtung bereits in der Vorklinik?**

Da ich schon immer so gelehrt habe, ist die neue AO für mich überhaupt nichts Neues. Ich habe im Präparierkurs immer mit den Studenten perkutiert und auskultiert, denn sie sollen ja keine Leichenanatomie lernen, sondern wissen, dass sich die Leber beim Einatmen verschiebt oder wo man die Aorta auskultiert. Das ist entscheidend für das spätere Studium und Berufsleben, und das findet man auch in unserem Atlas wieder. Daher halte ich persönlich die neue AO auch nicht für revolutionär.

**Was – außer dem nötigen medizinischen Faktenwissen – möchten Sie als Dozent an der Universität Ihren Studenten noch vermitteln?**

Ich lege unglaublich viel Wert auf Kollegialität. Denn wenn man es im Präpariersaal nicht lernt, dann lernt man es nie mehr. Das ist eine Grundvoraussetzung für das ärztliche Handeln. Meine Studenten haben ein Informationsheft für die Studienanfänger herausgegeben, in dem steht, sie hätten nicht nur Anatomie bei mir gelernt, sondern auch menschliches Verhalten. Das hat mich wirklich sehr gefreut.

**Was denken Sie? Was braucht ein Student von heute, um ein guter Arzt zu werden?**

Natürlich einen hohen fachlichen Wissensstand, aber das ist nicht alles. Er braucht eine gute Selbsteinschätzung und er darf nicht egoistisch sein. Egoismus ärgert mich, denn er ist etwas ganz Schlimmes, darunter müssen später Kollegen und Patienten leiden.

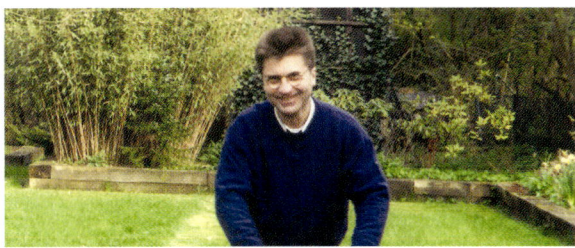

## Der Privatmann

**Sie schreiben Bücher, Sie lehren, Sie gehen abends mit ihren Studenten weg – wie bekommen Sie das unter einen Hut?**

Ich suche meinen Ausgleich in meinen Hobbies – nein, das sind nicht nur Hobbies, sondern ein Teil meines Lebens. Während meines Medizinstudiums in Köln habe ich auch Musik studiert und später Kunstgeschichte in Kiel. Die Musik ist ein ganz wichtiger Bestandteil in meinem Leben. Ich habe eine Gesangsausbildung und gehe sehr viel in Konzerte und ins Theater. Außerdem bin ich ein begeisterter Gärtner: Bäume schneiden, Hecken stutzen, Rosen pflegen – dabei vergesse ich alles um mich herum.

---

Das »Zentrum für Klinische Anatomie« wurde 1994 als erste Einrichtung dieser Art am Anatomischen Institut der Christian-Albrechts-Universität zu Kiel gegründet. Hier werden regelmäßig Operationskurse und anatomische Präparationsübungen in Zusammenarbeit von Anatomen und Klinikern durchgeführt. Die klinische Anatomie bildet hier den Schwerpunkt in Forschung und Lehre, und mit vielen Kliniken werden regelmäßig Kurse durchgeführt.

**Zentrum für Klinische Anatomie**
Anatomisches Institut der CAU
Otto-Hahn-Platz 8, 24118 Kiel
Leiter: Professor Dr. med. B. Tillmann

# Danksagung

Es ist mir eine angenehme Pflicht und Freude, allen zu danken, die mir bei der Entstehung des Atlas geholfen haben.

Als Grundlage für neue Abbildungen dienten Präparate der wissenschaftlichen Sammlung des Anatomischen Instituts, die unter meiner Anleitung von Herrn G. R. Klaws und von Frau St. Gundlach in höchster Qualität angefertigt wurden. Frau C. Sperlich hat nach den Präparaten den größten Teil der Abbildungen gezeichnet und sich mit dem Ergebnis ihrer Arbeit in die erste Reihe der wissenschaftlichen Zeichner gestellt. Die Zeit der Zusammenarbeit mit der Künstlerin war anregend und spannend. Die Abbildungen des „Muskeltrainers", der Leitungsbahnen sowie schematische Zeichnungen hat Herr C. Franke einfühlsam im Hinblick auf das Gesamtkonzept angefertigt. Ein Teil der Schemata wurde von Herrn A. Cornford erstellt.

Für die Bereitstellung von Präparaten und von Originalabbildungen danke ich den Herren Professores Dr. A. F. Holstein, Hamburg, Dr. J. Koebke, Köln, Dr. H. Loeweneck, München, Dr. R. Nitsch, Berlin und Dr. K. Zilles, Düsseldorf. Bei der Zusammenstellung der klinischen Abbildungen habe ich großzügige Hilfe von Kolleginnen und Kollegen erfahren: Zu danken habe ich Frau Prof. Dr. L. Mettler, Frau Prof. Dr. I. Schreer, Kiel und Frau Prof. Dr. C. Schmolke, Bonn sowie den Herren Prof. Dr. Dr. H.-K. Albers, Dr. H. Bertermann, Priv. Doz. Dr. B. Bewig, Priv. Doz. Dr. J. Biederer, Dr. J. Blume, Dr. H. Bolte, Dr. M. Bosse, Dr. W. Brenner, Dr. J. M. Doniec, Prof. Dr. U. R. Fölsch, Prof. Dr. M. Heller, Dr. C. Hilbert, Dr. M. Höpfner, Prof. Dr. O. Jansen, Dr. U. Kampen, W. Klüglein, Dr. W. Kroll, Prof. Dr. St. Müller-Hülsbeck, Dr. F. Pries, Dr. S. Schmidt, Dipl. Mathem. A. Schumm, Priv. Doz. Dr. A. Thale, (alle Kiel) und Herrn Dr. R. Löning, Lübeck.

Bei Auswahl und Inhalt der klinischen Hinweise berieten mich: Frau Dr. U. Thale, und die Herren Dr. M. Ayub, Priv. Doz. Dr. A. Böhle, Priv. Doz. Dr. A. Böning, Dr. G. Brademann, Dr. J. M. Doniec, M. Föge, Prof. Dr. Dr. F. Härle, Prof. Dr. J. Pfisterer, Dr. Ch. Schmidt, Priv. Doz. Dr. A. Thale, Dr. D. Varoga, Dr. H. Wilms.

Unterstützung erfuhr ich im Anatomischen Institut durch Frau Prof. Dr. R. Lüllmann-Rauch, Herrn Prof. Dr. F. Paulsen (jetzt Halle) und durch Herrn Prof. Dr. J. Sievers, deren Rat ich oft eingeholt habe. Die Damen H. Siebke, H. Waluk und R. Worm halfen mir durch Arbeiten im Fotolabor beim Erstellen der Vorlagen für die Anordnung der Bilder auf den Doppelseiten. Frau B. Schierhorn schrieb die Tabellen und einen großen Teil des Manuskriptes, das von Frau M. Kock in gleicher Umsicht und Kompetenz abgeschlossen wurde.

Mein besonderer Dank gilt Frau St. Gundlach; sie hat eine große Zahl exzellenter Präparate als Grundlage für Fotos und Zeichnungen angefertigt sowie sämtliche Fotoarbeiten betreut. Frau Gundlach half bei der Zusammenstellung und Auswahl des Bildmaterials für das Layout und las mit großer Sachkenntnis und Sorgfalt Korrekturen. Auf die Zeit der engagierten und harmonischen Zusammenarbeit während der Entstehung des Atlas blickt der Autor gern zurück.

Mein Dank gilt allen Studierenden, die die Entstehung des Atlas von Anfang an mit konstruktiver Kritik und guten Vorschlägen begleitet haben. Stellvertretend für alle, die beratend mitwirkten, danke ich meinen ehemaligen Studenten Dr. Ph. Steven und Th. Zantopp.

Dem Springer Verlag danke ich für das mir entgegengebrachte Vertrauen, ein so umfangreiches Projekt ausführen zu dürfen. Frau A. Repnow brachte den Atlas auf den Weg. Frau S. Spägele und Herr Dr. Th. Hopfe haben sich nachfolgend sofort mit dem Projekt identifiziert und die richtigen Weichen für das vorliegende Produkt gestellt. Kontinuierlich war die sorgfältige Betreuung im Lektorat durch Frau E. Blasig, die in der Endphase eine hilfreiche und fachmännische Unterstützung durch Herrn P. Bergmann erfuhr. Die Fertigung lag zunächst in den Händen von Frau M. Uhing. Frau M. Berg übernahm nach dem Ausscheiden von Frau Uhing dankenswerterweise das Projekt und führte es zielstrebig und kompetent zu Ende. Die harmonische Zusammenarbeit mit Frau Berg war vor allem in der Endphase sehr fruchtbar. Frau Dr. U. Osterkamp-Baust hat mit großer Sorgfalt das Register erstellt. Mein Dank für die engagierte Arbeit bei der Fertigung gilt auch Herrn A. Metter (Fa. am-productions) und Frau B. Döring (medio Technologies AG).

Kiel, im Frühjahr 2004                                                          Bernhard N. Tillmann

# Inhaltsverzeichnis

## 1 Allgemeine Anatomie

## 2 Kopf

Skelett und Gelenke ............................. 21
Muskeln ........................................ 42
Gesicht ........................................ 46
Mund und Mundhöhle ............................. 57
Nase ........................................... 69
Auge und Augenhöhle ........................... 77
Ohr ............................................ 92
Gehirnsitus .................................... 104
Gehirn ......................................... 116

## 3 Hals

Muskeln ........................................ 149
Leitungsbahnen ................................. 156
Schilddrüse .................................... 167
Kehlkopf ....................................... 170
Rachen ......................................... 176
Topographie .................................... 181

## 4 Rumpf

Skelett und Gelenke ............................. 187
Muskeln ........................................ 204
Leitungsbahnen und Topographie ................ 232
Rückenmark ..................................... 239

## 5 Situs

Überblick ...................................... 249
Brustsitus ..................................... 253
Bauchsitus ..................................... 291
Retroperitonealraum ............................ 333
Beckensitus .................................... 346

## 6 Obere Extremität

Skelett ........................................ 391
Gelenke und Bänder ............................. 396
Muskeln ........................................ 405
Leitungsbahnen und Topographie ................ 428

## 7 Untere Extremität

Skelett ........................................ 465
Gelenke und Bänder ............................. 474
Muskeln ........................................ 492
Leitungsbahnen und Topographie ................ 516

## Anhang

Glossar ........................................ 556
Namenverzeichnis ............................... 564
Bildnachweis und Quellenverzeichnis ............ 567
Literatur ...................................... 572
Sachverzeichnis ................................ 574

## Muskeltrainer | Beiheft

Kopfmuskeln .................................... 2
Halsmuskeln .................................... 8
Rumpfmuskeln ................................... 18
Beckenbodenmuskeln ............................. 38
Armmuskeln ..................................... 40
Beinmuskeln .................................... 62

# Allgemeine Anatomie

Regionen des Körpers  2
Regionen des Körpers  3
Orientierungslinien und -ebenen  4
Orientierungslinien und -ebenen  5
Achsen, Ebenen und Richtungen  6
Achsen, Ebenen und Richtungen  7
Skelett  8
Knochenformen  9
Kreislauforgane  10
Fetaler Kreislauf  11
Lymphsystem  12
Peripheres Nervensystem  13
Hirnnerven  14
Hirnnerven  15
Sympathikus  16
Parasympathikus  17
Haut  18

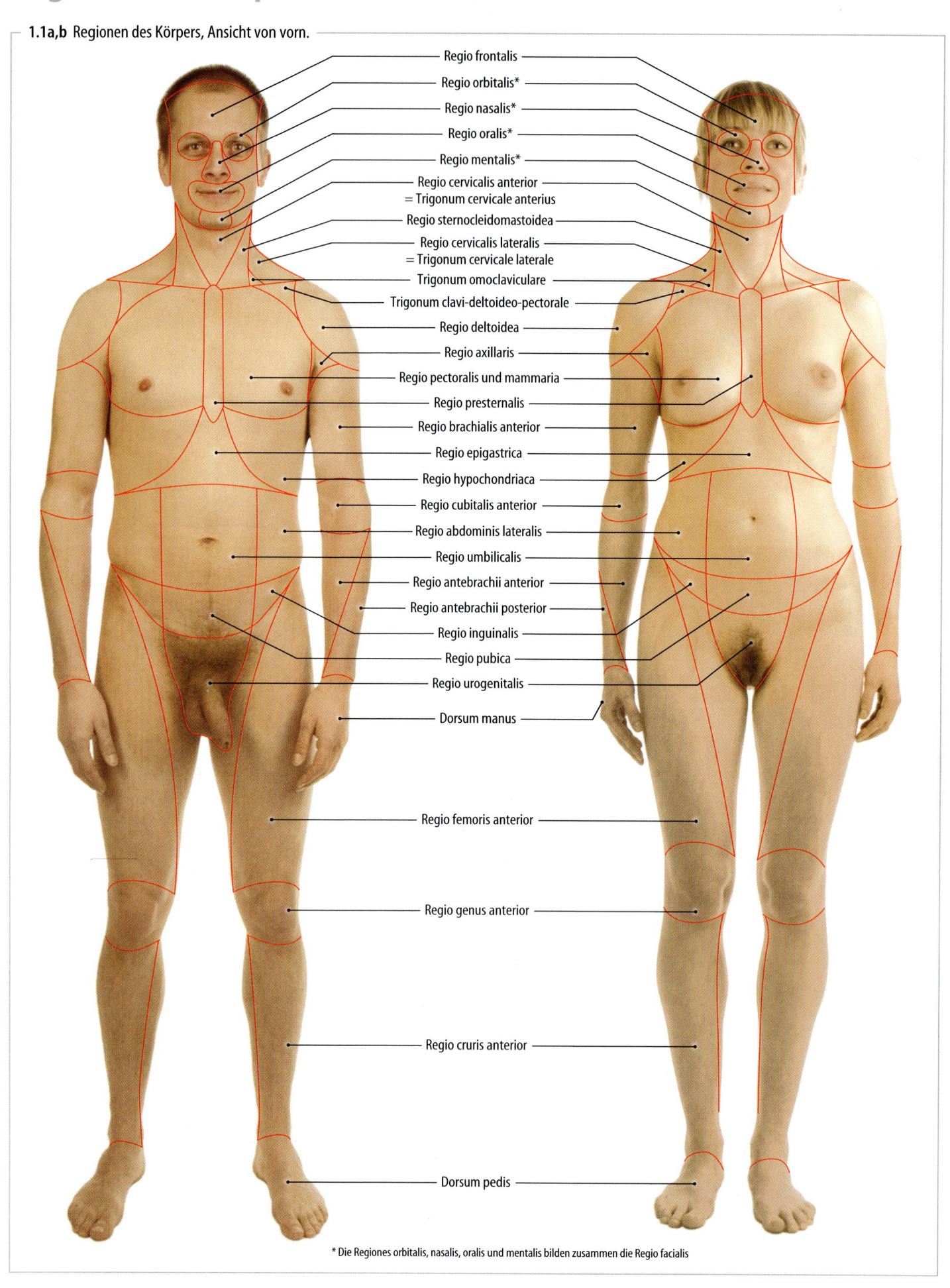

# Regionen des Körpers

**1.1a,b** Regionen des Körpers, Ansicht von vorn.

- Regio frontalis
- Regio orbitalis*
- Regio nasalis*
- Regio oralis*
- Regio mentalis*
- Regio cervicalis anterior = Trigonum cervicale anterius
- Regio sternocleidomastoidea
- Regio cervicalis lateralis = Trigonum cervicale laterale
- Trigonum omoclaviculare
- Trigonum clavi-deltoideo-pectorale
- Regio deltoidea
- Regio axillaris
- Regio pectoralis und mammaria
- Regio presternalis
- Regio brachialis anterior
- Regio epigastrica
- Regio hypochondriaca
- Regio cubitalis anterior
- Regio abdominis lateralis
- Regio umbilicalis
- Regio antebrachii anterior
- Regio antebrachii posterior
- Regio inguinalis
- Regio pubica
- Regio urogenitalis
- Dorsum manus
- Regio femoris anterior
- Regio genus anterior
- Regio cruris anterior
- Dorsum pedis

* Die Regiones orbitalis, nasalis, oralis und mentalis bilden zusammen die Regio facialis

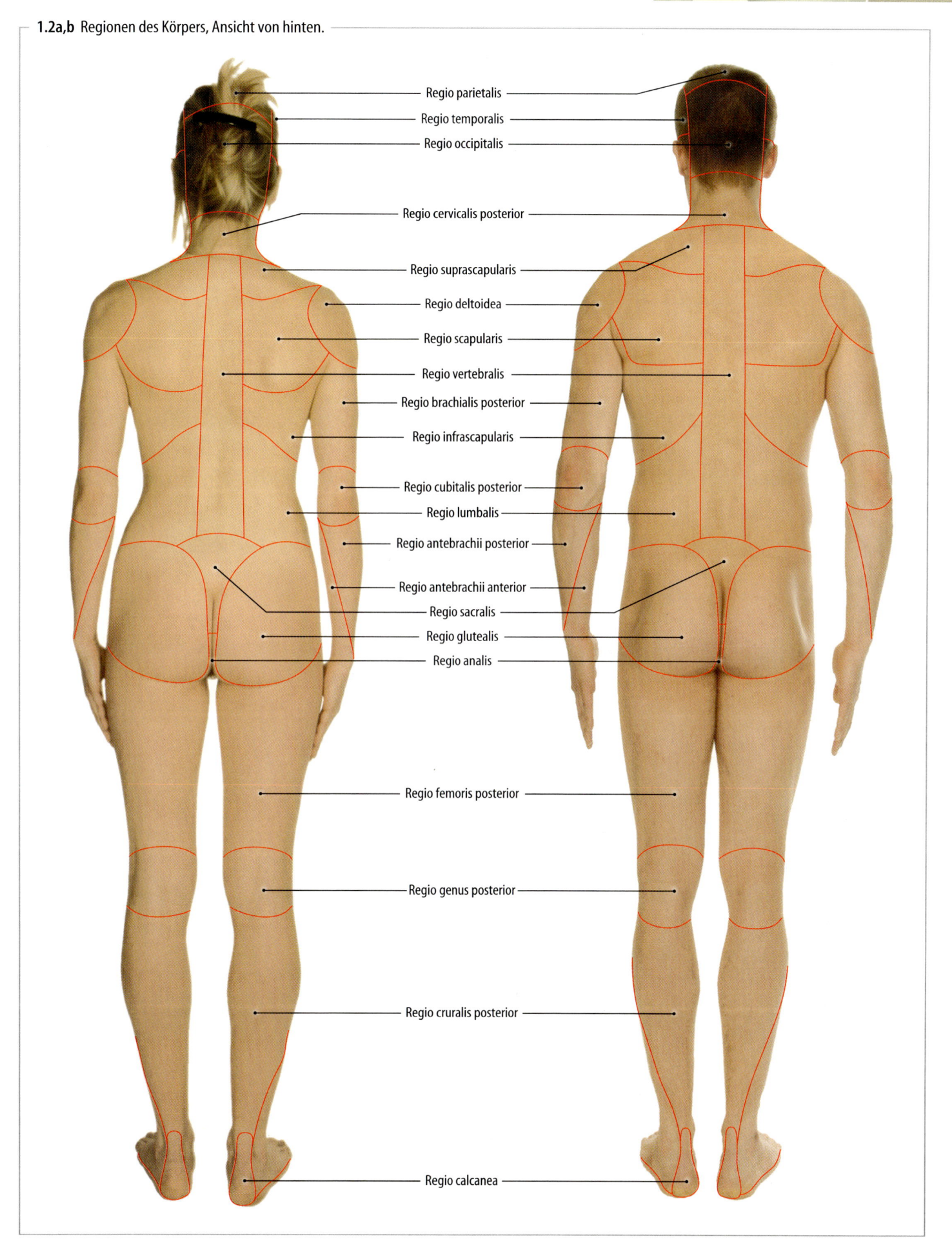

# Regionen des Körpers

**1.2a,b** Regionen des Körpers, Ansicht von hinten.

- Regio parietalis
- Regio temporalis
- Regio occipitalis
- Regio cervicalis posterior
- Regio suprascapularis
- Regio deltoidea
- Regio scapularis
- Regio vertebralis
- Regio brachialis posterior
- Regio infrascapularis
- Regio cubitalis posterior
- Regio lumbalis
- Regio antebrachii posterior
- Regio antebrachii anterior
- Regio sacralis
- Regio glutealis
- Regio analis
- Regio femoris posterior
- Regio genus posterior
- Regio cruralis posterior
- Regio calcanea

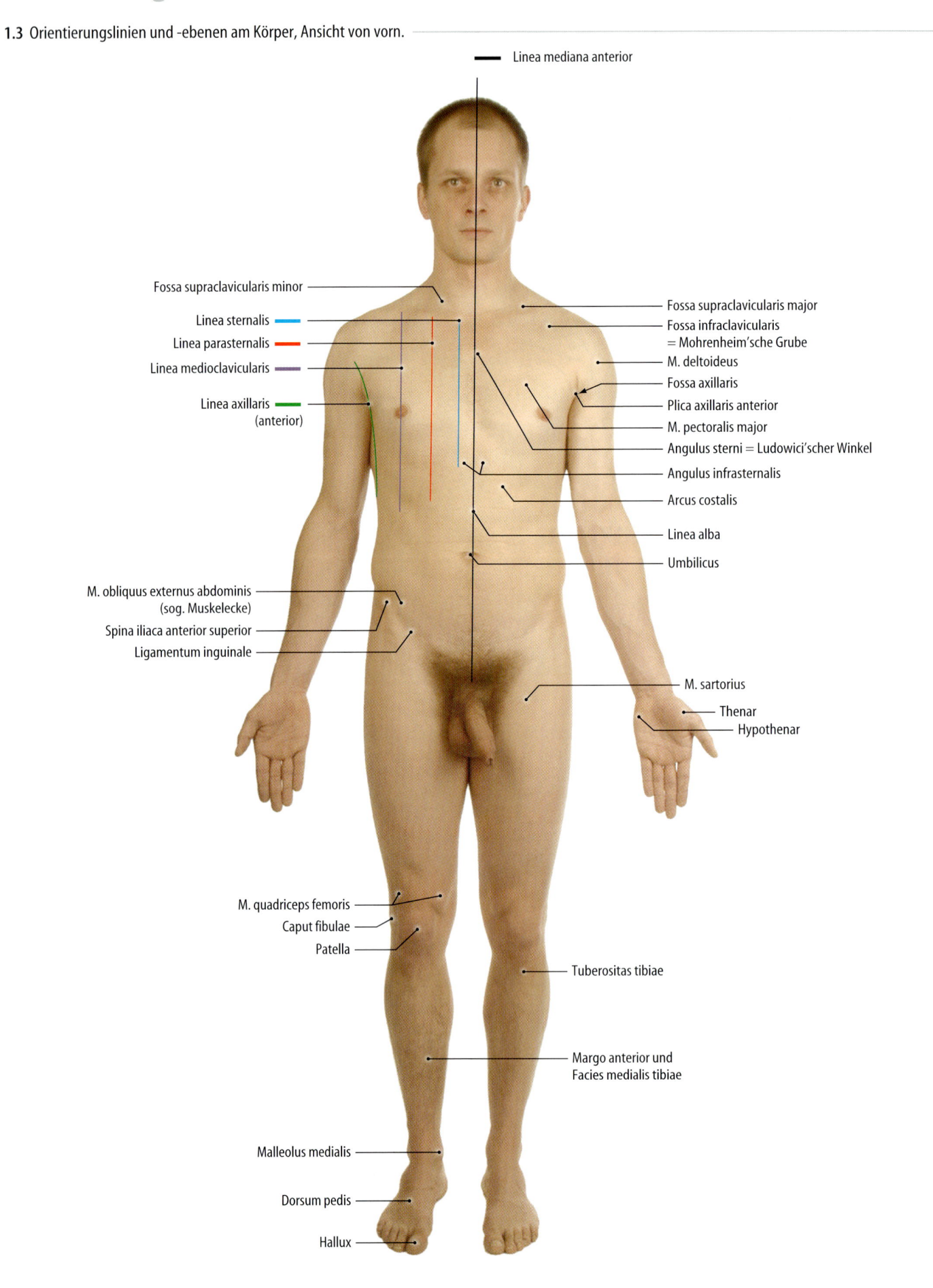

# Orientierungslinien und -ebenen

**1.3** Orientierungslinien und -ebenen am Körper, Ansicht von vorn.

- Linea mediana anterior
- Fossa supraclavicularis minor
- Linea sternalis
- Linea parasternalis
- Linea medioclavicularis
- Linea axillaris (anterior)
- Fossa supraclavicularis major
- Fossa infraclavicularis = Mohrenheim'sche Grube
- M. deltoideus
- Fossa axillaris
- Plica axillaris anterior
- M. pectoralis major
- Angulus sterni = Ludowici'scher Winkel
- Angulus infrasternalis
- Arcus costalis
- Linea alba
- Umbilicus
- M. obliquus externus abdominis (sog. Muskelecke)
- Spina iliaca anterior superior
- Ligamentum inguinale
- M. sartorius
- Thenar
- Hypothenar
- M. quadriceps femoris
- Caput fibulae
- Patella
- Tuberositas tibiae
- Margo anterior und Facies medialis tibiae
- Malleolus medialis
- Dorsum pedis
- Hallux

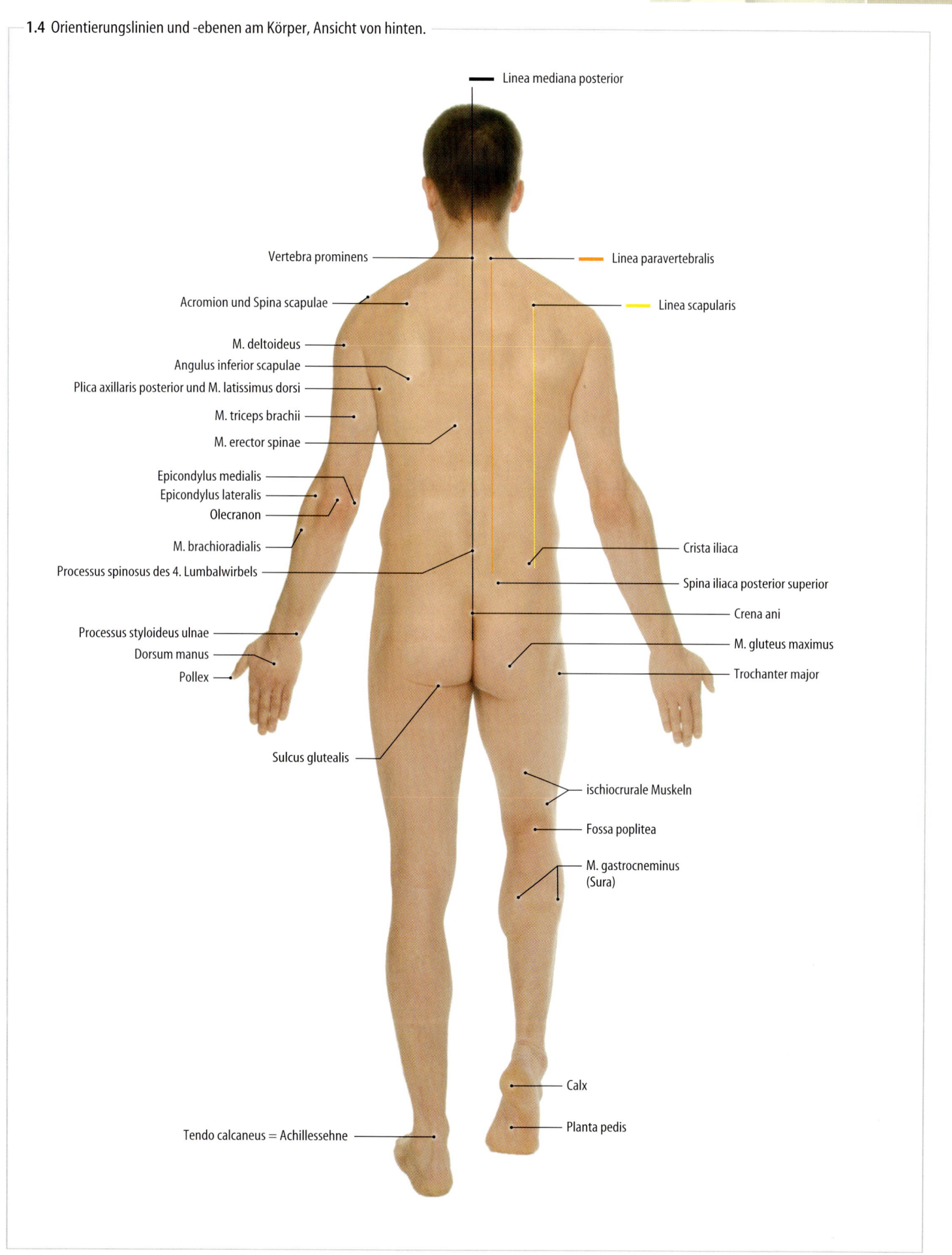

# Orientierungslinien und -ebenen

**1.4** Orientierungslinien und -ebenen am Körper, Ansicht von hinten.

- Linea mediana posterior
- Vertebra prominens
- Linea paravertebralis
- Acromion und Spina scapulae
- Linea scapularis
- M. deltoideus
- Angulus inferior scapulae
- Plica axillaris posterior und M. latissimus dorsi
- M. triceps brachii
- M. erector spinae
- Epicondylus medialis
- Epicondylus lateralis
- Olecranon
- M. brachioradialis
- Processus spinosus des 4. Lumbalwirbels
- Crista iliaca
- Spina iliaca posterior superior
- Processus styloideus ulnae
- Crena ani
- Dorsum manus
- M. gluteus maximus
- Pollex
- Trochanter major
- Sulcus glutealis
- ischiocrurale Muskeln
- Fossa poplitea
- M. gastrocnemius (Sura)
- Calx
- Planta pedis
- Tendo calcaneus = Achillessehne

# Achsen, Ebenen, Richtungen

1.5 Hauptachsen und Hauptebenen am Körper, Richtungsbezeichnungen und Lage der Körperteile und Bewegungsrichtungen.

## Hauptachsen

**1 Vertikale oder longitudinale Achse**
verläuft in Längsrichtung des Körpers

**2 Sagittale Achse**
verläuft senkrecht zur vertikalen und transversalen Achse durch die vordere und hintere Körperwand

**3 Transversale oder horizontale Achse**
verläuft quer durch den Körper

## Hauptebenen

**Medianebene**
Symmetrieebene, die den Körper in zwei (theoretisch) spiegelbildlich gleiche Hälften teilt

**Sagittalebene**
verläuft parallel zur Medianebene

**Frontalebene**
verläuft in Richtung der Stirn und senkrecht zur Sagittalebene

**Transversalebene**
alle Querschnittsebenen des Körpers

## Richtungsbezeichnungen und Lage der Körperteile

| | |
|---|---|
| *kranial oder superior* | zum Kopfende hin |
| *kaudal oder inferior* | zum Steißende hin |
| *medial* | zur Medianebene hin |
| *lateral* | von der Medianebene weg |
| *median* | innerhalb der Medianebene |
| *zentral* | zum Inneren des Körpers hin |
| *peripher* | zur Oberfläche des Körpers hin |
| *proximal* | zum Rumpf hin |
| *distal* | zum Ende der Gliedmaßen hin |
| *ulnar* | zur Ulna hin |
| *radial* | zum Radius hin |
| *tibial* | zur Tibia hin |
| *fibular* | zur Fibula hin |
| *anterior oder ventral* | nach vorn oder bauchwärts |
| *posterior oder dorsal* | nach hinten oder rückenwärts |
| *volar oder palmar* | zur Hohlhand hin |
| *plantar* | zur Fußsohle hin |
| *dorsal* | (an den Extremitäten) zum Handrücken oder zum Fußrücken hin |

## Bewegungsrichtungen

| | |
|---|---|
| *Extensio* | Streckung des Rumpfes oder der Gliedmaßen |
| *Flexio* | Beugung des Rumpfes oder der Gliedmaßen |
| *Abductio* | Wegführen der Gliedmaßen vom Rumpf in der Frontalebene |
| *Adductio* | Heranführen der Gliedmaßen zum Rumpf in der Frontalebene |
| *Elevatio* | Wegführen der Gliedmaßen vom Rumpf (in alle Richtungen des Raumes) |
| *Rotatio* | Innen- und Außendrehung der Gliedmaßen um die Längsachse der Gliedmaßen, Drehung des Rumpfes |
| *Circumductio* | Umführbewegung der Gliedmaßen |

## Radiologische Bezeichnungen der Schichtebenen

| | |
|---|---|
| *axiale Schicht* | Transversalebene |
| *koronare Schicht* | Frontalebene |
| *sagittale Schicht* | Sagittalebene |

Bei bildgebenden Verfahren (Computertomographie [– CT]; Magnetresonanztomogrphie [– MRT]) werden die Schnittebenen am Stamm von kaudal, an den Extremitäten von distal betrachtet. (Anatomische Schnitte werden im Gegensatz dazu meist von kranial [Stamm] bzw. von proximal [Extremitäten] betrachtet).

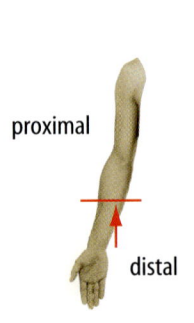

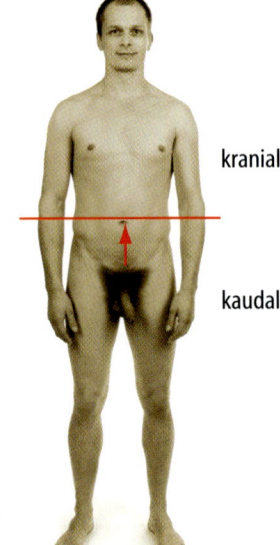

proximal — distal
kranial — kaudal

Betrachtungsrichung bei bildgebenden Verfahren

# Achsen, Ebenen, Richtungen

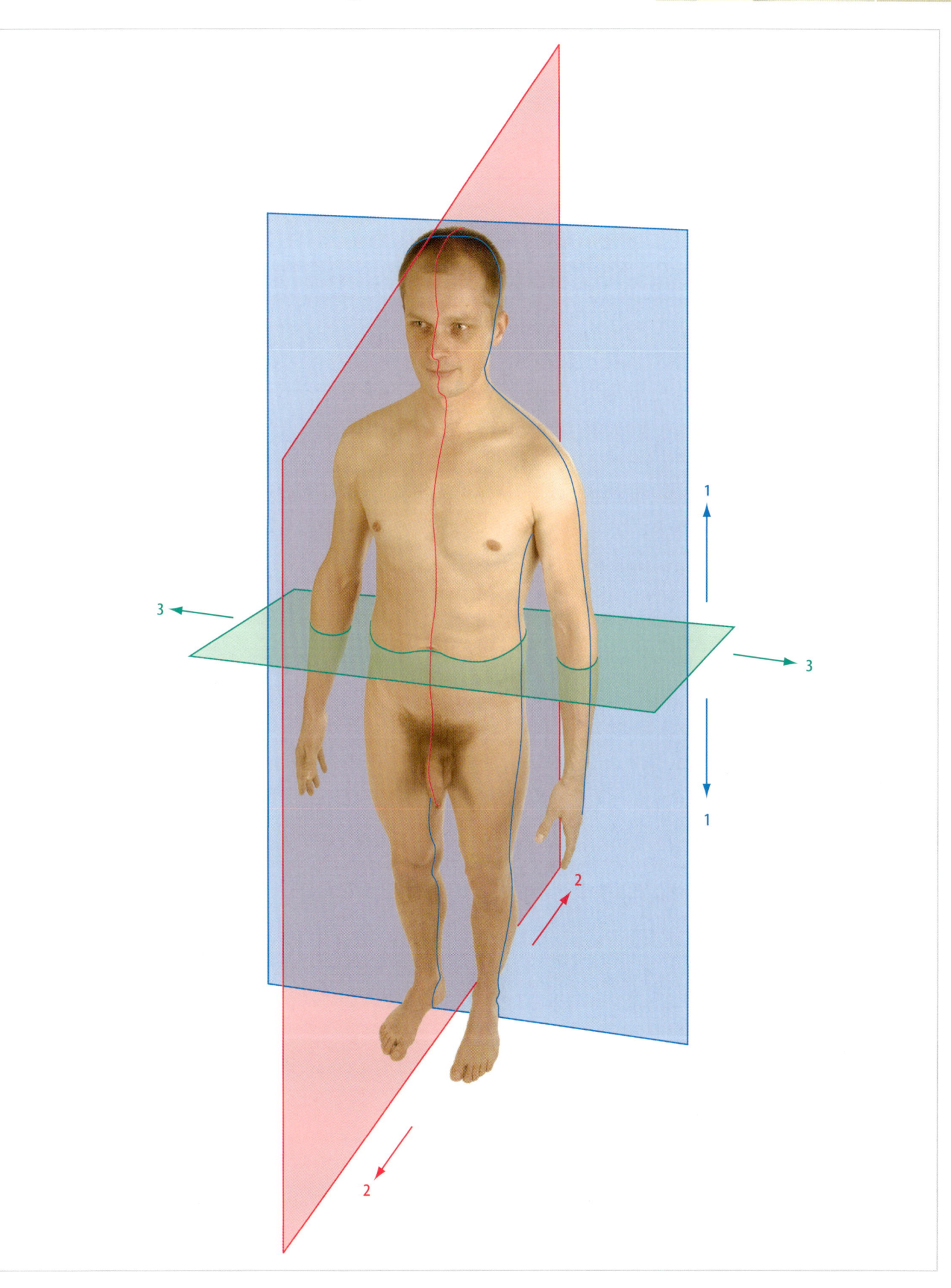

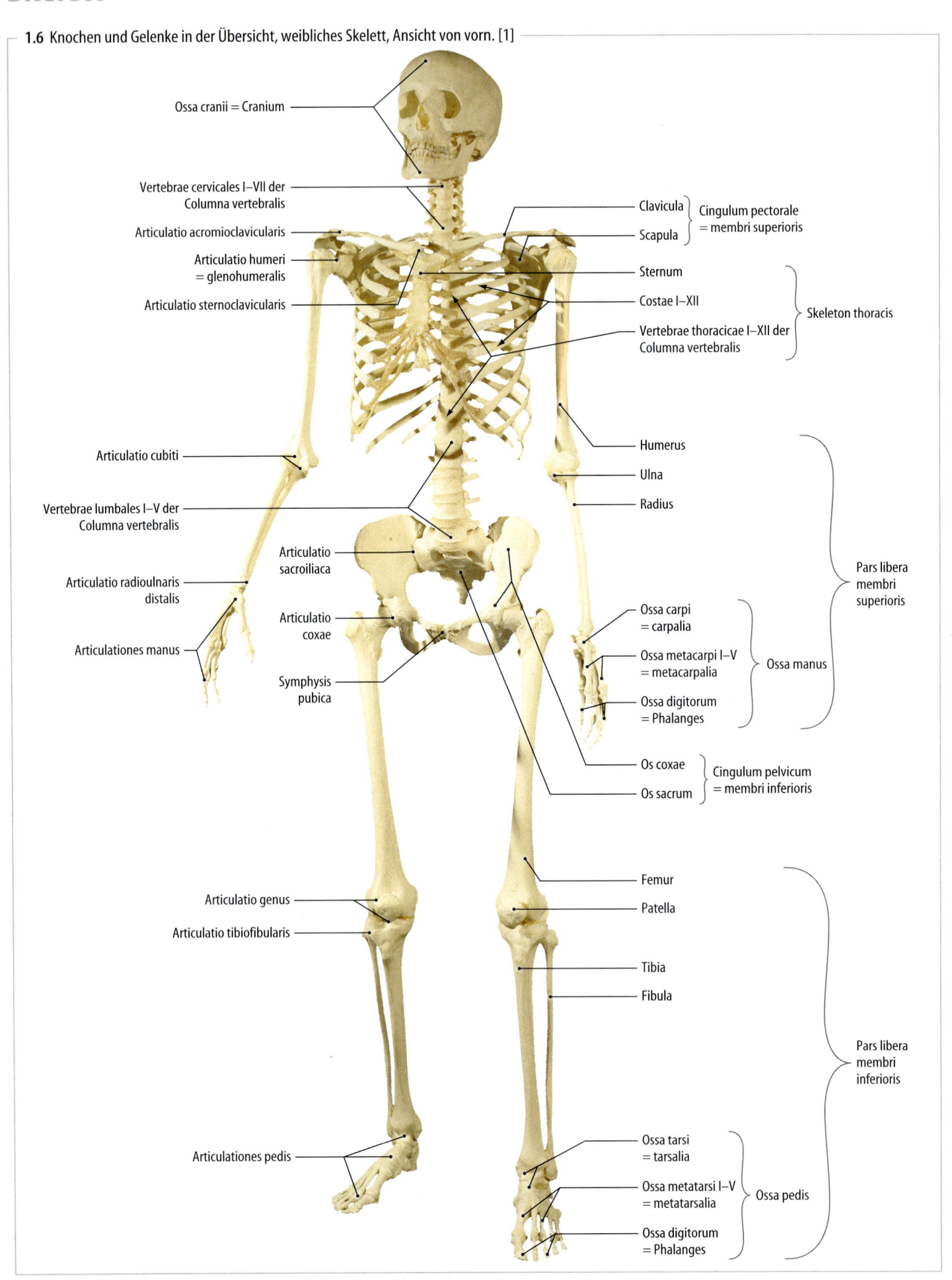

# Skelett

**1.6** Knochen und Gelenke in der Übersicht, weibliches Skelett, Ansicht von vorn. [1]

- Ossa cranii = Cranium
- Vertebrae cervicales I–VII der Columna vertebralis
- Articulatio acromioclavicularis
- Articulatio humeri = glenohumeralis
- Articulatio sternoclavicularis
- Clavicula ⎫ Cingulum pectorale
- Scapula ⎭ = membri superioris
- Sternum
- Costae I–XII
- Vertebrae thoracicae I–XII der Columna vertebralis
- Skeleton thoracis
- Articulatio cubiti
- Vertebrae lumbales I–V der Columna vertebralis
- Articulatio radioulnaris distalis
- Articulationes manus
- Articulatio sacroiliaca
- Articulatio coxae
- Symphysis pubica
- Humerus
- Ulna
- Radius
- Ossa carpi = carpalia
- Ossa metacarpi I–V = metacarpalia
- Ossa digitorum = Phalanges
- Ossa manus
- Pars libera membri superioris
- Os coxae ⎫ Cingulum pelvicum
- Os sacrum ⎭ = membri inferioris
- Articulatio genus
- Articulatio tibiofibularis
- Femur
- Patella
- Tibia
- Fibula
- Articulationes pedis
- Ossa tarsi = tarsalia
- Ossa metatarsi I–V = metatarsalia
- Ossa digitorum = Phalanges
- Ossa pedis
- Pars libera membri inferioris

# Knochenformen

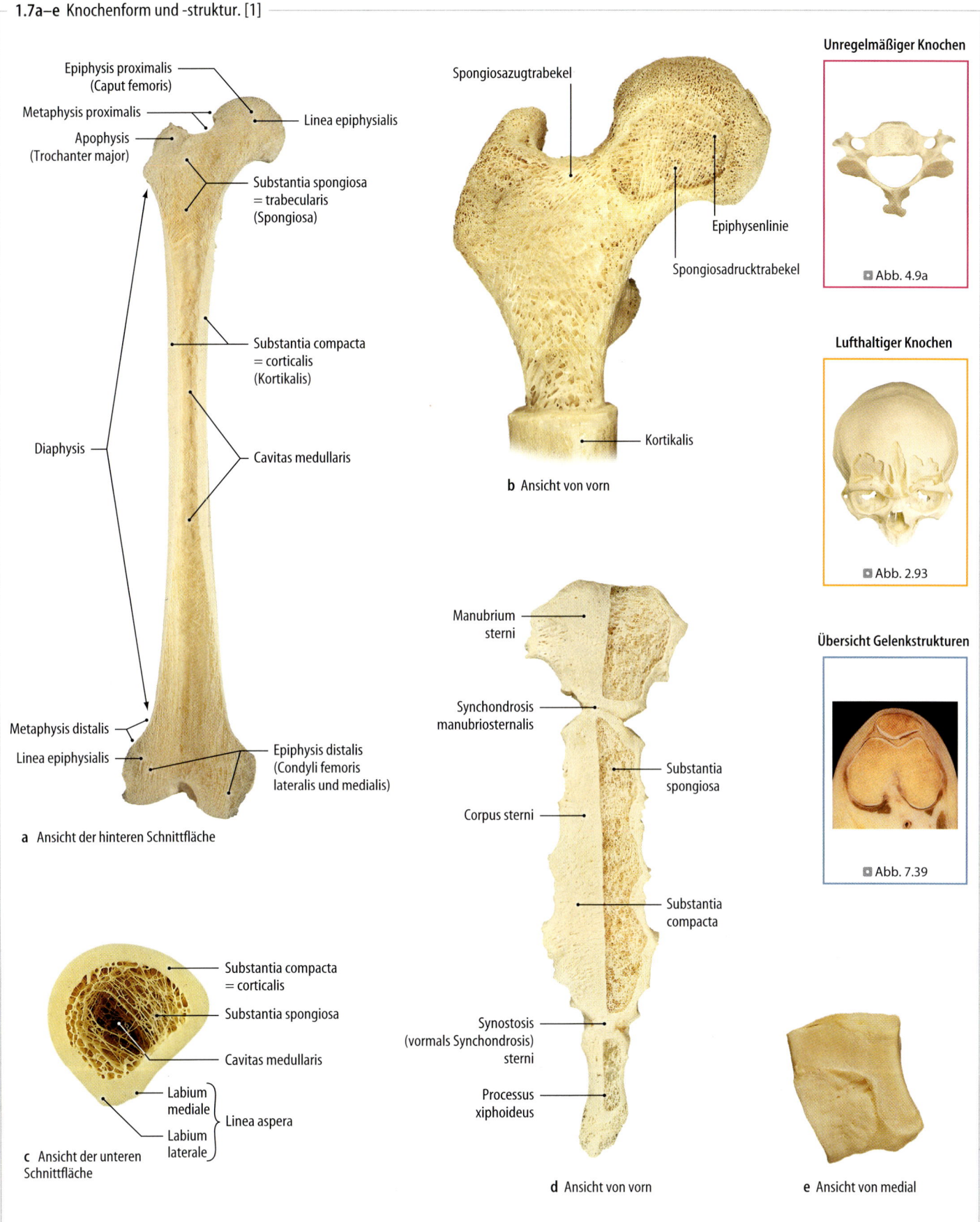

**1.7a–e** Knochenform und -struktur. [1]

### Anatomische Beschriftungen (a – Längsschnitt Femur, Ansicht der hinteren Schnittfläche):
- Epiphysis proximalis (Caput femoris)
- Metaphysis proximalis
- Apophysis (Trochanter major)
- Linea epiphysialis
- Substantia spongiosa = trabecularis (Spongiosa)
- Substantia compacta = corticalis (Kortikalis)
- Diaphysis
- Cavitas medullaris
- Metaphysis distalis
- Linea epiphysialis
- Epiphysis distalis (Condyli femoris lateralis und medialis)

**a** Ansicht der hinteren Schnittfläche

### b – Rechtes proximales Femurende:
- Spongiosazugtrabekel
- Epiphysenlinie
- Spongiosadrucktrabekel
- Kortikalis

**b** Ansicht von vorn

### c – Querschnitt Femur:
- Substantia compacta = corticalis
- Substantia spongiosa
- Cavitas medullaris
- Labium mediale
- Labium laterale
- Linea aspera

**c** Ansicht der unteren Schnittfläche

### d – Sternum:
- Manubrium sterni
- Synchondrosis manubriosternalis
- Substantia spongiosa
- Corpus sterni
- Substantia compacta
- Synostosis (vormals Synchondrosis) sterni
- Processus xiphoideus

**d** Ansicht von vorn

**e** Ansicht von medial

### Seitenleiste:
**Unregelmäßiger Knochen** — Abb. 4.9a

**Lufthaltiger Knochen** — Abb. 2.93

**Übersicht Gelenkstrukturen** — Abb. 7.39

---

**a** Langer Knochen (Röhrenknochen). Längsschnitt durch ein rechtes Femur.
**b** Rechtes proximales Femurende. Zur Darstellung der Substantia spongiosa wurde die Substantia compacta abgetragen. Im Übergangsbereich von Femurkopf und Schenkelhals wurde die Spongiosa in der Tiefe freigelegt.
**c** Querschnitt durch ein rechtes Femur im oberen Drittel.
**d** Flacher Knochen. Sternum, auf der linken Seite wurde die Spongiosa durch Abtragen der Kortikalis freigelegt.
**e** Kurzer Knochen. Rechtes mittleres Keilbein (Os cuneiforme intermedium).

# Kreislauforgane

**1.8a,b** Kreislauforgane. [2]

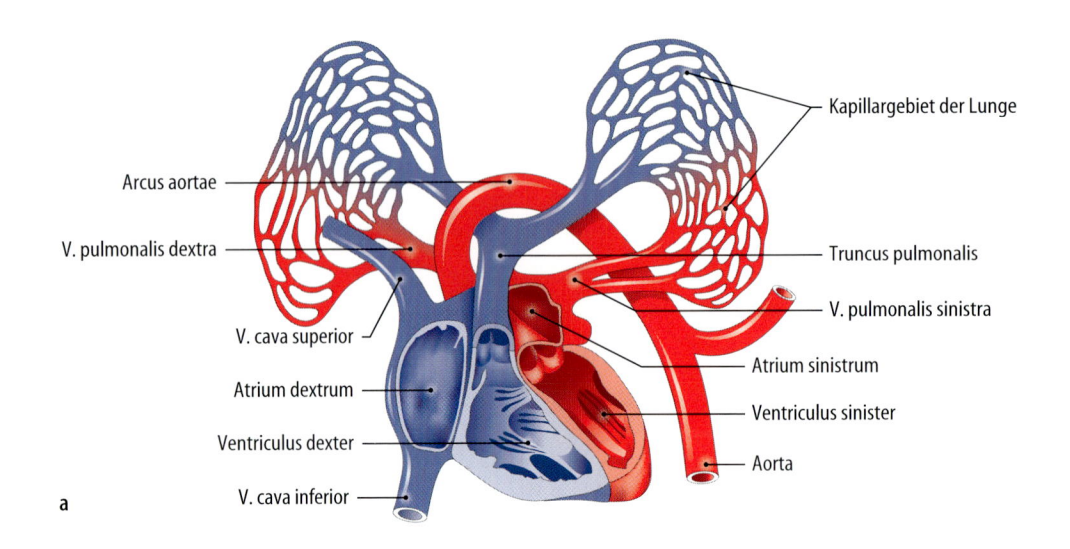

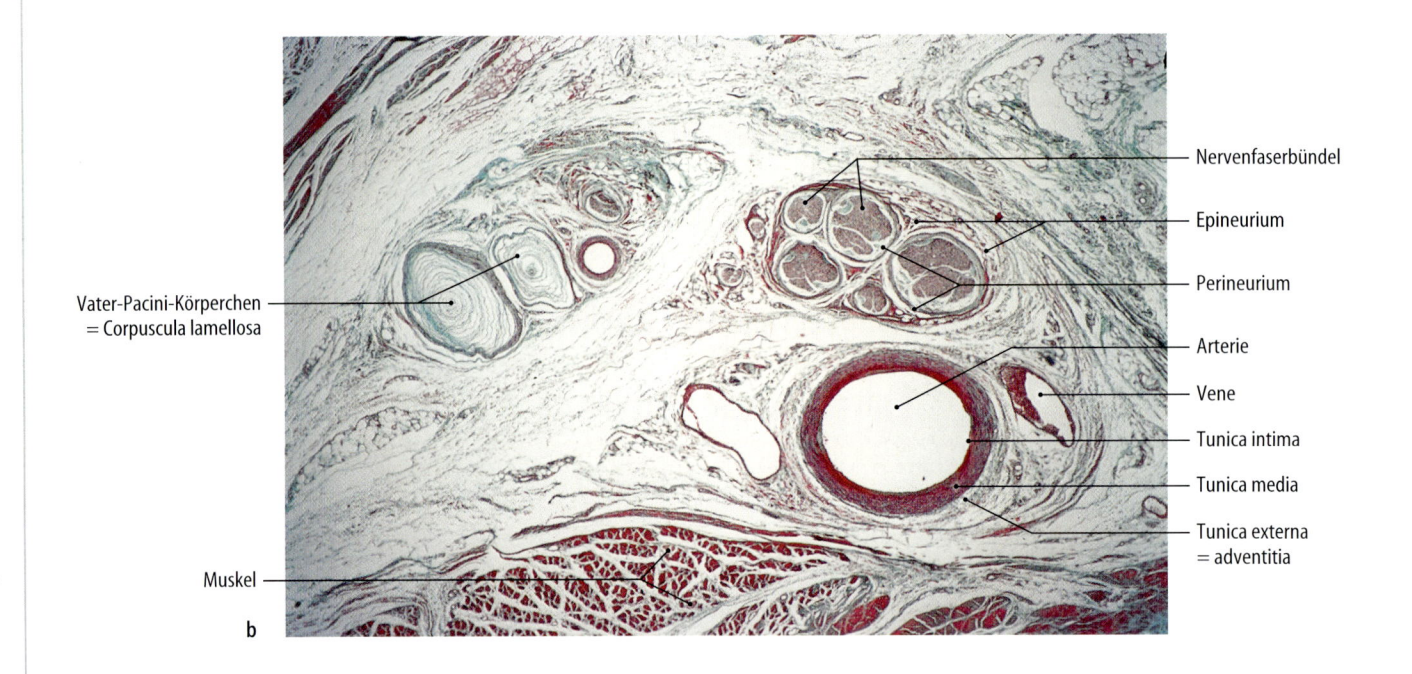

**a** — Labels: Arcus aortae; V. pulmonalis dextra; V. cava superior; Atrium dextrum; Ventriculus dexter; V. cava inferior; Kapillargebiet der Lunge; Truncus pulmonalis; V. pulmonalis sinistra; Atrium sinistrum; Ventriculus sinister; Aorta

**b** — Labels: Vater-Pacini-Körperchen = Corpuscula lamellosa; Muskel; Nervenfaserbündel; Epineurium; Perineurium; Arterie; Vene; Tunica intima; Tunica media; Tunica externa = adventitia

| Aorta und Abgänge | V. cava superior und V. cava inferior | Pfortaderkreislauf |
|---|---|---|
| Abb. 5.2 | Abb. 5.3 | Abb. 5.82a |

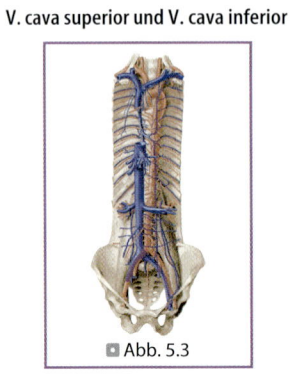

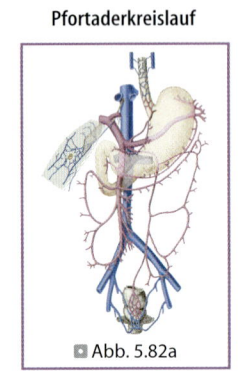

**a** Schema des Herzens mit den zu- und abführenden Gefäßen des allgemeinen (großen) Körperkreislaufes sowie des (kleinen) Lungenkreislaufes;
**b** Gefäßnervenstrang, Histologischer Schnitt durch den Daumen in Höhe des Grundgelenks. Goldner-Färbung, × 20.

# Fetaler Kreislauf

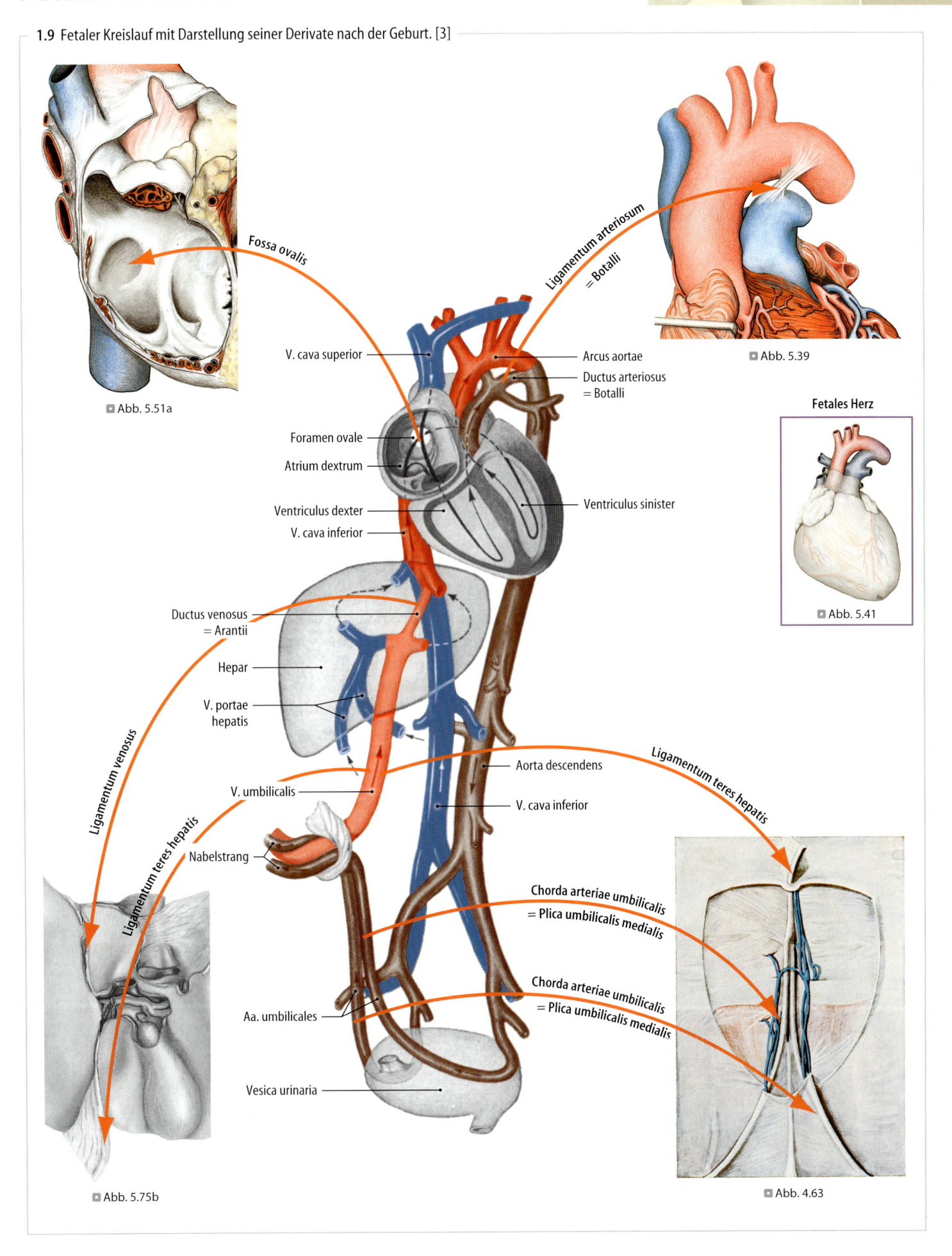

**1.9** Fetaler Kreislauf mit Darstellung seiner Derivate nach der Geburt. [3]

Fossa ovalis

Ligamentum arteriosum = Botalli

V. cava superior

Arcus aortae

Ductus arteriosus = Botalli

Abb. 5.51a

Abb. 5.39

Foramen ovale

Atrium dextrum

**Fetales Herz**

Ventriculus dexter

Ventriculus sinister

V. cava inferior

Abb. 5.41

Ductus venosus = Arantii

Hepar

V. portae hepatis

Ligamentum venosus

Aorta descendens

Ligamentum teres hepatis

V. umbilicalis

V. cava inferior

Ligamentum teres hepatis

Nabelstrang

Chorda arteriae umbilicalis = Plica umbilicalis medialis

Chorda arteriae umbilicalis = Plica umbilicalis medialis

Aa. umbilicales

Vesica urinaria

Abb. 5.75b

Abb. 4.63

# Lymphsystem

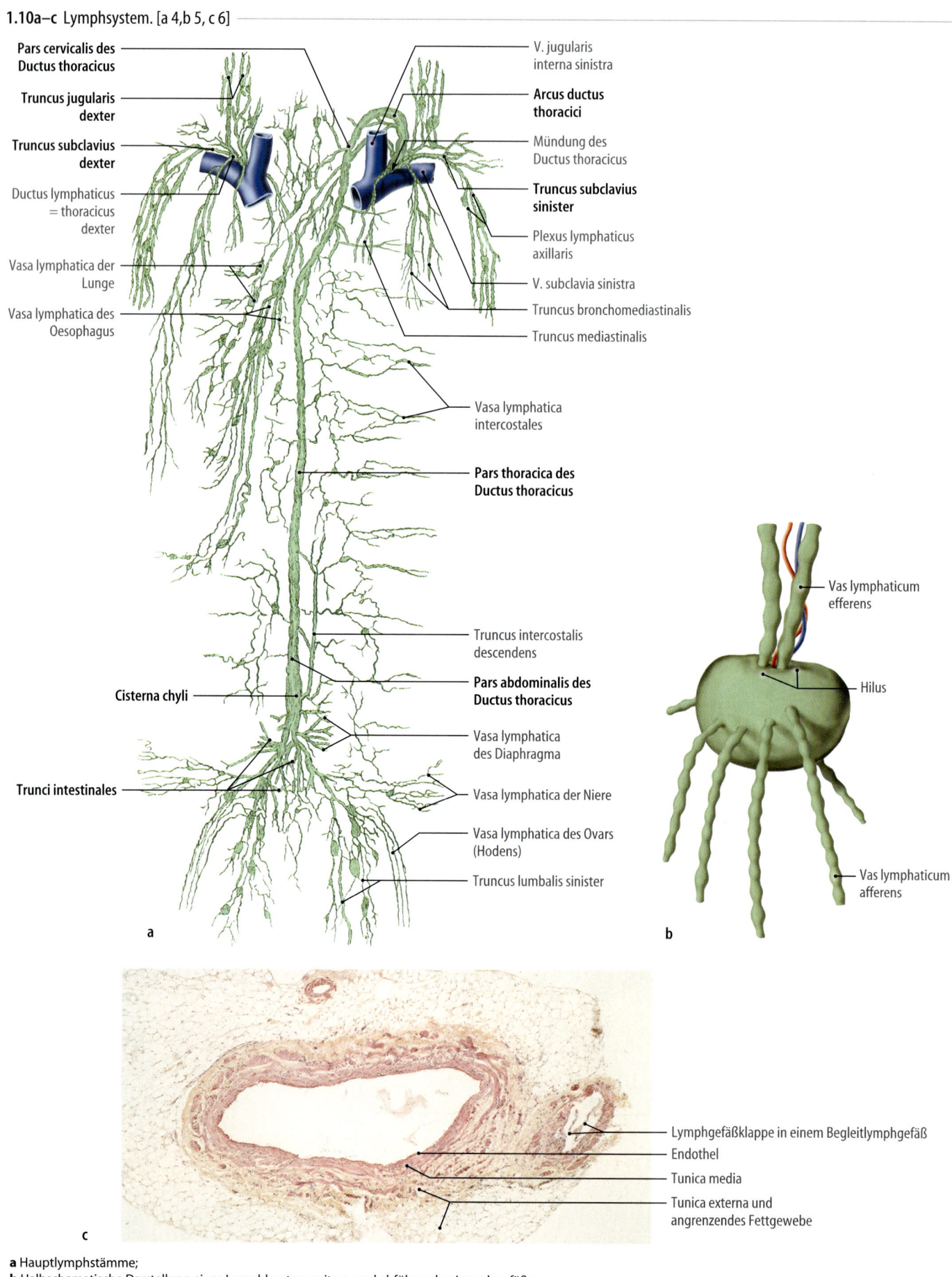

**1.10a–c** Lymphsystem. [a 4, b 5, c 6]

Labels (figure a):
- Pars cervicalis des Ductus thoracicus
- Truncus jugularis dexter
- Truncus subclavius dexter
- Ductus lymphaticus = thoracicus dexter
- Vasa lymphatica der Lunge
- Vasa lymphatica des Oesophagus
- V. jugularis interna sinistra
- Arcus ductus thoracici
- Mündung des Ductus thoracicus
- Truncus subclavius sinister
- Plexus lymphaticus axillaris
- V. subclavia sinistra
- Truncus bronchomediastinalis
- Truncus mediastinalis
- Vasa lymphatica intercostales
- Pars thoracica des Ductus thoracicus
- Truncus intercostalis descendens
- Pars abdominalis des Ductus thoracicus
- Cisterna chyli
- Vasa lymphatica des Diaphragma
- Vasa lymphatica der Niere
- Trunci intestinales
- Vasa lymphatica des Ovars (Hodens)
- Truncus lumbalis sinister

Labels (figure b):
- Vas lymphaticum efferens
- Hilus
- Vas lymphaticum afferens

Labels (figure c):
- Lymphgefäßklappe in einem Begleitlymphgefäß
- Endothel
- Tunica media
- Tunica externa und angrenzendes Fettgewebe

**a** Hauptlymphstämme;
**b** Halbschematische Darstellung eines Lymphknotens mit zu- und abführenden Lymphgefäßen;
**c** Histologischer Schnitt durch den Ductus thoracicus. Fixierung nach Stieve, Azanfärbung, × 30.

# Peripheres Nervensystem

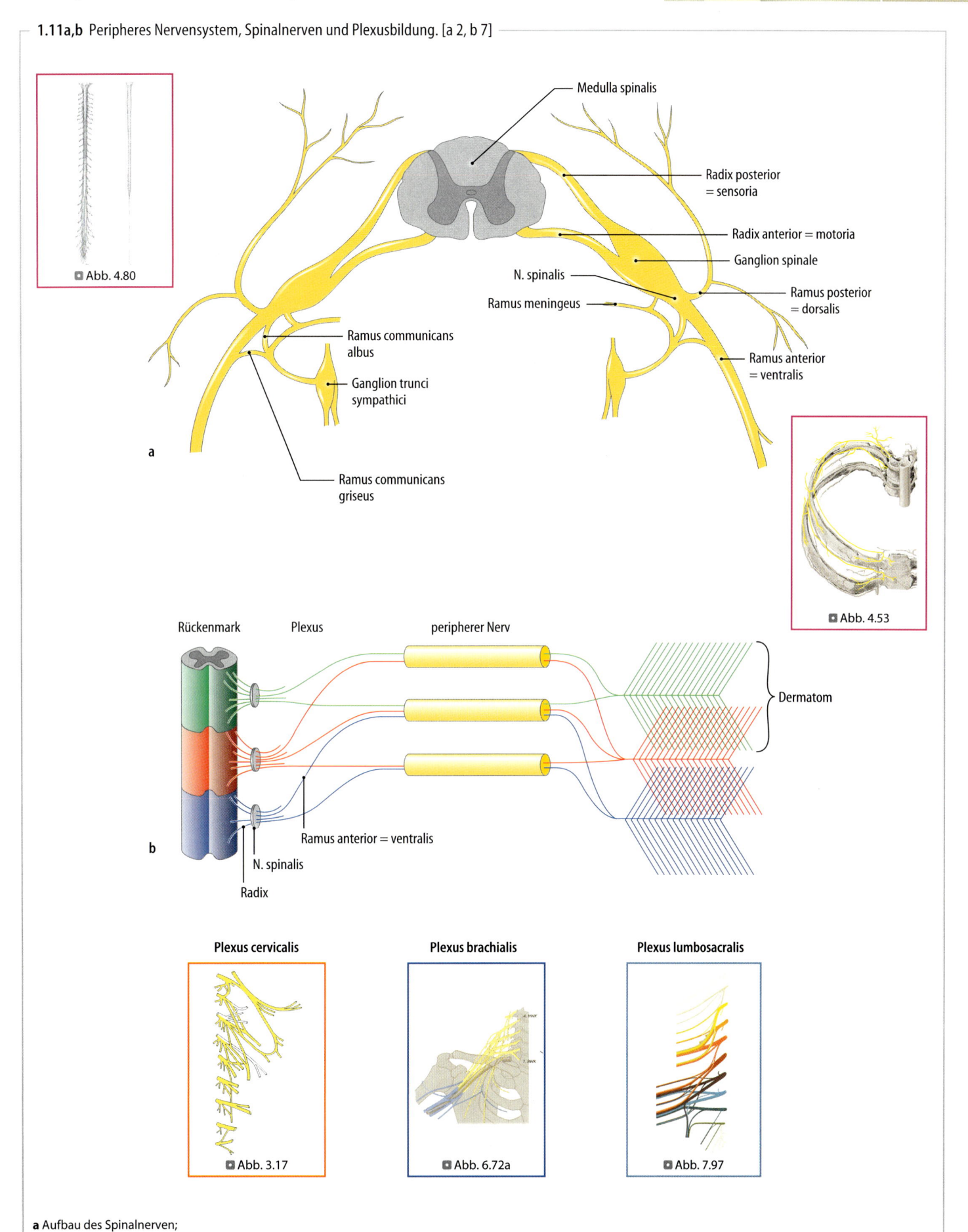

**1.11a,b** Peripheres Nervensystem, Spinalnerven und Plexusbildung. [a 2, b 7]

- Medulla spinalis
- Radix posterior = sensoria
- Radix anterior = motoria
- Ganglion spinale
- N. spinalis
- Ramus meningeus
- Ramus posterior = dorsalis
- Ramus anterior = ventralis
- Ramus communicans albus
- Ganglion trunci sympathici
- Ramus communicans griseus

Abb. 4.80

Abb. 4.53

Rückenmark — Plexus — peripherer Nerv — Dermatom

- Ramus anterior = ventralis
- N. spinalis
- Radix

**Plexus cervicalis** — Abb. 3.17
**Plexus brachialis** — Abb. 6.72a
**Plexus lumbosacralis** — Abb. 7.97

**a** Aufbau des Spinalnerven;
**b** Plexusbildung – radikuläre Innervation der Haut – Dermatombildung

# Hirnnerven

1.12 Hirnnerven (Nn. craniales), Zuordnung, Ursprungszellen und Funktion.

| Sinnesnerven | Ursprungszellen | Funktion |
|---|---|---|
| N. olfactorius I = Fila olfactoria | Sinneszellen der Regio olfactoria | Riechfunktion |
| N. opticus II | Ganglienzellen der Retina | Sehfunktion |
| N. vestibulocochlearis VIII | | |
|   N. vestibularis | Ganglion vestibulare | Gleichgewichtsfunktion |
|   N. cochlearis | Ganglion cochleare = spirale cochleae | Hörfunktion |

| Augenmuskelnerven | Ursprungszellen | Funktion |
|---|---|---|
| N. oculomotorius III | Nucleus nervi oculomotorii | Mm. levator palpebrae superioris, rectus superior, rectus medialis, rectus inferior und obliquus inferior |
| | Nucleus oculomotorius accessorius = autonomicus = Edinger-Westphal-Kern | M. sphincter pupillae, M. ciliaris |
| N. trochlearis IV | Nucleus nervi trochlearis | M. obliquus superior |
| N. abducens VI | Nucleus nervi abducentis | M. rectus lateralis |

| Branchial-(Kiemenbogen-Pharyngealbogen)-Nerven | Ursprungszellen | Funktion |
|---|---|---|
| N. trigeminus V | | |
|   Radix motoria | Nucleus motorius nervi trigemini | Kaumuskeln, M. tensor tympani, M. tensor veli palatini, Venter anterior des M. digastricus, M. mylohyoideus |
|   Radix sensoria | Ganglion trigeminale = semilunare = Gasser'sches Ganglion | Gesichtshaut, harte Hirnhaut, Periorbita, Auge, Schleimhäute der Nasen- und Mundhöhle |
| | Nucleus mesencephalicus nervi trigemini | Propriozeption der Kaumuskeln und der übrigen vom N. trigeminus motorisch innervierten Muskeln sowie der Augenmuskeln und der mimischen Muskeln |
| N. facialis VII | Nucleus nervi facialis | Mimische Muskeln, M. stylohyoideus, Venter posterior des M. digastricus, M. stapedius |
|   mit N. intermedius | Nucleus salivatorius superior | Tränendrüse, Nasendrüsen, kleine Mundspeicheldrüsen, Glandulae sublingualis und submandibularis |
| | Ganglion geniculi | Hautsensibilität des äußeren Ohres, äußerer Gehörgang, Trommelfell (von außen) Geschmack im vorderen Bereich der Zunge |
| N. glossopharyngeus IX | Nucleus ambiguus | Muskeln des Pharynx, M. stylopharyngeus |
| | Nucleus salivatorius inferior | Ohrspeicheldrüse |
| | Ganglion superius | Schleimhautsensibilität von Zunge, Rachen, Mittelohr, Ohrtrompete |
| | Ganglion inferius | Geschmack im hinteren Bereich der Zunge |
| | | Pressorezeption (Sinus caroticus), Chemorezeption (Glomus caroticum) |
| N. vagus X | Nucleus ambiguus | Muskeln des Pharynx und des Larynx |
| | Nucleus dorsalis nervi vagi | Hals-, Brust- und Bauchorgane (Darm bis zur Flexura coli sinistra – Cannon-Böhm'scher Punkt) |
| | Ganglion superius = jugulare | Sensibilität Gehörgang und Dura mater cranialis |
| | Ganglion inferius = nodosum | Sensibilität Rachen, Kehlkopf, Brust- und Bauchorgane, Geschmack Kehlkopfeingang |
| N. accessorius XI | | |
|   Radix cranialis = Pars vagalis – Ramus internus | Nucleus ambiguus | Muskeln des Pharynx und des Larynx |
|   Radix spinalis = Pars spinalis – Ramus externus | Nucleus spinalis nervi accessorii | Mm. sternocleidomastoideus und trapezius |
| N. hypoglossus XII | Nucleus nervi hypoglossi | Zungenbinnenmuskeln, Mm. styloglossus, hyoglossus und genioglossus |

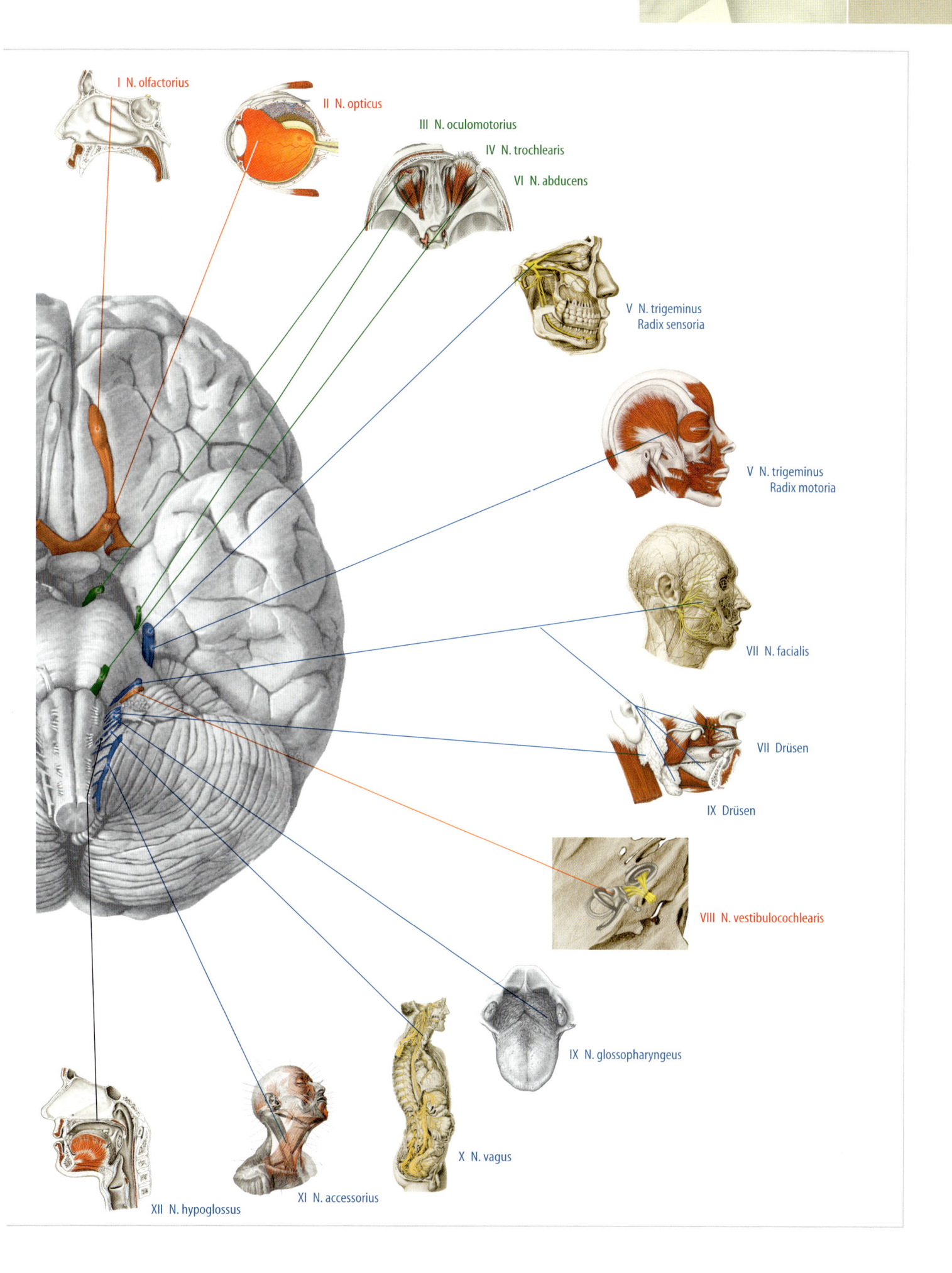

I N. olfactorius
II N. opticus
III N. oculomotorius
IV N. trochlearis
VI N. abducens
V N. trigeminus Radix sensoria
V N. trigeminus Radix motoria
VII N. facialis
VII Drüsen
IX Drüsen
VIII N. vestibulocochlearis
IX N. glossopharyngeus
X N. vagus
XI N. accessorius
XII N. hypoglossus

# Sympathikus

**1.13a,b** Vegetatives Nervensystem – Sympathikus und Parasympathikus.

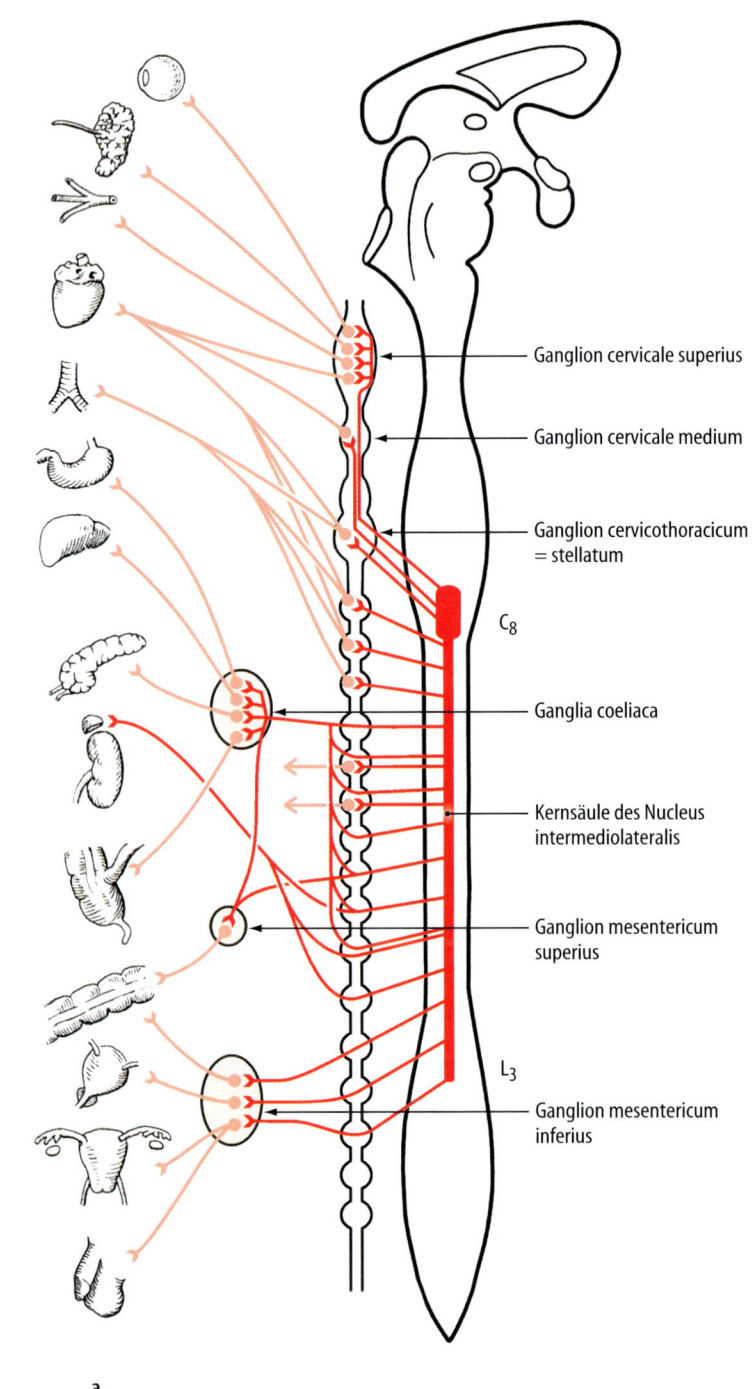

Ganglion cervicale superius
Ganglion cervicale medium
Ganglion cervicothoracicum = stellatum
$C_8$
Ganglia coeliaca
Kernsäule des Nucleus intermediolateralis
Ganglion mesentericum superius
$L_3$
Ganglion mesentericum inferius

a

| Sympathikus | | |
|---|---|---|
| Auge: | M. dilator pupillae | ▶ Mydriasis |
| | M. tarsalis | ▶ Straffung des Augenlides – Erweiterung der Lidspalte |
| | M. orbitalis | ▶ Protrusion des Bulbus |
| Speicheldrüsen: | | ▶ schwache Sekretion der Glandula submandibularis |
| Gefäße: | Arterien (Haut, Schleimhäute, Gehirn, z.T. Skelettmuskel, Eingeweide) | |
| | | ▶ Vasokonstriktion |
| | Venen | ▶ Vasokonstriktion |
| Herz: | Koronararterien | ▶ Vasokonstriktion |
| | Herzmuskel | ▶ Zunahme der Herzfrequenz |
| | | ▶ Zunahme der Kontraktionskraft von Vorhöfen und Kammern |
| Tracheal- und Bronchialmuskulatur: ▶ Erschlaffung | | |
| Magen-Darmtrakt: | | ▶ Abnahme der Drüsensekretion (fraglich) |
| | | ▶ Förderung der Wasserrückresorption |
| Pankreas (endokriner Teil): | ▶ Abnahme der Insulinsekretion | |
| Leber: | | ▶ Förderung der Glykogenolyse und Glukoneogenese |
| Harnblase: M. sphincter internus ▶ Kontraktion | | |
| Genitale: | weiblich | ▶ Kontraktion der Uterusmuskulatur |
| | männlich | ▶ Kontraktion der glatten Muskulatur der Vesicula seminalis, der Prostata und des Ductus deferens |
| Milz: | | ▶ Kontraktion der Kapsel |
| Nebenniere: | | ▶ Sekretion von Adrenalin und Noradrenalin |

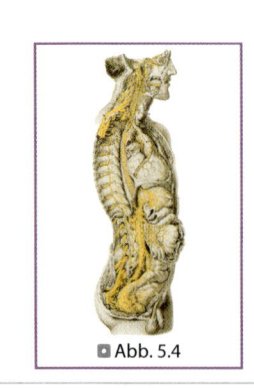

Abb. 5.4

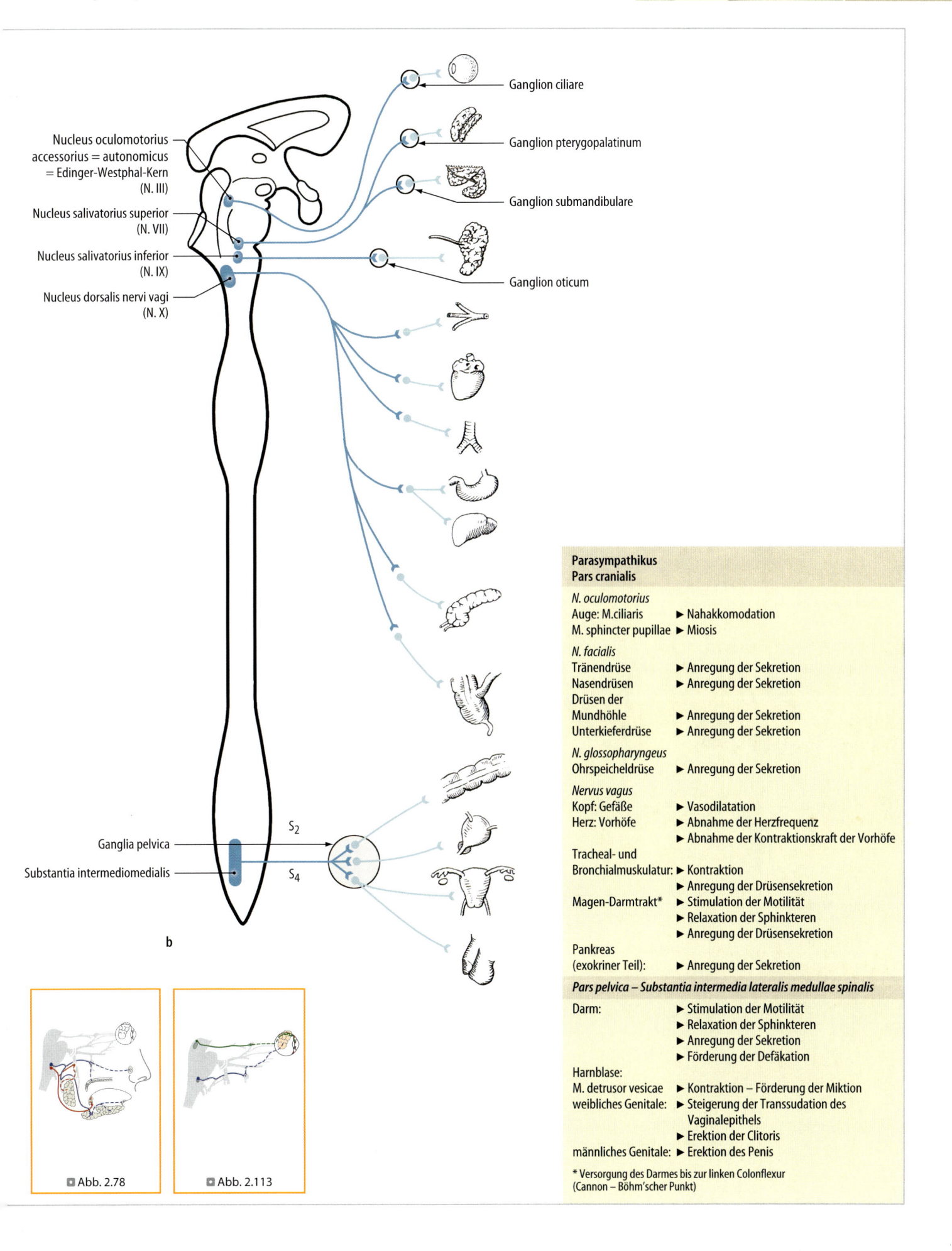

# Parasympathikus

**Nucleus oculomotorius accessorius = autonomicus = Edinger-Westphal-Kern (N. III)**

**Nucleus salivatorius superior (N. VII)**

**Nucleus salivatorius inferior (N. IX)**

**Nucleus dorsalis nervi vagi (N. X)**

- Ganglion ciliare
- Ganglion pterygopalatinum
- Ganglion submandibulare
- Ganglion oticum

Ganglia pelvica
Substantia intermediomedialis

S₂
S₄

b

Abb. 2.78   Abb. 2.113

### Parasympathikus
### Pars cranialis

**N. oculomotorius**
| | |
|---|---|
| Auge: M. ciliaris | ▶ Nahakkomodation |
| M. sphincter pupillae | ▶ Miosis |

**N. facialis**
| | |
|---|---|
| Tränendrüse | ▶ Anregung der Sekretion |
| Nasendrüsen | ▶ Anregung der Sekretion |
| Drüsen der Mundhöhle | ▶ Anregung der Sekretion |
| Unterkieferdrüse | ▶ Anregung der Sekretion |

**N. glossopharyngeus**
| | |
|---|---|
| Ohrspeicheldrüse | ▶ Anregung der Sekretion |

**Nervus vagus**
| | |
|---|---|
| Kopf: Gefäße | ▶ Vasodilatation |
| Herz: Vorhöfe | ▶ Abnahme der Herzfrequenz |
| | ▶ Abnahme der Kontraktionskraft der Vorhöfe |
| Tracheal- und Bronchialmuskulatur: | ▶ Kontraktion |
| | ▶ Anregung der Drüsensekretion |
| Magen-Darmtrakt* | ▶ Stimulation der Motilität |
| | ▶ Relaxation der Sphinkteren |
| | ▶ Anregung der Drüsensekretion |
| Pankreas (exokriner Teil): | ▶ Anregung der Sekretion |

### Pars pelvica – Substantia intermedia lateralis medullae spinalis

| | |
|---|---|
| Darm: | ▶ Stimulation der Motilität |
| | ▶ Relaxation der Sphinkteren |
| | ▶ Anregung der Sekretion |
| | ▶ Förderung der Defäkation |
| Harnblase: M. detrusor vesicae | ▶ Kontraktion – Förderung der Miktion |
| weibliches Genitale: | ▶ Steigerung der Transsudation des Vaginalepithels |
| | ▶ Erektion der Clitoris |
| männliches Genitale: | ▶ Erektion des Penis |

* Versorgung des Darmes bis zur linken Colonflexur (Cannon – Böhm'scher Punkt)

# Haut

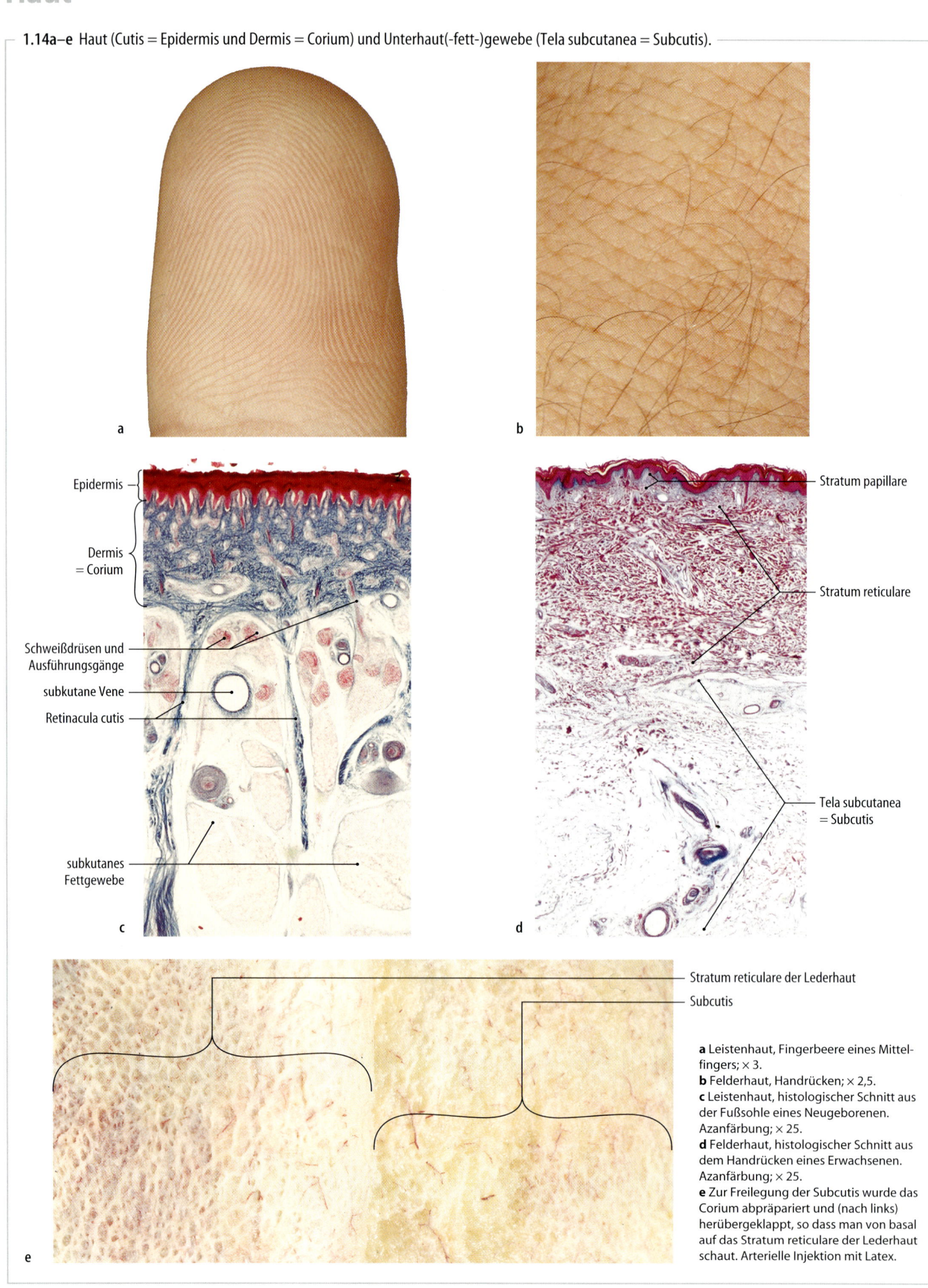

**1.14a–e** Haut (Cutis = Epidermis und Dermis = Corium) und Unterhaut(-fett-)gewebe (Tela subcutanea = Subcutis).

a

b

c — Labels: Epidermis; Dermis = Corium; Schweißdrüsen und Ausführungsgänge; subkutane Vene; Retinacula cutis; subkutanes Fettgewebe

d — Labels: Stratum papillare; Stratum reticulare; Tela subcutanea = Subcutis

e — Labels: Stratum reticulare der Lederhaut; Subcutis

**a** Leistenhaut, Fingerbeere eines Mittelfingers; × 3.
**b** Felderhaut, Handrücken; × 2,5.
**c** Leistenhaut, histologischer Schnitt aus der Fußsohle eines Neugeborenen. Azanfärbung; × 25.
**d** Felderhaut, histologischer Schnitt aus dem Handrücken eines Erwachsenen. Azanfärbung; × 25.
**e** Zur Freilegung der Subcutis wurde das Corium abpräpariert und (nach links) herübergeklappt, so dass man von basal auf das Stratum reticulare der Lederhaut schaut. Arterielle Injektion mit Latex.

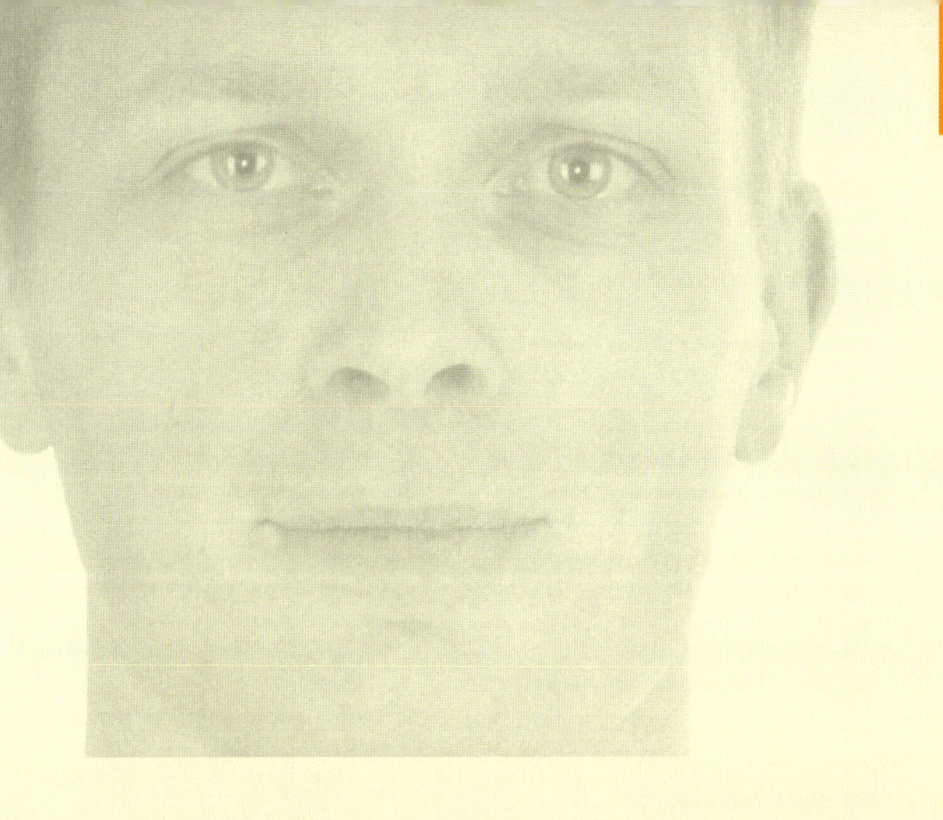

# Kopf

2

## Skelett und Gelenke

Schädel: Osteogenese 21
Schädel 22
Schädel 23
Bezugsebenen, anthropologische Messpunkte 24
Schädelknochen · Schädeldach 25
Schädelbasis: Außenansicht 26
Schädelbasis: Innenansicht 27
Schädelbasis: Knochen 28
Stirnbein 29
Scheitelbein 30
Schläfenbein 31
Hinterhauptbein 32
Keilbein 33
Siebbein · Nasenmuschel · Tränenbein 34
Pflugscharbein · Nasenbein · Jochbein 35
Gaumenbein · Oberkiefer 36
Oberkiefer · Unterkiefer 37
Unterkiefer · Zungenbein 38
Schädel: Röntgenbilder 39
Kiefergelenk 40
Kiefergelenk: Kapsel, Bänder 41

## Muskeln

Mimische Muskeln 42
Mimische Muskeln und Kaumuskeln 43
Mimische Muskeln und Kaumuskeln 44
Kaumuskeln: Funktion 45

## Gesicht

Gesichtsregion: Arterien 46
Venen · Lymphsystem 47
N. trigeminus: Äste, Schema 48
N. trigeminus: Hautäste · Durchtrittsstellen 49
N. facialis 50
Flügelgaumengrube: Knochen 51
A. maxillaris · N. trigeminus 52
Oberflächliche Leitungsbahnen, Speicheldrüsen 53
Oberflächliche Leitungsbahnen, Fossa retromandibularis 54
Fossa infratemporalis 55
Fossa infratemporalis, pterygopalatina 56

## Mund und Mundhöhle

Mund · Lippen 57
Zähne 58
Zähne 59
Mundhöhle · Mundboden 60
Zungenmuskeln 61
Zunge · Gaumen 62
Gefäße von Zunge und Mundboden 63
Nerven von Mundhöhle, Rachen und Zähnen 64
Innervation Zunge, Zähne, Mundhöhle 65
Speicheldrüsen · Innervation 66
Unterkiefer-, Unterzungenregion · Mundboden 67
Unterzungenregion, Mundboden 68

## Nase

Nasenskelett · Schleimhautrelief 69
Nasenskelett · Schleimhautrelief 70
Nasenhöhle, Nasennebenhöhlen 71
Nasennebenhöhlen: Projektion · Mündung 72
Nasennebenhöhlen 73
Nasennebenhöhlen 74
Arterielle · Sensible Versorgung 75
Nasenhöhlen, Nasennebenhöhlen: Bildgebung 76

## Auge und Augenhöhle

Orbitaregion · Augenlider 77
Knöcherne Augenhöhle 78
Knöcherne Augenhöhle 79
Augenlider: Leitungsbahnen · Septum orbitale, Tränendrüse 80
Bindehaut und Tränenwege 81
Augenmuskeln: Topographie, Funktion 82
Augenmuskeln, Leitungsbahnen 83
Auge, Augenhöhle: Arterien · Nerven 84
Innervation Augenmuskeln, Tränendrüse 85
Augenhöhle: Lagebeziehungen · Frontal-, Sagittalschnitt 86
Augenhöhle: Topographie · MRT 87

Augapfel 88
Augapfel 89
Augapfel: Blutversorgung 90
Augenhintergrund, Gefäße der Retina 91

## Ohr

Ohrmuschel: Aufbau · Arterien 92
Ohr: Übersicht · äußerer Gehörgang 93
Mediale Paukenhöhlenwand 94
Gehörknöchelchen 95
Paukenhöhle · Trommelfell 96
Paukenhöhle · Trommelfell 97
Labyrinthorgan 98
Knöchernes Labyrinth 99
Knöchernes Labyrinth: Ausguss 100
Knöchernes Labyrinth · Cochlea 101
Bildgebung · Blutversorgung des Gehör- und Gleichgewichtsorgans 102
Schläfenbein: Verlauf der Nerven 103

## Gehirnsitus

Schädelbasis: Arterien und ihre Durchtrittsstellen 104
Schadelbasis: Nervendurchtrittsstellen 105
Oberflächliches Venensystem · Hirnhäute, Subarachnoidalraum 106
Harte Hirnhaut und Sinus durae matris 107
Harte Hirnhaut · Sinus durae matris · Liquorräume 108
Liquorräume · MRT 109
Hirnhäute, Meningeal- und Hirngefäße 110
Gehirnsitus: Balken und Ventrikel 111
Gehirnsitus: Ventrikel und Kleinhirn 112
Hirnstamm; Hirnnerven, Mittelhirn 113
Hirnnerven und Gefäße der inneren Schädelbasis 114
95. Sinus cavernosus · A. carotis interna 115

## Gehirn

Gehirn: Entwicklung, Gliederung 116
Großhirnrinde 117
Großhirnrinde 118
Insel, Temporallappen · akustisches System 119
Mediansagittalschnitt · zirkumventrikuläre Organe 120
Gehirn von basal, Hirnnerven 121
Hirnrindenareale 122
Hippocampus · Assoziationsbahnen 123
Kommissuren, Balkenstrahlung und Cingulum · visuelles System 124
Motorische Bahnen 125
Kleinhirn 126
Kleinhirn: Gliederung · Projektionsfasern 127
Hirnstamm, Zwischenhirn, Hirnnerven 128
Hirnnervenkerne · sensible Bahnen 129
Ventrikelsystem 130
Histologische Frontalschnitte 131
Histologische Frontalschnitte 132
Histologische Frontalschnitte 133
Histologischer Horizontalschnitt 134
Histologischer Horizontalschnitt 135
Histologische Sagittalschnitte 136
Hirnarterien 137
Hirnbasis: Arterien u. Venen 138
Gehirn: Arterien u. Venen · Arteriogramm 139
Hirnarterien 140
Hirnarterien 141
Hirnarterien 142
Hirnvenen 143
Hirnvenen 144
Hirnvenen: Bildgebung 145

# Schädel: Osteogenese

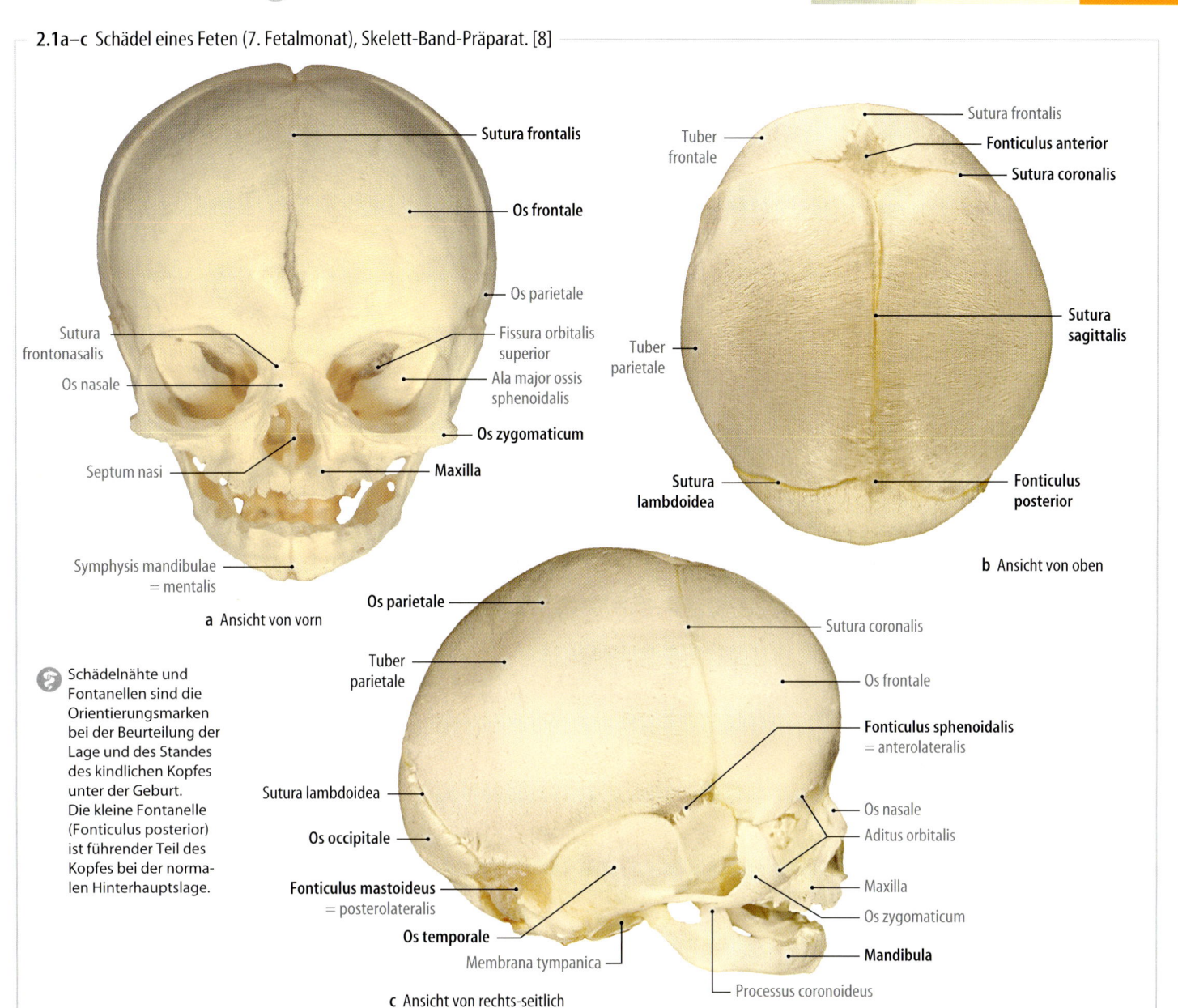

**2.1a–c** Schädel eines Feten (7. Fetalmonat), Skelett-Band-Präparat. [8]

Labels (a Ansicht von vorn): Sutura frontalis, Os frontale, Os parietale, Fissura orbitalis superior, Ala major ossis sphenoidalis, Os zygomaticum, Maxilla, Sutura frontonasalis, Os nasale, Septum nasi, Symphysis mandibulae = mentalis

Labels (b Ansicht von oben): Tuber frontale, Sutura frontalis, Fonticulus anterior, Sutura coronalis, Tuber parietale, Sutura sagittalis, Sutura lambdoidea, Fonticulus posterior

Labels (c Ansicht von rechts-seitlich): Os parietale, Tuber parietale, Sutura coronalis, Os frontale, Fonticulus sphenoidalis = anterolateralis, Os nasale, Aditus orbitalis, Maxilla, Os zygomaticum, Mandibula, Processus coronoideus, Membrana tympanica, Os temporale, Fonticulus mastoideus = posterolateralis, Os occipitale, Sutura lambdoidea

> Schädelnähte und Fontanellen sind die Orientierungsmarken bei der Beurteilung der Lage und des Standes des kindlichen Kopfes unter der Geburt. Die kleine Fontanelle (Fonticulus posterior) ist führender Teil des Kopfes bei der normalen Hinterhauptslage.

**2.2** Einteilung der Schädelknochen und die Art ihrer Osteogenese.

### Schädelknochen (Ossa cranii)*

**Knochen des Hirnschädels (Neurocranium)**

| | |
|---|---|
| Stirnbein (Os frontale) | d |
| Scheitelbein (Os parietale) | d |
| Hinterhauptbein (Os occipitale) | d und ch |
| Keilbein (Os sphenoidale) | d und ch |
| Schläfenbein (Os temporale) | d und ch |

**Gehörknöchelchen (Ossicula auditus = auditoria)**

| | |
|---|---|
| Hammer (Malleus) | ch |
| Amboss (Incus) | ch |
| Steigbügel (Stapes) | ch |

**Knochen des Gesichtsschädels (Viscerocranium)**

Knochen des Nasenskeletts

| | |
|---|---|
| – Siebbein (Os ethmoidale) | ch |
| – Nasenbein (Os nasale) | d |
| – Tränenbein (Os lacrimale) | d |
| – untere Nasenmuschel (Concha nasalis inferior) | ch |
| – Pflugscharbein (Vomer) | d |

Knochen des Kieferskeletts

| | |
|---|---|
| – Oberkieferknochen (Maxilla) | d |
| – Gaumenbein (Os palatinum) | d |
| – Jochbein (Os zygomaticum) | d |
| – Unterkiefer (Mandibula) | d und ch** |
| – Zungenbein (Os hyoideum) | ch |

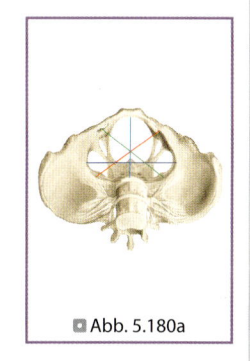

d: desmale Osteogenese; ch: chondrale Osteogenese
\* Als Ossa cranii werden im Schrifttum auch die Knochen des Hirnschädels und des Nasenskeletts zusammengefasst; die Knochen des Kieferskeletts bezeichnet man dann als Ossa faciei.
\*\* Die Sekundärknorpelzonen der Mandibula verknöchern chondral.
Zungenbein und Gehörknöchelchen entstammen den Skelettanteilen des I. (Meckel'scher Knorpel)-, des II. (Reichert'scher Knorpel)- und des III. Pharyngealbogens.

Abb. 5.180a

**Skelett und Gelenke**

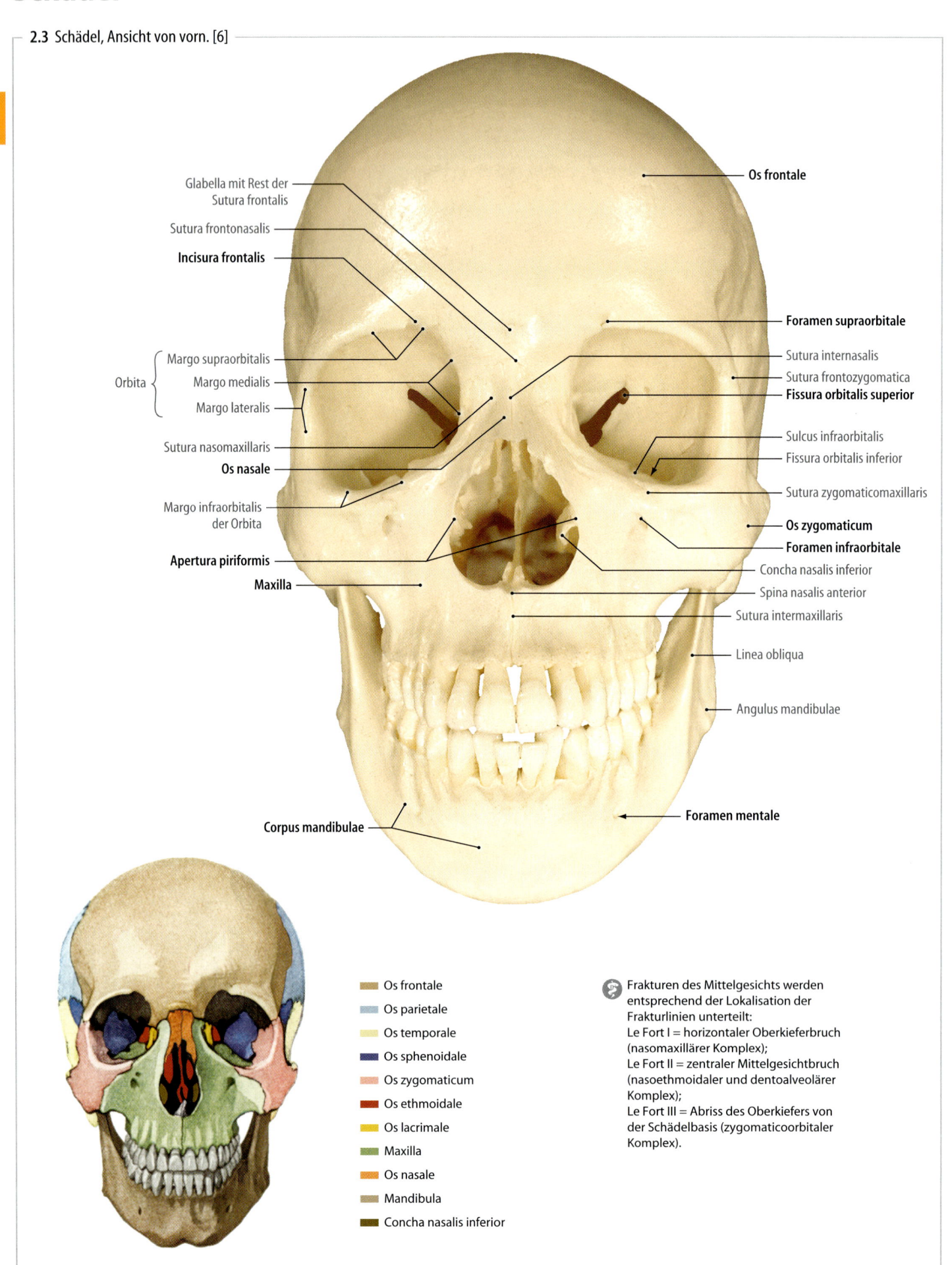

# Schädel

**2.3 Schädel, Ansicht von vorn. [6]**

Glabella mit Rest der Sutura frontalis
Sutura frontonasalis
**Incisura frontalis**
Orbita { Margo supraorbitalis, Margo medialis, Margo lateralis }
Sutura nasomaxillaris
**Os nasale**
Margo infraorbitalis der Orbita
**Apertura piriformis**
**Maxilla**
Corpus mandibulae

Os frontale
**Foramen supraorbitale**
Sutura internasalis
Sutura frontozygomatica
**Fissura orbitalis superior**
Sulcus infraorbitalis
Fissura orbitalis inferior
Sutura zygomaticomaxillaris
**Os zygomaticum**
**Foramen infraorbitale**
Concha nasalis inferior
Spina nasalis anterior
Sutura intermaxillaris
Linea obliqua
Angulus mandibulae
**Foramen mentale**

- Os frontale
- Os parietale
- Os temporale
- Os sphenoidale
- Os zygomaticum
- Os ethmoidale
- Os lacrimale
- Maxilla
- Os nasale
- Mandibula
- Concha nasalis inferior

Frakturen des Mittelgesichts werden entsprechend der Lokalisation der Frakturlinien unterteilt:
Le Fort I = horizontaler Oberkieferbruch (nasomaxillärer Komplex);
Le Fort II = zentraler Mittelgesichtbruch (nasoethmoidaler und dentoalveolärer Komplex);
Le Fort III = Abriss des Oberkiefers von der Schädelbasis (zygomaticoorbitaler Komplex).

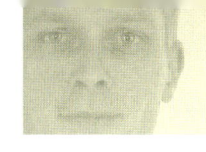

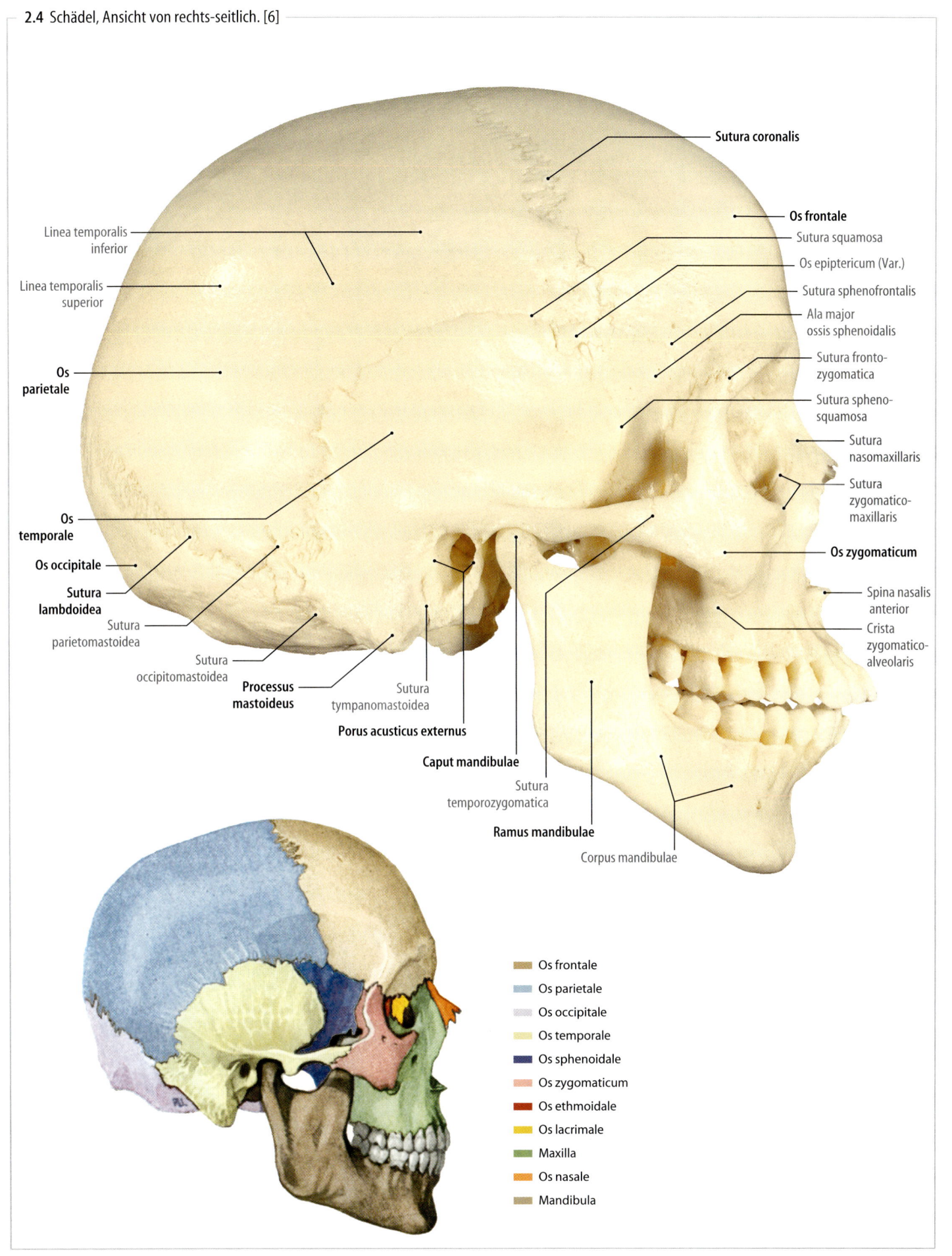

# Schädel

**2.4** Schädel, Ansicht von rechts-seitlich. [6]

- Linea temporalis inferior
- Linea temporalis superior
- **Os parietale**
- **Os temporale**
- **Os occipitale**
- **Sutura lambdoidea**
- Sutura parietomastoidea
- Sutura occipitomastoidea
- **Processus mastoideus**
- Sutura tympanomastoidea
- **Porus acusticus externus**
- **Caput mandibulae**
- Sutura temporozygomatica
- **Ramus mandibulae**
- Corpus mandibulae
- **Sutura coronalis**
- **Os frontale**
- Sutura squamosa
- Os epiptericum (Var.)
- Sutura sphenofrontalis
- Ala major ossis sphenoidalis
- Sutura frontozygomatica
- Sutura sphenosquamosa
- Sutura nasomaxillaris
- Sutura zygomaticomaxillaris
- **Os zygomaticum**
- Spina nasalis anterior
- Crista zygomaticoalveolaris

Legende:
- Os frontale
- Os parietale
- Os occipitale
- Os temporale
- Os sphenoidale
- Os zygomaticum
- Os ethmoidale
- Os lacrimale
- Maxilla
- Os nasale
- Mandibula

**Skelett und Gelenke**

# Bezugsebenen, anthropologische Messpunkte

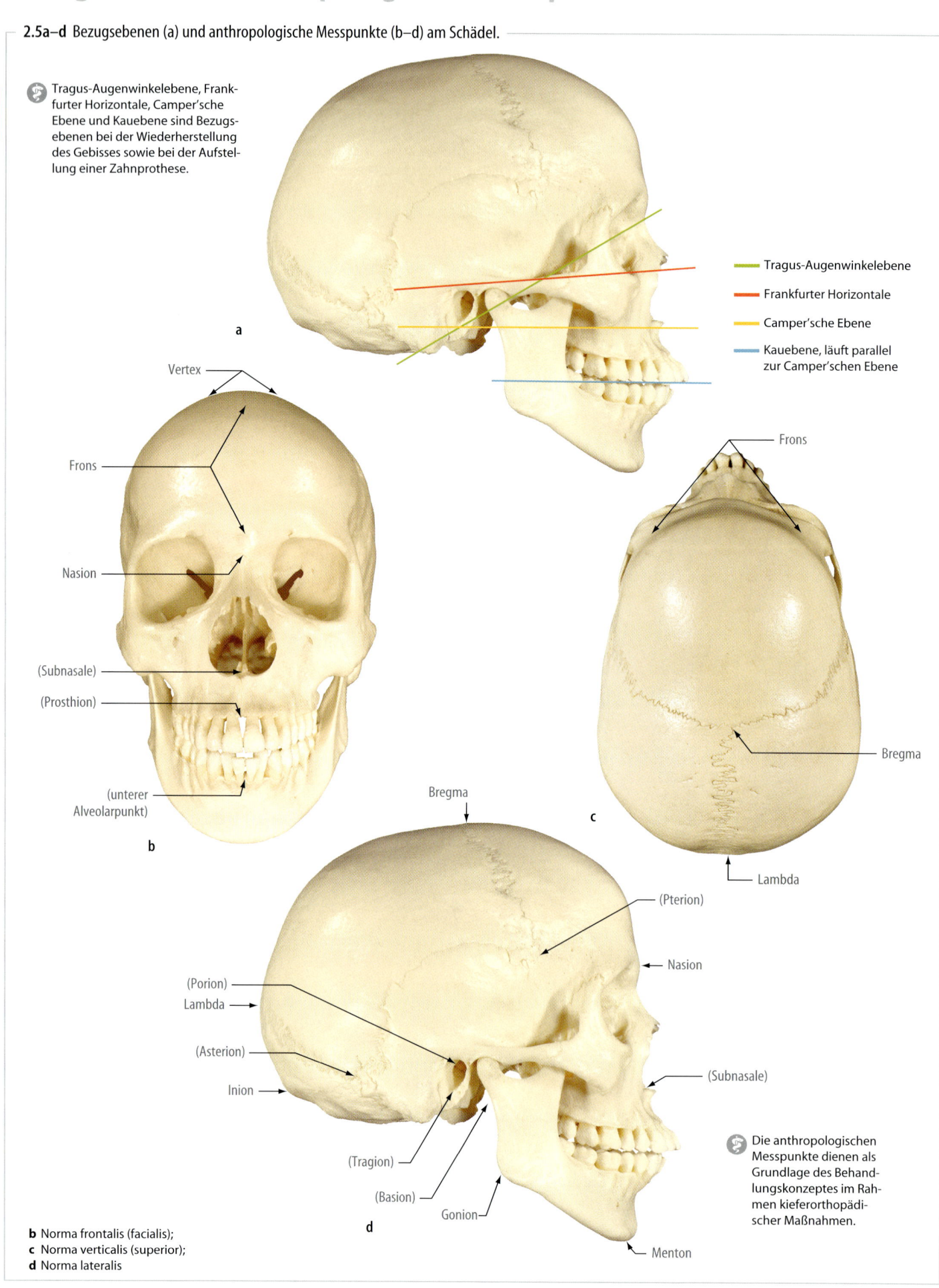

**2.5 a–d** Bezugsebenen (a) und anthropologische Messpunkte (b–d) am Schädel.

Tragus-Augenwinkelebene, Frankfurter Horizontale, Camper'sche Ebene und Kauebene sind Bezugsebenen bei der Wiederherstellung des Gebisses sowie bei der Aufstellung einer Zahnprothese.

— Tragus-Augenwinkelebene
— Frankfurter Horizontale
— Camper'sche Ebene
— Kauebene, läuft parallel zur Camper'schen Ebene

Die anthropologischen Messpunkte dienen als Grundlage des Behandlungskonzeptes im Rahmen kieferorthopädischer Maßnahmen.

**b** Norma frontalis (facialis);
**c** Norma verticalis (superior);
**d** Norma lateralis

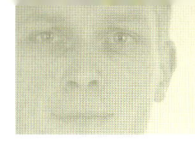

# Schädelknochen · Schädeldach

**2.6a,b** Aufbau der Schädelknochen. [8]

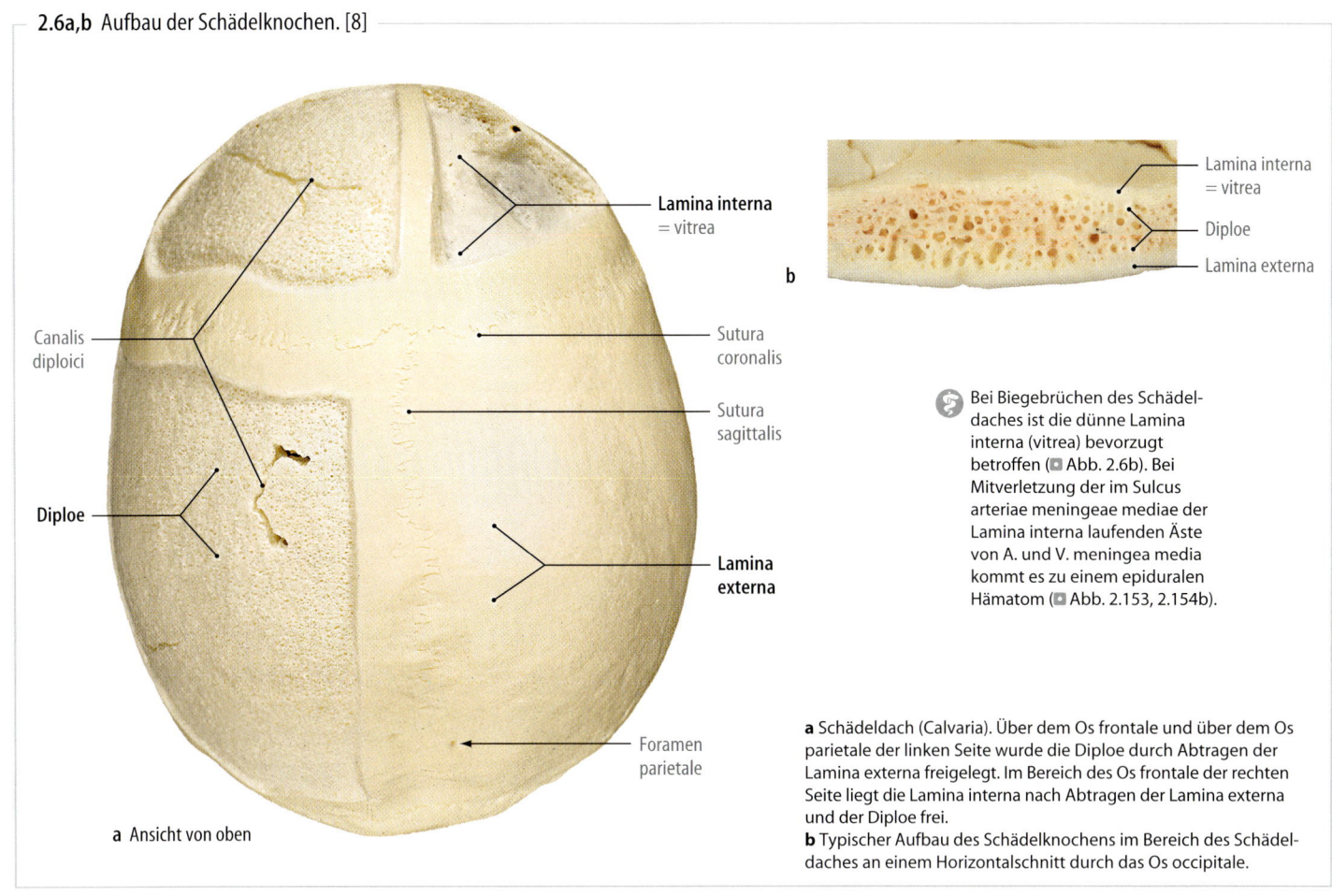

Labels (a, Ansicht von oben):
- Canalis diploici
- Diploe
- Lamina interna = vitrea
- Sutura coronalis
- Sutura sagittalis
- Lamina externa
- Foramen parietale

Labels (b):
- Lamina interna = vitrea
- Diploe
- Lamina externa

Bei Biegebrüchen des Schädeldaches ist die dünne Lamina interna (vitrea) bevorzugt betroffen (◨ Abb. 2.6b). Bei Mitverletzung der im Sulcus arteriae meningeae mediae der Lamina interna laufenden Äste von A. und V. meningea media kommt es zu einem epiduralen Hämatom (◨ Abb. 2.153, 2.154b).

**a** Schädeldach (Calvaria). Über dem Os frontale und über dem Os parietale der linken Seite wurde die Diploe durch Abtragen der Lamina externa freigelegt. Im Bereich des Os frontale der rechten Seite liegt die Lamina interna nach Abtragen der Lamina externa und der Diploe frei.
**b** Typischer Aufbau des Schädelknochens im Bereich des Schädeldaches an einem Horizontalschnitt durch das Os occipitale.

**2.7** Schädeldach (Calvaria), Ansicht von innen. [6]

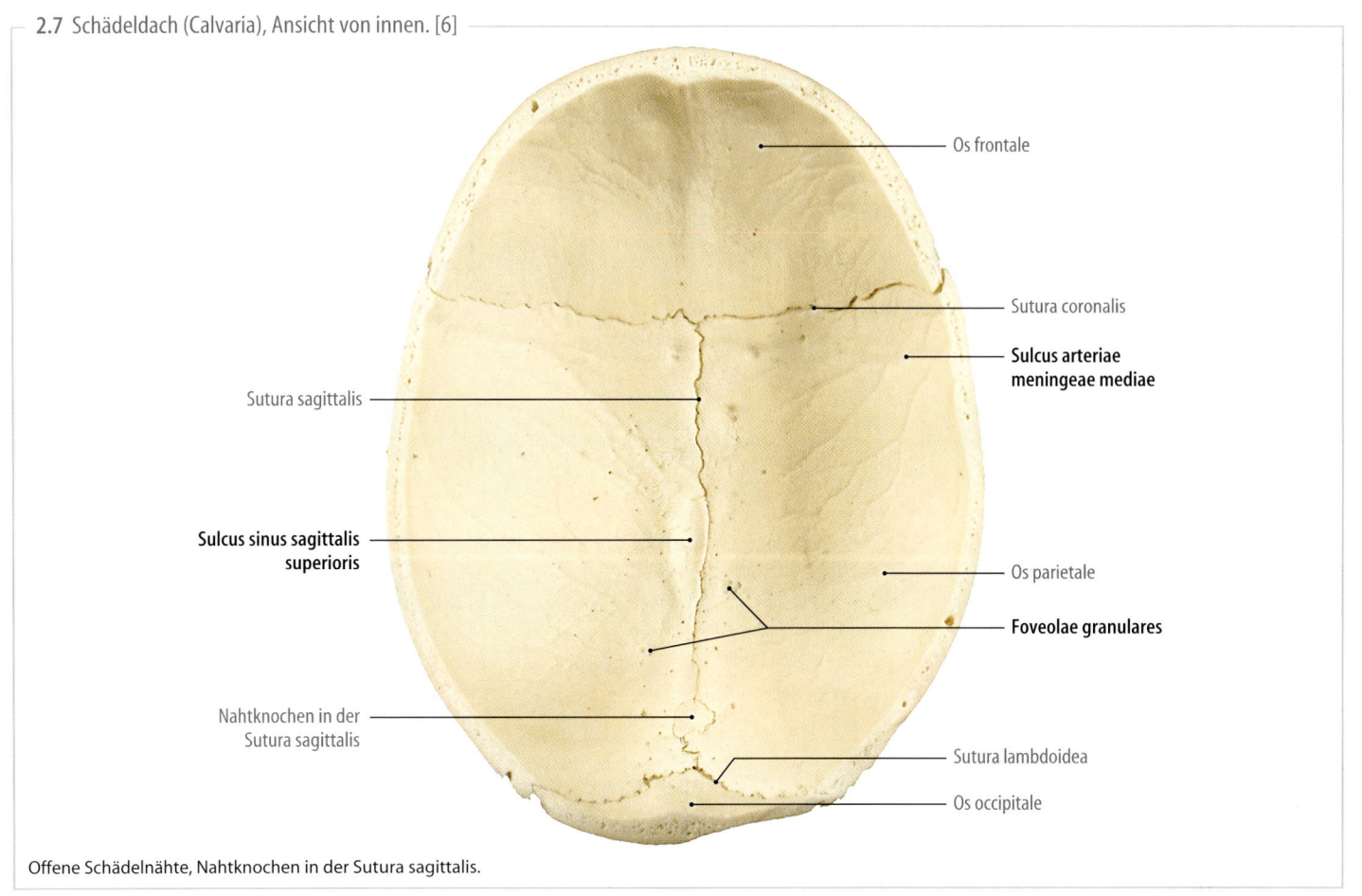

Labels:
- Os frontale
- Sutura coronalis
- Sulcus arteriae meningeae mediae
- Sutura sagittalis
- Sulcus sinus sagittalis superioris
- Os parietale
- Foveolae granulares
- Nahtknochen in der Sutura sagittalis
- Sutura lambdoidea
- Os occipitale

Offene Schädelnähte, Nahtknochen in der Sutura sagittalis.

**Skelett und Gelenke**

# Schädelbasis: Außenansicht

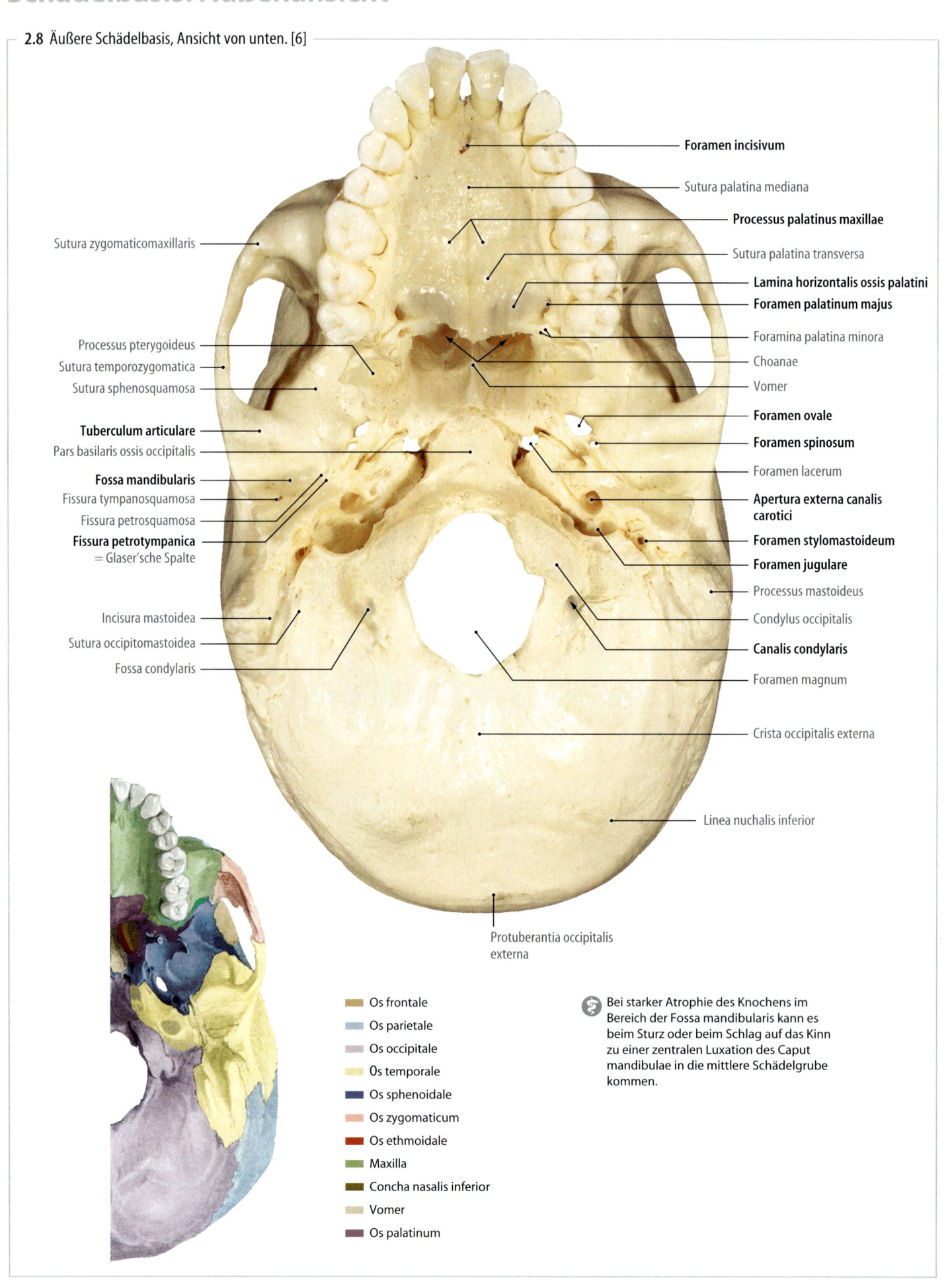

**2.8** Äußere Schädelbasis, Ansicht von unten. [6]

- Sutura zygomaticomaxillaris
- Processus pterygoideus
- Sutura temporozygomatica
- Sutura sphenosquamosa
- **Tuberculum articulare**
- Pars basilaris ossis occipitalis
- **Fossa mandibularis**
- Fissura tympanosquamosa
- Fissura petrosquamosa
- **Fissura petrotympanica** = Glaser'sche Spalte
- Incisura mastoidea
- Sutura occipitomastoidea
- Fossa condylaris

- **Foramen incisivum**
- Sutura palatina mediana
- **Processus palatinus maxillae**
- Sutura palatina transversa
- **Lamina horizontalis ossis palatini**
- **Foramen palatinum majus**
- Foramina palatina minora
- Choanae
- Vomer
- **Foramen ovale**
- **Foramen spinosum**
- Foramen lacerum
- **Apertura externa canalis carotici**
- **Foramen stylomastoideum**
- **Foramen jugulare**
- Processus mastoideus
- Condylus occipitalis
- **Canalis condylaris**
- Foramen magnum
- Crista occipitalis externa
- Linea nuchalis inferior
- Protuberantia occipitalis externa

- Os frontale
- Os parietale
- Os occipitale
- Os temporale
- Os sphenoidale
- Os zygomaticum
- Os ethmoidale
- Maxilla
- Concha nasalis inferior
- Vomer
- Os palatinum

> Bei starker Atrophie des Knochens im Bereich der Fossa mandibularis kann es beim Sturz oder beim Schlag auf das Kinn zu einer zentralen Luxation des Caput mandibulae in die mittlere Schädelgrube kommen.

# Schädelbasis: Innenansicht

**2.9 Innere Schädelbasis, Ansicht von oben. [6]**

- Impressiones digitatae = gyrorum
- Juga cerebralia
- Pars orbitalis des Os frontale
- Fossa cranii anterior
- Dorsum sellae
- Ala minor des Os sphenoidale
- Ala major des Os sphenoidale
- **Foramen lacerum**
- Fossa cranii media
- Foramen spinosum
- **Canalis caroticus**
- Os temporale
- **Foramen jugulare**
- Sulcus sinus petrosi superioris
- Canalis hypoglossi
- **Clivus**
- Fossa cranii posterior
- **Foramen magnum**
- Crista occipitalis interna
- Fossa cerebellaris
- Protuberantia occipitalis interna
- Fossa cerebralis

- Foramen caecum
- **Crista galli**
- **Lamina und Foramina cribrosa des Os ethmoidale**
- Fossa olfactoria
- **Fossa hypophysialis**
- Canalis opticus
- Foramen rotundum
- Foramen ovale
- Processus clinoideus anterior
- Processus clinoideus posterior
- **Porus acusticus internus**
- Sulcus sinus sigmoidei
- Squama occipitalis des Os occipitale
- Sulcus sinus transversi
- Sulcus sinus sagittalis superioris

Schädelbasisfrakturen treten bevorzugt an den schwachen Stellen der Schädelbasis auf: Dach der Orbita, Lamina cribrosa des Siebbeins, vorderer Abschnitt der Sella turcica, Region über der Fossa mandibularis, Paukenhöhlendach und Zentrum der hinteren Schädelgrube. Schwachstellen sind außerdem die Öffnungen im Bereich der Fossa cranii media. Bei Mitverletzung von intrakraniellen Gefäßen und Hirnhäuten können Blut und Liquor aus Nase, Mundhöhle und Ohren treten.

- Os frontale
- Os parietale
- Os temporale
- Os sphenoidale
- Os ethmoidale
- Os occipitale

Abb. 2.82   Abb. 2.84

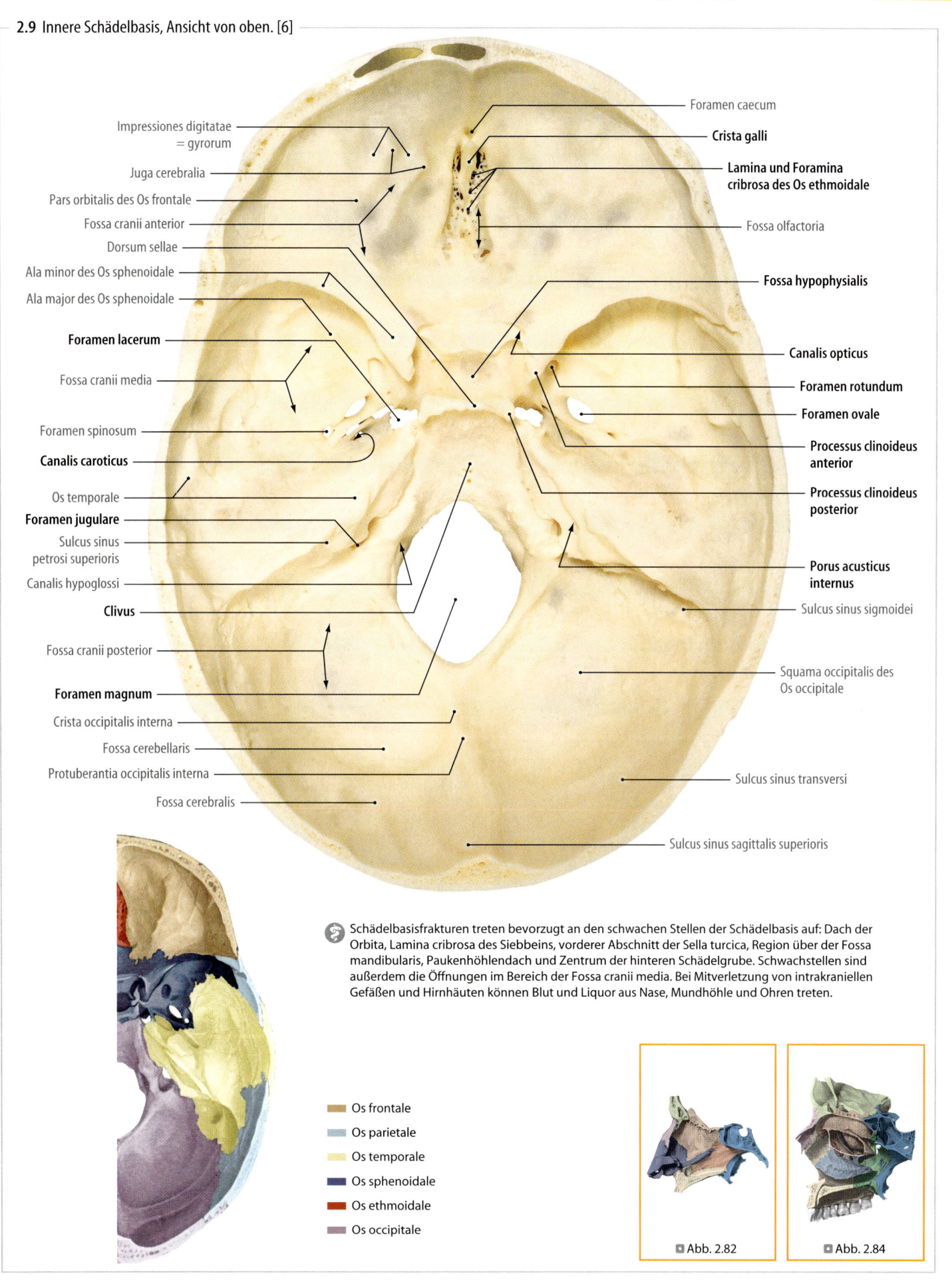

**Skelett und Gelenke**

# Schädelbasis: Knochen

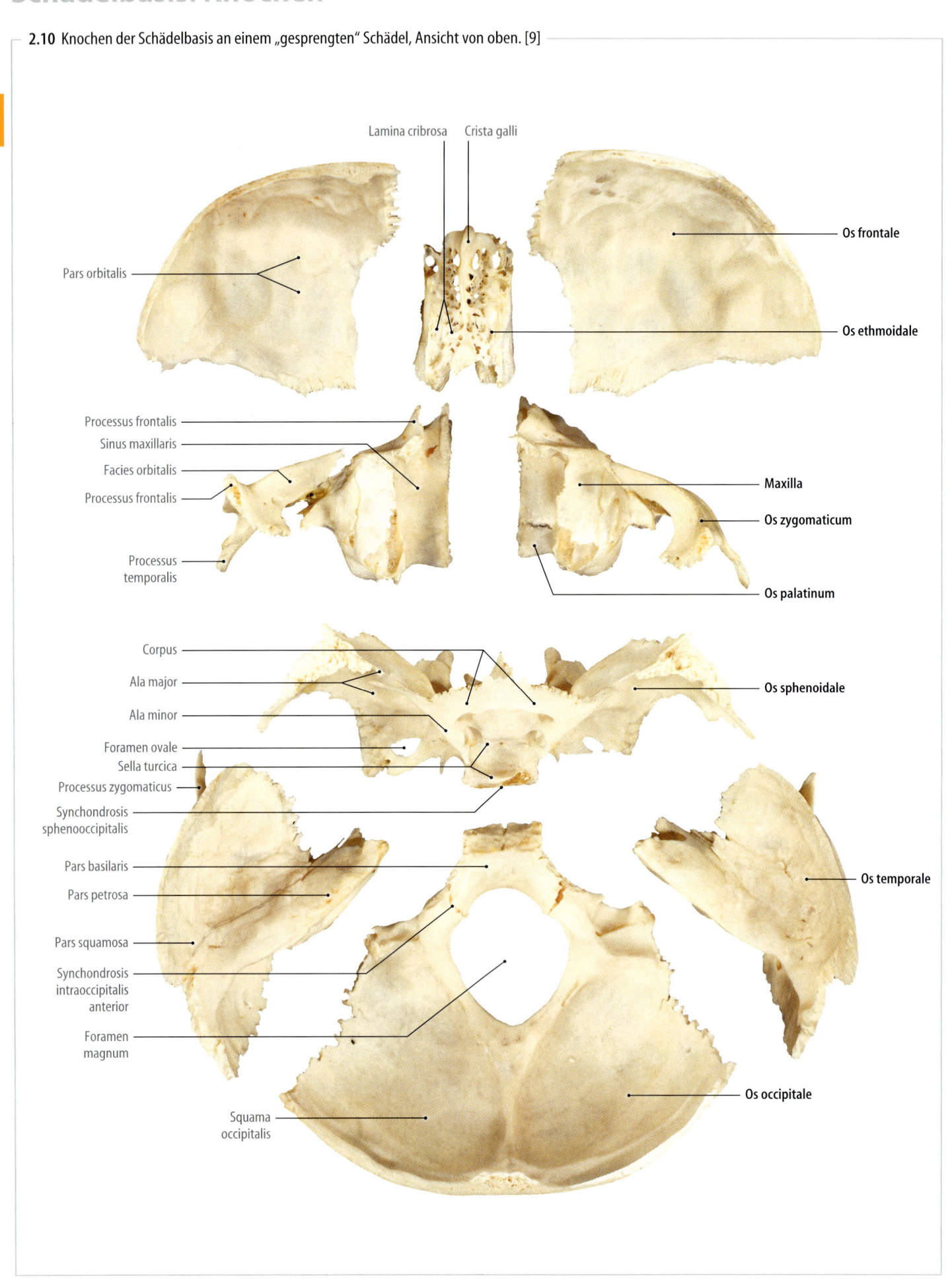

**2.10** Knochen der Schädelbasis an einem „gesprengten" Schädel, Ansicht von oben. [9]

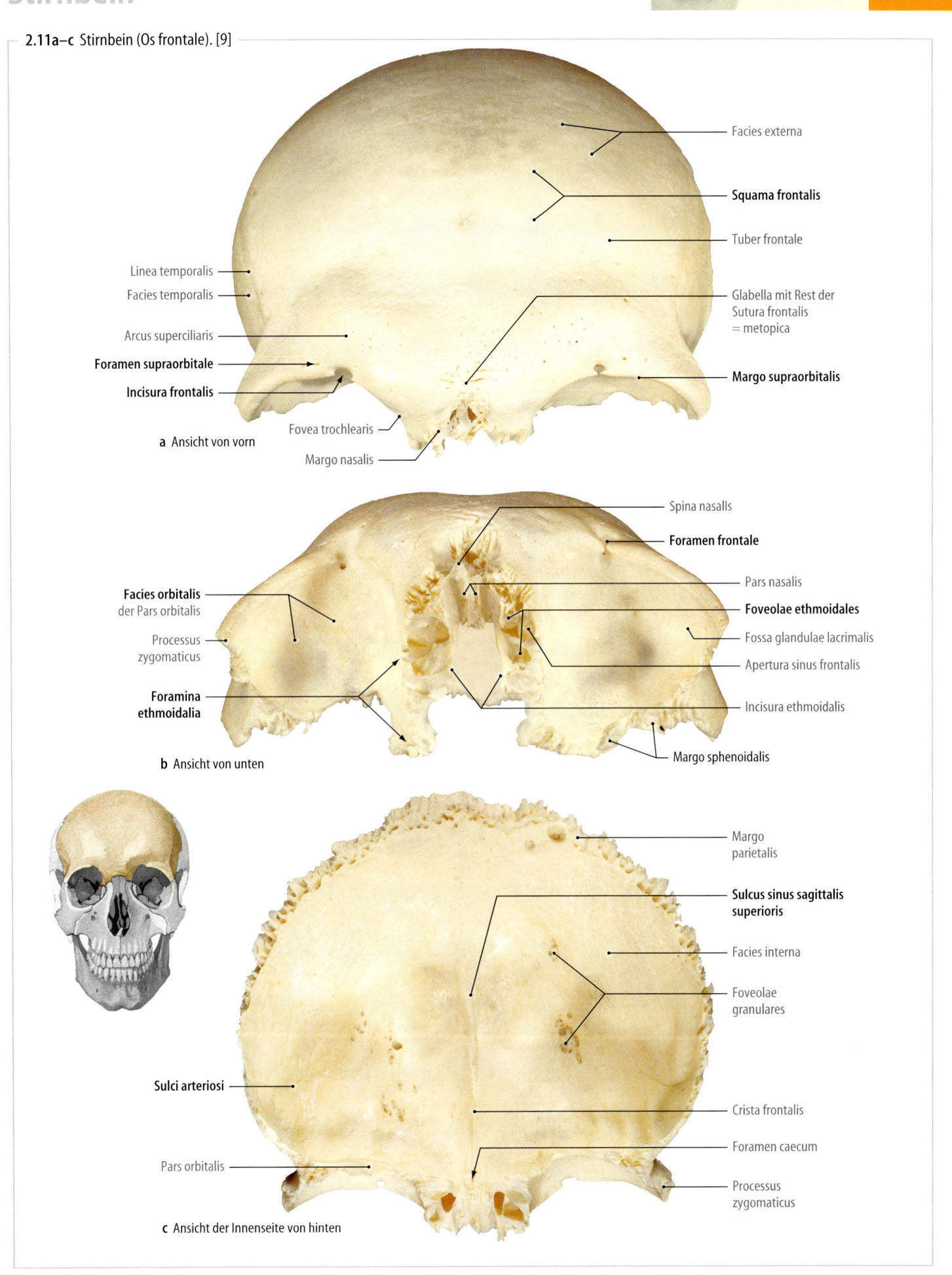

# Stirnbein

**2.11a–c** Stirnbein (Os frontale). [9]

**a** Ansicht von vorn

- Facies externa
- **Squama frontalis**
- Tuber frontale
- Glabella mit Rest der Sutura frontalis = metopica
- **Margo supraorbitalis**
- Linea temporalis
- Facies temporalis
- Arcus superciliaris
- **Foramen supraorbitale**
- **Incisura frontalis**
- Fovea trochlearis
- Margo nasalis

**b** Ansicht von unten

- Spina nasalis
- **Foramen frontale**
- Pars nasalis
- **Foveolae ethmoidales**
- Fossa glandulae lacrimalis
- Apertura sinus frontalis
- Incisura ethmoidalis
- Margo sphenoidalis
- **Facies orbitalis** der Pars orbitalis
- Processus zygomaticus
- **Foramina ethmoidalia**

**c** Ansicht der Innenseite von hinten

- Margo parietalis
- **Sulcus sinus sagittalis superioris**
- Facies interna
- Foveolae granulares
- Crista frontalis
- Foramen caecum
- Processus zygomaticus
- **Sulci arteriosi**
- Pars orbitalis

**Skelett und Gelenke**

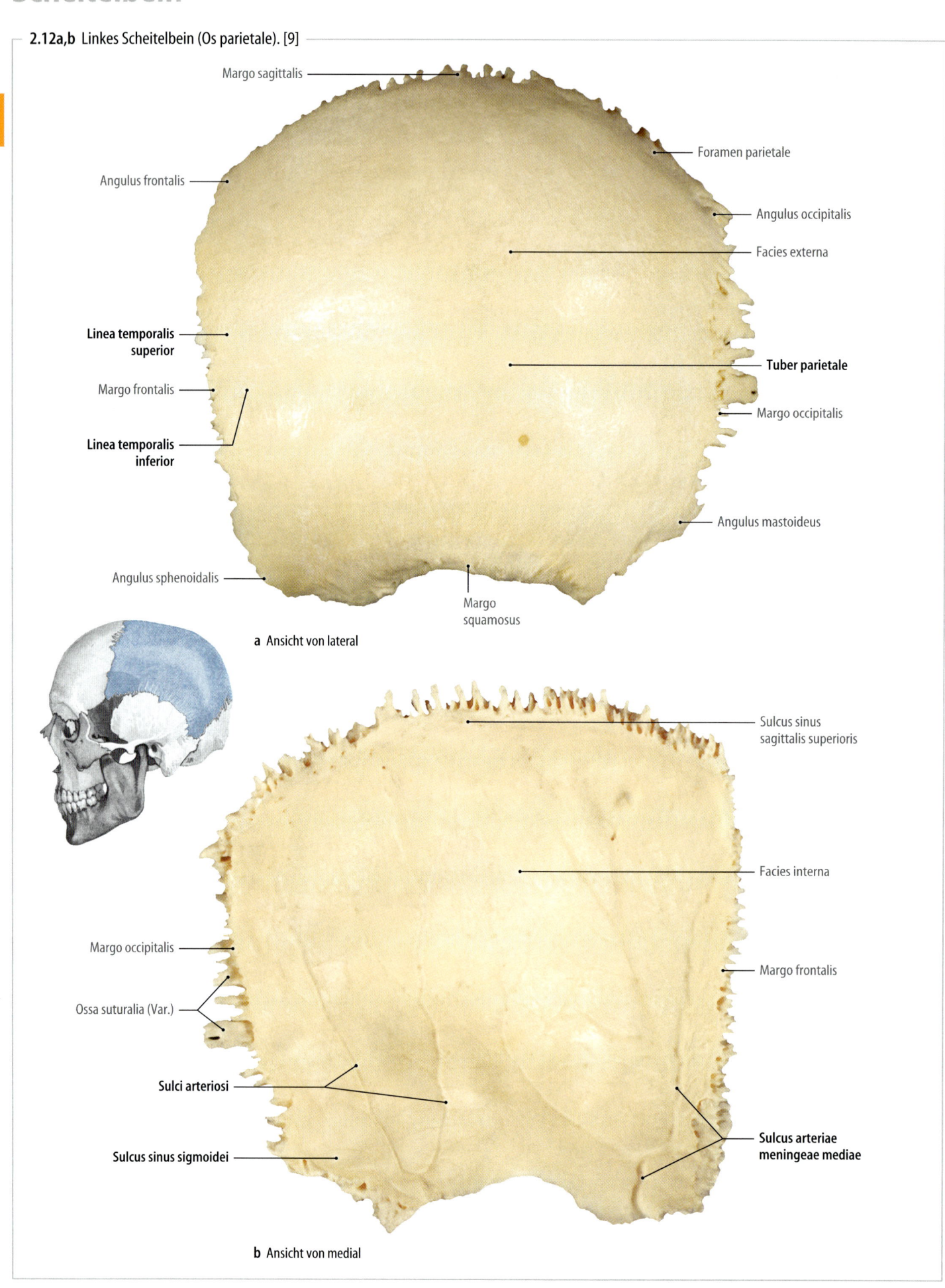

# Scheitelbein

**2.12a,b** Linkes Scheitelbein (Os parietale). [9]

a Ansicht von lateral

- Margo sagittalis
- Foramen parietale
- Angulus frontalis
- Angulus occipitalis
- Facies externa
- **Linea temporalis superior**
- **Tuber parietale**
- Margo frontalis
- Margo occipitalis
- **Linea temporalis inferior**
- Angulus mastoideus
- Angulus sphenoidalis
- Margo squamosus

b Ansicht von medial

- Sulcus sinus sagittalis superioris
- Facies interna
- Margo occipitalis
- Margo frontalis
- Ossa suturalia (Var.)
- **Sulci arteriosi**
- **Sulcus arteriae meningeae mediae**
- **Sulcus sinus sigmoidei**

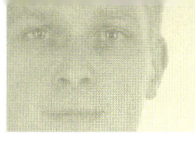

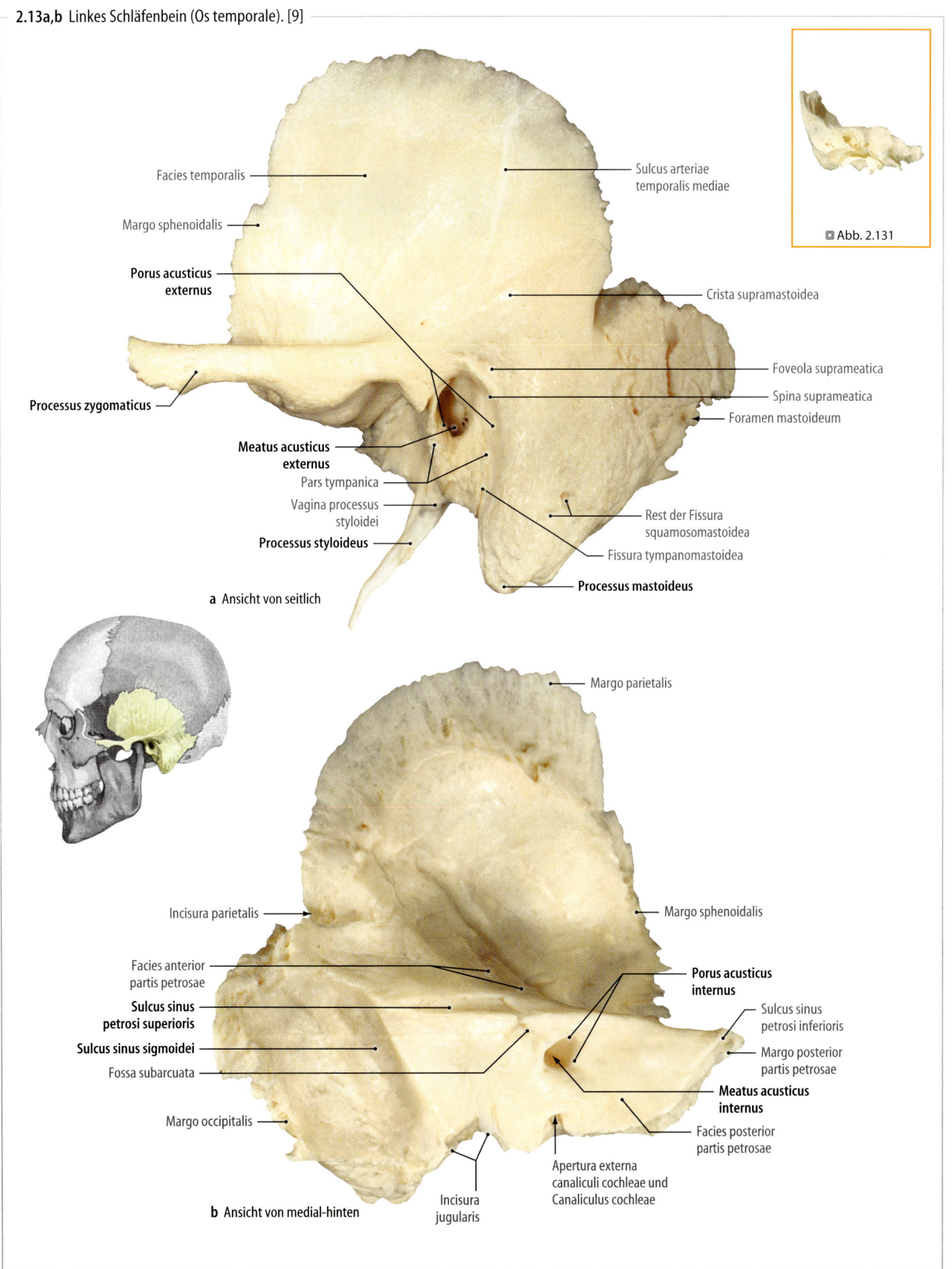

# Schläfenbein

**2.13 a,b** Linkes Schläfenbein (Os temporale). [9]

**a** Ansicht von seitlich

- Facies temporalis
- Margo sphenoidalis
- **Porus acusticus externus**
- **Processus zygomaticus**
- **Meatus acusticus externus**
- Pars tympanica
- Vagina processus styloidei
- **Processus styloideus**
- Sulcus arteriae temporalis mediae
- Crista supramastoidea
- Foveola suprameatica
- Spina suprameatica
- Foramen mastoideum
- Rest der Fissura squamosomastoidea
- Fissura tympanomastoidea
- **Processus mastoideus**

Abb. 2.131

**b** Ansicht von medial-hinten

- Incisura parietalis
- Facies anterior partis petrosae
- **Sulcus sinus petrosi superioris**
- **Sulcus sinus sigmoidei**
- Fossa subarcuata
- Margo occipitalis
- Margo parietalis
- Margo sphenoidalis
- **Porus acusticus internus**
- Sulcus sinus petrosi inferioris
- Margo posterior partis petrosae
- **Meatus acusticus internus**
- Facies posterior partis petrosae
- Apertura externa canaliculi cochleae und Canaliculus cochleae
- Incisura jugularis

**Skelett und Gelenke**

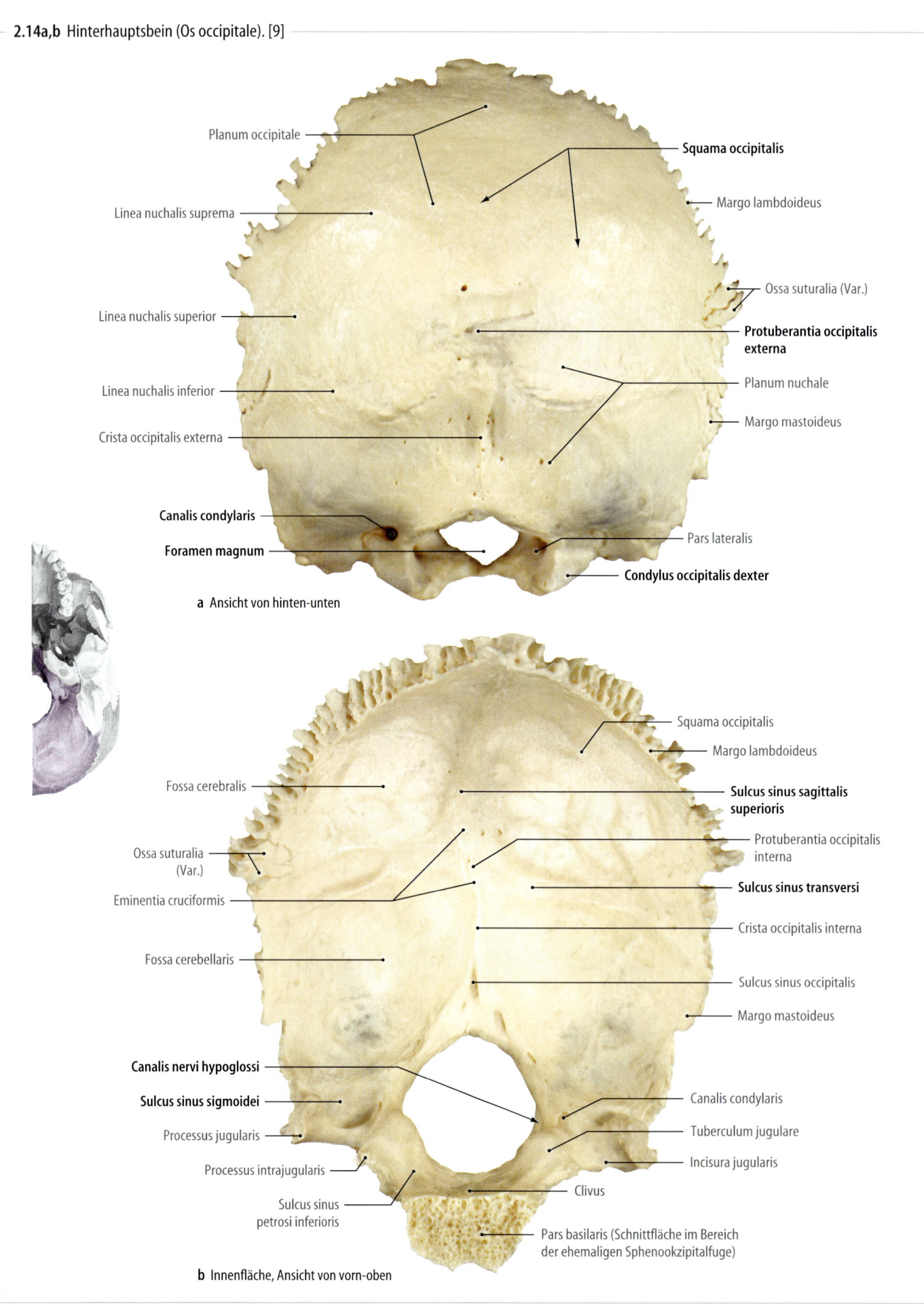

# Hinterhauptsbein

**2.14a,b** Hinterhauptsbein (Os occipitale). [9]

a Ansicht von hinten-unten

b Innenfläche, Ansicht von vorn-oben

# Keilbein

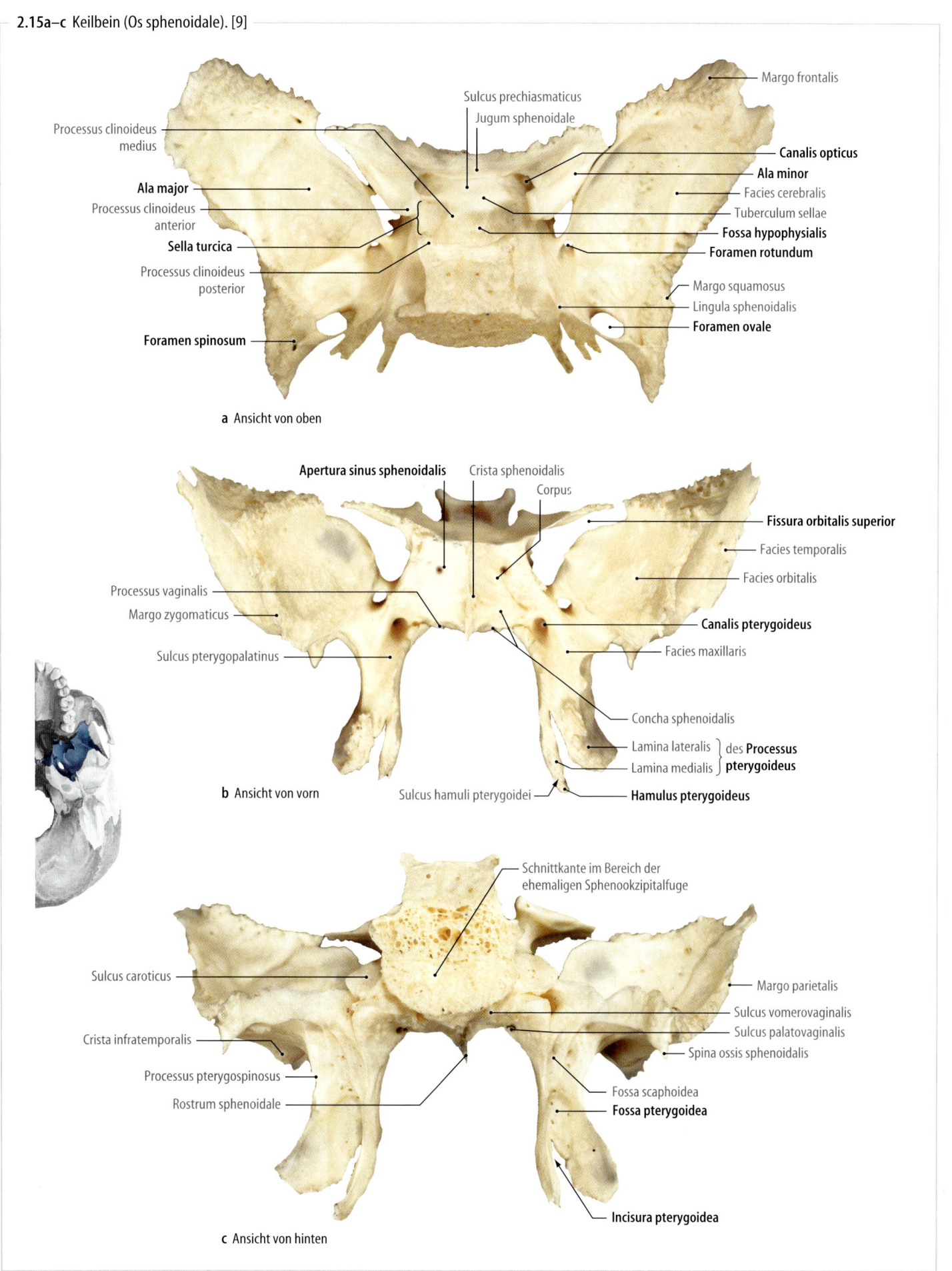

**2.15a–c** Keilbein (Os sphenoidale). [9]

**a** Ansicht von oben

- Processus clinoideus medius
- **Ala major**
- Processus clinoideus anterior
- **Sella turcica**
- Processus clinoideus posterior
- **Foramen spinosum**
- Sulcus prechiasmaticus
- Jugum sphenoidale
- **Canalis opticus**
- **Ala minor**
- Facies cerebralis
- Tuberculum sellae
- **Fossa hypophysialis**
- **Foramen rotundum**
- Margo squamosus
- Lingula sphenoidalis
- **Foramen ovale**
- Margo frontalis

**b** Ansicht von vorn

- **Apertura sinus sphenoidalis**
- Crista sphenoidalis
- Corpus
- **Fissura orbitalis superior**
- Facies temporalis
- Facies orbitalis
- Processus vaginalis
- Margo zygomaticus
- Sulcus pterygopalatinus
- **Canalis pterygoideus**
- Facies maxillaris
- Concha sphenoidalis
- Lamina lateralis } des **Processus**
- Lamina medialis } **pterygoideus**
- Sulcus hamuli pterygoidei
- **Hamulus pterygoideus**

**c** Ansicht von hinten

- Schnittkante im Bereich der ehemaligen Sphenookzipitalfuge
- Sulcus caroticus
- Crista infratemporalis
- Processus pterygospinosus
- Rostrum sphenoidale
- Margo parietalis
- Sulcus vomerovaginalis
- Sulcus palatovaginalis
- Spina ossis sphenoidalis
- Fossa scaphoidea
- **Fossa pterygoidea**
- **Incisura pterygoidea**

**Skelett und Gelenke**

# Siebbein · Nasenmuschel · Tränenbein

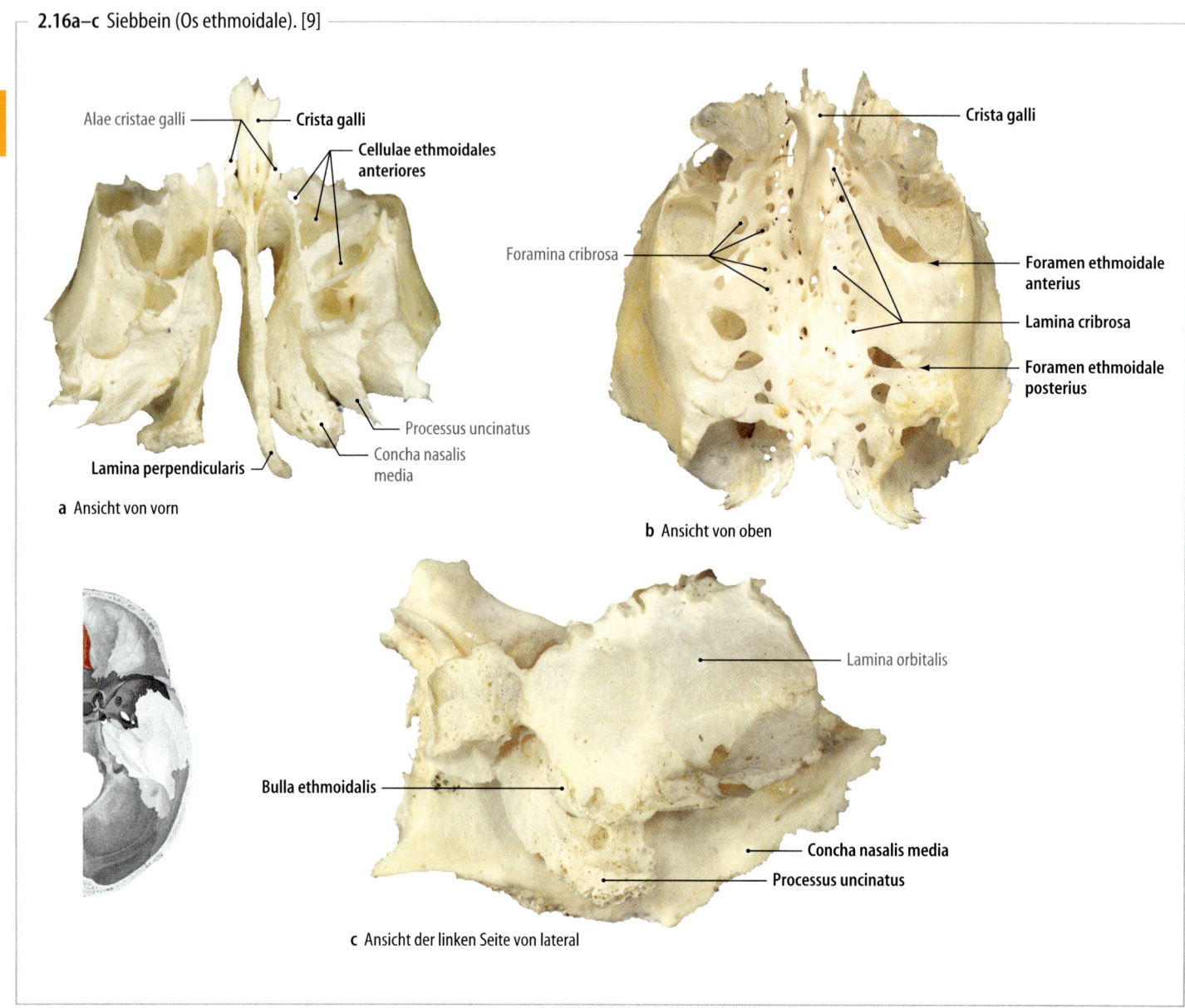

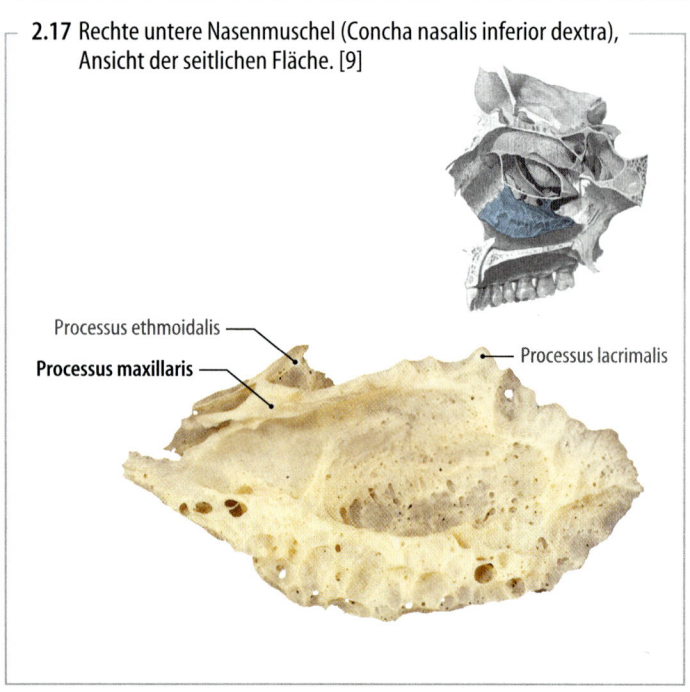

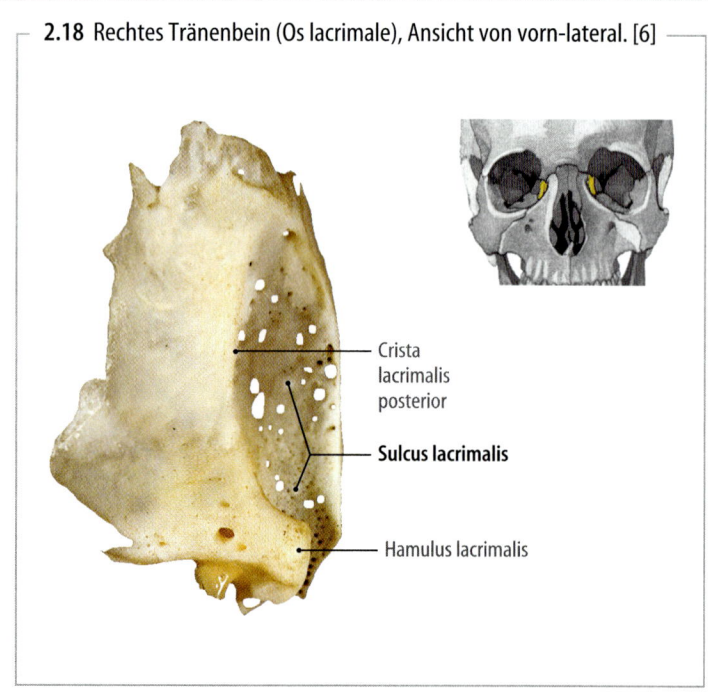

**2.16a–c** Siebbein (Os ethmoidale). [9]

- Alae cristae galli
- **Crista galli**
- **Cellulae ethmoidales anteriores**
- Processus uncinatus
- Concha nasalis media
- Lamina perpendicularis

**a** Ansicht von vorn

- Crista galli
- Foramina cribrosa
- Foramen ethmoidale anterius
- Lamina cribrosa
- Foramen ethmoidale posterius

**b** Ansicht von oben

- Lamina orbitalis
- Bulla ethmoidalis
- Concha nasalis media
- Processus uncinatus

**c** Ansicht der linken Seite von lateral

**2.17** Rechte untere Nasenmuschel (Concha nasalis inferior dextra), Ansicht der seitlichen Fläche. [9]

- Processus ethmoidalis
- **Processus maxillaris**
- Processus lacrimalis

**2.18** Rechtes Tränenbein (Os lacrimale), Ansicht von vorn-lateral. [6]

- Crista lacrimalis posterior
- **Sulcus lacrimalis**
- Hamulus lacrimalis

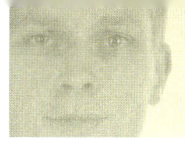

# Pflugscharbein · Nasenbein · Jochbein

**2.19** Pflugscharbein (Vomer), linke Seitenfläche, Ansicht von lateral. [6]

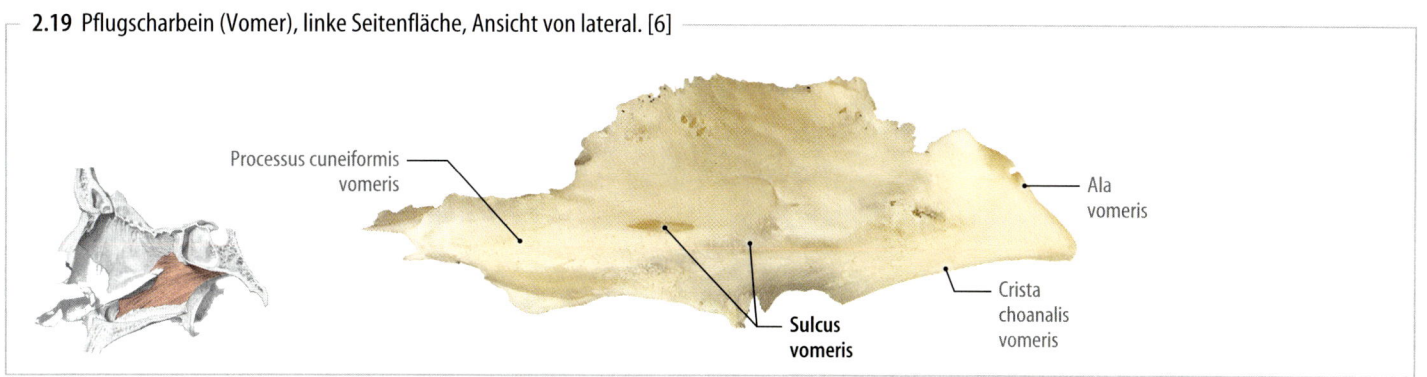

Processus cuneiformis vomeris — Ala vomeris — Crista choanalis vomeris — **Sulcus vomeris**

**2.20a,b** Rechtes Nasenbein (Os nasale). [9]

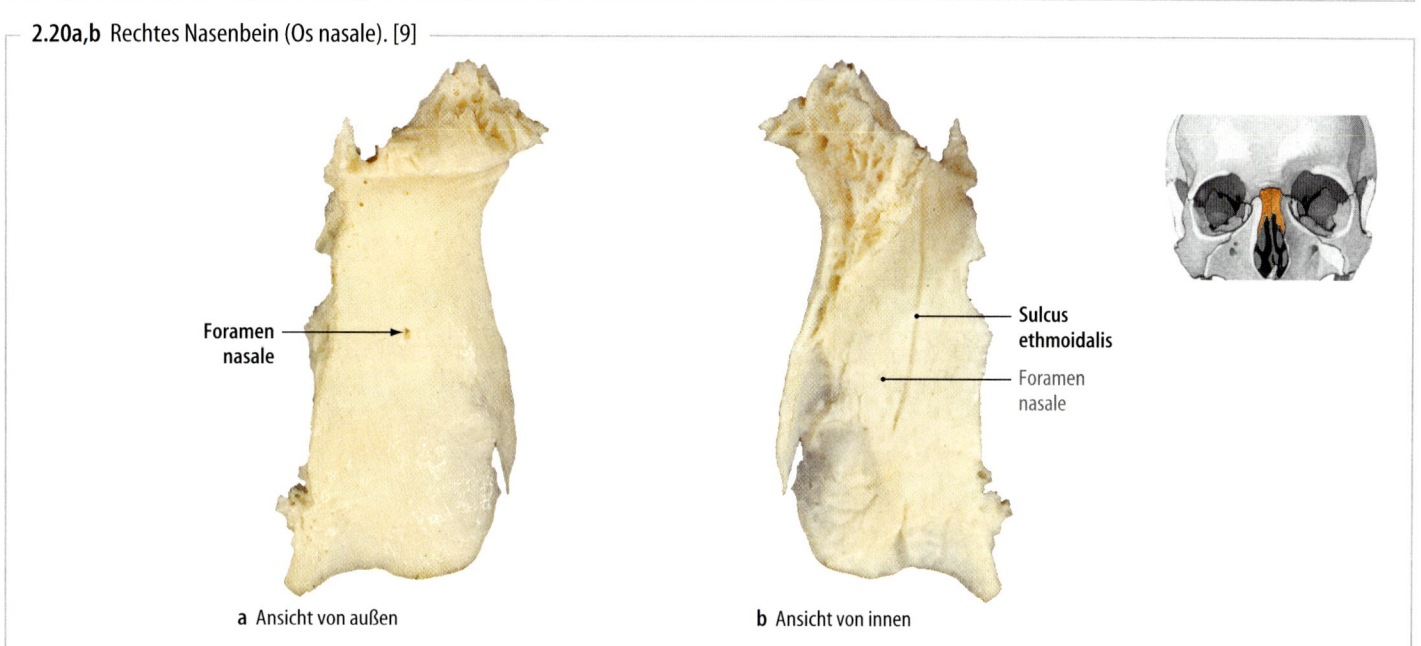

Foramen nasale

Sulcus ethmoidalis — Foramen nasale

**a** Ansicht von außen

**b** Ansicht von innen

**2.21a,b** Rechtes Jochbein (Os zygomaticum). [9]

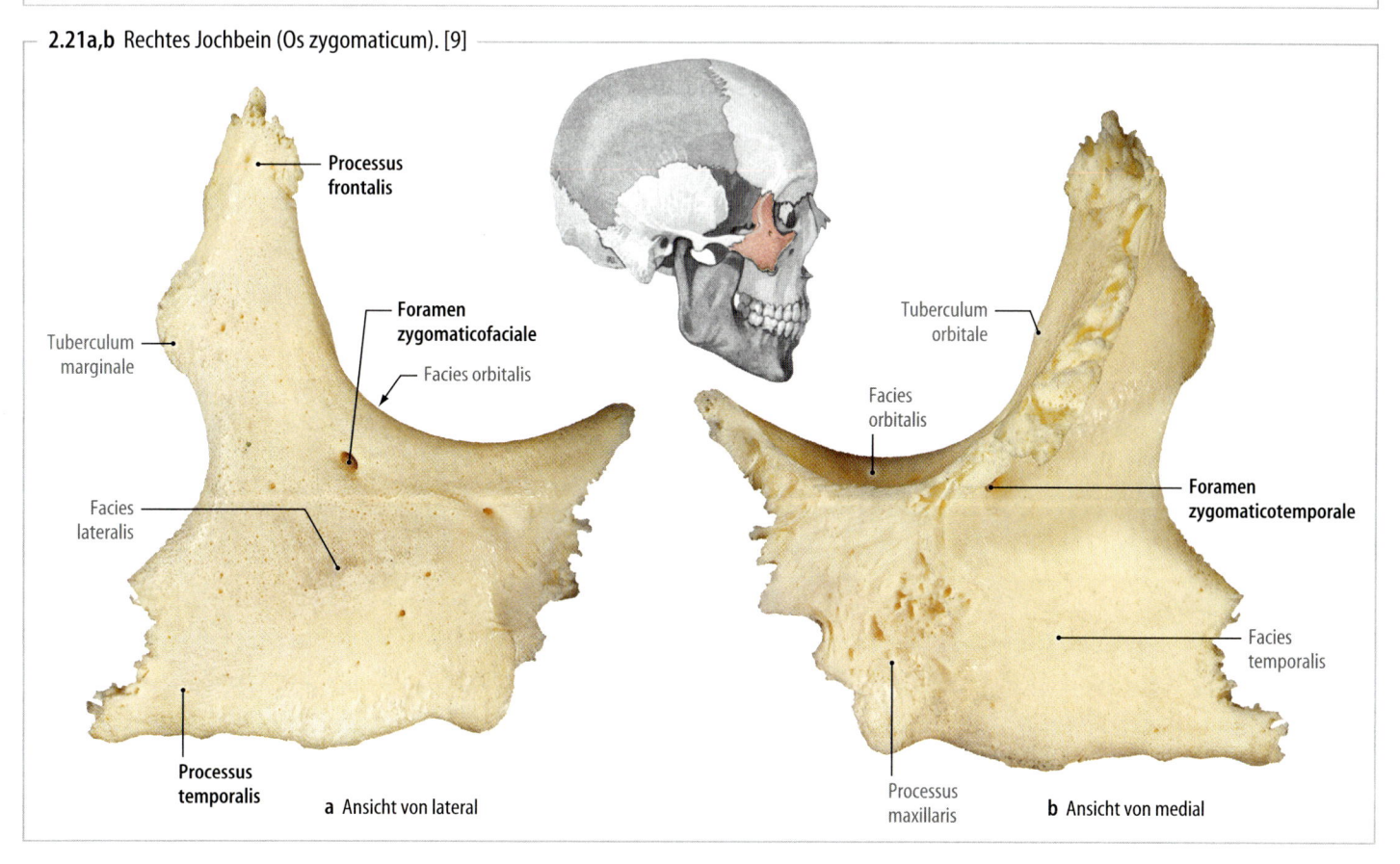

**Processus frontalis** — **Foramen zygomaticofaciale** — Facies orbitalis — Tuberculum marginale — Facies lateralis — **Processus temporalis**

Tuberculum orbitale — Facies orbitalis — **Foramen zygomaticotemporale** — Facies temporalis — Processus maxillaris

**a** Ansicht von lateral

**b** Ansicht von medial

**Skelett und Gelenke**

# Gaumenbein · Oberkiefer

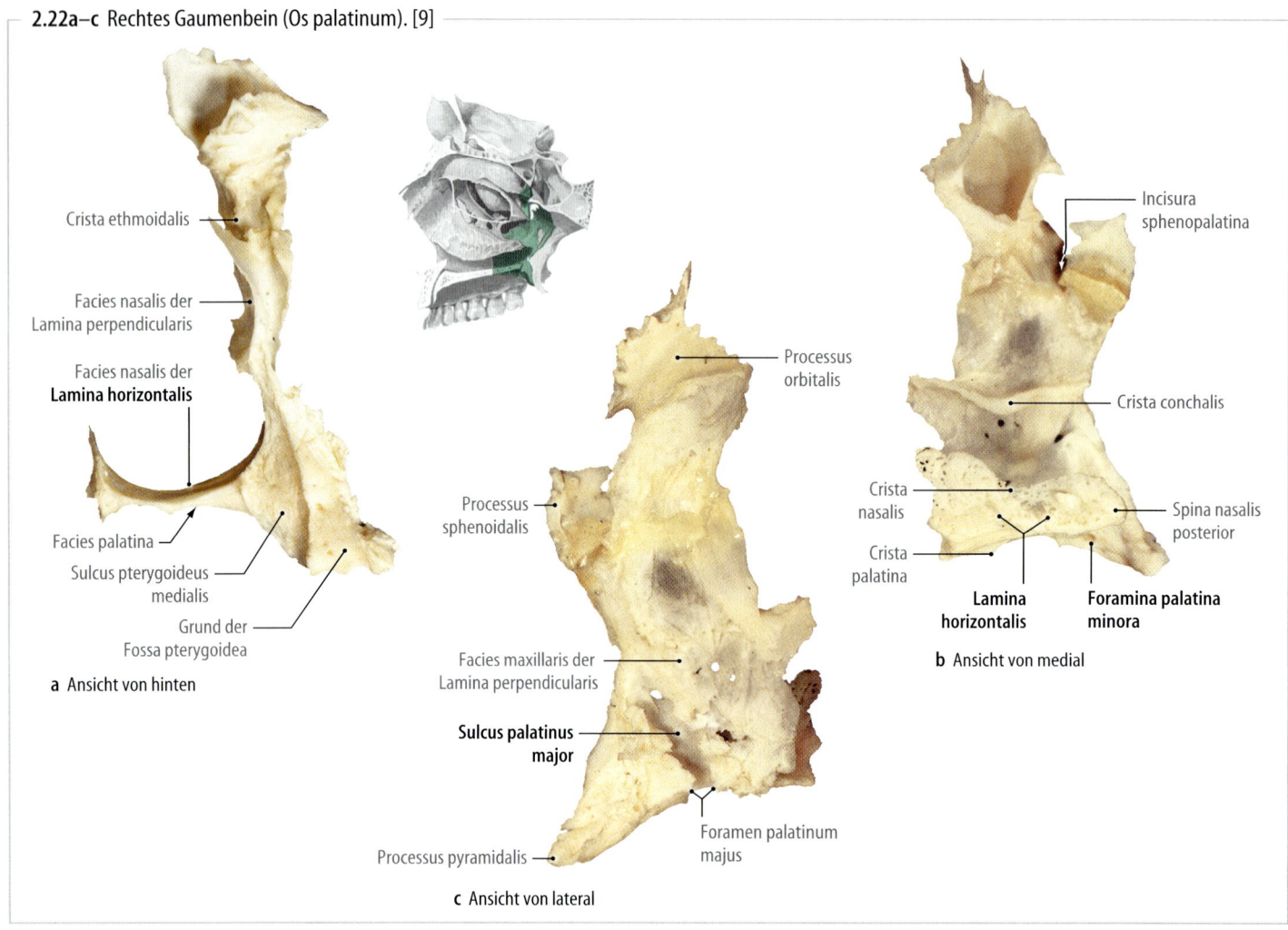

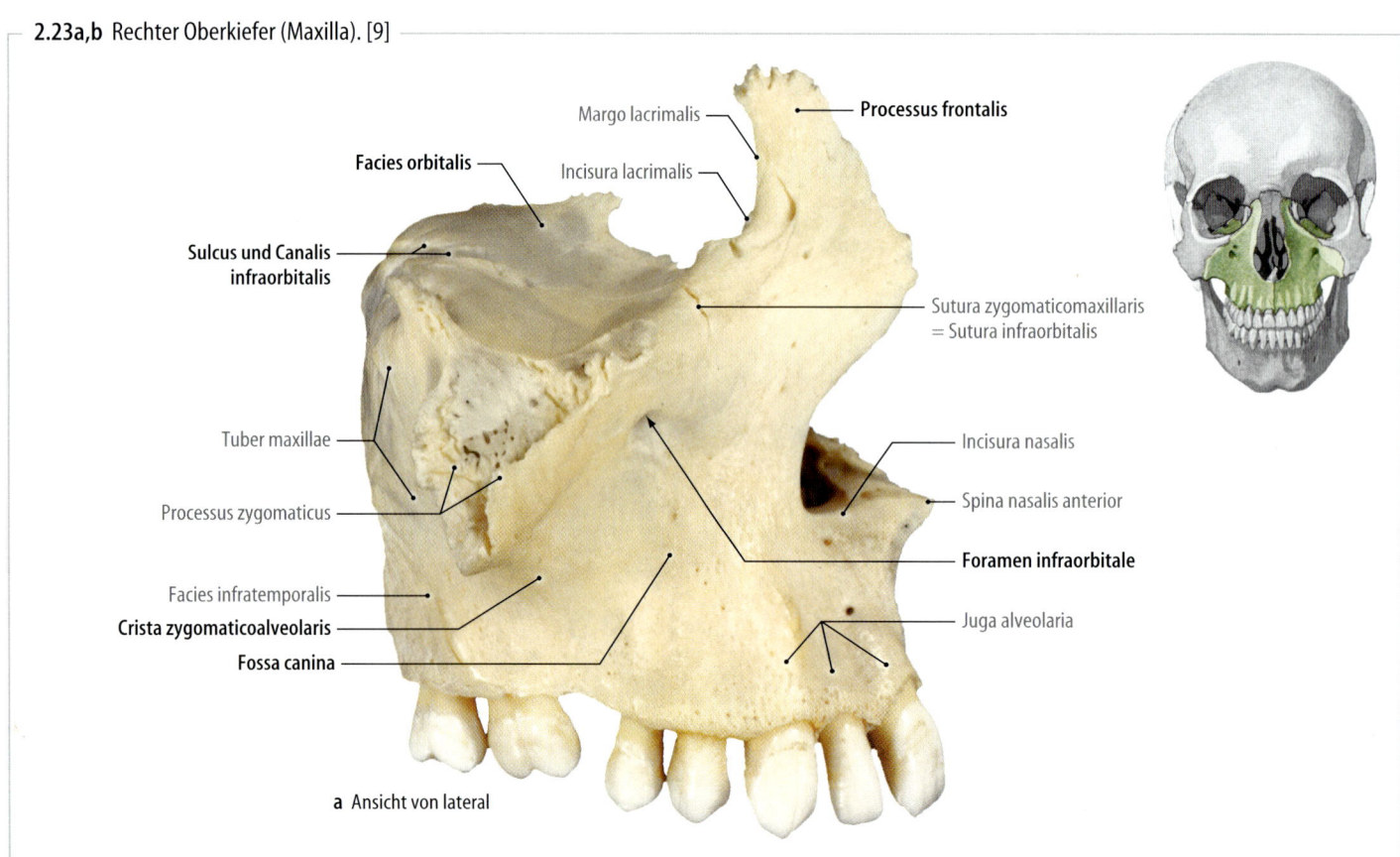

**2.22a–c** Rechtes Gaumenbein (Os palatinum). [9]

- Crista ethmoidalis
- Facies nasalis der Lamina perpendicularis
- Facies nasalis der **Lamina horizontalis**
- Facies palatina
- Sulcus pterygoideus medialis
- Grund der Fossa pterygoidea

**a** Ansicht von hinten

- Processus orbitalis
- Processus sphenoidalis
- Facies maxillaris der Lamina perpendicularis
- **Sulcus palatinus major**
- Processus pyramidalis
- Foramen palatinum majus

**c** Ansicht von lateral

- Incisura sphenopalatina
- Crista conchalis
- Crista nasalis
- Crista palatina
- Spina nasalis posterior
- **Lamina horizontalis**
- **Foramina palatina minora**

**b** Ansicht von medial

**2.23a,b** Rechter Oberkiefer (Maxilla). [9]

- Margo lacrimalis
- **Facies orbitalis**
- Incisura lacrimalis
- **Processus frontalis**
- **Sulcus und Canalis infraorbitalis**
- Sutura zygomaticomaxillaris = Sutura infraorbitalis
- Tuber maxillae
- Processus zygomaticus
- Incisura nasalis
- Spina nasalis anterior
- **Foramen infraorbitale**
- Facies infratemporalis
- **Crista zygomaticoalveolaris**
- **Fossa canina**
- Juga alveolaria

**a** Ansicht von lateral

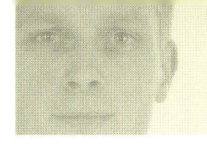

# Oberkiefer · Unterkiefer

**2.23a,b** Rechter Oberkiefer (Maxilla). [9]

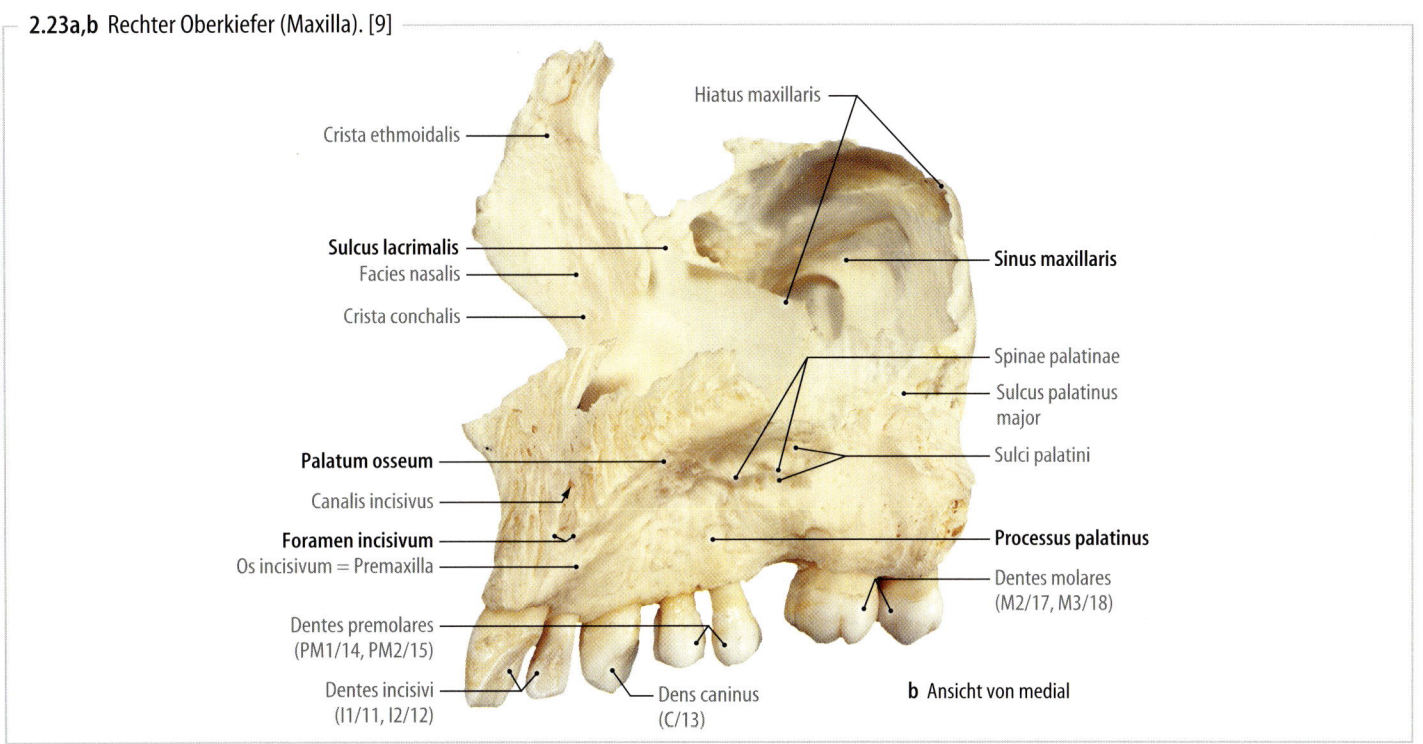

- Crista ethmoidalis
- Hiatus maxillaris
- **Sulcus lacrimalis**
- Facies nasalis
- Crista conchalis
- **Sinus maxillaris**
- Spinae palatinae
- Sulcus palatinus major
- **Palatum osseum**
- Sulci palatini
- Canalis incisivus
- **Processus palatinus**
- **Foramen incisivum**
- Dentes molares (M2/17, M3/18)
- Os incisivum = Premaxilla
- Dentes premolares (PM1/14, PM2/15)
- Dentes incisivi (I1/11, I2/12)
- Dens caninus (C/13)

**b** Ansicht von medial

**2.24** Vollbezahnter Unterkiefer (Mandibula), Ansicht der rechten Seite von lateral. [9]

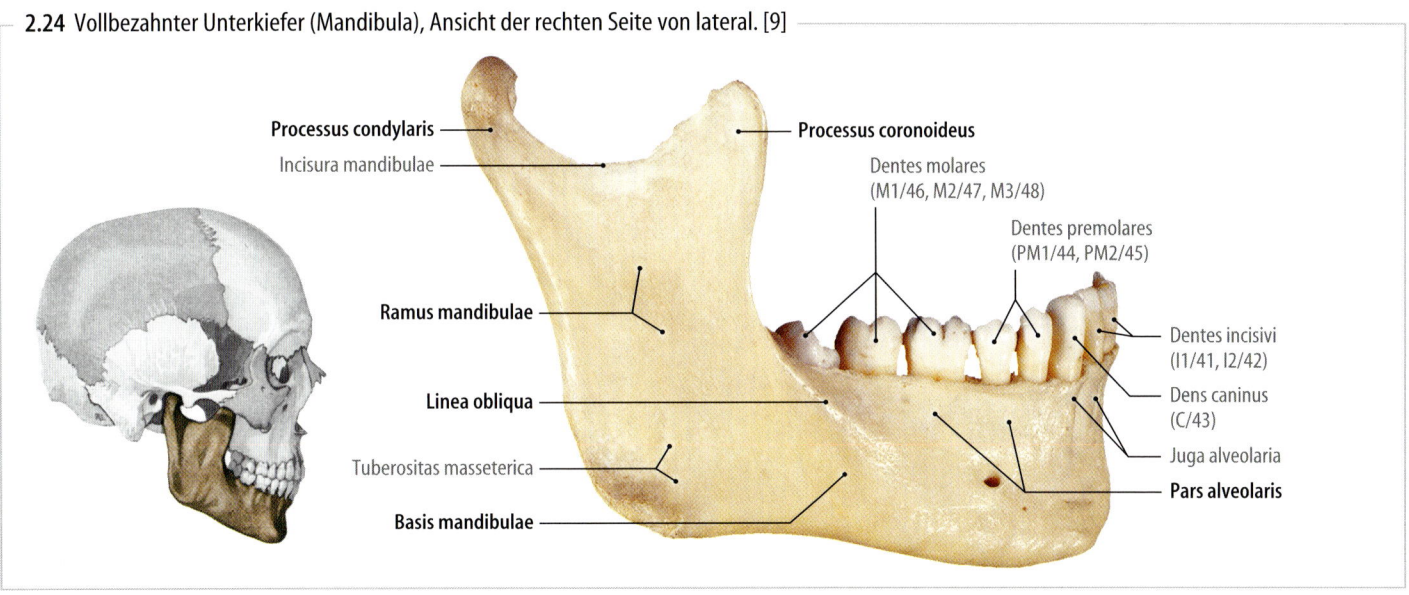

- **Processus condylaris**
- **Processus coronoideus**
- Incisura mandibulae
- Dentes molares (M1/46, M2/47, M3/48)
- Dentes premolares (PM1/44, PM2/45)
- **Ramus mandibulae**
- Dentes incisivi (I1/41, I2/42)
- Dens caninus (C/43)
- **Linea obliqua**
- Juga alveolaria
- Tuberositas masseterica
- **Pars alveolaris**
- **Basis mandibulae**

**2.25** Zahnloser Unterkiefer, Ansicht der linken Seite von lateral. [6]

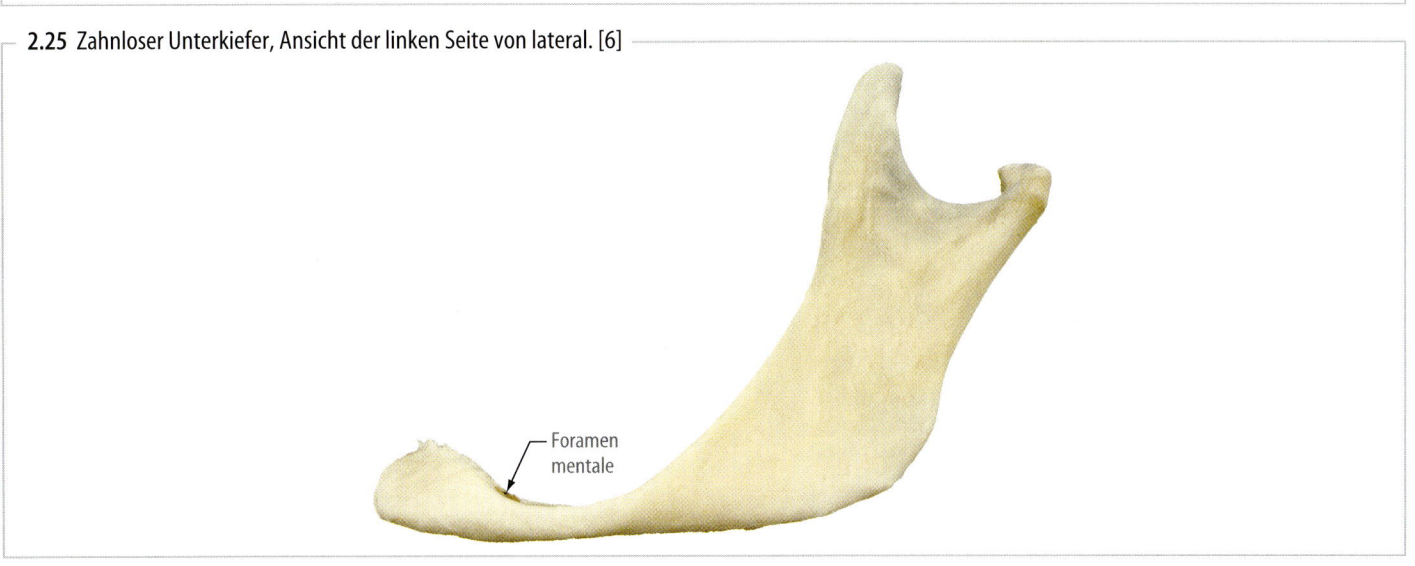

- Foramen mentale

**Skelett und Gelenke**

# Unterkiefer · Zungenbein

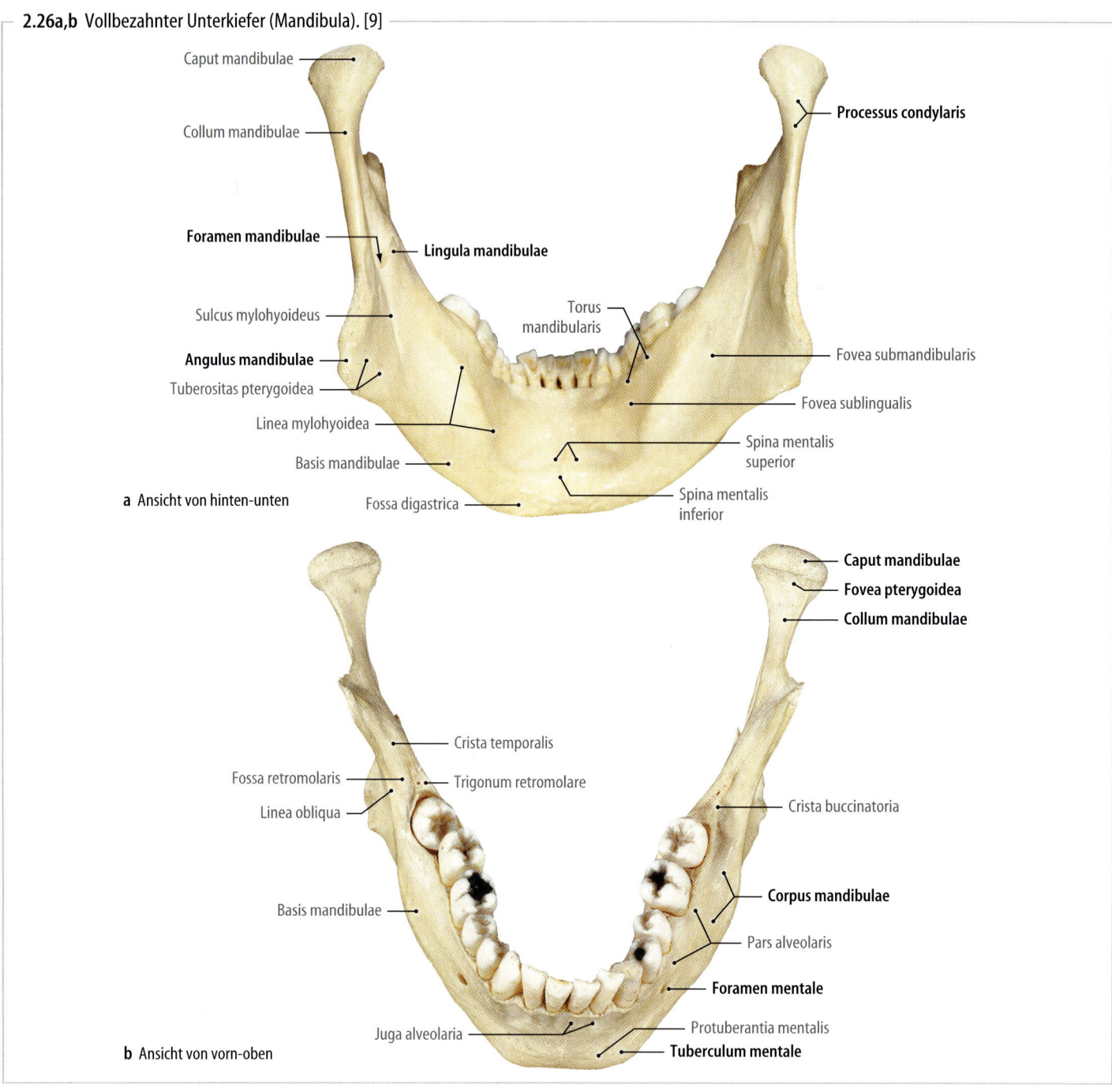

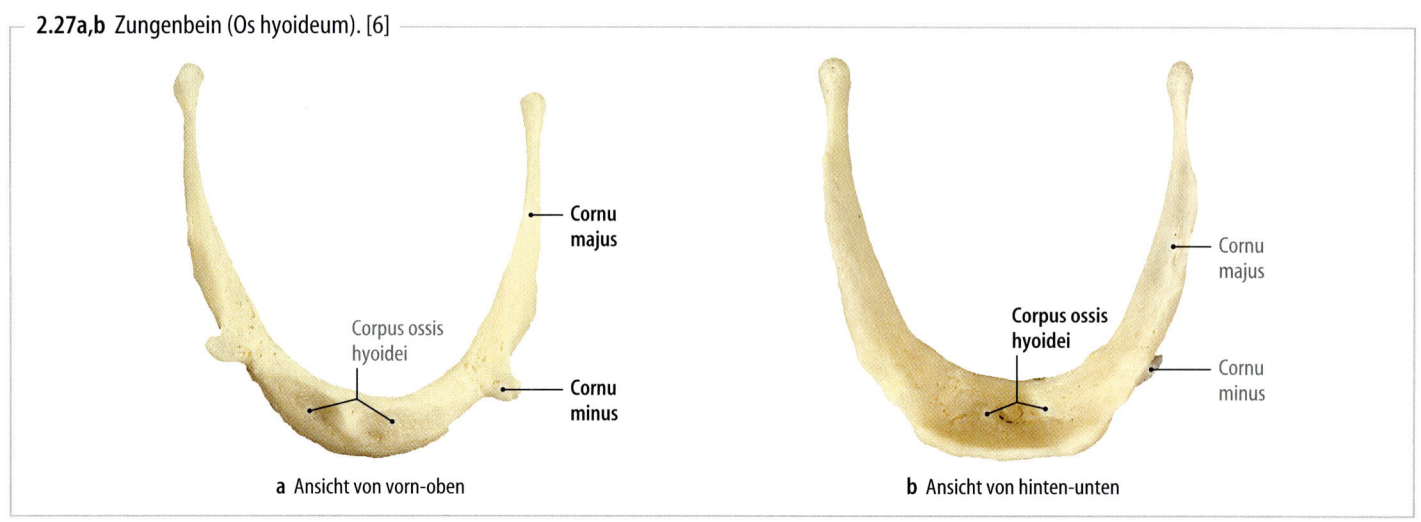

**2.26 a,b** Vollbezahnter Unterkiefer (Mandibula). [9]

- Caput mandibulae
- Collum mandibulae
- **Processus condylaris**
- **Foramen mandibulae**
- **Lingula mandibulae**
- Sulcus mylohyoideus
- Torus mandibularis
- Fovea submandibularis
- **Angulus mandibulae**
- Tuberositas pterygoidea
- Fovea sublingualis
- Linea mylohyoidea
- Spina mentalis superior
- Basis mandibulae
- Spina mentalis inferior
- Fossa digastrica

**a** Ansicht von hinten-unten

- Caput mandibulae
- Fovea pterygoidea
- Collum mandibulae
- Crista temporalis
- Fossa retromolaris
- Trigonum retromolare
- Linea obliqua
- Crista buccinatoria
- Basis mandibulae
- **Corpus mandibulae**
- Pars alveolaris
- **Foramen mentale**
- Juga alveolaria
- Protuberantia mentalis
- **Tuberculum mentale**

**b** Ansicht von vorn-oben

**2.27 a,b** Zungenbein (Os hyoideum). [6]

- Cornu majus
- Corpus ossis hyoidei
- Cornu minus
- Cornu majus
- **Corpus ossis hyoidei**
- Cornu minus

**a** Ansicht von vorn-oben

**b** Ansicht von hinten-unten

## Schädel: Röntgenbilder

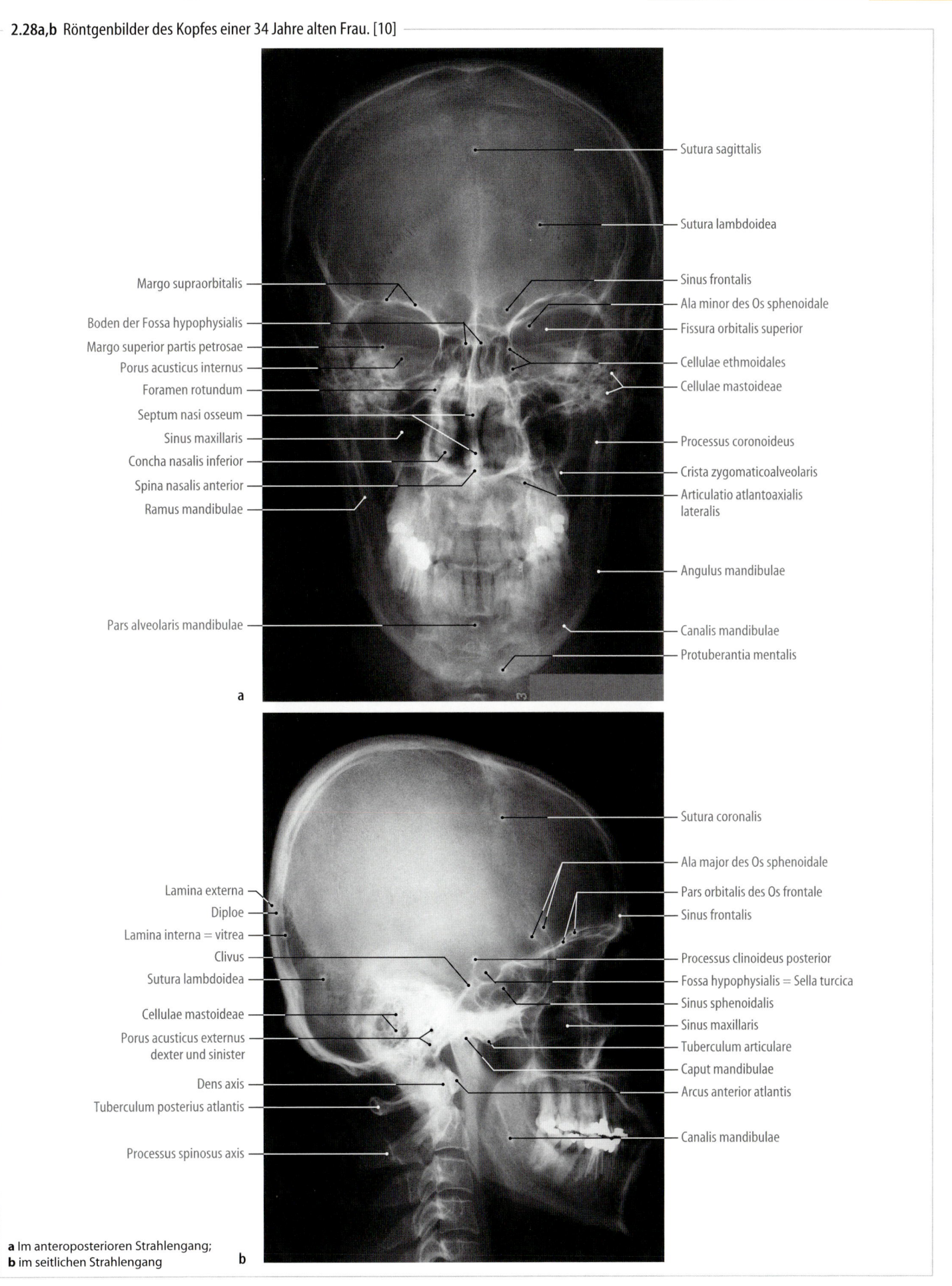

**2.28a,b** Röntgenbilder des Kopfes einer 34 Jahre alten Frau. [10]

Labels (a, anteroposteriorer Strahlengang):
- Margo supraorbitalis
- Boden der Fossa hypophysialis
- Margo superior partis petrosae
- Porus acusticus internus
- Foramen rotundum
- Septum nasi osseum
- Sinus maxillaris
- Concha nasalis inferior
- Spina nasalis anterior
- Ramus mandibulae
- Pars alveolaris mandibulae
- Sutura sagittalis
- Sutura lambdoidea
- Sinus frontalis
- Ala minor des Os sphenoidale
- Fissura orbitalis superior
- Cellulae ethmoidales
- Cellulae mastoideae
- Processus coronoideus
- Crista zygomaticoalveolaris
- Articulatio atlantoaxialis lateralis
- Angulus mandibulae
- Canalis mandibulae
- Protuberantia mentalis

Labels (b, seitlicher Strahlengang):
- Lamina externa
- Diploe
- Lamina interna = vitrea
- Clivus
- Sutura lambdoidea
- Cellulae mastoideae
- Porus acusticus externus dexter und sinister
- Dens axis
- Tuberculum posterius atlantis
- Processus spinosus axis
- Sutura coronalis
- Ala major des Os sphenoidale
- Pars orbitalis des Os frontale
- Sinus frontalis
- Processus clinoideus posterior
- Fossa hypophysialis = Sella turcica
- Sinus sphenoidalis
- Sinus maxillaris
- Tuberculum articulare
- Caput mandibulae
- Arcus anterior atlantis
- Canalis mandibulae

**a** Im anteroposterioren Strahlengang;
**b** im seitlichen Strahlengang

**Skelett und Gelenke**

# Kiefergelenk

**2.29** Rechter Gelenkfortsatz des Unterkiefers, Ansicht von vorn. [6]

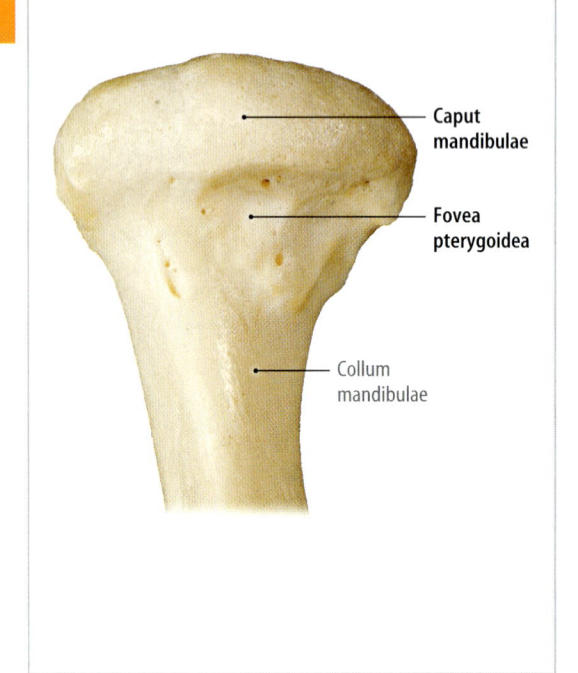

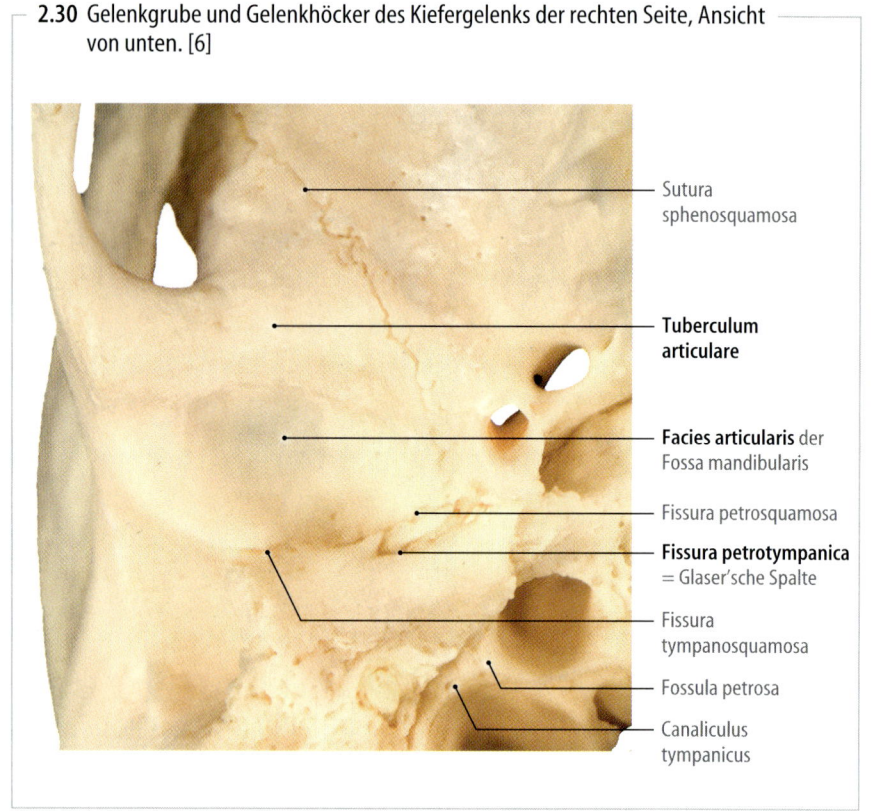

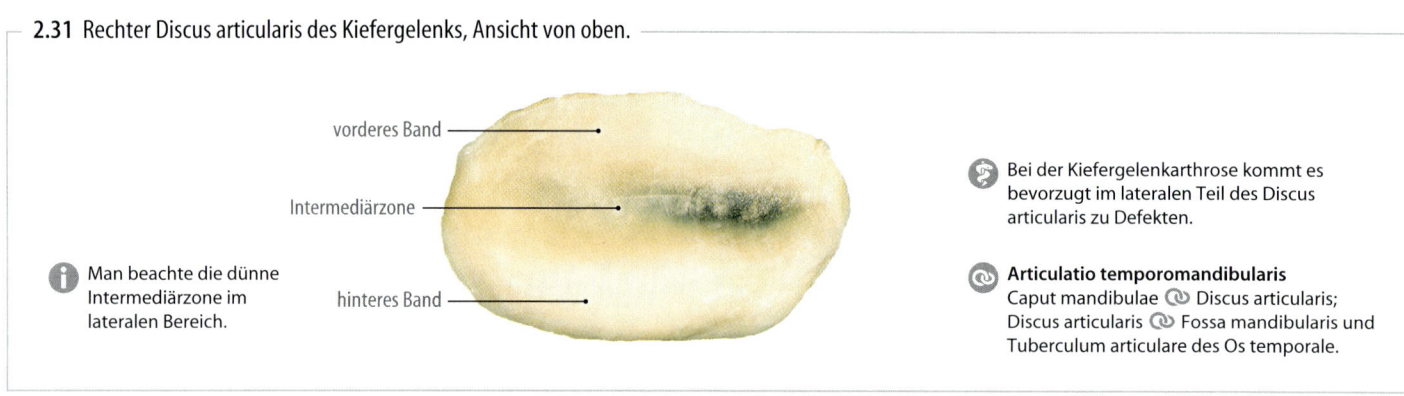

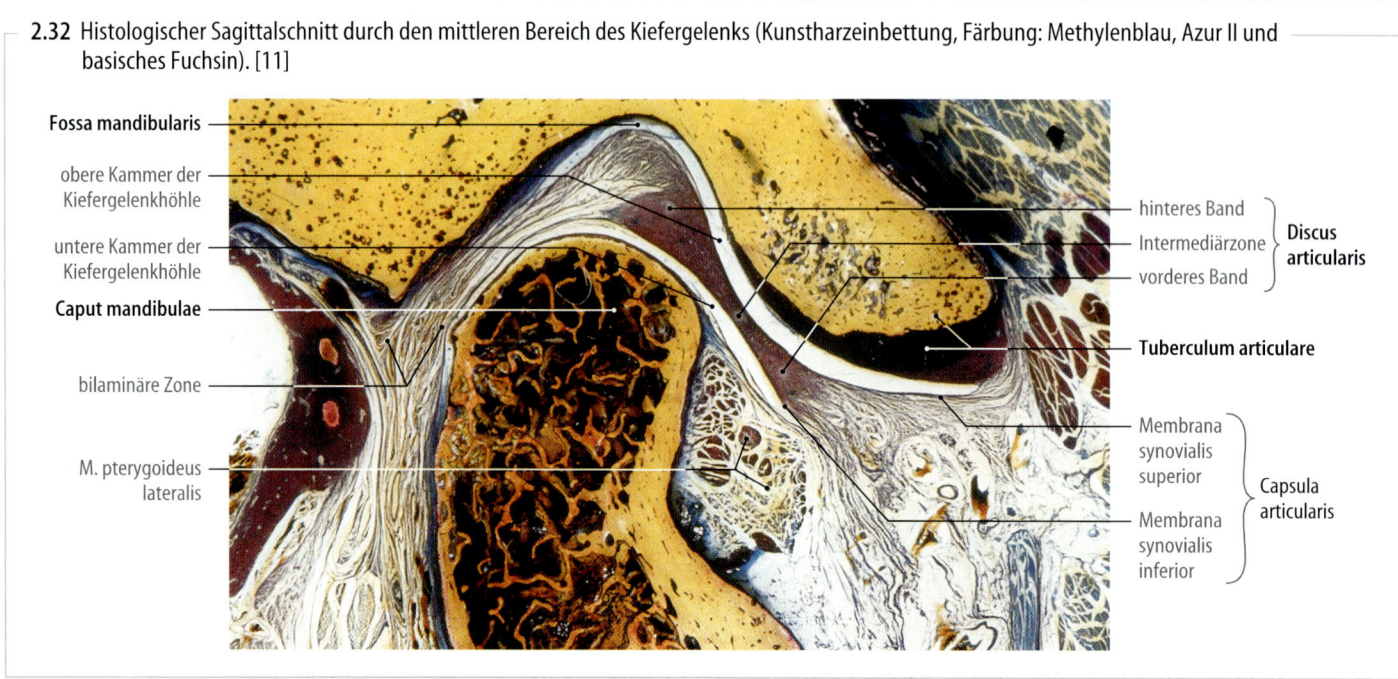

- Caput mandibulae
- Fovea pterygoidea
- Collum mandibulae

**2.30** Gelenkgrube und Gelenkhöcker des Kiefergelenks der rechten Seite, Ansicht von unten. [6]

- Sutura sphenosquamosa
- **Tuberculum articulare**
- **Facies articularis** der Fossa mandibularis
- Fissura petrosquamosa
- **Fissura petrotympanica** = Glaser'sche Spalte
- Fissura tympanosquamosa
- Fossula petrosa
- Canaliculus tympanicus

**2.31** Rechter Discus articularis des Kiefergelenks, Ansicht von oben.

- vorderes Band
- Intermediärzone
- hinteres Band

ⓘ Man beachte die dünne Intermediärzone im lateralen Bereich.

Bei der Kiefergelenkarthrose kommt es bevorzugt im lateralen Teil des Discus articularis zu Defekten.

**Articulatio temporomandibularis**
Caput mandibulae ⓢ Discus articularis; Discus articularis ⓢ Fossa mandibularis und Tuberculum articulare des Os temporale.

**2.32** Histologischer Sagittalschnitt durch den mittleren Bereich des Kiefergelenks (Kunstharzeinbettung, Färbung: Methylenblau, Azur II und basisches Fuchsin). [11]

- **Fossa mandibularis**
- obere Kammer der Kiefergelenkhöhle
- untere Kammer der Kiefergelenkhöhle
- **Caput mandibulae**
- bilaminäre Zone
- M. pterygoideus lateralis
- hinteres Band ⎫
- Intermediärzone ⎬ **Discus articularis**
- vorderes Band ⎭
- **Tuberculum articulare**
- Membrana synovialis superior ⎫
- Membrana synovialis inferior ⎬ **Capsula articularis**

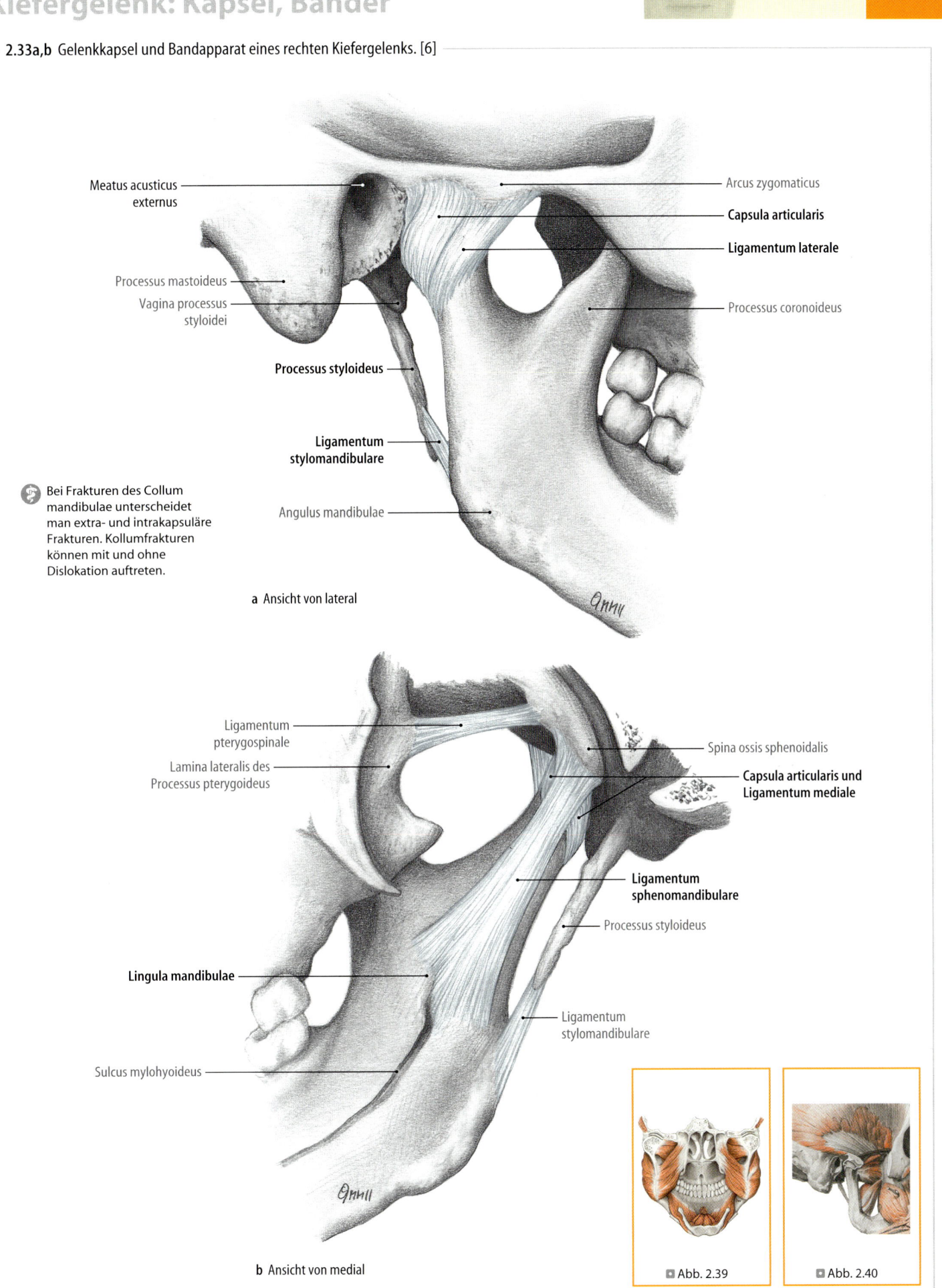

# Kiefergelenk: Kapsel, Bänder

**2.33a,b** Gelenkkapsel und Bandapparat eines rechten Kiefergelenks. [6]

Beschriftungen (a, Ansicht von lateral):
- Meatus acusticus externus
- Processus mastoideus
- Vagina processus styloidei
- **Processus styloideus**
- **Ligamentum stylomandibulare**
- Angulus mandibulae
- Arcus zygomaticus
- **Capsula articularis**
- **Ligamentum laterale**
- Processus coronoideus

> Bei Frakturen des Collum mandibulae unterscheidet man extra- und intrakapsuläre Frakturen. Kollumfrakturen können mit und ohne Dislokation auftreten.

**a** Ansicht von lateral

Beschriftungen (b, Ansicht von medial):
- Ligamentum pterygospinale
- Lamina lateralis des Processus pterygoidei
- **Lingula mandibulae**
- Sulcus mylohyoideus
- Spina ossis sphenoidalis
- **Capsula articularis und Ligamentum mediale**
- **Ligamentum sphenomandibulare**
- Processus styloideus
- Ligamentum stylomandibulare

**b** Ansicht von medial

Abb. 2.39   Abb. 2.40

**Skelett und Gelenke**

# Mimische Muskeln

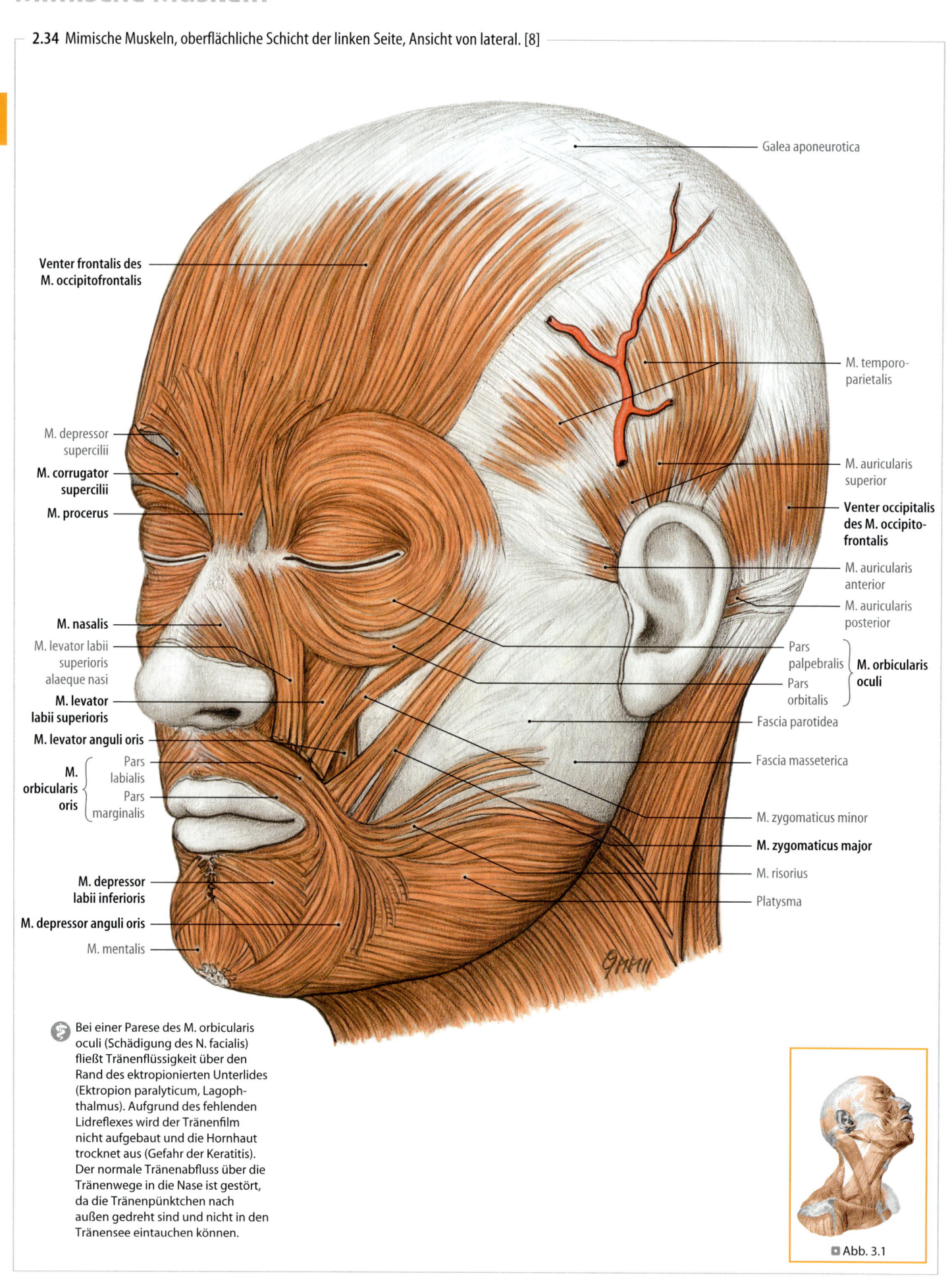

**2.34** Mimische Muskeln, oberflächliche Schicht der linken Seite, Ansicht von lateral. [8]

- Galea aponeurotica
- Venter frontalis des M. occipitofrontalis
- M. temporoparietalis
- M. depressor supercilii
- **M. corrugator supercilii**
- **M. procerus**
- M. auricularis superior
- **Venter occipitalis des M. occipitofrontalis**
- M. auricularis anterior
- M. auricularis posterior
- **M. nasalis**
- M. levator labii superioris alaeque nasi
- **M. levator labii superioris**
- **M. levator anguli oris**
- Pars palpebralis
- Pars orbitalis } **M. orbicularis oculi**
- Fascia parotidea
- **M. orbicularis oris** { Pars labialis, Pars marginalis
- Fascia masseterica
- M. zygomaticus minor
- **M. zygomaticus major**
- M. risorius
- Platysma
- **M. depressor labii inferioris**
- **M. depressor anguli oris**
- M. mentalis

> Bei einer Parese des M. orbicularis oculi (Schädigung des N. facialis) fließt Tränenflüssigkeit über den Rand des ektropionierten Unterlides (Ektropion paralyticum, Lagophthalmus). Aufgrund des fehlenden Lidreflexes wird der Tränenfilm nicht aufgebaut und die Hornhaut trocknet aus (Gefahr der Keratitis). Der normale Tränenabfluss über die Tränenwege in die Nase ist gestört, da die Tränenpünktchen nach außen gedreht sind und nicht in den Tränensee eintauchen können.

Abb. 3.1

# Mimische Muskeln und Kaumuskeln

**2.35** Mimische Muskeln und Kaumuskeln der rechten Seite, Ansicht von lateral. [8]

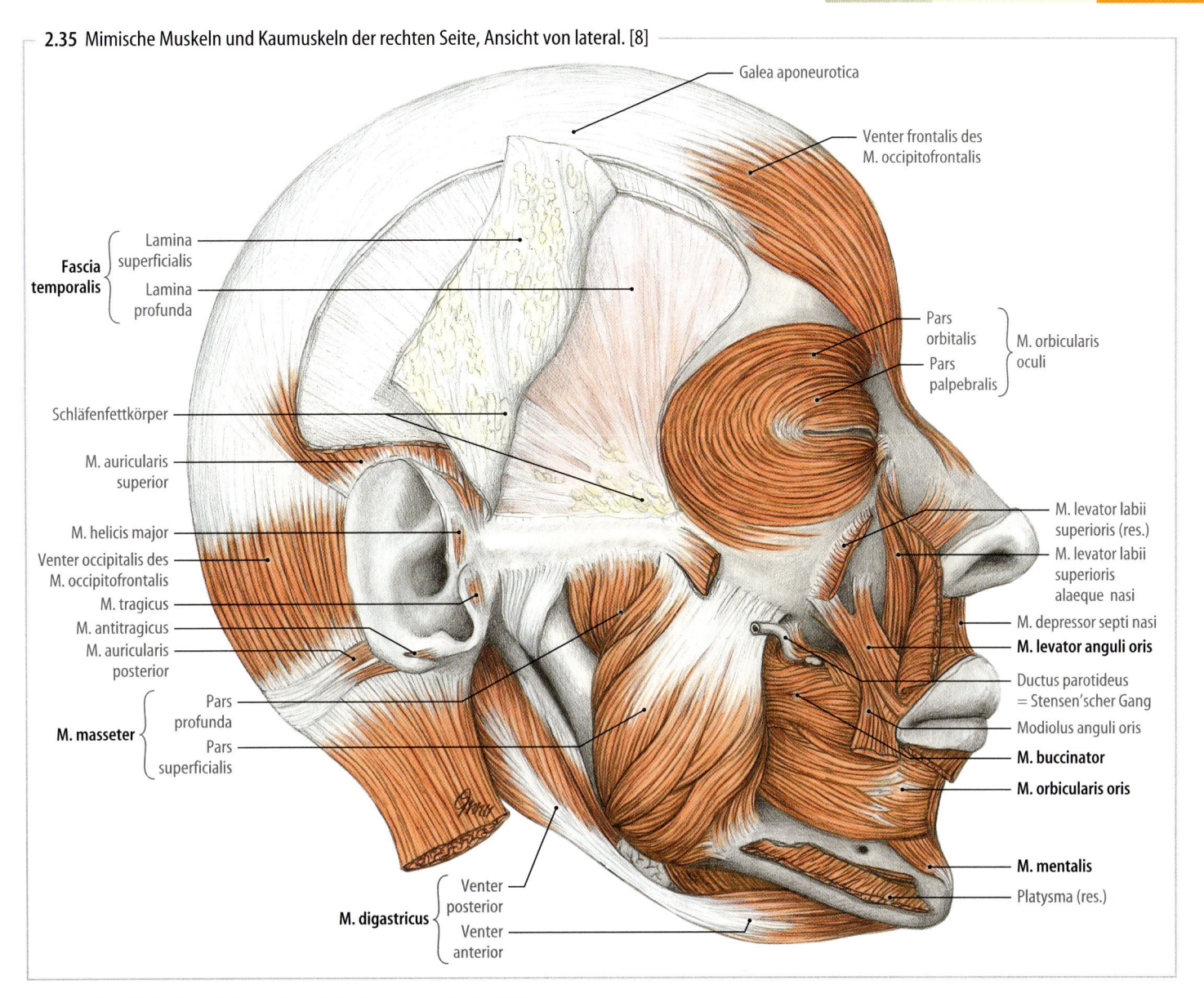

- Galea aponeurotica
- Venter frontalis des M. occipitofrontalis
- Fascia temporalis
  - Lamina superficialis
  - Lamina profunda
- Pars orbitalis } M. orbicularis oculi
- Pars palpebralis
- Schläfenfettkörper
- M. auricularis superior
- M. helicis major
- Venter occipitalis des M. occipitofrontalis
- M. tragicus
- M. antitragicus
- M. auricularis posterior
- **M. masseter**
  - Pars profunda
  - Pars superficialis
- M. levator labii superioris (res.)
- M. levator labii superioris alaeque nasi
- M. depressor septi nasi
- **M. levator anguli oris**
- Ductus parotideus = Stensen'scher Gang
- Modiolus anguli oris
- **M. buccinator**
- **M. orbicularis oris**
- **M. mentalis**
- Platysma (res.)
- **M. digastricus**
  - Venter posterior
  - Venter anterior

**2.36** M. orbicularis oculi der rechten Seite, Ansicht von hinten. [1]

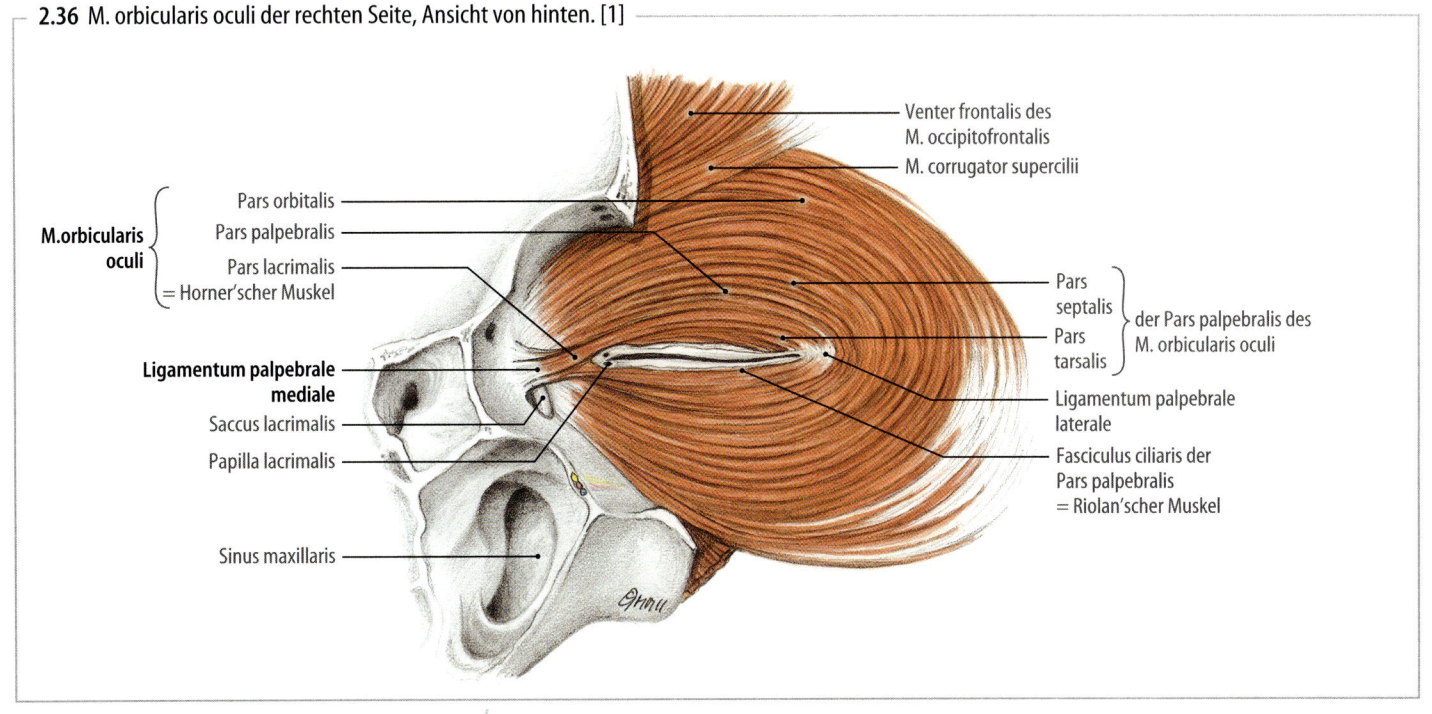

- Venter frontalis des M. occipitofrontalis
- M. corrugator supercilii
- **M. orbicularis oculi**
  - Pars orbitalis
  - Pars palpebralis
  - Pars lacrimalis = Horner'scher Muskel
- **Ligamentum palpebrale mediale**
- Saccus lacrimalis
- Papilla lacrimalis
- Sinus maxillaris
- Pars septalis
- Pars tarsalis } der Pars palpebralis des M. orbicularis oculi
- Ligamentum palpebrale laterale
- Fasciculus ciliaris der Pars palpebralis = Riolan'scher Muskel

**Muskeln**

# Mimische Muskeln und Kaumuskeln

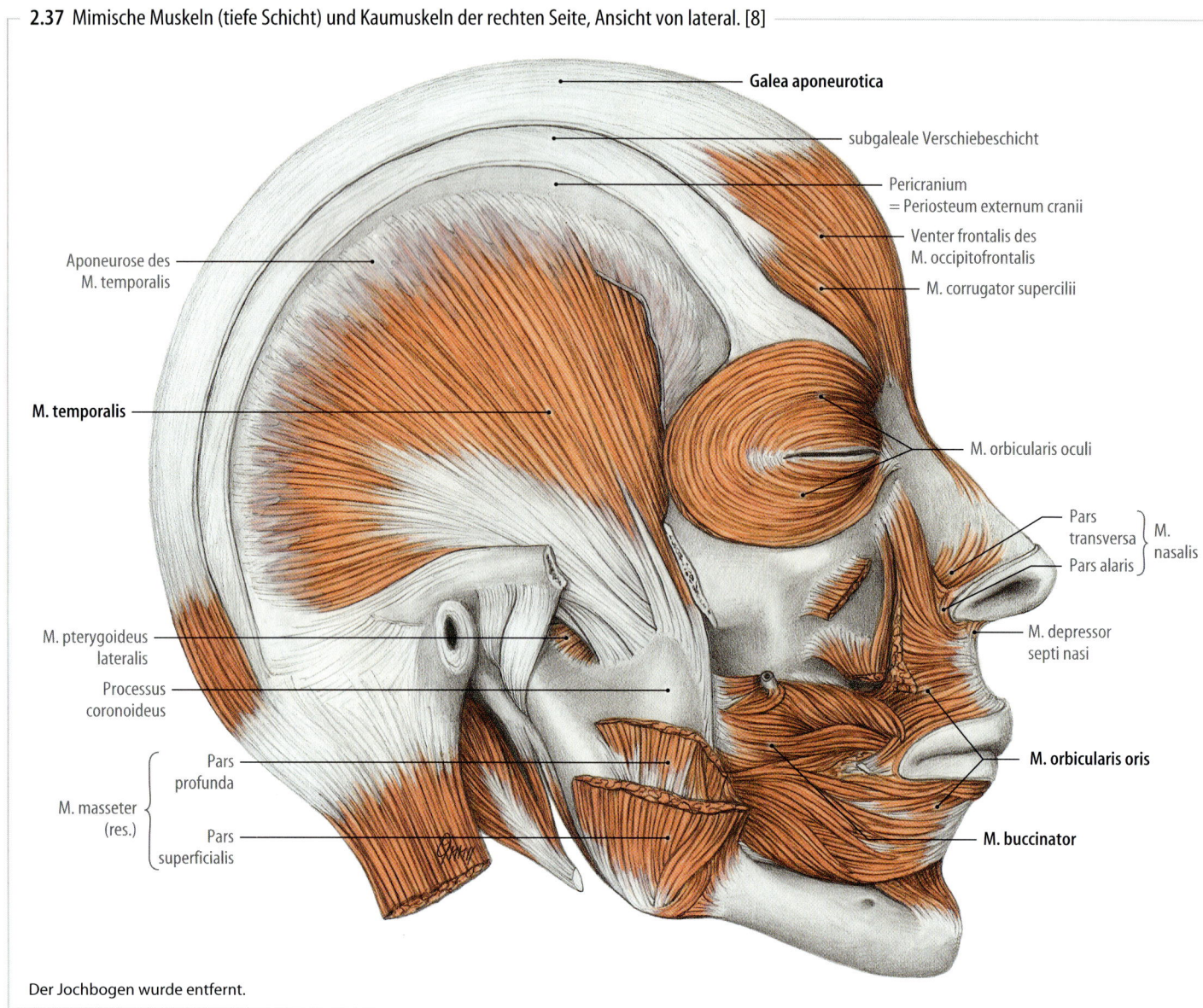

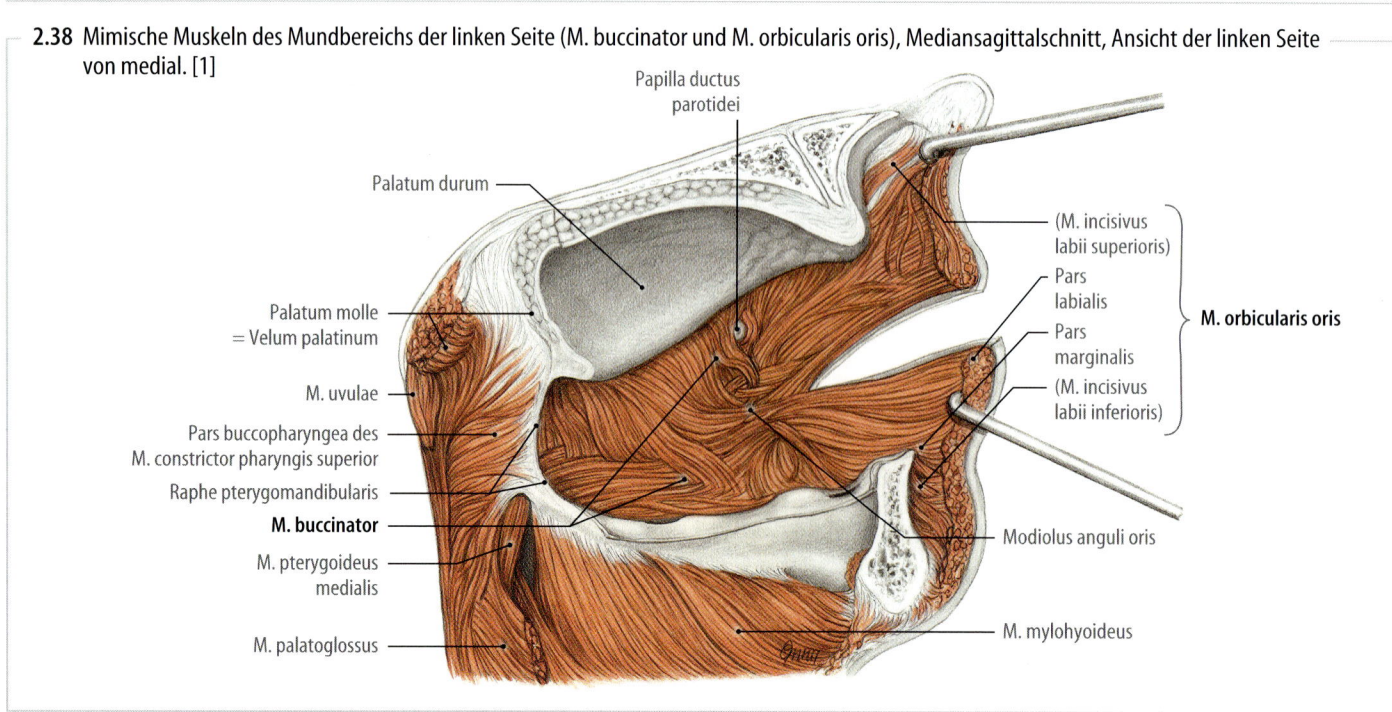

**2.37** Mimische Muskeln (tiefe Schicht) und Kaumuskeln der rechten Seite, Ansicht von lateral. [8]

- Galea aponeurotica
- subgaleale Verschiebeschicht
- Pericranium = Periosteum externum cranii
- Venter frontalis des M. occipitofrontalis
- M. corrugator supercilii
- Aponeurose des M. temporalis
- M. orbicularis oculi
- Pars transversa } M. nasalis
- Pars alaris
- M. temporalis
- M. depressor septi nasi
- M. pterygoideus lateralis
- Processus coronoideus
- M. orbicularis oris
- M. masseter (res.) { Pars profunda / Pars superficialis
- M. buccinator

Der Jochbogen wurde entfernt.

**2.38** Mimische Muskeln des Mundbereichs der linken Seite (M. buccinator und M. orbicularis oris), Mediansagittalschnitt, Ansicht der linken Seite von medial. [1]

- Papilla ductus parotidei
- Palatum durum
- (M. incisivus labii superioris)
- Pars labialis
- Palatum molle = Velum palatinum
- M. orbicularis oris
- Pars marginalis
- M. uvulae
- (M. incisivus labii inferioris)
- Pars buccopharyngea des M. constrictor pharyngis superior
- Raphe pterygomandibularis
- M. buccinator
- Modiolus anguli oris
- M. pterygoideus medialis
- M. mylohyoideus
- M. palatoglossus

# Kaumuskeln: Funktion

**2.39** Kaumuskeln, obere Zungenbeinmuskeln und Kiefergelenke, dargestellt an einem Frontalschnitt durch den Kopf, Ansicht von hinten. [1]

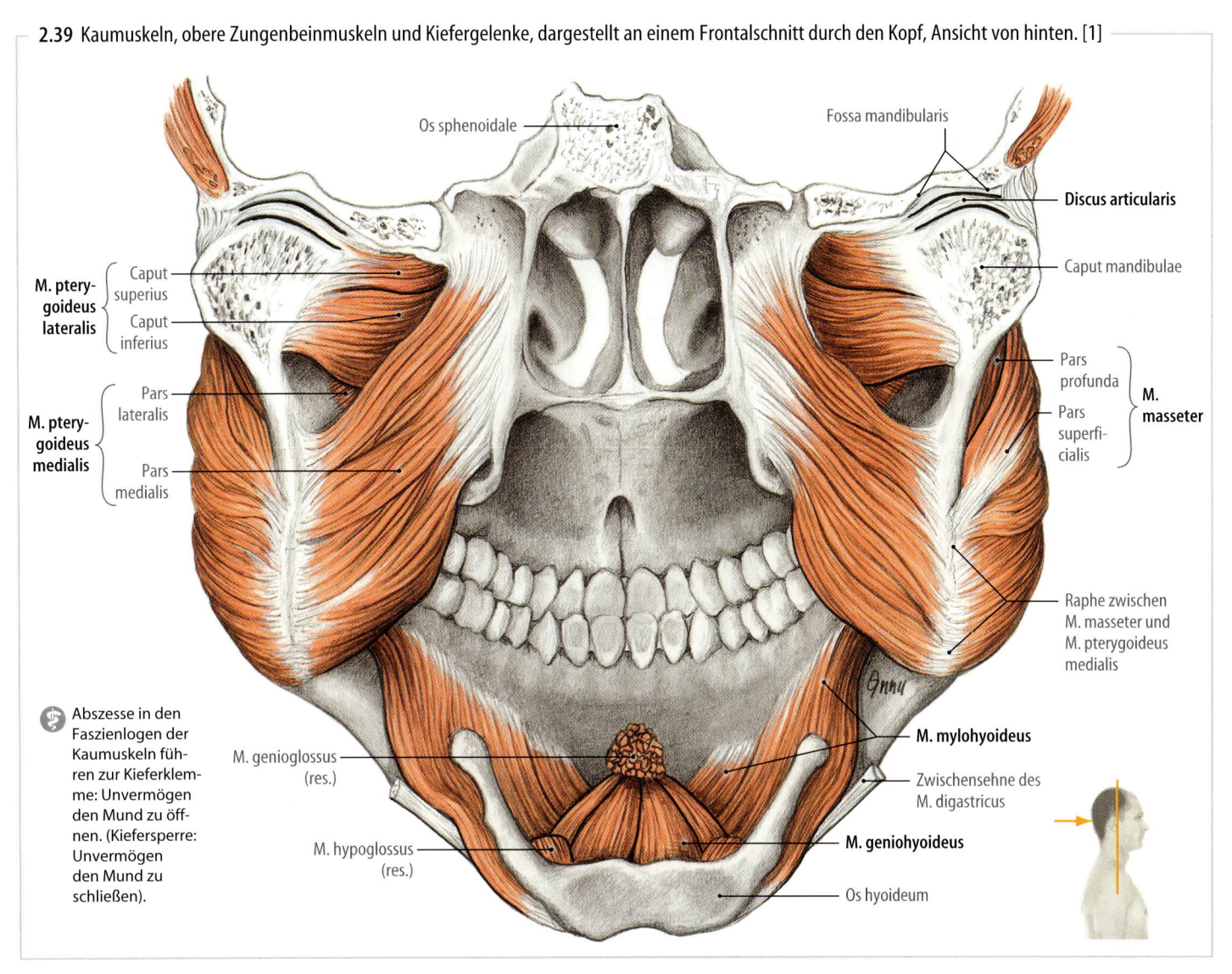

Beschriftungen:
- Os sphenoidale
- Fossa mandibularis
- Discus articularis
- Caput mandibulae
- M. pterygoideus lateralis: Caput superius, Caput inferius
- M. pterygoideus medialis: Pars lateralis, Pars medialis
- M. masseter: Pars profunda, Pars superficialis
- Raphe zwischen M. masseter und M. pterygoideus medialis
- M. mylohyoideus
- M. genioglossus (res.)
- M. hypoglossus (res.)
- Zwischensehne des M. digastricus
- M. geniohyoideus
- Os hyoideum

⚠ Abszesse in den Faszienlogen der Kaumuskeln führen zur Kieferklemme: Unvermögen den Mund zu öffnen. (Kiefersperre: Unvermögen den Mund zu schließen).

**2.40** Kaumuskeln und Kiefergelenk der rechten Seite, Ansicht von lateral. [12]

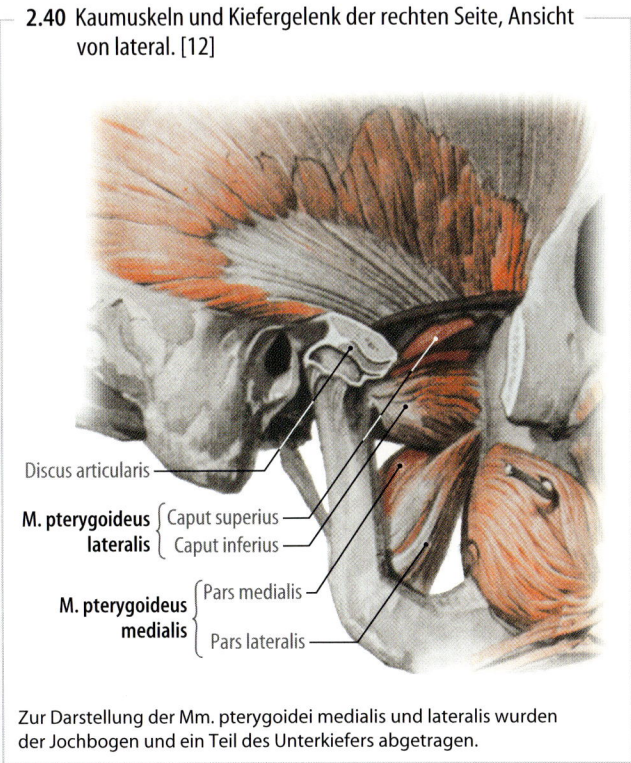

- Discus articularis
- M. pterygoideus lateralis: Caput superius, Caput inferius
- M. pterygoideus medialis: Pars medialis, Pars lateralis

Zur Darstellung der Mm. pterygoidei medialis und lateralis wurden der Jochbogen und ein Teil des Unterkiefers abgetragen.

**2.41** Funktionen der Kaumuskeln.

### Muskeln für das Heben und Senken des Unterkiefers

| Senken des Unterkiefers (Abduktion) | Heben des Unterkiefers (Adduktion) |
|---|---|
| M. digastricus | M. temporalis |
| M. mylohyoideus | M. masseter |
| M. geniohyoideus | M. pterygoideus medialis |
| M. pterygoideus lateralis (Pars inferior): Einleitung der Bewegung | M. pterygoideus lateralis (Pars superior): Fixierung des Caput mandibulae am Tuberkulumabhang |

### Muskeln für die Mahlbewegung

| Arbeitsseite (Laterotrusionsseite, Rotationskondylus, ruhender Kondylus) | Balanceseite (Mediotrusionsseite, Translationskondylus, schwingender Kondylus) |
|---|---|
| M. digastricus | M. temporalis |
| M. mylohyoideus | M. pterygoideus medialis |
| M. geniohyoideus | M. pterygoideus lateralis (Pars inferior) |
| M. temporalis (Pars posterior) und M. pterygoideus lateralis (Pars superior): Stabilisierung des Caput mandibulae | |

**Muskeln**

# Gesichtsregion: Arterien

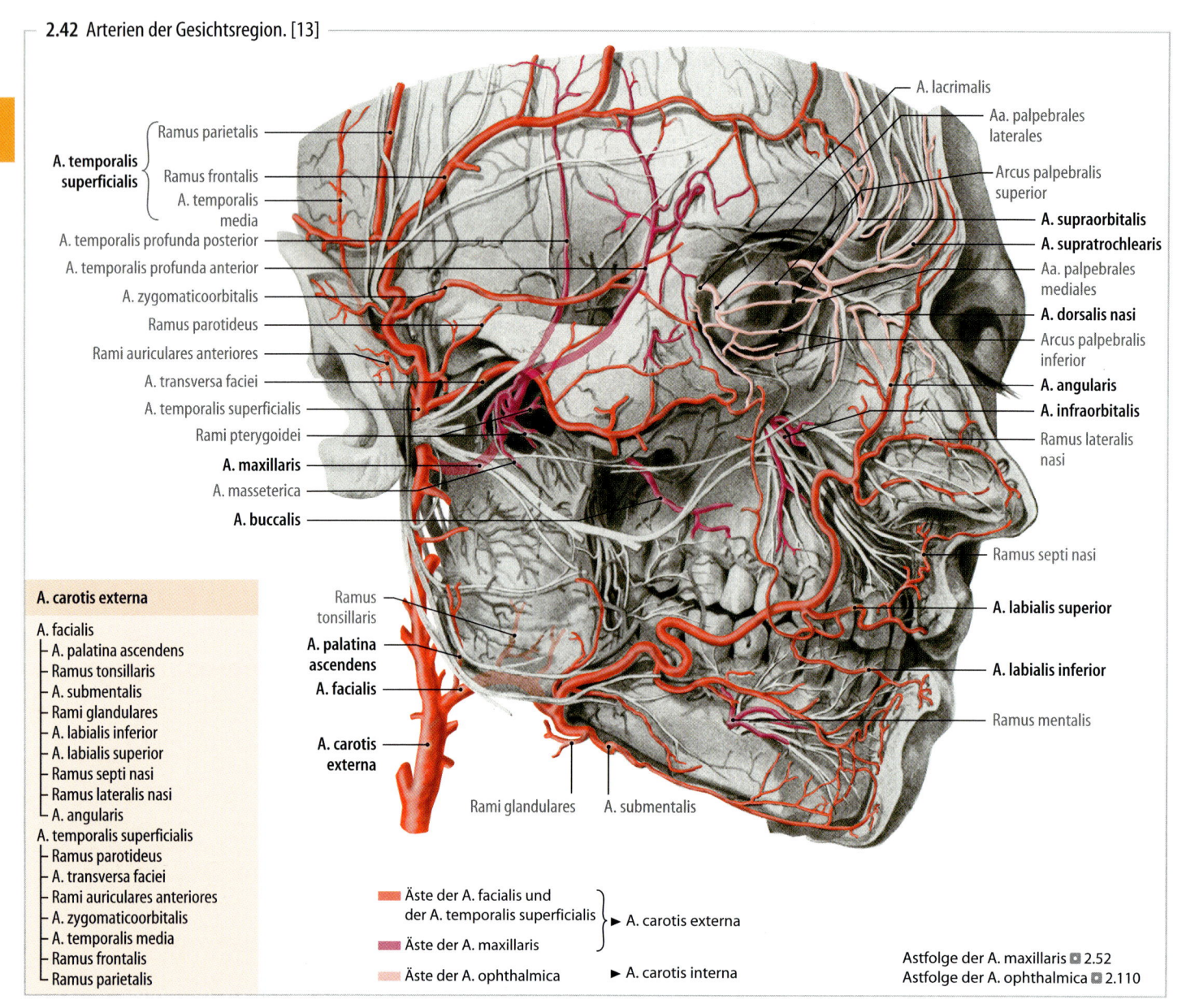

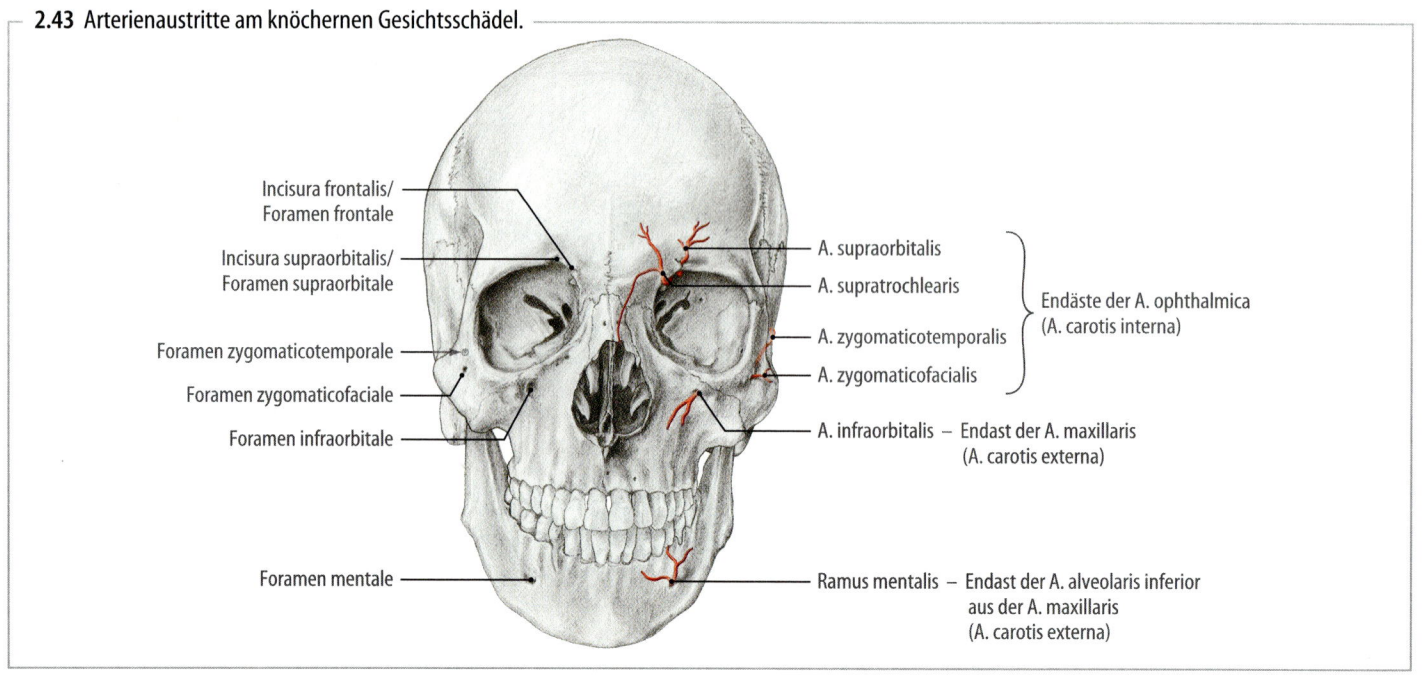

**2.42** Arterien der Gesichtsregion. [13]

Labels on figure:
- **A. temporalis superficialis**
  - Ramus parietalis
  - Ramus frontalis
  - A. temporalis media
- A. temporalis profunda posterior
- A. temporalis profunda anterior
- A. zygomaticoorbitalis
- Ramus parotideus
- Rami auriculares anteriores
- A. transversa faciei
- A. temporalis superficialis
- Rami pterygoidei
- **A. maxillaris**
- A. masseterica
- **A. buccalis**
- Ramus tonsillaris
- **A. palatina ascendens**
- **A. facialis**
- **A. carotis externa**
- Rami glandulares
- A. submentalis
- A. lacrimalis
- Aa. palpebrales laterales
- Arcus palpebralis superior
- **A. supraorbitalis**
- **A. supratrochlearis**
- Aa. palpebrales mediales
- **A. dorsalis nasi**
- Arcus palpebralis inferior
- **A. angularis**
- **A. infraorbitalis**
- Ramus lateralis nasi
- Ramus septi nasi
- **A. labialis superior**
- **A. labialis inferior**
- Ramus mentalis

**A. carotis externa**
- A. facialis
  - A. palatina ascendens
  - Ramus tonsillaris
  - A. submentalis
  - Rami glandulares
  - A. labialis inferior
  - A. labialis superior
  - Ramus septi nasi
  - Ramus lateralis nasi
  - A. angularis
- A. temporalis superficialis
  - Ramus parotideus
  - A. transversa faciei
  - Rami auriculares anteriores
  - A. zygomaticoorbitalis
  - A. temporalis media
  - Ramus frontalis
  - Ramus parietalis

Legende:
- Äste der A. facialis und der A. temporalis superficialis ▶ A. carotis externa
- Äste der A. maxillaris
- Äste der A. ophthalmica ▶ A. carotis interna

Astfolge der A. maxillaris ▯ 2.52
Astfolge der A. ophthalmica ▯ 2.110

**2.43** Arterienaustritte am knöchernen Gesichtsschädel.

- Incisura frontalis/Foramen frontale
- Incisura supraorbitalis/Foramen supraorbitale
- Foramen zygomaticotemporale
- Foramen zygomaticofaciale
- Foramen infraorbitale
- Foramen mentale
- A. supraorbitalis
- A. supratrochlearis
- A. zygomaticotemporalis
- A. zygomaticofacialis — Endäste der A. ophthalmica (A. carotis interna)
- A. infraorbitalis — Endast der A. maxillaris (A. carotis externa)
- Ramus mentalis — Endast der A. alveolaris inferior aus der A. maxillaris (A. carotis externa)

# Venen · Lymphsystem

**2.44** Oberflächliche und tiefe Venen des Kopfes, Ansicht von rechts-lateral. [14]

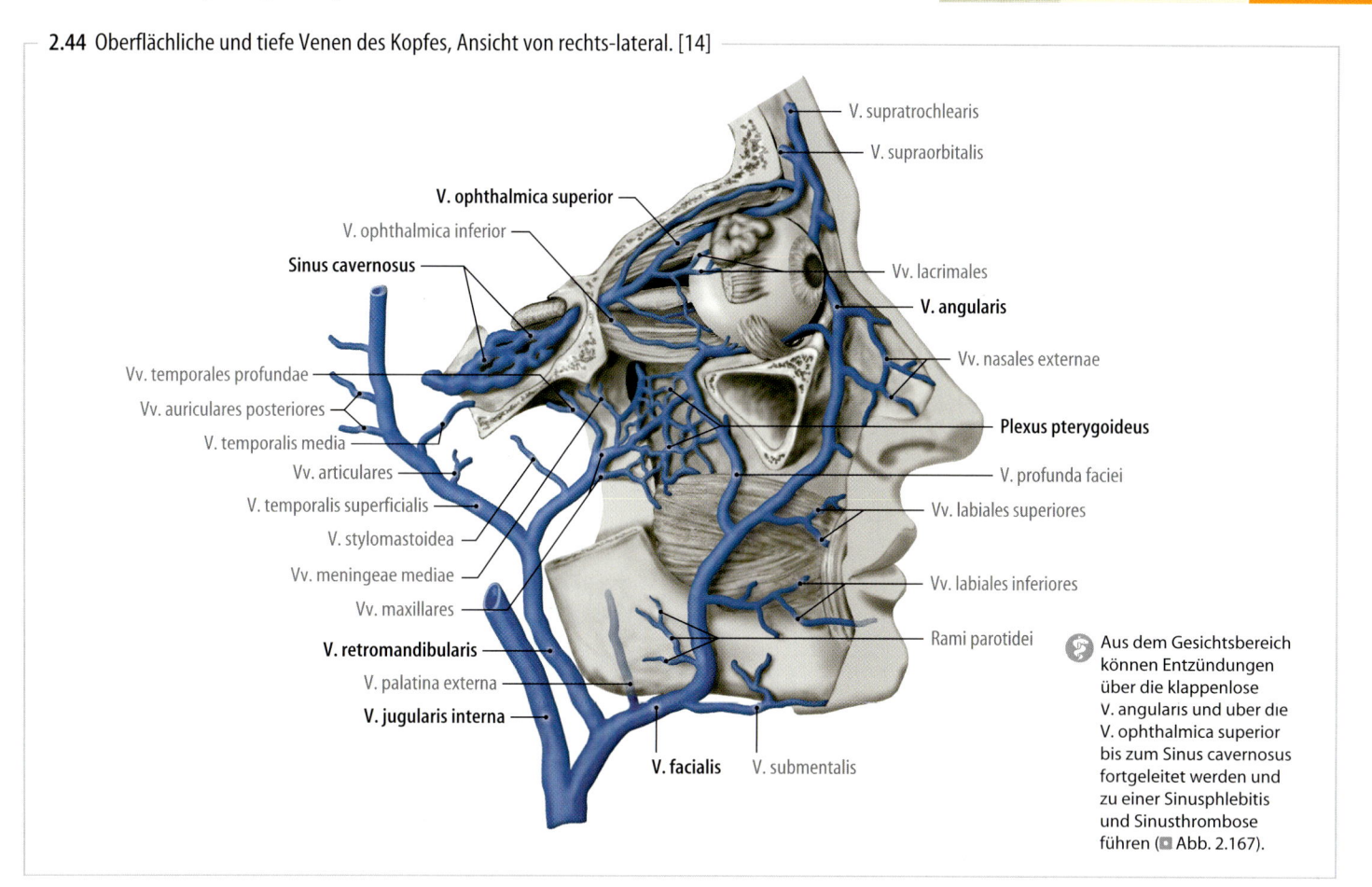

- V. supratrochlearis
- V. supraorbitalis
- **V. ophthalmica superior**
- V. ophthalmica inferior
- **Sinus cavernosus**
- Vv. lacrimales
- **V. angularis**
- Vv. temporales profundae
- Vv. auriculares posteriores
- V. temporalis media
- Vv. articulares
- V. temporalis superficialis
- V. stylomastoidea
- Vv. meningeae mediae
- Vv. maxillares
- **V. retromandibularis**
- V. palatina externa
- **V. jugularis interna**
- **V. facialis**
- V. submentalis
- Vv. nasales externae
- **Plexus pterygoideus**
- V. profunda faciei
- Vv. labiales superiores
- Vv. labiales inferiores
- Rami parotidei

Aus dem Gesichtsbereich können Entzündungen über die klappenlose V. angularis und über die V. ophthalmica superior bis zum Sinus cavernosus fortgeleitet werden und zu einer Sinusphlebitis und Sinusthrombose führen (Abb. 2.167).

**2.45** Lymphknoten des Kopfes, Ansicht von rechts-seitlich. [13]

Die Nodi preauriculares, infraauriculares und intraglandulares werden zur Gruppe der Nodi parotidei profundi zusammengefasst. Zur Gruppe der Nodi faciales gehören die Nodi buccinatorius, nasolabialis, malaris und mandibularis.

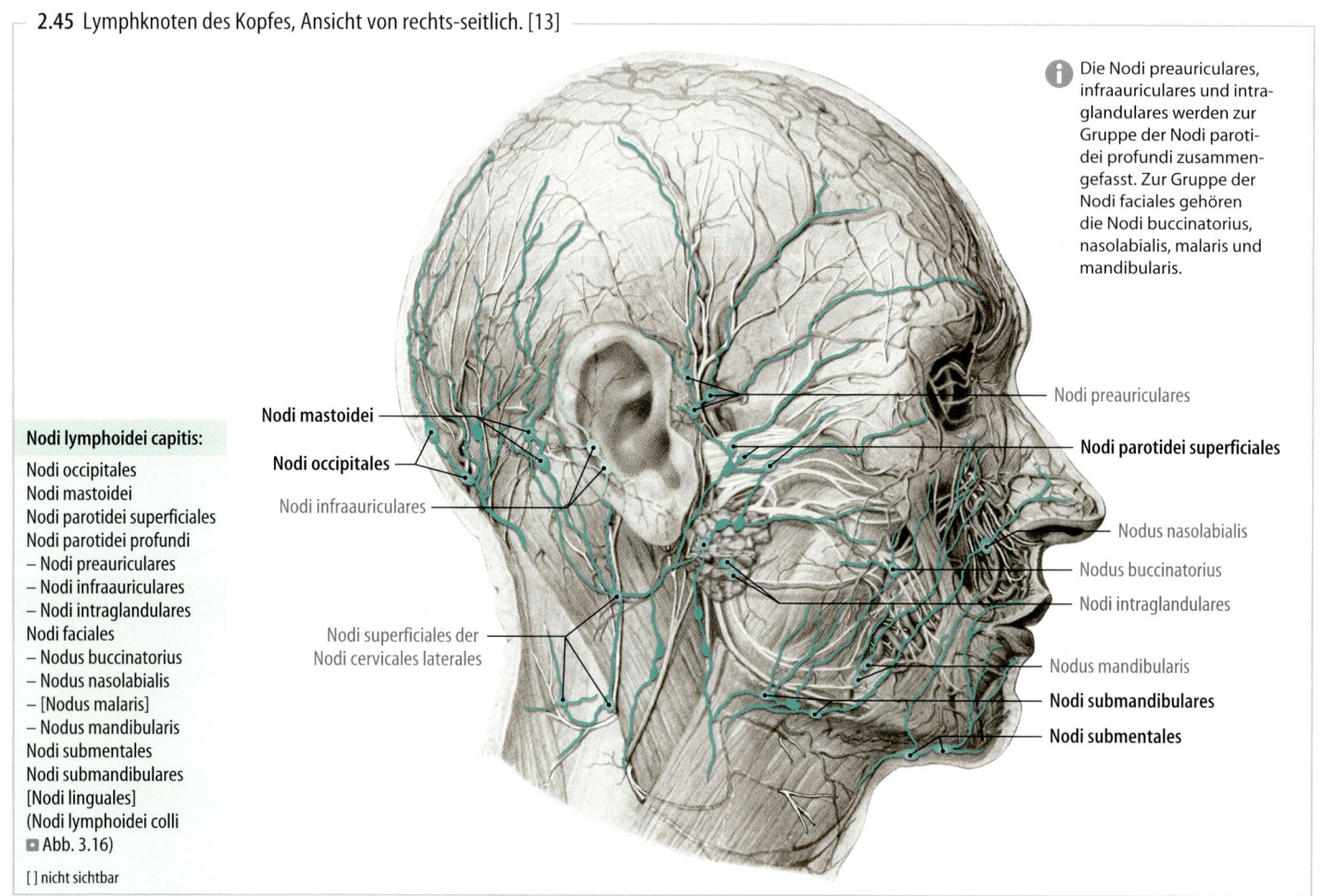

**Nodi lymphoidei capitis:**

Nodi occipitales
Nodi mastoidei
Nodi parotidei superficiales
Nodi parotidei profundi
– Nodi preauriculares
– Nodi infraauriculares
– Nodi intraglandulares
Nodi faciales
– Nodus buccinatorius
– Nodus nasolabialis
– [Nodus malaris]
– Nodus mandibularis
Nodi submentales
Nodi submandibulares
[Nodi linguales]
(Nodi lymphoidei colli
Abb. 3.16)

[ ] nicht sichtbar

Labels: **Nodi mastoidei**, **Nodi occipitales**, Nodi infraauriculares, Nodi superficiales der Nodi cervicales laterales, Nodi preauriculares, **Nodi parotidei superficiales**, Nodus nasolabialis, Nodus buccinatorius, Nodus intraglandulares, Nodus mandibularis, **Nodi submandibulares**, **Nodi submentales**

**Gesicht**

# N. trigeminus: Äste, Schema

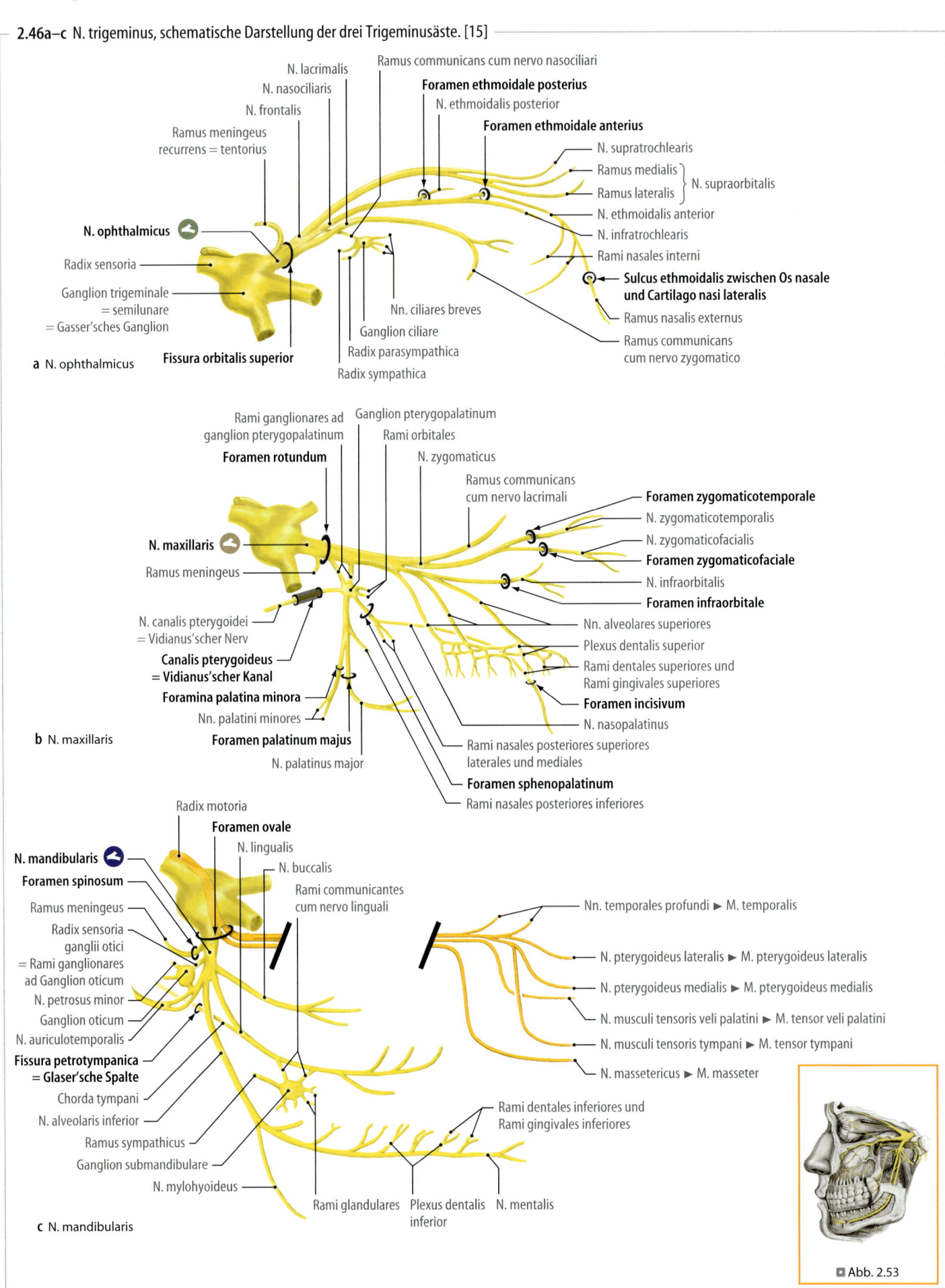

**2.46a–c** N. trigeminus, schematische Darstellung der drei Trigeminusäste. [15]

**a** N. ophthalmicus

- N. lacrimalis
- N. nasociliaris
- N. frontalis
- Ramus meningeus recurrens = tentorius
- Ramus communicans cum nervo nasociliari
- **Foramen ethmoidale posterius**
- N. ethmoidalis posterior
- **Foramen ethmoidale anterius**
- N. supratrochlearis
- Ramus medialis
- Ramus lateralis } N. supraorbitalis
- N. ethmoidalis anterior
- N. infratrochlearis
- Rami nasales interni
- **N. ophthalmicus**
- Radix sensoria
- Ganglion trigeminale = semilunare = Gasser'sches Ganglion
- Nn. ciliares breves
- Ganglion ciliare
- Radix parasympathica
- Radix sympathica
- **Fissura orbitalis superior**
- **Sulcus ethmoidalis zwischen Os nasale und Cartilago nasi lateralis**
- Ramus nasalis externus
- Ramus communicans cum nervo zygomatico

**b** N. maxillaris

- Rami ganglionares ad ganglion pterygopalatinum
- Ganglion pterygopalatinum
- Rami orbitales
- **Foramen rotundum**
- N. zygomaticus
- Ramus communicans cum nervo lacrimali
- **Foramen zygomaticotemporale**
- N. zygomaticotemporalis
- N. zygomaticofacialis
- **N. maxillaris**
- Ramus meningeus
- **Foramen zygomaticofaciale**
- N. infraorbitalis
- **Foramen infraorbitale**
- N. canalis pterygoidei = Vidianus'scher Nerv
- Nn. alveolares superiores
- Plexus dentalis superior
- Rami dentales superiores und Rami gingivales superiores
- **Canalis pterygoideus = Vidianus'scher Kanal**
- **Foramina palatina minora**
- **Foramen incisivum**
- Nn. palatini minores
- N. nasopalatinus
- **Foramen palatinum majus**
- N. palatinus major
- Rami nasales posteriores superiores laterales und mediales
- **Foramen sphenopalatinum**
- Rami nasales posteriores inferiores

**c** N. mandibularis

- Radix motoria
- **Foramen ovale**
- N. lingualis
- N. buccalis
- **N. mandibularis**
- **Foramen spinosum**
- Rami communicantes cum nervo linguali
- Ramus meningeus
- Radix sensoria ganglii otici = Rami ganglionares ad Ganglion oticum
- Nn. temporales profundi ► M. temporalis
- N. petrosus minor
- Ganglion oticum
- N. auriculotemporalis
- N. pterygoideus lateralis ► M. pterygoideus lateralis
- N. pterygoideus medialis ► M. pterygoideus medialis
- N. musculi tensoris veli palatini ► M. tensor veli palatini
- N. musculi tensoris tympani ► M. tensor tympani
- N. massetericus ► M. masseter
- **Fissura petrotympanica = Glaser'sche Spalte**
- Chorda tympani
- N. alveolaris inferior
- Ramus sympathicus
- Ganglion submandibulare
- N. mylohyoideus
- Rami dentales inferiores und Rami gingivales inferiores
- Rami glandulares
- Plexus dentalis inferior
- N. mentalis

Abb. 2.53

# N. trigeminus: Hautäste · Durchtrittsstellen

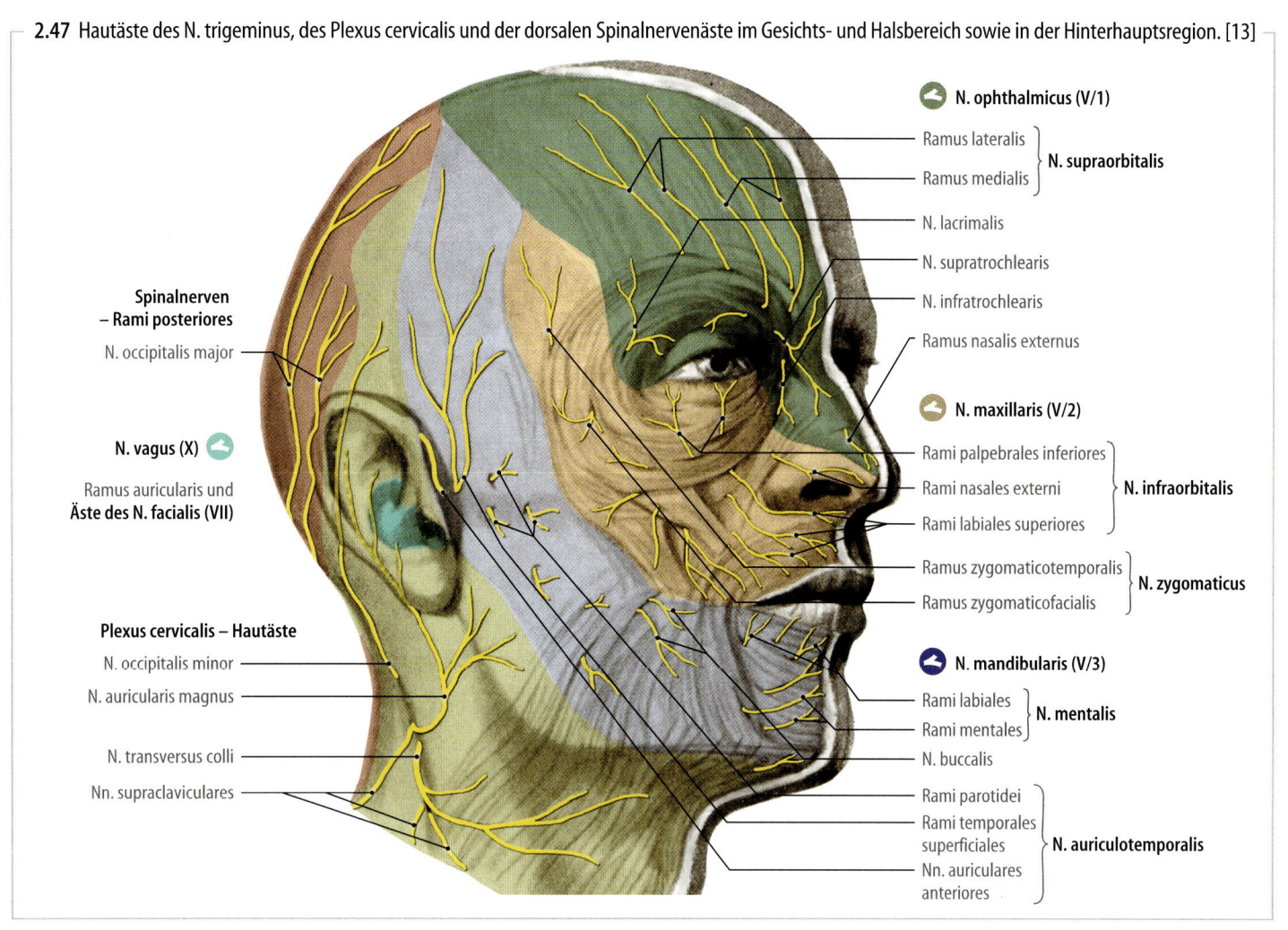

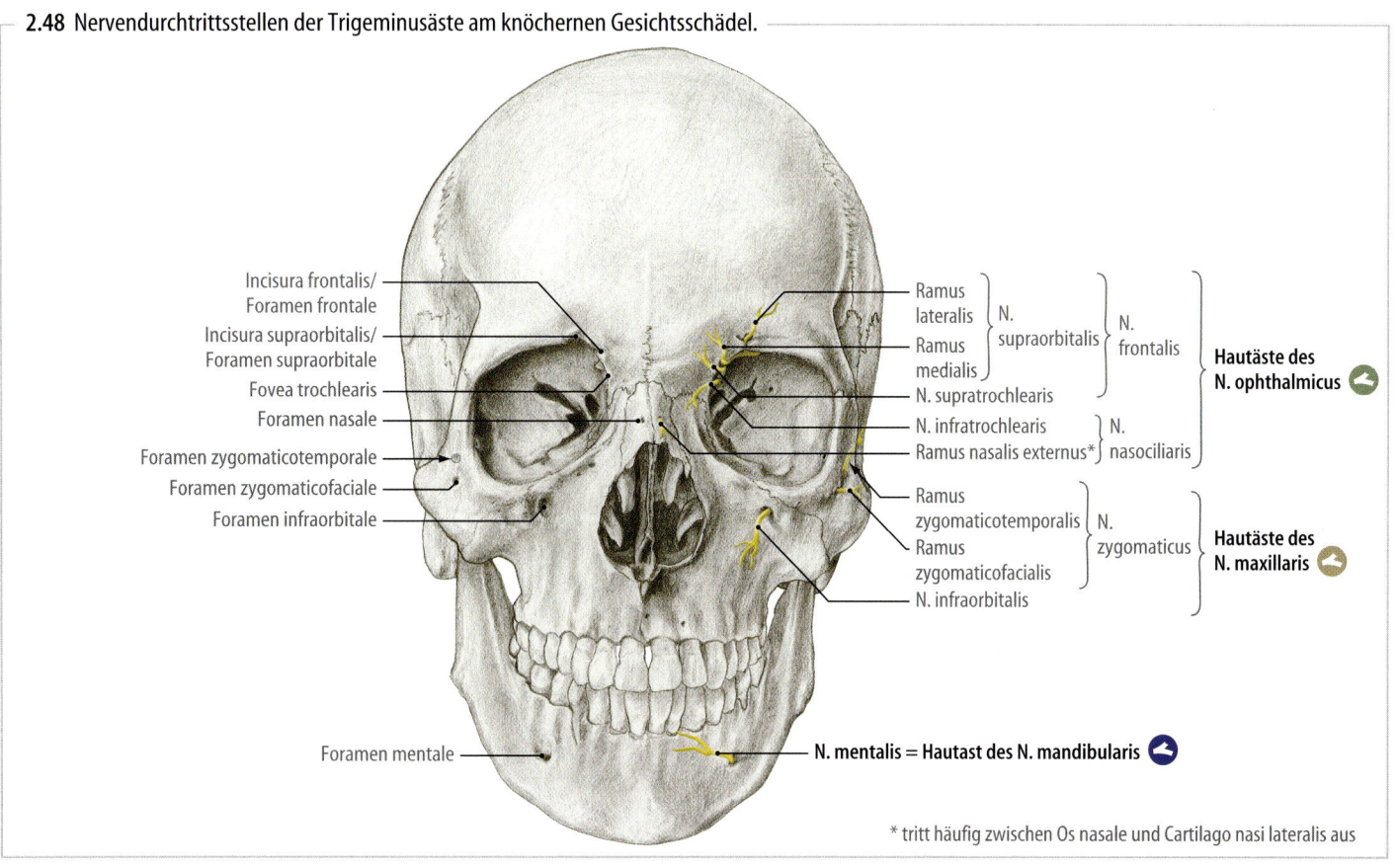

**2.47** Hautäste des N. trigeminus, des Plexus cervicalis und der dorsalen Spinalnervenäste im Gesichts- und Halsbereich sowie in der Hinterhauptsregion. [13]

**N. ophthalmicus (V/1)**
- Ramus lateralis ⎫
- Ramus medialis ⎭ N. supraorbitalis
- N. lacrimalis
- N. supratrochlearis
- N. infratrochlearis
- Ramus nasalis externus

**N. maxillaris (V/2)**
- Rami palpebrales inferiores ⎫
- Rami nasales externi ⎬ N. infraorbitalis
- Rami labiales superiores ⎭
- Ramus zygomaticotemporalis ⎫ N. zygomaticus
- Ramus zygomaticofacialis ⎭

**N. mandibularis (V/3)**
- Rami labiales ⎫ N. mentalis
- Rami mentales ⎭
- N. buccalis
- Rami parotidei ⎫
- Rami temporales superficiales ⎬ N. auriculotemporalis
- Nn. auriculares anteriores ⎭

**Spinalnerven – Rami posteriores**
- N. occipitalis major

**N. vagus (X)**
- Ramus auricularis und Äste des N. facialis (VII)

**Plexus cervicalis – Hautäste**
- N. occipitalis minor
- N. auricularis magnus
- N. transversus colli
- Nn. supraclaviculares

**2.48** Nervendurchtrittsstellen der Trigeminusäste am knöchernen Gesichtsschädel.

- Incisura frontalis / Foramen frontale
- Incisura supraorbitalis / Foramen supraorbitale
- Fovea trochlearis
- Foramen nasale
- Foramen zygomaticotemporale
- Foramen zygomaticofaciale
- Foramen infraorbitale

- Ramus lateralis ⎫ N. supraorbitalis ⎫ N. frontalis ⎫
- Ramus medialis ⎭ ⎭ ⎬ Hautäste des N. ophthalmicus
- N. supratrochlearis ⎪
- N. infratrochlearis ⎫ N. nasociliaris ⎪
- Ramus nasalis externus* ⎭ ⎭

- Ramus zygomaticotemporalis ⎫ N. zygomaticus ⎫ Hautäste des N. maxillaris
- Ramus zygomaticofacialis ⎭ ⎪
- N. infraorbitalis ⎭

- Foramen mentale
- N. mentalis = Hautast des N. mandibularis

\* tritt häufig zwischen Os nasale und Cartilago nasi lateralis aus

**Gesicht**

# N. facialis

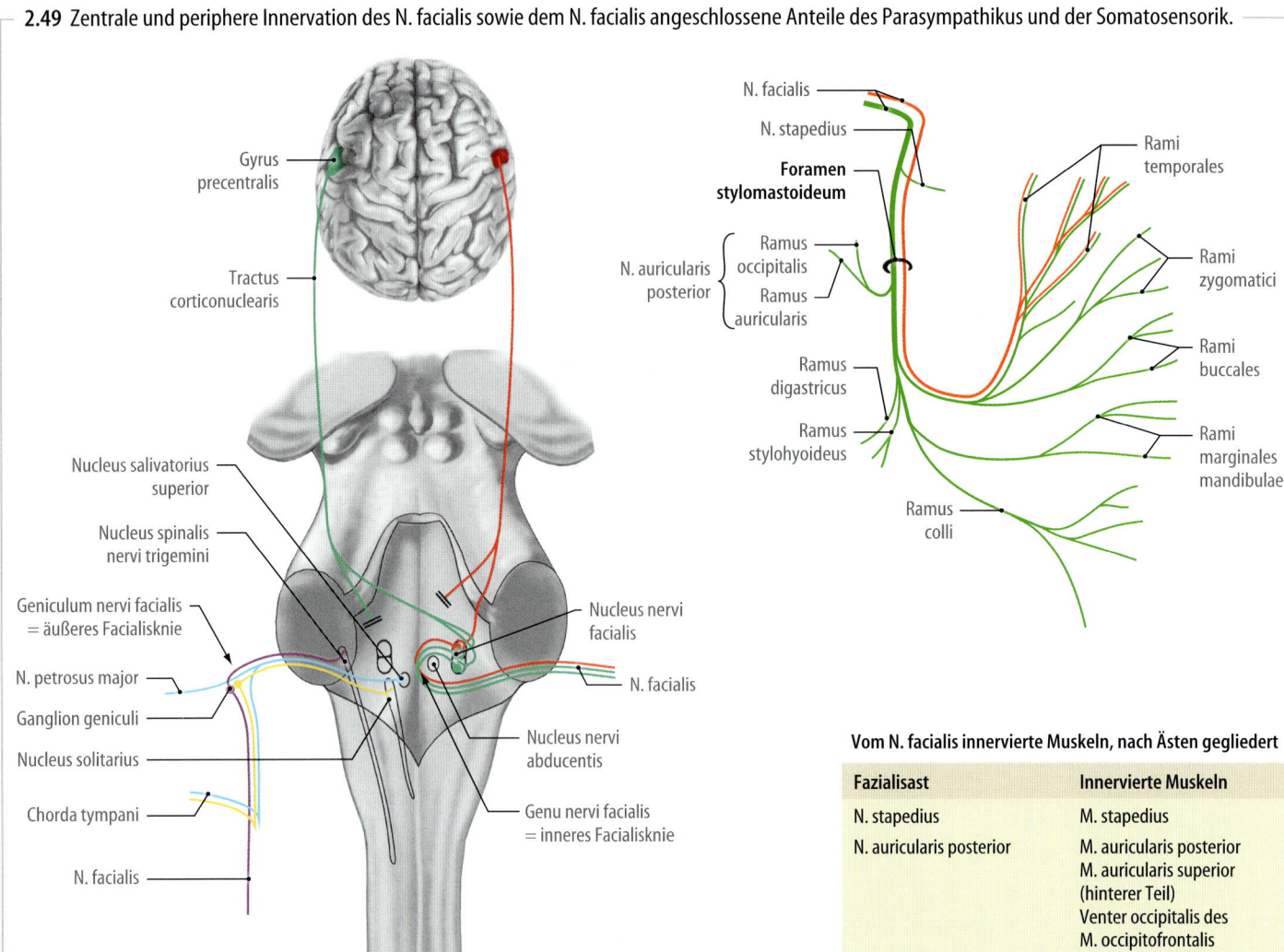

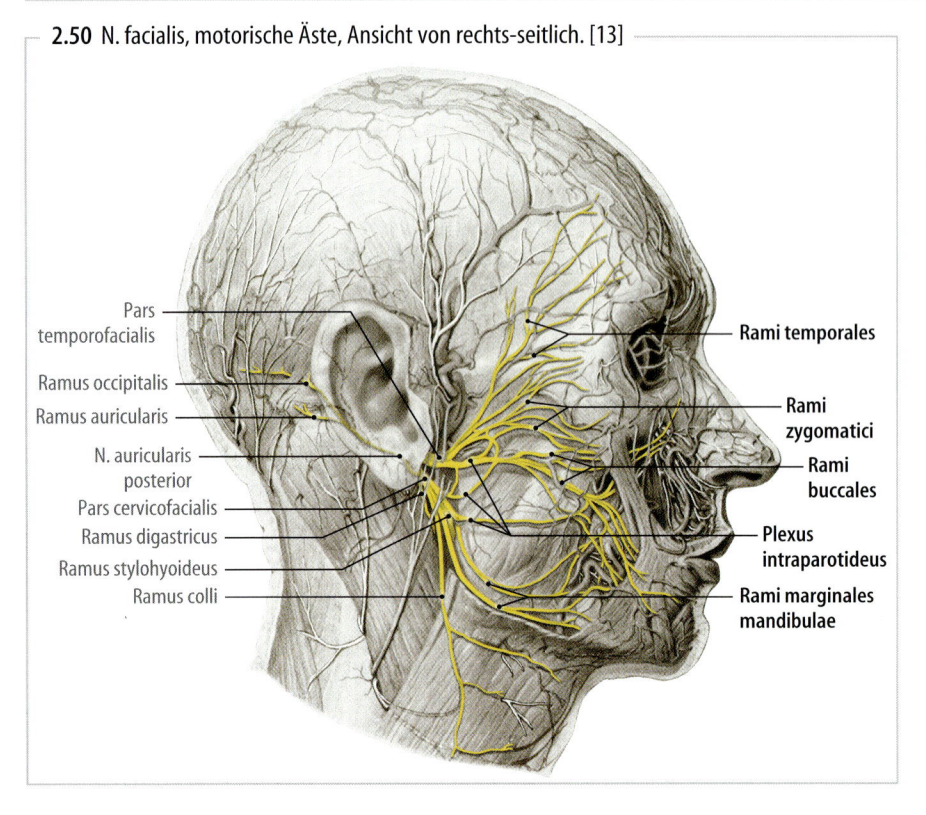

**2.49** Zentrale und periphere Innervation des N. facialis sowie dem N. facialis angeschlossene Anteile des Parasympathikus und der Somatosensorik.

**2.50** N. facialis, motorische Äste, Ansicht von rechts-seitlich. [13]

| Vom N. facialis innervierte Muskeln, nach Ästen gegliedert | |
|---|---|
| **Fazialisast** | **Innervierte Muskeln** |
| N. stapedius | M. stapedius |
| N. auricularis posterior | M. auricularis posterior<br>M. auricularis superior (hinterer Teil)<br>Venter occipitalis des M. occipitofrontalis |
| Ramus digastricus | Venter posterior des M. digastricus |
| Ramus stylohyoideus | M. stylohyoideus |
| Ramus colli | Platysma |
| Rami temporales | Venter frontalis m. occipitofrontalis<br>M. temporoparietalis<br>M. orbicularis oculi (Oberlid)<br>M. corrugator supercilii<br>M. depressor supercilii<br>M. auricularis anterior<br>M. auricularis superior (vorderer Teil) |
| Rami zygomatici | M. orbicularis oculi (Unterlid)<br>M. procerus<br>M. levator labii superioris alaeque nasi<br>M. levator labii superioris,<br>M. nasalis, Mm. zygomatici major und minor<br>M. depressor septi, M. levator anguli oris<br>M. orbicularis oris (Oberlippe) |
| Rami buccales | M. buccinator, M. depressor anguli oris<br>M. risorius, M. orbicularis oris (Mundwinkel) |
| Rami marginales mandibulae | M. depressor labii inferioris<br>M. mentalis<br>M. orbicularis oris (Unterlippe)<br>(M. depressor anguli oris) |

# Flügelgaumengrube: Knochen

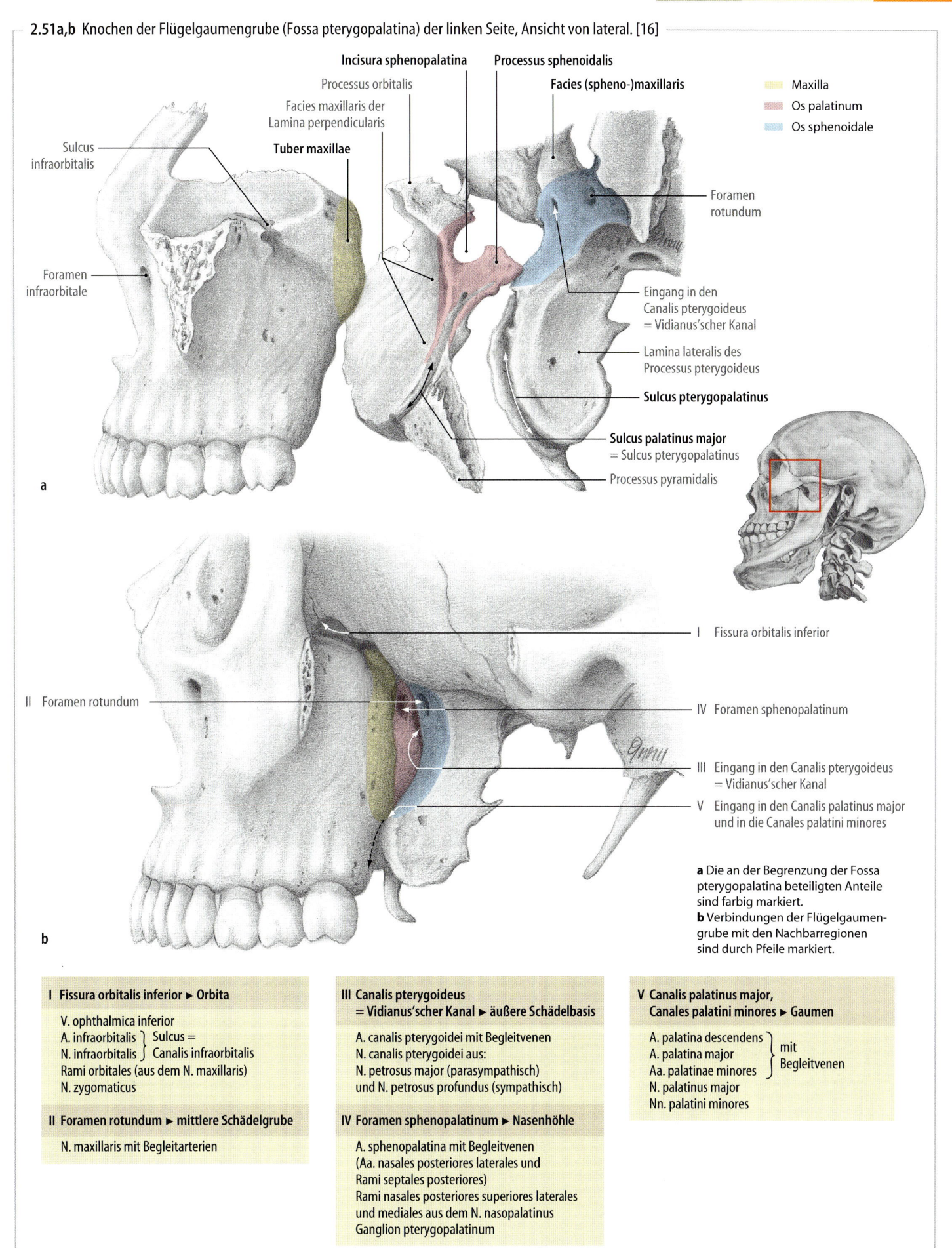

**2.51a,b** Knochen der Flügelgaumengrube (Fossa pterygopalatina) der linken Seite, Ansicht von lateral. [16]

Labels (Abbildung a):
- Sulcus infraorbitalis
- Foramen infraorbitale
- Processus orbitalis
- Facies maxillaris der Lamina perpendicularis
- **Tuber maxillae**
- **Incisura sphenopalatina**
- **Processus sphenoidalis**
- **Facies (spheno-)maxillaris**
- Foramen rotundum
- Eingang in den Canalis pterygoideus = Vidianus'scher Kanal
- Lamina lateralis des Processus pterygoideus
- **Sulcus pterygopalatinus**
- **Sulcus palatinus major** = Sulcus pterygopalatinus
- Processus pyramidalis

Legende:
- Maxilla
- Os palatinum
- Os sphenoidale

Labels (Abbildung b):
- I Fissura orbitalis inferior
- II Foramen rotundum
- III Eingang in den Canalis pterygoideus = Vidianus'scher Kanal
- IV Foramen sphenopalatinum
- V Eingang in den Canalis palatinus major und in die Canales palatini minores

**a** Die an der Begrenzung der Fossa pterygopalatina beteiligten Anteile sind farbig markiert.
**b** Verbindungen der Flügelgaumengrube mit den Nachbarregionen sind durch Pfeile markiert.

---

**I Fissura orbitalis inferior ▸ Orbita**

V. ophthalmica inferior
A. infraorbitalis ⎱ Sulcus =
N. infraorbitalis ⎰ Canalis infraorbitalis
Rami orbitales (aus dem N. maxillaris)
N. zygomaticus

**II Foramen rotundum ▸ mittlere Schädelgrube**

N. maxillaris mit Begleitarterien

**III Canalis pterygoideus
= Vidianus'scher Kanal ▸ äußere Schädelbasis**

A. canalis pterygoidei mit Begleitvenen
N. canalis pterygoidei aus:
N. petrosus major (parasympathisch)
und N. petrosus profundus (sympathisch)

**IV Foramen sphenopalatinum ▸ Nasenhöhle**

A. sphenopalatina mit Begleitvenen
(Aa. nasales posteriores laterales und
Rami septales posteriores)
Rami nasales posteriores superiores laterales
und mediales aus dem N. nasopalatinus
Ganglion pterygopalatinum

**V Canalis palatinus major, Canales palatini minores ▸ Gaumen**

A. palatina descendens ⎫
A. palatina major    ⎬ mit
Aa. palatinae minores ⎭ Begleitvenen
N. palatinus major
Nn. palatini minores

Gesicht

# A. maxillaris · N. trigeminus

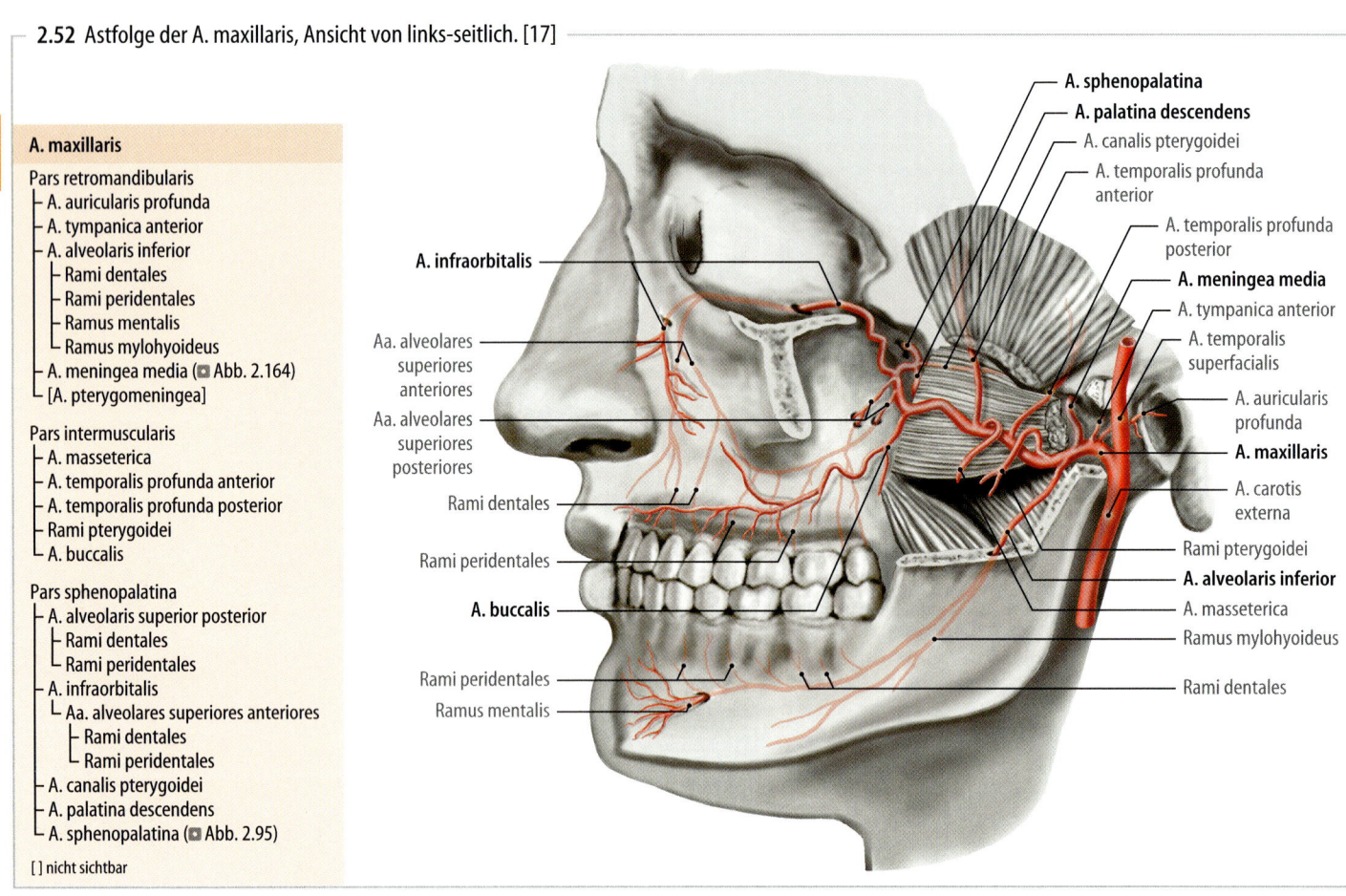

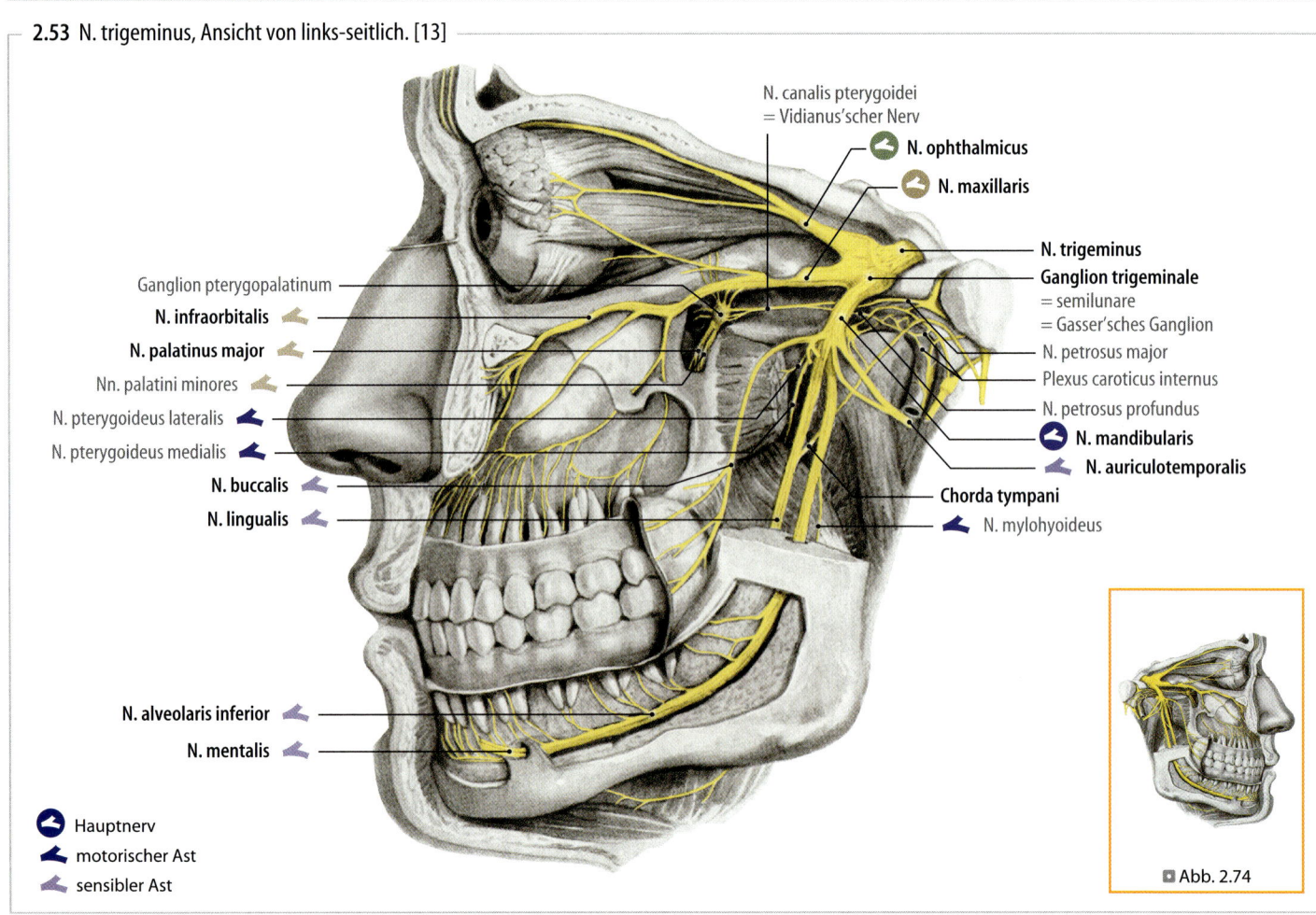

**2.52** Astfolge der A. maxillaris, Ansicht von links-seitlich. [17]

**A. maxillaris**
Pars retromandibularis
- A. auricularis profunda
- A. tympanica anterior
- A. alveolaris inferior
  - Rami dentales
  - Rami peridentales
  - Ramus mentalis
  - Ramus mylohyoideus
- A. meningea media (Abb. 2.164)
- [A. pterygomeningea]

Pars intermuscularis
- A. masseterica
- A. temporalis profunda anterior
- A. temporalis profunda posterior
- Rami pterygoidei
- A. buccalis

Pars sphenopalatina
- A. alveolaris superior posterior
  - Rami dentales
  - Rami peridentales
- A. infraorbitalis
  - Aa. alveolares superiores anteriores
    - Rami dentales
    - Rami peridentales
- A. canalis pterygoidei
- A. palatina descendens
- A. sphenopalatina (Abb. 2.95)

[ ] nicht sichtbar

Labels on figure 2.52: A. sphenopalatina, A. palatina descendens, A. canalis pterygoidei, A. temporalis profunda anterior, A. temporalis profunda posterior, A. meningea media, A. tympanica anterior, A. temporalis superficialis, A. auricularis profunda, A. maxillaris, A. carotis externa, Rami pterygoidei, A. alveolaris inferior, A. masseterica, Ramus mylohyoideus, Rami dentales, A. infraorbitalis, Aa. alveolares superiores anteriores, Aa. alveolares superiores posteriores, Rami dentales, Rami peridentales, A. buccalis, Rami peridentales, Ramus mentalis

**2.53** N. trigeminus, Ansicht von links-seitlich. [13]

Labels on figure 2.53: N. canalis pterygoidei = Vidianus'scher Nerv, N. ophthalmicus, N. maxillaris, N. trigeminus, Ganglion trigeminale = semilunare = Gasser'sches Ganglion, N. petrosus major, Plexus caroticus internus, N. petrosus profundus, N. mandibularis, N. auriculotemporalis, Chorda tympani, N. mylohyoideus, Ganglion pterygopalatinum, N. infraorbitalis, N. palatinus major, Nn. palatini minores, N. pterygoideus lateralis, N. pterygoideus medialis, N. buccalis, N. lingualis, N. alveolaris inferior, N. mentalis

Hauptnerv
motorischer Ast
sensibler Ast

Abb. 2.74

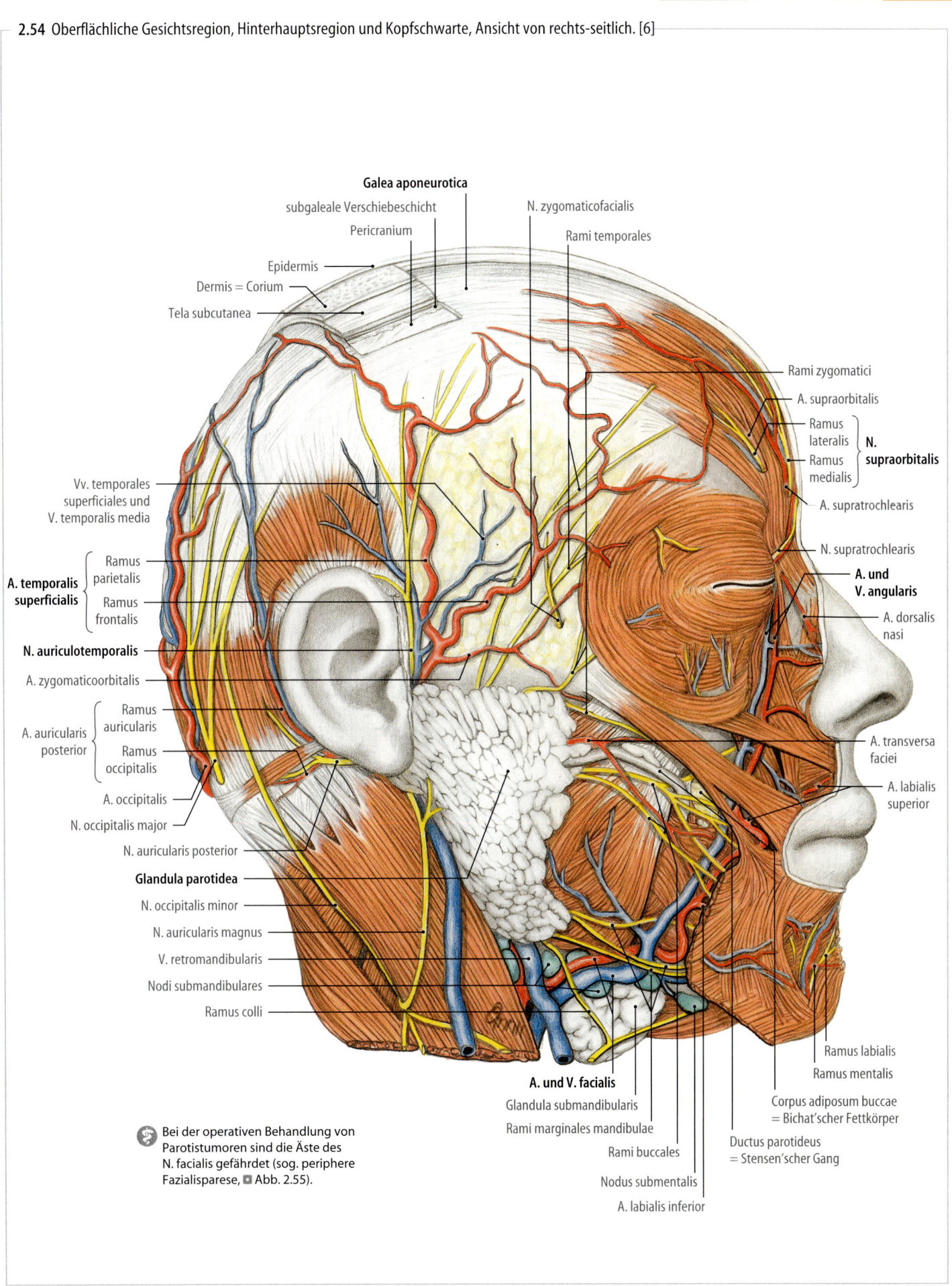

## Oberfl. Leitungsbahnen, Speicheldrüsen

**2.54** Oberflächliche Gesichtsregion, Hinterhauptsregion und Kopfschwarte, Ansicht von rechts-seitlich. [6]

Bei der operativen Behandlung von Parotistumoren sind die Äste des N. facialis gefährdet (sog. periphere Fazialisparese, Abb. 2.55).

**Gesicht**

# Oberflächliche Leitungsbahnen, Fossa retromandibularis

**2.55** Oberflächliche Gesichtsregion und Fossa retromandibularis der linken Seite, Ansicht von lateral. [6]

Bei der sog. peripheren Fazialisparese kann der Ort der Schädigung zwischen Nucleus nervi facialis und seinen peripheren Ästen liegen; dabei sind alle von ihm innervierten Muskeln auf der betroffenen Seite gelähmt (Abb. 2.36, 2.54, 2.56, 2.148).

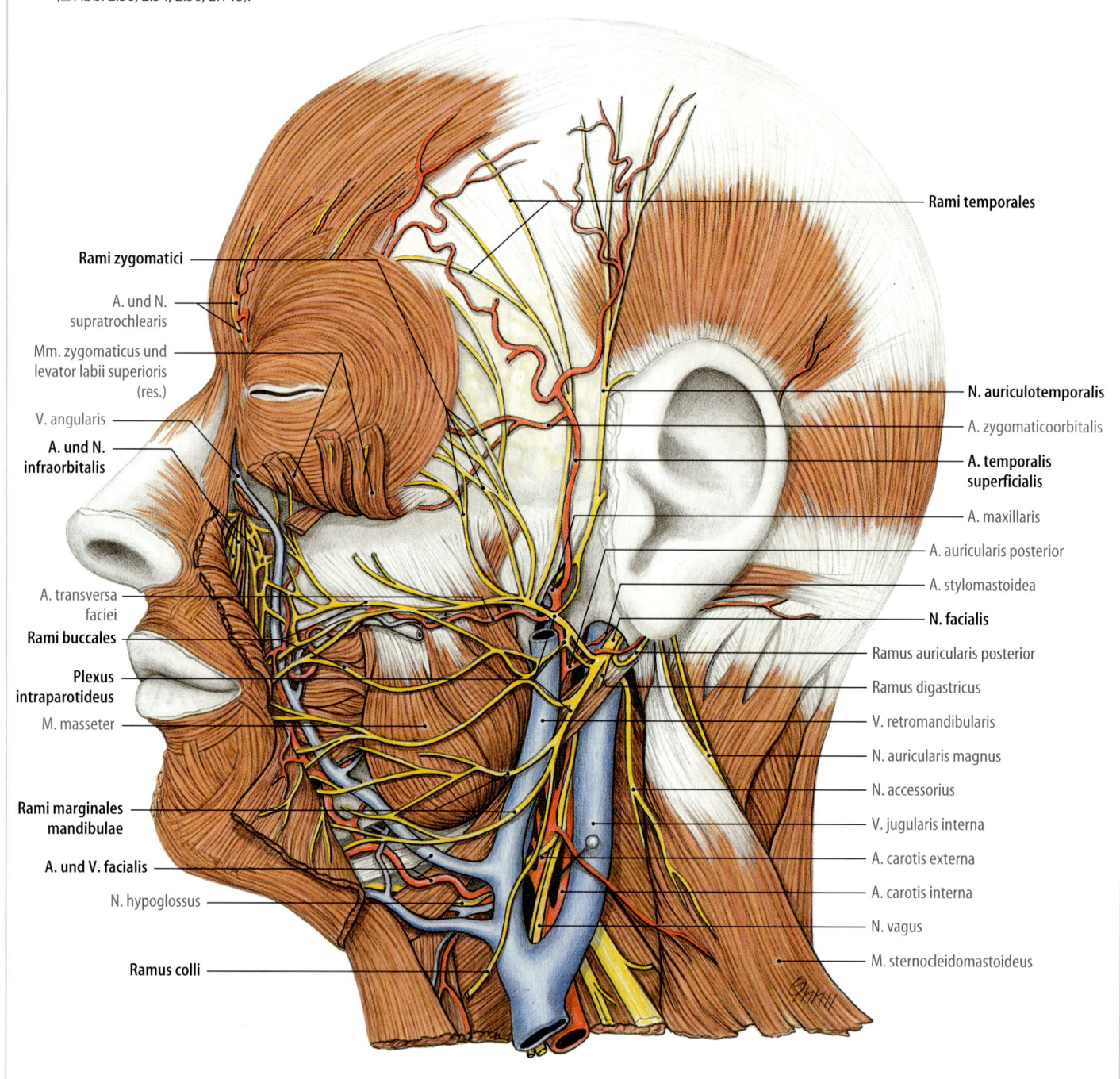

Labels (im Uhrzeigersinn):
- Rami zygomatici
- A. und N. supratrochlearis
- Mm. zygomaticus und levator labii superioris (res.)
- V. angularis
- A. und N. infraorbitalis
- A. transversa faciei
- Rami buccales
- Plexus intraparotideus
- M. masseter
- Rami marginales mandibulae
- A. und V. facialis
- N. hypoglossus
- Ramus colli
- Rami temporales
- N. auriculotemporalis
- A. zygomaticoorbitalis
- A. temporalis superficialis
- A. maxillaris
- A. auricularis posterior
- A. stylomastoidea
- N. facialis
- Ramus auricularis posterior
- Ramus digastricus
- V. retromandibularis
- N. auricularis magnus
- N. accessorius
- V. jugularis interna
- A. carotis externa
- A. carotis interna
- N. vagus
- M. sternocleidomastoideus

Eine einseitige Schädigung des 1. Neurons des N. facialis (sog. zentrale supranukleäre Fazialisparese) beruht häufig auf Blutungen oder auf Infarzierung im Bereich des Tractus corticonuclearis der inneren Kapsel der kontralateralen Seite. Aufgrund der kontra- und ipsilateralen Beeinflussung der Neurone im Nucleus nervi facialis für die Rami temporales können die Stirnmuskeln und der M. orbicularis oculi im Oberlidbereich auf beiden Seiten kontrahiert werden (Abb. 2.49). Auf der kontralateralen Seite fallen die von den Rami zygomatici, buccales, marginales mandibulae und colli innervierten Muskeln (sog. untere Fazialisparese) aus.

Zur Freilegung der Leitungsbahnen in der Fossa retromandibularis wurde die Ohrspeicheldrüse entfernt.

# Fossa infratemporalis

**2.56** Tiefe seitliche Gesichtsregion, Ansicht von links-seitlich. [1]

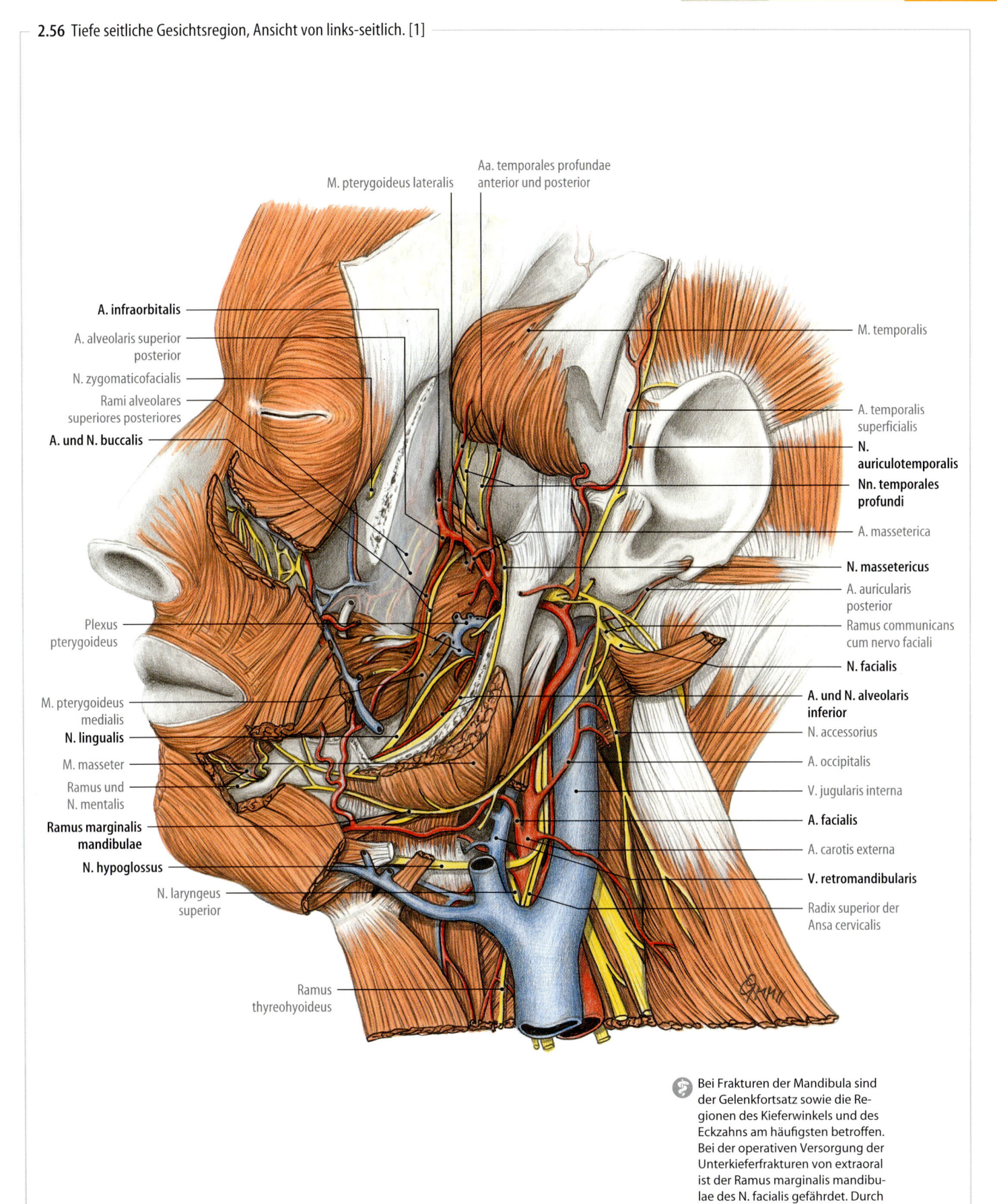

Labels (clockwise from upper left):
- M. pterygoideus lateralis
- Aa. temporales profundae anterior und posterior
- M. temporalis
- A. temporalis superficialis
- N. auriculotemporalis
- Nn. temporales profundi
- A. masseterica
- N. massetericus
- A. auricularis posterior
- Ramus communicans cum nervo faciali
- N. facialis
- A. und N. alveolaris inferior
- N. accessorius
- A. occipitalis
- V. jugularis interna
- A. facialis
- A. carotis externa
- V. retromandibularis
- Radix superior der Ansa cervicalis
- Ramus thyreohyoideus
- N. laryngeus superior
- N. hypoglossus
- Ramus marginalis mandibulae
- Ramus und N. mentalis
- M. masseter
- N. lingualis
- M. pterygoideus medialis
- Plexus pterygoideus
- A. und N. buccalis
- Rami alveolares superiores posteriores
- N. zygomaticofacialis
- A. alveolaris superior posterior
- A. infraorbitalis

Die Strukturen der Fossa infratemporalis wurden durch Resektion des Jochbogens sowie eines Teiles der Mandibula und des M. masseter sichtbar gemacht. Der Ansatz des M. temporalis ist nach kranial verlagert.

> Bei Frakturen der Mandibula sind der Gelenkfortsatz sowie die Regionen des Kieferwinkels und des Eckzahns am häufigsten betroffen. Bei der operativen Versorgung der Unterkieferfrakturen von extraoral ist der Ramus marginalis mandibulae des N. facialis gefährdet. Durch Verletzung des Nervenastes kommt es zur Lähmung der Muskeln im Bereich der Unterlippe; der Mundwinkel hängt herab (Speichelfluss).

**Gesicht**

# Fossa infratemporalis, Fossa pterygopalatina

**2.57** Tiefe seitliche Gesichtsregion, Ansicht der linken Seite von lateral. [8]

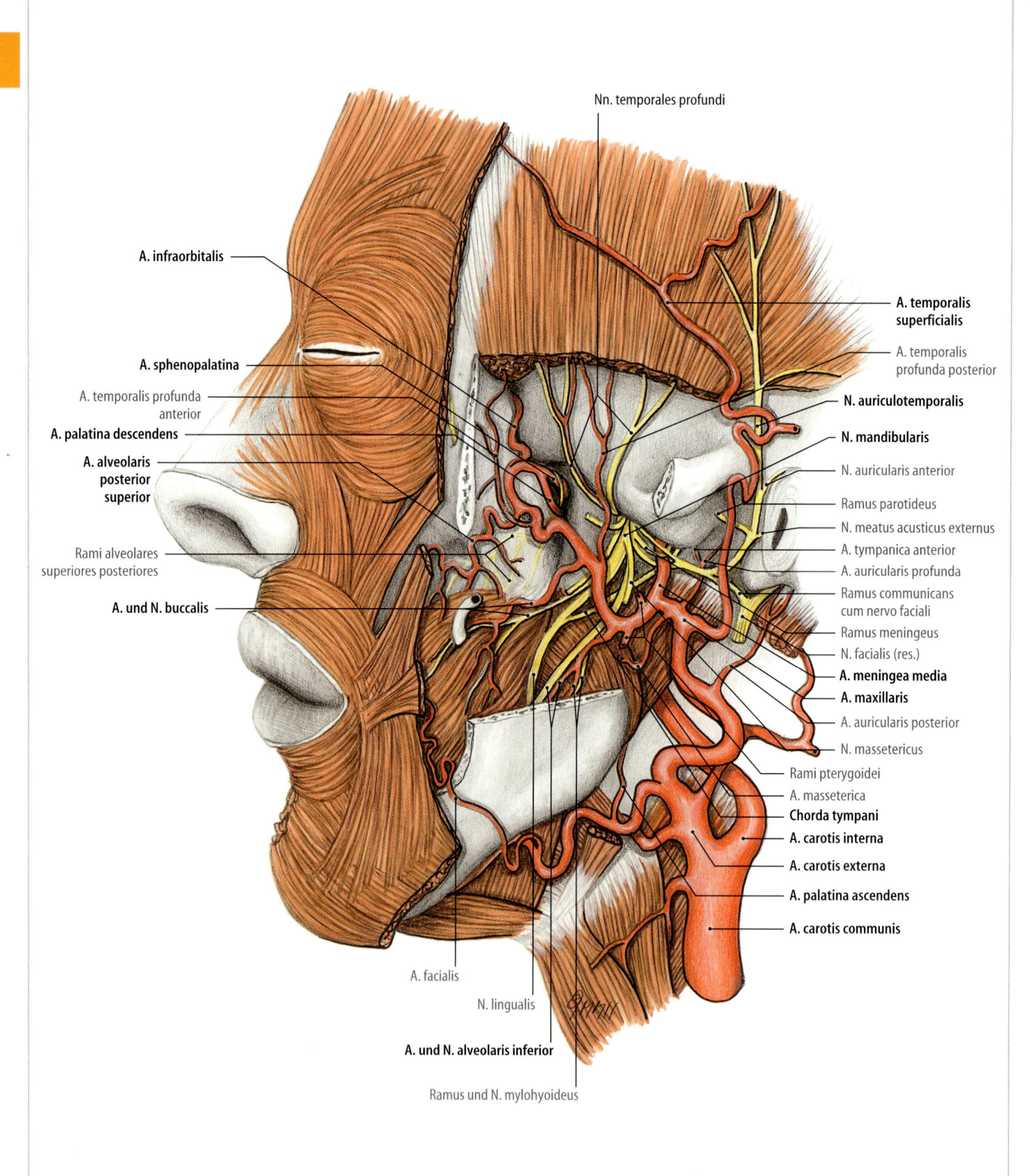

Nn. temporales profundi

A. infraorbitalis

A. temporalis superficialis

A. sphenopalatina

A. temporalis profunda posterior

A. temporalis profunda anterior

**N. auriculotemporalis**

**A. palatina descendens**

**N. mandibularis**

**A. alveolaris posterior superior**

N. auricularis anterior

Ramus parotideus

N. meatus acusticus externus

Rami alveolares superiores posteriores

A. tympanica anterior

A. auricularis profunda

**A. und N. buccalis**

Ramus communicans cum nervo faciali

Ramus meningeus

N. facialis (res.)

**A. meningea media**

**A. maxillaris**

A. auricularis posterior

N. massetericus

Rami pterygoidei

A. masseterica

**Chorda tympani**

**A. carotis interna**

**A. carotis externa**

**A. palatina ascendens**

**A. carotis communis**

A. facialis

N. lingualis

**A. und N. alveolaris inferior**

Ramus und N. mylohyoideus

Die Strukturen der Fossa infratemporalis und der Fossa pterygopalatina wurden nach Resektion des aufsteigenden Unterkieferastes, des Jochbogens sowie des M. pterygoideus lateralis und des Ansatzes des M. temporalis freigelegt.

# Mund · Lippen

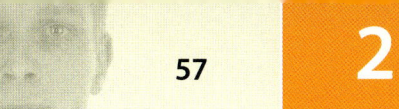

**2.58** Nasen- und Mundregion, Ansicht von vorn.

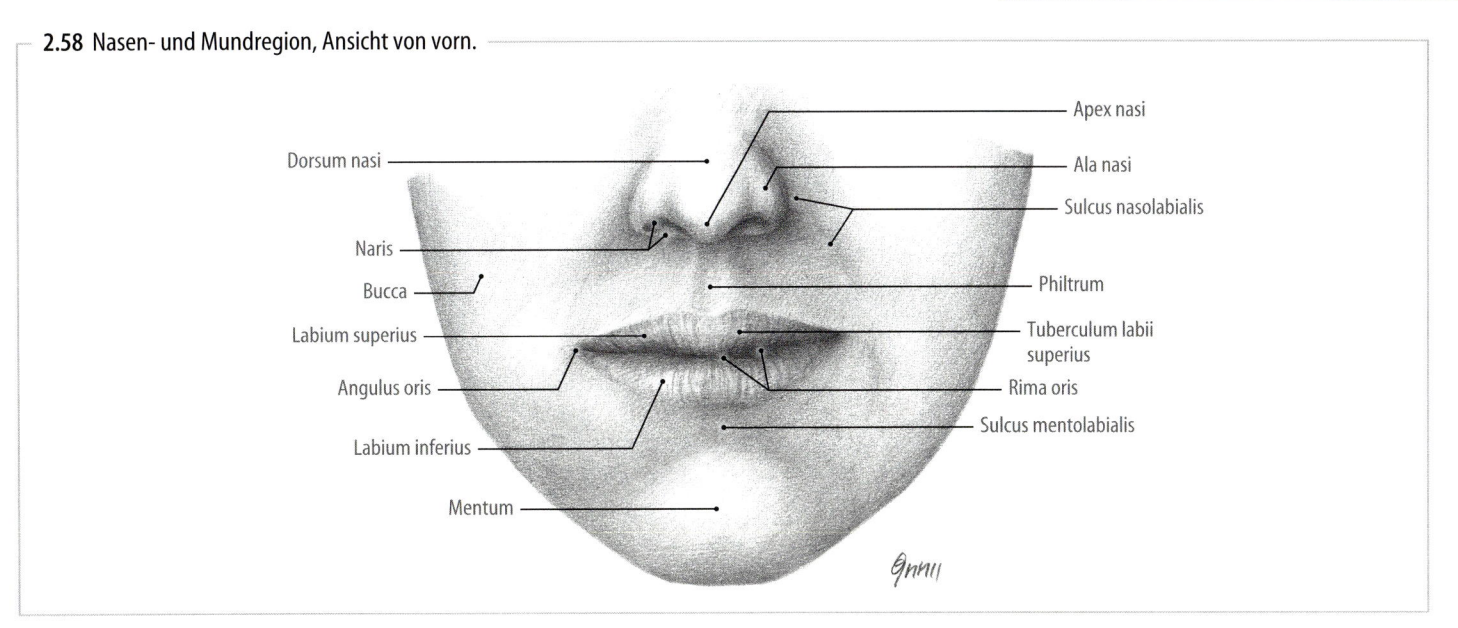

Labels: Dorsum nasi, Naris, Bucca, Labium superius, Angulus oris, Labium inferius, Mentum, Apex nasi, Ala nasi, Sulcus nasolabialis, Philtrum, Tuberculum labii superius, Rima oris, Sulcus mentolabialis

**2.59** a Muskeln der Lippen, b histologischer Sagittalschnitt durch die Oberlippe, HE-Färbung × 4. [b 6]

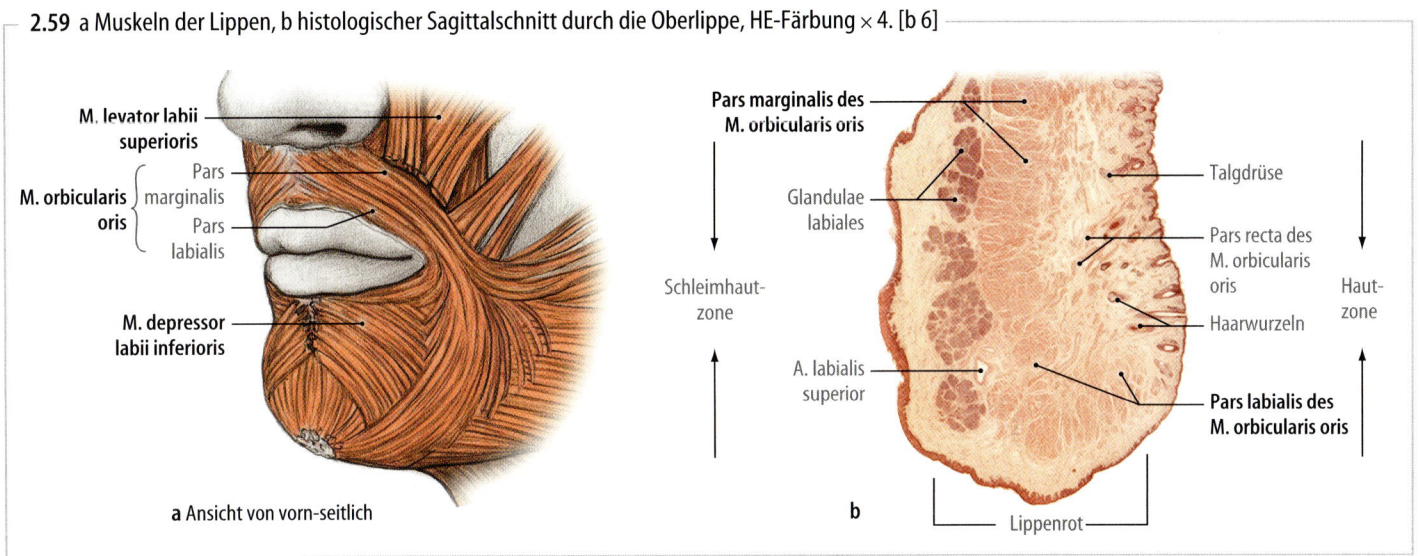

Labels (a): M. levator labii superioris, M. orbicularis oris (Pars marginalis, Pars labialis), M. depressor labii inferioris
a Ansicht von vorn-seitlich

Labels (b): Pars marginalis des M. orbicularis oris, Glandulae labiales, Schleimhautzone, A. labialis superior, Talgdrüse, Pars recta des M. orbicularis oris, Haarwurzeln, Pars labialis des M. orbicularis oris, Hautzone, Lippenrot

**2.60a–d** Orientierungsrichtungen und Ansichtsflächen der Zähne, Quadranteneinteilung.

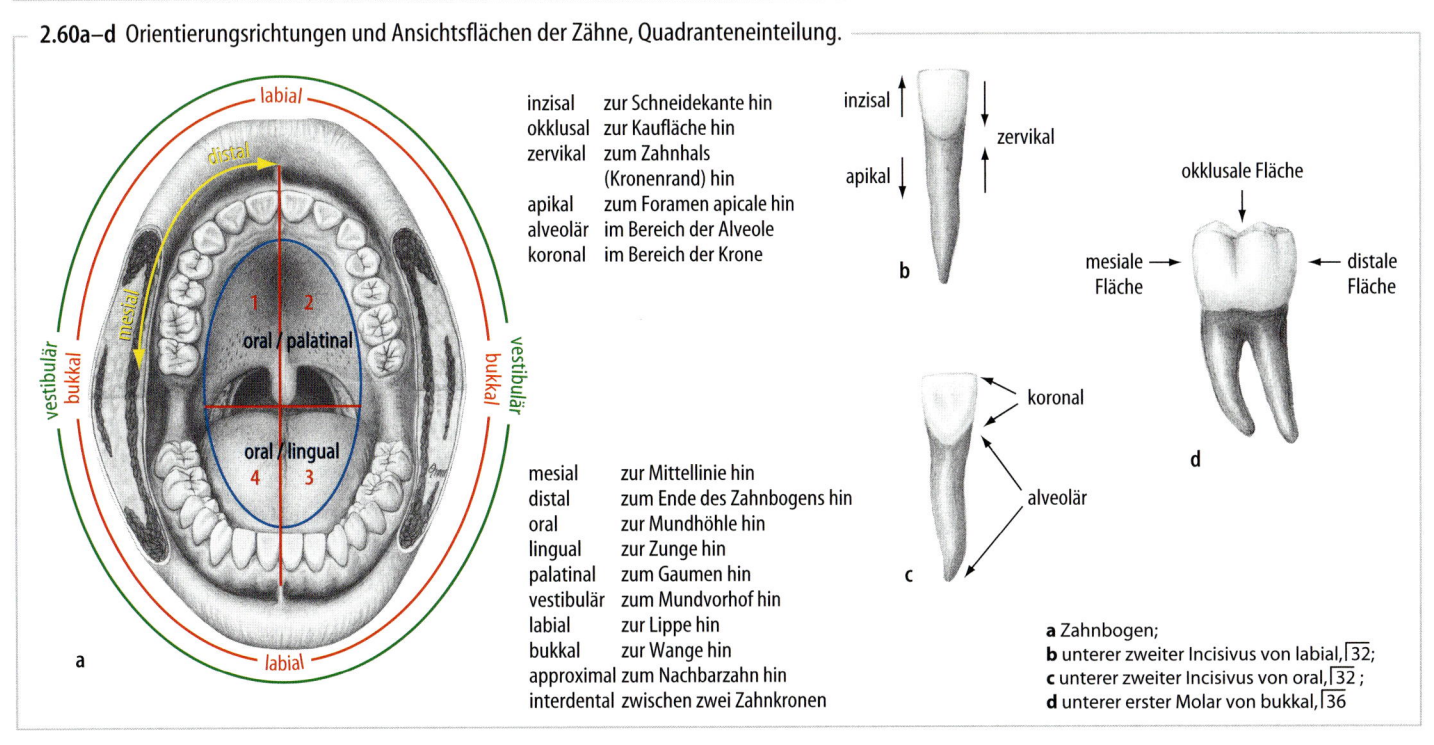

| | |
|---|---|
| inzisal | zur Schneidekante hin |
| okklusal | zur Kaufläche hin |
| zervikal | zum Zahnhals (Kronenrand) hin |
| apikal | zum Foramen apicale hin |
| alveolär | im Bereich der Alveole |
| koronal | im Bereich der Krone |

| | |
|---|---|
| mesial | zur Mittellinie hin |
| distal | zum Ende des Zahnbogens hin |
| oral | zur Mundhöhle hin |
| lingual | zur Zunge hin |
| palatinal | zum Gaumen hin |
| vestibulär | zum Mundvorhof hin |
| labial | zur Lippe hin |
| bukkal | zur Wange hin |
| approximal | zum Nachbarzahn hin |
| interdental | zwischen zwei Zahnkronen |

a Zahnbogen;
b unterer zweiter Incisivus von labial, ⌐32;
c unterer zweiter Incisivus von oral, ⌐32;
d unterer erster Molar von bukkal, ⌐36

**Mund und Mundhöhle**

# Zähne

**2.61** Sagittaler Schnitt durch den ersten Molaren des Unterkiefers mit Darstellung des Periodontiums (Parodontium), halbschematische Darstellung.

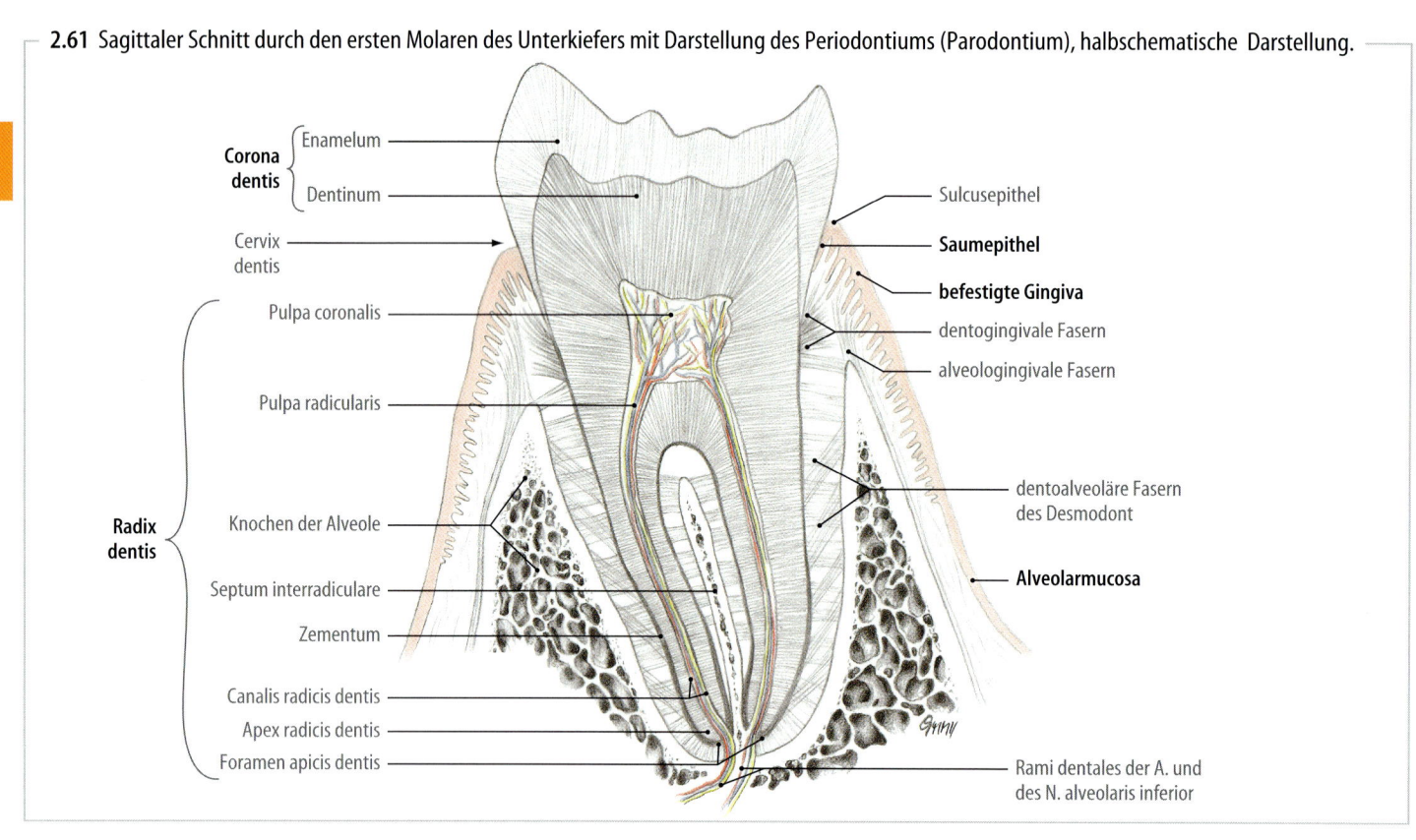

Corona dentis
- Enamelum
- Dentinum

Cervix dentis

Radix dentis
- Pulpa coronalis
- Pulpa radicularis
- Knochen der Alveole
- Septum interradiculare
- Zementum
- Canalis radicis dentis
- Apex radicis dentis
- Foramen apicis dentis

- Sulcusepithel
- **Saumepithel**
- **befestigte Gingiva**
- dentogingivale Fasern
- alveologingivale Fasern
- dentoalveoläre Fasern des Desmodont
- **Alveolarmucosa**
- Rami dentales der A. und des N. alveolaris inferior

**2.62** Gebiss der rechten Seite in Schlussbissstellung bei Neutralokklusion, Ansicht von labial-bukkal.

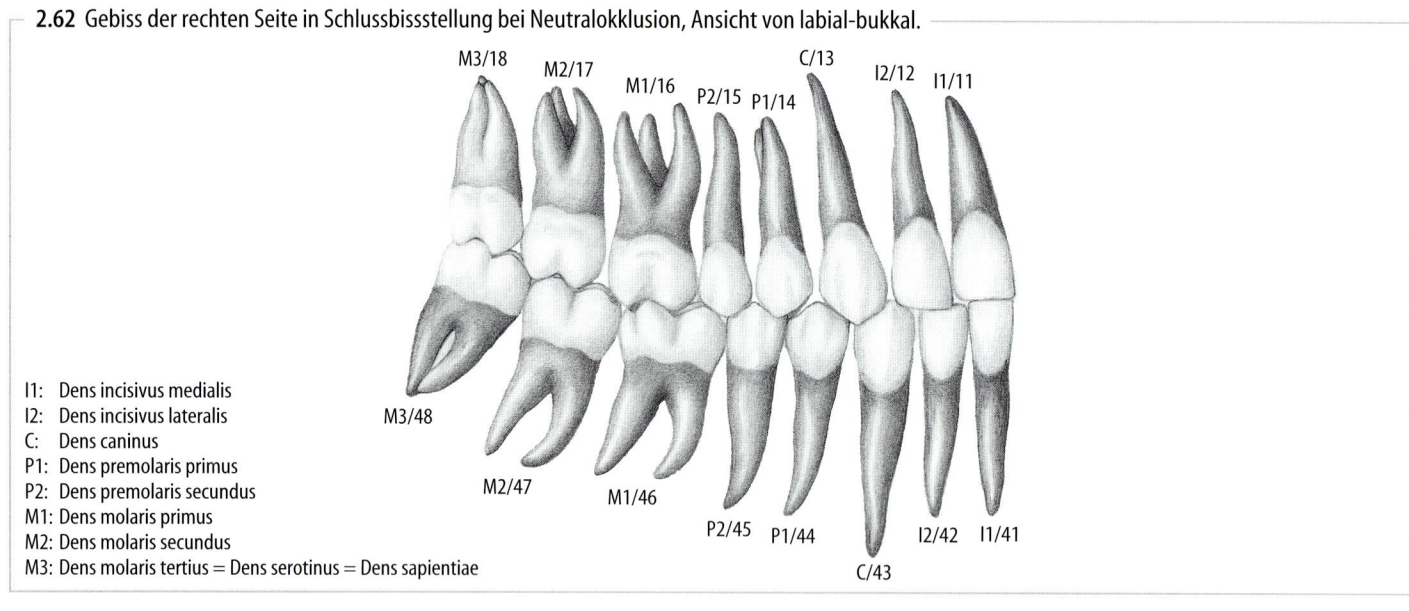

Oberkiefer: M3/18, M2/17, M1/16, P2/15, P1/14, C/13, I2/12, I1/11
Unterkiefer: M3/48, M2/47, M1/46, P2/45, P1/44, C/43, I2/42, I1/41

- I1: Dens incisivus medialis
- I2: Dens incisivus lateralis
- C: Dens caninus
- P1: Dens premolaris primus
- P2: Dens premolaris secundus
- M1: Dens molaris primus
- M2: Dens molaris secundus
- M3: Dens molaris tertius = Dens serotinus = Dens sapientiae

**2.63** Zahnformel des Dauergebisses, Ansicht von vorn. [18]

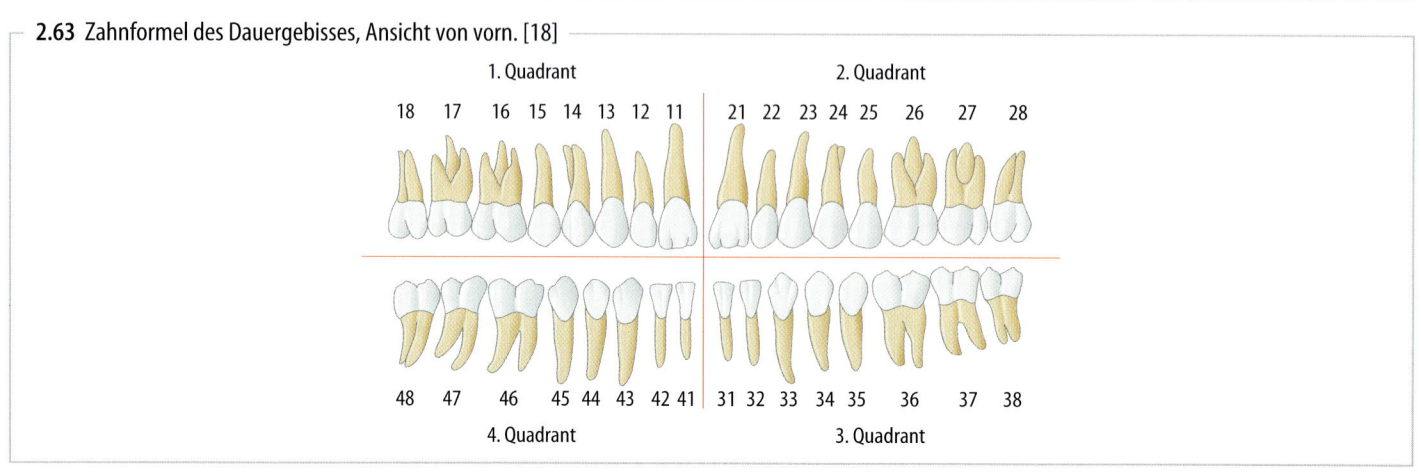

1. Quadrant: 18 17 16 15 14 13 12 11
2. Quadrant: 21 22 23 24 25 26 27 28
4. Quadrant: 48 47 46 45 44 43 42 41
3. Quadrant: 31 32 33 34 35 36 37 38

# Zähne

**2.64a,b** Zähne des Ober- und Unterkiefers der linken Seite.

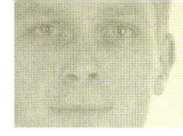

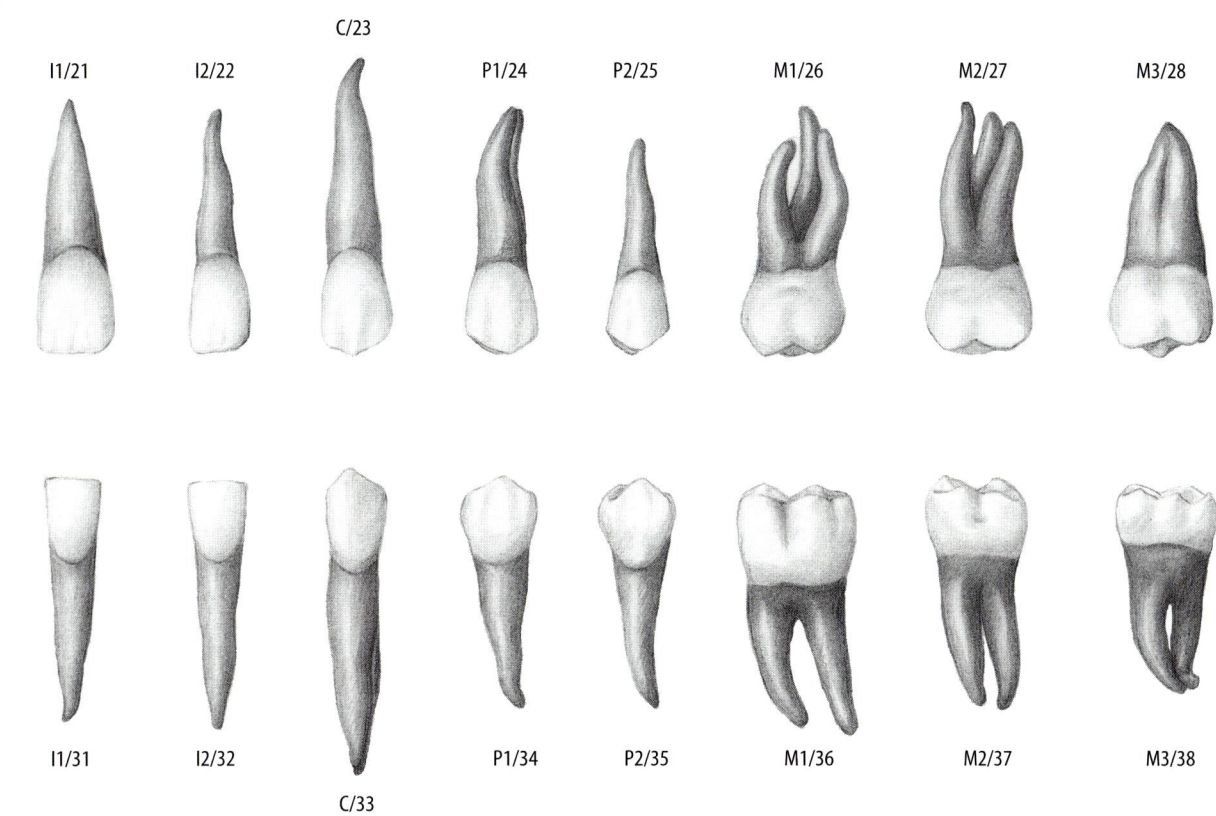

I1/21  I2/22  C/23  P1/24  P2/25  M1/26  M2/27  M3/28

I1/31  I2/32  C/33  P1/34  P2/35  M1/36  M2/37  M3/38

**a** Ansicht von labial im Frontzahnbereich, von bukkal im Seitenzahnbereich;

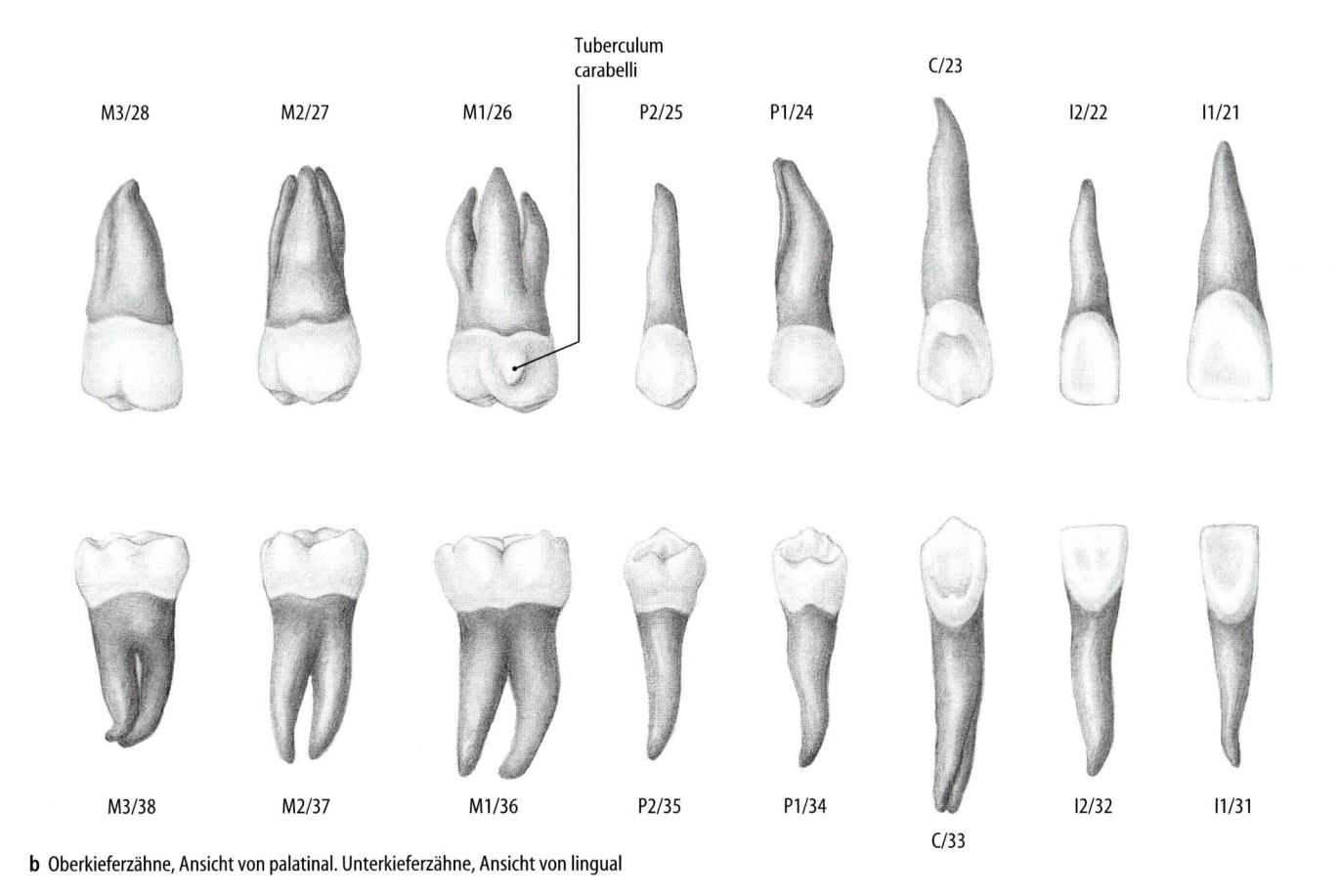

M3/28  M2/27  M1/26 — Tuberculum carabelli  P2/25  P1/24  C/23  I2/22  I1/21

M3/38  M2/37  M1/36  P2/35  P1/34  C/33  I2/32  I1/31

**b** Oberkieferzähne, Ansicht von palatinal. Unterkieferzähne, Ansicht von lingual

**Mund und Mundhöhle**

# Mundhöhle · Mundboden

**2.65** Mundhöhlenvorhof, Mundhöhle und Rachenenge, Ansicht von vorn. [18]

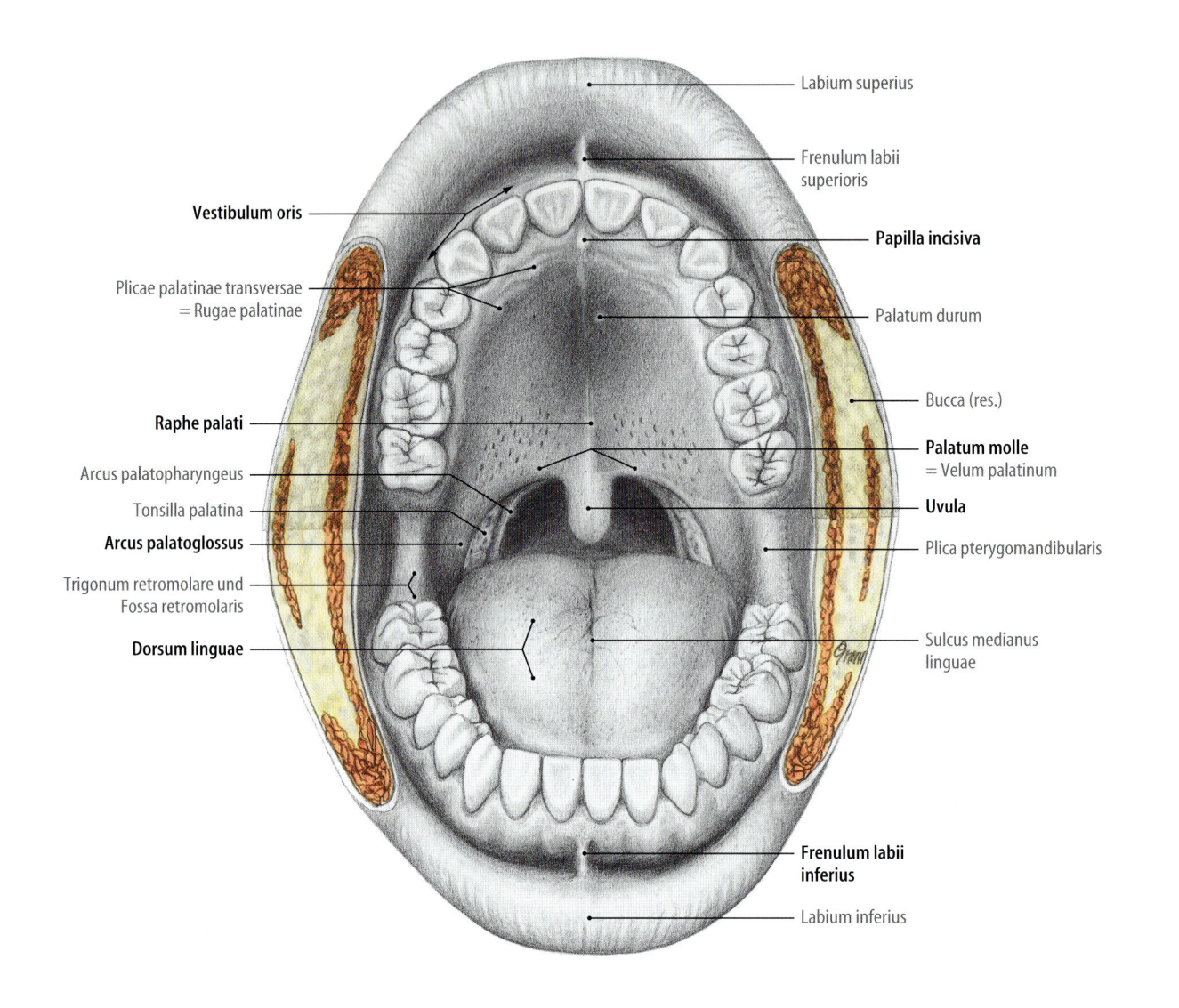

- Labium superius
- Frenulum labii superioris
- **Vestibulum oris**
- **Papilla incisiva**
- Plicae palatinae transversae = Rugae palatinae
- Palatum durum
- Bucca (res.)
- **Raphe palati**
- **Palatum molle** = Velum palatinum
- Arcus palatopharyngeus
- **Uvula**
- Tonsilla palatina
- **Arcus palatoglossus**
- Plica pterygomandibularis
- Trigonum retromolare und Fossa retromolaris
- **Dorsum linguae**
- Sulcus medianus linguae
- **Frenulum labii inferius**
- Labium inferius

Lippen und Wangen sind eingeschnitten.

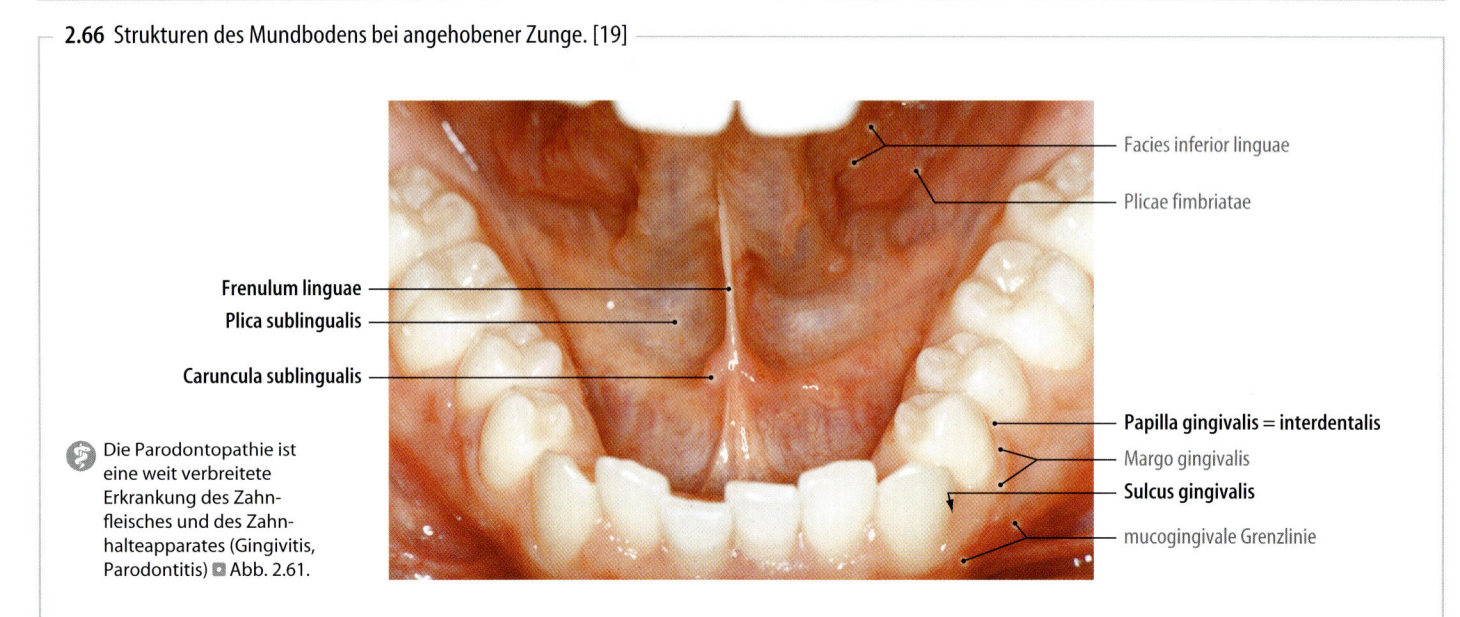

**2.66** Strukturen des Mundbodens bei angehobener Zunge. [19]

- Facies inferior linguae
- Plicae fimbriatae
- **Frenulum linguae**
- **Plica sublingualis**
- **Caruncula sublingualis**
- **Papilla gingivalis** = interdentalis
- Margo gingivalis
- **Sulcus gingivalis**
- mucogingivale Grenzlinie

> Die Parodontopathie ist eine weit verbreitete Erkrankung des Zahnfleisches und des Zahnhalteapparates (Gingivitis, Parodontitis) ◘ Abb. 2.61.

# Zungenmuskeln

**2.67 Äußere Zungenmuskeln der rechten Seite, Ansicht von lateral. [48]**

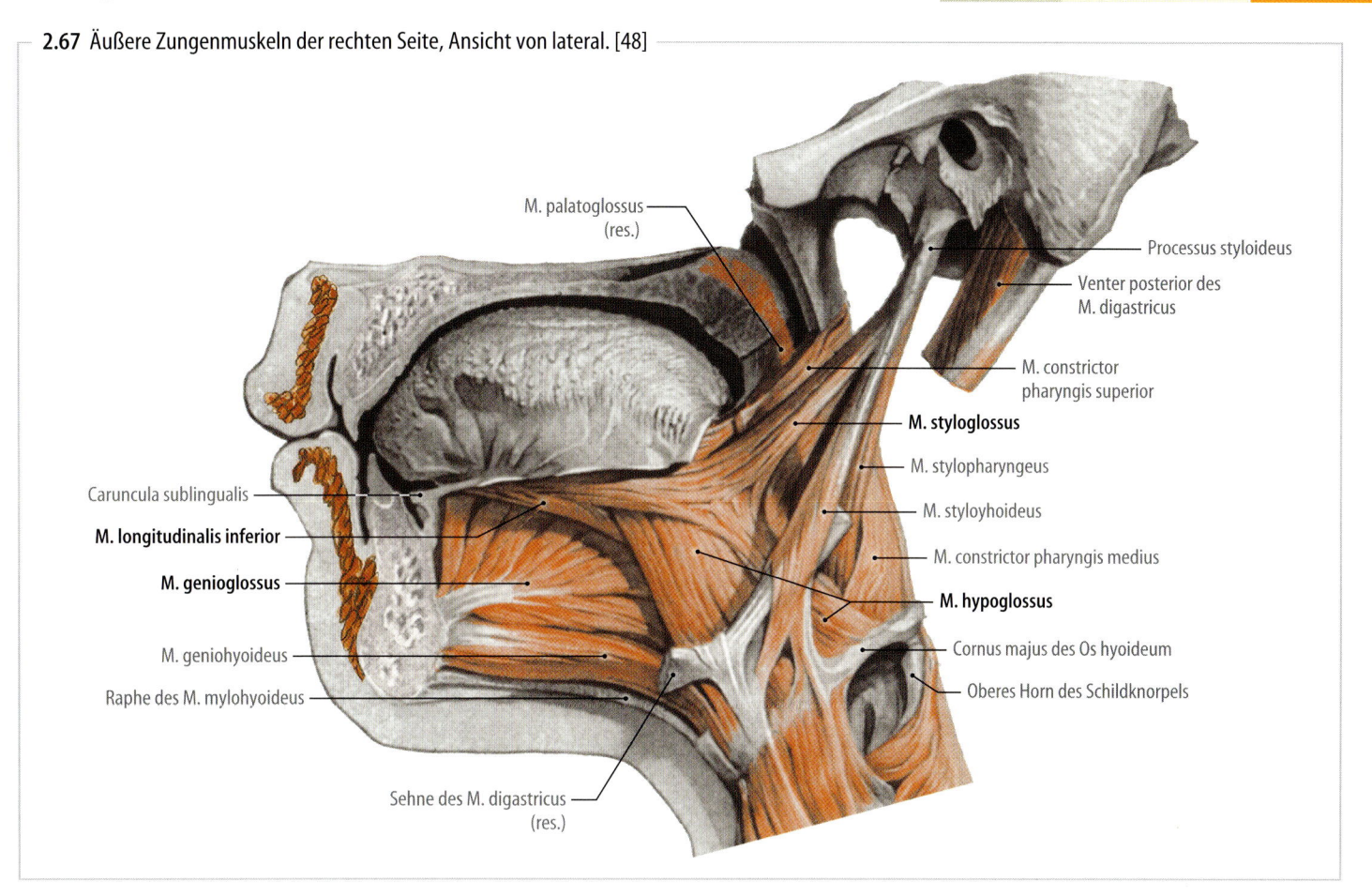

- M. palatoglossus (res.)
- Processus styloideus
- Venter posterior des M. digastricus
- M. constrictor pharyngis superior
- **M. styloglossus**
- M. stylopharyngeus
- M. stylohyoideus
- M. constrictor pharyngis medius
- **M. hypoglossus**
- Cornus majus des Os hyoideum
- Oberes Horn des Schildknorpels
- Caruncula sublingualis
- **M. longitudinalis inferior**
- **M. genioglossus**
- M. geniohyoideus
- Raphe des M. mylohyoideus
- Sehne des M. digastricus (res.)

**2.68 Mundvorhof, Mundhöhle und Nasen-Rachen-Raum. [6]**

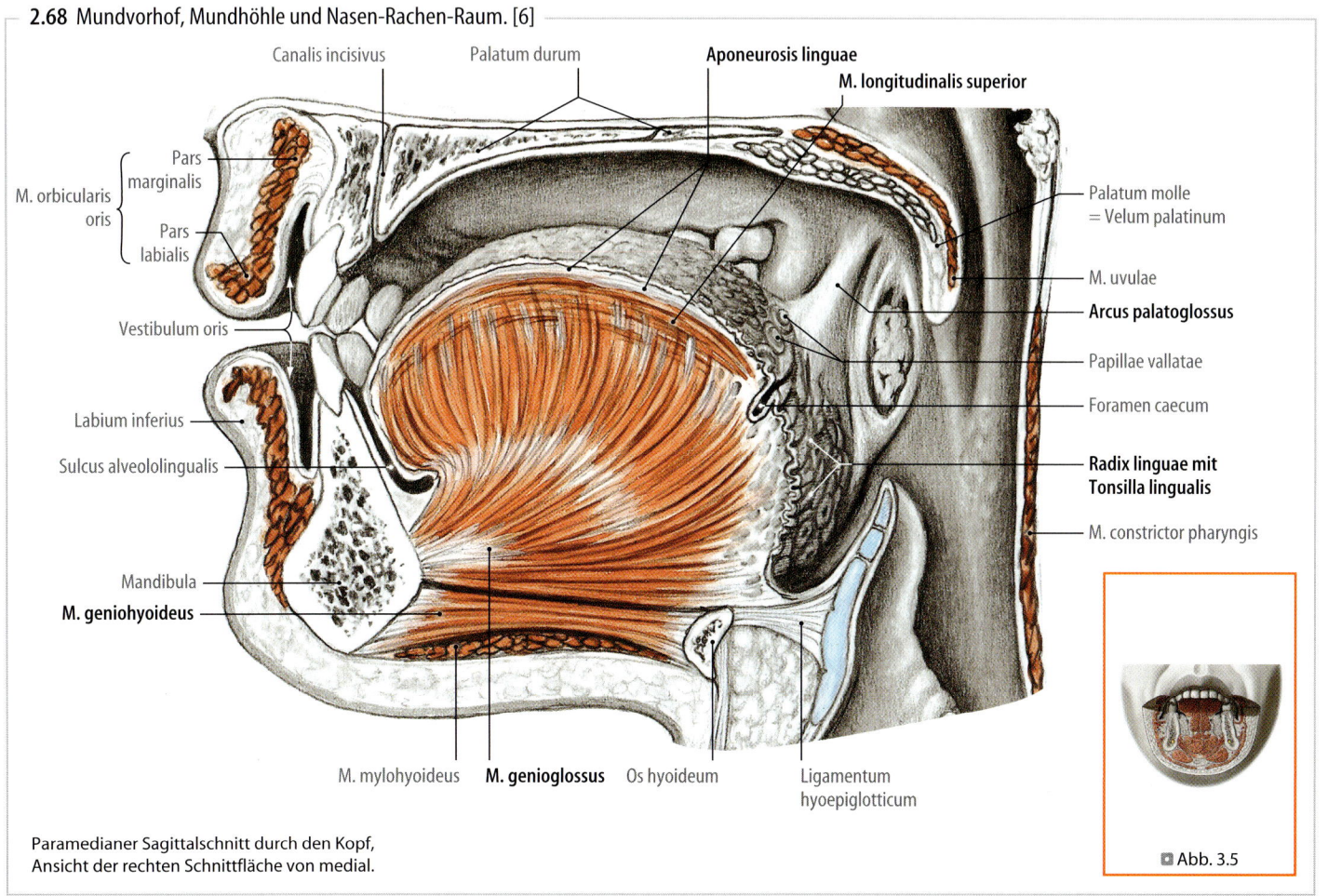

- Canalis incisivus
- Palatum durum
- **Aponeurosis linguae**
- **M. longitudinalis superior**
- M. orbicularis oris
  - Pars marginalis
  - Pars labialis
- Palatum molle = Velum palatinum
- M. uvulae
- **Arcus palatoglossus**
- Vestibulum oris
- Papillae vallatae
- Labium inferius
- Foramen caecum
- Sulcus alveololingualis
- **Radix linguae mit Tonsilla lingualis**
- M. constrictor pharyngis
- Mandibula
- **M. geniohyoideus**
- M. mylohyoideus
- **M. genioglossus**
- Os hyoideum
- Ligamentum hyoepiglotticum

Paramedianer Sagittalschnitt durch den Kopf, Ansicht der rechten Schnittfläche von medial.

Abb. 3.5

**Mund und Mundhöhle**

# Zunge · Gaumen

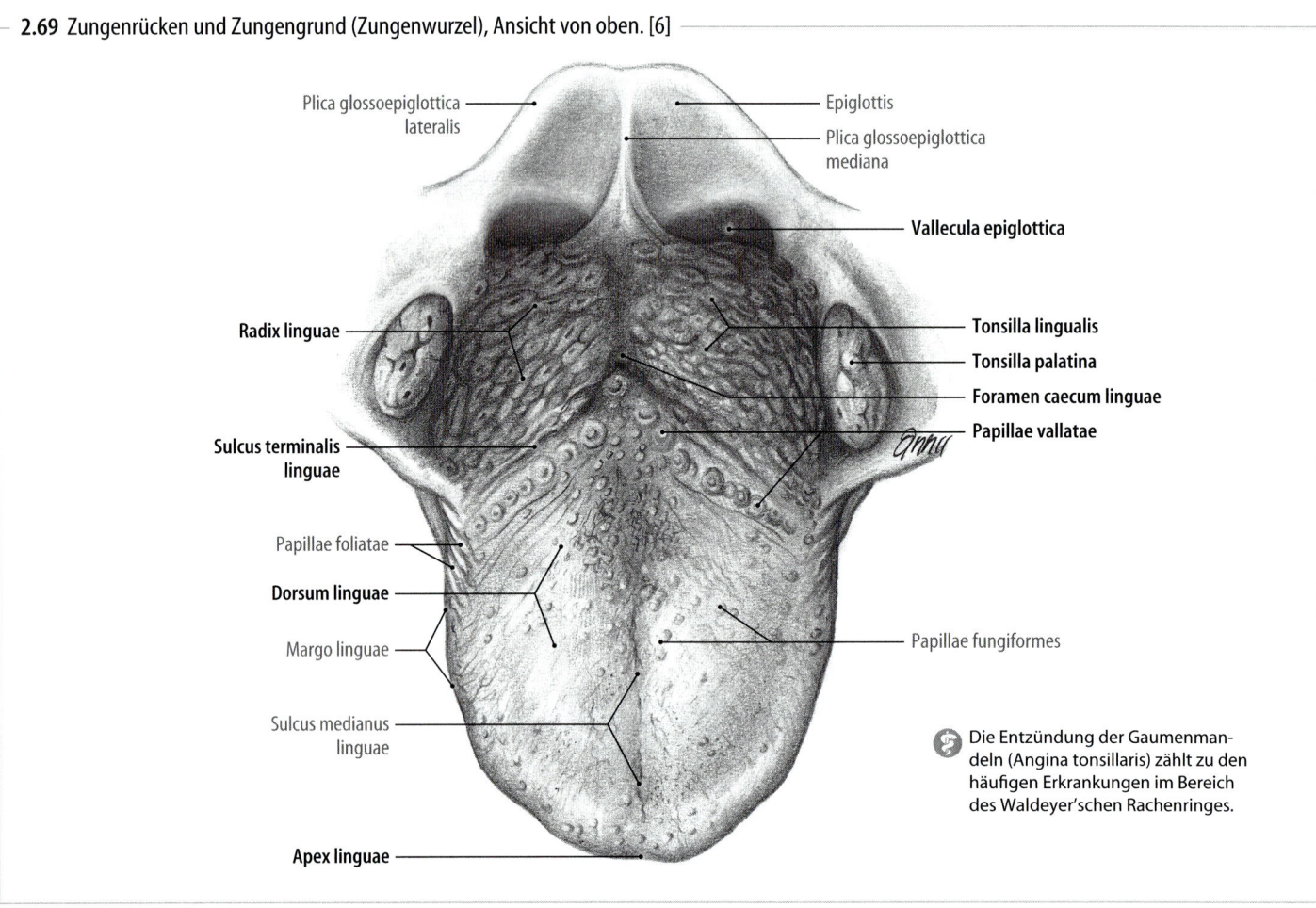

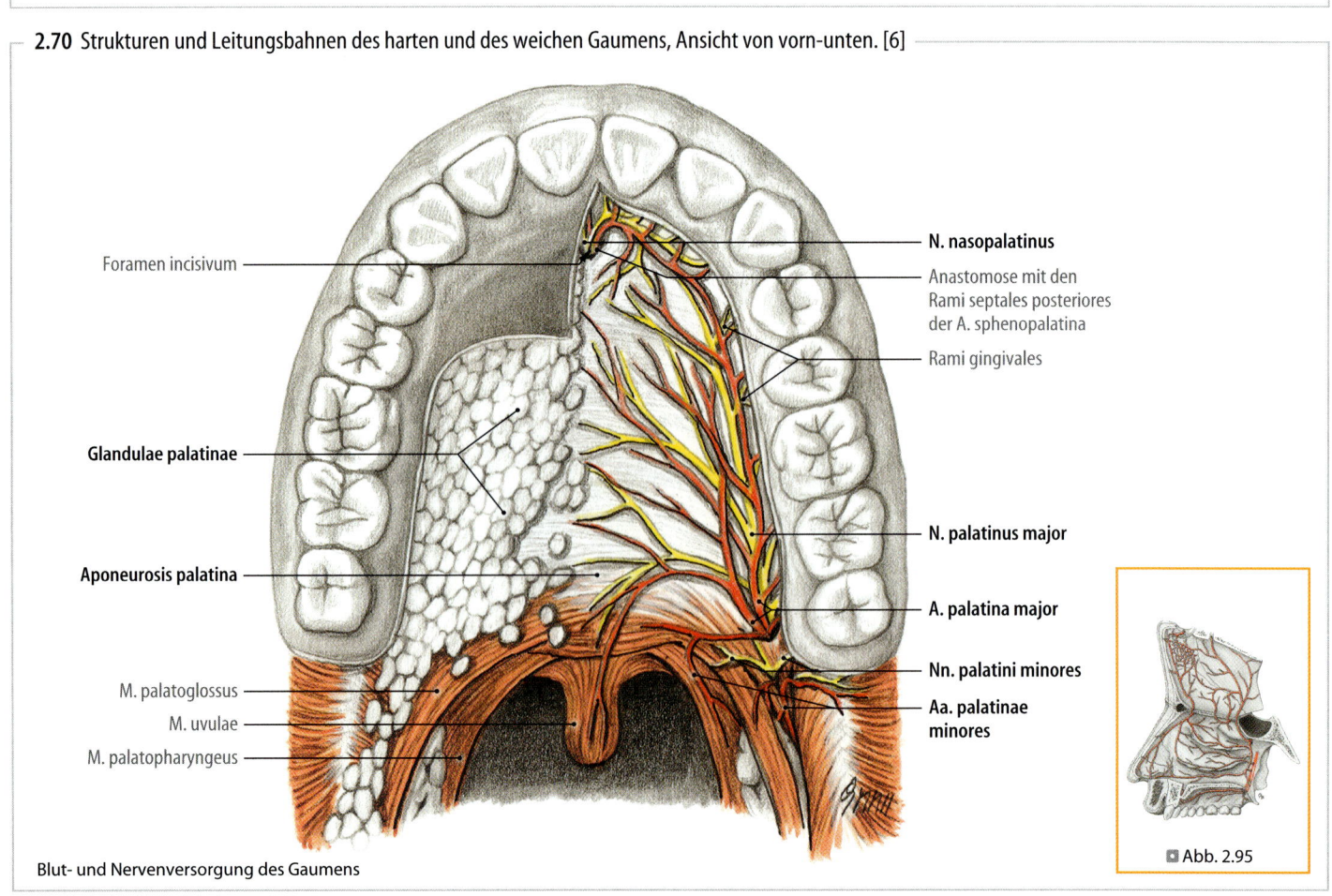

**2.69** Zungenrücken und Zungengrund (Zungenwurzel), Ansicht von oben. [6]

- Plica glossoepiglottica lateralis
- Epiglottis
- Plica glossoepiglottica mediana
- Vallecula epiglottica
- **Radix linguae**
- **Tonsilla lingualis**
- **Tonsilla palatina**
- Foramen caecum linguae
- Sulcus terminalis linguae
- **Papillae vallatae**
- Papillae foliatae
- **Dorsum linguae**
- Margo linguae
- **Papillae fungiformes**
- Sulcus medianus linguae
- Apex linguae

Die Entzündung der Gaumenmandeln (Angina tonsillaris) zählt zu den häufigen Erkrankungen im Bereich des Waldeyer'schen Rachenringes.

**2.70** Strukturen und Leitungsbahnen des harten und des weichen Gaumens, Ansicht von vorn-unten. [6]

- Foramen incisivum
- **N. nasopalatinus**
- Anastomose mit den Rami septales posteriores der A. sphenopalatina
- Rami gingivales
- **Glandulae palatinae**
- **N. palatinus major**
- **Aponeurosis palatina**
- A. palatina major
- Nn. palatini minores
- M. palatoglossus
- Aa. palatinae minores
- M. uvulae
- M. palatopharyngeus

Abb. 2.95

Blut- und Nervenversorgung des Gaumens

# Gefäße von Zunge und Mundboden

**2.71a,b** Arterielle (a) und venöse (b) Versorgung von Zunge, Mundboden und Tonsillenregion. [20]

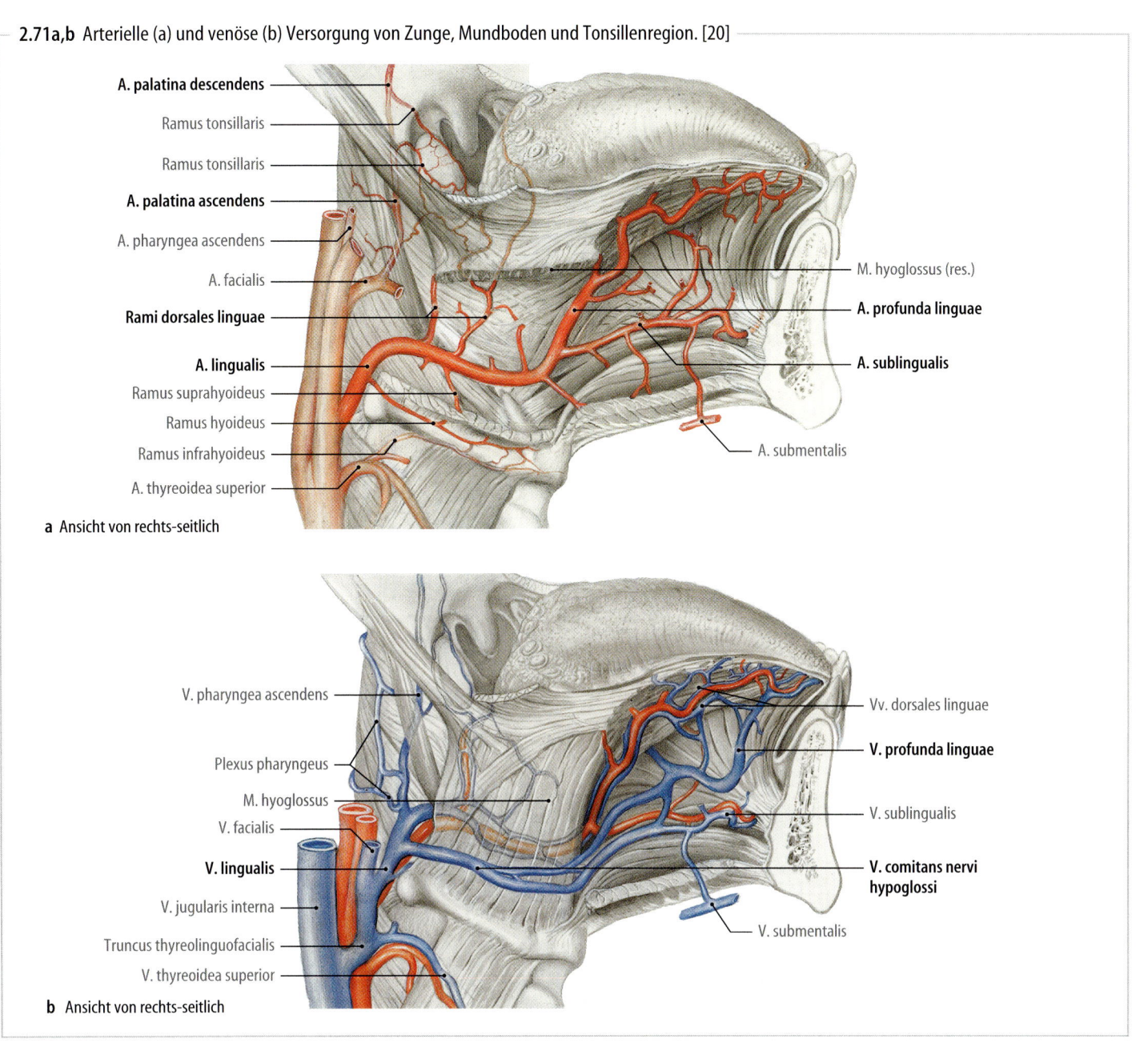

Beschriftung a:
- A. palatina descendens
- Ramus tonsillaris
- Ramus tonsillaris
- A. palatina ascendens
- A. pharyngea ascendens
- A. facialis
- Rami dorsales linguae
- A. lingualis
- Ramus suprahyoideus
- Ramus hyoideus
- Ramus infrahyoideus
- A. thyreoidea superior
- M. hyoglossus (res.)
- A. profunda linguae
- A. sublingualis
- A. submentalis

a Ansicht von rechts-seitlich

Beschriftung b:
- V. pharyngea ascendens
- Plexus pharyngeus
- M. hyoglossus
- V. facialis
- V. lingualis
- V. jugularis interna
- Truncus thyreolinguofacialis
- V. thyreoidea superior
- Vv. dorsales linguae
- V. profunda linguae
- V. sublingualis
- V. comitans nervi hypoglossi
- V. submentalis

b Ansicht von rechts-seitlich

**2.72** Lymphbahnen und regionäre Lymphknoten von Zunge, Lippen und Zähnen. [20]

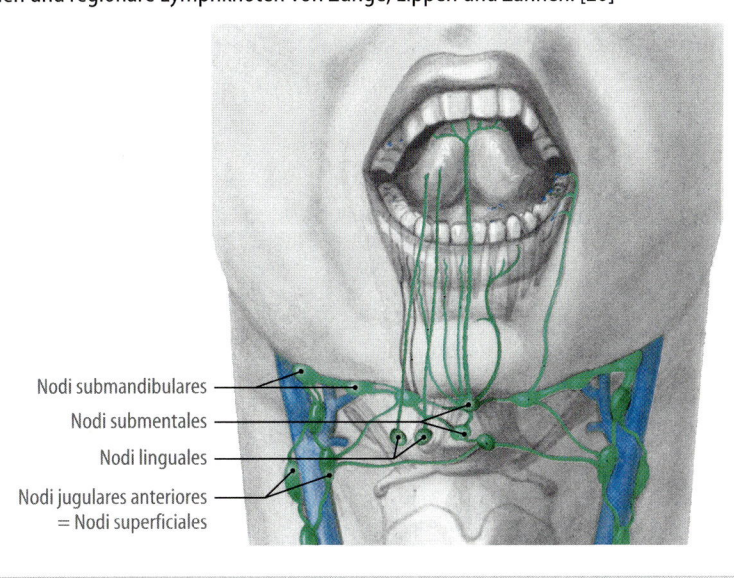

- Nodi submandibulares
- Nodi submentales
- Nodi linguales
- Nodi jugulares anteriores = Nodi superficiales

Lippenkarzinome sowie Karzinome im vorderen und mittleren Bereich der Zunge können in die submentalen und submandibulären Lymphknoten metastasieren.

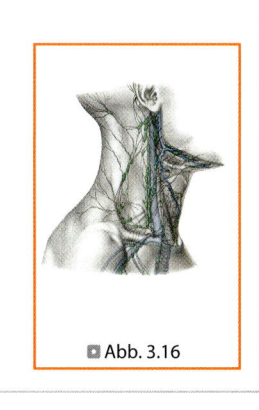

Abb. 3.16

**Mund und Mundhöhle**

# Nerven von Mundhöhle, Rachen und Zähnen

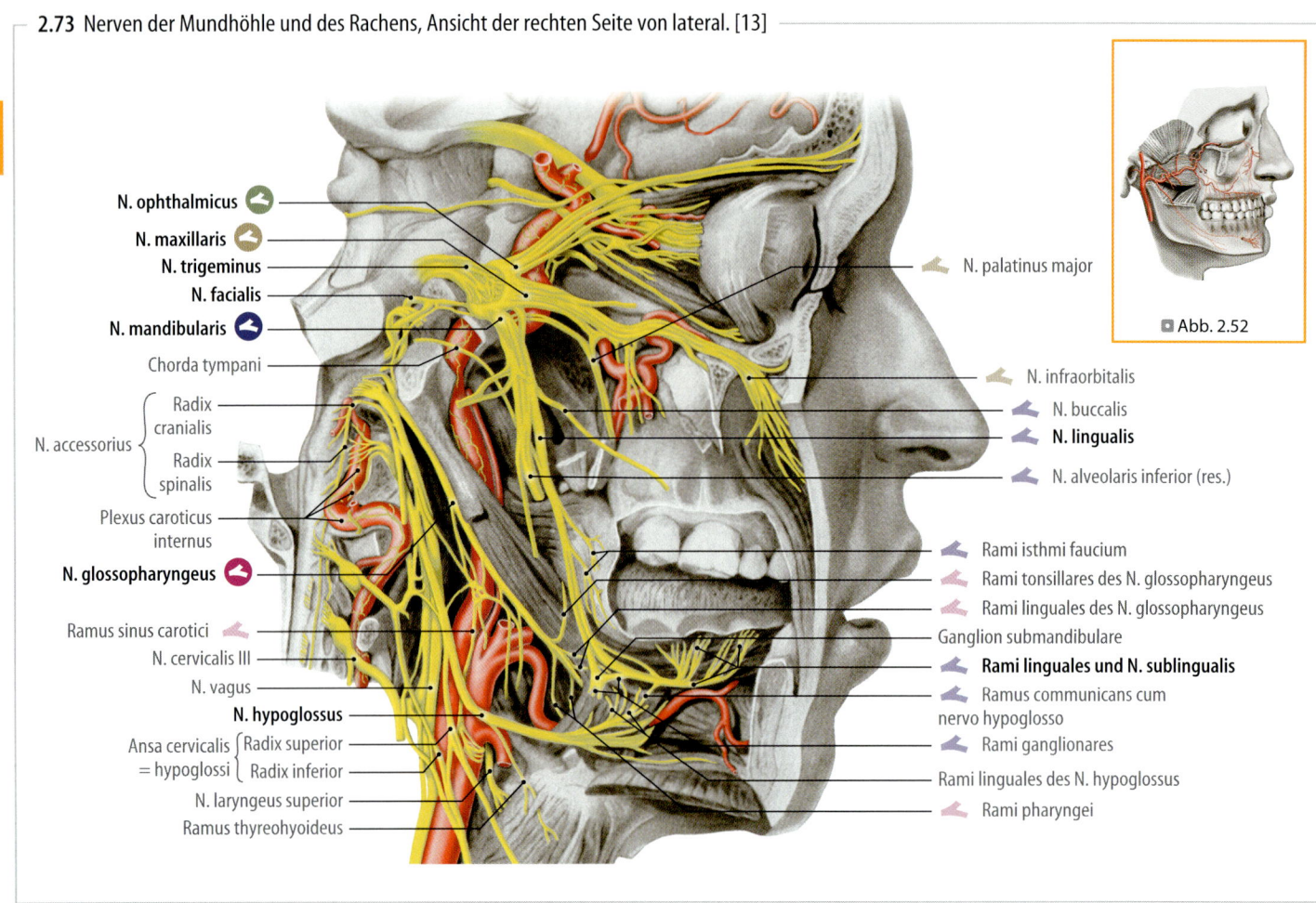

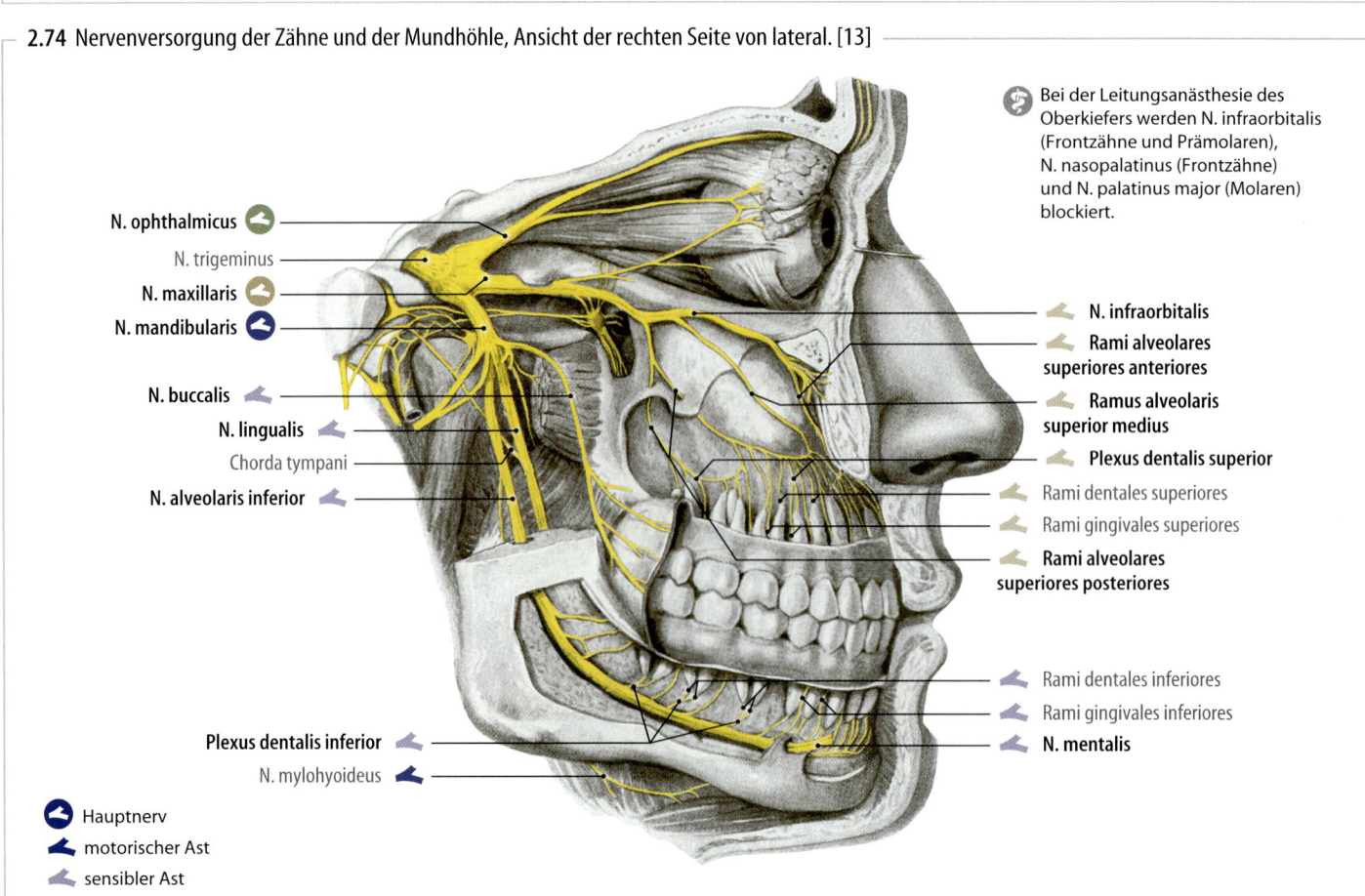

**2.73** Nerven der Mundhöhle und des Rachens, Ansicht der rechten Seite von lateral. [13]

N. ophthalmicus
N. maxillaris
N. trigeminus
N. facialis
N. mandibularis
Chorda tympani
N. accessorius { Radix cranialis, Radix spinalis }
Plexus caroticus internus
N. glossopharyngeus
Ramus sinus carotici
N. cervicalis III
N. vagus
N. hypoglossus
Ansa cervicalis = hypoglossi { Radix superior, Radix inferior }
N. laryngeus superior
Ramus thyreohyoideus

N. palatinus major
Abb. 2.52
N. infraorbitalis
N. buccalis
N. lingualis
N. alveolaris inferior (res.)
Rami isthmi faucium
Rami tonsillares des N. glossopharyngeus
Rami linguales des N. glossopharyngeus
Ganglion submandibulare
Rami linguales und N. sublingualis
Ramus communicans cum nervo hypoglosso
Rami ganglionares
Rami linguales des N. hypoglossus
Rami pharyngei

**2.74** Nervenversorgung der Zähne und der Mundhöhle, Ansicht der rechten Seite von lateral. [13]

Bei der Leitungsanästhesie des Oberkiefers werden N. infraorbitalis (Frontzähne und Prämolaren), N. nasopalatinus (Frontzähne) und N. palatinus major (Molaren) blockiert.

N. ophthalmicus
N. trigeminus
N. maxillaris
N. mandibularis
N. buccalis
N. lingualis
Chorda tympani
N. alveolaris inferior

N. infraorbitalis
Rami alveolares superiores anteriores
Ramus alveolaris superior medius
Plexus dentalis superior
Rami dentales superiores
Rami gingivales superiores
Rami alveolares superiores posteriores
Rami dentales inferiores
Rami gingivales inferiores
N. mentalis

Plexus dentalis inferior
N. mylohyoideus

- Hauptnerv
- motorischer Ast
- sensibler Ast

# Innervation Zunge, Zahnfleisch, Mundhöhle

**2.75** Somatosensibilität der Zungenoberfläche (linke Seite) und Geschmacksinnervation (rechte Seite). [21, 70]

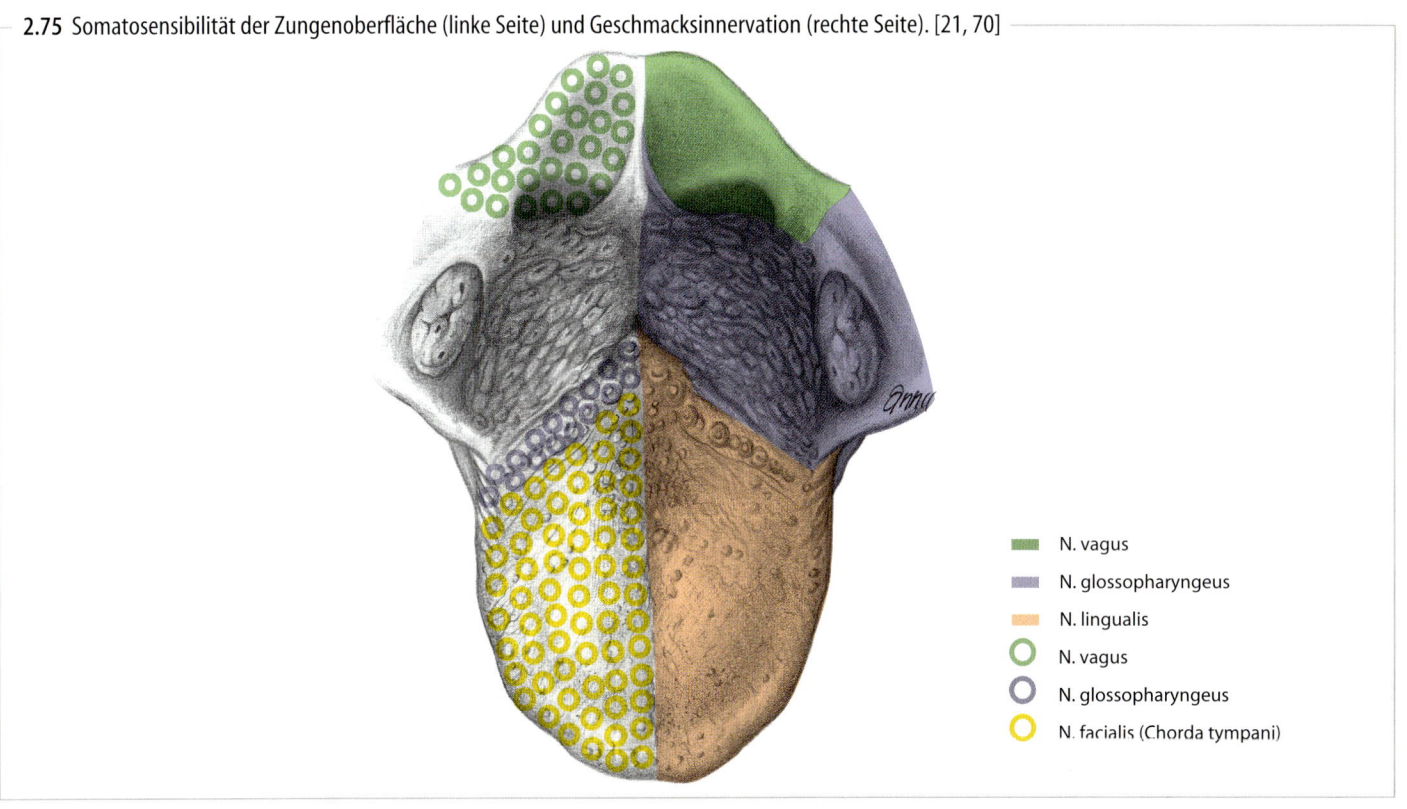

- ■ N. vagus
- ■ N. glossopharyngeus
- ■ N. lingualis
- ○ N. vagus
- ○ N. glossopharyngeus
- ○ N. facialis (Chorda tympani)

**2.76** Nervenversorgung der Mundhöhle. [13, 70]

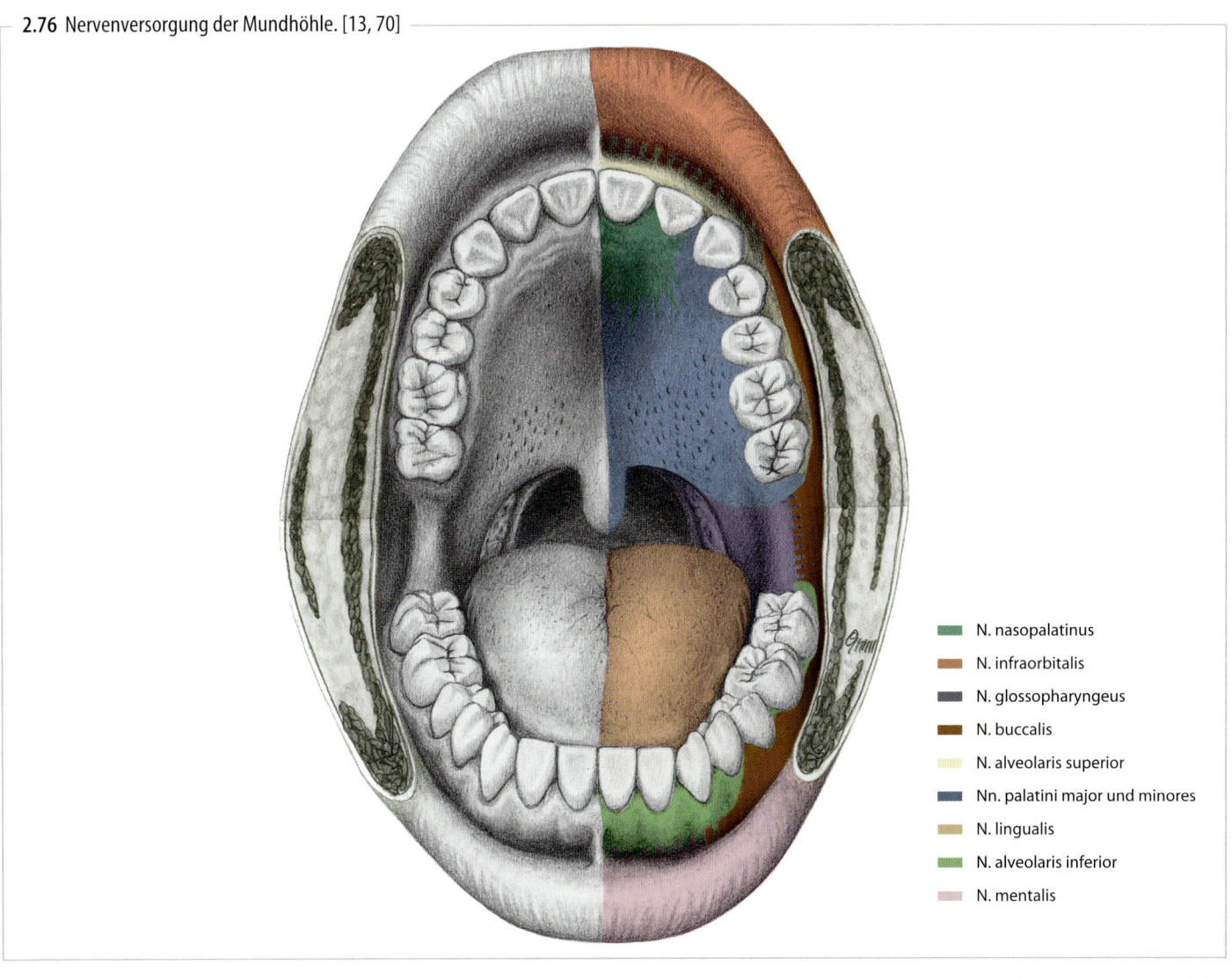

- ■ N. nasopalatinus
- ■ N. infraorbitalis
- ■ N. glossopharyngeus
- ■ N. buccalis
- ■ N. alveolaris superior
- ■ Nn. palatini major und minores
- ■ N. lingualis
- ■ N. alveolaris inferior
- ■ N. mentalis

**Mund und Mundhöhle**

# Speicheldrüsen · Innervation

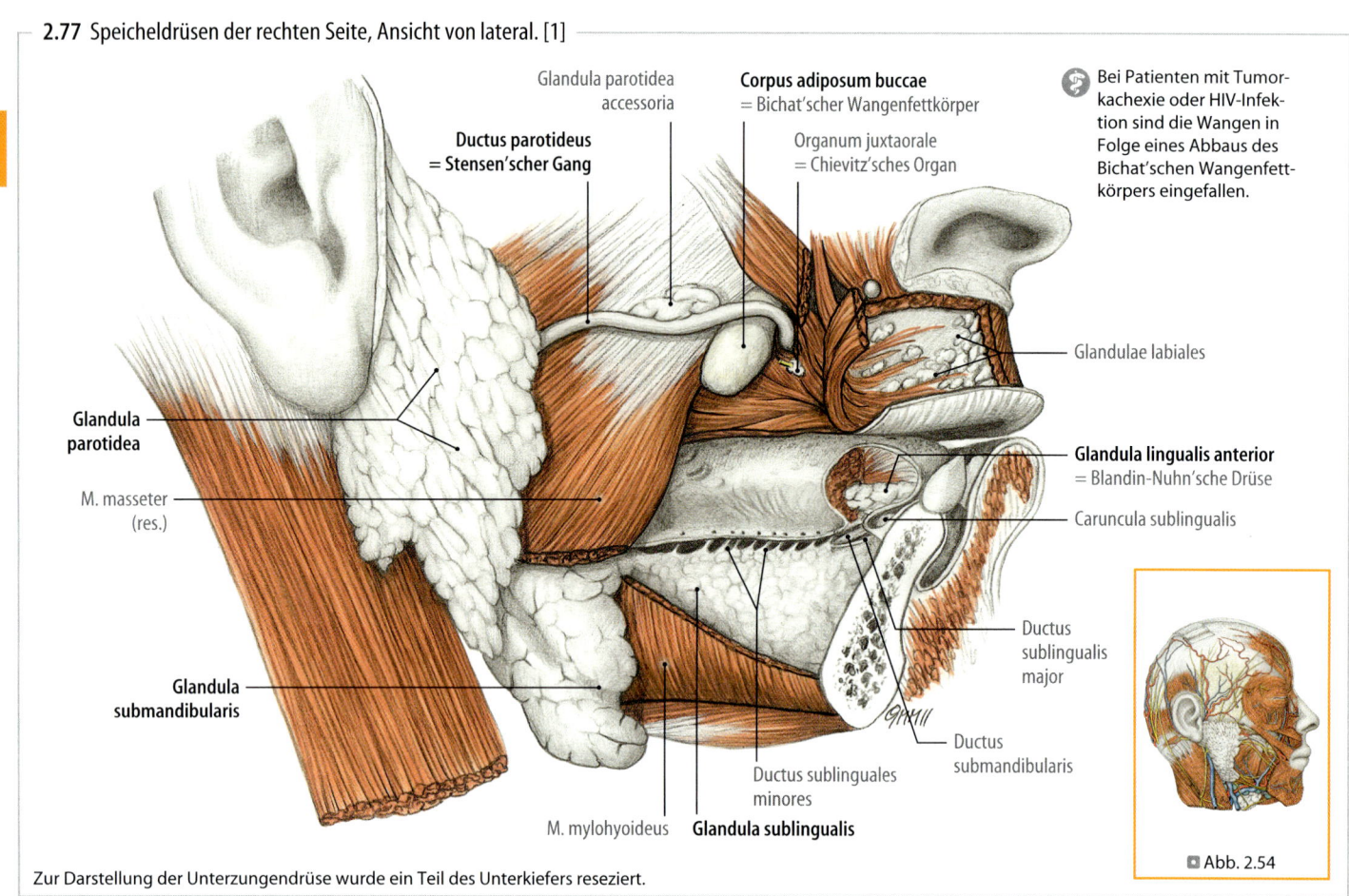

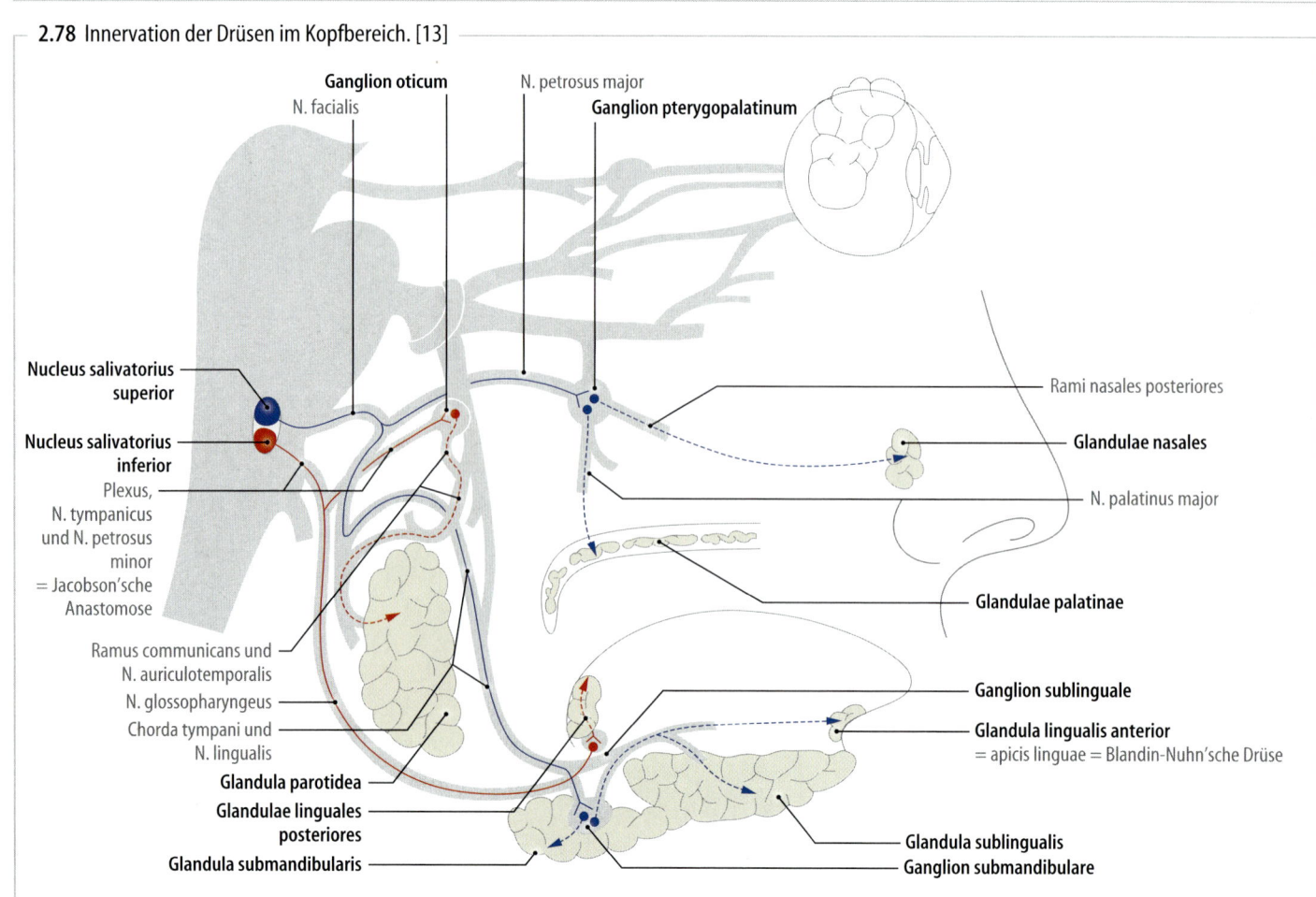

**2.77** Speicheldrüsen der rechten Seite, Ansicht von lateral. [1]

Glandula parotidea accessoria
**Ductus parotideus** = Stensen'scher Gang
**Corpus adiposum buccae** = Bichat'scher Wangenfettkörper
Organum juxtaorale = Chievitz'sches Organ
Glandulae labiales
**Glandula parotidea**
M. masseter (res.)
**Glandula lingualis anterior** = Blandin-Nuhn'sche Drüse
Caruncula sublingualis
Ductus sublingualis major
**Glandula submandibularis**
Ductus submandibularis
Ductus sublinguales minores
M. mylohyoideus
**Glandula sublingualis**

Bei Patienten mit Tumorkachexie oder HIV-Infektion sind die Wangen in Folge eines Abbaus des Bichat'schen Wangenfettkörpers eingefallen.

▪ Abb. 2.54

Zur Darstellung der Unterzungendrüse wurde ein Teil des Unterkiefers reseziert.

**2.78** Innervation der Drüsen im Kopfbereich. [13]

**Ganglion oticum**
N. facialis
N. petrosus major
**Ganglion pterygopalatinum**
**Nucleus salivatorius superior**
**Nucleus salivatorius inferior**
Plexus, N. tympanicus und N. petrosus minor = Jacobson'sche Anastomose
Ramus communicans und N. auriculotemporalis
N. glossopharyngeus
Chorda tympani und N. lingualis
**Glandula parotidea**
**Glandulae linguales posteriores**
**Glandula submandibularis**
Rami nasales posteriores
**Glandulae nasales**
N. palatinus major
**Glandulae palatinae**
**Ganglion sublinguale**
**Glandula lingualis anterior** = apicis linguae = Blandin-Nuhn'sche Drüse
**Glandula sublingualis**
**Ganglion submandibulare**

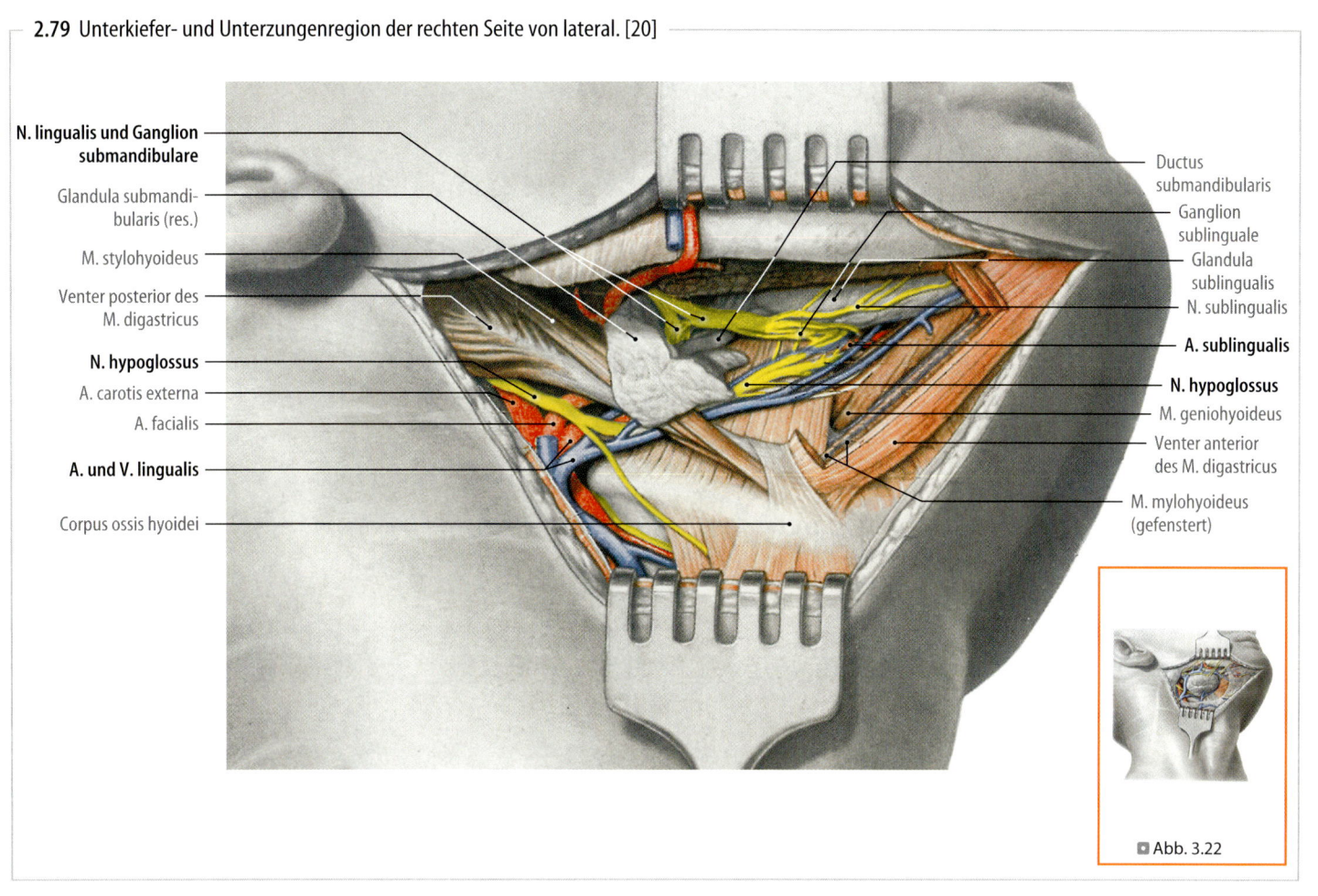

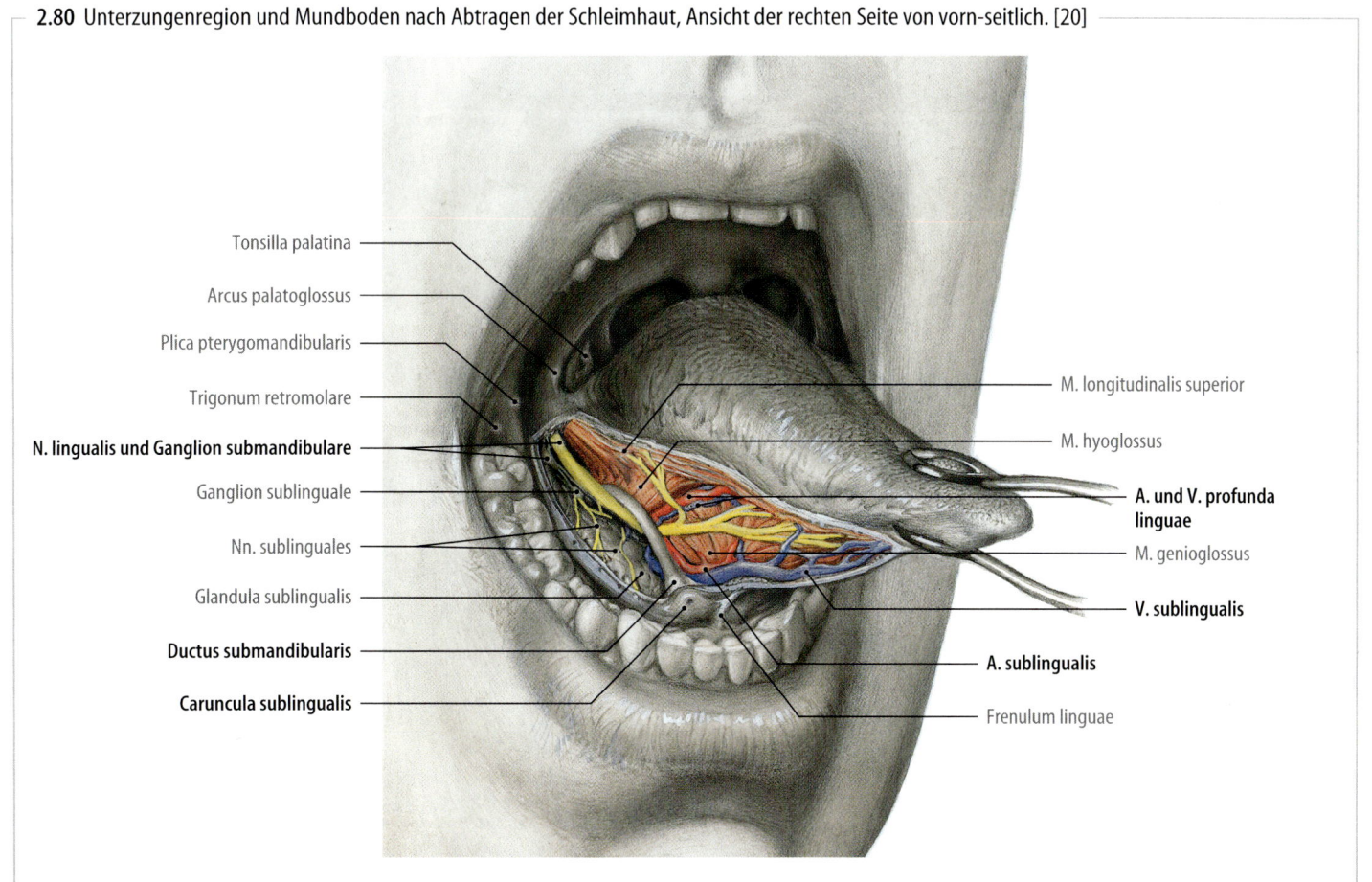

# Unterkiefer-, Unterzungenregion · Mundboden

**2.79** Unterkiefer- und Unterzungenregion der rechten Seite von lateral. [20]

- **N. lingualis und Ganglion submandibulare**
- Glandula submandibularis (res.)
- M. stylohyoideus
- Venter posterior des M. digastricus
- **N. hypoglossus**
- A. carotis externa
- A. facialis
- **A. und V. lingualis**
- Corpus ossis hyoidei

- Ductus submandibularis
- Ganglion sublinguale
- Glandula sublingualis
- N. sublingualis
- **A. sublingualis**
- **N. hypoglossus**
- M. geniohyoideus
- Venter anterior des M. digastricus
- M. mylohyoideus (gefenstert)

Abb. 3.22

**2.80** Unterzungenregion und Mundboden nach Abtragen der Schleimhaut, Ansicht der rechten Seite von vorn-seitlich. [20]

- Tonsilla palatina
- Arcus palatoglossus
- Plica pterygomandibularis
- Trigonum retromolare
- **N. lingualis und Ganglion submandibulare**
- Ganglion sublinguale
- Nn. sublinguales
- Glandula sublingualis
- **Ductus submandibularis**
- **Caruncula sublingualis**

- M. longitudinalis superior
- M. hyoglossus
- **A. und V. profunda linguae**
- M. genioglossus
- **V. sublingualis**
- **A. sublingualis**
- Frenulum linguae

**Mund und Mundhöhle**

# Unterzungenregion, Mundboden

**2.81a,b** Unterzungenregion und Mundboden der rechten Seite, Einsicht in die Mundhöhle von lateral nach Resektion von Wange und Unterkiefer. [20]

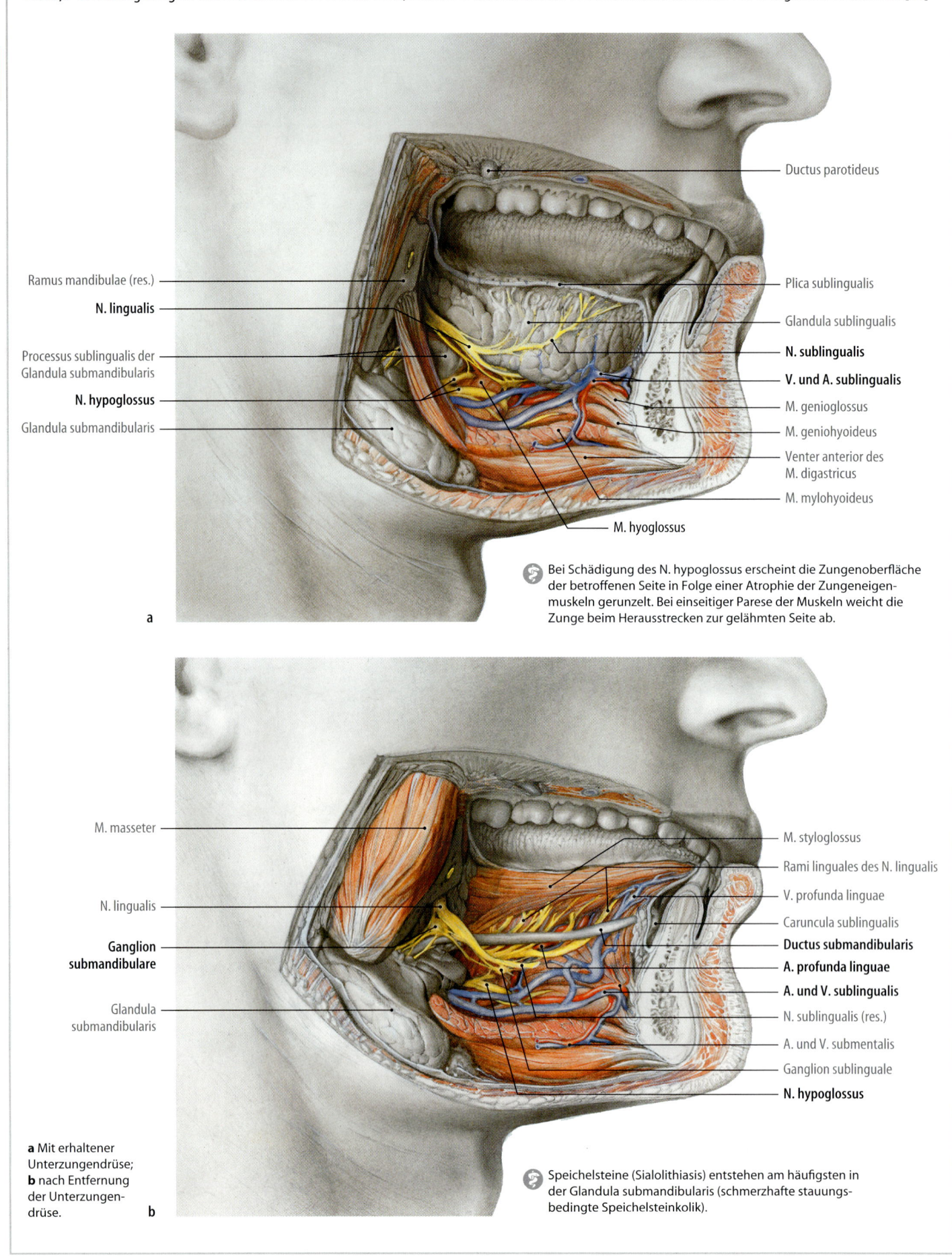

Labels (a):
- Ductus parotideus
- Ramus mandibulae (res.)
- N. lingualis
- Processus sublingualis der Glandula submandibularis
- N. hypoglossus
- Glandula submandibularis
- Plica sublingualis
- Glandula sublingualis
- N. sublingualis
- V. und A. sublingualis
- M. genioglossus
- M. geniohyoideus
- Venter anterior des M. digastricus
- M. mylohyoideus
- M. hyoglossus

> Bei Schädigung des N. hypoglossus erscheint die Zungenoberfläche der betroffenen Seite in Folge einer Atrophie der Zungeneigenmuskeln gerunzelt. Bei einseitiger Parese der Muskeln weicht die Zunge beim Herausstrecken zur gelähmten Seite ab.

**a**

Labels (b):
- M. masseter
- N. lingualis
- Ganglion submandibulare
- Glandula submandibularis
- M. styloglossus
- Rami linguales des N. lingualis
- V. profunda linguae
- Caruncula sublingualis
- Ductus submandibularis
- A. profunda linguae
- A. und V. sublingualis
- N. sublingualis (res.)
- A. und V. submentalis
- Ganglion sublinguale
- N. hypoglossus

**a** Mit erhaltener Unterzungendrüse;
**b** nach Entfernung der Unterzungendrüse.

> Speichelsteine (Sialolithiasis) entstehen am häufigsten in der Glandula submandibularis (schmerzhafte stauungsbedingte Speichelsteinkolik).

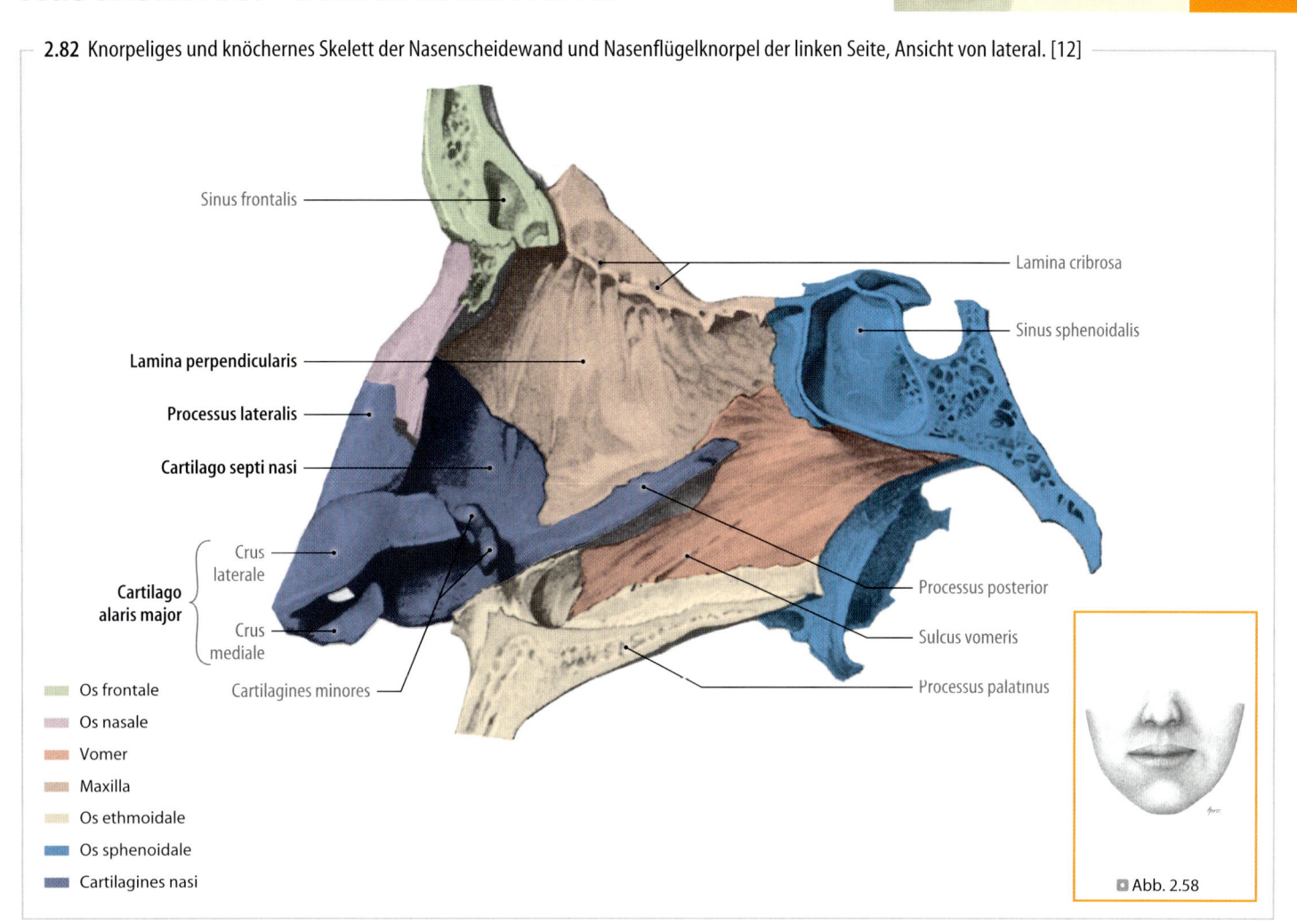

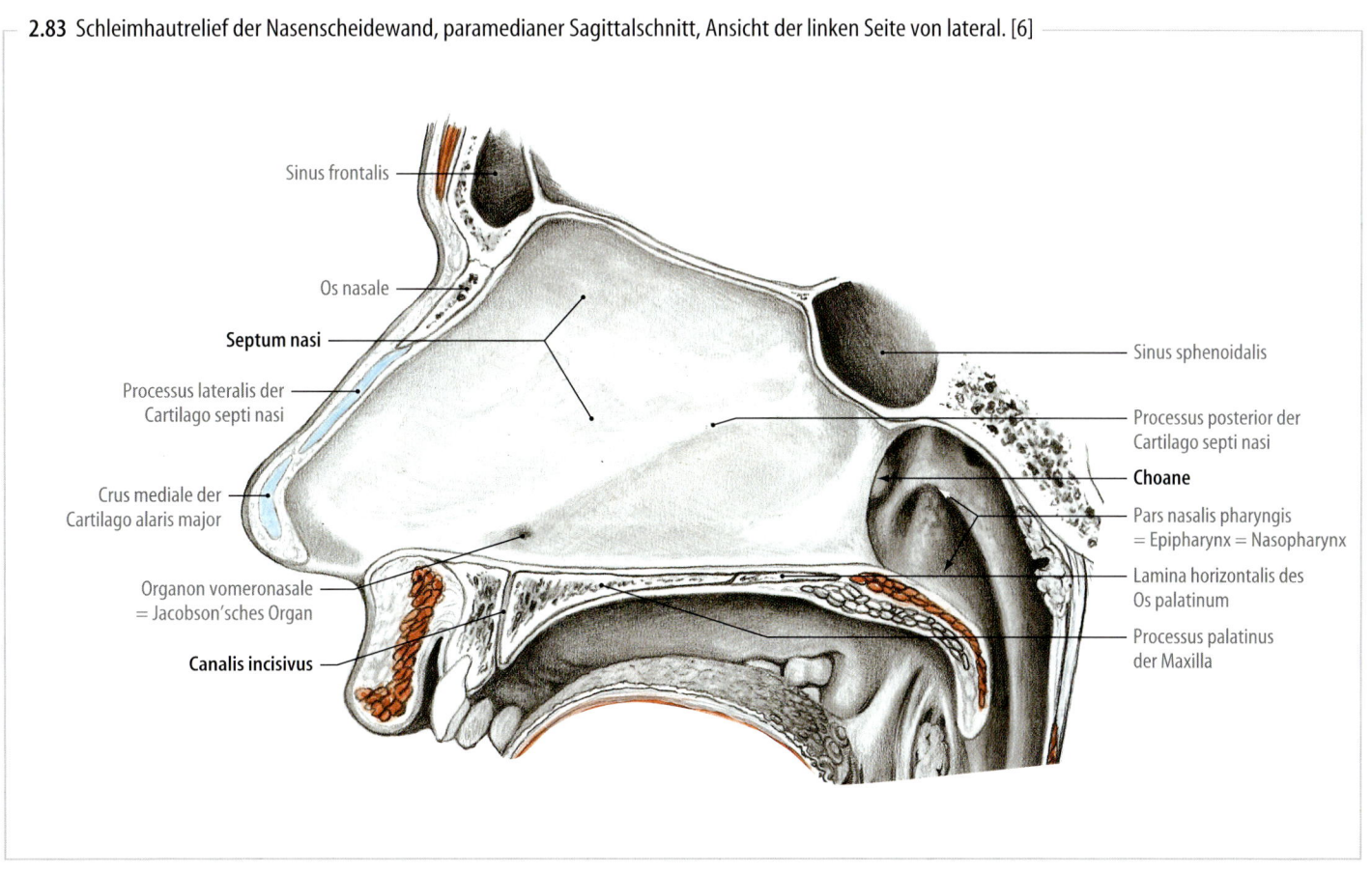

## Nasenskelett · Schleimhautrelief

**2.82** Knorpeliges und knöchernes Skelett der Nasenscheidewand und Nasenflügelknorpel der linken Seite, Ansicht von lateral. [12]

- Sinus frontalis
- Lamina cribrosa
- Sinus sphenoidalis
- **Lamina perpendicularis**
- **Processus lateralis**
- **Cartilago septi nasi**
- **Cartilago alaris major**
  - Crus laterale
  - Crus mediale
- Cartilagines minores
- Processus posterior
- Sulcus vomeris
- Processus palatinus

- Os frontale
- Os nasale
- Vomer
- Maxilla
- Os ethmoidale
- Os sphenoidale
- Cartilagines nasi

Abb. 2.58

**2.83** Schleimhautrelief der Nasenscheidewand, paramedianer Sagittalschnitt, Ansicht der linken Seite von lateral. [6]

- Sinus frontalis
- Os nasale
- **Septum nasi**
- Processus lateralis der Cartilago septi nasi
- Crus mediale der Cartilago alaris major
- Organon vomeronasale = Jacobson'sches Organ
- **Canalis incisivus**
- Sinus sphenoidalis
- Processus posterior der Cartilago septi nasi
- **Choane**
- Pars nasalis pharyngis = Epipharynx = Nasopharynx
- Lamina horizontalis des Os palatinum
- Processus palatinus der Maxilla

**Nase**

# Nasenskelett · Schleimhautrelief

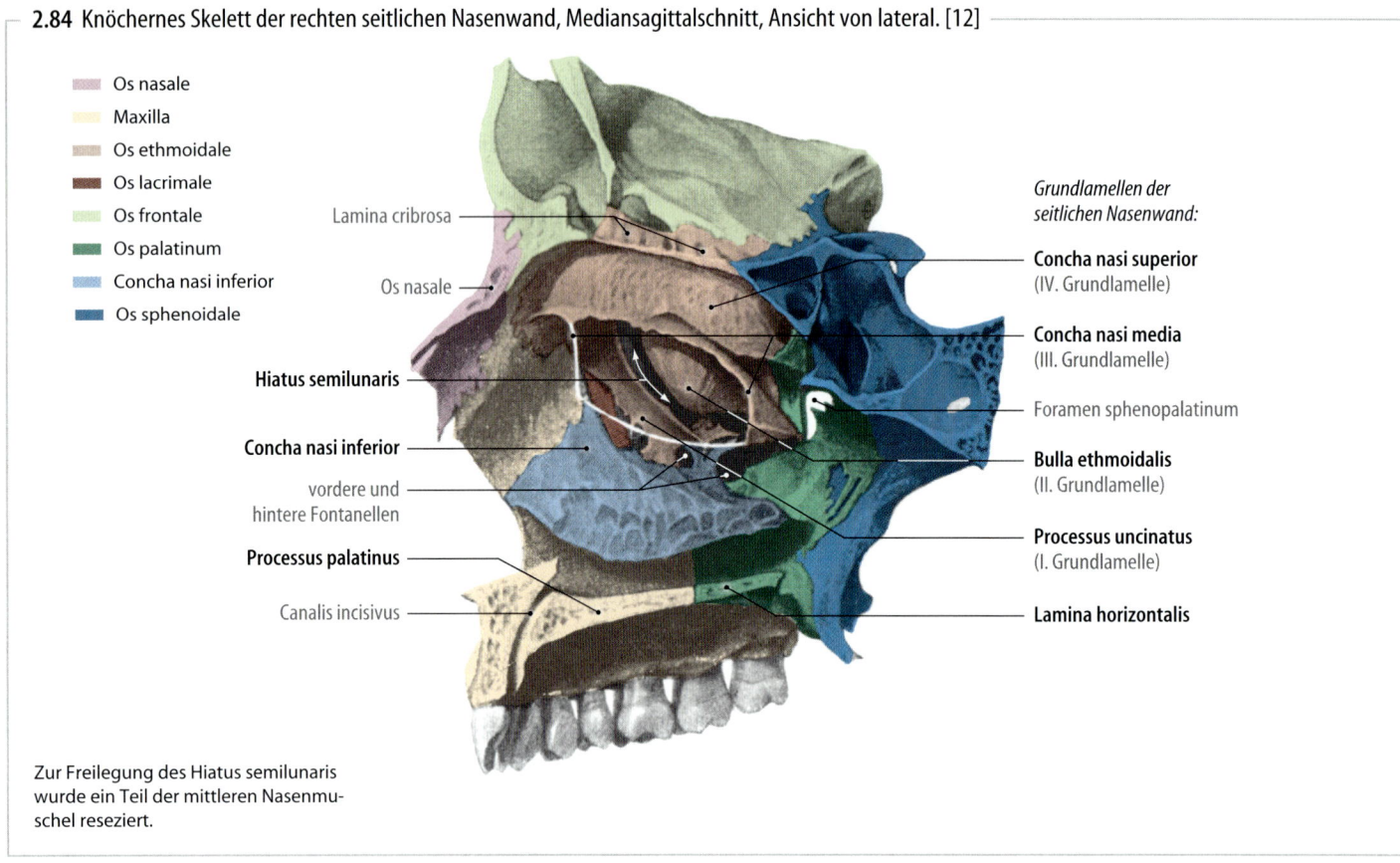

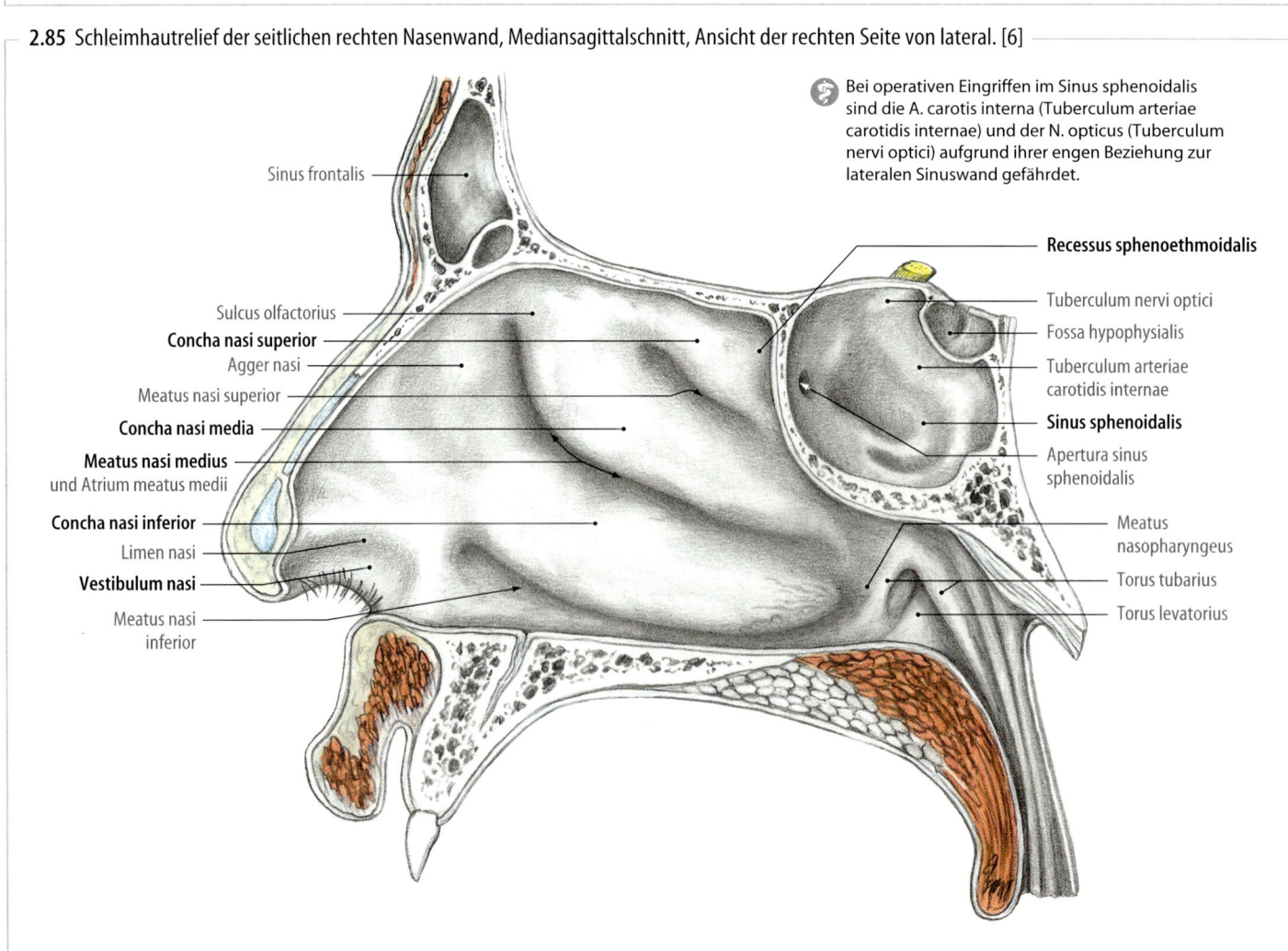

**2.84** Knöchernes Skelett der rechten seitlichen Nasenwand, Mediansagittalschnitt, Ansicht von lateral. [12]

- Os nasale
- Maxilla
- Os ethmoidale
- Os lacrimale
- Os frontale
- Os palatinum
- Concha nasi inferior
- Os sphenoidale

Lamina cribrosa
Os nasale

*Grundlamellen der seitlichen Nasenwand:*

**Concha nasi superior** (IV. Grundlamelle)

**Concha nasi media** (III. Grundlamelle)

Foramen sphenopalatinum

**Hiatus semilunaris**

**Concha nasi inferior**
vordere und hintere Fontanellen

**Bulla ethmoidalis** (II. Grundlamelle)

**Processus uncinatus** (I. Grundlamelle)

**Processus palatinus**

Canalis incisivus

**Lamina horizontalis**

Zur Freilegung des Hiatus semilunaris wurde ein Teil der mittleren Nasenmuschel reseziert.

**2.85** Schleimhautrelief der seitlichen rechten Nasenwand, Mediansagittalschnitt, Ansicht der rechten Seite von lateral. [6]

Bei operativen Eingriffen im Sinus sphenoidalis sind die A. carotis interna (Tuberculum arteriae carotidis internae) und der N. opticus (Tuberculum nervi optici) aufgrund ihrer engen Beziehung zur lateralen Sinuswand gefährdet.

Sinus frontalis

Sulcus olfactorius
**Concha nasi superior**
Agger nasi
Meatus nasi superior
**Concha nasi media**
**Meatus nasi medius**
und Atrium meatus medii
**Concha nasi inferior**
Limen nasi
**Vestibulum nasi**
Meatus nasi inferior

**Recessus sphenoethmoidalis**
Tuberculum nervi optici
Fossa hypophysialis
Tuberculum arteriae carotidis internae
**Sinus sphenoidalis**
Apertura sinus sphenoidalis
Meatus nasopharyngeus
Torus tubarius
Torus levatorius

# Nasenhöhle, Nasennebenhöhlen

**2.86** Frontalschnitt durch den Kopf im Bereich der Crista galli, Ansicht der hinteren Schnittfläche. [6]

Eine Septumdeviation kann die Nasenatmung behindern und mit Hyposmie oder Anosmie sowie mit Kopfschmerzen einhergehen. Septumhämatome sind meistens Folge eines stumpfen Traumas (häufig bei Kindern), aus denen sich durch Infektion ein Septumabszess entwickeln kann.

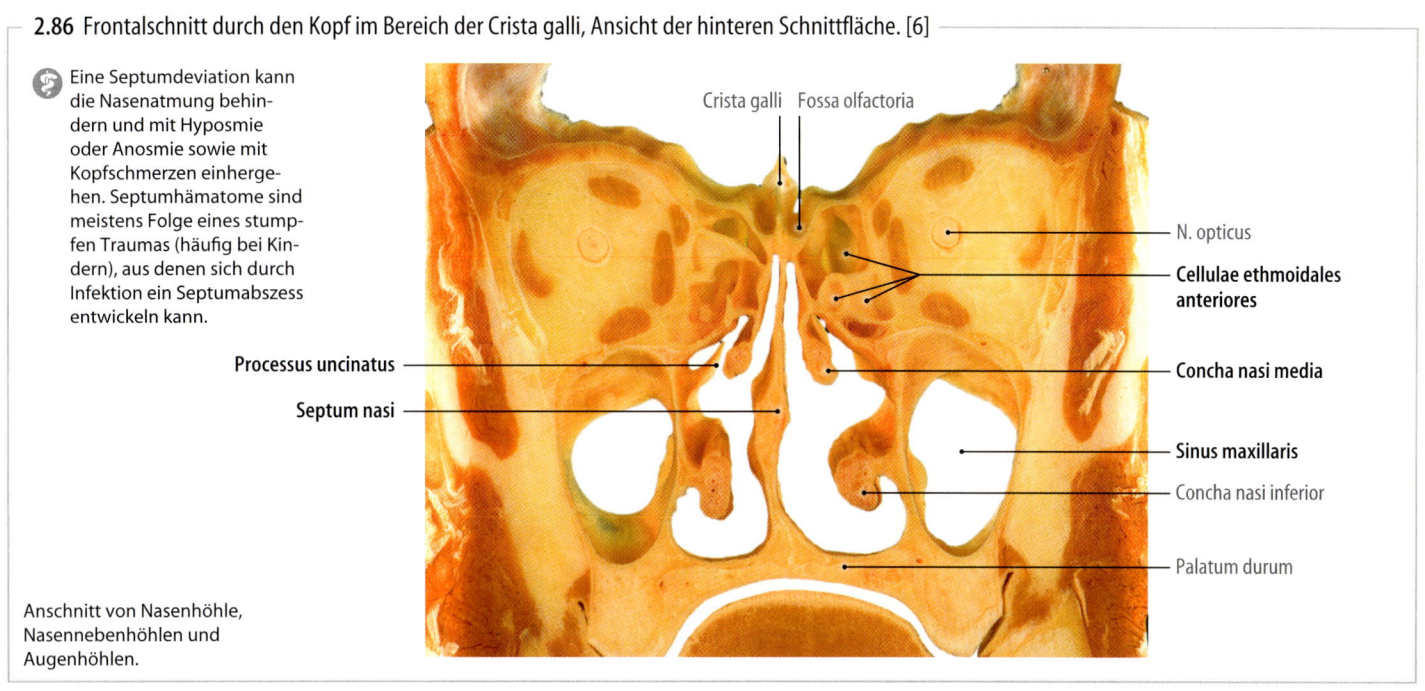

Labels: Crista galli, Fossa olfactoria, N. opticus, Cellulae ethmoidales anteriores, **Processus uncinatus**, **Concha nasi media**, **Septum nasi**, **Sinus maxillaris**, Concha nasi inferior, Palatum durum

Anschnitt von Nasenhöhle, Nasennebenhöhlen und Augenhöhlen.

**2.87** Schematische Darstellung des knöchernen Aufbaus von Nasenhöhle und Nasennebenhöhlen, Frontalschnitt. (vgl. Abb. 2.86) [14]

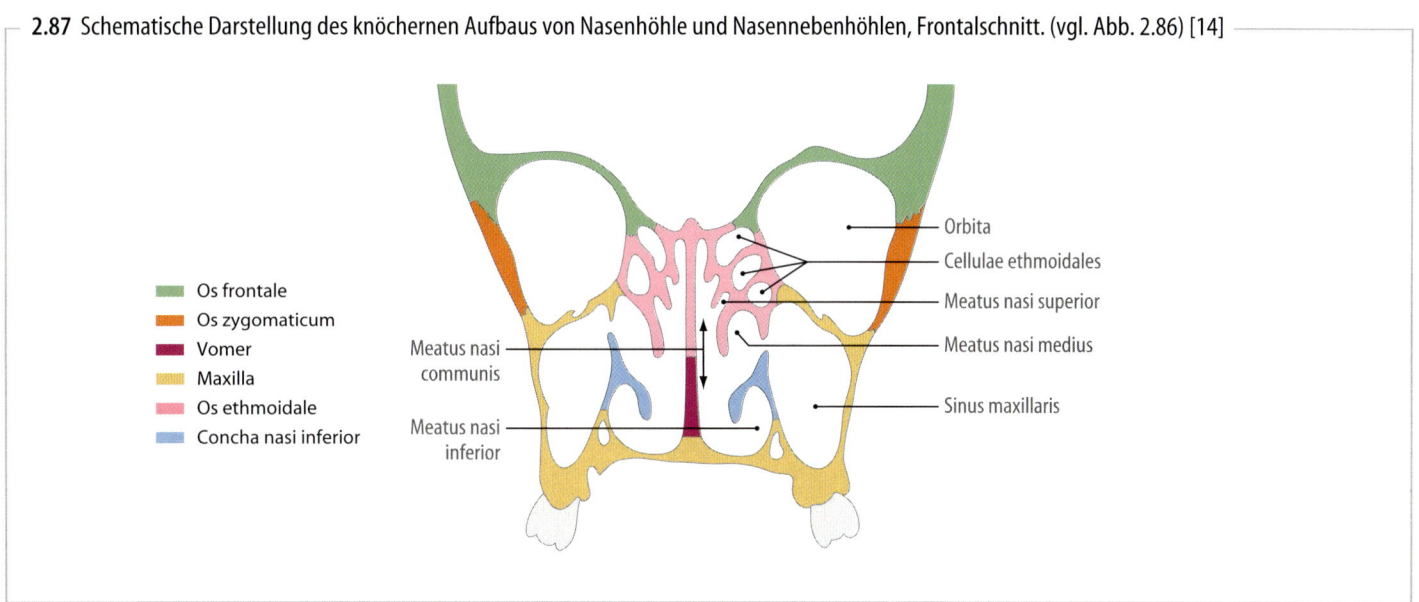

Legende:
- Os frontale
- Os zygomaticum
- Vomer
- Maxilla
- Os ethmoidale
- Concha nasi inferior

Labels: Orbita, Cellulae ethmoidales, Meatus nasi superior, Meatus nasi medius, Sinus maxillaris, Meatus nasi communis, Meatus nasi inferior

**2.88** Histologischer Schnitt durch die untere Nasenmuschel, Azan-Färbung. [6]

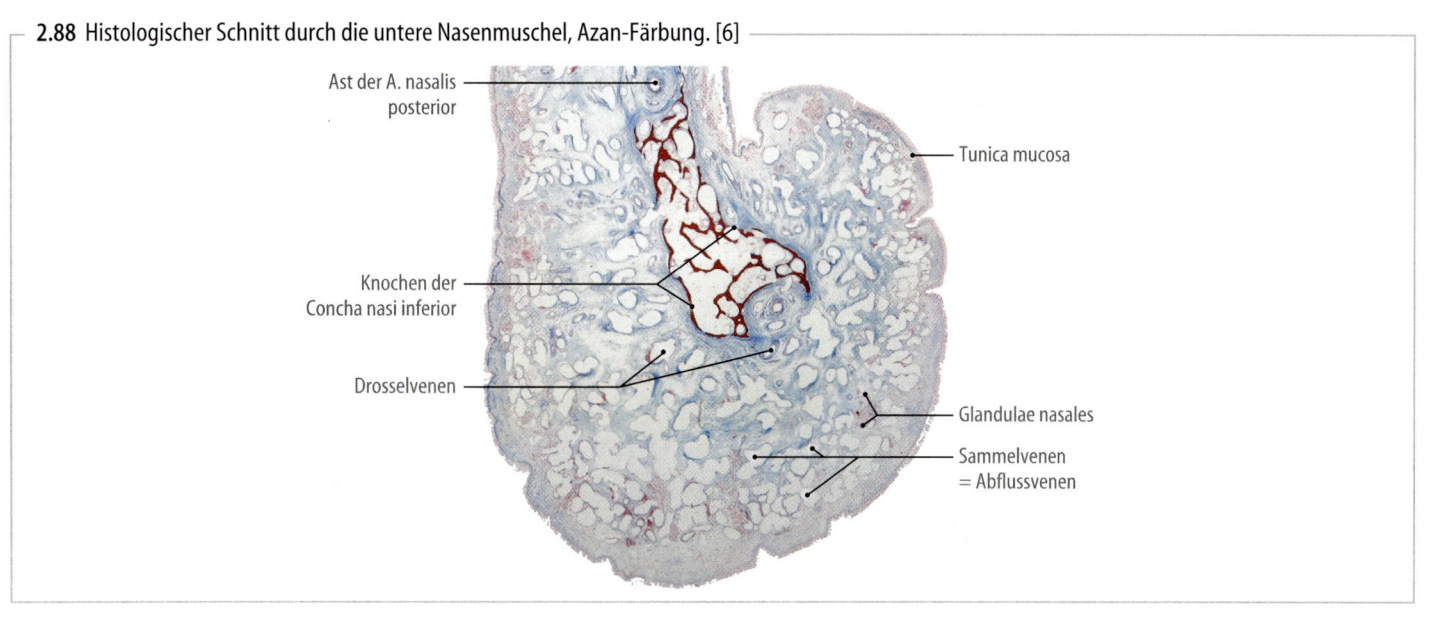

Labels: Ast der A. nasalis posterior, Tunica mucosa, Knochen der Concha nasi inferior, Drosselvenen, Glandulae nasales, Sammelvenen = Abflussvenen

**Nase**

# Nasennebenhöhlen: Projektion, Mündung

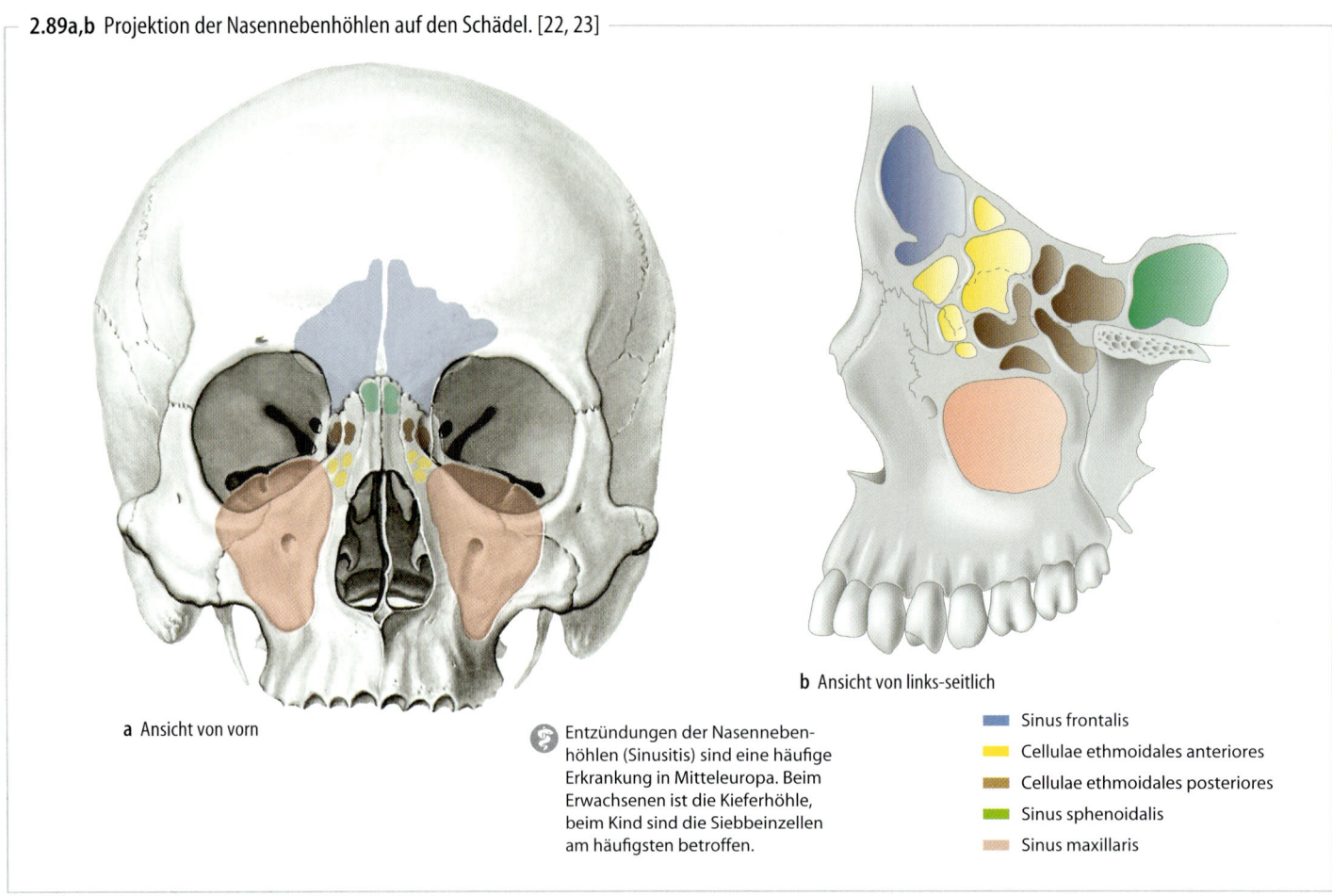

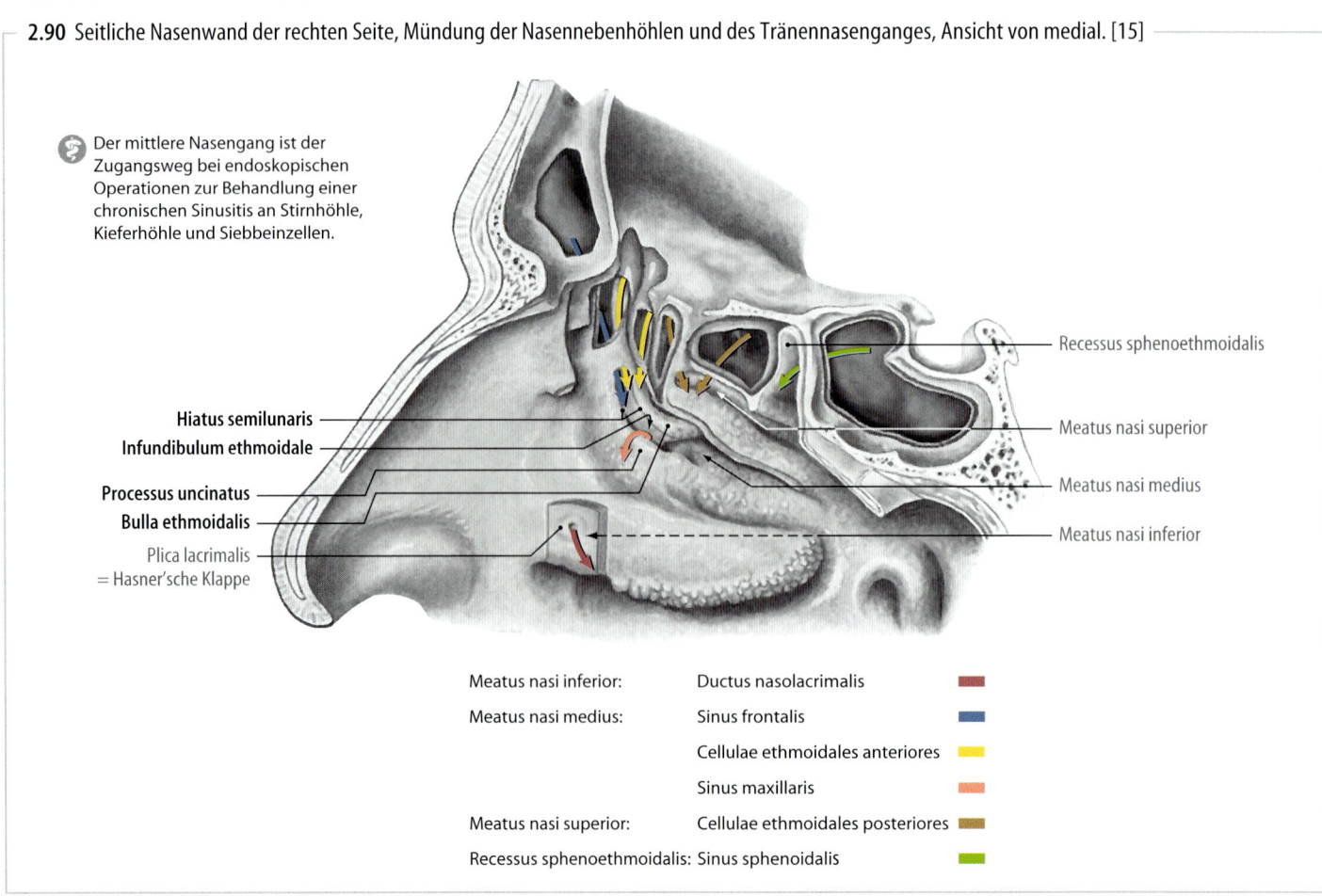

**2.89a,b** Projektion der Nasennebenhöhlen auf den Schädel. [22, 23]

a Ansicht von vorn

b Ansicht von links-seitlich

🛈 Entzündungen der Nasennebenhöhlen (Sinusitis) sind eine häufige Erkrankung in Mitteleuropa. Beim Erwachsenen ist die Kieferhöhle, beim Kind sind die Siebbeinzellen am häufigsten betroffen.

- ■ Sinus frontalis
- ■ Cellulae ethmoidales anteriores
- ■ Cellulae ethmoidales posteriores
- ■ Sinus sphenoidalis
- ■ Sinus maxillaris

**2.90** Seitliche Nasenwand der rechten Seite, Mündung der Nasennebenhöhlen und des Tränennasenganges, Ansicht von medial. [15]

🛈 Der mittlere Nasengang ist der Zugangsweg bei endoskopischen Operationen zur Behandlung einer chronischen Sinusitis an Stirnhöhle, Kieferhöhle und Siebbeinzellen.

- Hiatus semilunaris
- Infundibulum ethmoidale
- Processus uncinatus
- Bulla ethmoidalis
- Plica lacrimalis = Hasner'sche Klappe
- Recessus sphenoethmoidalis
- Meatus nasi superior
- Meatus nasi medius
- Meatus nasi inferior

| | | |
|---|---|---|
| Meatus nasi inferior: | Ductus nasolacrimalis | ■ |
| Meatus nasi medius: | Sinus frontalis | ■ |
| | Cellulae ethmoidales anteriores | ■ |
| | Sinus maxillaris | ■ |
| Meatus nasi superior: | Cellulae ethmoidales posteriores | ■ |
| Recessus sphenoethmoidalis: | Sinus sphenoidalis | ■ |

# Nasennebenhöhlen

**2.91 Sinus frontales, Cellulae ethmoidales anteriores und posteriores sowie Sinus sphenoidales. [8]**

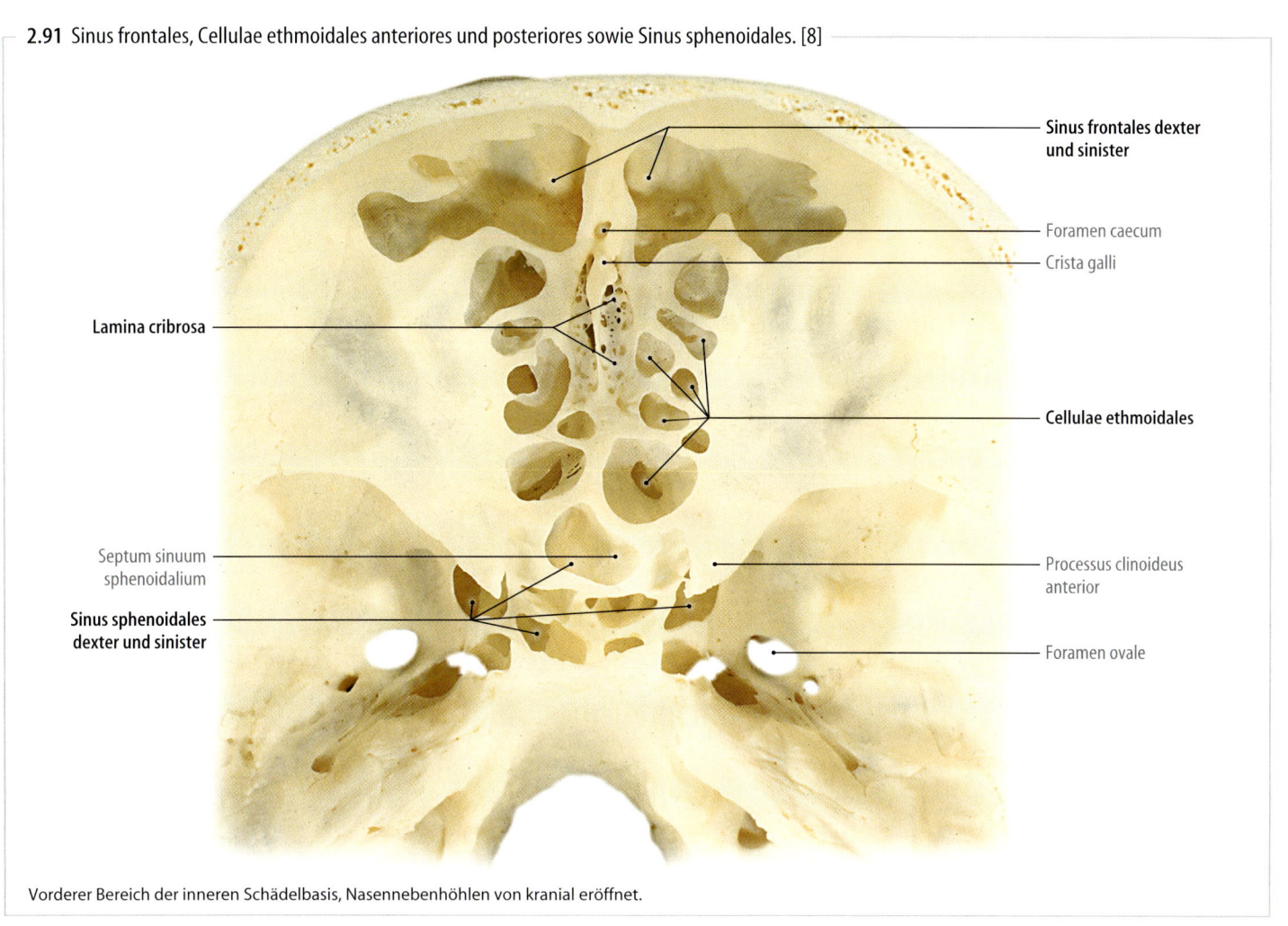

Labels: Sinus frontales dexter und sinister; Foramen caecum; Crista galli; Lamina cribrosa; Cellulae ethmoidales; Septum sinuum sphenoidalium; Sinus sphenoidales dexter und sinister; Processus clinoideus anterior; Foramen ovale

Vorderer Bereich der inneren Schädelbasis, Nasennebenhöhlen von kranial eröffnet.

**2.92 Siebbeinzellen der rechten Seite, Ansicht von lateral. [8]**

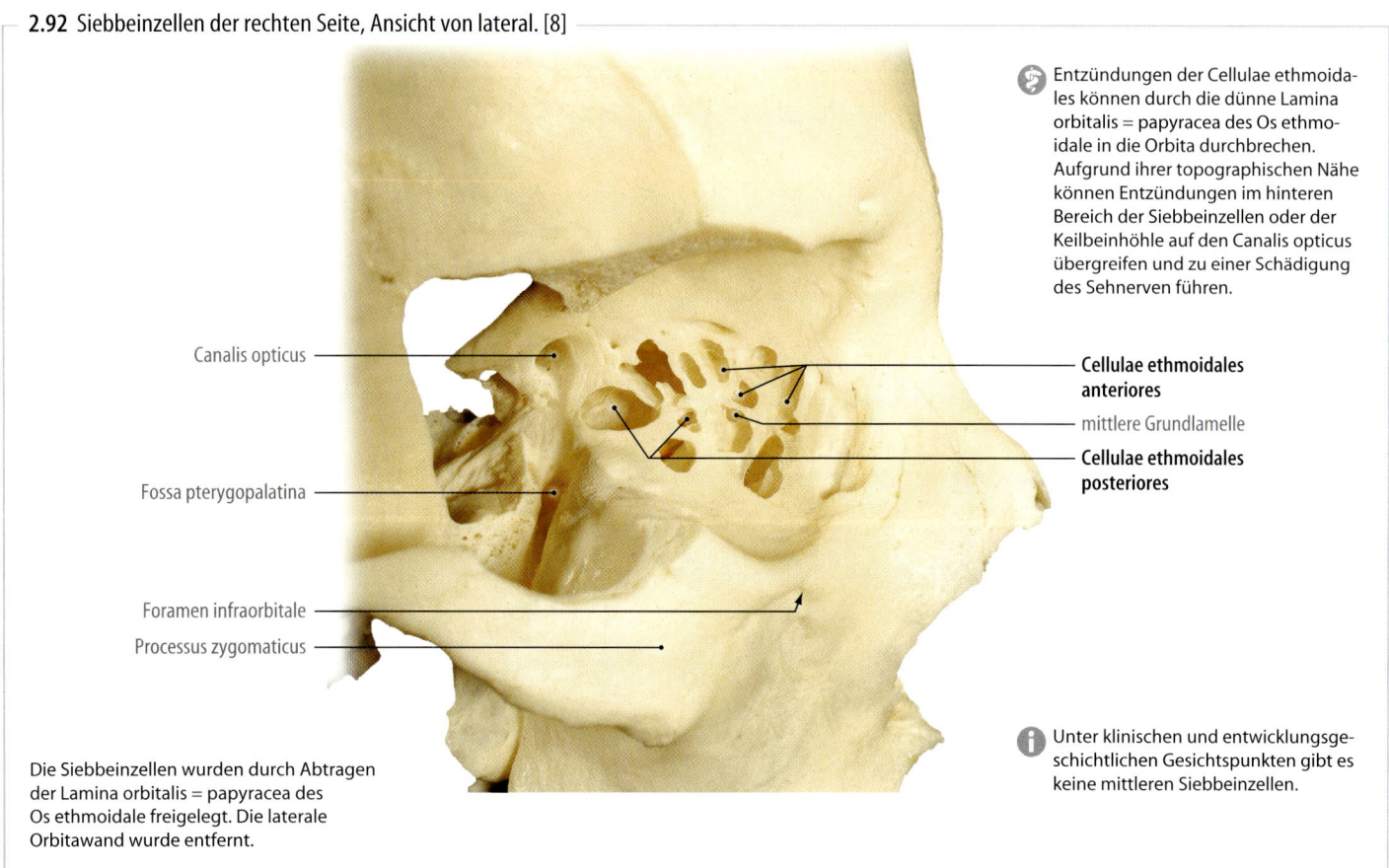

Entzündungen der Cellulae ethmoidales können durch die dünne Lamina orbitalis = papyracea des Os ethmoidale in die Orbita durchbrechen. Aufgrund ihrer topographischen Nähe können Entzündungen im hinteren Bereich der Siebbeinzellen oder der Keilbeinhöhle auf den Canalis opticus übergreifen und zu einer Schädigung des Sehnerven führen.

Labels: Canalis opticus; Fossa pterygopalatina; Foramen infraorbitale; Processus zygomaticus; Cellulae ethmoidales anteriores; mittlere Grundlamelle; Cellulae ethmoidales posteriores

Die Siebbeinzellen wurden durch Abtragen der Lamina orbitalis = papyracea des Os ethmoidale freigelegt. Die laterale Orbitawand wurde entfernt.

Unter klinischen und entwicklungsgeschichtlichen Gesichtspunkten gibt es keine mittleren Siebbeinzellen.

**Nase**

# Nasennebenhöhlen

**2.93 Gesichtsschädel mit eröffneten Stirnhöhlen, Ansicht von vorn. [8]**

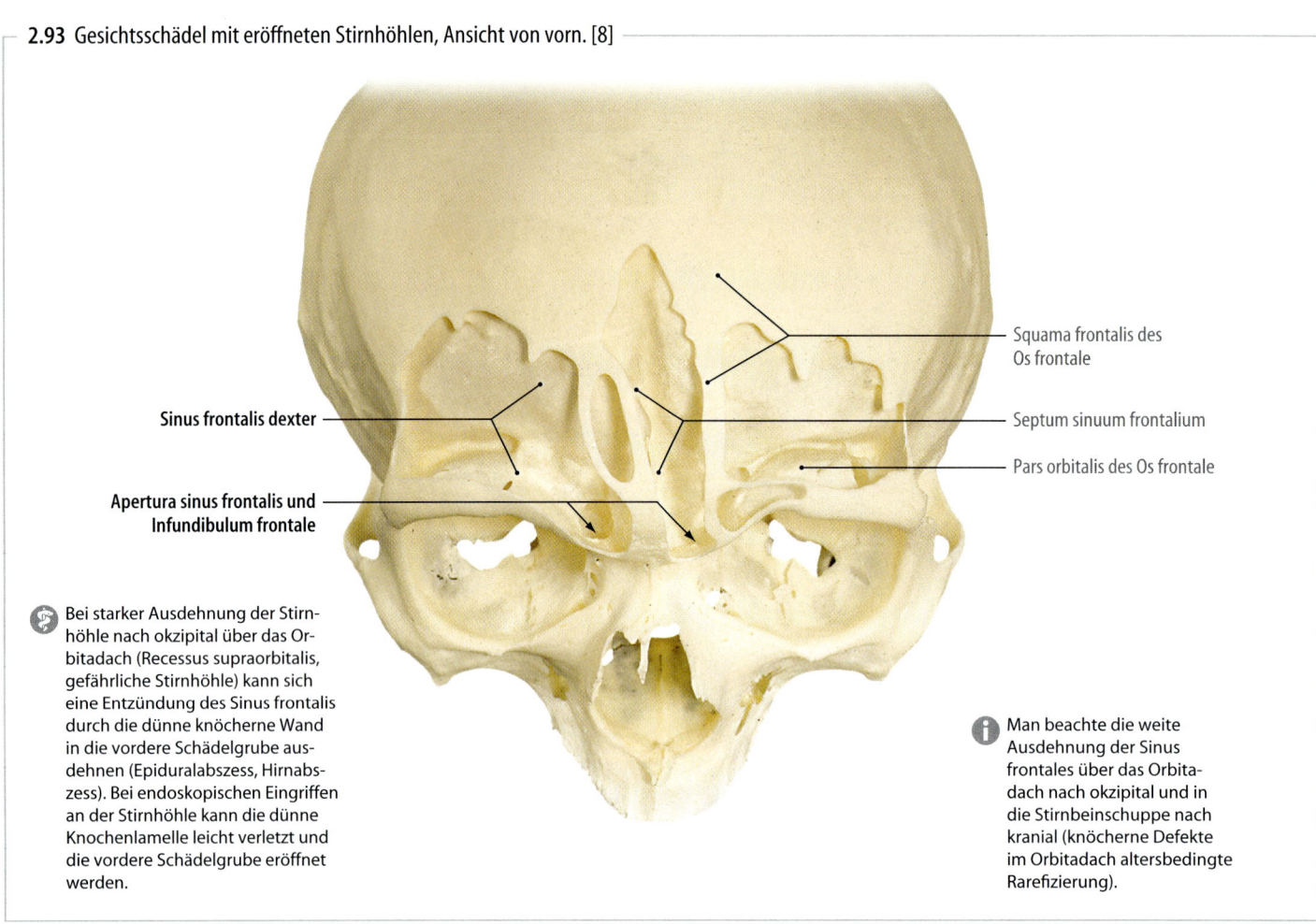

- Squama frontalis des Os frontale
- **Sinus frontalis dexter**
- Septum sinuum frontalium
- Pars orbitalis des Os frontale
- **Apertura sinus frontalis und Infundibulum frontale**

Bei starker Ausdehnung der Stirnhöhle nach okzipital über das Orbitadach (Recessus supraorbitalis, gefährliche Stirnhöhle) kann sich eine Entzündung des Sinus frontalis durch die dünne knöcherne Wand in die vordere Schädelgrube ausdehnen (Epiduralabszess, Hirnabszess). Bei endoskopischen Eingriffen an der Stirnhöhle kann die dünne Knochenlamelle leicht verletzt und die vordere Schädelgrube eröffnet werden.

Man beachte die weite Ausdehnung der Sinus frontales über das Orbitadach nach okzipital und in die Stirnbeinschuppe nach kranial (knöcherne Defekte im Orbitadach altersbedingte Rarefizierung).

**2.94 Sinus maxillaris, Teilansicht eines Schädels von links-seitlich. [1]**

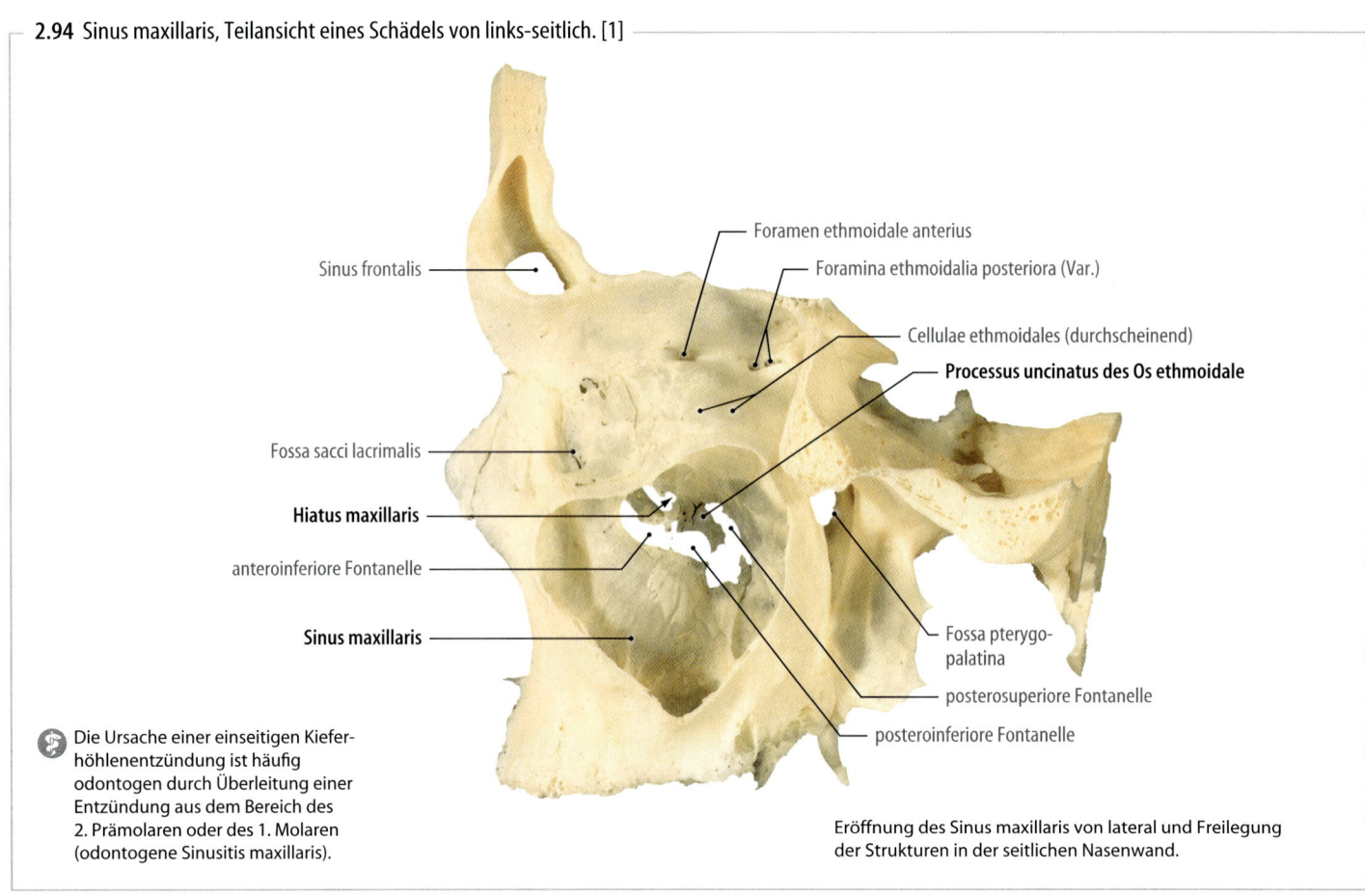

- Sinus frontalis
- Foramen ethmoidale anterius
- Foramina ethmoidalia posteriora (Var.)
- Cellulae ethmoidales (durchscheinend)
- **Processus uncinatus des Os ethmoidale**
- Fossa sacci lacrimalis
- **Hiatus maxillaris**
- anteroinferiore Fontanelle
- **Sinus maxillaris**
- Fossa pterygopalatina
- posterosuperiore Fontanelle
- posteroinferiore Fontanelle

Die Ursache einer einseitigen Kieferhöhlenentzündung ist häufig odontogen durch Überleitung einer Entzündung aus dem Bereich des 2. Prämolaren oder des 1. Molaren (odontogene Sinusitis maxillaris).

Eröffnung des Sinus maxillaris von lateral und Freilegung der Strukturen in der seitlichen Nasenwand.

# Arterielle · Sensible Versorgung

**2.95 Arterielle Versorgung des Nasenseptums (nach kranial geklappt) und der rechten seitlichen Nasenwand. [18]**

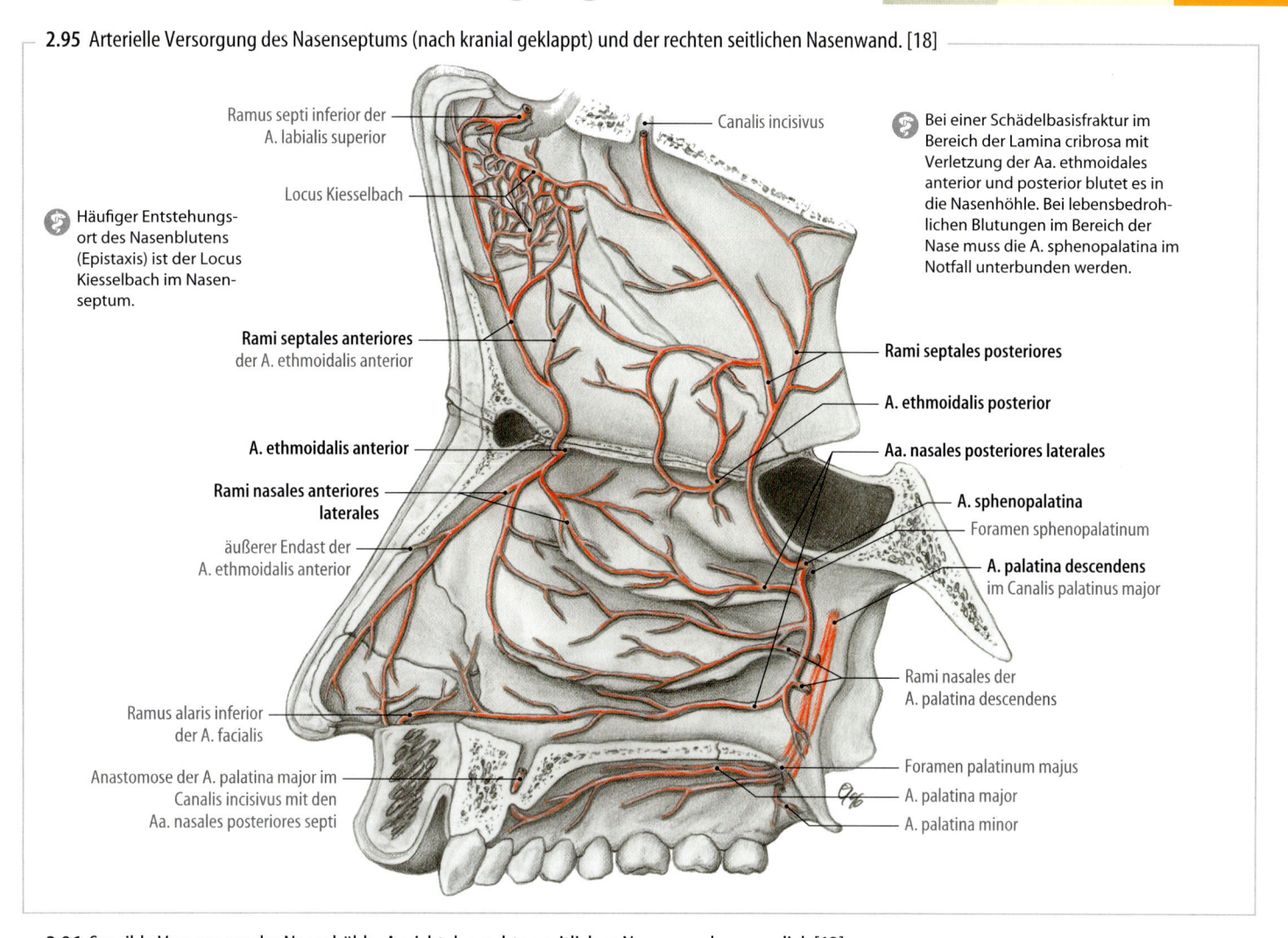

Ramus septi inferior der A. labialis superior
Locus Kiesselbach
Canalis incisivus

Häufiger Entstehungsort des Nasenblutens (Epistaxis) ist der Locus Kiesselbach im Nasenseptum.

Bei einer Schädelbasisfraktur im Bereich der Lamina cribrosa mit Verletzung der Aa. ethmoidales anterior und posterior blutet es in die Nasenhöhle. Bei lebensbedrohlichen Blutungen im Bereich der Nase muss die A. sphenopalatina im Notfall unterbunden werden.

**Rami septales anteriores** der A. ethmoidalis anterior
**Rami septales posteriores**
**A. ethmoidalis posterior**
**A. ethmoidalis anterior**
**Aa. nasales posteriores laterales**
**Rami nasales anteriores laterales**
**A. sphenopalatina**
Foramen sphenopalatinum
äußerer Endast der A. ethmoidalis anterior
**A. palatina descendens** im Canalis palatinus major
Rami nasales der A. palatina descendens
Ramus alaris inferior der A. facialis
Foramen palatinum majus
Anastomose der A. palatina major im Canalis incisivus mit den Aa. nasales posteriores septi
A. palatina major
A. palatina minor

**2.96 Sensible Versorgung der Nasenhöhle, Ansicht der rechten seitlichen Nasenwand von medial. [13]**

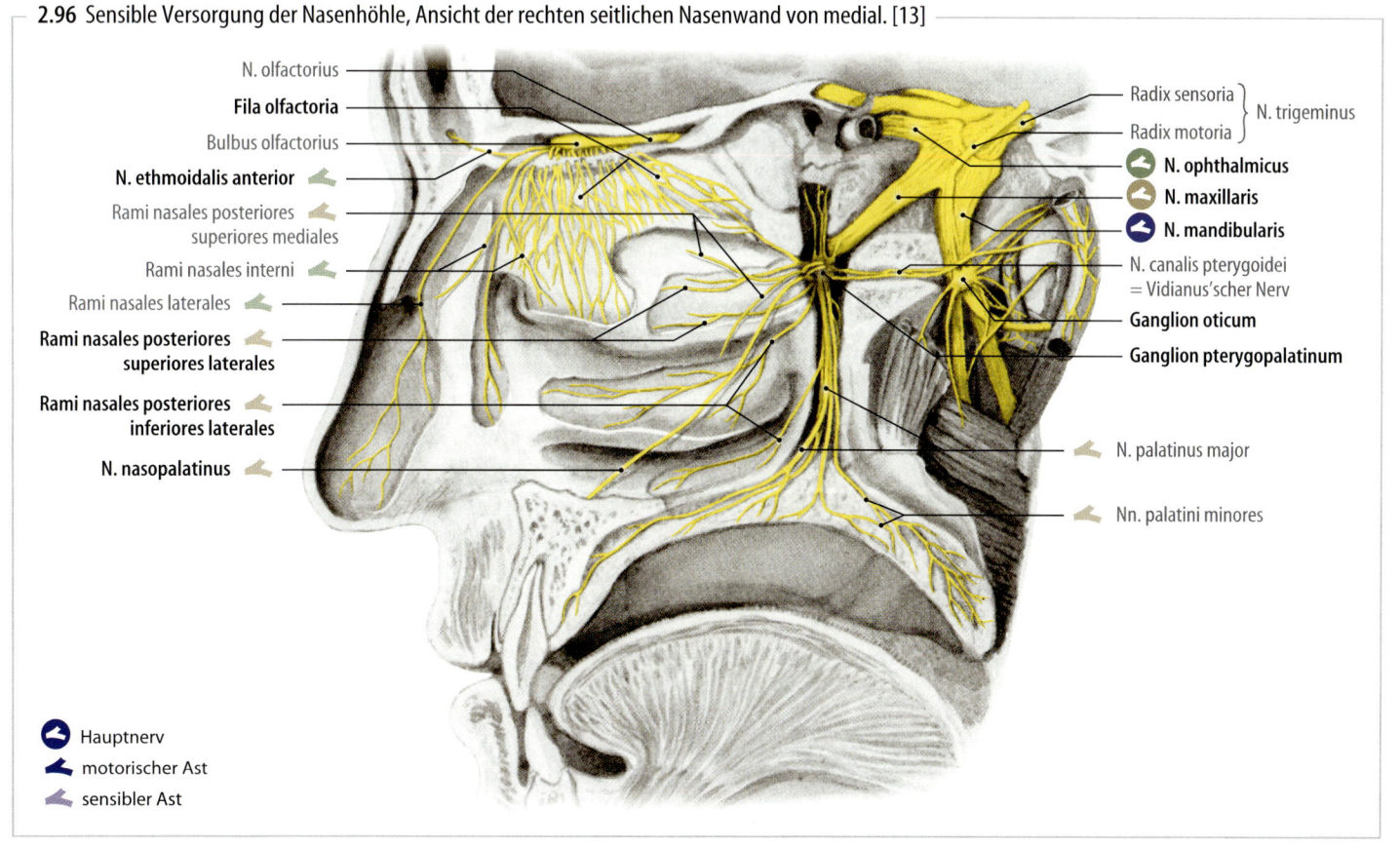

N. olfactorius
**Fila olfactoria**
Bulbus olfactorius
**N. ethmoidalis anterior**
Rami nasales posteriores superiores mediales
Rami nasales interni
Rami nasales laterales
**Rami nasales posteriores superiores laterales**
**Rami nasales posteriores inferiores laterales**
**N. nasopalatinus**

Radix sensoria } N. trigeminus
Radix motoria
**N. ophthalmicus**
**N. maxillaris**
**N. mandibularis**
N. canalis pterygoidei = Vidianus'scher Nerv
**Ganglion oticum**
**Ganglion pterygopalatinum**
N. palatinus major
Nn. palatini minores

Hauptnerv
motorischer Ast
sensibler Ast

**Nase**

# Nasenhöhle, Nasennebenhöhlen: Bildgebung

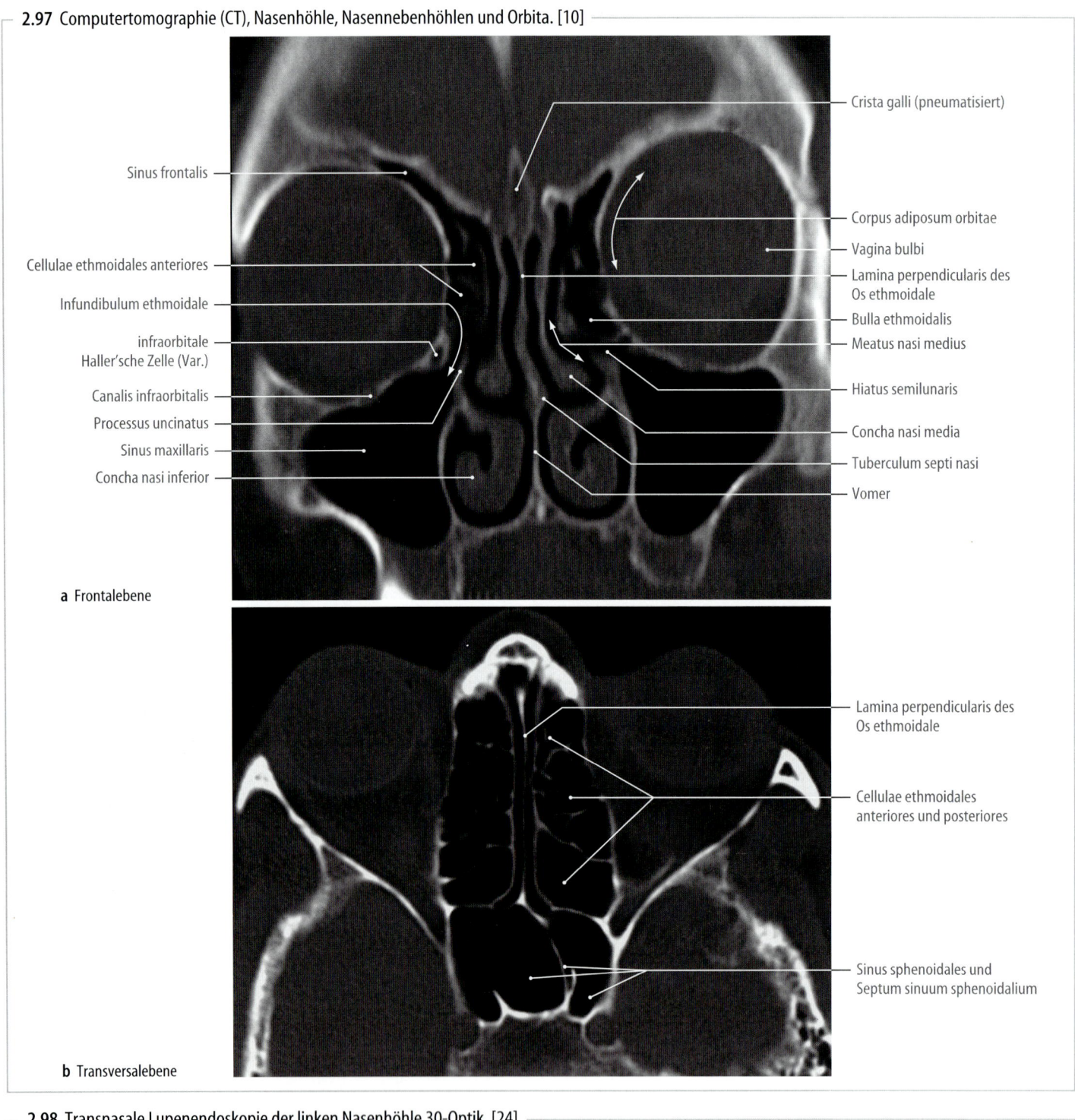

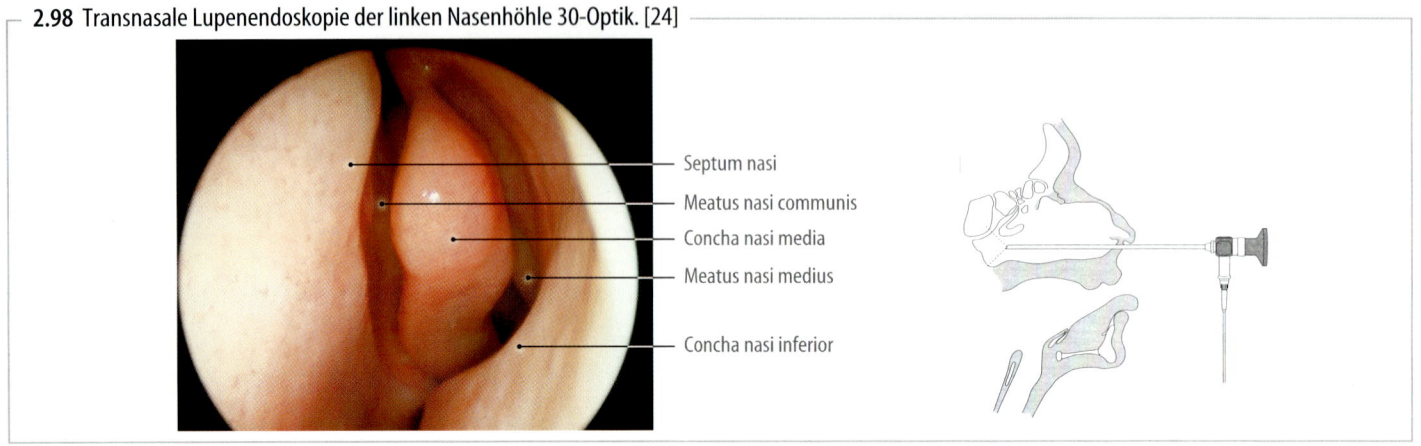

**2.97 Computertomographie (CT), Nasenhöhle, Nasennebenhöhlen und Orbita.** [10]

Labels (Bild a, Frontalebene):
- Sinus frontalis
- Cellulae ethmoidales anteriores
- Infundibulum ethmoidale
- infraorbitale Haller'sche Zelle (Var.)
- Canalis infraorbitalis
- Processus uncinatus
- Sinus maxillaris
- Concha nasi inferior
- Crista galli (pneumatisiert)
- Corpus adiposum orbitae
- Vagina bulbi
- Lamina perpendicularis des Os ethmoidale
- Bulla ethmoidalis
- Meatus nasi medius
- Hiatus semilunaris
- Concha nasi media
- Tuberculum septi nasi
- Vomer

a Frontalebene

Labels (Bild b, Transversalebene):
- Lamina perpendicularis des Os ethmoidale
- Cellulae ethmoidales anteriores und posteriores
- Sinus sphenoidales und Septum sinuum sphenoidalium

b Transversalebene

**2.98 Transnasale Lupenendoskopie der linken Nasenhöhle 30-Optik.** [24]

- Septum nasi
- Meatus nasi communis
- Concha nasi media
- Meatus nasi medius
- Concha nasi inferior

# Orbitaregion · Augenlider

**2.99a–c** Orbitaregion. [25]

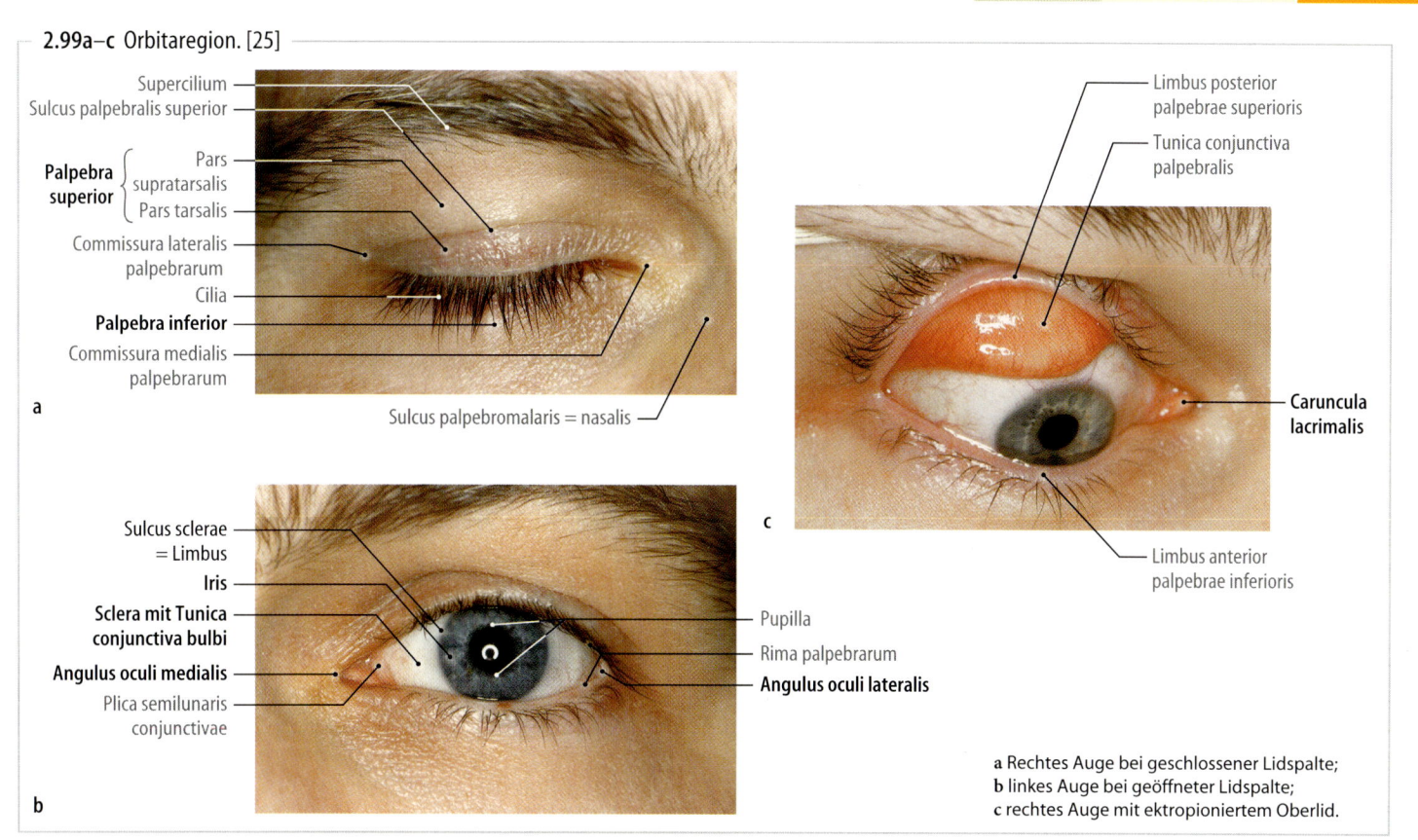

- Supercilium
- Sulcus palpebralis superior
- **Palpebra superior**
  - Pars supratarsalis
  - Pars tarsalis
- Commissura lateralis palpebrarum
- Cilia
- **Palpebra inferior**
- Commissura medialis palpebrarum
- Sulcus palpebromalaris = nasalis

- Limbus posterior palpebrae superioris
- Tunica conjunctiva palpebralis
- **Caruncula lacrimalis**
- Limbus anterior palpebrae inferioris

- Sulcus sclerae = Limbus
- Iris
- Sclera mit Tunica conjunctiva bulbi
- **Angulus oculi medialis**
- Plica semilunaris conjunctivae
- Pupilla
- Rima palpebrarum
- **Angulus oculi lateralis**

a Rechtes Auge bei geschlossener Lidspalte;
b linkes Auge bei geöffneter Lidspalte;
c rechtes Auge mit ektropioniertem Oberlid.

**2.100** Sagittalschnitt durch Augenlider und vorderen Augenabschnitt. [14]

**Innervation der Lidmuskeln**

M. levator palpebrae superioris:
 Ramus superior des
 N. oculomotorius

M. tarsalis superior und
M. tarsalis inferior
 Truncus sympathicus
 (Ganglion cervicale superius),
 Plexus caroticus internus

Pars palpebralis des
M. orbicularis oculi:
 Rami temporales des
 N. facialis (Oberlid)
 Rami zygomatici des
 N. facialis (Unterlid)
(→ Abb. 2.49, 2.50)

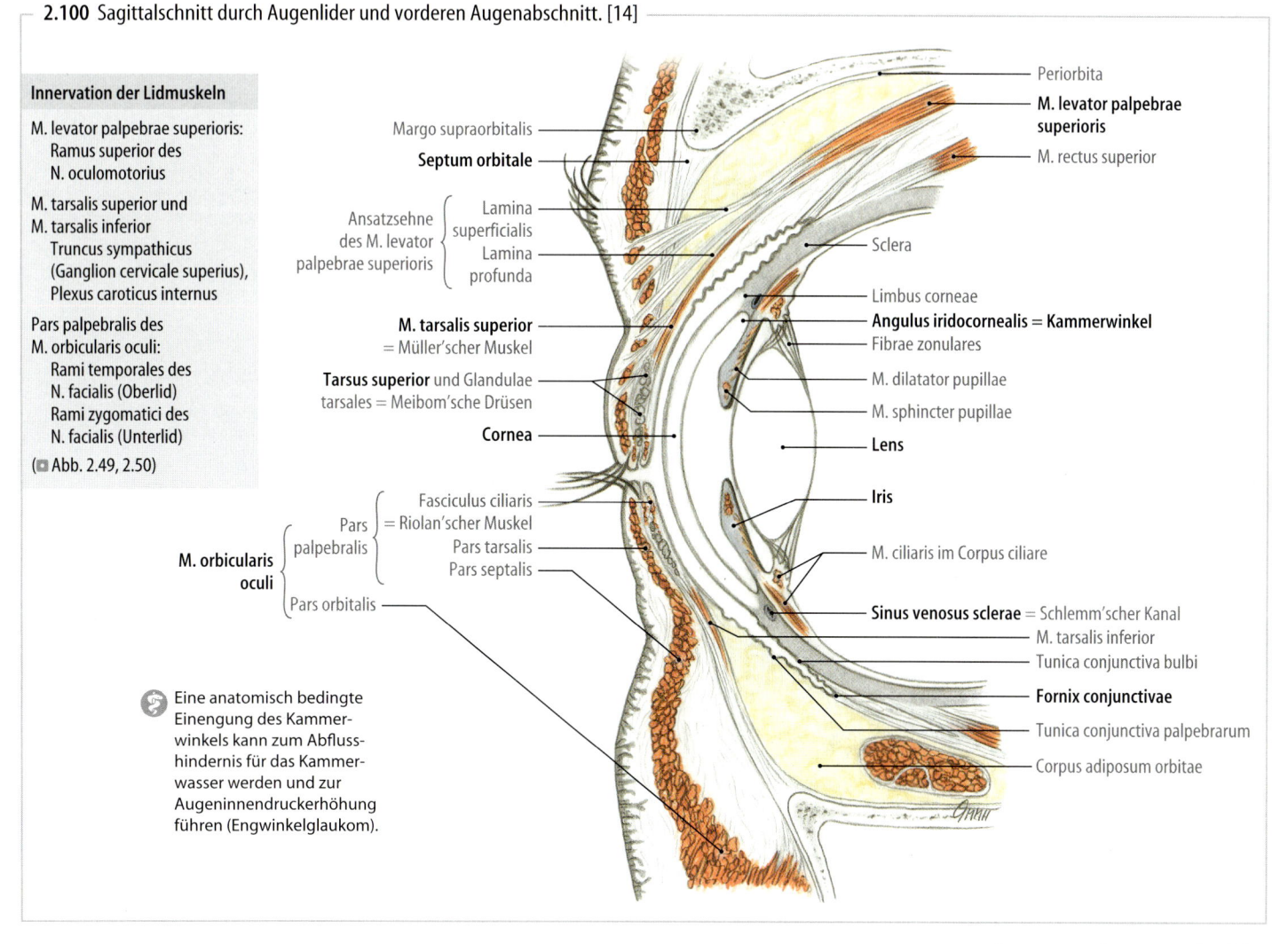

- Margo supraorbitalis
- **Septum orbitale**
- Ansatzsehne des M. levator palpebrae superioris
  - Lamina superficialis
  - Lamina profunda
- **M. tarsalis superior** = Müller'scher Muskel
- **Tarsus superior** und Glandulae tarsales = Meibom'sche Drüsen
- **Cornea**
- **M. orbicularis oculi**
  - Pars palpebralis
    - Fasciculus ciliaris = Riolan'scher Muskel
    - Pars tarsalis
    - Pars septalis
  - Pars orbitalis

- Periorbita
- **M. levator palpebrae superioris**
- M. rectus superior
- Sclera
- Limbus corneae
- **Angulus iridocornealis** = Kammerwinkel
- Fibrae zonulares
- M. dilatator pupillae
- M. sphincter pupillae
- **Lens**
- **Iris**
- M. ciliaris im Corpus ciliare
- **Sinus venosus sclerae** = Schlemm'scher Kanal
- M. tarsalis inferior
- Tunica conjunctiva bulbi
- **Fornix conjunctivae**
- Tunica conjunctiva palpebrarum
- Corpus adiposum orbitae

Eine anatomisch bedingte Einengung des Kammerwinkels kann zum Abflusshindernis für das Kammerwasser werden und zur Augeninnendruckerhöhung führen (Engwinkelglaukom).

**Auge und Augenhöhle**

# Knöcherne Augenhöhle

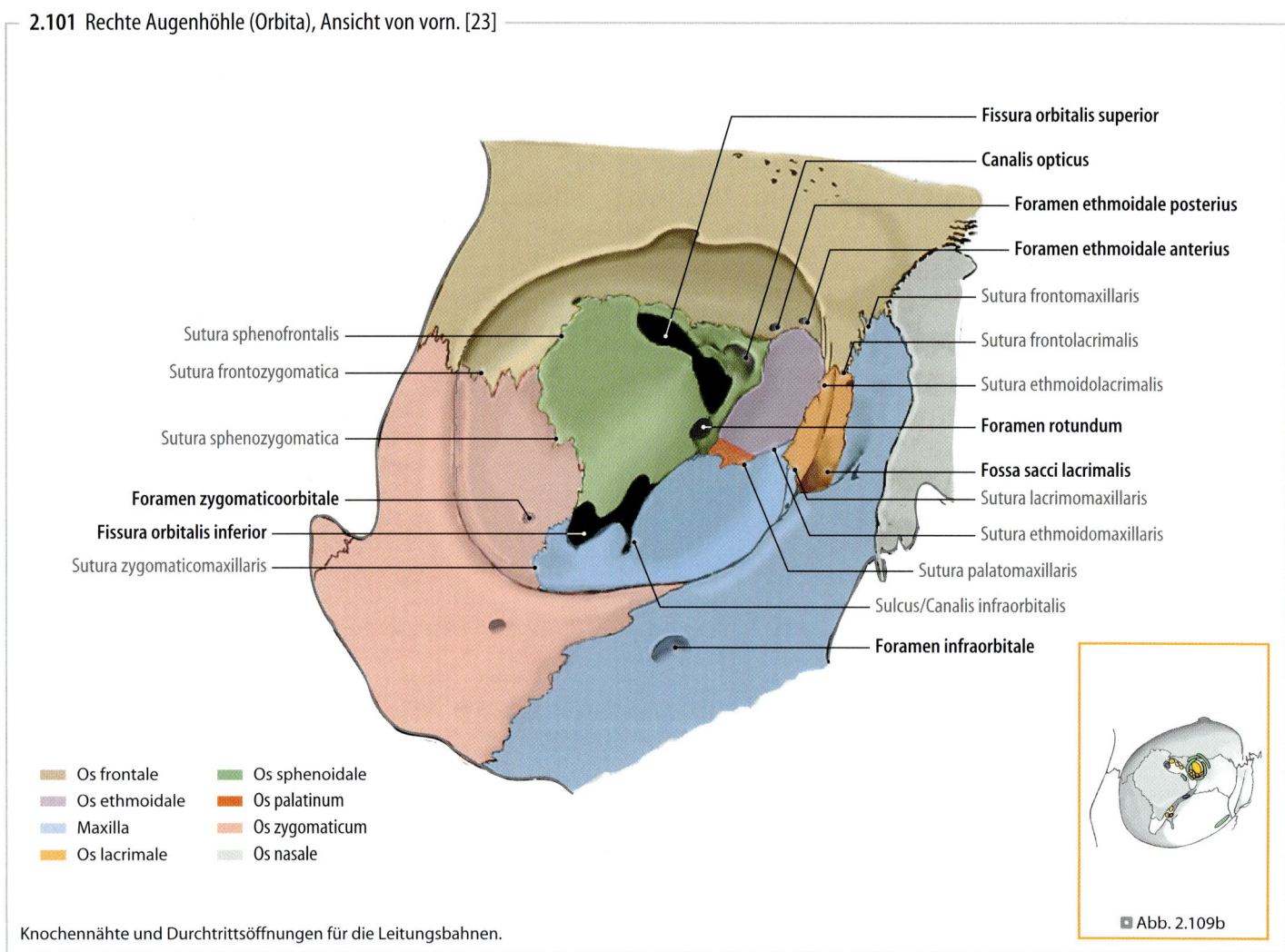

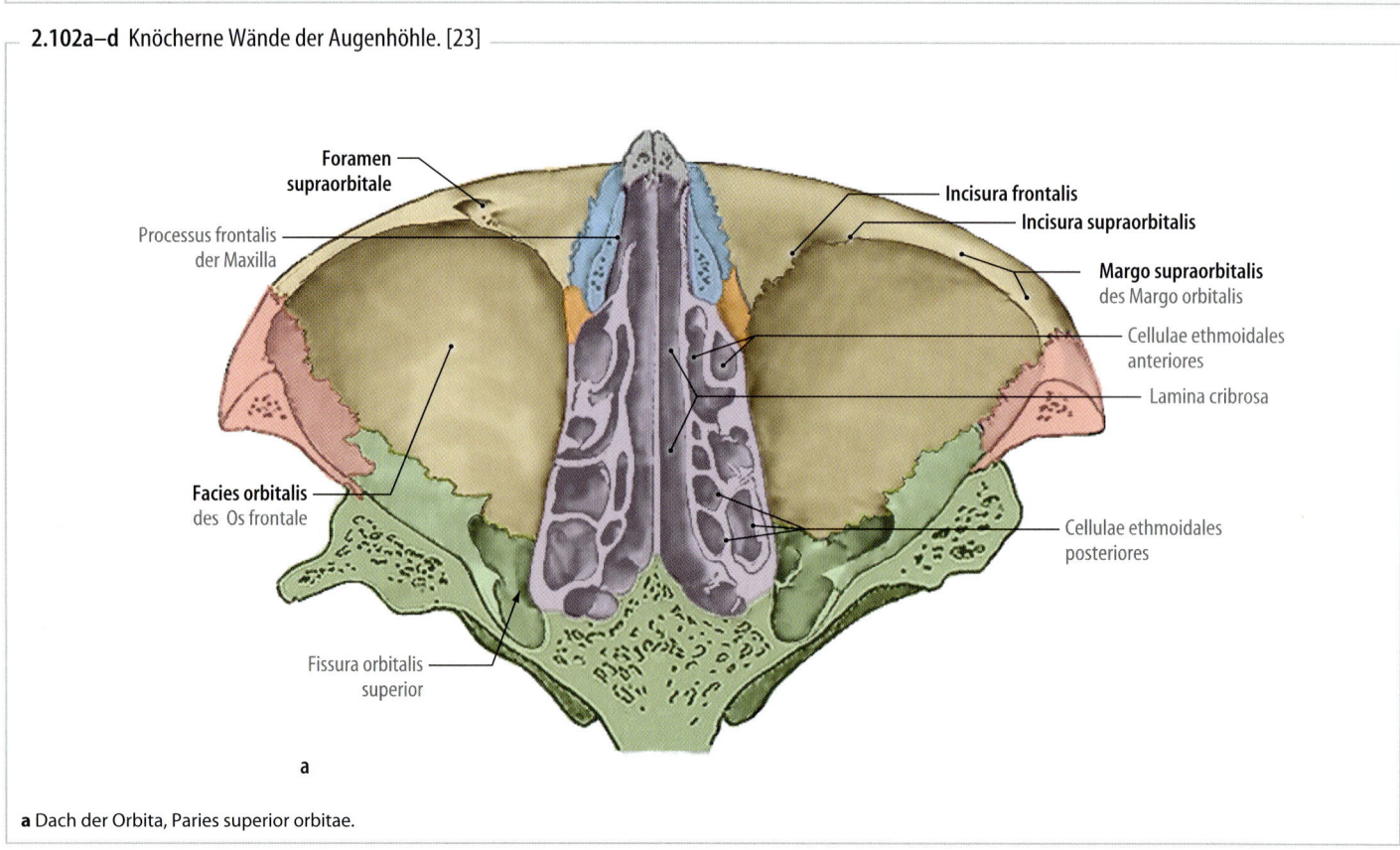

**2.101** Rechte Augenhöhle (Orbita), Ansicht von vorn. [23]

Labels:
- Fissura orbitalis superior
- Canalis opticus
- Foramen ethmoidale posterius
- Foramen ethmoidale anterius
- Sutura frontomaxillaris
- Sutura frontolacrimalis
- Sutura ethmoidolacrimalis
- Foramen rotundum
- Fossa sacci lacrimalis
- Sutura lacrimomaxillaris
- Sutura ethmoidomaxillaris
- Sutura palatomaxillaris
- Sulcus/Canalis infraorbitalis
- Foramen infraorbitale
- Sutura sphenofrontalis
- Sutura frontozygomatica
- Sutura sphenozygomatica
- Foramen zygomaticoorbitale
- Fissura orbitalis inferior
- Sutura zygomaticomaxillaris

Legende:
- Os frontale
- Os ethmoidale
- Maxilla
- Os lacrimale
- Os sphenoidale
- Os palatinum
- Os zygomaticum
- Os nasale

Knochennähte und Durchtrittsöffnungen für die Leitungsbahnen.

Abb. 2.109b

**2.102a–d** Knöcherne Wände der Augenhöhle. [23]

Labels:
- Foramen supraorbitale
- Incisura frontalis
- Incisura supraorbitalis
- Margo supraorbitalis des Margo orbitalis
- Cellulae ethmoidales anteriores
- Lamina cribrosa
- Cellulae ethmoidales posteriores
- Processus frontalis der Maxilla
- Facies orbitalis des Os frontale
- Fissura orbitalis superior

**a** Dach der Orbita, Paries superior orbitae.

# Knöcherne Augenhöhle

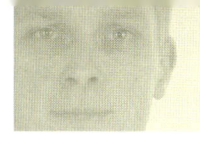

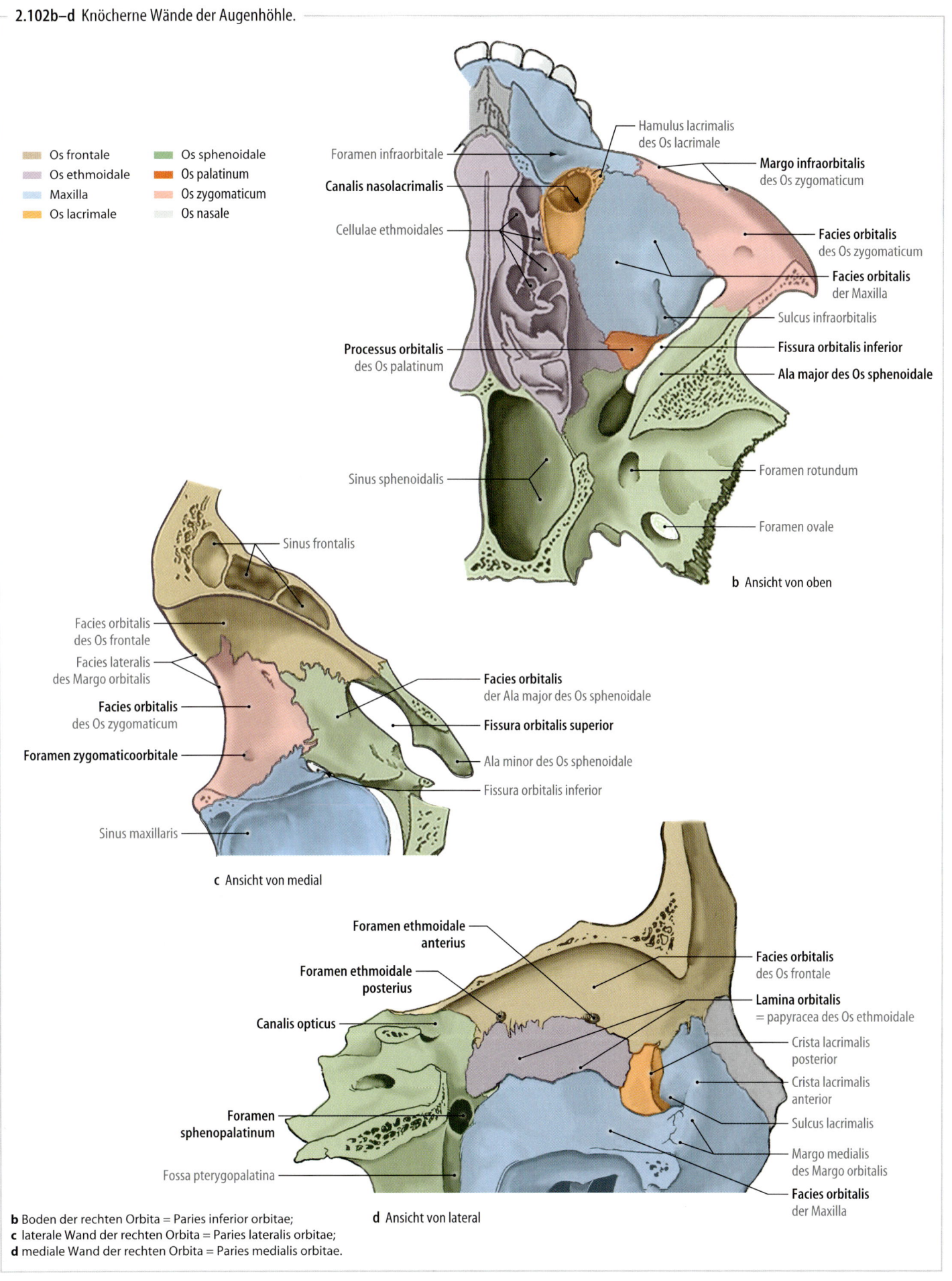

**2.102 b–d** Knöcherne Wände der Augenhöhle.

- Os frontale
- Os ethmoidale
- Maxilla
- Os lacrimale
- Os sphenoidale
- Os palatinum
- Os zygomaticum
- Os nasale

Labels (b, Ansicht von oben):
- Foramen infraorbitale
- Canalis nasolacrimalis
- Cellulae ethmoidales
- Processus orbitalis des Os palatinum
- Sinus sphenoidalis
- Hamulus lacrimalis des Os lacrimale
- Margo infraorbitalis des Os zygomaticum
- Facies orbitalis des Os zygomaticum
- Facies orbitalis der Maxilla
- Sulcus infraorbitalis
- Fissura orbitalis inferior
- Ala major des Os sphenoidale
- Foramen rotundum
- Foramen ovale

**b** Ansicht von oben

Labels (c, Ansicht von medial):
- Sinus frontalis
- Facies orbitalis des Os frontale
- Facies lateralis des Margo orbitalis
- Facies orbitalis des Os zygomaticum
- Foramen zygomaticoorbitale
- Sinus maxillaris
- Facies orbitalis der Ala major des Os sphenoidale
- Fissura orbitalis superior
- Ala minor des Os sphenoidale
- Fissura orbitalis inferior

**c** Ansicht von medial

Labels (d, Ansicht von lateral):
- Foramen ethmoidale anterius
- Foramen ethmoidale posterius
- Canalis opticus
- Foramen sphenopalatinum
- Fossa pterygopalatina
- Facies orbitalis des Os frontale
- Lamina orbitalis = papyracea des Os ethmoidale
- Crista lacrimalis posterior
- Crista lacrimalis anterior
- Sulcus lacrimalis
- Margo medialis des Margo orbitalis
- Facies orbitalis der Maxilla

**d** Ansicht von lateral

**b** Boden der rechten Orbita = Paries inferior orbitae;
**c** laterale Wand der rechten Orbita = Paries lateralis orbitae;
**d** mediale Wand der rechten Orbita = Paries medialis orbitae.

**Auge und Augenhöhle**

# Augenlider: Leitungsbahnen · Septum orbitale, Tränendrüse

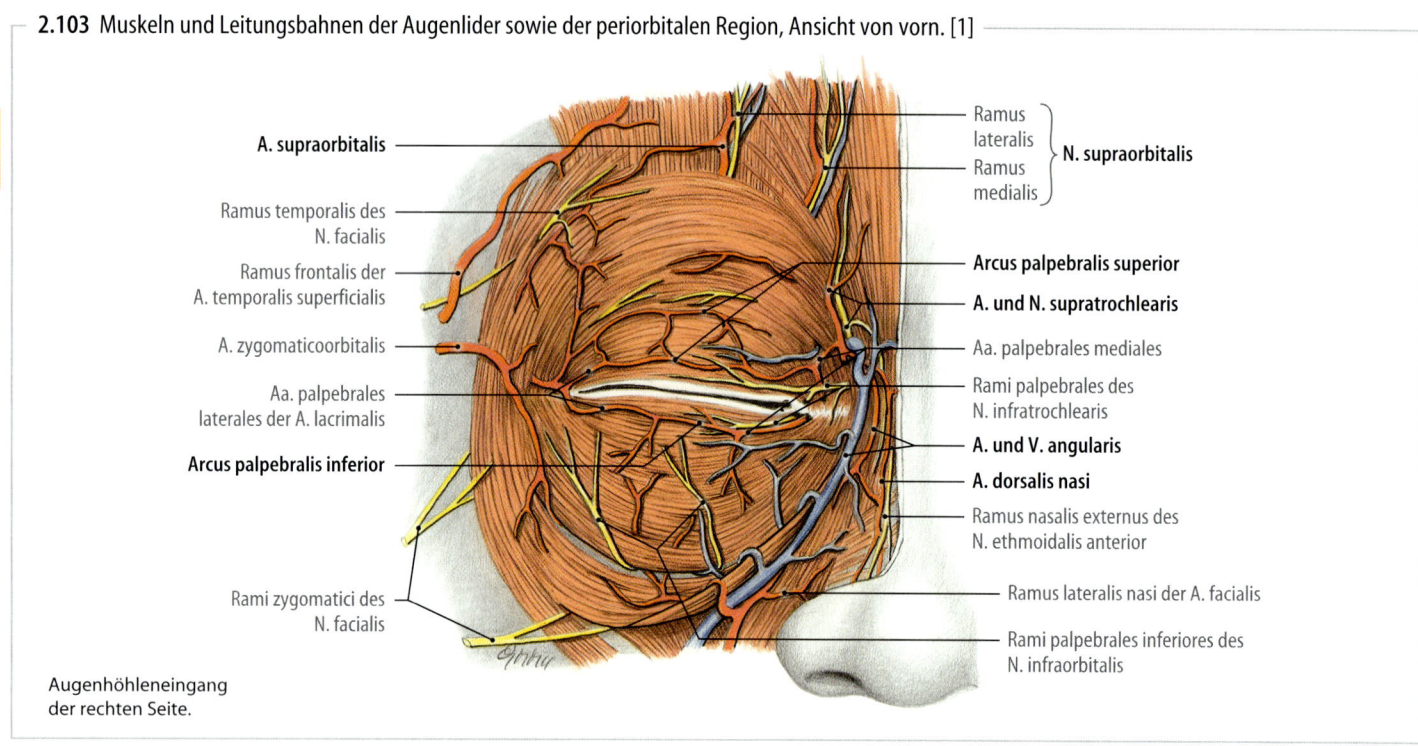

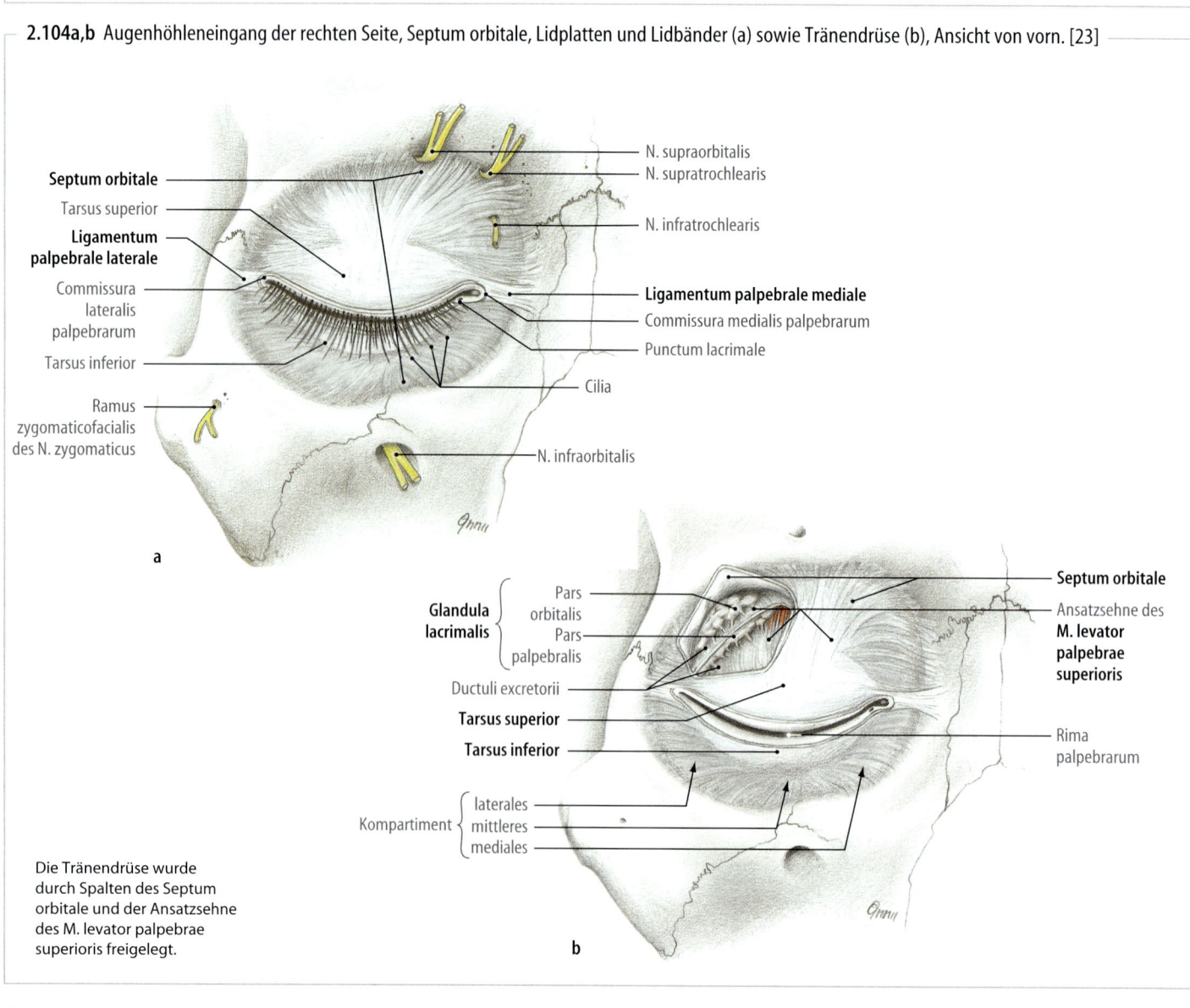

**2.103** Muskeln und Leitungsbahnen der Augenlider sowie der periorbitalen Region, Ansicht von vorn. [1]

- **A. supraorbitalis**
- Ramus temporalis des N. facialis
- Ramus frontalis der A. temporalis superficialis
- A. zygomaticoorbitalis
- Aa. palpebrales laterales der A. lacrimalis
- **Arcus palpebralis inferior**
- Rami zygomatici des N. facialis
- Ramus lateralis
- Ramus medialis } **N. supraorbitalis**
- **Arcus palpebralis superior**
- **A. und N. supratrochlearis**
- Aa. palpebrales mediales
- Rami palpebrales des N. infratrochlearis
- **A. und V. angularis**
- **A. dorsalis nasi**
- Ramus nasalis externus des N. ethmoidalis anterior
- Ramus lateralis nasi der A. facialis
- Rami palpebrales inferiores des N. infraorbitalis

Augenhöhleneingang der rechten Seite.

**2.104a,b** Augenhöhleneingang der rechten Seite, Septum orbitale, Lidplatten und Lidbänder (a) sowie Tränendrüse (b), Ansicht von vorn. [23]

- **Septum orbitale**
- Tarsus superior
- **Ligamentum palpebrale laterale**
- Commissura lateralis palpebrarum
- Tarsus inferior
- Ramus zygomaticofacialis des N. zygomaticus
- N. supraorbitalis
- N. supratrochlearis
- N. infratrochlearis
- **Ligamentum palpebrale mediale**
- Commissura medialis palpebrarum
- Punctum lacrimale
- Cilia
- N. infraorbitalis

a

- **Glandula lacrimalis** { Pars orbitalis / Pars palpebralis
- Ductuli excretorii
- **Tarsus superior**
- **Tarsus inferior**
- Kompartiment { laterales / mittleres / mediales
- **Septum orbitale**
- Ansatzsehne des **M. levator palpebrae superioris**
- Rima palpebrarum

Die Tränendrüse wurde durch Spalten des Septum orbitale und der Ansatzsehne des M. levator palpebrae superioris freigelegt.

b

# Bindehaut und Tränenwege

**2.105 Augenbindehaut und Tränenwege eines rechten Auges, Ansicht von vorn.** [23, 26]

Abb. 2.36

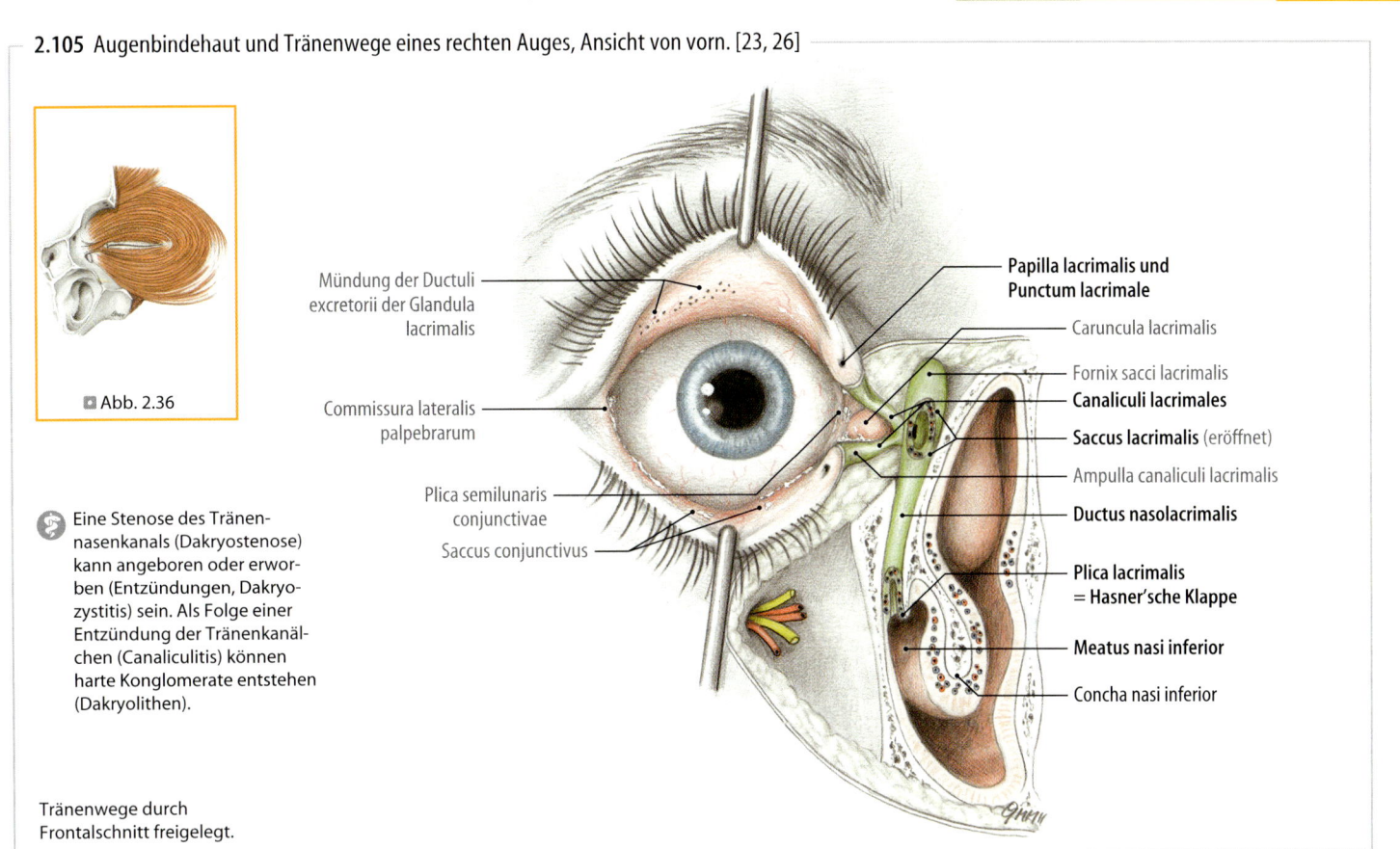

Mündung der Ductuli excretorii der Glandula lacrimalis

Commissura lateralis palpebrarum

Plica semilunaris conjunctivae

Saccus conjunctivus

**Papilla lacrimalis und Punctum lacrimale**

Caruncula lacrimalis

Fornix sacci lacrimalis

**Canaliculi lacrimales**

**Saccus lacrimalis** (eröffnet)

Ampulla canaliculi lacrimalis

**Ductus nasolacrimalis**

**Plica lacrimalis = Hasner'sche Klappe**

Meatus nasi inferior

Concha nasi inferior

> Eine Stenose des Tränennasenkanals (Dakryostenose) kann angeboren oder erworben (Entzündungen, Dakryozystitis) sein. Als Folge einer Entzündung der Tränenkanälchen (Canaliculitis) können harte Konglomerate entstehen (Dakryolithen).

Tränenwege durch Frontalschnitt freigelegt.

**2.106 Punktion der Tränenwege über den Canaliculus inferior, rechtes Auge, Ansicht von vorn.** [27]

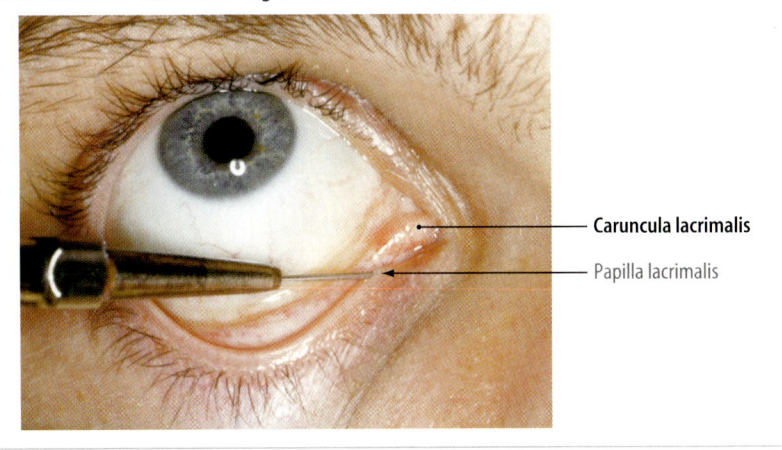

> Die Sondierung der Tränenwege wird zur Diagnostik bei Dakryostenose durchgeführt.

Caruncula lacrimalis

Papilla lacrimalis

**2.107 Darstellung des Tränenfilms, rechtes Auge, Ansicht von vorn.** [27]

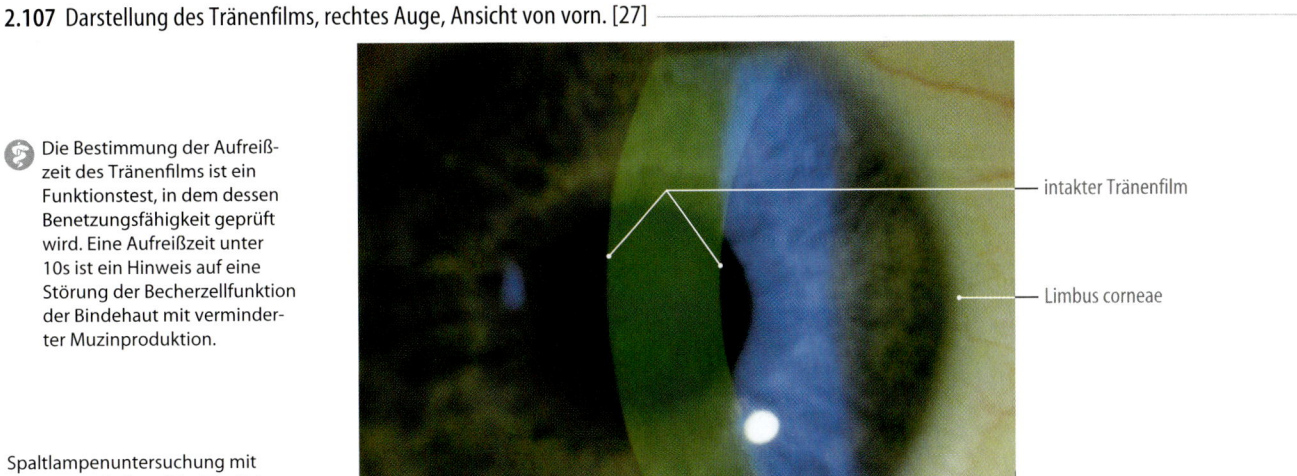

> Die Bestimmung der Aufreißzeit des Tränenfilms ist ein Funktionstest, in dem dessen Benetzungsfähigkeit geprüft wird. Eine Aufreißzeit unter 10s ist ein Hinweis auf eine Störung der Becherzellfunktion der Bindehaut mit verminderter Muzinproduktion.

intakter Tränenfilm

Limbus corneae

Spaltlampenuntersuchung mit Fluoreszenzfarbstoff im Blaulicht.

**Auge und Augenhöhle**

# Augenmuskeln: Topographie, Funktion

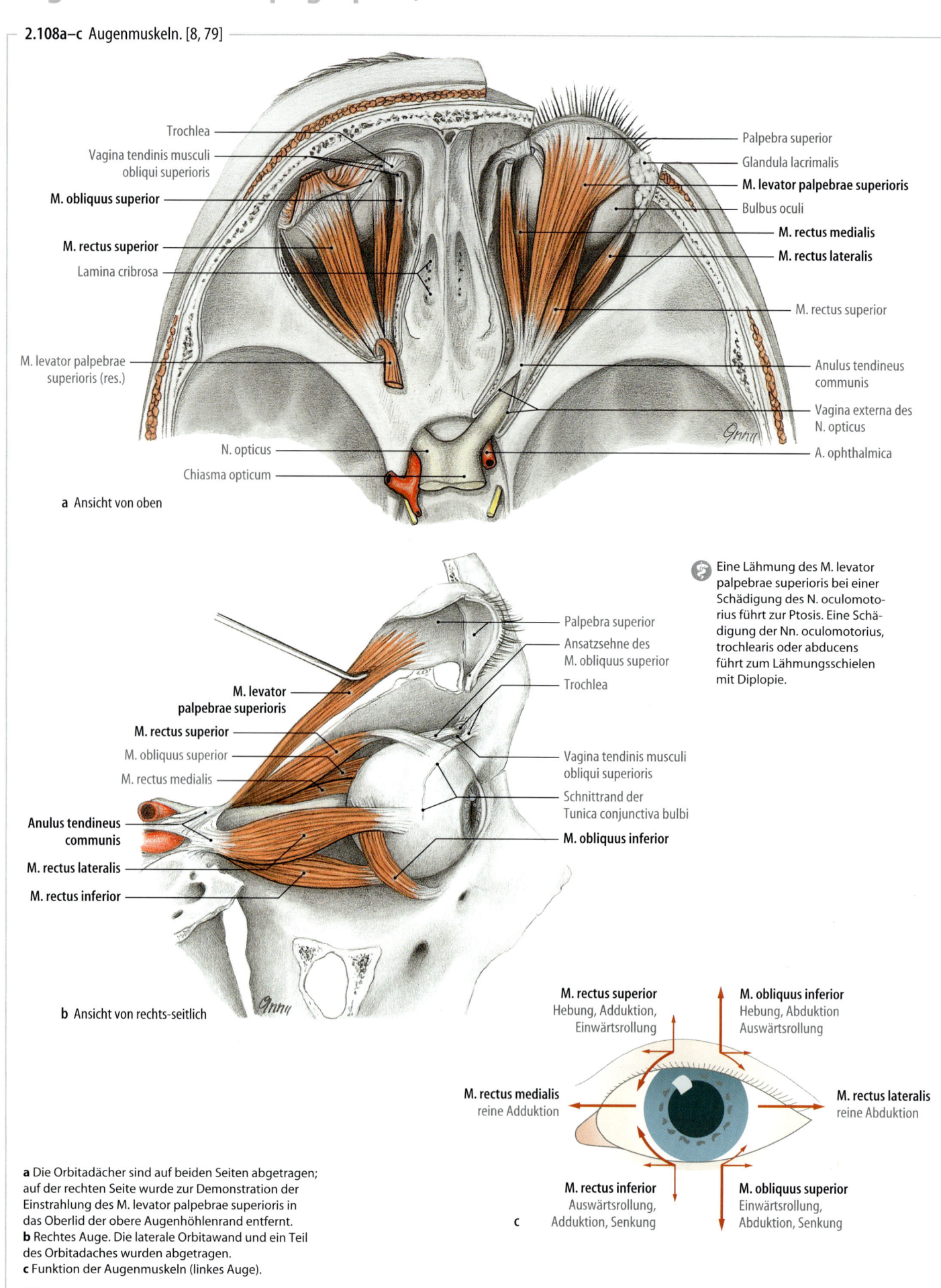

**2.108a–c** Augenmuskeln. [8, 79]

Trochlea
Vagina tendinis musculi obliqui superioris
**M. obliquus superior**
**M. rectus superior**
Lamina cribrosa
M. levator palpebrae superioris (res.)
N. opticus
Chiasma opticum

Palpebra superior
Glandula lacrimalis
M. levator palpebrae superioris
Bulbus oculi
**M. rectus medialis**
**M. rectus lateralis**
M. rectus superior
Anulus tendineus communis
Vagina externa des N. opticus
A. ophthalmica

**a** Ansicht von oben

**M. levator palpebrae superioris**
**M. rectus superior**
**M. obliquus superior**
**M. rectus medialis**
**Anulus tendineus communis**
**M. rectus lateralis**
**M. rectus inferior**

Palpebra superior
Ansatzsehne des M. obliquus superior
Trochlea
Vagina tendinis musculi obliqui superioris
Schnittrand der Tunica conjunctiva bulbi
**M. obliquus inferior**

**b** Ansicht von rechts-seitlich

Eine Lähmung des M. levator palpebrae superioris bei einer Schädigung des N. oculomotorius führt zur Ptosis. Eine Schädigung der Nn. oculomotorius, trochlearis oder abducens führt zum Lähmungsschielen mit Diplopie.

**M. rectus superior**
Hebung, Adduktion, Einwärtsrollung

**M. obliquus inferior**
Hebung, Abduktion Auswärtsrollung

**M. rectus medialis**
reine Adduktion

**M. rectus lateralis**
reine Abduktion

**M. rectus inferior**
Auswärtsrollung, Adduktion, Senkung

**M. obliquus superior**
Einwärtsrollung, Abduktion, Senkung

**a** Die Orbitadächer sind auf beiden Seiten abgetragen; auf der rechten Seite wurde zur Demonstration der Einstrahlung des M. levator palpebrae superioris in das Oberlid der obere Augenhöhlenrand entfernt.
**b** Rechtes Auge. Die laterale Orbitawand und ein Teil des Orbitadaches wurden abgetragen.
**c** Funktion der Augenmuskeln (linkes Auge).

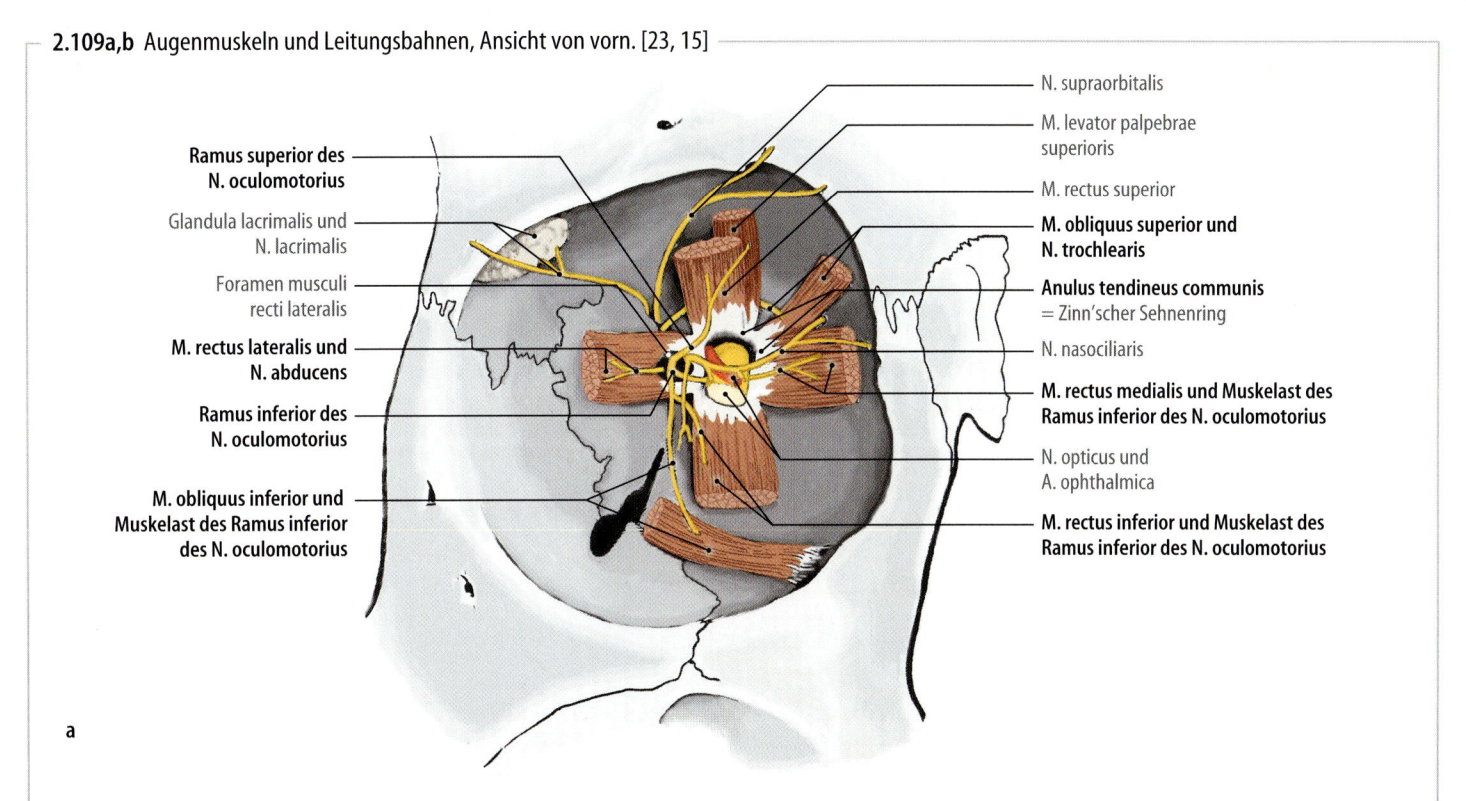

# Augenmuskeln, Leitungsbahnen

**2.109a,b** Augenmuskeln und Leitungsbahnen, Ansicht von vorn. [23, 15]

Labels (Fig. a):
- **Ramus superior des N. oculomotorius**
- Glandula lacrimalis und N. lacrimalis
- Foramen musculi recti lateralis
- **M. rectus lateralis und N. abducens**
- **Ramus inferior des N. oculomotorius**
- **M. obliquus inferior und Muskelast des Ramus inferior des N. oculomotorius**
- N. supraorbitalis
- M. levator palpebrae superioris
- M. rectus superior
- **M. obliquus superior und N. trochlearis**
- **Anulus tendineus communis** = Zinn'scher Sehnenring
- N. nasociliaris
- **M. rectus medialis und Muskelast des Ramus inferior des N. oculomotorius**
- N. opticus und A. ophthalmica
- **M. rectus inferior und Muskelast des Ramus inferior des N. oculomotorius**

| Augenmuskeln, Ursprünge in der Orbita, Ansicht von vorn | |
|---|---|
| M. levator palpebrae superioris | Oberrand des Canalis opticus an der Ala minor des Os sphenoidale [Durascheide des N. opticus] |
| M. rectus superior | Oberrand des Canalis opticus und Anulus tendineus communis [Durascheide des N. opticus] |
| M. rectus medialis | Anulus tendineus communis [Durascheide des N. opticus] |
| M. rectus lateralis | Ala major des Os sphenoidale und Anulus tendineus communis |
| M. rectus inferior | Anulus tendineus communis |
| M. obliquus superior | Corpus ossis sphenoidalis medial vom Anulus tendineus communis [Durascheide des N. opticus] |
| M. obliquus inferior | Facies orbitalis der Maxilla seitlich von der Incisura lacrimalis [Tränensack] |

| Nerv | Muskel |
|---|---|
| N. oculomotorius | M. rectus superior |
| | M. rectus inferior |
| | M. rectus medialis |
| | M. obliquus inferior |
| N. trochlearis | M. obliquus superior |
| N. abducens | M. rectus lateralis |

**Canalis opticus**
- N. opticus
- A. ophthalmica

**Fissura orbitalis superior**
- außerhalb des Anulus tendineus communis = Zinn'scher Sehnenring
- V. ophthalmica superior
- N. lacrimalis
- N. frontalis
- N. trochlearis
- innerhalb des Anulus tendineus communis durch das Foramen musculi recti lateralis
- N. oculomotorius
- N. nasociliaris
- N. abducens
- [Radix sympathica ganglii ciliaris]

**Fissura orbitalis inferior**
- V. ophthalmica inferior
- A. infraorbitalis
- N. infraorbitalis
- N. zygomaticus

Labels (Fig. b):
- M. levator palpebrae superioris
- M. rectus superior
- N. lacrimalis
- V. ophthalmica superior
- N. frontalis
- **N. trochlearis**
- **N. oculomotorius**
- **N. abducens**
- N. und A. infraorbitalis
- M. obliquus superior
- **N. opticus**
- M. rectus medialis
- **A. ophthalmica**
- M. rectus inferior
- N. nasociliaris
- M. rectus lateralis
- M. obliquus inferior
- V. ophthalmica inferior
- N. zygomaticus

a Ursprünge am Anulus tendineus communis (Zinn'scher Sehnenring) und eintretende Leitungsbahnen;
b Lokalisation der Muskelursprünge und Lage der Leitungsbahnen bei ihrem Eintritt in die Orbita.

**Auge und Augenhöhle**

# Auge, Augenhöhle: Arterien · Nerven

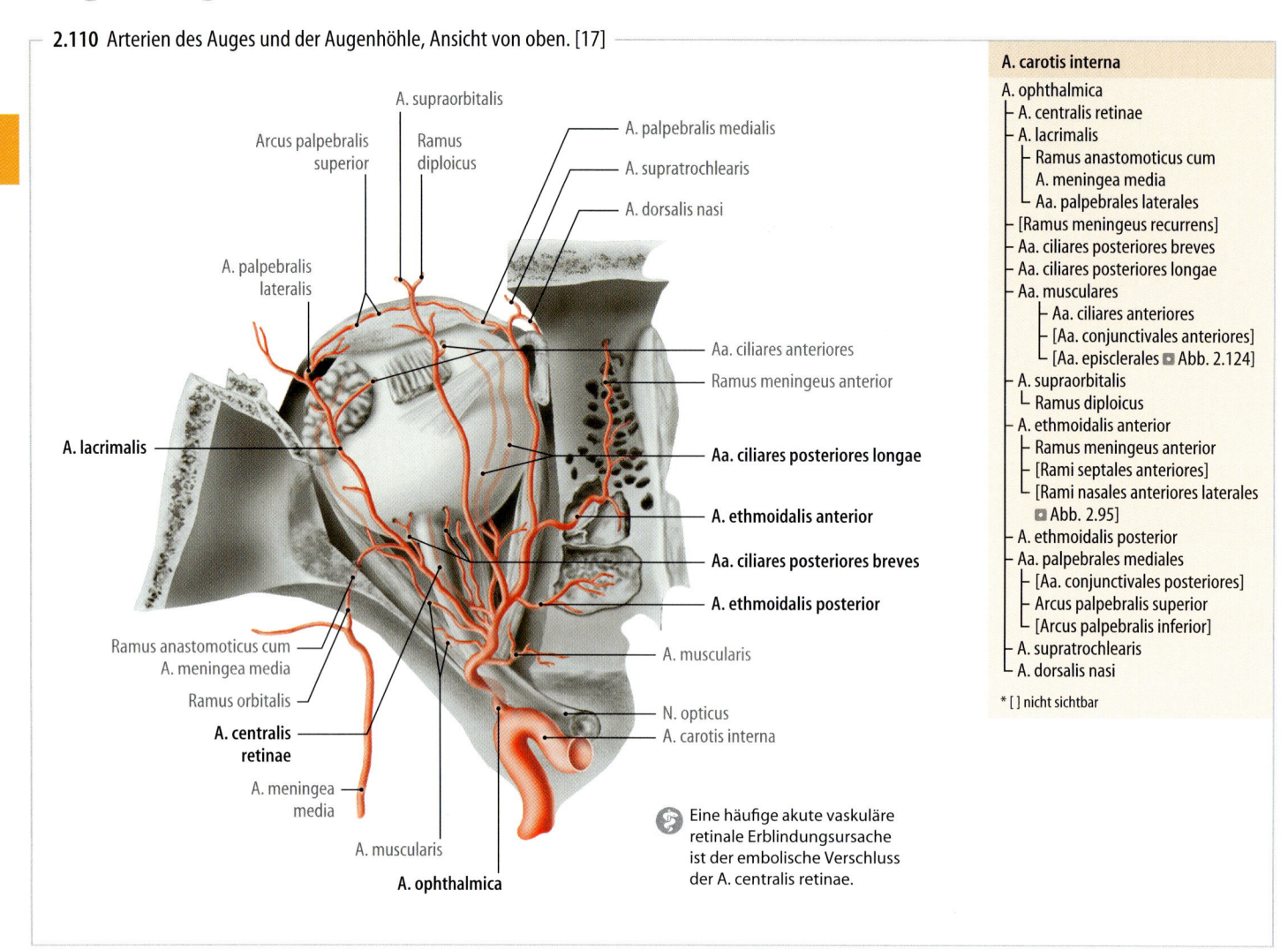

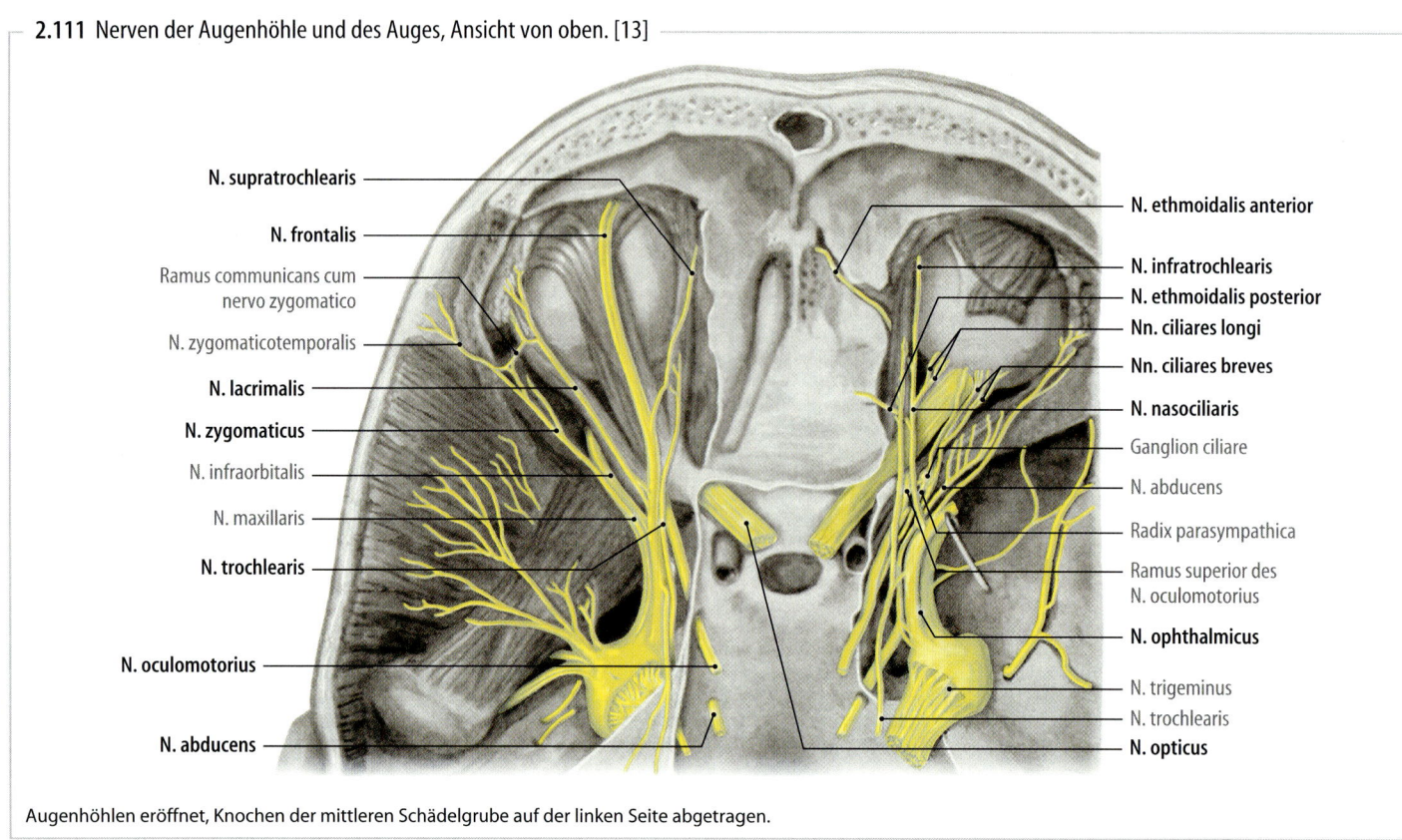

**2.110** Arterien des Auges und der Augenhöhle, Ansicht von oben. [17]

A. supraorbitalis
Arcus palpebralis superior
Ramus diploicus
A. palpebralis medialis
A. supratrochlearis
A. dorsalis nasi
A. palpebralis lateralis
Aa. ciliares anteriores
Ramus meningeus anterior
**A. lacrimalis**
**Aa. ciliares posteriores longae**
**A. ethmoidalis anterior**
**Aa. ciliares posteriores breves**
**A. ethmoidalis posterior**
A. muscularis
Ramus anastomoticus cum A. meningea media
Ramus orbitalis
N. opticus
A. carotis interna
**A. centralis retinae**
A. meningea media
A. muscularis
**A. ophthalmica**

Eine häufige akute vaskuläre retinale Erblindungsursache ist der embolische Verschluss der A. centralis retinae.

A. carotis interna
A. ophthalmica
– A. centralis retinae
– A. lacrimalis
  – Ramus anastomoticus cum A. meningea media
  – Aa. palpebrales laterales
– [Ramus meningeus recurrens]
– Aa. ciliares posteriores breves
– Aa. ciliares posteriores longae
– Aa. musculares
  – Aa. ciliares anteriores
  – [Aa. conjunctivales anteriores]
  – [Aa. episclerales ▸ Abb. 2.124]
– A. supraorbitalis
  – Ramus diploicus
– A. ethmoidalis anterior
  – Ramus meningeus anterior
  – [Rami septales anteriores]
  – [Rami nasales anteriores laterales ▸ Abb. 2.95]
– A. ethmoidalis posterior
– Aa. palpebrales mediales
  – [Aa. conjunctivales posteriores]
  – Arcus palpebralis superior
  – [Arcus palpebralis inferior]
– A. supratrochlearis
– A. dorsalis nasi

\* [ ] nicht sichtbar

**2.111** Nerven der Augenhöhle und des Auges, Ansicht von oben. [13]

**N. supratrochlearis**
**N. frontalis**
Ramus communicans cum nervo zygomatico
N. zygomaticotemporalis
**N. lacrimalis**
**N. zygomaticus**
N. infraorbitalis
N. maxillaris
**N. trochlearis**
**N. oculomotorius**
**N. abducens**

N. ethmoidalis anterior
N. infratrochlearis
N. ethmoidalis posterior
Nn. ciliares longi
Nn. ciliares breves
**N. nasociliaris**
Ganglion ciliare
N. abducens
Radix parasympathica
Ramus superior des N. oculomotorius
**N. ophthalmicus**
N. trigeminus
N. trochlearis
**N. opticus**

Augenhöhlen eröffnet, Knochen der mittleren Schädelgrube auf der linken Seite abgetragen.

# Innervation Augenmuskeln, Tränendrüse

**2.112a,b** Nerven der rechten Augenhöhle und des Auges, Ansicht von lateral. [13]

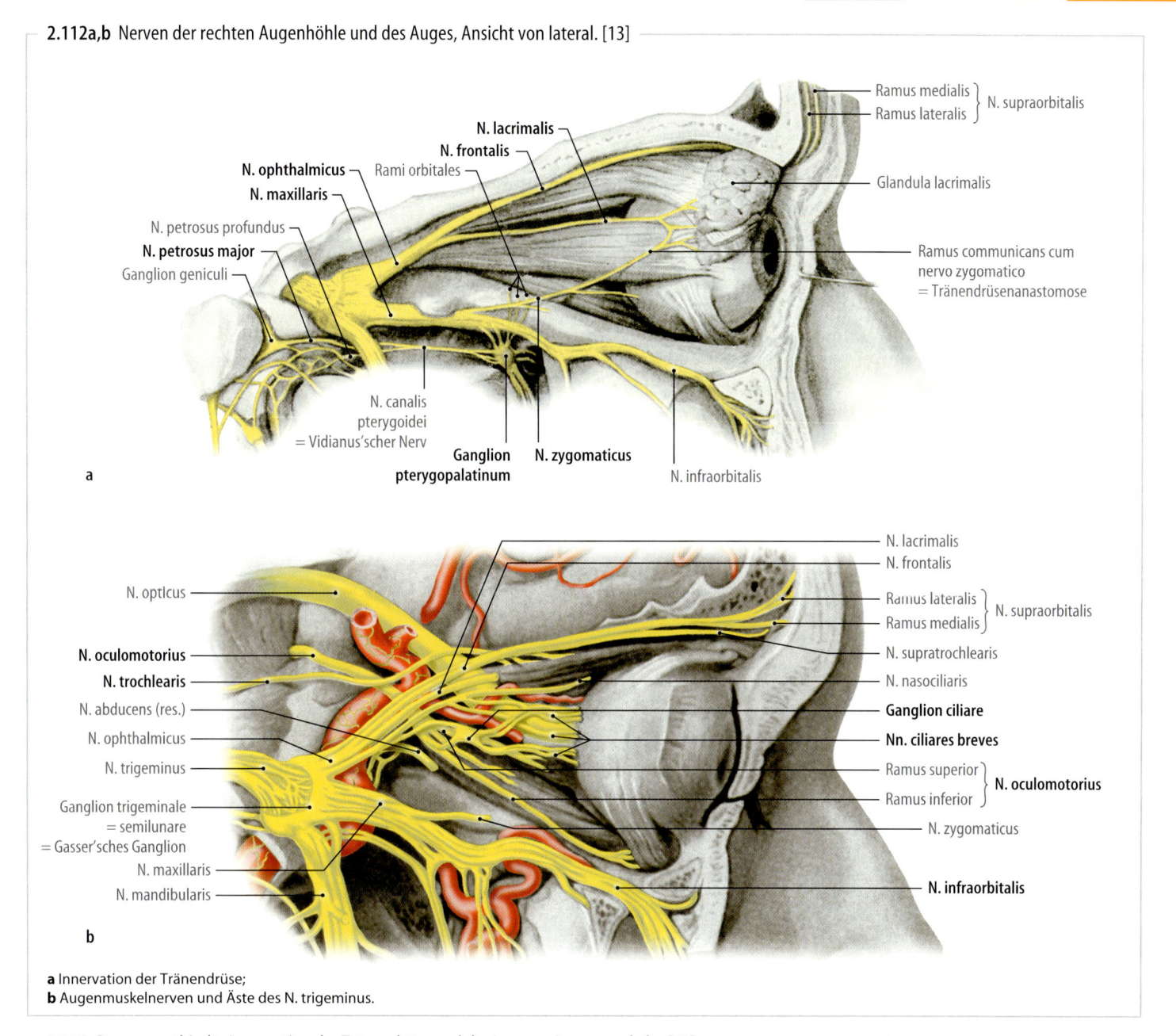

a – Innervation der Tränendrüse;
b – Augenmuskelnerven und Äste des N. trigeminus.

**2.113** Parasympathische Innervation der Tränendrüse und der inneren Augenmuskeln. [13]

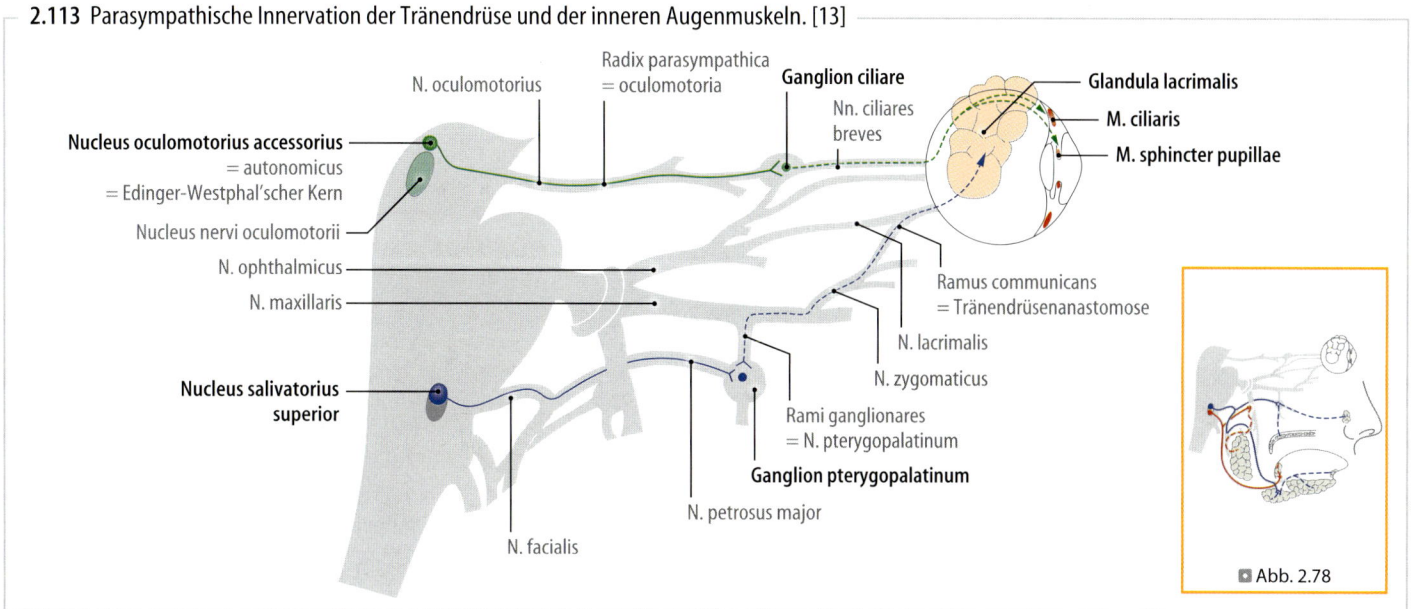

**Auge und Augenhöhle**

# Augenhöhle: Lagebeziehung · Frontal-, Sagittalschnitt

**2.114** Topographische Beziehungen der Augenhöhle. [6]

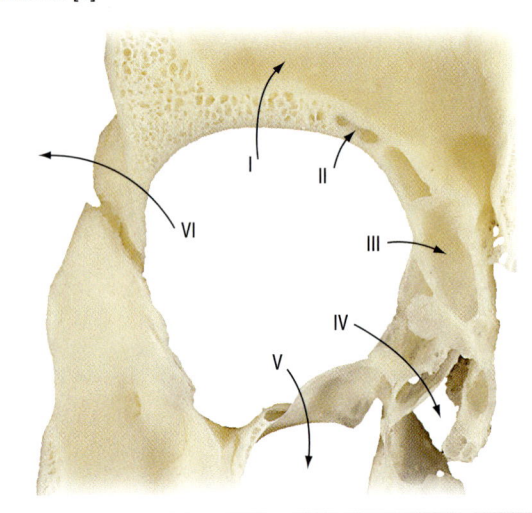

Entzündungen und Tumoren der Augenhöhle können in die Nachbarregionen (und z. T. vice versa) durchbrechen:
I vordere Schädelgrube,
II Stirnhöhle,
III Siebbeinzellen,
IV Nasenhöhle,
V Kieferhöhle,
VI Schläfengrube.

Ausschnitt aus einem Frontalschnitt durch den Schädel im Bereich der Crista galli, Ansicht der hinteren Schnittfläche, rechte Seite.

**2.115** Frontalschnitt durch den retrobulbären Bereich der Orbita der rechten Seite, Ansicht der vorderen Schnittfläche. [23]

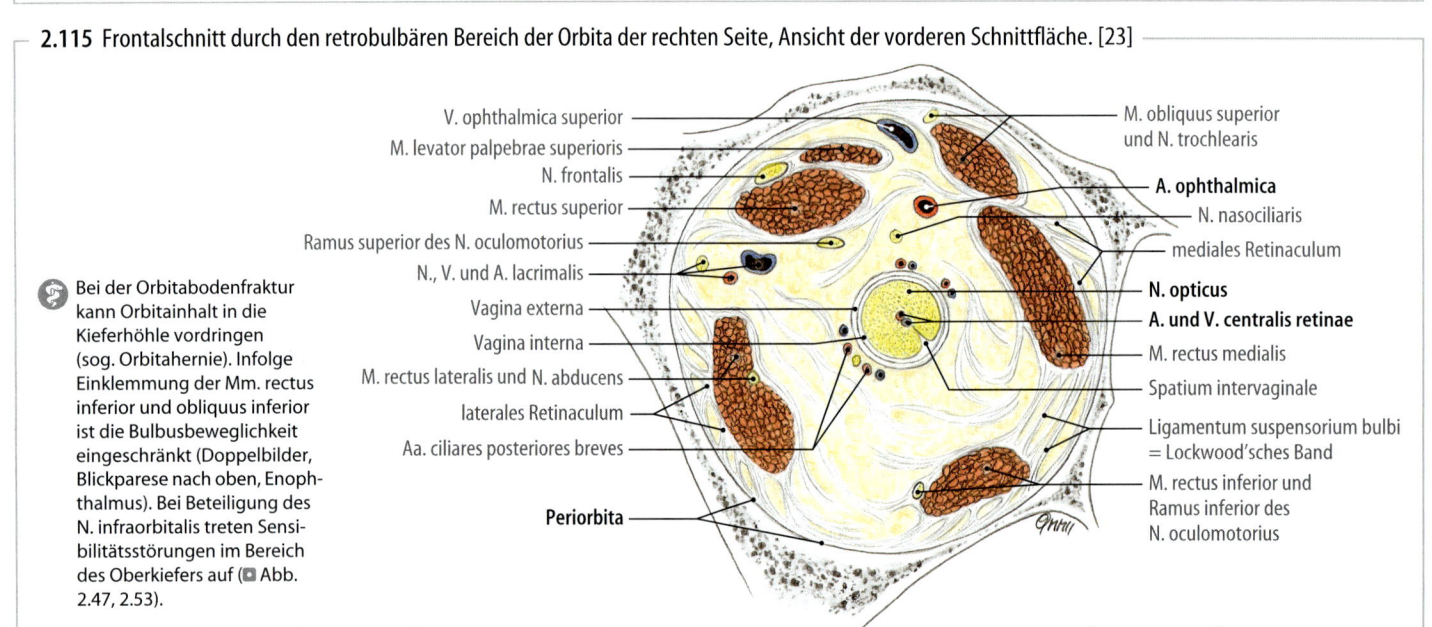

Beschriftungen:
- V. ophthalmica superior
- M. levator palpebrae superioris
- N. frontalis
- M. rectus superior
- Ramus superior des N. oculomotorius
- N., V. und A. lacrimalis
- Vagina externa
- Vagina interna
- M. rectus lateralis und N. abducens
- laterales Retinaculum
- Aa. ciliares posteriores breves
- Periorbita
- M. obliquus superior und N. trochlearis
- A. ophthalmica
- N. nasociliaris
- mediales Retinaculum
- **N. opticus**
- **A. und V. centralis retinae**
- M. rectus medialis
- Spatium intervaginale
- Ligamentum suspensorium bulbi = Lockwood'sches Band
- M. rectus inferior und Ramus inferior des N. oculomotorius

Bei der Orbitabodenfraktur kann Orbitainhalt in die Kieferhöhle vordringen (sog. Orbitahernie). Infolge Einklemmung der Mm. rectus inferior und obliquus inferior ist die Bulbusbeweglichkeit eingeschränkt (Doppelbilder, Blickparese nach oben, Enophthalmus). Bei Beteiligung des N. infraorbitalis treten Sensibilitätsstörungen im Bereich des Oberkiefers auf (Abb. 2.47, 2.53).

**2.116** Sagittalschnitt durch den mittleren Bereich der rechten Orbita, Ansicht der lateralen Schnittfläche. [23]

Im Hinblick auf die Lokalisation von Tumoren sowie auf die Wahl des chirurgischen Zugangs wird die Orbita nach unterschiedlichen Gesichtspunkten gegliedert:
1. bulbärer und retrobulbärer Abschnitt;
2. zentraler = intrakonaler (von den kegelförmig angeordneten geraden Augenmuskeln begrenzter) Teil
peripherer = extrakonaler Teil;
3. Gliederung in Etagen
*obere Etage* zwischen Orbitadach sowie Mm. levator palpebrae superioris und rectus superior;
*Inhalt:*
**N. frontalis, N. trochlearis, N. lacrimalis, A. supraorbitalis, A. supratrochlearis, A. und V. lacrimalis, V. ophthalmica superior;**
*mittlere Etage* Raum zwischen den geraden Augenmuskeln = intrakonaler Teil;
*Inhalt:*
**N. oculomotorius, N. nasociliaris, N. abducens, N. zygomaticus, Ganglion ciliare, A. ophthalmica, V. ophthalmica superior, Aa. ciliares posteriores breves** und **longae;**
*untere Etage* zwischen Mm. rectus inferior und obliquus inferior sowie Orbitaboden;
*Inhalt:*
**N. infraorbitalis, A. infraorbitalis, V. ophthalmica inferior.**

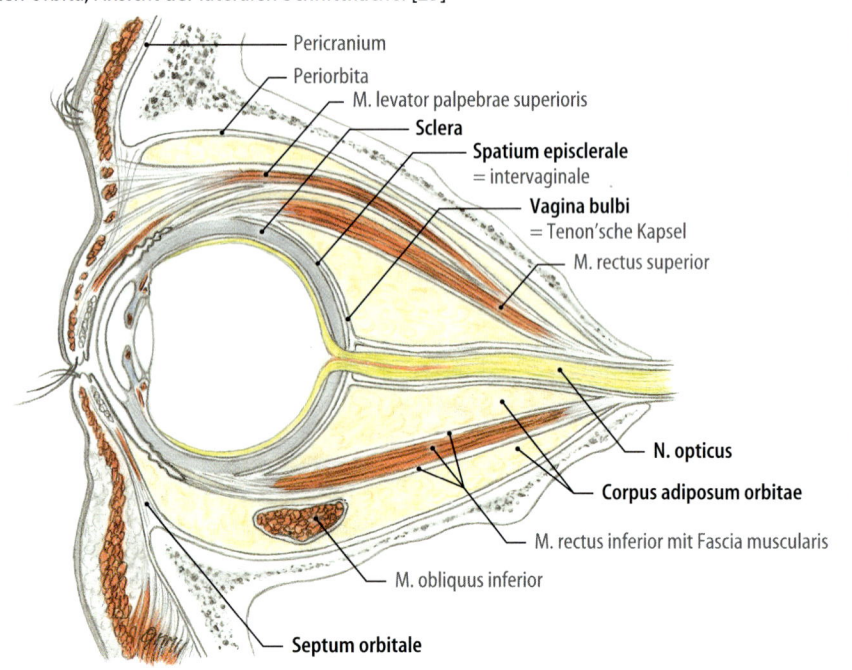

Beschriftungen:
- Pericranium
- Periorbita
- M. levator palpebrae superioris
- **Sclera**
- **Spatium episclerale** = intervaginale
- **Vagina bulbi** = Tenon'sche Kapsel
- M. rectus superior
- **N. opticus**
- **Corpus adiposum orbitae**
- M. rectus inferior mit Fascia muscularis
- M. obliquus inferior
- **Septum orbitale**

# Augenhöhle: Topographie · MRT

**2.117 Topographie der Orbita, Ansicht von oben.** [8]

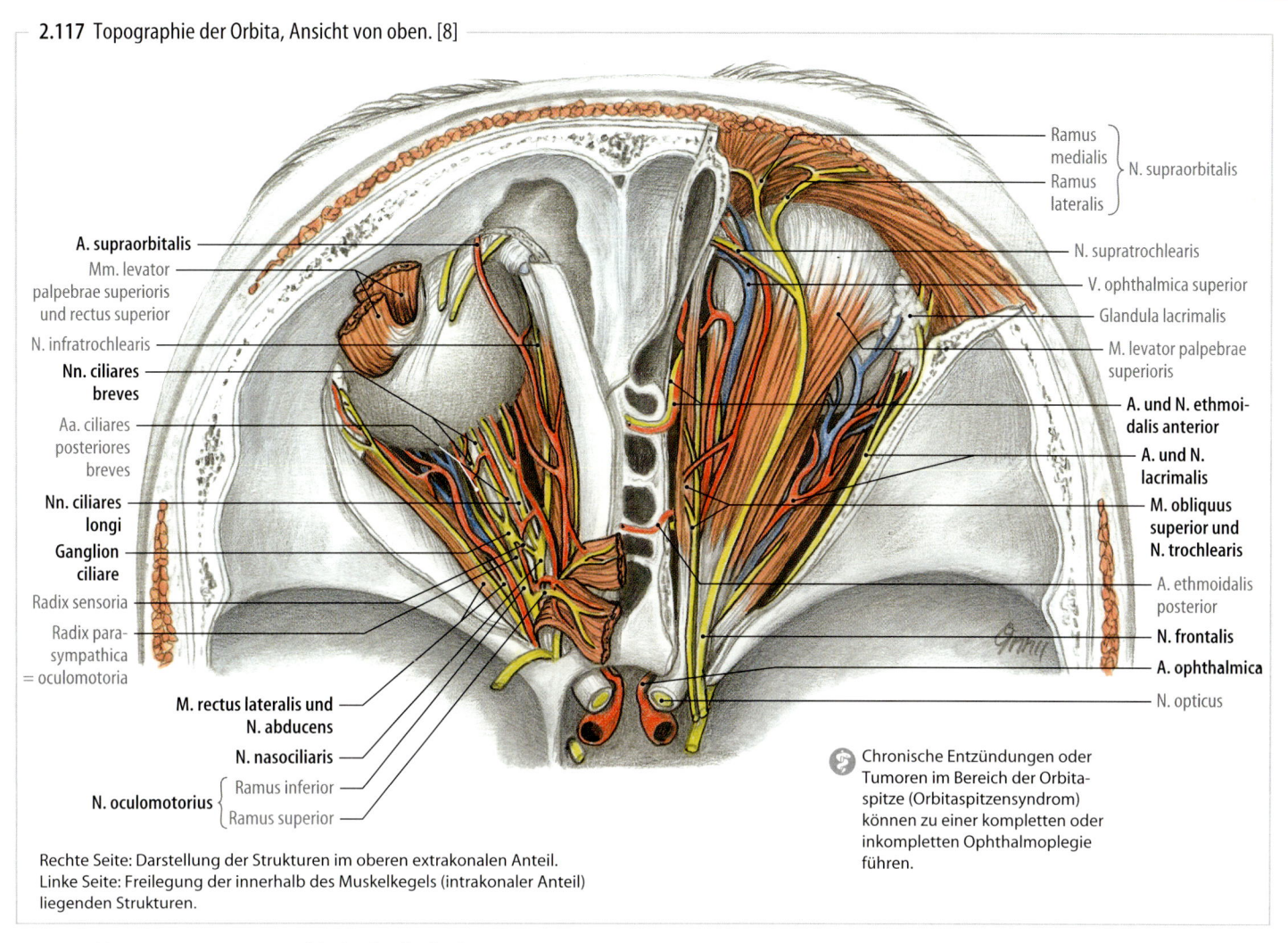

- A. supraorbitalis
- Mm. levator palpebrae superioris und rectus superior
- N. infratrochlearis
- Nn. ciliares breves
- Aa. ciliares posteriores breves
- Nn. ciliares longi
- Ganglion ciliare
- Radix sensoria
- Radix parasympathica = oculomotoria
- M. rectus lateralis und N. abducens
- N. nasociliaris
- N. oculomotorius { Ramus inferior / Ramus superior }

- Ramus medialis / Ramus lateralis } N. supraorbitalis
- N. supratrochlearis
- V. ophthalmica superior
- Glandula lacrimalis
- M. levator palpebrae superioris
- A. und N. ethmoidalis anterior
- A. und N. lacrimalis
- M. obliquus superior und N. trochlearis
- A. ethmoidalis posterior
- N. frontalis
- A. ophthalmica
- N. opticus

Rechte Seite: Darstellung der Strukturen im oberen extrakonalen Anteil.
Linke Seite: Freilegung der innerhalb des Muskelkegels (intrakonaler Anteil) liegenden Strukturen.

> Chronische Entzündungen oder Tumoren im Bereich der Orbitaspitze (Orbitaspitzensyndrom) können zu einer kompletten oder inkompletten Ophthalmoplegie führen.

**2.118 Magnetresonanztomographie des Kopfes.** [28]

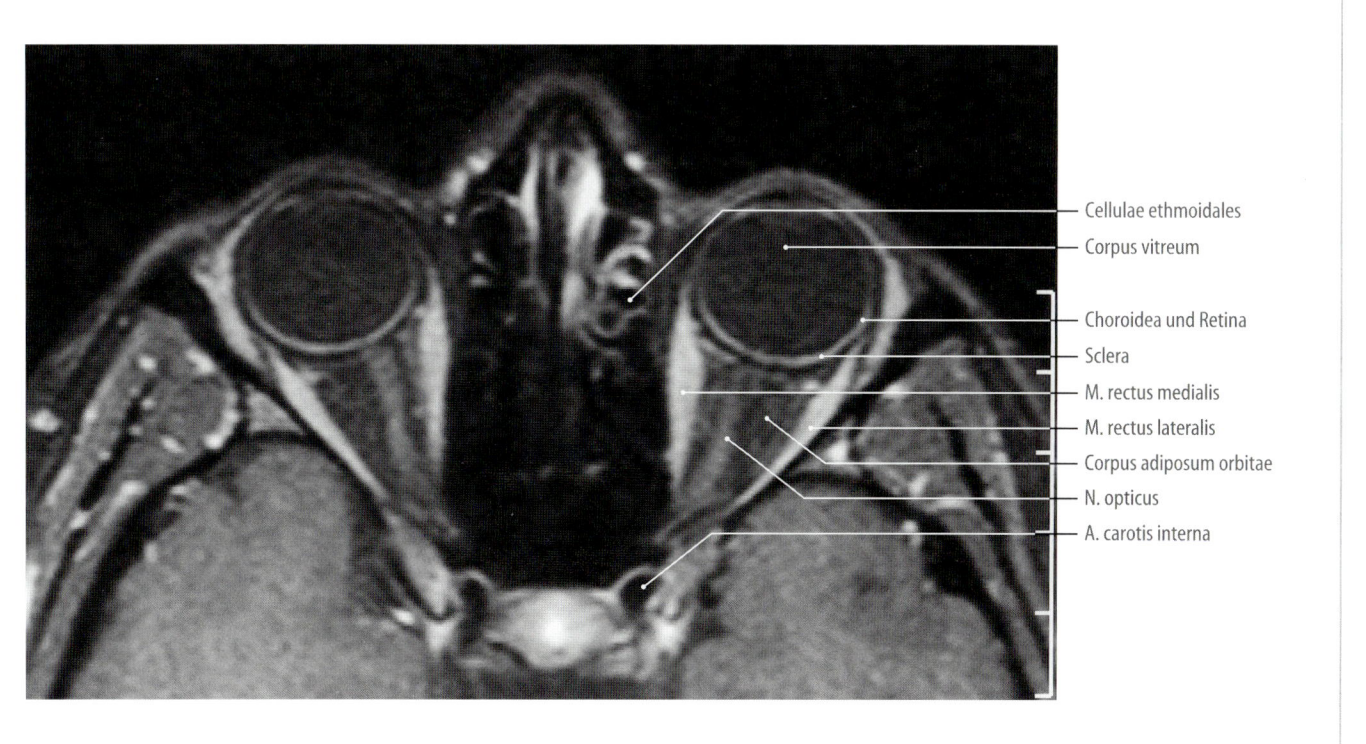

- Cellulae ethmoidales
- Corpus vitreum
- Choroidea und Retina
- Sclera
- M. rectus medialis
- M. rectus lateralis
- Corpus adiposum orbitae
- N. opticus
- A. carotis interna

Transversalschnitt in T1-Technik nach intravenöser Kontrastmittelgabe, Schichtdicke 3 mm.

**Auge und Augenhöhle**

# Augapfel

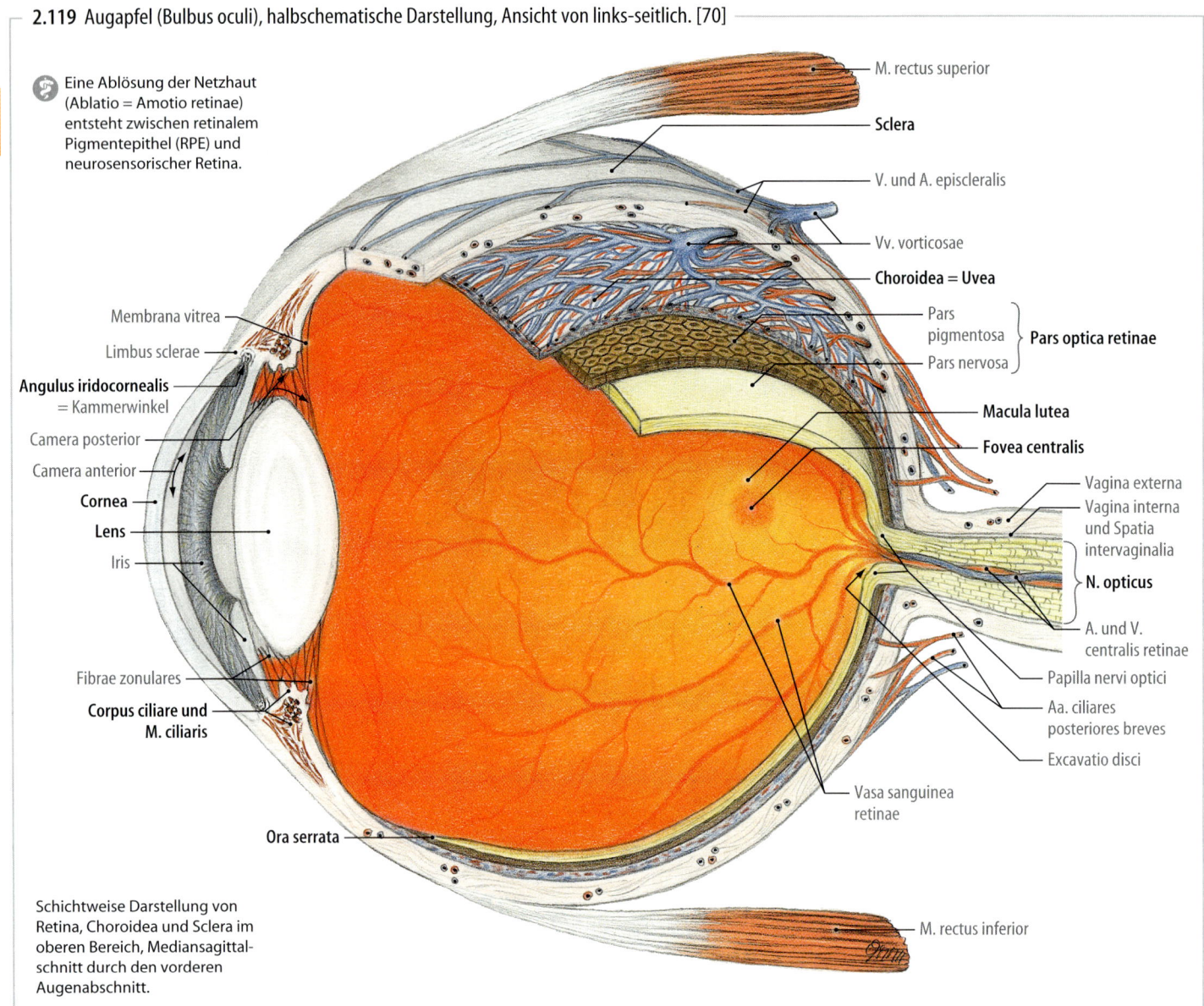

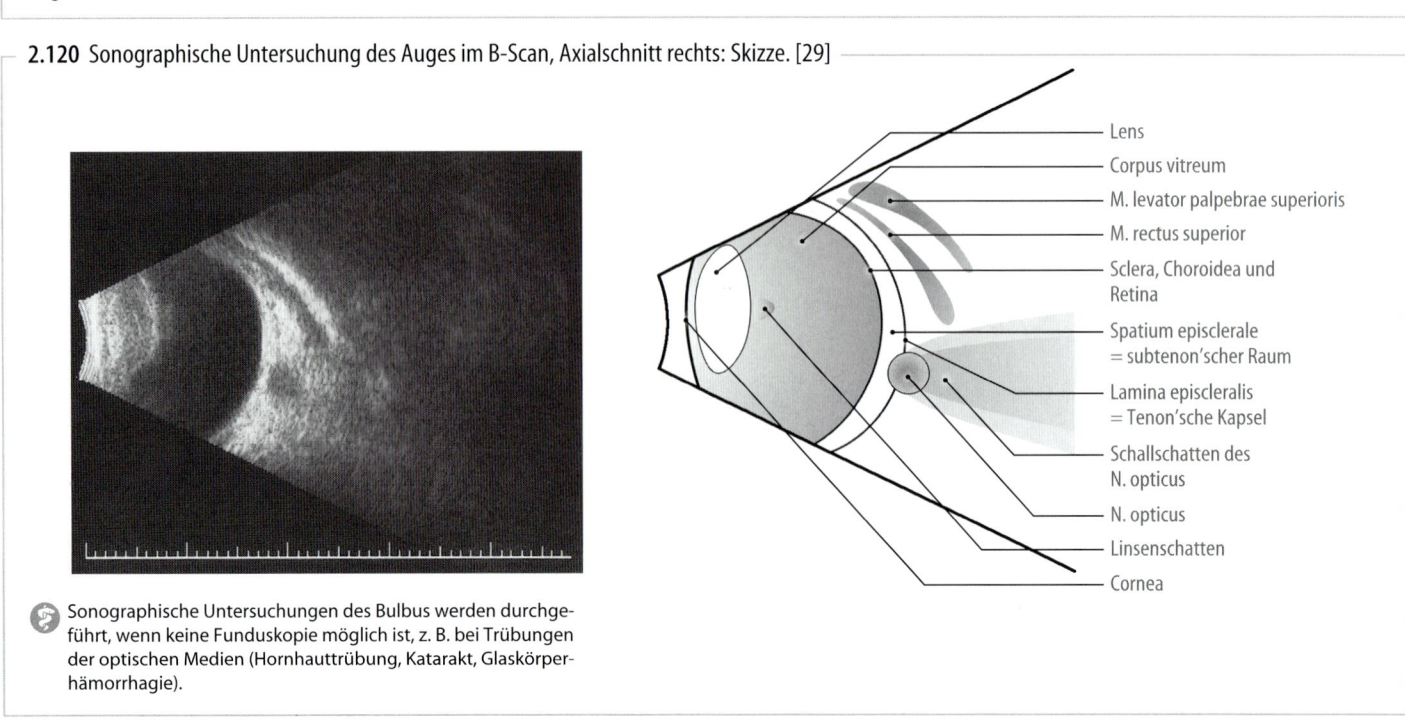

**2.119** Augapfel (Bulbus oculi), halbschematische Darstellung, Ansicht von links-seitlich. [70]

Eine Ablösung der Netzhaut (Ablatio = Amotio retinae) entsteht zwischen retinalem Pigmentepithel (RPE) und neurosensorischer Retina.

Labels: M. rectus superior, Sclera, V. und A. episcleralis, Vv. vorticosae, Choroidea = Uvea, Pars pigmentosa, Pars nervosa, Pars optica retinae, Macula lutea, Fovea centralis, Vagina externa, Vagina interna und Spatia intervaginalia, N. opticus, A. und V. centralis retinae, Papilla nervi optici, Aa. ciliares posteriores breves, Excavatio disci, Vasa sanguinea retinae, M. rectus inferior, Ora serrata, Corpus ciliare und M. ciliaris, Fibrae zonulares, Iris, Lens, Cornea, Camera anterior, Camera posterior, Angulus iridocornealis = Kammerwinkel, Limbus sclerae, Membrana vitrea

Schichtweise Darstellung von Retina, Choroidea und Sclera im oberen Bereich, Mediansagittalschnitt durch den vorderen Augenabschnitt.

**2.120** Sonographische Untersuchung des Auges im B-Scan, Axialschnitt rechts: Skizze. [29]

Labels: Lens, Corpus vitreum, M. levator palpebrae superioris, M. rectus superior, Sclera, Choroidea und Retina, Spatium episclerale = subtenon'scher Raum, Lamina episcleralis = Tenon'sche Kapsel, Schallschatten des N. opticus, N. opticus, Linsenschatten, Cornea

Sonographische Untersuchungen des Bulbus werden durchgeführt, wenn keine Funduskopie möglich ist, z. B. bei Trübungen der optischen Medien (Hornhauttrübung, Katarakt, Glaskörperhämorrhagie).

# Augapfel

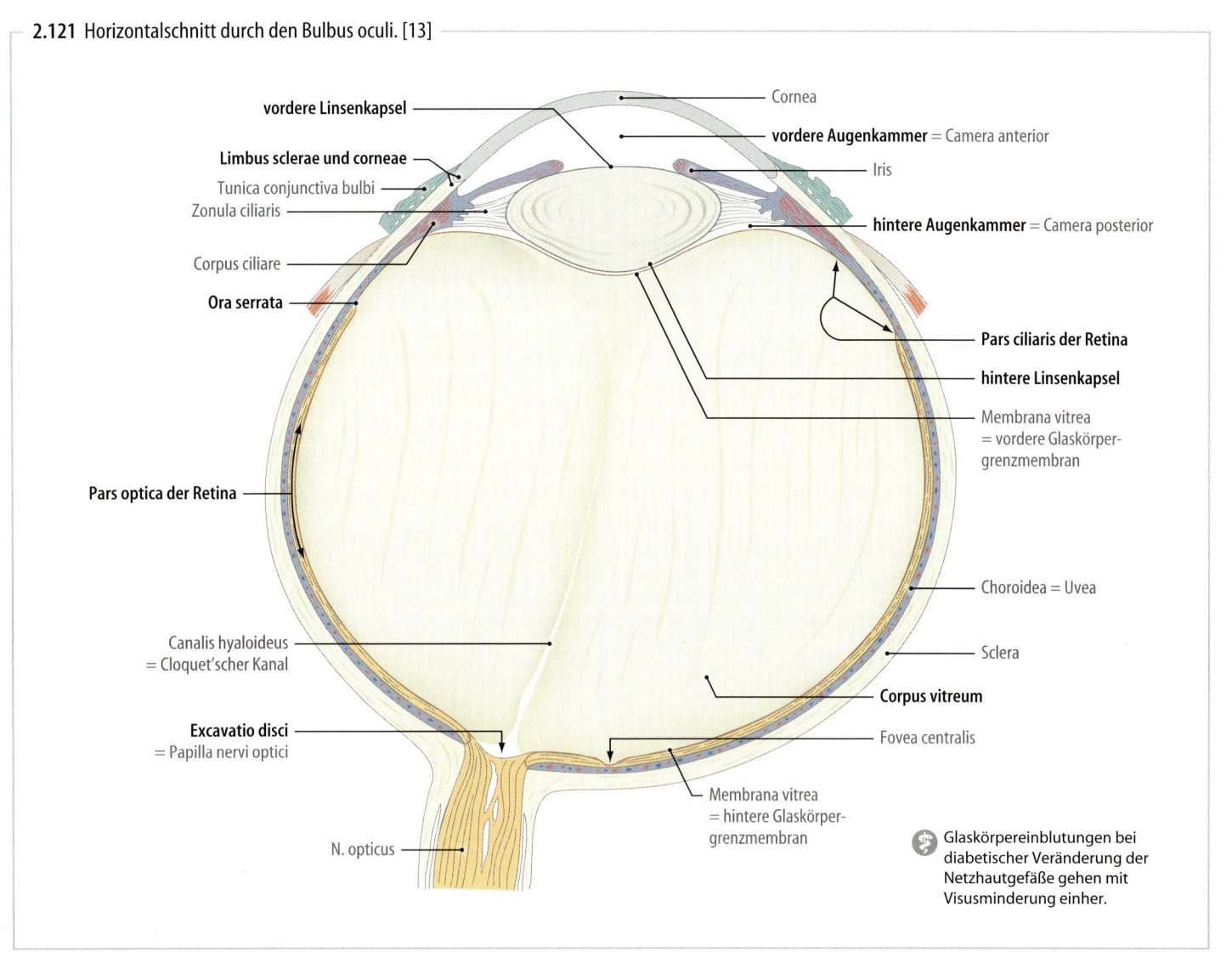

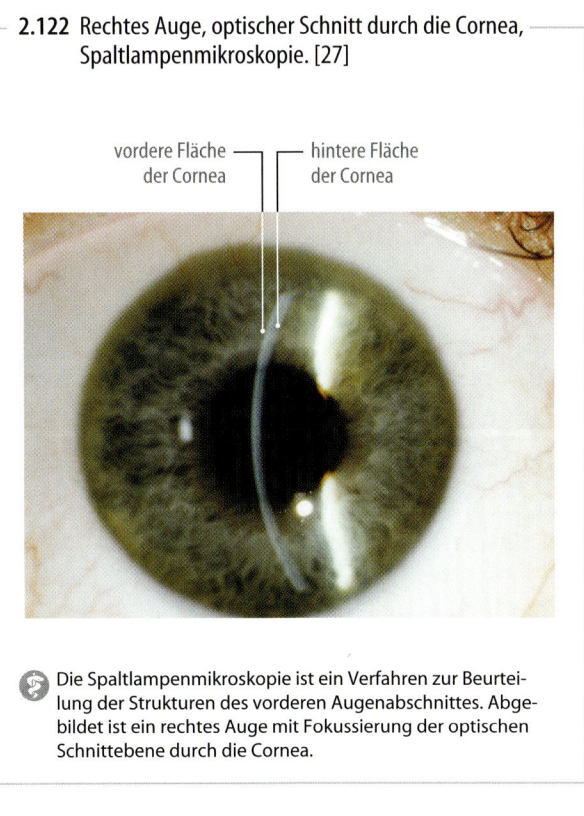

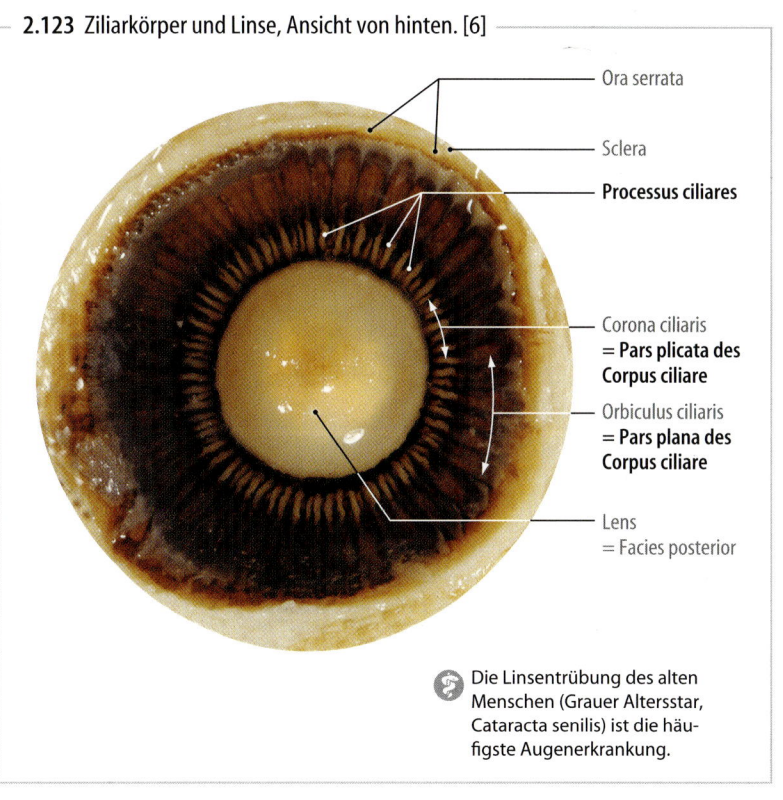

**2.121** Horizontalschnitt durch den Bulbus oculi. [13]

- Cornea
- **vordere Linsenkapsel**
- **vordere Augenkammer** = Camera anterior
- **Limbus sclerae und corneae**
- Tunica conjunctiva bulbi
- Iris
- Zonula ciliaris
- **hintere Augenkammer** = Camera posterior
- Corpus ciliare
- **Ora serrata**
- **Pars ciliaris der Retina**
- **hintere Linsenkapsel**
- Membrana vitrea = vordere Glaskörpergrenzmembran
- **Pars optica der Retina**
- Choroidea = Uvea
- Sclera
- Canalis hyaloideus = Cloquet'scher Kanal
- **Corpus vitreum**
- Fovea centralis
- **Excavatio disci** = Papilla nervi optici
- Membrana vitrea = hintere Glaskörpergrenzmembran
- N. opticus

Glaskörpereinblutungen bei diabetischer Veränderung der Netzhautgefäße gehen mit Visusminderung einher.

**2.122** Rechtes Auge, optischer Schnitt durch die Cornea, Spaltlampenmikroskopie. [27]

- vordere Fläche der Cornea
- hintere Fläche der Cornea

Die Spaltlampenmikroskopie ist ein Verfahren zur Beurteilung der Strukturen des vorderen Augenabschnittes. Abgebildet ist ein rechtes Auge mit Fokussierung der optischen Schnittebene durch die Cornea.

**2.123** Ziliarkörper und Linse, Ansicht von hinten. [6]

- Ora serrata
- Sclera
- **Processus ciliares**
- Corona ciliaris = **Pars plicata des Corpus ciliare**
- Orbiculus ciliaris = **Pars plana des Corpus ciliare**
- Lens = Facies posterior

Die Linsentrübung des alten Menschen (Grauer Altersstar, Cataracta senilis) ist die häufigste Augenerkrankung.

## Auge und Augenhöhle

# Augapfel: Blutversorgung

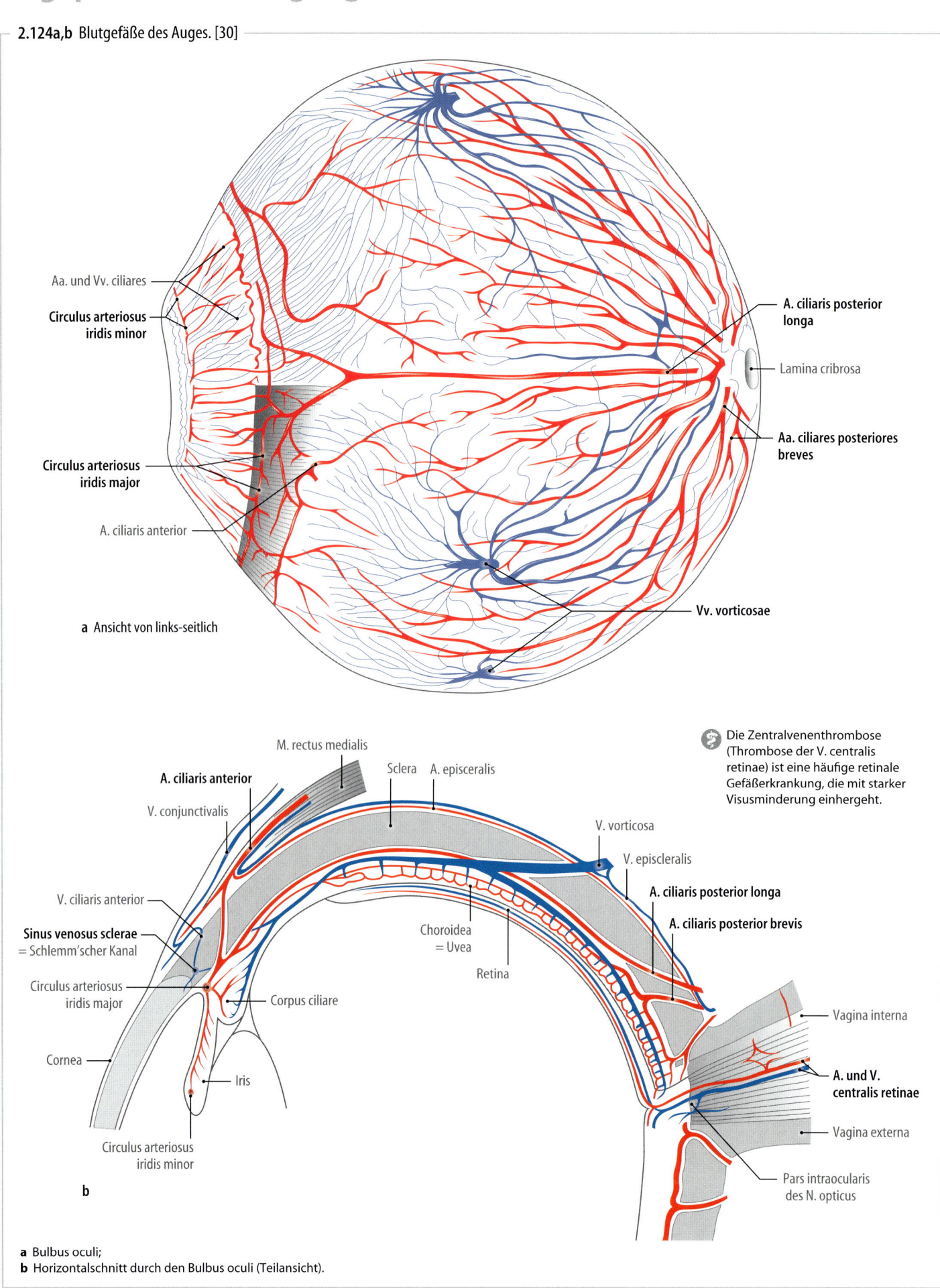

**2.124a,b** Blutgefäße des Auges. [30]

a Ansicht von links-seitlich

b

a Bulbus oculi;
b Horizontalschnitt durch den Bulbus oculi (Teilansicht).

Die Zentralvenenthrombose (Thrombose der V. centralis retinae) ist eine häufige retinale Gefäßerkrankung, die mit starker Visusminderung einhergeht.

# Augenhintergrund, Gefäße der Retina

**2.125 a–c** Augenhintergrund und Gefäße der Retina. [a 13; b,c 27]

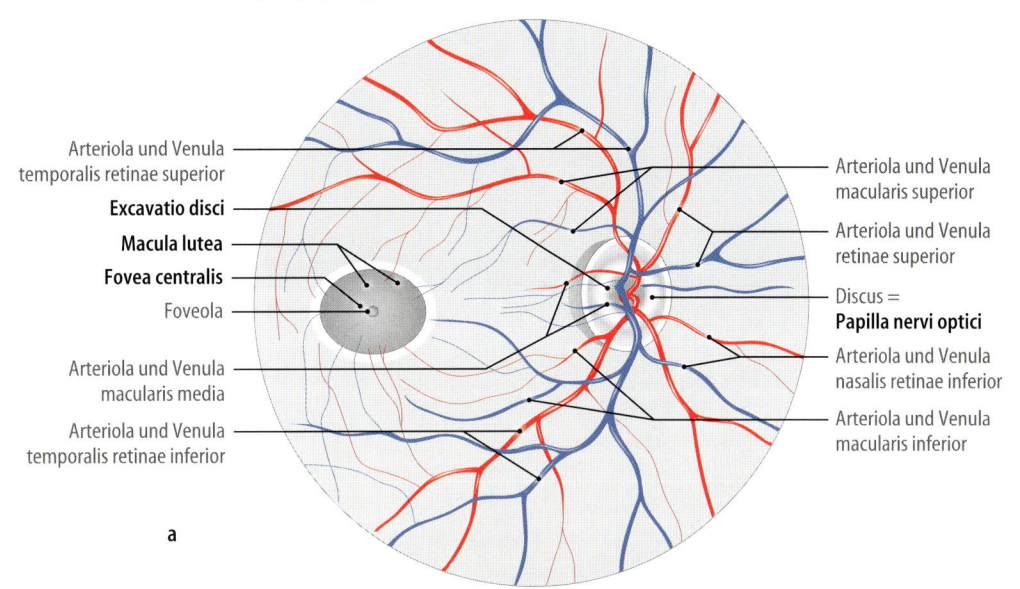

- Arteriola und Venula temporalis retinae superior
- **Excavatio disci**
- **Macula lutea**
- **Fovea centralis**
- Foveola
- Arteriola und Venula macularis media
- Arteriola und Venula temporalis retinae inferior
- Arteriola und Venula macularis superior
- Arteriola und Venula retinae superior
- Discus = **Papilla nervi optici**
- Arteriola und Venula nasalis retinae inferior
- Arteriola und Venula macularis inferior

Bei der Augenhintergrundspiegelung (Funduskopie) werden Papille (Randschärfe, Farbe und Papillenniveau), retinale Gefäße, Macula und die periphere Netzhaut auf pathologische Veränderungen untersucht.
Die Fluoreszenzangiographie dient der Diagnostik retinaler oder choroidaler Gefäßerkrankungen oder -anomalien. Die Makuladegeneration ist die häufigste Erblindungsursache in der westlichen Welt.

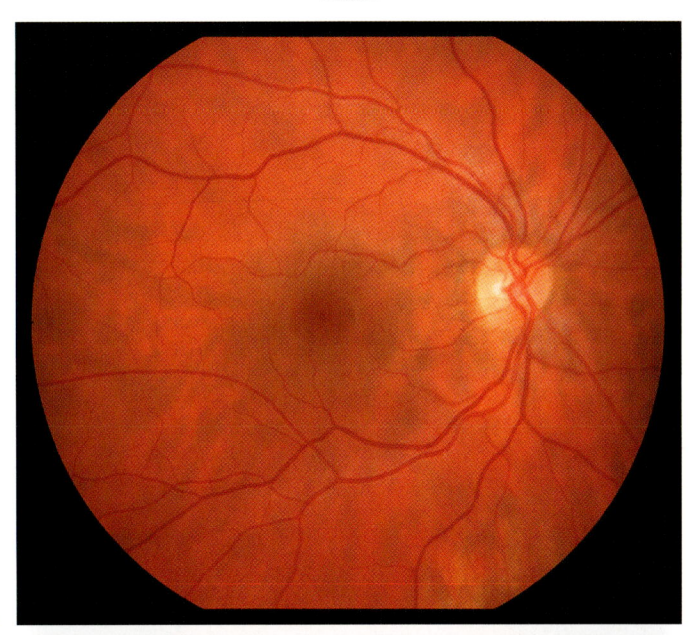

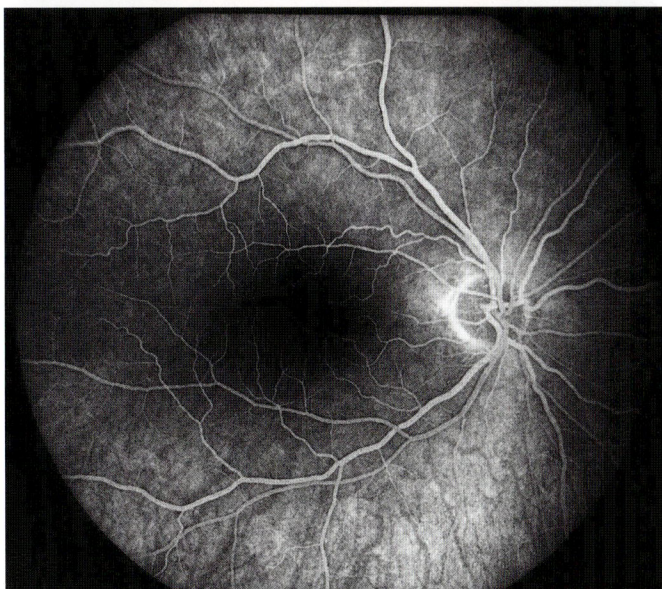

**a** Schematische Darstellung, rechtes Auge;
**b** Nativaufnahme, rechtes Auge;
**c** Fluoreszenzangiographie eines rechten Auges in arterio-venöser Phase.

**Auge und Augenhöhle**

# Ohrmuschel: Aufbau · Arterien

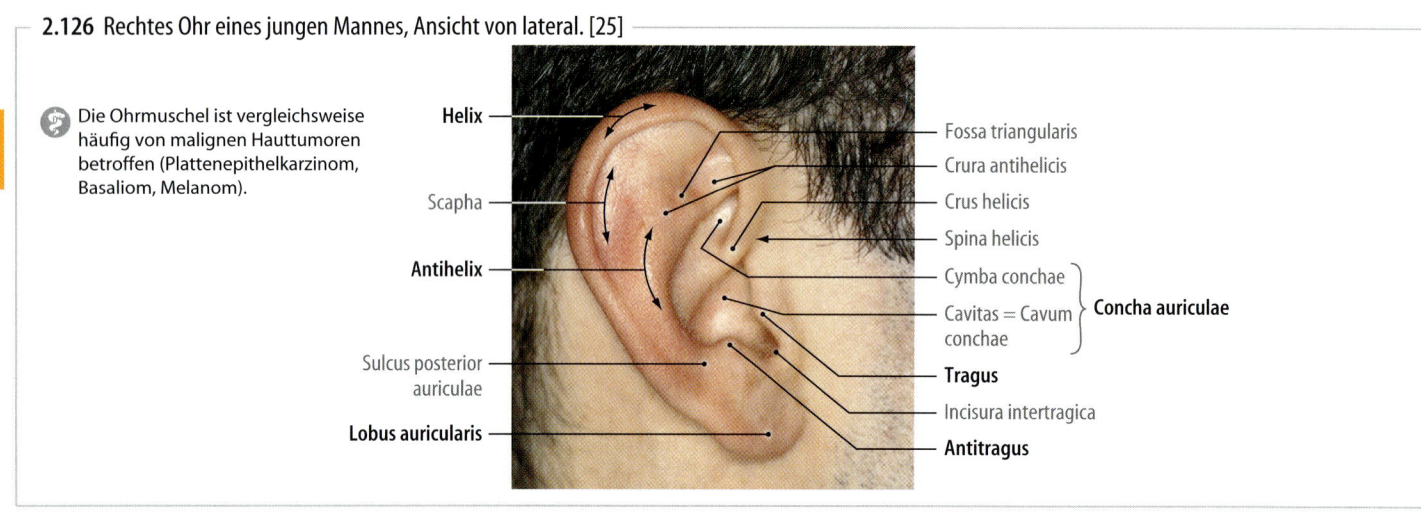

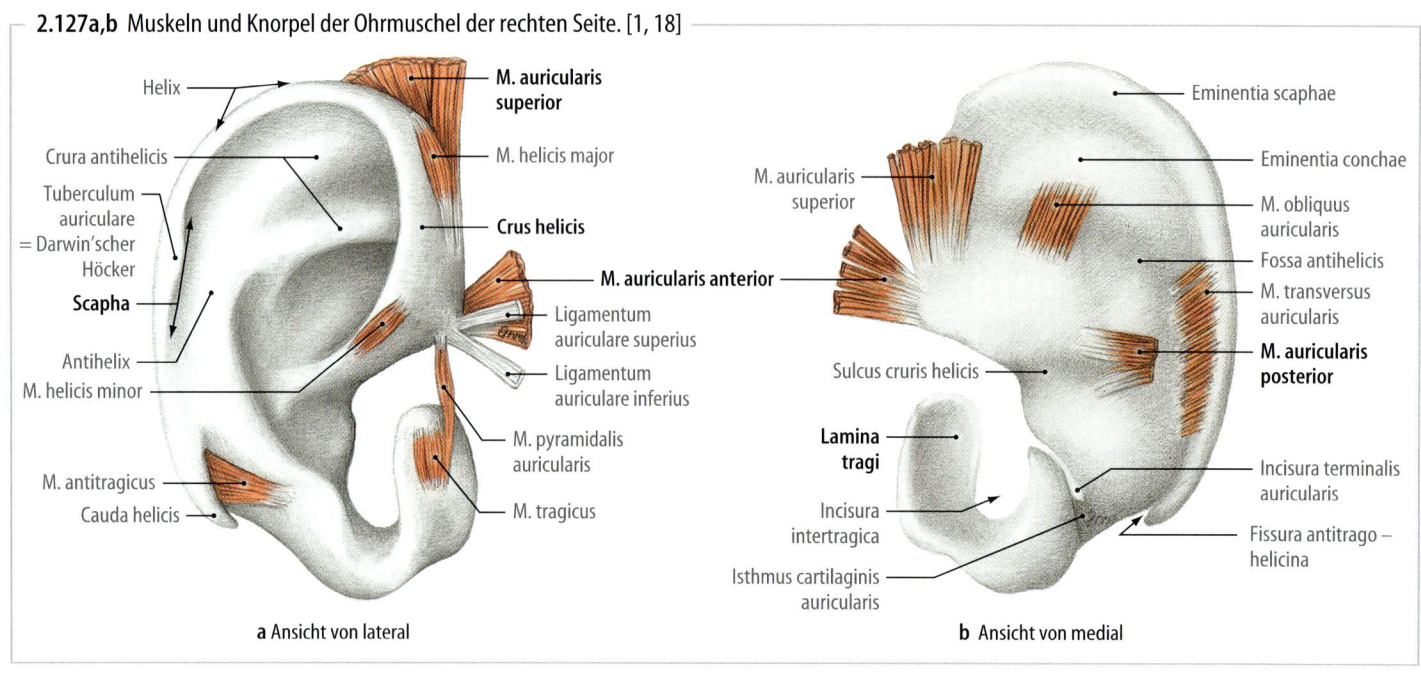

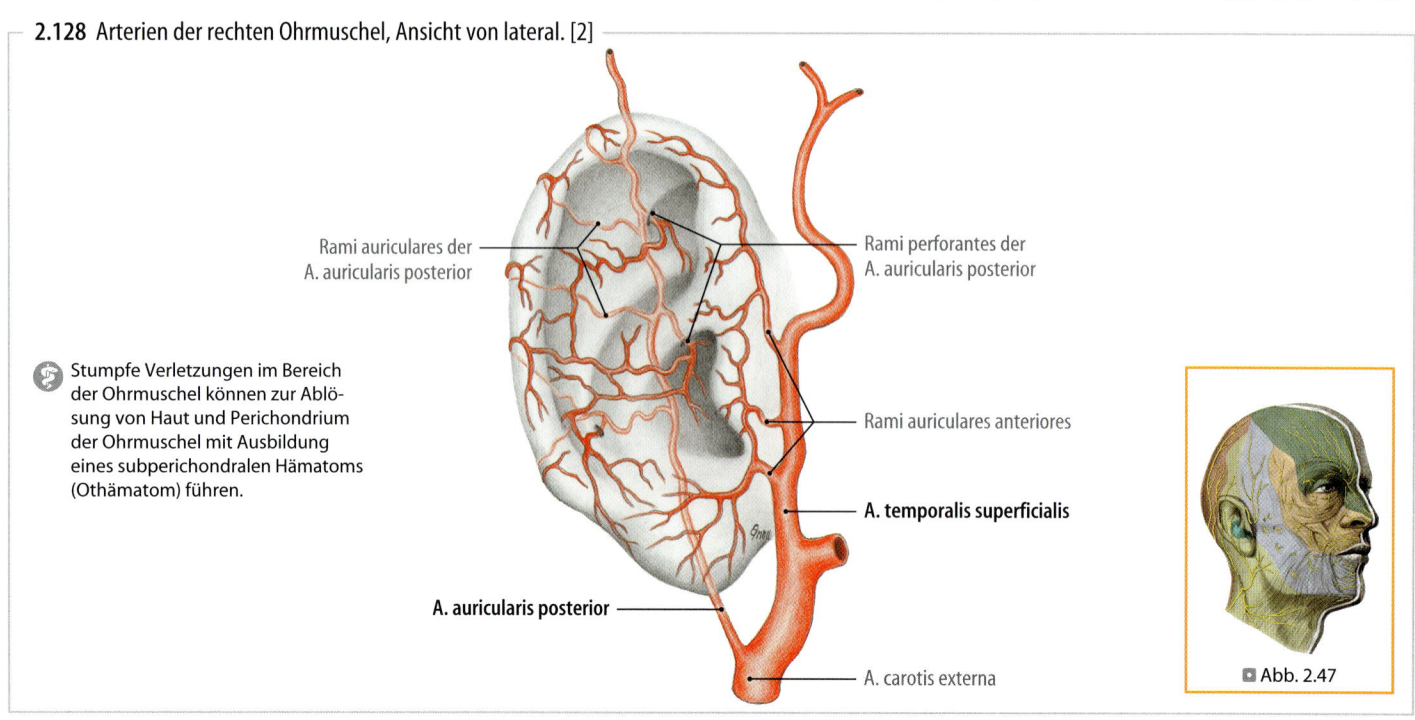

**2.126** Rechtes Ohr eines jungen Mannes, Ansicht von lateral. [25]

Die Ohrmuschel ist vergleichsweise häufig von malignen Hauttumoren betroffen (Plattenepithelkarzinom, Basaliom, Melanom).

Labels: Helix, Scapha, Antihelix, Sulcus posterior auriculae, Lobus auricularis, Fossa triangularis, Crura antihelicis, Crus helicis, Spina helicis, Cymba conchae, Cavitas = Cavum conchae, Concha auriculae, Tragus, Incisura intertragica, Antitragus

**2.127a,b** Muskeln und Knorpel der Ohrmuschel der rechten Seite. [1, 18]

a Ansicht von lateral

Labels: Helix, Crura antihelicis, Tuberculum auriculare = Darwin'scher Höcker, Scapha, Antihelix, M. helicis minor, M. antitragicus, Cauda helicis, M. auricularis superior, M. helicis major, Crus helicis, M. auricularis anterior, Ligamentum auriculare superius, Ligamentum auriculare inferius, M. pyramidalis auricularis, M. tragicus

b Ansicht von medial

Labels: M. auricularis superior, Sulcus cruris helicis, Lamina tragi, Incisura intertragica, Isthmus cartilaginis auricularis, Eminentia scaphae, Eminentia conchae, M. obliquus auricularis, Fossa antihelicis, M. transversus auricularis, M. auricularis posterior, Incisura terminalis auriculae, Fissura antitrago–helicina

**2.128** Arterien der rechten Ohrmuschel, Ansicht von lateral. [2]

Stumpfe Verletzungen im Bereich der Ohrmuschel können zur Ablösung von Haut und Perichondrium der Ohrmuschel mit Ausbildung eines subperichondralen Hämatoms (Othämatom) führen.

Labels: Rami auriculares der A. auricularis posterior, Rami perforantes der A. auricularis posterior, Rami auriculares anteriores, A. temporalis superficialis, A. auricularis posterior, A. carotis externa

Abb. 2.47

# Ohr: Übersicht · äußerer Gehörgang

**2.129** Äußeres Ohr, Sagittalschnitt durch Gehörgang, Mittelohr und Tuba auditiva sowie Darstellung des Innenohres. Rechte Seite, Ansicht von vorn. [13]

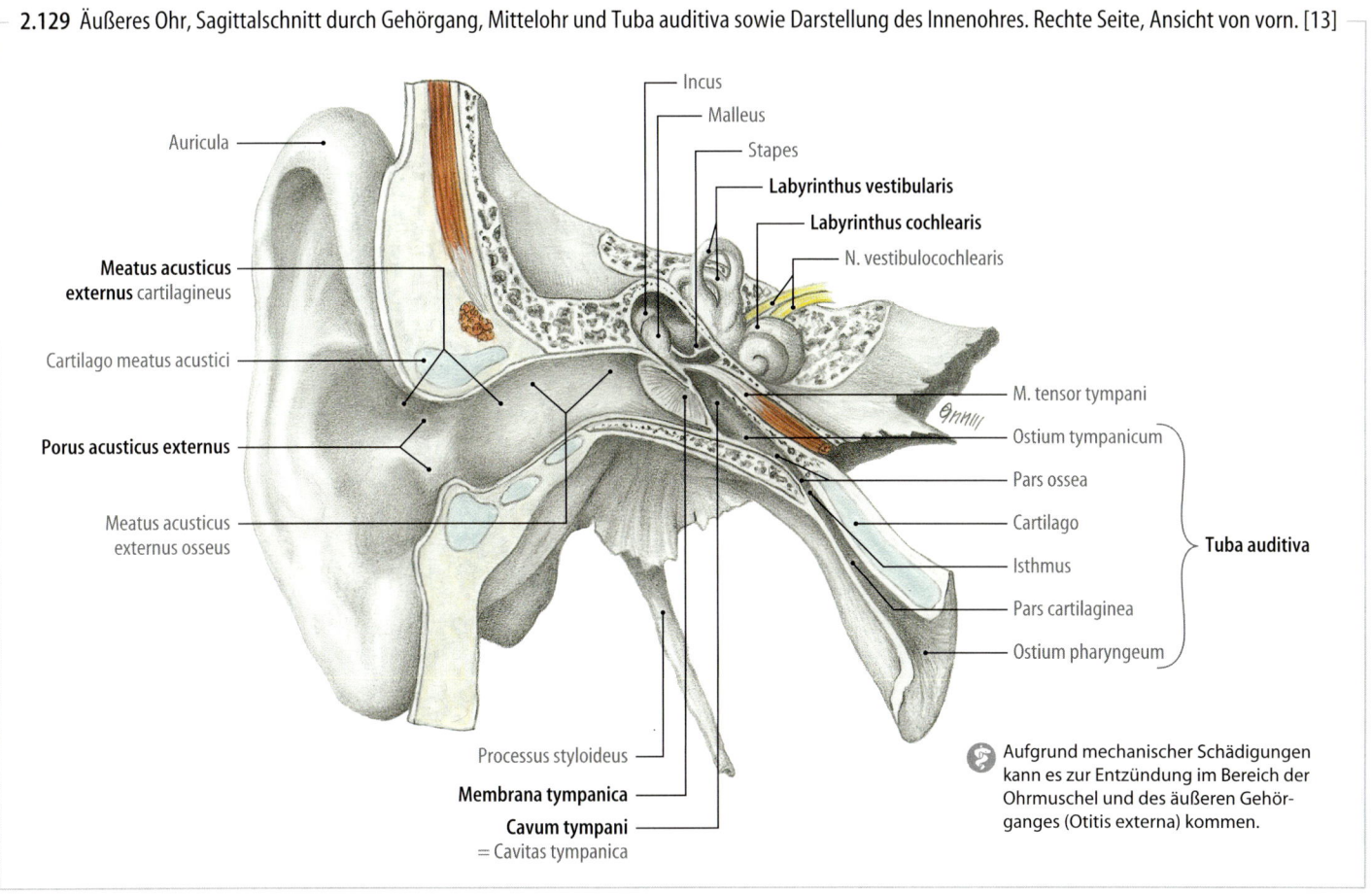

- Auricula
- **Meatus acusticus externus** cartilagineus
- Cartilago meatus acustici
- **Porus acusticus externus**
- Meatus acusticus externus osseus
- Processus styloideus
- **Membrana tympanica**
- **Cavum tympani** = Cavitas tympanica
- Incus
- Malleus
- Stapes
- **Labyrinthus vestibularis**
- **Labyrinthus cochlearis**
- N. vestibulocochlearis
- M. tensor tympani
- Ostium tympanicum
- Pars ossea
- Cartilago
- Isthmus
- Pars cartilaginea
- Ostium pharyngeum
- **Tuba auditiva**

Aufgrund mechanischer Schädigungen kann es zur Entzündung im Bereich der Ohrmuschel und des äußeren Gehörganges (Otitis externa) kommen.

**2.130** Teilansicht eines rechten Schläfenbeines von lateral, Pars tympanica, äußerer Gehörgang. [6]

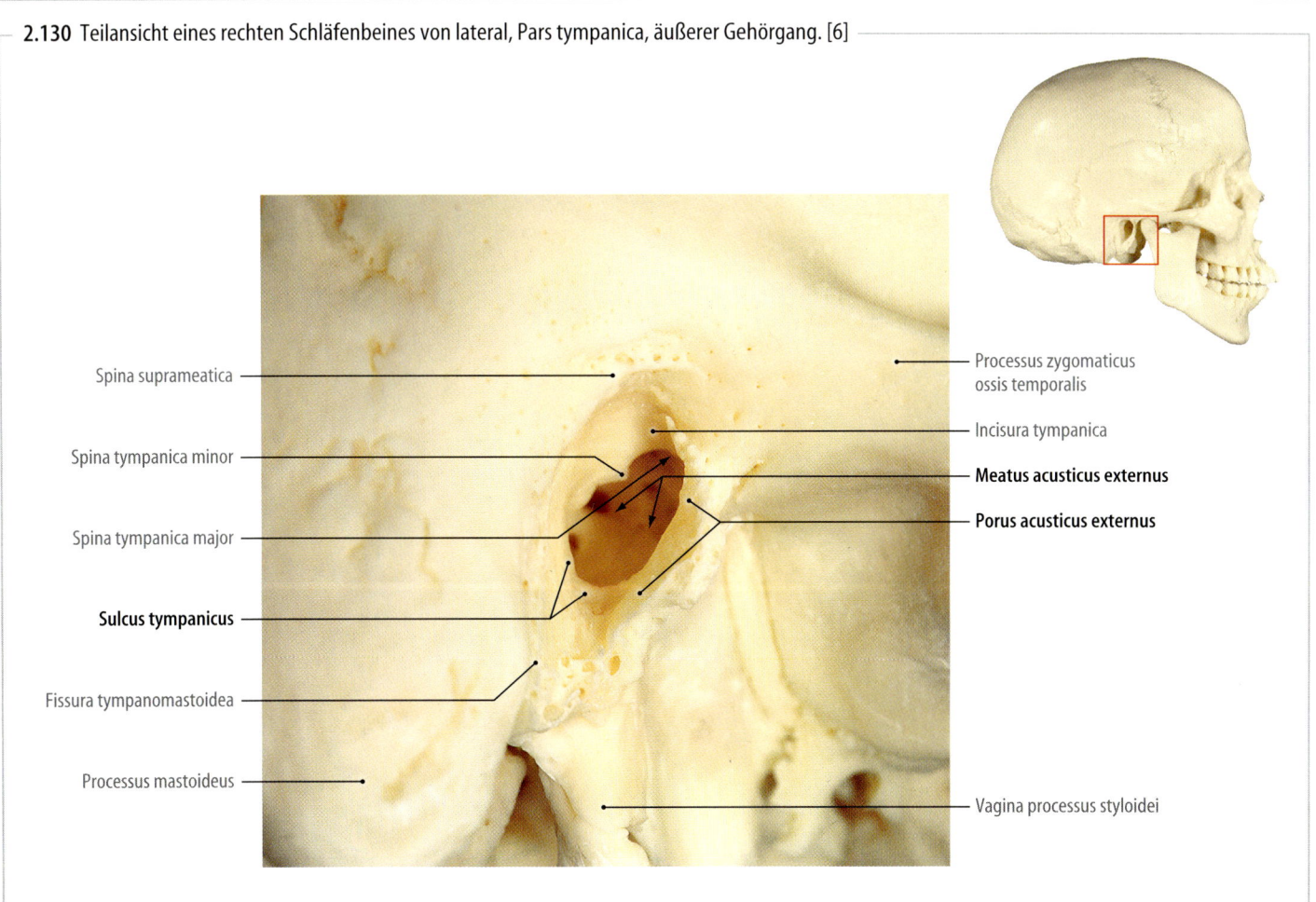

- Spina suprameatica
- Spina tympanica minor
- Spina tympanica major
- **Sulcus tympanicus**
- Fissura tympanomastoidea
- Processus mastoideus
- Processus zygomaticus ossis temporalis
- Incisura tympanica
- **Meatus acusticus externus**
- **Porus acusticus externus**
- Vagina processus styloidei

**Ohr**

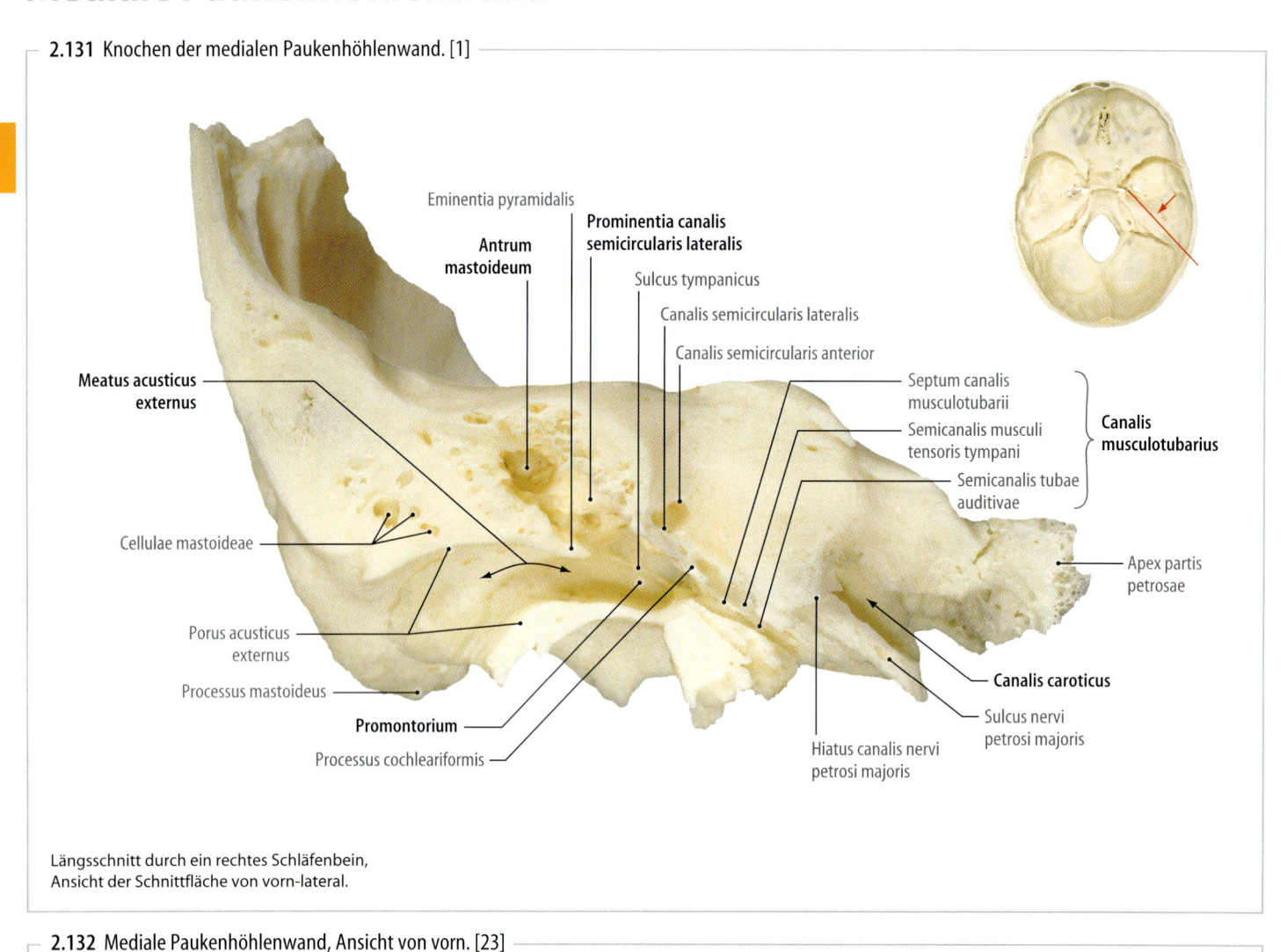

# Mediale Paukenhöhlenwand

**2.131 Knochen der medialen Paukenhöhlenwand. [1]**

Eminentia pyramidalis
**Antrum mastoideum**
**Prominentia canalis semicircularis lateralis**
Sulcus tympanicus
Canalis semicircularis lateralis
Canalis semicircularis anterior
Septum canalis musculotubarii
Semicanalis musculi tensoris tympani
Semicanalis tubae auditivae
**Canalis musculotubarius**
**Meatus acusticus externus**
Apex partis petrosae
Cellulae mastoideae
**Canalis caroticus**
Porus acusticus externus
Sulcus nervi petrosi majoris
Processus mastoideus
Hiatus canalis nervi petrosi majoris
**Promontorium**
Processus cochleariformis

Längsschnitt durch ein rechtes Schläfenbein, Ansicht der Schnittfläche von vorn-lateral.

**2.132 Mediale Paukenhöhlenwand, Ansicht von vorn. [23]**

Prominentia canalis facialis
**Stapes**
N. petrosus major
**Antrum mastoideum**
**Prominentia canalis semicircularis lateralis**
Processus pyramidalis und Sehne des M. stapedius
**M. tensor tympani**
Promontorium und Sulcus tympanicus
**M. stapedius**
**N. facialis**
Foramen stylomastoideum
Pars ossea tubae auditivae
**Fenestra cochleae** = rotunda
**Cellulae mastoideae**
**Chorda tympani**
Paries jugularis

Verlauf des N. facialis, Antrum mastoideum und Cellulae mastoideae, nach einem Frontalschnitt durch ein rechtes Os temporale.

> Die Entzündung der Cellulae mastoideae (Mastoiditis) ist eine fortgeleitete Entzündung aus der Paukenhöhle und zählt zu den häufigsten Komplikationen der Mittelohrentzündung (Abb. 2.141).

# Gehörknöchelchen

**2.133** Gehörknöchelchen (Ossicula auditus = Ossicula auditoria) der linken Seite. [6]

a Ansicht von hinten
b Ansicht von vorn
c Ansicht von vorn-medial
d Ansicht von lateral
e Ansicht von unten
f Ansicht von medial-oben

a, b Hammer (Malleus);
c, d Amboss (Incus);
e Steigbügel (Stapes);
f Gehörknöchelchenkette der linken Seite.

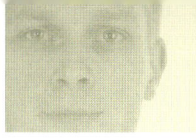

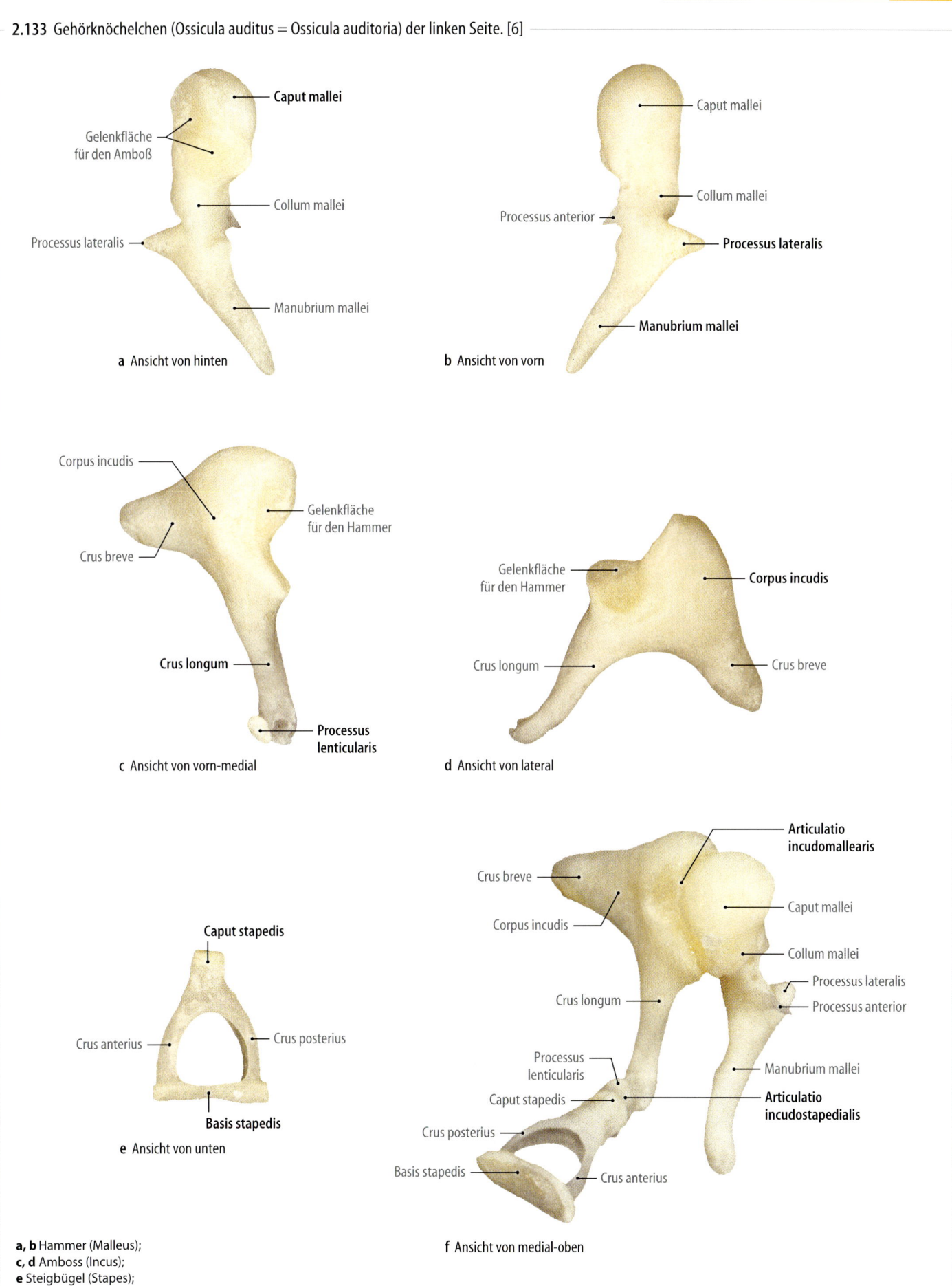

**Ohr**

# Paukenhöhle · Trommelfell

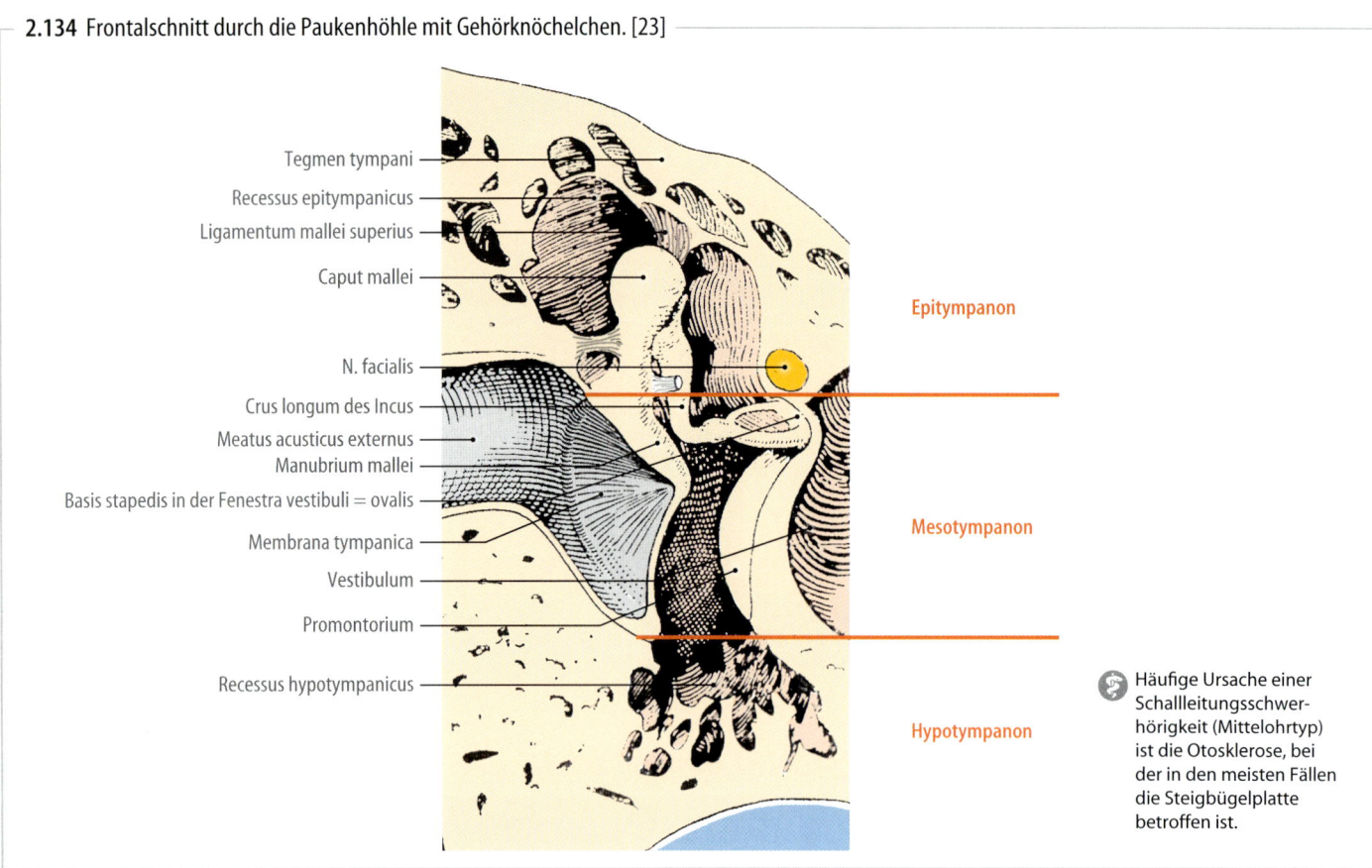

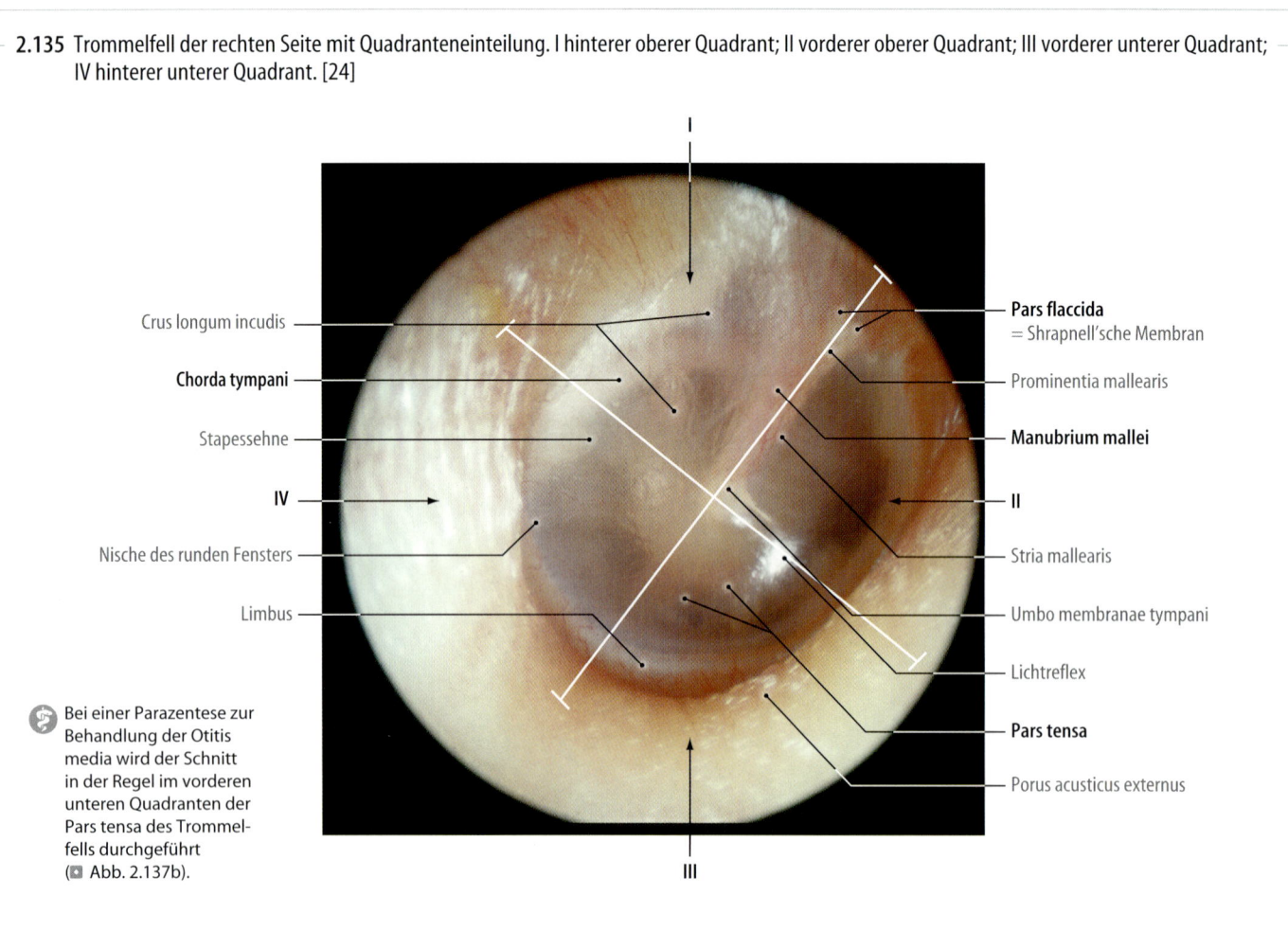

**2.134** Frontalschnitt durch die Paukenhöhle mit Gehörknöchelchen. [23]

Labels: Tegmen tympani; Recessus epitympanicus; Ligamentum mallei superius; Caput mallei; N. facialis; Crus longum des Incus; Meatus acusticus externus; Manubrium mallei; Basis stapedis in der Fenestra vestibuli = ovalis; Membrana tympanica; Vestibulum; Promontorium; Recessus hypotympanicus; Epitympanon; Mesotympanon; Hypotympanon

Häufige Ursache einer Schallleitungsschwerhörigkeit (Mittelohrtyp) ist die Otosklerose, bei der in den meisten Fällen die Steigbügelplatte betroffen ist.

**2.135** Trommelfell der rechten Seite mit Quadranteneinteilung. I hinterer oberer Quadrant; II vorderer oberer Quadrant; III vorderer unterer Quadrant; IV hinterer unterer Quadrant. [24]

Labels: Crus longum incudis; **Chorda tympani**; Stapessehne; IV; Nische des runden Fensters; Limbus; **Pars flaccida** = Shrapnell'sche Membran; Prominentia mallearis; **Manubrium mallei**; II; Stria mallearis; Umbo membranae tympani; Lichtreflex; **Pars tensa**; Porus acusticus externus

Bei einer Parazentese zur Behandlung der Otitis media wird der Schnitt in der Regel im vorderen unteren Quadranten der Pars tensa des Trommelfells durchgeführt (Abb. 2.137b).

# Paukenhöhle · Trommelfell

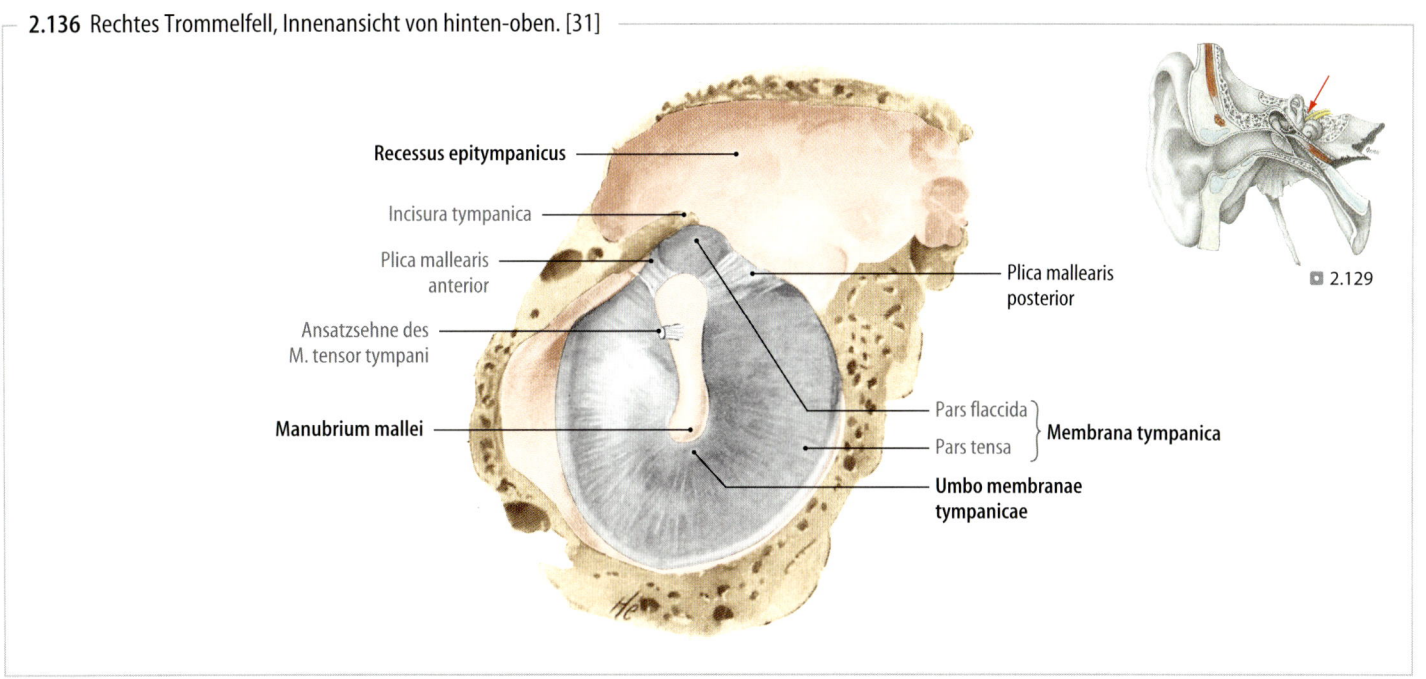

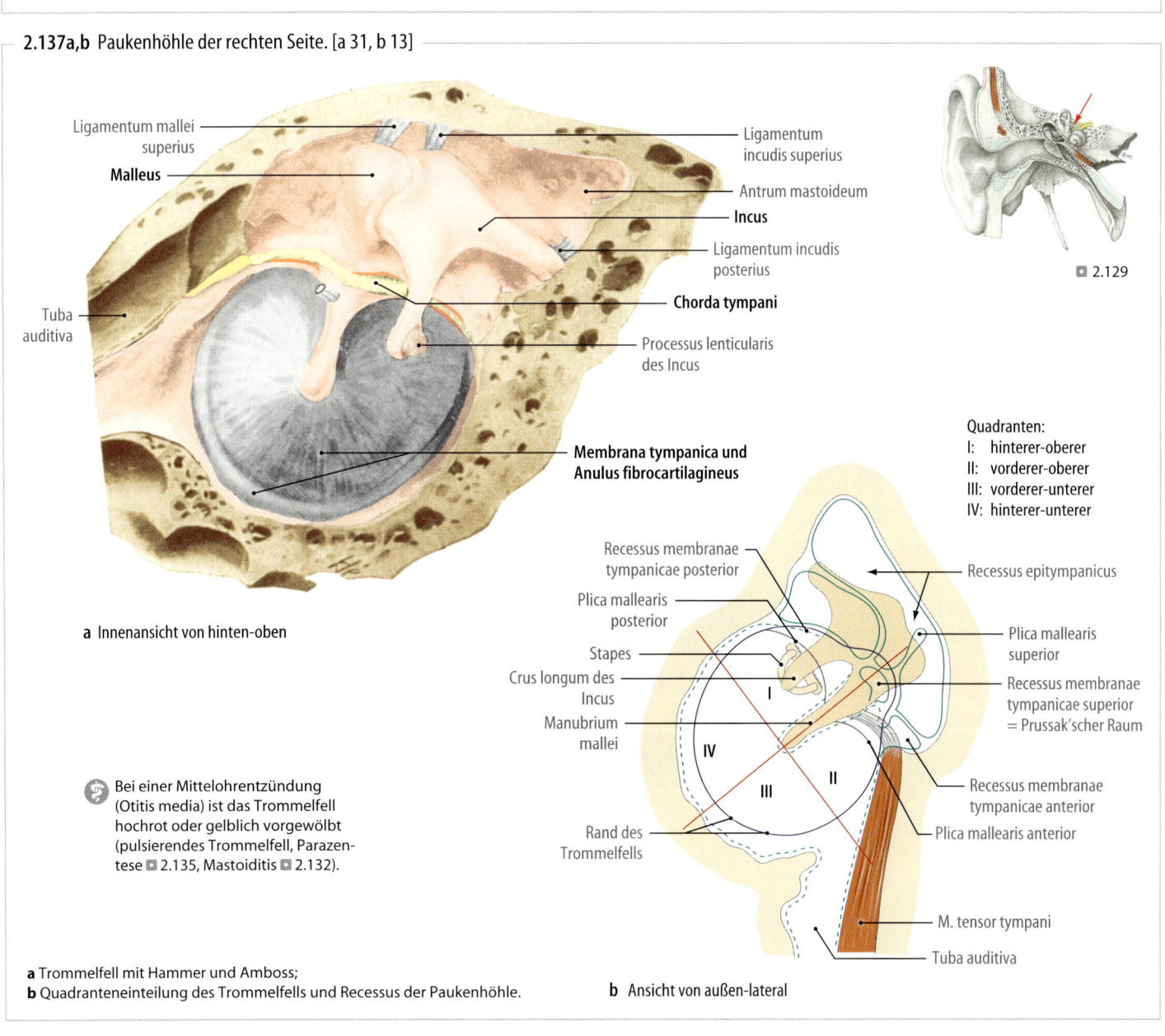

**2.136 Rechtes Trommelfell, Innenansicht von hinten-oben.** [31]

- **Recessus epitympanicus**
- Incisura tympanica
- Plica mallearis anterior
- Ansatzsehne des M. tensor tympani
- **Manubrium mallei**
- Plica mallearis posterior
- Pars flaccida } Membrana tympanica
- Pars tensa
- **Umbo membranae tympanicae**

**2.137a,b Paukenhöhle der rechten Seite.** [a 31, b 13]

- Ligamentum mallei superius
- **Malleus**
- Tuba auditiva
- Ligamentum incudis superius
- Antrum mastoideum
- **Incus**
- Ligamentum incudis posterius
- **Chorda tympani**
- Processus lenticularis des Incus
- **Membrana tympanica und Anulus fibrocartilagineus**

**a** Innenansicht von hinten-oben

Quadranten:
I: hinterer-oberer
II: vorderer-oberer
III: vorderer-unterer
IV: hinterer-unterer

- Recessus membranae tympanicae posterior
- Plica mallearis posterior
- Stapes
- Crus longum des Incus
- Manubrium mallei
- Rand des Trommelfells
- Recessus epitympanicus
- Plica mallearis superior
- Recessus membranae tympanicae superior = Prussak'scher Raum
- Recessus membranae tympanicae anterior
- Plica mallearis anterior
- M. tensor tympani
- Tuba auditiva

🌐 Bei einer Mittelohrentzündung (Otitis media) ist das Trommelfell hochrot oder gelblich vorgewölbt (pulsierendes Trommelfell, Parazentese 2.135, Mastoiditis 2.132).

**a** Trommelfell mit Hammer und Amboss;
**b** Quadranteneinteilung des Trommelfells und Recessus der Paukenhöhle.

**b** Ansicht von außen-lateral

**Ohr**

# Labyrinthorgan

**2.138** Lage des Labyrinthorgans im Felsenbein, Teilansicht der inneren Schädelbasis von oben. [70]

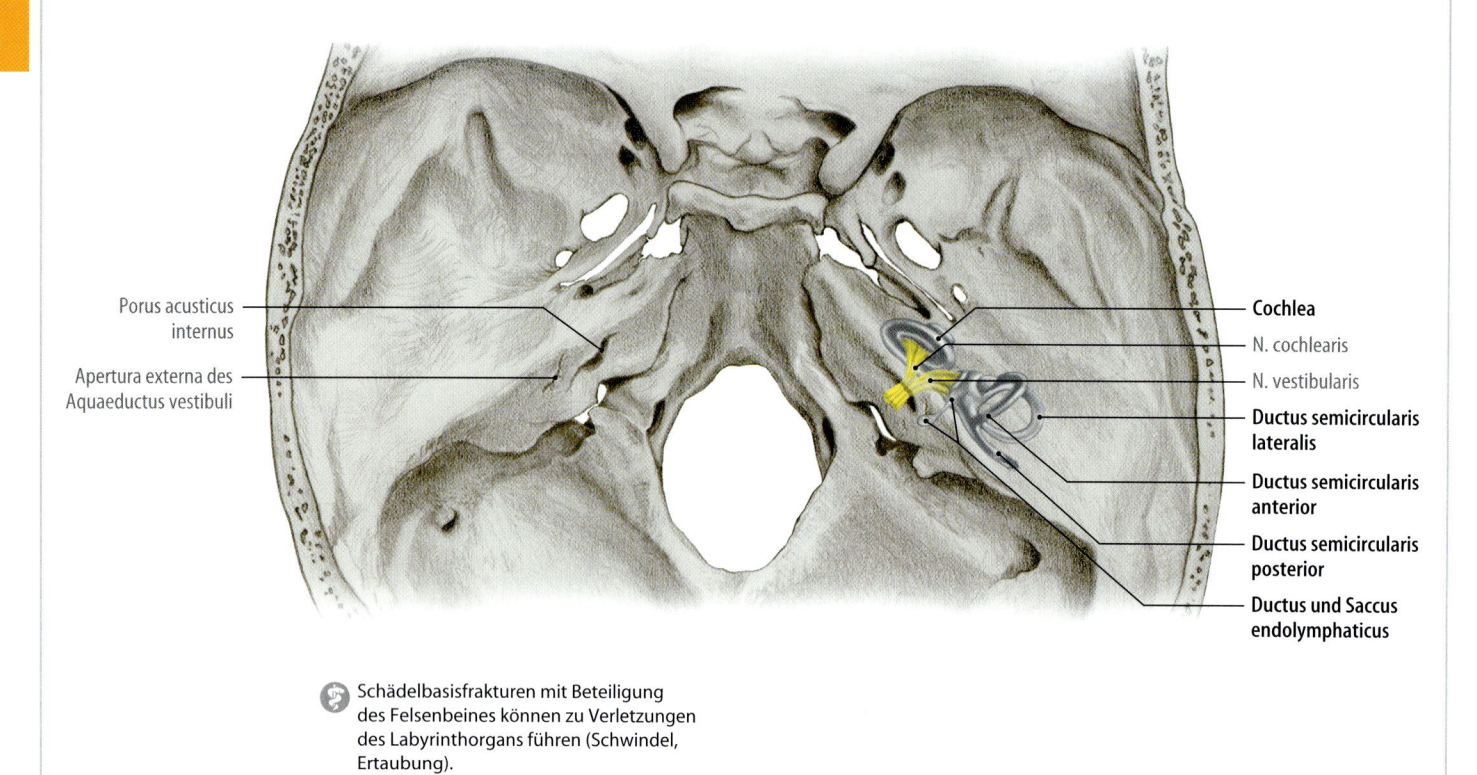

- Porus acusticus internus
- Apertura externa des Aquaeductus vestibuli
- **Cochlea**
- N. cochlearis
- N. vestibularis
- **Ductus semicircularis lateralis**
- **Ductus semicircularis anterior**
- **Ductus semicircularis posterior**
- **Ductus und Saccus endolymphaticus**

Schädelbasisfrakturen mit Beteiligung des Felsenbeines können zu Verletzungen des Labyrinthorgans führen (Schwindel, Ertaubung).

**2.139** Schematische Darstellung des knöchernen und häutigen Labyrinthes. [31]

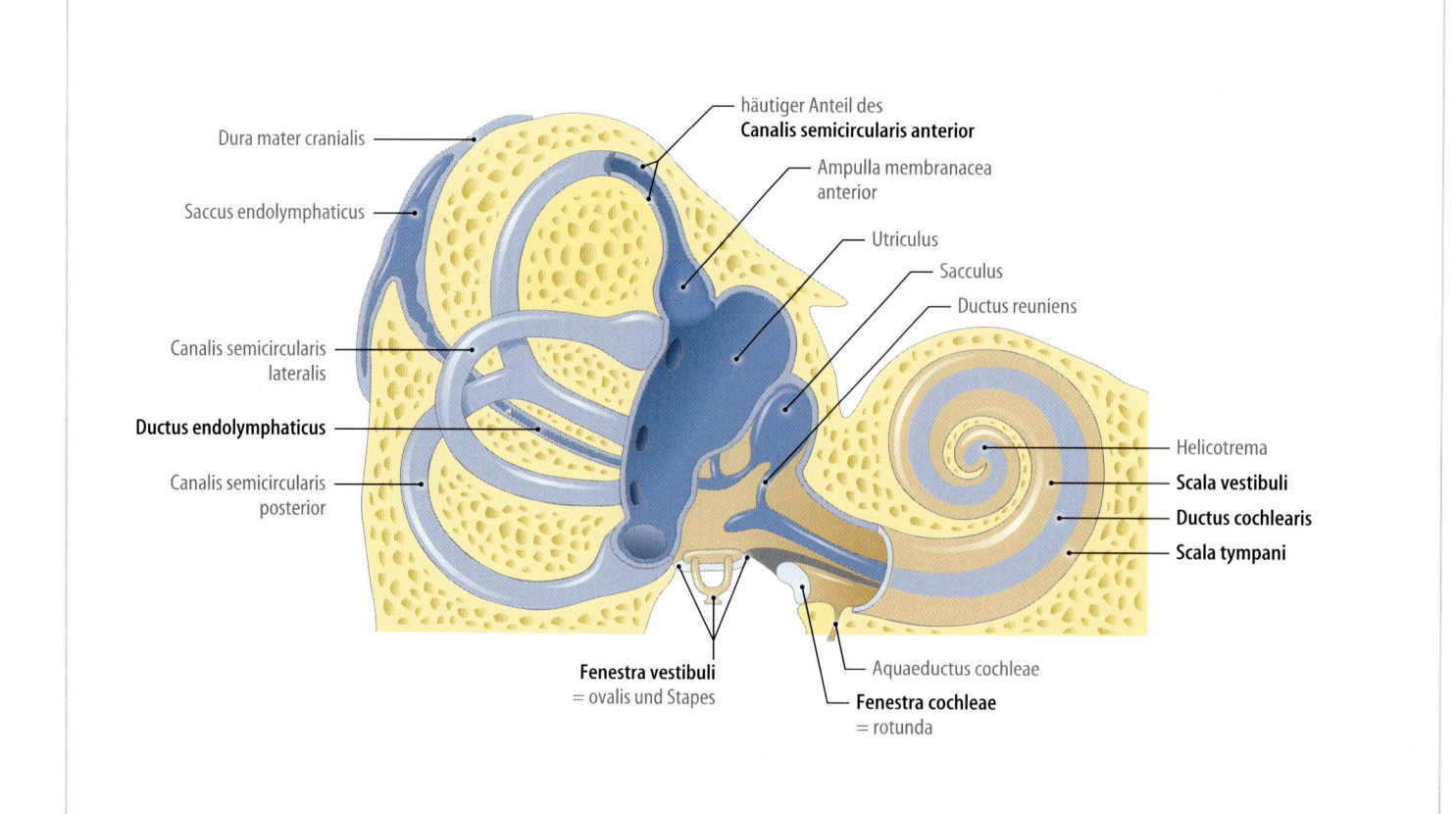

- Dura mater cranialis
- Saccus endolymphaticus
- Canalis semicircularis lateralis
- **Ductus endolymphaticus**
- Canalis semicircularis posterior
- häutiger Anteil des **Canalis semicircularis anterior**
- Ampulla membranacea anterior
- Utriculus
- Sacculus
- Ductus reuniens
- Helicotrema
- **Scala vestibuli**
- **Ductus cochlearis**
- **Scala tympani**
- **Fenestra vestibuli** = ovalis und Stapes
- Aquaeductus cochleae
- **Fenestra cochleae** = rotunda

# Knöchernes Labyrinth

**2.140 Bogengänge und Schnecke, Teilansicht eines rechten Schläfenbeines von oben-medial. [1]**

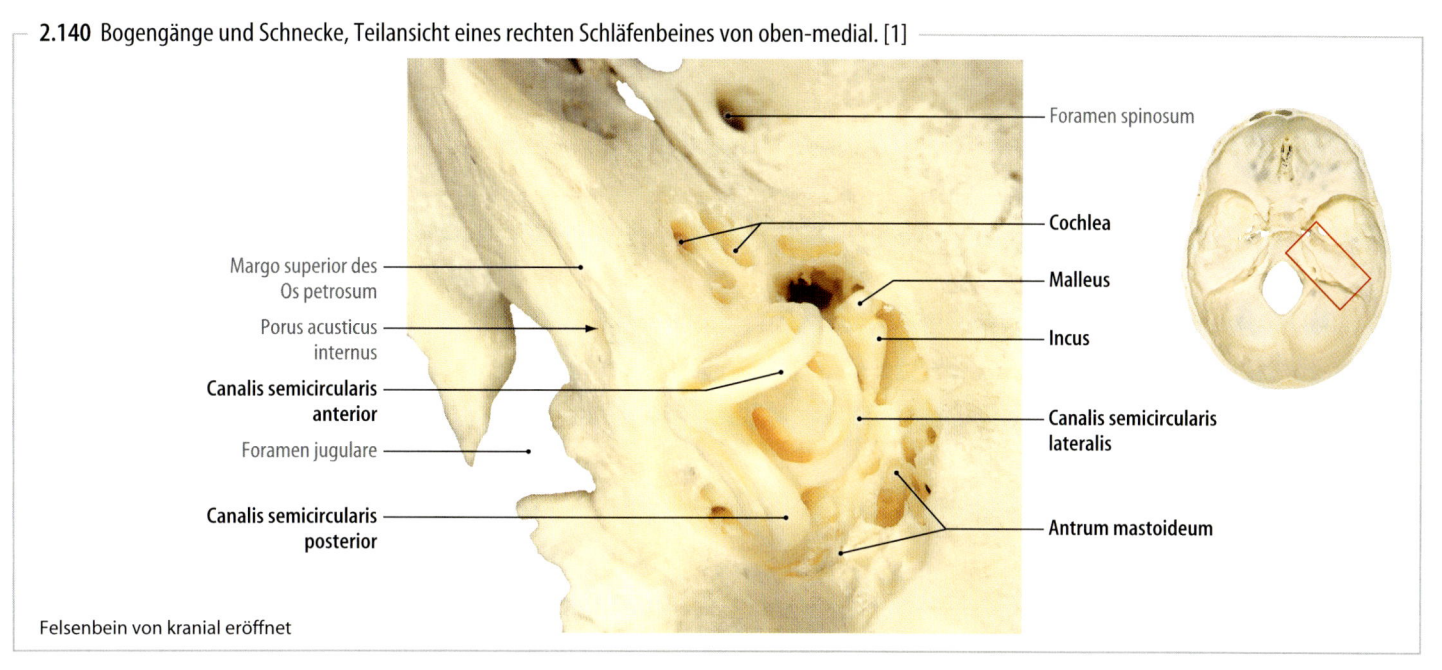

- Foramen spinosum
- Cochlea
- Malleus
- Incus
- Canalis semicircularis lateralis
- Antrum mastoideum
- Margo superior des Os petrosum
- Porus acusticus internus
- **Canalis semicircularis anterior**
- Foramen jugulare
- **Canalis semicircularis posterior**

Felsenbein von kranial eröffnet

**2.141 Knöchernes Labyrinth. [1]**

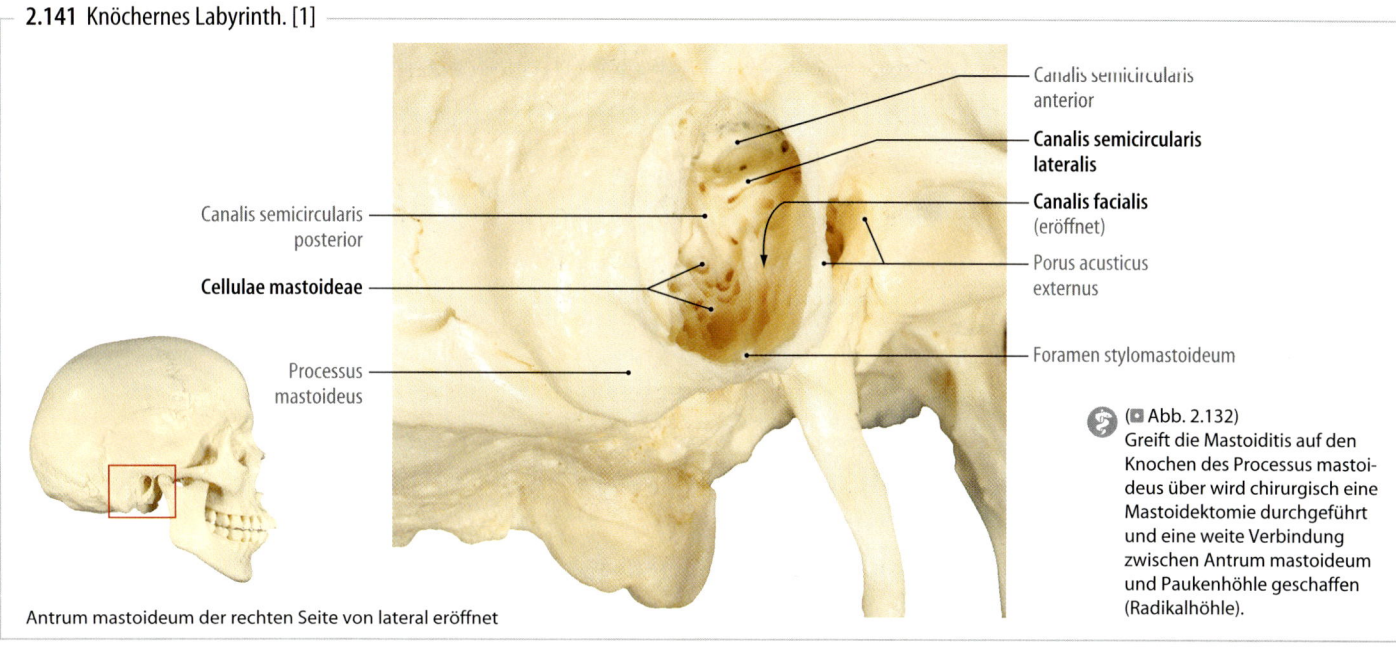

- Canalis semicircularis anterior
- **Canalis semicircularis lateralis**
- **Canalis facialis** (eröffnet)
- Porus acusticus externus
- Foramen stylomastoideum
- Canalis semicircularis posterior
- **Cellulae mastoideae**
- Processus mastoideus

(Abb. 2.132) Greift die Mastoiditis auf den Knochen des Processus mastoideus über wird chirurgisch eine Mastoidektomie durchgeführt und eine weite Verbindung zwischen Antrum mastoideum und Paukenhöhle geschaffen (Radikalhöhle).

Antrum mastoideum der rechten Seite von lateral eröffnet

**2.142 Innerer Gehörgang, Meatus acusticus internus. [8]**

| | |
|---|---|
| Area vestibularis superior | ▶ N. utriculoampullaris |
| Area vestibularis inferior | ▶ N. saccularis |
| Foramen singulare | ▶ Ramus ampullaris posterior |
| Tractus spiralis foraminosus | ▶ Fasern aus dem Ganglion spirale zur Pars cochlearis des N. vestibulocochlearis |

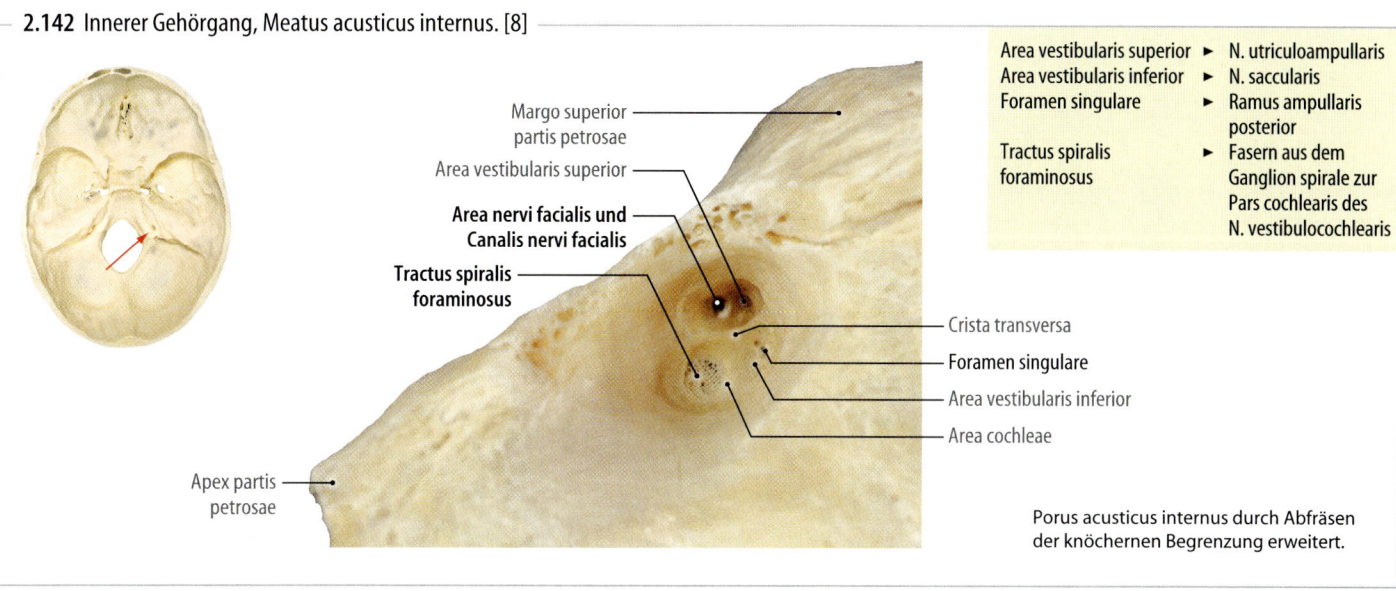

- Margo superior partis petrosae
- Area vestibularis superior
- **Area nervi facialis und Canalis nervi facialis**
- **Tractus spiralis foraminosus**
- Crista transversa
- Foramen singulare
- Area vestibularis inferior
- Area cochleae
- Apex partis petrosae

Porus acusticus internus durch Abfräsen der knöchernen Begrenzung erweitert.

**Ohr**

# Knöchernes Labyrinth: Ausguss

**2.143a–c** Ausguss eines rechten knöchernen Labyrinthes. [a 31, b,c 2]

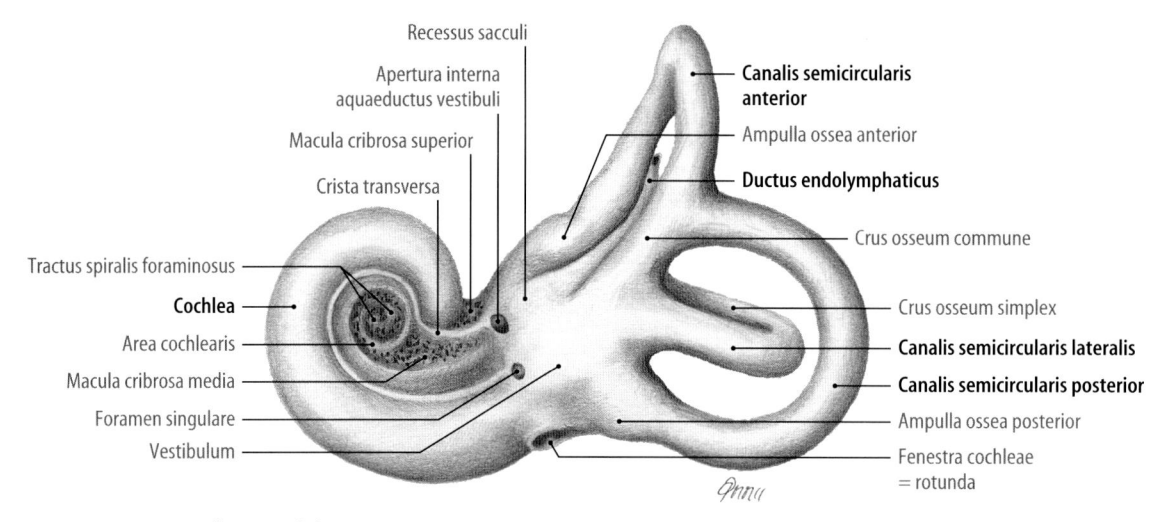

**a** Ansicht von medial

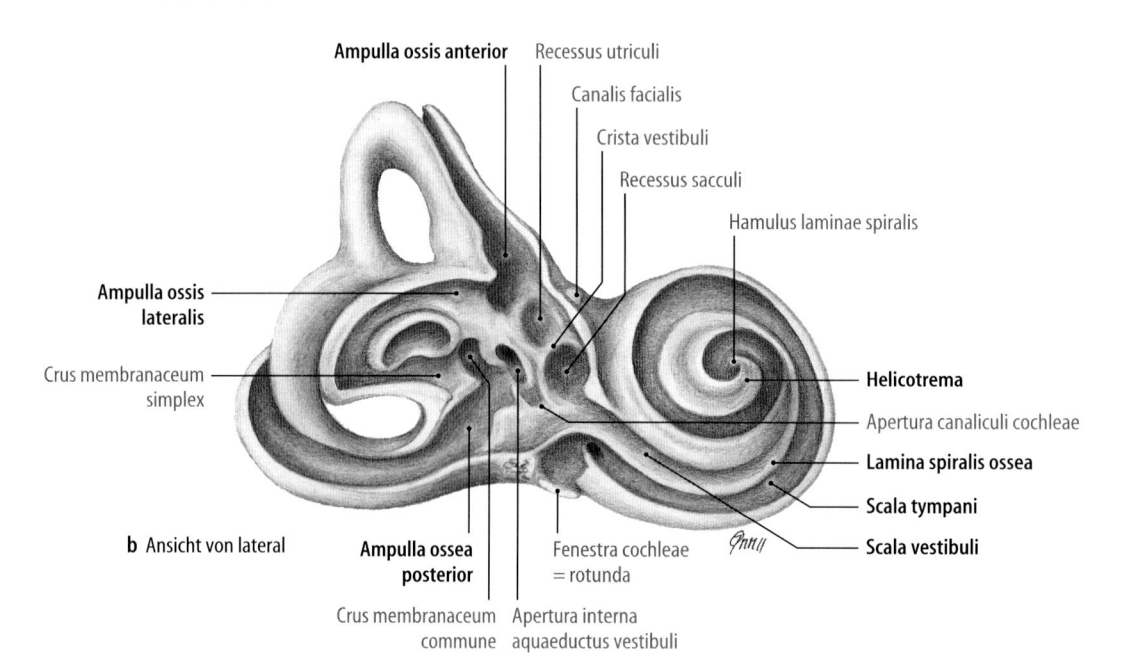

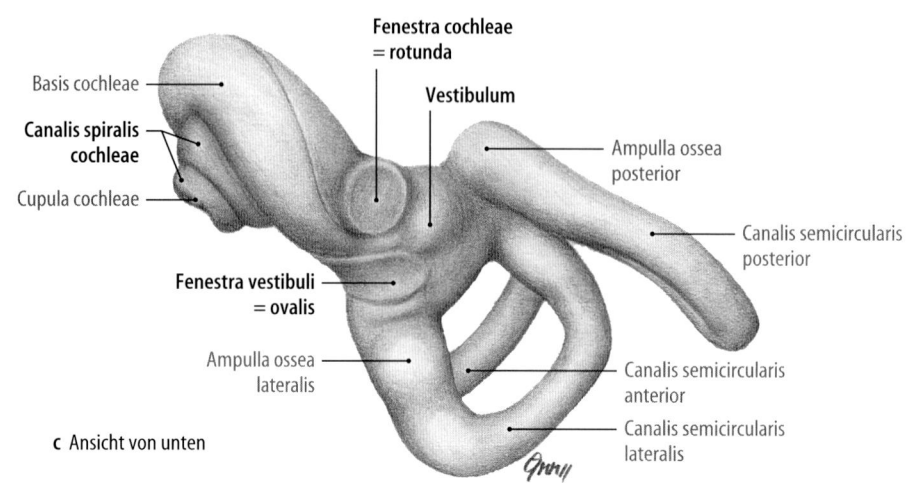

- Recessus sacculi
- Apertura interna aquaeductus vestibuli
- Macula cribrosa superior
- Crista transversa
- Tractus spiralis foraminosus
- **Cochlea**
- Area cochlearis
- Macula cribrosa media
- Foramen singulare
- Vestibulum
- **Canalis semicircularis anterior**
- Ampulla ossea anterior
- **Ductus endolymphaticus**
- Crus osseum commune
- Crus osseum simplex
- **Canalis semicircularis lateralis**
- **Canalis semicircularis posterior**
- Ampulla ossea posterior
- Fenestra cochleae = rotunda

**b** Ansicht von lateral

- **Ampulla ossis anterior**
- Recessus utriculi
- Canalis facialis
- Crista vestibuli
- Recessus sacculi
- Hamulus laminae spiralis
- **Ampulla ossis lateralis**
- Crus membranaceum simplex
- **Ampulla ossea posterior**
- Crus membranaceum commune
- Apertura interna aquaeductus vestibuli
- Fenestra cochleae = rotunda
- **Helicotrema**
- Apertura canaliculi cochleae
- **Lamina spiralis ossea**
- **Scala tympani**
- **Scala vestibuli**

**c** Ansicht von unten

- Basis cochleae
- **Canalis spiralis cochleae**
- Cupula cochleae
- **Fenestra vestibuli = ovalis**
- Ampulla ossea lateralis
- **Fenestra cochleae = rotunda**
- **Vestibulum**
- Ampulla ossea posterior
- Canalis semicircularis posterior
- Canalis semicircularis anterior
- Canalis semicircularis lateralis

**b** Schnecke und Bogengänge eröffnet.

# Knöchernes Labyrinth · Cochlea

**2.144** Längsschnitt durch die Schnecke (Cochlea). Halbschematische Darstellung des Cortischen Organs mit Endolymph- und Perilymphräumen. Die Pfeile geben die Bewegung der Perilymphe in der Scala tympani und in der Scala vestibuli an. [32]

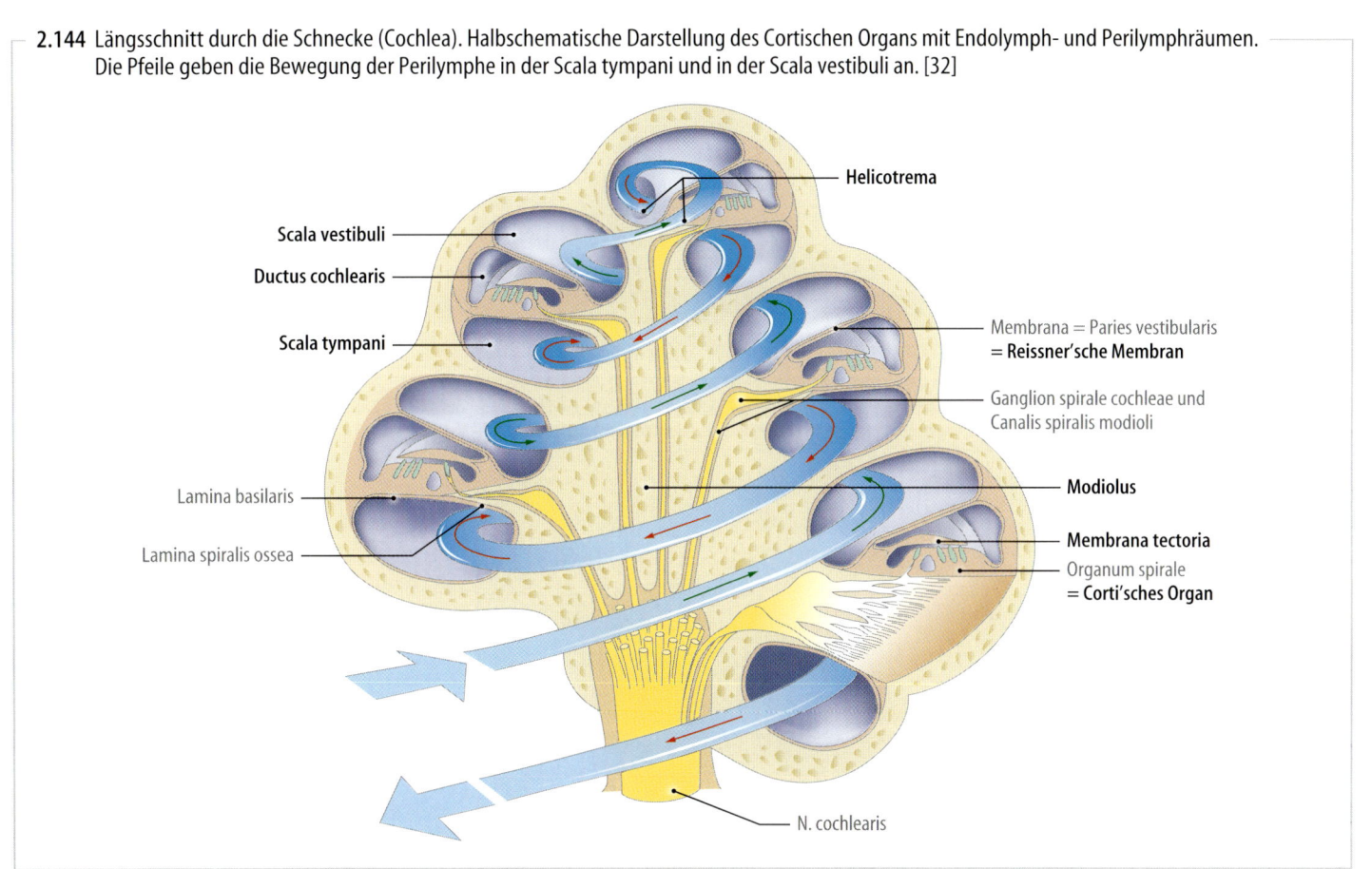

- Scala vestibuli
- Ductus cochlearis
- Scala tympani
- Lamina basilaris
- Lamina spiralis ossea
- Helicotrema
- Membrana = Paries vestibularis = Reissner'sche Membran
- Ganglion spirale cochleae und Canalis spiralis modioli
- Modiolus
- Membrana tectoria
- Organum spirale = Corti'sches Organ
- N. cochlearis

**2.145** Knöchernes Labyrinth, Anschnitt des Modiolus in der Längsachse, Ansicht der medialen Schnittfläche von lateral. [1]

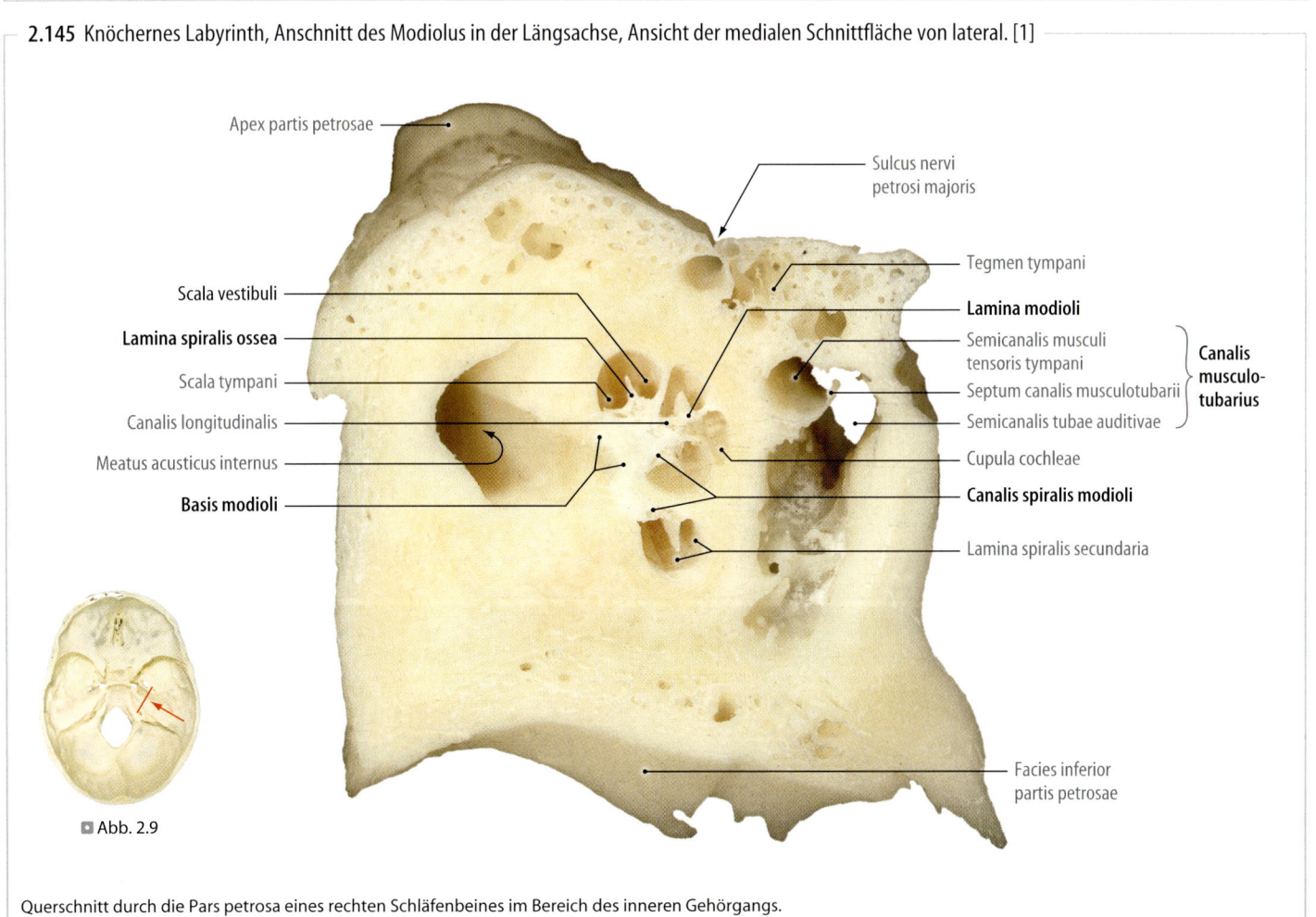

- Apex partis petrosae
- Sulcus nervi petrosi majoris
- Tegmen tympani
- Scala vestibuli
- Lamina spiralis ossea
- Scala tympani
- Canalis longitudinalis
- Meatus acusticus internus
- Basis modioli
- Lamina modioli
- Semicanalis musculi tensoris tympani
- Septum canalis musculotubarii
- Semicanalis tubae auditivae
- Cupula cochleae
- Canalis spiralis modioli
- Lamina spiralis secundaria
- Facies inferior partis petrosae

Canalis musculotubarius

◻ Abb. 2.9

Querschnitt durch die Pars petrosa eines rechten Schläfenbeines im Bereich des inneren Gehörgangs.

**Ohr**

# Bildgebung · Blutversorgung des Gehör- und Gleichgewichtsorgans

**2.146** Rechtes Schläfenbein mit Mittel- und Innenohr, CT, multiplanare Rekonstruktion (1 mm Schichtdicke, 0,5 mm Rekonstruktionsinkrement), Horizontalebene. [33]

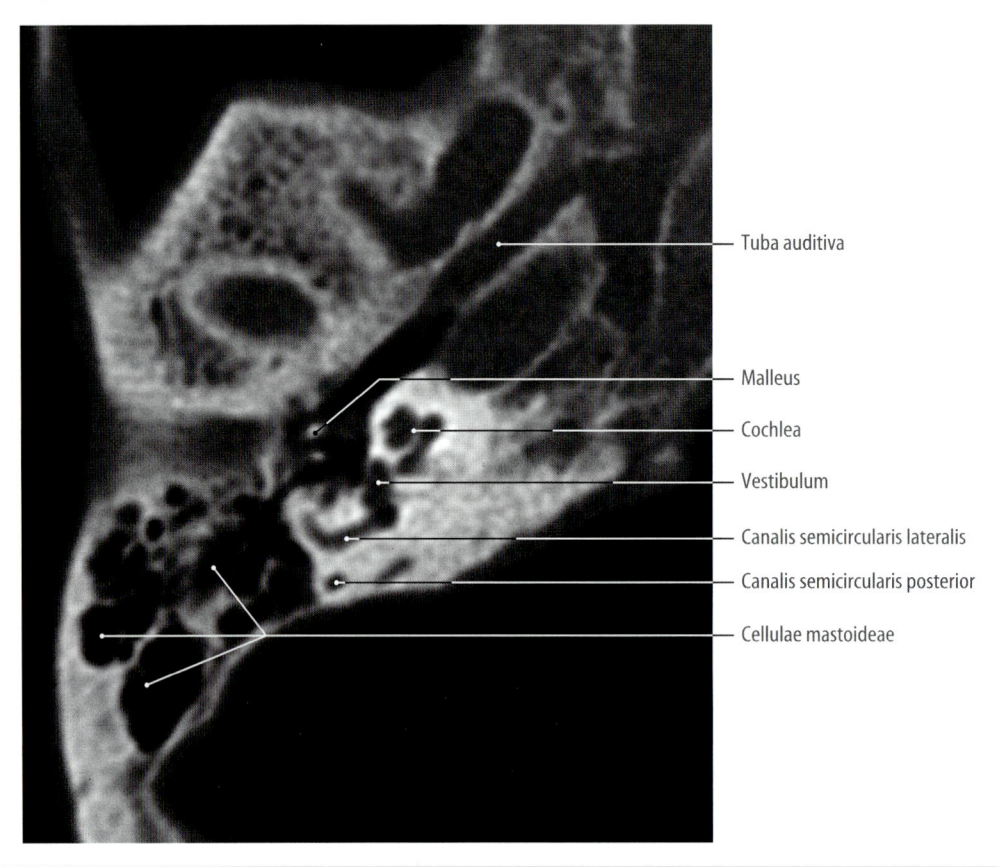

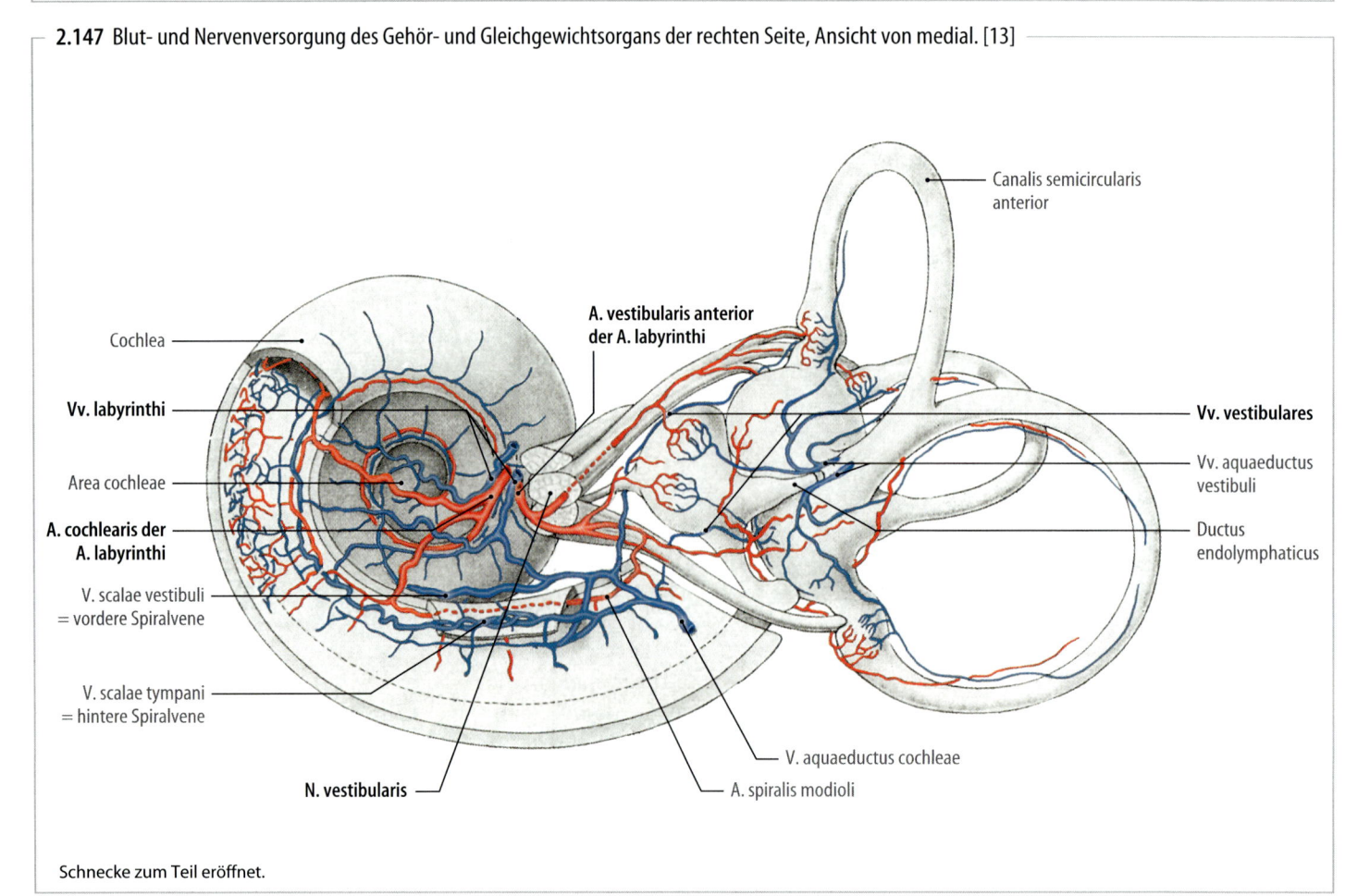

- Tuba auditiva
- Malleus
- Cochlea
- Vestibulum
- Canalis semicircularis lateralis
- Canalis semicircularis posterior
- Cellulae mastoideae

**2.147** Blut- und Nervenversorgung des Gehör- und Gleichgewichtsorgans der rechten Seite, Ansicht von medial. [13]

- Cochlea
- Vv. labyrinthi
- Area cochleae
- A. cochlearis der A. labyrinthi
- V. scalae vestibuli = vordere Spiralvene
- V. scalae tympani = hintere Spiralvene
- N. vestibularis
- A. vestibularis anterior der A. labyrinthi
- V. aquaeductus cochleae
- A. spiralis modioli
- Canalis semicircularis anterior
- Vv. vestibulares
- Vv. aquaeductus vestibuli
- Ductus endolymphaticus

Schnecke zum Teil eröffnet.

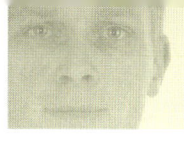

# Schläfenbein: Verlauf der Nerven

**2.148** Schnitt durch ein rechtes Schläfenbein im Bereich des Mittelohrs mit Darstellung der Nerven. [34]

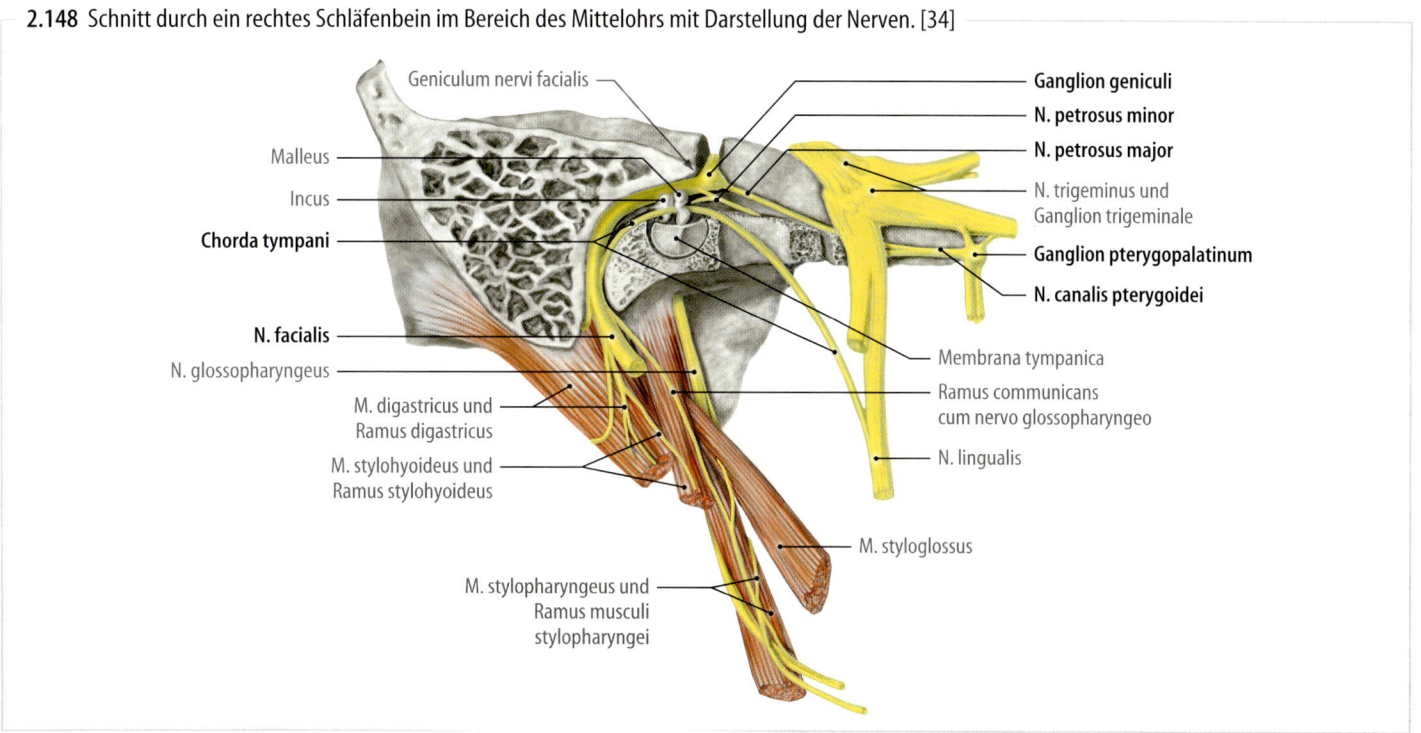

**2.149** Rechtes Schläfenbein von oben eröffnet. [34]

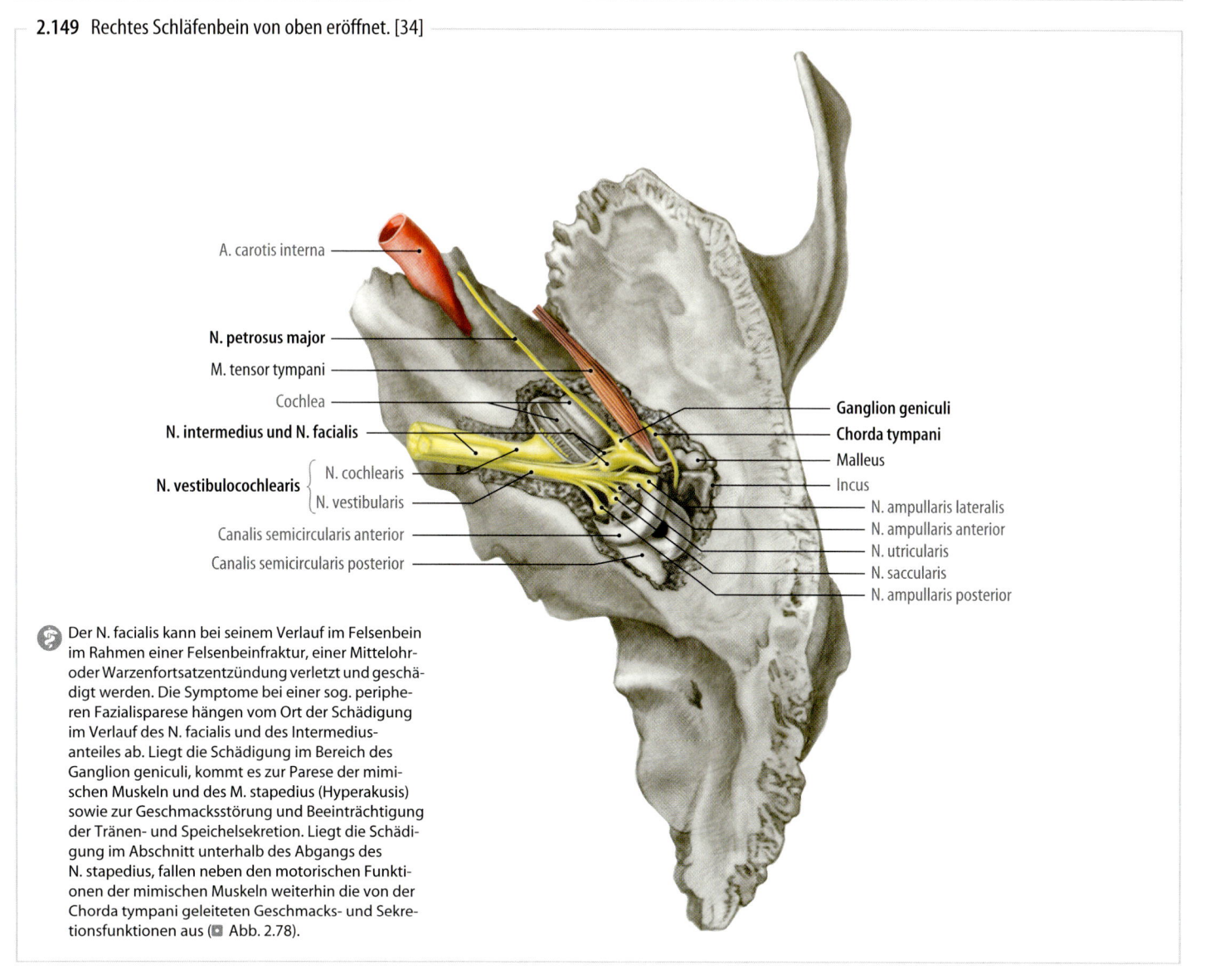

Der N. facialis kann bei seinem Verlauf im Felsenbein im Rahmen einer Felsenbeinfraktur, einer Mittelohr- oder Warzenfortsatzentzündung verletzt und geschädigt werden. Die Symptome bei einer sog. peripheren Fazialisparese hängen vom Ort der Schädigung im Verlauf des N. facialis und des Intermediusanteiles ab. Liegt die Schädigung im Bereich des Ganglion geniculi, kommt es zur Parese der mimischen Muskeln und des M. stapedius (Hyperakusis) sowie zur Geschmacksstörung und Beeinträchtigung der Tränen- und Speichelsekretion. Liegt die Schädigung im Abschnitt unterhalb des Abgangs des N. stapedius, fallen neben den motorischen Funktionen der mimischen Muskeln weiterhin die von der Chorda tympani geleiteten Geschmacks- und Sekretionsfunktionen aus (Abb. 2.78).

**Ohr**

# Schädelbasis: Arterien und ihre Durchtrittsstellen

**2.150a,b** Arterien und ihre Durchtrittsstellen an der Schädelbasis. [6, 18]

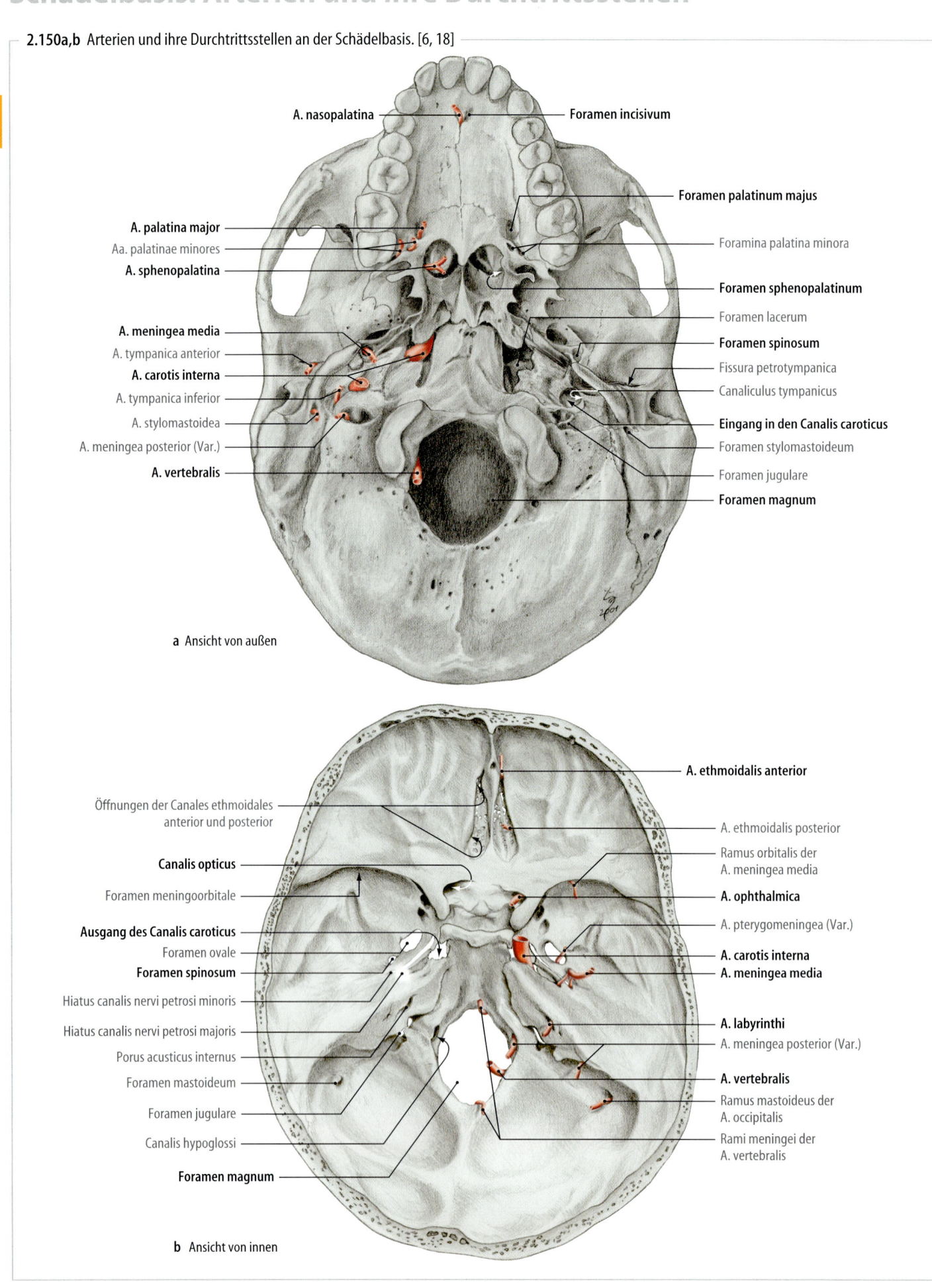

A. nasopalatina — Foramen incisivum

**A. palatina major** — Foramen palatinum majus
Aa. palatinae minores — Foramina palatina minora
**A. sphenopalatina** — **Foramen sphenopalatinum**
— Foramen lacerum
**A. meningea media** — **Foramen spinosum**
A. tympanica anterior — Fissura petrotympanica
**A. carotis interna** — Canaliculus tympanicus
A. tympanica inferior — **Eingang in den Canalis caroticus**
A. stylomastoidea — Foramen stylomastoideum
A. meningea posterior (Var.) — Foramen jugulare
**A. vertebralis** — **Foramen magnum**

**a** Ansicht von außen

— **A. ethmoidalis anterior**
Öffnungen der Canales ethmoidales anterior und posterior — A. ethmoidalis posterior
— Ramus orbitalis der A. meningea media
**Canalis opticus** — **A. ophthalmica**
Foramen meningoorbitale — A. pterygomeningea (Var.)
**Ausgang des Canalis caroticus** — **A. carotis interna**
Foramen ovale — **A. meningea media**
**Foramen spinosum**
Hiatus canalis nervi petrosi minoris — **A. labyrinthi**
Hiatus canalis nervi petrosi majoris — A. meningea posterior (Var.)
Porus acusticus internus — **A. vertebralis**
Foramen mastoideum — Ramus mastoideus der A. occipitalis
Foramen jugulare — Rami meningei der A. vertebralis
Canalis hypoglossi
**Foramen magnum**

**b** Ansicht von innen

## Schädelbasis: Nervendurchtrittsstellen

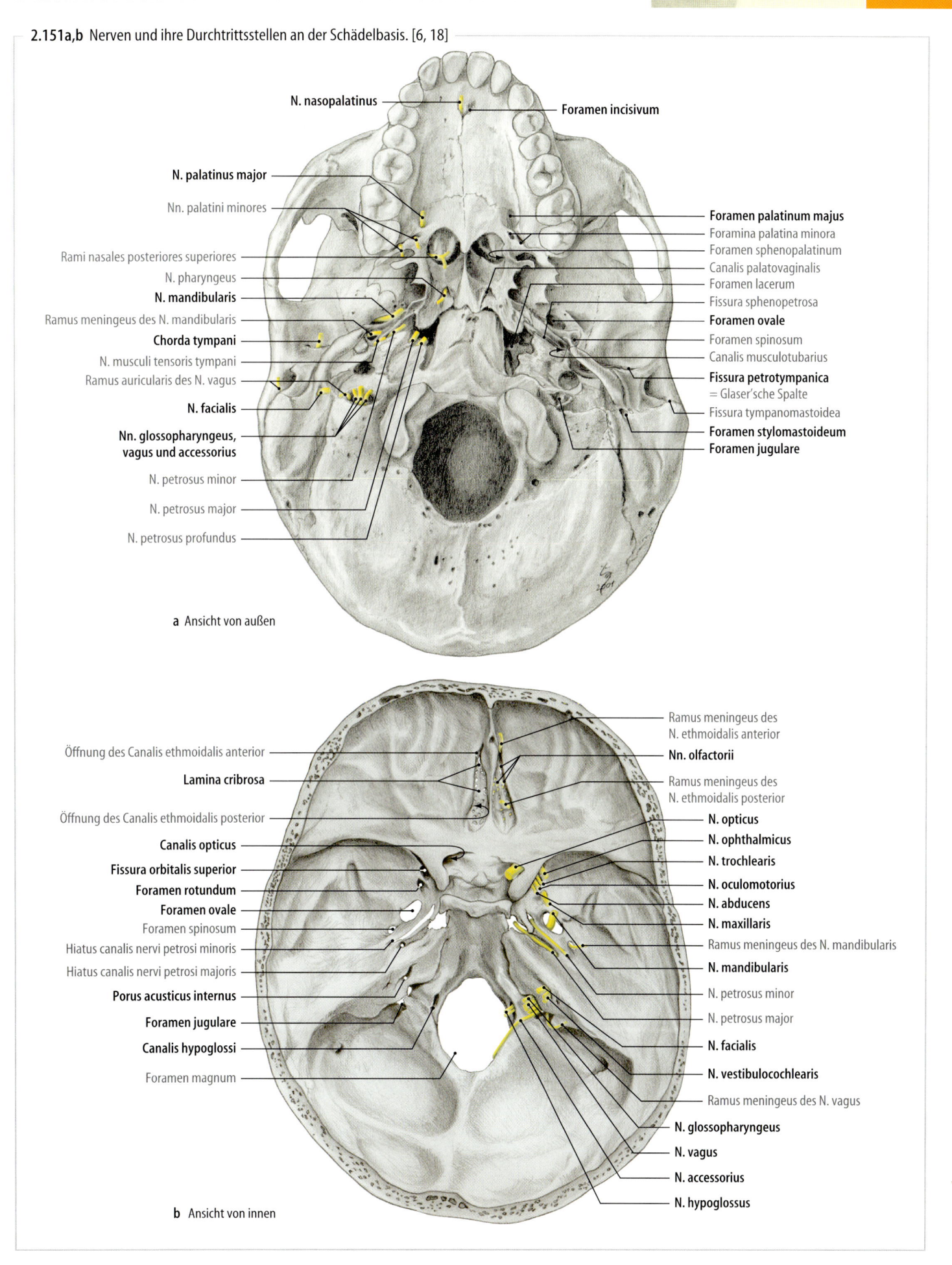

**2.151a,b** Nerven und ihre Durchtrittsstellen an der Schädelbasis. [6, 18]

N. nasopalatinus — Foramen incisivum
**N. palatinus major**
Nn. palatini minores — **Foramen palatinum majus**
— Foramina palatina minora
Rami nasales posteriores superiores — Foramen sphenopalatinum
N. pharyngeus — Canalis palatovaginalis
**N. mandibularis** — Foramen lacerum
Ramus meningeus des N. mandibularis — Fissura sphenopetrosa
**Chorda tympani** — **Foramen ovale**
N. musculi tensoris tympani — Foramen spinosum
Ramus auricularis des N. vagus — Canalis musculotubarius
**N. facialis** — **Fissura petrotympanica** = Glaser'sche Spalte
**Nn. glossopharyngeus, vagus und accessorius** — Fissura tympanomastoidea
N. petrosus minor — **Foramen stylomastoideum**
N. petrosus major — **Foramen jugulare**
N. petrosus profundus

**a** Ansicht von außen

Öffnung des Canalis ethmoidalis anterior — Ramus meningeus des N. ethmoidalis anterior
**Lamina cribrosa** — **Nn. olfactorii**
Öffnung des Canalis ethmoidalis posterior — Ramus meningeus des N. ethmoidalis posterior
**Canalis opticus** — **N. opticus**
**Fissura orbitalis superior** — N. ophthalmicus
**Foramen rotundum** — N. trochlearis
**Foramen ovale** — N. oculomotorius
Foramen spinosum — N. abducens
Hiatus canalis nervi petrosi minoris — N. maxillaris
Hiatus canalis nervi petrosi majoris — Ramus meningeus des N. mandibularis
**Porus acusticus internus** — **N. mandibularis**
**Foramen jugulare** — N. petrosus minor
**Canalis hypoglossi** — N. petrosus major
Foramen magnum — **N. facialis**
— **N. vestibulocochlearis**
— Ramus meningeus des N. vagus
— **N. glossopharyngeus**
— **N. vagus**
— **N. accessorius**
— **N. hypoglossus**

**b** Ansicht von innen

**Gehirnsitus**

# Oberflächliches Venensystem · Hirnhäute, Subarachnoidalraum

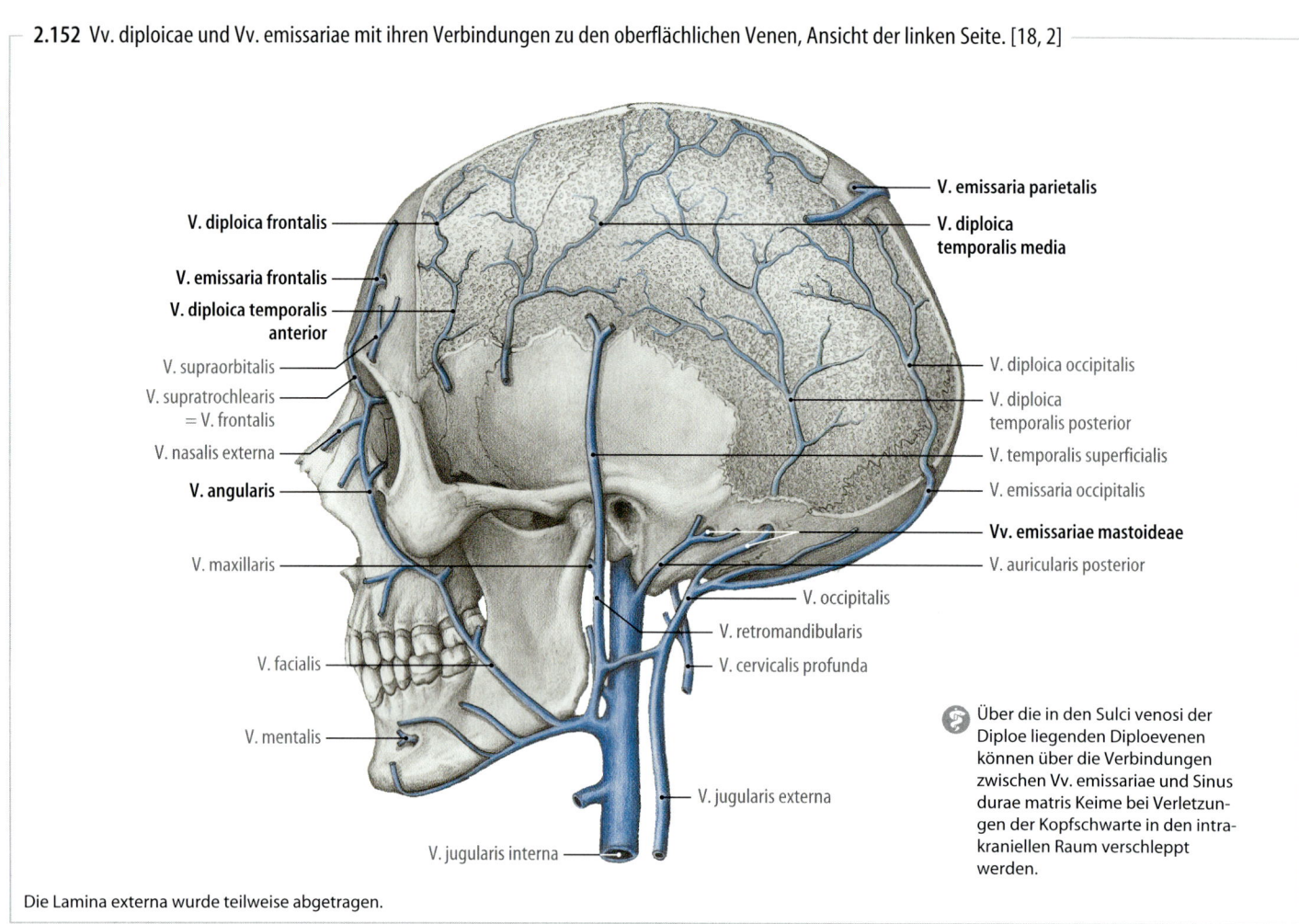

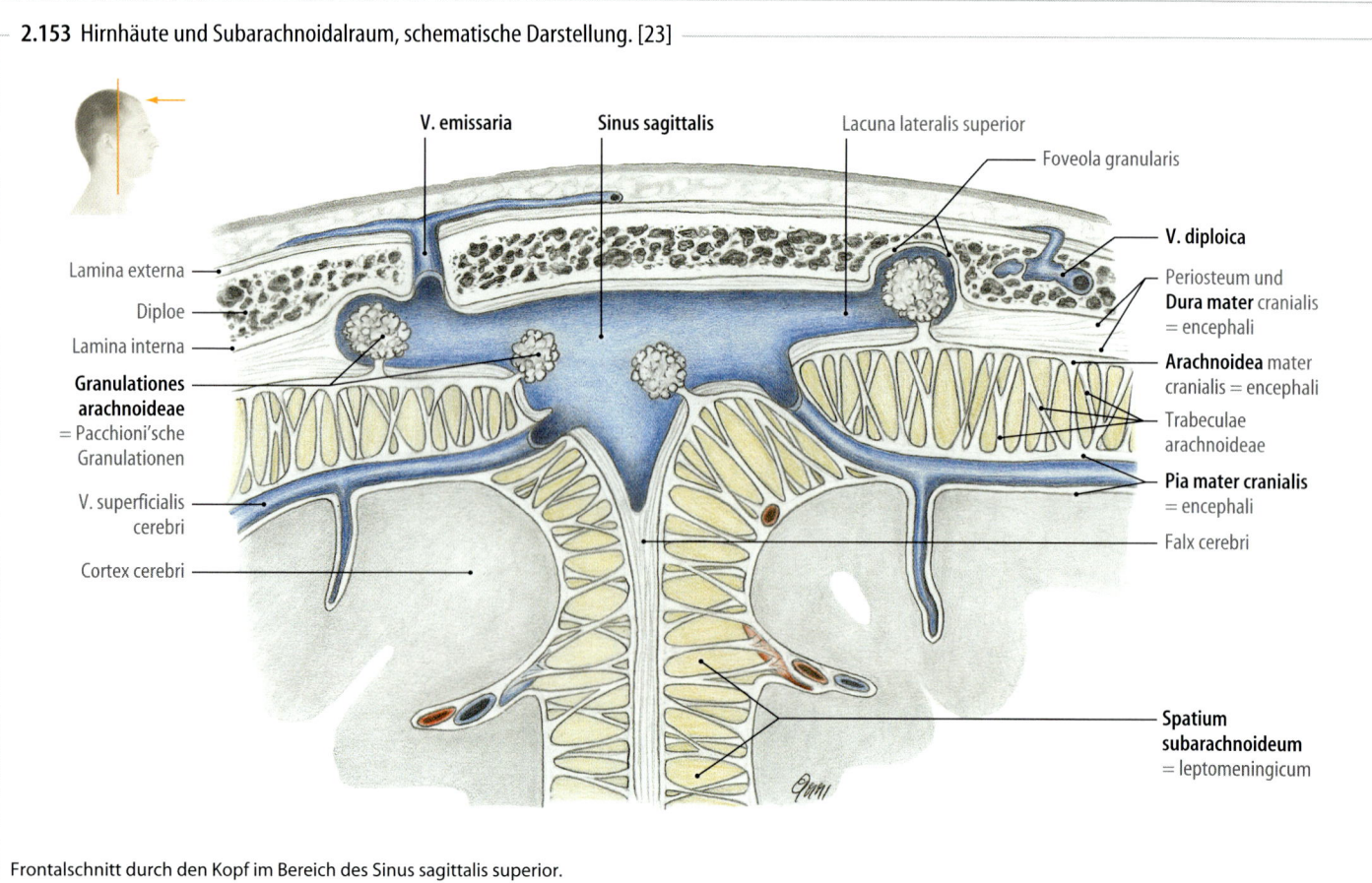

**2.152** Vv. diploicae und Vv. emissariae mit ihren Verbindungen zu den oberflächlichen Venen, Ansicht der linken Seite. [18, 2]

- V. emissaria parietalis
- **V. diploica frontalis**
- **V. diploica temporalis media**
- **V. emissaria frontalis**
- **V. diploica temporalis anterior**
- V. supraorbitalis
- V. diploica occipitalis
- V. supratrochlearis = V. frontalis
- V. diploica temporalis posterior
- V. nasalis externa
- V. temporalis superficialis
- **V. angularis**
- V. emissaria occipitalis
- V. maxillaris
- **Vv. emissariae mastoideae**
- V. auricularis posterior
- V. occipitalis
- V. facialis
- V. retromandibularis
- V. mentalis
- V. cervicalis profunda
- V. jugularis externa
- V. jugularis interna

Über die in den Sulci venosi der Diploe liegenden Diploevenen können über die Verbindungen zwischen Vv. emissariae und Sinus durae matris Keime bei Verletzungen der Kopfschwarte in den intrakraniellen Raum verschleppt werden.

Die Lamina externa wurde teilweise abgetragen.

**2.153** Hirnhäute und Subarachnoidalraum, schematische Darstellung. [23]

- V. emissaria
- **Sinus sagittalis**
- Lacuna lateralis superior
- Foveola granularis
- **V. diploica**
- Lamina externa
- Diploe
- Periosteum und **Dura mater** cranialis = encephali
- Lamina interna
- **Arachnoidea** mater cranialis = encephali
- **Granulationes arachnoideae** = Pacchioni'sche Granulationen
- Trabeculae arachnoideae
- V. superficialis cerebri
- **Pia mater cranialis** = encephali
- Cortex cerebri
- Falx cerebri
- **Spatium subarachnoideum** = leptomeningicum

Frontalschnitt durch den Kopf im Bereich des Sinus sagittalis superior.

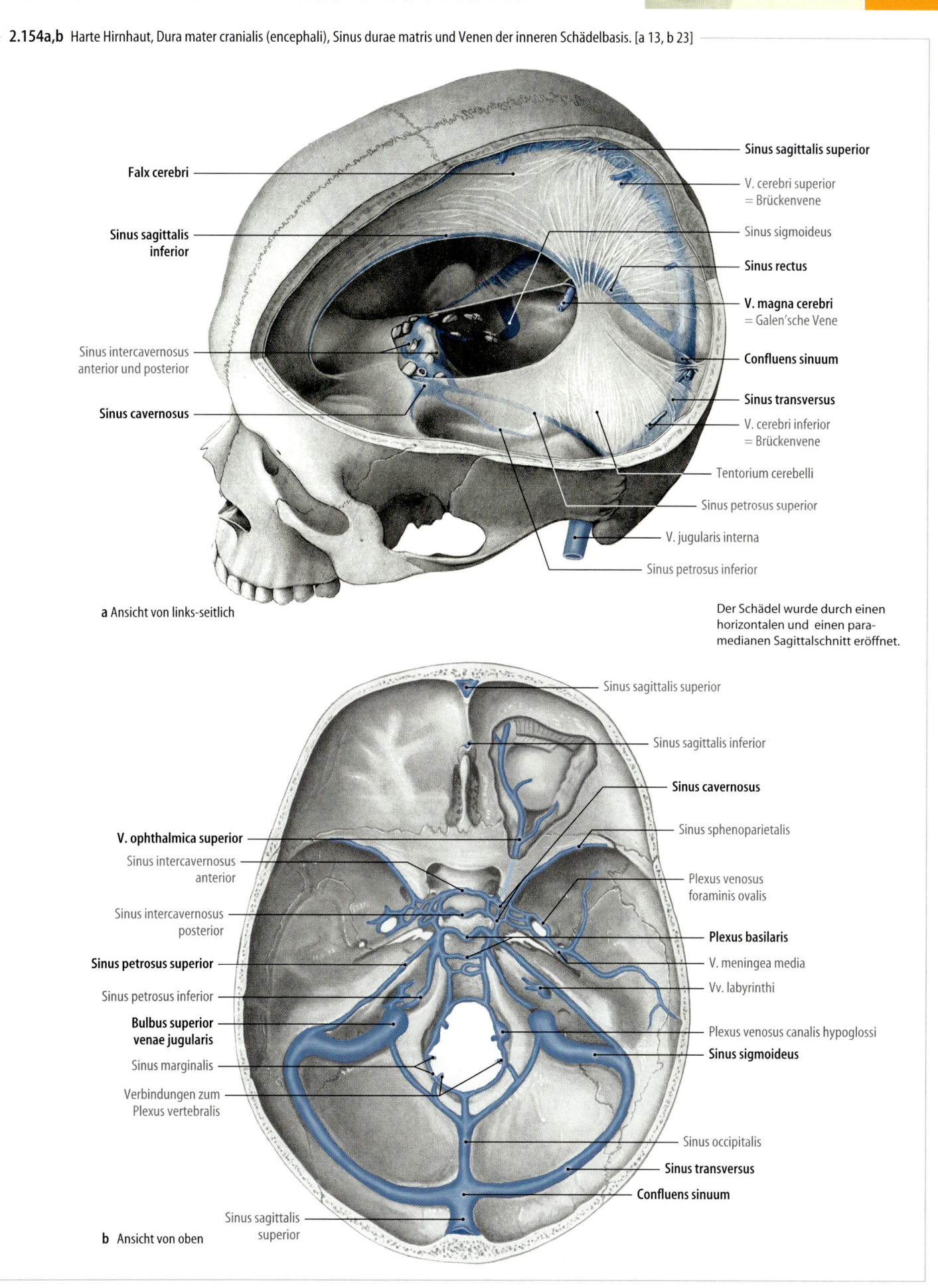

# Harte Hirnhaut und Sinus durae matris

**2.154a,b** Harte Hirnhaut, Dura mater cranialis (encephali), Sinus durae matris und Venen der inneren Schädelbasis. [a 13, b 23]

Labels (a, Ansicht von links-seitlich):
- Falx cerebri
- Sinus sagittalis inferior
- Sinus intercavernosus anterior und posterior
- Sinus cavernosus
- Sinus sagittalis superior
- V. cerebri superior = Brückenvene
- Sinus sigmoideus
- Sinus rectus
- V. magna cerebri = Galen'sche Vene
- Confluens sinuum
- Sinus transversus
- V. cerebri inferior = Brückenvene
- Tentorium cerebelli
- Sinus petrosus superior
- V. jugularis interna
- Sinus petrosus inferior

Der Schädel wurde durch einen horizontalen und einen paramedianen Sagittalschnitt eröffnet.

Labels (b, Ansicht von oben):
- Sinus sagittalis superior
- Sinus sagittalis inferior
- Sinus cavernosus
- Sinus sphenoparietalis
- V. ophthalmica superior
- Sinus intercavernosus anterior
- Sinus intercavernosus posterior
- Plexus venosus foraminis ovalis
- Plexus basilaris
- Sinus petrosus superior
- V. meningea media
- Sinus petrosus inferior
- Vv. labyrinthi
- Bulbus superior venae jugularis
- Plexus venosus canalis hypoglossi
- Sinus marginalis
- Sinus sigmoideus
- Verbindungen zum Plexus vertebralis
- Sinus occipitalis
- Sinus transversus
- Confluens sinuum
- Sinus sagittalis superior

**Gehirnsitus**

# Harte Hirnhaut · Sinus durae matris · Liquorräume

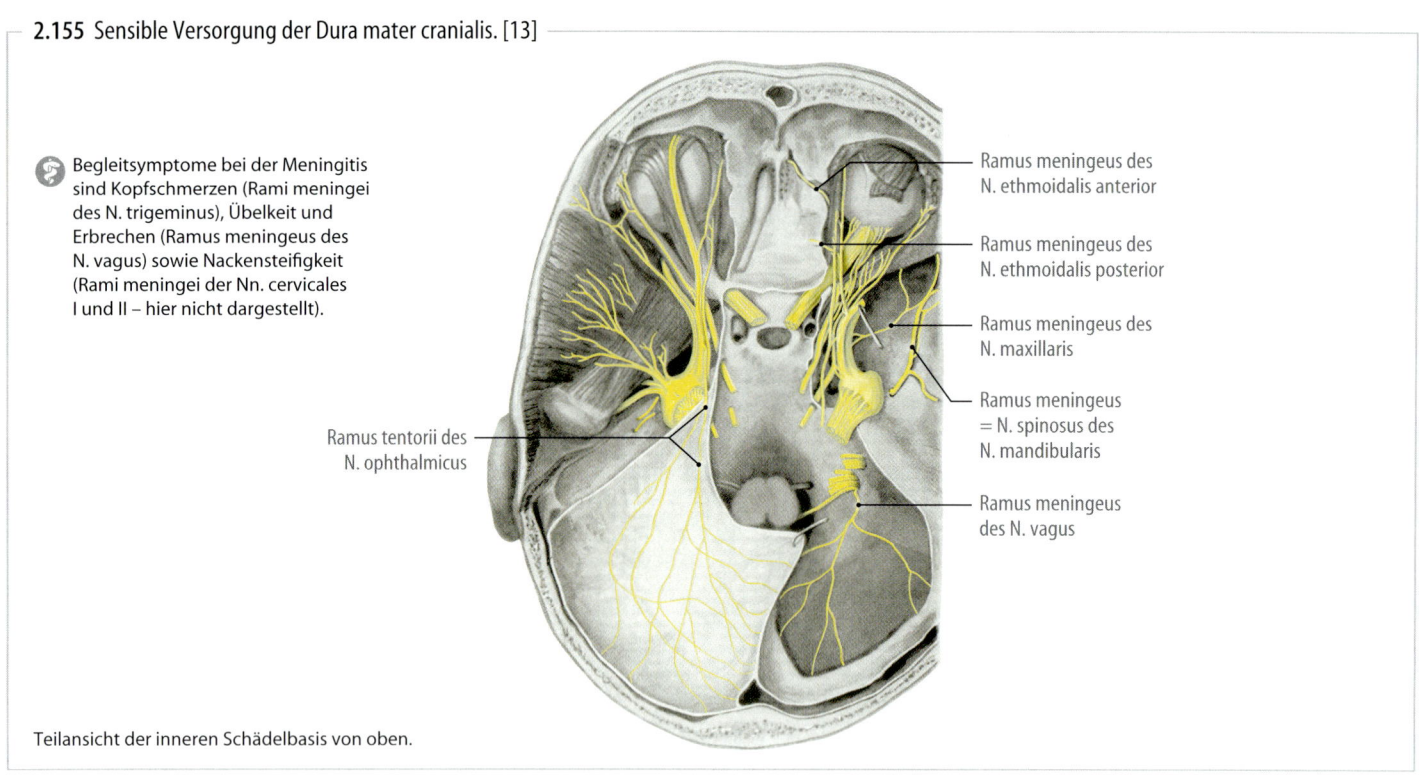

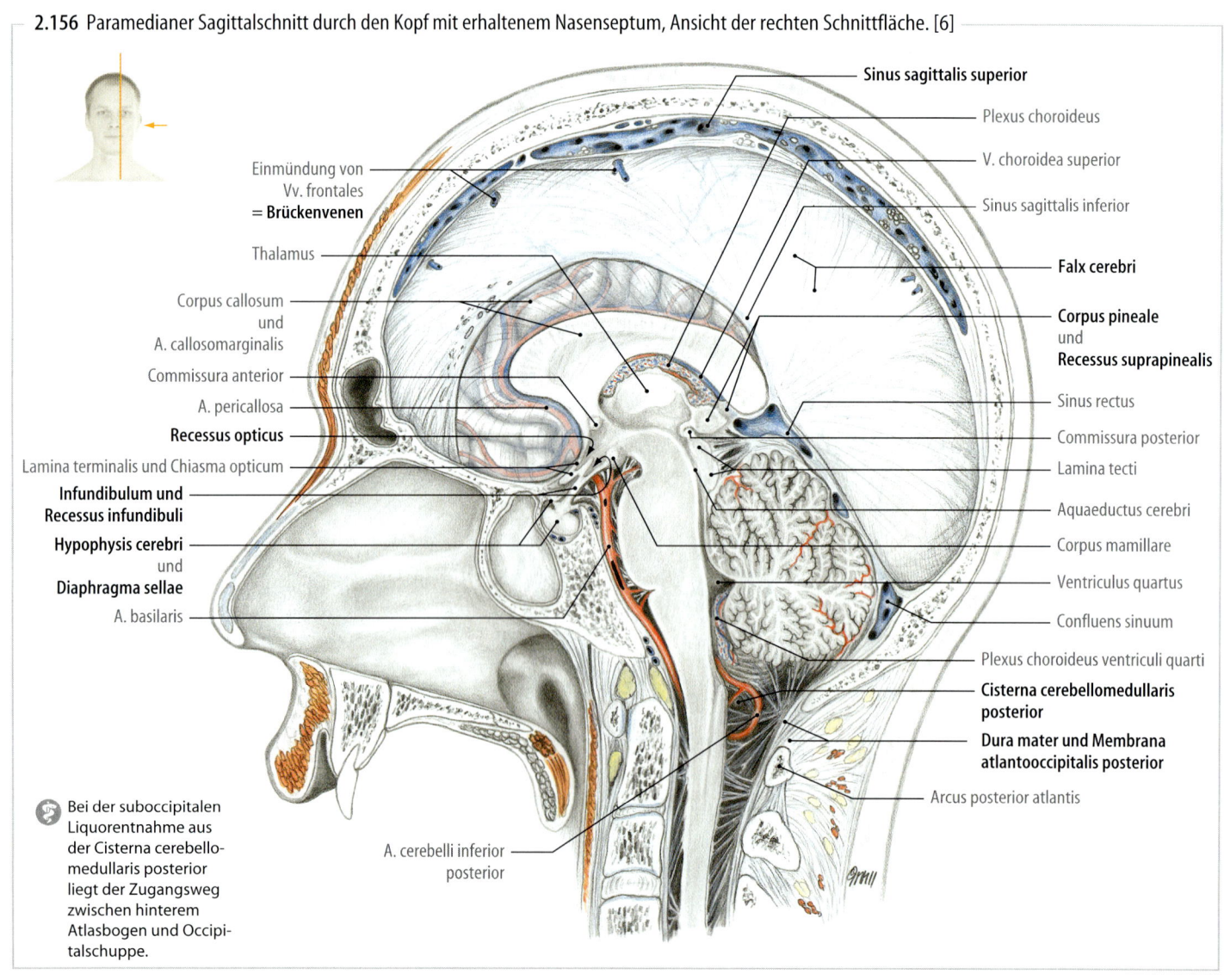

**2.155** Sensible Versorgung der Dura mater cranialis. [13]

Begleitsymptome bei der Meningitis sind Kopfschmerzen (Rami meningei des N. trigeminus), Übelkeit und Erbrechen (Ramus meningeus des N. vagus) sowie Nackensteifigkeit (Rami meningei der Nn. cervicales I und II – hier nicht dargestellt).

- Ramus meningeus des N. ethmoidalis anterior
- Ramus meningeus des N. ethmoidalis posterior
- Ramus meningeus des N. maxillaris
- Ramus meningeus = N. spinosus des N. mandibularis
- Ramus meningeus des N. vagus
- Ramus tentorii des N. ophthalmicus

Teilansicht der inneren Schädelbasis von oben.

**2.156** Paramedianer Sagittalschnitt durch den Kopf mit erhaltenem Nasenseptum, Ansicht der rechten Schnittfläche. [6]

- **Sinus sagittalis superior**
- Plexus choroideus
- V. choroidea superior
- Sinus sagittalis inferior
- **Falx cerebri**
- **Corpus pineale** und **Recessus suprapinealis**
- Sinus rectus
- Commissura posterior
- Lamina tecti
- Aquaeductus cerebri
- Corpus mamillare
- Ventriculus quartus
- Confluens sinuum
- Plexus choroideus ventriculi quarti
- **Cisterna cerebellomedullaris posterior**
- **Dura mater und Membrana atlantooccipitalis posterior**
- Arcus posterior atlantis
- A. cerebelli inferior posterior
- A. basilaris
- **Hypophysis cerebri** und **Diaphragma sellae**
- **Infundibulum und Recessus infundibuli**
- Lamina terminalis und Chiasma opticum
- **Recessus opticus**
- A. pericallosa
- Commissura anterior
- Corpus callosum und A. callosomarginalis
- Thalamus
- Einmündung von Vv. frontales = Brückenvenen

Bei der suboccipitalen Liquorentnahme aus der Cisterna cerebellomedullaris posterior liegt der Zugangsweg zwischen hinterem Atlasbogen und Occipitalschuppe.

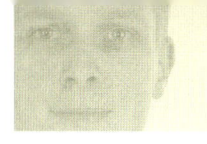

# Liquorräume · MRT

**2.157** Subarachnoidalraum und Hirnventrikel, paramedianer Sagittalschnitt, Ansicht der rechten Schnittfläche von medial. [23]

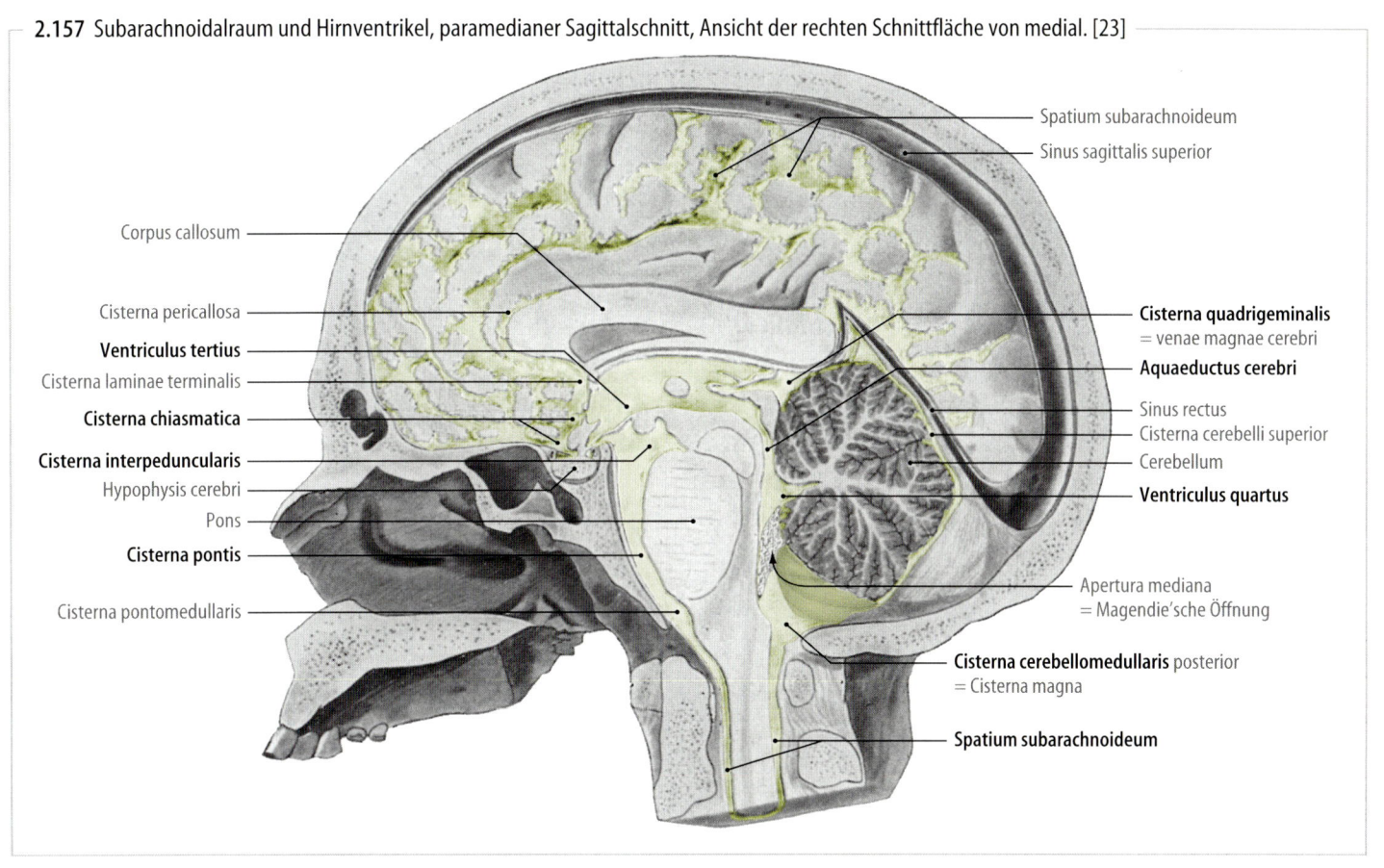

- Spatium subarachnoideum
- Sinus sagittalis superior
- Corpus callosum
- Cisterna pericallosa
- **Ventriculus tertius**
- Cisterna laminae terminalis
- **Cisterna chiasmatica**
- **Cisterna interpeduncularis**
- Hypophysis cerebri
- Pons
- **Cisterna pontis**
- Cisterna pontomedullaris
- **Cisterna quadrigeminalis** = venae magnae cerebri
- **Aquaeductus cerebri**
- Sinus rectus
- Cisterna cerebelli superior
- Cerebellum
- **Ventriculus quartus**
- Apertura mediana = Magendie'sche Öffnung
- **Cisterna cerebellomedullaris** posterior = Cisterna magna
- **Spatium subarachnoideum**

**2.158** Magnetresonanztomographie (MRT) des Kopfes, Mediansagittalschnitt. [28]

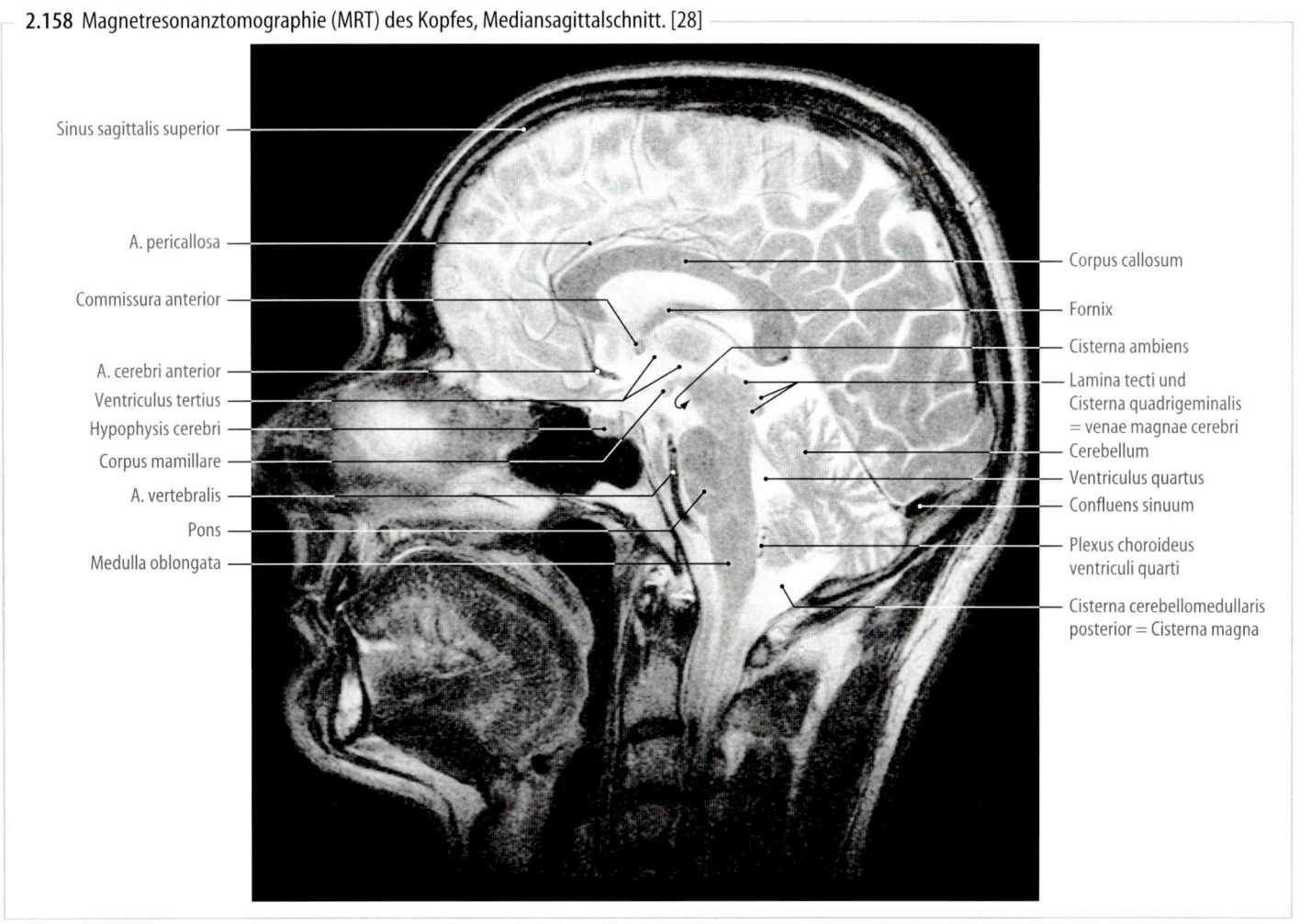

- Sinus sagittalis superior
- A. pericallosa
- Commissura anterior
- A. cerebri anterior
- Ventriculus tertius
- Hypophysis cerebri
- Corpus mamillare
- A. vertebralis
- Pons
- Medulla oblongata
- Corpus callosum
- Fornix
- Cisterna ambiens
- Lamina tecti und Cisterna quadrigeminalis = venae magnae cerebri
- Cerebellum
- Ventriculus quartus
- Confluens sinuum
- Plexus choroideus ventriculi quarti
- Cisterna cerebellomedullaris posterior = Cisterna magna

**Gehirnsitus**

# Hirnhäute, Meningeal- und Hirngefäße

**2.159 Hirnhäute, Meningeal- und Hirngefäße, Ansicht von oben. [35]**

Meningeome treten am häufigsten auf der Konvexseite des Großhirns im Bereich der Pacchionischen Granulationen am Sinus sagittalis superior sowie an den Keilbeinflügeln oder im Kleinhirnbrückenwinkel auf.

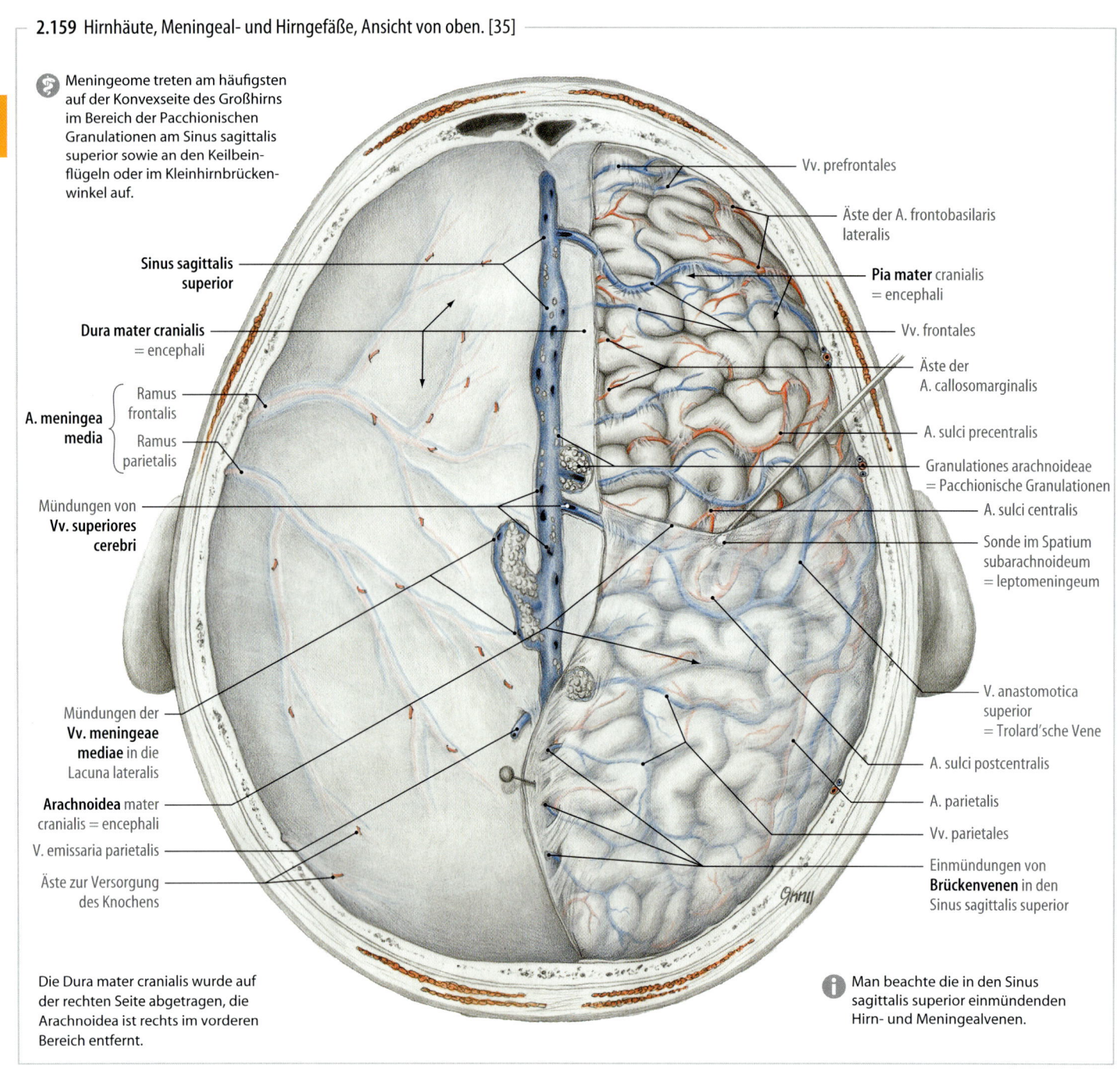

Labels (linke Seite):
- Sinus sagittalis superior
- Dura mater cranialis = encephali
- A. meningea media
  - Ramus frontalis
  - Ramus parietalis
- Mündungen von Vv. superiores cerebri
- Mündungen der Vv. meningeae mediae in die Lacuna lateralis
- Arachnoidea mater cranialis = encephali
- V. emissaria parietalis
- Äste zur Versorgung des Knochens

Labels (rechte Seite):
- Vv. prefrontales
- Äste der A. frontobasilaris lateralis
- Pia mater cranialis = encephali
- Vv. frontales
- Äste der A. callosomarginalis
- A. sulci precentralis
- Granulationes arachnoideae = Pacchionische Granulationen
- A. sulci centralis
- Sonde im Spatium subarachnoideum = leptomeningeum
- V. anastomotica superior = Trolard'sche Vene
- A. sulci postcentralis
- A. parietalis
- Vv. parietales
- Einmündungen von Brückenvenen in den Sinus sagittalis superior

Die Dura mater cranialis wurde auf der rechten Seite abgetragen, die Arachnoidea ist rechts im vorderen Bereich entfernt.

Man beachte die in den Sinus sagittalis superior einmündenden Hirn- und Meningealvenen.

**2.160 Projektion der Rami frontalis und parietalis der A. meningea media auf die seitliche Schädelwand. [23, 36]**

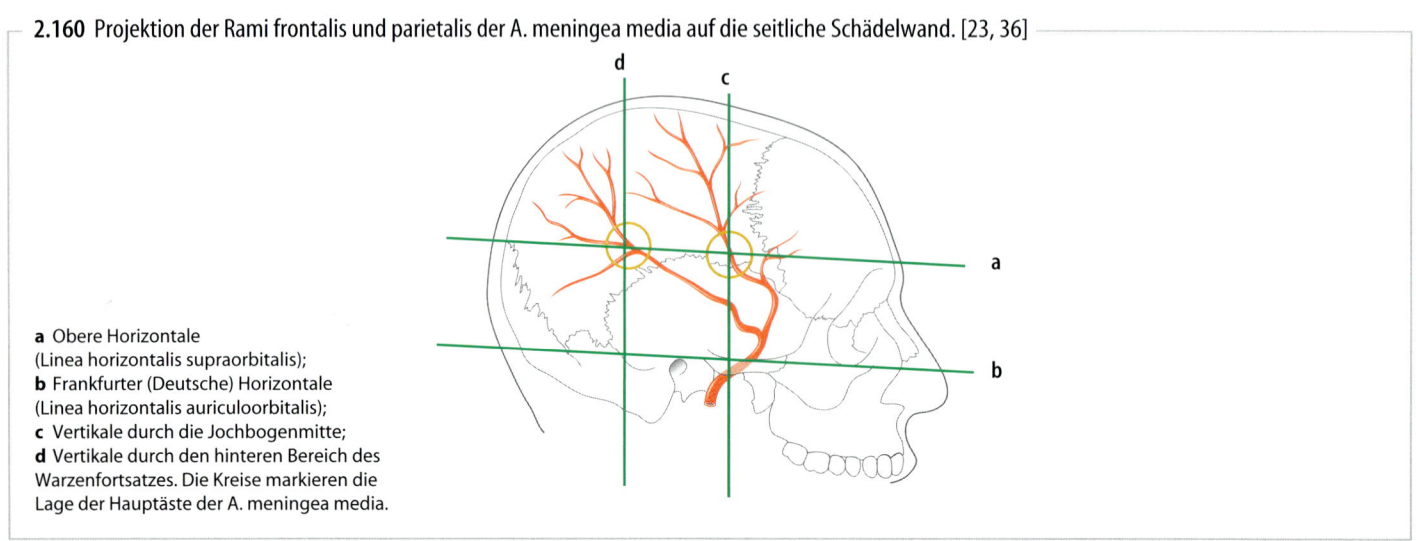

a Obere Horizontale (Linea horizontalis supraorbitalis);
b Frankfurter (Deutsche) Horizontale (Linea horizontalis auriculoorbitalis);
c Vertikale durch die Jochbogenmitte;
d Vertikale durch den hinteren Bereich des Warzenfortsatzes. Die Kreise markieren die Lage der Hauptäste der A. meningea media.

# Gehirnsitus: Balken und Ventrikel

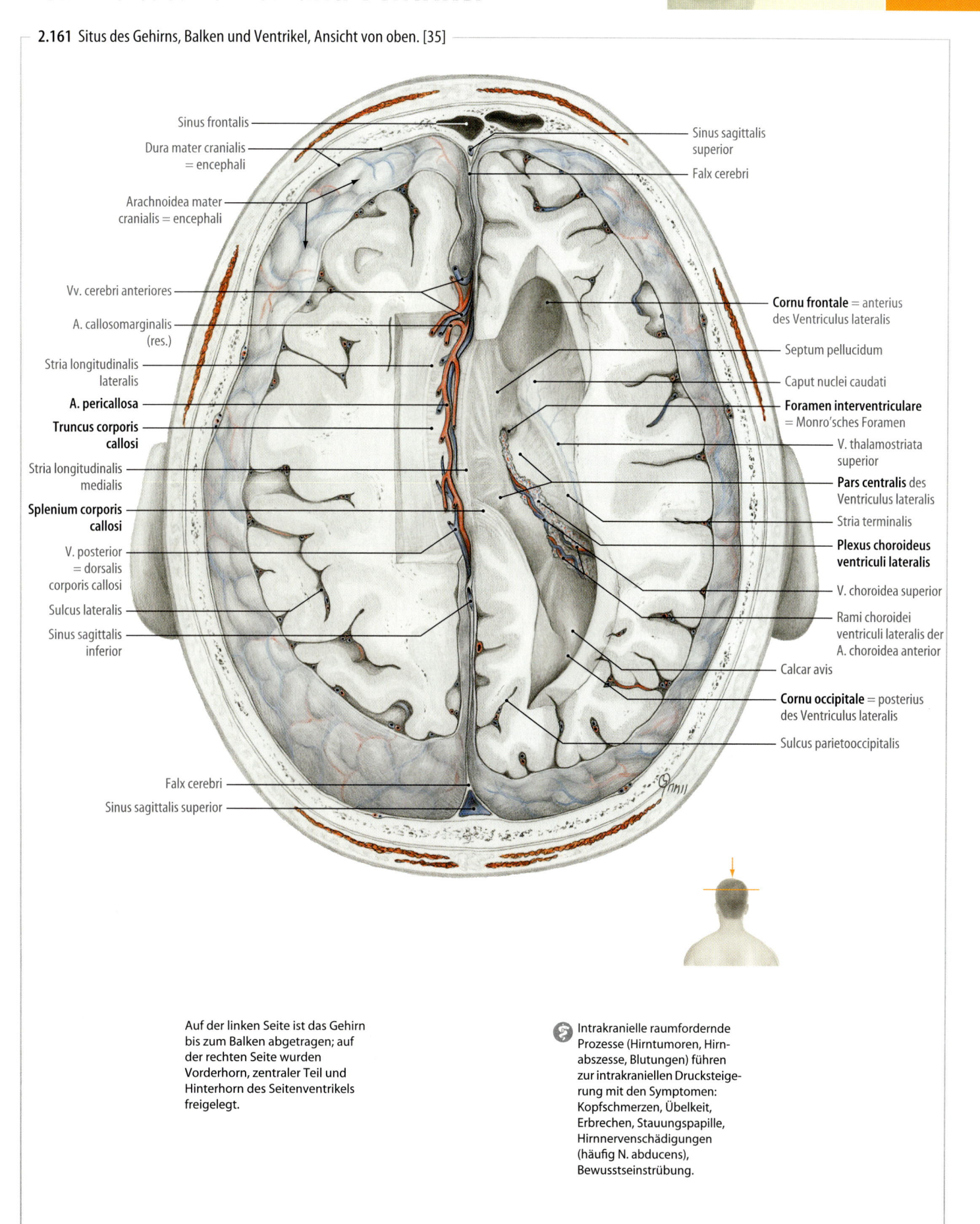

**2.161** Situs des Gehirns, Balken und Ventrikel, Ansicht von oben. [35]

Labels (left side):
- Sinus frontalis
- Dura mater cranialis = encephali
- Arachnoidea mater cranialis = encephali
- Vv. cerebri anteriores
- A. callosomarginalis (res.)
- Stria longitudinalis lateralis
- **A. pericallosa**
- **Truncus corporis callosi**
- Stria longitudinalis medialis
- **Splenium corporis callosi**
- V. posterior = dorsalis corporis callosi
- Sulcus lateralis
- Sinus sagittalis inferior
- Falx cerebri
- Sinus sagittalis superior

Labels (right side):
- Sinus sagittalis superior
- Falx cerebri
- **Cornu frontale** = anterius des Ventriculus lateralis
- Septum pellucidum
- Caput nuclei caudati
- **Foramen interventriculare** = Monro'sches Foramen
- V. thalamostriata superior
- **Pars centralis** des Ventriculus lateralis
- Stria terminalis
- **Plexus choroideus ventriculi lateralis**
- V. choroidea superior
- Rami choroidei ventriculi lateralis der A. choroidea anterior
- Calcar avis
- **Cornu occipitale** = posterius des Ventriculus lateralis
- Sulcus parietooccipitalis

Auf der linken Seite ist das Gehirn bis zum Balken abgetragen; auf der rechten Seite wurden Vorderhorn, zentraler Teil und Hinterhorn des Seitenventrikels freigelegt.

Intrakranielle raumfordernde Prozesse (Hirntumoren, Hirnabszesse, Blutungen) führen zur intrakraniellen Drucksteigerung mit den Symptomen: Kopfschmerzen, Übelkeit, Erbrechen, Stauungspapille, Hirnnervenschädigungen (häufig N. abducens), Bewusstseinstrübung.

**Gehirnsitus**

# Gehirnsitus: Ventrikel und Kleinhirn

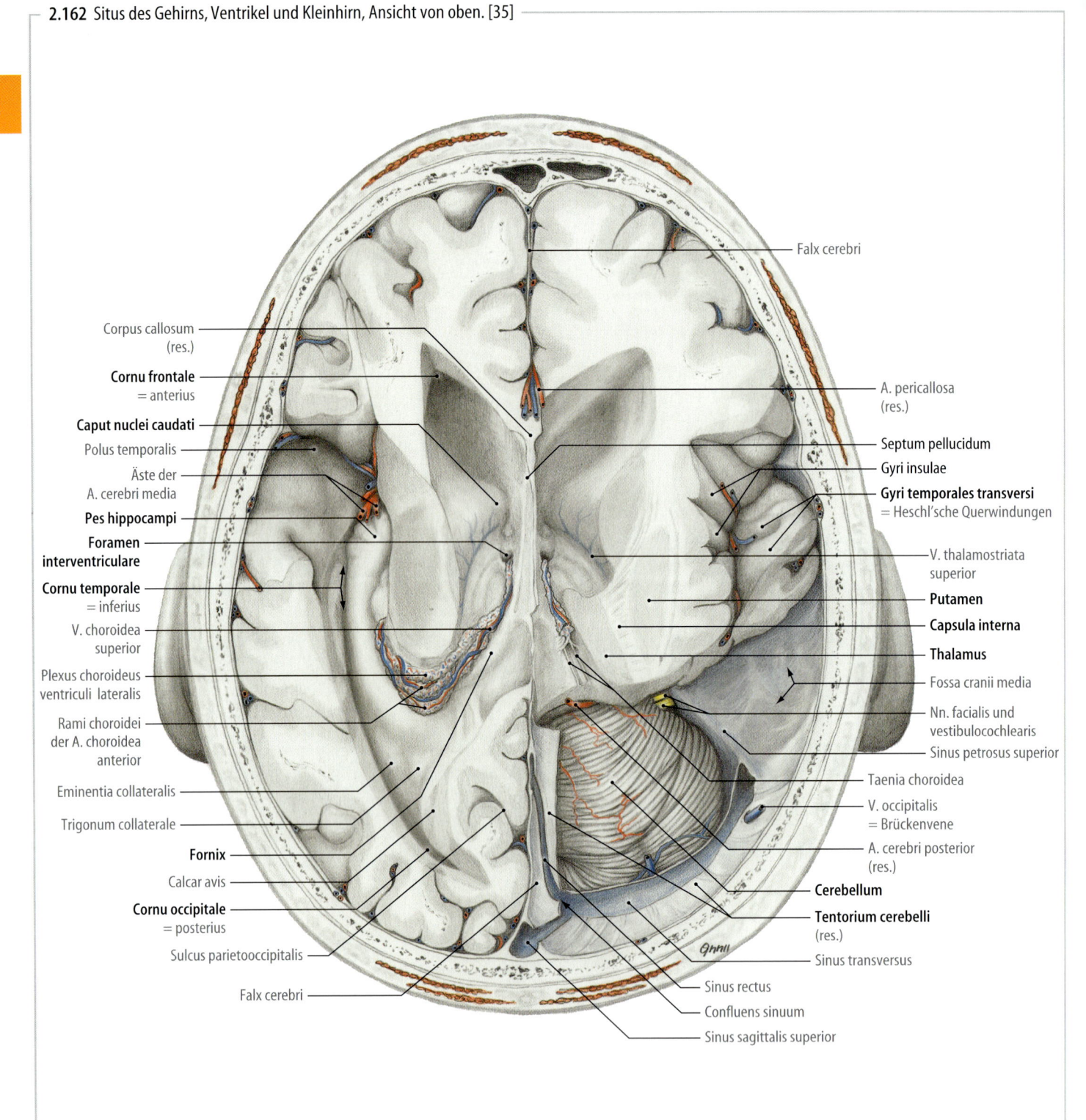

**2.162** Situs des Gehirns, Ventrikel und Kleinhirn, Ansicht von oben. [35]

Labels (left side):
- Corpus callosum (res.)
- **Cornu frontale** = anterius
- **Caput nuclei caudati**
- Polus temporalis
- Äste der A. cerebri media
- **Pes hippocampi**
- **Foramen interventriculare**
- **Cornu temporale** = inferius
- V. choroidea superior
- Plexus choroideus ventriculi lateralis
- Rami choroidei der A. choroidea anterior
- Eminentia collateralis
- Trigonum collaterale
- **Fornix**
- Calcar avis
- **Cornu occipitale** = posterius
- Sulcus parietooccipitalis
- Falx cerebri

Labels (right side):
- Falx cerebri
- A. pericallosa (res.)
- Septum pellucidum
- Gyri insulae
- **Gyri temporales transversi** = Heschl'sche Querwindungen
- V. thalamostriata superior
- **Putamen**
- **Capsula interna**
- **Thalamus**
- Fossa cranii media
- Nn. facialis und vestibulocochlearis
- Sinus petrosus superior
- Taenia choroidea
- V. occipitalis = Brückenvene
- A. cerebri posterior (res.)
- **Cerebellum**
- **Tentorium cerebelli** (res.)
- Sinus transversus
- Sinus rectus
- Confluens sinuum
- Sinus sagittalis superior

Auf der linken Seite ist der Seitenventrikel einschließlich des Unterhorns mit dem Hippocampus freigelegt; auf der rechten Seite wird die rechte Kleinhirnhemisphäre nach Resektion des Okzipitallappens und des größten Teiles des Temporallappens sowie des Tentorium cerebelli in der hinteren Schädelgrube sichtbar.

Infolge des Substanzverlustes bei einer, z. B. vaskulär bedingten, Hirnatrophie kommt es zu einer gleichmäßigen Erweiterung der Liquorräume, Hydrozephalus e vacuo (Abb. 2.190).

2.163 Hirnstamm, Mittelhirn und Basalganglien sowie innere Schädelbasis und oberer Abschnitt des Wirbelkanals, Ansicht von hinten. [37]

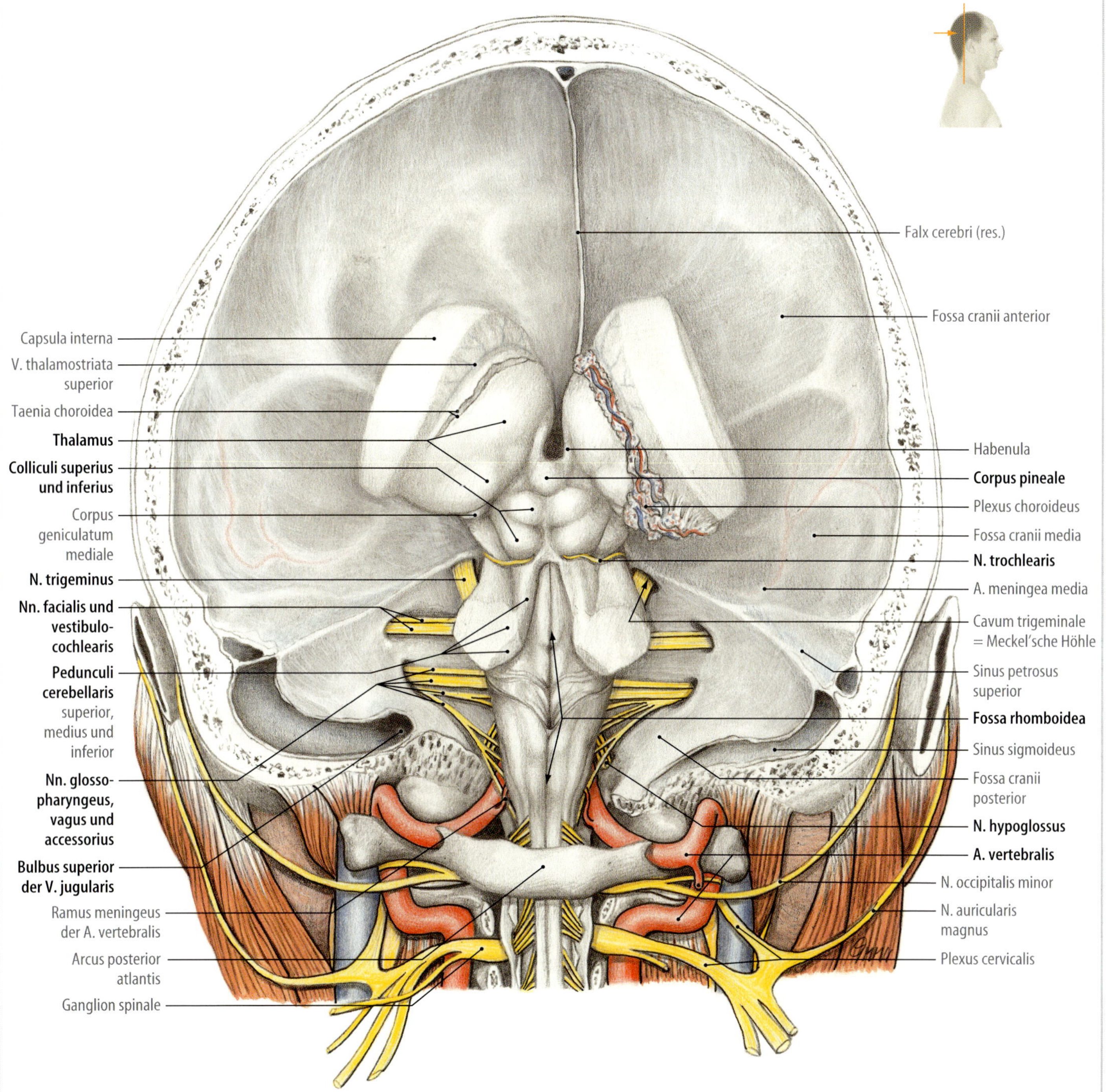
Falx cerebri (res.)
Fossa cranii anterior
Capsula interna
V. thalamostriata superior
Taenia choroidea
Thalamus
Colliculi superius und inferius
Corpus geniculatum mediale
N. trigeminus
Nn. facialis und vestibulocochlearis
Pedunculi cerebellaris superior, medius und inferior
Nn. glossopharyngeus, vagus und accessorius
Bulbus superior der V. jugularis
Ramus meningeus der A. vertebralis
Arcus posterior atlantis
Ganglion spinale
Habenula
Corpus pineale
Plexus choroideus
Fossa cranii media
N. trochlearis
A. meningea media
Cavum trigeminale = Meckel'sche Höhle
Sinus petrosus superior
Fossa rhomboidea
Sinus sigmoideus
Fossa cranii posterior
N. hypoglossus
A. vertebralis
N. occipitalis minor
N. auricularis magnus
Plexus cervicalis

Schädelhöhle und Wirbelkanal durch Frontalschnitte eröffnet. Zur Darstellung der Basalganglien, des Mittelhirns und des Hirnstammes wurden die Großhirnhemisphären im Bereich der inneren Kapsel und das Kleinhirn an den Kleinhirnstielen abgetrennt.

Zu einer Schädigung der Hirnnerven kann es kommen, wenn bei einer Schädelbasisfraktur die Frakturlinie durch die Foramina der Schädelbasis läuft.
N. facialis und N. vestibulocochlearis können innerhalb des Meatus acusticus internus durch Tumoren geschädigt werden, z. B. sog. Akustikusneurinom (Schwannom von Seiten des N. vestibulocochlearis).

# Hirnnerven und Gefäße der inneren Schädelbasis

**2.164 Hirnnerven und Gefäße der inneren Schädelbasis, Ansicht von oben. [1]**

Bei Schädelbasisfrakturen kommt es bei Mitverletzungen der Meningialgefäße zu einem epiduralen Hämatom. Die Zerreißung von Brückenvenen führt zu einem subduralen Hämatom.

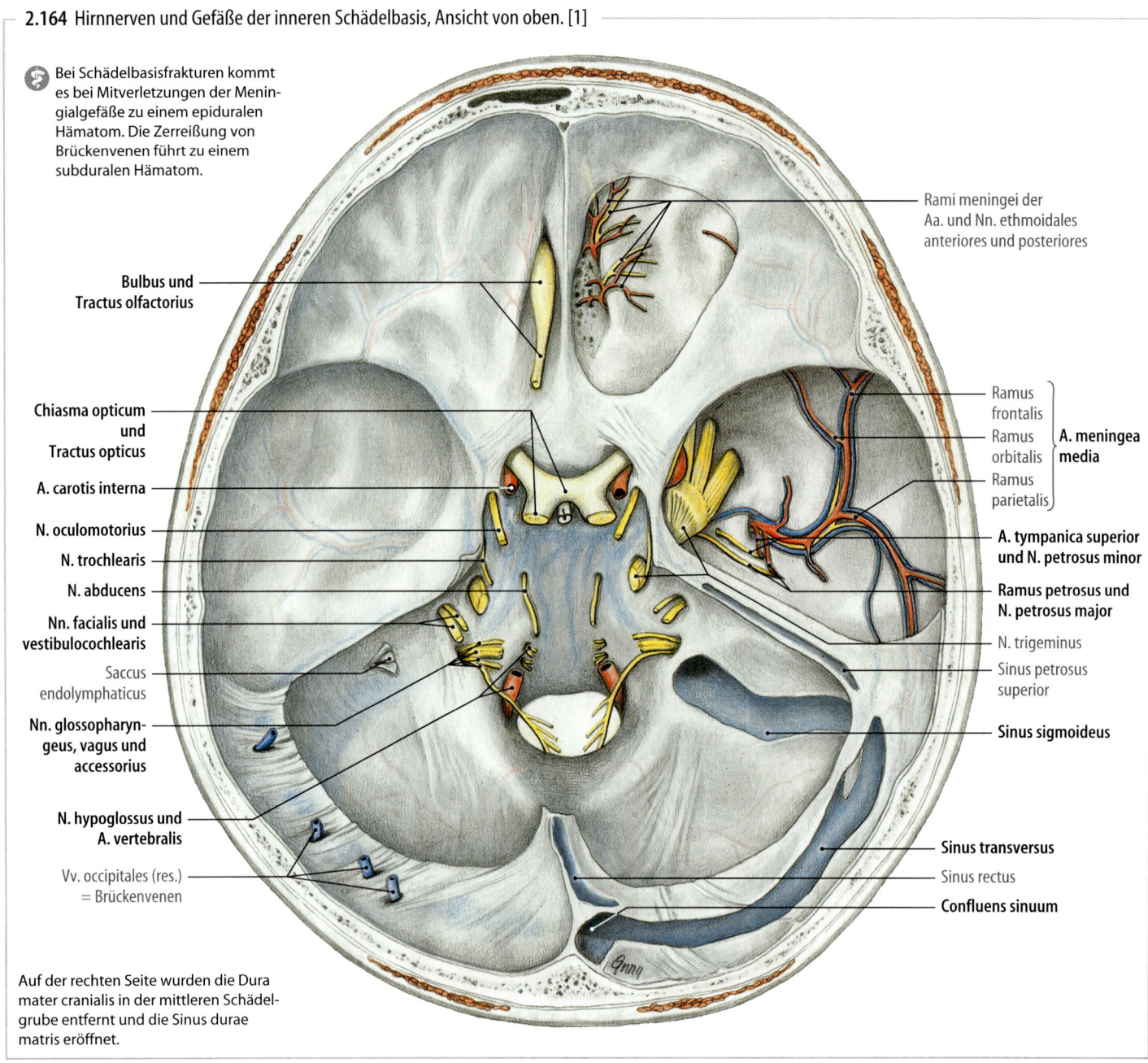

Beschriftungen:
- Bulbus und Tractus olfactorius
- Chiasma opticum und Tractus opticus
- A. carotis interna
- N. oculomotorius
- N. trochlearis
- N. abducens
- Nn. facialis und vestibulocochlearis
- Saccus endolymphaticus
- Nn. glossopharyngeus, vagus und accessorius
- N. hypoglossus und A. vertebralis
- Vv. occipitales (res.) = Brückenvenen
- Rami meningei der Aa. und Nn. ethmoidales anteriores und posteriores
- Ramus frontalis
- Ramus orbitalis
- Ramus parietalis
- A. meningea media
- A. tympanica superior und N. petrosus minor
- Ramus petrosus und N. petrosus major
- N. trigeminus
- Sinus petrosus superior
- Sinus sigmoideus
- Sinus transversus
- Sinus rectus
- Confluens sinuum

Auf der rechten Seite wurden die Dura mater cranialis in der mittleren Schädelgrube entfernt und die Sinus durae matris eröffnet.

**2.165 Ganglion trigeminale = semilunare = Gasser'sches Ganglion der rechten Seite, Ansicht von oben. [13, 38]**

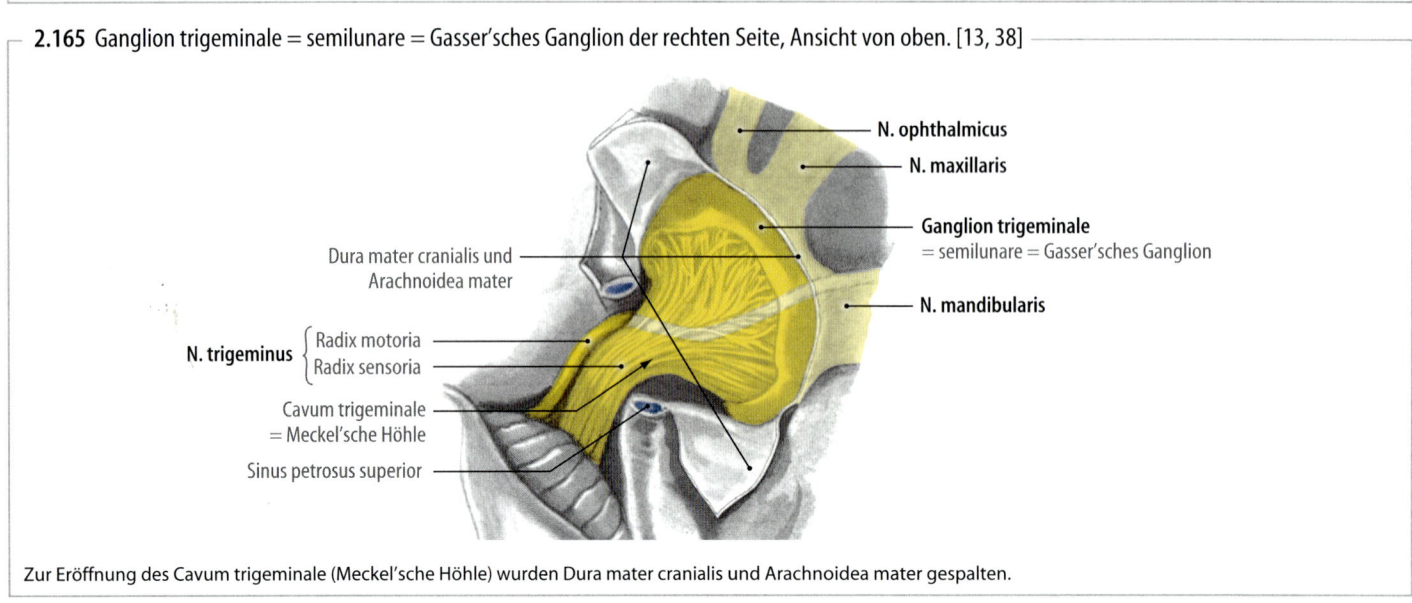

Beschriftungen:
- Dura mater cranialis und Arachnoidea mater
- N. trigeminus { Radix motoria / Radix sensoria }
- Cavum trigeminale = Meckel'sche Höhle
- Sinus petrosus superior
- N. ophthalmicus
- N. maxillaris
- Ganglion trigeminale = semilunare = Gasser'sches Ganglion
- N. mandibularis

Zur Eröffnung des Cavum trigeminale (Meckel'sche Höhle) wurden Dura mater cranialis und Arachnoidea mater gespalten.

# Sinus cavernosus · A. carotis interna

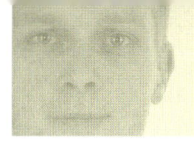

**2.166** Hypophysenregion, Sinus cavernosus und Plexus basilaris, Teilansicht des Situs cavi cranii von oben. [1]

Labels (left): Sinus sphenoparietalis; Sinus intercavernosus anterior; Diaphragma sellae und Hypophysis cerebri; Sinus intercavernosus posterior; N. oculomotorius; N. trochlearis; **Plexus basilaris**; Tentorium cerebelli; Duradurchtritt des N. abducens; Dura mater cranialis

Labels (right): N. opticus und A. opthalmica; **A. carotis interna**; **N. ophthalmicus**; **N. oculomotorius**; **N. maxillaris**; **Sinus cavernosus**; N. mandibularis und Plexus venosus foraminis ovalis; Ganglion trigeminale = Gasser'sches Ganglion; **N. trochlearis**; bindegewebige Abducensbrücke = Dorello'scher Kanal; Schnittkante der Dura mater cranialis; Sinus petrosus superior; **N. trigeminus**; **N. abducens**

Zur Darstellung der Strukturen wurde die Dura mater cranialis abgetragen.

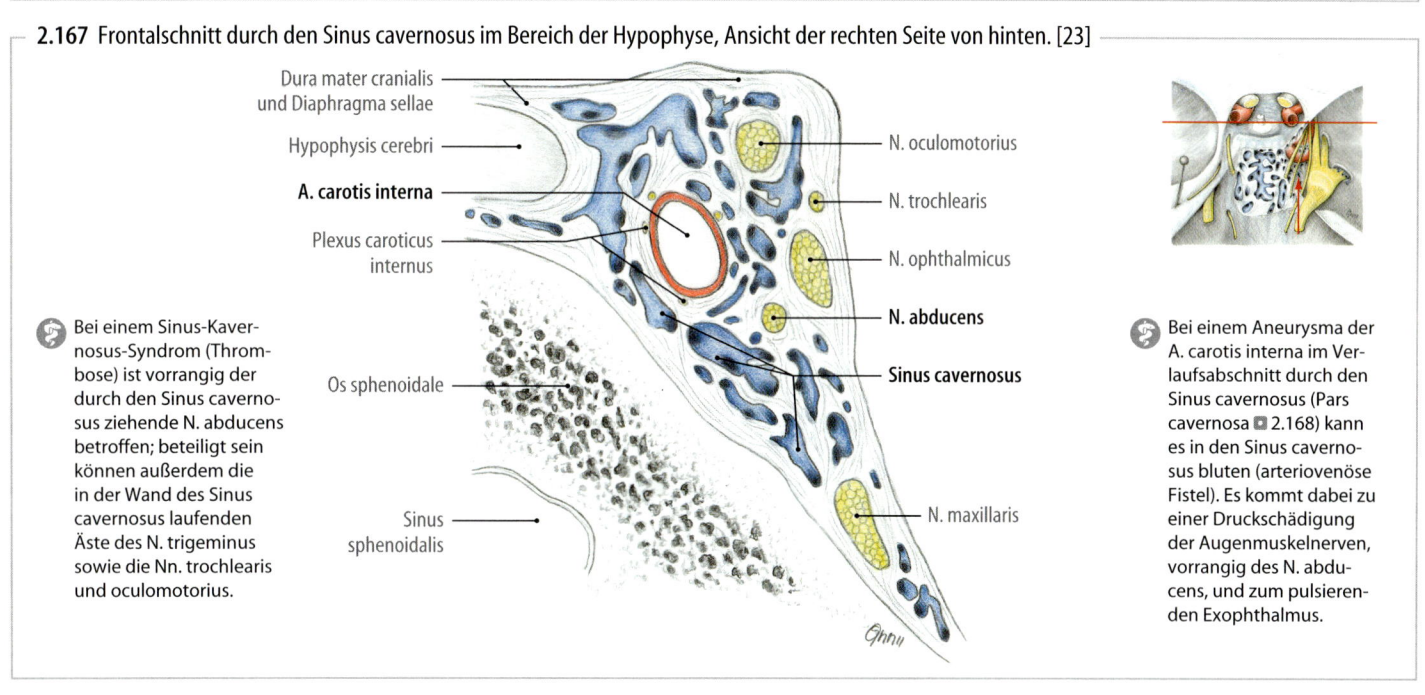

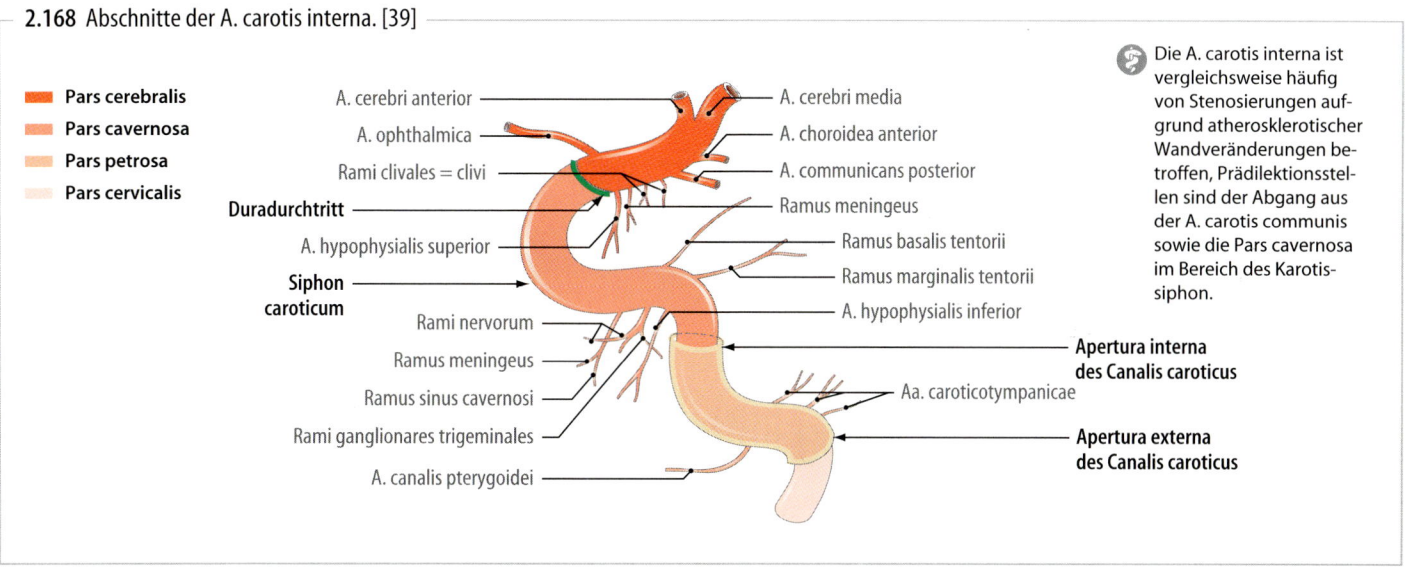

**2.167** Frontalschnitt durch den Sinus cavernosus im Bereich der Hypophyse, Ansicht der rechten Seite von hinten. [23]

Labels: Dura mater cranialis und Diaphragma sellae; Hypophysis cerebri; **A. carotis interna**; Plexus caroticus internus; Os sphenoidale; Sinus sphenoidalis; N. oculomotorius; N. trochlearis; N. ophthalmicus; **N. abducens**; **Sinus cavernosus**; N. maxillaris

> Bei einem Sinus-Kavernosus-Syndrom (Thrombose) ist vorrangig der durch den Sinus cavernosus ziehende N. abducens betroffen; beteiligt sein können außerdem die in der Wand des Sinus cavernosus laufenden Äste des N. trigeminus sowie die Nn. trochlearis und oculomotorius.

> Bei einem Aneurysma der A. carotis interna im Verlaufsabschnitt durch den Sinus cavernosus (Pars cavernosa ◨ 2.168) kann es in den Sinus cavernosus bluten (arteriovenöse Fistel). Es kommt dabei zu einer Druckschädigung der Augenmuskelnerven, vorrangig des N. abducens, und zum pulsierenden Exophthalmus.

**2.168** Abschnitte der A. carotis interna. [39]

- ■ Pars cerebralis
- ■ Pars cavernosa
- ■ Pars petrosa
- ■ Pars cervicalis

Labels: A. cerebri anterior; A. ophthalmica; Rami clivales = clivi; **Duradurchtritt**; A. hypophysialis superior; **Siphon caroticum**; Rami nervorum; Ramus meningeus; Ramus sinus cavernosi; Rami ganglionares trigeminales; A. canalis pterygoidei; A. cerebri media; A. choroidea anterior; A. communicans posterior; Ramus meningeus; Ramus basalis tentorii; Ramus marginalis tentorii; A. hypophysialis inferior; Aa. caroticotympanicae; **Apertura interna des Canalis caroticus**; **Apertura externa des Canalis caroticus**

> Die A. carotis interna ist vergleichsweise häufig von Stenosierungen aufgrund atherosklerotischer Wandveränderungen betroffen, Prädilektionsstellen sind der Abgang aus der A. carotis communis sowie die Pars cavernosa im Bereich des Karotissiphon.

**Gehirnsitus**

# Gehirn: Entwicklung, Gliederung

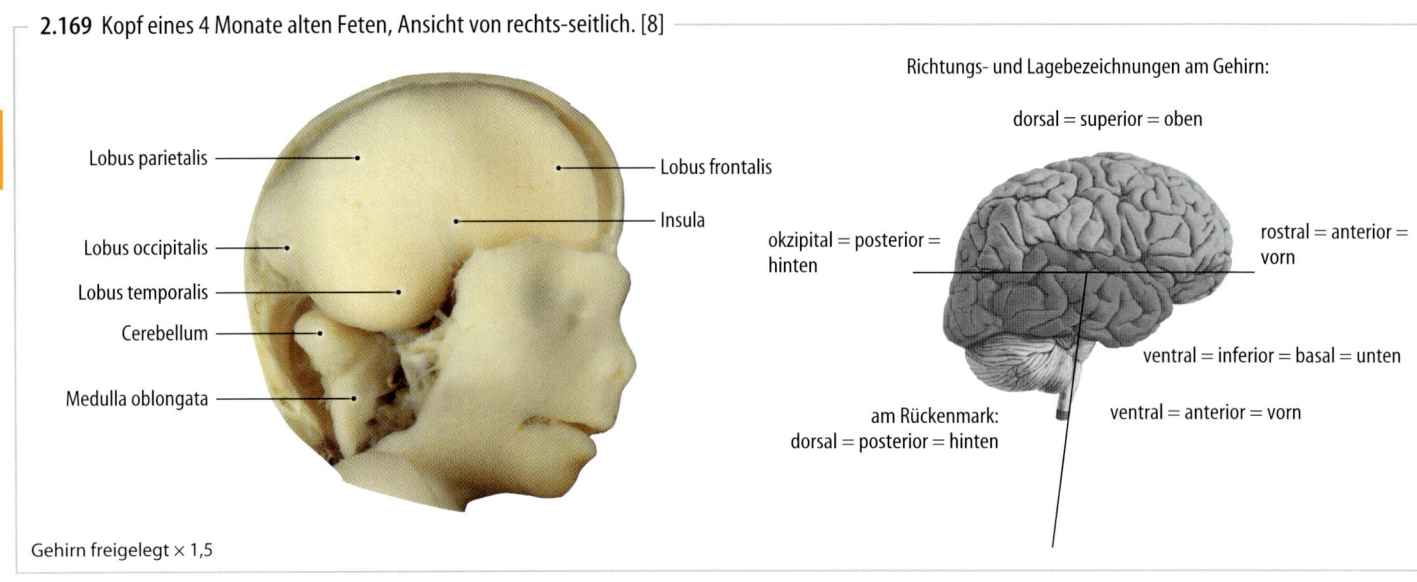

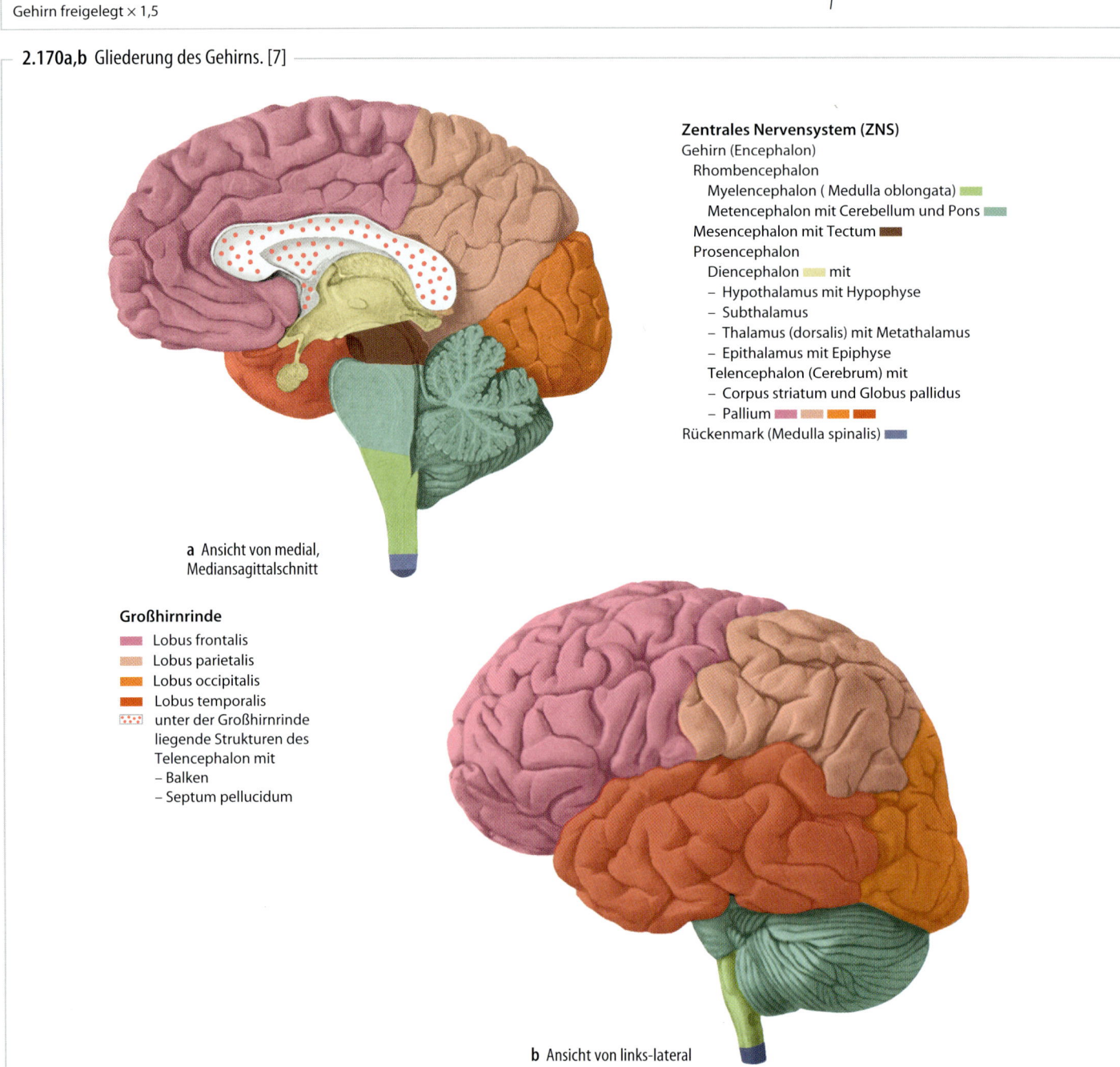

**2.169** Kopf eines 4 Monate alten Feten, Ansicht von rechts-seitlich. [8]

- Lobus parietalis
- Lobus frontalis
- Insula
- Lobus occipitalis
- Lobus temporalis
- Cerebellum
- Medulla oblongata

Gehirn freigelegt × 1,5

Richtungs- und Lagebezeichnungen am Gehirn:

dorsal = superior = oben

okzipital = posterior = hinten

rostral = anterior = vorn

ventral = inferior = basal = unten

am Rückenmark:
dorsal = posterior = hinten

ventral = anterior = vorn

**2.170a,b** Gliederung des Gehirns. [7]

**Zentrales Nervensystem (ZNS)**
Gehirn (Encephalon)
  Rhombencephalon
    Myelencephalon ( Medulla oblongata)
    Metencephalon mit Cerebellum und Pons
  Mesencephalon mit Tectum
  Prosencephalon
    Diencephalon mit
      – Hypothalamus mit Hypophyse
      – Subthalamus
      – Thalamus (dorsalis) mit Metathalamus
      – Epithalamus mit Epiphyse
    Telencephalon (Cerebrum) mit
      – Corpus striatum und Globus pallidus
      – Pallium
Rückenmark (Medulla spinalis)

**a** Ansicht von medial, Mediansagittalschnitt

**Großhirnrinde**
- Lobus frontalis
- Lobus parietalis
- Lobus occipitalis
- Lobus temporalis
- unter der Großhirnrinde liegende Strukturen des Telencephalon mit
  – Balken
  – Septum pellucidum

**b** Ansicht von links-lateral

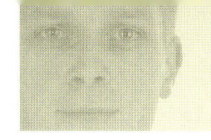

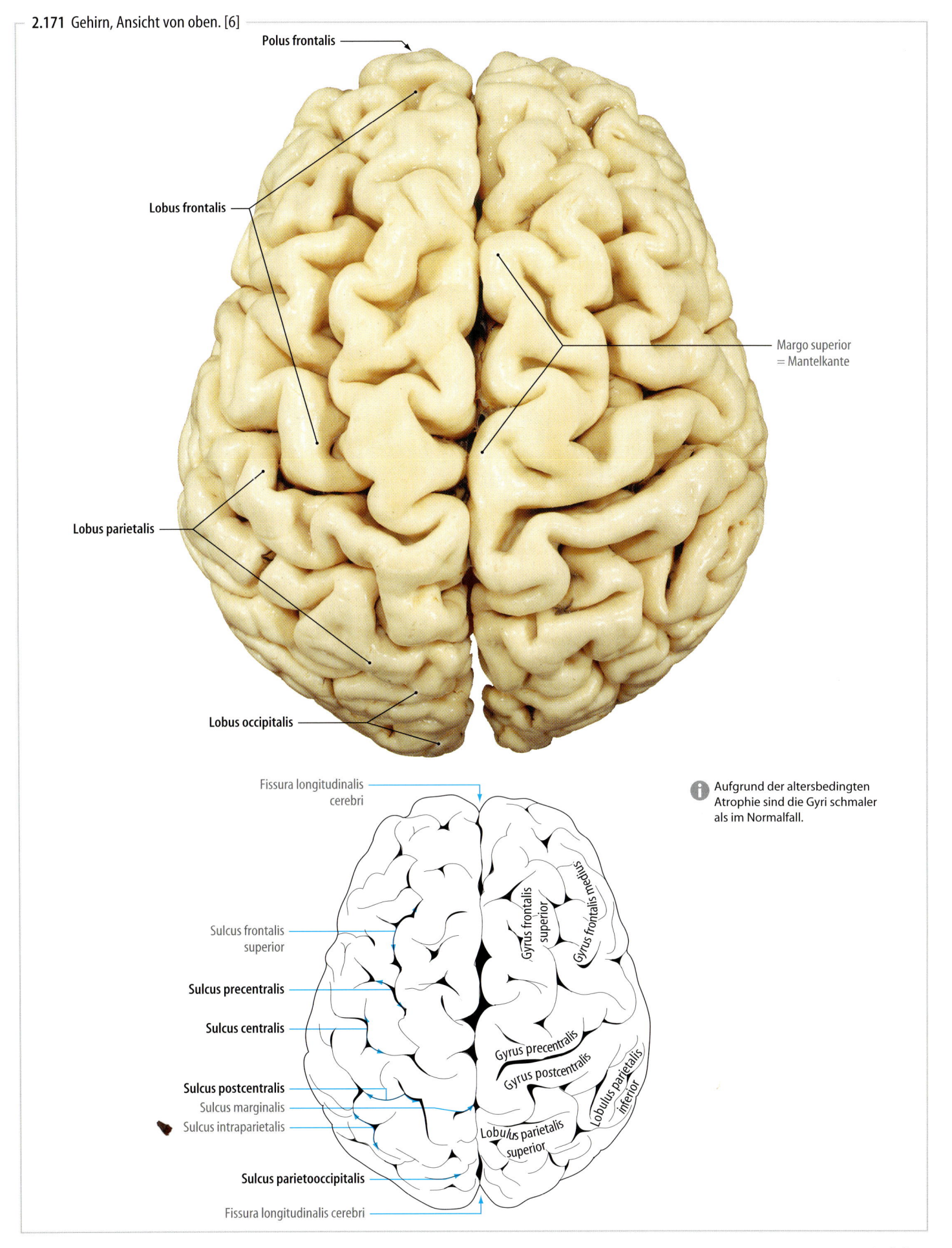

# Großhirnrinde

**2.171** Gehirn, Ansicht von oben. [6]

- Polus frontalis
- Lobus frontalis
- Margo superior = Mantelkante
- Lobus parietalis
- Lobus occipitalis

- Fissura longitudinalis cerebri
- Sulcus frontalis superior
- Gyrus frontalis superior
- Gyrus frontalis medius
- **Sulcus precentralis**
- **Sulcus centralis**
- Gyrus precentralis
- Gyrus postcentralis
- Lobulus parietalis inferior
- **Sulcus postcentralis**
- Sulcus marginalis
- Sulcus intraparietalis
- Lobulus parietalis superior
- **Sulcus parietooccipitalis**
- Fissura longitudinalis cerebri

ⓘ Aufgrund der altersbedingten Atrophie sind die Gyri schmaler als im Normalfall.

**Gehirn**

# Großhirnrinde

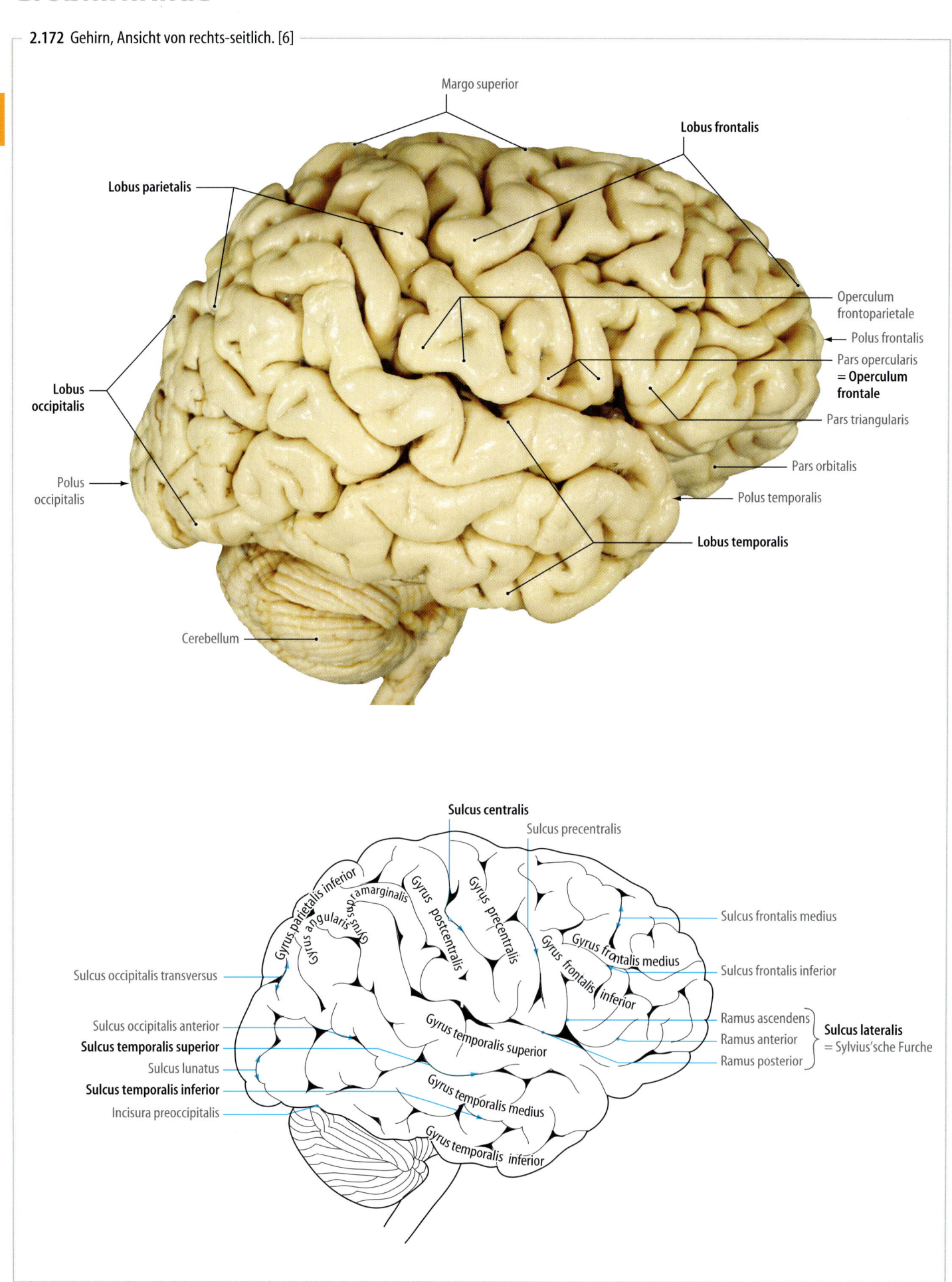

**2.172** Gehirn, Ansicht von rechts-seitlich. [6]

# Insel, Temporallappen · akustisches System

**2.173** Inselrinde und Heschl'sche Querwindungen des Temporallappens, Gehirn, Ansicht von links-seitlich. [40]

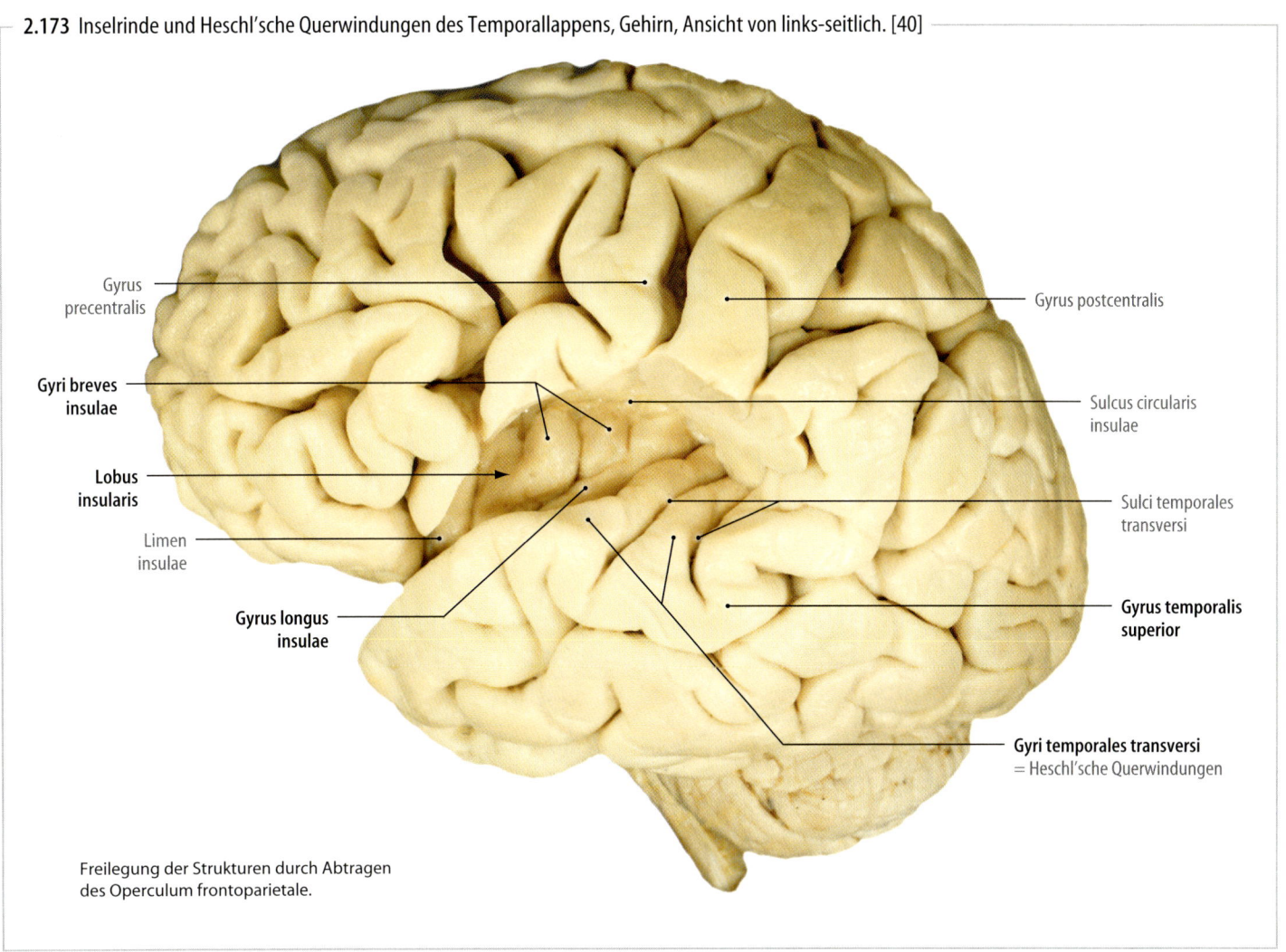

- Gyrus precentralis
- **Gyri breves insulae**
- **Lobus insularis**
- Limen insulae
- **Gyrus longus insulae**
- Gyrus postcentralis
- Sulcus circularis insulae
- Sulci temporales transversi
- **Gyrus temporalis superior**
- **Gyri temporales transversi** = Heschl'sche Querwindungen

Freilegung der Strukturen durch Abtragen des Operculum frontoparietale.

**2.174** Nerven, Kerne und Bahnen des akustischen Systems, Ansicht von hinten. [41]

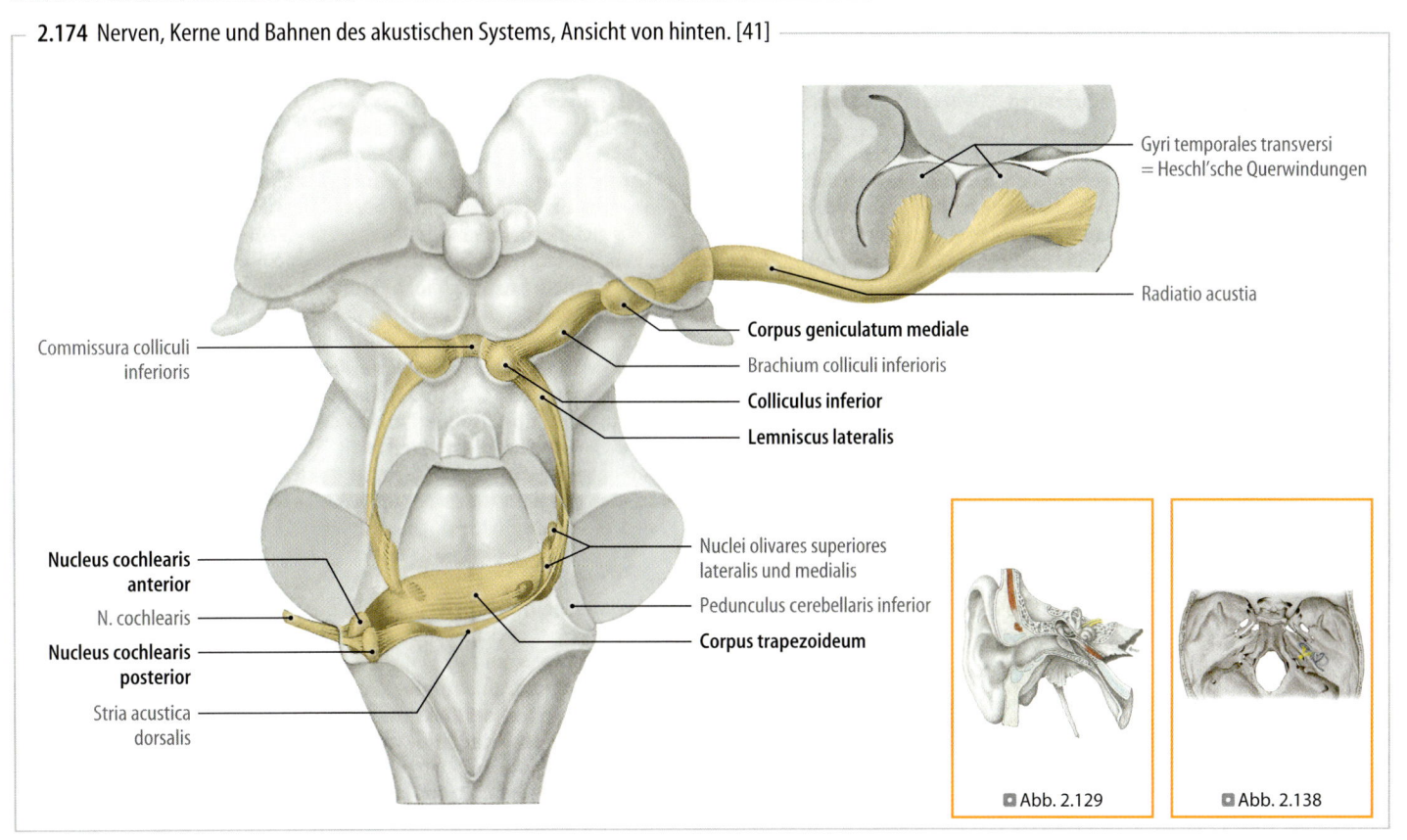

- Commissura colliculi inferioris
- **Nucleus cochlearis anterior**
- N. cochlearis
- **Nucleus cochlearis posterior**
- Stria acustica dorsalis
- **Corpus geniculatum mediale**
- Brachium colliculi inferioris
- **Colliculus inferior**
- **Lemniscus lateralis**
- Nuclei olivares superiores lateralis und medialis
- Pedunculus cerebellaris inferior
- **Corpus trapezoideum**
- Gyri temporales transversi = Heschl'sche Querwindungen
- Radiatio acustia

◨ Abb. 2.129   ◨ Abb. 2.138

**Gehirn**

# Mediansagittalschnitt · zirkumventrikuläre Organe

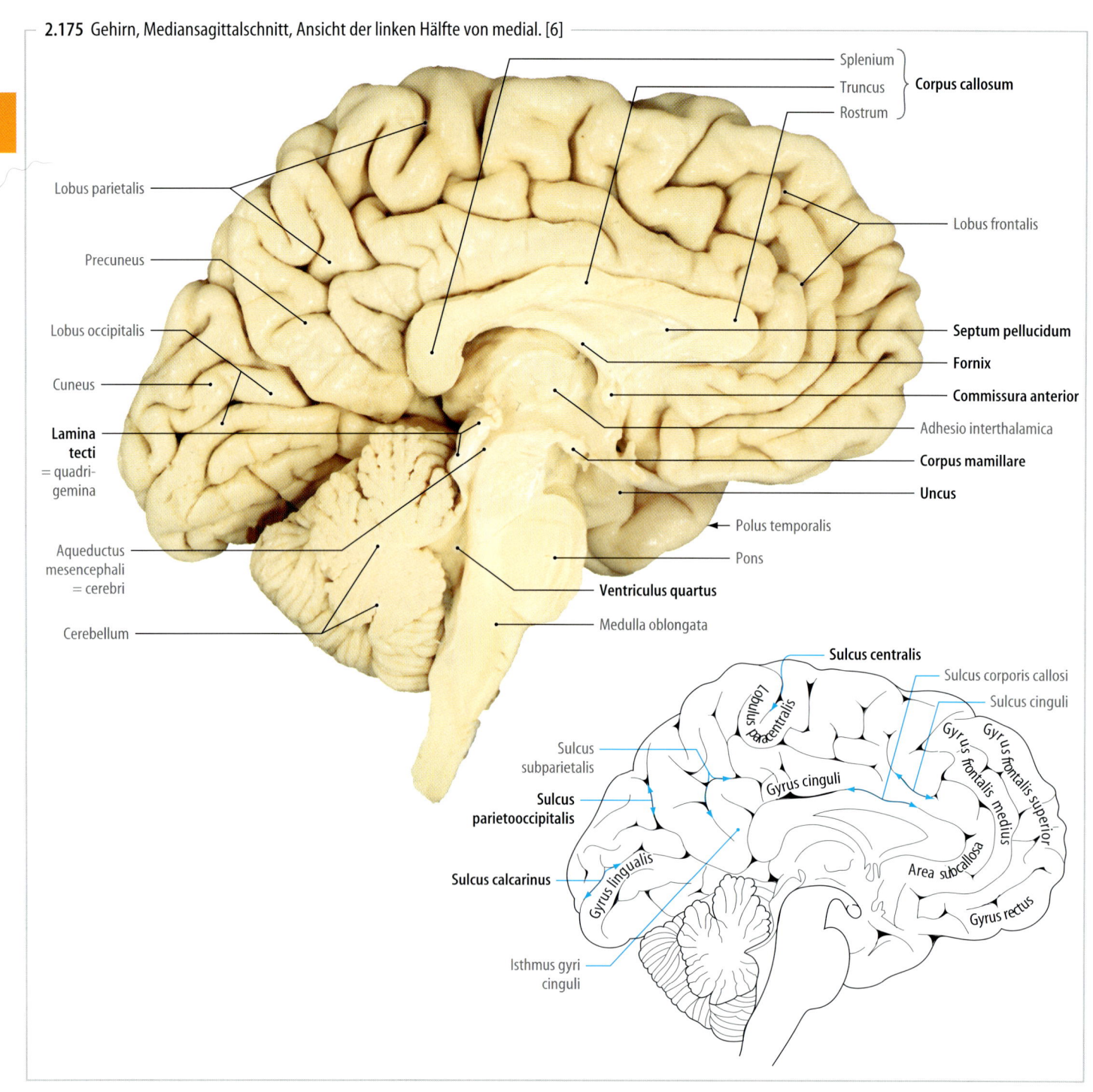

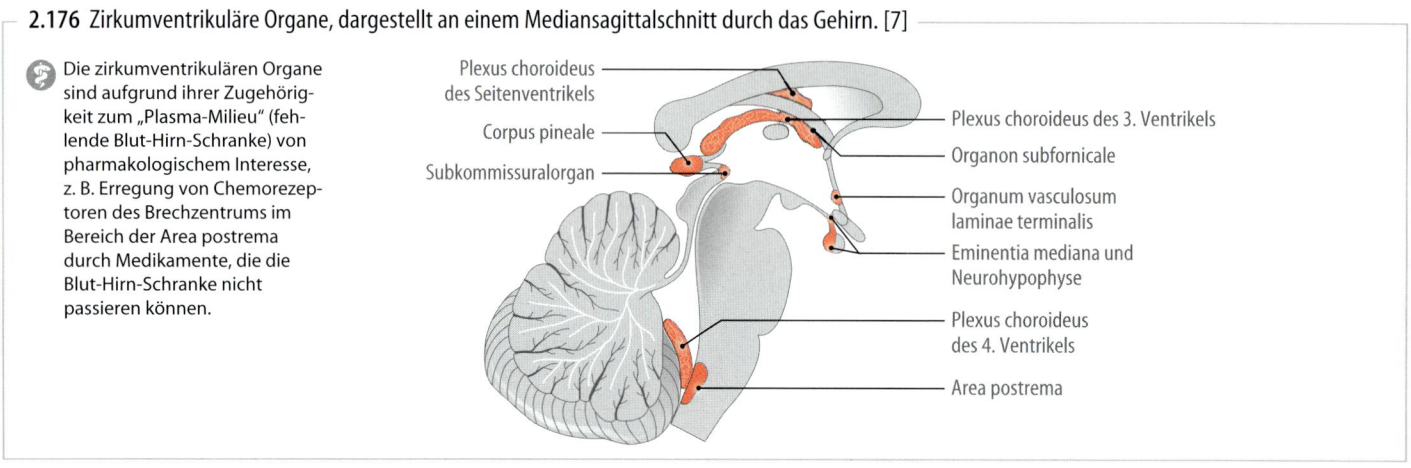

**2.175** Gehirn, Mediansagittalschnitt, Ansicht der linken Hälfte von medial. [6]

Labels (Abb. 2.175):
- **Corpus callosum**: Splenium, Truncus, Rostrum
- Lobus parietalis
- Lobus frontalis
- Precuneus
- **Septum pellucidum**
- Lobus occipitalis
- **Fornix**
- Cuneus
- **Commissura anterior**
- Adhesio interthalamica
- **Lamina tecti** = quadrigemina
- **Corpus mamillare**
- **Uncus**
- Polus temporalis
- Aqueductus mesencephali = cerebri
- Pons
- **Ventriculus quartus**
- Cerebellum
- Medulla oblongata

Labels (Schemazeichnung):
- **Sulcus centralis**
- Sulcus corporis callosi
- Sulcus cinguli
- Lobulus paracentralis
- Gyrus cinguli
- Gyrus frontalis superior
- Gyrus frontalis medius
- Sulcus subparietalis
- **Sulcus parietooccipitalis**
- Area subcallosa
- **Sulcus calcarinus**
- Gyrus lingualis
- Gyrus rectus
- Isthmus gyri cinguli

**2.176** Zirkumventrikuläre Organe, dargestellt an einem Mediansagittalschnitt durch das Gehirn. [7]

Die zirkumventrikulären Organe sind aufgrund ihrer Zugehörigkeit zum „Plasma-Milieu" (fehlende Blut-Hirn-Schranke) von pharmakologischem Interesse, z. B. Erregung von Chemorezeptoren des Brechzentrums im Bereich der Area postrema durch Medikamente, die die Blut-Hirn-Schranke nicht passieren können.

Labels:
- Plexus choroideus des Seitenventrikels
- Plexus choroideus des 3. Ventrikels
- Corpus pineale
- Organon subfornicale
- Subkommissuralorgan
- Organum vasculosum laminae terminalis
- Eminentia mediana und Neurohypophyse
- Plexus choroideus des 4. Ventrikels
- Area postrema

# Gehirn von basal, Hirnnerven

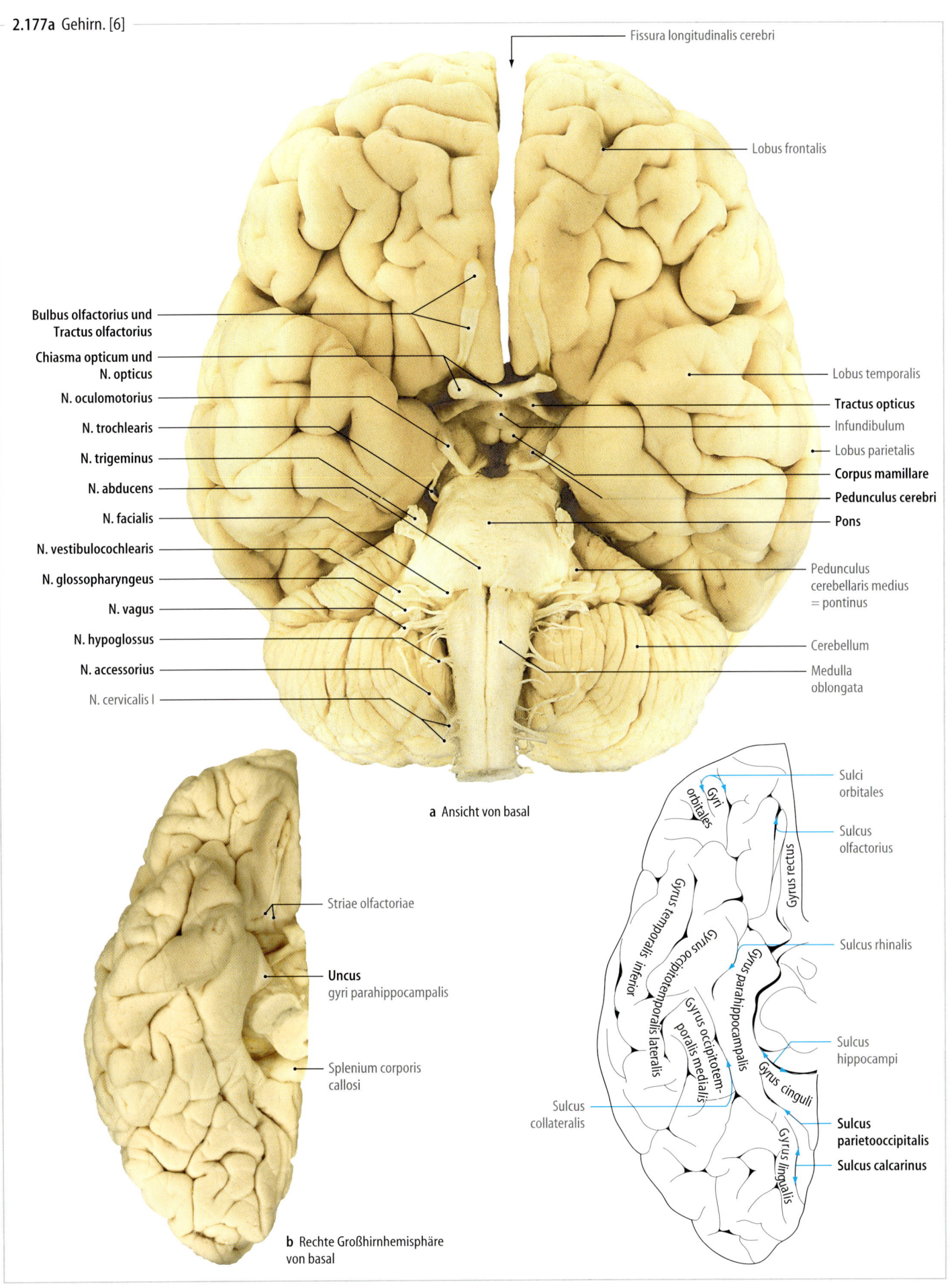

2.177a Gehirn. [6]

**a** Ansicht von basal

- Fissura longitudinalis cerebri
- Lobus frontalis
- Bulbus olfactorius und Tractus olfactorius
- Chiasma opticum und N. opticus
- N. oculomotorius
- N. trochlearis
- N. trigeminus
- N. abducens
- N. facialis
- N. vestibulocochlearis
- N. glossopharyngeus
- N. vagus
- N. hypoglossus
- N. accessorius
- N. cervicalis I
- Lobus temporalis
- Tractus opticus
- Infundibulum
- Lobus parietalis
- Corpus mamillare
- Pedunculus cerebri
- Pons
- Pedunculus cerebellaris medius = pontinus
- Cerebellum
- Medulla oblongata

**b** Rechte Großhirnhemisphäre von basal

- Striae olfactoriae
- Uncus gyri parahippocampalis
- Splenium corporis callosi
- Sulci orbitales
- Gyri orbitales
- Sulcus olfactorius
- Gyrus rectus
- Gyrus temporalis inferior
- Gyrus occipitotemporalis lateralis
- Gyrus occipitotemporalis medialis
- Gyrus parahippocampalis
- Sulcus rhinalis
- Sulcus hippocampi
- Gyrus cinguli
- Sulcus parietooccipitalis
- Sulcus calcarinus
- Gyrus lingualis
- Sulcus collateralis

**Gehirn**

# Hirnrindenareale

**2.178a,b** Areale der Hirnrinde. [42]

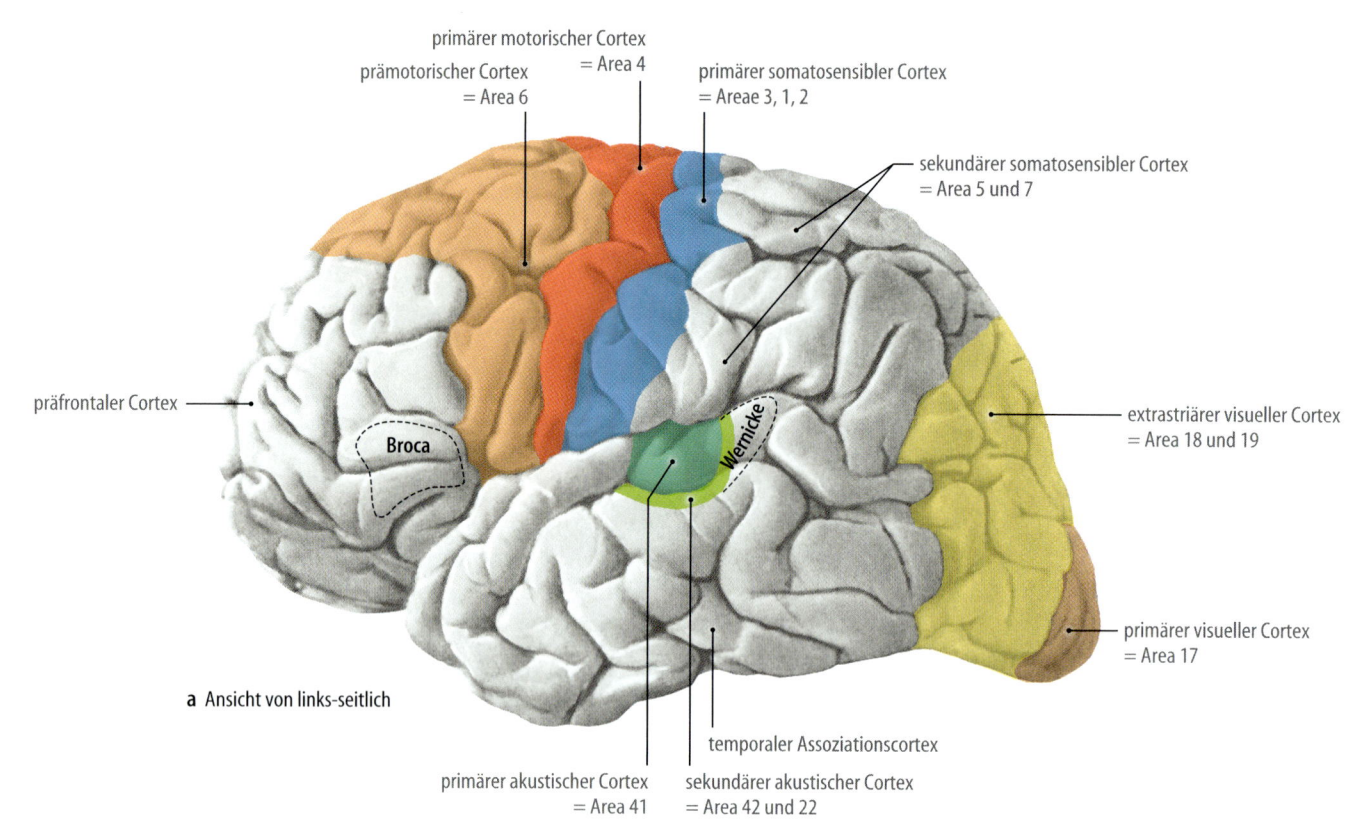

a Ansicht von links-seitlich

- präfrontaler Cortex
- prämotorischer Cortex = Area 6
- primärer motorischer Cortex = Area 4
- primärer somatosensibler Cortex = Areae 3, 1, 2
- sekundärer somatosensibler Cortex = Area 5 und 7
- Broca
- Wernicke
- extrastriärer visueller Cortex = Area 18 und 19
- primärer visueller Cortex = Area 17
- primärer akustischer Cortex = Area 41
- sekundärer akustischer Cortex = Area 42 und 22
- temporaler Assoziationscortex

ℹ️ Erstellung der Hirnkarten nach integrierten PET-Studien und nach zytoarchitektonischen Befunden.

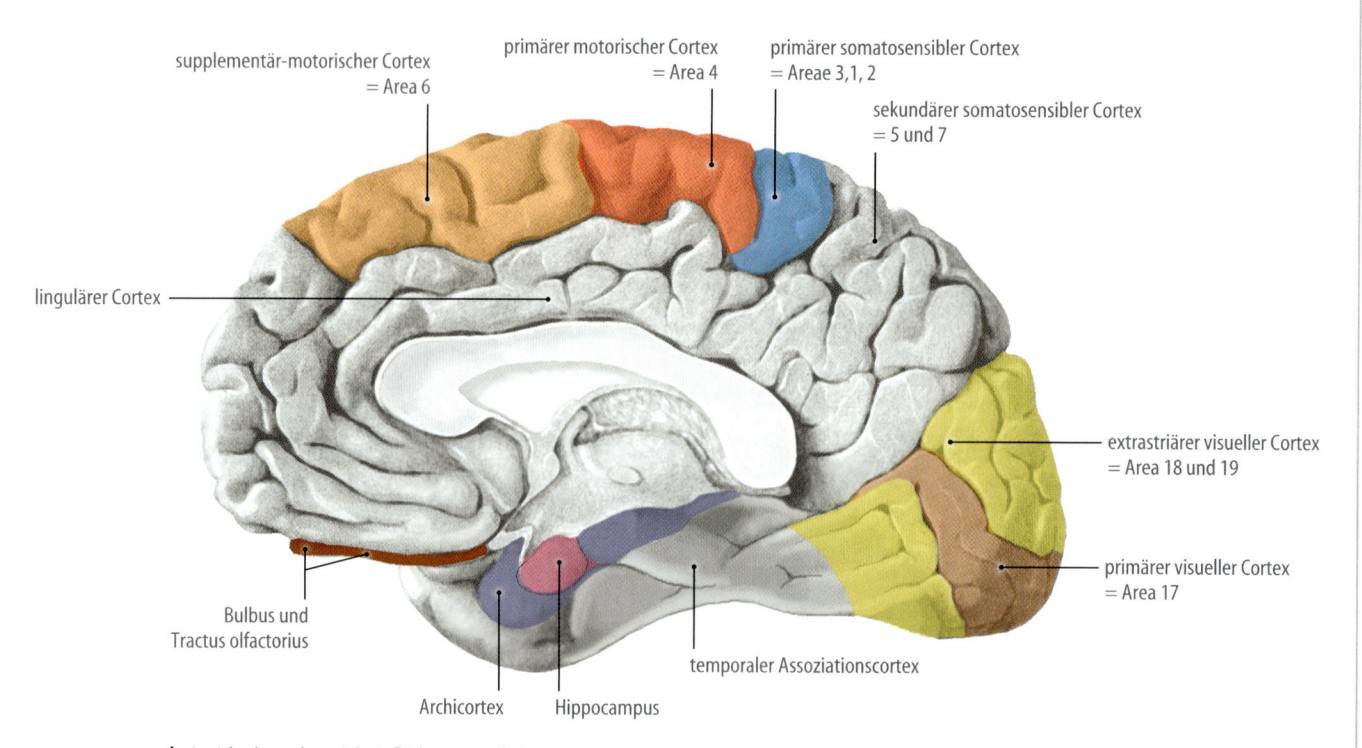

b Ansicht der rechten Schnittfläche von medial

- supplementär-motorischer Cortex = Area 6
- primärer motorischer Cortex = Area 4
- primärer somatosensibler Cortex = Areae 3,1, 2
- sekundärer somatosensibler Cortex = 5 und 7
- lingulärer Cortex
- extrastriärer visueller Cortex = Area 18 und 19
- primärer visueller Cortex = Area 17
- Bulbus und Tractus olfactorius
- Archicortex
- Hippocampus
- temporaler Assoziationscortex

a Großhirn;
b Mediansagittalschnitt

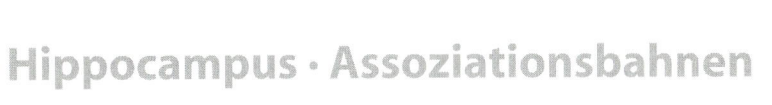

# Hippocampus · Assoziationsbahnen

**2.179a,b Hippocampusregion.** [35]

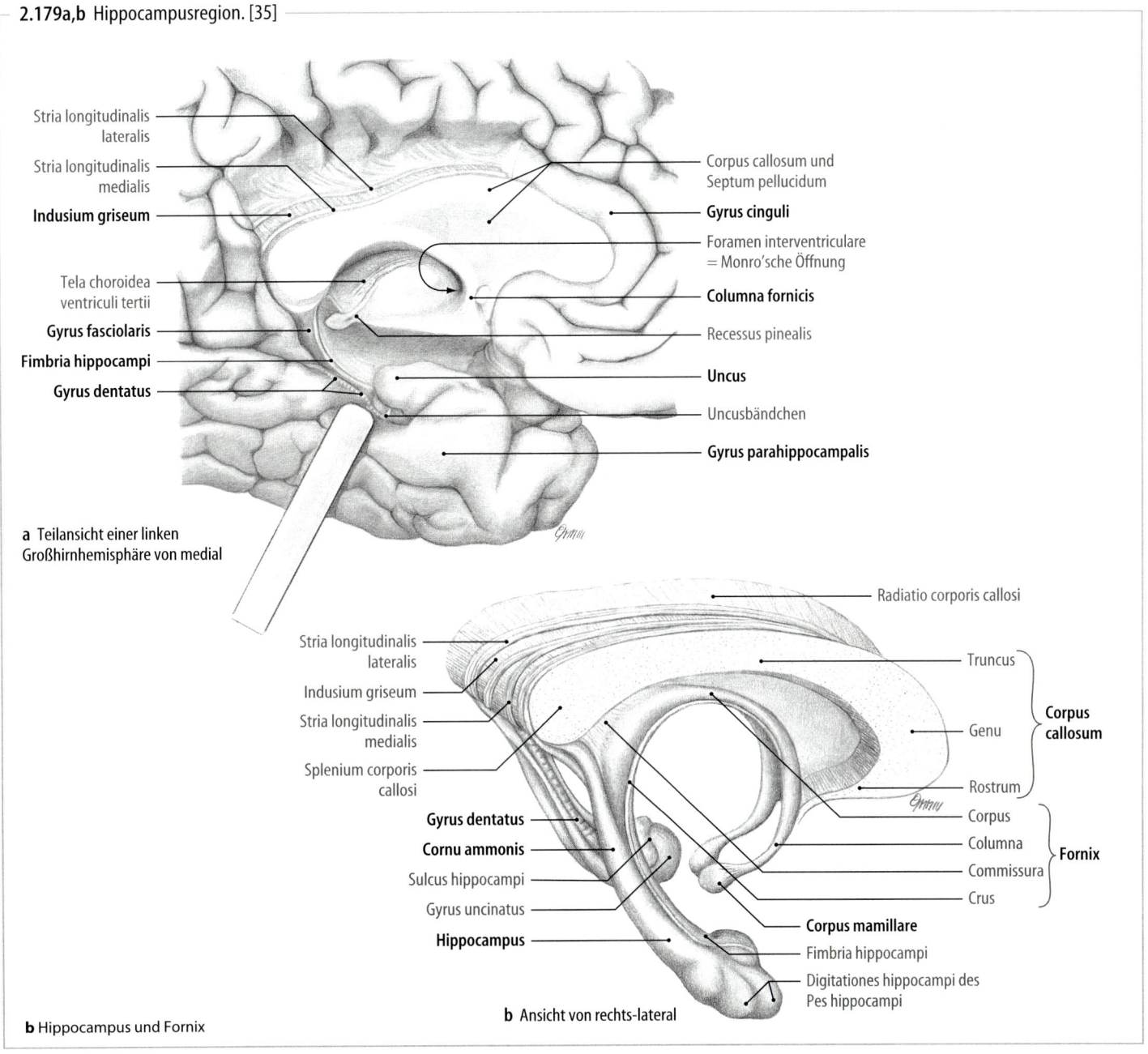

Stria longitudinalis lateralis
Stria longitudinalis medialis
**Indusium griseum**
Tela choroidea ventriculi tertii
**Gyrus fasciolaris**
**Fimbria hippocampi**
**Gyrus dentatus**

Corpus callosum und Septum pellucidum
**Gyrus cinguli**
Foramen interventriculare = Monro'sche Öffnung
**Columna fornicis**
Recessus pinealis
**Uncus**
Uncusbändchen
**Gyrus parahippocampalis**

**a** Teilansicht einer linken Großhirnhemisphäre von medial

Stria longitudinalis lateralis
Indusium griseum
Stria longitudinalis medialis
Splenium corporis callosi
**Gyrus dentatus**
**Cornu ammonis**
Sulcus hippocampi
Gyrus uncinatus
**Hippocampus**

Radiatio corporis callosi
Truncus
Genu — **Corpus callosum**
Rostrum
Corpus
Columna — **Fornix**
Commissura
Crus
**Corpus mamillare**
Fimbria hippocampi
Digitationes hippocampi des Pes hippocampi

**b** Hippocampus und Fornix  **b** Ansicht von rechts-lateral

**2.180 Assoziationsbahnen und Bogenfasern einer linken Hemisphäre, Ansicht von lateral.** [13, 7]

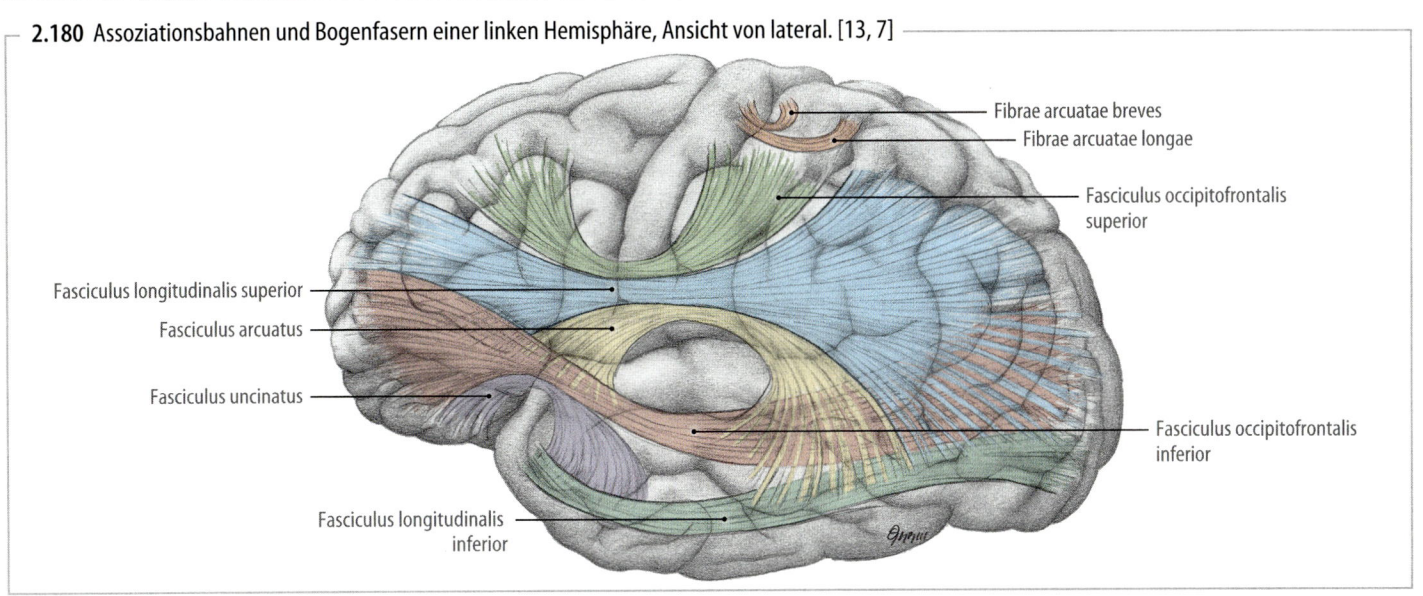

Fasciculus longitudinalis superior
Fasciculus arcuatus
Fasciculus uncinatus
Fasciculus longitudinalis inferior

Fibrae arcuatae breves
Fibrae arcuatae longae
Fasciculus occipitofrontalis superior
Fasciculus occipitofrontalis inferior

**Gehirn**

# Kommissuren, Balkenstrahlung und Cingulum · visuelles System

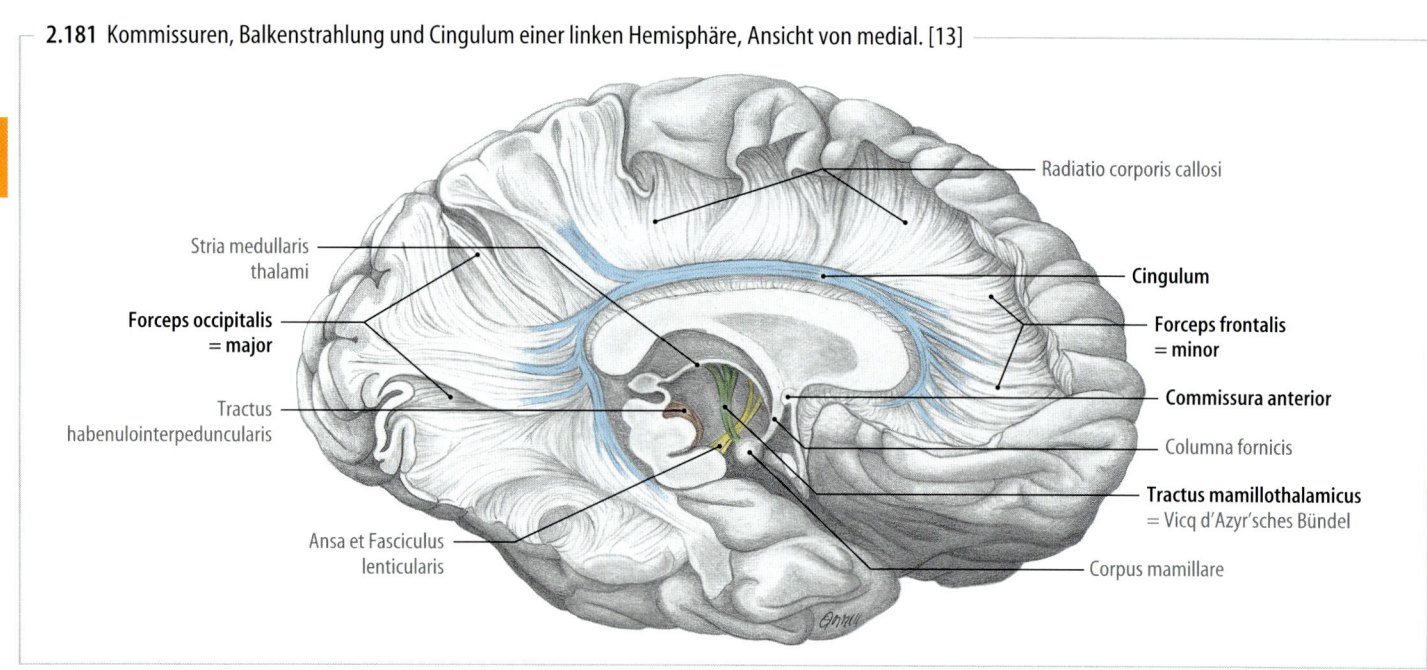

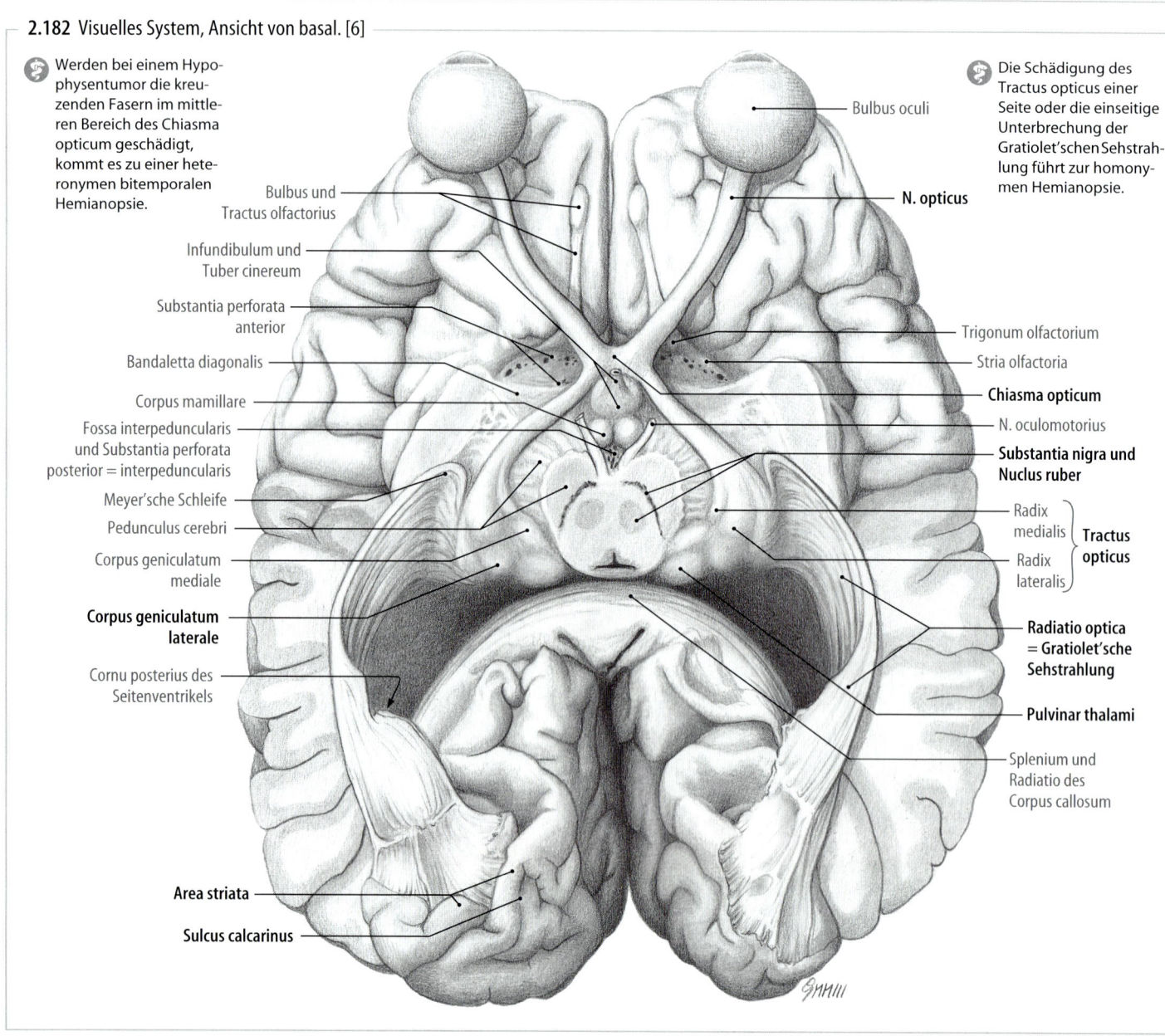

**2.181** Kommissuren, Balkenstrahlung und Cingulum einer linken Hemisphäre, Ansicht von medial. [13]

Labels: Radiatio corporis callosi; Stria medullaris thalami; **Forceps occipitalis = major**; Tractus habenulointerpeduncularis; Ansa et Fasciculus lenticularis; **Cingulum**; **Forceps frontalis = minor**; **Commissura anterior**; Columna fornicis; **Tractus mamillothalamicus** = Vicq d'Azyr'sches Bündel; Corpus mamillare

**2.182** Visuelles System, Ansicht von basal. [6]

Werden bei einem Hypophysentumor die kreuzenden Fasern im mittleren Bereich des Chiasma opticum geschädigt, kommt es zu einer heteronymen bitemporalen Hemianopsie.

Die Schädigung des Tractus opticus einer Seite oder die einseitige Unterbrechung der Gratiolet'schen Sehstrahlung führt zur homonymen Hemianopsie.

Labels: Bulbus und Tractus olfactorius; Infundibulum und Tuber cinereum; Substantia perforata anterior; Bandaletta diagonalis; Corpus mamillare; Fossa interpeduncularis und Substantia perforata posterior = interpeduncularis; Meyer'sche Schleife; Pedunculus cerebri; Corpus geniculatum mediale; **Corpus geniculatum laterale**; Cornu posterius des Seitenventrikels; **Area striata**; **Sulcus calcarinus**; Bulbus oculi; **N. opticus**; Trigonum olfactorium; Stria olfactoria; **Chiasma opticum**; N. oculomotorius; **Substantia nigra und Nucleus ruber**; **Tractus opticus** (Radix medialis, Radix lateralis); **Radiatio optica = Gratiolet'sche Sehstrahlung**; **Pulvinar thalami**; Splenium und Radiatio des Corpus callosum

## Motorische Bahnen

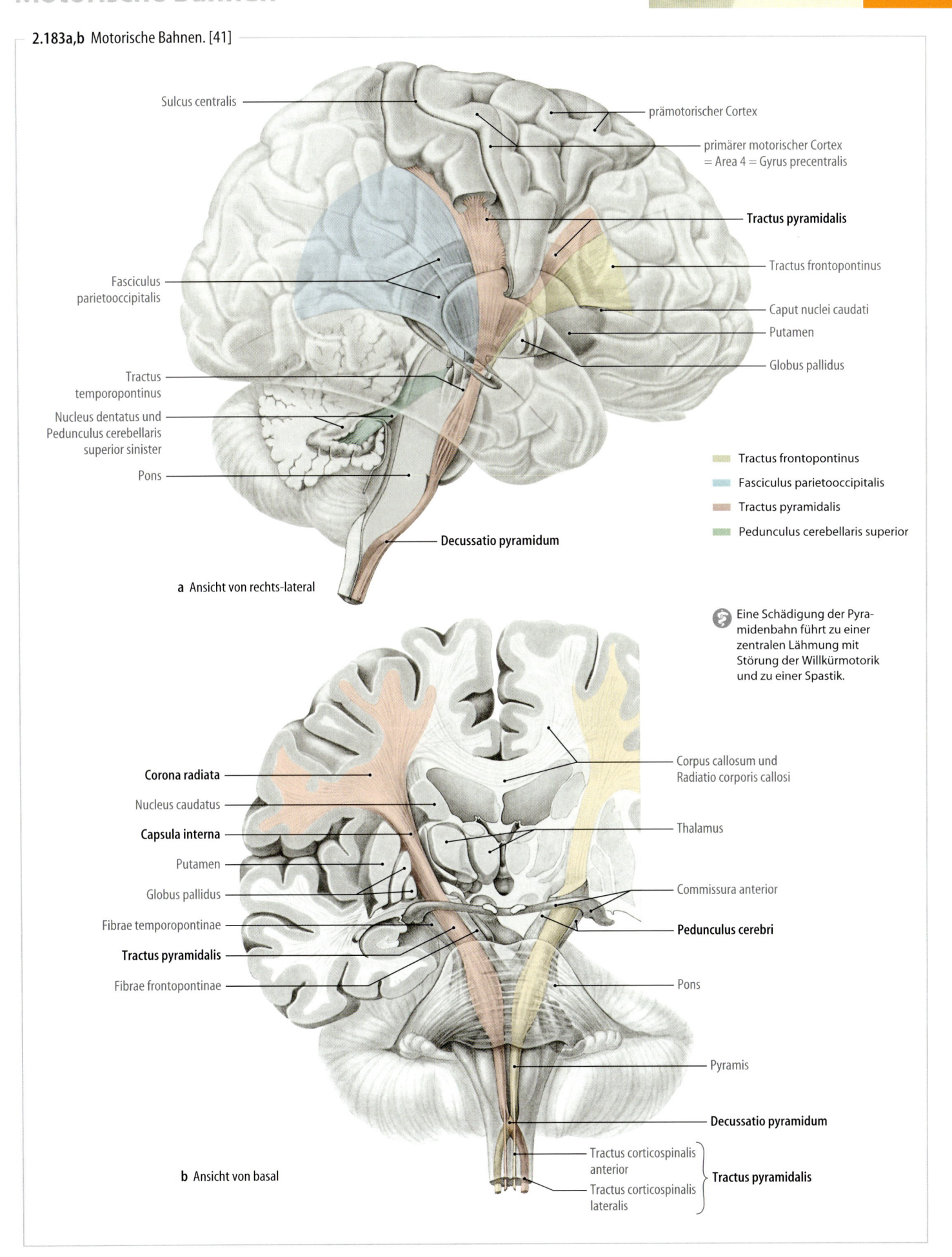

**2.183a,b** Motorische Bahnen. [41]

**a** Ansicht von rechts-lateral

Beschriftungen:
- Sulcus centralis
- prämotorischer Cortex
- primärer motorischer Cortex = Area 4 = Gyrus precentralis
- **Tractus pyramidalis**
- Tractus frontopontinus
- Caput nuclei caudati
- Putamen
- Globus pallidus
- Fasciculus parietooccipitalis
- Tractus temporopontinus
- Nucleus dentatus und Pedunculus cerebellaris superior sinister
- Pons
- **Decussatio pyramidum**

Legende:
- Tractus frontopontinus
- Fasciculus parietooccipitalis
- Tractus pyramidalis
- Pedunculus cerebellaris superior

> Eine Schädigung der Pyramidenbahn führt zu einer zentralen Lähmung mit Störung der Willkürmotorik und zu einer Spastik.

**b** Ansicht von basal

Beschriftungen:
- **Corona radiata**
- Nucleus caudatus
- **Capsula interna**
- Putamen
- Globus pallidus
- Fibrae temporopontinae
- **Tractus pyramidalis**
- Fibrae frontopontinae
- Corpus callosum und Radiatio corporis callosi
- Thalamus
- Commissura anterior
- **Pedunculus cerebri**
- Pons
- Pyramis
- **Decussatio pyramidum**
- Tractus corticospinalis anterior
- Tractus corticospinalis lateralis
- **Tractus pyramidalis**

**Gehirn**

# Kleinhirn

**2.184a–c** Kleinhirn (Cerebellum). [6]

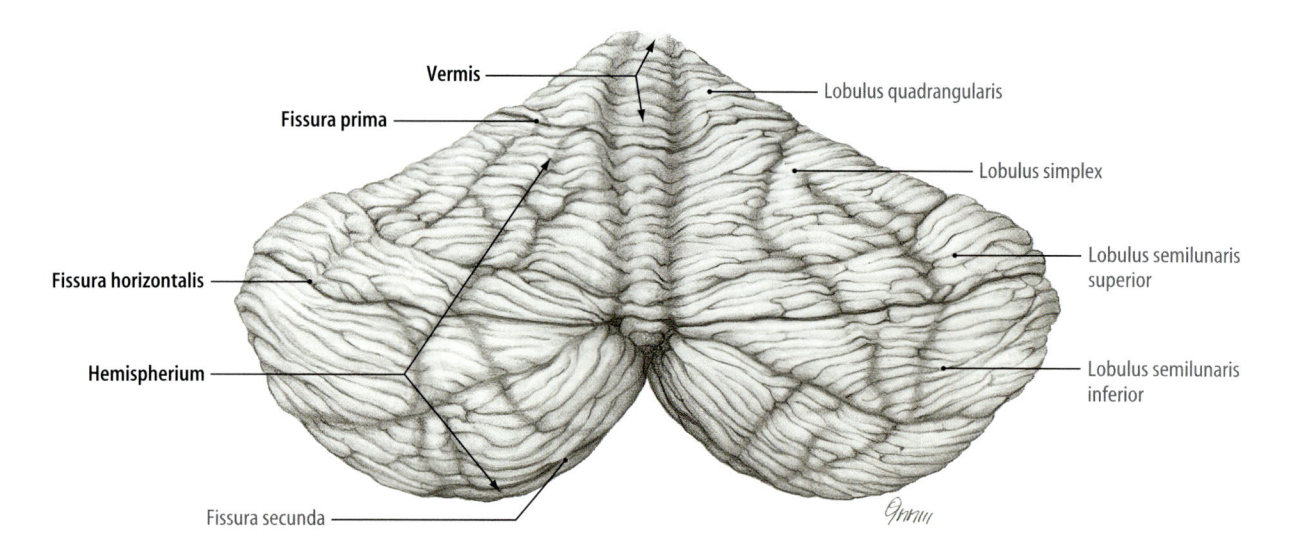

a Ansicht von dorsal

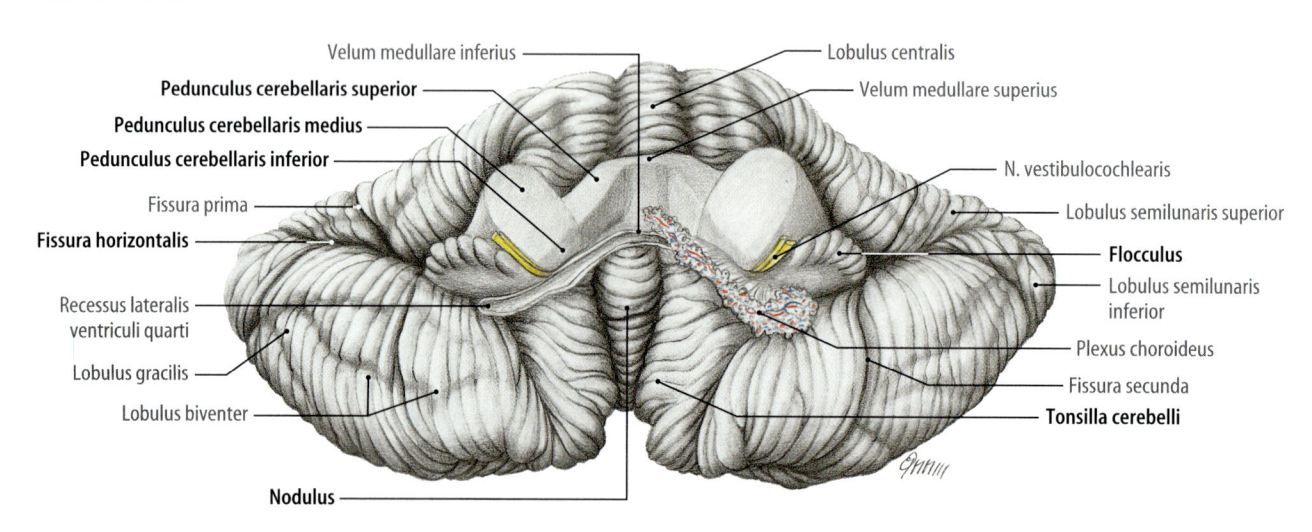

b Ansicht von ventral

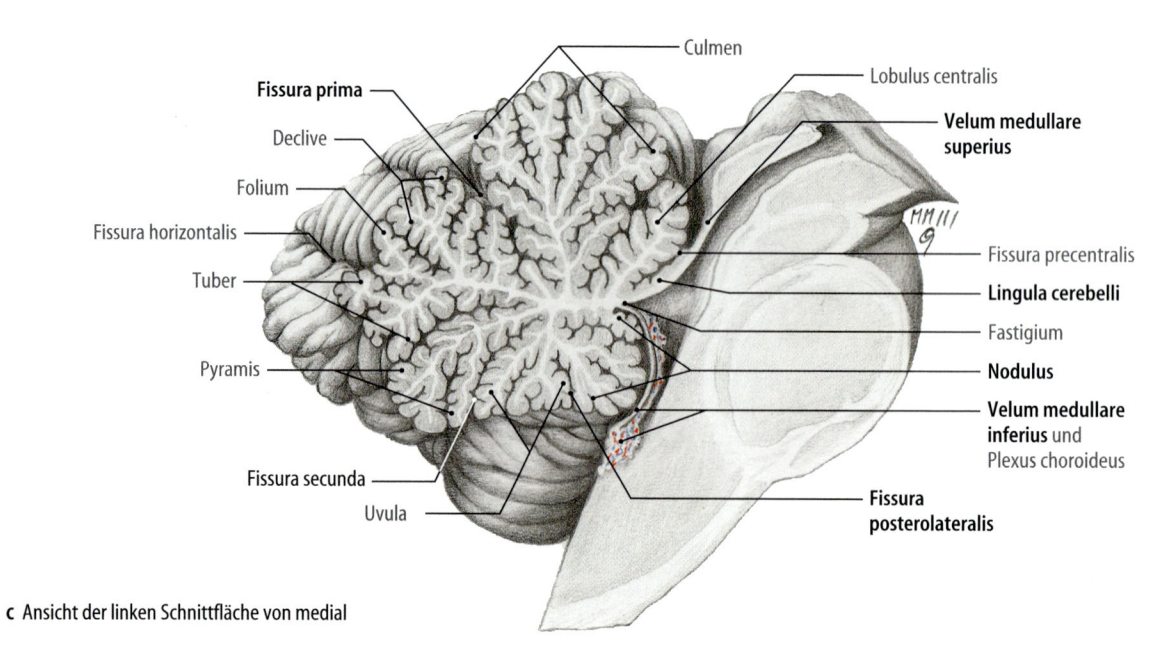

c Ansicht der linken Schnittfläche von medial

# Kleinhirn: Gliederung · Projektionsfasern

**2.185a,b** Gliederung des Kleinhirns. [18]

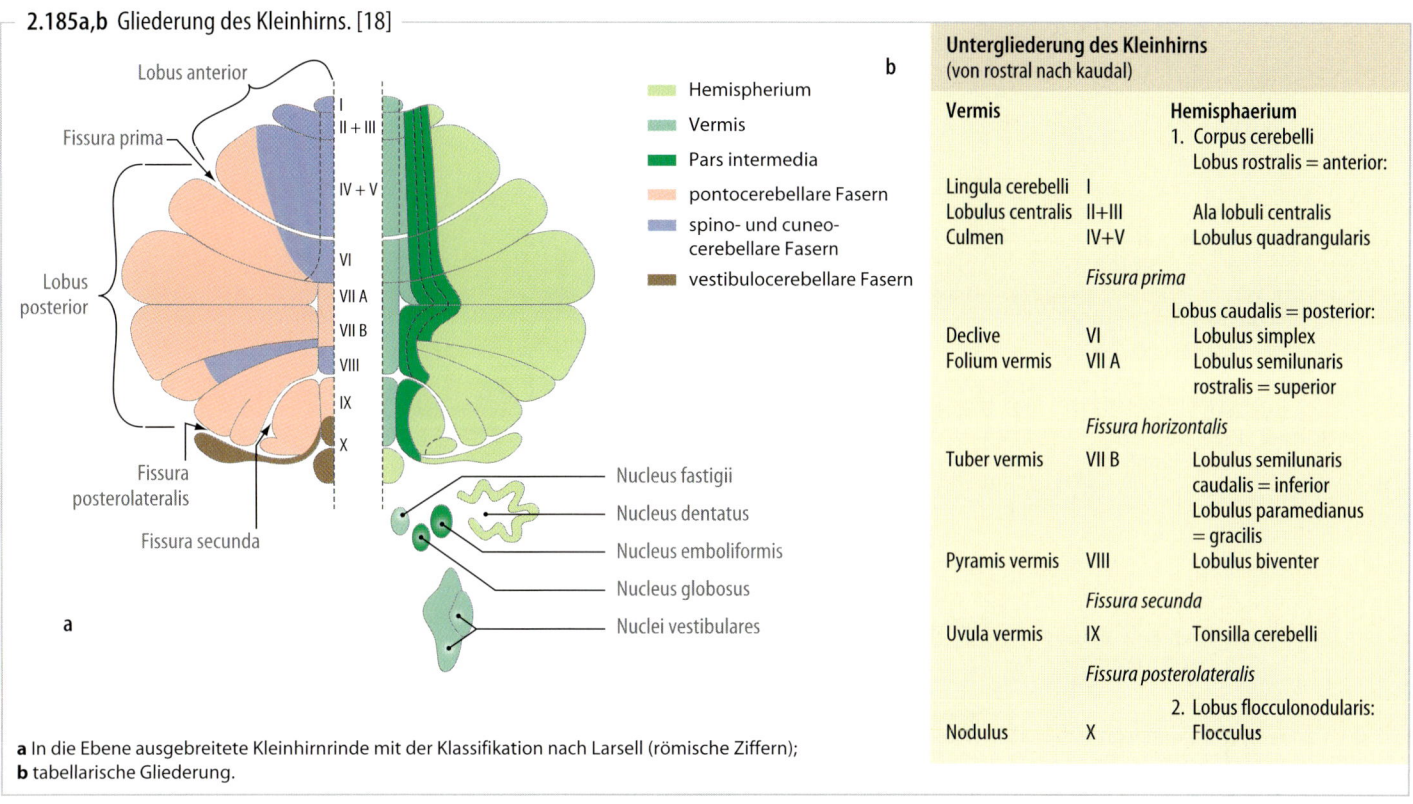

- Hemispherium
- Vermis
- Pars intermedia
- pontocerebellare Fasern
- spino- und cuneocerebellare Fasern
- vestibulocerebellare Fasern

Labels (left figure): Lobus anterior, Fissura prima, Lobus posterior, Fissura posterolateralis, Fissura secunda; I, II+III, IV+V, VI, VII A, VII B, VIII, IX, X; Nucleus fastigii, Nucleus dentatus, Nucleus emboliformis, Nucleus globosus, Nuclei vestibulares.

### Untergliederung des Kleinhirns
(von rostral nach kaudal)

| Vermis | | Hemisphaerium |
|---|---|---|
| | | 1. Corpus cerebelli |
| | | Lobus rostralis = anterior: |
| Lingula cerebelli | I | |
| Lobulus centralis | II+III | Ala lobuli centralis |
| Culmen | IV+V | Lobulus quadrangularis |
| *Fissura prima* | | |
| | | Lobus caudalis = posterior: |
| Declive | VI | Lobulus simplex |
| Folium vermis | VII A | Lobulus semilunaris rostralis = superior |
| *Fissura horizontalis* | | |
| Tuber vermis | VII B | Lobulus semilunaris caudalis = inferior |
| | | Lobulus paramedianus = gracilis |
| Pyramis vermis | VIII | Lobulus biventer |
| *Fissura secunda* | | |
| Uvula vermis | IX | Tonsilla cerebelli |
| *Fissura posterolateralis* | | |
| | | 2. Lobus flocculonodularis: |
| Nodulus | X | Flocculus |

**a** In die Ebene ausgebreitete Kleinhirnrinde mit der Klassifikation nach Larsell (römische Ziffern); **b** tabellarische Gliederung.

**2.186** Projektionsfasern des Kleinhirns, Kleinhirnstiele, Faserpräparat, Ansicht von links-lateral. [13]

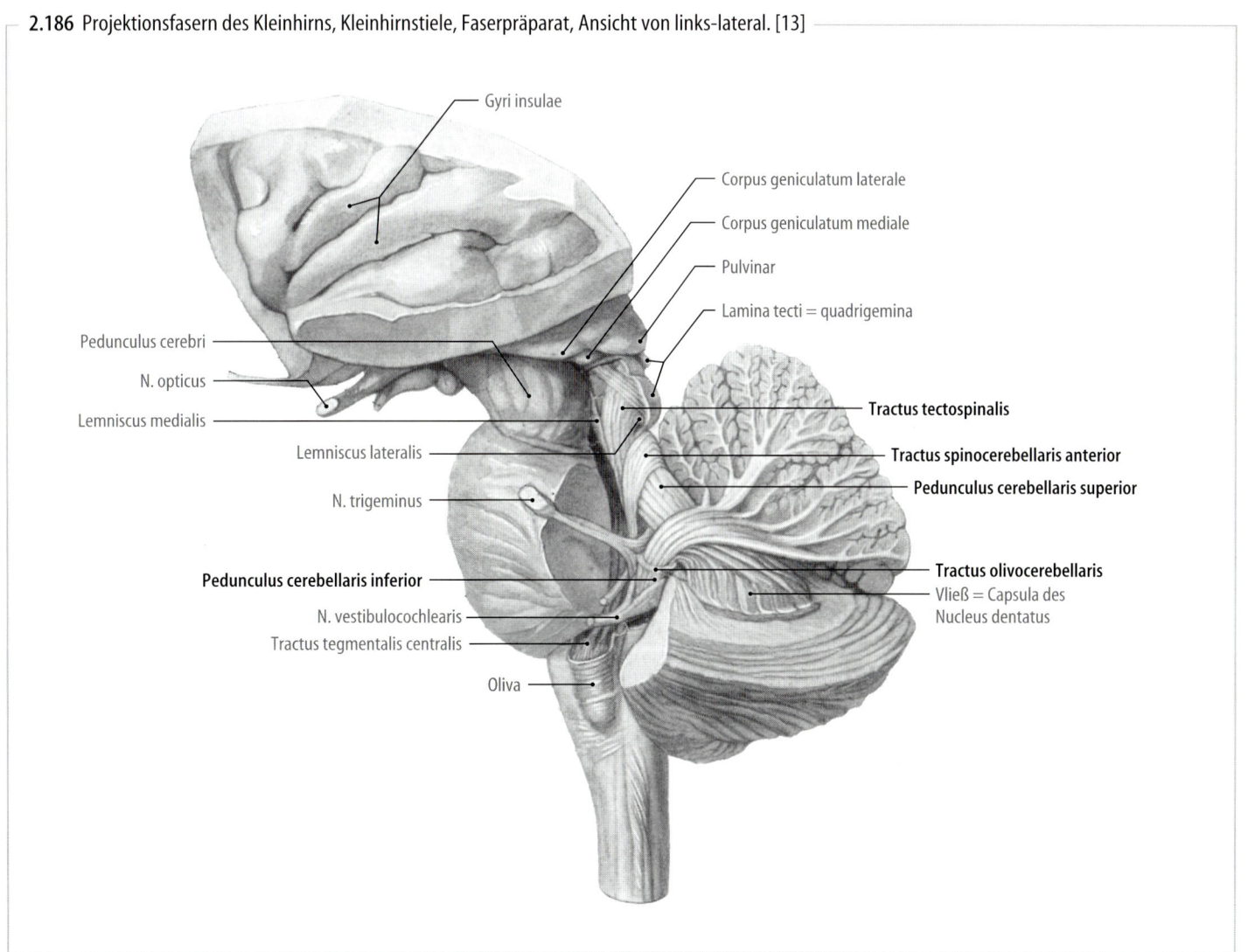

Labels: Gyri insulae, Corpus geniculatum laterale, Corpus geniculatum mediale, Pulvinar, Lamina tecti = quadrigemina, Pedunculus cerebri, N. opticus, Lemniscus medialis, Lemniscus lateralis, N. trigeminus, **Tractus tectospinalis**, **Tractus spinocerebellaris anterior**, **Pedunculus cerebellaris superior**, **Pedunculus cerebellaris inferior**, N. vestibulocochlearis, Tractus tegmentalis centralis, Oliva, **Tractus olivocerebellaris**, Vließ = Capsula des Nucleus dentatus.

**Gehirn**

# Hirnstamm, Zwischenhirn, Hirnnerven

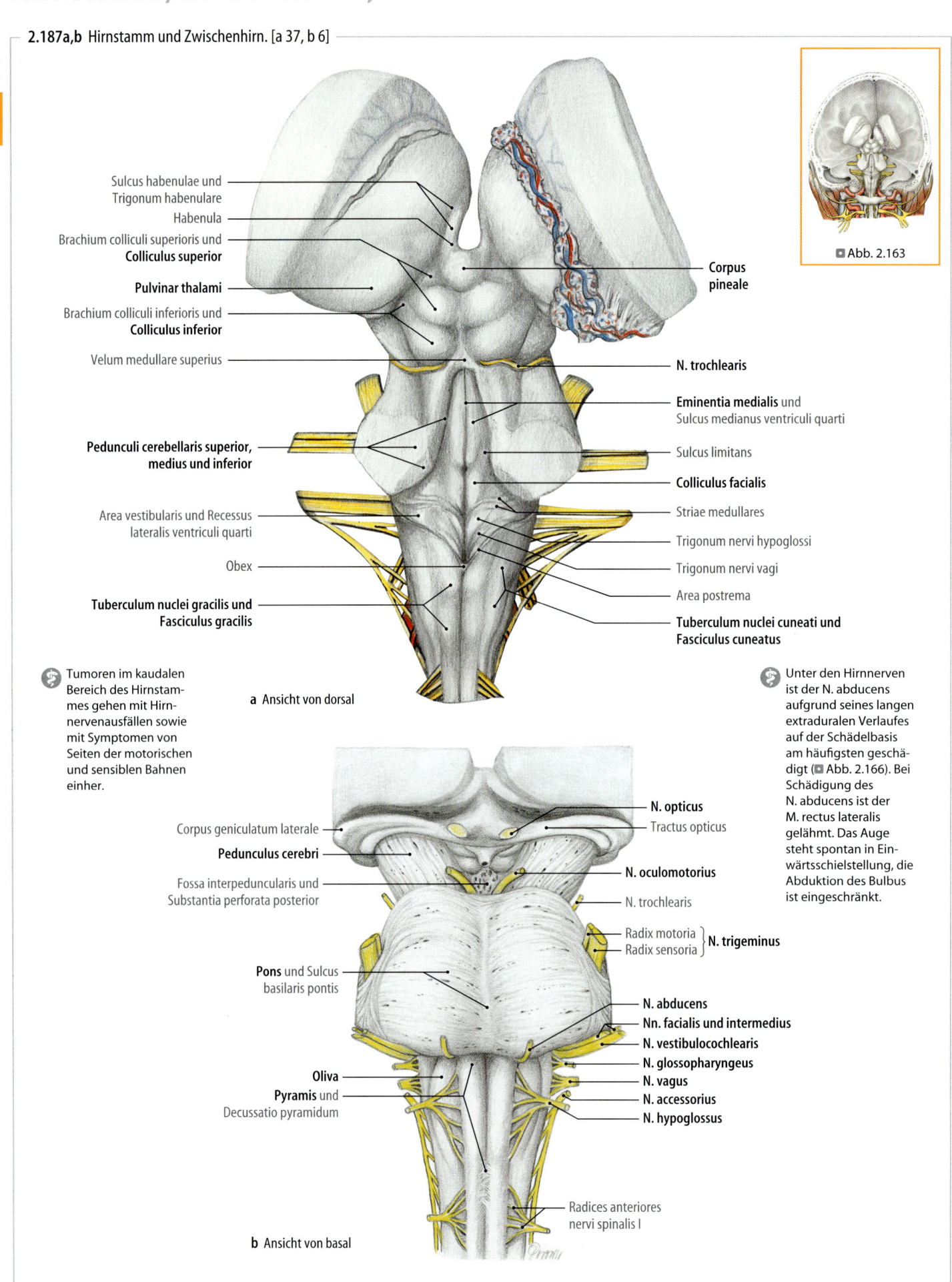

**2.187a,b** Hirnstamm und Zwischenhirn. [a 37, b 6]

Sulcus habenulae und Trigonum habenulare
Habenula
Brachium colliculi superioris und **Colliculus superior**
**Pulvinar thalami**
Brachium colliculi inferioris und **Colliculus inferior**
Velum medullare superius
**Pedunculi cerebellaris superior, medius und inferior**
Area vestibularis und Recessus lateralis ventriculi quarti
Obex
**Tuberculum nuclei gracilis und Fasciculus gracilis**

Corpus pineale
N. trochlearis
**Eminentia medialis** und Sulcus medianus ventriculi quarti
Sulcus limitans
**Colliculus facialis**
Striae medullares
Trigonum nervi hypoglossi
Trigonum nervi vagi
Area postrema
**Tuberculum nuclei cuneati und Fasciculus cuneatus**

☐ Abb. 2.163

Tumoren im kaudalen Bereich des Hirnstammes gehen mit Hirnnervenausfällen sowie mit Symptomen von Seiten der motorischen und sensiblen Bahnen einher.

**a** Ansicht von dorsal

Corpus geniculatum laterale
**Pedunculus cerebri**
Fossa interpeduncularis und Substantia perforata posterior

**Pons** und Sulcus basilaris pontis

**Oliva**
**Pyramis** und Decussatio pyramidum

N. opticus
Tractus opticus
N. oculomotorius
N. trochlearis
Radix motoria } N. trigeminus
Radix sensoria
N. abducens
Nn. facialis und intermedius
N. vestibulocochlearis
N. glossopharyngeus
N. vagus
N. accessorius
N. hypoglossus

Radices anteriores nervi spinalis I

Unter den Hirnnerven ist der N. abducens aufgrund seines langen extraduralen Verlaufes auf der Schädelbasis am häufigsten geschädigt (☐ Abb. 2.166). Bei Schädigung des N. abducens ist der M. rectus lateralis gelähmt. Das Auge steht spontan in Einwärtsschielstellung, die Abduktion des Bulbus ist eingeschränkt.

**b** Ansicht von basal

# Hirnnervenkerne · sensible Bahnen

**2.188 Kerne der Hirnnerven. [13]**

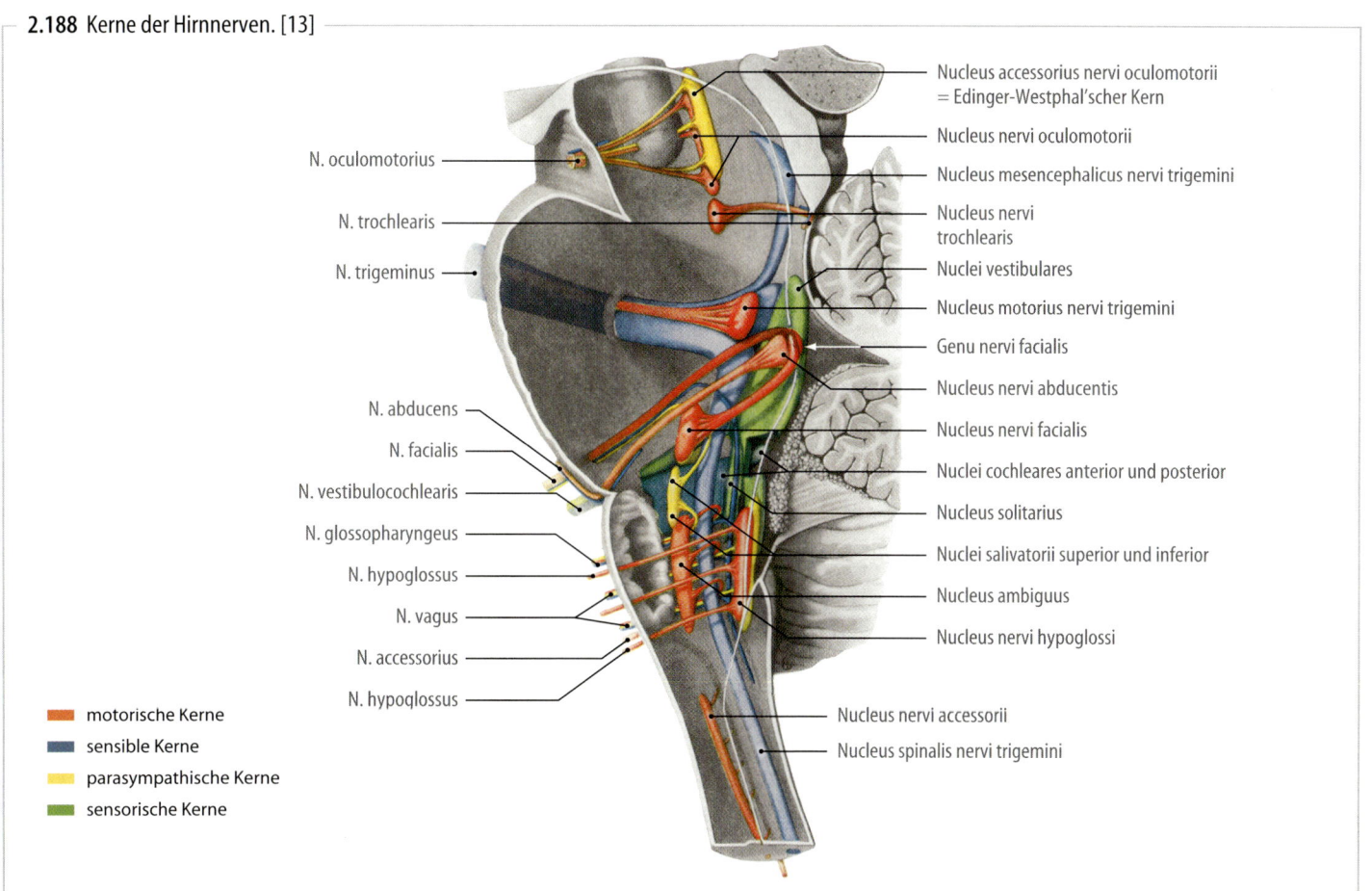

- N. oculomotorius
- N. trochlearis
- N. trigeminus
- N. abducens
- N. facialis
- N. vestibulocochlearis
- N. glossopharyngeus
- N. hypoglossus
- N. vagus
- N. accessorius
- N. hypoglossus

- Nucleus accessorius nervi oculomotorii = Edinger-Westphal'scher Kern
- Nucleus nervi oculomotorii
- Nucleus mesencephalicus nervi trigemini
- Nucleus nervi trochlearis
- Nuclei vestibulares
- Nucleus motorius nervi trigemini
- Genu nervi facialis
- Nucleus nervi abducentis
- Nucleus nervi facialis
- Nuclei cochleares anterior und posterior
- Nucleus solitarius
- Nuclei salivatorii superior und inferior
- Nucleus ambiguus
- Nucleus nervi hypoglossi
- Nucleus nervi accessorii
- Nucleus spinalis nervi trigemini

- ■ motorische Kerne
- ■ sensible Kerne
- ■ parasympathische Kerne
- ■ sensorische Kerne

**2.189 Sensible Bahnen, Ansicht von dorsal. [41]**

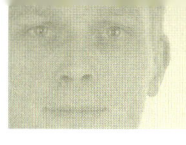

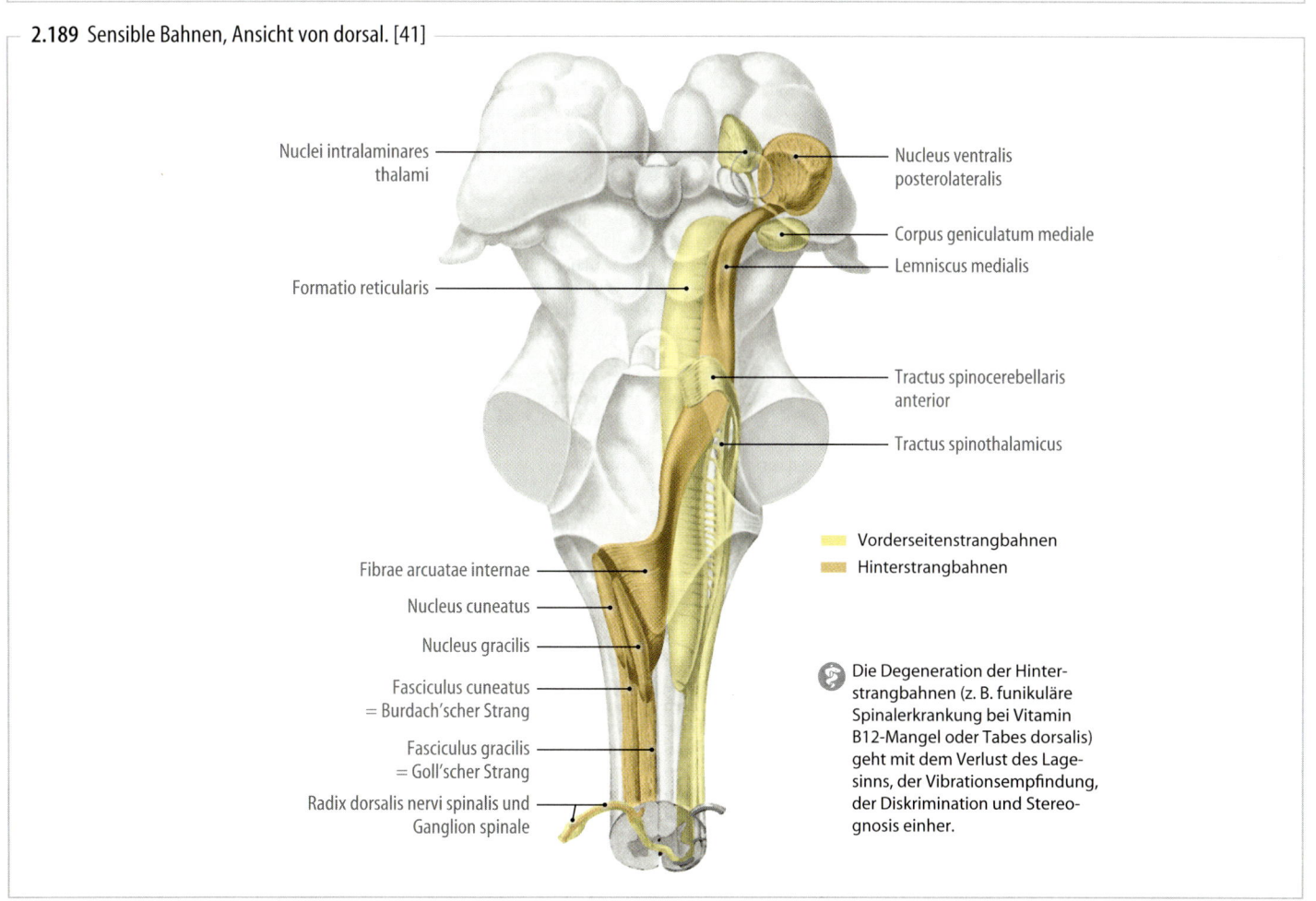

- Nuclei intralaminares thalami
- Formatio reticularis
- Fibrae arcuatae internae
- Nucleus cuneatus
- Nucleus gracilis
- Fasciculus cuneatus = Burdach'scher Strang
- Fasciculus gracilis = Goll'scher Strang
- Radix dorsalis nervi spinalis und Ganglion spinale

- Nucleus ventralis posterolateralis
- Corpus geniculatum mediale
- Lemniscus medialis
- Tractus spinocerebellaris anterior
- Tractus spinothalamicus

- ■ Vorderseitenstrangbahnen
- ■ Hinterstrangbahnen

Die Degeneration der Hinterstrangbahnen (z. B. funikuläre Spinalerkrankung bei Vitamin B12-Mangel oder Tabes dorsalis) geht mit dem Verlust des Lagesinns, der Vibrationsempfindung, der Diskrimination und Stereognosis einher.

**Gehirn**

# Ventrikelsystem

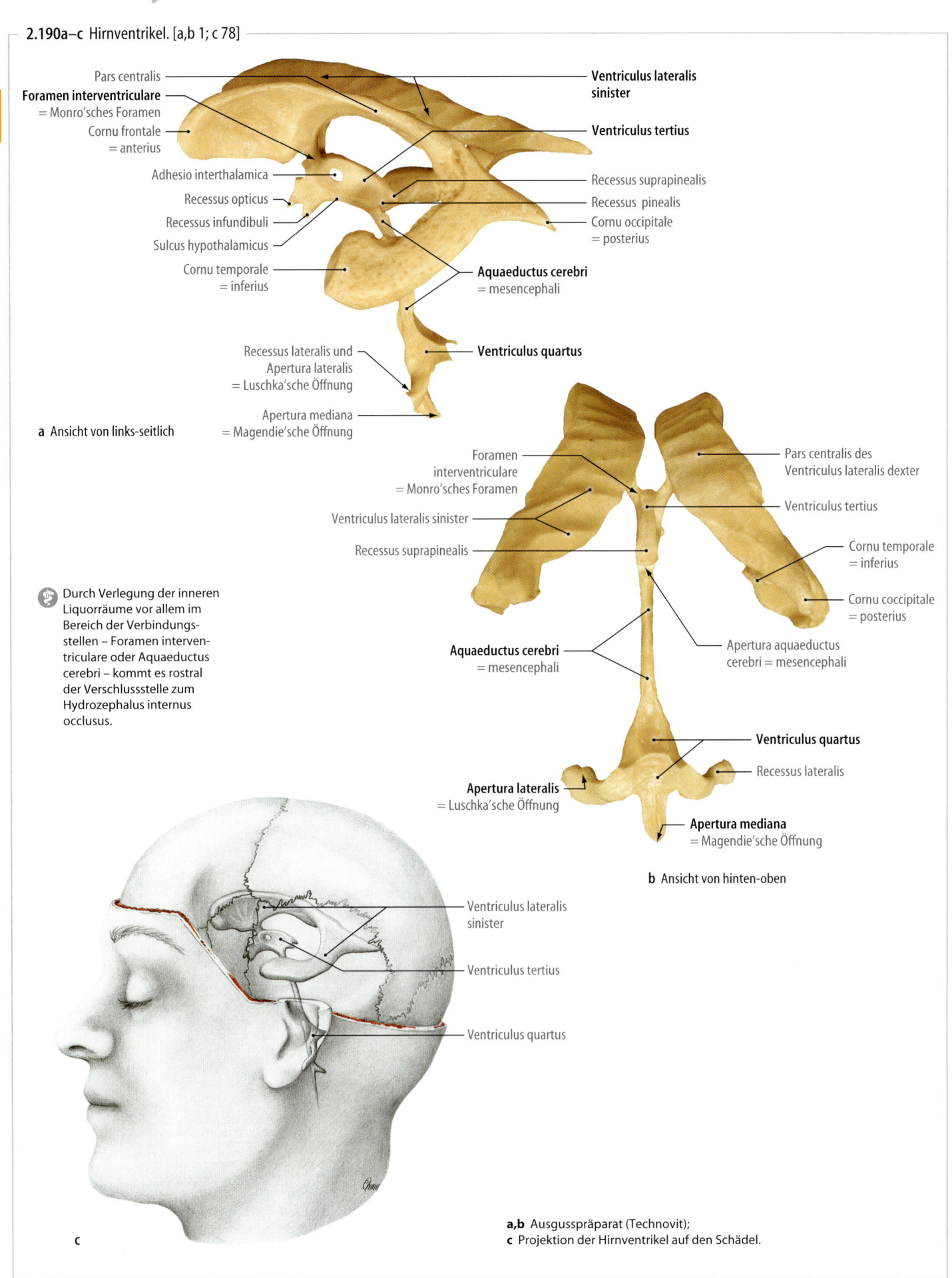

**2.190a–c** Hirnventrikel. [a,b 1; c 78]

Pars centralis
**Foramen interventriculare** = Monro'sches Foramen
Cornu frontale = anterius
Adhesio interthalamica
Recessus opticus
Recessus infundibuli
Sulcus hypothalamicus
Cornu temporale = inferius
**Ventriculus lateralis sinister**
**Ventriculus tertius**
Recessus suprapinealis
Recessus pinealis
Cornu occipitale = posterius
**Aquaeductus cerebri** = mesencephali
Recessus lateralis und Apertura lateralis = Luschka'sche Öffnung
**Ventriculus quartus**
Apertura mediana = Magendie'sche Öffnung

**a** Ansicht von links-seitlich

Durch Verlegung der inneren Liquorräume vor allem im Bereich der Verbindungsstellen – Foramen interventriculare oder Aquaeductus cerebri – kommt es rostral der Verschlussstelle zum Hydrozephalus internus occlusus.

Foramen interventriculare = Monro'sches Foramen
Ventriculus lateralis sinister
Recessus suprapinealis
**Aquaeductus cerebri** = mesencephali
**Apertura lateralis** = Luschka'sche Öffnung
Pars centralis des Ventriculus lateralis dexter
Ventriculus tertius
Cornu temporale = inferius
Cornu occipitale = posterius
Apertura aquaeductus cerebri = mesencephali
**Ventriculus quartus**
Recessus lateralis
**Apertura mediana** = Magendie'sche Öffnung

**b** Ansicht von hinten-oben

Ventriculus lateralis sinister
Ventriculus tertius
Ventriculus quartus

**c**

**a,b** Ausgusspräparat (Technovit);
**c** Projektion der Hirnventrikel auf den Schädel.

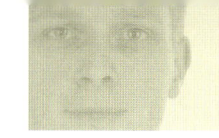

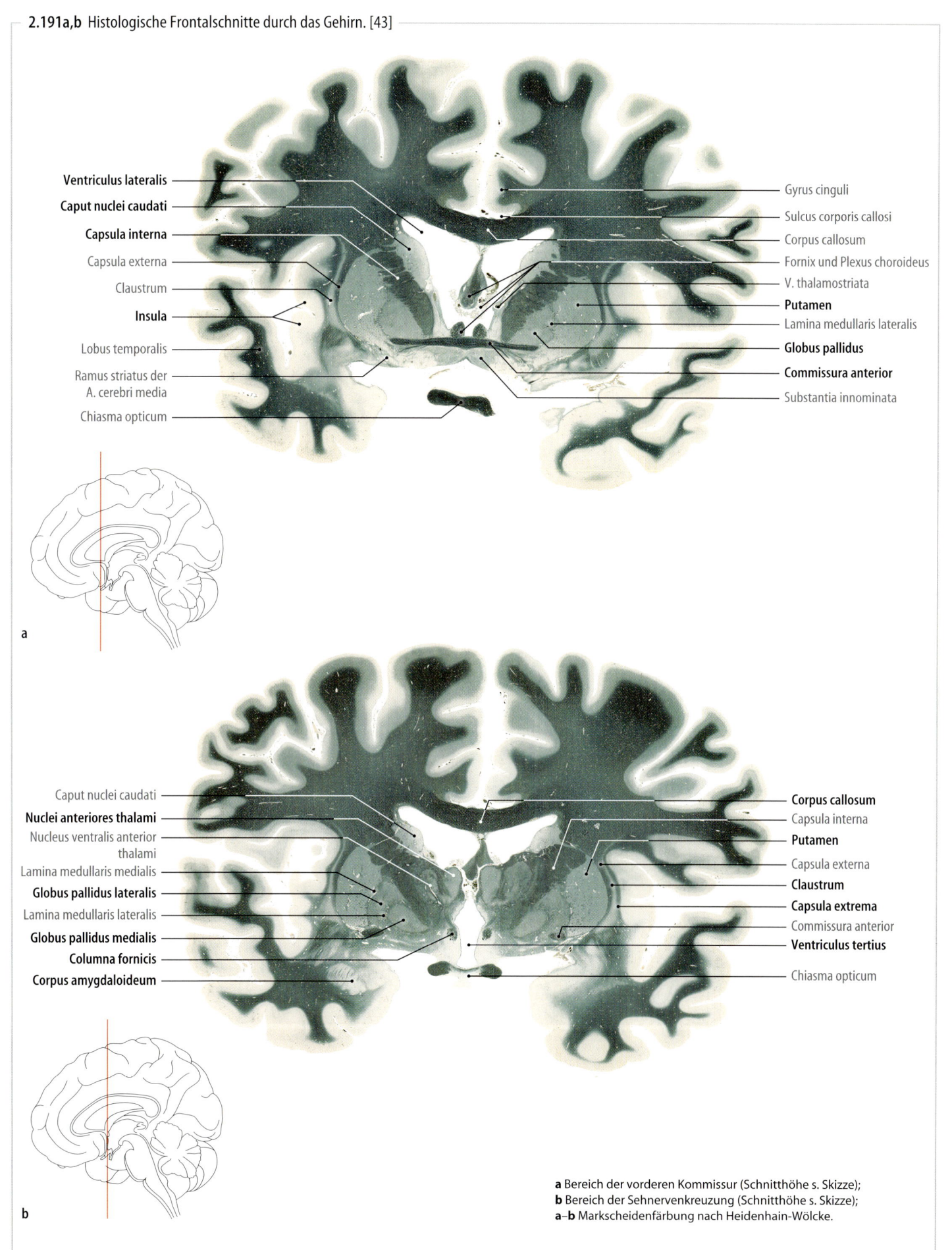

# Histologische Frontalschnitte

**2.191a,b** Histologische Frontalschnitte durch das Gehirn. [43]

Labels (a):
- Ventriculus lateralis
- Caput nuclei caudati
- Capsula interna
- Capsula externa
- Claustrum
- Insula
- Lobus temporalis
- Ramus striatus der A. cerebri media
- Chiasma opticum
- Gyrus cinguli
- Sulcus corporis callosi
- Corpus callosum
- Fornix und Plexus choroideus
- V. thalamostriata
- Putamen
- Lamina medullaris lateralis
- Globus pallidus
- Commissura anterior
- Substantia innominata

Labels (b):
- Caput nuclei caudati
- Nuclei anteriores thalami
- Nucleus ventralis anterior thalami
- Lamina medullaris medialis
- Globus pallidus lateralis
- Lamina medullaris lateralis
- Globus pallidus medialis
- Columna fornicis
- Corpus amygdaloideum
- Corpus callosum
- Capsula interna
- Putamen
- Capsula externa
- Claustrum
- Capsula extrema
- Commissura anterior
- Ventriculus tertius
- Chiasma opticum

**a** Bereich der vorderen Kommissur (Schnitthöhe s. Skizze);
**b** Bereich der Sehnervenkreuzung (Schnitthöhe s. Skizze);
**a–b** Markscheidenfärbung nach Heidenhain-Wölcke.

**Gehirn**

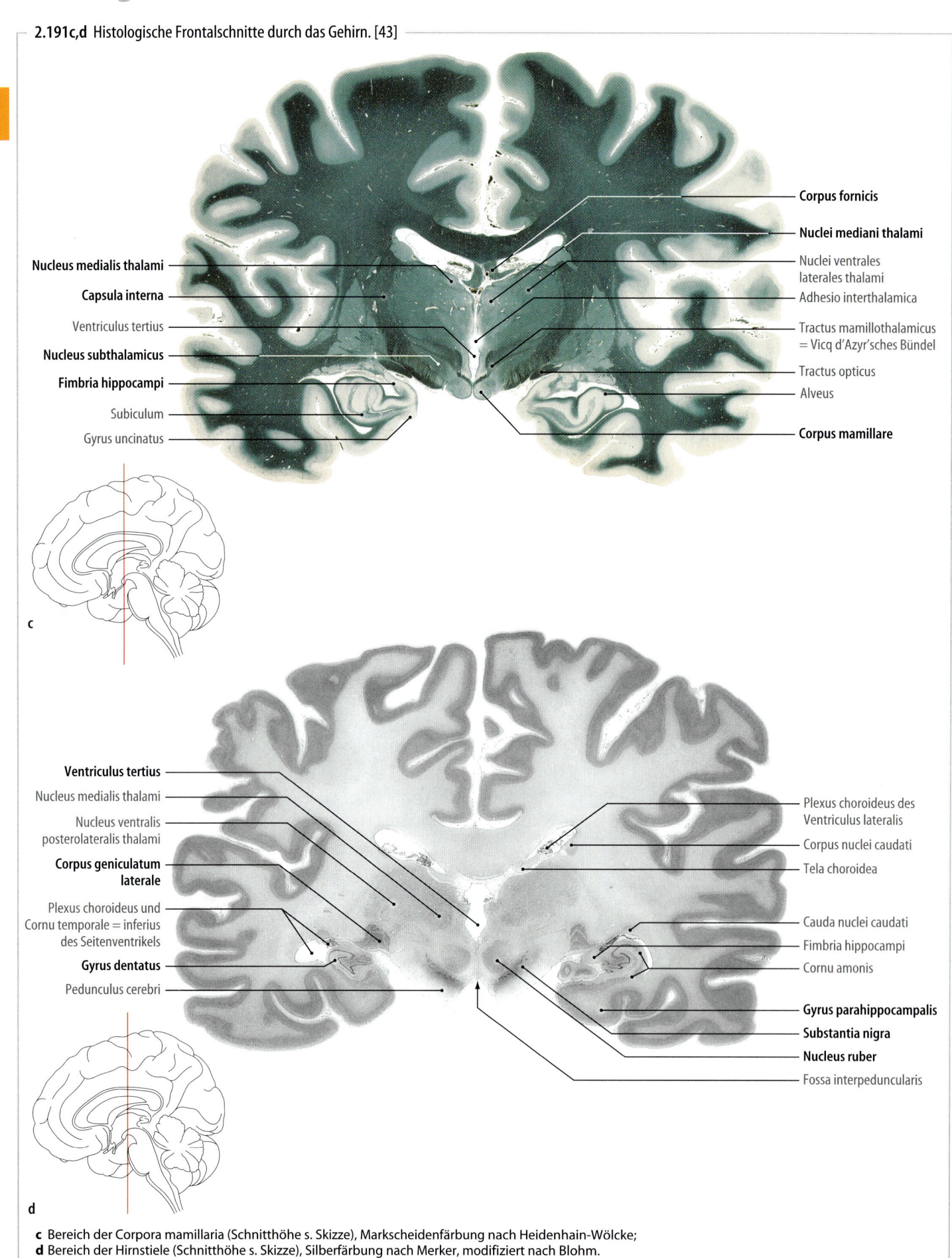

# Histologische Frontalschnitte

**2.191c,d** Histologische Frontalschnitte durch das Gehirn. [43]

Labels (oberes Bild, c):
- Corpus fornicis
- Nuclei mediani thalami
- Nucleus medialis thalami
- Nuclei ventrales laterales thalami
- Capsula interna
- Adhesio interthalamica
- Ventriculus tertius
- Tractus mamillothalamicus = Vicq d'Azyr'sches Bündel
- Nucleus subthalamicus
- Tractus opticus
- Fimbria hippocampi
- Alveus
- Subiculum
- Corpus mamillare
- Gyrus uncinatus

Labels (unteres Bild, d):
- Ventriculus tertius
- Plexus choroideus des Ventriculus lateralis
- Nucleus medialis thalami
- Corpus nuclei caudati
- Nucleus ventralis posterolateralis thalami
- Tela choroidea
- Corpus geniculatum laterale
- Cauda nuclei caudati
- Plexus choroideus und Cornu temporale = inferius des Seitenventrikels
- Fimbria hippocampi
- Cornu amonis
- Gyrus dentatus
- Gyrus parahippocampalis
- Pedunculus cerebri
- Substantia nigra
- Nucleus ruber
- Fossa interpeduncularis

**c** Bereich der Corpora mamillaria (Schnitthöhe s. Skizze), Markscheidenfärbung nach Heidenhain-Wölcke;
**d** Bereich der Hirnstiele (Schnitthöhe s. Skizze), Silberfärbung nach Merker, modifiziert nach Blohm.

# Histologische Frontalschnitte

**2.191e,f** Histologische Frontalschnitte durch das Gehirn. [43]

Splenium corporis callosi
**Crus fornicis**
Cauda nuclei caudati
**Corpus pineale** = Glandula pinealis
**Corpus geniculatum mediale**
Nucleus oculomotorius
**Nuclei pontis**

Plexus choroideus des Ventriculus lateralis
Colliculus superior der Lamina tecti = quadrigemina
Fimbria hippocampi
Fascia dentata
**Hippocampus** = Cornu ammonis = Ammonshorn
**Aquaeductus cerebri** = mesencephali
**Nucleus ruber**
**Substantia nigra**

e

Hemispherium cerebelli
Corpus medullare cerebelli
Cortex

Lobus occipitalis
Hilus nuclei dentati
**Nucleus dentatus cerebelli**
**Vermis cerebelli**
Laminae albae cerebelli

f

**e** Bereich des Hirnstamms (Schnitthöhe s. Skizze);
**f** Bereich des Kleinhirns (Schnitthöhe s. Skizze);
**e–f** Silberfärbung nach Merker, modifiziert nach Blohm.

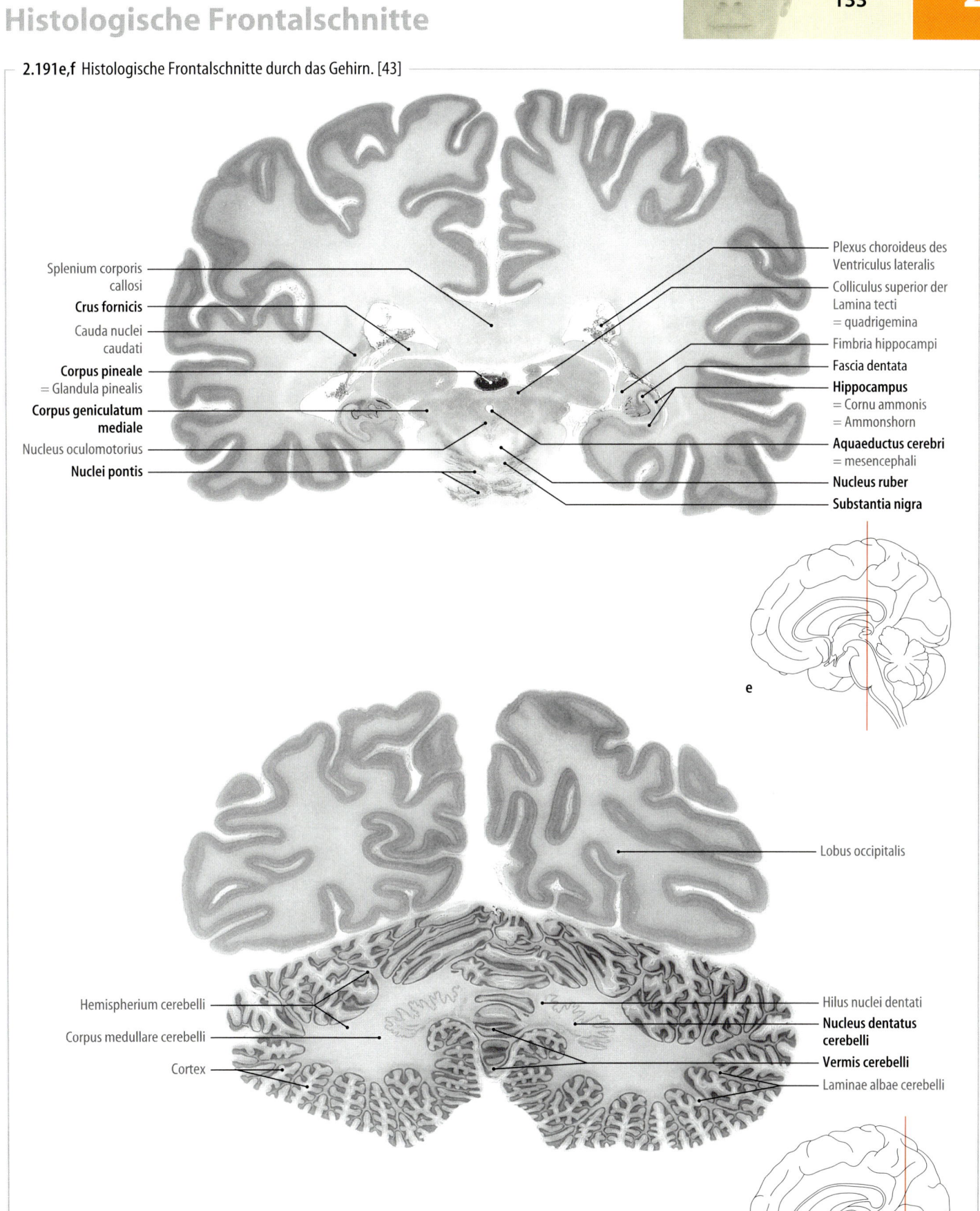

**Gehirn**

# Histologische Horizontalschnitte

**2.192a** Histologischer Horizontalschnitt durch das Gehirn. [43]

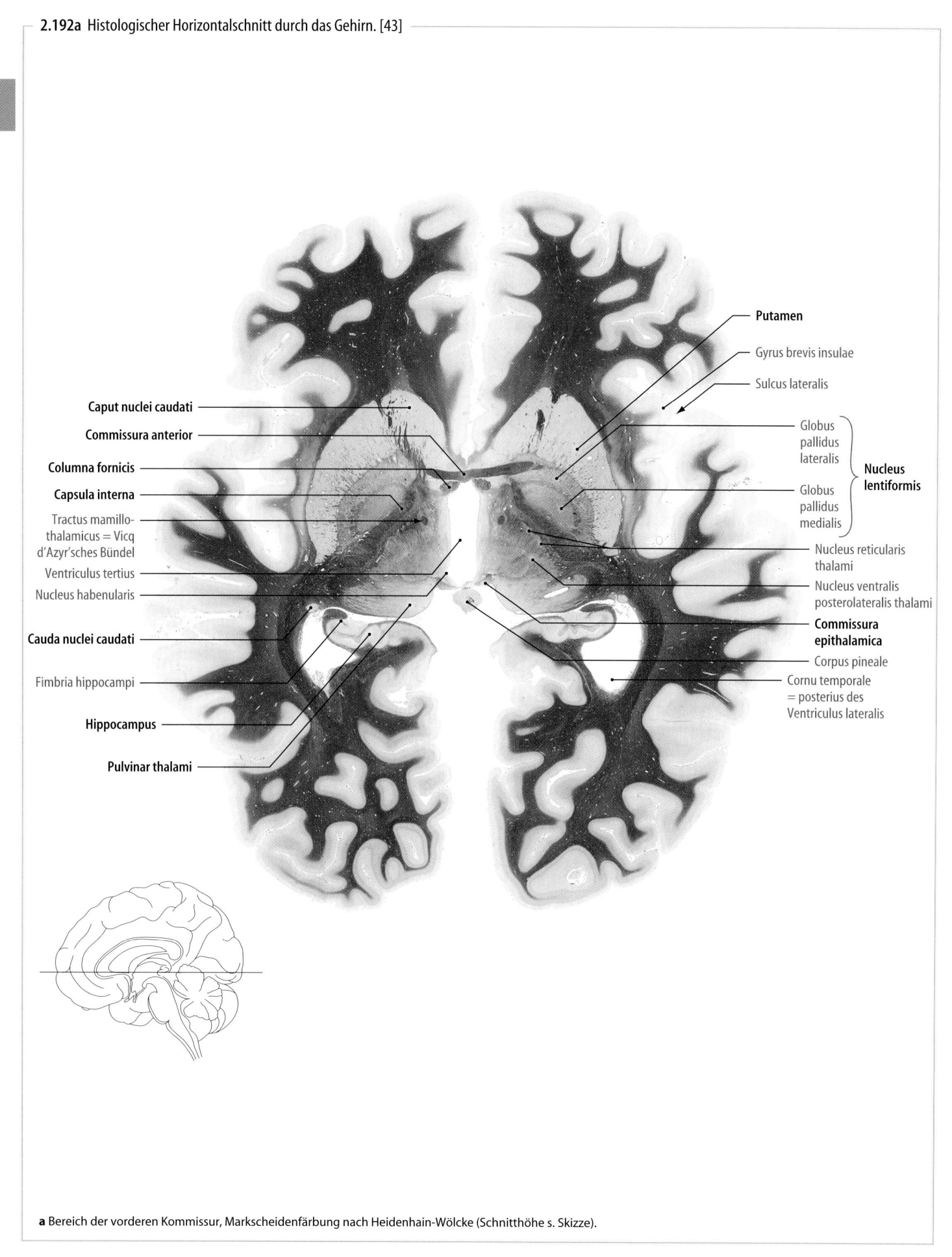

Labels (left side):
- **Caput nuclei caudati**
- **Commissura anterior**
- **Columna fornicis**
- **Capsula interna**
- Tractus mamillo-thalamicus = Vicq d'Azyr'sches Bündel
- Ventriculus tertius
- Nucleus habenularis
- **Cauda nuclei caudati**
- Fimbria hippocampi
- **Hippocampus**
- **Pulvinar thalami**

Labels (right side):
- **Putamen**
- Gyrus brevis insulae
- Sulcus lateralis
- Globus pallidus lateralis ⎫
- Globus pallidus medialis ⎬ **Nucleus lentiformis**
- Nucleus reticularis thalami
- Nucleus ventralis posterolateralis thalami
- **Commissura epithalamica**
- Corpus pineale
- Cornu temporale = posterius des Ventriculus lateralis

**a** Bereich der vorderen Kommissur, Markscheidenfärbung nach Heidenhain-Wölcke (Schnitthöhe s. Skizze).

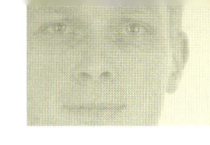

## Histologische Horizontalschnitte

**2.192b** Histologischer Horizontalschnitt durch das Gehirn. [43]

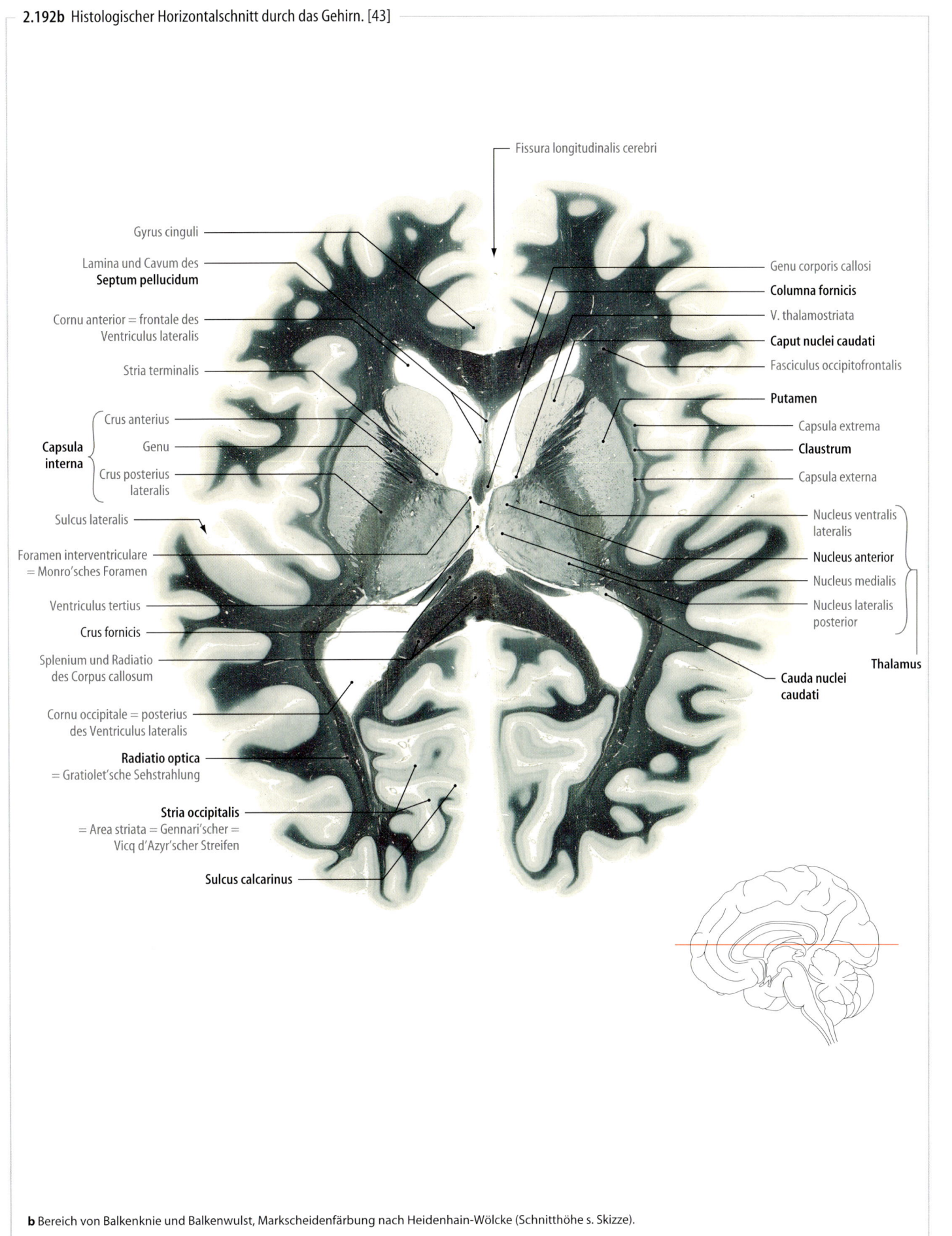

- Fissura longitudinalis cerebri
- Gyrus cinguli
- Lamina und Cavum des **Septum pellucidum**
- Cornu anterior = frontale des Ventriculus lateralis
- Stria terminalis
- **Capsula interna**
  - Crus anterius
  - Genu
  - Crus posterius laterale
- Sulcus lateralis
- Foramen interventriculare = Monro'sches Foramen
- Ventriculus tertius
- Crus fornicis
- Splenium und Radiatio des Corpus callosum
- Cornu occipitale = posterius des Ventriculus lateralis
- **Radiatio optica** = Gratiolet'sche Sehstrahlung
- **Stria occipitalis** = Area striata = Gennari'scher = Vicq d'Azyr'scher Streifen
- Sulcus calcarinus
- Genu corporis callosi
- **Columna fornicis**
- V. thalamostriata
- **Caput nuclei caudati**
- Fasciculus occipitofrontalis
- **Putamen**
- Capsula extrema
- **Claustrum**
- Capsula externa
- Nucleus ventralis lateralis
- **Nucleus anterior**
- Nucleus medialis
- Nucleus lateralis posterior
- **Thalamus**
- Cauda nuclei caudati

**b** Bereich von Balkenknie und Balkenwulst, Markscheidenfärbung nach Heidenhain-Wölcke (Schnitthöhe s. Skizze).

**Gehirn**

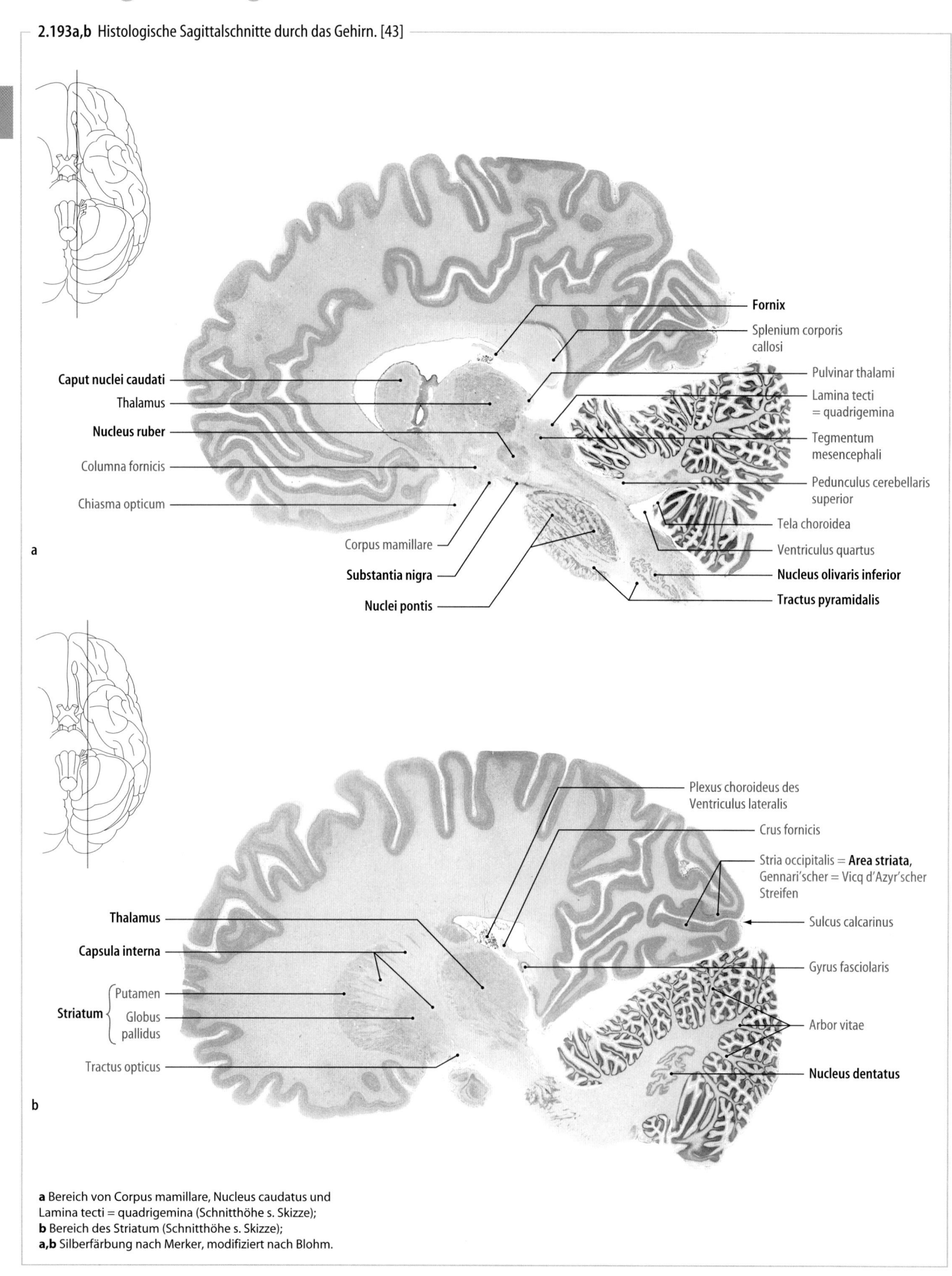

# Histologische Sagittalschnitte

**2.193a,b** Histologische Sagittalschnitte durch das Gehirn. [43]

Labels (a):
- Caput nuclei caudati
- Thalamus
- Nucleus ruber
- Columna fornicis
- Chiasma opticum
- Corpus mamillare
- Substantia nigra
- Nuclei pontis
- Fornix
- Splenium corporis callosi
- Pulvinar thalami
- Lamina tecti = quadrigemina
- Tegmentum mesencephali
- Pedunculus cerebellaris superior
- Tela choroidea
- Ventriculus quartus
- Nucleus olivaris inferior
- Tractus pyramidalis

Labels (b):
- Thalamus
- Capsula interna
- Striatum { Putamen, Globus pallidus }
- Tractus opticus
- Plexus choroideus des Ventriculus lateralis
- Crus fornicis
- Stria occipitalis = **Area striata**, Gennari'scher = Vicq d'Azyr'scher Streifen
- Sulcus calcarinus
- Gyrus fasciolaris
- Arbor vitae
- **Nucleus dentatus**

**a** Bereich von Corpus mamillare, Nucleus caudatus und Lamina tecti = quadrigemina (Schnitthöhe s. Skizze);
**b** Bereich des Striatum (Schnitthöhe s. Skizze);
**a,b** Silberfärbung nach Merker, modifiziert nach Blohm.

# Hirnarterien

**2.194a–d** Hirnarterien. a Mittlerer Bereich der inneren Schädelbasis mit Arterien der Hirnbasis und Hirnnerven, b–d Circulus arteriosus cerebri = Willis'scher Arterienring. [a 1, b 14, c 18]

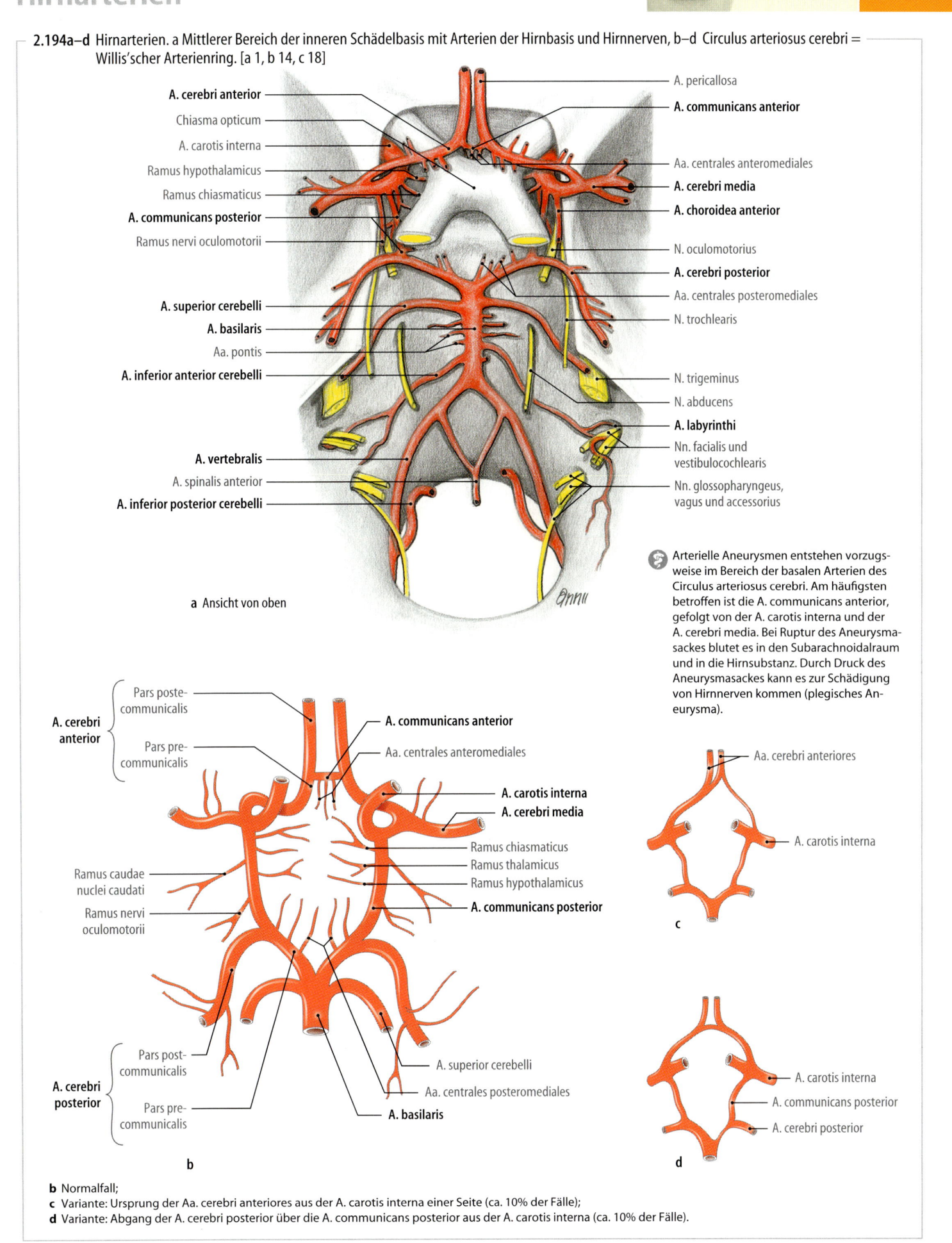

Labels (a, Ansicht von oben):
- A. cerebri anterior
- Chiasma opticum
- A. carotis interna
- Ramus hypothalamicus
- Ramus chiasmaticus
- A. communicans posterior
- Ramus nervi oculomotorii
- A. superior cerebelli
- A. basilaris
- Aa. pontis
- A. inferior anterior cerebelli
- A. vertebralis
- A. spinalis anterior
- A. inferior posterior cerebelli
- A. pericallosa
- A. communicans anterior
- Aa. centrales anteromediales
- A. cerebri media
- A. choroidea anterior
- N. oculomotorius
- A. cerebri posterior
- Aa. centrales posteromediales
- N. trochlearis
- N. trigeminus
- N. abducens
- A. labyrinthi
- Nn. facialis und vestibulocochlearis
- Nn. glossopharyngeus, vagus und accessorius

Arterielle Aneurysmen entstehen vorzugsweise im Bereich der basalen Arterien des Circulus arteriosus cerebri. Am häufigsten betroffen ist die A. communicans anterior, gefolgt von der A. carotis interna und der A. cerebri media. Bei Ruptur des Aneurysmasackes blutet es in den Subarachnoidalraum und in die Hirnsubstanz. Durch Druck des Aneurysmasackes kann es zur Schädigung von Hirnnerven kommen (plegisches Aneurysma).

Labels (b):
- A. cerebri anterior
  - Pars postcommunicalis
  - Pars precommunicalis
- A. communicans anterior
- Aa. centrales anteromediales
- A. carotis interna
- A. cerebri media
- Ramus chiasmaticus
- Ramus thalamicus
- Ramus caudae nuclei caudati
- Ramus hypothalamicus
- Ramus nervi oculomotorii
- A. communicans posterior
- A. cerebri posterior
  - Pars postcommunicalis
  - Pars precommunicalis
- A. superior cerebelli
- Aa. centrales posteromediales
- A. basilaris

Labels (c):
- Aa. cerebri anteriores
- A. carotis interna

Labels (d):
- A. carotis interna
- A. communicans posterior
- A. cerebri posterior

**b** Normalfall;
**c** Variante: Ursprung der Aa. cerebri anteriores aus der A. carotis interna einer Seite (ca. 10% der Fälle);
**d** Variante: Abgang der A. cerebri posterior über die A. communicans posterior aus der A. carotis interna (ca. 10% der Fälle).

**Gehirn**

2.195 Arterien und Venen der Hirnbasis, Ansicht von basel. [13]

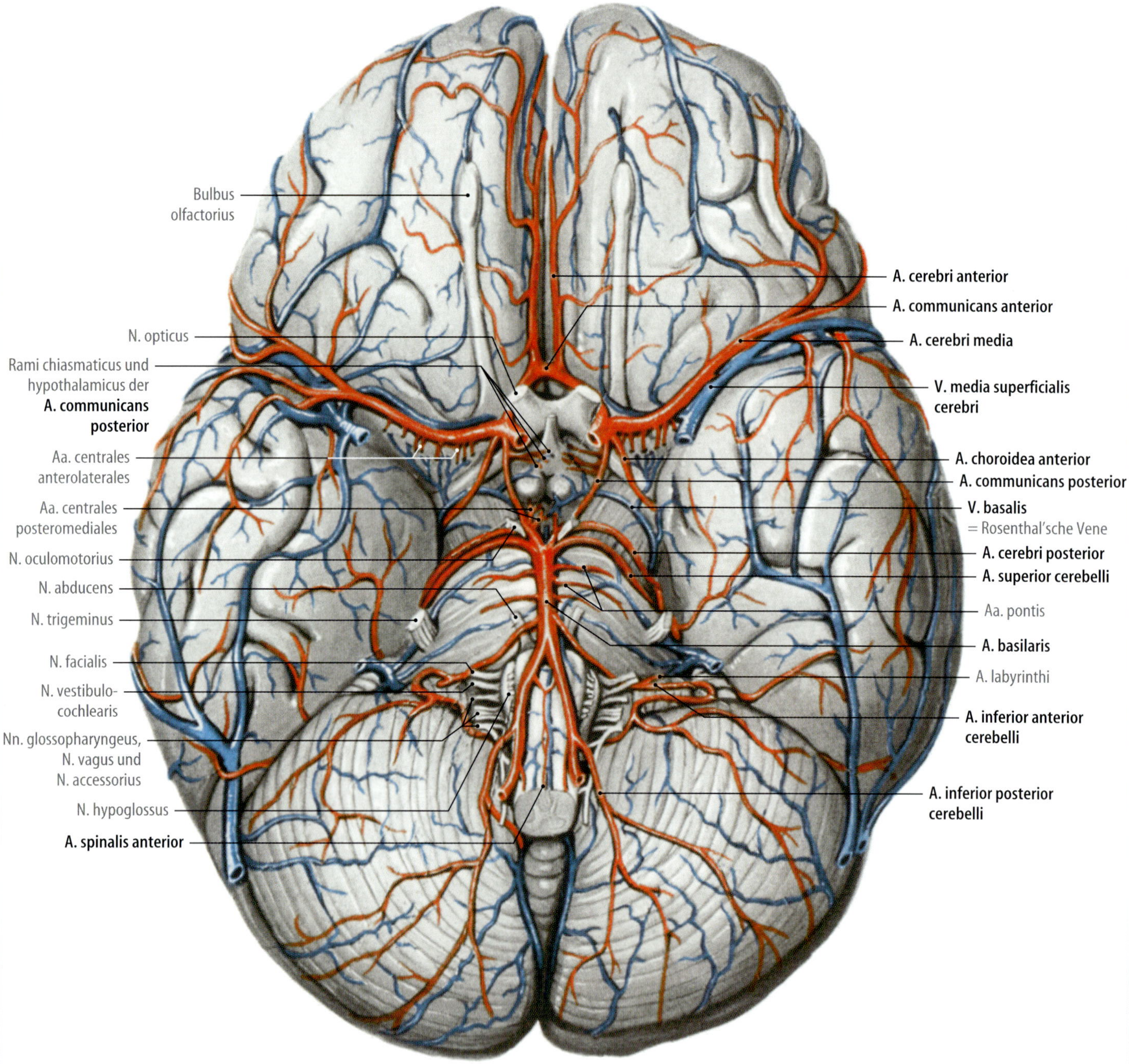

Bulbus olfactorius
N. opticus
Rami chiasmaticus und hypothalamicus der A. communicans posterior
Aa. centrales anterolaterales
Aa. centrales posteromediales
N. oculomotorius
N. abducens
N. trigeminus
N. facialis
N. vestibulocochlearis
Nn. glossopharyngeus, N. vagus und N. accessorius
N. hypoglossus
A. spinalis anterior
A. cerebri anterior
A. communicans anterior
A. cerebri media
V. media superficialis cerebri
A. choroidea anterior
A. communicans posterior
V. basalis
= Rosenthal'sche Vene
A. cerebri posterior
A. superior cerebelli
Aa. pontis
A. basilaris
A. labyrinthi
A. inferior anterior cerebelli
A. inferior posterior cerebelli


Zu den Syndromen cerebraler Durchblutungsstörungen gehört das (dorso-) laterale Medulla-oblongata-Syndrom (Wallenberg-Syndrom), das auf einem Verschluss der A. cerebelli inferior posterior beruht (Symptome: Nystagmus, Schwindel, Schluckstörungen, Singultus, Dysphonie, Brechreiz).

Bei einem durch Atherosklerose oder Embolie hervorgerufenem Verschluss der A. cerebri media im Abgangsbereich kommt es zum Hirninfarkt mit schwerwiegenden Ausfällen: kontralaterale brachiofazial betonte Halbseitenlähmung mit Hypästhesie; bei Ausfall der dominanten Hemisphäre bestehen ferner Aphasie, Agraphie und Alexie.
Im Verlauf einer arteriellen Hypertonie kann es in Folge Wandschädigung der Hirnarterien zur Ruptur und zur Blutung in das Hirngewebe (Massenblutung), vor allem im Bereich der Stammganglien kommen.

# Gehirn: Arterien u. Venen · Arteriogramm

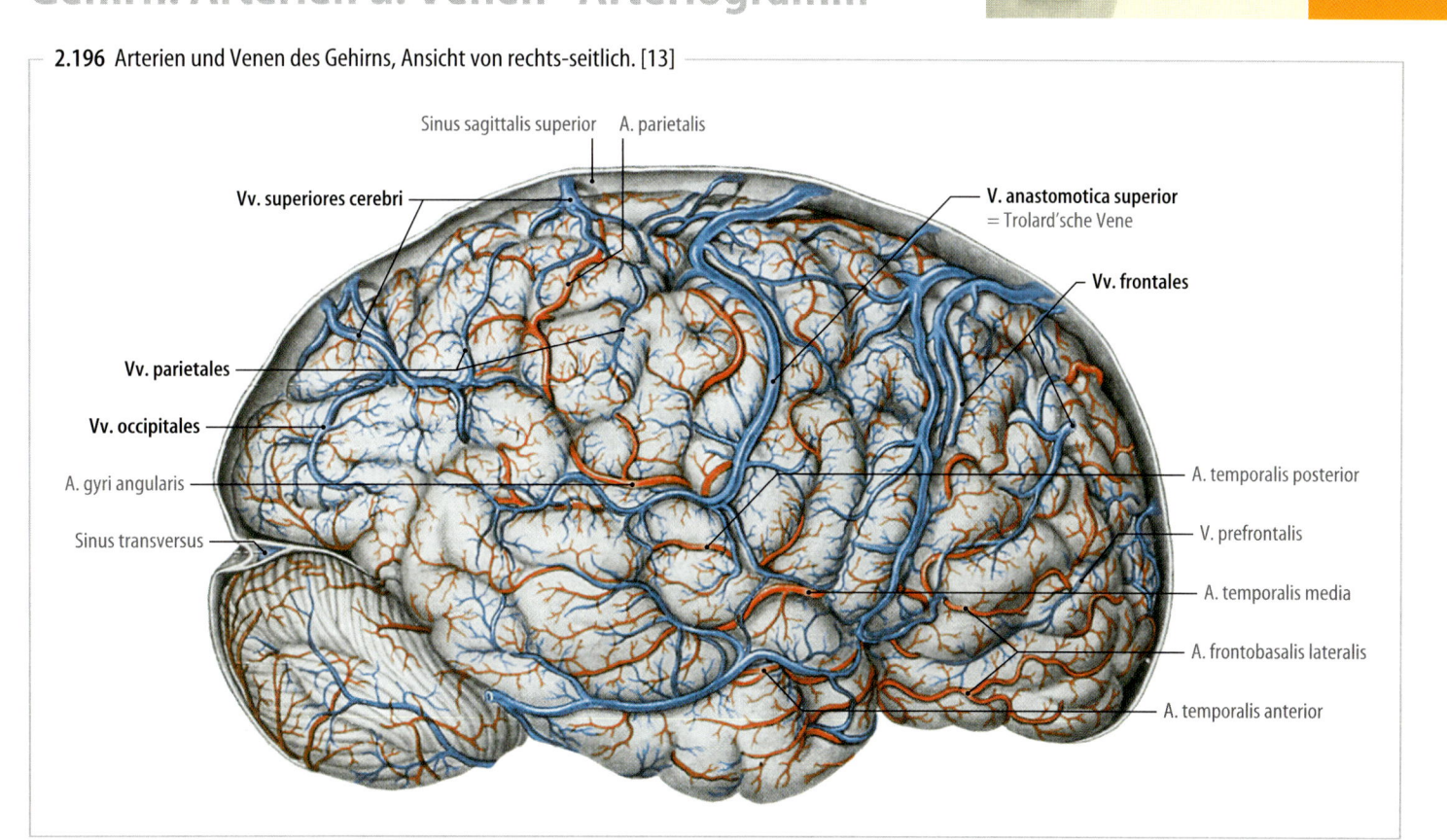

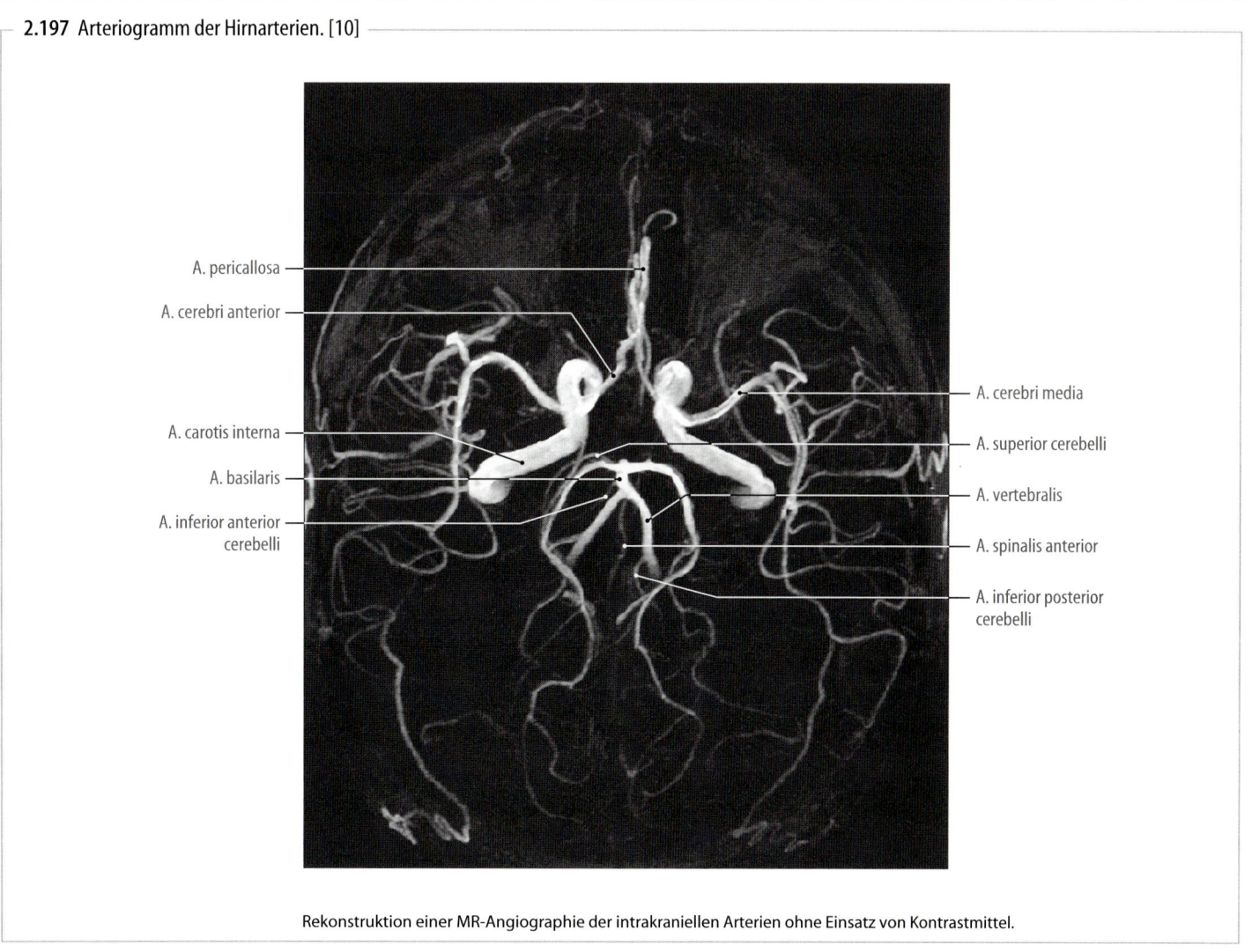

**2.196** Arterien und Venen des Gehirns, Ansicht von rechts-seitlich. [13]

Sinus sagittalis superior — A. parietalis — **V. anastomotica superior** = Trolard'sche Vene — **Vv. frontales** — A. temporalis posterior — V. prefrontalis — A. temporalis media — A. frontobasalis lateralis — A. temporalis anterior

**Vv. superiores cerebri** — **Vv. parietales** — **Vv. occipitales** — A. gyri angularis — Sinus transversus

**2.197** Arteriogramm der Hirnarterien. [10]

A. pericallosa — A. cerebri anterior — A. carotis interna — A. basilaris — A. inferior anterior cerebelli — A. cerebri media — A. superior cerebelli — A. vertebralis — A. spinalis anterior — A. inferior posterior cerebelli

Rekonstruktion einer MR-Angiographie der intrakraniellen Arterien ohne Einsatz von Kontrastmittel.

**Gehirn**

# Hirnarterien

**2.198a,b** Arterien des Gehirns. [7, 79]

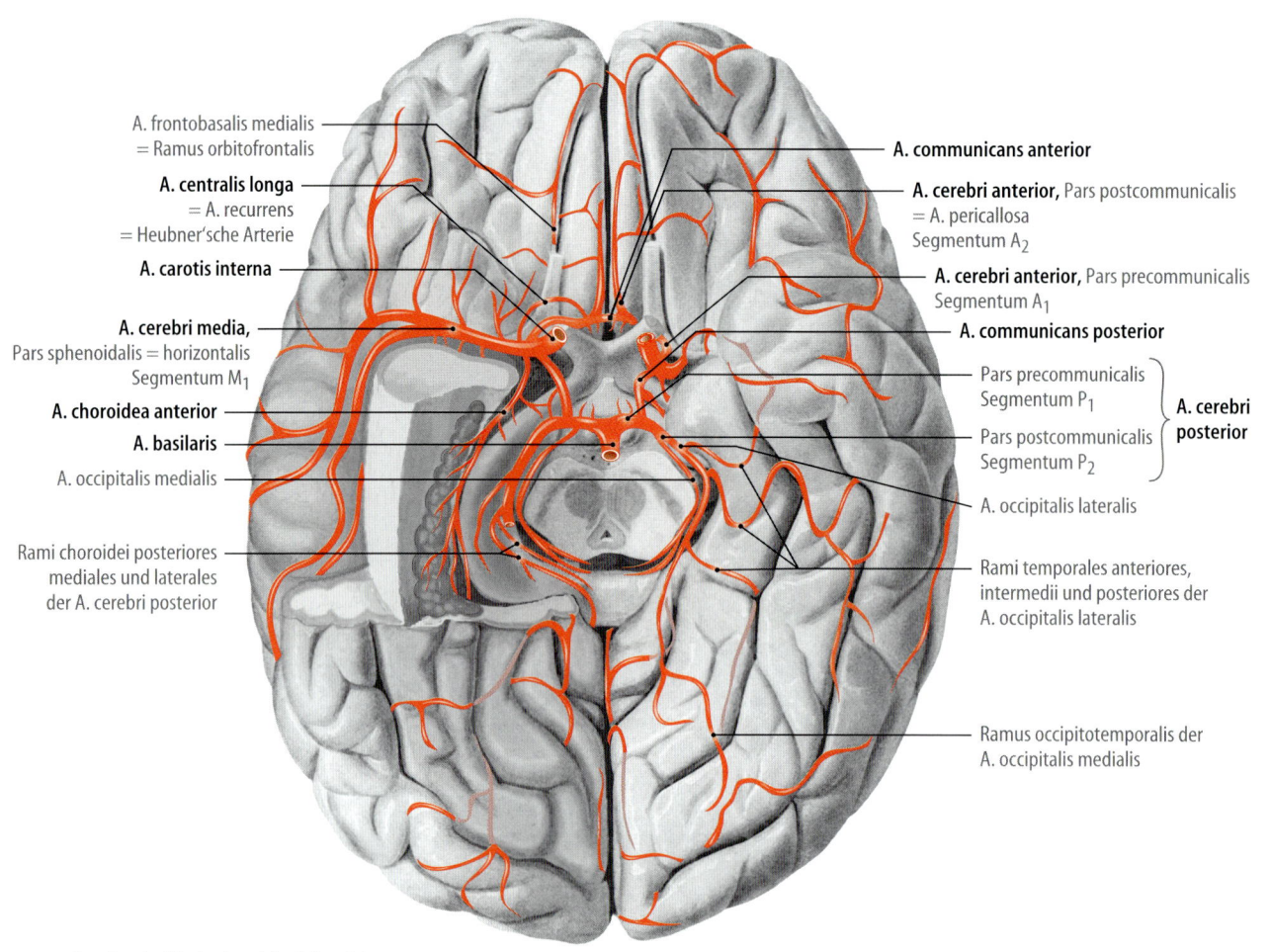

a Arterien der Hirnbasis auf der linken Seite

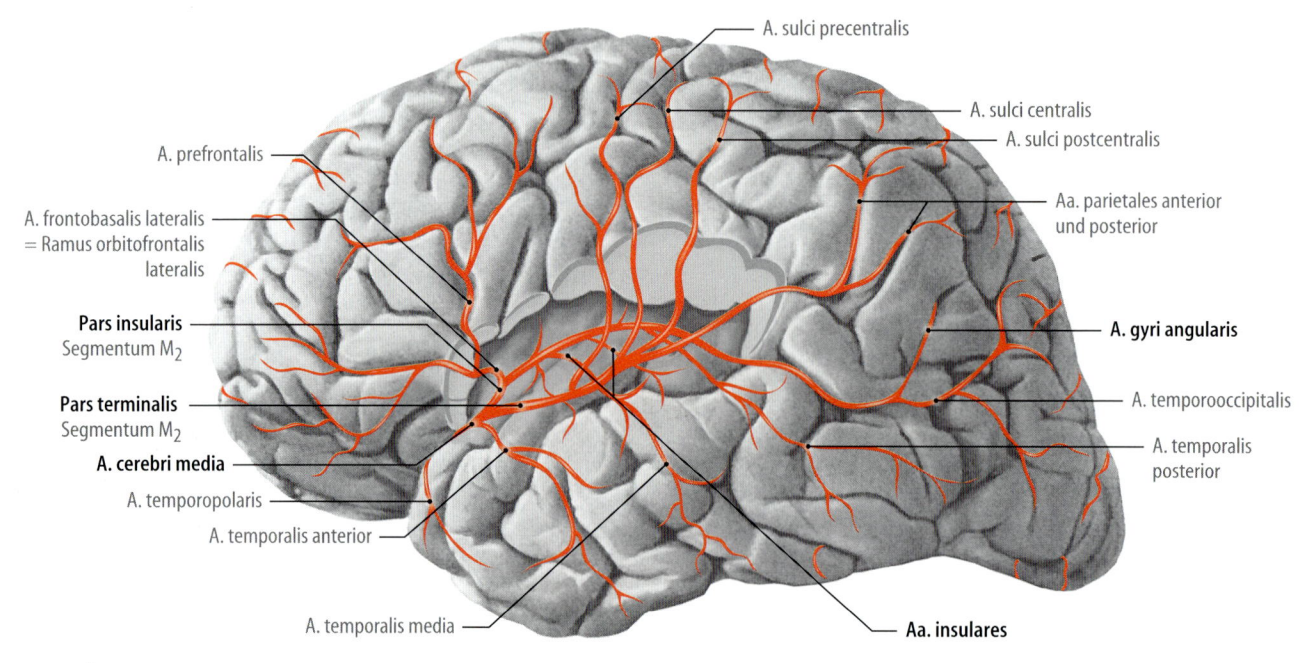

- A. frontobasalis medialis = Ramus orbitofrontalis
- **A. centralis longa** = A. recurrens = Heubner'sche Arterie
- **A. carotis interna**
- **A. cerebri media,** Pars sphenoidalis = horizontalis Segmentum $M_1$
- **A. choroidea anterior**
- **A. basilaris**
- A. occipitalis medialis
- Rami choroidei posteriores mediales und laterales der A. cerebri posterior
- **A. communicans anterior**
- **A. cerebri anterior,** Pars postcommunicalis = A. pericallosa Segmentum $A_2$
- **A. cerebri anterior,** Pars precommunicalis Segmentum $A_1$
- **A. communicans posterior**
- Pars precommunicalis Segmentum $P_1$ } **A. cerebri posterior**
- Pars postcommunicalis Segmentum $P_2$
- A. occipitalis lateralis
- Rami temporales anteriores, intermedii und posteriores der A. occipitalis lateralis
- Ramus occipitotemporalis der A. occipitalis medialis

b Ansicht des Großhirns von links-seitlich

- A. prefrontalis
- A. frontobasalis lateralis = Ramus orbitofrontalis lateralis
- **Pars insularis** Segmentum $M_2$
- **Pars terminalis** Segmentum $M_2$
- **A. cerebri media**
- A. temporopolaris
- A. temporalis anterior
- A. temporalis media
- A. sulci precentralis
- A. sulci centralis
- A. sulci postcentralis
- Aa. parietales anterior und posterior
- **A. gyri angularis**
- A. temporooccipitalis
- A. temporalis posterior
- **Aa. insulares**

a Zur Darstellung der arteriellen Versorgung des Plexus choroideus des Seitenventrikels wurde ein Teil des Temporallappens auf der rechten Seite entfernt.
b A. cerebri media. Zur Demonstration der frontalen, parietalen und temporalen Äste wurde das Operculum frontoparietale abgetragen.

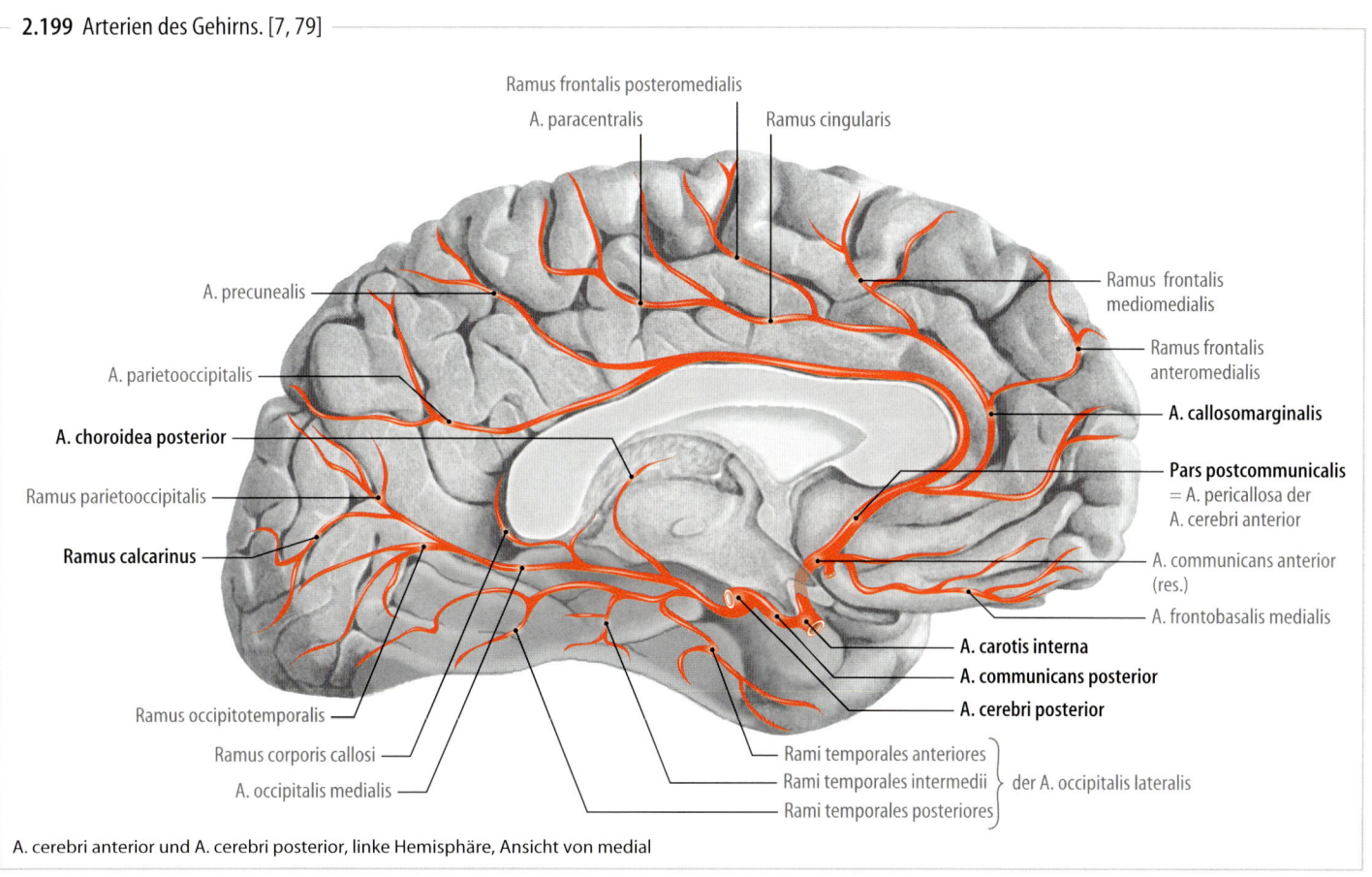

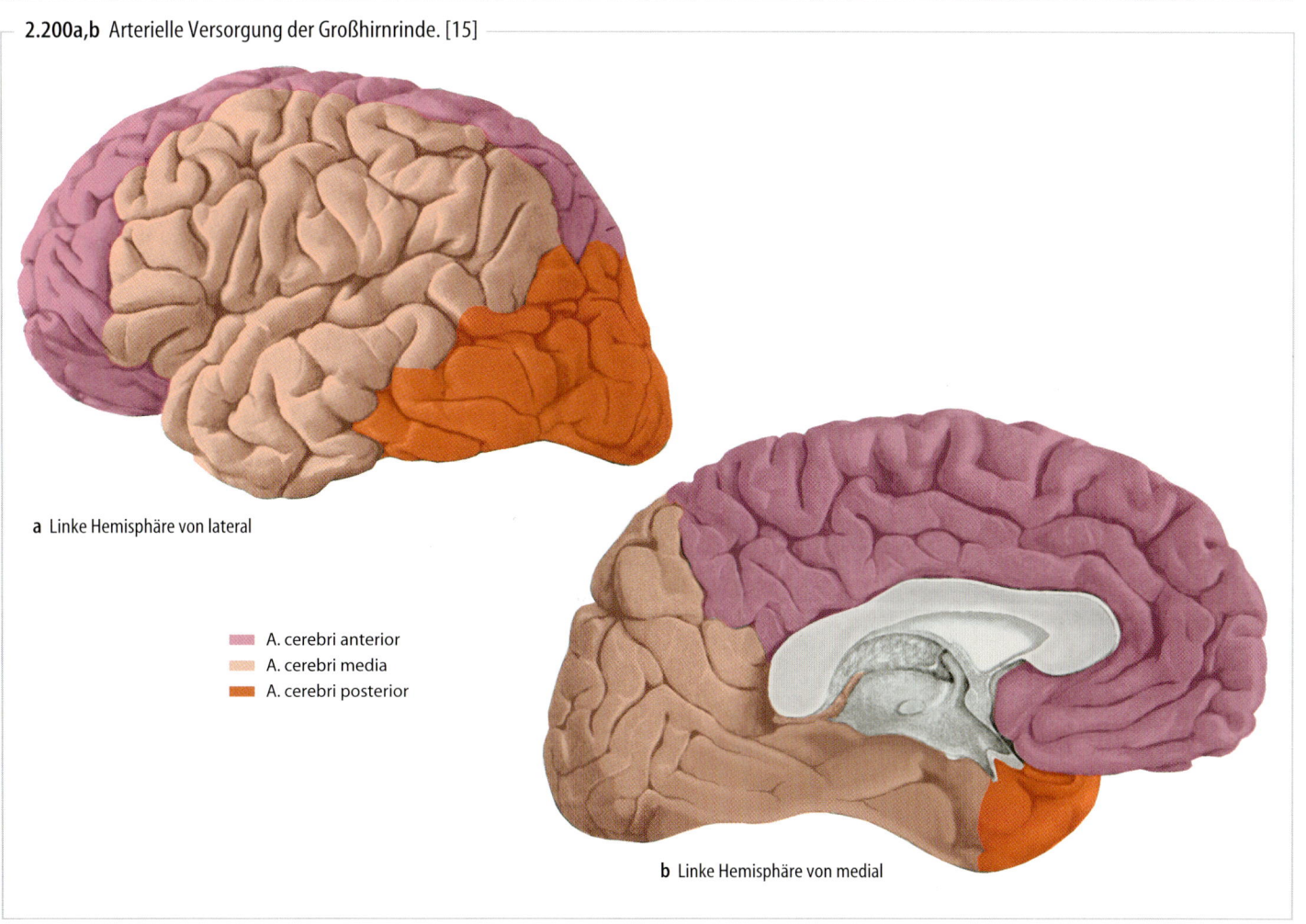

# Hirnarterien

**2.199 Arterien des Gehirns.** [7, 79]

- Ramus frontalis posteromedialis
- A. paracentralis
- Ramus cingularis
- Ramus frontalis mediomedialis
- A. precunealis
- Ramus frontalis anteromedialis
- A. parietooccipitalis
- **A. callosomarginalis**
- **A. choroidea posterior**
- **Pars postcommunicalis** = A. pericallosa der A. cerebri anterior
- Ramus parietooccipitalis
- A. communicans anterior (res.)
- **Ramus calcarinus**
- A. frontobasalis medialis
- **A. carotis interna**
- **A. communicans posterior**
- **A. cerebri posterior**
- Ramus occipitotemporalis
- Ramus corporis callosi
- Rami temporales anteriores
- A. occipitalis medialis
- Rami temporales intermedii  } der A. occipitalis lateralis
- Rami temporales posteriores

A. cerebri anterior und A. cerebri posterior, linke Hemisphäre, Ansicht von medial

**2.200a,b Arterielle Versorgung der Großhirnrinde.** [15]

**a** Linke Hemisphäre von lateral

■ A. cerebri anterior
■ A. cerebri media
■ A. cerebri posterior

**b** Linke Hemisphäre von medial

**Gehirn**

# Hirnarterien

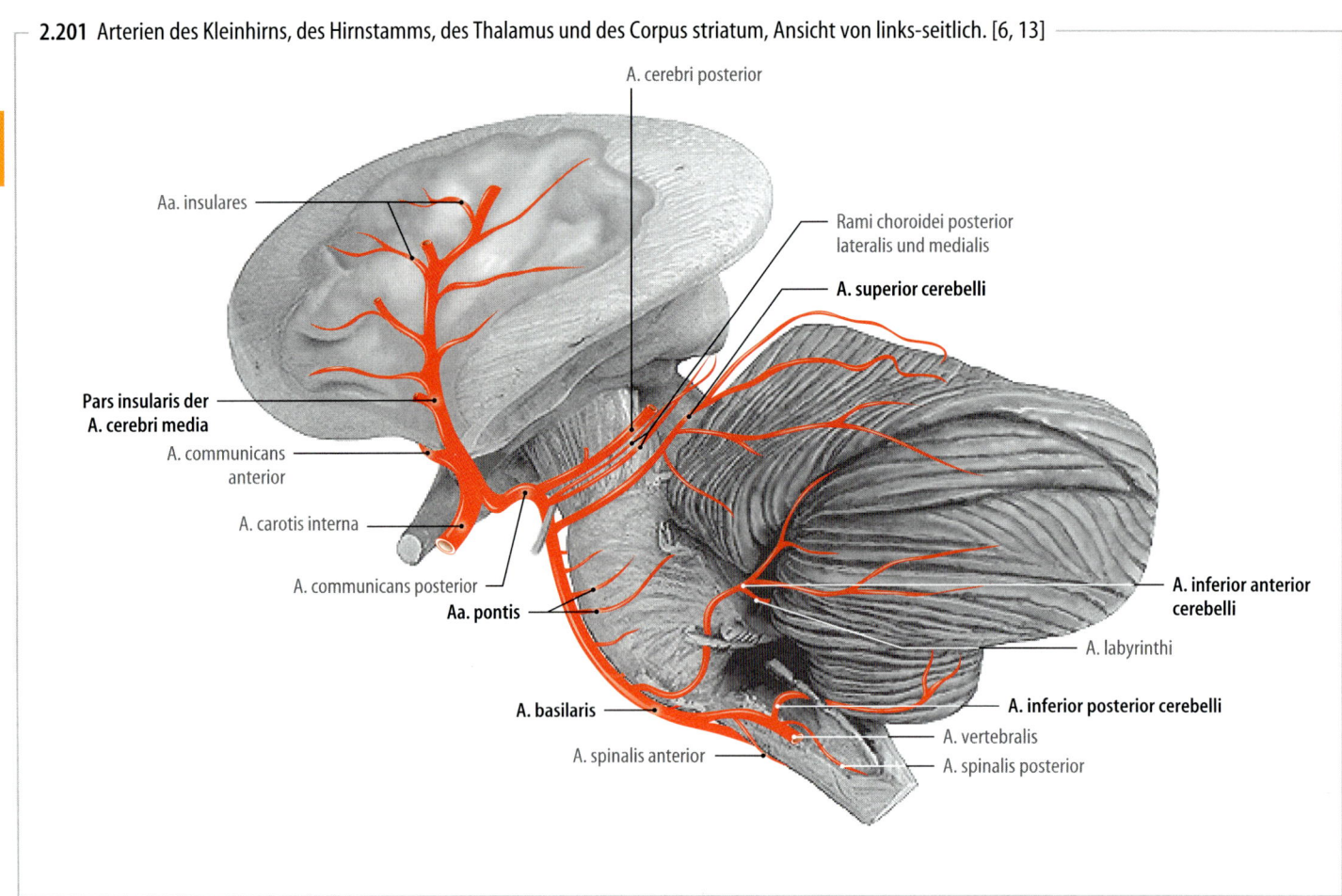

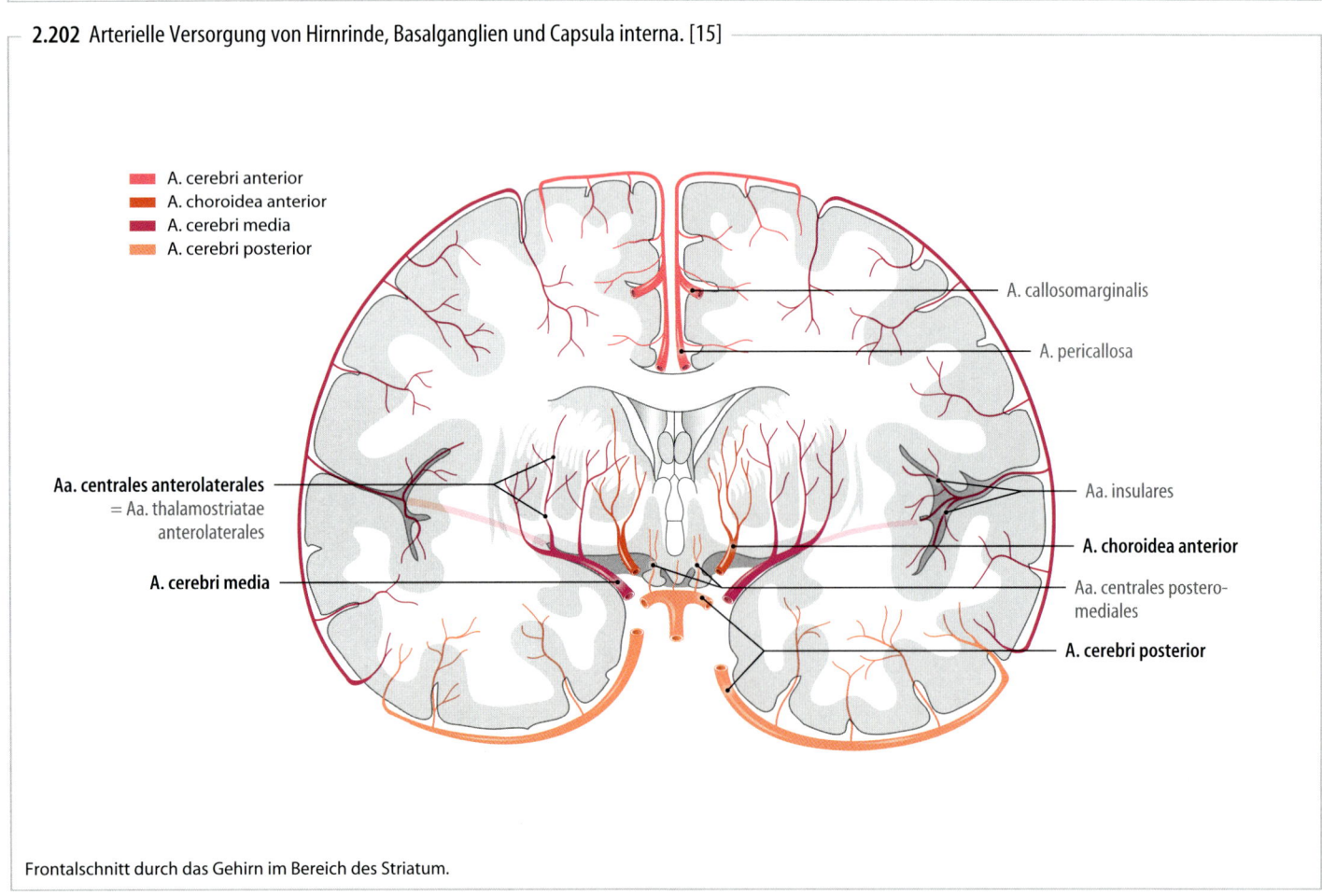

**2.201** Arterien des Kleinhirns, des Hirnstamms, des Thalamus und des Corpus striatum, Ansicht von links-seitlich. [6, 13]

- A. cerebri posterior
- Aa. insulares
- Rami choroidei posterior lateralis und medialis
- **A. superior cerebelli**
- Pars insularis der A. cerebri media
- A. communicans anterior
- A. carotis interna
- A. communicans posterior
- **Aa. pontis**
- **A. inferior anterior cerebelli**
- A. labyrinthi
- **A. basilaris**
- **A. inferior posterior cerebelli**
- A. vertebralis
- A. spinalis anterior
- A. spinalis posterior

**2.202** Arterielle Versorgung von Hirnrinde, Basalganglien und Capsula interna. [15]

- A. cerebri anterior
- A. choroidea anterior
- A. cerebri media
- A. cerebri posterior

- A. callosomarginalis
- A. pericallosa
- **Aa. centrales anterolaterales** = Aa. thalamostriatae anterolaterales
- Aa. insulares
- **A. choroidea anterior**
- **A. cerebri media**
- Aa. centrales postero-mediales
- **A. cerebri posterior**

Frontalschnitt durch das Gehirn im Bereich des Striatum.

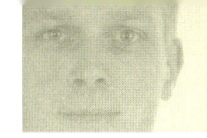

# Hirnvenen

**2.203a,b** Hirnvenen. [7]

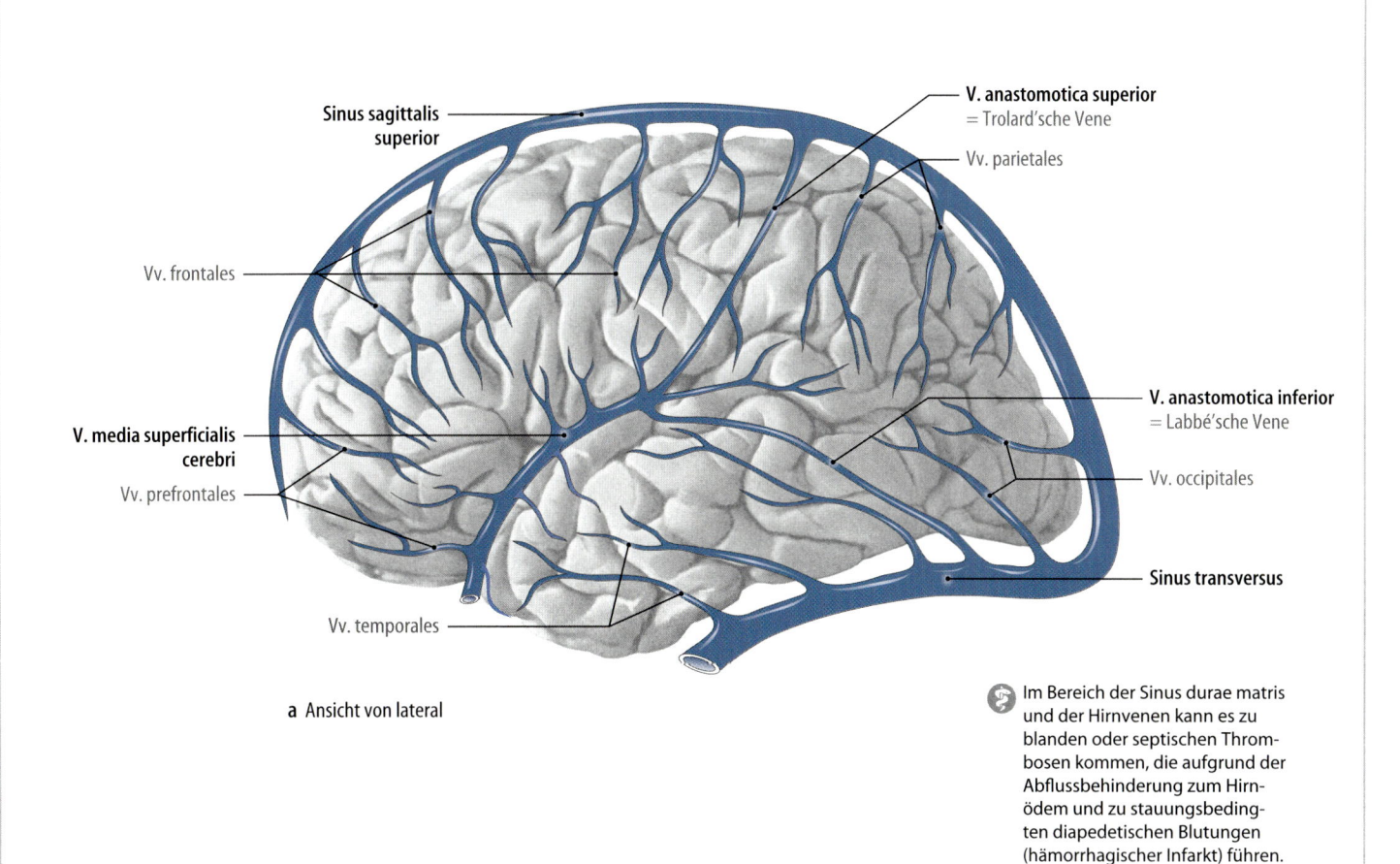

**a** Ansicht von lateral

ℹ️ Im Bereich der Sinus durae matris und der Hirnvenen kann es zu blanden oder septischen Thrombosen kommen, die aufgrund der Abflussbehinderung zum Hirnödem und zu stauungsbedingten diapedetischen Blutungen (hämorrhagischer Infarkt) führen. Erste klinische Symptome sind Kopfschmerzen, Übelkeit, Brechreiz, epileptische Anfälle sowie Temperaturanstieg (septische Thrombose).

**b** Ansicht von medial

**a** Linke Hemisphäre,
**b** rechte Hemisphäre.

## Gehirn

# Hirnvenen

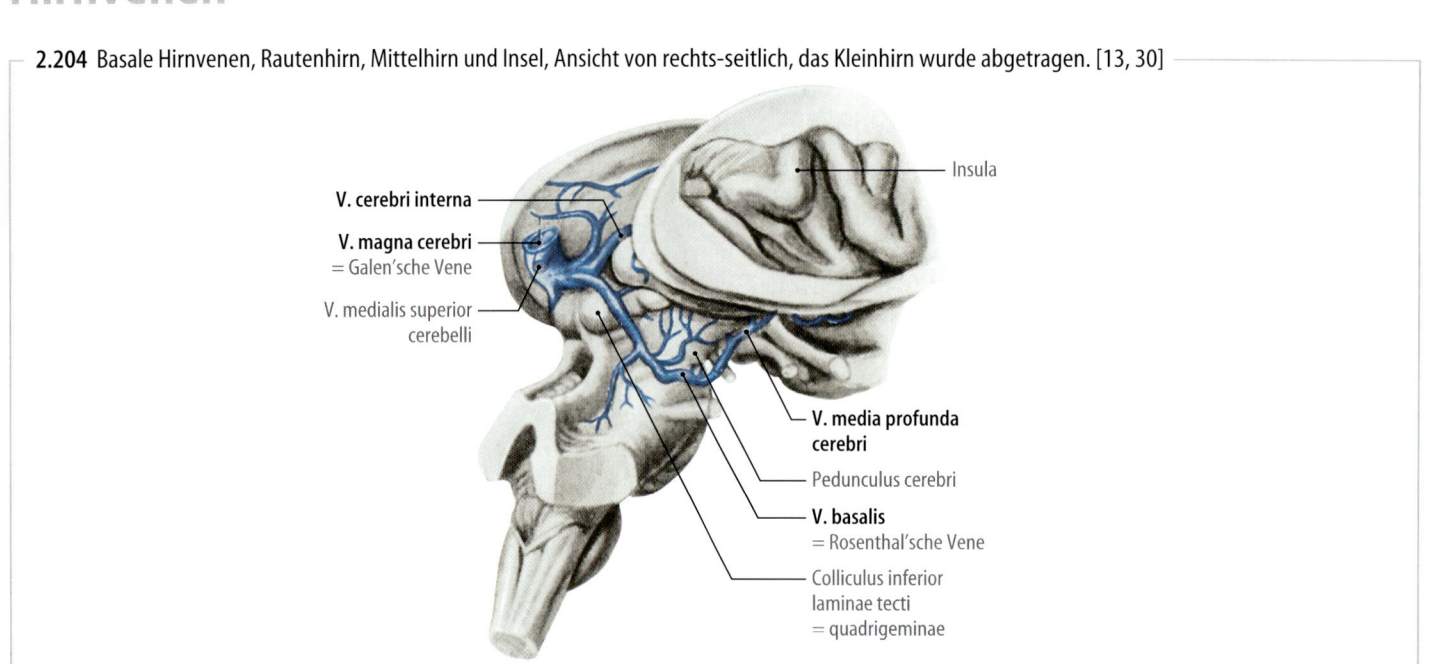

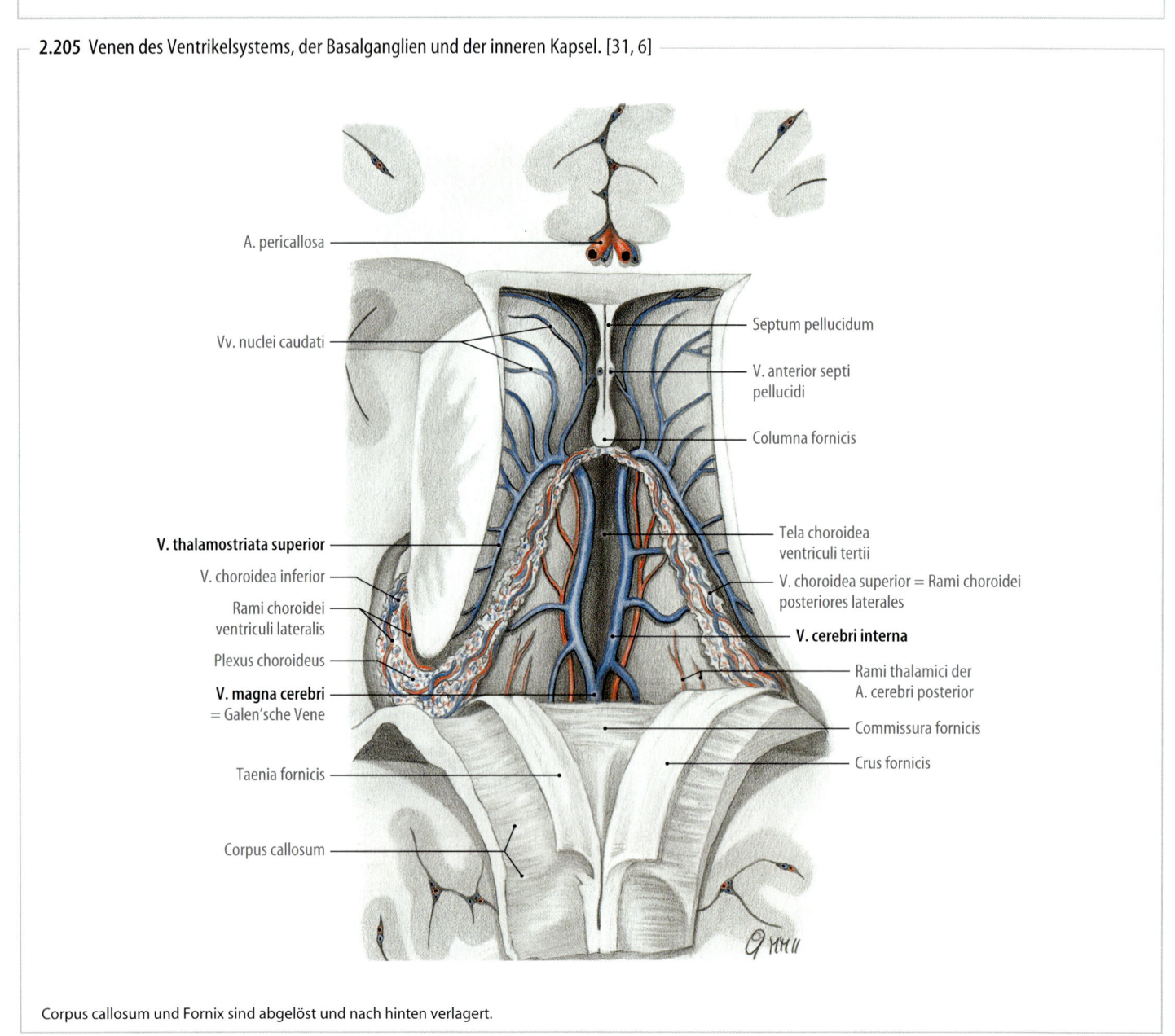

**2.204** Basale Hirnvenen, Rautenhirn, Mittelhirn und Insel, Ansicht von rechts-seitlich, das Kleinhirn wurde abgetragen. [13, 30]

- Insula
- **V. cerebri interna**
- **V. magna cerebri** = Galen'sche Vene
- V. medialis superior cerebelli
- **V. media profunda cerebri**
- Pedunculus cerebri
- **V. basalis** = Rosenthal'sche Vene
- Colliculus inferior laminae tecti = quadrigeminae

**2.205** Venen des Ventrikelsystems, der Basalganglien und der inneren Kapsel. [31, 6]

- A. pericallosa
- Vv. nuclei caudati
- Septum pellucidum
- V. anterior septi pellucidi
- Columna fornicis
- **V. thalamostriata superior**
- V. choroidea inferior
- Rami choroidei ventriculi lateralis
- Plexus choroideus
- **V. magna cerebri** = Galen'sche Vene
- Taenia fornicis
- Corpus callosum
- Tela choroidea ventriculi tertii
- V. choroidea superior = Rami choroidei posteriores laterales
- **V. cerebri interna**
- Rami thalamici der A. cerebri posterior
- Commissura fornicis
- Crus fornicis

Corpus callosum und Fornix sind abgelöst und nach hinten verlagert.

## Hirnvenen: Bildgebung

**2.206** Oberflächliche Hirnvenen und ihre Einmündung in den Sinus sagittalis superior bei einem Kind, Ansicht von oben. [33]

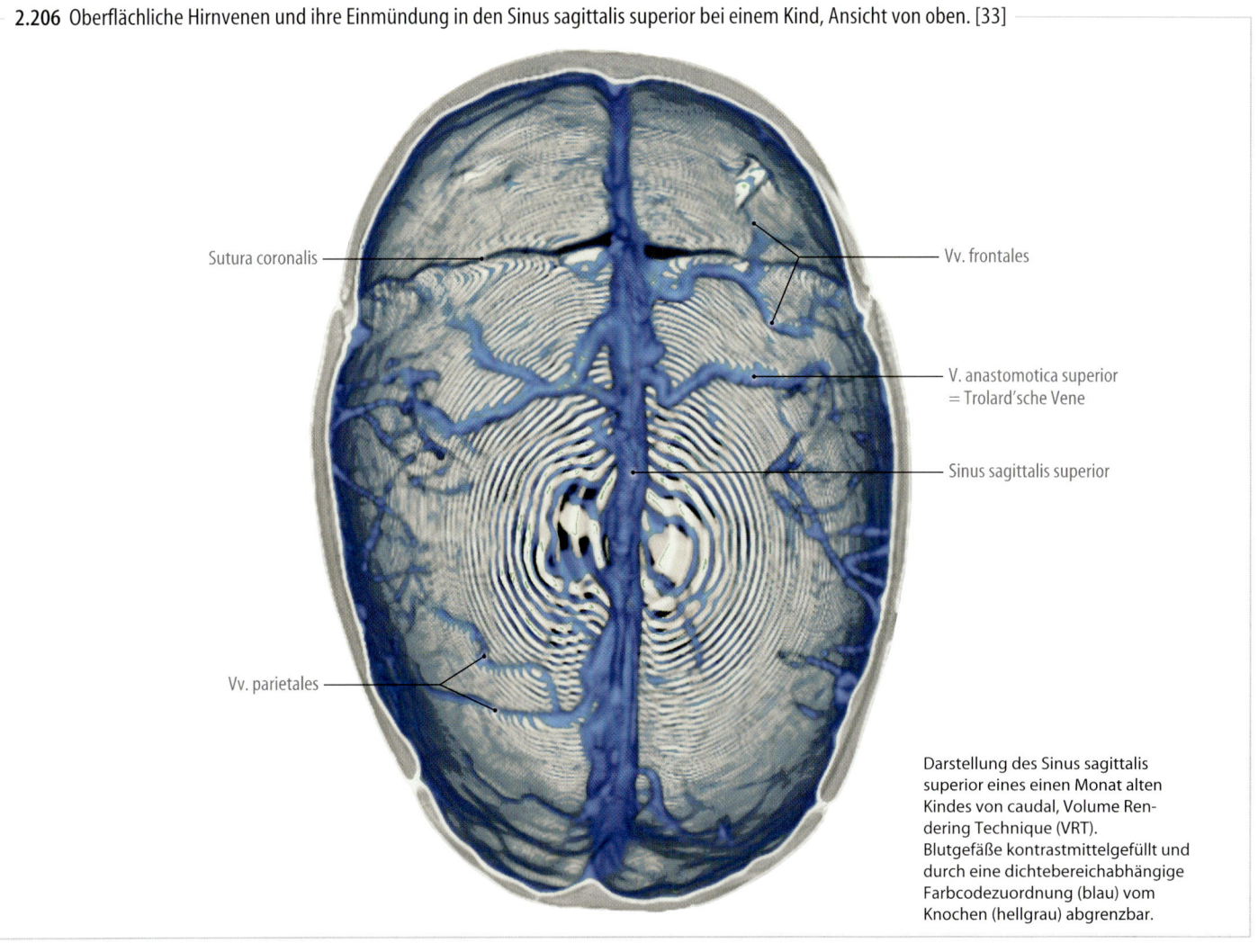

- Sutura coronalis
- Vv. frontales
- V. anastomotica superior = Trolard'sche Vene
- Sinus sagittalis superior
- Vv. parietales

Darstellung des Sinus sagittalis superior eines einen Monat alten Kindes von caudal, Volume Rendering Technique (VRT). Blutgefäße kontrastmittelgefüllt und durch eine dichtebereichabhängige Farbcodezuordnung (blau) vom Knochen (hellgrau) abgrenzbar.

**2.207** Hirnvenen und venöse Blutleiter. [28]

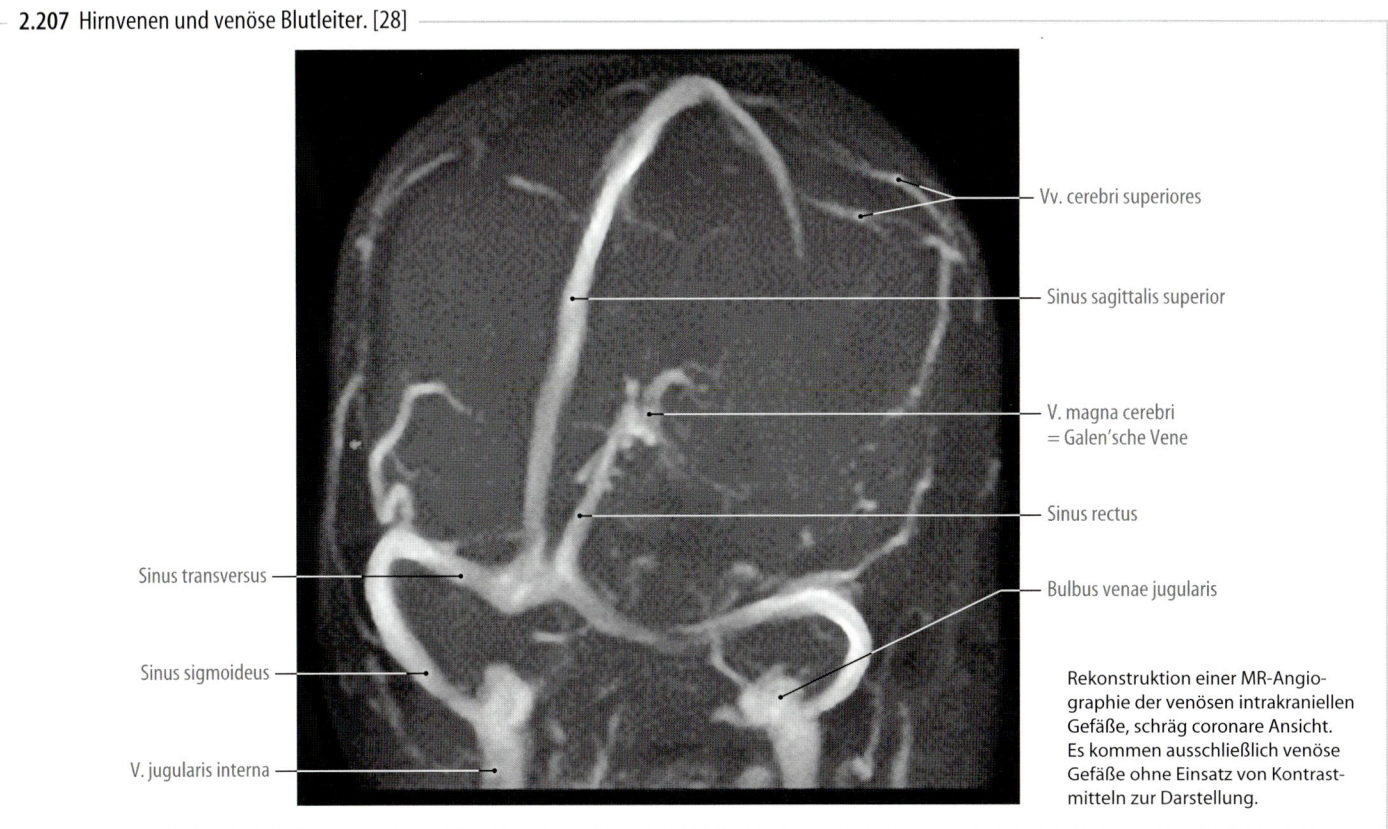

- Vv. cerebri superiores
- Sinus sagittalis superior
- V. magna cerebri = Galen'sche Vene
- Sinus rectus
- Sinus transversus
- Bulbus venae jugularis
- Sinus sigmoideus
- V. jugularis interna

Rekonstruktion einer MR-Angiographie der venösen intrakraniellen Gefäße, schräg coronare Ansicht. Es kommen ausschließlich venöse Gefäße ohne Einsatz von Kontrastmitteln zur Darstellung.

**Gehirn**

# Hals

3

## Muskeln

Halsmuskeln  149
Halsmuskeln  150
Obere Zungenbeinmuskeln  151
Zungenbeinmuskeln: Funktion  152
Tiefe seitliche Halsmuskeln  153
Halsfaszien  154
Halsfaszien und Bindegewebsräume  155

## Leitungsbahnen

Halsarterien  156
Halsarterien  157
Halsvenen · Lymphsystem  158
Motor., sensible, vegetat. Innervation  159
Unterkieferdreieck  160
Unterkieferdreieck  161
Epifasziale Leitungsbahnen  162
Seitliches Halsdreieck · Skalenuslücke  163
Mittleres Halsfaszienblatt · Karotisdreieck  164
Vorderes Halsdreieck  165
Vordere und seitliche Halsdreiecke  166

## Schilddrüse

Schilddrüse  167
Schilddrüse: Leitungsbahnen  168
Schilddrüse: Topographie · Sonogramm  169

## Kehlkopf

Kehlkopfskelett  170
Kehlkopfskelett: Gelenke und Bänder  171
Kehlkopfmuskeln  172
Funktion, Histologie, Kehlkopfetagen  173
Kehlkopf: Leitungsbahnen  174
Kehlkopf, Rachen: Leitungsbahnen  175

## Rachen

Rachenmuskeln  176
Rachen · Spatium retropharyngeum  177
Rachen: Leitungsbahnen  178
Schleimhautrelief · Tuba auditiva  179
Rachen: Tuba auditiva  180

## Topographie

Mediansagittalschnitt Kopf und Hals  181
Tiefe Halsregion  182
Übergang Hals – Brusthöhle  183
Ductus thoracicus · Truncus sympathicus  184

# Halsmuskeln

**3.1 Oberflächliche Hals- und Gesichtsmuskeln, Ansicht von rechts-seitlich. [12]**

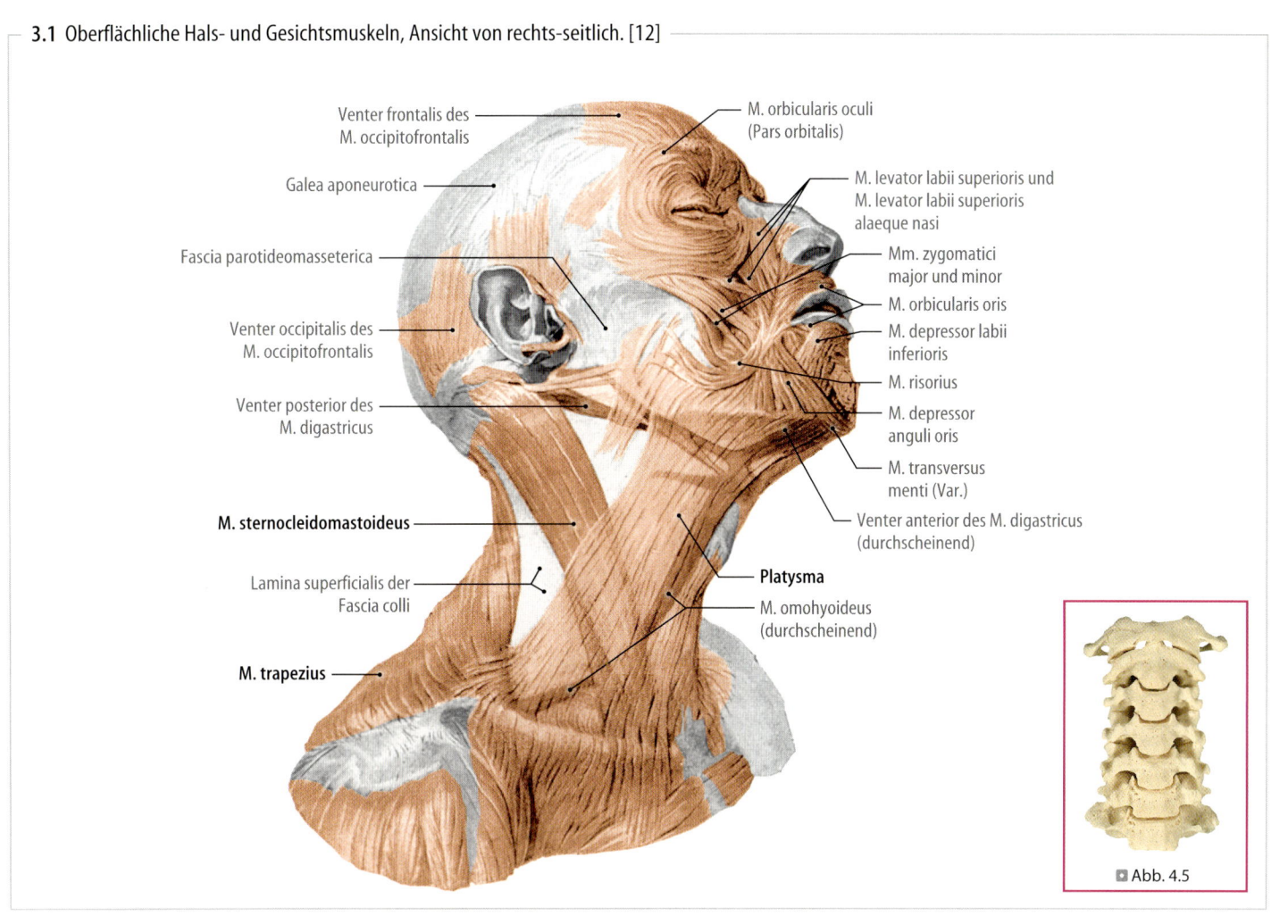

- Venter frontalis des M. occipitofrontalis
- Galea aponeurotica
- Fascia parotideomasseterica
- Venter occipitalis des M. occipitofrontalis
- Venter posterior des M. digastricus
- **M. sternocleidomastoideus**
- Lamina superficialis der Fascia colli
- **M. trapezius**
- M. orbicularis oculi (Pars orbitalis)
- M. levator labii superioris und M. levator labii superioris alaeque nasi
- Mm. zygomatici major und minor
- M. orbicularis oris
- M. depressor labii inferioris
- M. risorius
- M. depressor anguli oris
- M. transversus menti (Var.)
- Venter anterior des M. digastricus (durchscheinend)
- **Platysma**
- M. omohyoideus (durchscheinend)

Abb. 4.5

**3.2 Halsmuskeln, Ansicht von vorn. [20]**

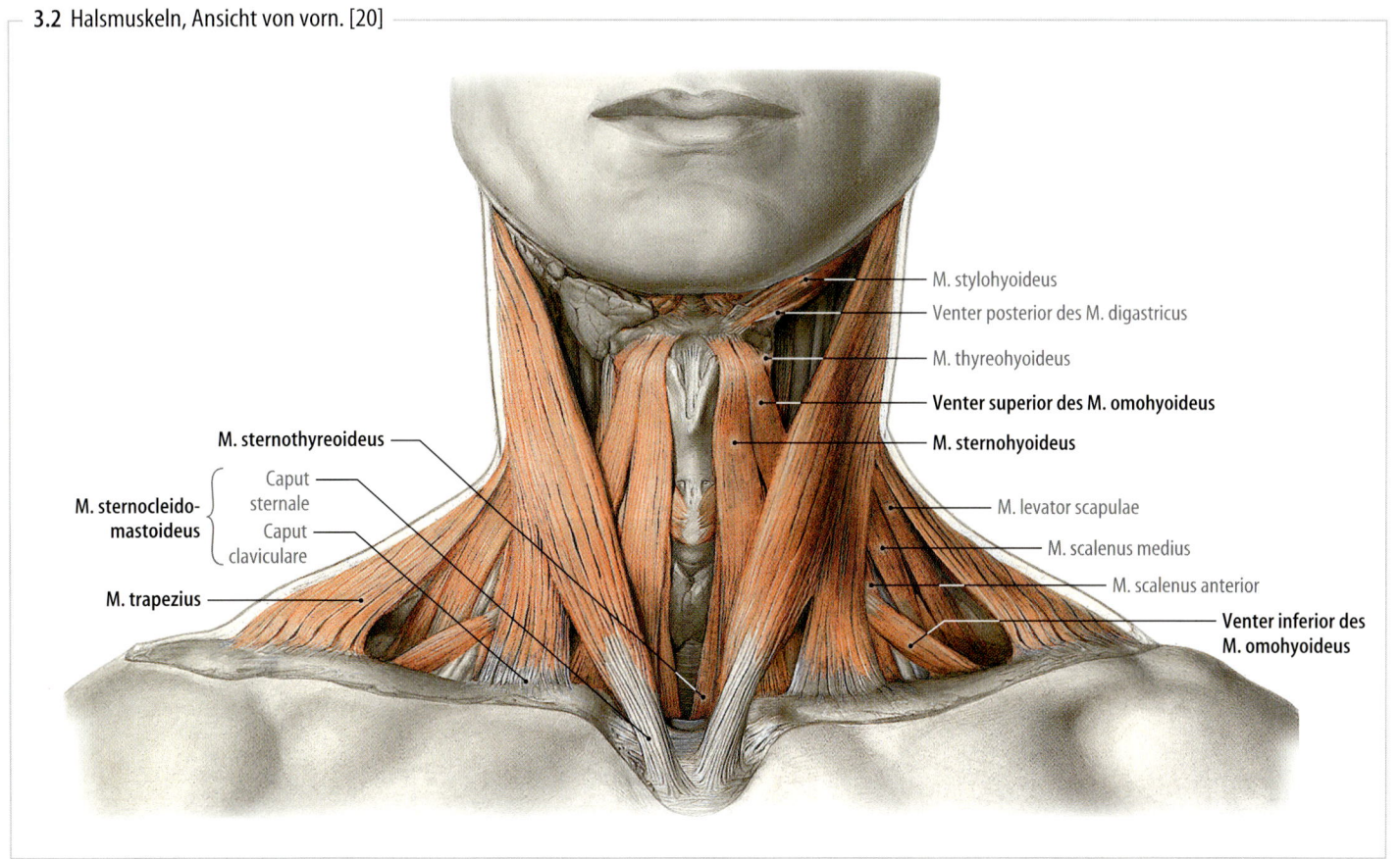

- **M. sternothyreoideus**
- **M. sternocleidomastoideus**
  - Caput sternale
  - Caput claviculare
- **M. trapezius**
- M. stylohyoideus
- Venter posterior des M. digastricus
- M. thyreohyoideus
- **Venter superior des M. omohyoideus**
- **M. sternohyoideus**
- M. levator scapulae
- M. scalenus medius
- M. scalenus anterior
- **Venter inferior des M. omohyoideus**

**Muskeln**

# Halsmuskeln

**3.3** Halsmuskeln, Ansicht von rechts-seitlich. [20]

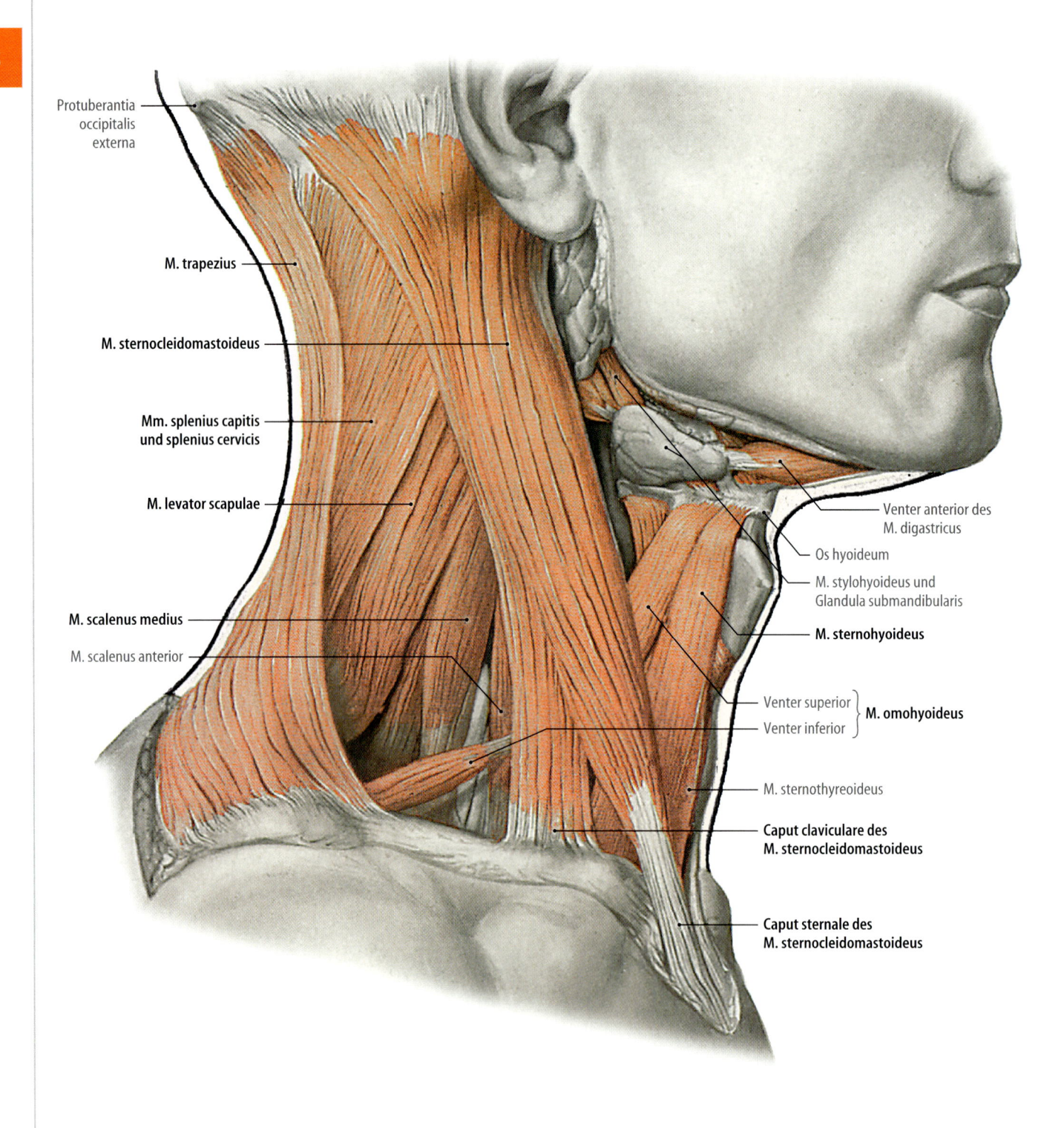

- Protuberantia occipitalis externa
- **M. trapezius**
- **M. sternocleidomastoideus**
- **Mm. splenius capitis und splenius cervicis**
- **M. levator scapulae**
- **M. scalenus medius**
- **M. scalenus anterior**
- Venter anterior des M. digastricus
- Os hyoideum
- M. stylohyoideus und Glandula submandibularis
- **M. sternohyoideus**
- Venter superior } **M. omohyoideus**
- Venter inferior
- M. sternothyreoideus
- **Caput claviculare des M. sternocleidomastoideus**
- **Caput sternale des M. sternocleidomastoideus**

> Der M. sternocleidomastoideus dient als Leitstruktur bei operativen Eingriffen im Halsbereich.

## Obere Zungenbeinmuskeln

**3.4** Obere Zungenbeinmuskeln (Mm. suprahyoidei), Ansicht von rechts-seitlich. [20]

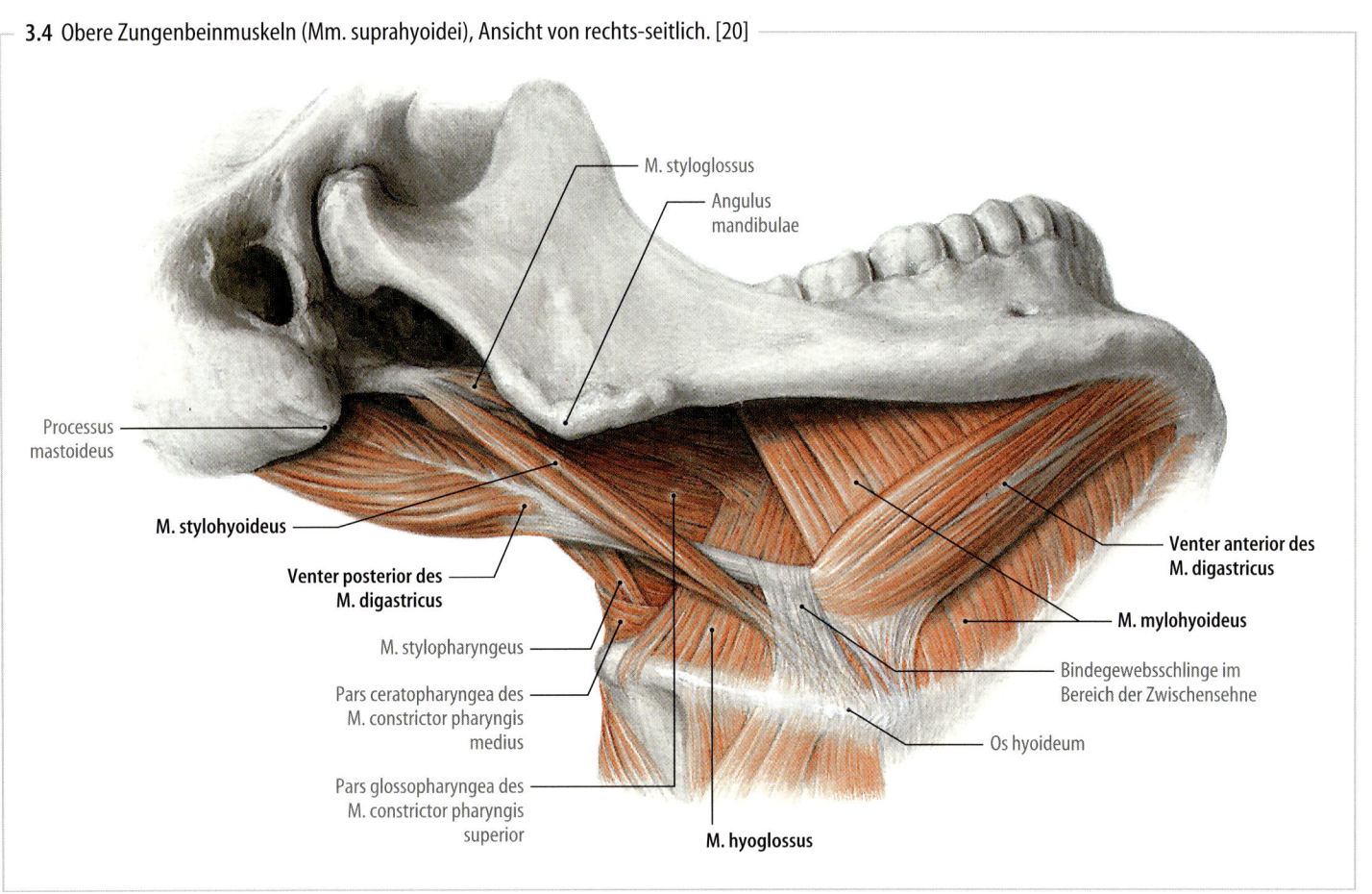

Labels:
- M. styloglossus
- Angulus mandibulae
- Processus mastoideus
- **M. stylohyoideus**
- **Venter posterior des M. digastricus**
- M. stylopharyngeus
- Pars ceratopharyngea des M. constrictor pharyngis medius
- Pars glossopharyngea des M. constrictor pharyngis superior
- **M. hyoglossus**
- **Venter anterior des M. digastricus**
- **M. mylohyoideus**
- Bindegewebsschlinge im Bereich der Zwischensehne
- Os hyoideum

**3.5** Frontalschnitt durch den Kopf im Bereich der Prämolaren, Anschnitt der suprahyalen Muskeln. [20]

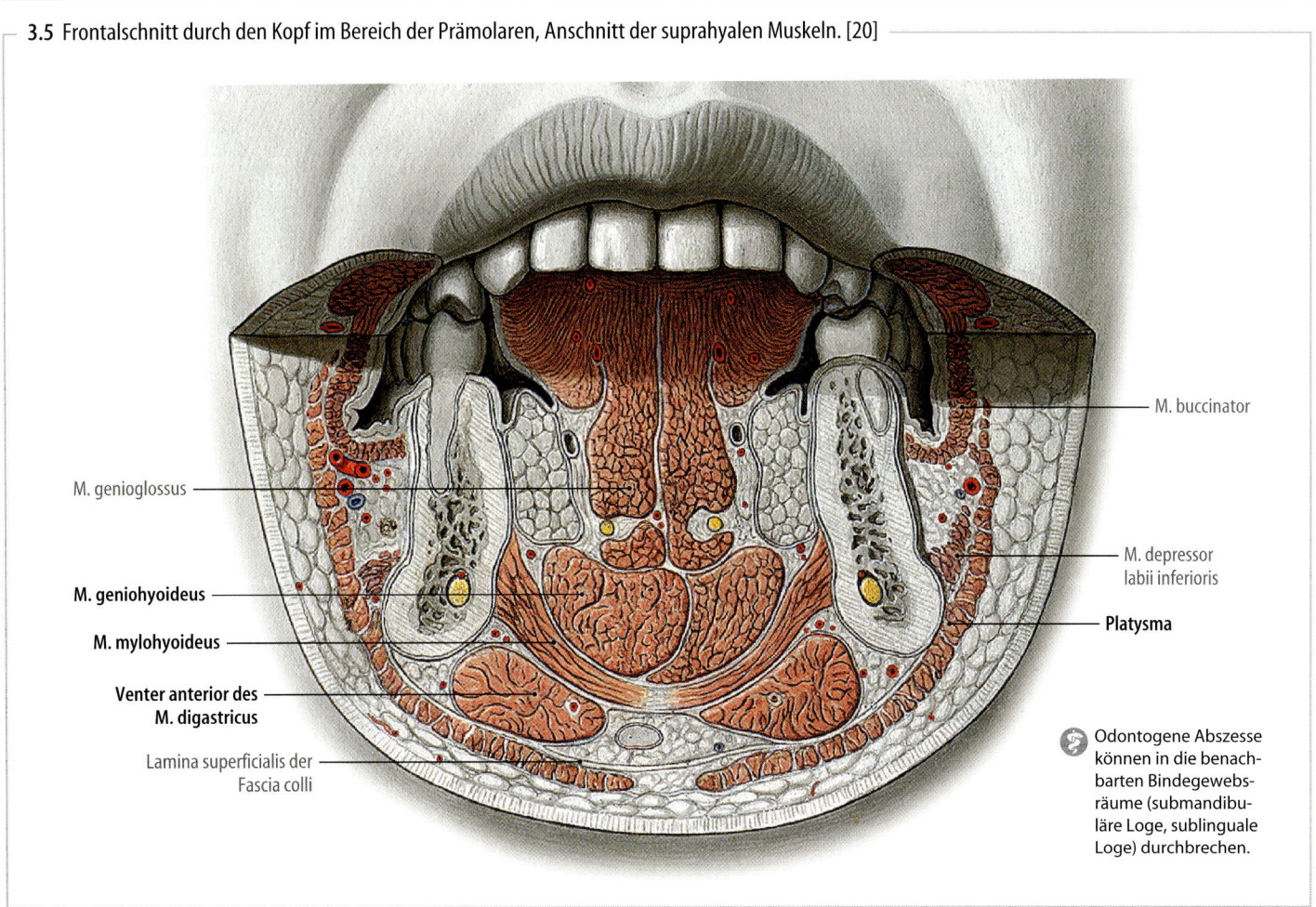

Labels:
- M. genioglossus
- **M. geniohyoideus**
- **M. mylohyoideus**
- **Venter anterior des M. digastricus**
- Lamina superficialis der Fascia colli
- M. buccinator
- M. depressor labii inferioris
- **Platysma**

Odontogene Abszesse können in die benachbarten Bindegewebsräume (submandibuläre Loge, sublinguale Loge) durchbrechen.

**Muskeln**

# Zungenbeinmuskeln: Funktion

**3.6a,b** Suprahyale und infrahyale Muskeln. [20, 44]

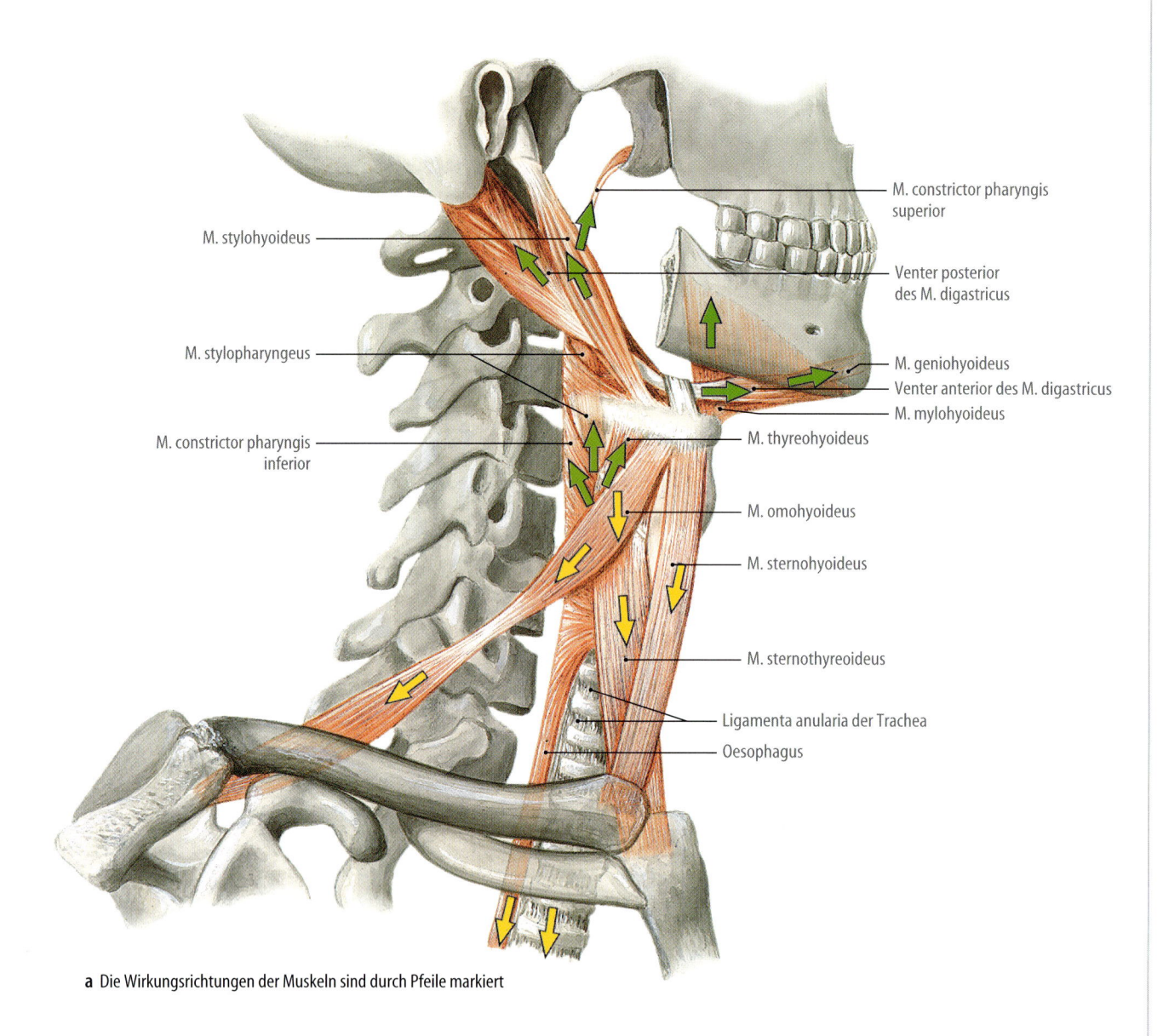

Labels on figure:
- M. stylohyoideus
- M. stylopharyngeus
- M. constrictor pharyngis inferior
- M. constrictor pharyngis superior
- Venter posterior des M. digastricus
- M. geniohyoideus
- Venter anterior des M. digastricus
- M. mylohyoideus
- M. thyreohyoideus
- M. omohyoideus
- M. sternohyoideus
- M. sternothyreoideus
- Ligamenta anularia der Trachea
- Oesophagus

**a** Die Wirkungsrichtungen der Muskeln sind durch Pfeile markiert

**b** Heber und Senker des Zungenbeines und des Kehlkopfes

**Zungenbeinheber:**
M. constrictor pharyngis superior und medius,
M. stylohyoideus,
M. geniohyoideus,
M. digastricus,
M. mylohyoideus

**Zungenbeinsenker:**
M. thyreohyoideus,
M. omohyoideus,
M. sternothyreoideus,
M. sternohyoideus

**Schildknorpelheber:**
M. palatopharyngeus,
M. stylopharyngeus,
M. thyreohyoideus,
M. constrictor pharyngis inferior

**Schildknorpelsenker:**
M. sternothyreoideus,
Zug des Oesophagus und der Trachea

> Zungenbein und Kehlkopf sind durch die Muskelschlingen von oberen und unteren Zungenbeinmuskeln im labilen Gleichgewicht aufgehängt.

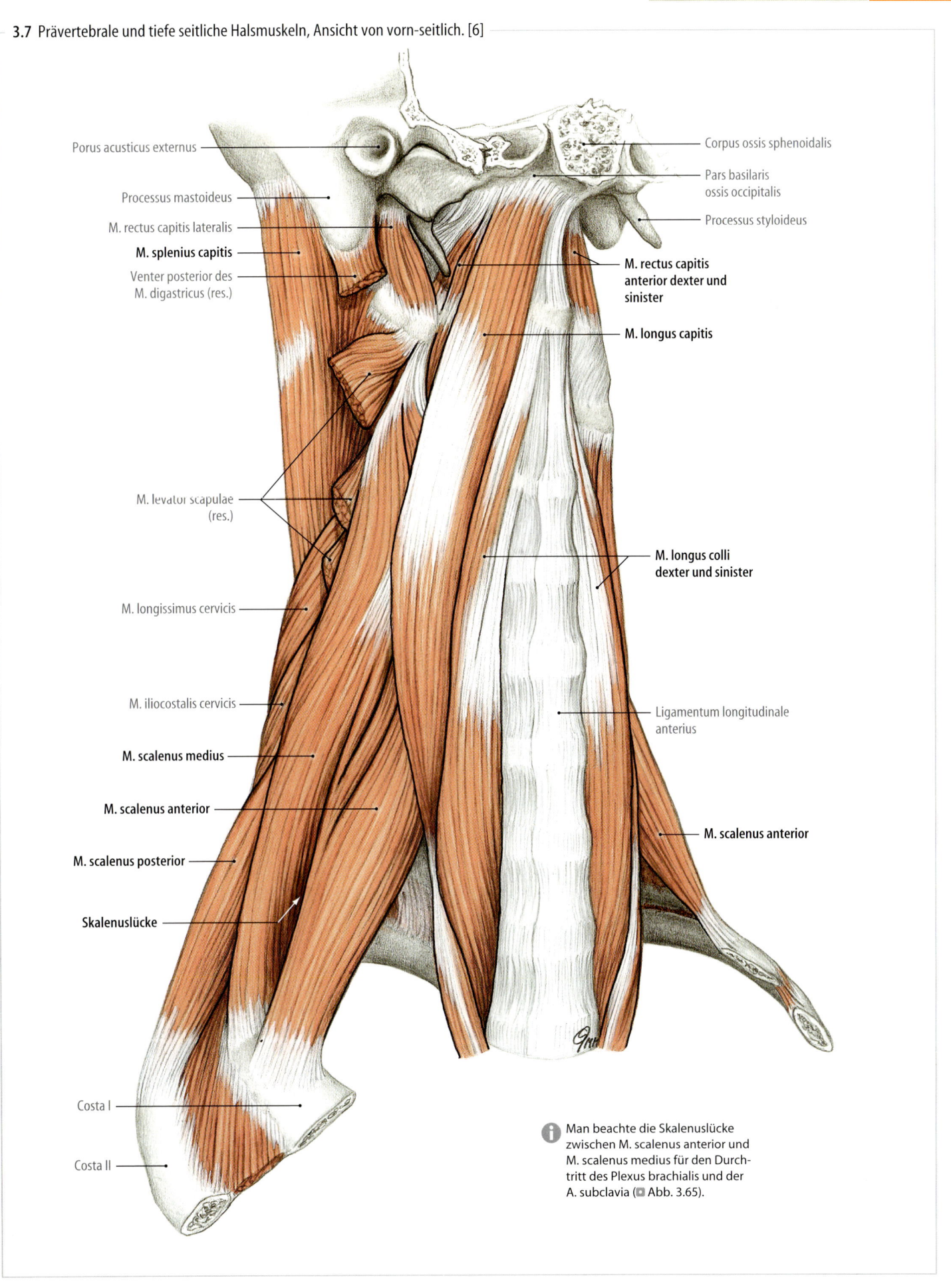

# Tiefe seitliche Halsmuskeln

**3.7** Prävertebrale und tiefe seitliche Halsmuskeln, Ansicht von vorn-seitlich. [6]

Labels (links, von oben nach unten):
- Porus acusticus externus
- Processus mastoideus
- M. rectus capitis lateralis
- **M. splenius capitis**
- Venter posterior des M. digastricus (res.)
- M. levator scapulae (res.)
- M. longissimus cervicis
- M. iliocostalis cervicis
- **M. scalenus medius**
- **M. scalenus anterior**
- **M. scalenus posterior**
- Skalenuslücke
- Costa I
- Costa II

Labels (rechts, von oben nach unten):
- Corpus ossis sphenoidalis
- Pars basilaris ossis occipitalis
- Processus styloideus
- M. rectus capitis anterior dexter und sinister
- M. longus capitis
- M. longus colli dexter und sinister
- Ligamentum longitudinale anterius
- M. scalenus anterior

> Man beachte die Skalenuslücke zwischen M. scalenus anterior und M. scalenus medius für den Durchtritt des Plexus brachialis und der A. subclavia (Abb. 3.65).

**Muskeln**

# Halsfaszien

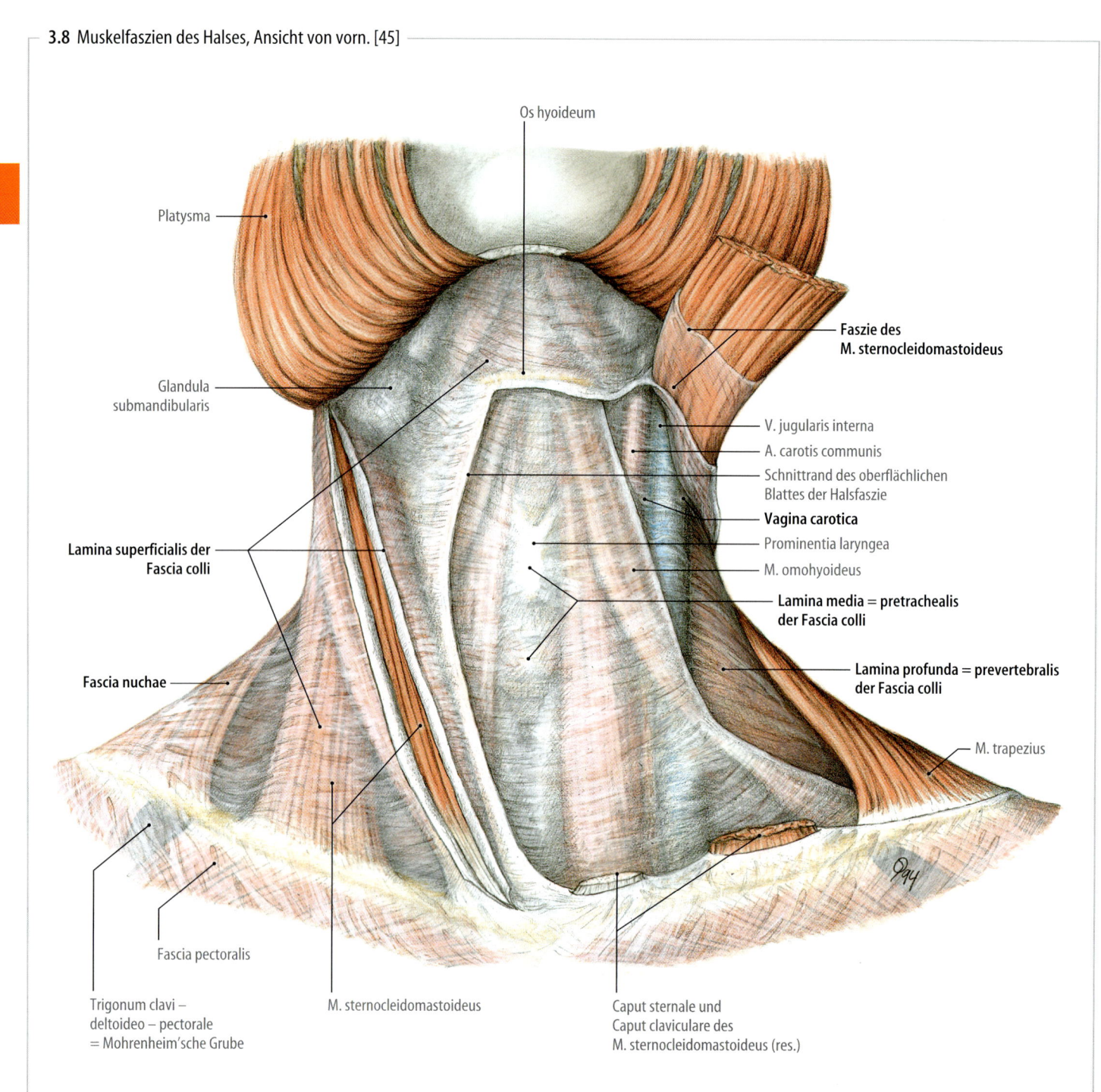

**3.8 Muskelfaszien des Halses, Ansicht von vorn. [45]**

- Os hyoideum
- Platysma
- Glandula submandibularis
- **Lamina superficialis der Fascia colli**
- **Fascia nuchae**
- Fascia pectoralis
- Trigonum clavi – deltoideo – pectorale = Mohrenheim'sche Grube
- M. sternocleidomastoideus
- Caput sternale und Caput claviculare des M. sternocleidomastoideus (res.)
- **Faszie des M. sternocleidomastoideus**
- V. jugularis interna
- A. carotis communis
- Schnittrand des oberflächlichen Blattes der Halsfaszie
- **Vagina carotica**
- Prominentia laryngea
- M. omohyoideus
- **Lamina media = pretrachealis der Fascia colli**
- **Lamina profunda = prevertebralis der Fascia colli**
- M. trapezius

Das Platysma wurde auf beiden Seiten abgelöst und nach kranial verlagert. Auf der rechten Körperseite ist das oberflächliche Halsfaszienblatt über dem M. sternocleidomastoideus eröffnet. Auf der linken Körperseite wurde der M. sternocleidomastoideus an seinem Ansatz abgetrennt und nach kranial verlagert. Zur Demonstration des mittleren Halsfaszienblattes und der Gefäßnervenscheide wurde das oberflächliche Halsfaszienblatt teilweise abgetragen.

Die Halsfaszienblätter und die von ihnen abgegrenzten Bindegewebsräume sind Leitstrukturen bei operativen Eingriffen im Halsbereich (z. B. bei der Neckdissection).

# Halsfaszien und Bindegewebsräume

**3.9** Rekonstruktion der Faszien und der Bindegewebsräume des Halses an einem Horizontalschnitt.

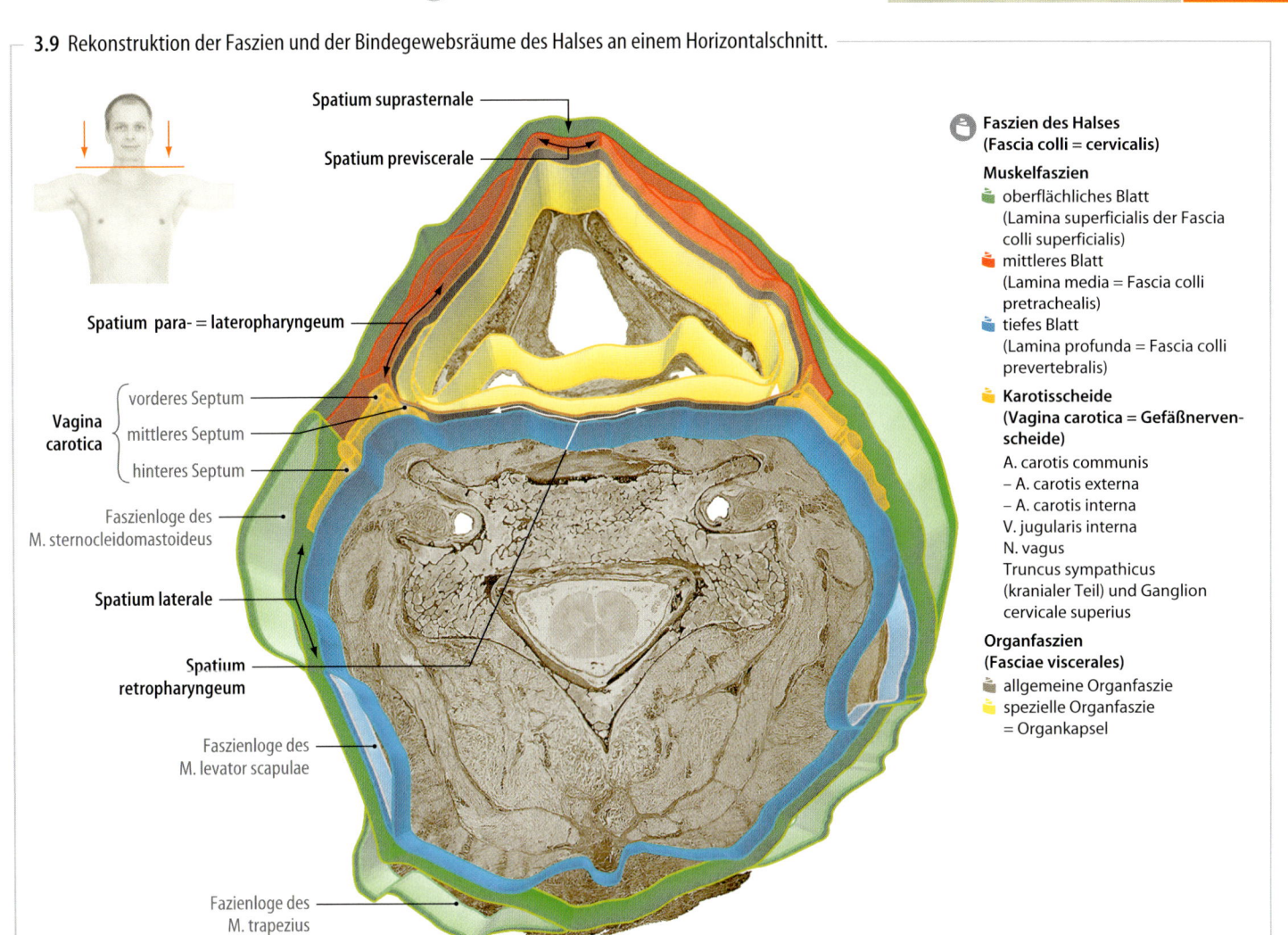

Spatium suprasternale
Spatium previscerale
Spatium para- = lateropharyngeum

Vagina carotica
- vorderes Septum
- mittleres Septum
- hinteres Septum

Faszienloge des M. sternocleidomastoideus
Spatium laterale
Spatium retropharyngeum
Faszienloge des M. levator scapulae
Fazienloge des M. trapezius

**Faszien des Halses (Fascia colli = cervicalis)**

Muskelfaszien
- oberflächliches Blatt (Lamina superficialis der Fascia colli superficialis)
- mittleres Blatt (Lamina media = Fascia colli pretrachealis)
- tiefes Blatt (Lamina profunda = Fascia colli prevertebralis)

Karotisscheide (Vagina carotica = Gefäßnervenscheide)
A. carotis communis
– A. carotis externa
– A. carotis interna
V. jugularis interna
N. vagus
Truncus sympathicus (kranialer Teil) und Ganglion cervicale superius

Organfaszien (Fasciae viscerales)
- allgemeine Organfaszie
- spezielle Organfaszie = Organkapsel

**3.10** Sagittalschnitt durch den Hals in Höhe des Kehlkopfes. [15]

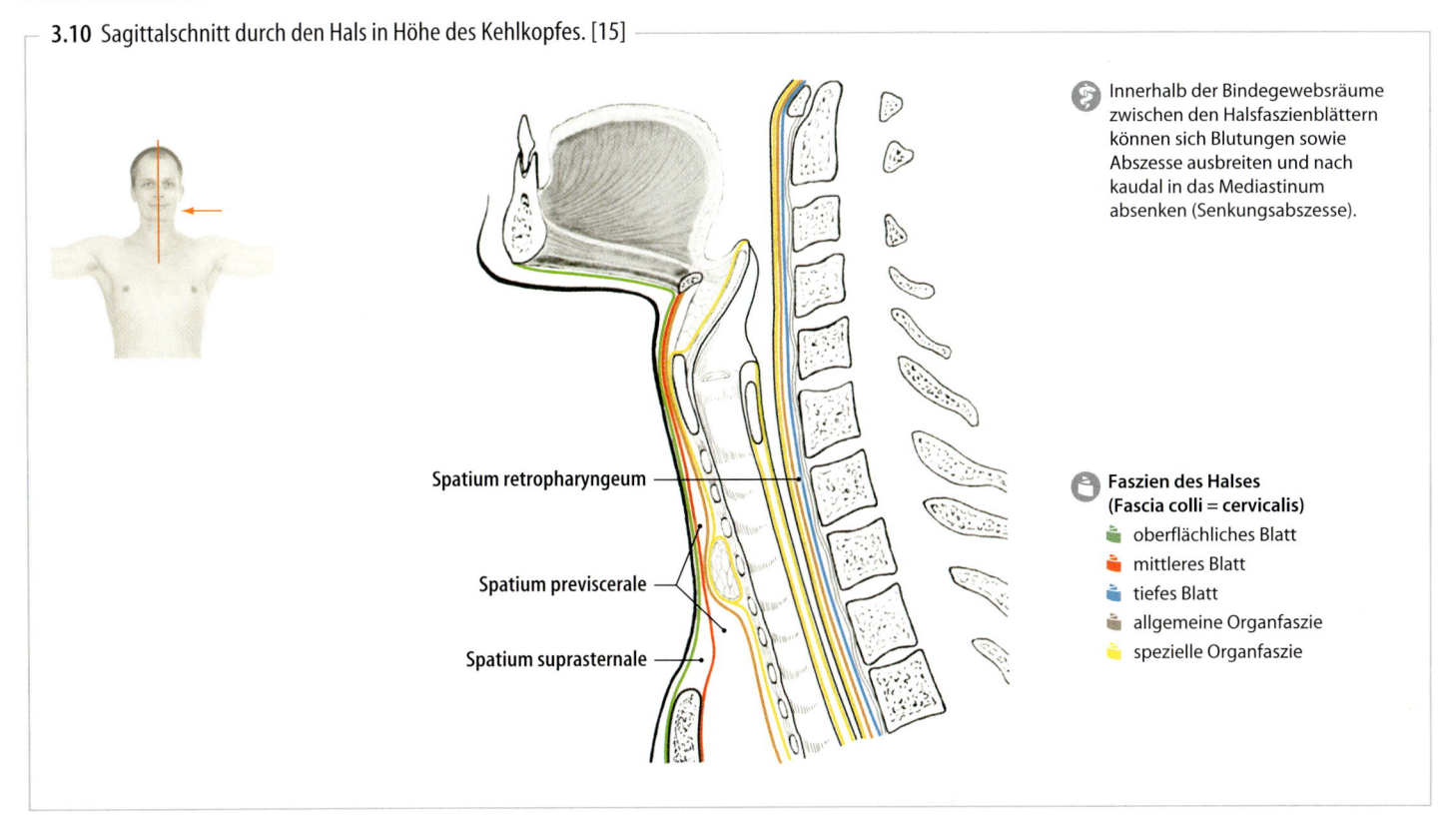

Spatium retropharyngeum
Spatium previscerale
Spatium suprasternale

Innerhalb der Bindegewebsräume zwischen den Halsfaszienblättern können sich Blutungen sowie Abszesse ausbreiten und nach kaudal in das Mediastinum absenken (Senkungsabszesse).

**Faszien des Halses (Fascia colli = cervicalis)**
- oberflächliches Blatt
- mittleres Blatt
- tiefes Blatt
- allgemeine Organfaszie
- spezielle Organfaszie

**Muskeln**

# Halsarterien

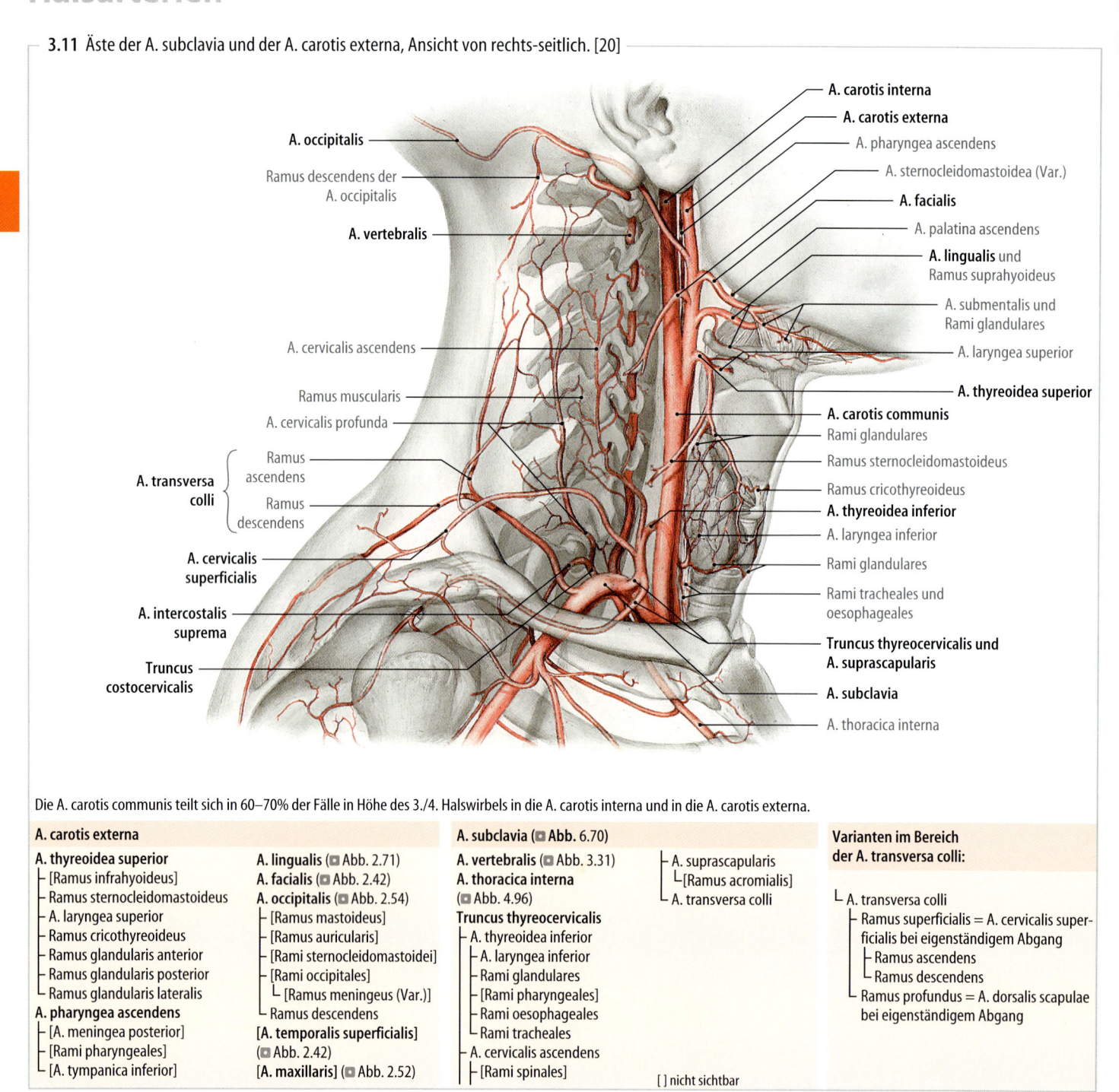

**3.11** Äste der A. subclavia und der A. carotis externa, Ansicht von rechts-seitlich. [20]

Labels (Abbildung):
- A. occipitalis
- Ramus descendens der A. occipitalis
- A. vertebralis
- A. cervicalis ascendens
- Ramus muscularis
- A. cervicalis profunda
- A. transversa colli
  - Ramus ascendens
  - Ramus descendens
- A. cervicalis superficialis
- A. intercostalis suprema
- Truncus costocervicalis
- A. carotis interna
- A. carotis externa
- A. pharyngea ascendens
- A. sternocleidomastoidea (Var.)
- A. facialis
- A. palatina ascendens
- A. lingualis und Ramus suprahyoideus
- A. submentalis und Rami glandulares
- A. laryngea superior
- A. thyreoidea superior
- A. carotis communis
- Rami glandulares
- Ramus sternocleidomastoideus
- Ramus cricothyreoideus
- A. thyreoidea inferior
- A. laryngea inferior
- Rami glandulares
- Rami tracheales und oesophageales
- Truncus thyreocervicalis und A. suprascapularis
- A. subclavia
- A. thoracica interna

Die A. carotis communis teilt sich in 60–70% der Fälle in Höhe des 3./4. Halswirbels in die A. carotis interna und in die A. carotis externa.

**A. carotis externa**

**A. thyreoidea superior**
- [Ramus infrahyoideus]
- Ramus sternocleidomastoideus
- A. laryngea superior
- Ramus cricothyreoideus
- Ramus glandularis anterior
- Ramus glandularis posterior
- Ramus glandularis lateralis

**A. pharyngea ascendens**
- [A. meningea posterior]
- [Rami pharyngeales]
- [A. tympanica inferior]

**A. lingualis** (◘ Abb. 2.71)
**A. facialis** (◘ Abb. 2.42)
**A. occipitalis** (◘ Abb. 2.54)
- [Ramus mastoideus]
- [Ramus auricularis]
- [Rami sternocleidomastoidei]
- [Rami occipitales]
  - [Ramus meningeus (Var.)]
- Ramus descendens

**[A. temporalis superficialis]** (◘ Abb. 2.42)
**[A. maxillaris]** (◘ Abb. 2.52)

**A. subclavia** (◘ Abb. 6.70)

**A. vertebralis** (◘ Abb. 3.31)
**A. thoracica interna** (◘ Abb. 4.96)
**Truncus thyreocervicalis**
- A. thyreoidea inferior
  - A. laryngea inferior
  - Rami glandulares
  - [Rami pharyngeales]
  - Rami oesophageales
  - Rami tracheales
- A. cervicalis ascendens
  - [Rami spinales]

- A. suprascapularis
  - [Ramus acromialis]
- A. transversa colli

[ ] nicht sichtbar

**Varianten im Bereich der A. transversa colli:**

- A. transversa colli
  - Ramus superficialis = A. cervicalis superficialis bei eigenständigem Abgang
    - Ramus ascendens
    - Ramus descendens
  - Ramus profundus = A. dorsalis scapulae bei eigenständigem Abgang

**3.12** Astfolge der A. carotis externa (sog. Normalfall).

**A. carotis externa**
*vordere Äste*
 A. thyreoidea superior
 A. lingualis
 A. facialis
*hintere Äste*
 A. occipitalis
 A. auricularis posterior
*medialer Ast*
 A. pharyngea ascendens
*Endäste*
 A. maxillaris
 A. temporalis superficialis

Labels (Schema):
- A. temporalis superficialis
- A. maxillaris
- A. auricularis posterior
- A. occipitalis
- A. facialis
- A. lingualis
- A. pharyngea ascendens
- A. thyreoidea superior
- A. carotis interna
- A. carotis externa
- A. carotis communis

# Halsarterien

**3.13** Äste der A. vertebralis und des Truncus costocervicalis, Ansicht von vorn. [13]

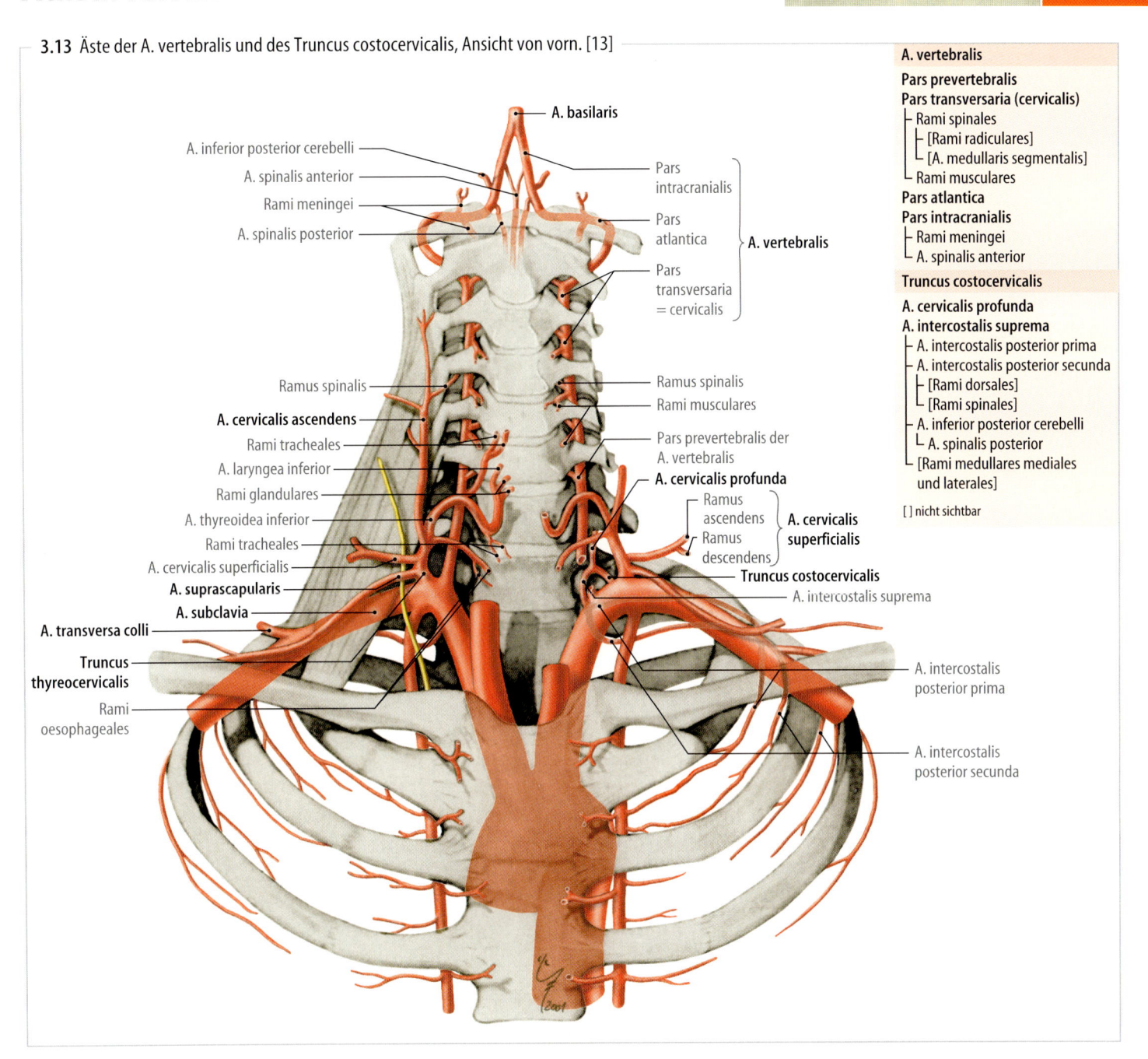

Labels (Abbildung):
- A. basilaris
- A. inferior posterior cerebelli
- A. spinalis anterior
- Rami meningei
- A. spinalis posterior
- Pars intracranialis
- Pars atlantica
- Pars transversaria = cervicalis
- A. vertebralis
- Ramus spinalis
- Ramus spinalis
- Rami musculares
- A. cervicalis ascendens
- Rami tracheales
- A. laryngea inferior
- Rami glandulares
- A. thyreoidea inferior
- Rami tracheales
- A. cervicalis superficialis
- A. suprascapularis
- A. subclavia
- A. transversa colli
- Truncus thyreocervicalis
- Rami oesophageales
- Pars prevertebralis der A. vertebralis
- A. cervicalis profunda
- Ramus ascendens
- Ramus descendens
- A. cervicalis superficialis
- Truncus costocervicalis
- A. intercostalis suprema
- A. intercostalis posterior prima
- A. intercostalis posterior secunda

**A. vertebralis**
Pars prevertebralis
Pars transversaria (cervicalis)
⎯ Rami spinales
  ⎯ [Rami radiculares]
  ⎯ [A. medullaris segmentalis]
⎯ Rami musculares
Pars atlantica
Pars intracranialis
⎯ Rami meningei
⎯ A. spinalis anterior

**Truncus costocervicalis**
A. cervicalis profunda
A. intercostalis suprema
⎯ A. intercostalis posterior prima
⎯ A. intercostalis posterior secunda
  ⎯ [Rami dorsales]
  ⎯ [Rami spinales]
⎯ A. inferior posterior cerebelli
⎯ A. spinalis posterior
⎯ [Rami medullares mediales und laterales]

[ ] nicht sichtbar

**3.14** A. vertebralis, Varianten des Eintritts in die Foramina transversaria, Ansicht von vorn. [20]

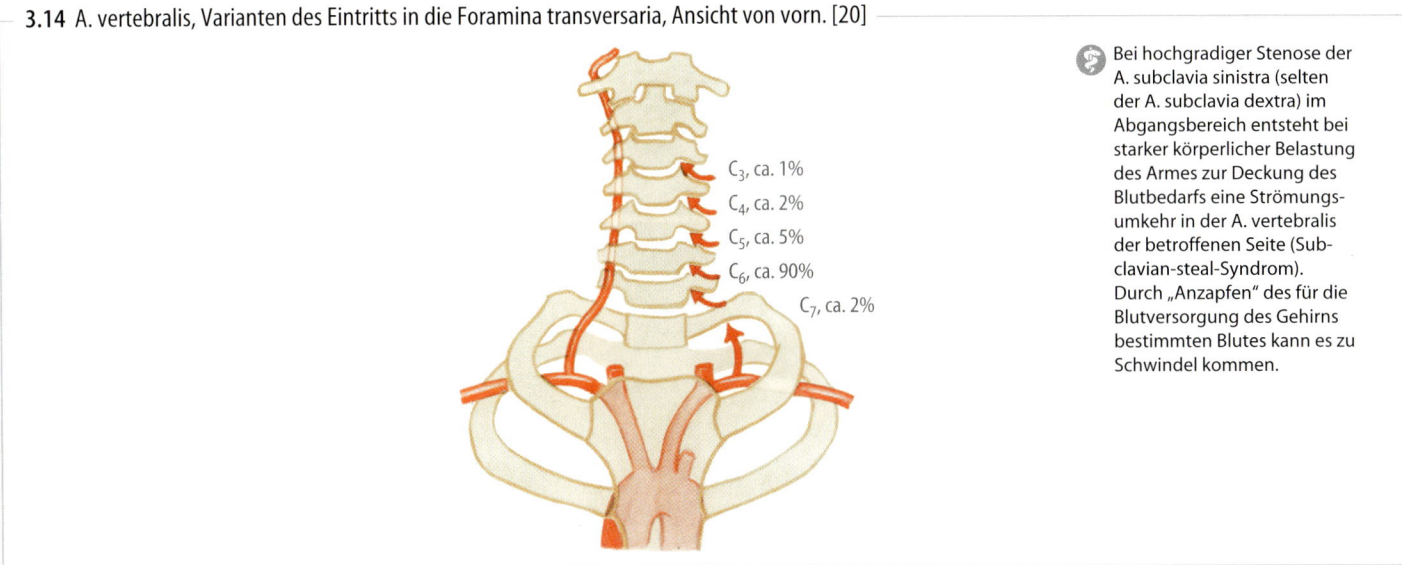

$C_3$, ca. 1%
$C_4$, ca. 2%
$C_5$, ca. 5%
$C_6$, ca. 90%
$C_7$, ca. 2%

Bei hochgradiger Stenose der A. subclavia sinistra (selten der A. subclavia dextra) im Abgangsbereich entsteht bei starker körperlicher Belastung des Armes zur Deckung des Blutbedarfs eine Strömungsumkehr in der A. vertebralis der betroffenen Seite (Subclavian-steal-Syndrom). Durch „Anzapfen" des für die Blutversorgung des Gehirns bestimmten Blutes kann es zu Schwindel kommen.

**Leitungsbahnen**

# Halsvenen · Lymphsystem

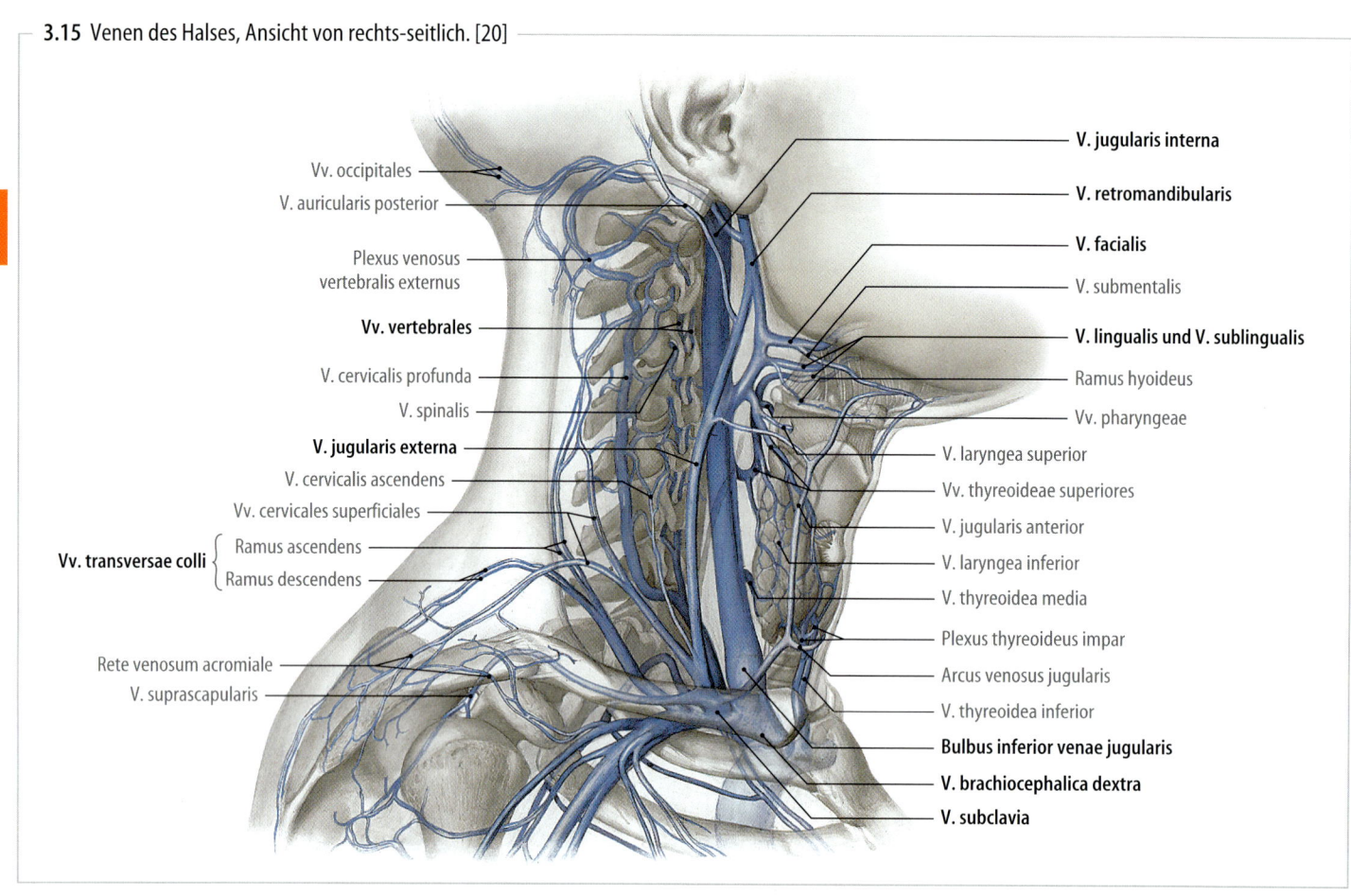

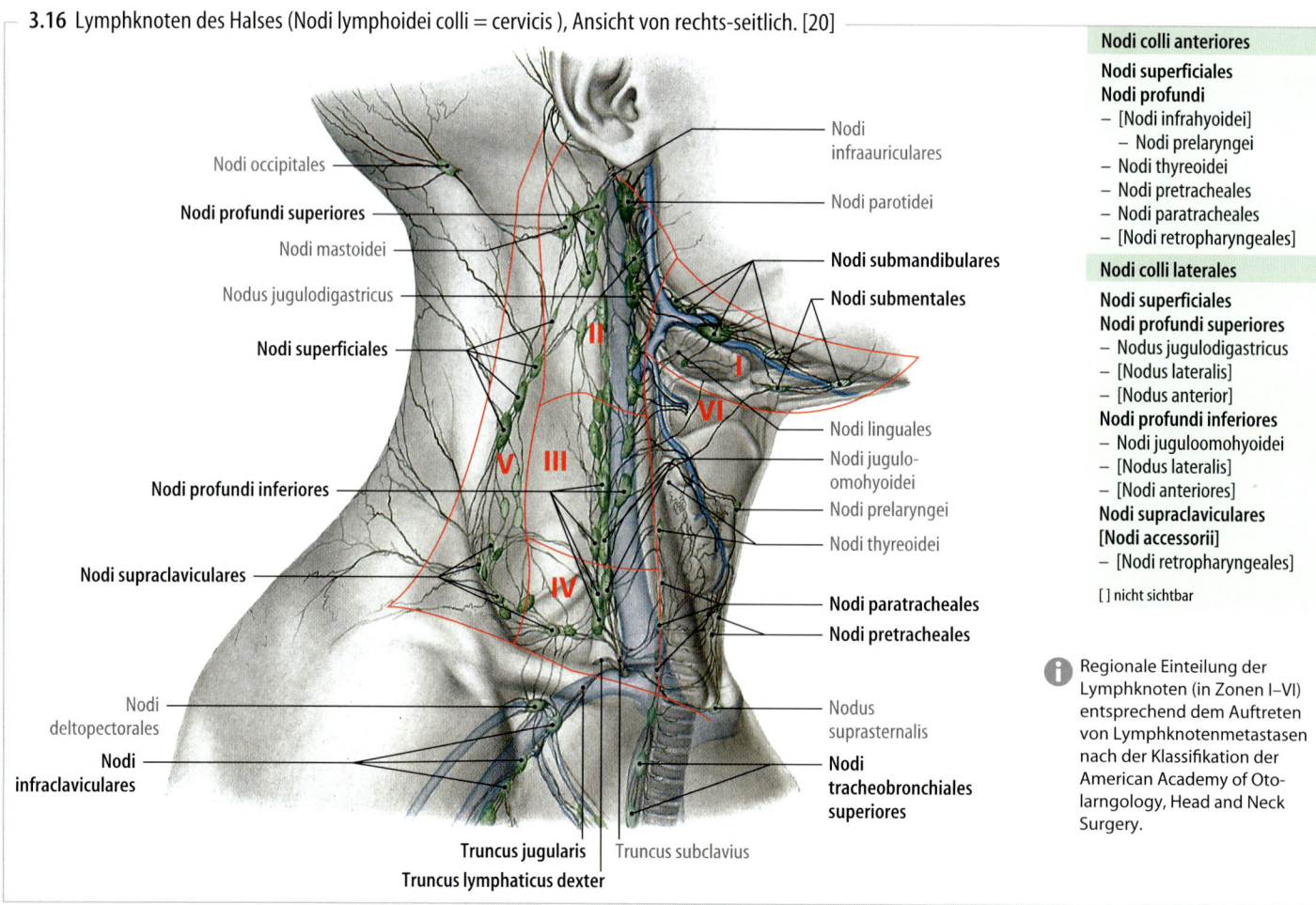

**3.15** Venen des Halses, Ansicht von rechts-seitlich. [20]

- Vv. occipitales
- V. auricularis posterior
- Plexus venosus vertebralis externus
- **Vv. vertebrales**
- V. cervicalis profunda
- V. spinalis
- **V. jugularis externa**
- V. cervicalis ascendens
- Vv. cervicales superficiales
- **Vv. transversae colli**
  - Ramus ascendens
  - Ramus descendens
- Rete venosum acromiale
- V. suprascapularis
- **V. jugularis interna**
- **V. retromandibularis**
- **V. facialis**
- V. submentalis
- **V. lingualis und V. sublingualis**
- Ramus hyoideus
- Vv. pharyngeae
- V. laryngea superior
- Vv. thyreoideae superiores
- V. jugularis anterior
- V. laryngea inferior
- V. thyreoidea media
- Plexus thyreoideus impar
- Arcus venosus jugularis
- V. thyreoidea inferior
- **Bulbus inferior venae jugularis**
- **V. brachiocephalica dextra**
- **V. subclavia**

**3.16** Lymphknoten des Halses (Nodi lymphoidei colli = cervicis), Ansicht von rechts-seitlich. [20]

- Nodi occipitales
- **Nodi profundi superiores**
- Nodi mastoidei
- Nodus jugulodigastricus
- **Nodi superficiales**
- **Nodi profundi inferiores**
- **Nodi supraclaviculares**
- Nodi deltopectorales
- **Nodi infraclaviculares**
- Nodi infraauriculares
- Nodi parotidei
- **Nodi submandibulares**
- **Nodi submentales**
- Nodi linguales
- Nodi jugulo-omohyoidei
- Nodi prelaryngei
- Nodi thyreoidei
- **Nodi paratracheales**
- **Nodi pretracheales**
- Nodus suprasternalis
- **Nodi tracheobronchiales superiores**
- Truncus jugularis
- Truncus subclavius
- **Truncus lymphaticus dexter**

**Nodi colli anteriores**

**Nodi superficiales**
**Nodi profundi**
- [Nodi infrahyoidei]
  - Nodi prelaryngei
- Nodi thyreoidei
- Nodi pretracheales
- Nodi paratracheales
- [Nodi retropharyngeales]

**Nodi colli laterales**

**Nodi superficiales**
**Nodi profundi superiores**
- Nodus jugulodigastricus
- [Nodus lateralis]
- [Nodus anterior]

**Nodi profundi inferiores**
- Nodus juguloomohyoidei
- [Nodus lateralis]
- [Nodi anteriores]

**Nodi supraclaviculares [Nodi accessorii]**
- [Nodi retropharyngeales]

[ ] nicht sichtbar

ⓘ Regionale Einteilung der Lymphknoten (in Zonen I–VI) entsprechend dem Auftreten von Lymphknotenmetastasen nach der Klassifikation der American Academy of Otolarngology, Head and Neck Surgery.

# Motor., sensible, vegetat. Innervation

**3.17 Motorische Innervation aus dem Plexus cervicalis und aus den Trunci des Plexus brachialis.** [18]

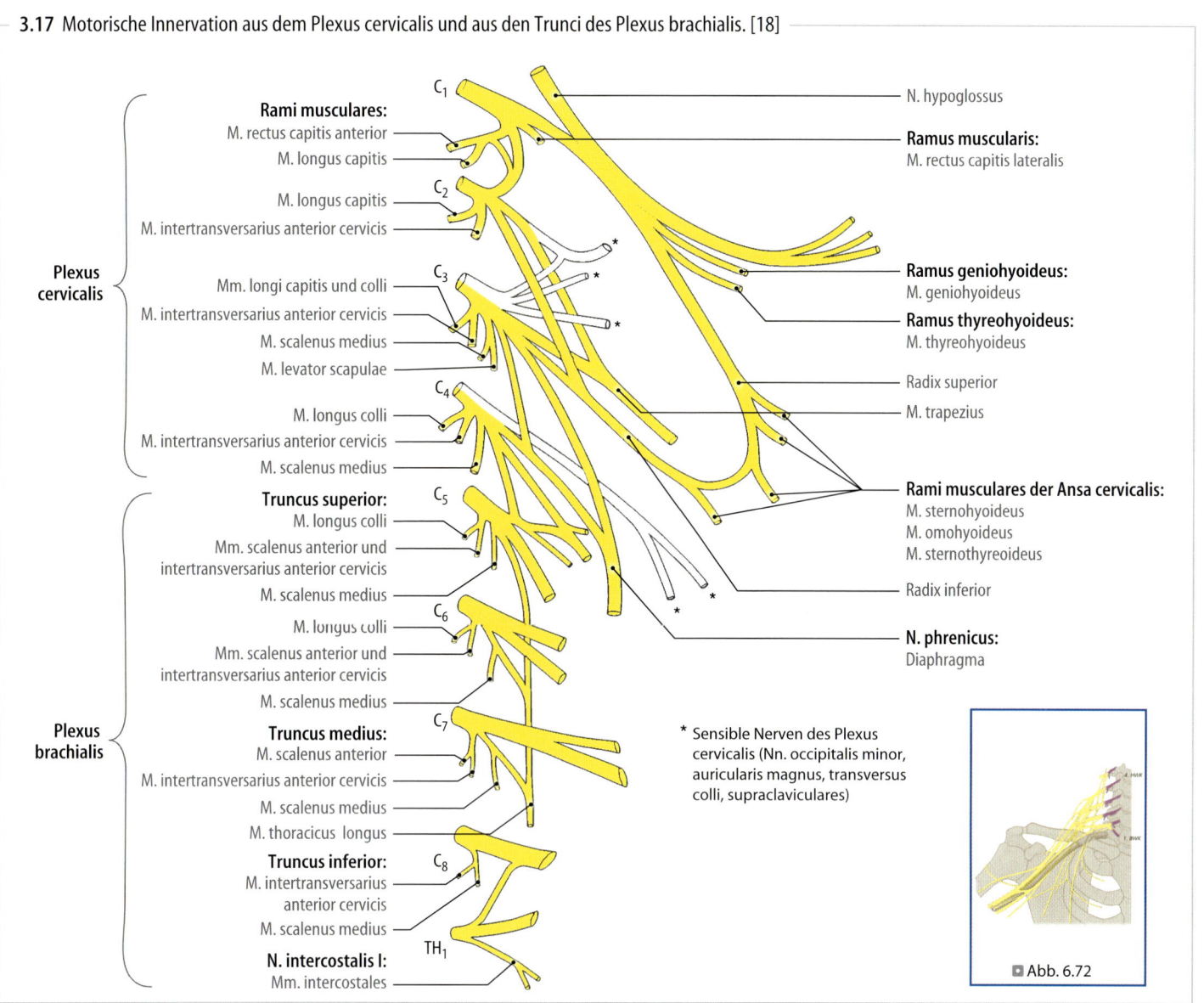

**Plexus cervicalis**

- Rami musculares:
  - M. rectus capitis anterior — $C_1$
  - M. longus capitis
  - M. longus capitis — $C_2$
  - M. intertransversarius anterior cervicis
  - Mm. longi capitis und colli — $C_3$
  - M. intertransversarius anterior cervicis
  - M. scalenus medius
  - M. levator scapulae
  - M. longus colli — $C_4$
  - M. intertransversarius anterior cervicis
  - M. scalenus medius

- N. hypoglossus
- **Ramus muscularis:** M. rectus capitis lateralis
- **Ramus geniohyoideus:** M. geniohyoideus
- **Ramus thyreohyoideus:** M. thyreohyoideus
- Radix superior
- M. trapezius
- **Rami musculares der Ansa cervicalis:**
  - M. sternohyoideus
  - M. omohyoideus
  - M. sternothyreoideus
- Radix inferior
- **N. phrenicus:** Diaphragma

**Plexus brachialis**

- Truncus superior: — $C_5$
  - M. longus colli
  - Mm. scalenus anterior und intertransversarius anterior cervicis
  - M. scalenus medius
  - M. longus colli — $C_6$
  - Mm. scalenus anterior und intertransversarius anterior cervicis
  - M. scalenus medius
- Truncus medius: — $C_7$
  - M. scalenus anterior
  - M. intertransversarius anterior cervicis
  - M. scalenus medius
  - M. thoracicus longus
- Truncus inferior: — $C_8$
  - M. intertransversarius anterior cervicis
  - M. scalenus medius
- N. intercostalis I: — $TH_1$
  - Mm. intercostales

\* Sensible Nerven des Plexus cervicalis (Nn. occipitalis minor, auricularis magnus, transversus colli, supraclaviculares)

▭ Abb. 6.72

---

**3.18 Sensible Versorgung der Haut des Halses.** [47]

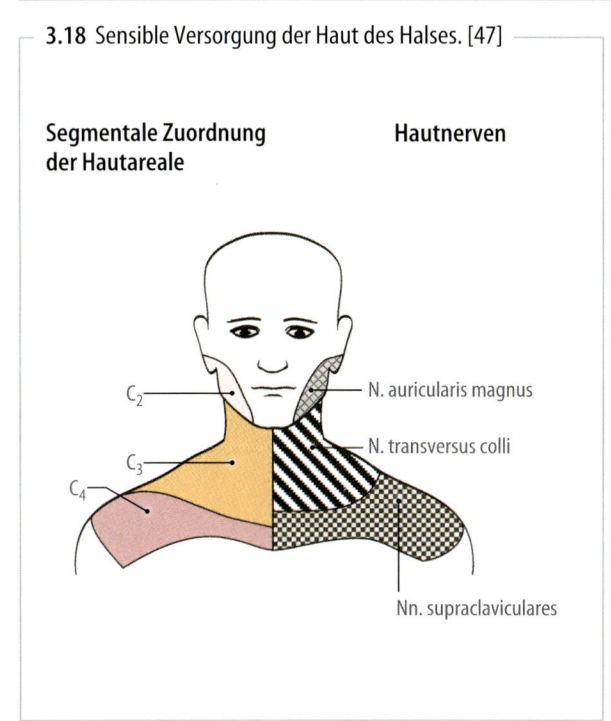

Segmentale Zuordnung der Hautareale | Hautnerven

- $C_2$
- $C_3$
- $C_4$
- N. auricularis magnus
- N. transversus colli
- Nn. supraclaviculares

---

**3.19 Vegetative Nervenversorgung im Bereich der großen Halsgefäße und des Glomus caroticum der rechten Seite.** [20]

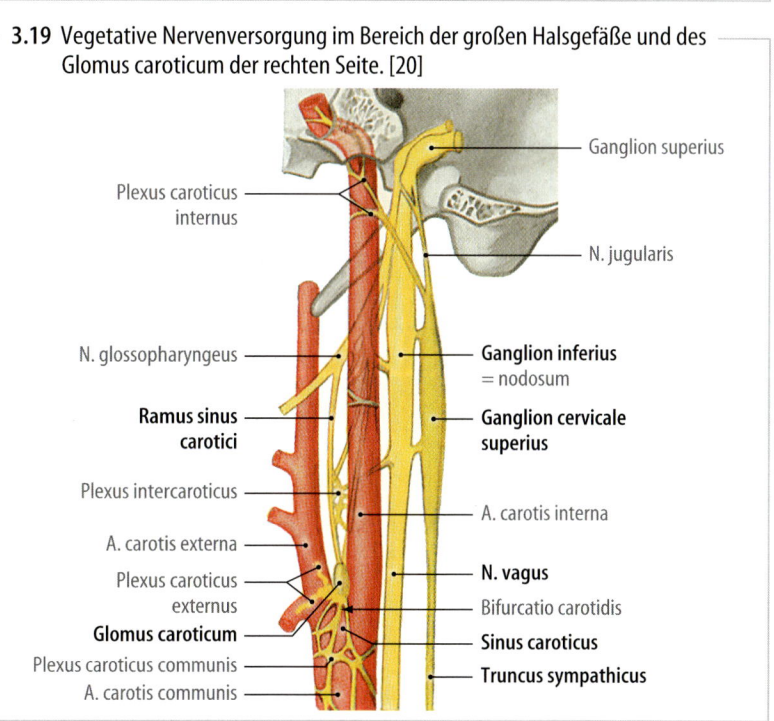

- Ganglion superius
- Plexus caroticus internus
- N. jugularis
- N. glossopharyngeus
- **Ganglion inferius** = nodosum
- **Ramus sinus carotici**
- **Ganglion cervicale superius**
- Plexus intercaroticus
- A. carotis interna
- A. carotis externa
- **N. vagus**
- Plexus caroticus externus
- Bifurcatio carotidis
- **Glomus caroticum**
- **Sinus caroticus**
- Plexus caroticus communis
- **Truncus sympathicus**
- A. carotis communis

**Leitungsbahnen**

# Unterkieferdreieck

**3.20** Unterkieferdreieck (Trigonum submandibulare) der rechten Körperseite, Ansicht von seitlich, Faszienloge innerhalb des oberflächlichen Blattes der Halsfaszie für die Unterkieferspeicheldrüse (Glandula submandibularis). [20]

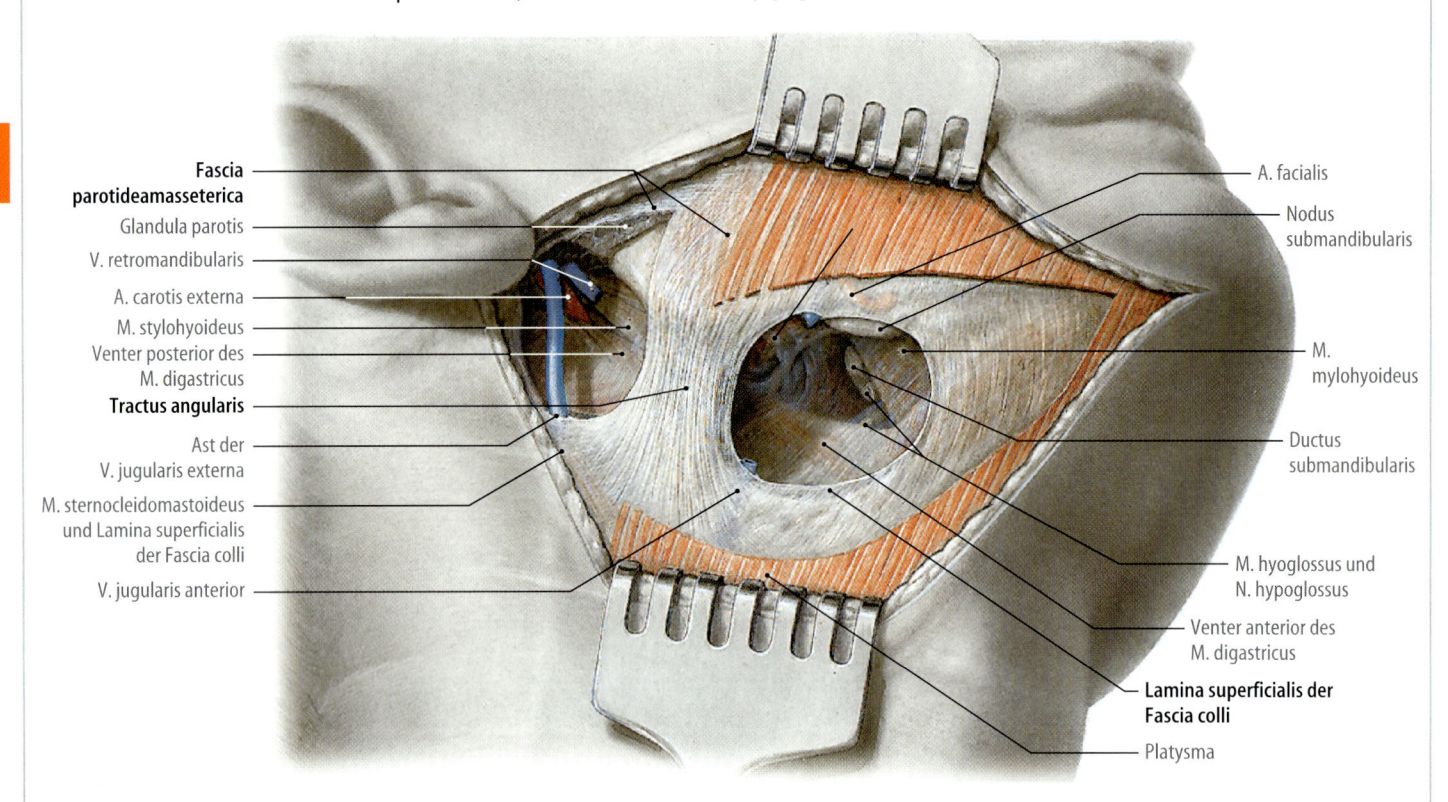

Labels (linke Seite, von oben nach unten):
- **Fascia parotideamasseterica**
- Glandula parotis
- V. retromandibularis
- A. carotis externa
- M. stylohyoideus
- Venter posterior des M. digastricus
- **Tractus angularis**
- Ast der V. jugularis externa
- M. sternocleidomastoideus und Lamina superficialis der Fascia colli
- V. jugularis anterior

Labels (rechte Seite, von oben nach unten):
- A. facialis
- Nodus submandibularis
- M. mylohyoideus
- Ductus submandibularis
- M. hyoglossus und N. hypoglossus
- Venter anterior des M. digastricus
- **Lamina superficialis der Fascia colli**
- Platysma

Der untere Teil der Ohrspeicheldrüse (Glandula parotis) ist entfernt; das Platysma wurde im Bereich des Trigonum submandibulare reseziert.

Abszesse in der Faszienloge der Glandula submandibularis gehen meistens von den unteren Seitenzähnen aus. In die Faszienloge der Fossa retromandibularis können Abszesse einbrechen, die von einem unteren Weisheitszahn oder von einem peritonsillären Abszess ausgehen.

**3.21** Unterkieferdreieck (Trigonum submandibulare). [20]

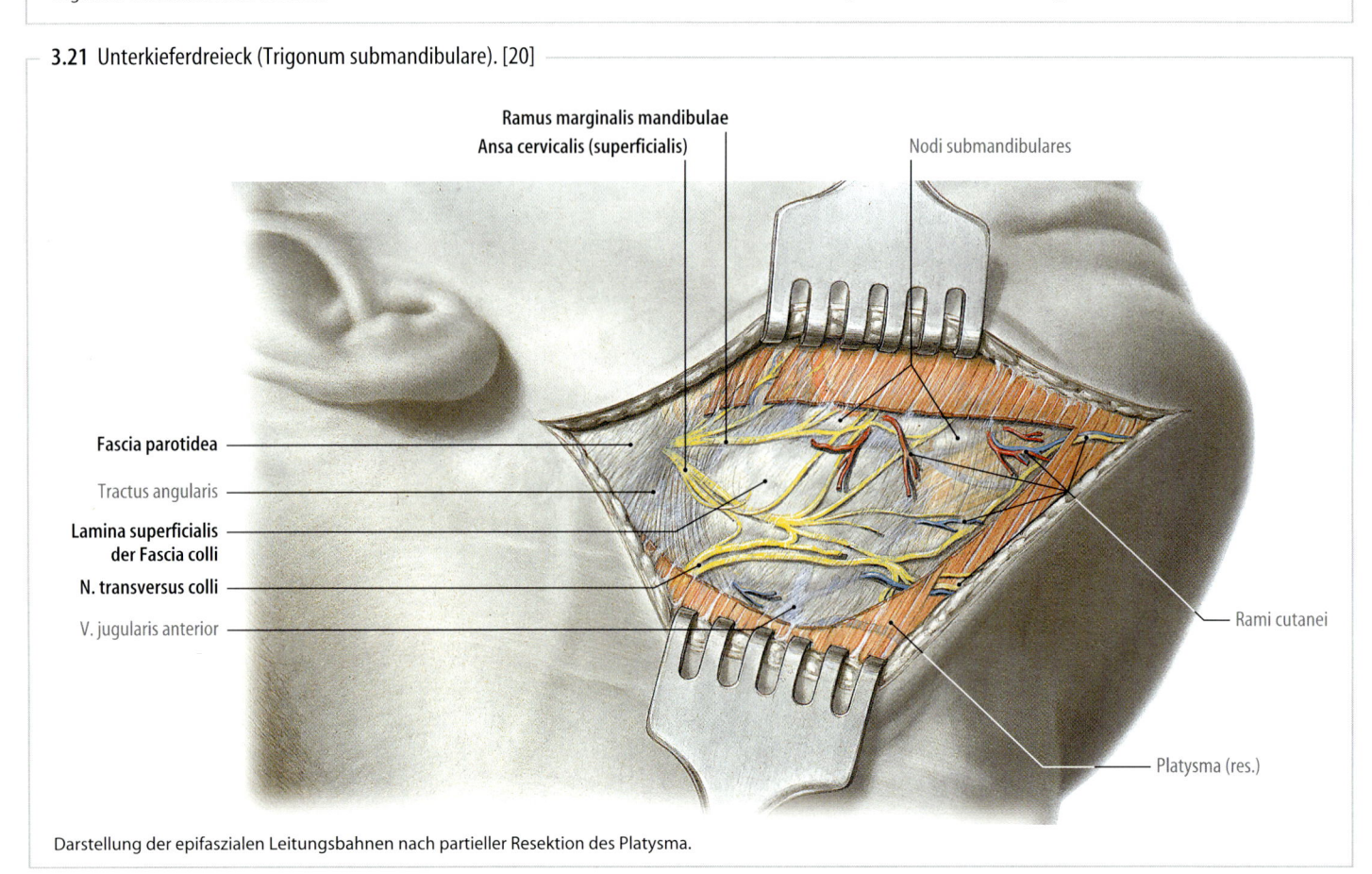

Labels (oben):
- **Ramus marginalis mandibulae**
- **Ansa cervicalis (superficialis)**
- Nodi submandibulares

Labels (linke Seite):
- Fascia parotidea
- Tractus angularis
- **Lamina superficialis der Fascia colli**
- **N. transversus colli**
- V. jugularis anterior

Labels (rechte Seite):
- Rami cutanei
- Platysma (res.)

Darstellung der epifaszialen Leitungsbahnen nach partieller Resektion des Platysma.

# Unterkieferdreieck

**3.22 Unterkieferdreieck (Trigonum submandibulare) der rechten Körperseite, Ansicht von seitlich.** [20]

Labels (linke Seite, von oben nach unten):
- Ramus marginalis mandibulae
- Nodi submandibulares (hintere Gruppe)
- V. retromandibularis
- Fascia parotidea
- Tractus angularis
- Ansa cervicalis (profunda) und A. carotis externa
- V. facialis und V. jugularis interna
- N. transversus colli
- Lamina superficialis der Fascia colli

Labels (oben):
- V. und A. facialis
- Mandibula
- Nodi submandibulares (mittlere Gruppe)
- V. submentalis

Labels (rechte Seite):
- Nodi submandibulares (vordere Gruppe)
- M. und N. mylohyoideus
- Venter anterior des M. digastricus
- Glandula submandibularis und Ramus glandularis
- Lamina superficialis der Fascia colli
- Bindegewebsschlinge der Zwischensehne
- M. hyoglossus
- Cornu majus ossis hyoidei

Freilegung der Unterkieferdrüse (Glandula submandibularis) und der Leitungsbahnen nach Fensterung des oberflächlichen Halsfaszienblattes.

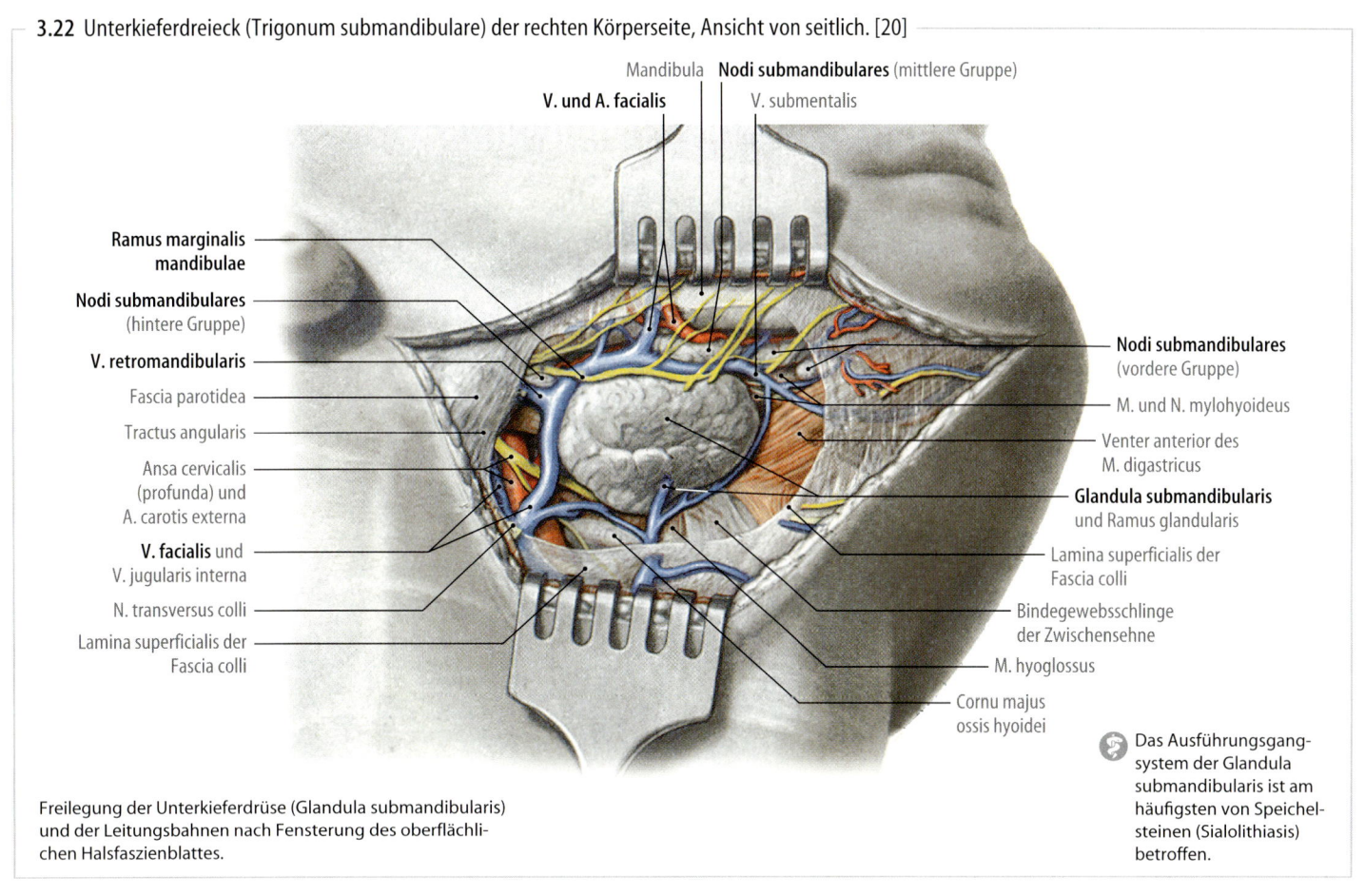

Das Ausführungsgangsystem der Glandula submandibularis ist am häufigsten von Speichelsteinen (Sialolithiasis) betroffen.

**3.23 Unterkieferdreieck (Trigonum submandibulare) der rechten Körperseite, Ansicht von seitlich.** [20]

Labels (oben): V. und A. facialis; A. und V. submentalis

Labels (linke Seite, von oben nach unten):
- M. masseter
- N. lingualis und Ganglion submandibulare
- A. palatina ascendens
- V. retromandibularis
- Venter posterior des M. digastricus
- M. stylohyoideus
- N. hypoglossus
- A. facialis
- A. lingualis
- Truncus thyreolinguofacialis (Var.)
- A. carotis externa
- Membrana thyreohyoidea und M. thyreohyoideus mit Ramus thyreohyoideus

Labels (rechte Seite, von oben nach unten):
- Ramus marginalis mandibulae
- N. mylohyoideus
- Rami musculares
- Venter anterior des M. digastricus
- M. mylohyoideus und Rami musculares
- Ductus submandibularis
- Rami glandulares für die Glandula submandibularis
- Cornu minus, Cornu majus } Os hyoideum
- Venter superior des M. omohyoideus

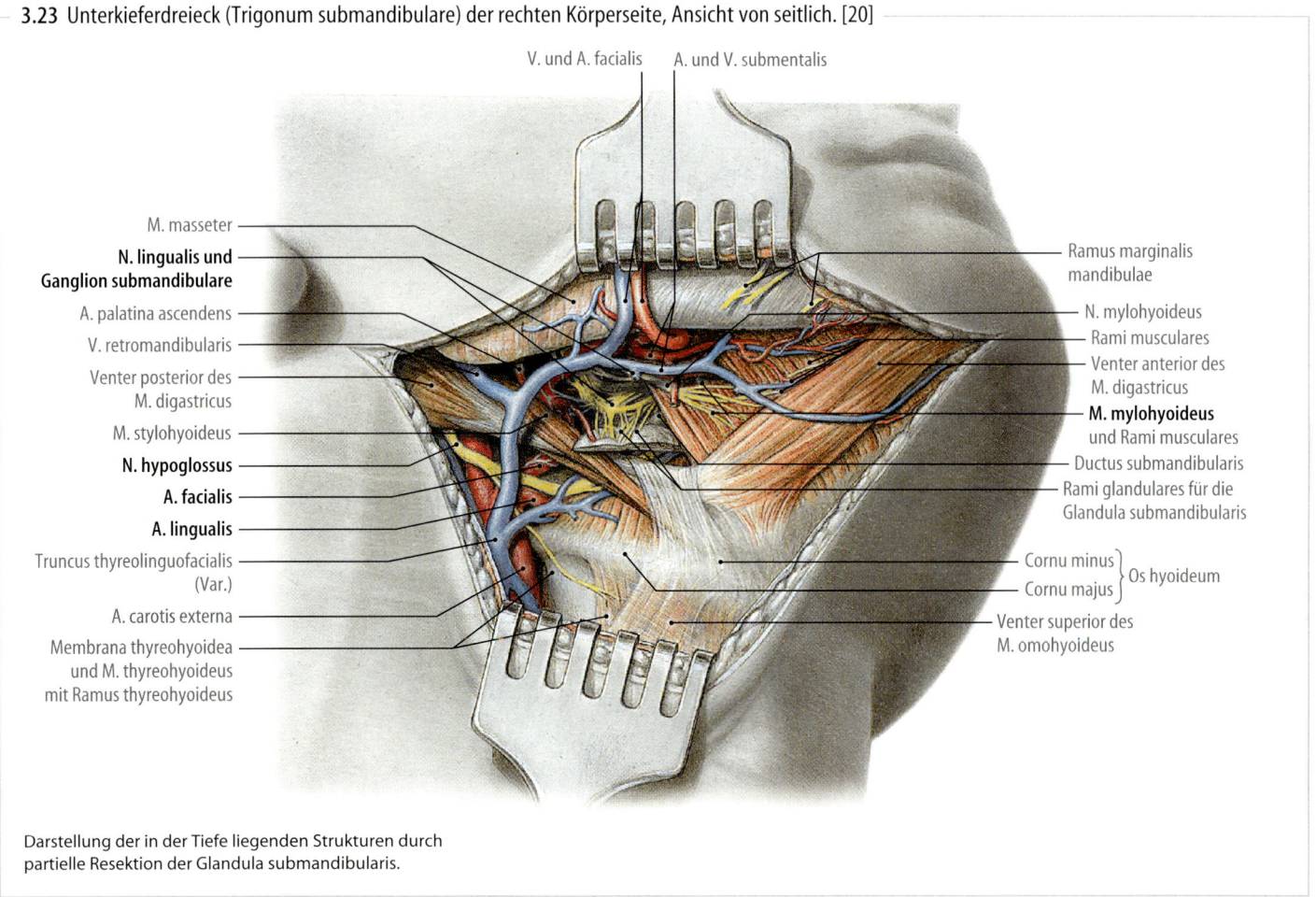

Darstellung der in der Tiefe liegenden Strukturen durch partielle Resektion der Glandula submandibularis.

**Leitungsbahnen**

# Epifasziale Leitungsbahnen

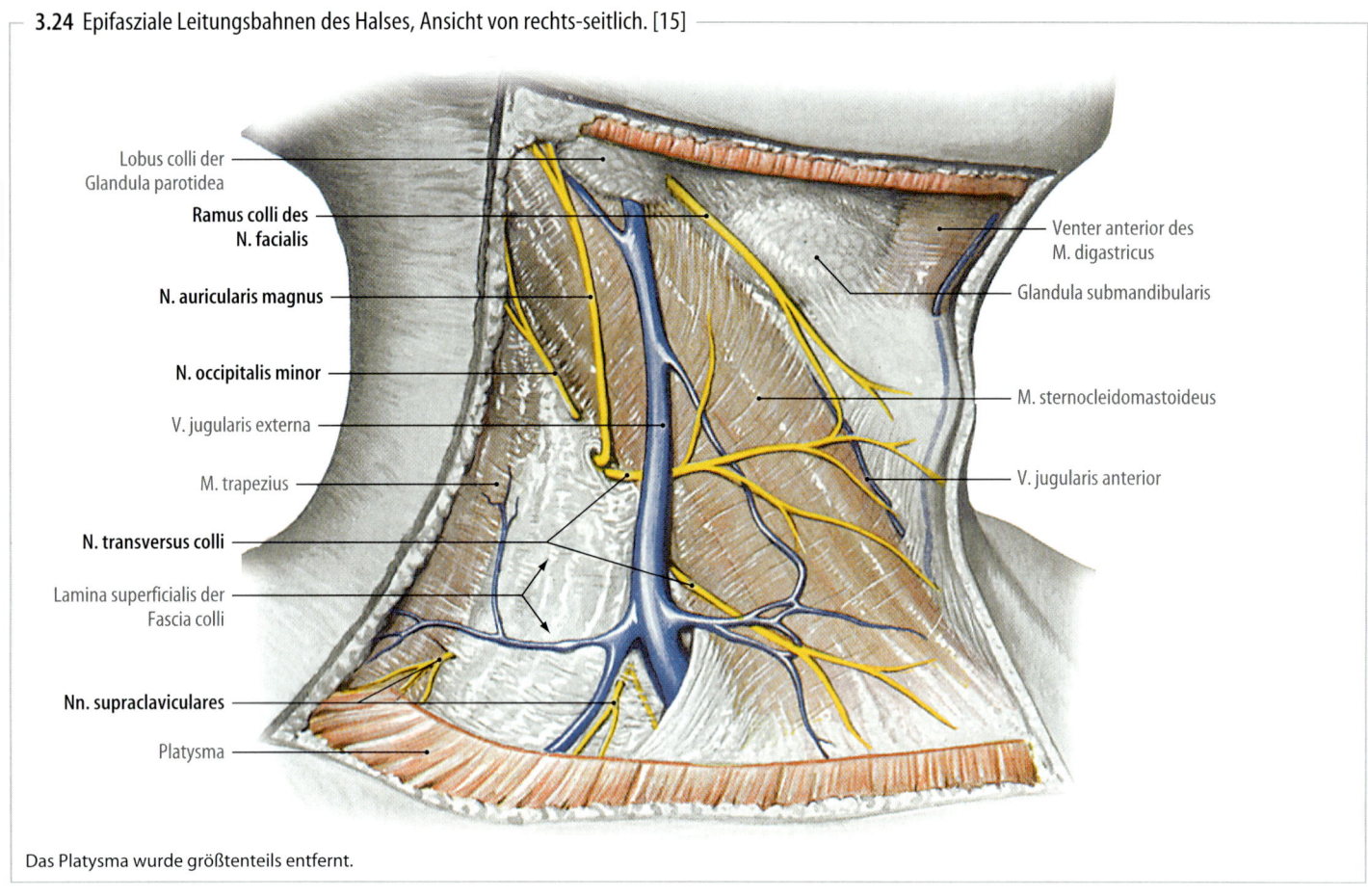

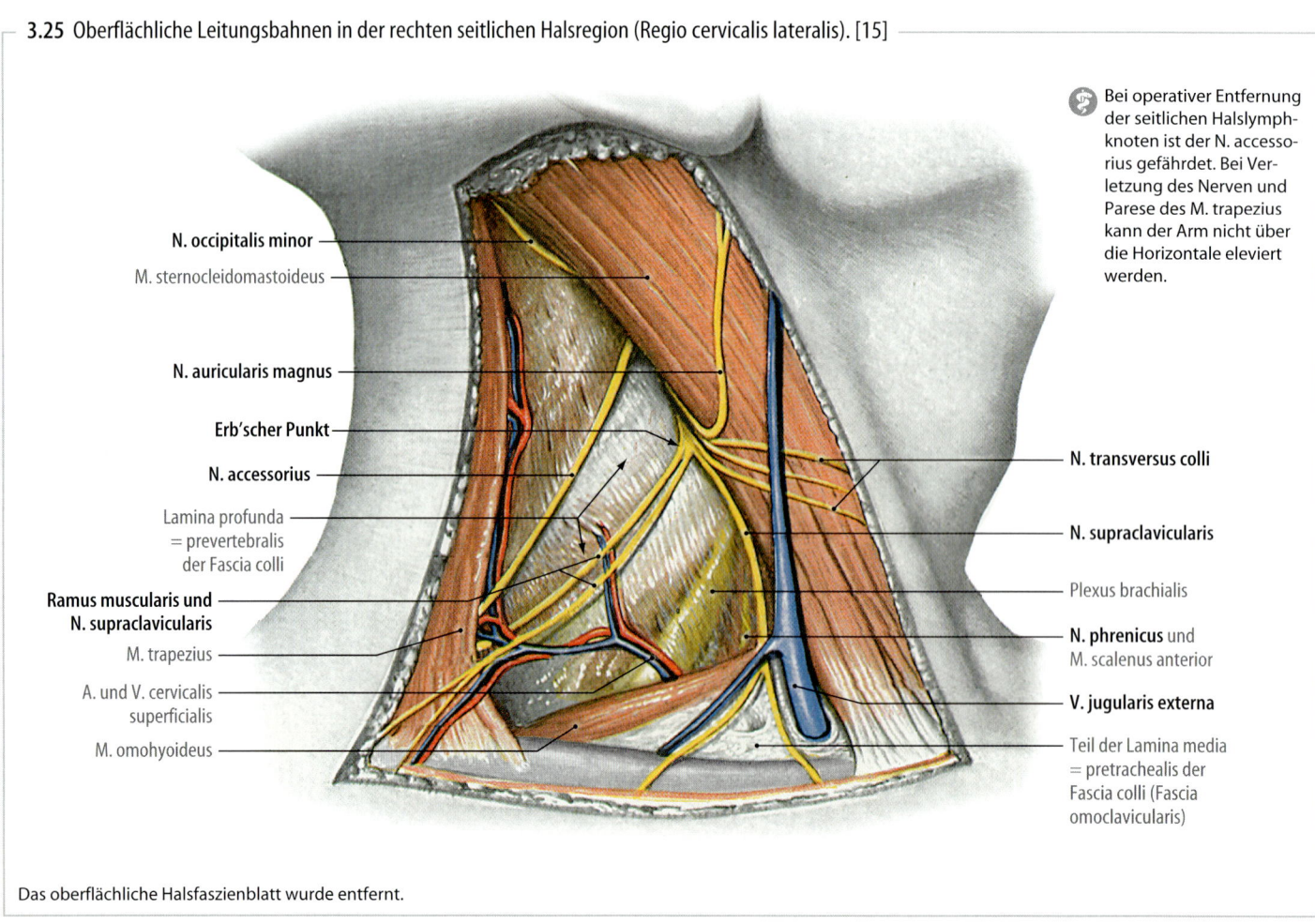

**3.24** Epifasziale Leitungsbahnen des Halses, Ansicht von rechts-seitlich. [15]

Labels:
- Lobus colli der Glandula parotidea
- Ramus colli des N. facialis
- N. auricularis magnus
- N. occipitalis minor
- V. jugularis externa
- M. trapezius
- N. transversus colli
- Lamina superficialis der Fascia colli
- Nn. supraclaviculares
- Platysma
- Venter anterior des M. digastricus
- Glandula submandibularis
- M. sternocleidomastoideus
- V. jugularis anterior

Das Platysma wurde größtenteils entfernt.

**3.25** Oberflächliche Leitungsbahnen in der rechten seitlichen Halsregion (Regio cervicalis lateralis). [15]

Labels:
- N. occipitalis minor
- M. sternocleidomastoideus
- N. auricularis magnus
- Erb'scher Punkt
- N. accessorius
- Lamina profunda = prevertebralis der Fascia colli
- Ramus muscularis und N. supraclavicularis
- M. trapezius
- A. und V. cervicalis superficialis
- M. omohyoideus
- N. transversus colli
- N. supraclavicularis
- Plexus brachialis
- N. phrenicus und M. scalenus anterior
- V. jugularis externa
- Teil der Lamina media = pretrachealis der Fascia colli (Fascia omoclavicularis)

Bei operativer Entfernung der seitlichen Halslymphknoten ist der N. accessorius gefährdet. Bei Verletzung des Nerven und Parese des M. trapezius kann der Arm nicht über die Horizontale eleviert werden.

Das oberflächliche Halsfaszienblatt wurde entfernt.

# Seitliches Halsdreieck · Skalenuslücke

**3.26** Leitungsbahnen im seitlichen Halsdreieck der rechten Körperseite, Ansicht von lateral. [15]

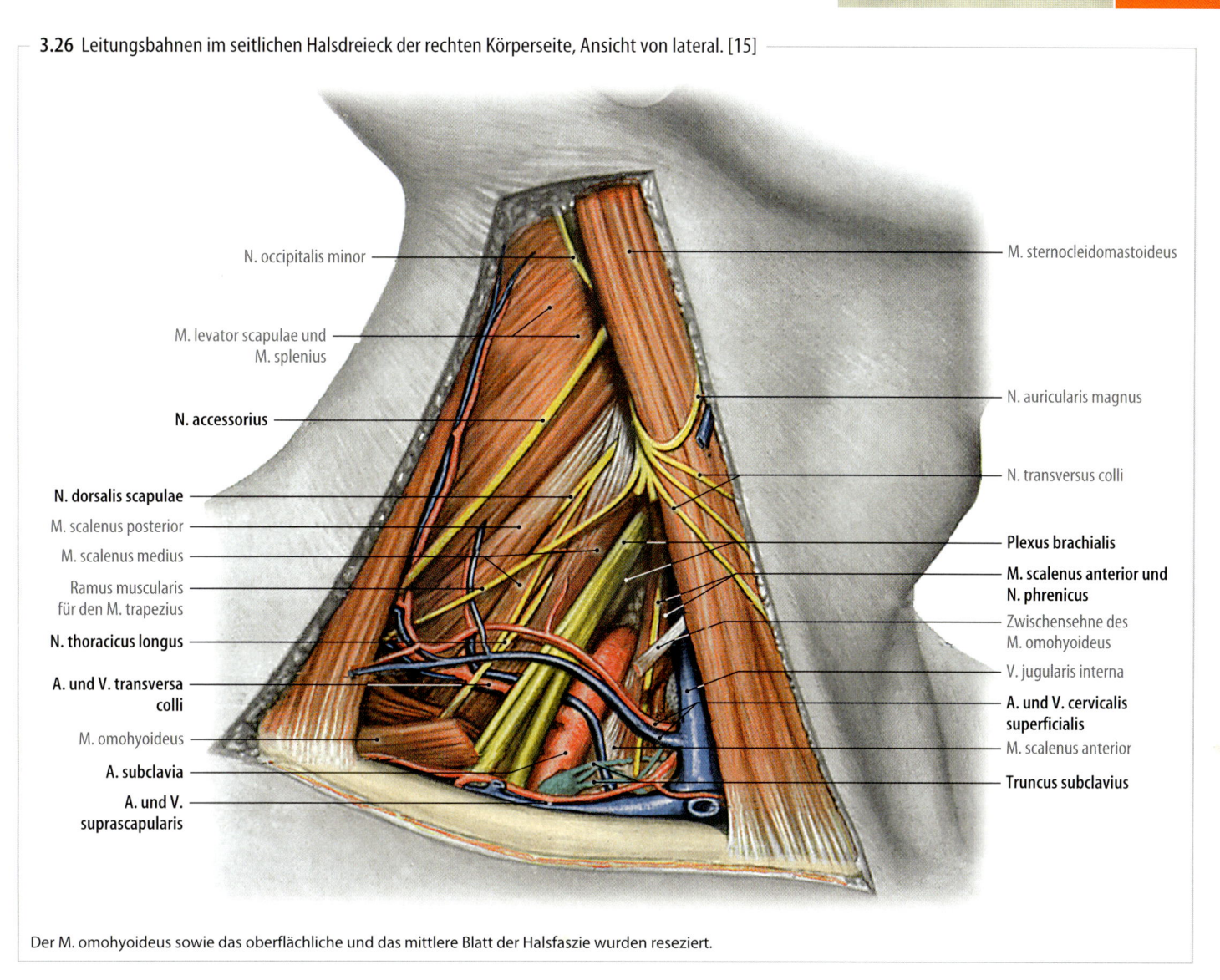

Labels (Abb. 3.26):
- N. occipitalis minor
- M. levator scapulae und M. splenius
- **N. accessorius**
- **N. dorsalis scapulae**
- M. scalenus posterior
- M. scalenus medius
- Ramus muscularis für den M. trapezius
- **N. thoracicus longus**
- A. und V. transversa colli
- M. omohyoideus
- A. subclavia
- A. und V. suprascapularis
- M. sternocleidomastoideus
- N. auricularis magnus
- N. transversus colli
- **Plexus brachialis**
- **M. scalenus anterior und N. phrenicus**
- Zwischensehne des M. omohyoideus
- V. jugularis interna
- **A. und V. cervicalis superficialis**
- M. scalenus anterior
- **Truncus subclavius**

Der M. omohyoideus sowie das oberflächliche und das mittlere Blatt der Halsfaszie wurden reseziert.

**3.27** Skalenuslücke der rechten Körperseite. [20]

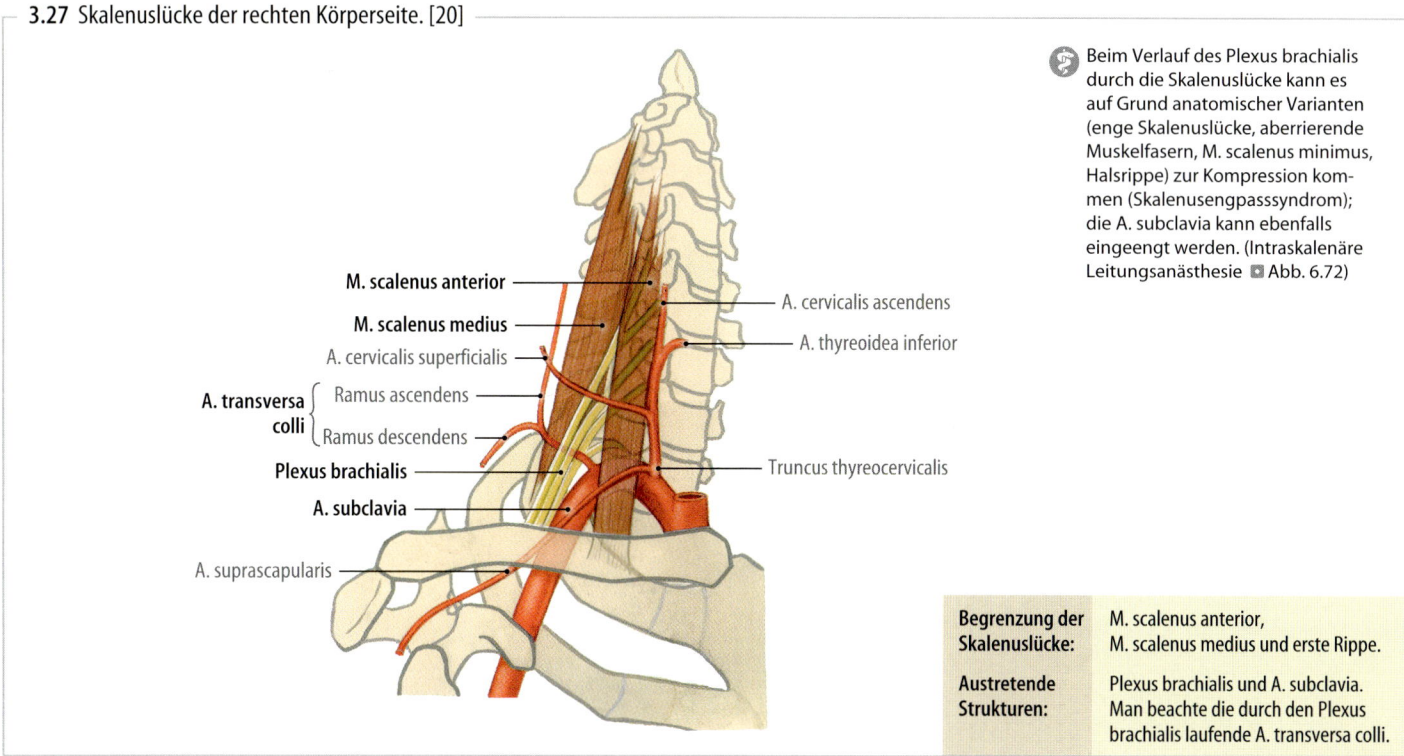

Labels (Abb. 3.27):
- **M. scalenus anterior**
- **M. scalenus medius**
- A. cervicalis superficialis
- **A. transversa colli** { Ramus ascendens / Ramus descendens }
- **Plexus brachialis**
- **A. subclavia**
- A. suprascapularis
- A. cervicalis ascendens
- A. thyreoidea inferior
- Truncus thyreocervicalis

Beim Verlauf des Plexus brachialis durch die Skalenuslücke kann es auf Grund anatomischer Varianten (enge Skalenuslücke, aberrierende Muskelfasern, M. scalenus minimus, Halsrippe) zur Kompression kommen (Skalenusengpasssyndrom); die A. subclavia kann ebenfalls eingeengt werden. (Intraskalenäre Leitungsanästhesie ▸ Abb. 6.72)

| | |
|---|---|
| **Begrenzung der Skalenuslücke:** | M. scalenus anterior, M. scalenus medius und erste Rippe. |
| **Austretende Strukturen:** | Plexus brachialis und A. subclavia. Man beachte die durch den Plexus brachialis laufende A. transversa colli. |

**Leitungsbahnen**

# Mittleres Halsfaszienblatt · Karotisdreieck

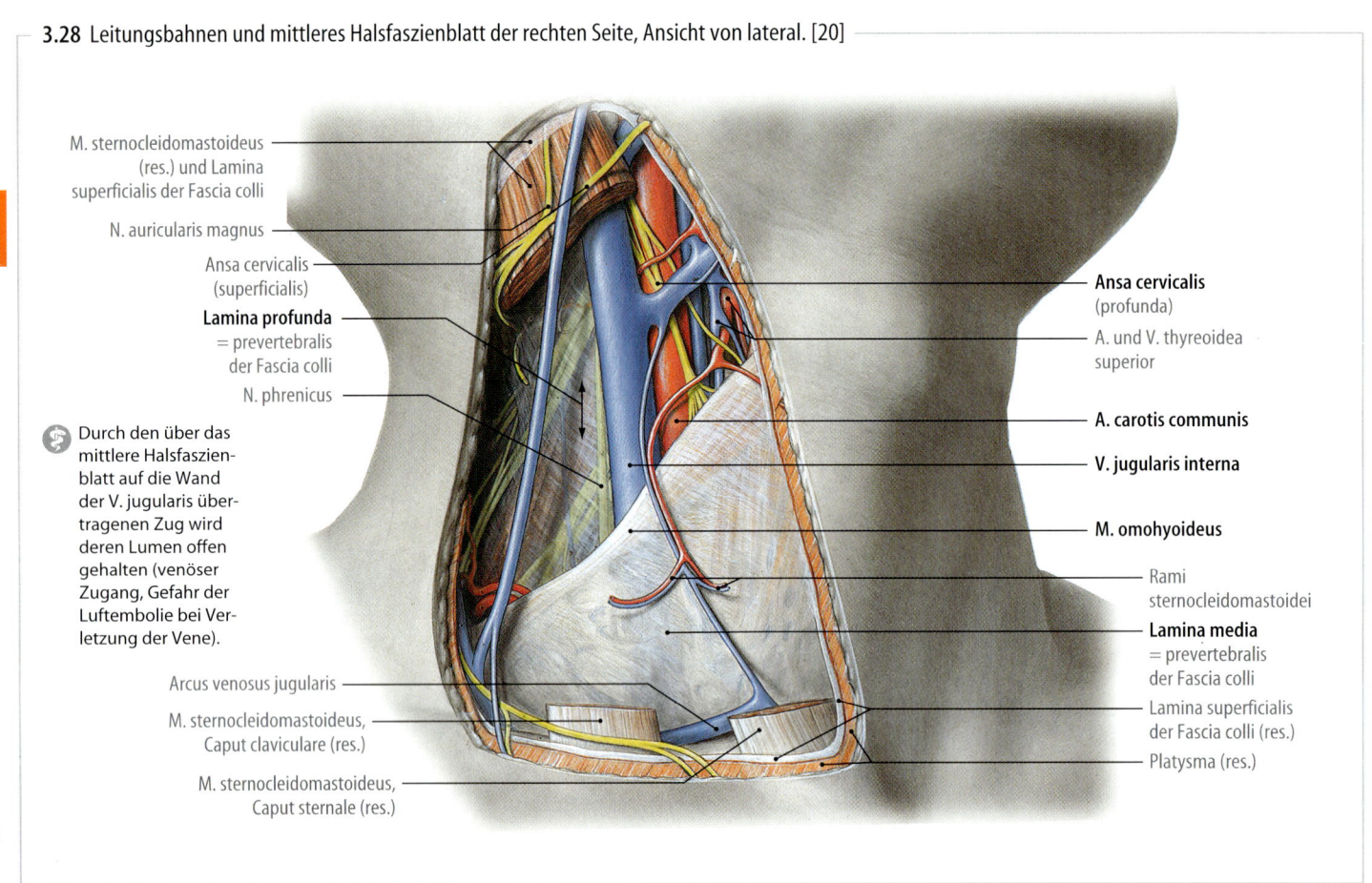

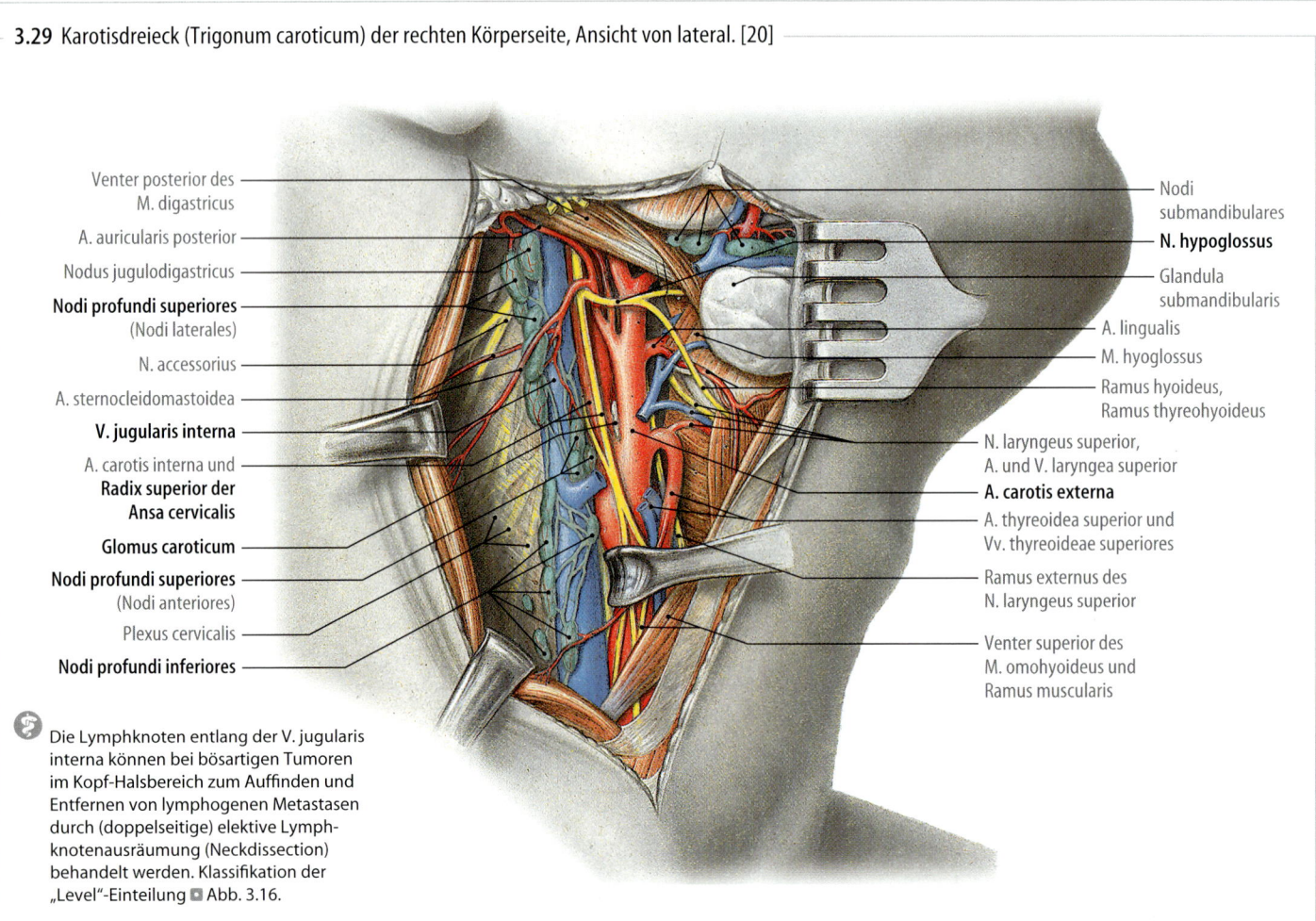

**3.28** Leitungsbahnen und mittleres Halsfaszienblatt der rechten Seite, Ansicht von lateral. [20]

- M. sternocleidomastoideus (res.) und Lamina superficialis der Fascia colli
- N. auricularis magnus
- Ansa cervicalis (superficialis)
- **Lamina profunda** = prevertebralis der Fascia colli
- N. phrenicus
- Arcus venosus jugularis
- M. sternocleidomastoideus, Caput claviculare (res.)
- M. sternocleidomastoideus, Caput sternale (res.)

- **Ansa cervicalis** (profunda)
- A. und V. thyreoidea superior
- **A. carotis communis**
- **V. jugularis interna**
- **M. omohyoideus**
- Rami sternocleidomastoidei
- **Lamina media** = prevertebralis der Fascia colli
- Lamina superficialis der Fascia colli (res.)
- Platysma (res.)

§ Durch den über das mittlere Halsfaszienblatt auf die Wand der V. jugularis übertragenen Zug wird deren Lumen offen gehalten (venöser Zugang, Gefahr der Luftembolie bei Verletzung der Vene).

**3.29** Karotisdreieck (Trigonum caroticum) der rechten Körperseite, Ansicht von lateral. [20]

- Venter posterior des M. digastricus
- A. auricularis posterior
- Nodus jugulodigastricus
- **Nodi profundi superiores** (Nodi laterales)
- N. accessorius
- A. sternocleidomastoidea
- **V. jugularis interna**
- A. carotis interna und **Radix superior der Ansa cervicalis**
- **Glomus caroticum**
- **Nodi profundi superiores** (Nodi anteriores)
- Plexus cervicalis
- **Nodi profundi inferiores**

- Nodi submandibulares
- **N. hypoglossus**
- Glandula submandibularis
- A. lingualis
- M. hyoglossus
- Ramus hyoideus, Ramus thyreohyoideus
- N. laryngeus superior, A. und V. laryngea superior
- **A. carotis externa**
- A. thyreoidea superior und Vv. thyreoideae superiores
- Ramus externus des N. laryngeus superior
- Venter superior des M. omohyoideus und Ramus muscularis

§ Die Lymphknoten entlang der V. jugularis interna können bei bösartigen Tumoren im Kopf-Halsbereich zum Auffinden und Entfernen von lymphogenen Metastasen durch (doppelseitige) elektive Lymphknotenausräumung (Neckdissection) behandelt werden. Klassifikation der „Level"-Einteilung ▯ Abb. 3.16.

# Vorderes Halsdreieck

**3.30** Vordere Halsregion, (Regio cervicalis anterior, Trigonum cervicale anterius), Ansicht von vorn. [20]

Labels: Ansa cervicalis (superficialis); N. transversus colli; V. jugularis externa; Nn. supraclaviculares mediales; Fascia pectoralis; Hautäste der A. und V. thyreoidea superior; Prominentia laryngea; Platysma; Rami cutanei des N. transversus colli

Zur Darstellung der epifaszialen Leitungsbahnen wurde das Platysma auf der rechten Körperseite abgetragen.

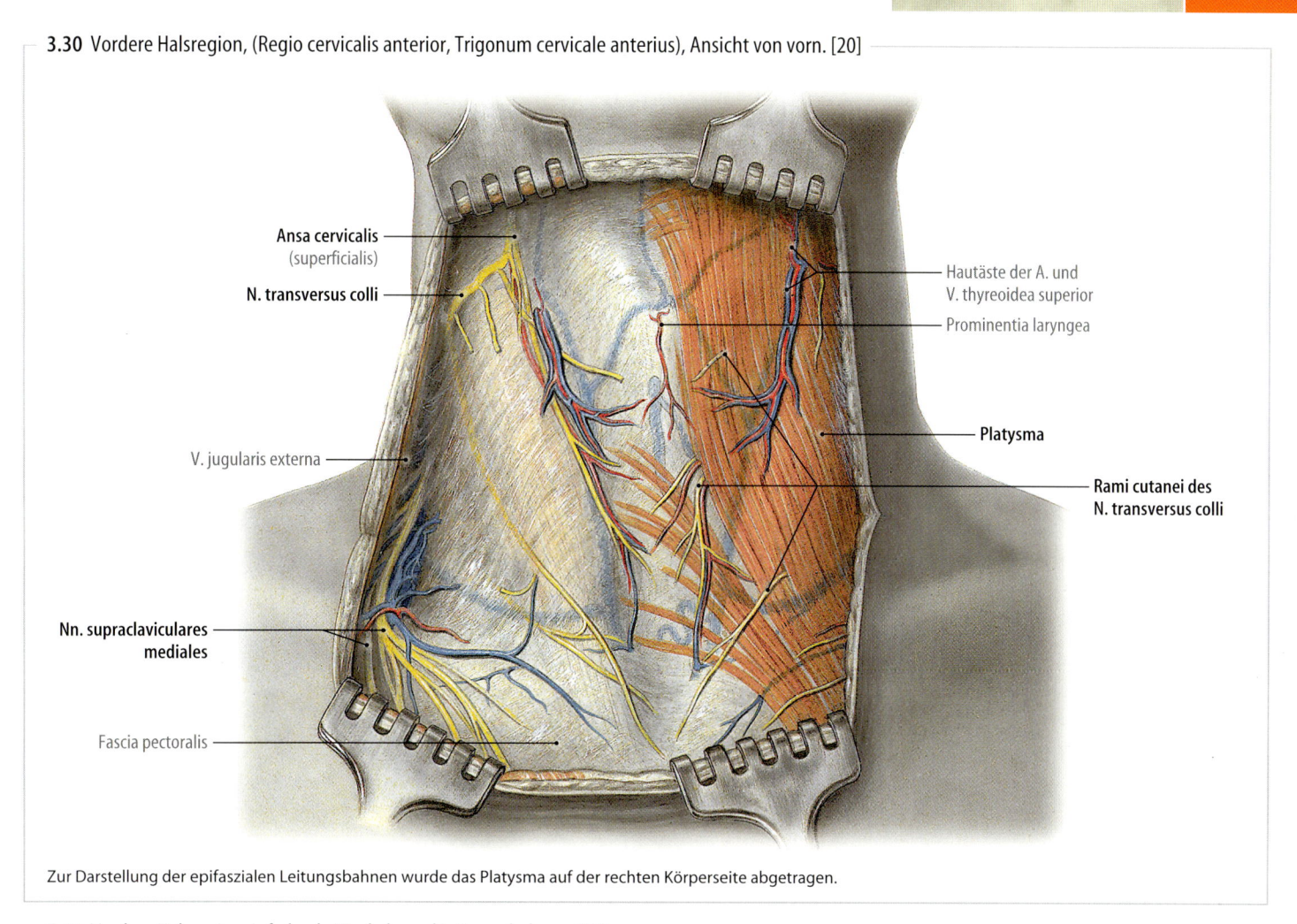

**3.31** Vordere Halsregion: infrahyale Muskeln und Leitungsbahnen. [20]

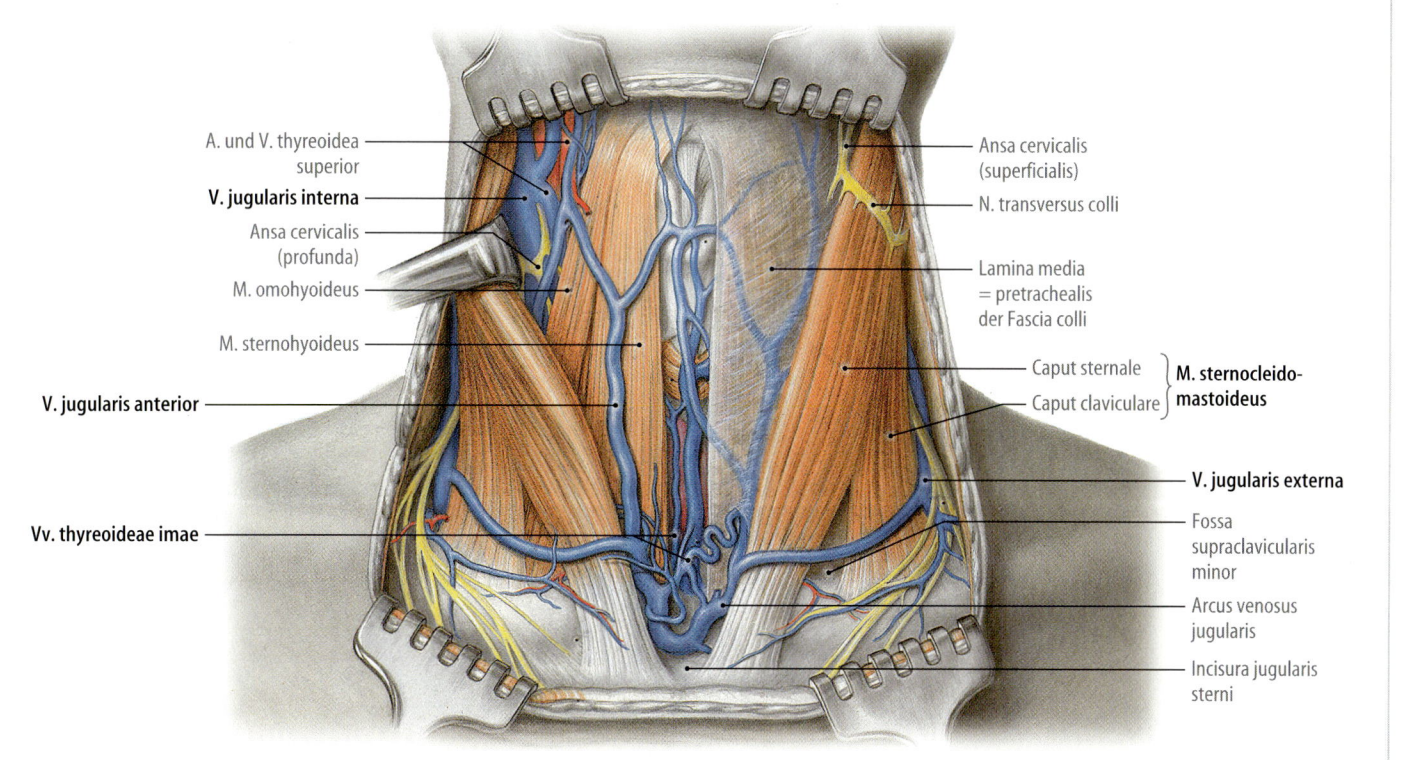

Labels: A. und V. thyreoidea superior; V. jugularis interna; Ansa cervicalis (profunda); M. omohyoideus; M. sternohyoideus; V. jugularis anterior; Vv. thyreoideae imae; Ansa cervicalis (superficialis); N. transversus colli; Lamina media = pretrachealis der Fascia colli; Caput sternale, Caput claviculare – M. sternocleidomastoideus; V. jugularis externa; Fossa supraclavicularis minor; Arcus venosus jugularis; Incisura jugularis sterni

Platysma und oberflächliches Halsfaszienblatt wurden abgetragen. Auf der linken Körperseite sind der M. sternocleidomastoideus und das mittlere Halsfaszienblatt freigelegt. Auf der rechten Körperseite wurde der M. sternocleidomastoideus zur Darstellung der infrahyalen Muskeln und der Leitungsbahnen nach lateral verlagert.

**Leitungsbahnen**

# Vordere und seitliche Halsdreiecke

**3.32** Infrahyale Muskeln und ihre Nervenversorgung sowie die Strukturen der Vagina carotica. [20]

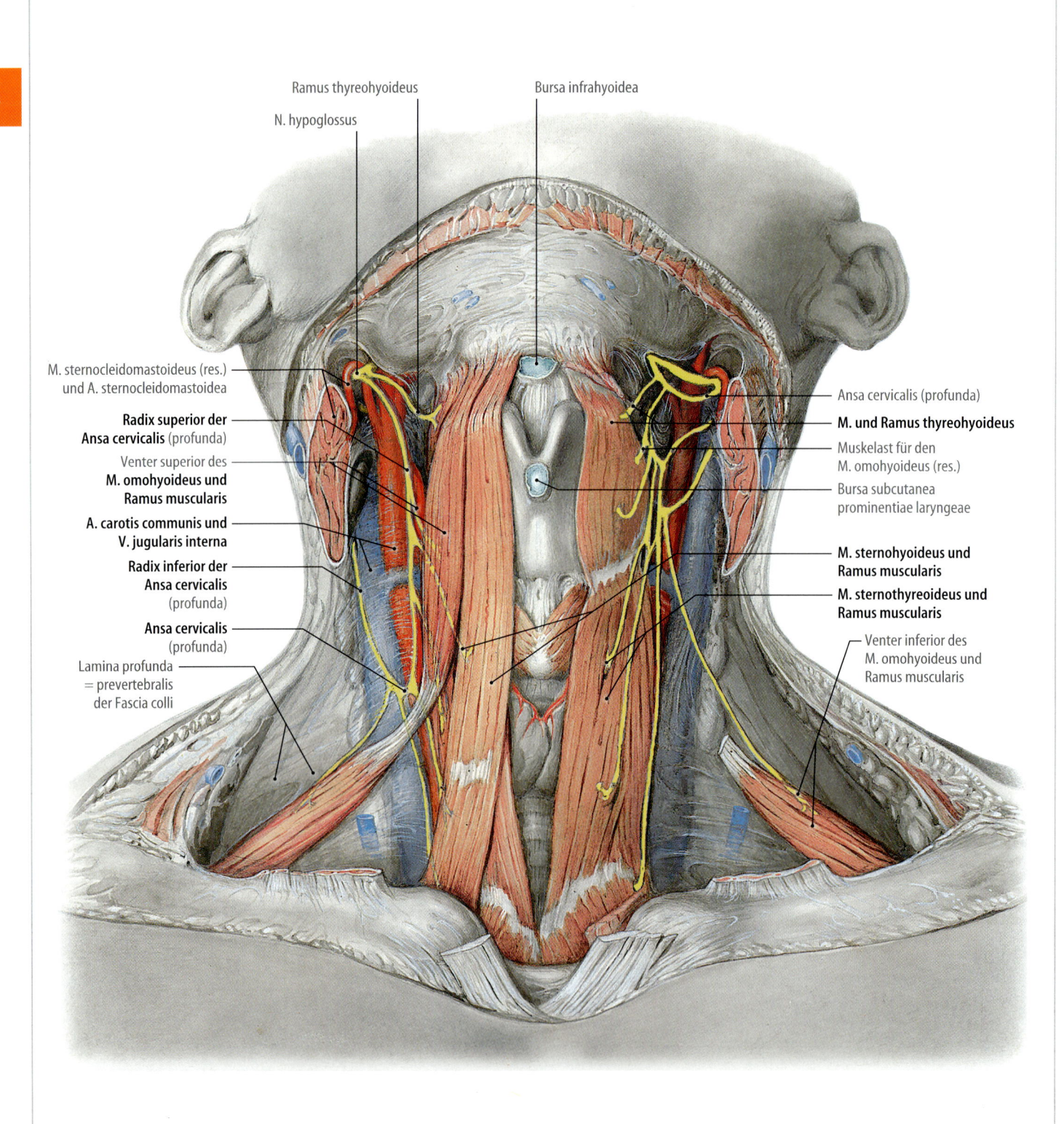

Ramus thyreohyoideus
N. hypoglossus
Bursa infrahyoidea

M. sternocleidomastoideus (res.) und A. sternocleidomastoidea
**Radix superior der Ansa cervicalis** (profunda)
Venter superior des **M. omohyoideus und Ramus muscularis**
**A. carotis communis und V. jugularis interna**
**Radix inferior der Ansa cervicalis** (profunda)
**Ansa cervicalis** (profunda)
Lamina profunda = prevertebralis der Fascia colli

Ansa cervicalis (profunda)
**M. und Ramus thyreohyoideus**
Muskelast für den M. omohyoideus (res.)
Bursa subcutanea prominentiae laryngeae
**M. sternohyoideus und Ramus muscularis**
**M. sternothyreoideus und Ramus muscularis**
Venter inferior des M. omohyoideus und Ramus muscularis

Die Mm. sternocleidomastoidei wurden abgetragen. Auf der linken Körperseite wurden der M. sternohyoideus und der obere Bauch des M. omohyoideus reseziert.

# Schilddrüse

**3.33a,b** Schilddrüse (Glandula thyreoidea) und Epithelkörperchen (Glandulae parathyreoideae). [a 20, b 48]

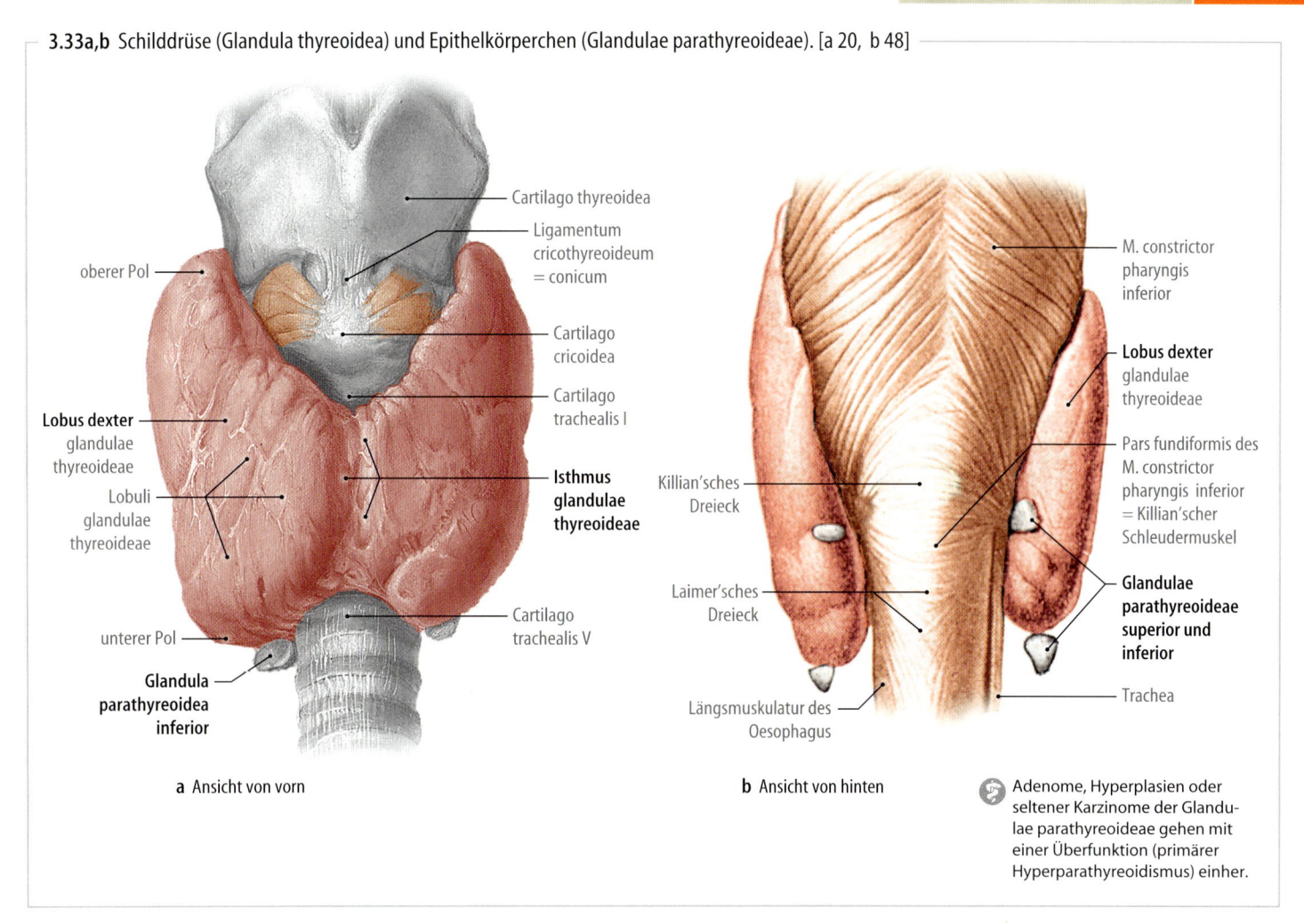

a Ansicht von vorn

b Ansicht von hinten

Labels (a): oberer Pol; Cartilago thyreoidea; Ligamentum cricothyreoideum = conicum; Cartilago cricoidea; Cartilago trachealis I; **Lobus dexter** glandulae thyreoideae; Lobuli glandulae thyreoideae; **Isthmus glandulae thyreoideae**; unterer Pol; Cartilago trachealis V; **Glandula parathyreoidea inferior**

Labels (b): M. constrictor pharyngis inferior; **Lobus dexter** glandulae thyreoideae; Killian'sches Dreieck; Pars fundiformis des M. constrictor pharyngis inferior = Killian'scher Schleudermuskel; Laimer'sches Dreieck; **Glandulae parathyreoideae superior und inferior**; Längsmuskulatur des Oesophagus; Trachea

Adenome, Hyperplasien oder seltener Karzinome der Glandulae parathyreoideae gehen mit einer Überfunktion (primärer Hyperparathyreoidismus) einher.

**3.34** Szintigramm aus anteriorer Sicht. [49]

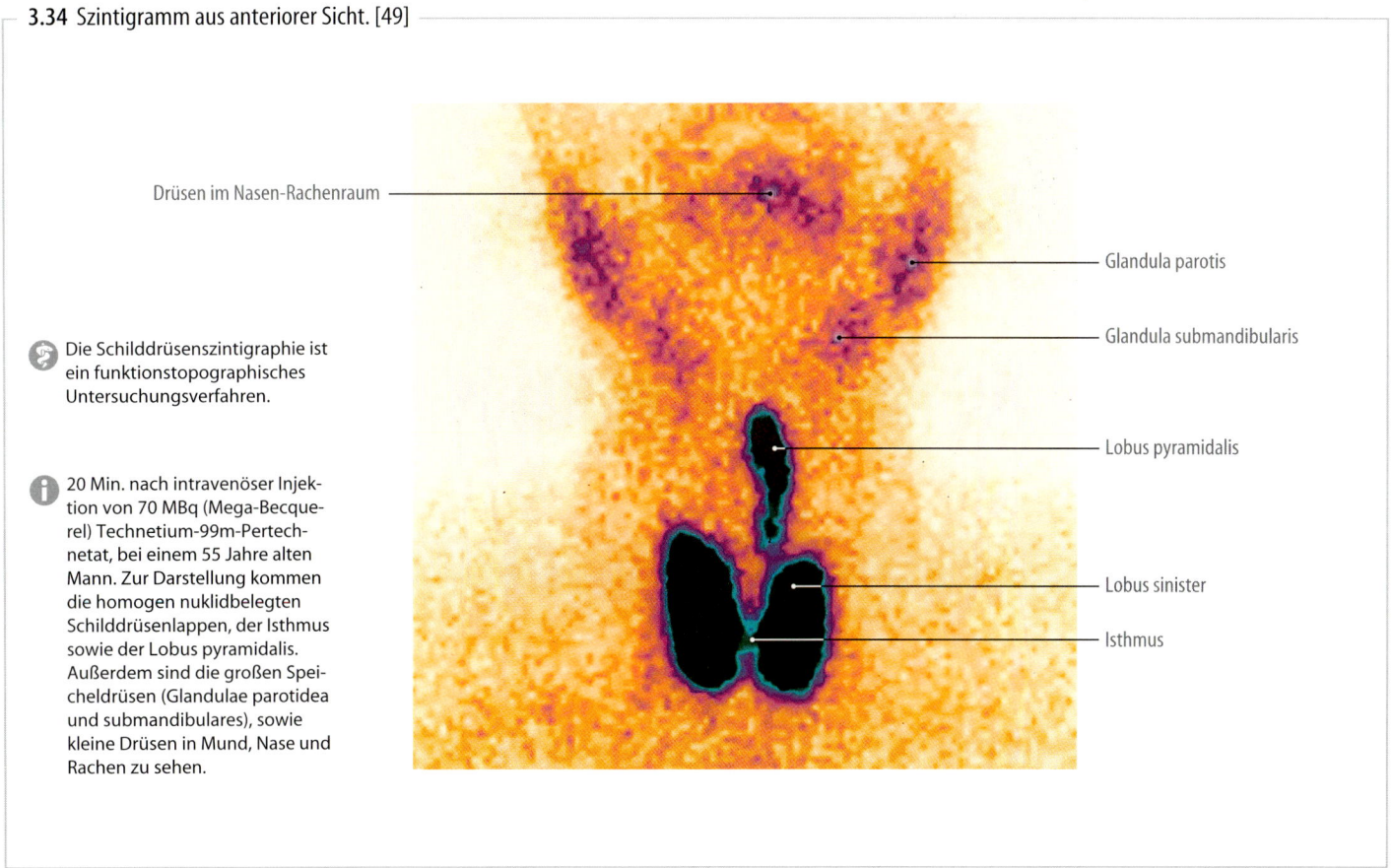

Labels: Drüsen im Nasen-Rachenraum; Glandula parotis; Glandula submandibularis; Lobus pyramidalis; Lobus sinister; Isthmus

Die Schilddrüsenszintigraphie ist ein funktionstopographisches Untersuchungsverfahren.

20 Min. nach intravenöser Injektion von 70 MBq (Mega-Becquerel) Technetium-99m-Pertechnetat, bei einem 55 Jahre alten Mann. Zur Darstellung kommen die homogen nuklidbelegten Schilddrüsenlappen, der Isthmus sowie der Lobus pyramidalis. Außerdem sind die großen Speicheldrüsen (Glandulae parotidea und submandibulares), sowie kleine Drüsen in Mund, Nase und Rachen zu sehen.

**Schilddrüse**

# Schilddrüse: Leitungsbahnen

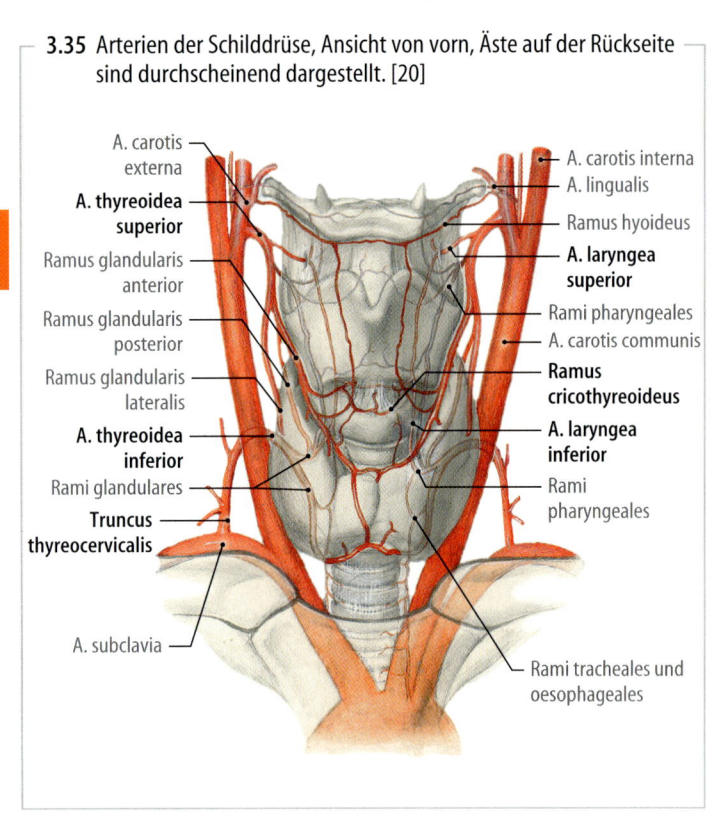

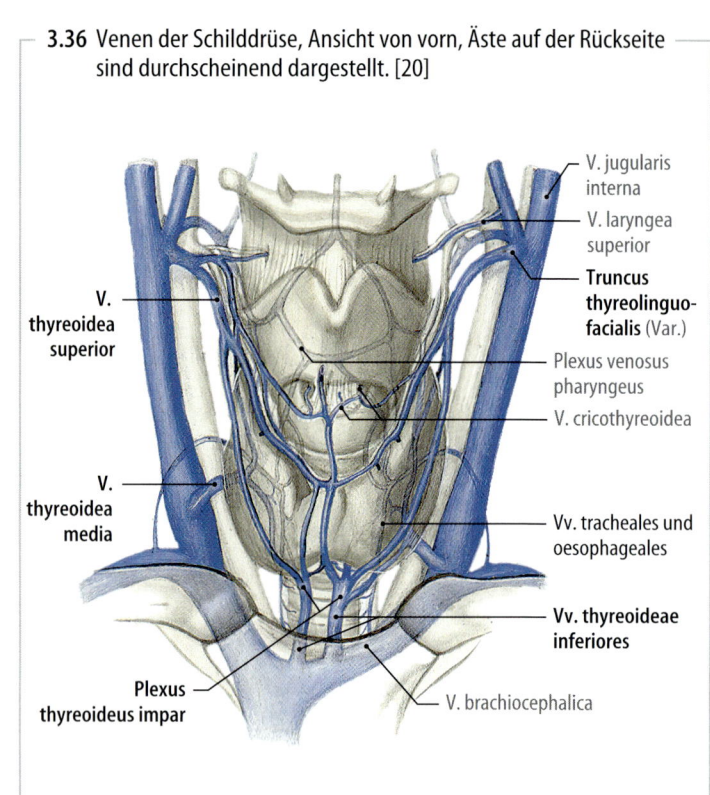

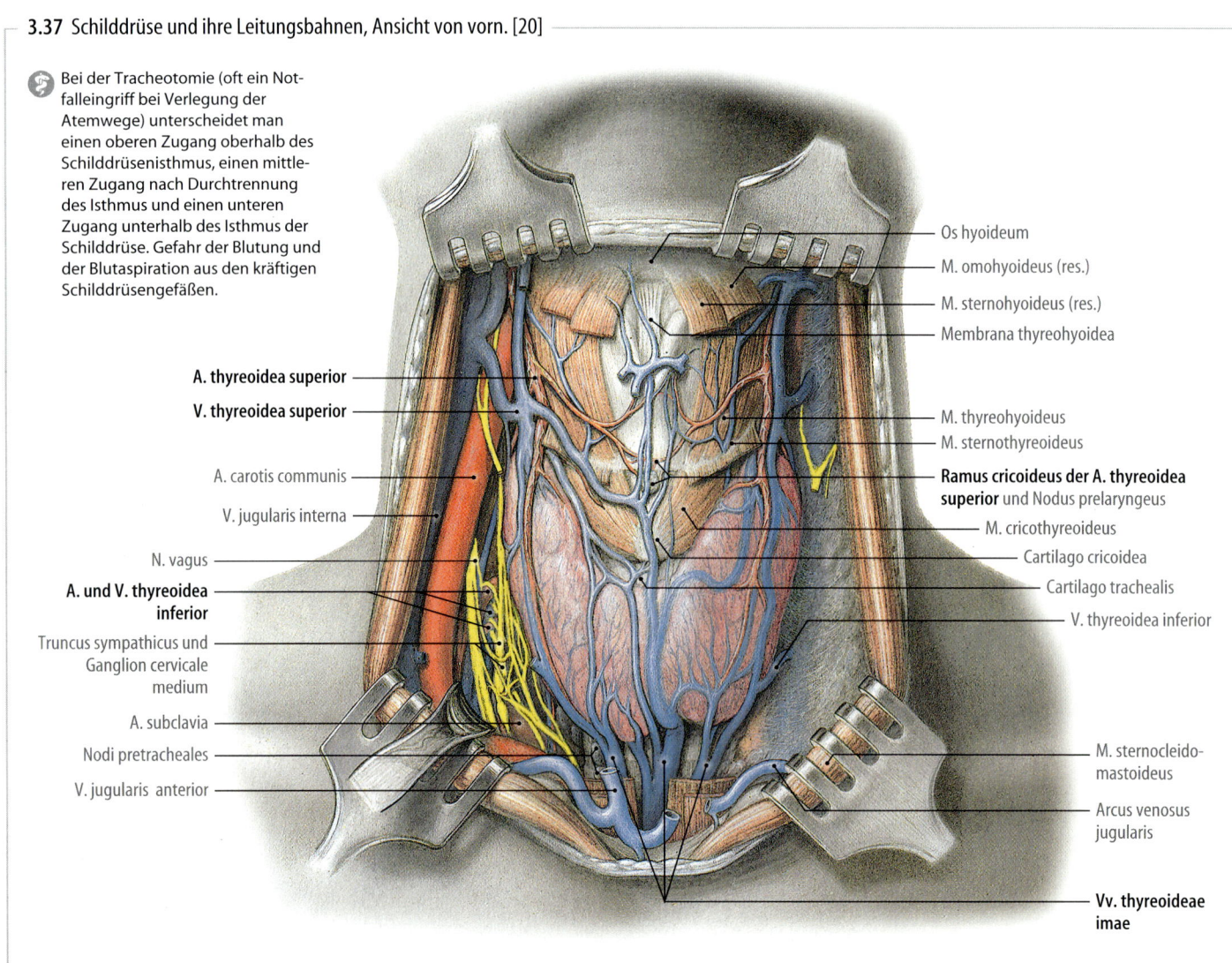

**3.35 Arterien der Schilddrüse, Ansicht von vorn, Äste auf der Rückseite sind durchscheinend dargestellt. [20]**

- A. carotis externa
- **A. thyreoidea superior**
- Ramus glandularis anterior
- Ramus glandularis posterior
- Ramus glandularis lateralis
- **A. thyreoidea inferior**
- Rami glandulares
- Truncus thyreocervicalis
- A. subclavia
- A. carotis interna
- A. lingualis
- Ramus hyoideus
- **A. laryngea superior**
- Rami pharyngeales
- A. carotis communis
- **Ramus cricothyreoideus**
- **A. laryngea inferior**
- Rami pharyngeales
- Rami tracheales und oesophageales

**3.36 Venen der Schilddrüse, Ansicht von vorn, Äste auf der Rückseite sind durchscheinend dargestellt. [20]**

- V. thyreoidea superior
- V. thyreoidea media
- Plexus thyreoideus impar
- V. jugularis interna
- V. laryngea superior
- **Truncus thyreolinguofacialis** (Var.)
- Plexus venosus pharyngeus
- V. cricothyreoidea
- Vv. tracheales und oesophageales
- **Vv. thyreoideae inferiores**
- V. brachiocephalica

**3.37 Schilddrüse und ihre Leitungsbahnen, Ansicht von vorn. [20]**

Bei der Tracheotomie (oft ein Notfalleingriff bei Verlegung der Atemwege) unterscheidet man einen oberen Zugang oberhalb des Schilddrüsenisthmus, einen mittleren Zugang nach Durchtrennung des Isthmus und einen unteren Zugang unterhalb des Isthmus der Schilddrüse. Gefahr der Blutung und der Blutaspiration aus den kräftigen Schilddrüsengefäßen.

- **A. thyreoidea superior**
- **V. thyreoidea superior**
- A. carotis communis
- V. jugularis interna
- N. vagus
- **A. und V. thyreoidea inferior**
- Truncus sympathicus und Ganglion cervicale medium
- A. subclavia
- Nodi pretracheales
- V. jugularis anterior
- Os hyoideum
- M. omohyoideus (res.)
- M. sternohyoideus (res.)
- Membrana thyreohyoidea
- M. thyreohyoideus
- M. sternothyreoideus
- **Ramus cricoideus der A. thyreoidea superior** und Nodus prelaryngeus
- M. cricothyreoideus
- Cartilago cricoidea
- Cartilago trachealis
- V. thyreoidea inferior
- M. sternocleidomastoideus
- Arcus venosus jugularis
- **Vv. thyreoideae imae**

# Schilddrüse: Topographie · Sonogramm

**3.38** Querschnitt durch den Hals in Höhe der Schilddrüse, Ansicht von kranial. [20]

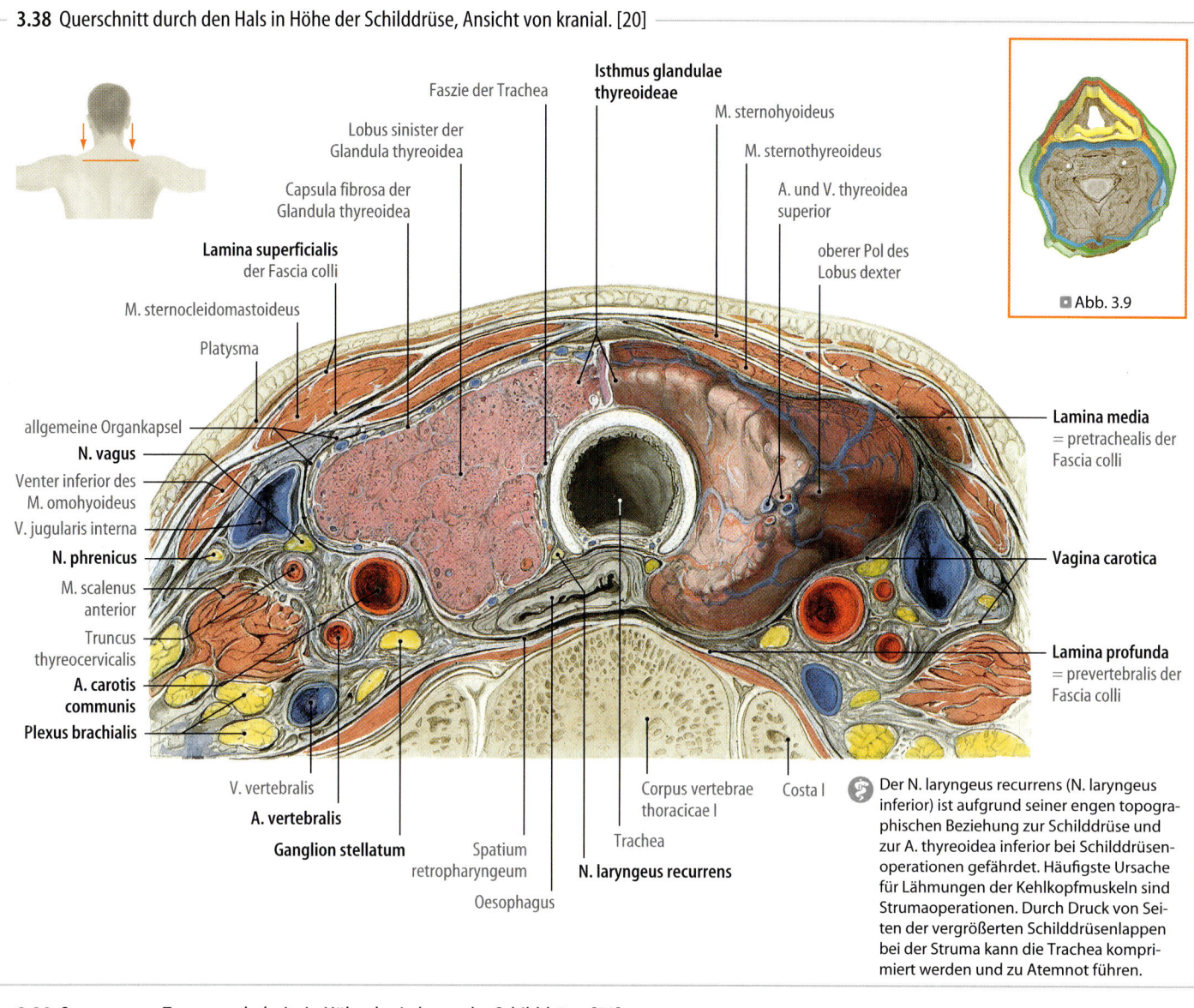

Labels:
- Faszie der Trachea
- Isthmus glandulae thyreoideae
- M. sternohyoideus
- Lobus sinister der Glandula thyreoidea
- M. sternothyreoideus
- Capsula fibrosa der Glandula thyreoidea
- A. und V. thyreoidea superior
- **Lamina superficialis** der Fascia colli
- oberer Pol des Lobus dexter
- M. sternocleidomastoideus
- Platysma
- allgemeine Organkapsel
- **Lamina media** = pretrachealis der Fascia colli
- **N. vagus**
- Venter inferior des M. omohyoideus
- V. jugularis interna
- **N. phrenicus**
- **Vagina carotica**
- M. scalenus anterior
- Truncus thyreocervicalis
- **A. carotis communis**
- **Lamina profunda** = prevertebralis der Fascia colli
- **Plexus brachialis**
- V. vertebralis
- **A. vertebralis**
- Corpus vertebrae thoracicae I
- Costa I
- **Ganglion stellatum**
- Spatium retropharyngeum
- Trachea
- **N. laryngeus recurrens**
- Oesophagus

□ Abb. 3.9

Der N. laryngeus recurrens (N. laryngeus inferior) ist aufgrund seiner engen topographischen Beziehung zur Schilddrüse und zur A. thyreoidea inferior bei Schilddrüsenoperationen gefährdet. Häufigste Ursache für Lähmungen der Kehlkopfmuskeln sind Strumaoperationen. Durch Druck von Seiten der vergrößerten Schilddrüsenlappen bei der Struma kann die Trachea komprimiert werden und zu Atemnot führen.

**3.39** Sonogramm, Transversalschnitt in Höhe des Isthmus der Schilddrüse. [50]

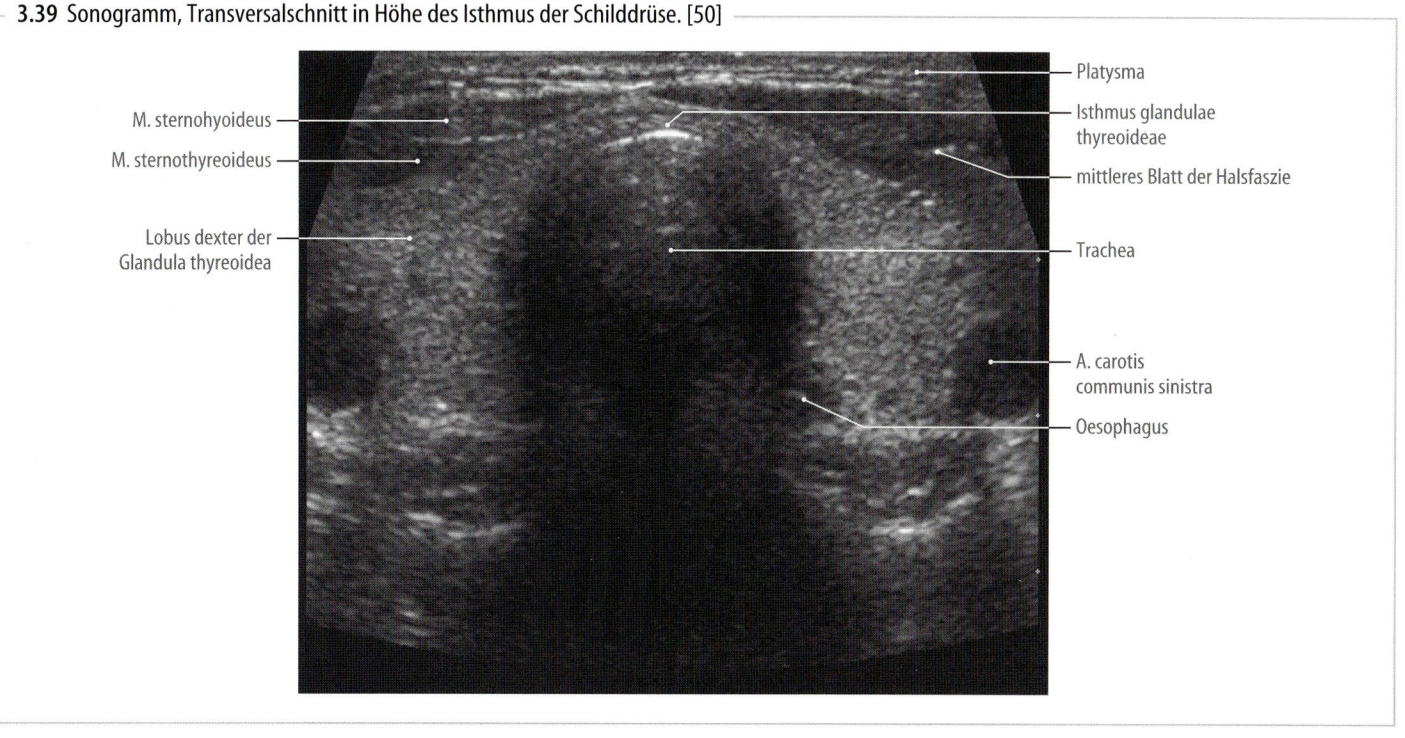

Labels:
- Platysma
- M. sternohyoideus
- Isthmus glandulae thyreoideae
- M. sternothyreoideus
- mittleres Blatt der Halsfaszie
- Lobus dexter der Glandula thyreoidea
- Trachea
- A. carotis communis sinistra
- Oesophagus

**Schilddrüse**

# Kehlkopfskelett

**3.40 a–d** Kehlkopfskelett (Cartilagines und Articulationes laryngis) und Zungenbein (Os hyoideum). [20]

a Ansicht von rechts-seitlich

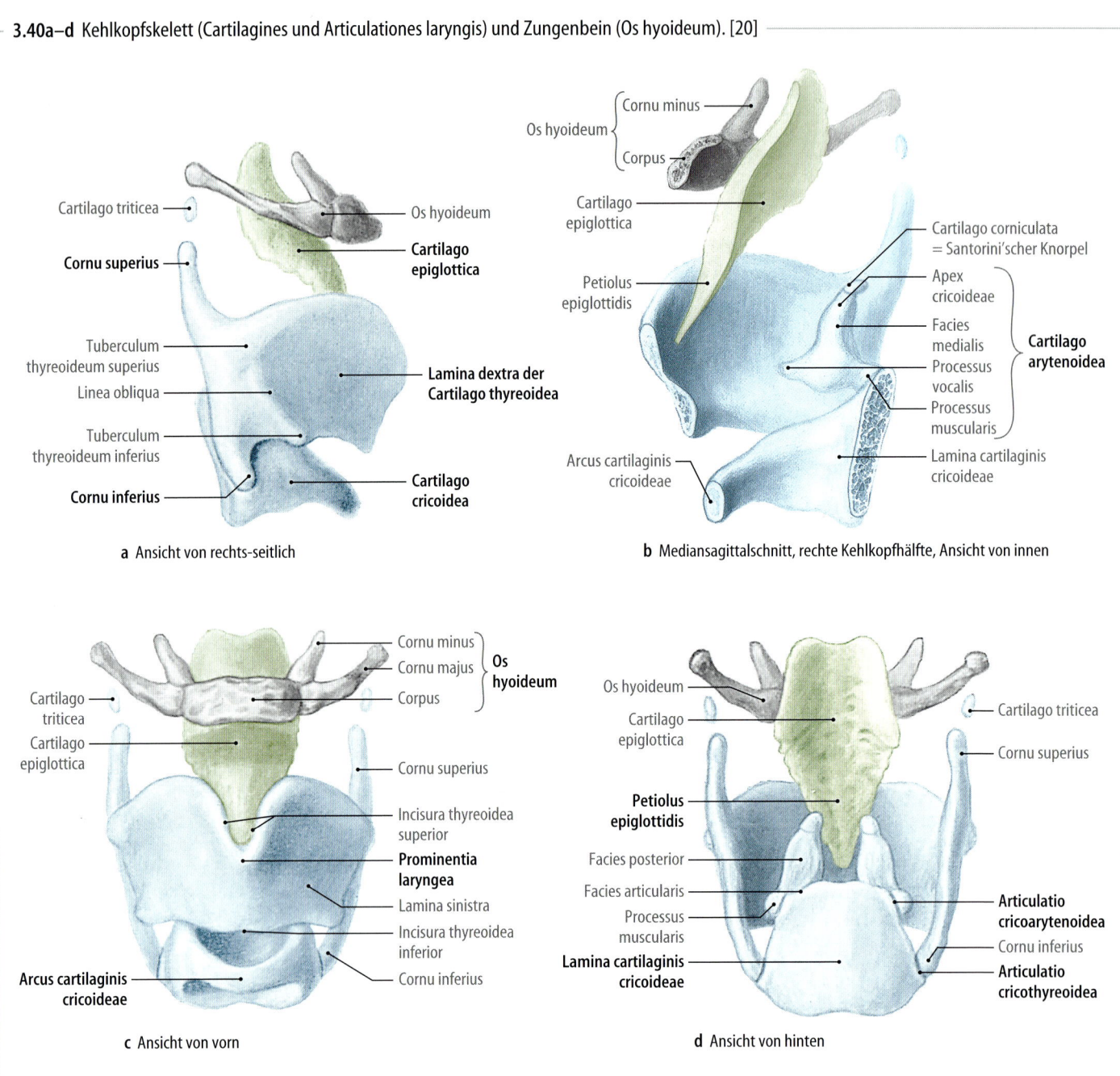

b Mediansagittalschnitt, rechte Kehlkopfhälfte, Ansicht von innen

c Ansicht von vorn

d Ansicht von hinten

**3.41** Knöchernes Kehlkopfskelett eines 67 Jahre alten Mannes, Ansicht von hinten. [6]

Aufgrund der im 3. Dezennium und mit fortschreitendem Alter zunehmenden Mineralisation und Verknöcherung der Kehlkopfknorpel kann es bei äußerer Gewalteinwirkung (Verkehrsunfälle, Würgegriffe) zu Frakturen im Kehlkopfskelett mit nachfolgender Verlegung der Atemwege kommen.

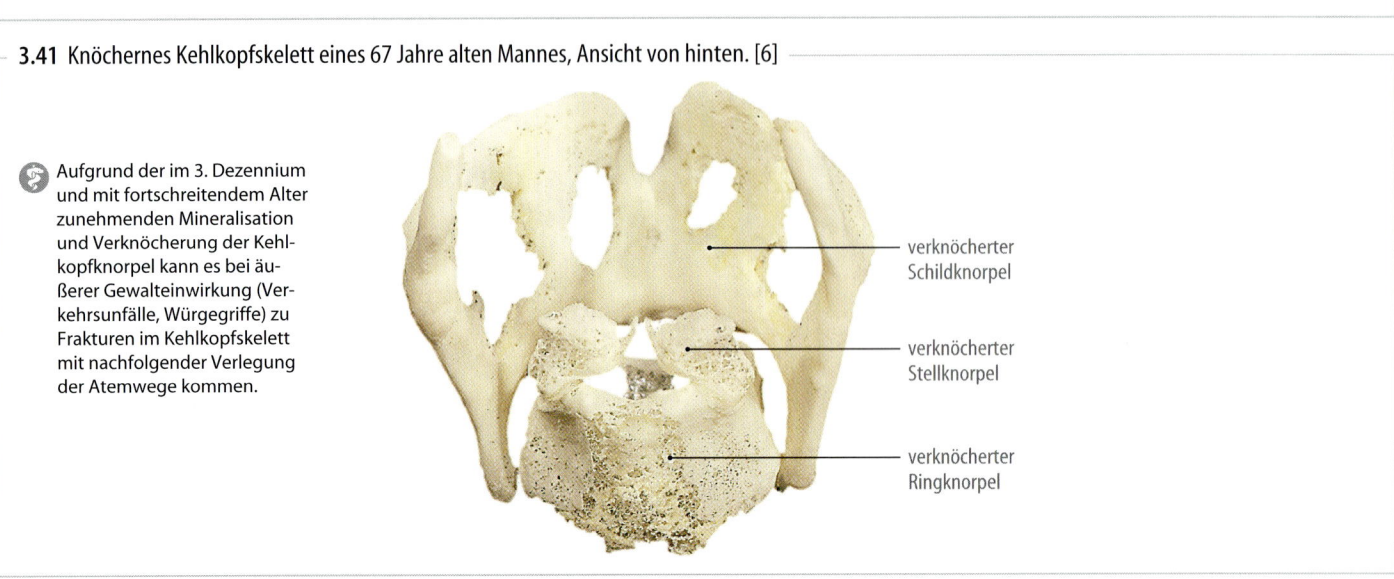

# Kehlkopfskelett: Gelenke und Bänder

**3.42a–d** Gelenke und Bandapparat des Kehlkopfes. [20]

**a** Ansicht von innen

- Processus vocalis und Nodulus elasticus posterior
- **Ligamentum vestibulare**
- **Ligamentum vocale**
- Nodulus elasticus anterior = Macula flava
- Cartilago corniculata = Santorini'scher Knorpel
- Apex cartilaginis arytenoideae
- Stimmbandsehne
- Ligamentum cricoarytenoideum posterius
- **Ligamentum cricothyreoideum medianum = conicum**
- Arcus cartilaginis cricoideae

**b** Ansicht von oben

- vordere Kommissur
- Stimmbandsehne
- **Ligamentum vocale**
- Nodulus elasticus anterior = Macula flava
- **Conus elasticus**
- Nodulus elasticus posterior
- Cartilago cricoidea
- **Processus vocalis cartilaginis arytenoideae**
- Ligamentum cricoarytenoideum posterius

> Im Rahmen der Intubation oder Extubation kann es außer zu Schleimhautverletzungen im Kehlkopfinnern zur Subluxation der Krikoarytenoidgelenke kommen.

> Alle (gutartigen und bösartigen) Neubildungen im Bereich der Stimmfalten führen zu einem unvollständigen Verschluss der Rima glottidis und äußern sich mit dem klinischen Symptom der Heiserkeit.

**c** Ansicht von vorn

- M. thyreohyoideus
- M. omohyoideus
- M. sternohyoideus
- Ligamentum thyreohyoideum laterale cricoideae
- **Membrana thyreohyoidea**
- **Ligamentum thyreohyoideum medianum**
- M. thyreohyoideus
- M. sternothyreoideus
- M. constrictor pharyngis inferior
- M. cricothyreoideus { Pars recta, Pars obliqua }
- **Ligamentum cricothyreoideum medianum = conicum**

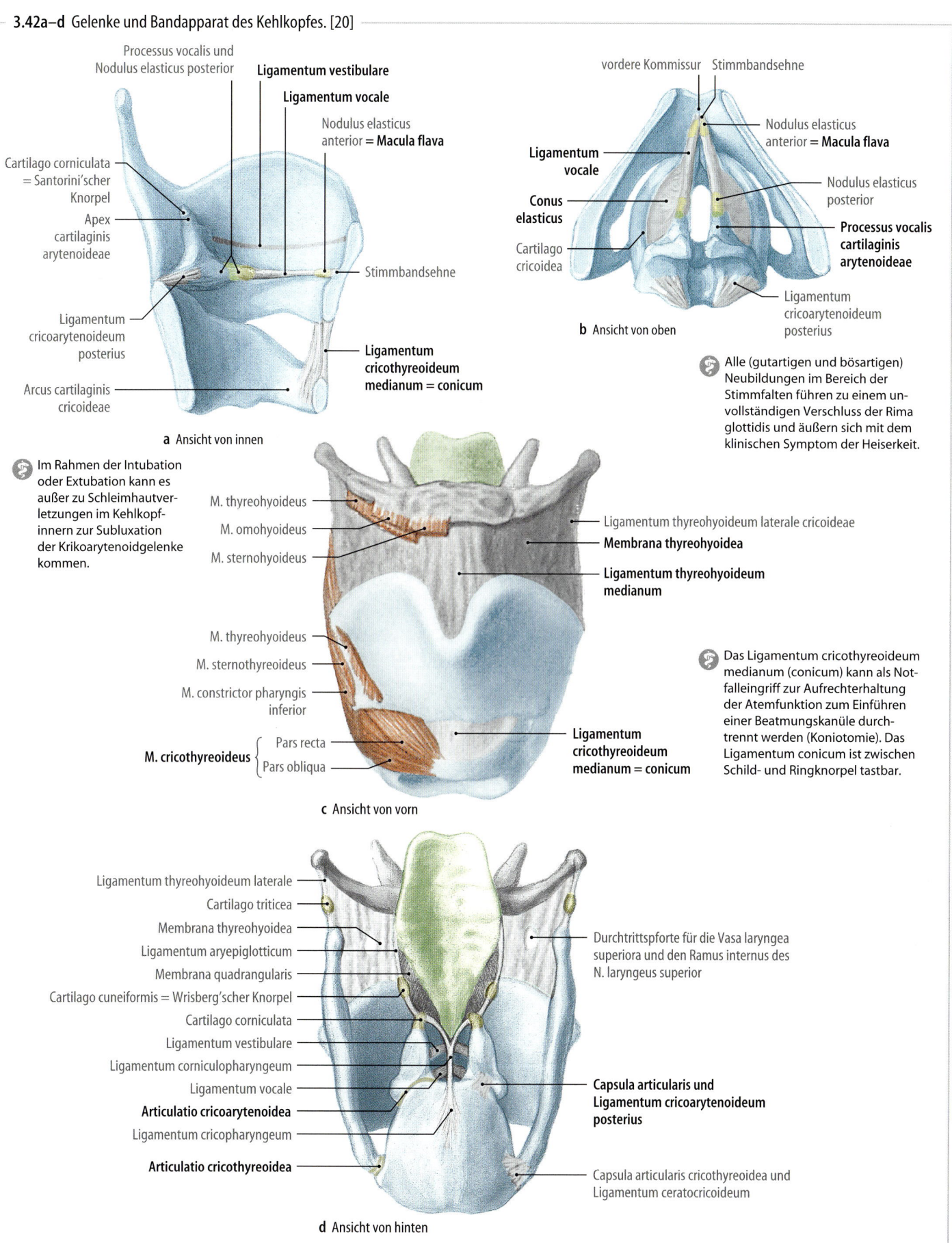

> Das Ligamentum cricothyreoideum medianum (conicum) kann als Notfalleingriff zur Aufrechterhaltung der Atemfunktion zum Einführen einer Beatmungskanüle durchtrennt werden (Koniotomie). Das Ligamentum conicum ist zwischen Schild- und Ringknorpel tastbar.

**d** Ansicht von hinten

- Ligamentum thyreohyoideum laterale
- Cartilago triticea
- Membrana thyreohyoidea
- Ligamentum aryepiglotticum
- Membrana quadrangularis
- Cartilago cuneiformis = Wrisberg'scher Knorpel
- Cartilago corniculata
- Ligamentum vestibulare
- Ligamentum corniculopharyngeum
- Ligamentum vocale
- **Articulatio cricoarytenoidea**
- Ligamentum cricopharyngeum
- **Articulatio cricothyreoidea**
- Durchtrittspforte für die Vasa laryngea superiora und den Ramus internus des N. laryngeus superior
- **Capsula articularis und Ligamentum cricoarytenoideum posterius**
- Capsula articularis cricothyreoidea und Ligamentum ceratocricoideum

**a** Linke Kehlkopfhälfte, Stimmband (Ligamentum vocale) und Taschenfaltenband (Ligamentum vestibulare), Mediansagittalschnitt;
**b** Ligamentum vocale und Conus elasticus;
**c** auf der rechten Körperseite ist der M. cricothyreoideus dargestellt.

**Kehlkopf**

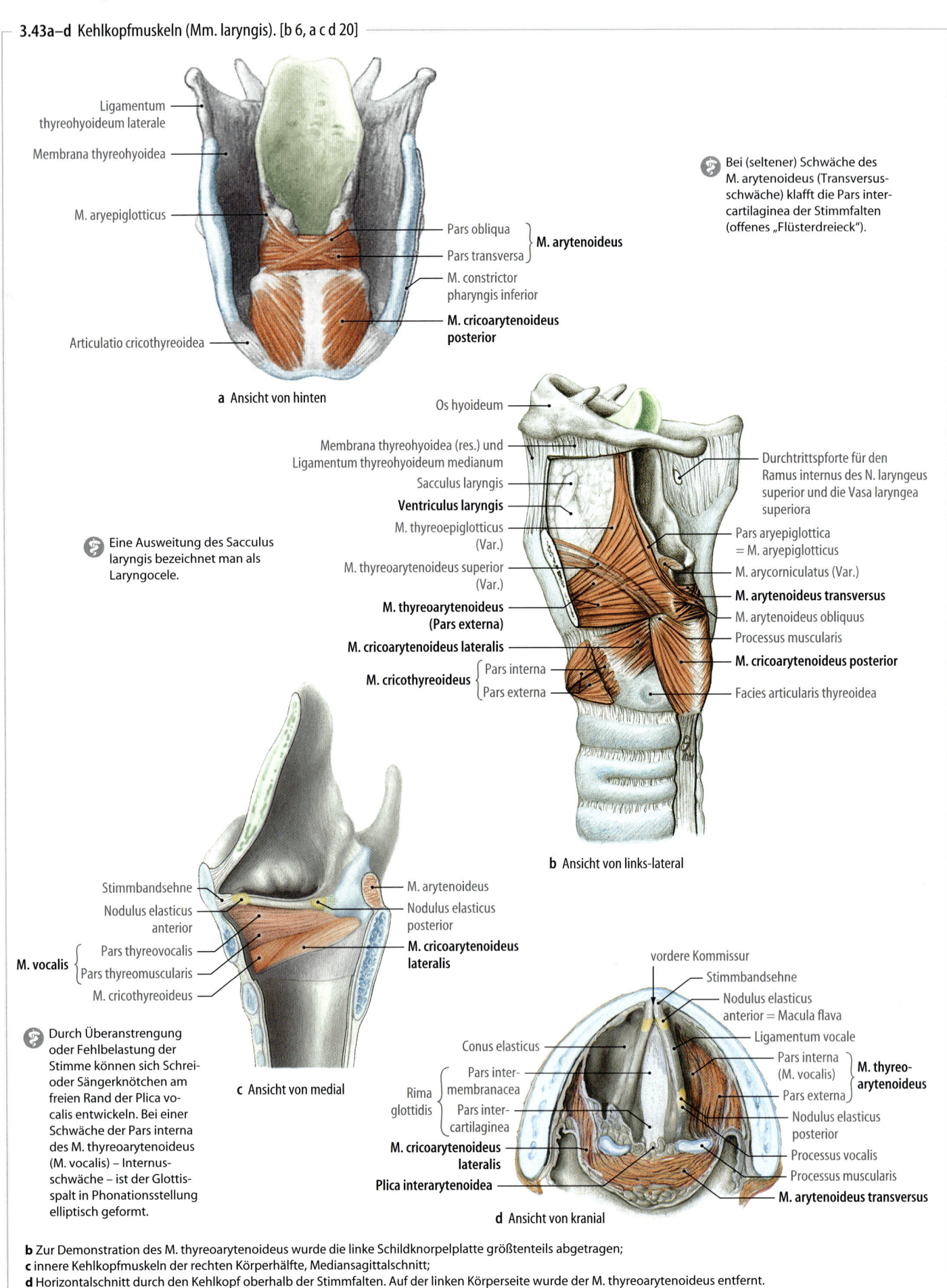

# Kehlkopfmuskeln

**3.43 a–d Kehlkopfmuskeln (Mm. laryngis).** [b 6, a c d 20]

**a** Ansicht von hinten

- Ligamentum thyreohyoideum laterale
- Membrana thyreohyoidea
- M. aryepiglotticus
- Articulatio cricothyreoidea
- Pars obliqua ⎫ **M. arytenoideus**
- Pars transversa ⎭
- M. constrictor pharyngis inferior
- **M. cricoarytenoideus posterior**

ℹ️ Bei (seltener) Schwäche des M. arytenoideus (Transversusschwäche) klafft die Pars intercartilaginea der Stimmfalten (offenes „Flüsterdreieck").

**b** Ansicht von links-lateral

- Os hyoideum
- Membrana thyreohyoidea (res.) und Ligamentum thyreohyoideum medianum
- Sacculus laryngis
- **Ventriculus laryngis**
- M. thyreoepiglotticus (Var.)
- M. thyreoarytenoideus superior (Var.)
- **M. thyreoarytenoideus (Pars externa)**
- **M. cricoarytenoideus lateralis**
- **M. cricothyreoideus** { Pars interna / Pars externa
- Durchtrittspforte für den Ramus internus des N. laryngeus superior und die Vasa laryngea superiora
- Pars aryepiglottica = M. aryepiglotticus
- M. arycorniculatus (Var.)
- **M. arytenoideus transversus**
- M. arytenoideus obliquus
- Processus muscularis
- **M. cricoarytenoideus posterior**
- Facies articularis thyreoidea

ℹ️ Eine Ausweitung des Sacculus laryngis bezeichnet man als Laryngocele.

**c** Ansicht von medial

- Stimmbandsehne
- Nodulus elasticus anterior
- M. vocalis { Pars thyreovocalis / Pars thyreomuscularis
- M. cricothyreoideus
- M. arytenoideus
- Nodulus elasticus posterior
- **M. cricoarytenoideus lateralis**

ℹ️ Durch Überanstrengung oder Fehlbelastung der Stimme können sich Schrei- oder Sängerknötchen am freien Rand der Plica vocalis entwickeln. Bei einer Schwäche der Pars interna des M. thyreoarytenoideus (M. vocalis) – Internusschwäche – ist der Glottisspalt in Phonationsstellung elliptisch geformt.

**d** Ansicht von kranial

- vordere Kommissur
- Stimmbandsehne
- Nodulus elasticus anterior = Macula flava
- Ligamentum vocale
- Conus elasticus
- Rima glottidis { Pars intermembranacea / Pars intercartilaginea
- **M. cricoarytenoideus lateralis**
- **Plica interarytenoidea**
- Pars interna (M. vocalis) ⎫ M. thyreoarytenoideus
- Pars externa ⎭
- Nodulus elasticus posterior
- Processus vocalis
- Processus muscularis
- **M. arytenoideus transversus**

**b** Zur Demonstration des M. thyreoarytenoideus wurde die linke Schildknorpelplatte größtenteils abgetragen;
**c** innere Kehlkopfmuskeln der rechten Körperhälfte, Mediansagittalschnitt;
**d** Horizontalschnitt durch den Kehlkopf oberhalb der Stimmfalten. Auf der linken Körperseite wurde der M. thyreoarytenoideus entfernt.

# Funktion, Histologie, Kehlkopfetagen

**3.44** Schematische Darstellung der Wirkung der Mm. arytenoideus transversus, cricoarytenoideus lateralis und cricoarytenoideus posterior auf die Form der Stimmritze. [31]

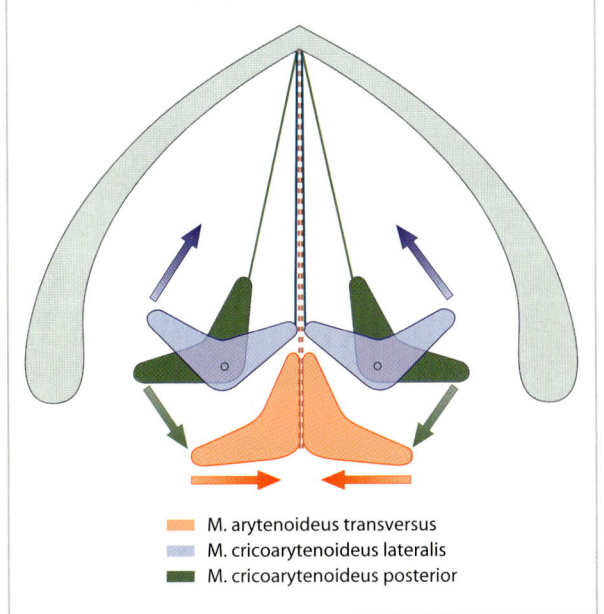

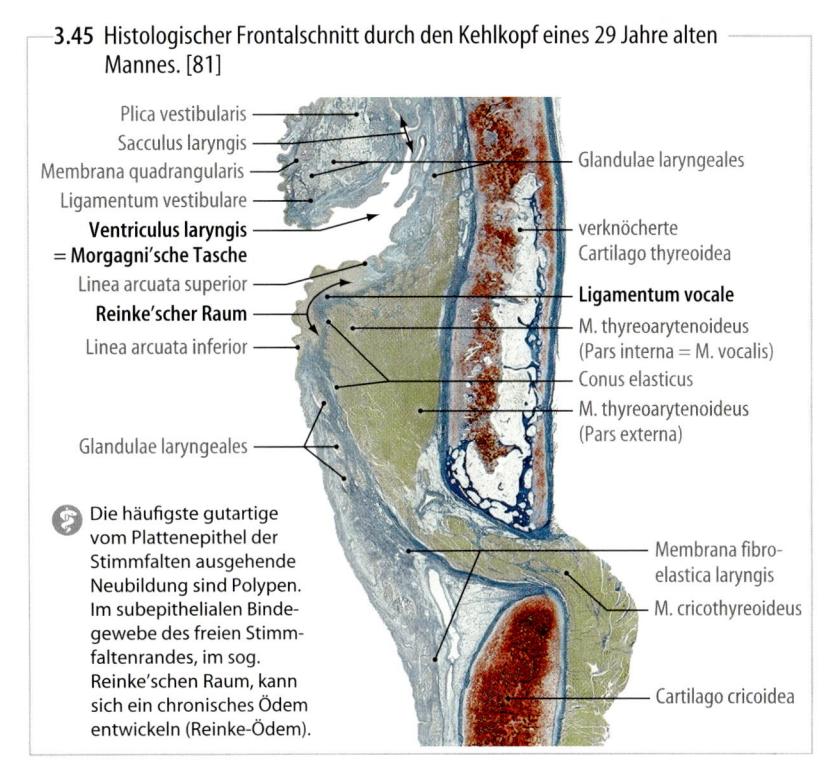

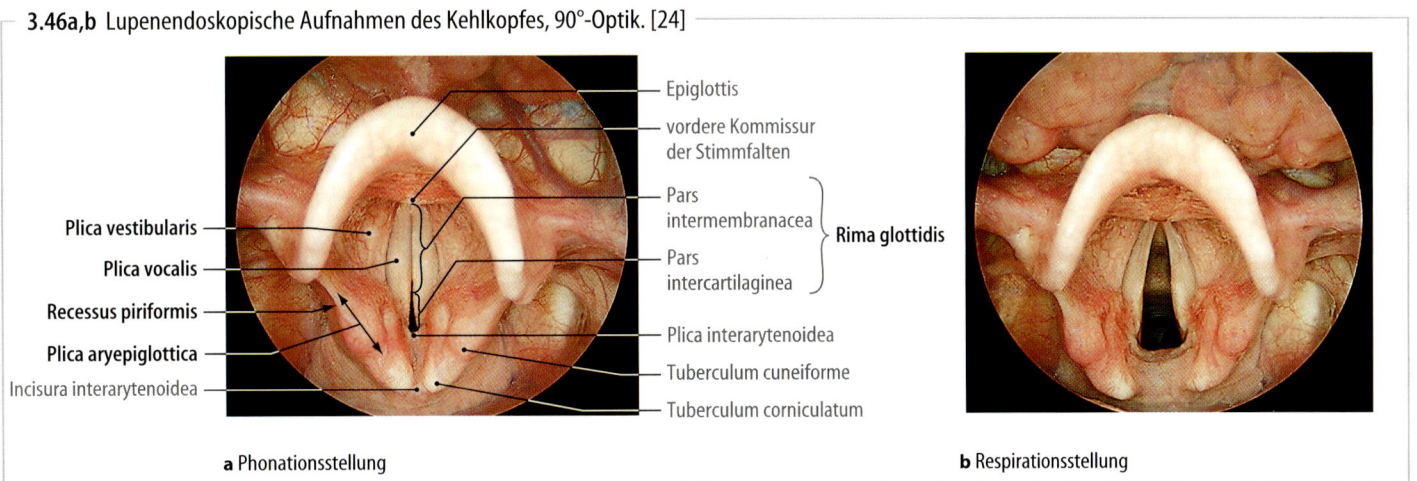

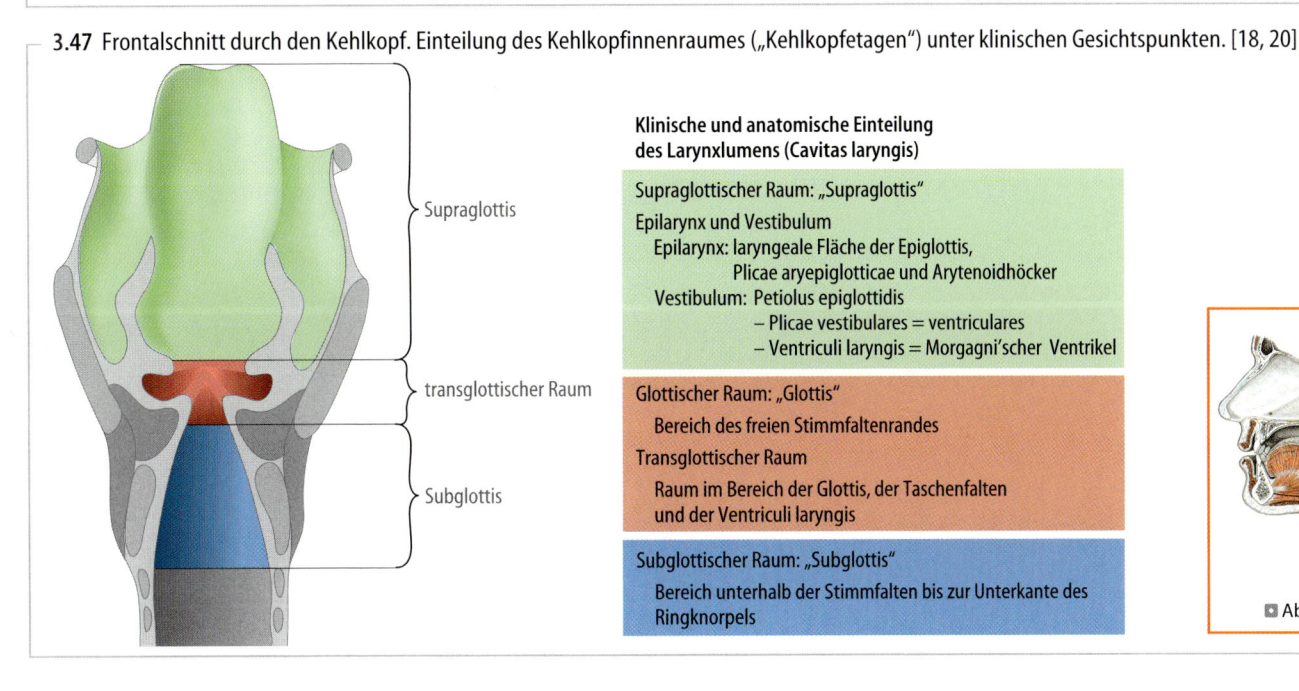

- M. arytenoideus transversus
- M. cricoarytenoideus lateralis
- M. cricoarytenoideus posterior

**3.45** Histologischer Frontalschnitt durch den Kehlkopf eines 29 Jahre alten Mannes. [81]

- Plica vestibularis
- Sacculus laryngis
- Membrana quadrangularis
- Ligamentum vestibulare
- **Ventriculus laryngis = Morgagni'sche Tasche**
- Linea arcuata superior
- **Reinke'scher Raum**
- Linea arcuata inferior
- Glandulae laryngeales
- Glandulae laryngeales
- verknöcherte Cartilago thyreoidea
- **Ligamentum vocale**
- M. thyreoarytenoideus (Pars interna = M. vocalis)
- Conus elasticus
- M. thyreoarytenoideus (Pars externa)
- Membrana fibroelastica laryngis
- M. cricothyreoideus
- Cartilago cricoidea

> Die häufigste gutartige vom Plattenepithel der Stimmfalten ausgehende Neubildung sind Polypen. Im subepithelialen Bindegewebe des freien Stimmfaltenrandes, im sog. Reinke'schen Raum, kann sich ein chronisches Ödem entwickeln (Reinke-Ödem).

**3.46a,b** Lupenendoskopische Aufnahmen des Kehlkopfes, 90°-Optik. [24]

- Plica vestibularis
- Plica vocalis
- Recessus piriformis
- Plica aryepiglottica
- Incisura interarytenoidea
- Epiglottis
- vordere Kommissur der Stimmfalten
- Pars intermembranacea
- Pars intercartilaginea
- **Rima glottidis**
- Plica interarytenoidea
- Tuberculum cuneiforme
- Tuberculum corniculatum

**a** Phonationsstellung  
**b** Respirationsstellung

**3.47** Frontalschnitt durch den Kehlkopf. Einteilung des Kehlkopfinnenraumes („Kehlkopfetagen") unter klinischen Gesichtspunkten. [18, 20]

- Supraglottis
- transglottischer Raum
- Subglottis

**Klinische und anatomische Einteilung des Larynxlumens (Cavitas laryngis)**

**Supraglottischer Raum: „Supraglottis"**
Epilarynx und Vestibulum
 Epilarynx: laryngeale Fläche der Epiglottis, Plicae aryepiglotticae und Arytenoidhöcker
 Vestibulum: Petiolus epiglottidis
  – Plicae vestibulares = ventriculares
  – Ventriculi laryngis = Morgagni'scher Ventrikel

**Glottischer Raum: „Glottis"**
Bereich des freien Stimmfaltenrandes
**Transglottischer Raum**
Raum im Bereich der Glottis, der Taschenfalten und der Ventriculi laryngis

**Subglottischer Raum: „Subglottis"**
Bereich unterhalb der Stimmfalten bis zur Unterkante des Ringknorpels

Abb. 3.63

**Kehlkopf**

# Kehlkopf: Leitungsbahnen

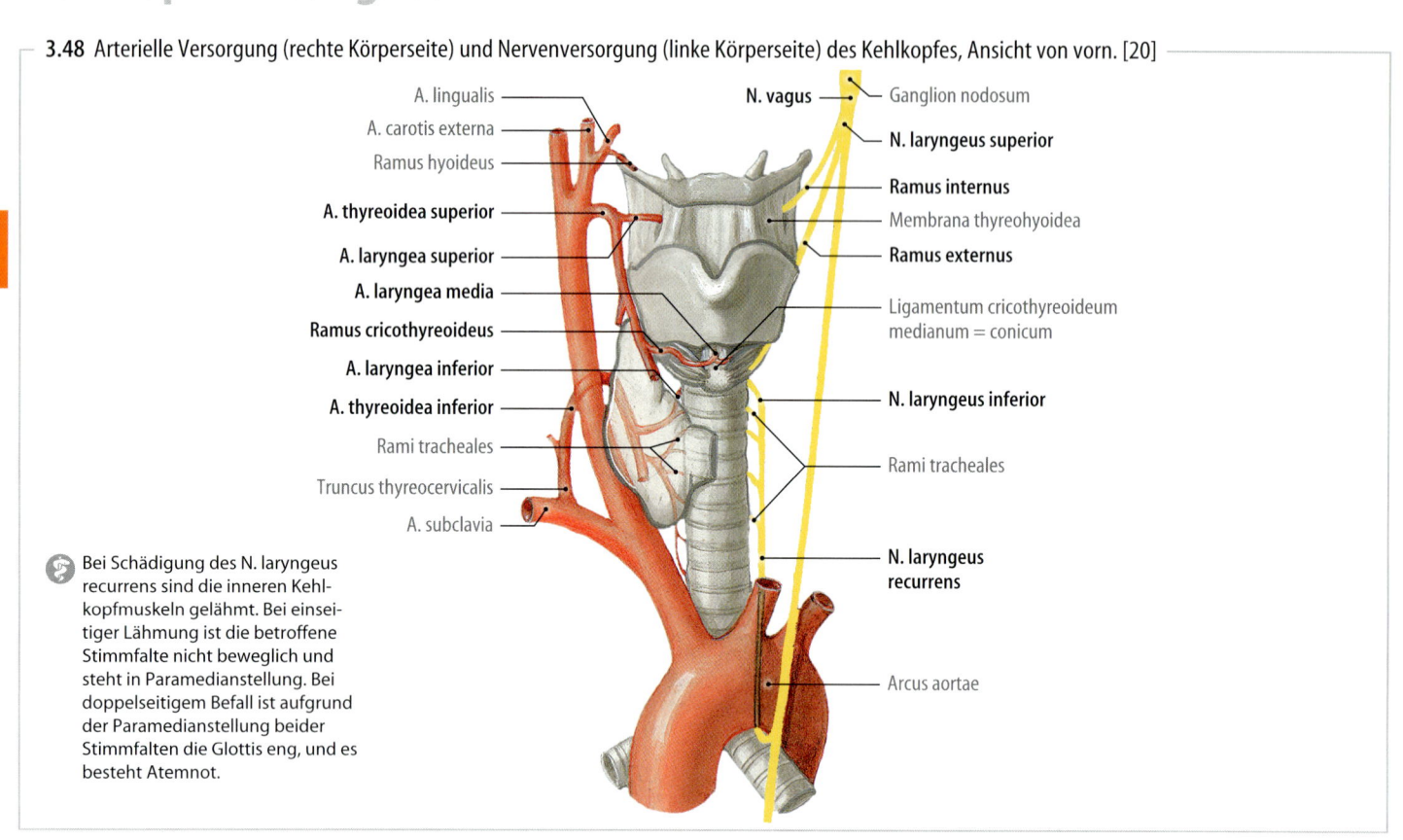

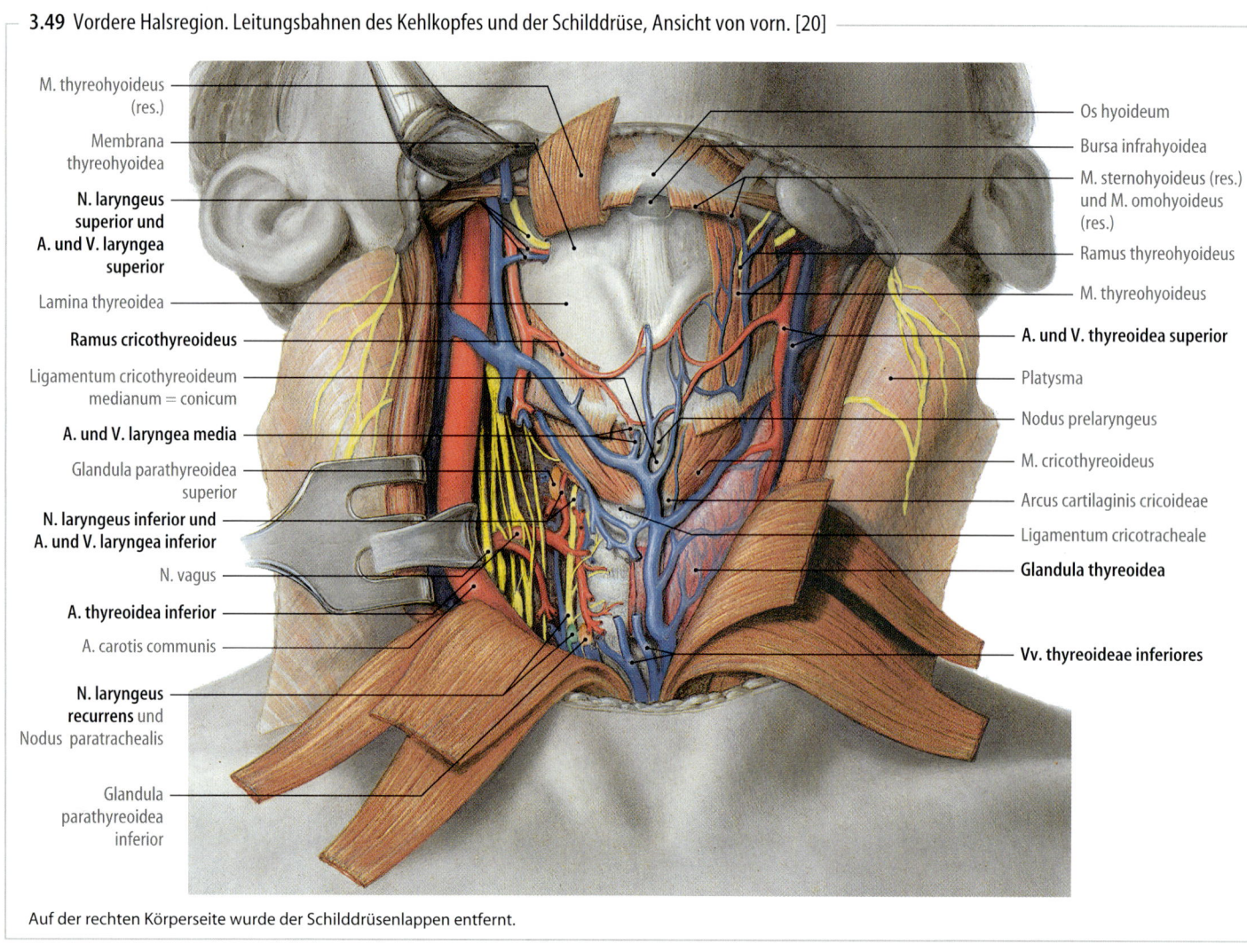

**3.48** Arterielle Versorgung (rechte Körperseite) und Nervenversorgung (linke Körperseite) des Kehlkopfes, Ansicht von vorn. [20]

Labels (left/right):
- A. lingualis
- A. carotis externa
- Ramus hyoideus
- **A. thyreoidea superior**
- **A. laryngea superior**
- **A. laryngea media**
- **Ramus cricothyreoideus**
- **A. laryngea inferior**
- **A. thyreoidea inferior**
- Rami tracheales
- Truncus thyreocervicalis
- A. subclavia

- N. vagus
- Ganglion nodosum
- **N. laryngeus superior**
- **Ramus internus**
- Membrana thyreohyoidea
- **Ramus externus**
- Ligamentum cricothyreoideum medianum = conicum
- **N. laryngeus inferior**
- Rami tracheales
- **N. laryngeus recurrens**
- Arcus aortae

Bei Schädigung des N. laryngeus recurrens sind die inneren Kehlkopfmuskeln gelähmt. Bei einseitiger Lähmung ist die betroffene Stimmfalte nicht beweglich und steht in Paramedianstellung. Bei doppelseitigem Befall ist aufgrund der Paramedianstellung beider Stimmfalten die Glottis eng, und es besteht Atemnot.

**3.49** Vordere Halsregion. Leitungsbahnen des Kehlkopfes und der Schilddrüse, Ansicht von vorn. [20]

Labels (left/right):
- M. thyreohyoideus (res.)
- Membrana thyreohyoidea
- **N. laryngeus superior und A. und V. laryngea superior**
- Lamina thyreoidea
- **Ramus cricothyreoideus**
- Ligamentum cricothyreoideum medianum = conicum
- **A. und V. laryngea media**
- Glandula parathyreoidea superior
- **N. laryngeus inferior und A. und V. laryngea inferior**
- N. vagus
- **A. thyreoidea inferior**
- A. carotis communis
- **N. laryngeus recurrens** und Nodus paratrachealis
- Glandula parathyreoidea inferior

- Os hyoideum
- Bursa infrahyoidea
- M. sternohyoideus (res.) und M. omohyoideus (res.)
- Ramus thyreohyoideus
- M. thyreohyoideus
- **A. und V. thyreoidea superior**
- Platysma
- Nodus prelaryngeus
- M. cricothyreoideus
- Arcus cartilaginis cricoideae
- Ligamentum cricotracheale
- **Glandula thyreoidea**
- **Vv. thyreoideae inferiores**

Auf der rechten Körperseite wurde der Schilddrüsenlappen entfernt.

# Kehlkopf, Rachen: Leitungsbahnen

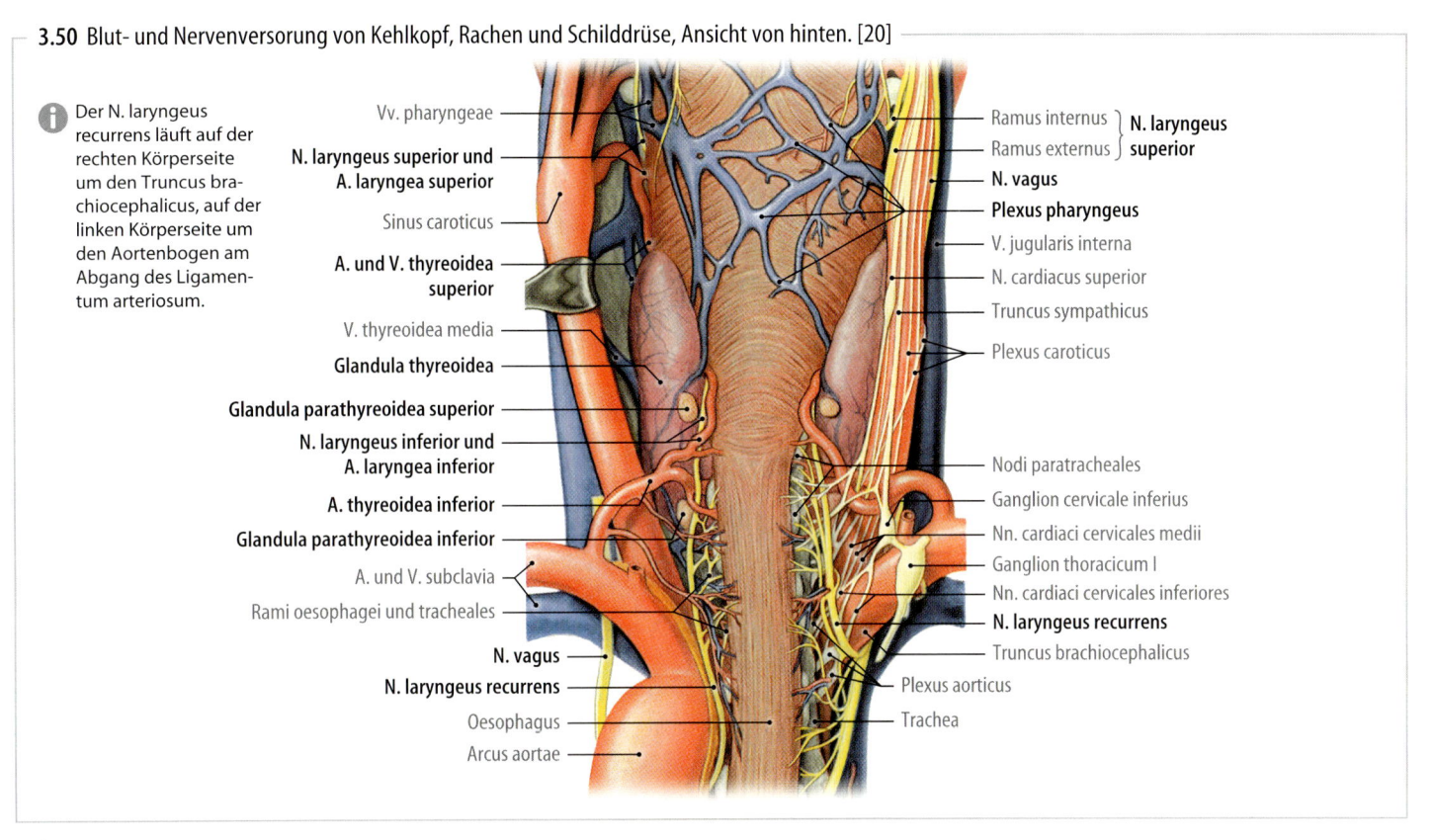

## 3.50 Blut- und Nervenversorgung von Kehlkopf, Rachen und Schilddrüse, Ansicht von hinten. [20]

ℹ️ Der N. laryngeus recurrens läuft auf der rechten Körperseite um den Truncus brachiocephalicus, auf der linken Körperseite um den Aortenbogen am Abgang des Ligamentum arteriosum.

Beschriftungen linke Seite:
- Vv. pharyngeae
- **N. laryngeus superior und A. laryngea superior**
- Sinus caroticus
- **A. und V. thyreoidea superior**
- V. thyreoidea media
- **Glandula thyreoidea**
- **Glandula parathyreoidea superior**
- **N. laryngeus inferior und A. laryngea inferior**
- A. thyreoidea inferior
- **Glandula parathyreoidea inferior**
- A. und V. subclavia
- Rami oesophagei und tracheales
- N. vagus
- N. laryngeus recurrens
- Oesophagus
- Arcus aortae

Beschriftungen rechte Seite:
- Ramus internus ⎱ **N. laryngeus**
- Ramus externus ⎰ **superior**
- **N. vagus**
- **Plexus pharyngeus**
- V. jugularis interna
- N. cardiacus superior
- Truncus sympathicus
- Plexus caroticus
- Nodi paratracheales
- Ganglion cervicale inferius
- Nn. cardiaci cervicales medii
- Ganglion thoracicum I
- Nn. cardiaci cervicales inferiores
- **N. laryngeus recurrens**
- Truncus brachiocephalicus
- Plexus aorticus
- Trachea

## 3.51 Zungengrund und Kehlkopf, Ansicht von hinten. [20]

ℹ️ Bei Schädigung des N. laryngeus superior treten Sensibilitätsstörungen (Verschlucken) und eine Lähmung des M. cricothyreoideus anterior (Anticusparese) auf. Die mangelhafte Spannung der Stimmfalten führt zu einem unvollständigen Glottisschluss.

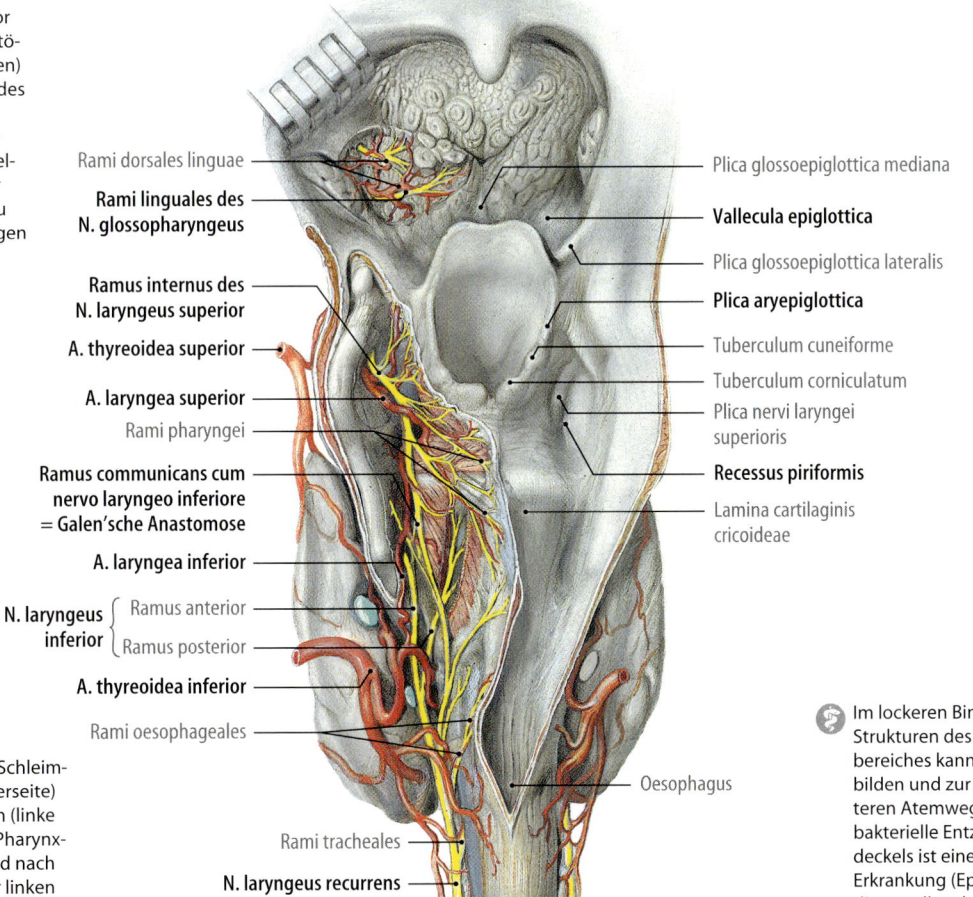

Beschriftungen linke Seite:
- Rami dorsales linguae
- **Rami linguales des N. glossopharyngeus**
- **Ramus internus des N. laryngeus superior**
- A. thyreoidea superior
- A. laryngea superior
- Rami pharyngei
- **Ramus communicans cum nervo laryngeo inferiore = Galen'sche Anastomose**
- A. laryngea inferior
- **N. laryngeus inferior** ⎱ Ramus anterior
- ⎰ Ramus posterior
- A. thyreoidea inferior
- Rami oesophageales
- Rami tracheales
- **N. laryngeus recurrens**

Beschriftungen rechte Seite:
- Plica glossoepiglottica mediana
- **Vallecula epiglottica**
- Plica glossoepiglottica lateralis
- **Plica aryepiglottica**
- Tuberculum cuneiforme
- Tuberculum corniculatum
- Plica nervi laryngei superioris
- **Recessus piriformis**
- Lamina cartilaginis cricoideae
- Oesophagus

Zur Demonstration des Schleimhautreliefs (rechte Körperseite) und der Leitungsbahnen (linke Körperseite) wurde die Pharynxwand dorsal eröffnet und nach lateral verlagert. Auf der linken Körperseite sind die Leitungsbahnen nach Abtragen der Schleimhaut freigelegt.

⚠️ Im lockeren Bindegewebe der Strukturen des Kehlkopfeingangsbereiches kann sich akut ein Ödem bilden und zur Verlegung der unteren Atemwege führen. Die akute bakterielle Entzündung des Kehldeckels ist eine lebensbedrohende Erkrankung (Epiglottitis acutissima), die vor allem bei Kindern auftritt und in sehr kurzer Zeit zur Verlegung der Atemwege führt.

**Kehlkopf**

# Rachenmuskeln

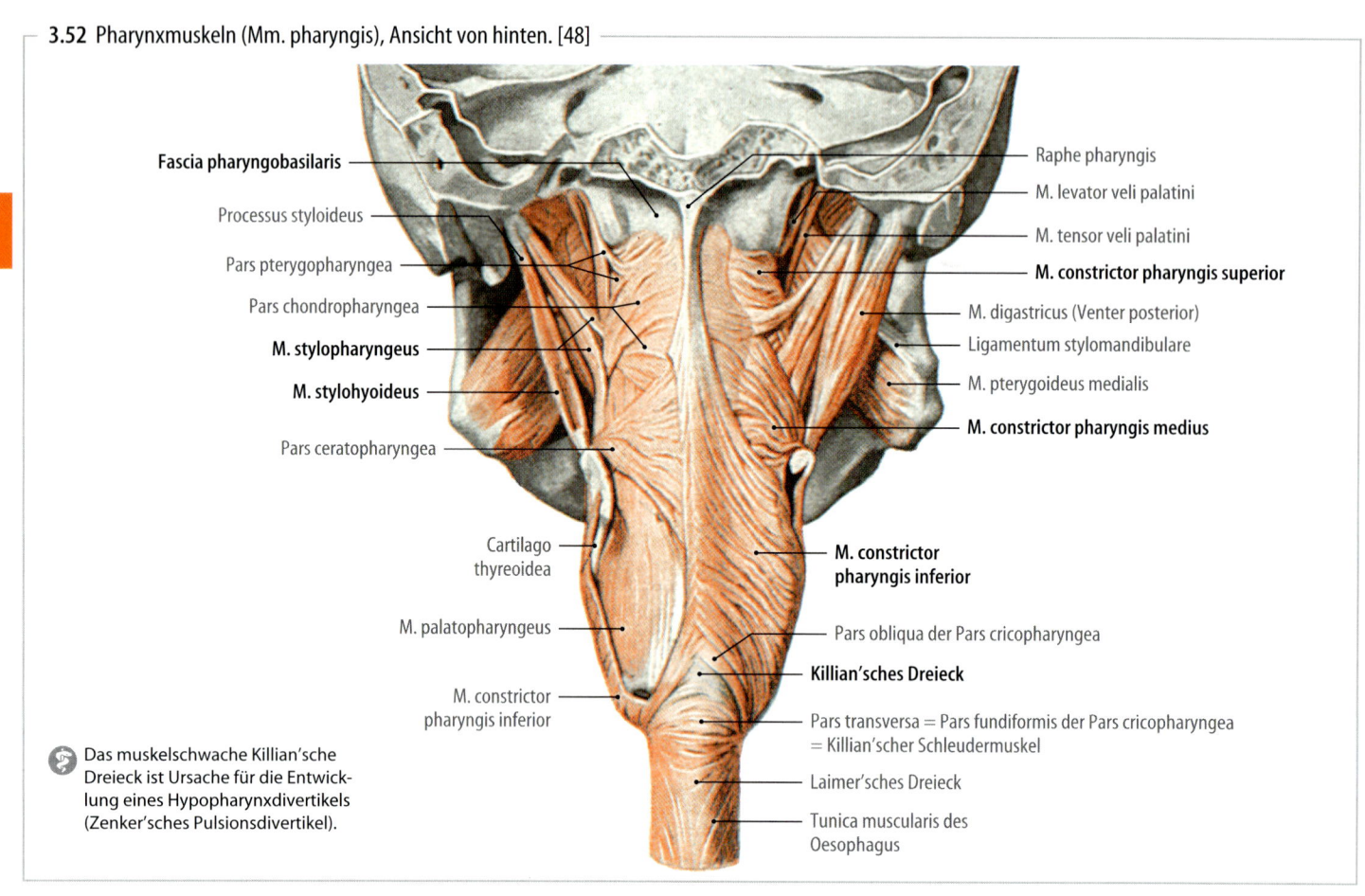

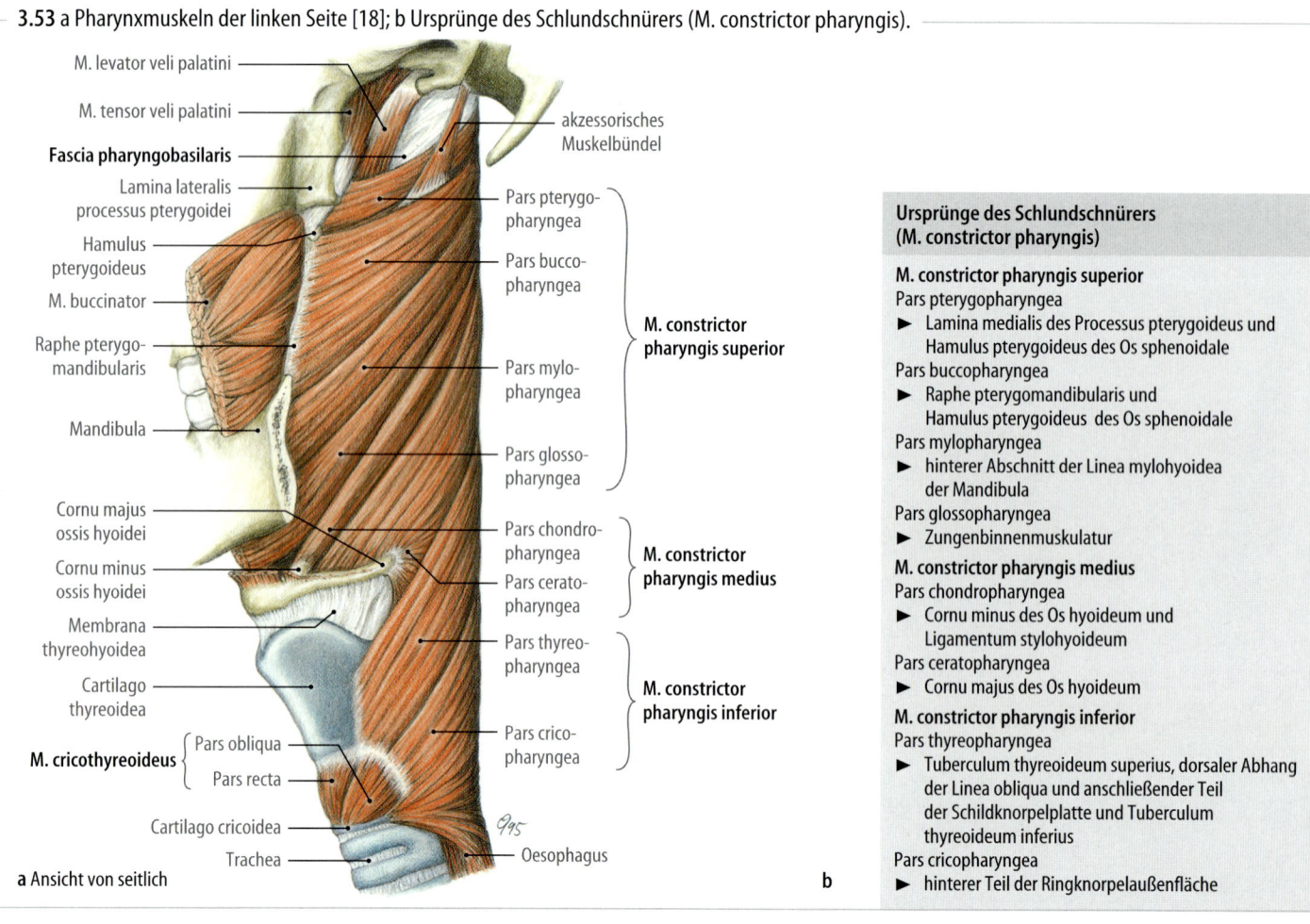

**3.52** Pharynxmuskeln (Mm. pharyngis), Ansicht von hinten. [48]

Labels: Fascia pharyngobasilaris; Processus styloideus; Pars pterygopharyngea; Pars chondropharyngea; M. stylopharyngeus; M. stylohyoideus; Pars ceratopharyngea; Cartilago thyreoidea; M. palatopharyngeus; M. constrictor pharyngis inferior; Raphe pharyngis; M. levator veli palatini; M. tensor veli palatini; M. constrictor pharyngis superior; M. digastricus (Venter posterior); Ligamentum stylomandibulare; M. pterygoideus medialis; M. constrictor pharyngis medius; M. constrictor pharyngis inferior; Pars obliqua der Pars cricopharyngea; Killian'sches Dreieck; Pars transversa = Pars fundiformis der Pars cricopharyngea = Killian'scher Schleudermuskel; Laimer'sches Dreieck; Tunica muscularis des Oesophagus

> Das muskelschwache Killian'sche Dreieck ist Ursache für die Entwicklung eines Hypopharynxdivertikels (Zenker'sches Pulsionsdivertikel).

**3.53** a Pharynxmuskeln der linken Seite [18]; b Ursprünge des Schlundschnürers (M. constrictor pharyngis).

Labels (a): M. levator veli palatini; M. tensor veli palatini; Fascia pharyngobasilaris; Lamina lateralis processus pterygoidei; Hamulus pterygoideus; M. buccinator; Raphe pterygomandibularis; Mandibula; Cornu majus ossis hyoidei; Cornu minus ossis hyoidei; Membrana thyreohyoidea; Cartilago thyreoidea; M. cricothyreoideus (Pars obliqua, Pars recta); Cartilago cricoidea; Trachea; akzessorisches Muskelbündel; Pars pterygopharyngea; Pars buccopharyngea; Pars mylopharyngea; Pars glossopharyngea — M. constrictor pharyngis superior; Pars chondropharyngea; Pars ceratopharyngea — M. constrictor pharyngis medius; Pars thyreopharyngea; Pars cricopharyngea — M. constrictor pharyngis inferior; Oesophagus

**a** Ansicht von seitlich

### Ursprünge des Schlundschnürers (M. constrictor pharyngis)

**M. constrictor pharyngis superior**
Pars pterygopharyngea
▶ Lamina medialis des Processus pterygoideus und Hamulus pterygoideus des Os sphenoidale
Pars buccopharyngea
▶ Raphe pterygomandibularis und Hamulus pterygoideus des Os sphenoidale
Pars mylopharyngea
▶ hinterer Abschnitt der Linea mylohyoidea der Mandibula
Pars glossopharyngea
▶ Zungenbinnenmuskulatur

**M. constrictor pharyngis medius**
Pars chondropharyngea
▶ Cornu minus des Os hyoideum und Ligamentum stylohyoideum
Pars ceratopharyngea
▶ Cornu majus des Os hyoideum

**M. constrictor pharyngis inferior**
Pars thyreopharyngea
▶ Tuberculum thyreoideum superius, dorsaler Abhang der Linea obliqua und anschließender Teil der Schildknorpelplatte und Tuberculum thyreoideum inferius
Pars cricopharyngea
▶ hinterer Teil der Ringknorpelaußenfläche

# Rachen · Spatium retropharyngeum

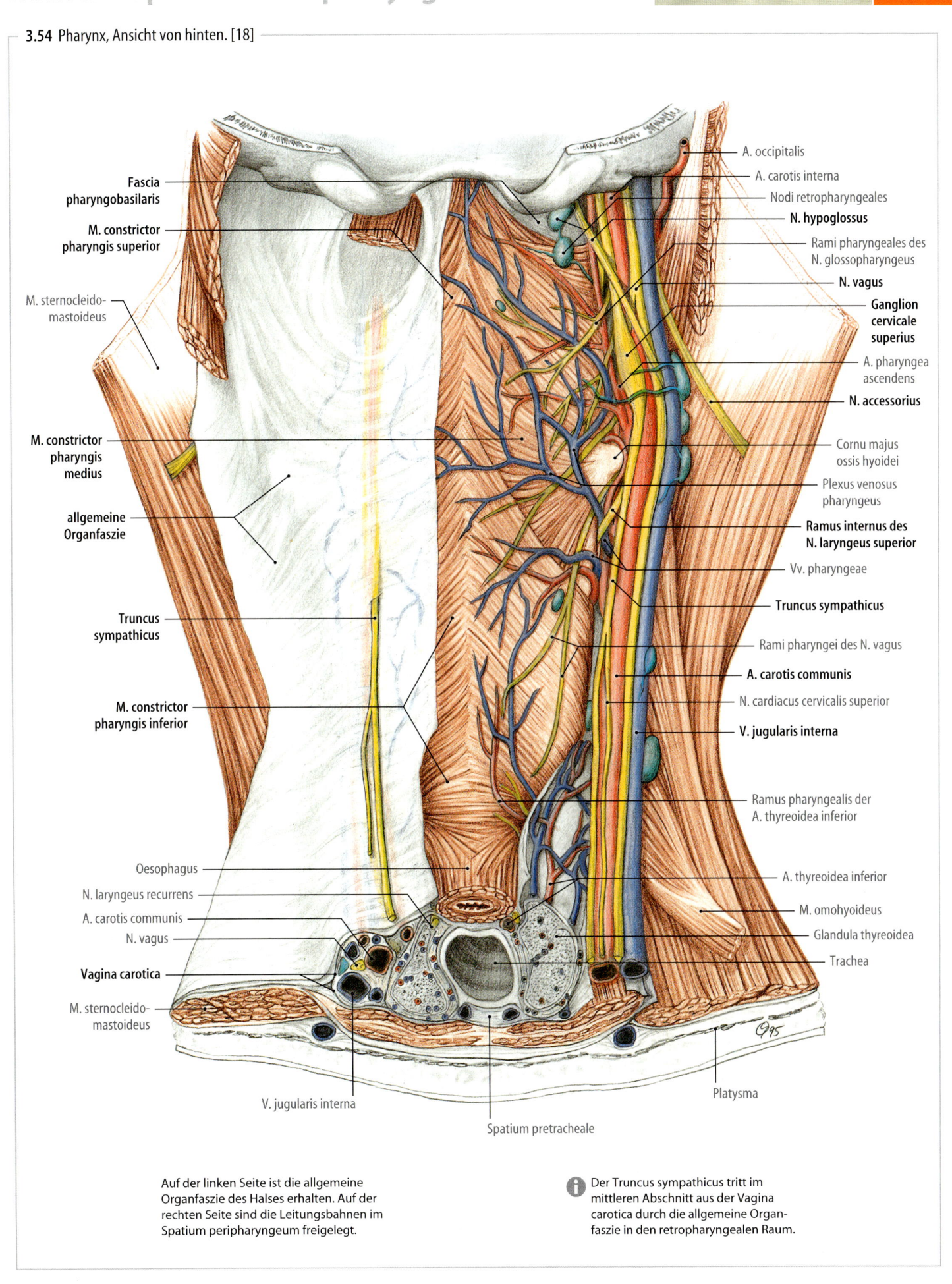

**3.54** Pharynx, Ansicht von hinten. [18]

- Fascia pharyngobasilaris
- M. constrictor pharyngis superior
- M. sternocleidomastoideus
- M. constrictor pharyngis medius
- allgemeine Organfaszie
- Truncus sympathicus
- M. constrictor pharyngis inferior
- Oesophagus
- N. laryngeus recurrens
- A. carotis communis
- N. vagus
- Vagina carotica
- M. sternocleidomastoideus
- V. jugularis interna
- Spatium pretracheale

- A. occipitalis
- A. carotis interna
- Nodi retropharyngeales
- **N. hypoglossus**
- Rami pharyngeales des N. glossopharyngeus
- **N. vagus**
- **Ganglion cervicale superius**
- A. pharyngea ascendens
- **N. accessorius**
- Cornu majus ossis hyoidei
- Plexus venosus pharyngeus
- **Ramus internus des N. laryngeus superior**
- Vv. pharyngeae
- **Truncus sympathicus**
- Rami pharyngei des N. vagus
- **A. carotis communis**
- N. cardiacus cervicalis superior
- **V. jugularis interna**
- Ramus pharyngealis der A. thyreoidea inferior
- A. thyreoidea inferior
- M. omohyoideus
- Glandula thyreoidea
- Trachea
- Platysma

Auf der linken Seite ist die allgemeine Organfaszie des Halses erhalten. Auf der rechten Seite sind die Leitungsbahnen im Spatium peripharyngeum freigelegt.

ℹ Der Truncus sympathicus tritt im mittleren Abschnitt aus der Vagina carotica durch die allgemeine Organfaszie in den retropharyngealen Raum.

**Rachen**

# Rachen: Leitungsbahnen

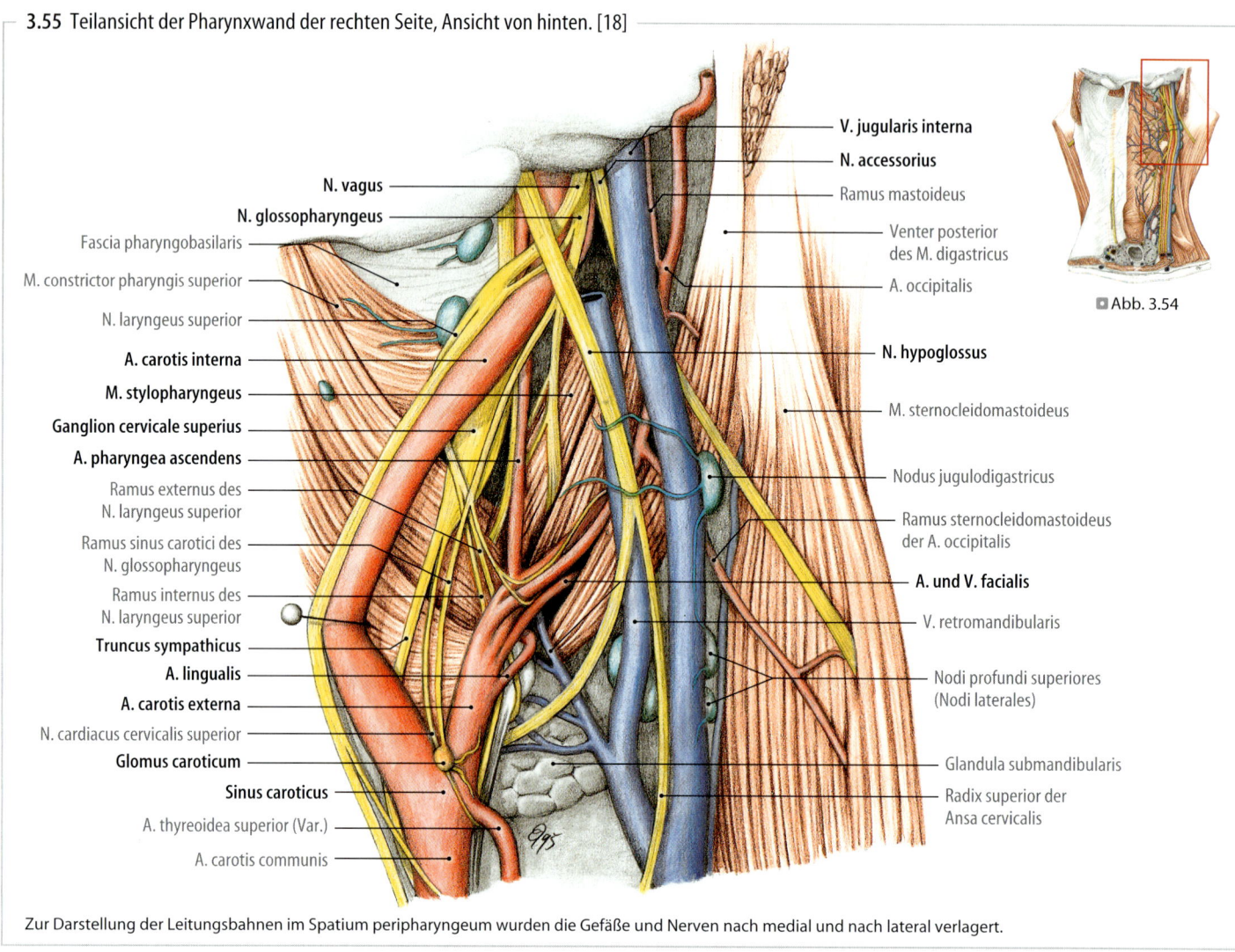

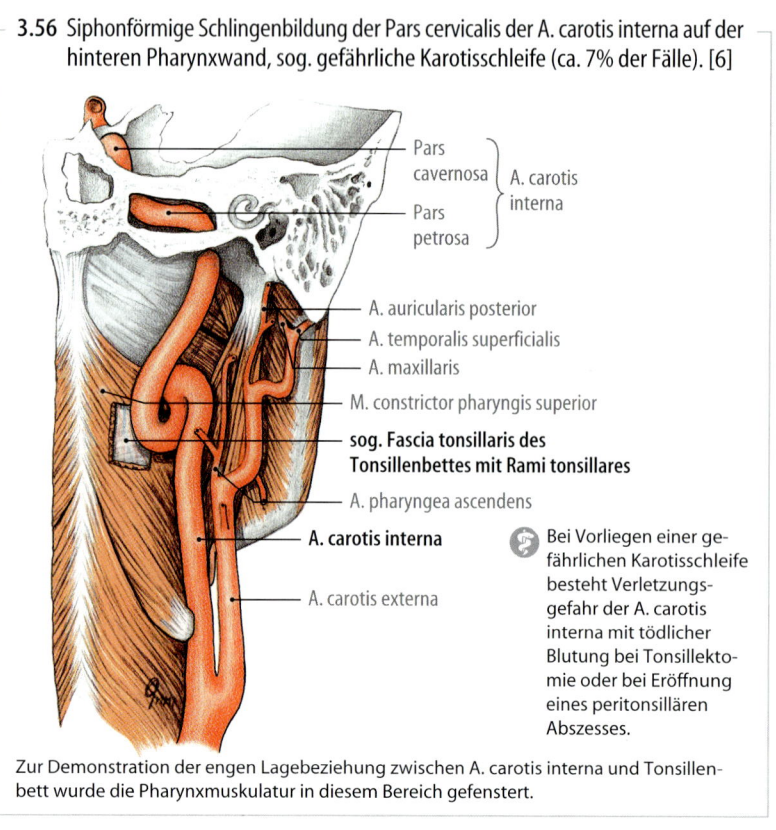

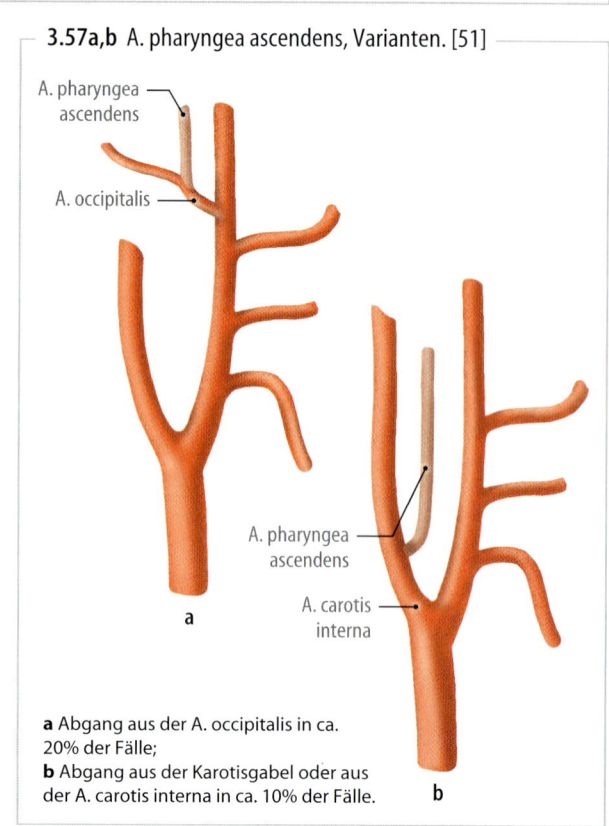

**3.55** Teilansicht der Pharynxwand der rechten Seite, Ansicht von hinten. [18]

Labels (Abb. 3.55):
- V. jugularis interna
- N. accessorius
- N. vagus
- Ramus mastoideus
- N. glossopharyngeus
- Venter posterior des M. digastricus
- Fascia pharyngobasilaris
- A. occipitalis
- M. constrictor pharyngis superior
- N. laryngeus superior
- N. hypoglossus
- A. carotis interna
- M. stylopharyngeus
- M. sternocleidomastoideus
- Ganglion cervicale superius
- A. pharyngea ascendens
- Nodus jugulodigastricus
- Ramus externus des N. laryngeus superior
- Ramus sternocleidomastoideus der A. occipitalis
- Ramus sinus carotici des N. glossopharyngeus
- A. und V. facialis
- Ramus internus des N. laryngeus superior
- V. retromandibularis
- Truncus sympathicus
- A. lingualis
- Nodi profundi superiores (Nodi laterales)
- A. carotis externa
- N. cardiacus cervicalis superior
- Glandula submandibularis
- Glomus caroticum
- Sinus caroticus
- Radix superior der Ansa cervicalis
- A. thyreoidea superior (Var.)
- A. carotis communis

Abb. 3.54

Zur Darstellung der Leitungsbahnen im Spatium peripharyngeum wurden die Gefäße und Nerven nach medial und nach lateral verlagert.

**3.56** Siphonförmige Schlingenbildung der Pars cervicalis der A. carotis interna auf der hinteren Pharynxwand, sog. gefährliche Karotisschleife (ca. 7% der Fälle). [6]

Labels (Abb. 3.56):
- Pars cavernosa } A. carotis interna
- Pars petrosa
- A. auricularis posterior
- A. temporalis superficialis
- A. maxillaris
- M. constrictor pharyngis superior
- sog. Fascia tonsillaris des Tonsillenbettes mit Rami tonsillares
- A. pharyngea ascendens
- A. carotis interna
- A. carotis externa

Bei Vorliegen einer gefährlichen Karotisschleife besteht Verletzungsgefahr der A. carotis interna mit tödlicher Blutung bei Tonsillektomie oder bei Eröffnung eines peritonsillären Abszesses.

Zur Demonstration der engen Lagebeziehung zwischen A. carotis interna und Tonsillenbett wurde die Pharynxmuskulatur in diesem Bereich gefenstert.

**3.57a,b** A. pharyngea ascendens, Varianten. [51]

Labels:
- A. pharyngea ascendens
- A. occipitalis
- A. pharyngea ascendens
- A. carotis interna

**a** Abgang aus der A. occipitalis in ca. 20% der Fälle;
**b** Abgang aus der Karotisgabel oder aus der A. carotis interna in ca. 10% der Fälle.

# Schleimhautrelief · Tuba auditiva

**3.58** Schleimhautrelief des Pharynx und des Kehlkopfeinganges, Ansicht von hinten. [48]

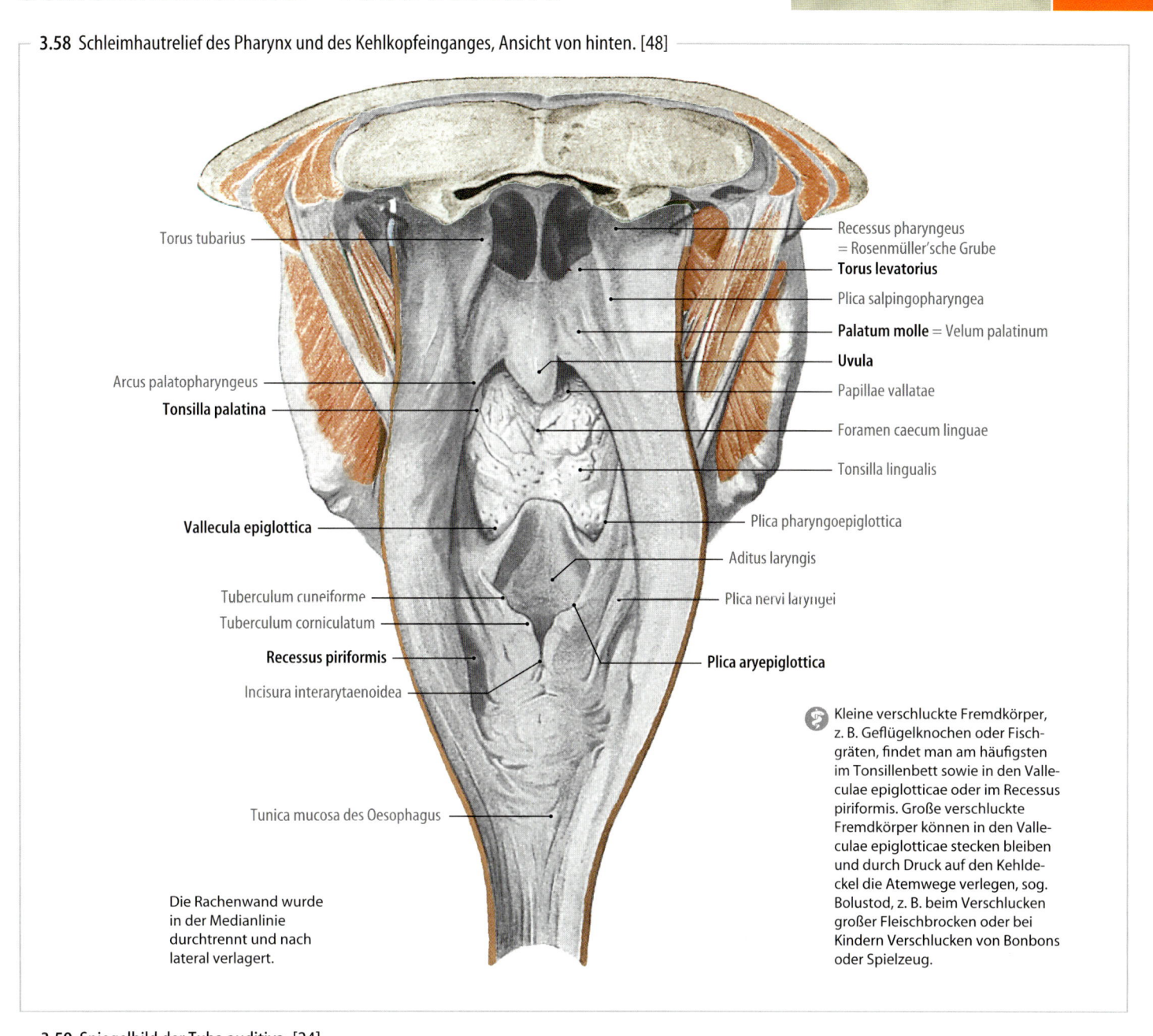

Labels (Abb. 3.58):
- Torus tubarius
- Arcus palatopharyngeus
- **Tonsilla palatina**
- **Vallecula epiglottica**
- Tuberculum cuneiforme
- Tuberculum corniculatum
- **Recessus piriformis**
- Incisura interarytaenoidea
- Tunica mucosa des Oesophagus
- Recessus pharyngeus = Rosenmüller'sche Grube
- **Torus levatorius**
- Plica salpingopharyngea
- **Palatum molle** = Velum palatinum
- **Uvula**
- Papillae vallatae
- Foramen caecum linguae
- Tonsilla lingualis
- Plica pharyngoepiglottica
- Aditus laryngis
- Plica nervi laryngei
- **Plica aryepiglottica**

Die Rachenwand wurde in der Medianlinie durchtrennt und nach lateral verlagert.

> Kleine verschluckte Fremdkörper, z. B. Geflügelknochen oder Fischgräten, findet man am häufigsten im Tonsillenbett sowie in den Valleculae epiglotticae oder im Recessus piriformis. Große verschluckte Fremdkörper können in den Valleculae epiglotticae stecken bleiben und durch Druck auf den Kehldeckel die Atemwege verlegen, sog. Bolustod, z. B. beim Verschlucken großer Fleischbrocken oder bei Kindern Verschlucken von Bonbons oder Spielzeug.

**3.59** Spiegelbild der Tuba auditiva. [24]

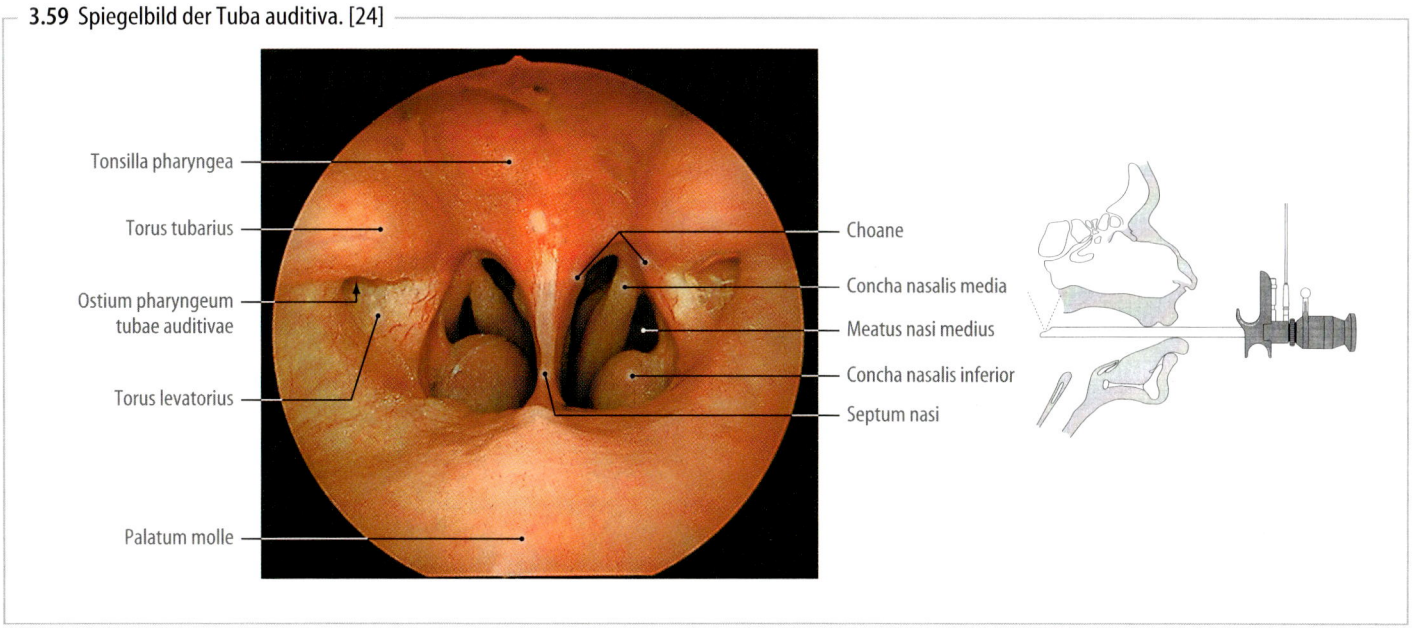

Labels (Abb. 3.59):
- Tonsilla pharyngea
- Torus tubarius
- Ostium pharyngeum tubae auditivae
- Torus levatorius
- Palatum molle
- Choane
- Concha nasalis media
- Meatus nasi medius
- Concha nasalis inferior
- Septum nasi

**Rachen**

# Rachen: Tuba auditiva

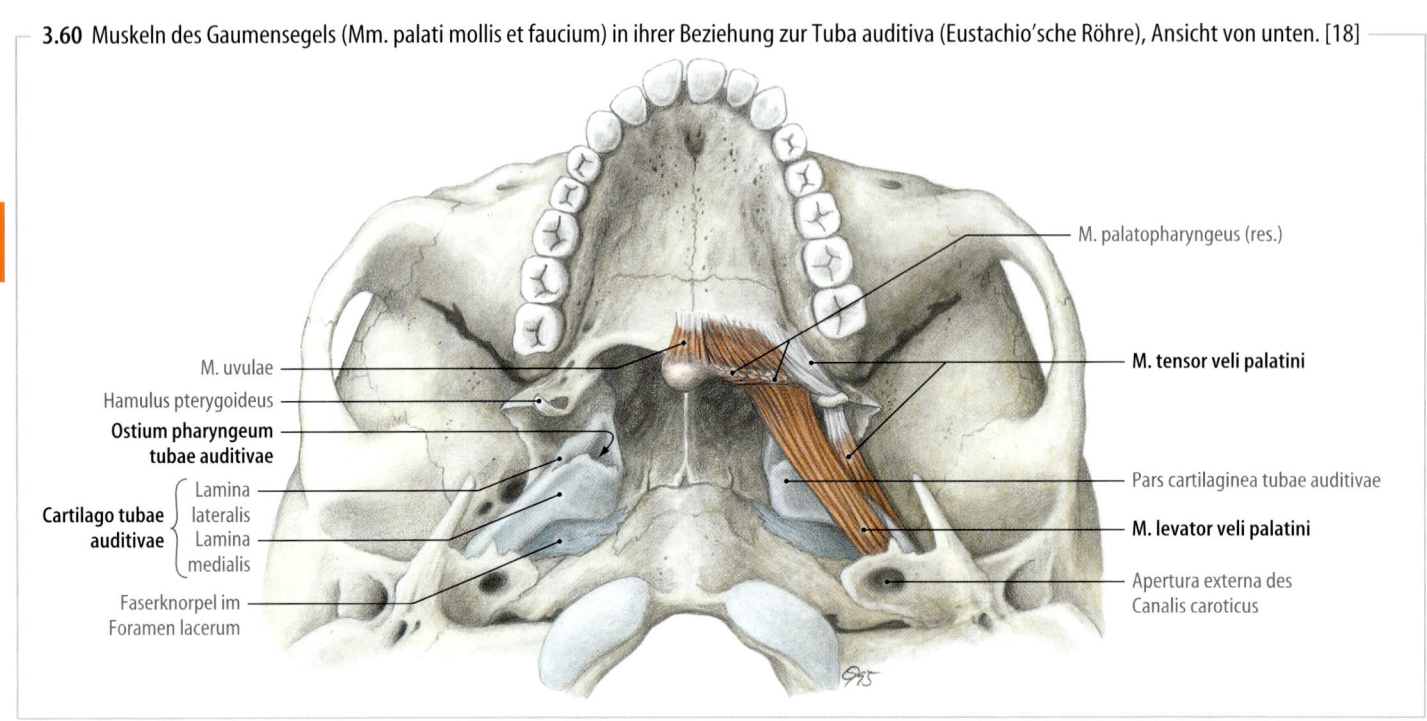

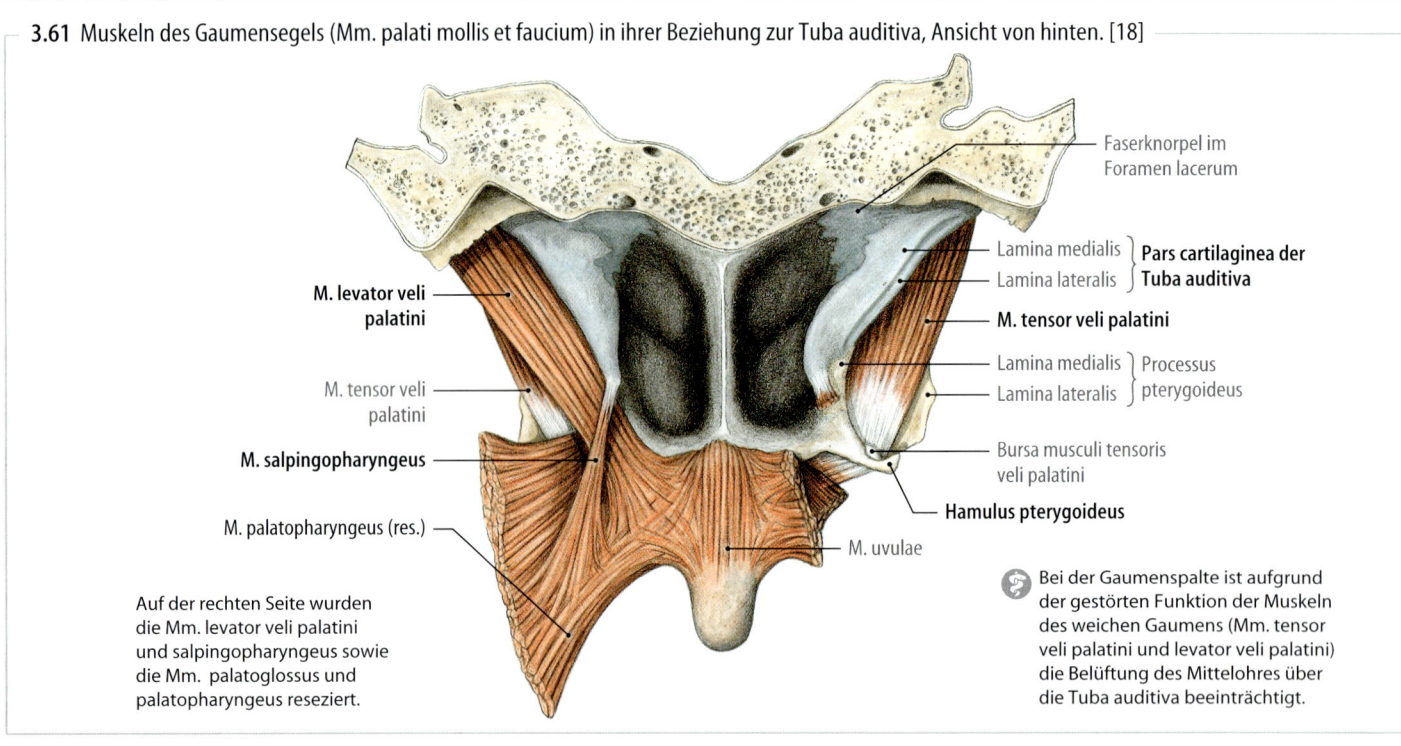

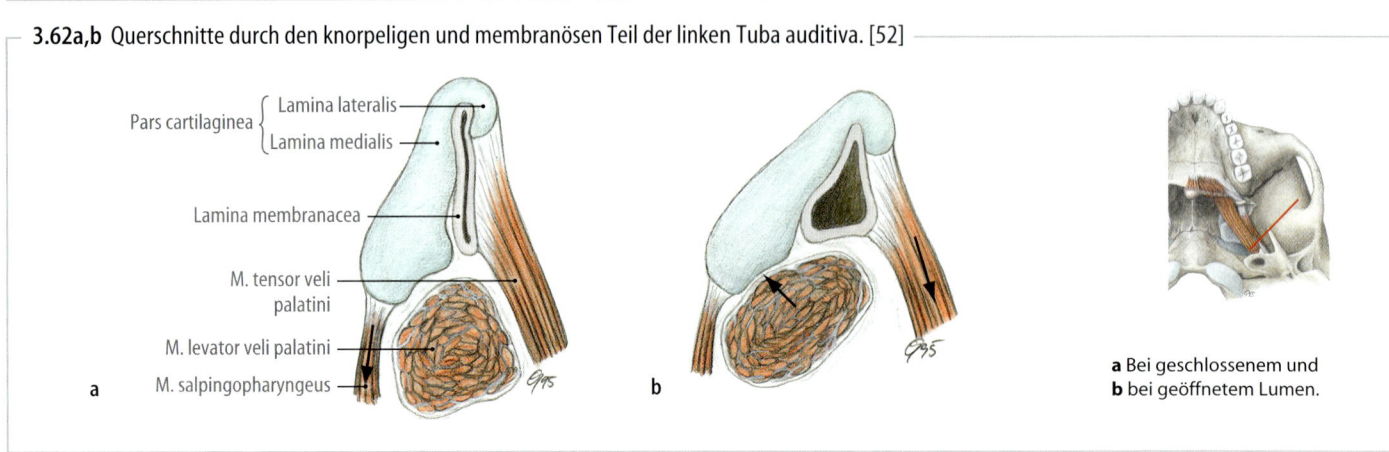

**3.60** Muskeln des Gaumensegels (Mm. palati mollis et faucium) in ihrer Beziehung zur Tuba auditiva (Eustachio'sche Röhre), Ansicht von unten. [18]

- M. uvulae
- Hamulus pterygoideus
- **Ostium pharyngeum tubae auditivae**
- **Cartilago tubae auditivae**
  - Lamina lateralis
  - Lamina medialis
- Faserknorpel im Foramen lacerum
- M. palatopharyngeus (res.)
- **M. tensor veli palatini**
- Pars cartilaginea tubae auditivae
- **M. levator veli palatini**
- Apertura externa des Canalis caroticus

**3.61** Muskeln des Gaumensegels (Mm. palati mollis et faucium) in ihrer Beziehung zur Tuba auditiva, Ansicht von hinten. [18]

- Faserknorpel im Foramen lacerum
- Lamina medialis / Lamina lateralis — **Pars cartilaginea der Tuba auditiva**
- **M. tensor veli palatini**
- Lamina medialis / Lamina lateralis — Processus pterygoideus
- Bursa musculi tensoris veli palatini
- **Hamulus pterygoideus**
- M. uvulae
- **M. levator veli palatini**
- M. tensor veli palatini
- **M. salpingopharyngeus**
- M. palatopharyngeus (res.)

Auf der rechten Seite wurden die Mm. levator veli palatini und salpingopharyngeus sowie die Mm. palatoglossus und palatopharyngeus reseziert.

Bei der Gaumenspalte ist aufgrund der gestörten Funktion der Muskeln des weichen Gaumens (Mm. tensor veli palatini und levator veli palatini) die Belüftung des Mittelohres über die Tuba auditiva beeinträchtigt.

**3.62a,b** Querschnitte durch den knorpeligen und membranösen Teil der linken Tuba auditiva. [52]

- Pars cartilaginea
  - Lamina lateralis
  - Lamina medialis
- Lamina membranacea
- M. tensor veli palatini
- M. levator veli palatini
- M. salpingopharyngeus

**a** Bei geschlossenem und **b** bei geöffnetem Lumen.

# Mediansagittalschnitt Kopf und Hals

**3.63** Nasen- und Mundhöhle, Rachen und Kehlkopf. Mediansagittalschnitt durch Kopf und Hals, Ansicht der rechten Hälfte von medial. [6]

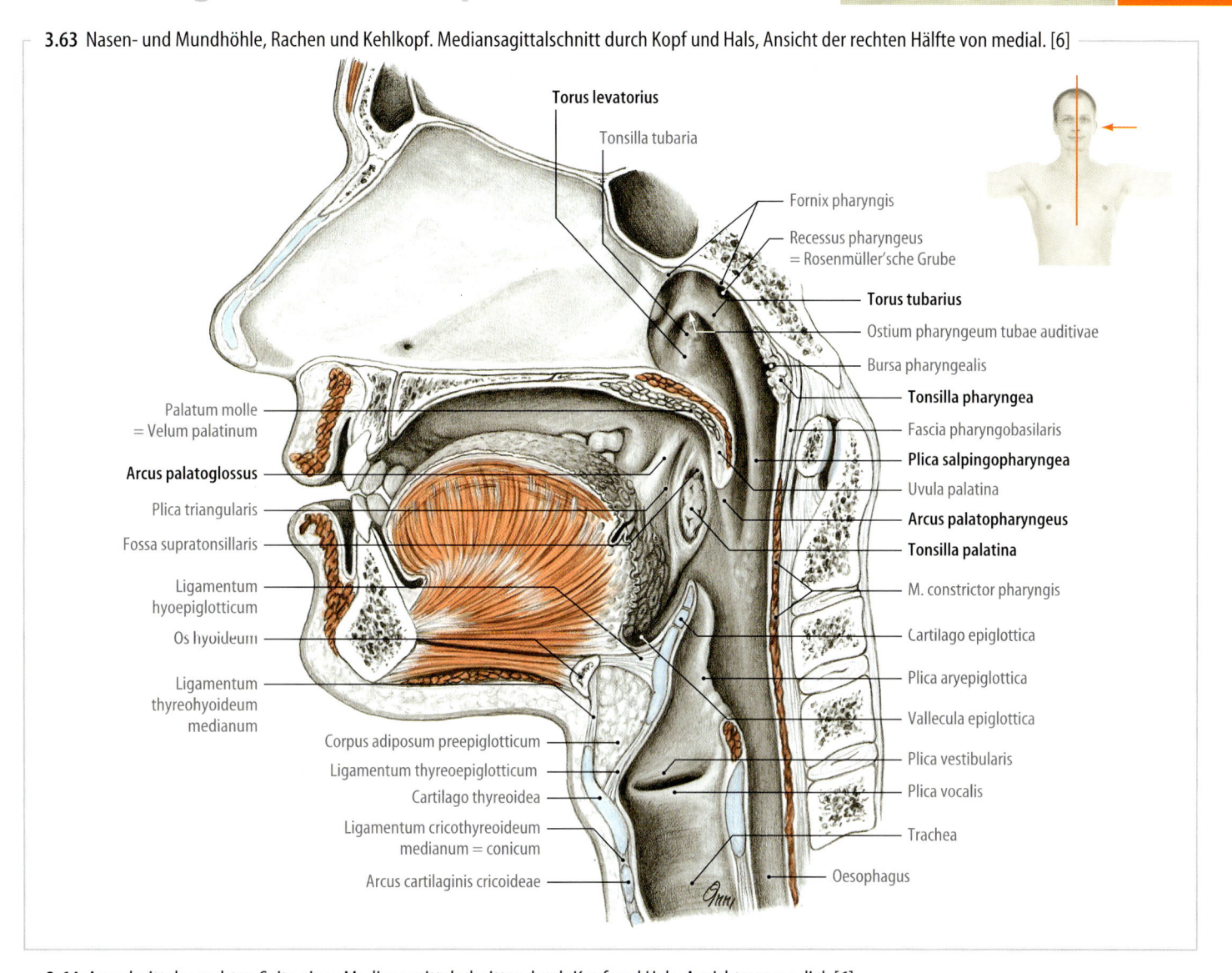

Labels (figure 3.63):
- **Torus levatorius**
- Tonsilla tubaria
- Fornix pharyngis
- Recessus pharyngeus = Rosenmüller'sche Grube
- **Torus tubarius**
- Ostium pharyngeum tubae auditivae
- Bursa pharyngealis
- **Tonsilla pharyngea**
- Fascia pharyngobasilaris
- **Plica salpingopharyngea**
- Uvula palatina
- **Arcus palatopharyngeus**
- **Tonsilla palatina**
- M. constrictor pharyngis
- Cartilago epiglottica
- Plica aryepiglottica
- Vallecula epiglottica
- Plica vestibularis
- Plica vocalis
- Trachea
- Oesophagus
- Palatum molle = Velum palatinum
- **Arcus palatoglossus**
- Plica triangularis
- Fossa supratonsillaris
- Ligamentum hyoepiglotticum
- Os hyoideum
- Ligamentum thyreohyoideum medianum
- Corpus adiposum preepiglotticum
- Ligamentum thyreoepiglotticum
- Cartilago thyreoidea
- Ligamentum cricothyreoideum medianum = conicum
- Arcus cartilaginis cricoideae

**3.64** Ausschnitt der rechten Seite eines Mediansagittalschnittes durch Kopf und Hals, Ansicht von medial. [6]

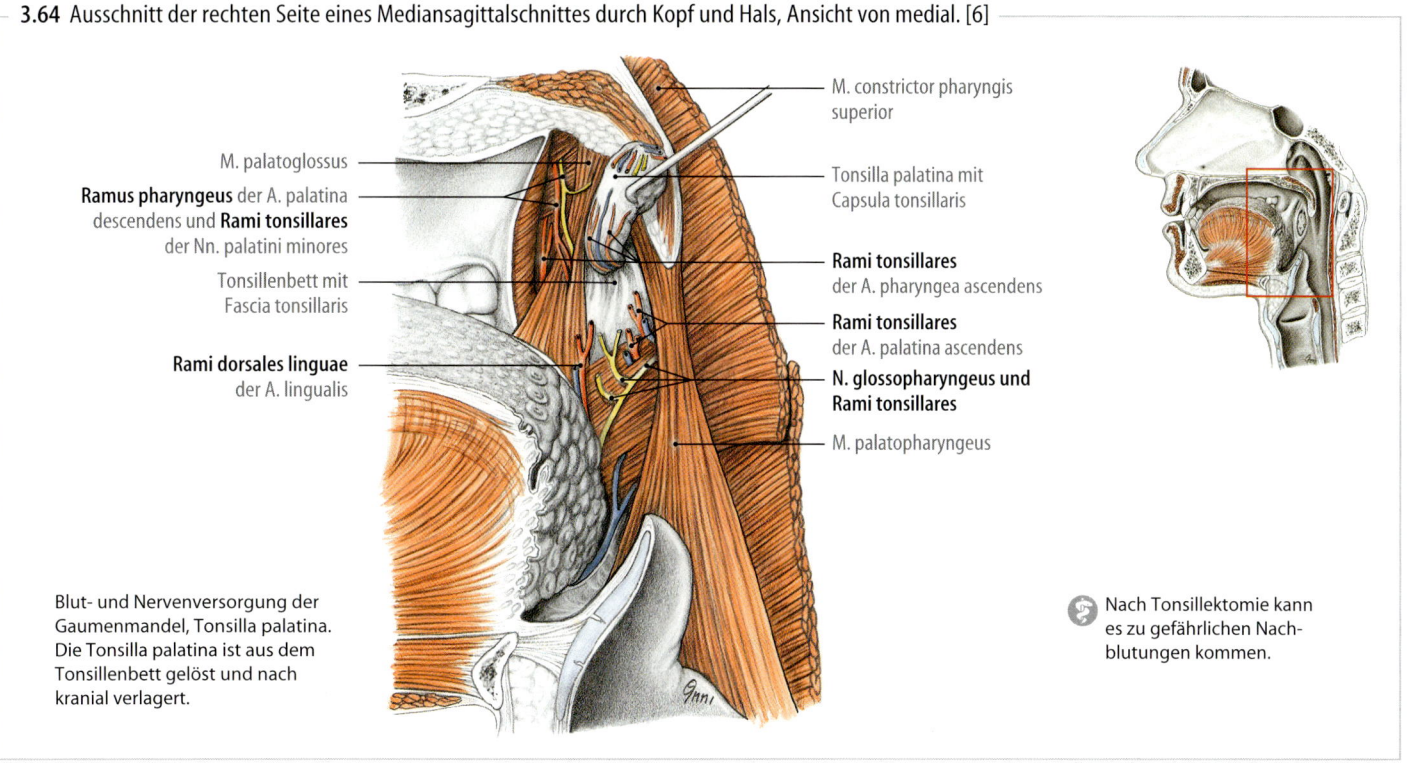

Labels (figure 3.64):
- M. constrictor pharyngis superior
- M. palatoglossus
- **Ramus pharyngeus** der A. palatina descendens und **Rami tonsillares** der Nn. palatini minores
- Tonsilla palatina mit Capsula tonsillaris
- Tonsillenbett mit Fascia tonsillaris
- **Rami tonsillares** der A. pharyngea ascendens
- **Rami tonsillares** der A. palatina ascendens
- **Rami dorsales linguae** der A. lingualis
- N. glossopharyngeus und Rami tonsillares
- M. palatopharyngeus

Blut- und Nervenversorgung der Gaumenmandel, Tonsilla palatina. Die Tonsilla palatina ist aus dem Tonsillenbett gelöst und nach kranial verlagert.

⚠ Nach Tonsillektomie kann es zu gefährlichen Nachblutungen kommen.

**Topographie**

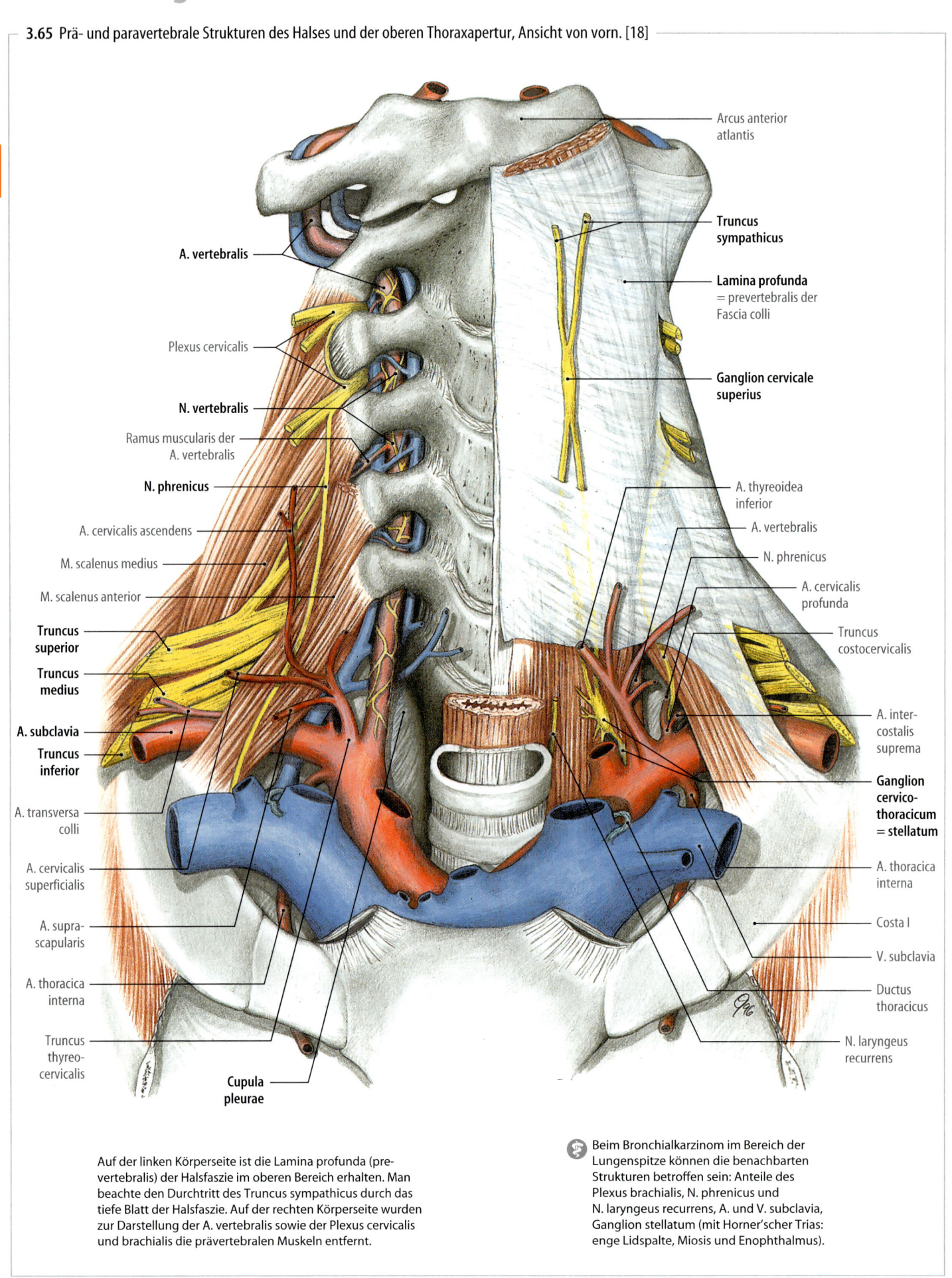

**3.65** Prä- und paravertebrale Strukturen des Halses und der oberen Thoraxapertur, Ansicht von vorn. [18]

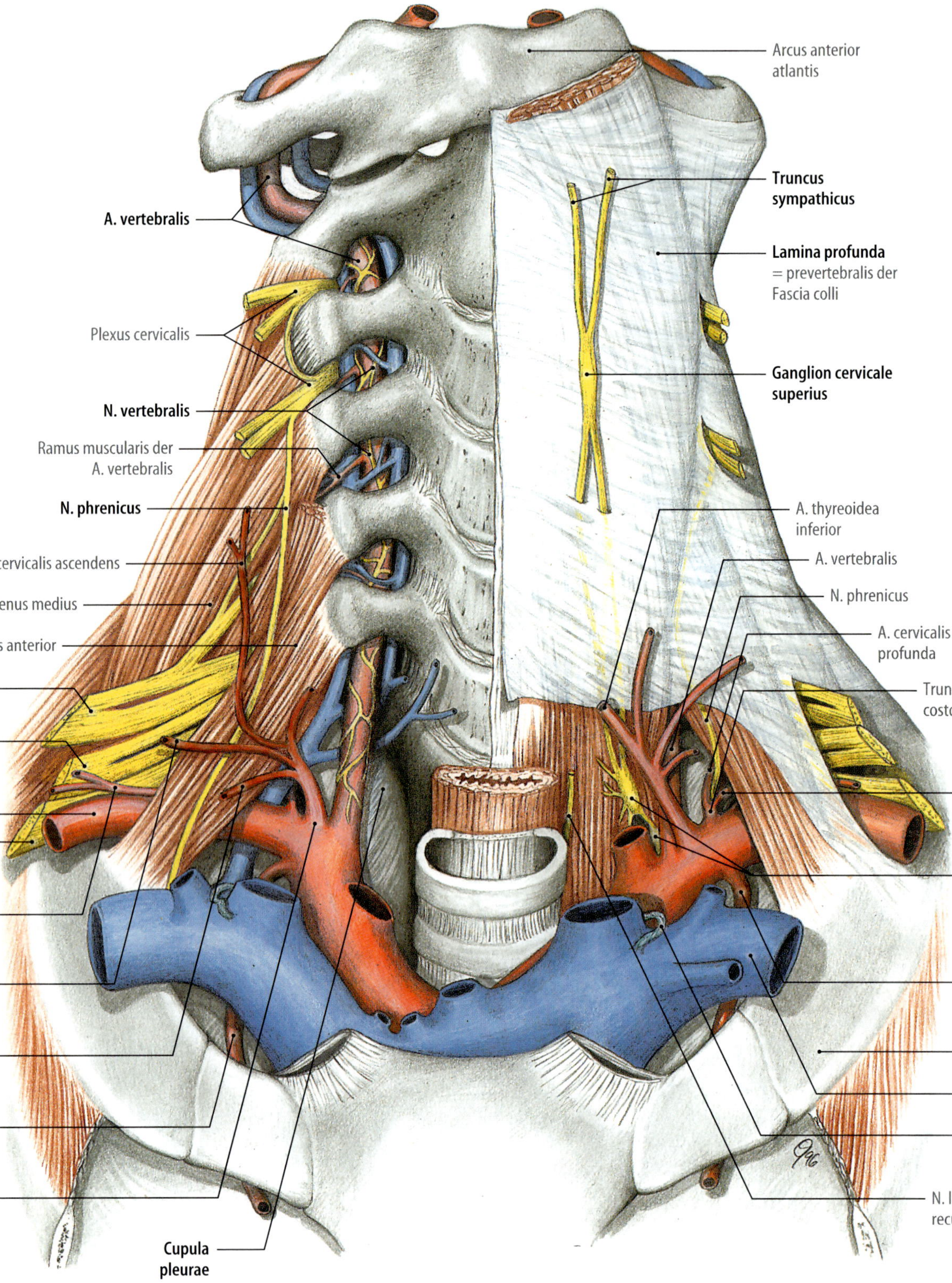

Arcus anterior atlantis
Truncus sympathicus
Lamina profunda = prevertebralis der Fascia colli
Ganglion cervicale superius
A. thyreoidea inferior
A. vertebralis
N. phrenicus
A. cervicalis profunda
Truncus costocervicalis
A. intercostalis suprema
Ganglion cervicothoracicum = stellatum
A. thoracica interna
Costa I
V. subclavia
Ductus thoracicus
N. laryngeus recurrens
A. vertebralis
Plexus cervicalis
N. vertebralis
Ramus muscularis der A. vertebralis
N. phrenicus
A. cervicalis ascendens
M. scalenus medius
M. scalenus anterior
Truncus superior
Truncus medius
A. subclavia
Truncus inferior
A. transversa colli
A. cervicalis superficialis
A. suprascapularis
A. thoracica interna
Truncus thyreocervicalis
Cupula pleurae


Auf der linken Körperseite ist die Lamina profunda (prevertebralis) der Halsfaszie im oberen Bereich erhalten. Man beachte den Durchtritt des Truncus sympathicus durch das tiefe Blatt der Halsfaszie. Auf der rechten Körperseite wurden zur Darstellung der A. vertebralis sowie der Plexus cervicalis und brachialis die prävertebralen Muskeln entfernt.

Beim Bronchialkarzinom im Bereich der Lungenspitze können die benachbarten Strukturen betroffen sein: Anteile des Plexus brachialis, N. phrenicus und N. laryngeus recurrens, A. und V. subclavia, Ganglion stellatum (mit Horner'scher Trias: enge Lidspalte, Miosis und Enophthalmus).

# Übergang Hals – Brusthöhle

**3.66** Querschnitt durch den Hals in Höhe des 4. Halswirbels, Ansicht von kranial. [20]

Freilegung der Leitungsbahnen im Bereich der oberen Thoraxapertur durch Entfernung der Halseingeweide.

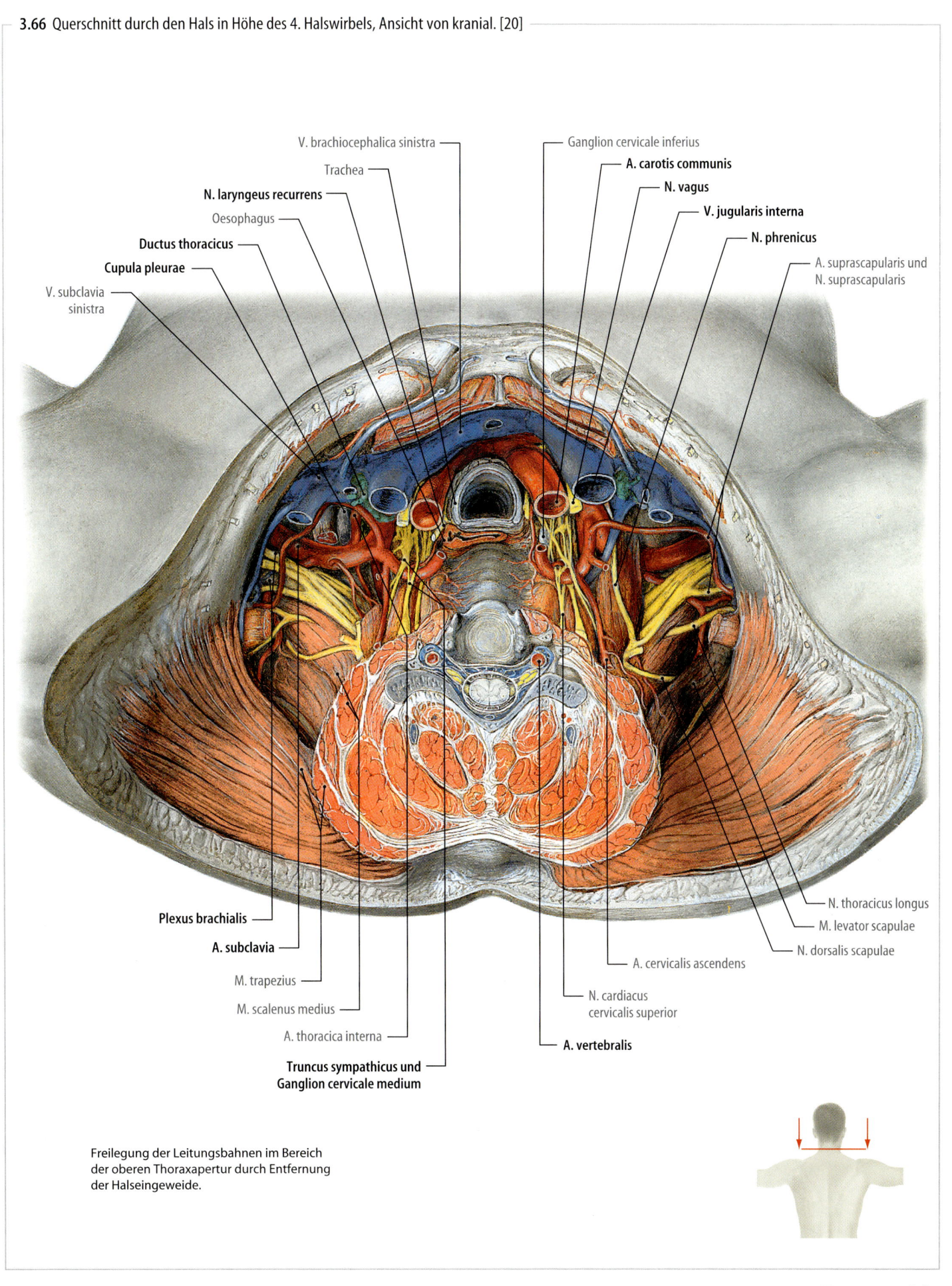

**Topographie**

# Ductus thoracicus · Truncus sympathicus

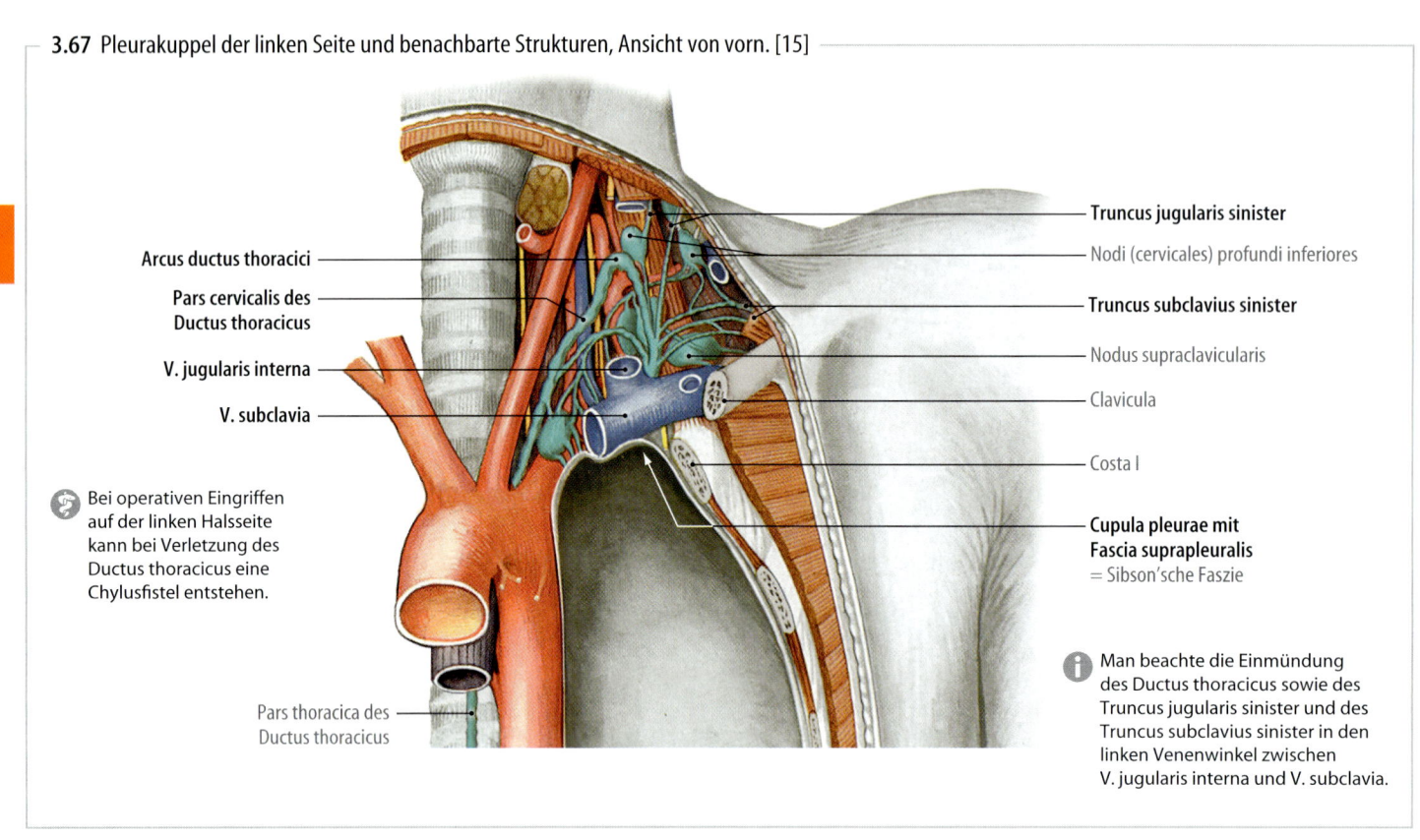

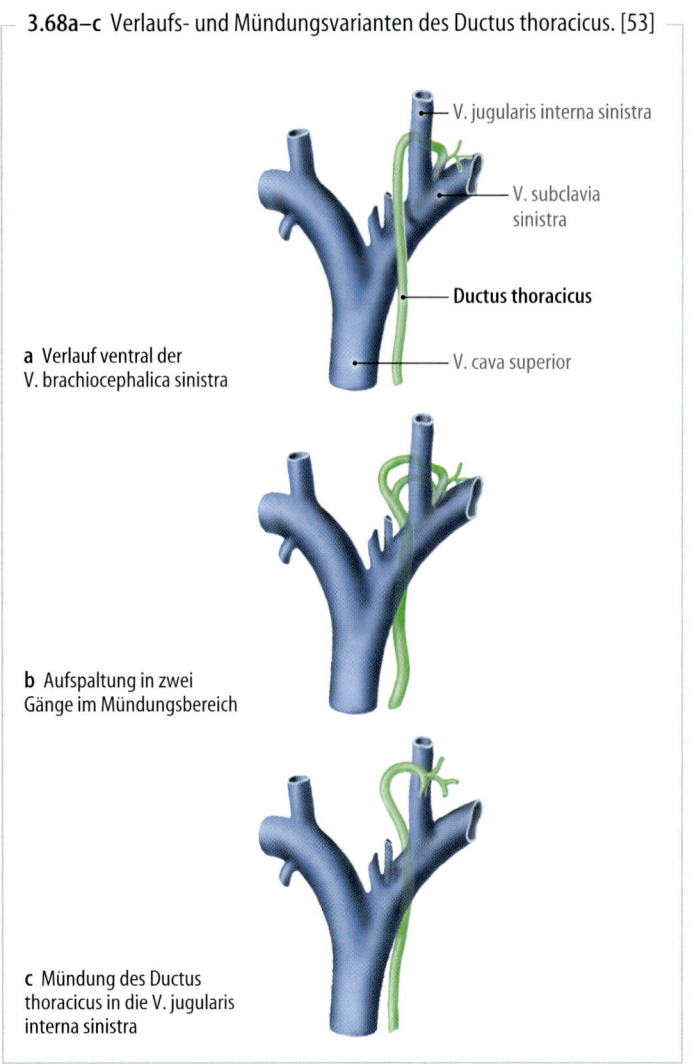

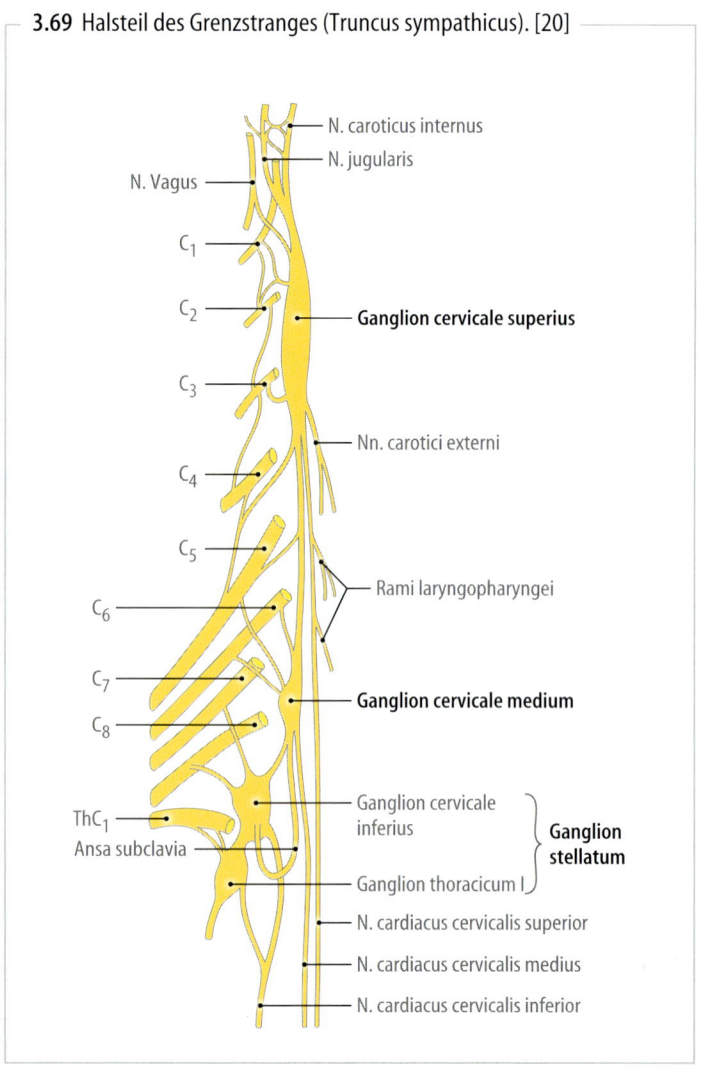

**3.67** Pleurakuppel der linken Seite und benachbarte Strukturen, Ansicht von vorn. [15]

- Arcus ductus thoracici
- Pars cervicalis des Ductus thoracicus
- V. jugularis interna
- V. subclavia
- Truncus jugularis sinister
- Nodi (cervicales) profundi inferiores
- Truncus subclavius sinister
- Nodus supraclavicularis
- Clavicula
- Costa I
- Cupula pleurae mit Fascia suprapleuralis = Sibson'sche Faszie
- Pars thoracica des Ductus thoracicus

⚠ Bei operativen Eingriffen auf der linken Halsseite kann bei Verletzung des Ductus thoracicus eine Chylusfistel entstehen.

ℹ Man beachte die Einmündung des Ductus thoracicus sowie des Truncus jugularis sinister und des Truncus subclavius sinister in den linken Venenwinkel zwischen V. jugularis interna und V. subclavia.

**3.68 a–c** Verlaufs- und Mündungsvarianten des Ductus thoracicus. [53]

- V. jugularis interna sinistra
- V. subclavia sinistra
- Ductus thoracicus
- V. cava superior

**a** Verlauf ventral der V. brachiocephalica sinistra

**b** Aufspaltung in zwei Gänge im Mündungsbereich

**c** Mündung des Ductus thoracicus in die V. jugularis interna sinistra

**3.69** Halsteil des Grenzstranges (Truncus sympathicus). [20]

- N. caroticus internus
- N. jugularis
- N. Vagus
- C₁
- C₂
- Ganglion cervicale superius
- C₃
- Nn. carotici externi
- C₄
- C₅
- Rami laryngopharyngei
- C₆
- C₇
- Ganglion cervicale medium
- C₈
- ThC₁
- Ganglion cervicale inferius
- Ansa subclavia
- Ganglion stellatum
- Ganglion thoracicum I
- N. cardiacus cervicalis superior
- N. cardiacus cervicalis medius
- N. cardiacus cervicalis inferior

# Rumpf

4

## Skelett und Gelenke

Rumpfskelett 187
Rumpfskelett 188
Rippen 189
Wirbelsäule 190
Halswirbelsäule · Kopfgelenke 191
Atlas · Axis 192
Halswirbel · Rippenwirbelgelenk 193
Rippenwirbelgelenke 194
Lendenwirbelsäule 195
Kreuzbein · Steißbein 196
Kreuz- u. Steißbein · lumbosakraler Übergang 197
Bänder der Wirbelsäule 198
Bänder der Wirbelsäule, Rippenwirbelgelenke 199
Bandapparat der Kopfgelenke 200
Bandscheibe 201
Halswirbelsäule: Röntgenbilder 202
Brust- und Lendenwirbelsäule: Röntgenbilder 203

## Muskeln

Muskeln der Brustwand 204
Muskeln der vorderen Brustwand 205
Hintere Brustwand und Lendenregion 206
Muskeln der Brust- und Bauchwand 207
Muskeln der Bauchwand 208
Rektusscheide und Leistenregion 209
Leistenregion 210
Leistenregion 211
Hintere Rumpfwand · Zwerchfell 212
Rückenmuskeln 213
Rückenmuskeln 214
Rückenmuskeln 215
Rückenmuskeln 216
Rückenmuskeln: Funktion 217
Rücken- und Nackenmuskeln 218

## Leitungsbahnen und Topographie

Vordere Rumpfwand: Arterien 219
Rumpfwand: Venen 220
Rumpfwand: Lymphsystem 221
Vordere Rumpfwand: sensible Versorgung 222
Mohrenheimsche Grube 223
Brustdrüse Aufbau 224
Brustdrüse: Blutversorgung und Lymphsystem 225
Vordere Rumpfwand 226
Vordere Rumpfwand 227
Vordere Rumpfwand: Leitungsbahnen 228
Nabelregion 229
Leistengruben und Lacuna vasorum 230
Leistenkanal 231
Männliches Genitale: Hodenhüllen, Samenstrang 232
Hüllen von Penis, Hoden, Samenstrang 233
Blutversorgung der Wirbelsäule 234
Hintere Rumpfwand: sensible Versorgung 235
Hinterhaupts- und Nackenregion: Leitungsbahnen 236
Oberflächliche Rückenregion: Leitungsbahnen 237
Schulterblatt und Lendenregion: Leitungsbahnen 238

## Rückenmark

Rückenmark und Spinalnerven 239
Rückenmark und Spinalnerven 240
Rückenmarksitus 241
Rückenmarksitus 242
Rückenmark: Blutversorgung 243
Wirbelsäule und Wirbelkanal: Venen 244
Rückenmark und Wirbelkanal: Bildgebung 245

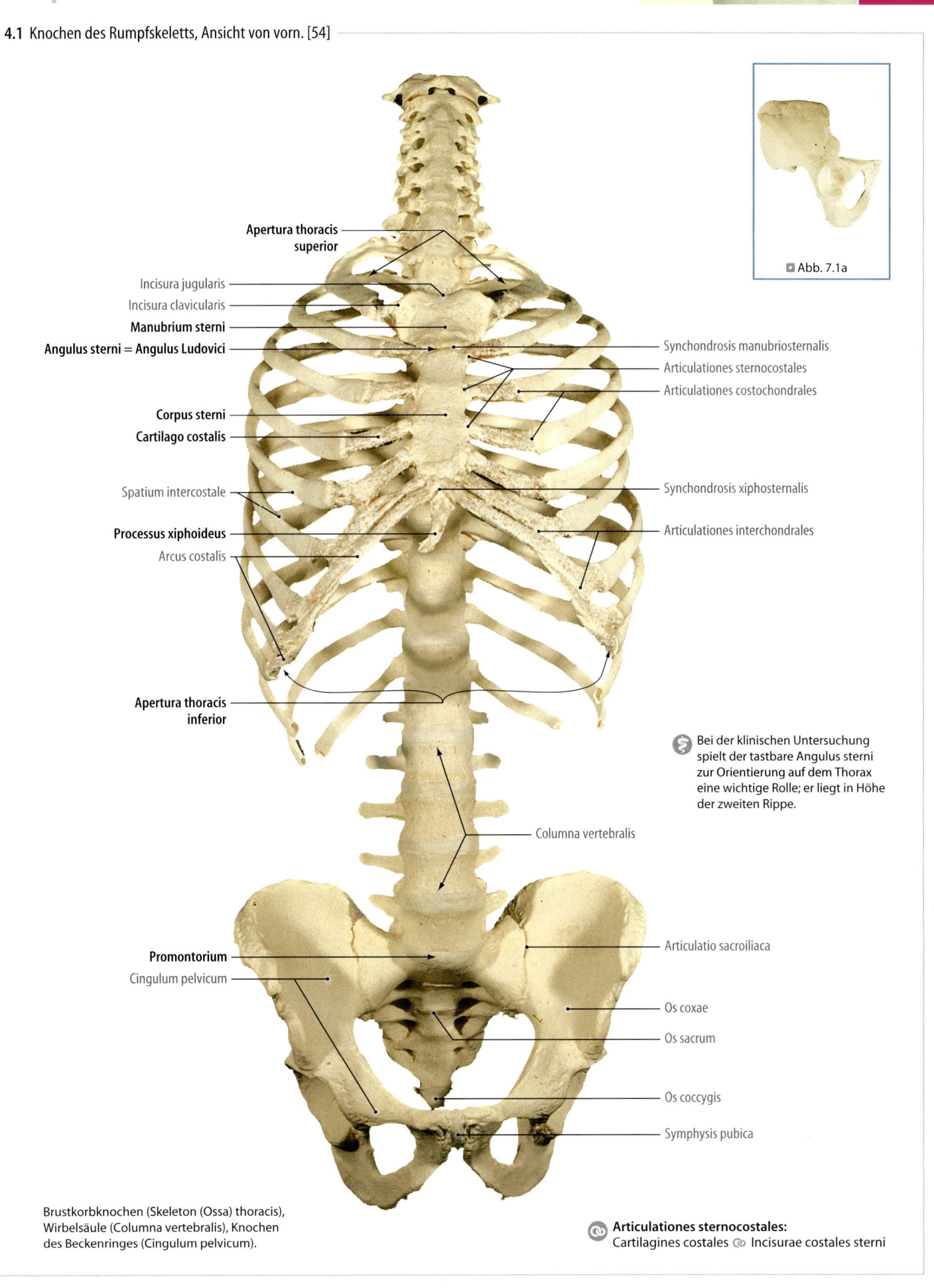

# Rumpfskelett

**4.1 Knochen des Rumpfskeletts, Ansicht von vorn.** [54]

Abb. 7.1a

- **Apertura thoracis superior**
- Incisura jugularis
- Incisura clavicularis
- **Manubrium sterni**
- **Angulus sterni = Angulus Ludovici**
- **Corpus sterni**
- **Cartilago costalis**
- Spatium intercostale
- **Processus xiphoideus**
- Arcus costalis
- **Apertura thoracis inferior**
- **Promontorium**
- Cingulum pelvicum

- Synchondrosis manubriosternalis
- Articulationes sternocostales
- Articulationes costochondrales
- Synchondrosis xiphosternalis
- Articulationes interchondrales
- Columna vertebralis
- Articulatio sacroiliaca
- Os coxae
- Os sacrum
- Os coccygis
- Symphysis pubica

> Bei der klinischen Untersuchung spielt der tastbare Angulus sterni zur Orientierung auf dem Thorax eine wichtige Rolle; er liegt in Höhe der zweiten Rippe.

Brustkorbknochen (Skeleton (Ossa) thoracis), Wirbelsäule (Columna vertebralis), Knochen des Beckenringes (Cingulum pelvicum).

**Articulationes sternocostales:**
Cartilagines costales ⚭ Incisurae costales sterni

**Skelett und Gelenke**

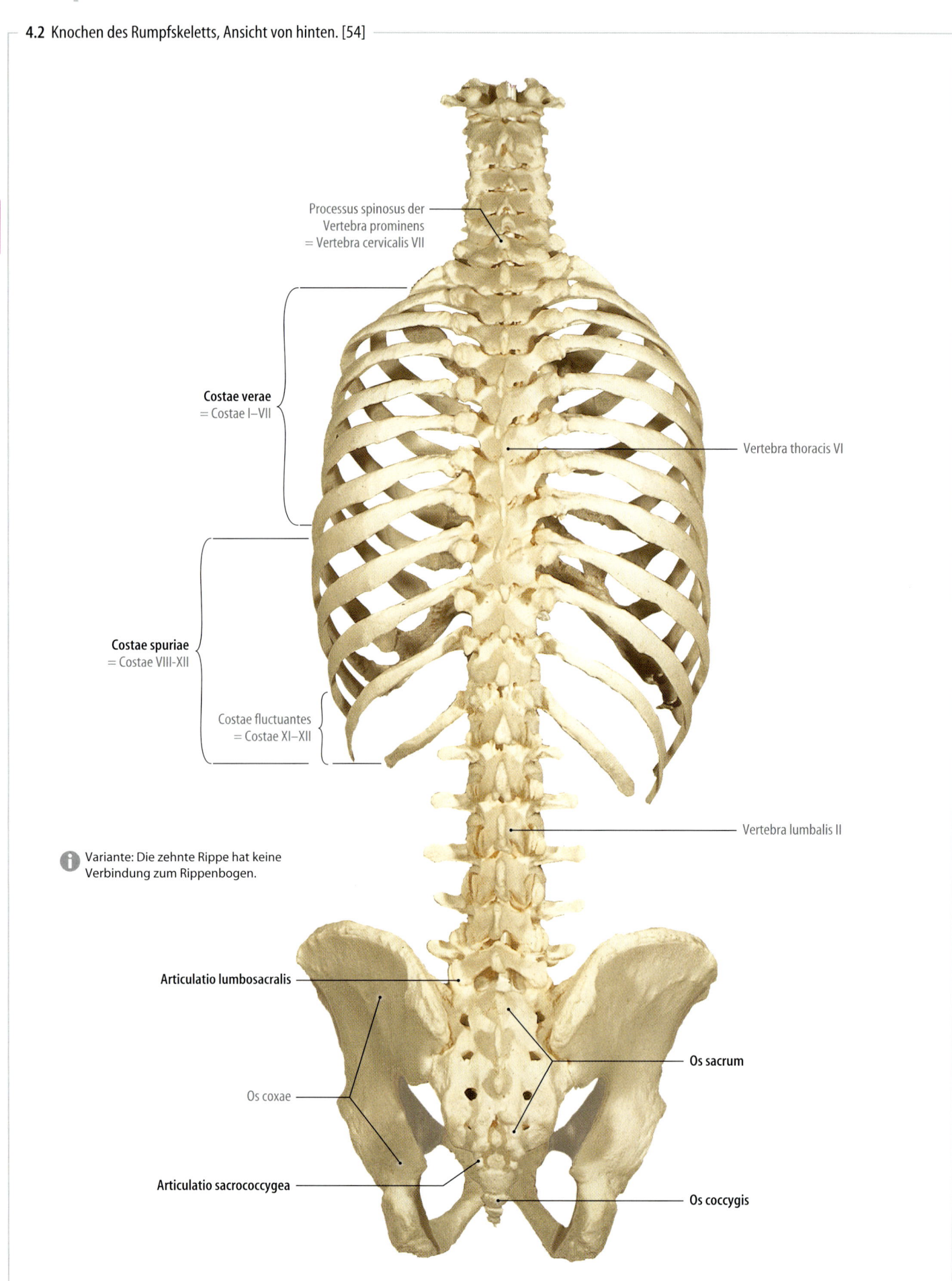

# Rumpfskelett

**4.2** Knochen des Rumpfskeletts, Ansicht von hinten. [54]

Processus spinosus der Vertebra prominens = Vertebra cervicalis VII

**Costae verae** = Costae I–VII

Vertebra thoracis VI

**Costae spuriae** = Costae VIII–XII

Costae fluctuantes = Costae XI–XII

Vertebra lumbalis II

ⓘ Variante: Die zehnte Rippe hat keine Verbindung zum Rippenbogen.

**Articulatio lumbosacralis**

Os coxae

**Os sacrum**

Articulatio sacrococcygea

**Os coccygis**

188

# Rippen

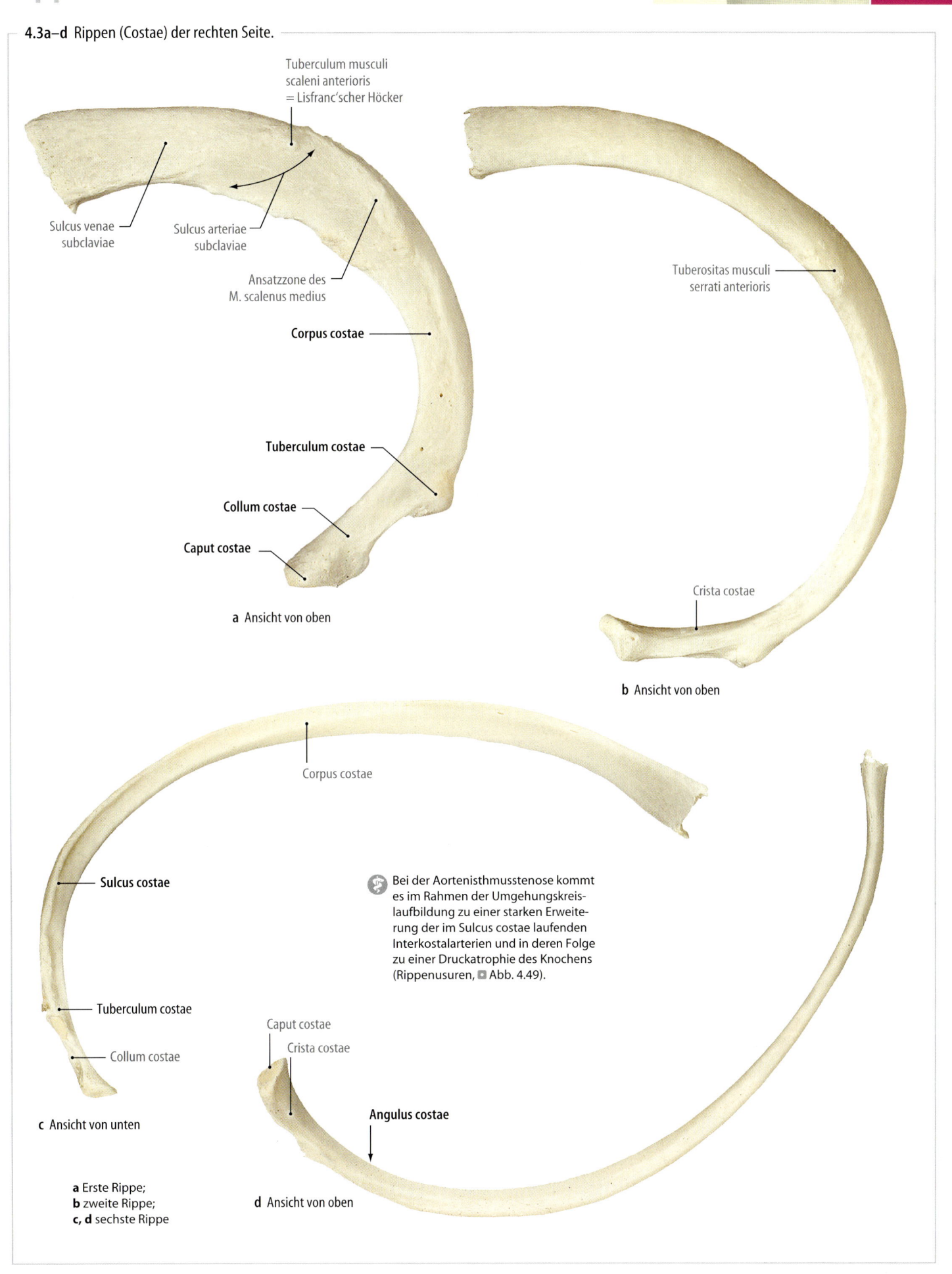

**4.3a–d** Rippen (Costae) der rechten Seite.

*a* Ansicht von oben

- Sulcus venae subclaviae
- Sulcus arteriae subclaviae
- Tuberculum musculi scaleni anterioris = Lisfranc'scher Höcker
- Ansatzzone des M. scalenus medius
- **Corpus costae**
- **Tuberculum costae**
- **Collum costae**
- **Caput costae**

*b* Ansicht von oben

- Tuberositas musculi serrati anterioris
- Crista costae

*c* Ansicht von unten

- Corpus costae
- Sulcus costae
- Tuberculum costae
- Collum costae

*d* Ansicht von oben

- Caput costae
- Crista costae
- **Angulus costae**

Bei der Aortenisthmusstenose kommt es im Rahmen der Umgehungskreislaufbildung zu einer starken Erweiterung der im Sulcus costae laufenden Interkostalarterien und in deren Folge zu einer Druckatrophie des Knochens (Rippenusuren, Abb. 4.49).

**a** Erste Rippe;
**b** zweite Rippe;
**c, d** sechste Rippe

**Skelett und Gelenke**

# Wirbelsäule

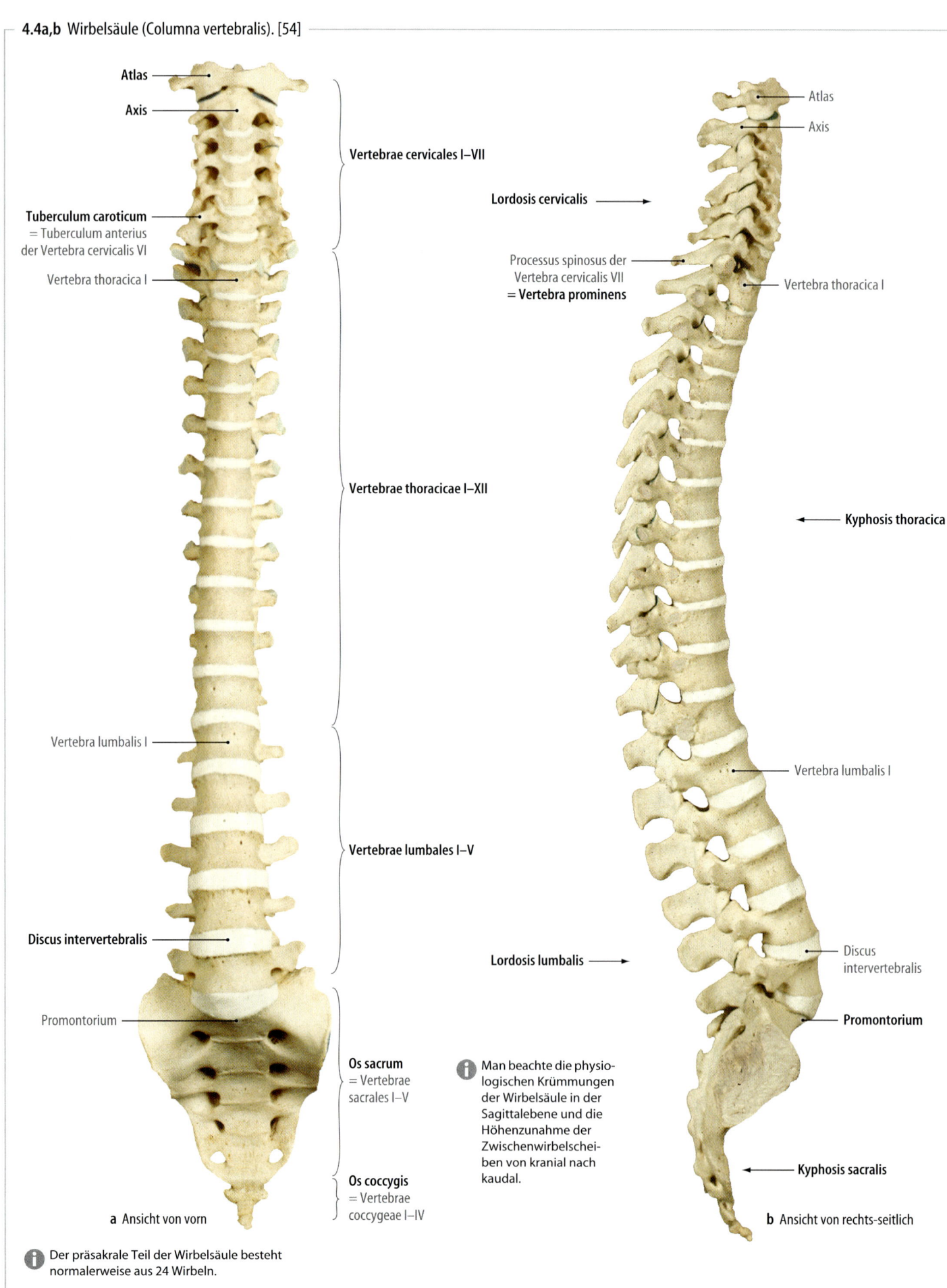

**4.4a,b** Wirbelsäule (Columna vertebralis). [54]

- Atlas
- Axis
- Vertebrae cervicales I–VII
- **Tuberculum caroticum** = Tuberculum anterius der Vertebra cervicalis VI
- Vertebra thoracica I
- Vertebrae thoracicae I–XII
- Vertebra lumbalis I
- Vertebrae lumbales I–V
- **Discus intervertebralis**
- Promontorium
- Os sacrum = Vertebrae sacrales I–V
- Os coccygis = Vertebrae coccygeae I–IV

**a** Ansicht von vorn

- Atlas
- Axis
- **Lordosis cervicalis**
- Processus spinosus der Vertebra cervicalis VII = **Vertebra prominens**
- Vertebra thoracica I
- Kyphosis thoracica
- Vertebra lumbalis I
- **Lordosis lumbalis**
- Discus intervertebralis
- **Promontorium**
- Kyphosis sacralis

**b** Ansicht von rechts-seitlich

> Man beachte die physiologischen Krümmungen der Wirbelsäule in der Sagittalebene und die Höhenzunahme der Zwischenwirbelscheiben von kranial nach kaudal.

> Der präsakrale Teil der Wirbelsäule besteht normalerweise aus 24 Wirbeln.

# Halswirbelsäule · Kopfgelenke

**4.5a,b** Halswirbelsäule (Vertebrae cervicales I–VII).

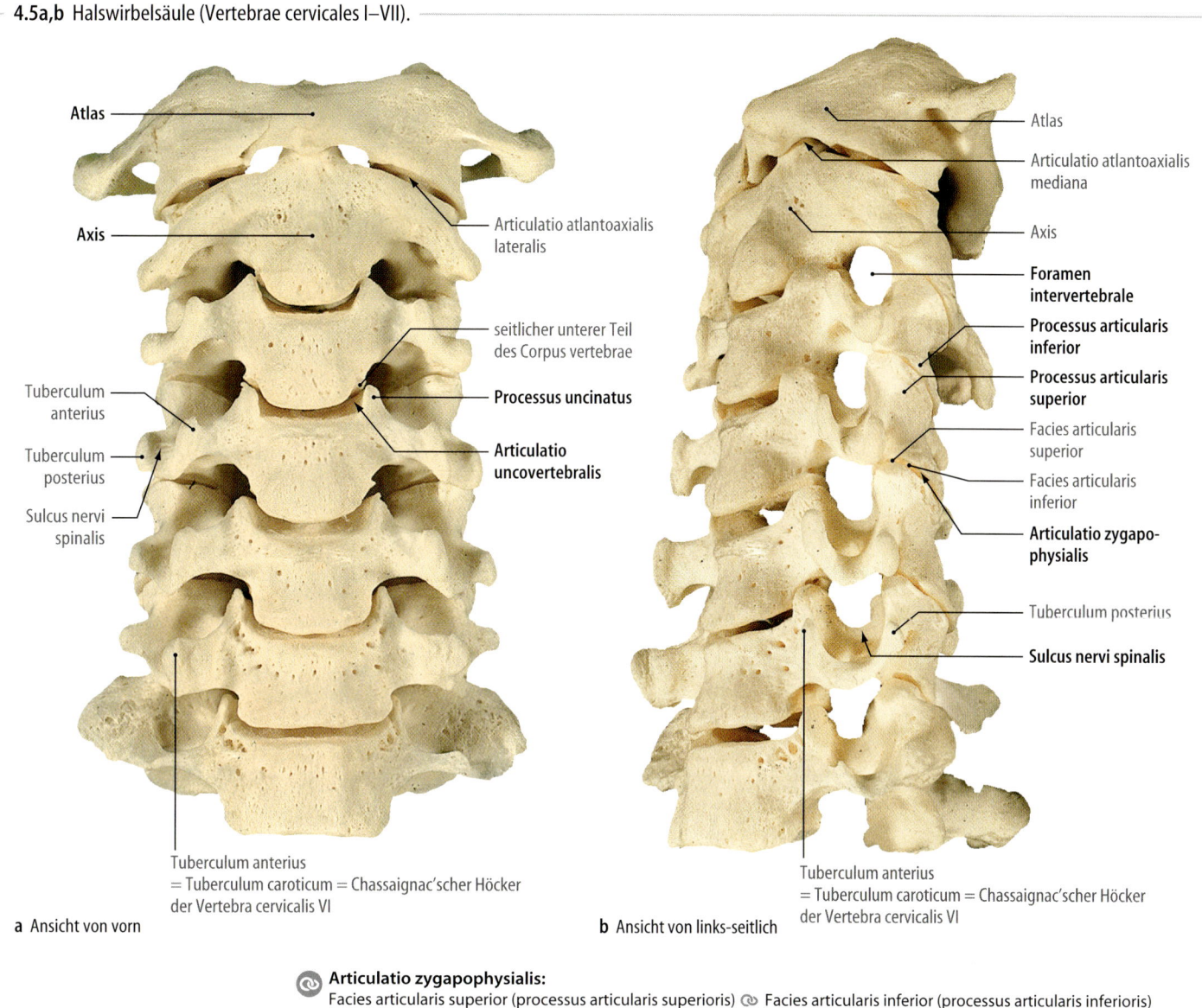

Labels (a, Ansicht von vorn):
- Atlas
- Axis
- Tuberculum anterius
- Tuberculum posterius
- Sulcus nervi spinalis
- Articulatio atlantoaxialis lateralis
- seitlicher unterer Teil des Corpus vertebrae
- **Processus uncinatus**
- **Articulatio uncovertebralis**
- Tuberculum anterius = Tuberculum caroticum = Chassaignac'scher Höcker der Vertebra cervicalis VI

Labels (b, Ansicht von links-seitlich):
- Atlas
- Articulatio atlantoaxialis mediana
- Axis
- **Foramen intervertebrale**
- **Processus articularis inferior**
- **Processus articularis superior**
- Facies articularis superior
- Facies articularis inferior
- **Articulatio zygapophysialis**
- Tuberculum posterius
- **Sulcus nervi spinalis**
- Tuberculum anterius = Tuberculum caroticum = Chassaignac'scher Höcker der Vertebra cervicalis VI

**Articulatio zygapophysialis:**
Facies articularis superior (processus articularis superioris) ⊙ Facies articularis inferior (processus articularis inferioris)

**Articulatio = Hemiarthrosis uncovertebralis:**
seitlicher unterer Teil des Corpus vertebrae ⊙ Processus uncinatus

**4.6** Skelettanteile der oberen und unteren Kopfgelenke (Articulatio atlantooccipitalis und Articulationes atlantoaxiales mediana und lateralis), Ansicht von vorn.

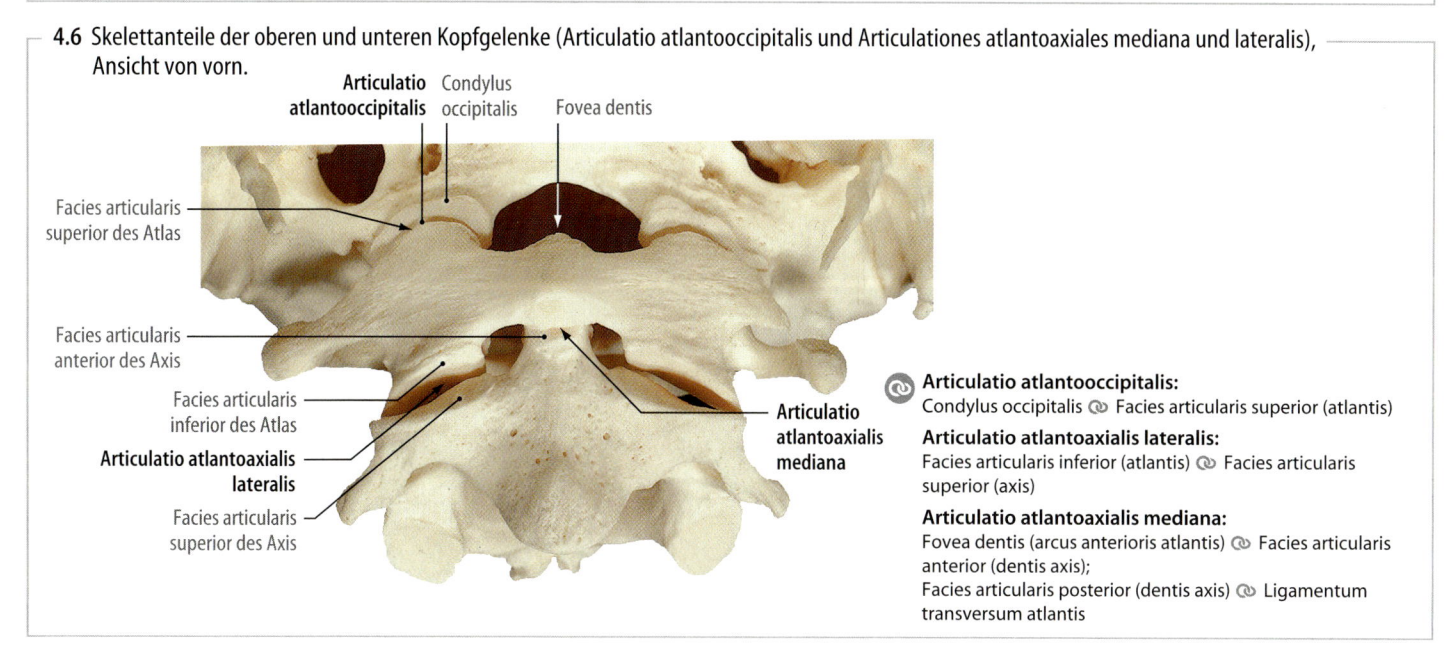

Labels:
- Articulatio atlantooccipitalis
- Condylus occipitalis
- Fovea dentis
- Facies articularis superior des Atlas
- Facies articularis anterior des Axis
- Facies articularis inferior des Atlas
- **Articulatio atlantoaxialis lateralis**
- Facies articularis superior des Axis
- Articulatio atlantoaxialis mediana

**Articulatio atlantooccipitalis:**
Condylus occipitalis ⊙ Facies articularis superior (atlantis)

**Articulatio atlantoaxialis lateralis:**
Facies articularis inferior (atlantis) ⊙ Facies articularis superior (axis)

**Articulatio atlantoaxialis mediana:**
Fovea dentis (arcus anterioris atlantis) ⊙ Facies articularis anterior (dentis axis);
Facies articularis posterior (dentis axis) ⊙ Ligamentum transversum atlantis

**Skelett und Gelenke**

## Atlas · Axis

**4.7a,b Atlas.**

- Arcus anterior atlantis
- Fovea dentis
- Facies articularis superior
- Massa lateralis atlantis
- Sulcus arteriae vertebralis
- Arcus posterior atlantis
- Tuberculum anterius
- Facies articularis inferior
- **Foramen transversarium**
- Tuberculum posterius atlantis

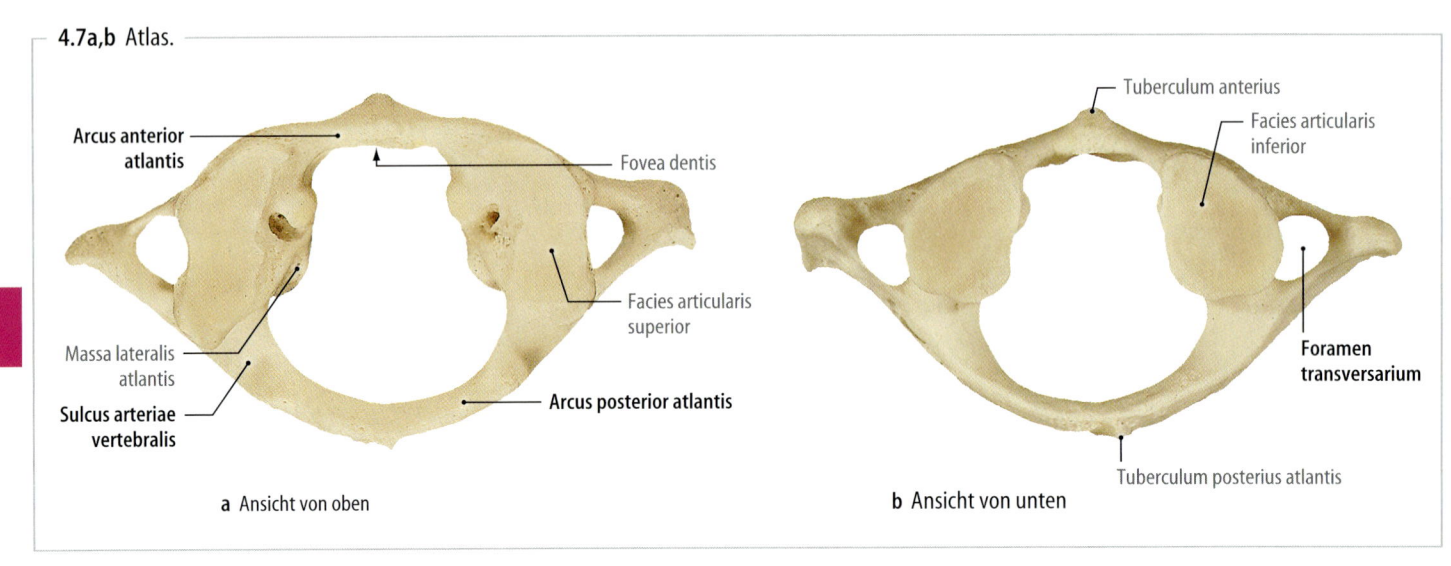

a Ansicht von oben

b Ansicht von unten

**4.8a–d Axis.**

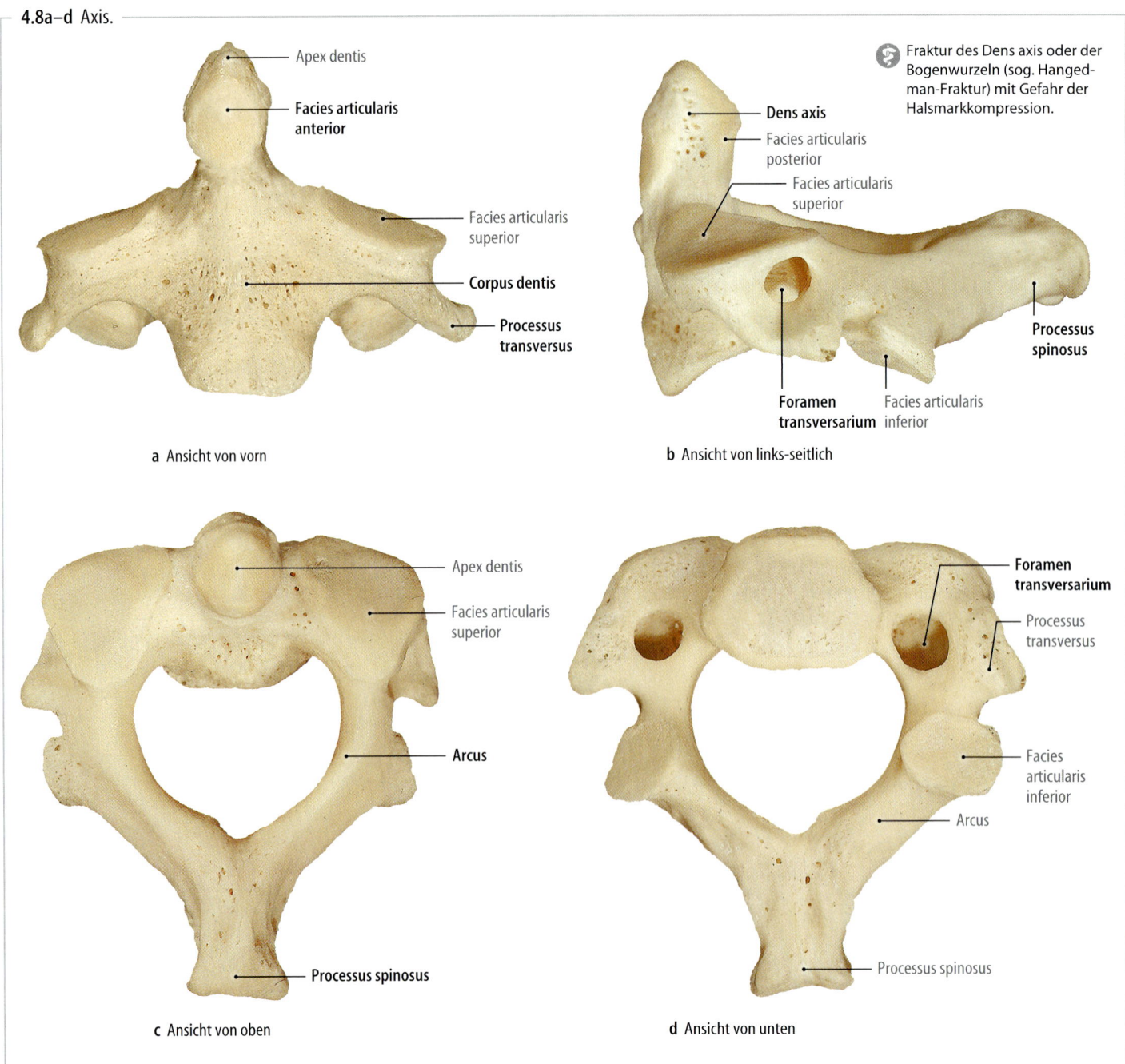

- Apex dentis
- Facies articularis anterior
- Facies articularis superior
- Corpus dentis
- Processus transversus
- **Dens axis**
- Facies articularis posterior
- Facies articularis superior
- **Foramen transversarium**
- Facies articularis inferior
- Processus spinosus

🔴 Fraktur des Dens axis oder der Bogenwurzeln (sog. Hangedman-Fraktur) mit Gefahr der Halsmarkkompression.

a Ansicht von vorn

b Ansicht von links-seitlich

- Apex dentis
- Facies articularis superior
- Arcus
- Processus spinosus
- **Foramen transversarium**
- Processus transversus
- Facies articularis inferior
- Arcus
- Processus spinosus

c Ansicht von oben

d Ansicht von unten

# Halswirbel · Rippenwirbelgelenk

**4.9a–c** Vierter und sechster Halswirbel (Vertebra cervicalis IV und VI).

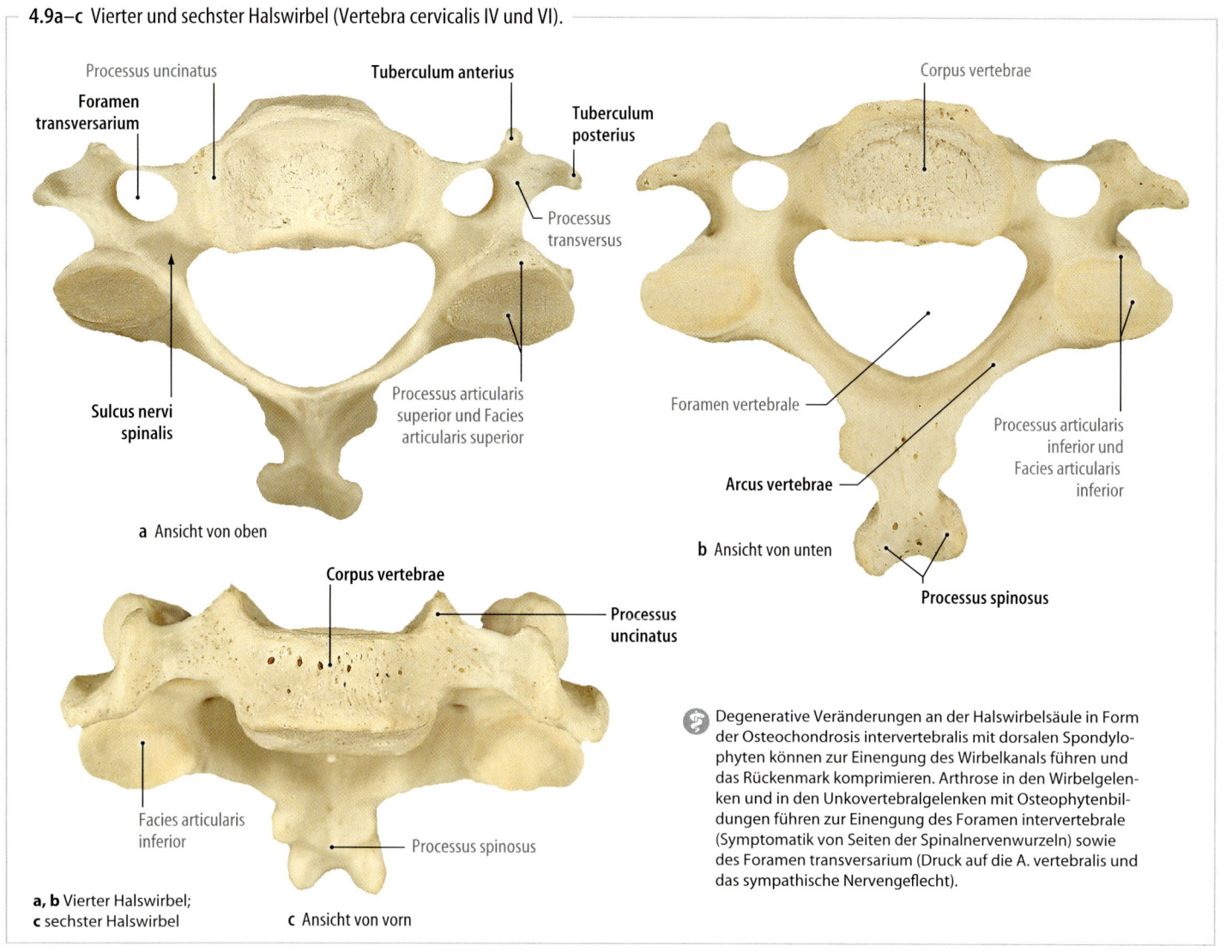

- Processus uncinatus
- Foramen transversarium
- Tuberculum anterius
- Tuberculum posterius
- Processus transversus
- Sulcus nervi spinalis
- Processus articularis superior und Facies articularis superior
- Corpus vertebrae
- Foramen vertebrale
- Processus articularis inferior und Facies articularis inferior
- Arcus vertebrae
- Processus spinosus

**a** Ansicht von oben

**b** Ansicht von unten

- Corpus vertebrae
- Processus uncinatus
- Facies articularis inferior
- Processus spinosus

**a, b** Vierter Halswirbel;
**c** sechster Halswirbel

**c** Ansicht von vorn

> Degenerative Veränderungen an der Halswirbelsäule in Form der Osteochondrosis intervertebralis mit dorsalen Spondylophyten können zur Einengung des Wirbelkanals führen und das Rückenmark komprimieren. Arthrose in den Wirbelgelenken und in den Unkovertebralgelenken mit Osteophytenbildungen führen zur Einengung des Foramen intervertebrale (Symptomatik von Seiten der Spinalnervenwurzeln) sowie des Foramen transversarium (Druck auf die A. vertebralis und das sympathische Nervengeflecht).

**4.10** Skelettanteil eines rechten sechsten Rippenwirbelgelenks (Articulatio costovertebralis VI), Gelenkflächen des fünften und des sechsten Brustwirbels, Ansicht von rechts-seitlich.

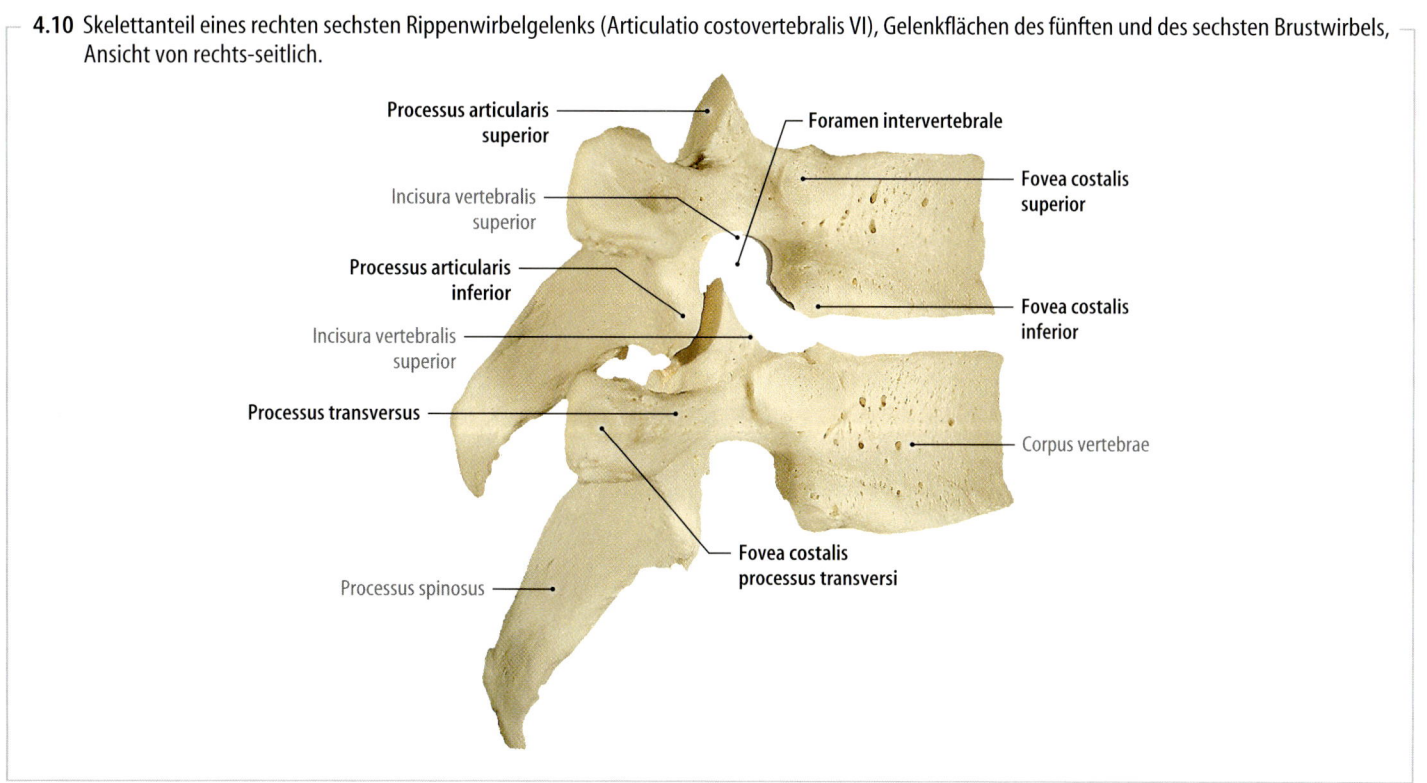

- Processus articularis superior
- Foramen intervertebrale
- Incisura vertebralis superior
- Fovea costalis superior
- Processus articularis inferior
- Fovea costalis inferior
- Incisura vertebralis superior
- Processus transversus
- Corpus vertebrae
- Processus spinosus
- Fovea costalis processus transversi

**Skelett und Gelenke**

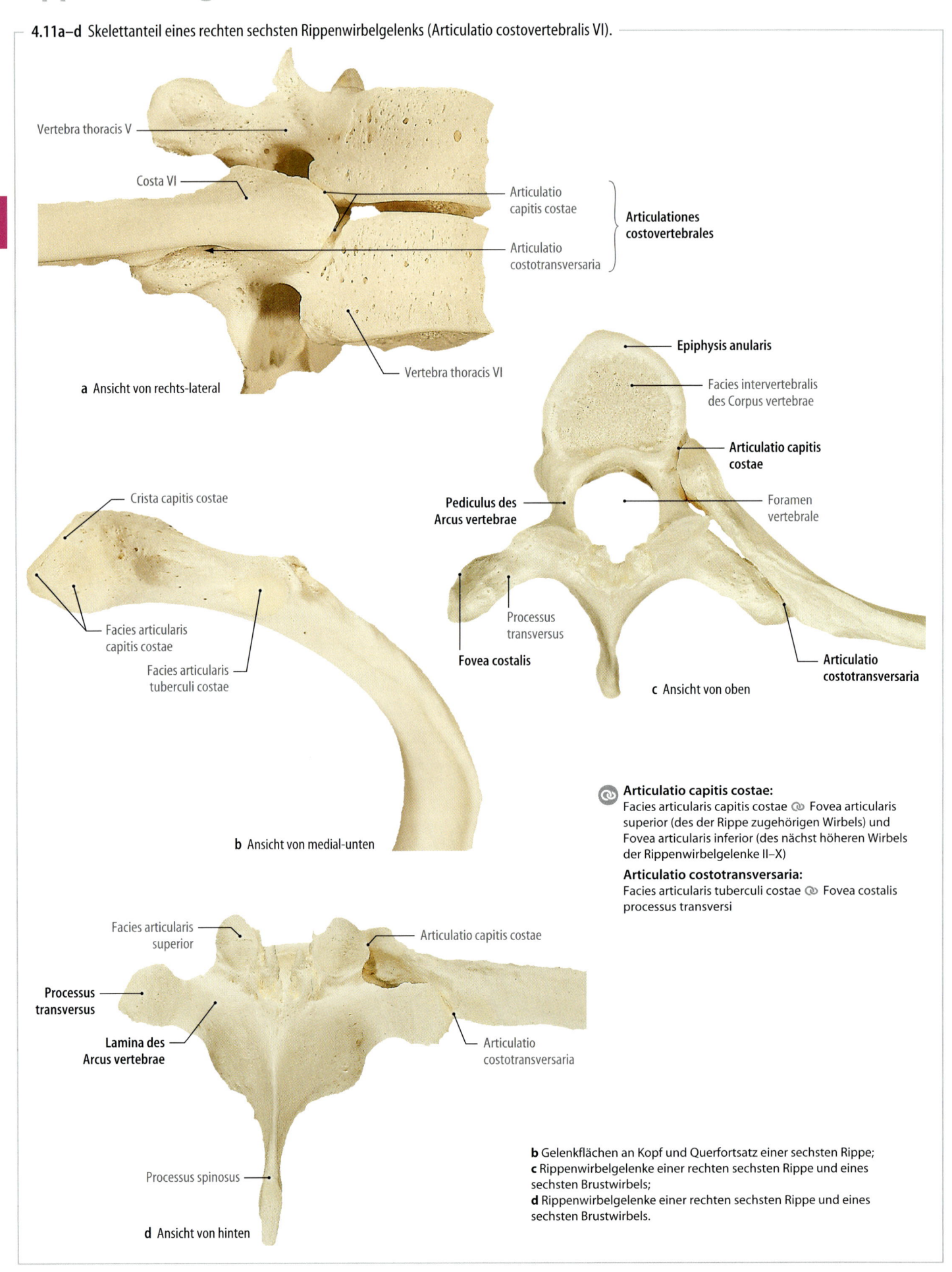

# Rippenwirbelgelenke

**4.11 a–d** Skelettanteil eines rechten sechsten Rippenwirbelgelenks (Articulatio costovertebralis VI).

**a** Ansicht von rechts-lateral

- Vertebra thoracis V
- Costa VI
- Articulatio capitis costae
- Articulatio costotransversaria
- Articulationes costovertebrales
- Vertebra thoracis VI

**b** Ansicht von medial-unten

- Crista capitis costae
- Facies articularis capitis costae
- Facies articularis tuberculi costae

**c** Ansicht von oben

- Epiphysis anularis
- Facies intervertebralis des Corpus vertebrae
- **Articulatio capitis costae**
- Foramen vertebrale
- **Articulatio costotransversaria**
- Processus transversus
- **Pediculus des Arcus vertebrae**
- **Fovea costalis**

**d** Ansicht von hinten

- Facies articularis superior
- Articulatio capitis costae
- **Processus transversus**
- **Lamina des Arcus vertebrae**
- Articulatio costotransversaria
- Processus spinosus

**Articulatio capitis costae:**
Facies articularis capitis costae ⊙ Fovea articularis superior (des der Rippe zugehörigen Wirbels) und Fovea articularis inferior (des nächst höheren Wirbels der Rippenwirbelgelenke II–X)

**Articulatio costotransversaria:**
Facies articularis tuberculi costae ⊙ Fovea costalis processus transversi

**b** Gelenkflächen an Kopf und Querfortsatz einer sechsten Rippe;
**c** Rippenwirbelgelenke einer rechten sechsten Rippe und eines sechsten Brustwirbels;
**d** Rippenwirbelgelenke einer rechten sechsten Rippe und eines sechsten Brustwirbels.

# Lendenwirbelsäule

**4.12 a–d** Lendenwirbelsäule (Vertebrae lumbales I–V).

- Vertebra lumbalis I
- Incisura vertebralis inferior
- **Foramen intervertebrale**
- Incisura vertebralis superior
- Vertebra lumbalis V

- Processus articularis superior
- Vertebra lumbalis I
- **Canalis vertebralis**
- Articulatio zygapophysialis
- Processus costalis
- Processus spinosus
- Vertebra lumbalis V
- Processus articularis inferior

**a** Ansicht von rechts-seitlich

> Eine Einengung des Foramen intervertebrale und Kompression der Spinalnervenwurzeln kann durch einen postero-lateralen Bandscheibenvorfall oder durch Osteophyten der arthrotisch veränderten Wirbelgelenke erfolgen.

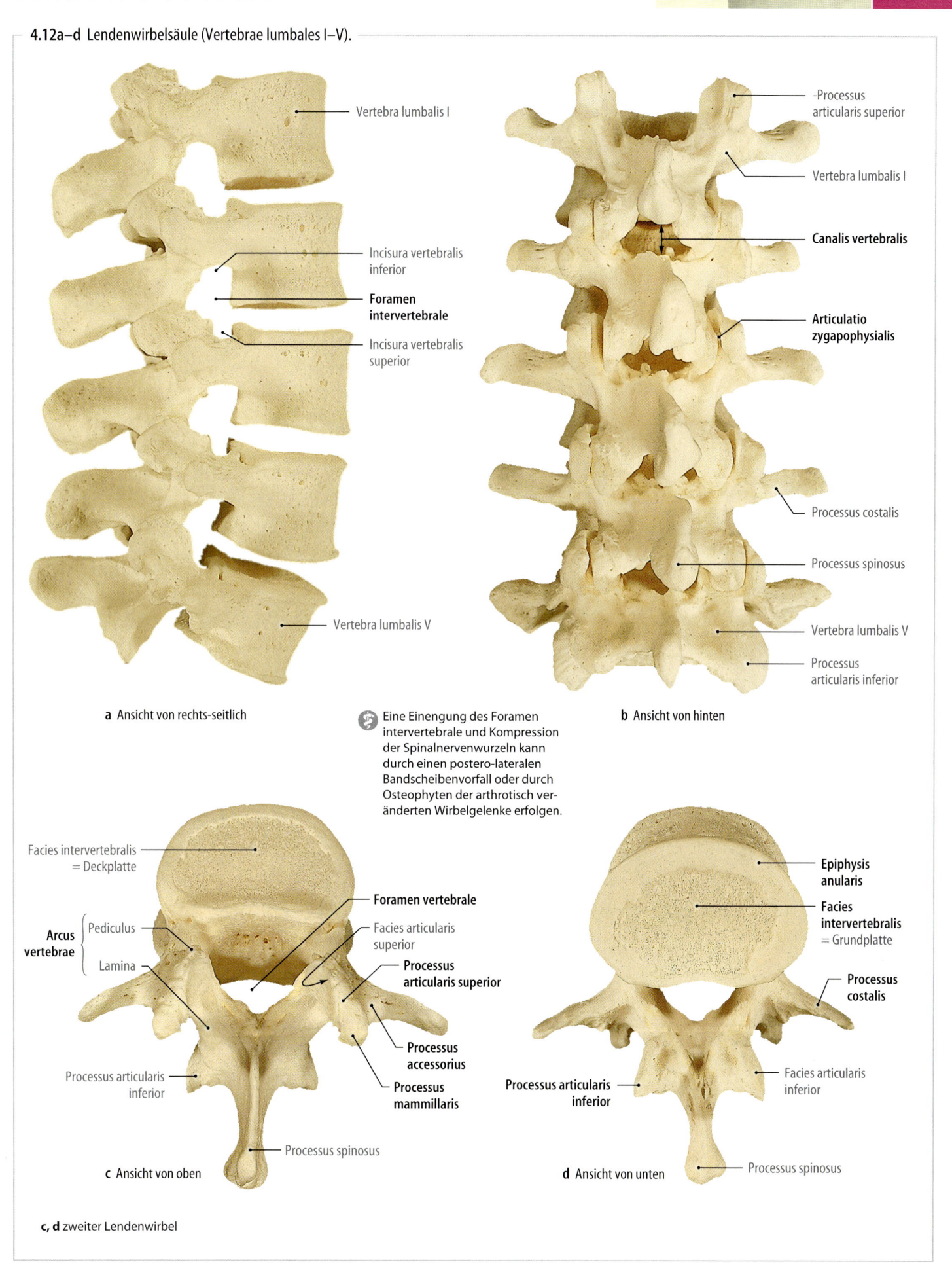

**b** Ansicht von hinten

- Facies intervertebralis = Deckplatte
- Arcus vertebrae
  - Pediculus
  - Lamina
- Processus articularis inferior
- **Foramen vertebrale**
- Facies articularis superior
- **Processus articularis superior**
- **Processus accessorius**
- **Processus mammillaris**
- Processus spinosus

**c** Ansicht von oben

- **Epiphysis anularis**
- **Facies intervertebralis** = Grundplatte
- **Processus costalis**
- Facies articularis inferior
- **Processus articularis inferior**
- Processus spinosus

**d** Ansicht von unten

**c, d** zweiter Lendenwirbel

**Skelett und Gelenke**

# Kreuzbein · Steißbein

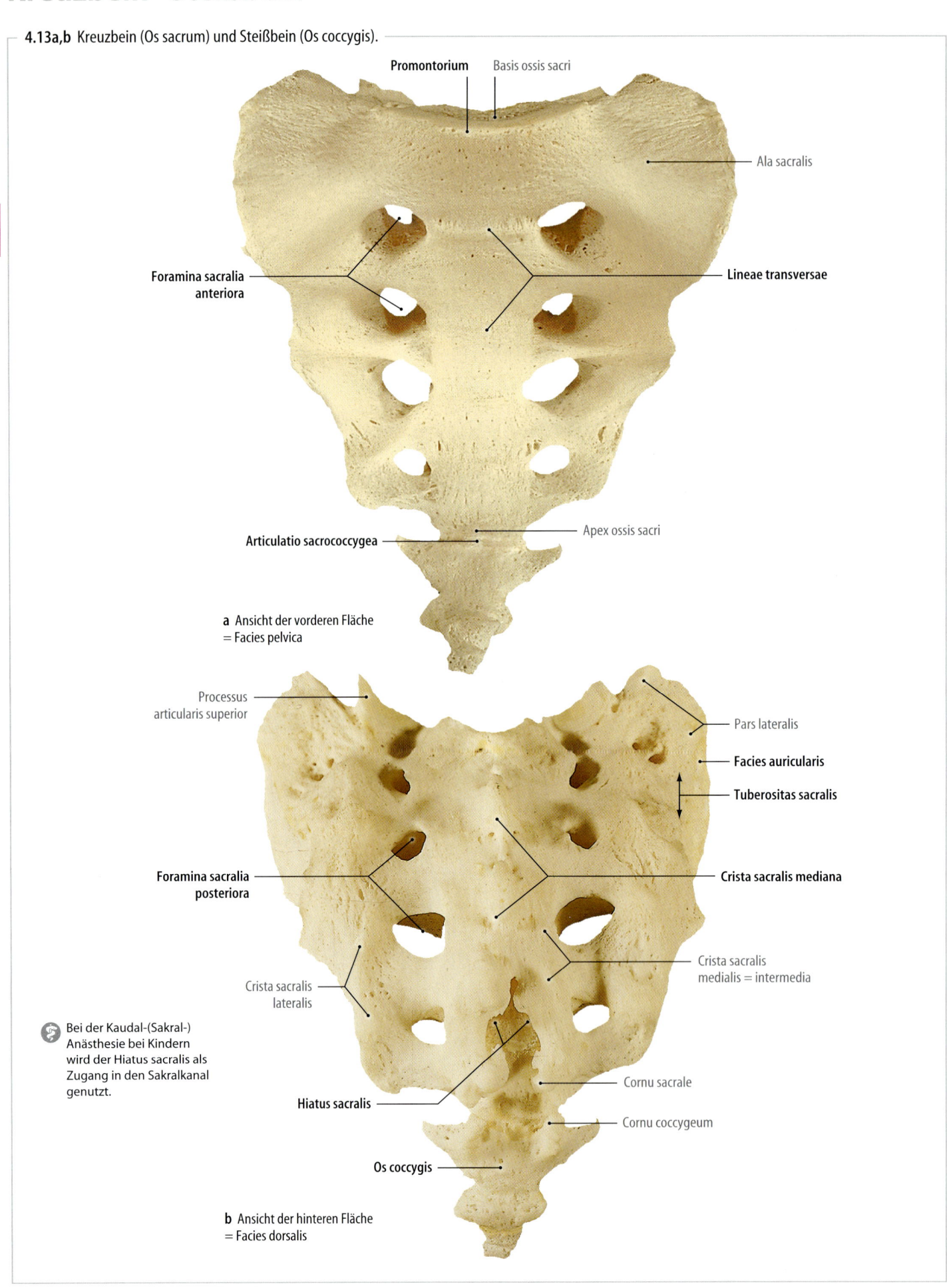

**4.13 a,b** Kreuzbein (Os sacrum) und Steißbein (Os coccygis).

- Promontorium
- Basis ossis sacri
- Ala sacralis
- **Foramina sacralia anteriora**
- **Lineae transversae**
- **Articulatio sacrococcygea**
- Apex ossis sacri

**a** Ansicht der vorderen Fläche = Facies pelvica

- Processus articularis superior
- Pars lateralis
- **Facies auricularis**
- **Tuberositas sacralis**
- **Foramina sacralia posteriora**
- **Crista sacralis mediana**
- Crista sacralis lateralis
- Crista sacralis medialis = intermedia
- **Hiatus sacralis**
- Cornu sacrale
- Cornu coccygeum
- **Os coccygis**

Bei der Kaudal-(Sakral-)Anästhesie bei Kindern wird der Hiatus sacralis als Zugang in den Sakralkanal genutzt.

**b** Ansicht der hinteren Fläche = Facies dorsalis

# Kreuz- u. Steißbein · lumbosakraler Übergang

**4.14a,b Kreuzbein (Os sacrum).**

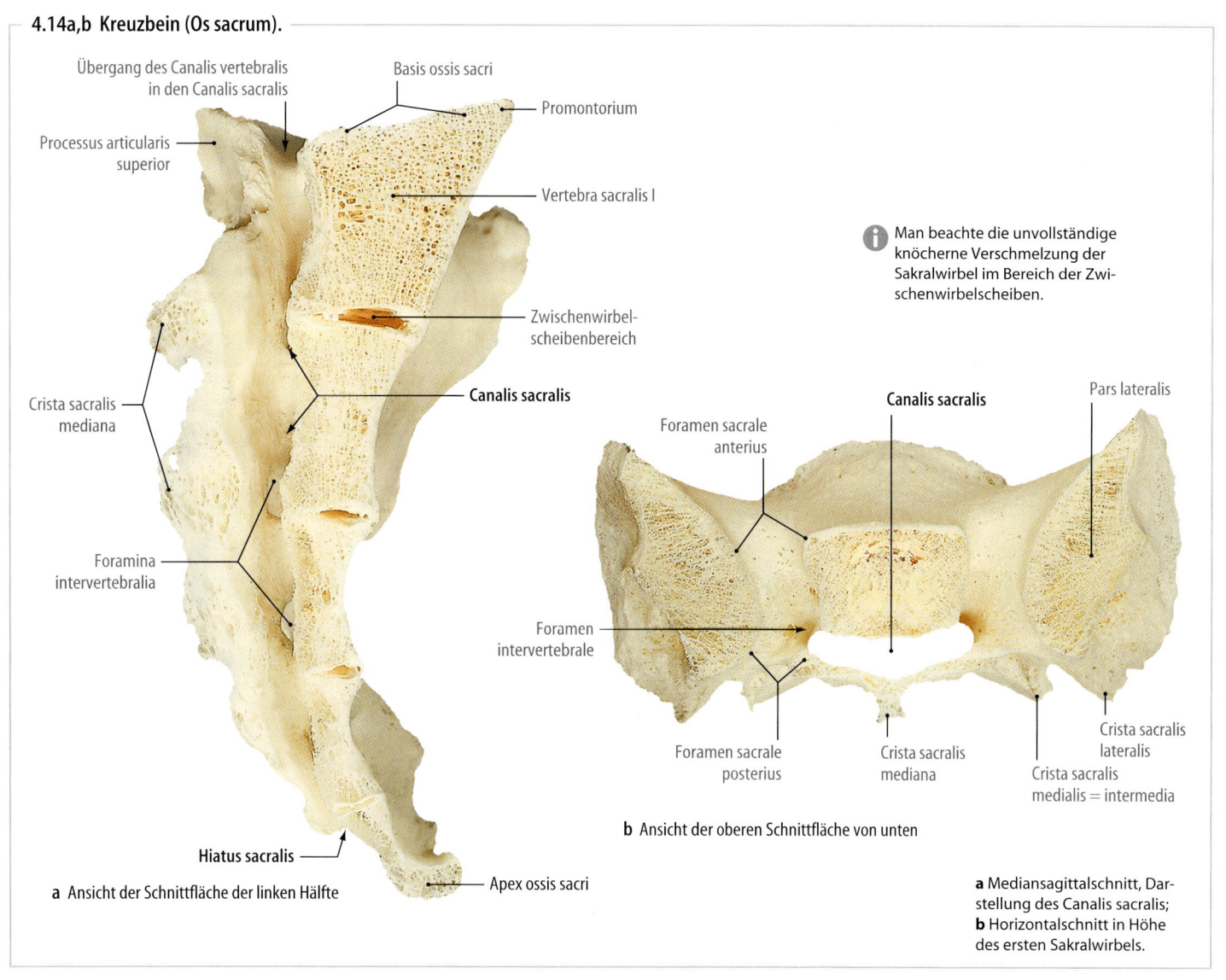

- Übergang des Canalis vertebralis in den Canalis sacralis
- Basis ossis sacri
- Promontorium
- Processus articularis superior
- Vertebra sacralis I
- Zwischenwirbelscheibenbereich
- Crista sacralis mediana
- **Canalis sacralis**
- Foramina intervertebralia
- Foramen intervertebrale
- Hiatus sacralis
- Apex ossis sacri

**a** Ansicht der Schnittfläche der linken Hälfte

- Foramen sacrale anterius
- **Canalis sacralis**
- Pars lateralis
- Foramen sacrale posterius
- Crista sacralis mediana
- Crista sacralis medialis = intermedia
- Crista sacralis lateralis

**b** Ansicht der oberen Schnittfläche von unten

> Man beachte die unvollständige knöcherne Verschmelzung der Sakralwirbel im Bereich der Zwischenwirbelscheiben.

**a** Mediansagittalschnitt, Darstellung des Canalis sacralis; **b** Horizontalschnitt in Höhe des ersten Sakralwirbels.

---

**4.15 Skelettanteile des Lendenwirbel-Kreuzbein-Gelenks (Articulatio lumbosacralis), Ansicht von links-lateral.**

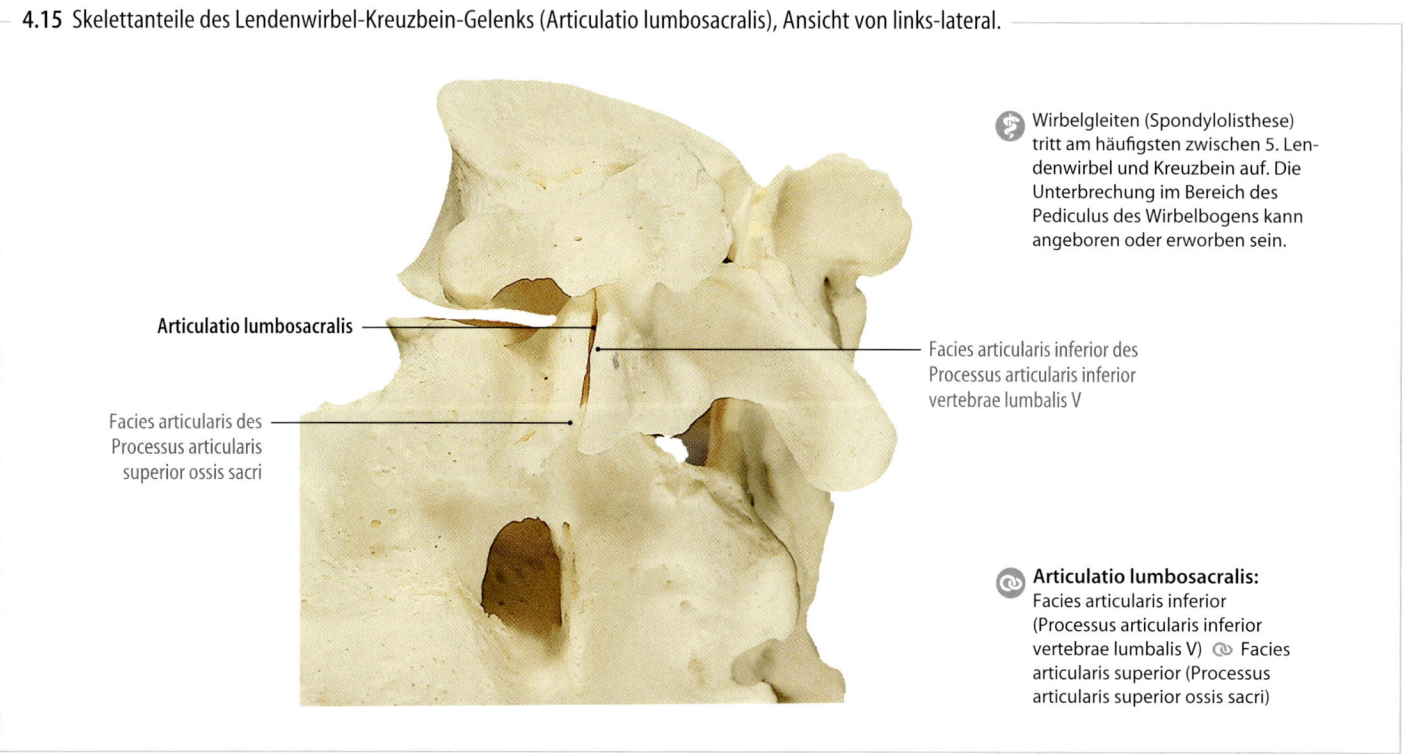

- **Articulatio lumbosacralis**
- Facies articularis des Processus articularis superior ossis sacri
- Facies articularis inferior des Processus articularis inferior vertebrae lumbalis V

> Wirbelgleiten (Spondylolisthese) tritt am häufigsten zwischen 5. Lendenwirbel und Kreuzbein auf. Die Unterbrechung im Bereich des Pediculus des Wirbelbogens kann angeboren oder erworben sein.

**Articulatio lumbosacralis:** Facies articularis inferior (Processus articularis inferior vertebrae lumbalis V) ⇔ Facies articularis superior (Processus articularis superior ossis sacri)

**Skelett und Gelenke**

# Bänder der Wirbelsäule

**4.16 Bänder der Wirbelsäule, Ansicht von vorn.**

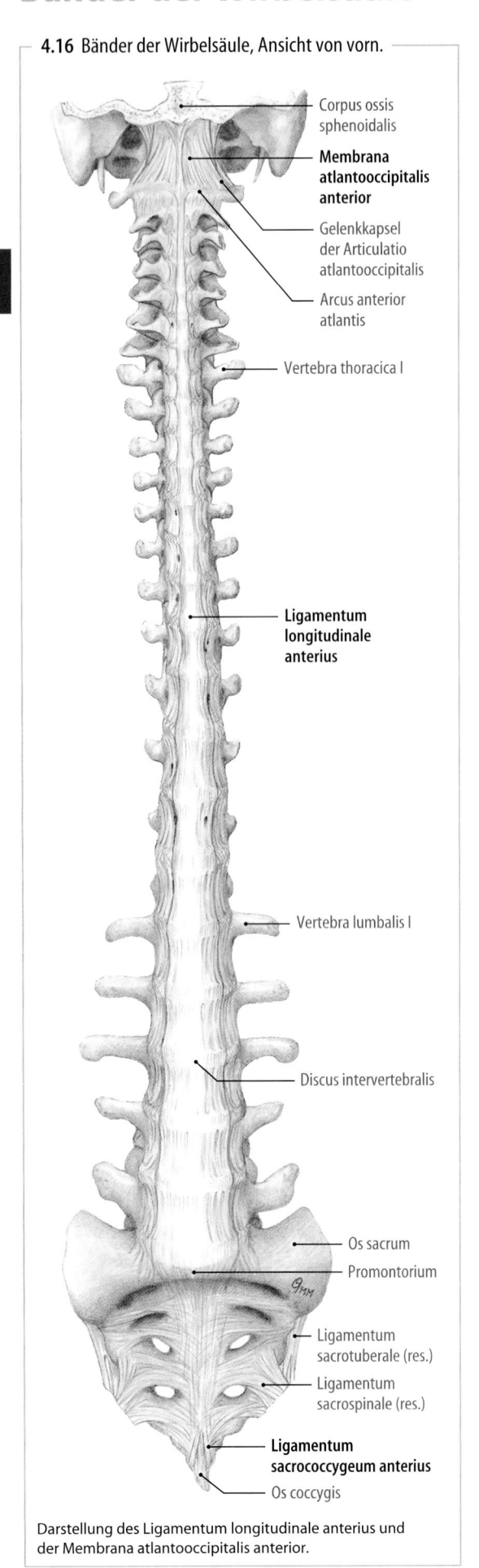

- Corpus ossis sphenoidalis
- **Membrana atlantooccipitalis anterior**
- Gelenkkapsel der Articulatio atlantooccipitalis
- Arcus anterior atlantis
- Vertebra thoracica I
- **Ligamentum longitudinale anterius**
- Vertebra lumbalis I
- Discus intervertebralis
- Os sacrum
- Promontorium
- Ligamentum sacrotuberale (res.)
- Ligamentum sacrospinale (res.)
- **Ligamentum sacrococcygeum anterius**
- Os coccygis

Darstellung des Ligamentum longitudinale anterius und der Membrana atlantooccipitalis anterior.

**4.17 Thorakolumbaler Übergangsbereich, Ansicht von rechts-lateral. [1]**

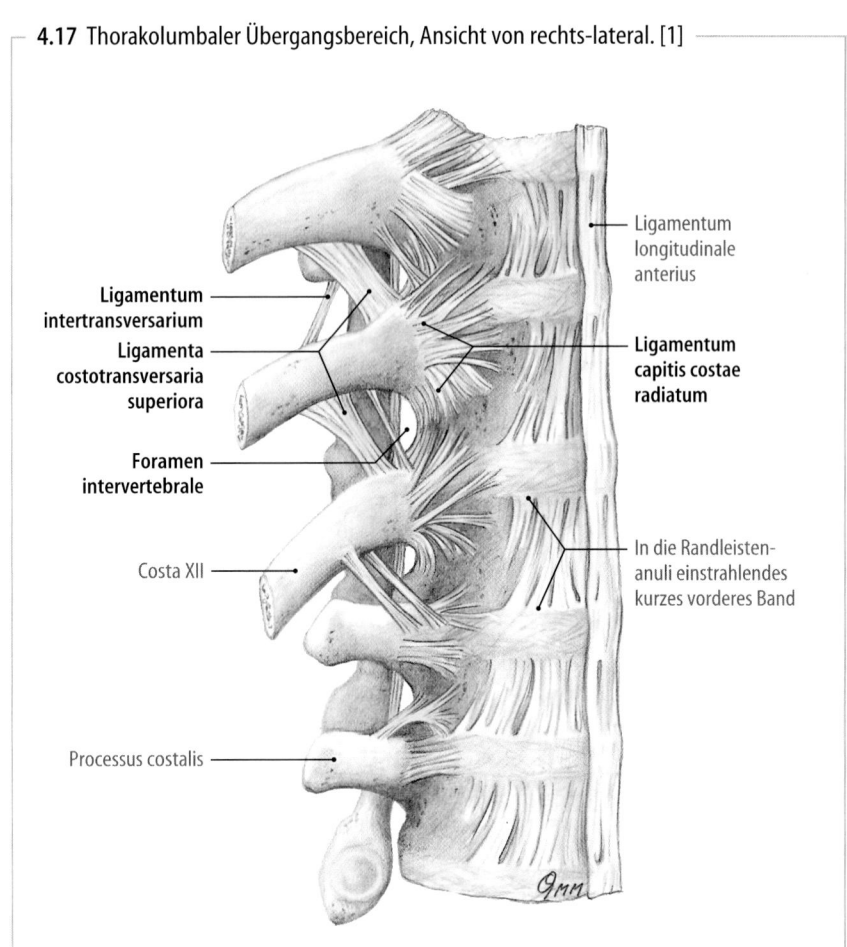

- **Ligamentum intertransversarium**
- Ligamenta costotransversaria superiora
- Foramen intervertebrale
- Costa XII
- Processus costalis
- Ligamentum longitudinale anterius
- **Ligamentum capitis costae radiatum**
- In die Randleisten-anuli einstrahlendes kurzes vorderes Band

**4.18 Thorakolumbaler Übergangsbereich, Ansicht von hinten. [1]**

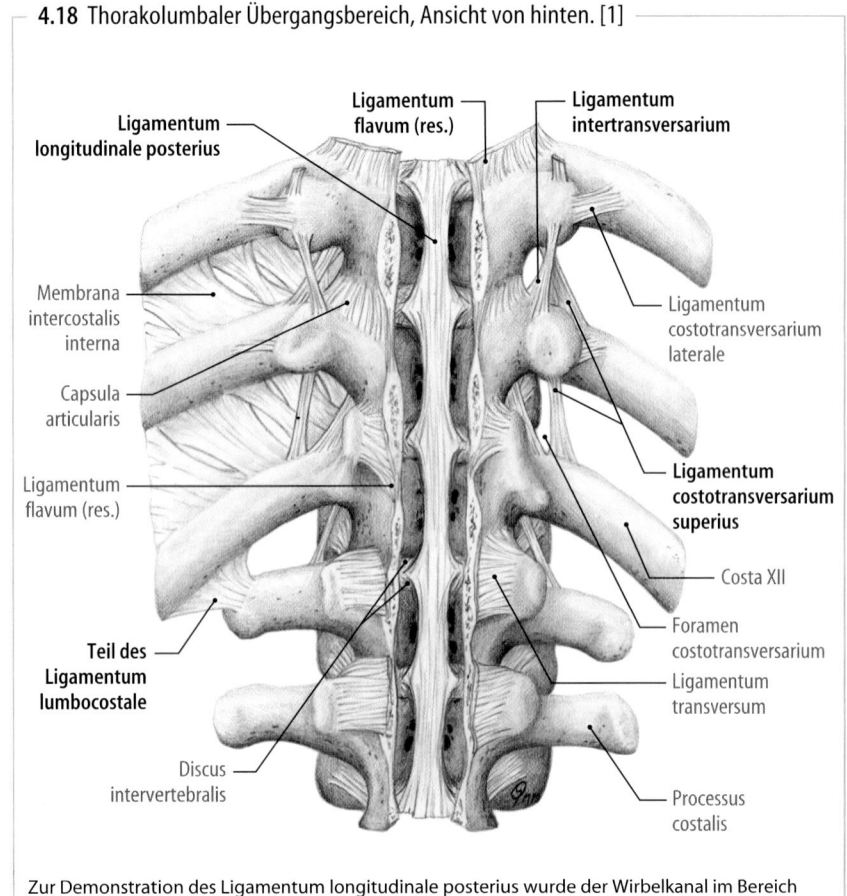

- **Ligamentum longitudinale posterius**
- Ligamentum flavum (res.)
- **Ligamentum intertransversarium**
- Membrana intercostalis interna
- Capsula articularis
- Ligamentum flavum (res.)
- **Teil des Ligamentum lumbocostale**
- Discus intervertebralis
- Ligamentum costotransversarium laterale
- **Ligamentum costotransversarium superius**
- Costa XII
- Foramen costotransversarium
- Ligamentum transversum
- Processus costalis

Zur Demonstration des Ligamentum longitudinale posterius wurde der Wirbelkanal im Bereich der Laminae arcus vertebrae eröffnet.

# Bänder der Wirbelsäule, Rippenwirbelgelenke

**4.19 Bänder der Rippenwirbelgelenke, Ansicht von hinten-oben. [1]**

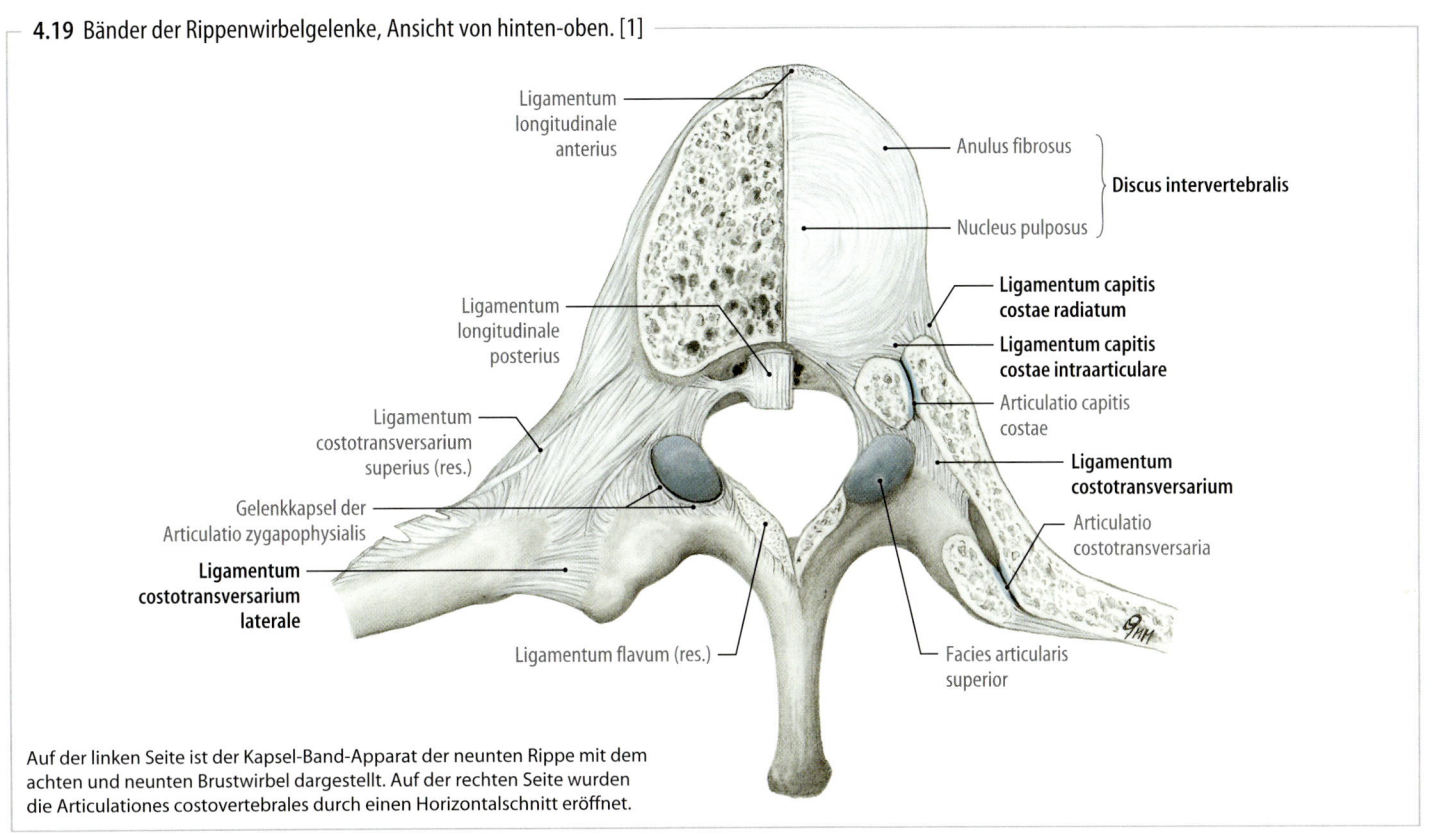

Labels: Ligamentum longitudinale anterius; Anulus fibrosus; Nucleus pulposus; Discus intervertebralis; Ligamentum longitudinale posterius; Ligamentum capitis costae radiatum; Ligamentum capitis costae intraarticulare; Articulatio capitis costae; Ligamentum costotransversarium superius (res.); Ligamentum costotransversarium; Gelenkkapsel der Articulatio zygapophysialis; Articulatio costotransversaria; Ligamentum costotransversarium laterale; Ligamentum flavum (res.); Facies articularis superior

Auf der linken Seite ist der Kapsel-Band-Apparat der neunten Rippe mit dem achten und neunten Brustwirbel dargestellt. Auf der rechten Seite wurden die Articulationes costovertebrales durch einen Horizontalschnitt eröffnet.

**4.20 Rippenkopfgelenk (Articulatio capitis costae), Ansicht von rechts-lateral.**

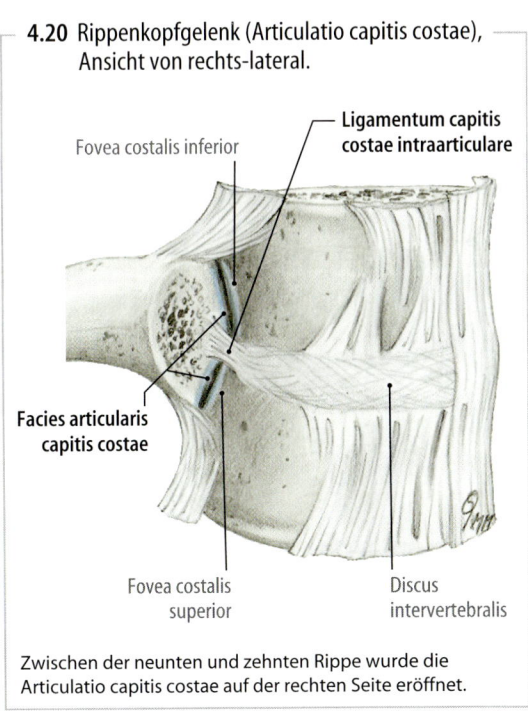

Labels: Fovea costalis inferior; Ligamentum capitis costae intraarticulare; Facies articularis capitis costae; Fovea costalis superior; Discus intervertebralis

Zwischen der neunten und zehnten Rippe wurde die Articulatio capitis costae auf der rechten Seite eröffnet.

**4.21 Bänder der Wirbelsäule.**

Labels: Corpus vertebrae; Ligamentum longitudinale posterius; Ligamentum longitudinale anterius; Foramen intervertebrale; Discus intervertebralis (Anulus fibrosus, Nucleus pulposus); Ligamentum flavum; Ligamentum interspinale; knorpelige Deckplatte; Ligamentum supraspinale; Processus spinosus; Randleiste; Arcus vertebrae

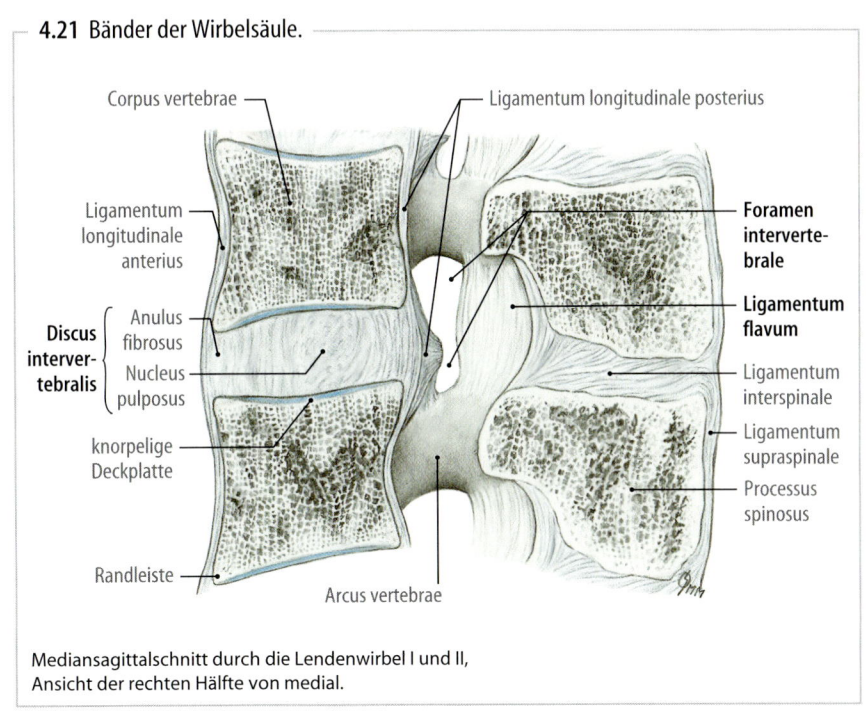

Mediansagittalschnitt durch die Lendenwirbel I und II, Ansicht der rechten Hälfte von medial.

**Links:** Synchondrosis costae primae, Ligamenta sternocostalia radiata, Ligamentum sternocostale intraarticulare, Ligamentum costoclaviculare
◻ Abb. 6.12.

**Mitte:** Membrana intercostalis externa, Ligamenta costoxiphoidea, Membrana sterni (externa), Ligamenta sternocostalia radiata
◻ Abb. 4.30.

**Rechts:** Membrana sterni (interna), Ligamenta sternocostalia radiata
◻ Abb. 4.31.

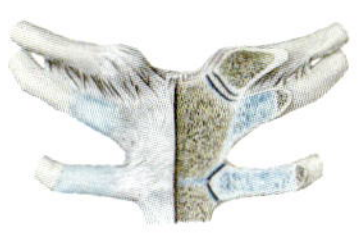

◻ Abb. 6.12 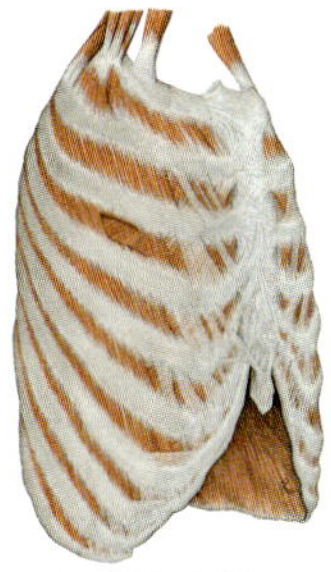   ◻ Abb. 4.30 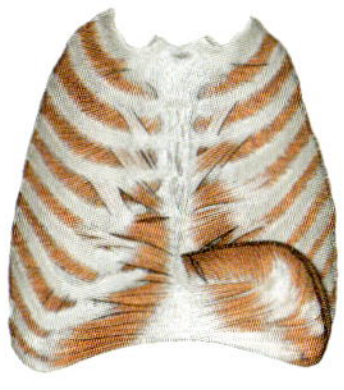   ◻ Abb. 4.31

**Skelett und Gelenke**

# Bandapparat der Kopfgelenke

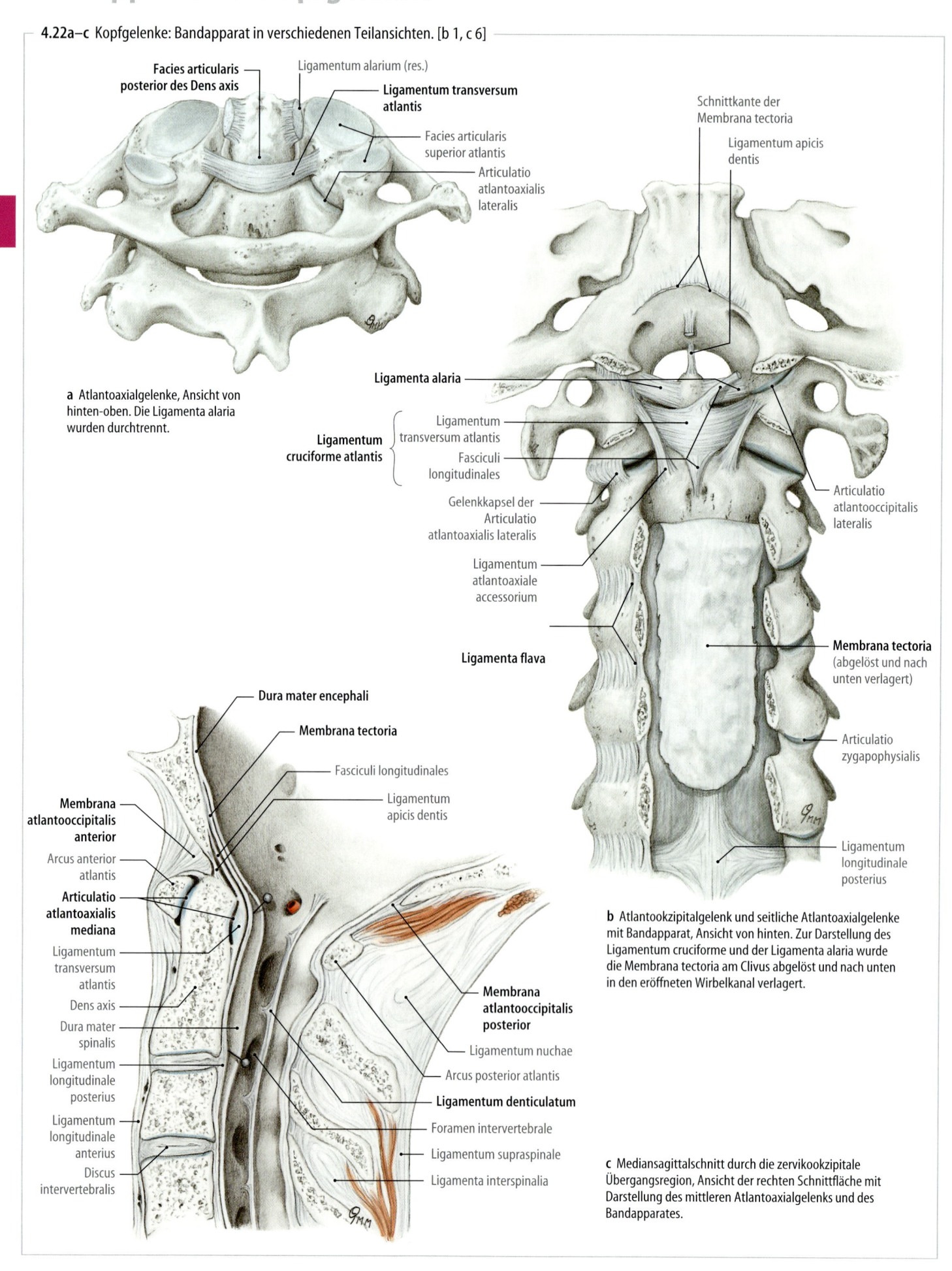

**4.22a–c** Kopfgelenke: Bandapparat in verschiedenen Teilansichten. [b 1, c 6]

**a** Atlantoaxialgelenke, Ansicht von hinten-oben. Die Ligamenta alaria wurden durchtrennt.

**b** Atlantookzipitalgelenk und seitliche Atlantoaxialgelenke mit Bandapparat, Ansicht von hinten. Zur Darstellung des Ligamentum cruciforme und der Ligamenta alaria wurde die Membrana tectoria am Clivus abgelöst und nach unten in den eröffneten Wirbelkanal verlagert.

**c** Mediansagittalschnitt durch die zervikookzipitale Übergangsregion, Ansicht der rechten Schnittfläche mit Darstellung des mittleren Atlantoaxialgelenks und des Bandapparates.

# Bandscheibe

**4.23** Querschnitt durch einen Discus intervertebralis im Lendenbereich, Ansicht von oben.

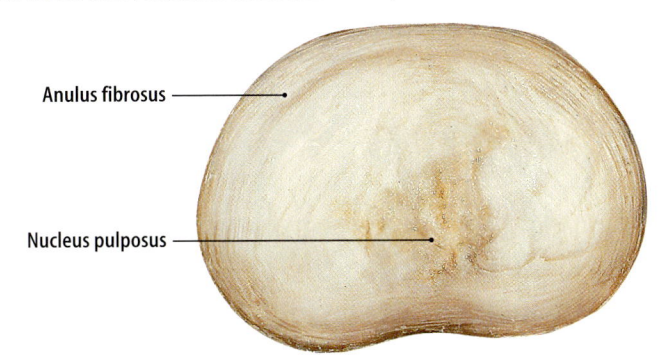

- Anulus fibrosus
- Nucleus pulposus

Degenerativ bedingte Bandscheibenveränderungen treten am häufigsten im Bereich der Lendenwirbelsäule auf. Bei der Bandscheibenprotrusion oder beim Bandscheibenprolaps verlagert sich das Discusgewebe meistens nach postero-lateral in das Foramen intervertebrale oder nach postero-median in den Spinalkanal (Abb. 4.21). Es kommt zur Beeinträchtigung der Spinalnervenwurzeln (Spinales radikuläres Syndrom) von $S_1$, $L_5$, $L_4$ oder $L_3$.

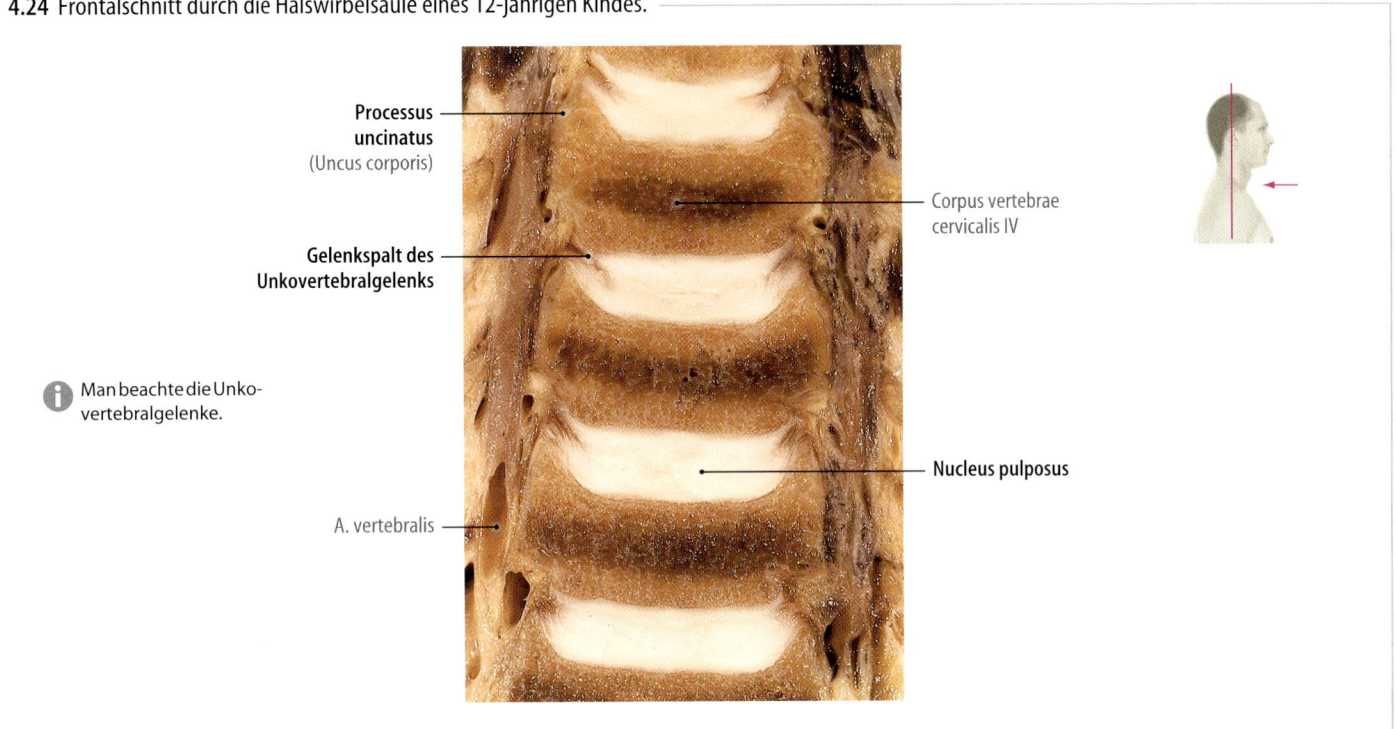

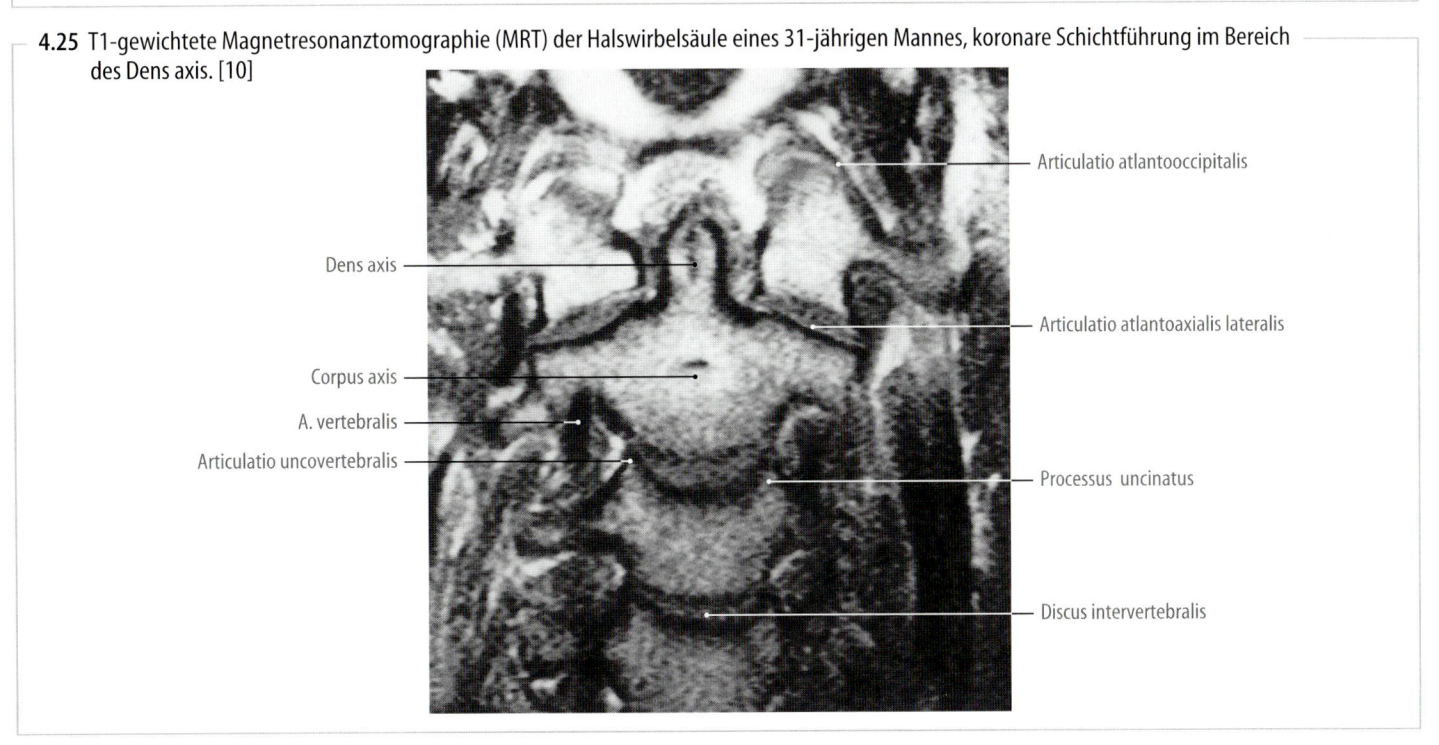

**4.24** Frontalschnitt durch die Halswirbelsäule eines 12-jährigen Kindes.

- Processus uncinatus (Uncus corporis)
- Gelenkspalt des Unkovertebralgelenks
- Corpus vertebrae cervicalis IV
- Nucleus pulposus
- A. vertebralis

Man beachte die Unkovertebralgelenke.

**4.25** T1-gewichtete Magnetresonanztomographie (MRT) der Halswirbelsäule eines 31-jährigen Mannes, koronare Schichtführung im Bereich des Dens axis. [10]

- Dens axis
- Corpus axis
- A. vertebralis
- Articulatio uncovertebralis
- Articulatio atlantooccipitalis
- Articulatio atlantoaxialis lateralis
- Processus uncinatus
- Discus intervertebralis

**Skelett und Gelenke**

# Halswirbelsäule: Röntgenbilder

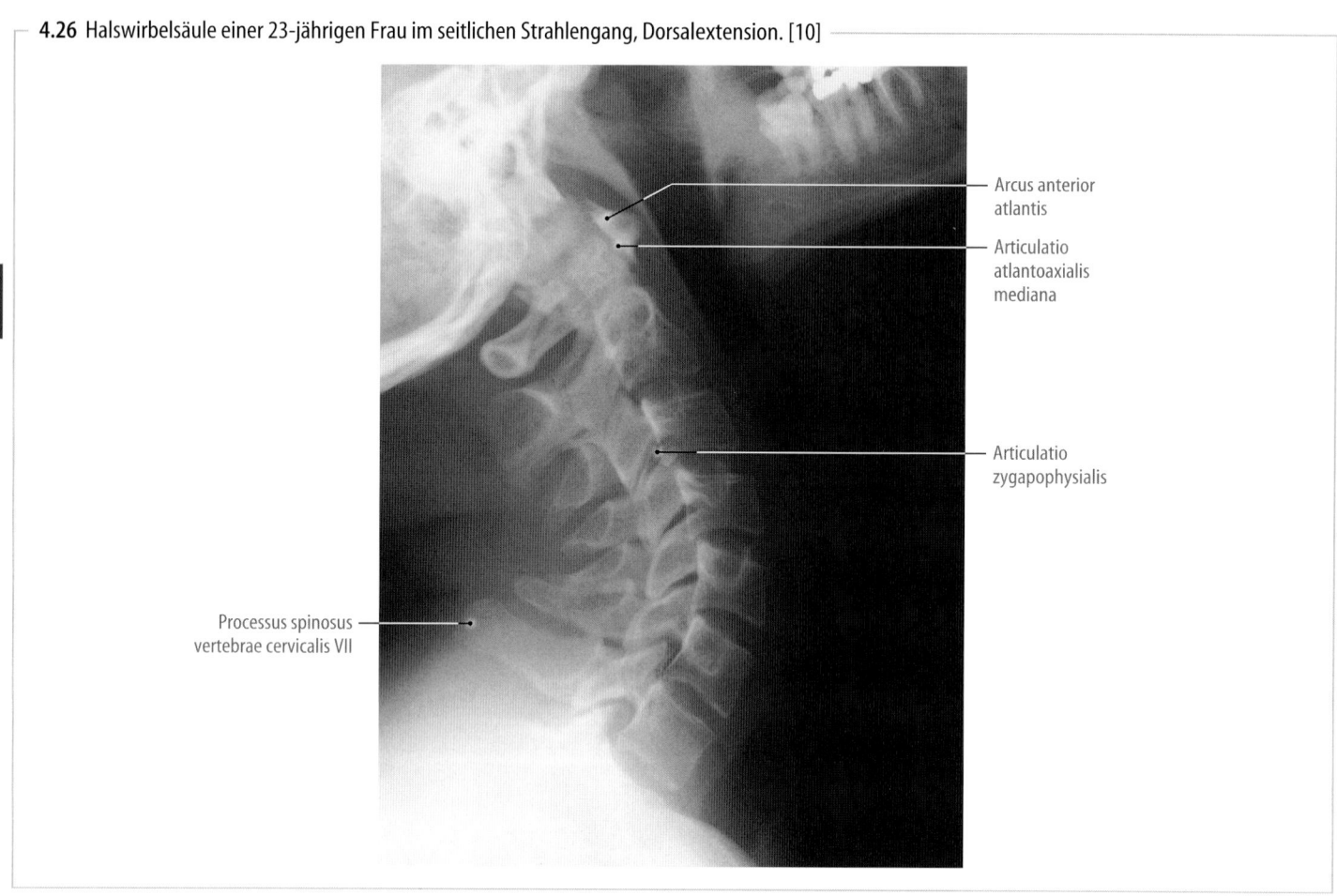

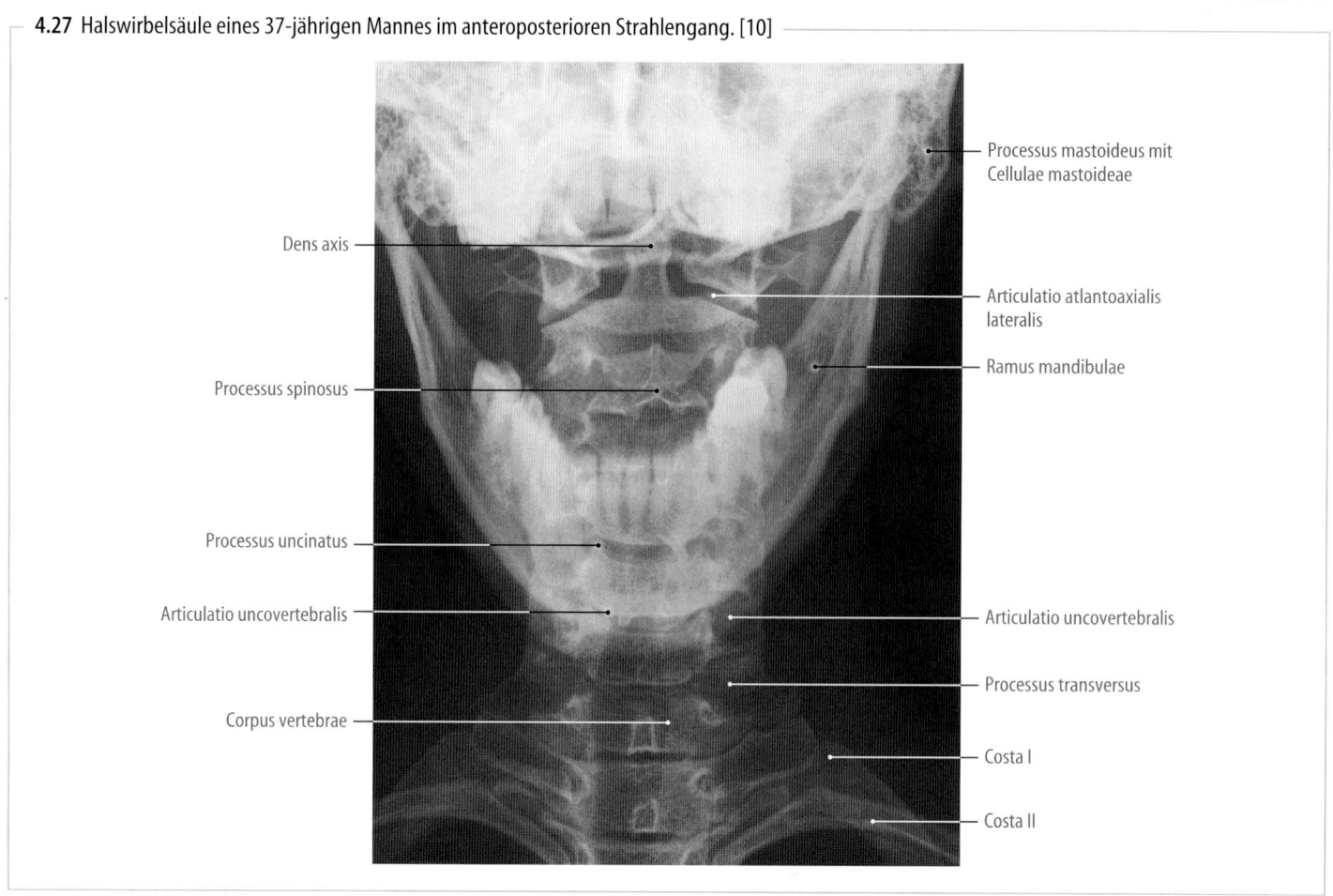

**4.26** Halswirbelsäule einer 23-jährigen Frau im seitlichen Strahlengang, Dorsalextension. [10]

- Arcus anterior atlantis
- Articulatio atlantoaxialis mediana
- Articulatio zygapophysialis
- Processus spinosus vertebrae cervicalis VII

**4.27** Halswirbelsäule eines 37-jährigen Mannes im anteroposterioren Strahlengang. [10]

- Dens axis
- Processus spinosus
- Processus uncinatus
- Articulatio uncovertebralis
- Corpus vertebrae
- Processus mastoideus mit Cellulae mastoideae
- Articulatio atlantoaxialis lateralis
- Ramus mandibulae
- Articulatio uncovertebralis
- Processus transversus
- Costa I
- Costa II

# Brust- und Lendenwirbelsäule: Röntgenbilder

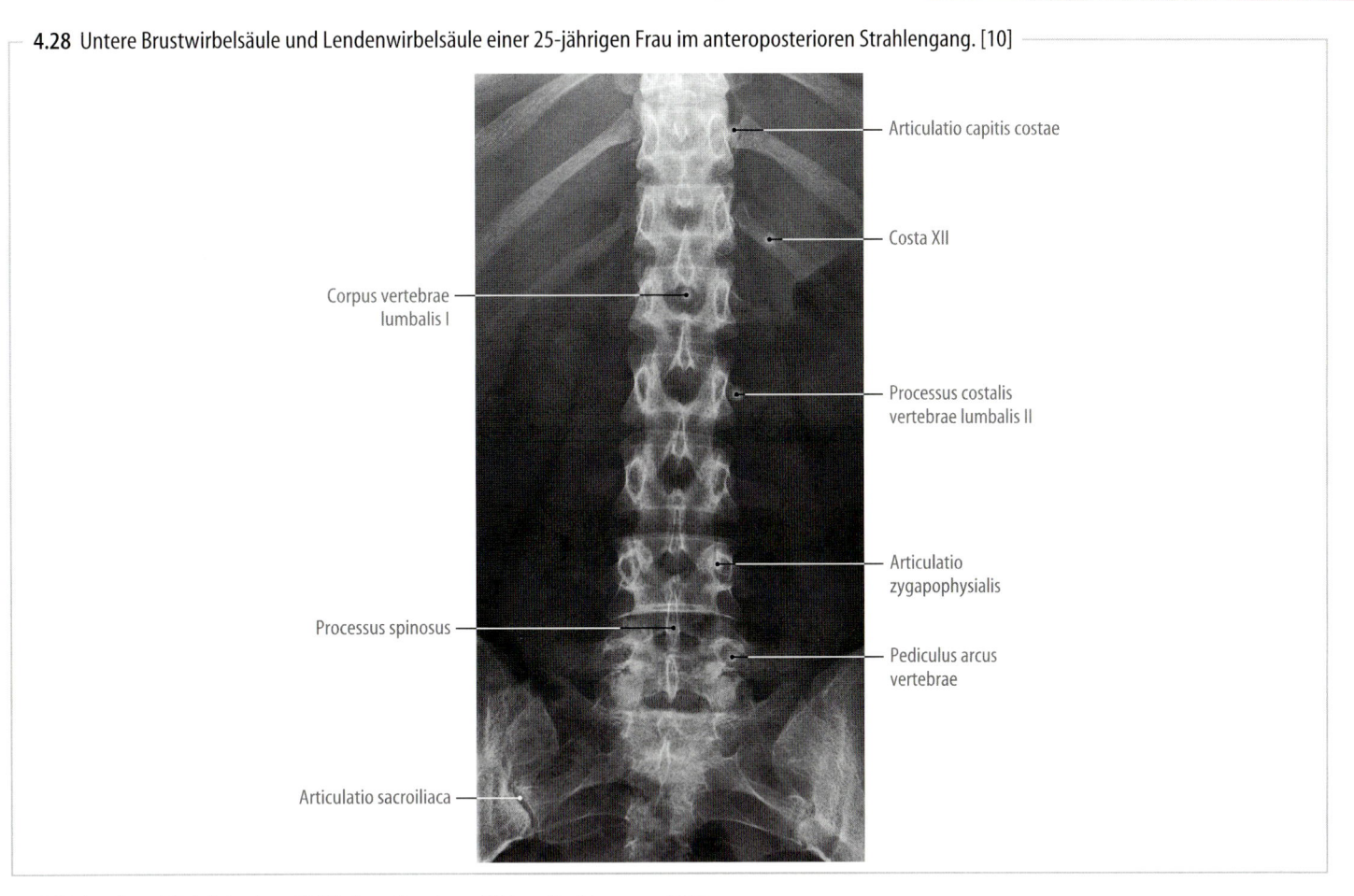

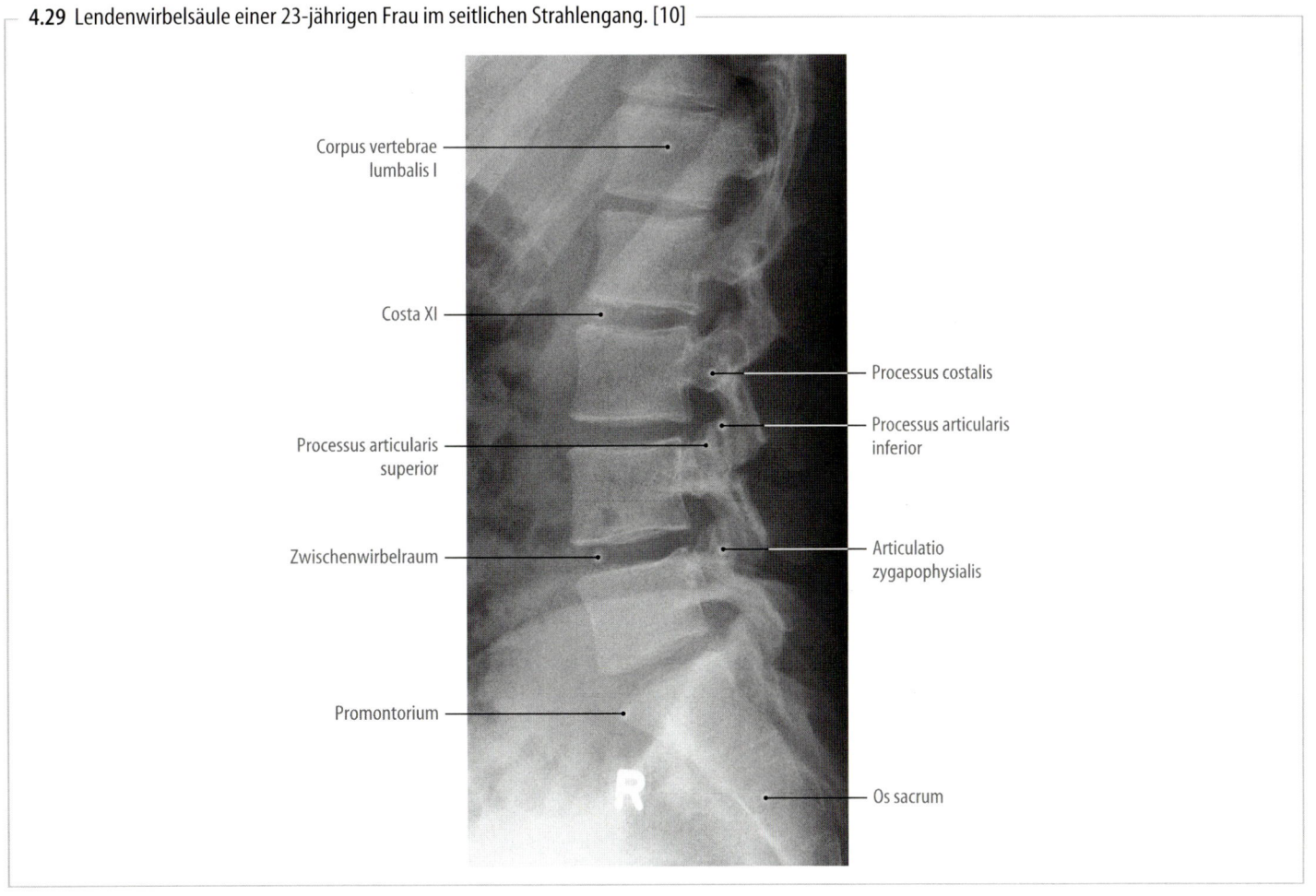

**4.28** Untere Brustwirbelsäule und Lendenwirbelsäule einer 25-jährigen Frau im anteroposterioren Strahlengang. [10]

- Articulatio capitis costae
- Costa XII
- Corpus vertebrae lumbalis I
- Processus costalis vertebrae lumbalis II
- Articulatio zygapophysialis
- Processus spinosus
- Pediculus arcus vertebrae
- Articulatio sacroiliaca

**4.29** Lendenwirbelsäule einer 23-jährigen Frau im seitlichen Strahlengang. [10]

- Corpus vertebrae lumbalis I
- Costa XI
- Processus costalis
- Processus articularis inferior
- Processus articularis superior
- Zwischenwirbelraum
- Articulatio zygapophysialis
- Promontorium
- Os sacrum

**Skelett und Gelenke**

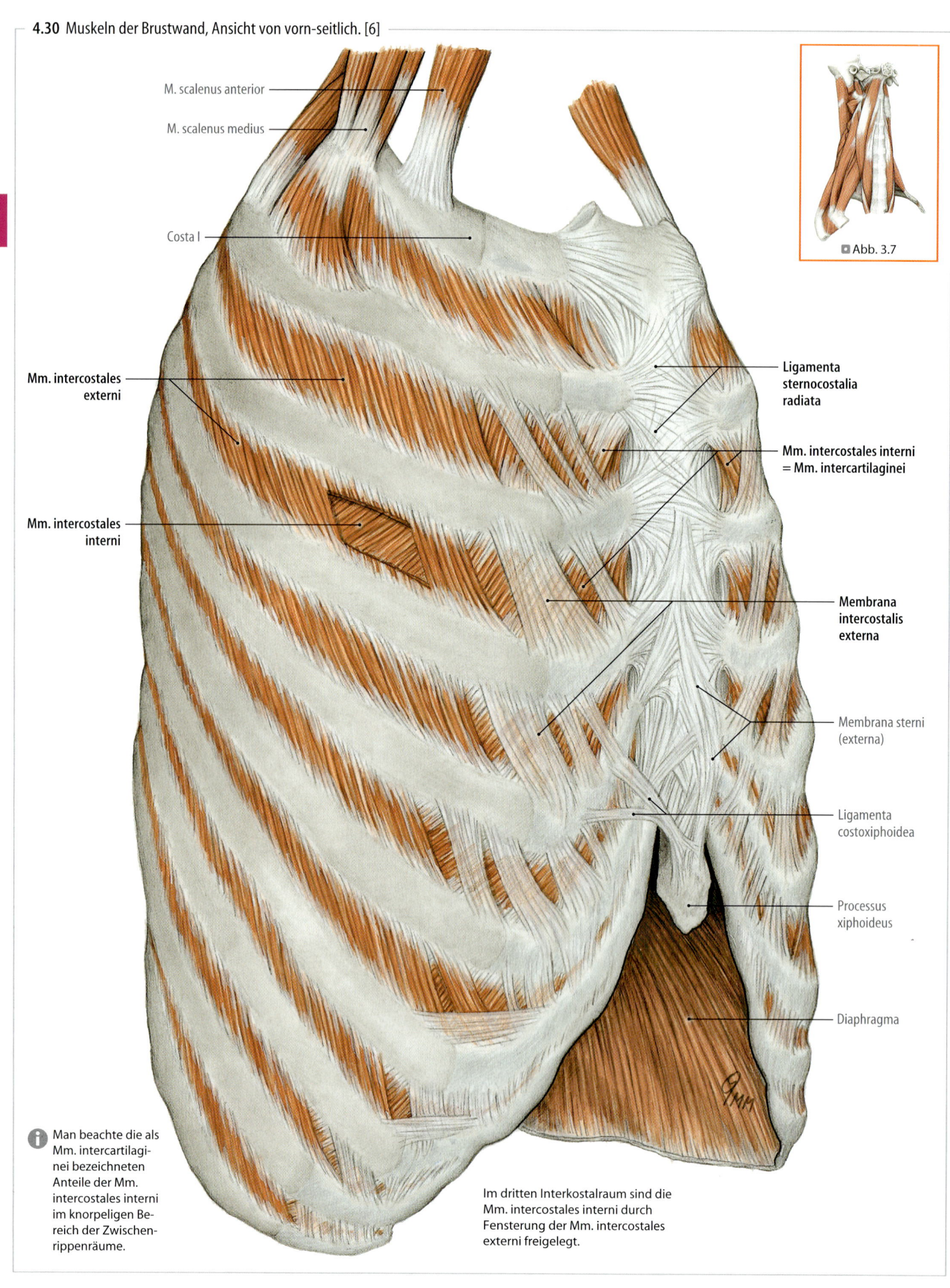

# Muskeln der Brustwand

**4.30** Muskeln der Brustwand, Ansicht von vorn-seitlich. [6]

- M. scalenus anterior
- M. scalenus medius
- Costa I
- Mm. intercostales externi
- Mm. intercostales interni
- Ligamenta sternocostalia radiata
- Mm. intercostales interni = Mm. intercartilaginei
- Membrana intercostalis externa
- Membrana sterni (externa)
- Ligamenta costoxiphoidea
- Processus xiphoideus
- Diaphragma

Abb. 3.7

ℹ Man beachte die als Mm. intercartilaginei bezeichneten Anteile der Mm. intercostales interni im knorpeligen Bereich der Zwischenrippenräume.

Im dritten Interkostalraum sind die Mm. intercostales interni durch Fensterung der Mm. intercostales externi freigelegt.

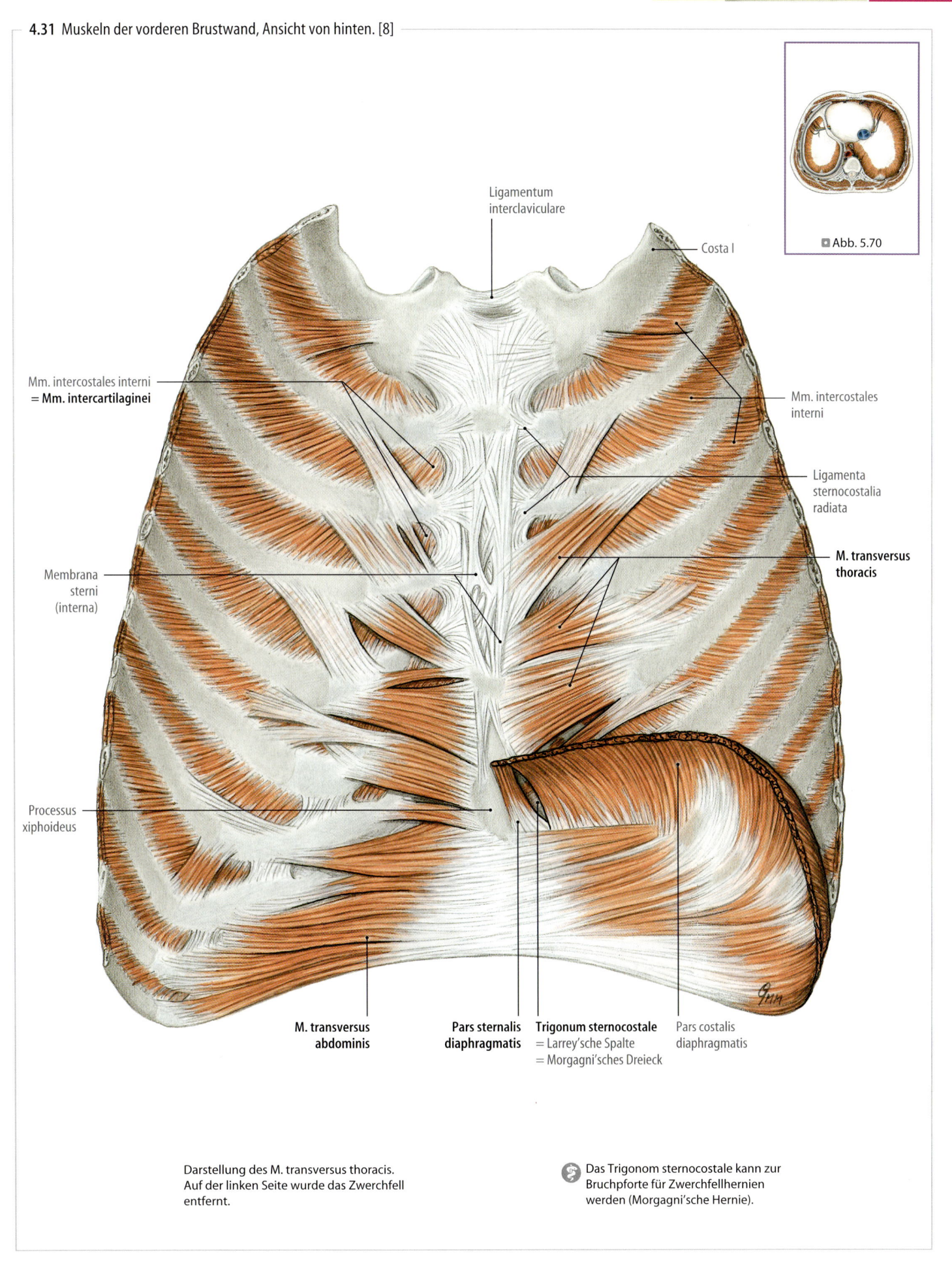

# Muskeln der vorderen Brustwand

**4.31** Muskeln der vorderen Brustwand, Ansicht von hinten. [8]

Abb. 5.70

Labels:
- Ligamentum interclaviculare
- Costa I
- Mm. intercostales interni = Mm. intercartilaginei
- Mm. intercostales interni
- Ligamenta sternocostalia radiata
- **M. transversus thoracis**
- Membrana sterni (interna)
- Processus xiphoideus
- **M. transversus abdominis**
- Pars sternalis diaphragmatis
- Trigonum sternocostale = Larrey'sche Spalte = Morgagni'sches Dreieck
- Pars costalis diaphragmatis

Darstellung des M. transversus thoracis. Auf der linken Seite wurde das Zwerchfell entfernt.

Das Trigonom sternocostale kann zur Bruchpforte für Zwerchfellhernien werden (Morgagni'sche Hernie).

**Muskeln**

# Hintere Brustwand und Lendenregion

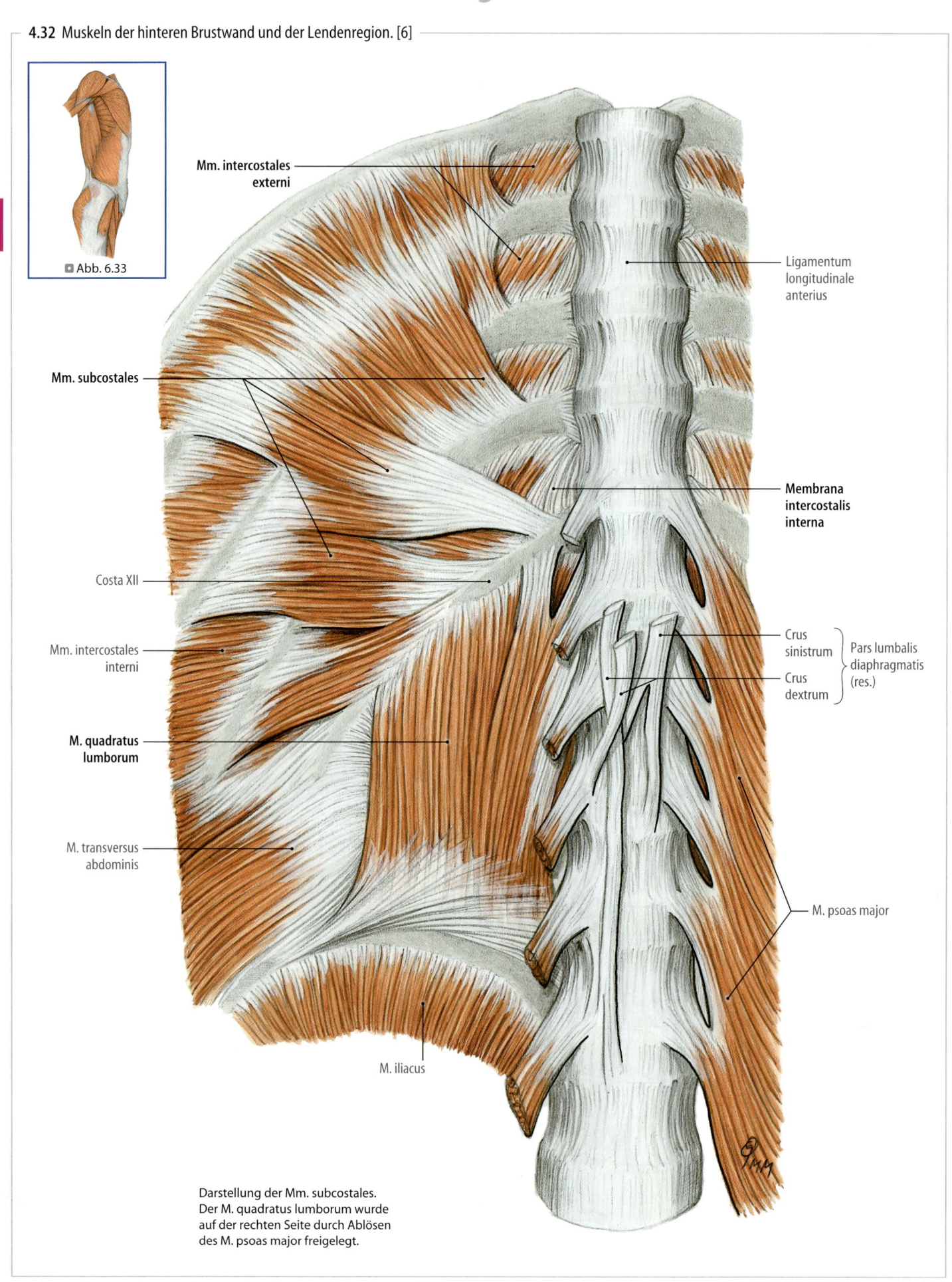

**4.32** Muskeln der hinteren Brustwand und der Lendenregion. [6]

Abb. 6.33

- Mm. intercostales externi
- Mm. subcostales
- Costa XII
- Mm. intercostales interni
- **M. quadratus lumborum**
- M. transversus abdominis
- M. iliacus
- Ligamentum longitudinale anterius
- **Membrana intercostalis interna**
- Crus sinistrum } Pars lumbalis diaphragmatis (res.)
- Crus dextrum
- M. psoas major

Darstellung der Mm. subcostales. Der M. quadratus lumborum wurde auf der rechten Seite durch Ablösen des M. psoas major freigelegt.

## Muskeln der Brust- und Bauchwand

**4.33** Muskeln der vorderen Rumpfwand. [1]

Labels (im Uhrzeigersinn bzw. nach Lage):

- M. sternocleidomastoideus
- M. subclavius
- M. intercostalis externus
- **M. pectoralis minor**
- M. coracobrachialis
- M. pectoralis major (res.)
- M. subscapularis
- Caput longum / Caput breve — M. biceps brachii
- M. latissimus dorsi
- **M. serratus anterior**
- Membrana intercostalis externa
- M. intercostalis internus
- **M. rectus abdominis**
- Intersectiones tendineae
- Schnittkanten der Rectusscheide
- **M. obliquus internus abdominis**
- M. pyramidalis
- **Ligamentum inguinale**
- Anulus inguinalis superficialis
- **Canalis inguinalis**
- Ligamentum suspensorium penis

- **M. deltoideus**: Pars clavicularis, Pars acromialis
- **Trigonum clavi-deltoideo-pectorale** (Fossa infraclavicularis = Mohrenheim'sche Grube)
- **M. pectoralis major**: Pars clavicularis, Pars sternocostalis, Pars abdominalis
- M. sternalis (Var.)
- Vorderer Achselbogen (Var.)
- **Lamina anterior der Vagina musculi recti abdominis**
- **M. obliquus externus abdominis**
- Umbilicus
- **Linea alba**
- Spina iliaca anterior superior
- Tractus iliotibialis und M. tensor fasciae latae
- M. sartorius
- Funiculus spermaticus

Auf der linken Seite wurde der M. pectoralis major abgelöst und der M. rectus abdominis durch Abtragen des vorderen Blattes der Rektusscheide freigelegt; im unteren Bereich der Bauchwand ist der M. obliquus internus abdominis nach Fensterung des M. obliquus externus abdominis sichtbar. Der Funiculus spermaticus wurde auf der linken Seite entfernt.

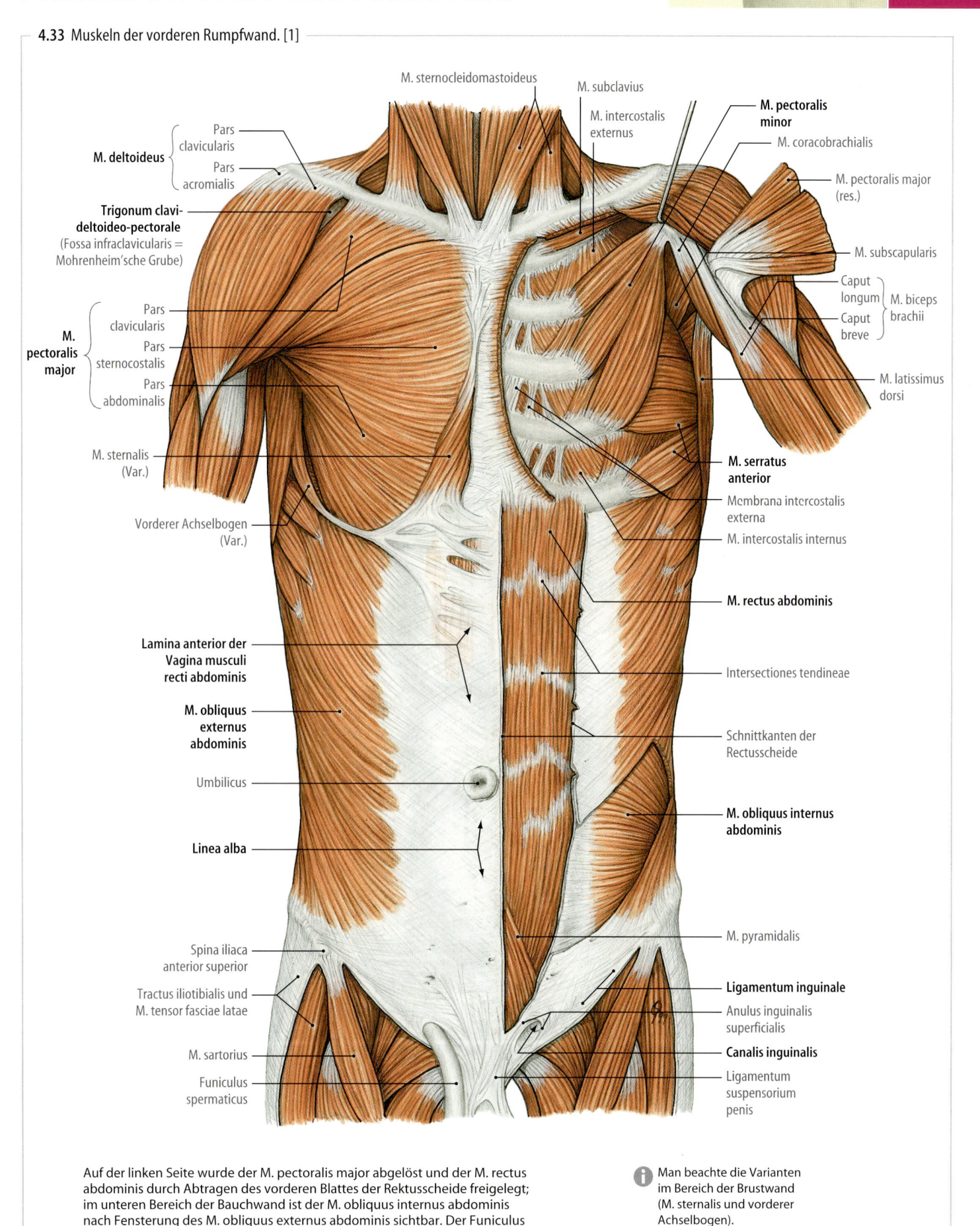

ⓘ Man beachte die Varianten im Bereich der Brustwand (M. sternalis und vorderer Achselbogen).

**Muskeln**

# Muskeln der Bauchwand

**4.34** Muskeln der vorderen Rumpfwand. [8]

Bei der Rektusdiastase ist die Linea alba in Folge starker Überdehnung der Bauchwand (Schwangerschaft, Tumoren oder Aszites) verbreitert. Im ersten Lebensjahr ist eine Rektusdiastase physiologisch.

Labels:
- M. intercostalis externus
- Intersectiones tendineae
- M. rectus abdominis
- M. obliquus internus abdominis
- M. obliquus externus abdominis
- M. pyramidalis
- Funiculus spermaticus
- M. rectus abdominis
- Linea alba
- M. transversus abdominis
- Vagina musculi recti abdominis
  - Schnittkante der Lamina anterior
  - Lamina posterior
- Linea semilunaris = Spieghel'sche Linie
- M. obliquus internus abdominis
- M. obliquus externus abdominis
- Linea arcuata = Linea semicircularis = Douglas'sche Linie
- Fascia transversalis
- M. rectus abdominis

Auf der rechten Seite sind der M. rectus abdominis und der M. obliquus internus abdominis, auf der linken Seite ist der M. transversus abdominis freigelegt. Der M. rectus abdominis wurde zur Darstellung des hinteren Blattes der Rektusscheide durchtrennt und nach kranial sowie nach kaudal verlagert.

Zwischen Processus xiphoideus des Brustbeins und Nabel können im Bereich der Linea alba epigastrische Hernien auftreten. Eine seltene Hernie ist die Spieghel'sche Hernie, deren Bruchpforte zwischen lateralem Rand der Linea arcuata und Linea semilunaris liegt.

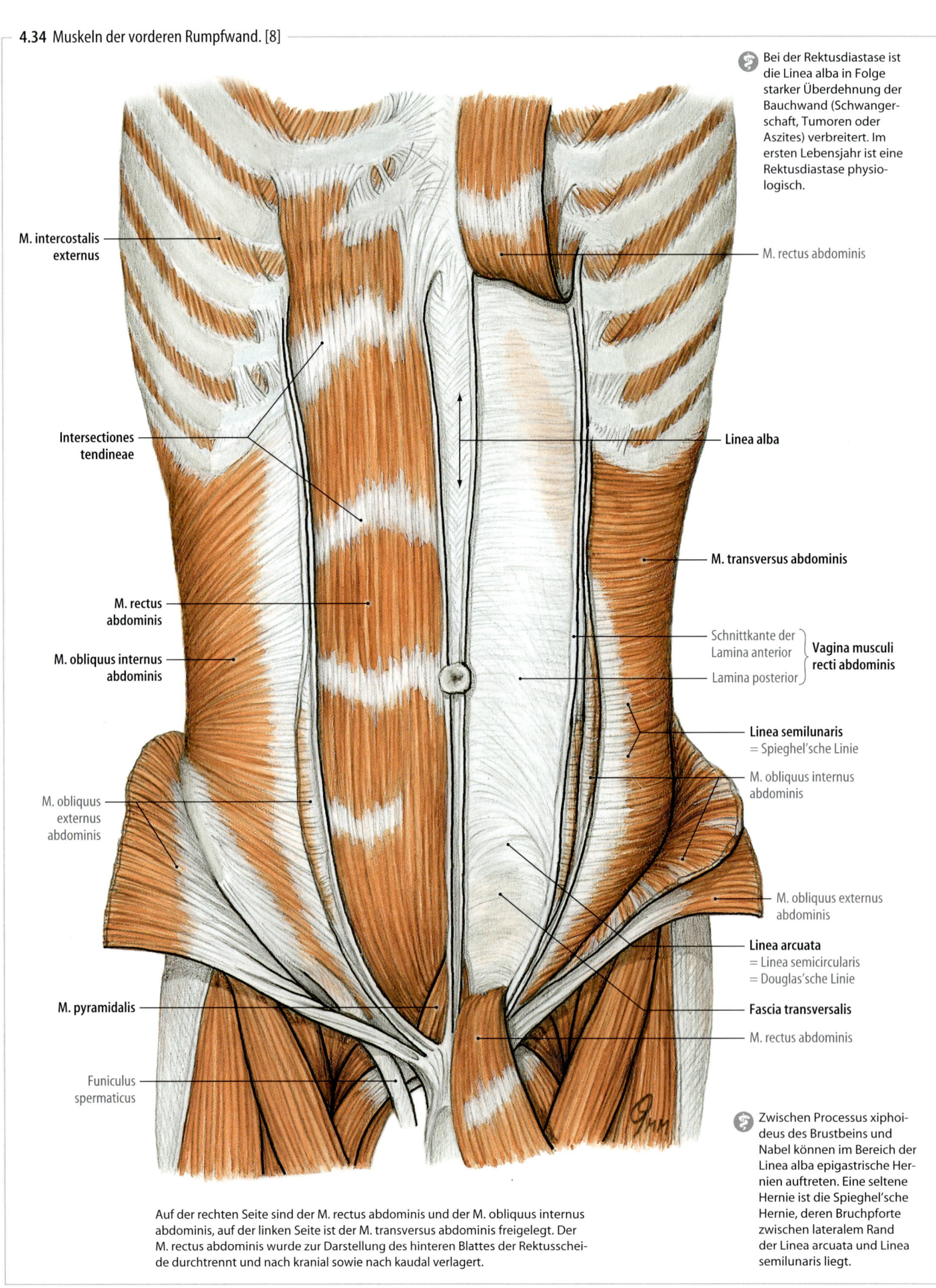

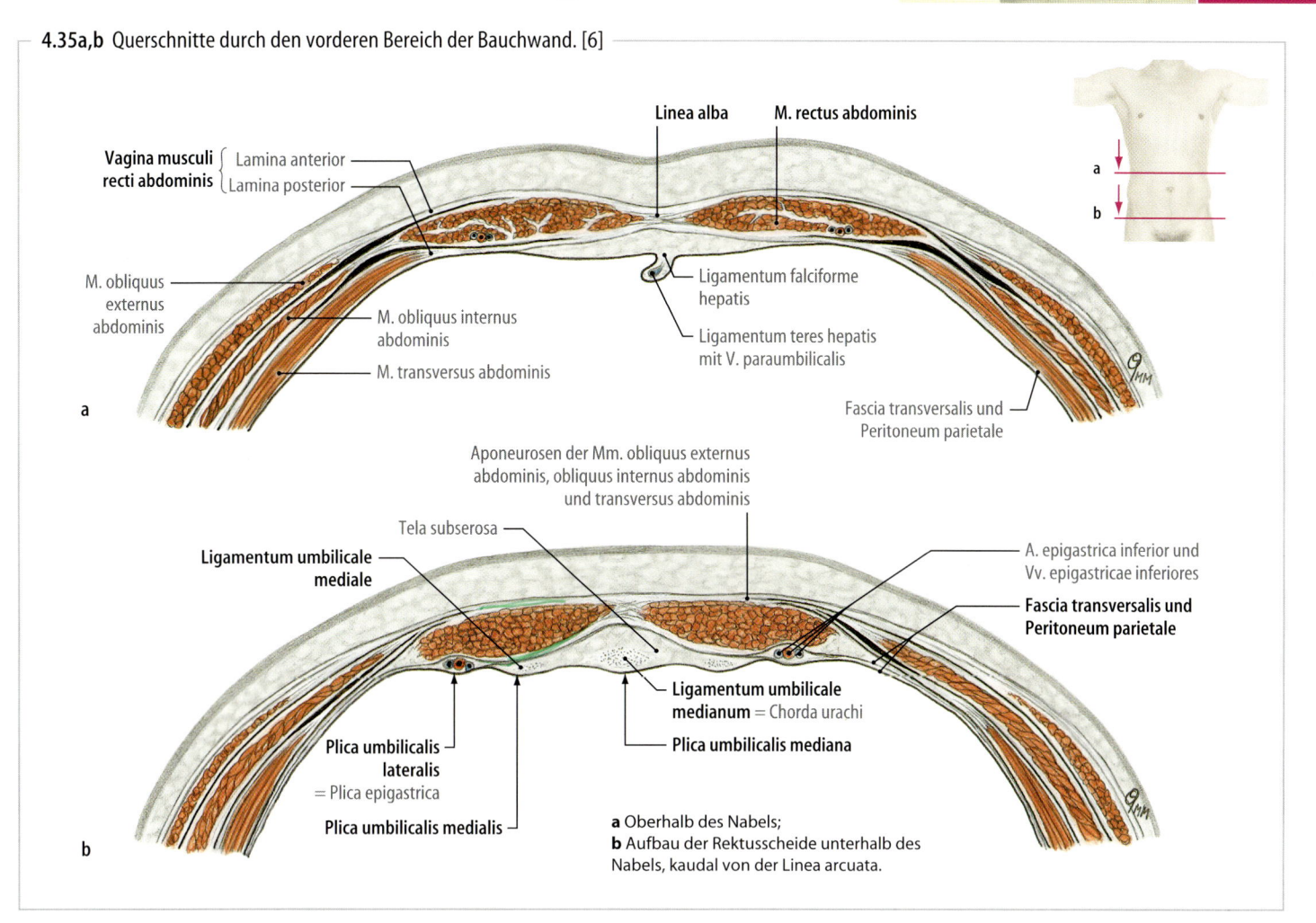

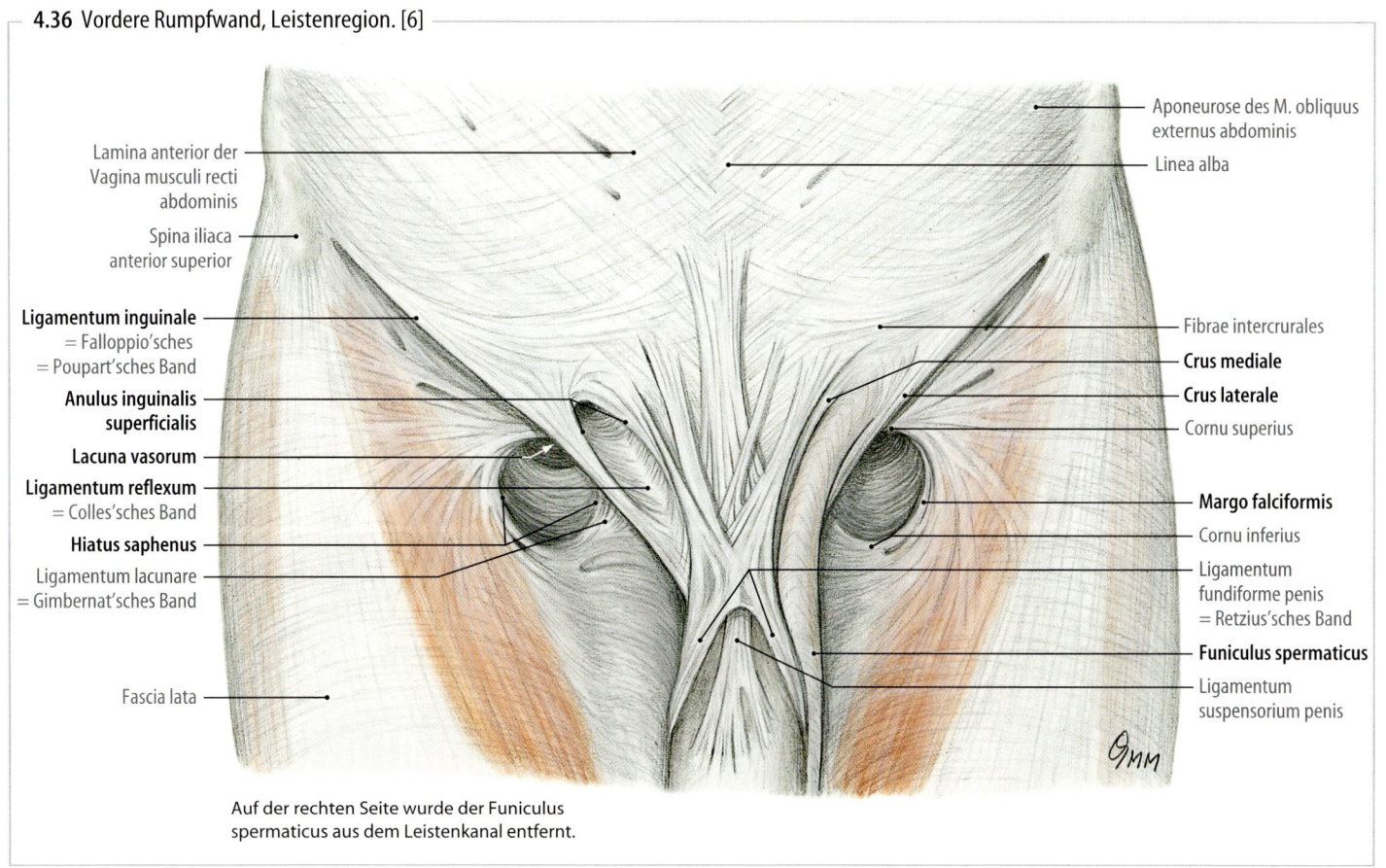

# Rektusscheide und Leistenregion

**4.35a,b** Querschnitte durch den vorderen Bereich der Bauchwand. [6]

a Oberhalb des Nabels;
b Aufbau der Rektusscheide unterhalb des Nabels, kaudal von der Linea arcuata.

**4.36** Vordere Rumpfwand, Leistenregion. [6]

Auf der rechten Seite wurde der Funiculus spermaticus aus dem Leistenkanal entfernt.

**Muskeln**

# Leistenregion

**4.37a,b** Leistenregion der linken Seite, Ansicht von vorn. [6]

Aponeurose des M. obliquus externus abdominis

**M. obliquus internus abdominis**

**muskelfreies Dreieck** = Leistenfeld

**Fascia transversalis**

Ligamentum reflexum = Colles'sches Band

Anulus inguinalis superficialis { Crus mediale, Crus laterale }

Aponeurose des M. obliquus externus abdominis

Ligamentum inguinale = Falloppio'sches = Poupart'sches Band

**Ligamentum interfoveolare** = Hesselbach'sches Band, durchscheinend

Fascia cremasterica auf dem Funiculus spermaticus

Pars lateralis, Pars medialis } M. cremaster

Fascia spermatica externa

a

🔍 Das muskelfreie Dreieck im Bereich der Fossa inguinalis medialis der vorderen Bauchwand kann Ursache für die Entstehung einer direkten Leistenhernie sein (Abb. 4.38).

ℹ️ Man beachte das muskelfreie Dreieck zwischen dem Unterrand des M. obliquus internus abdominis und dem Leistenband (Ligamentum inguinale).

Abb. 4.33

Aponeurose des M. obliquus externus abdominis

M. obliquus internus abdominis

Fascia transversalis im muskelfreien Dreieck

Ligamentum reflexum = Colles'sches Band

**Fascia spermatica externa**

M. cremaster und Fascia cremasterica

M. obliquus internus abdominis

Aponeurose des M. obliquus externus abdominis

**M. transversus abdominis**

Ligamentum inguinale = Falloppio'sches = Poupart'sches Band

**Fascia cremasterica und M. cremaster**

**Fascia spermatica interna auf dem Funiculus spermaticus**

b

**a** Der M. obliquus internus abdominis wurde durch Spalten und Verlagern der Aponeurose des M. obliquus externus abdominis, der M. cremaster und die Fascia cremasterica durch Spaltung der Fascia spermatica interna freigelegt.

**b** Der M. transversus abdominis und seine Aponeurose sind durch Ablösen der Mm. obliquus externus abdominis und obliquus internus abdominis freigelegt.

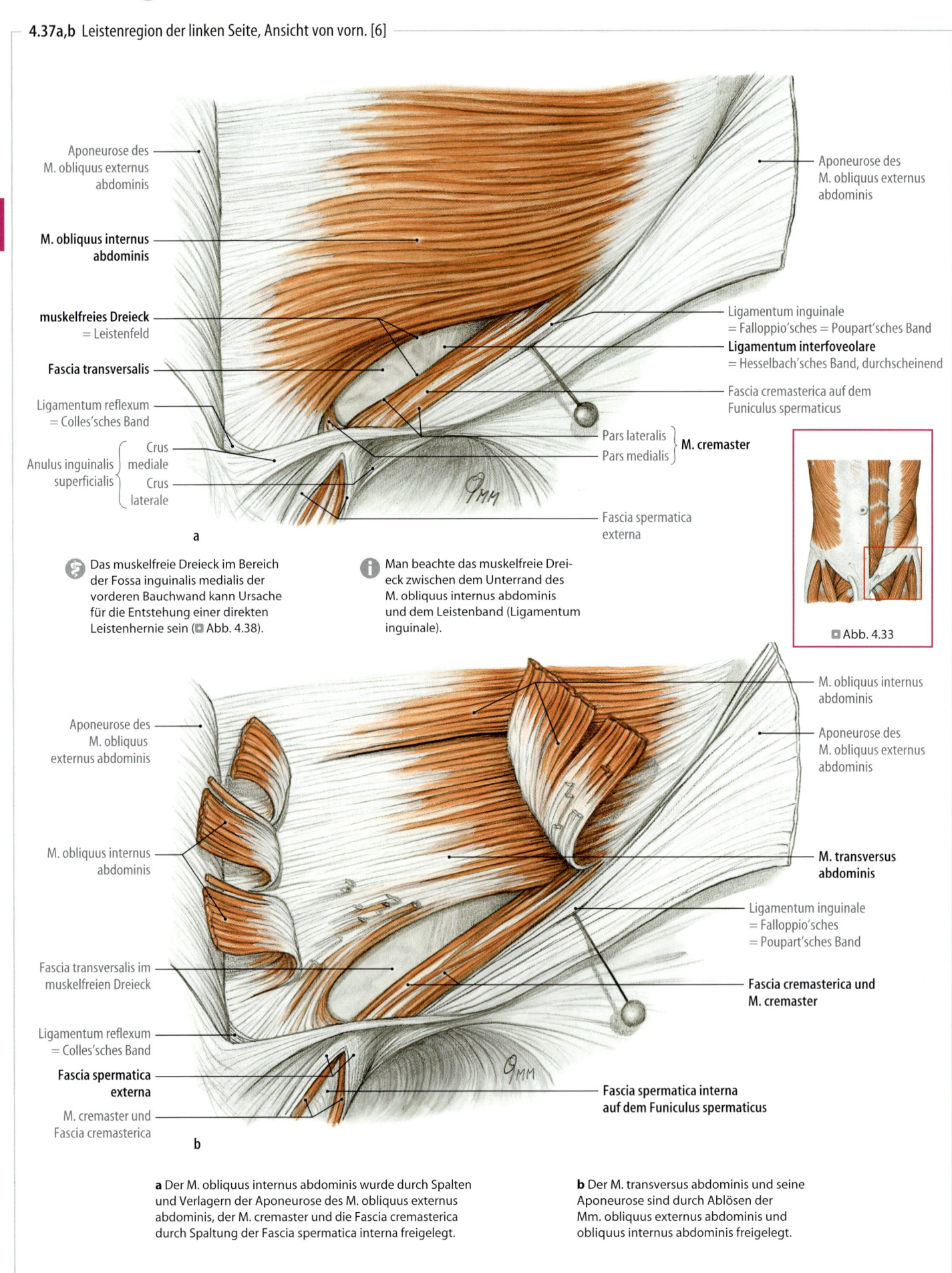

# Leistenregion

**4.38** Hintere Bauchwand im Bereich der linken Leistenregion, Ansicht von hinten. [6]

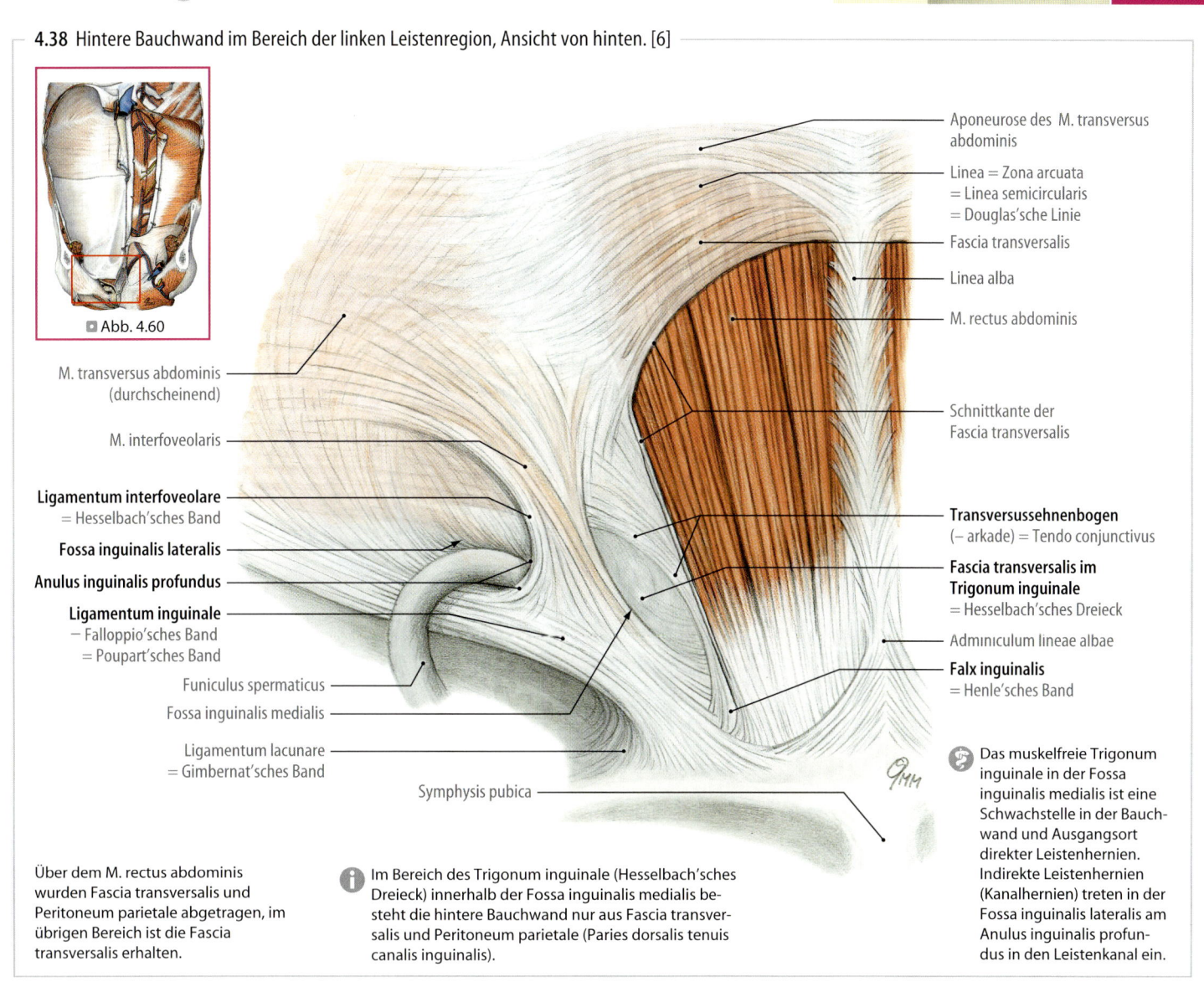

- M. transversus abdominis (durchscheinend)
- M. interfoveolaris
- **Ligamentum interfoveolare** = Hesselbach'sches Band
- **Fossa inguinalis lateralis**
- **Anulus inguinalis profundus**
- **Ligamentum inguinale** = Falloppio'sches Band = Poupart'sches Band
- Funiculus spermaticus
- Fossa inguinalis medialis
- Ligamentum lacunare = Gimbernat'sches Band
- Symphysis pubica
- Aponeurose des M. transversus abdominis
- Linea = Zona arcuata = Linea semicircularis = Douglas'sche Linie
- Fascia transversalis
- Linea alba
- M. rectus abdominis
- Schnittkante der Fascia transversalis
- **Transversussehnenbogen** (– arkade) = Tendo conjunctivus
- **Fascia transversalis im Trigonum inguinale** = Hesselbach'sches Dreieck
- Adminiculum lineae albae
- **Falx inguinalis** = Henle'sches Band

Über dem M. rectus abdominis wurden Fascia transversalis und Peritoneum parietale abgetragen, im übrigen Bereich ist die Fascia transversalis erhalten.

ⓘ Im Bereich des Trigonum inguinale (Hesselbach'sches Dreieck) innerhalb der Fossa inguinalis medialis besteht die hintere Bauchwand nur aus Fascia transversalis und Peritoneum parietale (Paries dorsalis tenuis canalis inguinalis).

Das muskelfreie Trigonum inguinale in der Fossa inguinalis medialis ist eine Schwachstelle in der Bauchwand und Ausgangsort direkter Leistenhernien. Indirekte Leistenhernien (Kanalhernien) treten in der Fossa inguinalis lateralis am Anulus inguinalis profundus in den Leistenkanal ein.

**4.39** Verspannung der Bauchwand durch die Muskelschlingen der vorderen Rumpfwand. [55]

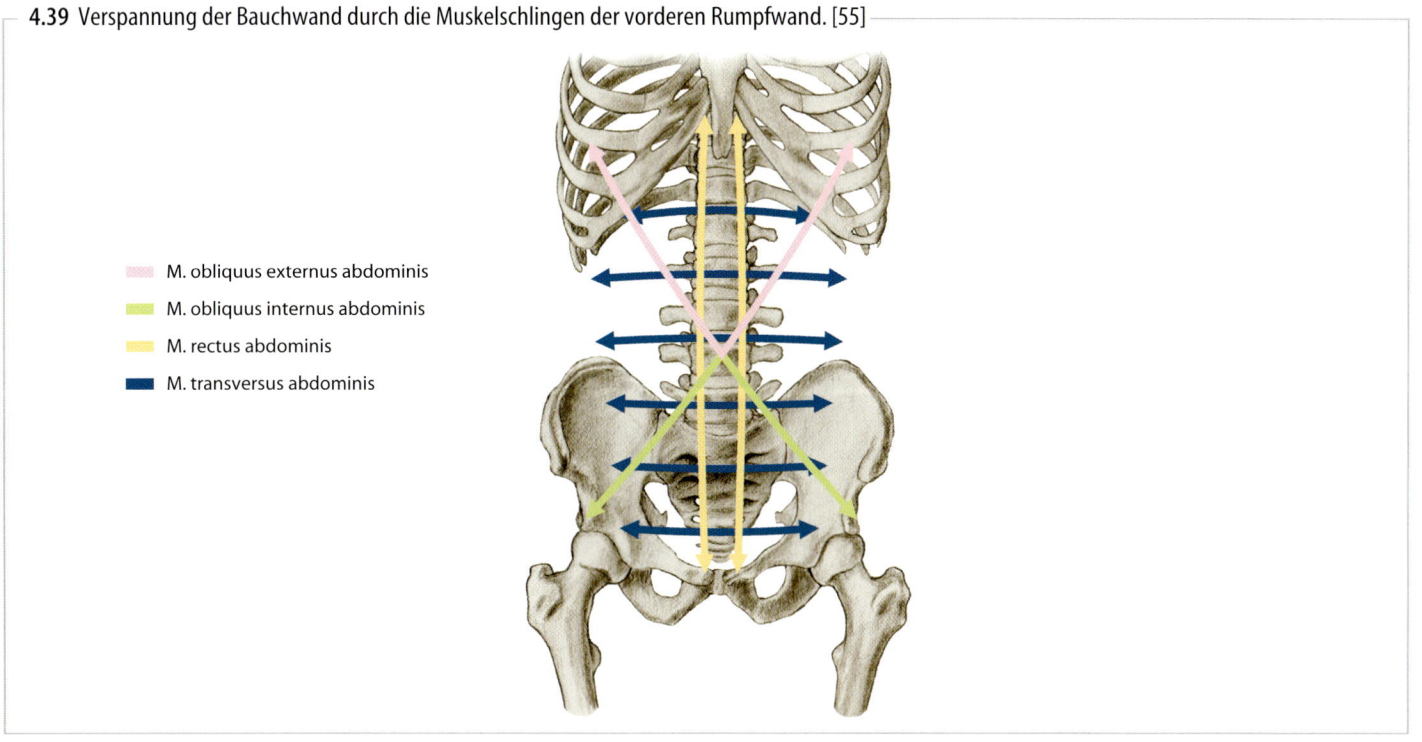

- M. obliquus externus abdominis
- M. obliquus internus abdominis
- M. rectus abdominis
- M. transversus abdominis

**Muskeln**

# Hintere Rumpfwand · Zwerchfell

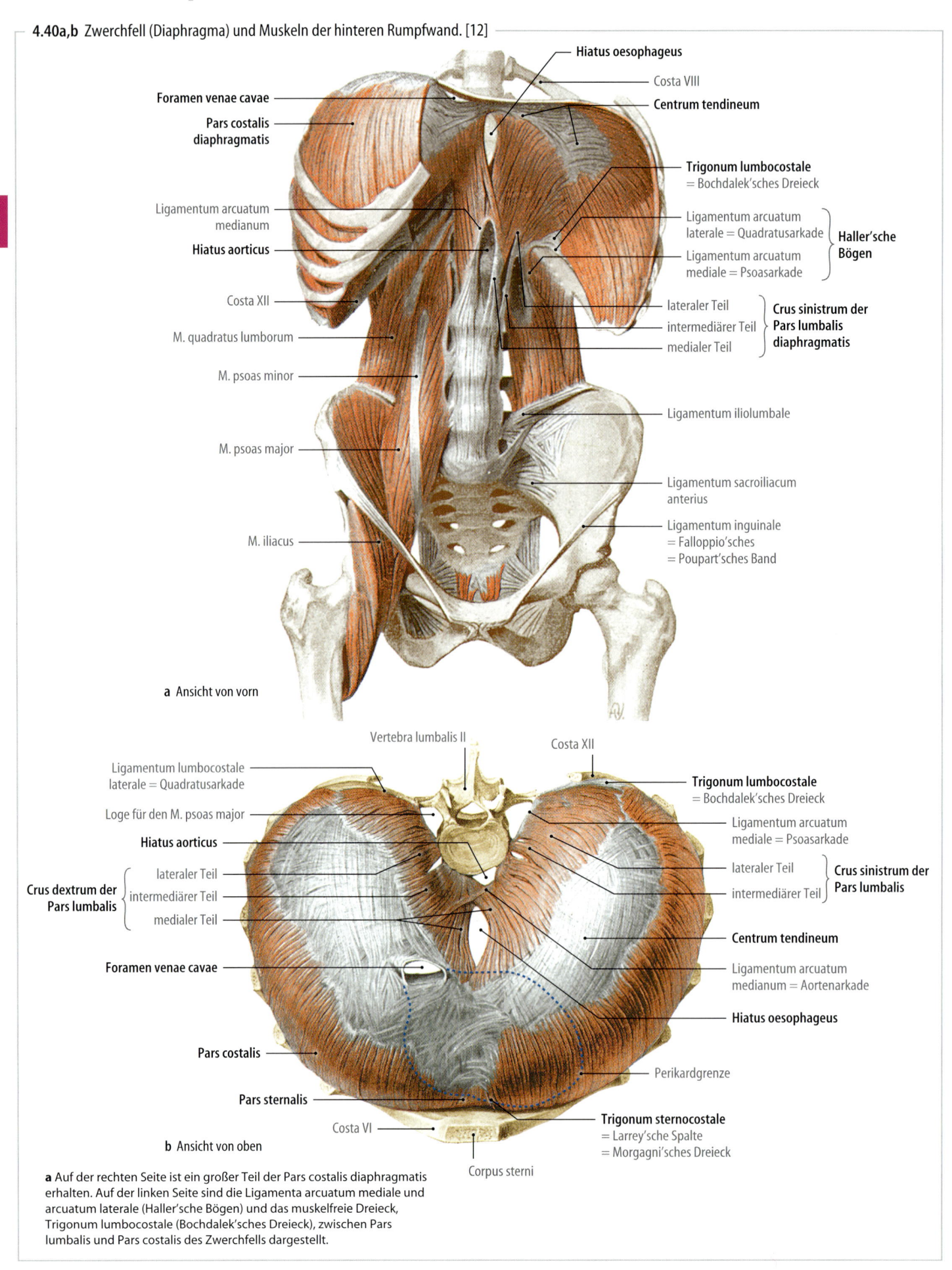

**4.40a,b** Zwerchfell (Diaphragma) und Muskeln der hinteren Rumpfwand. [12]

a Ansicht von vorn

b Ansicht von oben

**a** Auf der rechten Seite ist ein großer Teil der Pars costalis diaphragmatis erhalten. Auf der linken Seite sind die Ligamenta arcuatum mediale und arcuatum laterale (Haller'sche Bögen) und das muskelfreie Dreieck, Trigonum lumbocostale (Bochdalek'sches Dreieck), zwischen Pars lumbalis und Pars costalis des Zwerchfells dargestellt.

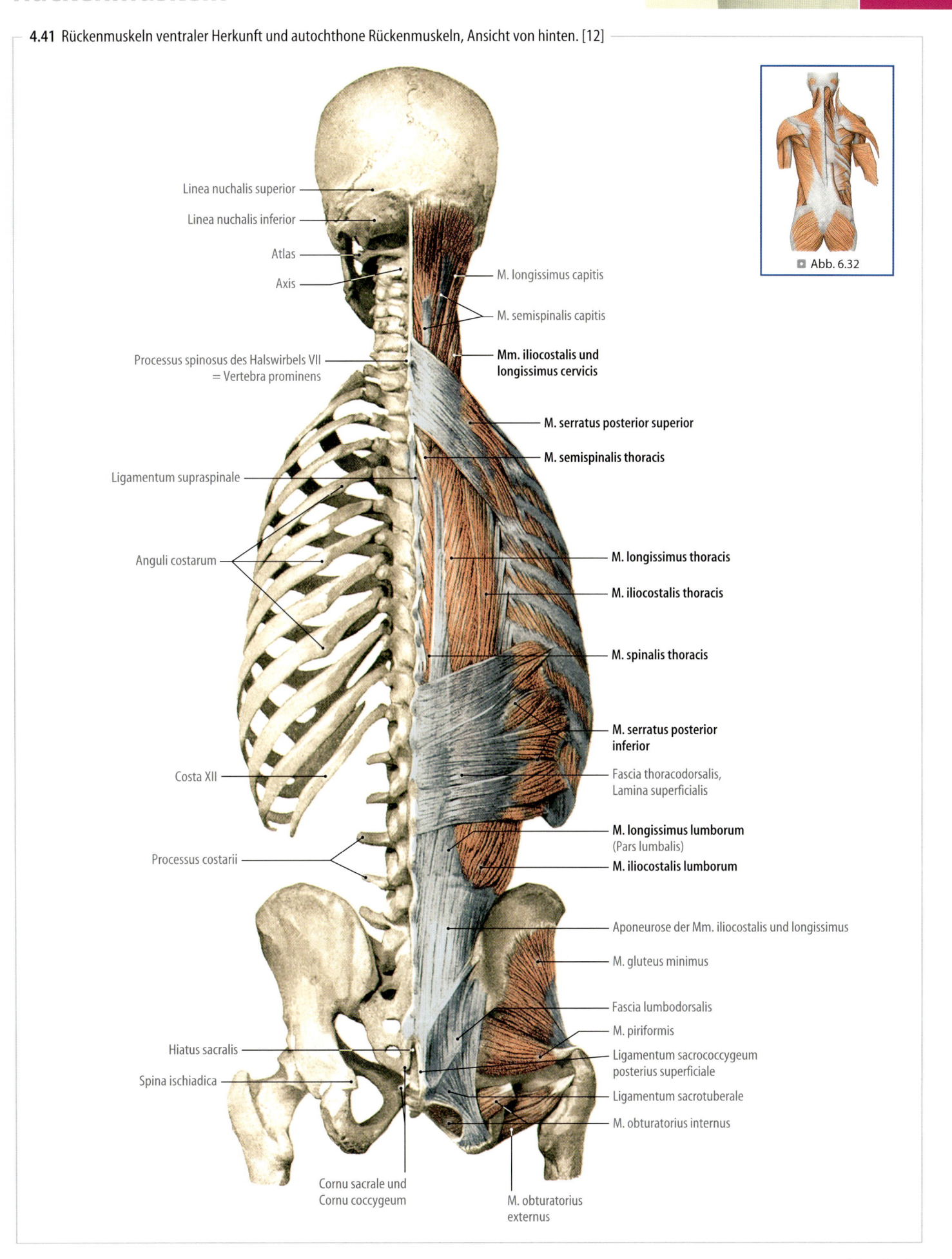

# Rückenmuskeln

**4.41** Rückenmuskeln ventraler Herkunft und autochthone Rückenmuskeln, Ansicht von hinten. [12]

Beschriftungen (Skelett/links):
- Linea nuchalis superior
- Linea nuchalis inferior
- Atlas
- Axis
- Processus spinosus des Halswirbels VII = Vertebra prominens
- Ligamentum supraspinale
- Anguli costarum
- Costa XII
- Processus costarii
- Hiatus sacralis
- Spina ischiadica
- Cornu sacrale und Cornu coccygeum

Beschriftungen (Muskeln/rechts):
- M. longissimus capitis
- M. semispinalis capitis
- **Mm. iliocostalis und longissimus cervicis**
- M. serratus posterior superior
- M. semispinalis thoracis
- M. longissimus thoracis
- M. iliocostalis thoracis
- M. spinalis thoracis
- M. serratus posterior inferior
- Fascia thoracodorsalis, Lamina superficialis
- **M. longissimus lumborum** (Pars lumbalis)
- **M. iliocostalis lumborum**
- Aponeurose der Mm. iliocostalis und longissimus
- M. gluteus minimus
- Fascia lumbodorsalis
- M. piriformis
- Ligamentum sacrococcygeum posterius superficiale
- Ligamentum sacrotuberale
- M. obturatorius internus
- M. obturatorius externus

Abb. 6.32

**Muskeln**

# Rückenmuskeln

**4.42 Autochthone Rückenmuskeln, Querschnitt. [6]**

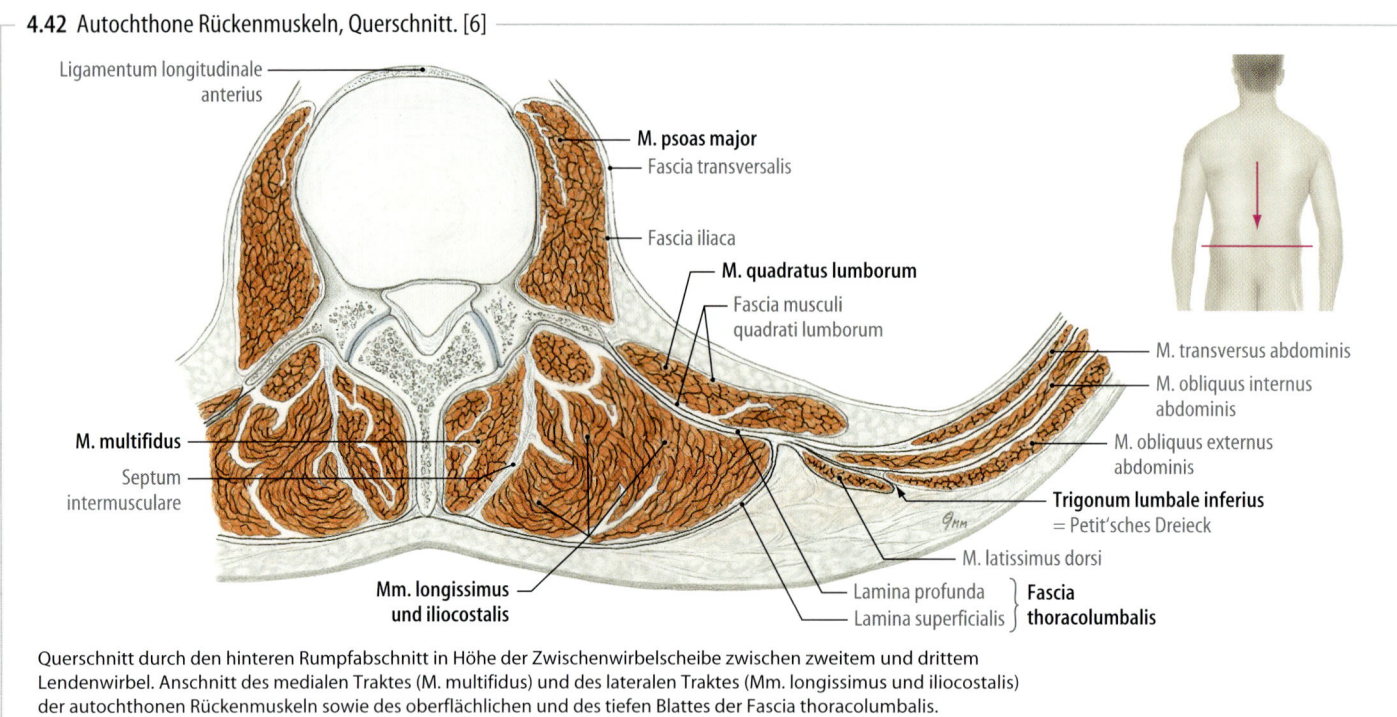

Ligamentum longitudinale anterius — M. psoas major — Fascia transversalis — Fascia iliaca — M. quadratus lumborum — Fascia musculi quadrati lumborum — M. transversus abdominis — M. obliquus internus abdominis — M. obliquus externus abdominis — M. multifidus — Septum intermusculare — M. latissimus dorsi — Trigonum lumbale inferius = Petit'sches Dreieck — Mm. longissimus und iliocostalis — Lamina profunda — Lamina superficialis — Fascia thoracolumbalis

Querschnitt durch den hinteren Rumpfabschnitt in Höhe der Zwischenwirbelscheibe zwischen zweitem und drittem Lendenwirbel. Anschnitt des medialen Traktes (M. multifidus) und des lateralen Traktes (Mm. longissimus und iliocostalis) der autochthonen Rückenmuskeln sowie des oberflächlichen und des tiefen Blattes der Fascia thoracolumbalis.

**4.43 Muskeln der unteren Thoraxregion und der Lendenregion, Ansicht von hinten. [12]**

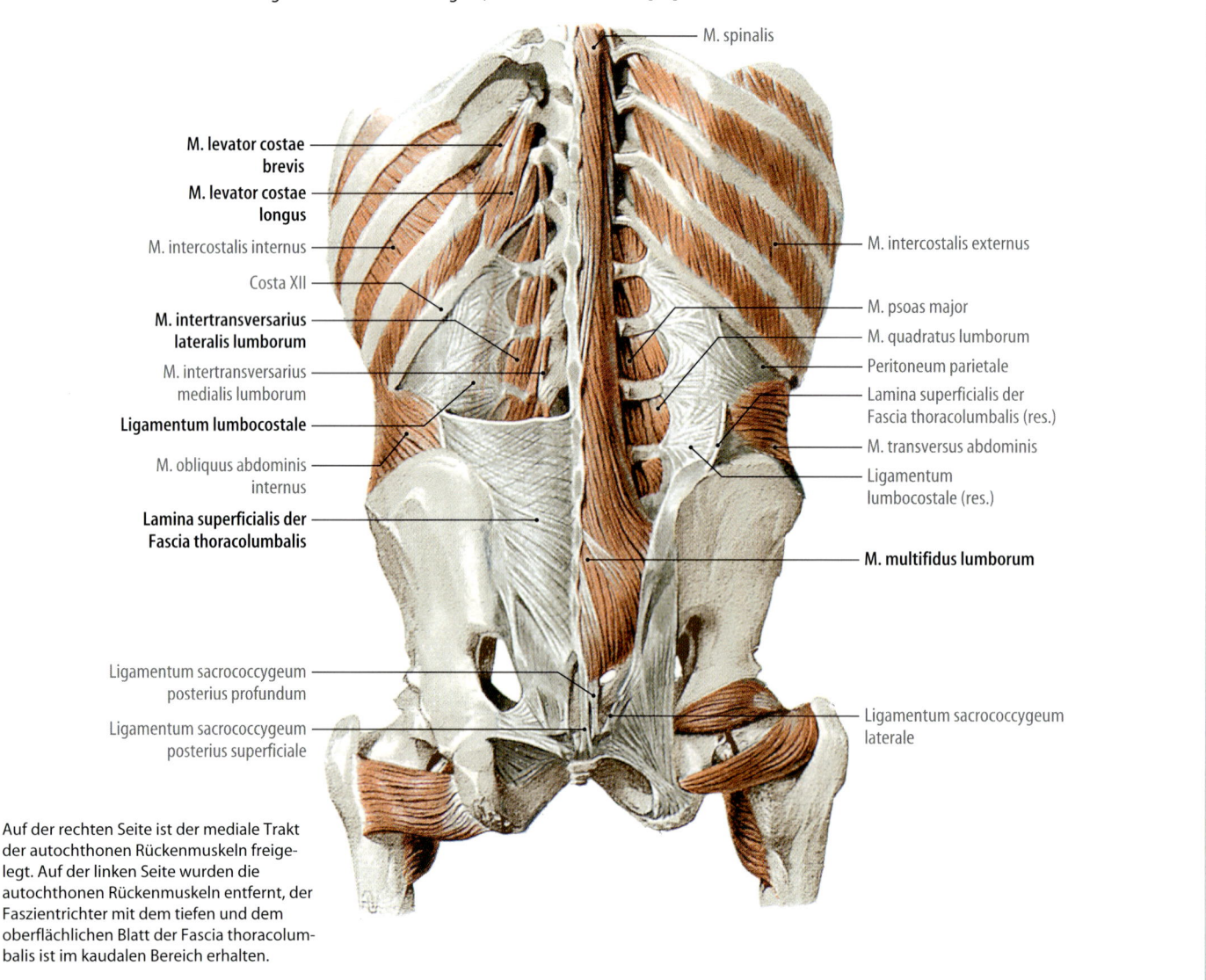

M. spinalis — M. levator costae brevis — M. levator costae longus — M. intercostalis internus — M. intercostalis externus — Costa XII — M. psoas major — M. intertransversarius lateralis lumborum — M. quadratus lumborum — Peritoneum parietale — M. intertransversarius medialis lumborum — Lamina superficialis der Fascia thoracolumbalis (res.) — Ligamentum lumbocostale — M. transversus abdominis — M. obliquus abdominis internus — Ligamentum lumbocostale (res.) — Lamina superficialis der Fascia thoracolumbalis — M. multifidus lumborum — Ligamentum sacrococcygeum posterius profundum — Ligamentum sacrococcygeum posterius superficiale — Ligamentum sacrococcygeum laterale

Auf der rechten Seite ist der mediale Trakt der autochthonen Rückenmuskeln freigelegt. Auf der linken Seite wurden die autochthonen Rückenmuskeln entfernt, der Faszientrichter mit dem tiefen und dem oberflächlichen Blatt der Fascia thoracolumbalis ist im kaudalen Bereich erhalten.

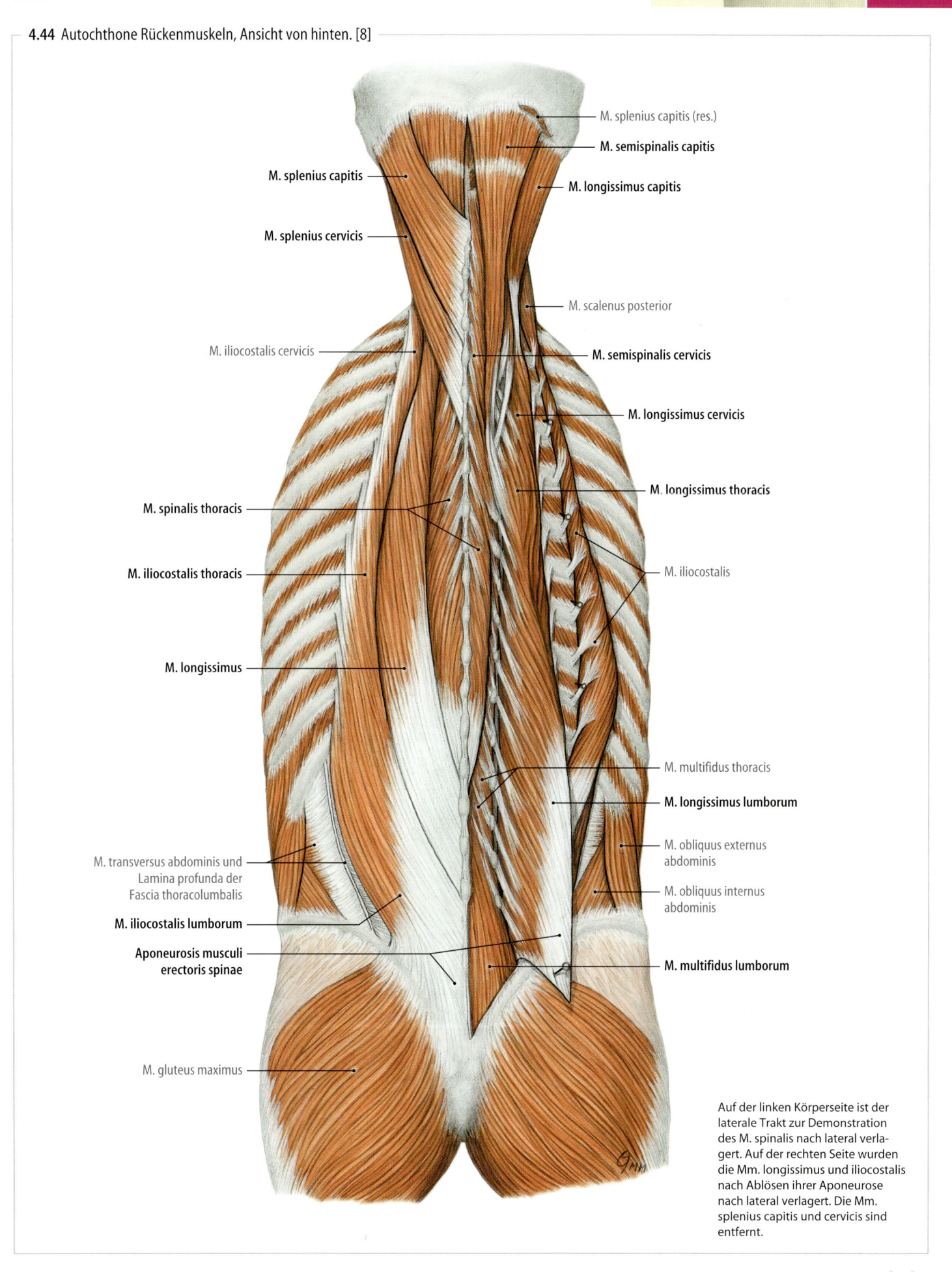

# Rückenmuskeln

**4.44** Autochthone Rückenmuskeln, Ansicht von hinten. [8]

- M. splenius capitis (res.)
- **M. semispinalis capitis**
- **M. splenius capitis**
- **M. longissimus capitis**
- **M. splenius cervicis**
- M. scalenus posterior
- M. iliocostalis cervicis
- **M. semispinalis cervicis**
- **M. longissimus cervicis**
- **M. longissimus thoracis**
- **M. spinalis thoracis**
- M. iliocostalis
- **M. iliocostalis thoracis**
- **M. longissimus**
- M. multifidus thoracis
- **M. longissimus lumborum**
- M. obliquus externus abdominis
- M. transversus abdominis und Lamina profunda der Fascia thoracolumbalis
- M. obliquus internus abdominis
- **M. iliocostalis lumborum**
- **Aponeurosis musculi erectoris spinae**
- **M. multifidus lumborum**
- M. gluteus maximus

Auf der linken Körperseite ist der laterale Trakt zur Demonstration des M. spinalis nach lateral verlagert. Auf der rechten Seite wurden die Mm. longissimus und iliocostalis nach Ablösen ihrer Aponeurose nach lateral verlagert. Die Mm. splenius capitis und cervicis sind entfernt.

**Muskeln**

# Rückenmuskeln

**4.45 a–c** Autochthone Rückenmuskeln: Darstellung einzelner Muskeln. [12]

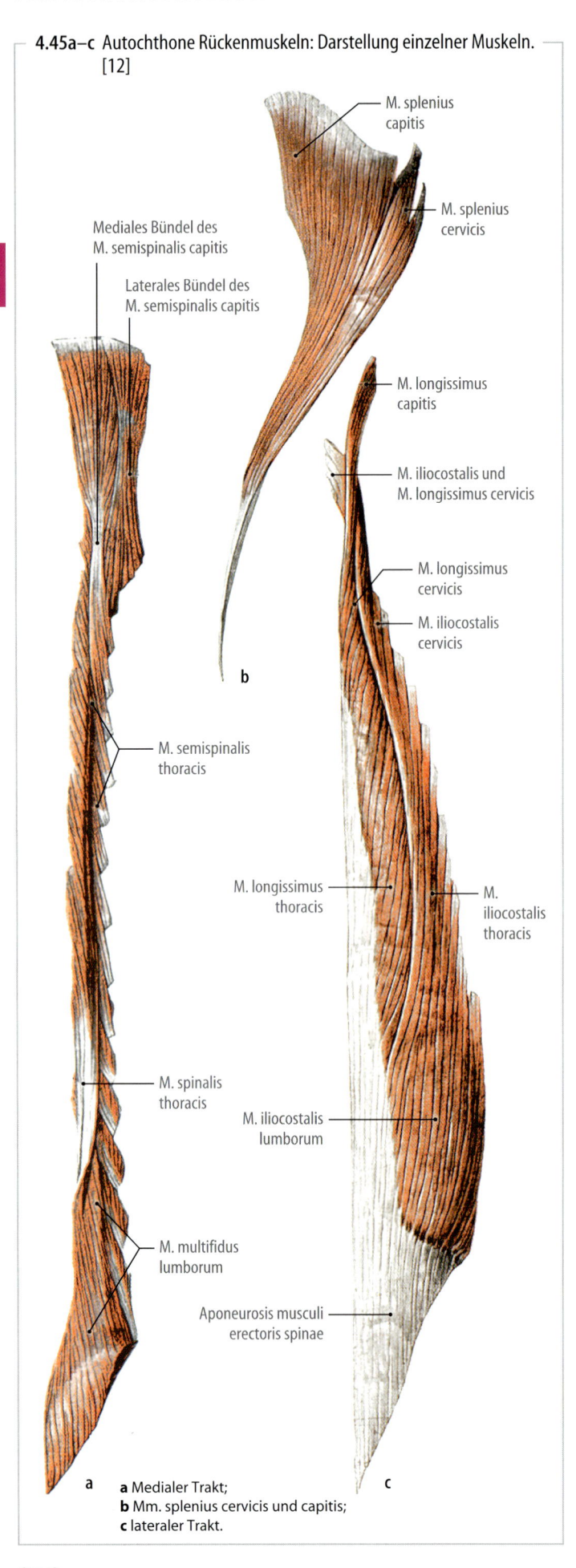

a Medialer Trakt;
b Mm. splenius cervicis und capitis;
c lateraler Trakt.

**4.46** Autochthone Rückenmuskeln der rechten Körperseite im thorakolumbalen Übergangsbereich, Ansicht von hinten. [12]

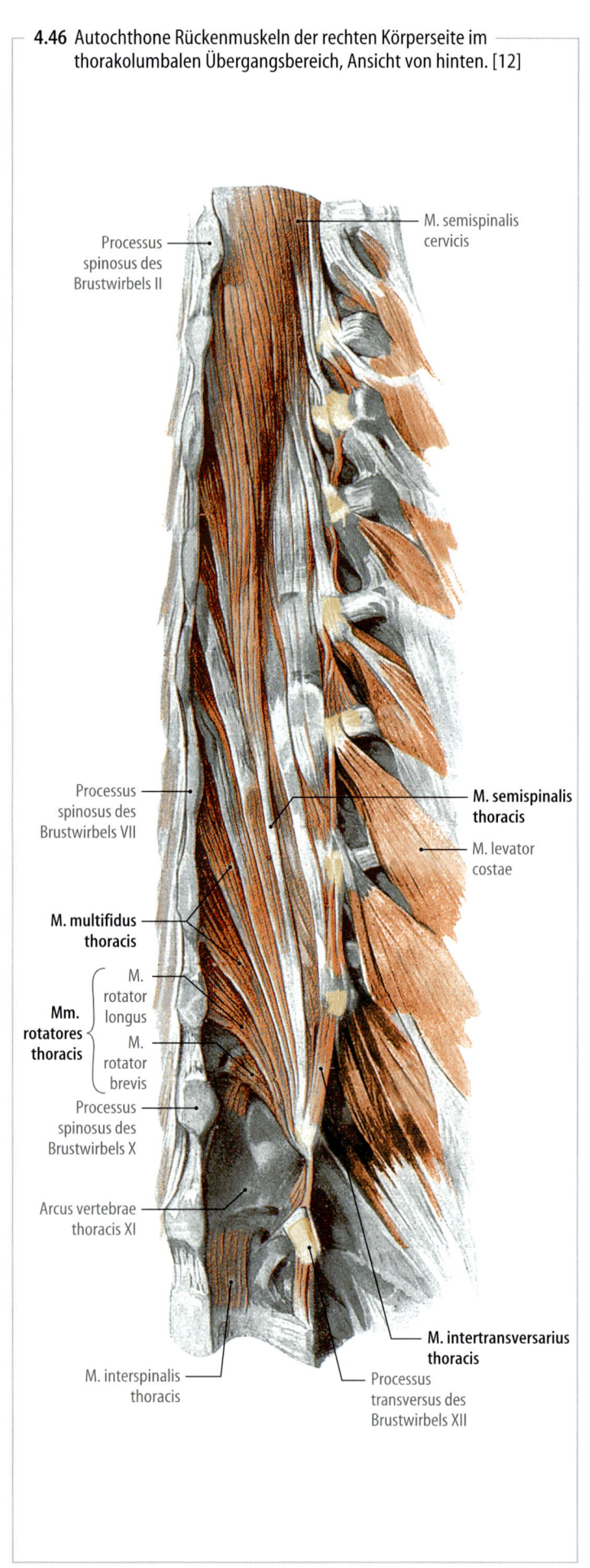

# Rückenmuskeln: Funktion

**4.47 a–c** Bewegungsmöglichkeiten in den Wirbelgelenken und ausführende Muskeln.

### Bewegungsmöglichkeiten in den Wirbelgelenken

— Rückwärtsneigen des Rumpfes
  M. iliocostalis
  M. longissimus
  M. splenius
  M. spinalis
  M. semispinalis
  M. multifidus
  M. trapezius
  Mm. levatores costarum

— Vorwärtsneigen des Rumpfes
  M. rectus abdominis
  M. obliquus externus abdominis
  M. obliquus internus abdominis
  M. psoas major

### Bewegungsumfang
(individuell und regional unterschiedlich)

**Gesamte Wirbelsäule**

Vorwärtsneigen (Ventralflexion) und
Rückwärtsneigen (Dorsalextension)
ca. 110° / 0° / 30° bis 35°

Seitwärtsneigen (Lateralflexion)
0° / 30° bis 40°

Drehung (Rotation)
30° / 0° / 30°

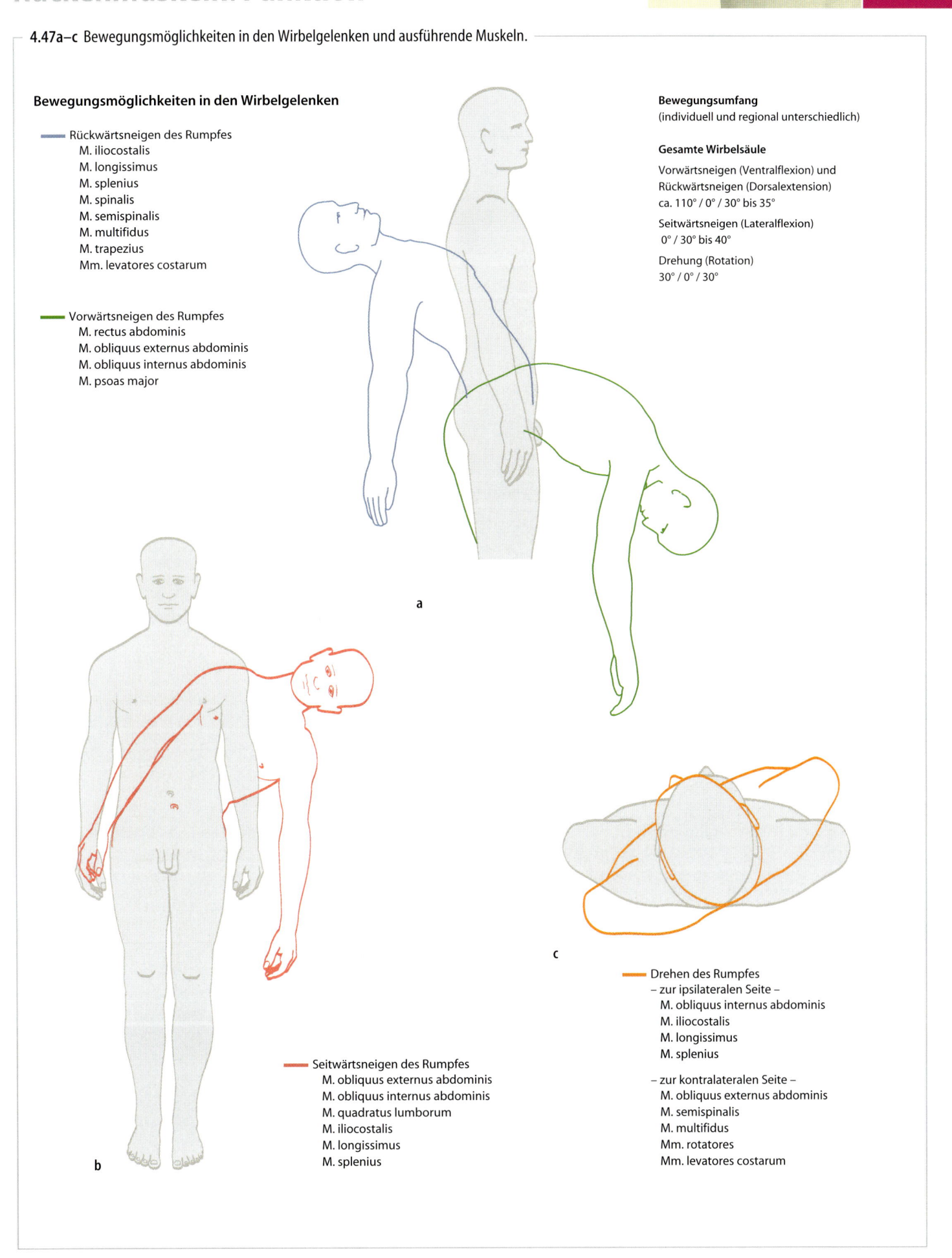

a

— Seitwärtsneigen des Rumpfes
  M. obliquus externus abdominis
  M. obliquus internus abdominis
  M. quadratus lumborum
  M. iliocostalis
  M. longissimus
  M. splenius

b

c

— Drehen des Rumpfes
  – zur ipsilateralen Seite –
  M. obliquus internus abdominis
  M. iliocostalis
  M. longissimus
  M. splenius

  – zur kontralateralen Seite –
  M. obliquus externus abdominis
  M. semispinalis
  M. multifidus
  Mm. rotatores
  Mm. levatores costarum

**Muskeln**

# Rücken- und Nackenmuskeln

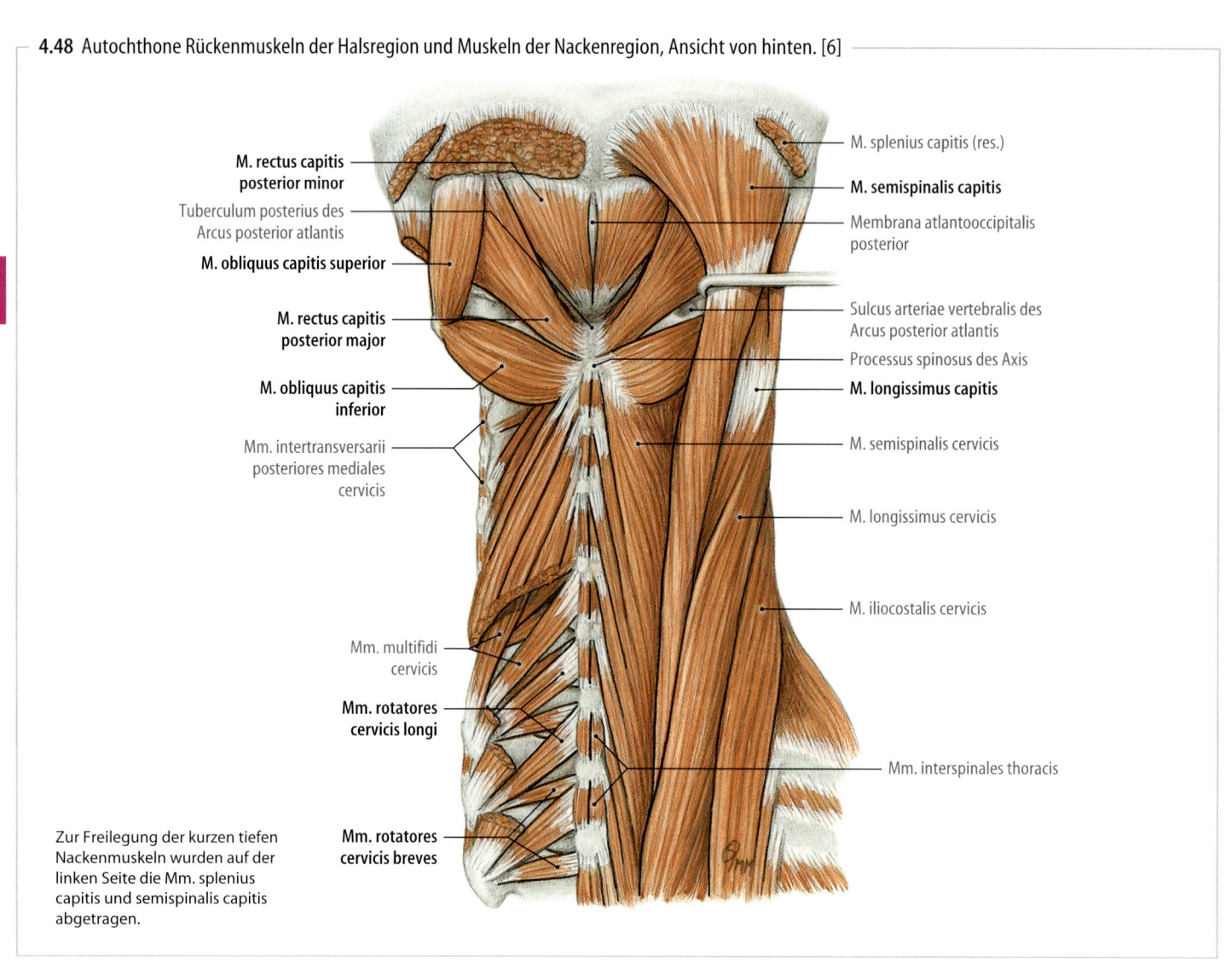

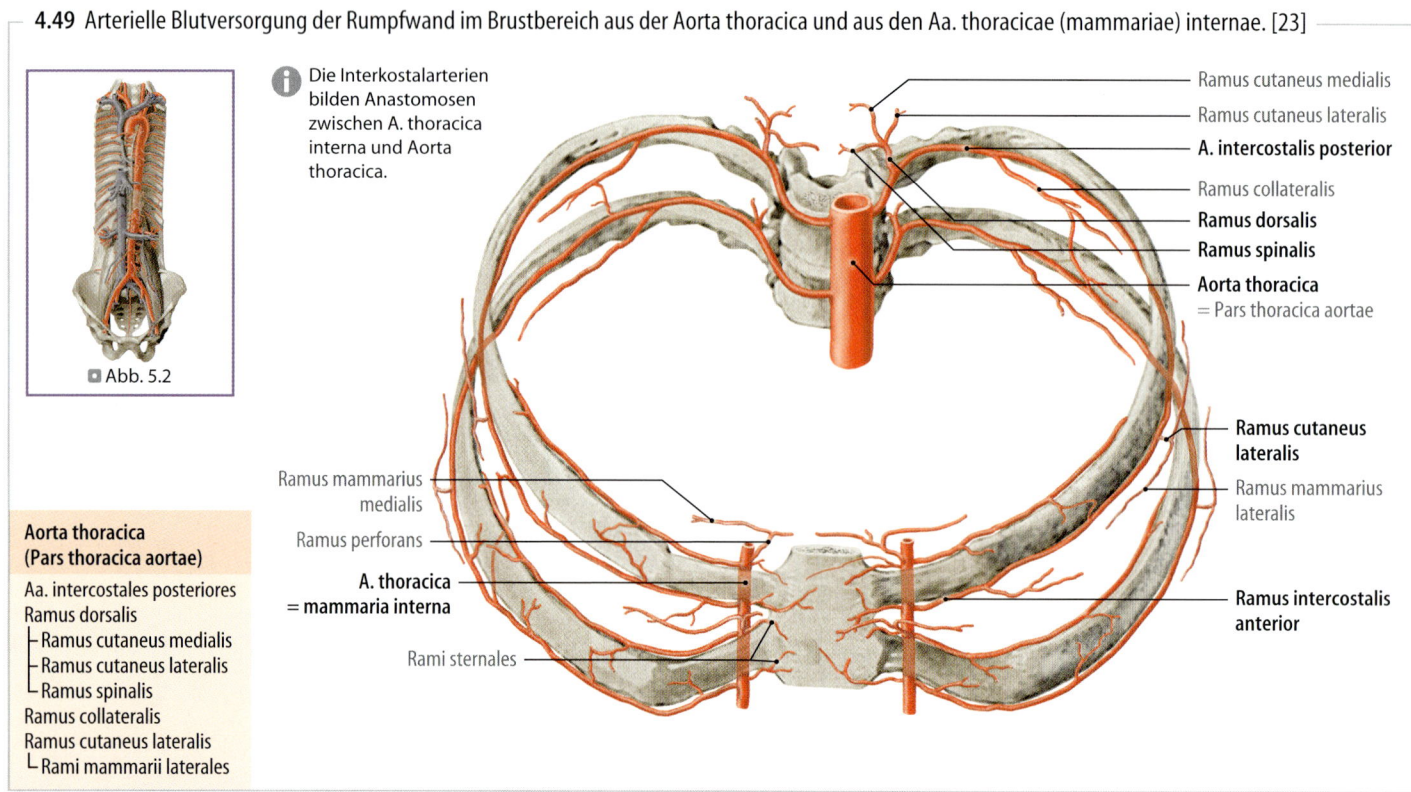

**4.48** Autochthone Rückenmuskeln der Halsregion und Muskeln der Nackenregion, Ansicht von hinten. [6]

Labels (linke Seite, von oben nach unten):
- M. rectus capitis posterior minor
- Tuberculum posterius des Arcus posterior atlantis
- M. obliquus capitis superior
- M. rectus capitis posterior major
- M. obliquus capitis inferior
- Mm. intertransversarii posteriores mediales cervicis
- Mm. multifidi cervicis
- Mm. rotatores cervicis longi
- Mm. rotatores cervicis breves

Labels (rechte Seite, von oben nach unten):
- M. splenius capitis (res.)
- M. semispinalis capitis
- Membrana atlantooccipitalis posterior
- Sulcus arteriae vertebralis des Arcus posterior atlantis
- Processus spinosus des Axis
- M. longissimus capitis
- M. semispinalis cervicis
- M. longissimus cervicis
- M. iliocostalis cervicis
- Mm. interspinales thoracis

Zur Freilegung der kurzen tiefen Nackenmuskeln wurden auf der linken Seite die Mm. splenius capitis und semispinalis capitis abgetragen.

---

**4.49** Arterielle Blutversorgung der Rumpfwand im Brustbereich aus der Aorta thoracica und aus den Aa. thoracicae (mammariae) internae. [23]

> Die Interkostalarterien bilden Anastomosen zwischen A. thoracica interna und Aorta thoracica.

◻ Abb. 5.2

Labels:
- Ramus cutaneus medialis
- Ramus cutaneus lateralis
- A. intercostalis posterior
- Ramus collateralis
- Ramus dorsalis
- Ramus spinalis
- Aorta thoracica = Pars thoracica aortae
- Ramus cutaneus lateralis
- Ramus mammarius lateralis
- Ramus intercostalis anterior
- Ramus mammarius medialis
- Ramus perforans
- A. thoracica = mammaria interna
- Rami sternales

**Aorta thoracica (Pars thoracica aortae)**
Aa. intercostales posteriores
Ramus dorsalis
  – Ramus cutaneus medialis
  – Ramus cutaneus lateralis
  – Ramus spinalis
Ramus collateralis
Ramus cutaneus lateralis
  – Rami mammarii laterales

## Vordere Rumpfwand: Arterien

**4.50** Arterien der vorderen Rumpfwand, Ansicht von vorn. [13]

Labels (Abbildung):
- A. carotis communis sinistra
- A. subclavia sinistra
- A. axillaris
- Rete acromiale
- Ramus acromialis
- Ramus deltoideus
- Ramus clavicularis
- Rami pectorales
- } A. thoracoacromialis
- A. subclavia dextra
- Truncus brachiocephalicus
- A. thoracica = mammaria interna
- **Rami intercostales anteriores**
- A. thoracica lateralis
- A. subscapularis
- A. thoracica superior
- **A. thoracica = mammaria interna**
- A. pericardiacophrenica
- Rami sternales
- Rami perforantes
- Rami mammarii mediales
- **A. pericardiacophrenica**
- Rami tracheales und bronchiales
- Rami thymici
- **A. thoracodorsalis**
- Rami mediastinales
- Trigonum sternocostale = Larrey'sche Spalte
- **A. musculophrenica**
- **A. epigastrica superior**
- A. circumflexa ilium profunda
- A. iliaca externa
- A. epigastrica inferior
- A. ligamenti teretis uteri ♀ (A. cremasterica ♂)
- Ramus obturatorius
- Ramus pubicus

**A. thoracica interna**
- Rami mediastinales
- Rami thymici
- Rami bronchiales
- Rami tracheales
- A. pericardiacophrenica
- Rami sternales
- Rami perforantes
  └ Rami mammarii mediales
- Rami intercostales anteriores
- A. musculophrenica
- A. epigastrica superior

ⓘ Die arterielle Blutversorgung der vorderen Rumpfwand erfolgt aus Ästen der Aa. subclavia, axillaris, iliaca externa und femoralis (Versorgung der Bauchwandmuskeln aus den Aa. lumbales, ▸ Abb. 5.2).

🔬 Bei der Aortenisthmusstenose entsteht ein horizontaler Umgehungskreislauf zwischen Aa. thoracicae (mammariae) internae und Aorta thoracica über die Rami intercostales anteriores und über die Aa. intercostales posteriores zur Versorgung der Brust- und Bauchorgane. Die erweiterten Interkostalarterien rufen die röntgenologisch sichtbaren Rippenusuren hervor (▸ Abb. 4.3, Abb. 4.49). Außerdem entwickelt sich ein vertikaler Umgehungskreislauf zwischen den Aa. subclaviae und iliacae externae über die Aa. thoracicae (mammariae) internae, epigastricae superiores und epigastricae inferiores sowie im Bereich der Bauchwand über die Aa. musculophrenicae, epigastricae inferiores und circumflexae ilium profundae. Dadurch wird die Blutversorgung von Teilen der Rumpfwand und der unteren Extremitäten aufrecht erhalten (Blutdruckdifferenz zwischen oberer und unterer Extremität, ▸ Abb. 4.49 und Abb. 4.60).

Bei der A. thoracica (mammaria) interna sind die Äste für die Brustwand und die Äste zur Versorgung der Brustorgane dargestellt.

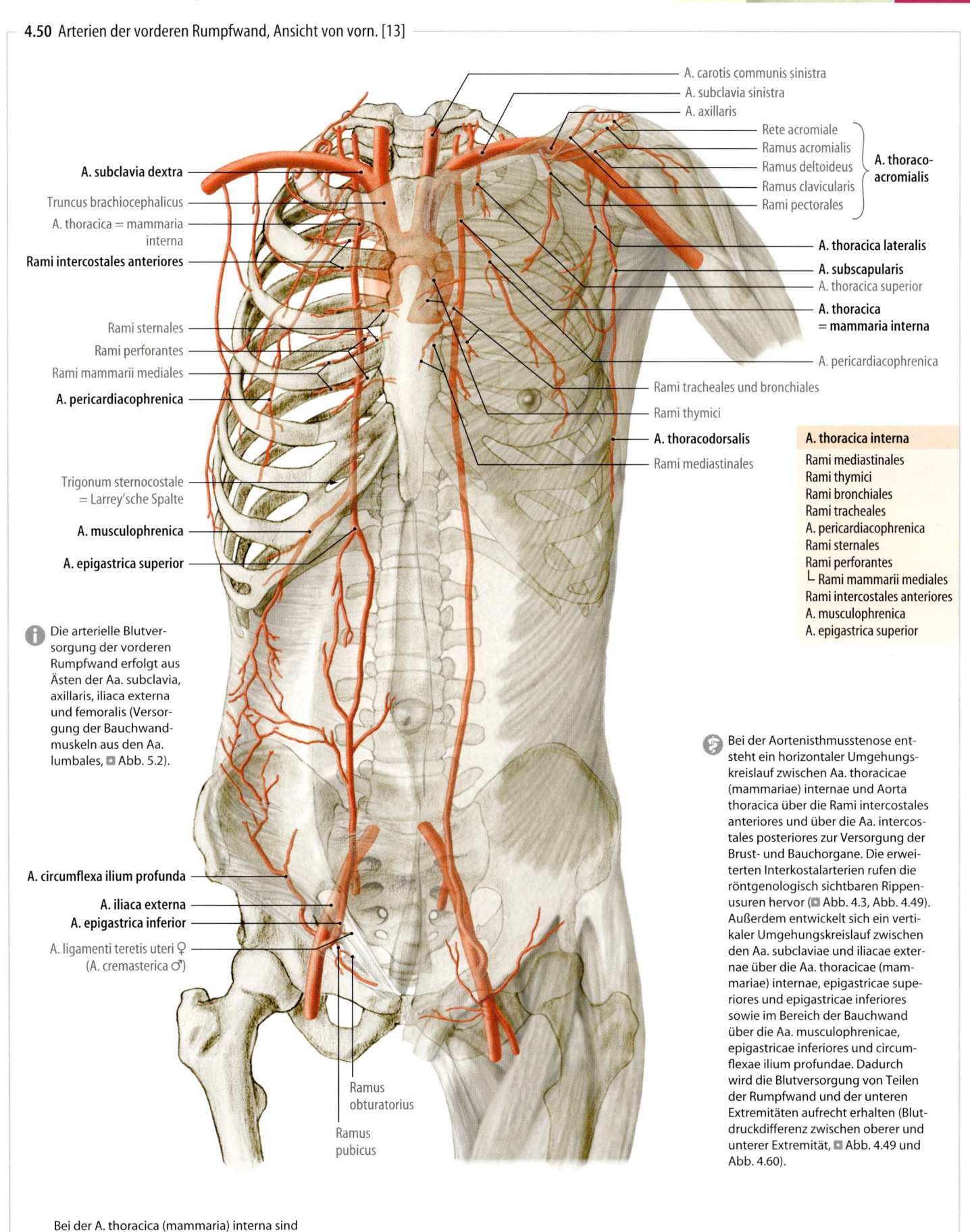

**Leitungsbahnen und Topographie**

# Rumpfwand: Venen

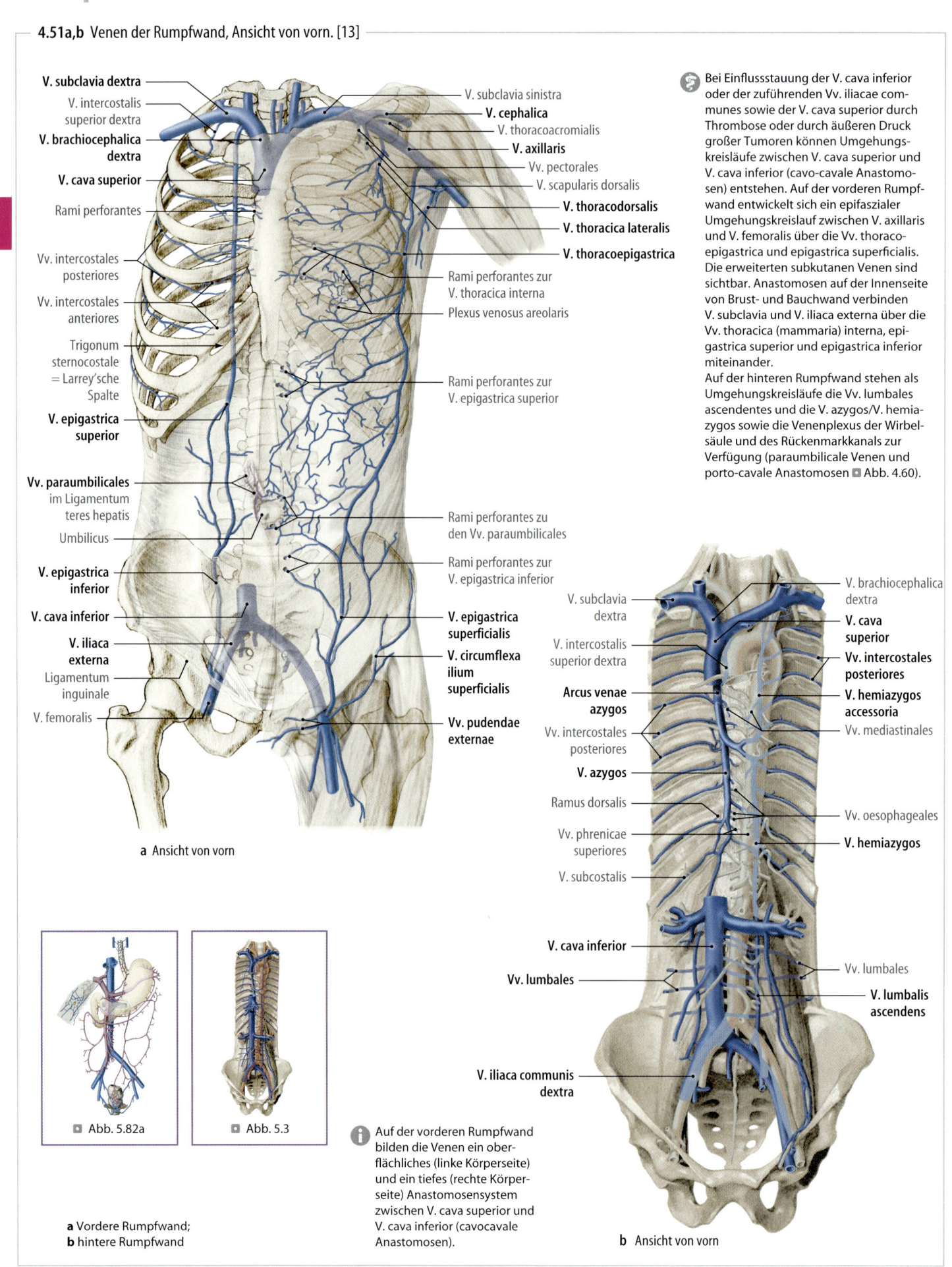

**4.51a,b** Venen der Rumpfwand, Ansicht von vorn. [13]

**V. subclavia dextra**
V. intercostalis superior dextra
**V. brachiocephalica dextra**
**V. cava superior**
Rami perforantes
Vv. intercostales posteriores
Vv. intercostales anteriores
Trigonum sternocostale = Larrey'sche Spalte
**V. epigastrica superior**
**Vv. paraumbilicales** im Ligamentum teres hepatis
Umbilicus
**V. epigastrica inferior**
**V. cava inferior**
**V. iliaca externa**
Ligamentum inguinale
V. femoralis

V. subclavia sinistra
**V. cephalica**
V. thoracoacromialis
**V. axillaris**
Vv. pectorales
V. scapularis dorsalis
**V. thoracodorsalis**
**V. thoracica lateralis**
**V. thoracoepigastrica**
Rami perforantes zur V. thoracica interna
Plexus venosus areolaris
Rami perforantes zur V. epigastrica superior
Rami perforantes zu den Vv. paraumbilicales
Rami perforantes zur V. epigastrica inferior
**V. epigastrica superficialis**
**V. circumflexa ilium superficialis**
**Vv. pudendae externae**

**a** Ansicht von vorn

Bei Einflussstauung der V. cava inferior oder der zuführenden Vv. iliacae communes sowie der V. cava superior durch Thrombose oder durch äußeren Druck großer Tumoren können Umgehungskreisläufe zwischen V. cava superior und V. cava inferior (cavo-cavale Anastomosen) entstehen. Auf der vorderen Rumpfwand entwickelt sich ein epifaszialer Umgehungskreislauf zwischen V. axillaris und V. femoralis über die Vv. thoracoepigastrica und epigastrica superficialis. Die erweiterten subkutanen Venen sind sichtbar. Anastomosen auf der Innenseite von Brust- und Bauchwand verbinden V. subclavia und V. iliaca externa über die Vv. thoracica (mammaria) interna, epigastrica superior und epigastrica inferior miteinander.
Auf der hinteren Rumpfwand stehen als Umgehungskreisläufe die Vv. lumbales ascendentes und die V. azygos/V. hemiazygos sowie die Venenplexus der Wirbelsäule und des Rückenmarkkanals zur Verfügung (paraumbilicale Venen und porto-cavale Anastomosen ◨ Abb. 4.60).

V. subclavia dextra
V. intercostalis superior dextra
**Arcus venae azygos**
Vv. intercostales posteriores
**V. azygos**
Ramus dorsalis
Vv. phrenicae superiores
V. subcostalis
**V. cava inferior**
**Vv. lumbales**
**V. iliaca communis dextra**

V. brachiocephalica dextra
**V. cava superior**
**Vv. intercostales posteriores**
**V. hemiazygos accessoria**
Vv. mediastinales
Vv. oesophageales
**V. hemiazygos**
Vv. lumbales
**V. lumbalis ascendens**

◨ Abb. 5.82a
◨ Abb. 5.3

**a** Vordere Rumpfwand;
**b** hintere Rumpfwand

Auf der vorderen Rumpfwand bilden die Venen ein oberflächliches (linke Körperseite) und ein tiefes (rechte Körperseite) Anastomosensystem zwischen V. cava superior und V. cava inferior (cavocavale Anastomosen).

**b** Ansicht von vorn

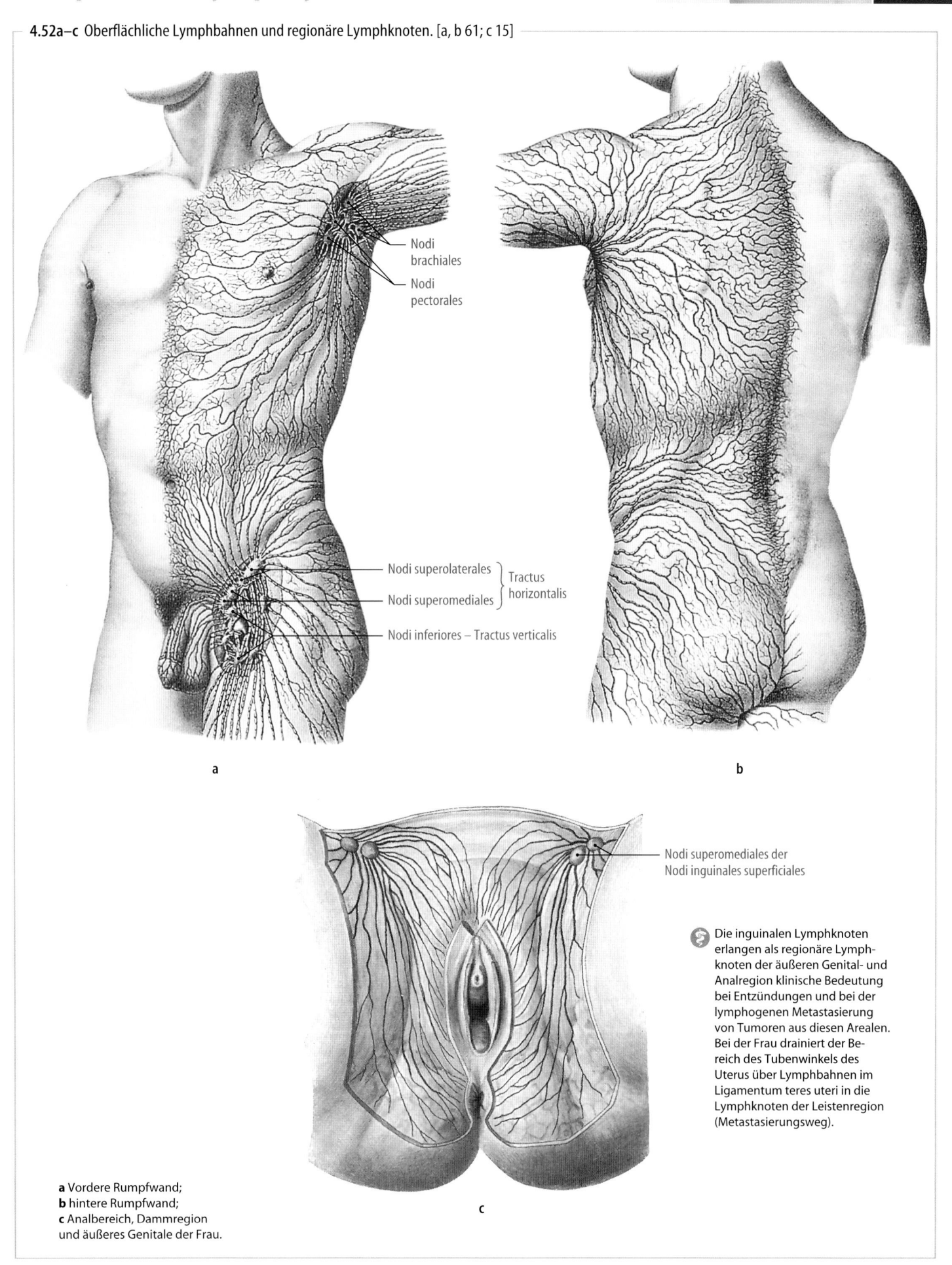

# Rumpfwand: Lymphsystem

**4.52a–c** Oberflächliche Lymphbahnen und regionäre Lymphknoten. [a, b 61; c 15]

- Nodi brachiales
- Nodi pectorales
- Nodi superolaterales ⎫ Tractus
- Nodi superomediales ⎭ horizontalis
- Nodi inferiores – Tractus verticalis

a

b

- Nodi superomediales der Nodi inguinales superficiales

Die inguinalen Lymphknoten erlangen als regionäre Lymphknoten der äußeren Genital- und Analregion klinische Bedeutung bei Entzündungen und bei der lymphogenen Metastasierung von Tumoren aus diesen Arealen. Bei der Frau drainiert der Bereich des Tubenwinkels des Uterus über Lymphbahnen im Ligamentum teres uteri in die Lymphknoten der Leistenregion (Metastasierungsweg).

**a** Vordere Rumpfwand;
**b** hintere Rumpfwand;
**c** Analbereich, Dammregion und äußeres Genitale der Frau.

**Leitungsbahnen und Topographie**

# Vordere Rumpfwand: sensible Versorgung

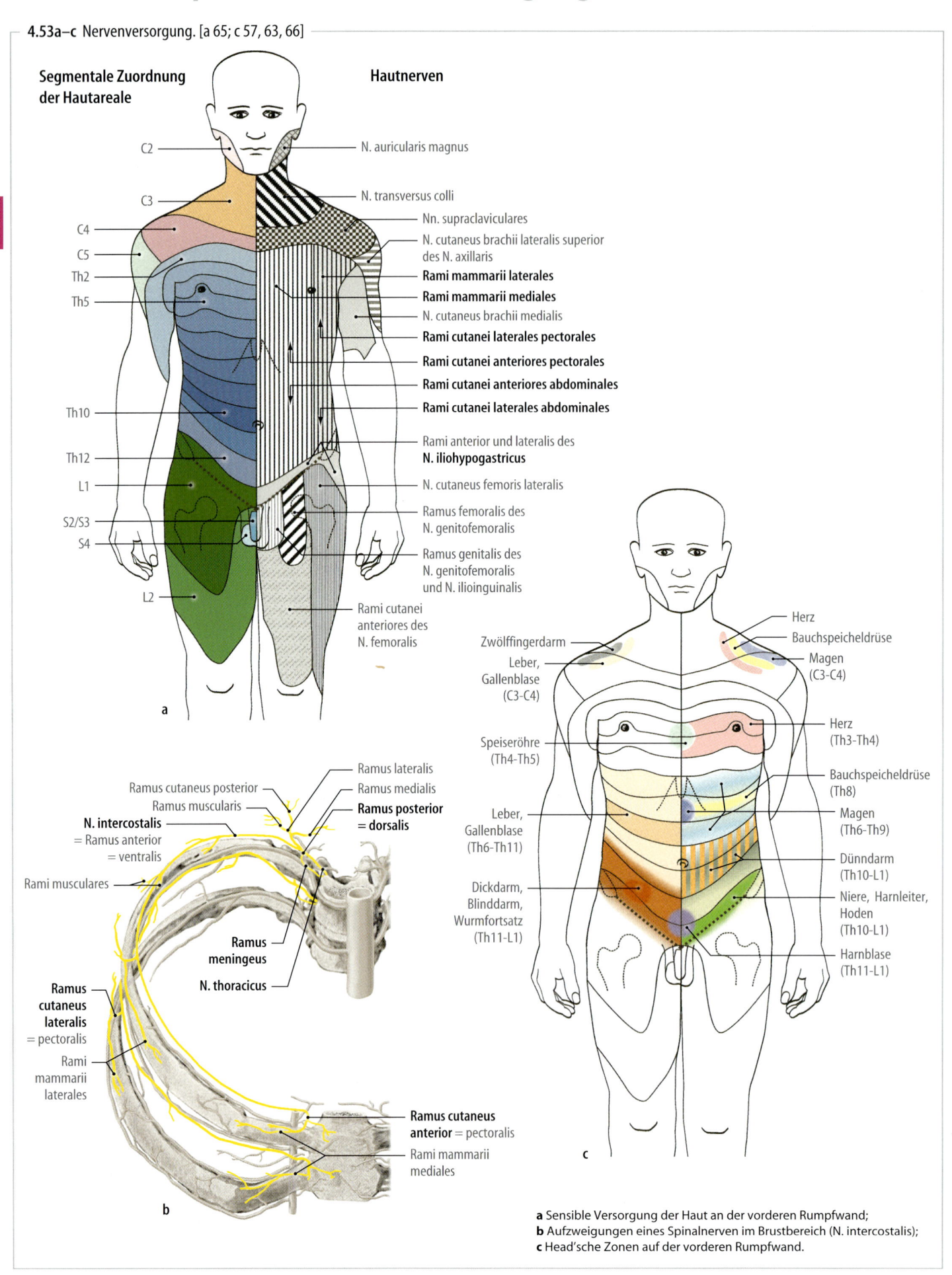

**4.53a–c** Nervenversorgung. [a 65; c 57, 63, 66]

**Segmentale Zuordnung der Hautareale**

C2
C3
C4
C5
Th2
Th5
Th10
Th12
L1
S2/S3
S4
L2

**Hautnerven**

- N. auricularis magnus
- N. transversus colli
- Nn. supraclaviculares
- N. cutaneus brachii lateralis superior des N. axillaris
- **Rami mammarii laterales**
- **Rami mammarii mediales**
- N. cutaneus brachii medialis
- **Rami cutanei laterales pectorales**
- **Rami cutanei anteriores pectorales**
- **Rami cutanei anteriores abdominales**
- **Rami cutanei laterales abdominales**
- Rami anterior und lateralis des **N. iliohypogastricus**
- N. cutaneus femoris lateralis
- Ramus femoralis des N. genitofemoralis
- Ramus genitalis des N. genitofemoralis und N. ilioinguinalis
- Rami cutanei anteriores des N. femoralis

a

- Ramus lateralis
- Ramus cutaneus posterior
- Ramus medialis
- Ramus muscularis
- **Ramus posterior = dorsalis**
- **N. intercostalis** = Ramus anterior = ventralis
- Rami musculares
- **Ramus meningeus**
- **N. thoracicus**
- **Ramus cutaneus lateralis** = pectoralis
- Rami mammarii laterales
- **Ramus cutaneus anterior** = pectoralis
- Rami mammarii mediales

b

- Herz
- Bauchspeicheldrüse
- Magen (C3-C4)
- Zwölffingerdarm
- Leber, Gallenblase (C3-C4)
- Speiseröhre (Th4-Th5)
- Herz (Th3-Th4)
- Bauchspeicheldrüse (Th8)
- Leber, Gallenblase (Th6-Th11)
- Magen (Th6-Th9)
- Dickdarm, Blinddarm, Wurmfortsatz (Th11-L1)
- Dünndarm (Th10-L1)
- Niere, Harnleiter, Hoden (Th10-L1)
- Harnblase (Th11-L1)

c

**a** Sensible Versorgung der Haut an der vorderen Rumpfwand;
**b** Aufzweigungen eines Spinalnerven im Brustbereich (N. intercostalis);
**c** Head'sche Zonen auf der vorderen Rumpfwand.

# Mohrenheim'sche Grube

**4.54** Brust- und Schulterregion der rechten Seite im Bereich der Mohrenheim'schen Grube (Fossa clavi-deltoideo-pectoralis), Ansicht von vorn. [56]

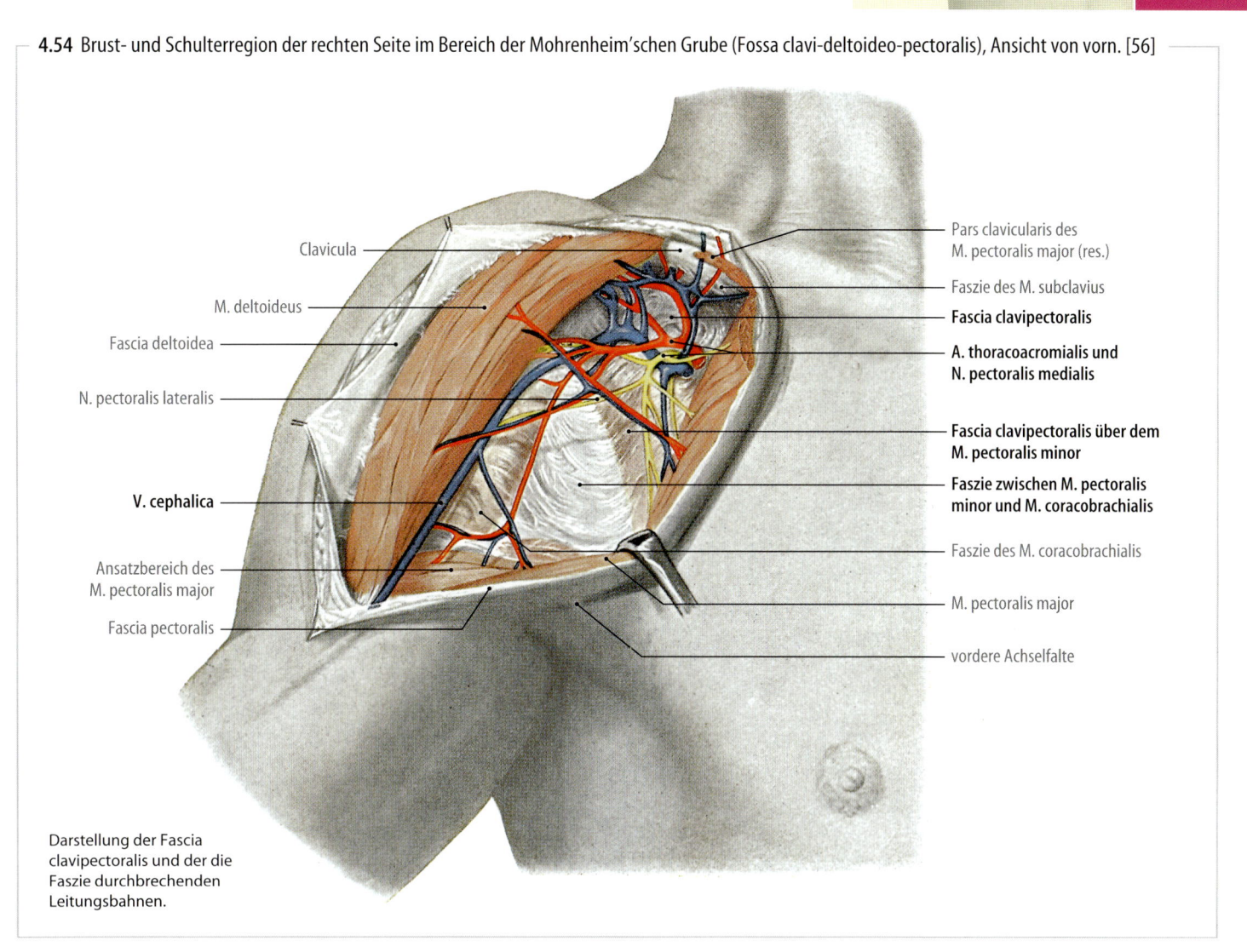

Beschriftungen (links):
- Clavicula
- M. deltoideus
- Fascia deltoidea
- N. pectoralis lateralis
- **V. cephalica**
- Ansatzbereich des M. pectoralis major
- Fascia pectoralis

Beschriftungen (rechts):
- Pars clavicularis des M. pectoralis major (res.)
- Faszie des M. subclavius
- **Fascia clavipectoralis**
- **A. thoracoacromialis und N. pectoralis medialis**
- **Fascia clavipectoralis über dem M. pectoralis minor**
- Faszie zwischen M. pectoralis minor und M. coracobrachialis
- Faszie des M. coracobrachialis
- M. pectoralis major
- vordere Achselfalte

Darstellung der Fascia clavipectoralis und der die Faszie durchbrechenden Leitungsbahnen.

**4.55** Mohrenheim'sche Grube (Fossa clavi-deltoideo-pectoralis) der rechten Körperseite, Ansicht von vorn. [6]

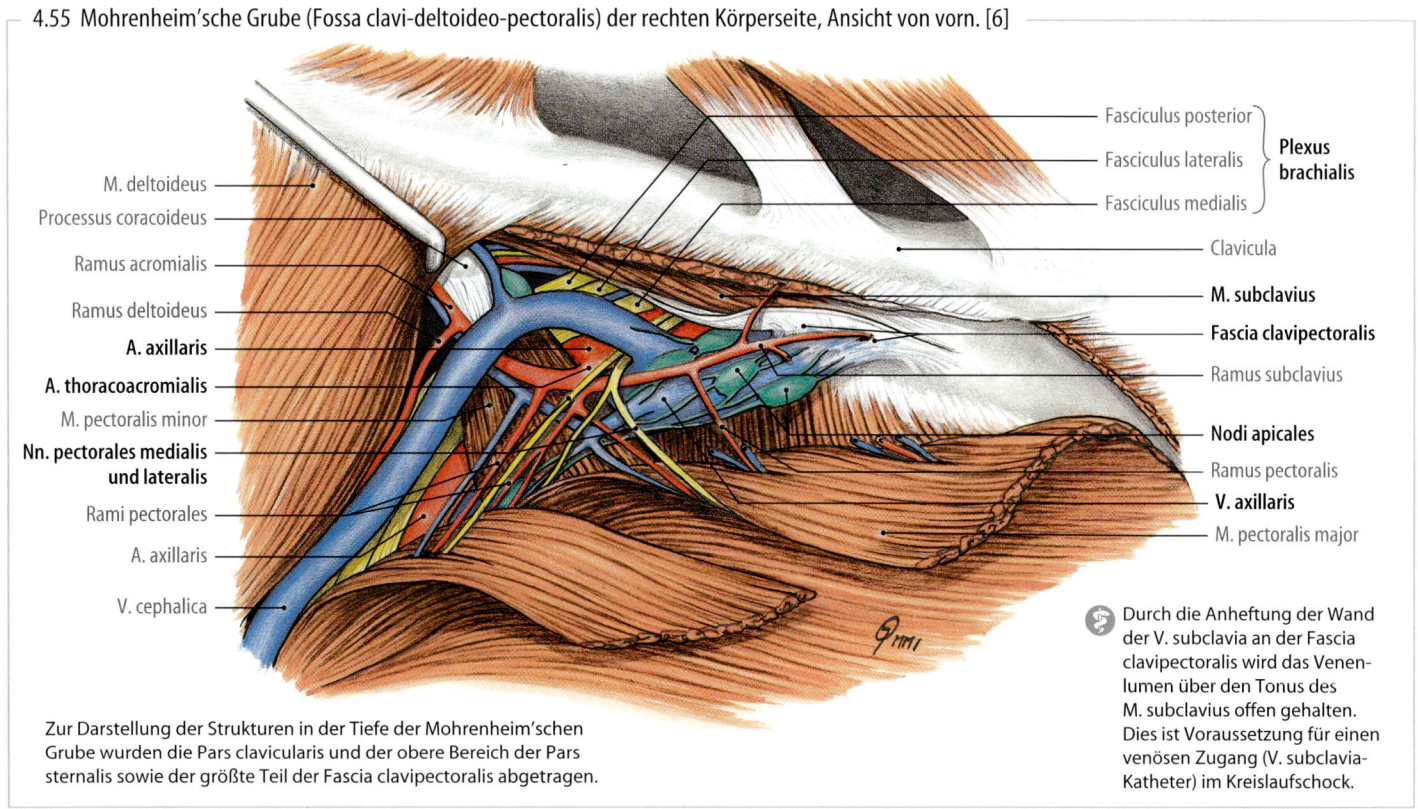

Beschriftungen (links):
- M. deltoideus
- Processus coracoideus
- Ramus acromialis
- Ramus deltoideus
- **A. axillaris**
- **A. thoracoacromialis**
- M. pectoralis minor
- **Nn. pectorales medialis und lateralis**
- Rami pectorales
- A. axillaris
- V. cephalica

Beschriftungen (rechts):
- Fasciculus posterior ⎫
- Fasciculus lateralis ⎬ Plexus brachialis
- Fasciculus medialis ⎭
- Clavicula
- **M. subclavius**
- **Fascia clavipectoralis**
- Ramus subclavius
- **Nodi apicales**
- Ramus pectoralis
- **V. axillaris**
- M. pectoralis major

Zur Darstellung der Strukturen in der Tiefe der Mohrenheim'schen Grube wurden die Pars clavicularis und der obere Bereich der Pars sternalis sowie der größte Teil der Fascia clavipectoralis abgetragen.

Durch die Anheftung der Wand der V. subclavia an der Fascia clavipectoralis wird das Venenlumen über den Tonus des M. subclavius offen gehalten. Dies ist Voraussetzung für einen venösen Zugang (V. subclavia-Katheter) im Kreislaufschock.

**Leitungsbahnen und Topographie**

# Brustdrüse: Aufbau

**4.56a–c** Brustdrüse (Mamma). [a 2, 67; b 67, 68; c 62]

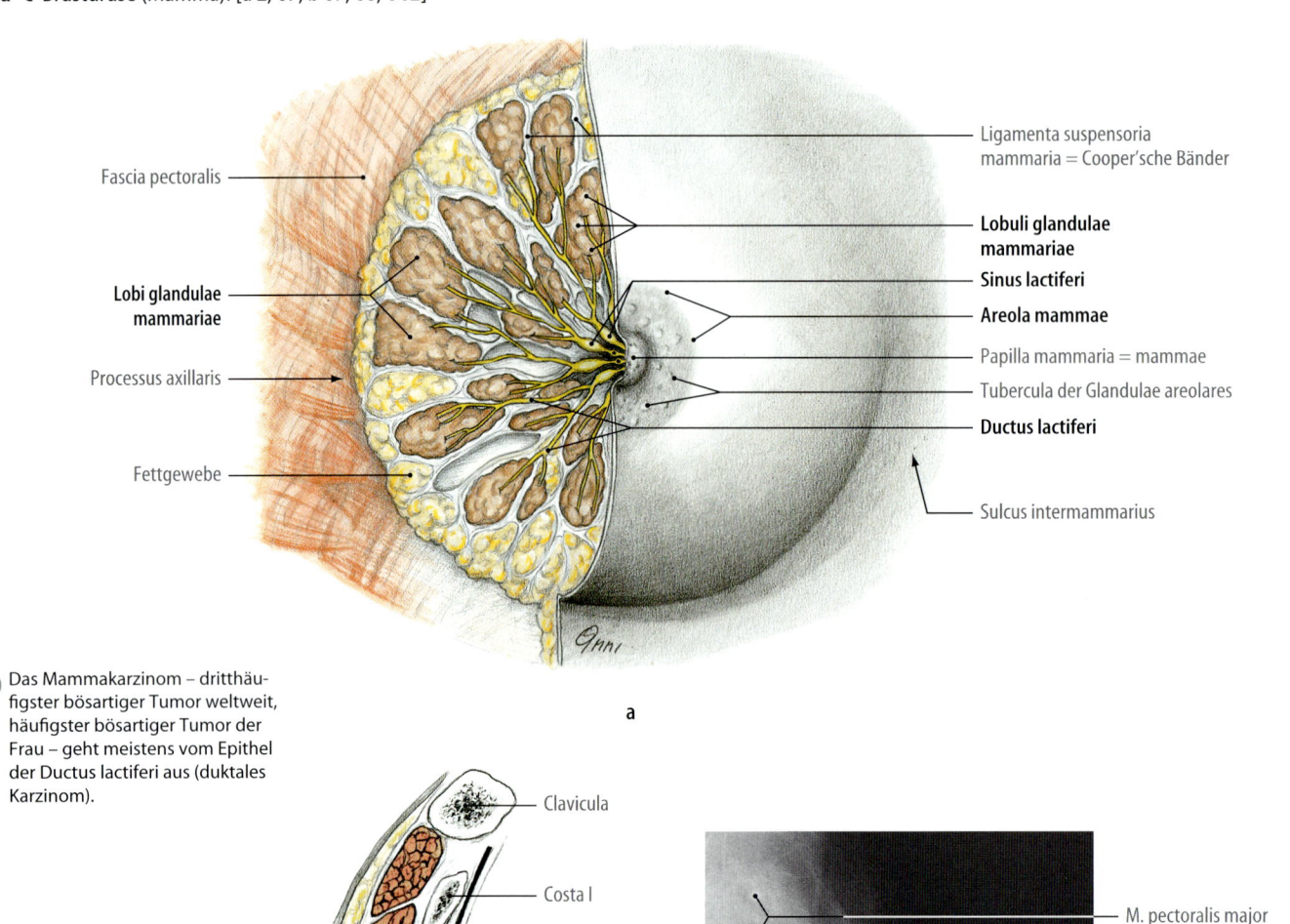

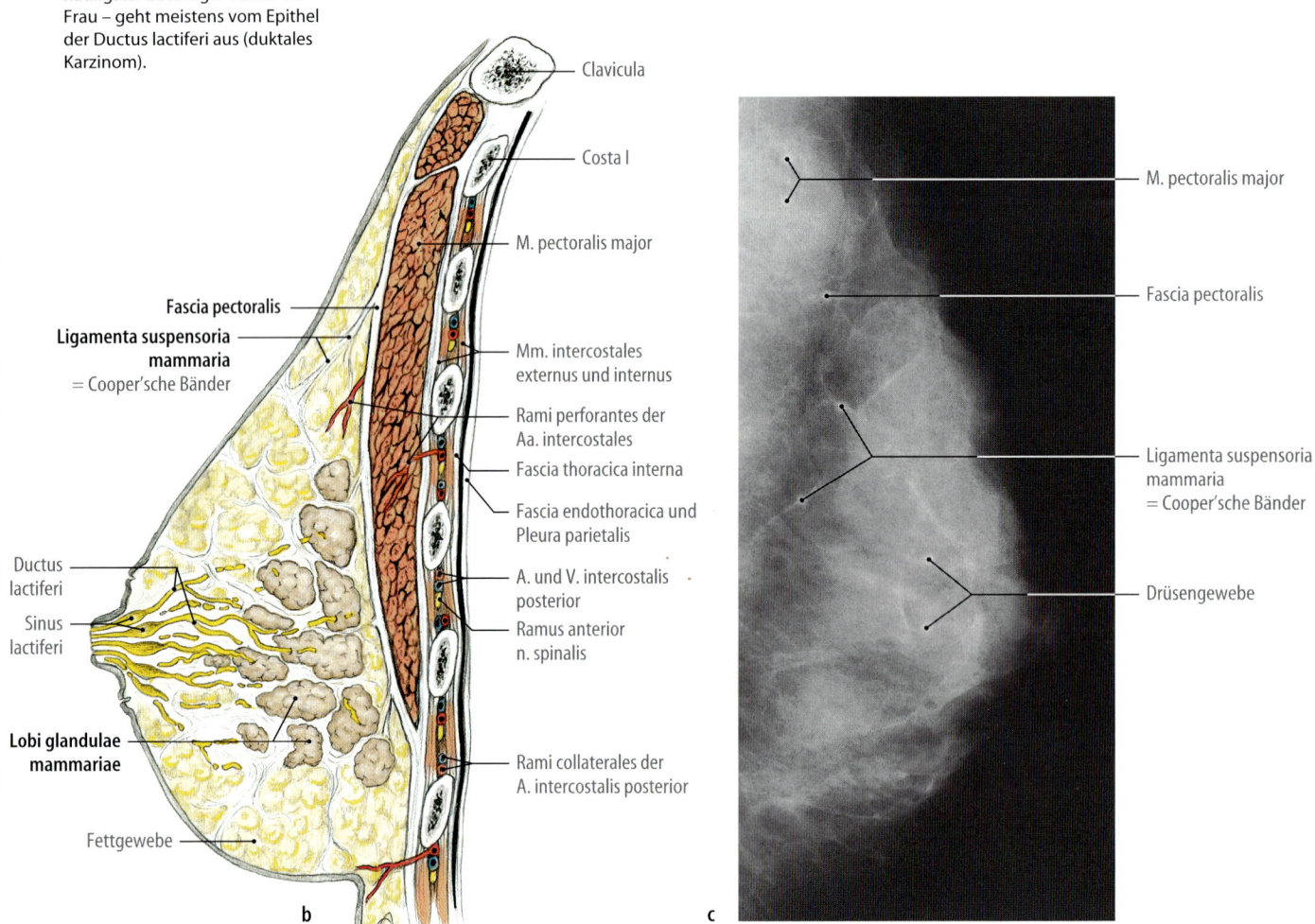

- Fascia pectoralis
- **Lobi glandulae mammariae**
- Processus axillaris
- Fettgewebe
- Ligamenta suspensoria mammaria = Cooper'sche Bänder
- **Lobuli glandulae mammariae**
- **Sinus lactiferi**
- **Areola mammae**
- Papilla mammaria = mammae
- Tubercula der Glandulae areolares
- **Ductus lactiferi**
- Sulcus intermammarius

> Das Mammakarzinom – dritthäufigster bösartiger Tumor weltweit, häufigster bösartiger Tumor der Frau – geht meistens vom Epithel der Ductus lactiferi aus (duktales Karzinom).

a

- Clavicula
- Costa I
- M. pectoralis major
- **Fascia pectoralis**
- **Ligamenta suspensoria mammaria** = Cooper'sche Bänder
- Mm. intercostales externus und internus
- Rami perforantes der Aa. intercostales
- Fascia thoracica interna
- Fascia endothoracica und Pleura parietalis
- Ductus lactiferi
- Sinus lactiferi
- A. und V. intercostalis posterior
- Ramus anterior n. spinalis
- **Lobi glandulae mammariae**
- Fettgewebe
- Rami collaterales der A. intercostalis posterior

- M. pectoralis major
- Fascia pectoralis
- Ligamenta suspensoria mammaria = Cooper'sche Bänder
- Drüsengewebe

b  c

**a** Rechte Brustdrüse einer Frau vor der Menopause. Drüsen- und Fettgewebe sowie das Ausführungsgangsystem sind auf der lateralen Hälfte freigelegt;
**b** Sagittalschnitt durch die Brustdrüse einer Frau im Bereich der Mamille sowie durch die vordere Brustwand;
**c** Röntgenbild der rechten Brustdrüse einer 39 Jahre alten Frau im seitlichen Strahlengang.

# Brustdrüse: Blutversorgung und Lymphsystem

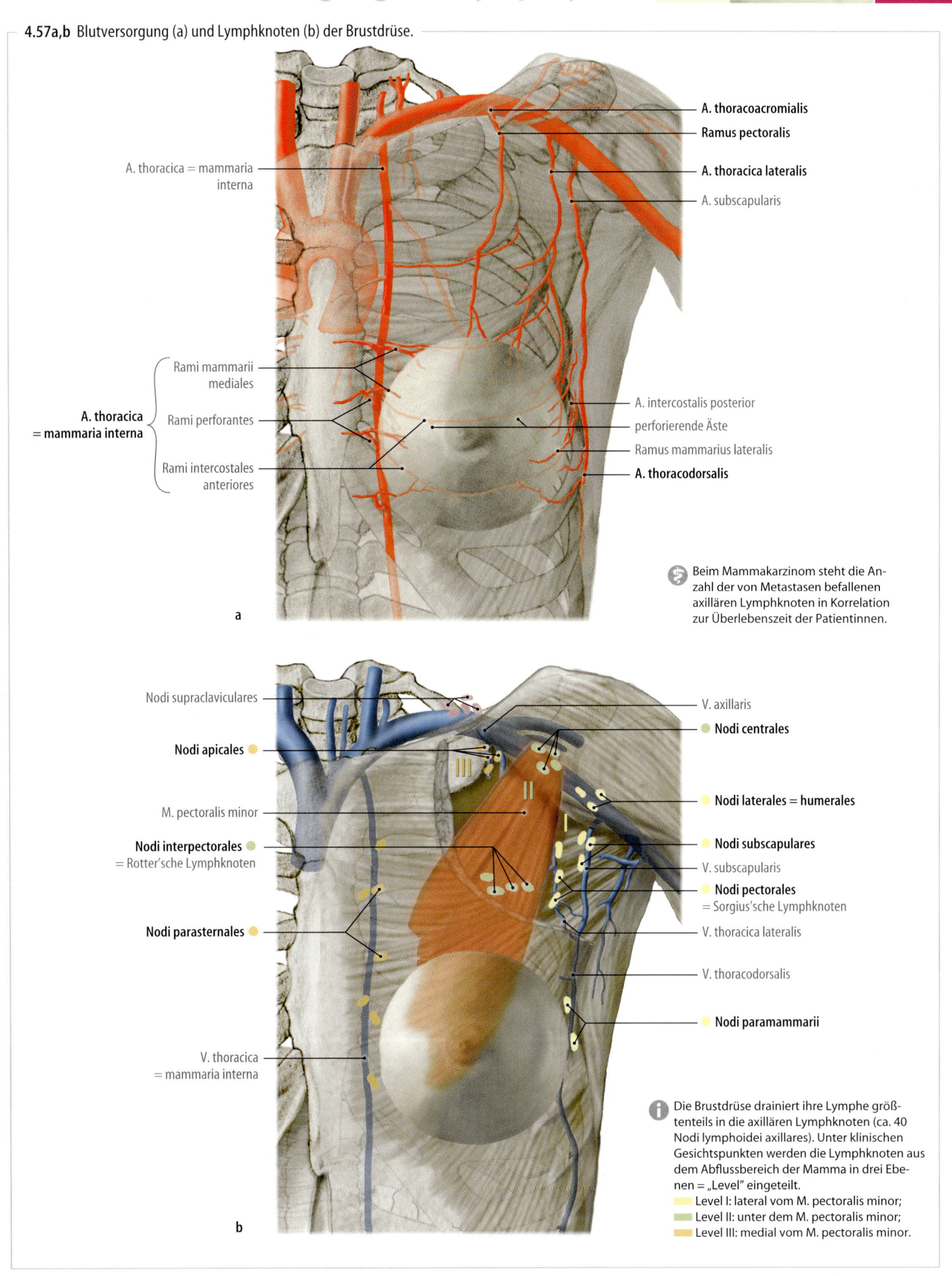

**4.57a,b** Blutversorgung (a) und Lymphknoten (b) der Brustdrüse.

*Bildbeschriftungen (a):*
- A. thoracica = mammaria interna
- A. thoracoacromialis
- Ramus pectoralis
- A. thoracica lateralis
- A. subscapularis
- A. thoracica = mammaria interna
  - Rami mammarii mediales
  - Rami perforantes
  - Rami intercostales anteriores
- A. intercostalis posterior
- perforierende Äste
- Ramus mammarius lateralis
- A. thoracodorsalis

> Beim Mammakarzinom steht die Anzahl der von Metastasen befallenen axillären Lymphknoten in Korrelation zur Überlebenszeit der Patientinnen.

*Bildbeschriftungen (b):*
- Nodi supraclaviculares
- Nodi apicales
- M. pectoralis minor
- Nodi interpectorales = Rotter'sche Lymphknoten
- Nodi parasternales
- V. thoracica = mammaria interna
- V. axillaris
- Nodi centrales
- Nodi laterales = humerales
- Nodi subscapulares
- V. subscapularis
- Nodi pectorales = Sorgius'sche Lymphknoten
- V. thoracica lateralis
- V. thoracodorsalis
- Nodi paramammarii

> Die Brustdrüse drainiert ihre Lymphe größtenteils in die axillären Lymphknoten (ca. 40 Nodi lymphoidei axillares). Unter klinischen Gesichtspunkten werden die Lymphknoten aus dem Abflussbereich der Mamma in drei Ebenen = „Level" eingeteilt.
> Level I: lateral vom M. pectoralis minor;
> Level II: unter dem M. pectoralis minor;
> Level III: medial vom M. pectoralis minor.

## Leitungsbahnen und Topographie

**4.58** Vordere Rumpfwand einer Frau: Topographie und Leitungsbahnen, Ansicht von vorn. [8]

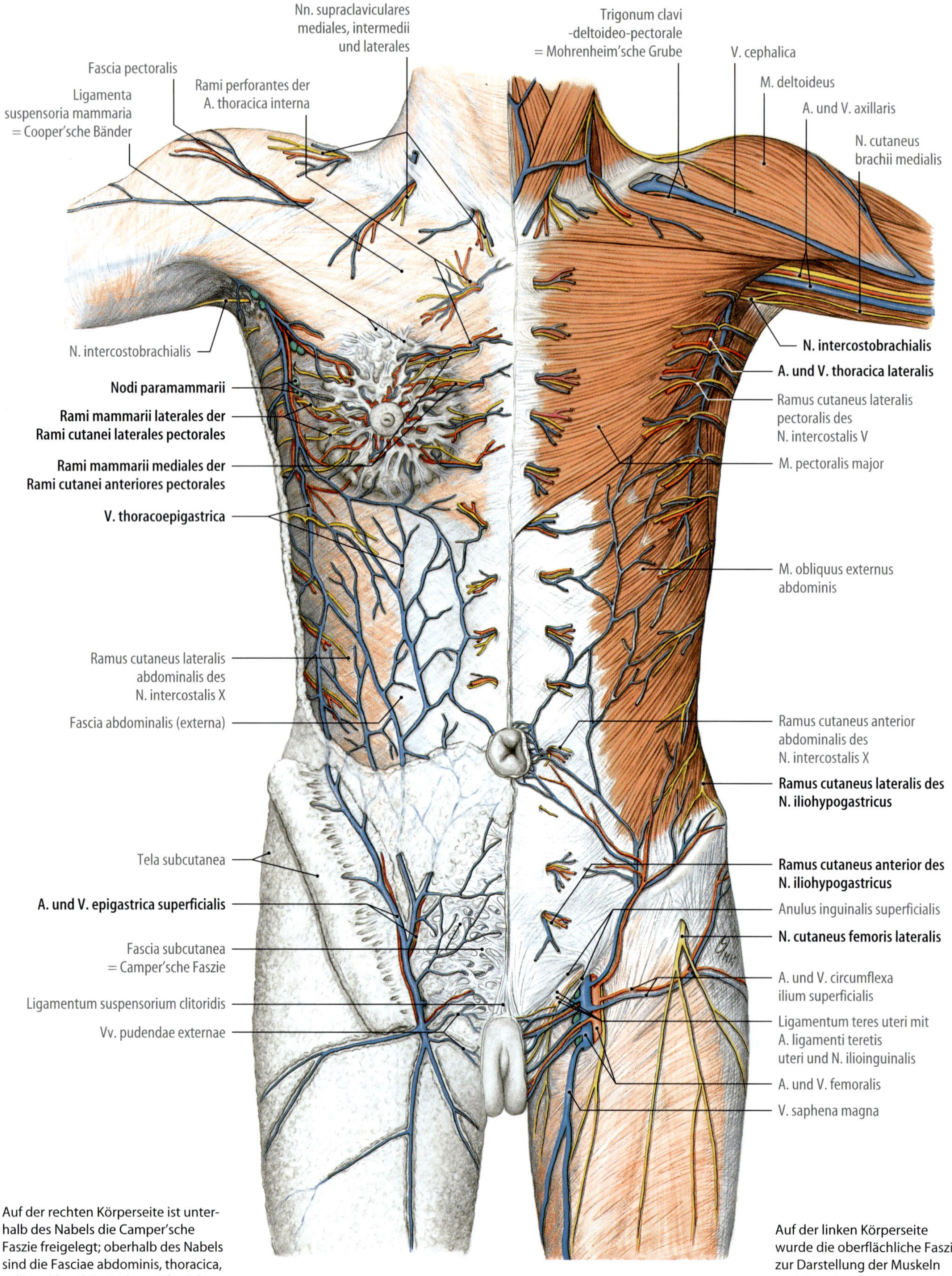
Nn. supraclaviculares mediales, intermedii und laterales
Fascia pectoralis
Rami perforantes der A. thoracica interna
Ligamenta suspensoria mammaria = Cooper'sche Bänder
Trigonum clavi -deltoideo-pectorale = Mohrenheim'sche Grube
V. cephalica
M. deltoideus
A. und V. axillaris
N. cutaneus brachii medialis
N. intercostobrachialis
Nodi paramammarii
Rami mammarii laterales der Rami cutanei laterales pectorales
Rami mammarii mediales der Rami cutanei anteriores pectorales
V. thoracoepigastrica
N. intercostobrachialis
A. und V. thoracica lateralis
Ramus cutaneus lateralis pectoralis des N. intercostalis V
M. pectoralis major
M. obliquus externus abdominis
Ramus cutaneus lateralis abdominalis des N. intercostalis X
Fascia abdominalis (externa)
Ramus cutaneus anterior abdominalis des N. intercostalis X
Ramus cutaneus lateralis des N. iliohypogastricus
Tela subcutanea
A. und V. epigastrica superficialis
Fascia subcutanea = Camper'sche Faszie
Ligamentum suspensorium clitoridis
Vv. pudendae externae
Ramus cutaneus anterior des N. iliohypogastricus
Anulus inguinalis superficialis
N. cutaneus femoris lateralis
A. und V. circumflexa ilium superficialis
Ligamentum teres uteri mit A. ligamenti teretis uteri und N. ilioinguinalis
A. und V. femoralis
V. saphena magna

Auf der rechten Körperseite ist unterhalb des Nabels die Camper'sche Faszie freigelegt; oberhalb des Nabels sind die Fasciae abdominis, thoracica, colli und brachii mit den epifaszialen Leitungsbahnen sowie die Brustdrüse dargestellt.

Auf der linken Körperseite wurde die oberflächliche Faszie zur Darstellung der Muskeln und ihrer Aponeurosen sowie der oberflächlichen Leitungsbahnen abgetragen.

4.59 Vordere Rumpfwand einer Frau: Topographie und Leitungsbahnen, Ansicht von vorn. [8]

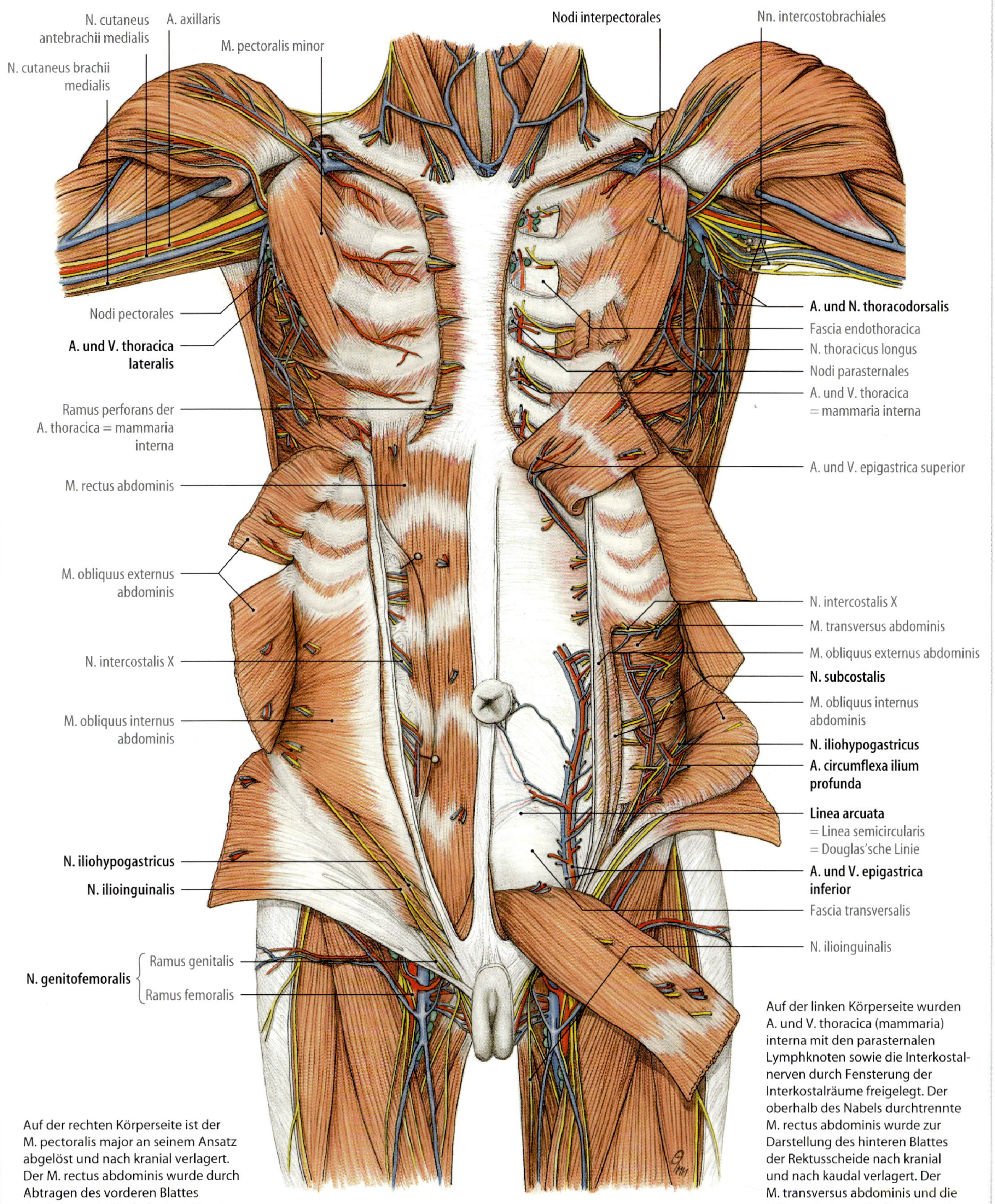
N. cutaneus antebrachii medialis
A. axillaris
M. pectoralis minor
N. cutaneus brachii medialis
Nodi interpectorales
Nn. intercostobrachiales
Nodi pectorales
A. und V. thoracica lateralis
Ramus perforans der A. thoracica = mammaria interna
M. rectus abdominis
M. obliquus externus abdominis
N. intercostalis X
M. obliquus internus abdominis
N. iliohypogastricus
N. ilioinguinalis
N. genitofemoralis
Ramus genitalis
Ramus femoralis
A. und N. thoracodorsalis
Fascia endothoracica
N. thoracicus longus
Nodi parasternales
A. und V. thoracica = mammaria interna
A. und V. epigastrica superior
N. intercostalis X
M. transversus abdominis
M. obliquus externus abdominis
N. subcostalis
M. obliquus internus abdominis
N. iliohypogastricus
A. circumflexa ilium profunda
Linea arcuata = Linea semicircularis = Douglas'sche Linie
A. und V. epigastrica inferior
Fascia transversalis
N. ilioinguinalis

Auf der rechten Körperseite ist der M. pectoralis major an seinem Ansatz abgelöst und nach kranial verlagert. Der M. rectus abdominis wurde durch Abtragen des vorderen Blattes der Rektusscheide freigelegt. Durch Ablösen des M. obliquus externus abdominis wird der M. obliquus internus abdominis sichtbar.

Auf der linken Körperseite wurden A. und V. thoracica (mammaria) interna mit den parasternalen Lymphknoten sowie die Interkostalnerven durch Fensterung der Interkostalräume freigelegt. Der oberhalb des Nabels durchtrennte M. rectus abdominis wurde zur Darstellung des hinteren Blattes der Rektusscheide nach kranial und nach kaudal verlagert. Der M. transversus abdominis und die Leitungsbahnen der Bauchwand wurden durch Ablösen der Mm. obliqui externus und internus abdominis sichtbar gemacht.

# Vordere Rumpfwand: Leitungsbahnen

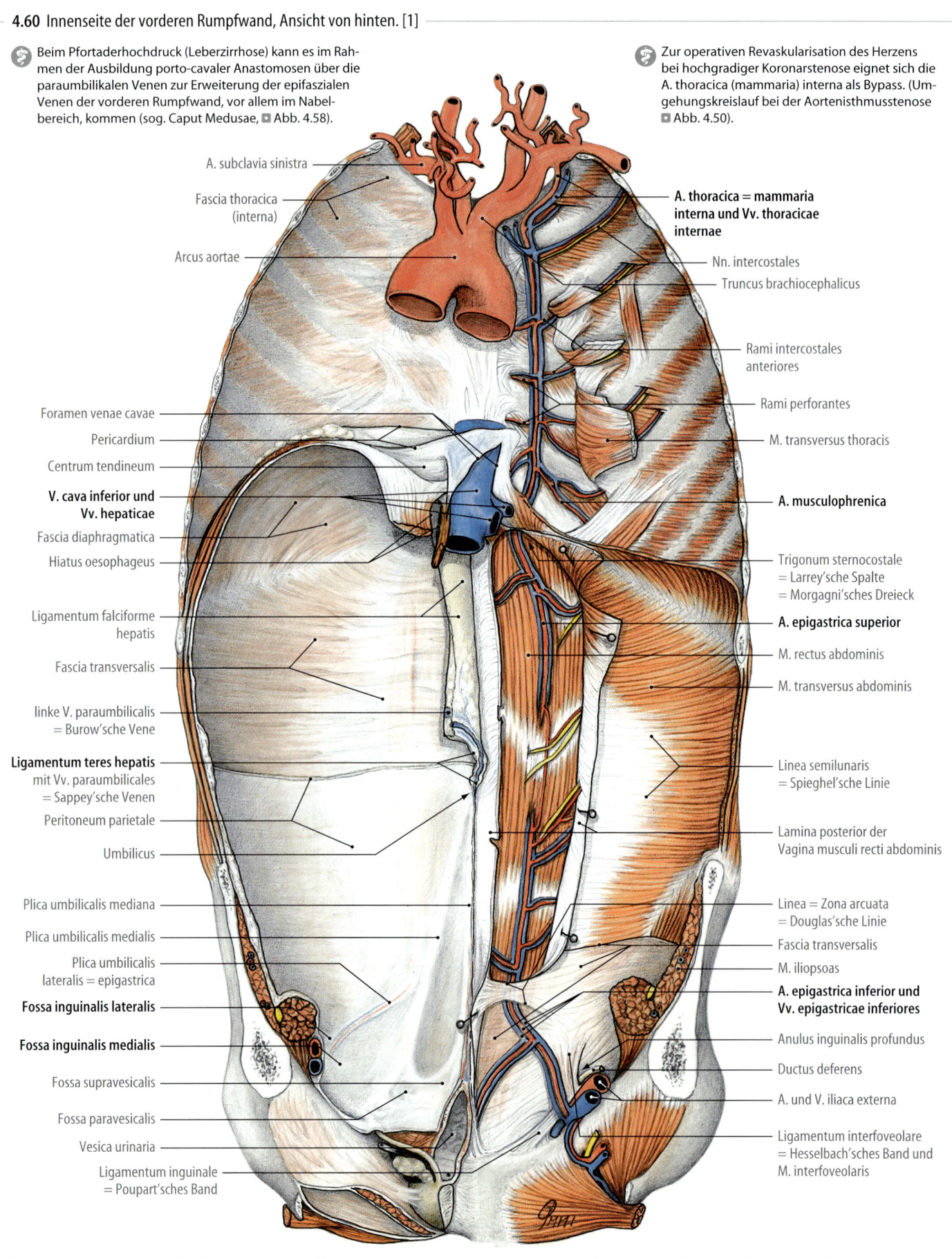

**4.60** Innenseite der vorderen Rumpfwand, Ansicht von hinten. [1]

> Beim Pfortaderhochdruck (Leberzirrhose) kann es im Rahmen der Ausbildung porto-cavaler Anastomosen über die paraumbilikalen Venen zur Erweiterung der epifaszialen Venen der vorderen Rumpfwand, vor allem im Nabelbereich, kommen (sog. Caput Medusae, Abb. 4.58).

> Zur operativen Revaskularisation des Herzens bei hochgradiger Koronarstenose eignet sich die A. thoracica (mammaria) interna als Bypass. (Umgehungskreislauf bei der Aortenisthmusstenose Abb. 4.50).

Labels (linke Seite, von oben nach unten):
- A. subclavia sinistra
- Fascia thoracica (interna)
- Arcus aortae
- Foramen venae cavae
- Pericardium
- Centrum tendineum
- V. cava inferior und Vv. hepaticae
- Fascia diaphragmatica
- Hiatus oesophageus
- Ligamentum falciforme hepatis
- Fascia transversalis
- linke V. paraumbilicalis = Burow'sche Vene
- **Ligamentum teres hepatis** mit Vv. paraumbilicales = Sappey'sche Venen
- Peritoneum parietale
- Umbilicus
- Plica umbilicalis mediana
- Plica umbilicalis medialis
- Plica umbilicalis lateralis = epigastrica
- **Fossa inguinalis lateralis**
- **Fossa inguinalis medialis**
- Fossa supravesicalis
- Fossa paravesicalis
- Vesica urinaria
- Ligamentum inguinale = Poupart'sches Band

Labels (rechte Seite, von oben nach unten):
- **A. thoracica = mammaria interna und Vv. thoracicae internae**
- Nn. intercostales
- Truncus brachiocephalicus
- Rami intercostales anteriores
- Rami perforantes
- M. transversus thoracis
- **A. musculophrenica**
- Trigonum sternocostale = Larrey'sche Spalte = Morgagni'sches Dreieck
- **A. epigastrica superior**
- M. rectus abdominis
- M. transversus abdominis
- Linea semilunaris = Spieghel'sche Linie
- Lamina posterior der Vagina musculi recti abdominis
- Linea = Zona arcuata = Douglas'sche Linie
- Fascia transversalis
- M. iliopsoas
- **A. epigastrica inferior und Vv. epigastricae inferiores**
- Anulus inguinalis profundus
- Ductus deferens
- A. und V. iliaca externa
- Ligamentum interfoveolare = Hesselbach'sches Band und M. interfoveolaris

Linke Körperseite: Im unteren Abschnitt der Bauchwand ist das Peritoneum erhalten. Im oberen Teil der Bauchwand und an der Brustwand sind die Fascia transversalis und die Fascia thoracica (interna) freigelegt.

Rechte Körperseite: Die Vasa thoracica (mammaria) interna, epigastrica superiora und inferiora sind durch Ablösen des M. transversus thoracis sowie durch Eröffnen der Rektusscheide dargestellt.

# Nabelregion

**4.61** Horizontalschnitt durch die Bauchwand eines Erwachsenen im Bereich des Nabels. [15]

Nabelhernien des Neugeborenen entstehen im Bereich der noch nicht ausgebildeten Nabelpapille; beim Erwachsenen kommen Nabelhernien durch Dehiszenz des Bindegewebes der Nabelpapille in Folge starker Überdehnung der Bauchwand (Schwangerschaft, Adipositas, Aszites) zustande.

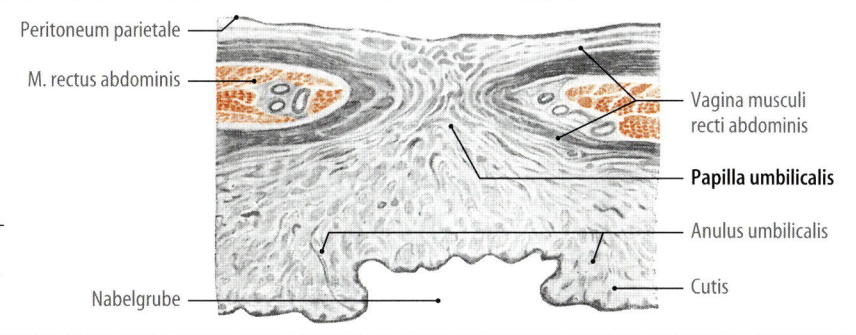

- Peritoneum parietale
- M. rectus abdominis
- Vagina musculi recti abdominis
- Papilla umbilicalis
- Anulus umbilicalis
- Nabelgrube
- Cutis

Bruchpforte ist bei der Umbilikalhernie der Nabelring. Der angeborene Nabelschnurbruch, Omphalocele, ist eine Hemmungsfehlbildung, die auf der Persistenz des physiologischen Nabelschnurbruchs in der Embryonalzeit beruht.

**4.62** Horizontalschnitt durch den Rumpf in Höhe des 5. Lendenwirbels, Ansicht der Beckenorgane von oben. [15]

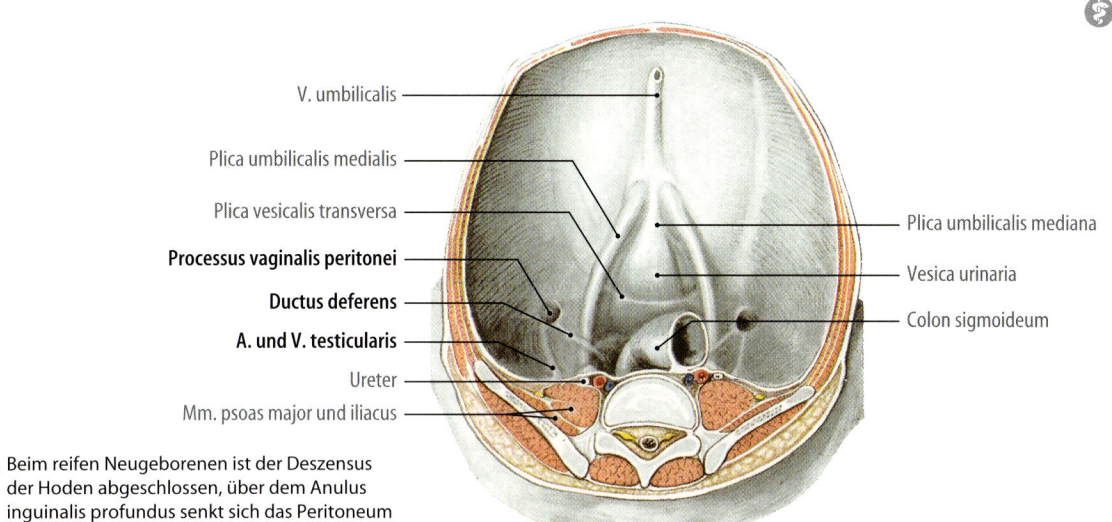

- V. umbilicalis
- Plica umbilicalis medialis
- Plica vesicalis transversa
- **Processus vaginalis peritonei**
- **Ductus deferens**
- **A. und V. testicularis**
- Ureter
- Mm. psoas major und iliacus
- Plica umbilicalis mediana
- Vesica urinaria
- Colon sigmoideum

Beim reifen Neugeborenen ist der Deszensus der Hoden abgeschlossen, über dem Anulus inguinalis profundus senkt sich das Peritoneum parietale in Form des Processus vaginalis peritonei geringgradig in den Leistenkanal.

Ist der Deszensus testis (bei der Geburt Reifezeichen) bis zum Ende des 1. Lebensjahres nicht vollzogen, spricht man von einer Retentio testis (sog. Kryptorchismus). Der Hoden kann an der hinteren Rumpfwand (Bauchhoden), im Leistenkanal (Leistenhoden) oder als ektoper Hoden außerhalb des physiologischen Deszensusweges in der Nähe des Leistenkanals oder des Scrotums liegen.

**4.63** Teilansicht der Rückseite der vorderen Bauchwand von innen. [15]

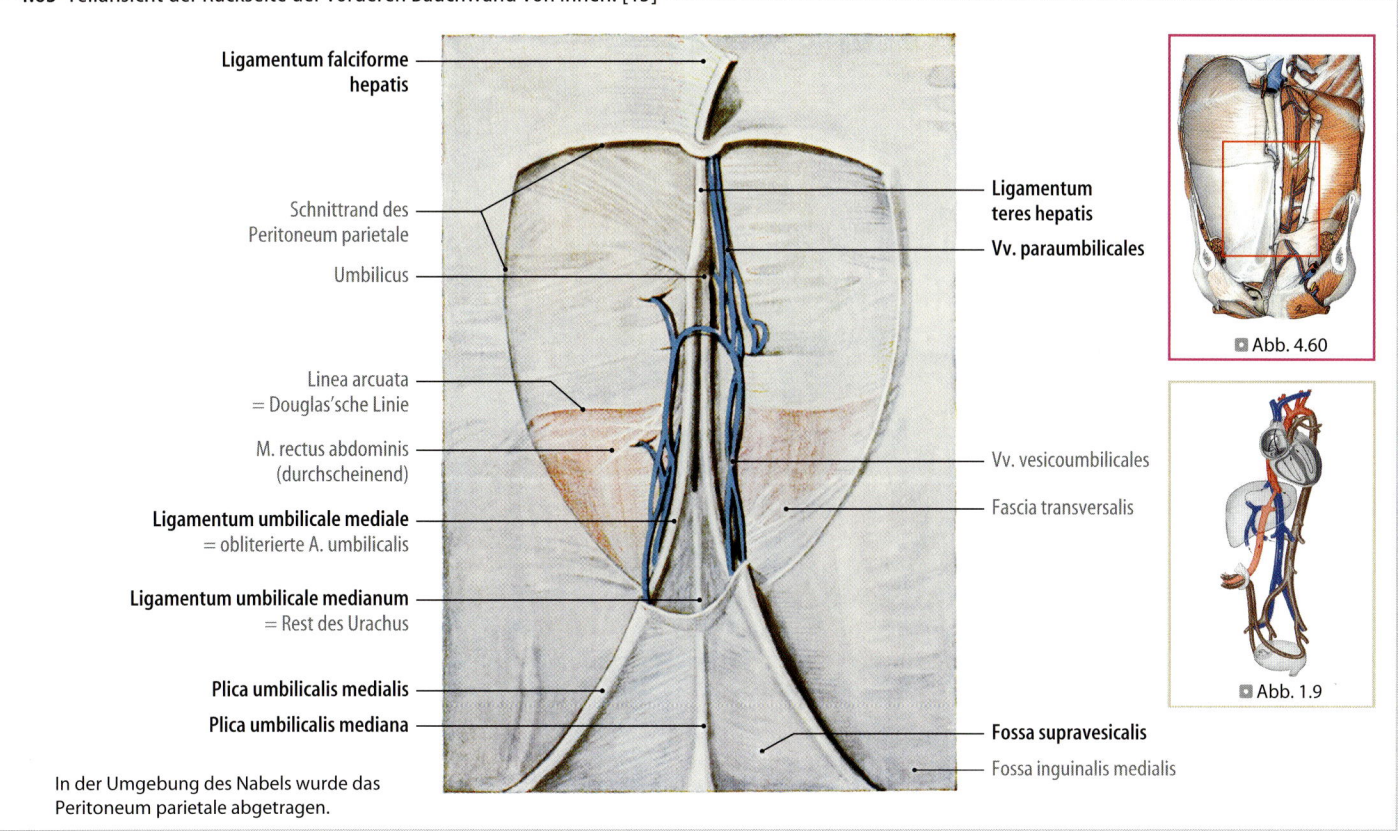

- **Ligamentum falciforme hepatis**
- Schnittrand des Peritoneum parietale
- Umbilicus
- Linea arcuata = Douglas'sche Linie
- M. rectus abdominis (durchscheinend)
- **Ligamentum umbilicale mediale** = obliterierte A. umbilicalis
- **Ligamentum umbilicale medianum** = Rest des Urachus
- **Plica umbilicalis medialis**
- **Plica umbilicalis mediana**
- **Ligamentum teres hepatis**
- **Vv. paraumbilicales**
- Vv. vesicoumbilicales
- Fascia transversalis
- **Fossa supravesicalis**
- Fossa inguinalis medialis

In der Umgebung des Nabels wurde das Peritoneum parietale abgetragen.

Abb. 4.60

Abb. 1.9

**Leitungsbahnen und Topographie**

# Leistengruben und Lacuna vasorum

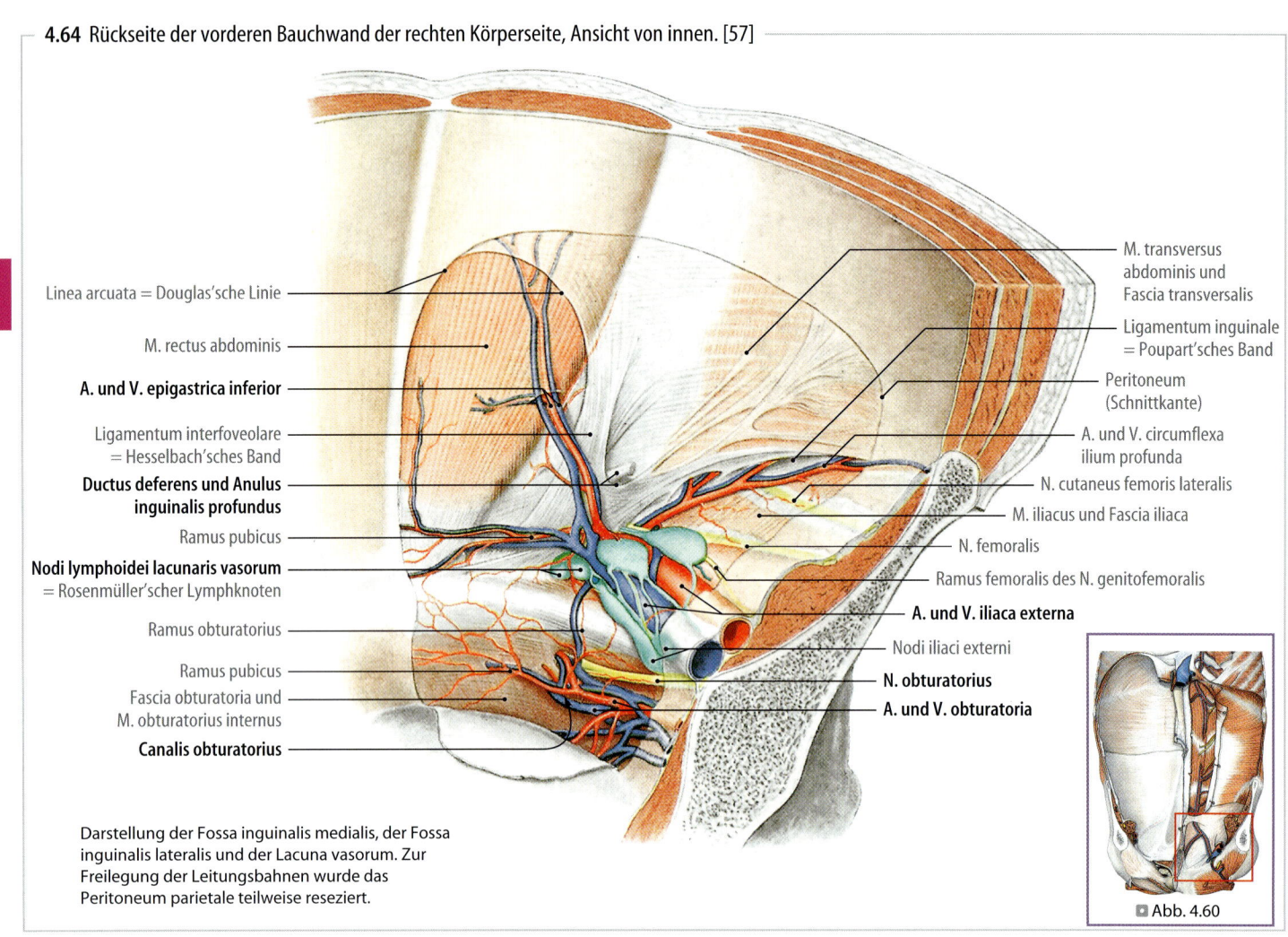

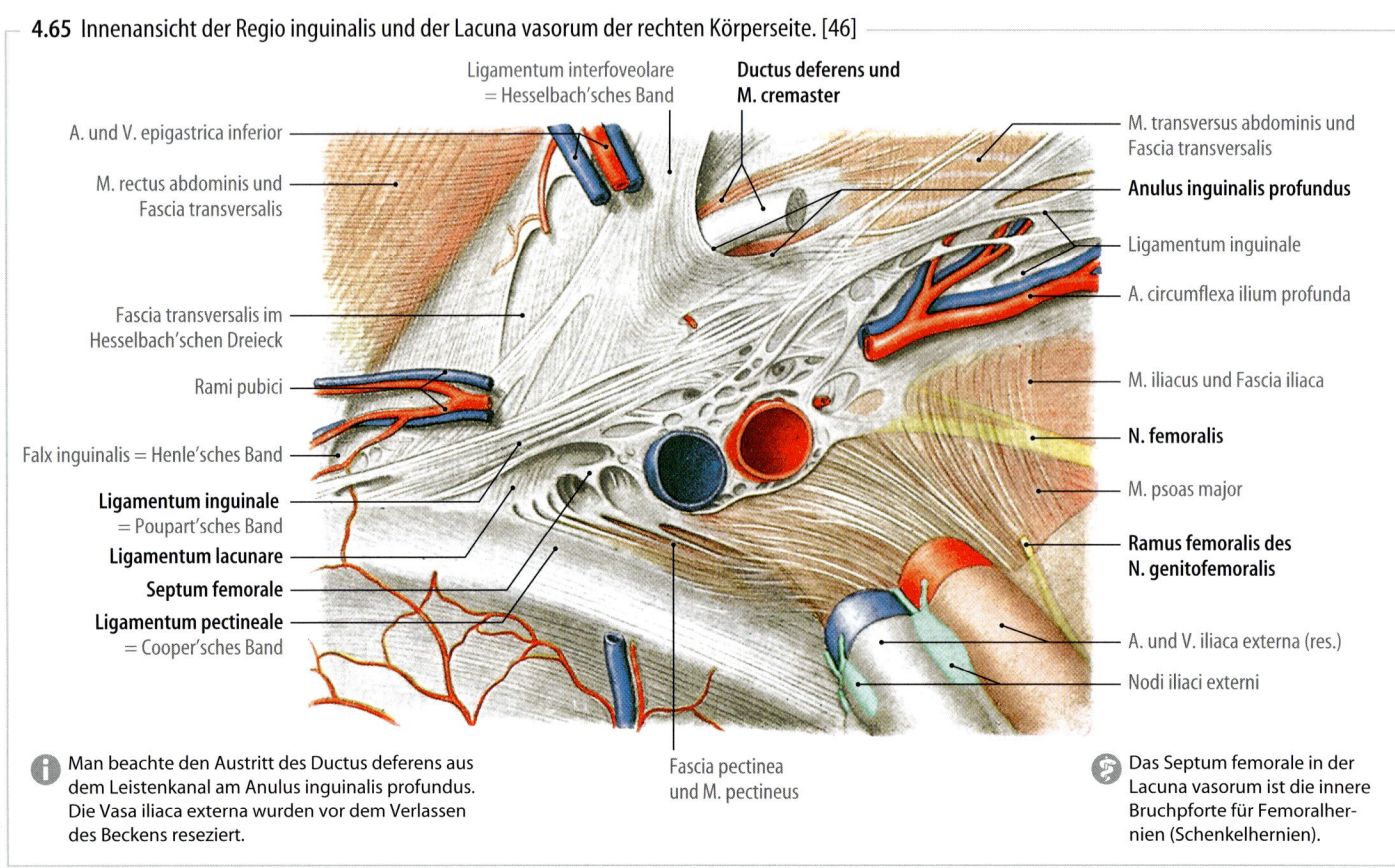

**4.64** Rückseite der vorderen Bauchwand der rechten Körperseite, Ansicht von innen. [57]

Labels:
- Linea arcuata = Douglas'sche Linie
- M. rectus abdominis
- **A. und V. epigastrica inferior**
- Ligamentum interfoveolare = Hesselbach'sches Band
- **Ductus deferens und Anulus inguinalis profundus**
- Ramus pubicus
- **Nodi lymphoidei lacunaris vasorum** = Rosenmüller'scher Lymphknoten
- Ramus obturatorius
- Ramus pubicus
- Fascia obturatoria und M. obturatorius internus
- **Canalis obturatorius**
- M. transversus abdominis und Fascia transversalis
- Ligamentum inguinale = Poupart'sches Band
- Peritoneum (Schnittkante)
- A. und V. circumflexa ilium profunda
- N. cutaneus femoris lateralis
- M. iliacus und Fascia iliaca
- N. femoralis
- Ramus femoralis des N. genitofemoralis
- **A. und V. iliaca externa**
- Nodi iliaci externi
- **N. obturatorius**
- **A. und V. obturatoria**

Darstellung der Fossa inguinalis medialis, der Fossa inguinalis lateralis und der Lacuna vasorum. Zur Freilegung der Leitungsbahnen wurde das Peritoneum parietale teilweise reseziert.

→ Abb. 4.60

**4.65** Innenansicht der Regio inguinalis und der Lacuna vasorum der rechten Körperseite. [46]

Labels:
- A. und V. epigastrica inferior
- M. rectus abdominis und Fascia transversalis
- Fascia transversalis im Hesselbach'schen Dreieck
- Rami pubici
- Falx inguinalis = Henle'sches Band
- **Ligamentum inguinale** = Poupart'sches Band
- **Ligamentum lacunare**
- **Septum femorale**
- **Ligamentum pectineale** = Cooper'sches Band
- Ligamentum interfoveolare = Hesselbach'sches Band
- **Ductus deferens und M. cremaster**
- M. transversus abdominis und Fascia transversalis
- **Anulus inguinalis profundus**
- Ligamentum inguinale
- A. circumflexa ilium profunda
- M. iliacus und Fascia iliaca
- **N. femoralis**
- M. psoas major
- **Ramus femoralis des N. genitofemoralis**
- A. und V. iliaca externa (res.)
- Nodi iliaci externi
- Fascia pectinea und M. pectineus

ℹ Man beachte den Austritt des Ductus deferens aus dem Leistenkanal am Anulus inguinalis profundus. Die Vasa iliaca externa wurden vor dem Verlassen des Beckens reseziert.

⚠ Das Septum femorale in der Lacuna vasorum ist die innere Bruchpforte für Femoralhernien (Schenkelhernien).

# Leistenkanal

**4.66** Bandstrukturen im Bereich der Leistenregion.

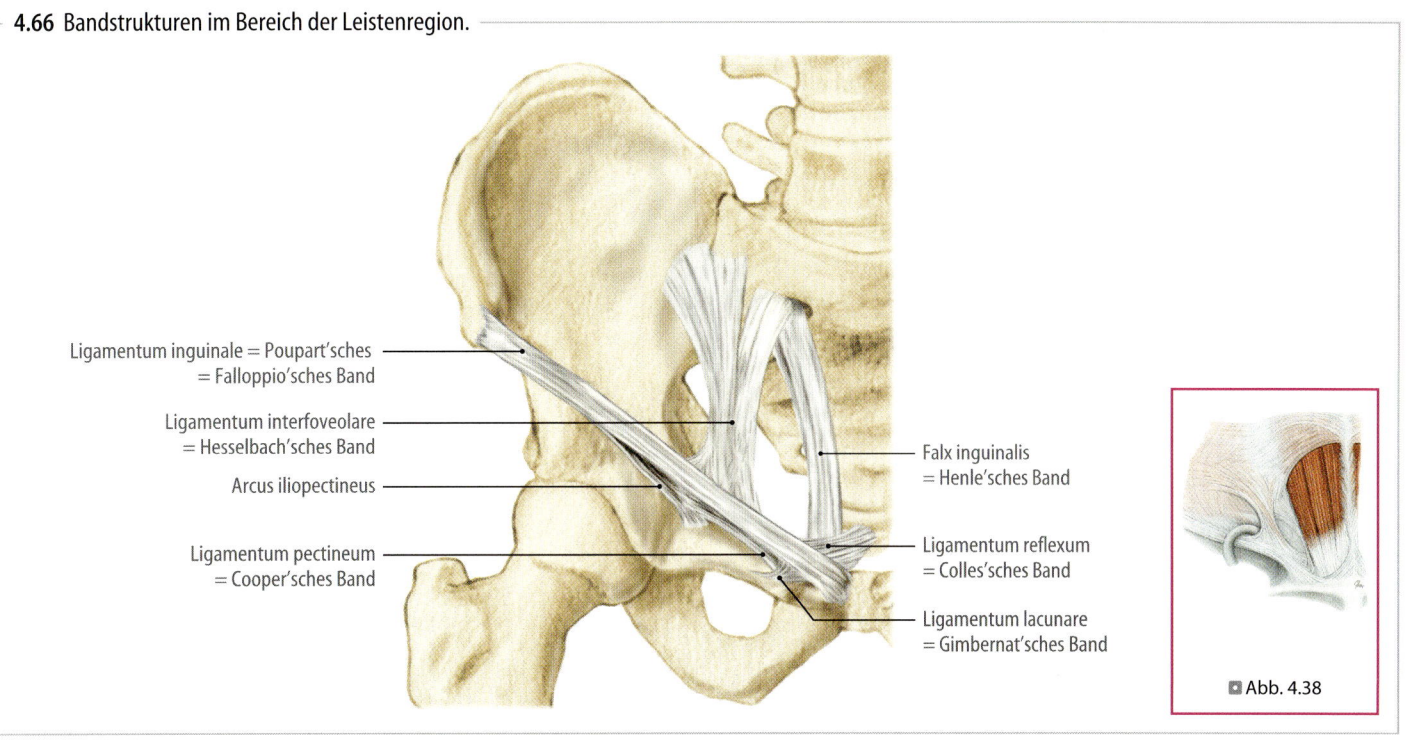

- Ligamentum inguinale = Poupart'sches = Falloppio'sches Band
- Ligamentum interfoveolare = Hesselbach'sches Band
- Arcus iliopectineus
- Ligamentum pectineum = Cooper'sches Band
- Falx inguinalis = Henle'sches Band
- Ligamentum reflexum = Colles'sches Band
- Ligamentum lacunare = Gimbernat'sches Band

Abb. 4.38

**4.67** Sagittalschnitte durch den Leistenkanal der rechten Körperseite bei einem Neugeborenen. [57]

Bruchkanal der indirekten Leistenhernien ist der Leistenkanal (Kanalhernien); innere Bruchpforte ist der Anulus inguinalis profundus in der Fossa inguinalis lateralis.

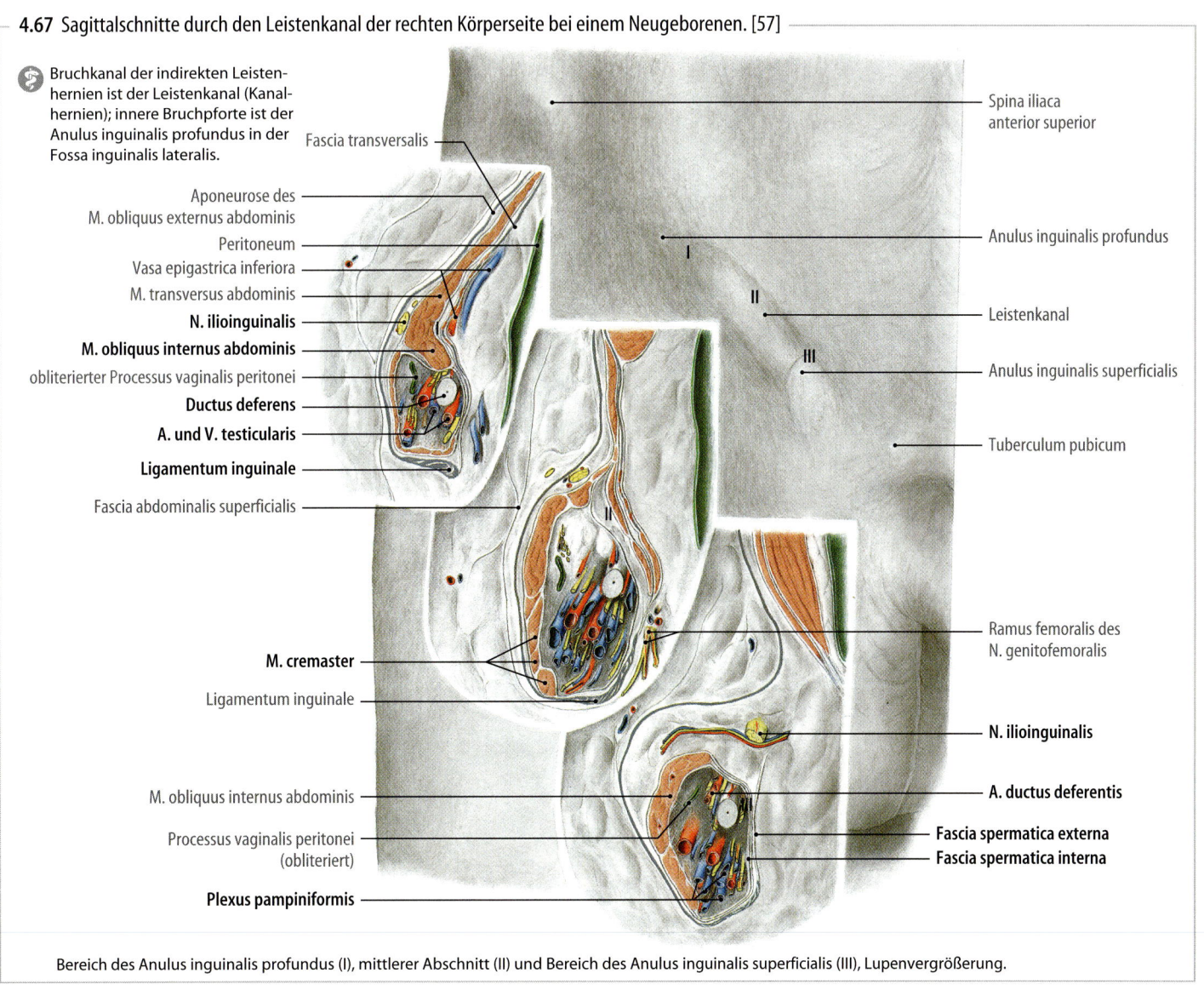

- Fascia transversalis
- Aponeurose des M. obliquus externus abdominis
- Peritoneum
- Vasa epigastrica inferiora
- M. transversus abdominis
- **N. ilioinguinalis**
- **M. obliquus internus abdominis**
- obliterierter Processus vaginalis peritonei
- **Ductus deferens**
- **A. und V. testicularis**
- **Ligamentum inguinale**
- Fascia abdominalis superficialis
- **M. cremaster**
- Ligamentum inguinale
- M. obliquus internus abdominis
- Processus vaginalis peritonei (obliteriert)
- **Plexus pampiniformis**

- Spina iliaca anterior superior
- Anulus inguinalis profundus
- Leistenkanal
- Anulus inguinalis superficialis
- Tuberculum pubicum
- Ramus femoralis des N. genitofemoralis
- **N. ilioinguinalis**
- **A. ductus deferentis**
- **Fascia spermatica externa**
- **Fascia spermatica interna**

Bereich des Anulus inguinalis profundus (I), mittlerer Abschnitt (II) und Bereich des Anulus inguinalis superficialis (III), Lupenvergrößerung.

**Leitungsbahnen und Topographie**

# Männliches Genitale: Hodenhüllen, Samenstrang

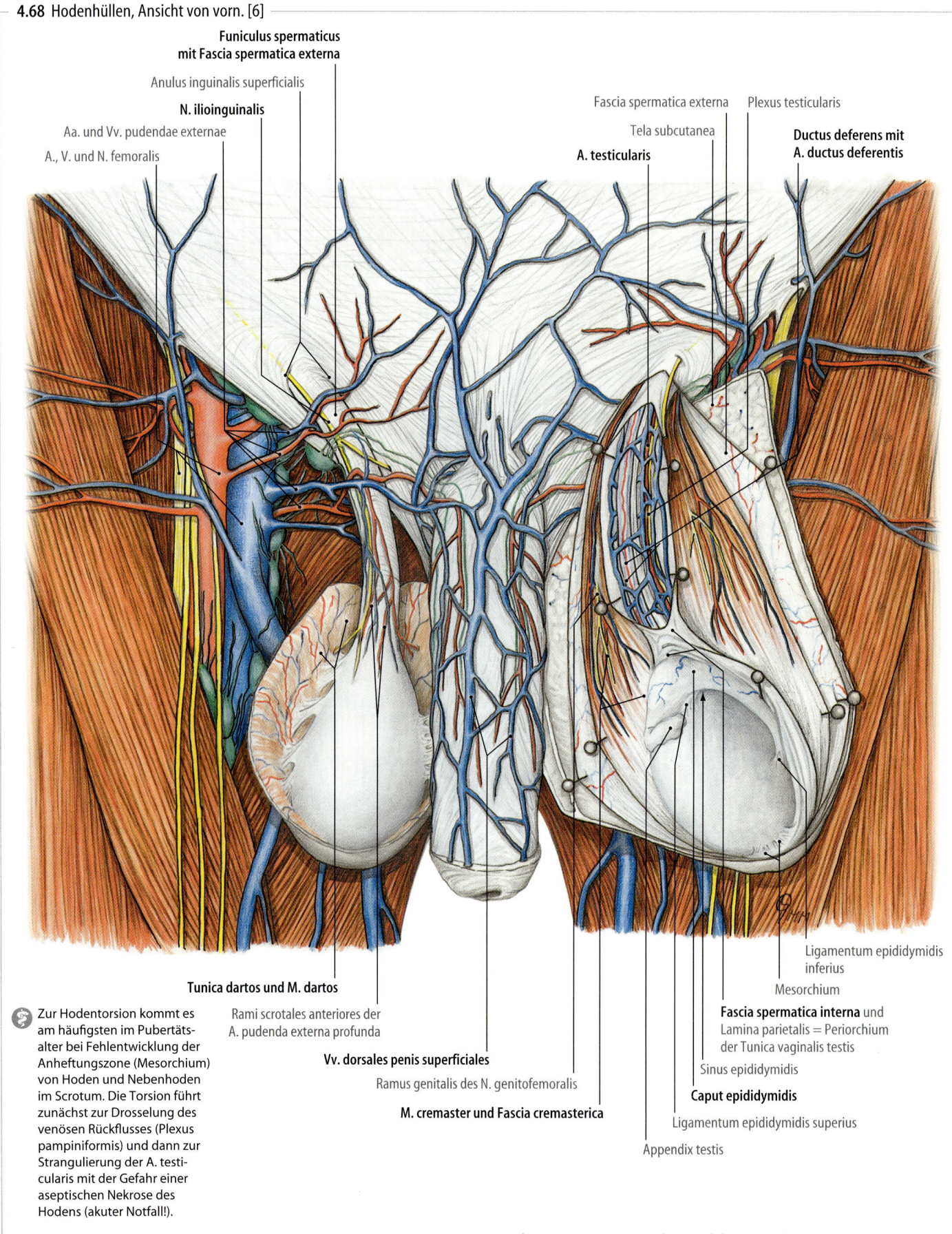

**4.68** Hodenhüllen, Ansicht von vorn. [6]

- **Funiculus spermaticus mit Fascia spermatica externa**
- Anulus inguinalis superficialis
- **N. ilioinguinalis**
- Aa. und Vv. pudendae externae
- A., V. und N. femoralis
- Fascia spermatica externa
- Tela subcutanea
- **A. testicularis**
- Plexus testicularis
- **Ductus deferens mit A. ductus deferens**

- **Tunica dartos und M. dartos**
- Rami scrotales anteriores der A. pudenda externa profunda
- **Vv. dorsales penis superficiales**
- Ramus genitalis des N. genitofemoralis
- **M. cremaster und Fascia cremasterica**
- Appendix testis
- Ligamentum epididymidis superius
- **Caput epididymidis**
- Sinus epididymidis
- **Fascia spermatica interna** und Lamina parietalis = Periorchium der Tunica vaginalis testis
- Mesorchium
- Ligamentum epididymidis inferius

> Zur Hodentorsion kommt es am häufigsten im Pubertätsalter bei Fehlentwicklung der Anheftungszone (Mesorchium) von Hoden und Nebenhoden im Scrotum. Die Torsion führt zunächst zur Drosselung des venösen Rückflusses (Plexus pampiniformis) und dann zur Strangulierung der A. testicularis mit der Gefahr einer aseptischen Nekrose des Hodens (akuter Notfall!).

Rechte Körperseite: Die Haut des Skrotums wurde entfernt, ein Teil der Tunica dartos ist erhalten. Darstellung des Funiculus spermaticus und des Hodens mit der Fascia spermatica externa der Tunica vaginalis testis.

Linke Körperseite: Die Unterhaut und die Tunica dartos sowie die Hüllen des Funiculus spermaticus und des Hodens wurden zur Darstellung des Inhaltes des Funiculus spermaticus sowie zur Freilegung des Hodens und des Nebenhodens gespalten und zur Seite verlagert.

# Hüllen von Penis, Hoden, Samenstrang

**4.69** Hüllen des Samenstranges und des linken Hodens sowie des Penis, Ansicht von vorn. [6]

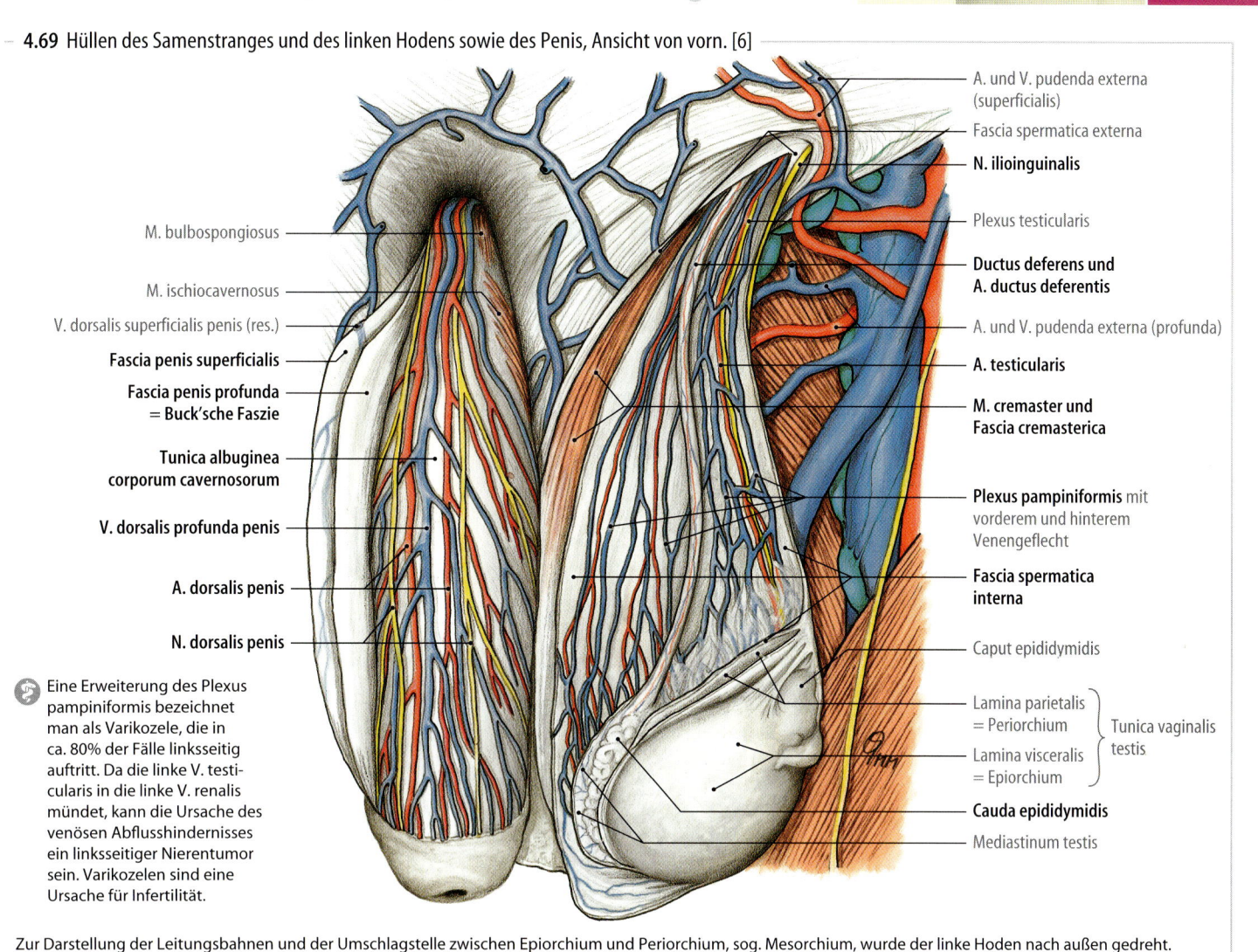

Labels (linke Seite):
- M. bulbospongiosus
- M. ischiocavernosus
- V. dorsalis superficialis penis (res.)
- **Fascia penis superficialis**
- **Fascia penis profunda = Buck'sche Faszie**
- Tunica albuginea corporum cavernosorum
- V. dorsalis profunda penis
- A. dorsalis penis
- N. dorsalis penis

Labels (rechte Seite):
- A. und V. pudenda externa (superficialis)
- Fascia spermatica externa
- **N. ilioinguinalis**
- Plexus testicularis
- **Ductus deferens und A. ductus deferentis**
- A. und V. pudenda externa (profunda)
- **A. testicularis**
- **M. cremaster und Fascia cremasterica**
- **Plexus pampiniformis** mit vorderem und hinterem Venengeflecht
- **Fascia spermatica interna**
- Caput epididymidis
- Lamina parietalis = Periorchium } Tunica vaginalis testis
- Lamina visceralis = Epiorchium
- **Cauda epididymidis**
- Mediastinum testis

Eine Erweiterung des Plexus pampiniformis bezeichnet man als Varikozele, die in ca. 80% der Fälle linksseitig auftritt. Da die linke V. testicularis in die linke V. renalis mündet, kann die Ursache des venösen Abflusshindernisses ein linksseitiger Nierentumor sein. Varikozelen sind eine Ursache für Infertilität.

Zur Darstellung der Leitungsbahnen und der Umschlagstelle zwischen Epiorchium und Periorchium, sog. Mesorchium, wurde der linke Hoden nach außen gedreht.

**4.70** Schematische Darstellung des Wandaufbaues der Bauchwand sowie der Hüllen des Samenstranges und des Hodens. [15]

- Peritoneum parietale
- Fascia transversalis
- M. obliquus externus abdominis
- M. obliquus internus abdominis
- M. transversus abdominis
- A. epigastrica inferior und Plica umbilicalis lateralis = Plica epigastrica
- Anulus inguinalis profundus
- Ligamentum interfoveolare
- Plica umbilicalis medialis
- Ligamentum umbilicale medianum und Plica umbilicalis mediana
- Anulus inguinalis superficialis
- **Fascia spermatica externa**
- **M. cremaster und Fascia cremasterica**
- **Fascia spermatica interna**
- Ductus deferens
- Vestigium processus vaginalis
- Epidymis
- Testis
- Lamina parietalis = Periorchium } Tunica vaginalis testis
- Lamina visceralis = Epiorchium
- Cavum serosum scroti

Abb. 5.246

Abb. 5.247

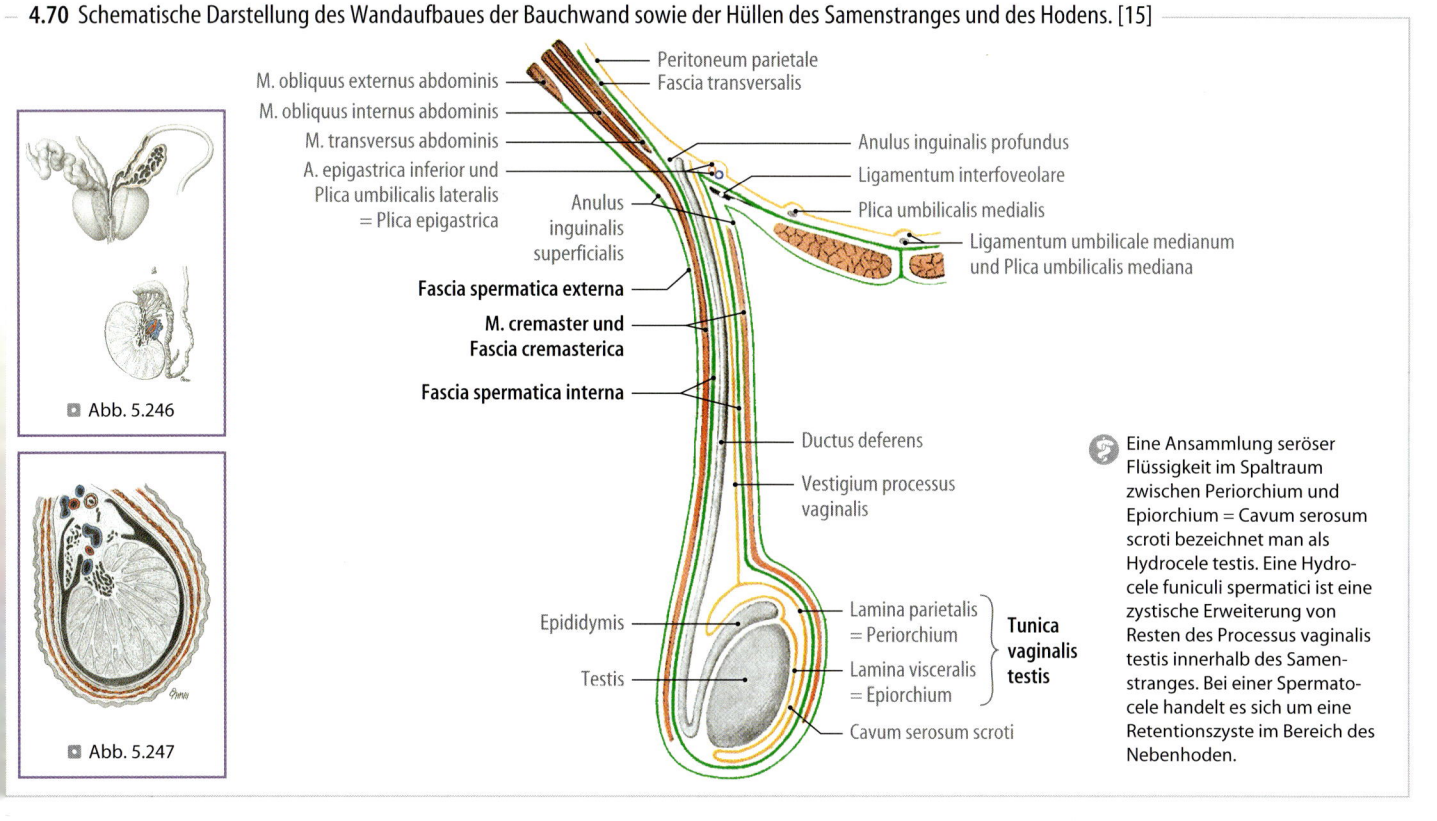

Eine Ansammlung seröser Flüssigkeit im Spaltraum zwischen Periorchium und Epiorchium = Cavum serosum scroti bezeichnet man als Hydrocele testis. Eine Hydrocele funiculi spermatici ist eine zystische Erweiterung von Resten des Processus vaginalis testis innerhalb des Samenstranges. Bei einer Spermatocele handelt es sich um eine Retentionszyste im Bereich des Nebenhoden.

**Leitungsbahnen und Topographie**

# Blutversorgung der Wirbelsäule

**4.71** Blutversorgung der Wirbelsäule, Querschnitt im Brustbereich, Ansicht von oben. [58, 64]

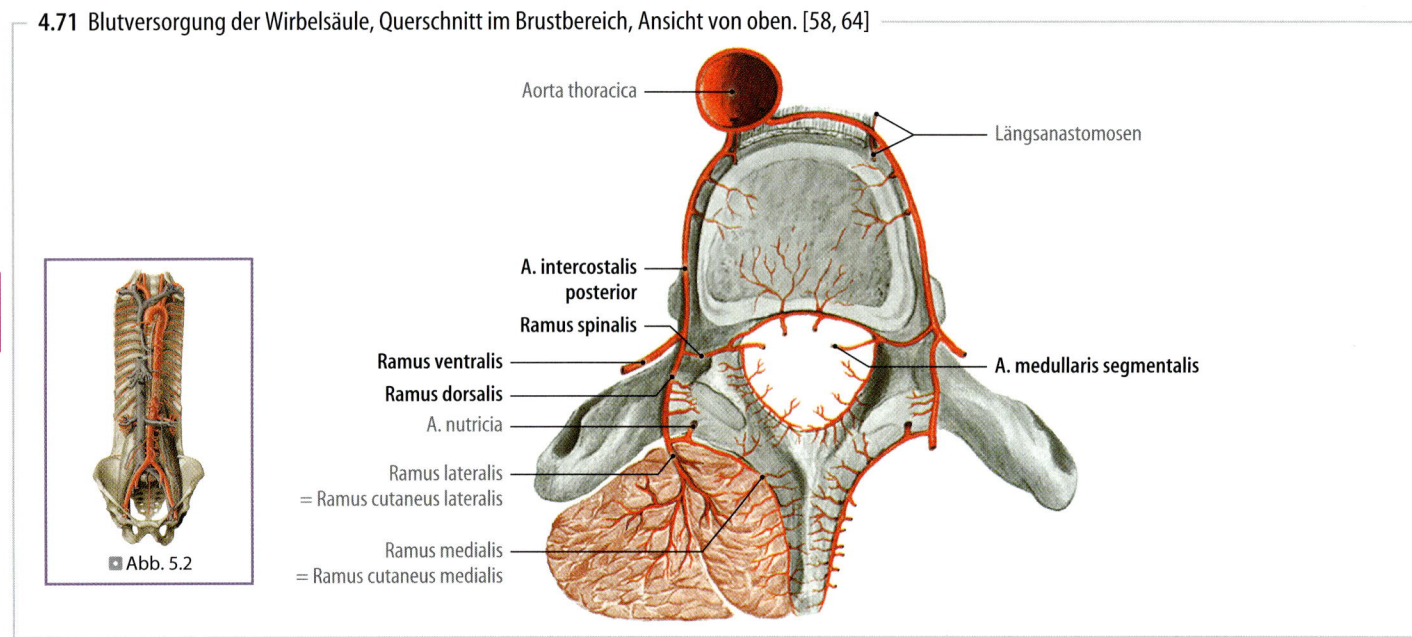

- Aorta thoracica
- Längsanastomosen
- **A. intercostalis posterior**
- **Ramus spinalis**
- **Ramus ventralis**
- **Ramus dorsalis**
- A. nutricia
- A. medullaris segmentalis
- Ramus lateralis = Ramus cutaneus lateralis
- Ramus medialis = Ramus cutaneus medialis

Abb. 5.2

**4.72** Hintere Rumpfwand: sensible Versorgung der Haut und segmentale Zuordnung. [65]

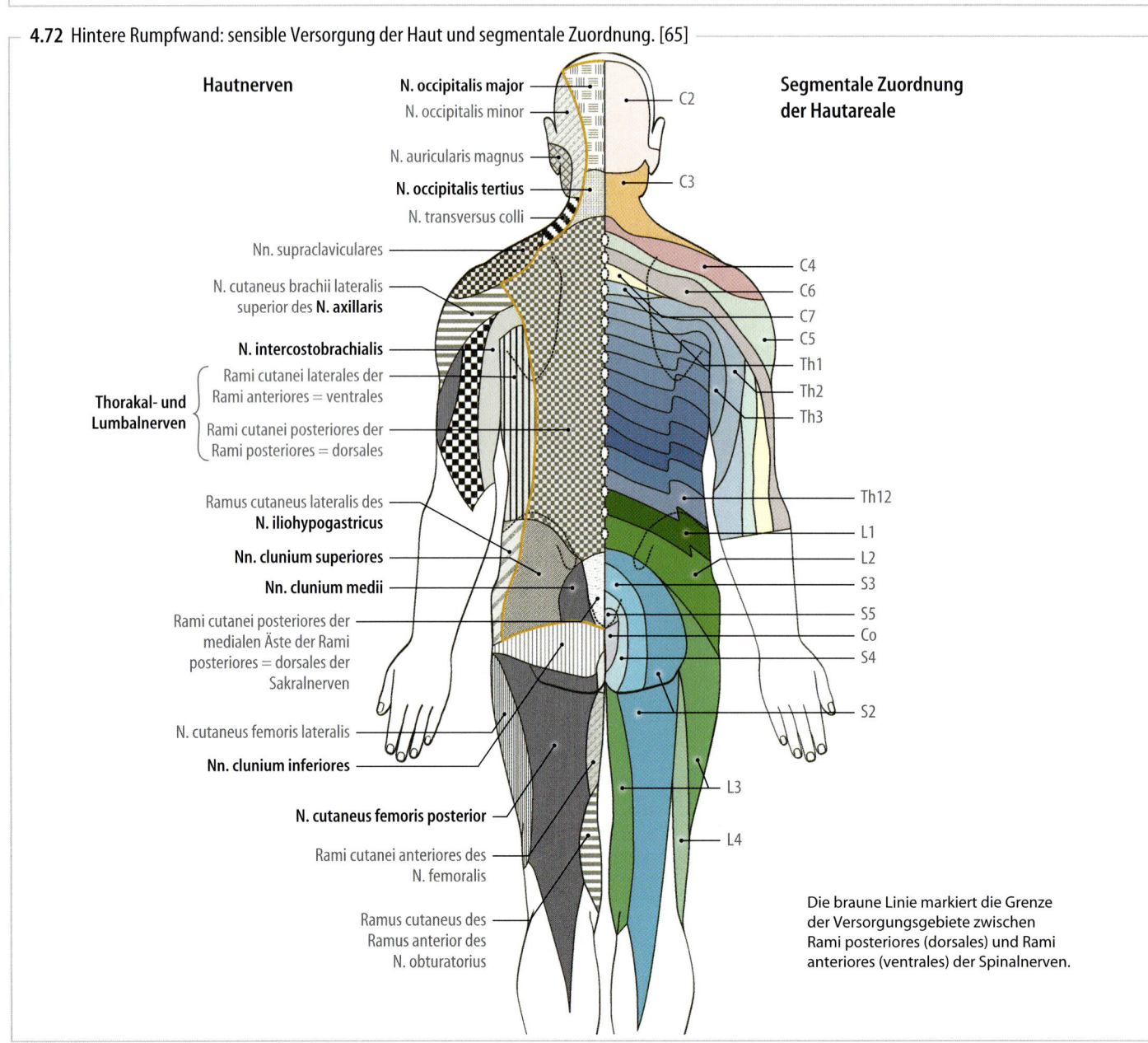

**Hautnerven**
- **N. occipitalis major**
- N. occipitalis minor
- N. auricularis magnus
- **N. occipitalis tertius**
- N. transversus colli
- Nn. supraclaviculares
- N. cutaneus brachii lateralis superior des **N. axillaris**
- **N. intercostobrachialis**
- Rami cutanei laterales der Rami anteriores = ventrales
- **Thorakal- und Lumbalnerven**
- Rami cutanei posteriores der Rami posteriores = dorsales
- Ramus cutaneus lateralis des **N. iliohypogastricus**
- **Nn. clunium superiores**
- **Nn. clunium medii**
- Rami cutanei posteriores der medialen Äste der Rami posteriores = dorsales der Sakralnerven
- N. cutaneus femoris lateralis
- **Nn. clunium inferiores**
- **N. cutaneus femoris posterior**
- Rami cutanei anteriores des N. femoralis
- Ramus cutaneus des Ramus anterior des N. obturatorius

**Segmentale Zuordnung der Hautareale**

C2, C3, C4, C6, C7, C5, Th1, Th2, Th3, Th12, L1, L2, S3, S5, Co, S4, S2, L3, L4

Die braune Linie markiert die Grenze der Versorgungsgebiete zwischen Rami posteriores (dorsales) und Rami anteriores (ventrales) der Spinalnerven.

# Hintere Rumpfwand: sensible Versorgung

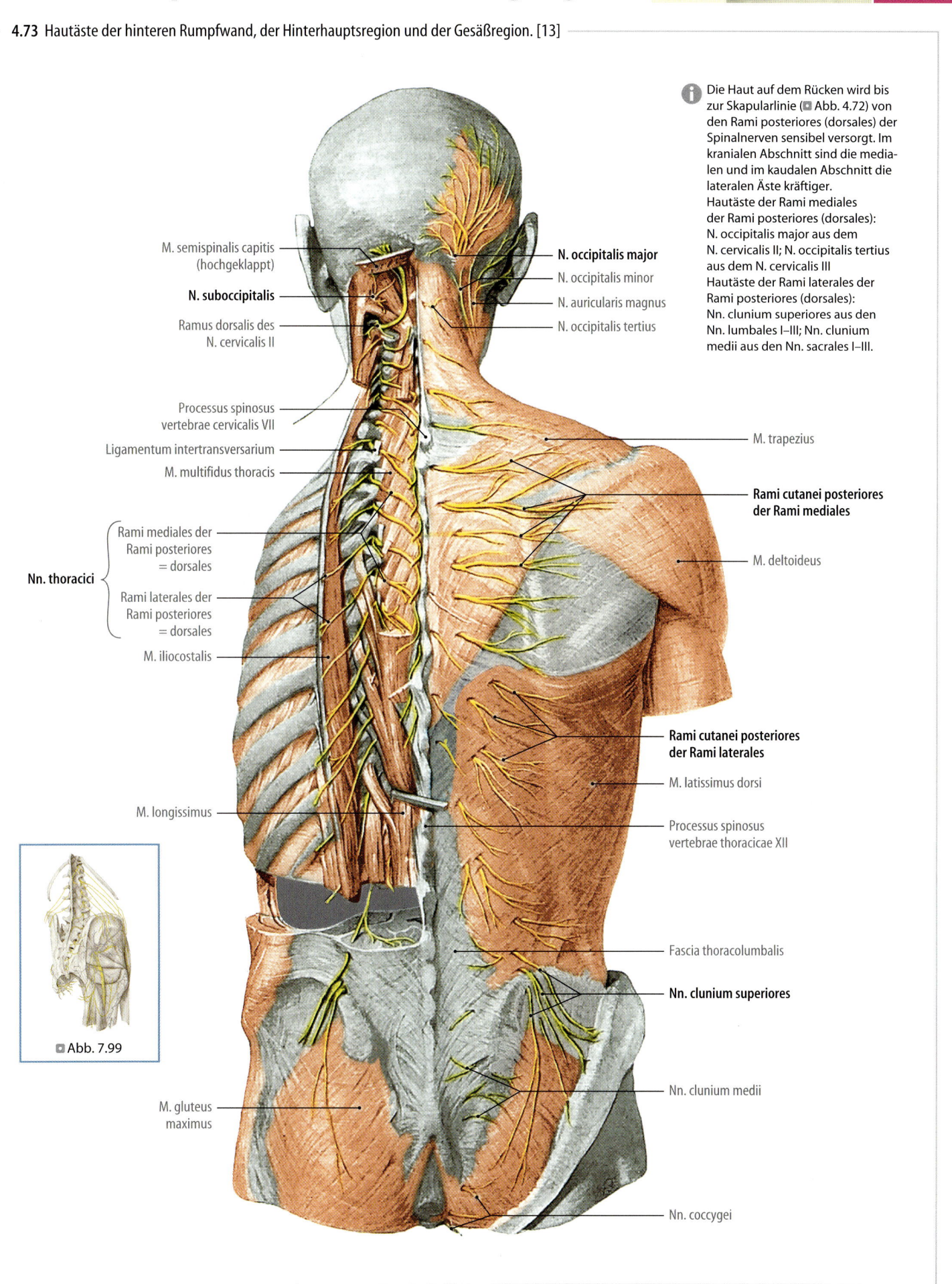

**4.73** Hautäste der hinteren Rumpfwand, der Hinterhauptsregion und der Gesäßregion. [13]

Labels:
- M. semispinalis capitis (hochgeklappt)
- **N. suboccipitalis**
- Ramus dorsalis des N. cervicalis II
- Processus spinosus vertebrae cervicalis VII
- Ligamentum intertransversarium
- M. multifidus thoracis
- Nn. thoracici
  - Rami mediales der Rami posteriores = dorsales
  - Rami laterales der Rami posteriores = dorsales
- M. iliocostalis
- M. longissimus
- M. gluteus maximus
- **N. occipitalis major**
- N. occipitalis minor
- N. auricularis magnus
- N. occipitalis tertius
- M. trapezius
- **Rami cutanei posteriores der Rami mediales**
- M. deltoideus
- **Rami cutanei posteriores der Rami laterales**
- M. latissimus dorsi
- Processus spinosus vertebrae thoracicae XII
- Fascia thoracolumbalis
- **Nn. clunium superiores**
- Nn. clunium medii
- Nn. coccygei
- Abb. 7.99

> Die Haut auf dem Rücken wird bis zur Skapularlinie (Abb. 4.72) von den Rami posteriores (dorsales) der Spinalnerven sensibel versorgt. Im kranialen Abschnitt sind die medialen und im kaudalen Abschnitt die lateralen Äste kräftiger.
> Hautäste der Rami mediales der Rami posteriores (dorsales): N. occipitalis major aus dem N. cervicalis II; N. occipitalis tertius aus dem N. cervicalis III
> Hautäste der Rami laterales der Rami posteriores (dorsales): Nn. clunium superiores aus den Nn. lumbales I–III; Nn. clunium medii aus den Nn. sacrales I–III.

**Leitungsbahnen und Topographie**

# Hinterhaupts- und Nackenregion: Leitungsbahnen

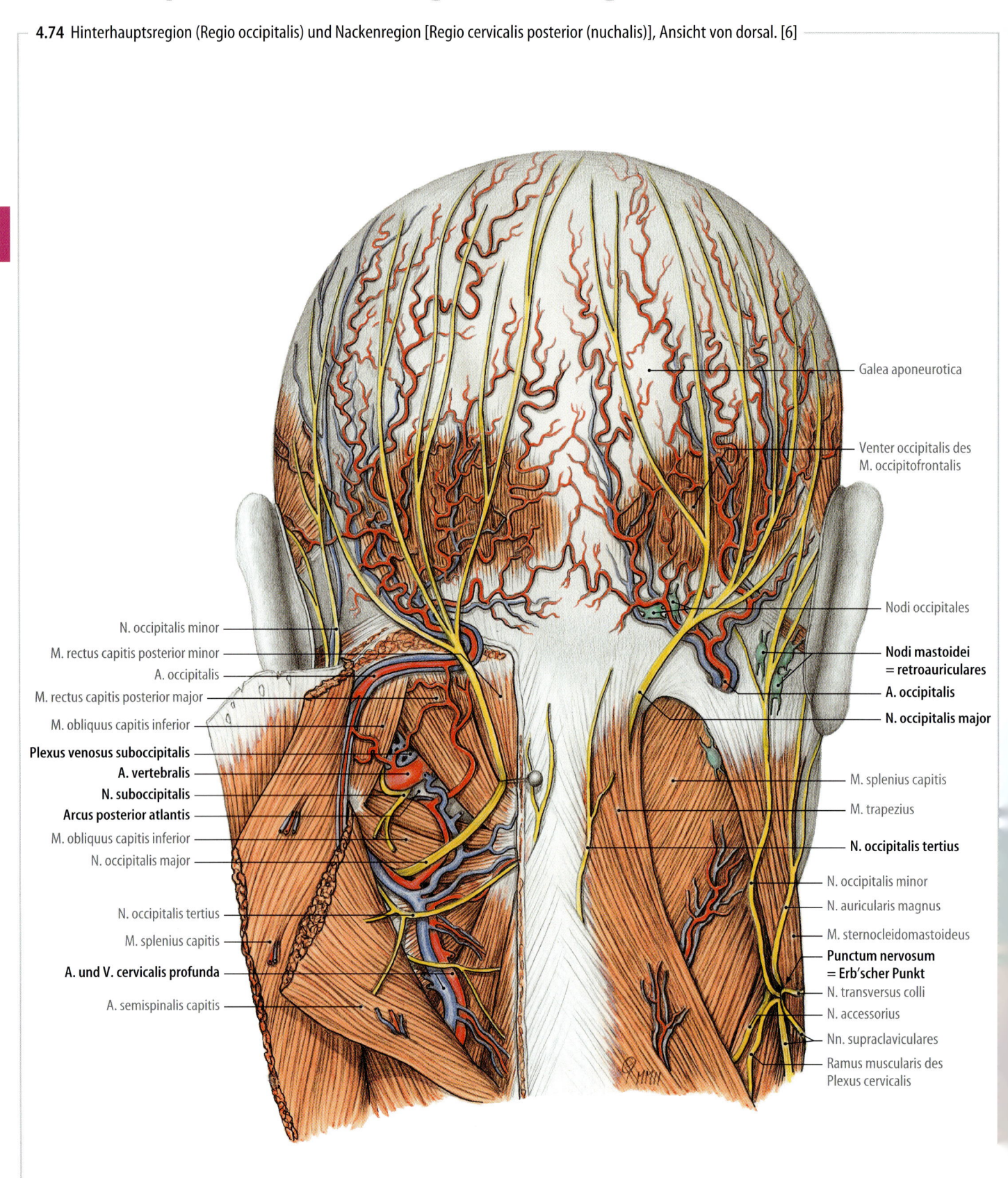

**4.74** Hinterhauptsregion (Regio occipitalis) und Nackenregion [Regio cervicalis posterior (nuchalis)], Ansicht von dorsal. [6]

Labels (rechte Seite, von oben):
- Galea aponeurotica
- Venter occipitalis des M. occipitofrontalis
- Nodi occipitales
- Nodi mastoidei = retroauriculares
- A. occipitalis
- N. occipitalis major
- M. splenius capitis
- M. trapezius
- N. occipitalis tertius
- N. occipitalis minor
- N. auricularis magnus
- M. sternocleidomastoideus
- Punctum nervosum = Erb'scher Punkt
- N. transversus colli
- N. accessorius
- Nn. supraclaviculares
- Ramus muscularis des Plexus cervicalis

Labels (linke Seite):
- N. occipitalis minor
- M. rectus capitis posterior minor
- A. occipitalis
- M. rectus capitis posterior major
- M. obliquus capitis inferior
- Plexus venosus suboccipitalis
- A. vertebralis
- N. suboccipitalis
- Arcus posterior atlantis
- M. obliquus capitis inferior
- N. occipitalis major
- N. occipitalis tertius
- M. splenius capitis
- A. und V. cervicalis profunda
- A. semispinalis capitis

Darstellung der oberflächlichen Strukturen auf der rechten Seite. Zur Freilegung der tiefen Leitungsbahnen im sog. Vertebralisdreieck wurden auf der linken Seite die Mm. trapezius, sternocleidomastoideus, splenius capitis und semispinalis capitis abgelöst und nach lateral verlagert.

# Oberflächliche Rückenregion: Leitungsbahnen

**4.75** Oberflächliche Rückenregion der rechten Seite, Ansicht von hinten. [15]

- Processus spinosus vertebrae cervicalis VII = Vertebra prominens
- Ramus posterior = dorsalis des N. cervicalis VIII
- Processus spinosus vertebrae thoracicae I
- M. trapezius
- Spina scapulae
- M. deltoideus
- M. infraspinatus
- Caput longum musculi tricipitis brachii
- **A. und V. circumflexa scapulae**
- M. teres minor
- M. teres major
- M. rhomboideus major
- Fascia thoracolumbalis
- **Ramus posterior = dorsalis** der A. und V. intercostalis posterior und des N. thoracicus VIII
- M. latissimus dorsi
- Ramus posterior = dorsalis des N. thoracicus X
- Processus spinosus vertebrae thoracicae XII

**Leitungsbahnen und Topographie**

# Schulterblatt und Lendenregion: Leitungsbahnen

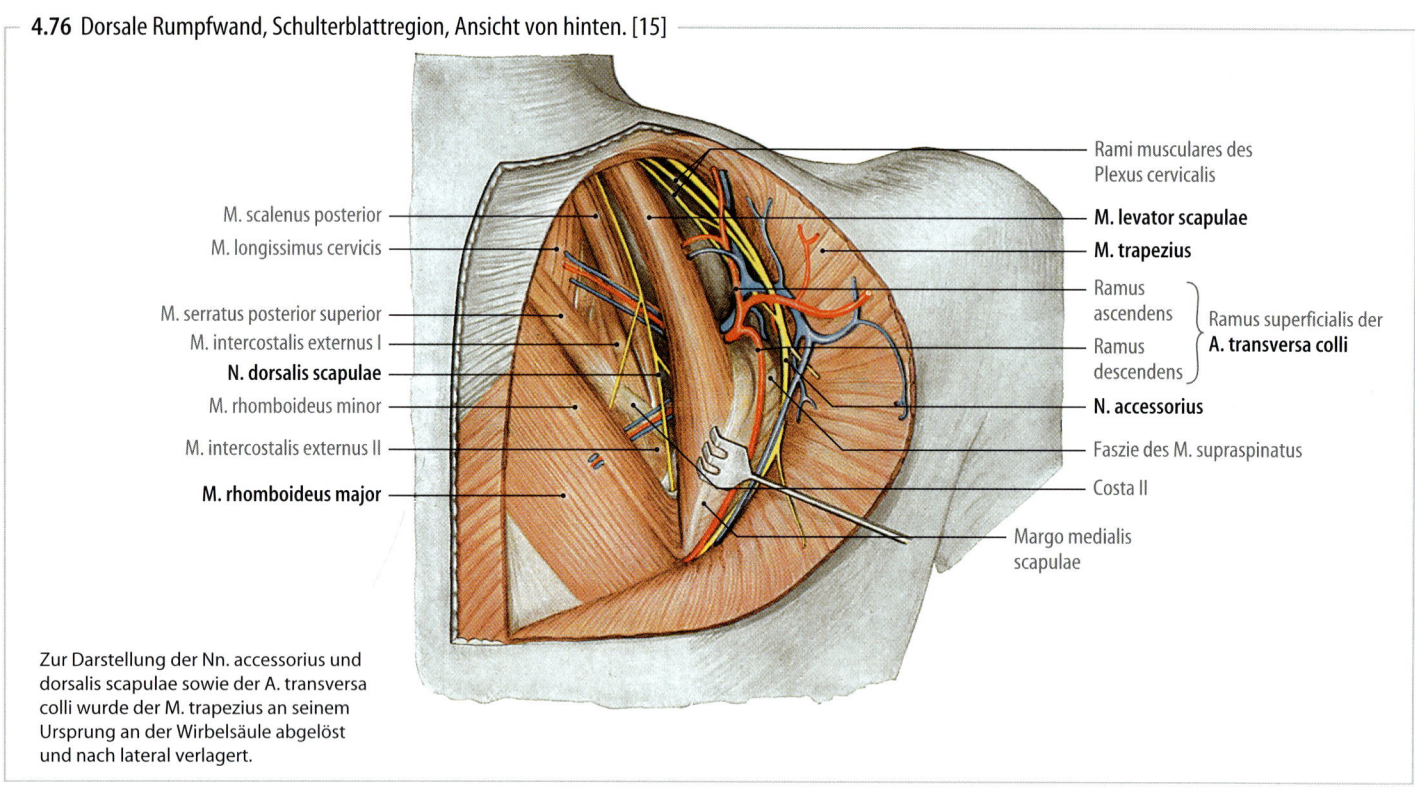

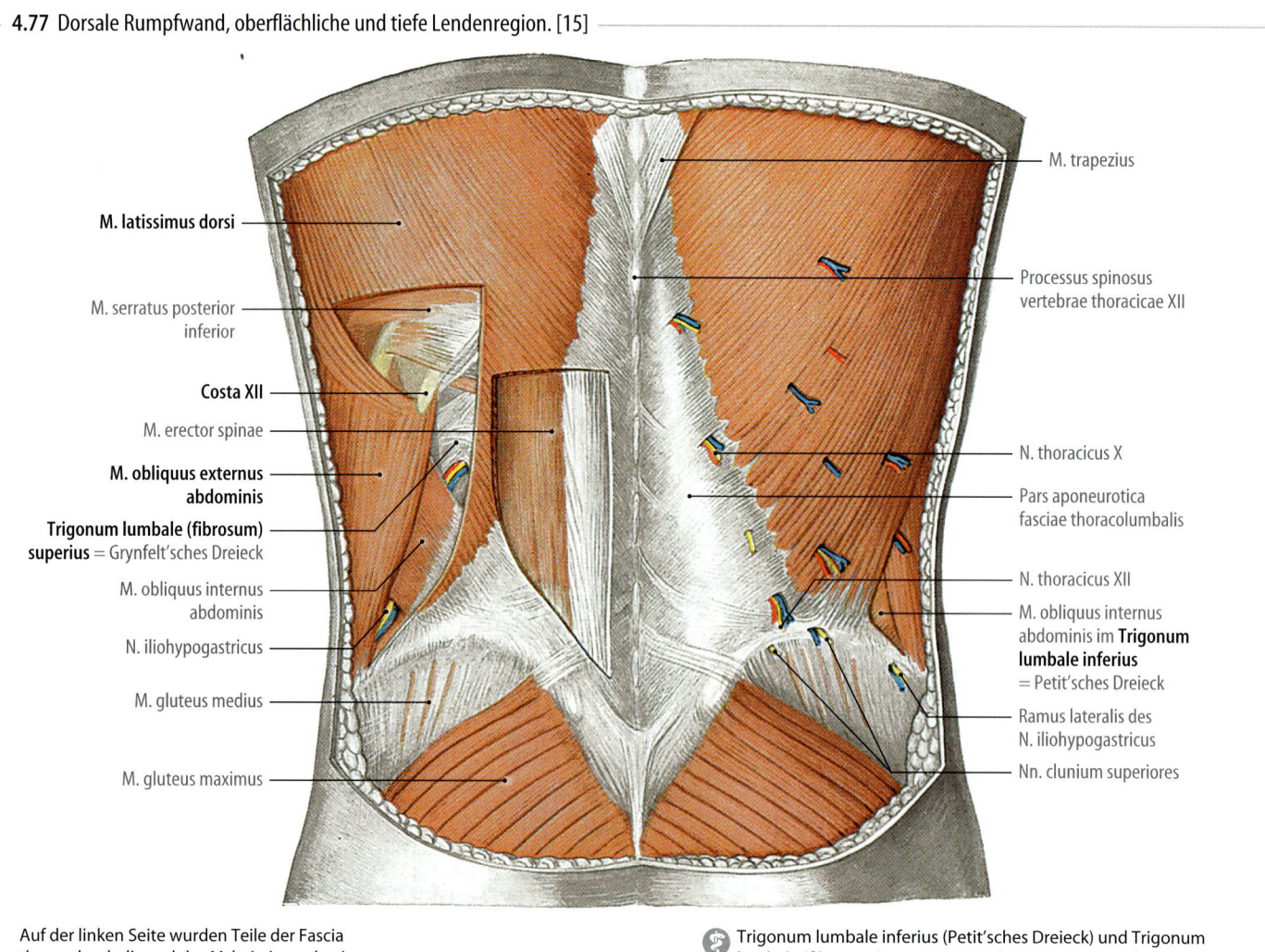

**4.76** Dorsale Rumpfwand, Schulterblattregion, Ansicht von hinten. [15]

M. scalenus posterior
M. longissimus cervicis
M. serratus posterior superior
M. intercostalis externus I
**N. dorsalis scapulae**
M. rhomboideus minor
M. intercostalis externus II
**M. rhomboideus major**

Rami musculares des Plexus cervicalis
**M. levator scapulae**
**M. trapezius**
Ramus ascendens } Ramus superficialis der **A. transversa colli**
Ramus descendens
**N. accessorius**
Faszie des M. supraspinatus
Costa II
Margo medialis scapulae

Zur Darstellung der Nn. accessorius und dorsalis scapulae sowie der A. transversa colli wurde der M. trapezius an seinem Ursprung an der Wirbelsäule abgelöst und nach lateral verlagert.

**4.77** Dorsale Rumpfwand, oberflächliche und tiefe Lendenregion. [15]

**M. latissimus dorsi**
M. serratus posterior inferior
**Costa XII**
M. erector spinae
**M. obliquus externus abdominis**
**Trigonum lumbale (fibrosum) superius** = Grynfelt'sches Dreieck
M. obliquus internus abdominis
N. iliohypogastricus
M. gluteus medius
M. gluteus maximus

M. trapezius
Processus spinosus vertebrae thoracicae XII
N. thoracicus X
Pars aponeurotica fasciae thoracolumbalis
N. thoracicus XII
M. obliquus internus abdominis im **Trigonum lumbale inferius** = Petit'sches Dreieck
Ramus lateralis des N. iliohypogastricus
Nn. clunium superiores

Auf der linken Seite wurden Teile der Fascia thoracolumbalis und des M. latissimus dorsi zur Freilegung des Trigonum lumbale (fibrosum) superius (Grynfelt'sches Dreieck) abgetragen.

Trigonum lumbale inferius (Petit'sches Dreieck) und Trigonum lumbale (fibrosum) superius (Grynfelt'sches Dreieck) können zur Bruchpforte für die Petit'sche und für die Grynfelt'sche Lumbalhernie werden.

# Rückenmark und Spinalnerven

## 4.78 Rückenmark und Aufbau des Spinalnerven. [79]

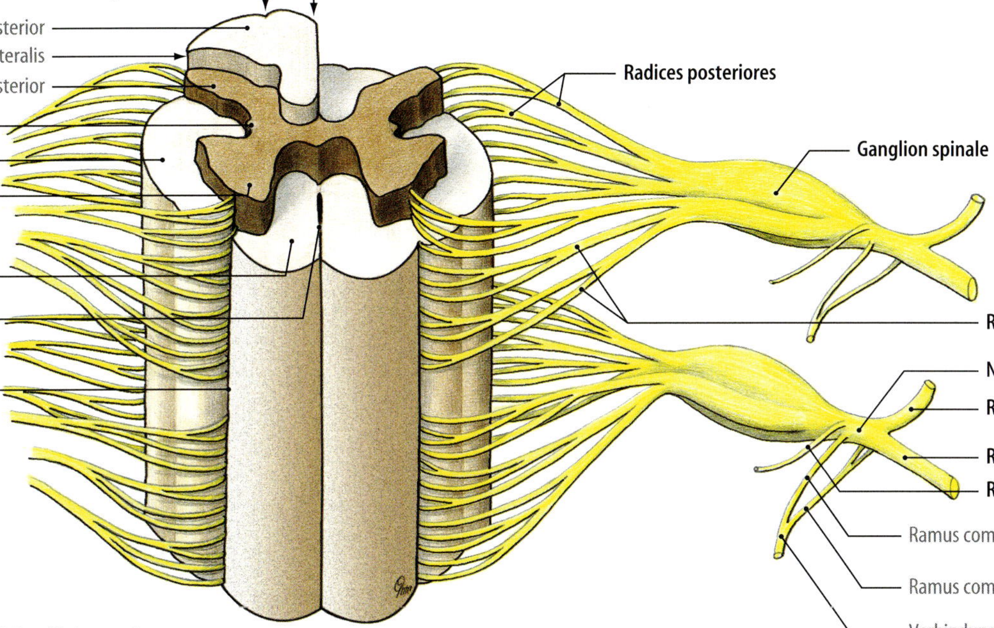

Labels:
- Sulcus medianus posterior
- Sulcus intermedius posterior
- Funiculus posterior
- Sulcus posterolateralis
- Columna posterior
- Columna lateralis
- Funiculus lateralis
- Columna anterior
- Funiculus anterior
- Fissura mediana anterior
- Sulcus anterolateralis
- **Radices posteriores**
- **Ganglion spinale**
- **Radices anteriores**
- **N. spinalis**
- **Ramus posterior** = dorsalis
- **Ramus anterior** = ventralis
- **Ramus meningeus**
- Ramus communicans albus
- Ramus communicans griseus
- Verbindung zum Truncus sympathicus

Darstellung der Säulen (Columnae) der grauen Substanz und der Stränge (Funiculi) der weißen Substanz.

## 4.79a–c Querschnitte durch das Rückenmark (Medulla spinalis). [54]

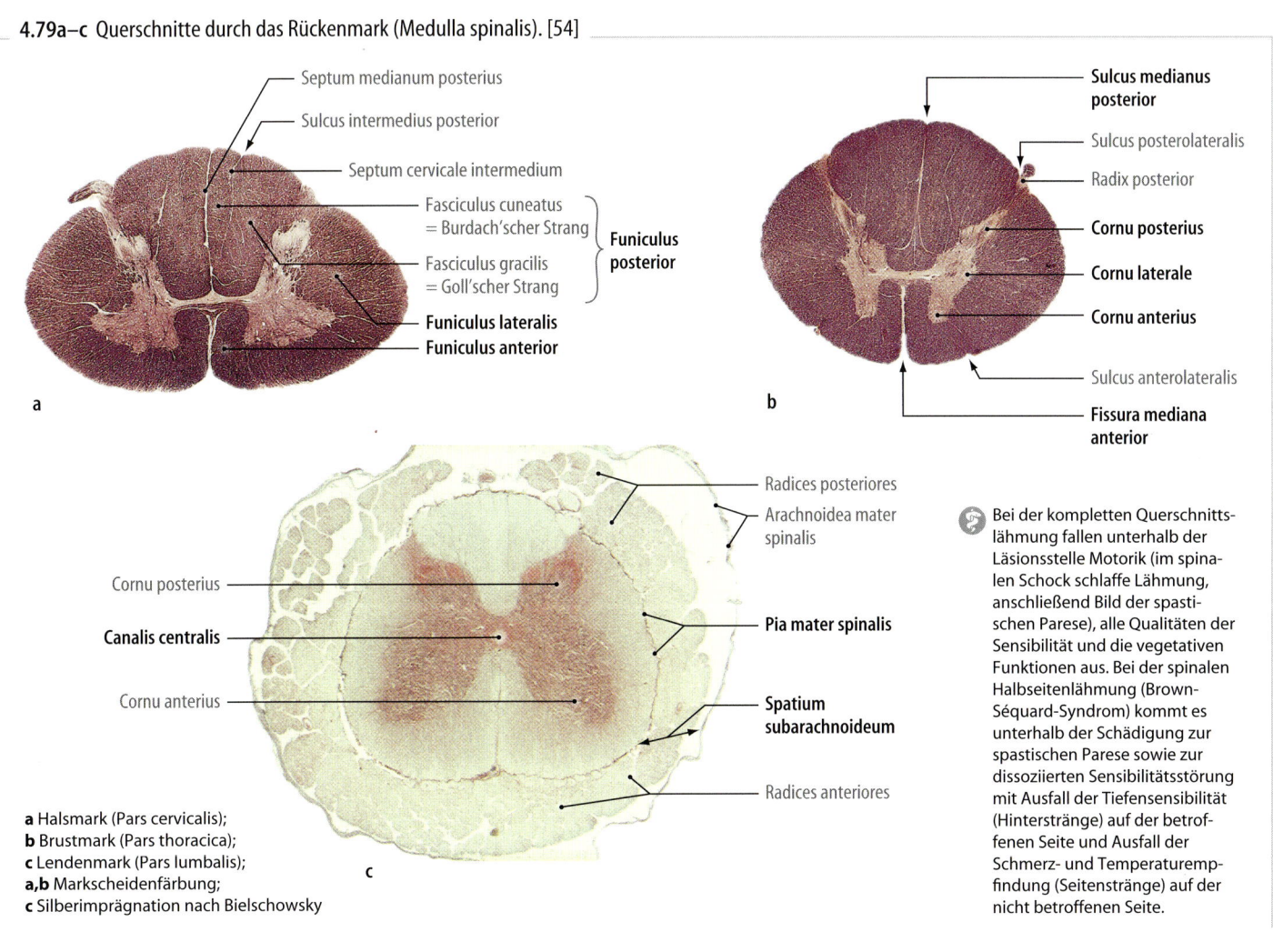

Labels (a):
- Septum medianum posterius
- Sulcus intermedius posterior
- Septum cervicale intermedium
- Fasciculus cuneatus = Burdach'scher Strang
- Fasciculus gracilis = Goll'scher Strang
- Funiculus posterior
- **Funiculus lateralis**
- **Funiculus anterior**

Labels (b):
- **Sulcus medianus posterior**
- Sulcus posterolateralis
- Radix posterior
- **Cornu posterius**
- **Cornu laterale**
- **Cornu anterius**
- Sulcus anterolateralis
- **Fissura mediana anterior**

Labels (c):
- Cornu posterius
- **Canalis centralis**
- Cornu anterius
- Radices posteriores
- Arachnoidea mater spinalis
- **Pia mater spinalis**
- **Spatium subarachnoideum**
- Radices anteriores

a Halsmark (Pars cervicalis);
b Brustmark (Pars thoracica);
c Lendenmark (Pars lumbalis);
a,b Markscheidenfärbung;
c Silberimprägnation nach Bielschowsky

Bei der kompletten Querschnittslähmung fallen unterhalb der Läsionsstelle Motorik (im spinalen Schock schlaffe Lähmung, anschließend Bild der spastischen Parese), alle Qualitäten der Sensibilität und die vegetativen Funktionen aus. Bei der spinalen Halbseitenlähmung (Brown-Séquard-Syndrom) kommt es unterhalb der Schädigung zur spastischen Parese sowie zur dissoziierten Sensibilitätsstörung mit Ausfall der Tiefensensibilität (Hinterstränge) auf der betroffenen Seite und Ausfall der Schmerz- und Temperaturempfindung (Seitenstränge) auf der nicht betroffenen Seite.

**Rückenmark**

# Rückenmark und Spinalnerven

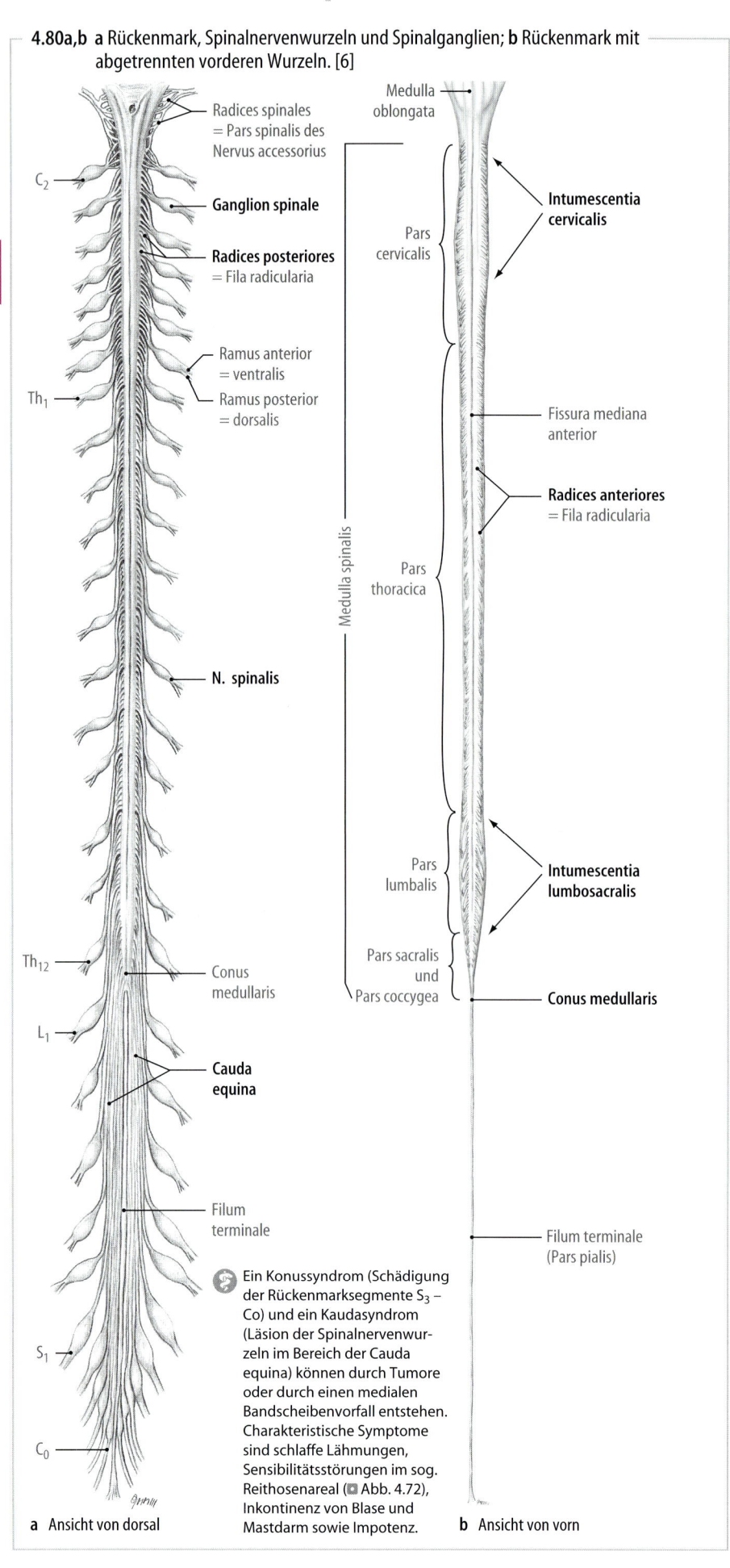

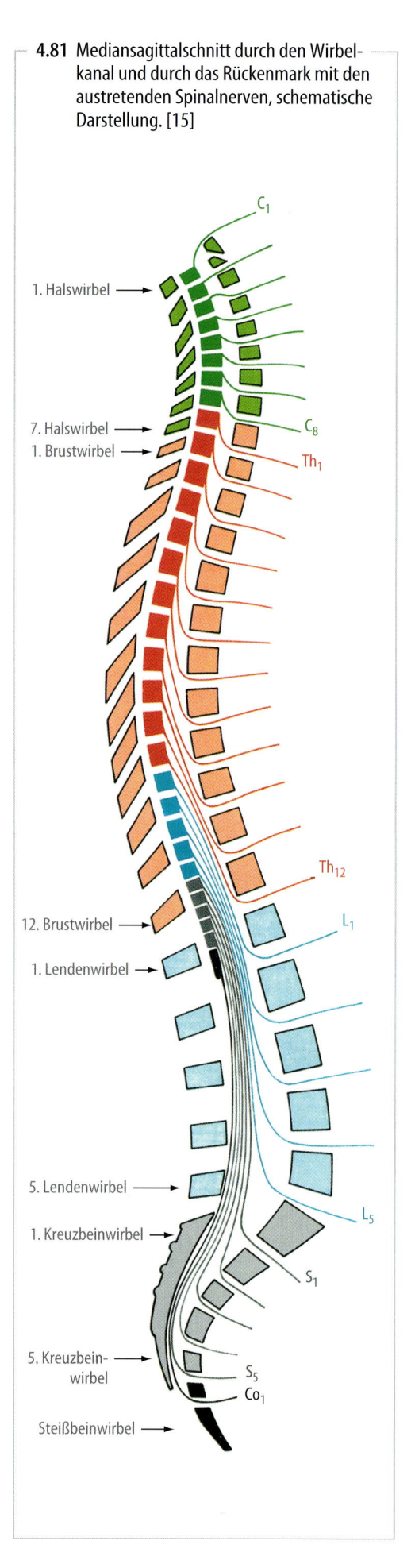

**4.80 a, b** a Rückenmark, Spinalnervenwurzeln und Spinalganglien; b Rückenmark mit abgetrennten vorderen Wurzeln. [6]

Beschriftungen (Abb. a, von oben nach unten):
- $C_2$
- Radices spinales = Pars spinalis des Nervus accessorius
- **Ganglion spinale**
- **Radices posteriores** = Fila radicularia
- Ramus anterior = ventralis
- Ramus posterior = dorsalis
- $Th_1$
- N. spinalis
- $Th_{12}$
- Conus medullaris
- $L_1$
- **Cauda equina**
- Filum terminale
- $S_1$
- $C_0$

a Ansicht von dorsal

Beschriftungen (Abb. b, von oben nach unten):
- Medulla oblongata
- **Intumescentia cervicalis**
- Pars cervicalis
- Fissura mediana anterior
- **Radices anteriores** = Fila radicularia
- Pars thoracica
- Medulla spinalis
- **Intumescentia lumbosacralis**
- Pars lumbalis
- Pars sacralis und Pars coccygea
- **Conus medullaris**
- Filum terminale (Pars pialis)

b Ansicht von vorn

🔵 Ein Konussyndrom (Schädigung der Rückenmarksegmente $S_3$ – Co) und ein Kaudasyndrom (Läsion der Spinalnervenwurzeln im Bereich der Cauda equina) können durch Tumore oder durch einen medialen Bandscheibenvorfall entstehen. Charakteristische Symptome sind schlaffe Lähmungen, Sensibilitätsstörungen im sog. Reithosenareal (◻ Abb. 4.72), Inkontinenz von Blase und Mastdarm sowie Impotenz.

**4.81** Mediansagittalschnitt durch den Wirbelkanal und durch das Rückenmark mit den austretenden Spinalnerven, schematische Darstellung. [15]

Beschriftungen:
- $C_1$
- 1. Halswirbel
- 7. Halswirbel
- $C_8$
- 1. Brustwirbel
- $Th_1$
- $Th_{12}$
- 12. Brustwirbel
- 1. Lendenwirbel
- $L_1$
- 5. Lendenwirbel
- $L_5$
- 1. Kreuzbeinwirbel
- $S_1$
- 5. Kreuzbeinwirbel
- $S_5$
- $Co_1$
- Steißbeinwirbel

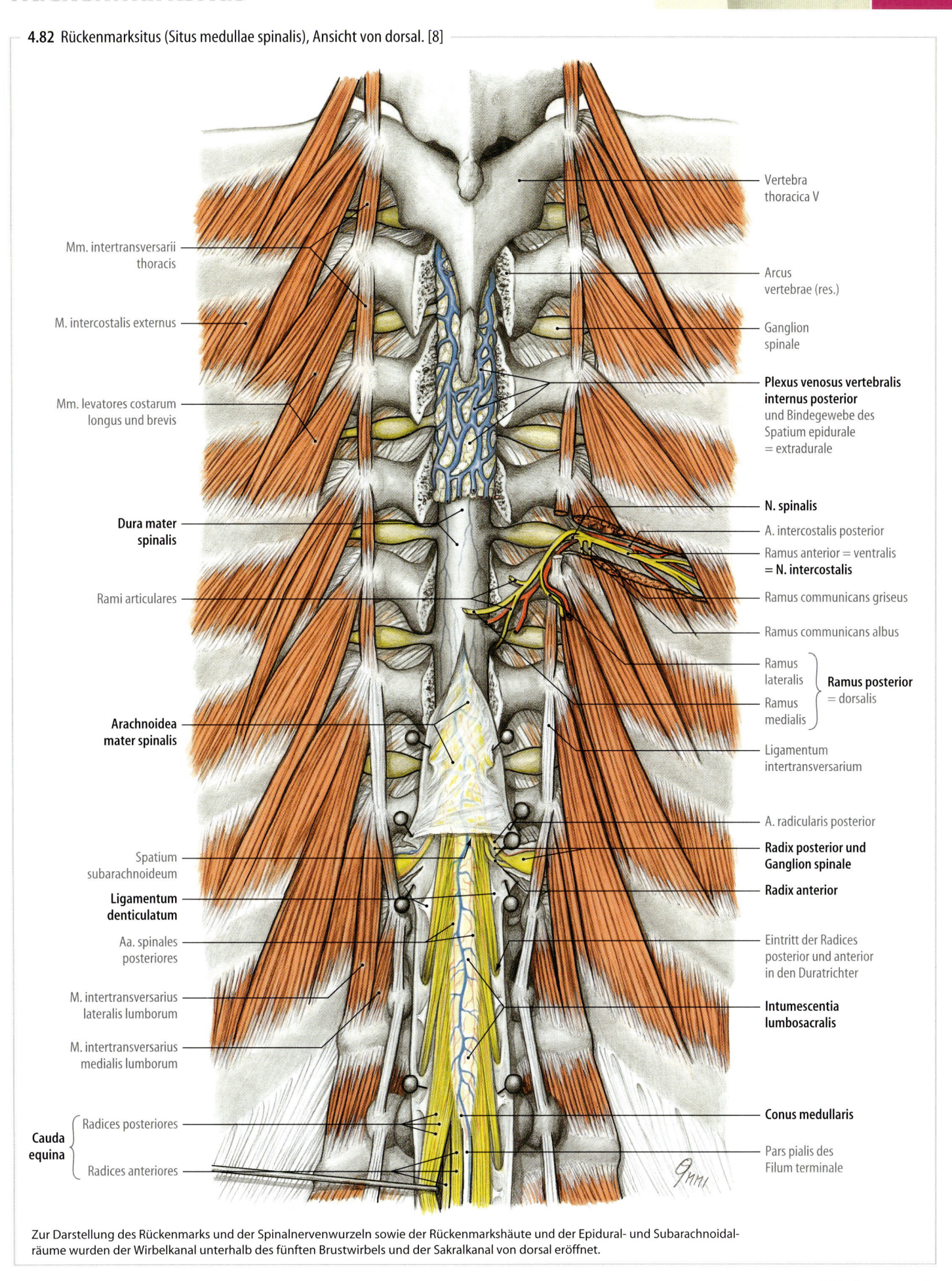

4.82 Rückenmarksitus (Situs medullae spinalis), Ansicht von dorsal. [8]

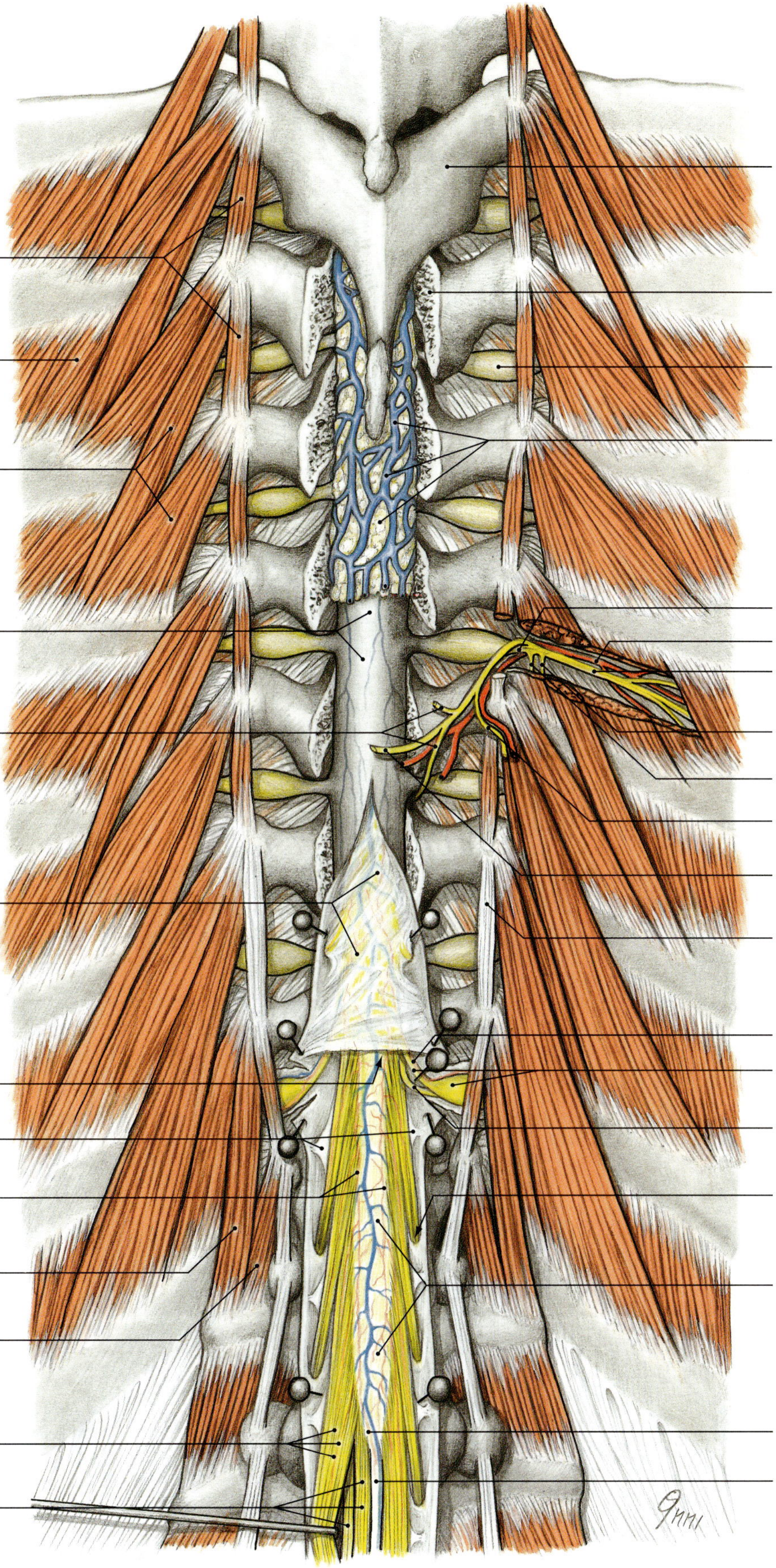
Vertebra thoracica V
Mm. intertransversarii thoracis
Arcus vertebrae (res.)
M. intercostalis externus
Ganglion spinale
Mm. levatores costarum longus und brevis
Plexus venosus vertebralis internus posterior und Bindegewebe des Spatium epidurale = extradurale
Dura mater spinalis
N. spinalis
A. intercostalis posterior
Ramus anterior = ventralis = N. intercostalis
Rami articulares
Ramus communicans griseus
Ramus communicans albus
Ramus lateralis
Ramus medialis
Ramus posterior = dorsalis
Arachnoidea mater spinalis
Ligamentum intertransversarium
A. radicularis posterior
Spatium subarachnoideum
Radix posterior und Ganglion spinale
Ligamentum denticulatum
Radix anterior
Aa. spinales posteriores
Eintritt der Radices posterior und anterior in den Duratrichter
M. intertransversarius lateralis lumborum
Intumescentia lumbosacralis
M. intertransversarius medialis lumborum
Conus medullaris
Cauda equina
Radices posteriores
Radices anteriores
Pars pialis des Filum terminale

Zur Darstellung des Rückenmarks und der Spinalnervenwurzeln sowie der Rückenmarkshäute und der Epidural- und Subarachnoidalräume wurden der Wirbelkanal unterhalb des fünften Brustwirbels und der Sakralkanal von dorsal eröffnet.

# Rückenmarksitus

**4.83 Rückenmarksitus im Halsbereich, Ansicht von oben. [6]**

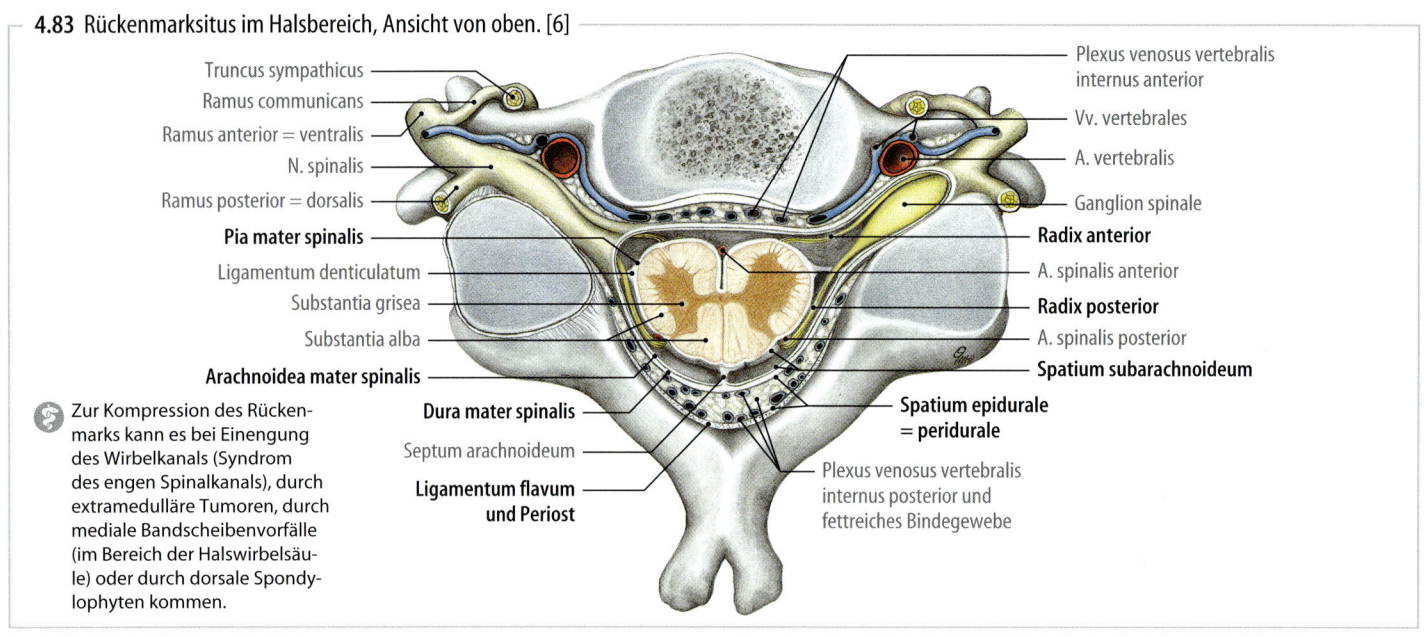

- Truncus sympathicus
- Ramus communicans
- Ramus anterior = ventralis
- N. spinalis
- Ramus posterior = dorsalis
- **Pia mater spinalis**
- Ligamentum denticulatum
- Substantia grisea
- Substantia alba
- **Arachnoidea mater spinalis**
- **Dura mater spinalis**
- Septum arachnoideum
- **Ligamentum flavum und Periost**
- Plexus venosus vertebralis internus anterior
- Vv. vertebrales
- A. vertebralis
- Ganglion spinale
- **Radix anterior**
- A. spinalis anterior
- **Radix posterior**
- A. spinalis posterior
- **Spatium subarachnoideum**
- **Spatium epidurale = peridurale**
- Plexus venosus vertebralis internus posterior und fettreiches Bindegewebe

ℹ Zur Kompression des Rückenmarks kann es bei Einengung des Wirbelkanals (Syndrom des engen Spinalkanals), durch extramedulläre Tumoren, durch mediale Bandscheibenvorfälle (im Bereich der Halswirbelsäule) oder durch dorsale Spondylophyten kommen.

**4.84 Von hinten eröffneter lumbaler Wirbelkanal und Sakralkanal. [15]**

- Plexus venosus vertebralis internus posterior
- M. intertransversarius
- **Radices posteriores und anteriores der Cauda equina**
- Processus costarius III
- M. quadratus lumborum
- Arcus vertebrae lumbalis V
- Ligamentum iliolumbale
- Ganglion spinale sacrale II
- Canalis sacralis
- N. coccygeus
- Ganglion spinale lumbale I
- **Schnittrand der Dura mater spinalis**
- **Schnittrand der Arachnoidea mater spinalis**
- **Rami posteriores** = dorsales der Lumbalnerven
- **Rami anteriores** = ventrales der Lumbalnerven
- Ganglion spinale lumbale V
- Foramen intervertebrale zwischen zweitem und drittem Sakralwirbel
- Filum terminale (Pars duralis)
- Rami posteriores = dorsales der Nn. sacrales

ℹ Das Ende des Durasackes (Liquorraumes) liegt in Höhe des zweiten Sakralwirbels. Im kaudalen (extrathekalen) Abschnitt vereinigen sich die von Durascheiden umhüllten Spinalnervenwurzeln noch innerhalb des Sakralkanals zu Sakral- und Coccygealnerven.

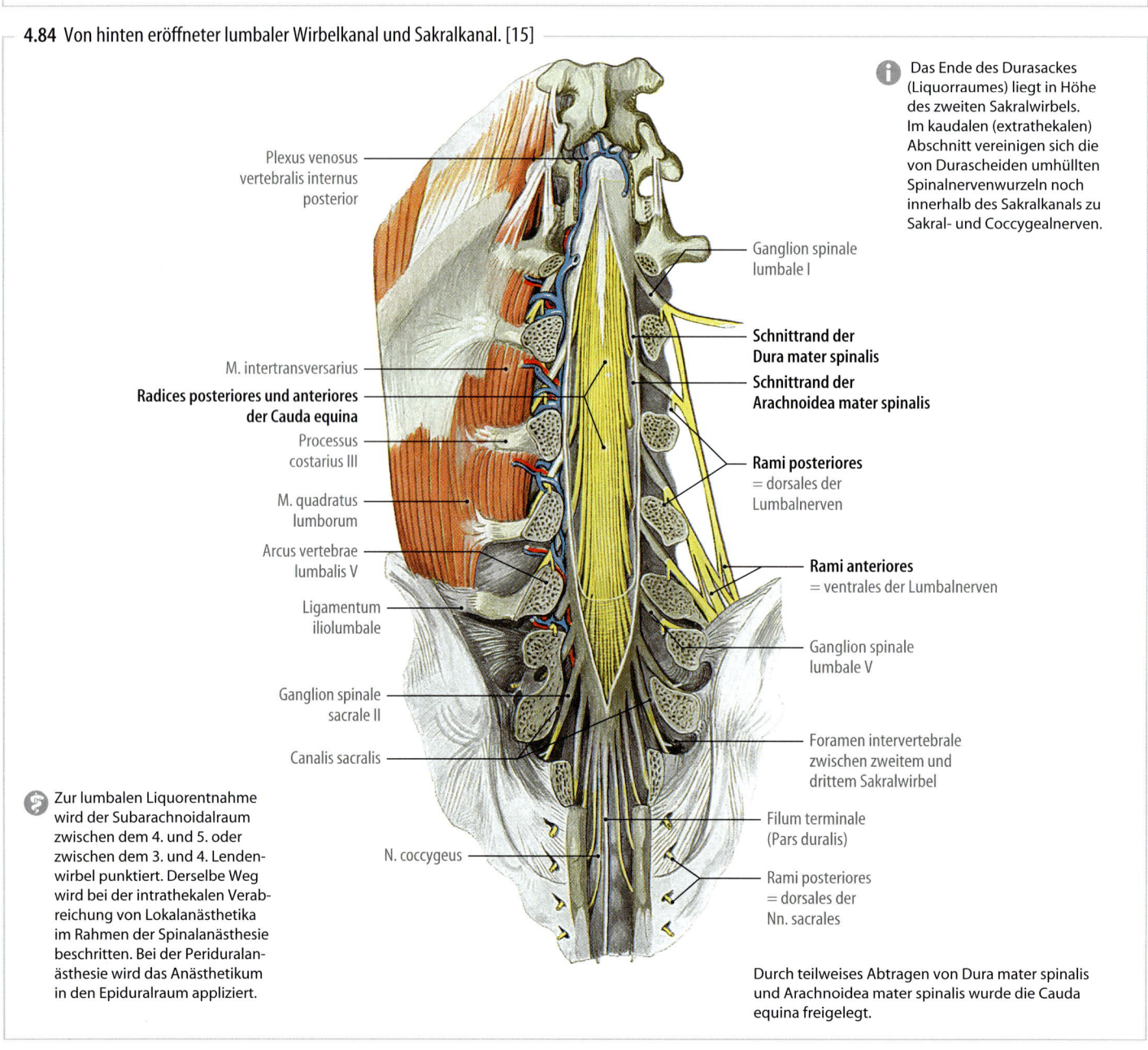

ℹ Zur lumbalen Liquorentnahme wird der Subarachnoidalraum zwischen dem 4. und 5. oder zwischen dem 3. und 4. Lendenwirbel punktiert. Derselbe Weg wird bei der intrathekalen Verabreichung von Lokalanästhetika im Rahmen der Spinalanästhesie beschritten. Bei der Periduralanästhesie wird das Anästhetikum in den Epiduralraum appliziert.

Durch teilweises Abtragen von Dura mater spinalis und Arachnoidea mater spinalis wurde die Cauda equina freigelegt.

# Rückenmark: Blutversorgung

**4.85a–c** Blutversorgung des Rückenmarkes, halbschematische Darstellung. [79, 63]

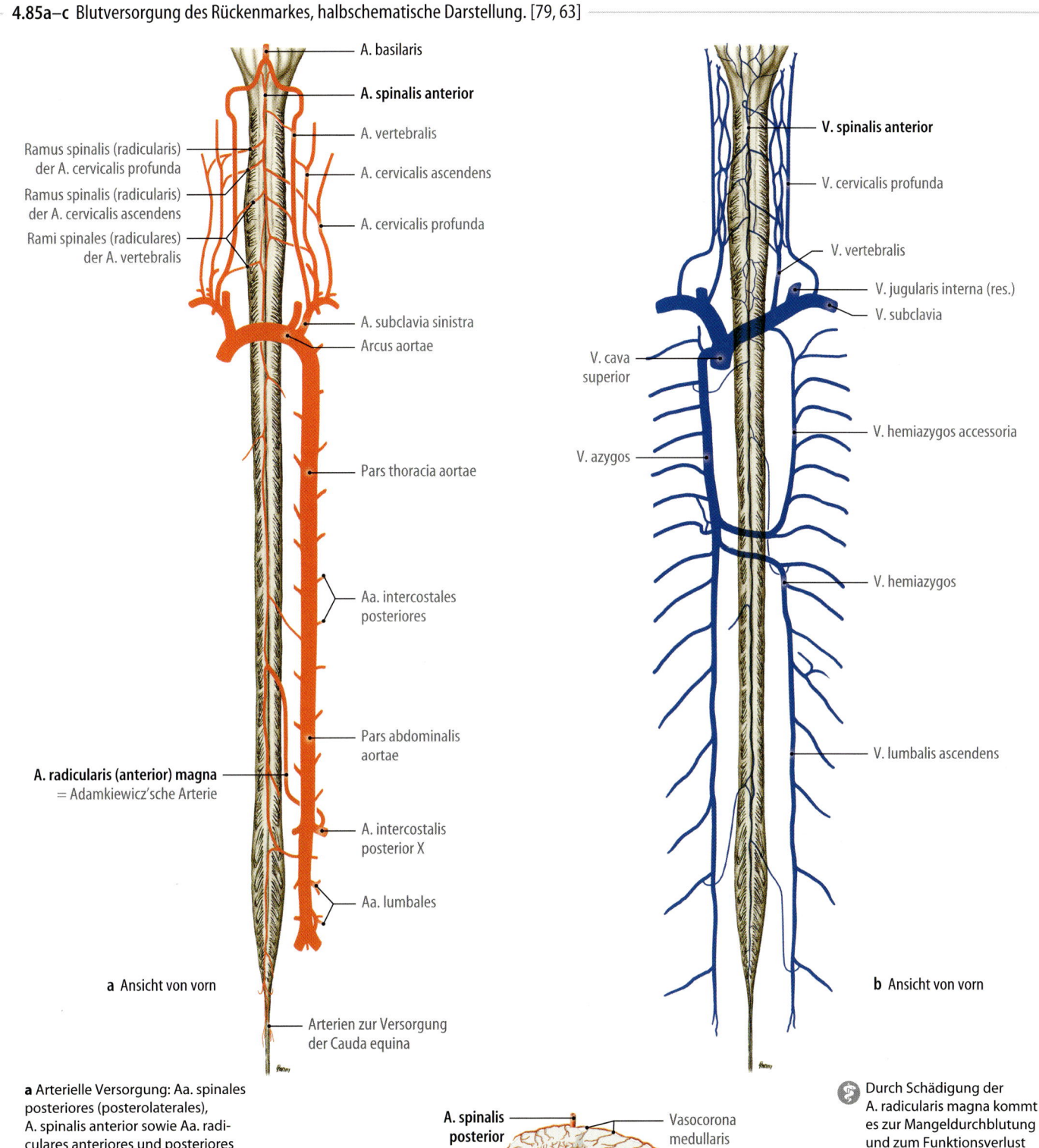

Labels (Abbildung a, Ansicht von vorn):
- A. basilaris
- **A. spinalis anterior**
- A. vertebralis
- Ramus spinalis (radicularis) der A. cervicalis profunda
- Ramus spinalis (radicularis) der A. cervicalis ascendens
- Rami spinales (radiculares) der A. vertebralis
- A. cervicalis ascendens
- A. cervicalis profunda
- A. subclavia sinistra
- Arcus aortae
- Pars thoracica aortae
- Aa. intercostales posteriores
- Pars abdominalis aortae
- **A. radicularis (anterior) magna** = Adamkiewicz'sche Arterie
- A. intercostalis posterior X
- Aa. lumbales
- Arterien zur Versorgung der Cauda equina

**a** Ansicht von vorn

Labels (Abbildung b, Ansicht von vorn):
- **V. spinalis anterior**
- V. cervicalis profunda
- V. vertebralis
- V. jugularis interna (res.)
- V. subclavia
- V. cava superior
- V. azygos
- V. hemiazygos accessoria
- V. hemiazygos
- V. lumbalis ascendens

**b** Ansicht von vorn

Labels (Abbildung c):
- A. spinalis posterior
- Vasocorona medullaris
- **A. spinalis anterior**
- A. radicularis posterior
- **Ramus spinalis**
- A. radicularis anterior
- **V. spinalis anterior**
- V. spinalis posterior
- Ramus spinalis

**c**

**a** Arterielle Versorgung: Aa. spinales posteriores (posterolaterales), A. spinalis anterior sowie Aa. radiculares anteriores und posteriores aus den Aa. vertebralis, cervicalis ascendens, cervicalis profunda, intercostalis suprema, intercostales posteriores und lumbales;
**b** venöse Drainage;
**c** Querschnitt durch das Rückenmark. Arterielle Versorgung auf der rechten, venöse Drainage auf der linken Seite.

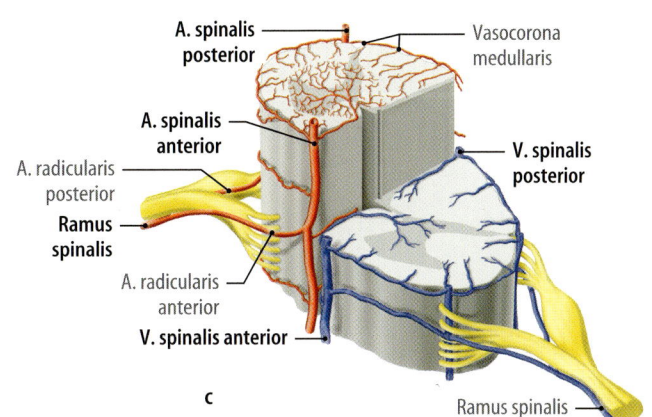

ⓘ Man beachte die Versorgungsgebiete aus der A. spinalis anterior und aus der A. spinalis posterior.

Durch Schädigung der A. radicularis magna kommt es zur Mangeldurchblutung und zum Funktionsverlust des von ihr versorgten Rückenmarkabschnitts. Das Syndrom der A. spinalis anterior, z. B. bei Thrombose der Arterie, führt zur schlaffen Lähmung in Höhe des betroffenen Rückenmarksabschnitts sowie zur Spastik und zur dissoziierten Empfindungsstörung (Schmerz- und Temperaturempfindungen sind gestört, die Tiefensensibilität ist erhalten) unterhalb der Schädigung.

**Rückenmark**

# Wirbelsäule und Wirbelkanal: Venen

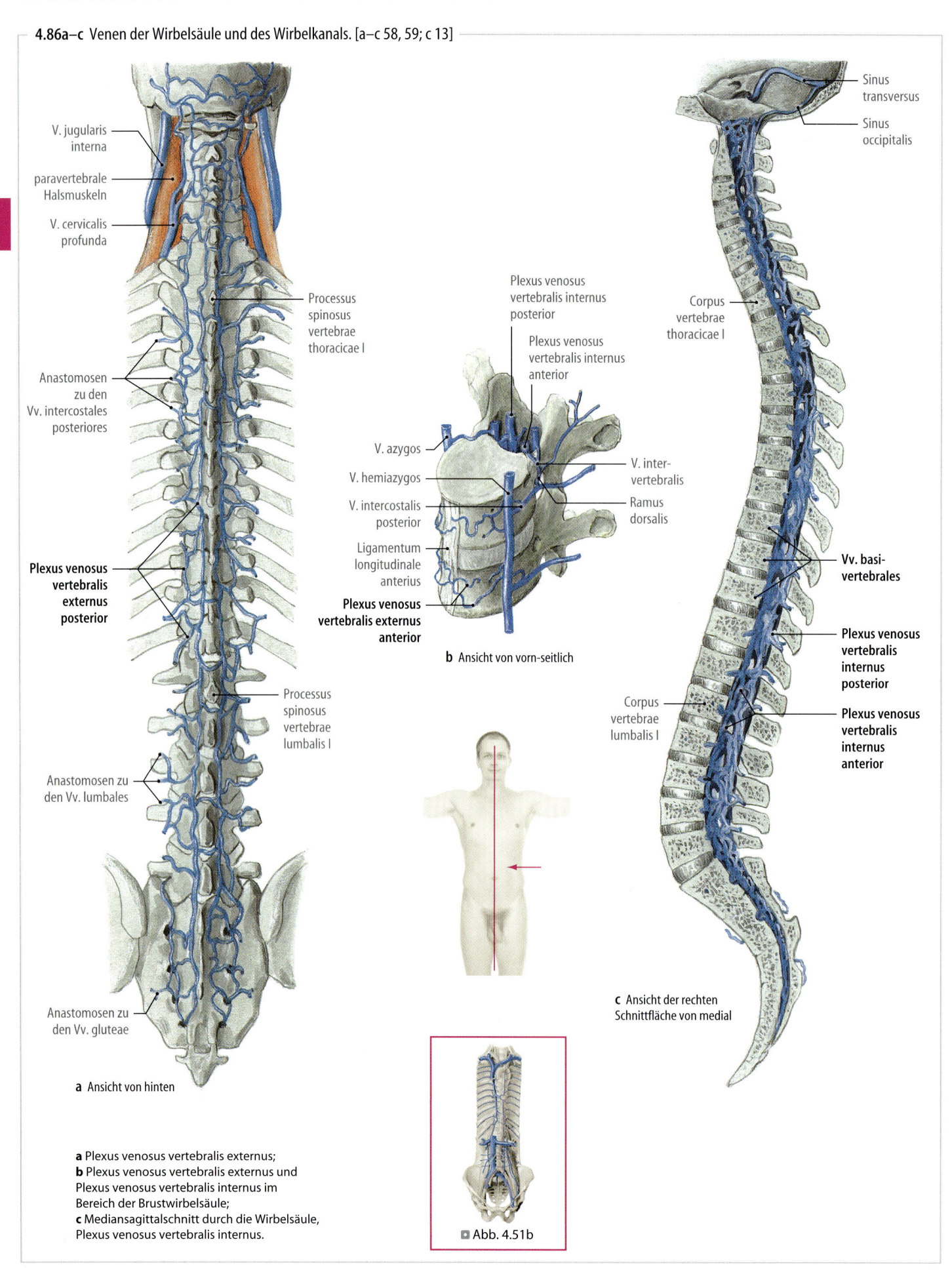

**4.86a–c** Venen der Wirbelsäule und des Wirbelkanals. [a–c 58, 59; c 13]

**b** Ansicht von vorn-seitlich

**a** Ansicht von hinten

**c** Ansicht der rechten Schnittfläche von medial

Abb. 4.51b

**a** Plexus venosus vertebralis externus;
**b** Plexus venosus vertebralis externus und Plexus venosus vertebralis internus im Bereich der Brustwirbelsäule;
**c** Mediansagittalschnitt durch die Wirbelsäule, Plexus venosus vertebralis internus.

# Rückenmark und Wirbelkanal: Bildgebung

**4.87** Mediansagittalschnitt durch den Wirbelkanal eines 15 Jahre alten Jungen. [60]

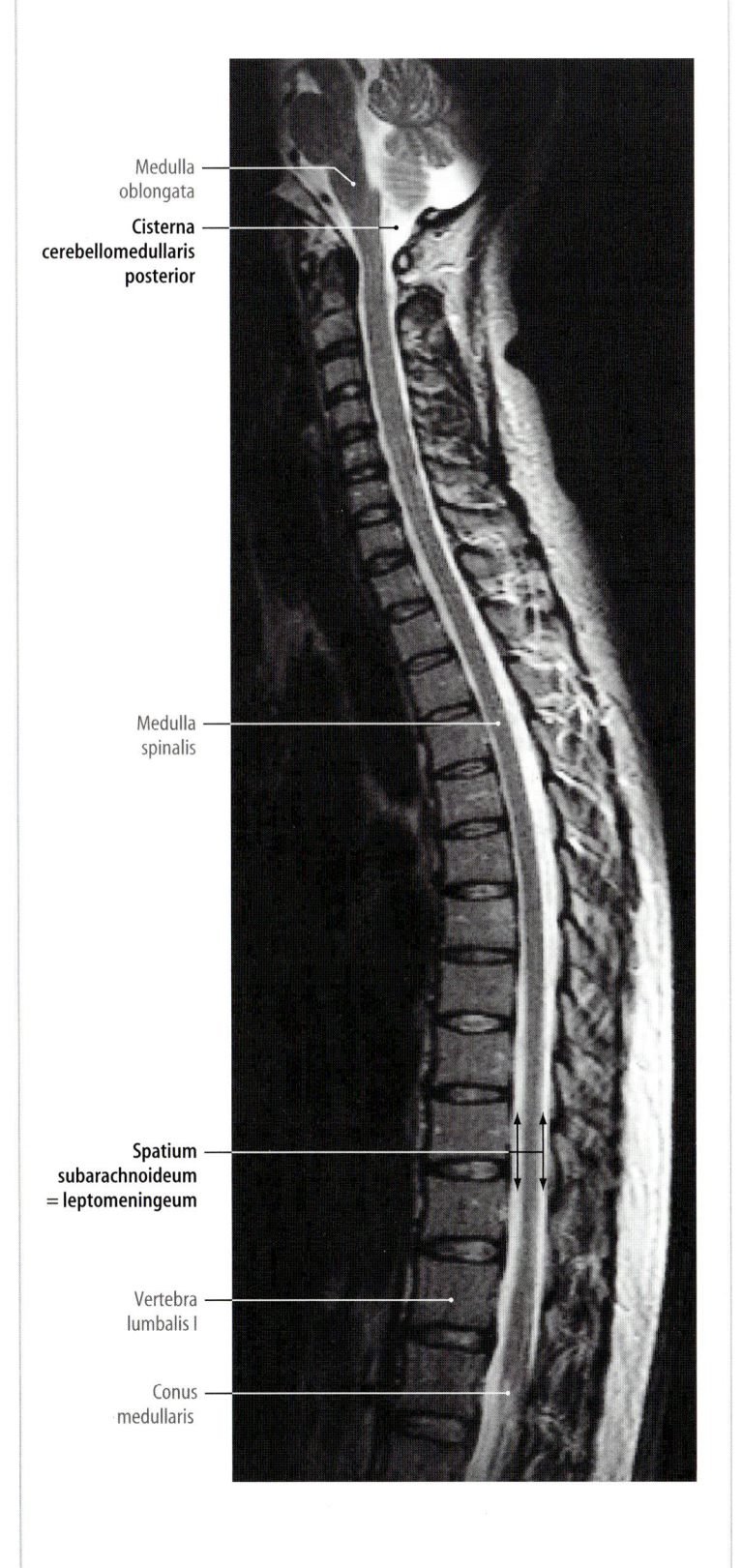

- Medulla oblongata
- Cisterna cerebellomedullaris posterior
- Medulla spinalis
- **Spatium subarachnoideum = leptomeningeum**
- Vertebra lumbalis I
- Conus medullaris

MRT-$T_2$ gewichtete Aufnahme

**4.88** Lumbale Myelographie bei einer 60 Jahre alten Frau im anteroposterioren Strahlengang. [60]

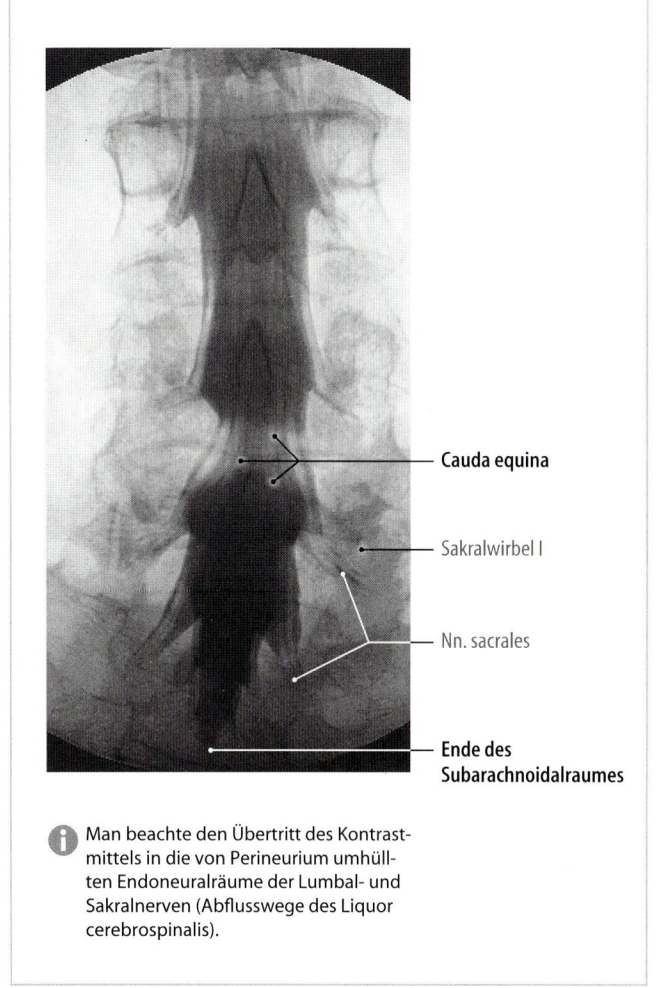

- Cauda equina
- Sakralwirbel I
- Nn. sacrales
- Ende des Subarachnoidalraumes

ⓘ Man beachte den Übertritt des Kontrastmittels in die von Perineurium umhüllten Endoneuralräume der Lumbal- und Sakralnerven (Abflusswege des Liquor cerebrospinalis).

**4.89** Axiales Computertomogramm (Transversalschnitt) in Höhe des 4. Lendenwirbels bei einer 60 Jahre alten Frau. [60]

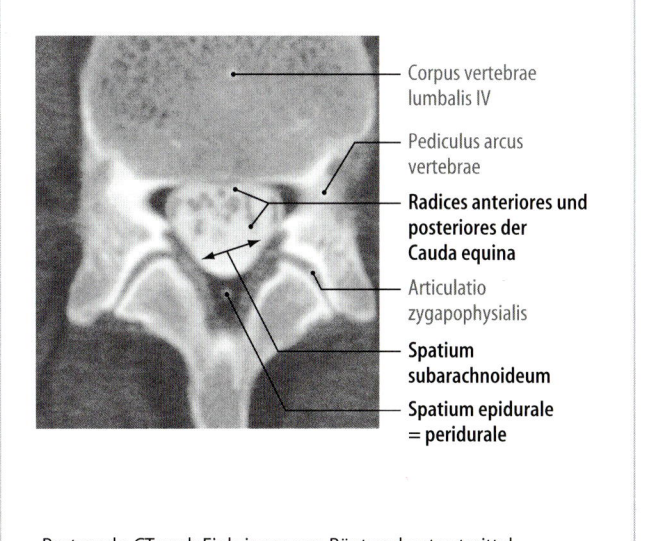

- Corpus vertebrae lumbalis IV
- Pediculus arcus vertebrae
- **Radices anteriores und posteriores der Cauda equina**
- Articulatio zygapophysialis
- **Spatium subarachnoideum**
- **Spatium epidurale = peridurale**

Postmyelo-CT nach Einbringen von Röntgenkontrastmittel in den Subarachnoidalraum, Darstellung der Cauda equina.

**Rückenmark**

# 5

# Situs

## Überblick

Übersicht Brust-, Bauch- und Beckensitus 249
Aorta und ihre Äste 250
Venen des Brust- und Bauchraumes 251
Sympathische und parasympathische
    Versorgung 252

## Brustsitus

Mediastinum: Einteilung · Recessus pleurales 253
Pleura parietalis, Mediastinum 254
Herzbeutel, Recessus pleurales 255
Lungen- und Pleuragrenzen 256
Lungen- und Pleuragrenzen 257
Lungenlappen und Lungensegmente 258
Lunge, Lungenhilus 259
Kehlkopf, Trachea, Bronchialbaum 260
Lungengefäße und Bronchialbaum 261
Lunge: Läppchenstruktur, Lymphsystem 262
Lungengefäße: Vasa publica, Vasa privata 263
Rechter Lungenhilus 264
Linker Lungenhilus 265
Thorax: Topographie, CT 266
Herz: Situs 267
Herz: Projektions-, Auskultationspunkte · Röntgen-
    Thorax 268
Herz und Herzbeutel 269
Herzkranzarterien · Versorgungsgebiete 270
Versorgungstypen · Herzvenen 271
Herz 272
Herz · Herzkranzgefäße: Varianten 273
Herzkranzgefäße, Herzklappen 274
Herz und Herzgefäße · Bildgebung 275
Herz: Bildgebung 276
Herzbinnenräume 277
Herzbinnenräume 278
Herzbinnenräume 279
Innervation, Erregungsleitungssystem 280
Herz: Erregungsleitungssystem 281
Pleurahöhle und Mediastinum 282
Innere Brustwand: Leitungsbahnen 283
Innere Brustwand: Leitungsbahnen 284
Organe des hinteren Mediastinum 285
Brustorgane: Topographie 286
Brustorgane: Topographie 287
Brustorgane: Topographie · Oesophagus 288
Oesophagus 289
Zwerchfell 290

## Bauchsitus

Zwerchfell · Oberbauchorgane: Projektion 291
Bauchsitus 292

Leber 293
Leber: Topographie · Gefäße, Gallenwege 294
Leberpforte 295
Leber: Segmenteinteilung · Portographie 296
Pfortaderkreislauf 297
Truncus coeliacus 298
Leberarterien 299
Lebervenen · Oberbauchgefäße 300
Leber: Gallengänge · Bildgebung 301
Ableitende Gallenwege 302
Leberpforte: Topographie 303
Pankreas, Duodenum 304
Pankreasgänge · Nekrosestraßen 305
Pankreas, Duodenum: arterielle Versorgung 306
Pankreas, Duodenum: Venen · Lymphsystem 307
Pankreas, Pankreasgänge: Bildgebung · Milz 308
Milz 309
Magen 310
Magen: Gefäßversorgung 311
Magen: Lymphsystem · Innervation 312
Oberbauchsitus, Bursa omentalis 313
Oberbauchsitus, Bursa omentalis 314
Oberbauchsitus, Bursa omentalis 315
Bursa omentalis 316
Oberbauchsitus 317
Oberbauchorgane: Bildgebung 318
Oberbauchorgane: Bildgebung 319
Baucheingeweide · Caecum, Appendix:
    Lagevarianten 320
Baucheingeweide · Appendix: Lagevarianten 321
Baucheingeweide · Meckel'sches Divertikel 322
Bauchsitus: Recessus und Plicae 323
Dünndarm: Schleimhautrelief · Ileocaecal-
    region 324
Darm: Bildgebung · Colon: Formvarianten 325
A. und V. mesenterica superior 326
A. mesenterica superior 327
Dickdarm: arterielle Versorgung 328
Arterien des Bauchraums: Anastomosen 329
A. und V. mesenterica inferior 330
Darm: Lymphsystem · Bauchhöhlenwand 331
Dorsale Bauchhöhlenwand · Recessus 332

## Retroperitonealraum

Retroperitonealraum 333
Niere: Peritonealbedeckung · Nachbarorgane 334
Niere und Nierengefäße 335
Nierenbecken, Nierenkelche · Sinus renalis 336
Nebenniere · Fetale Niere · Nierenbecken 337
Niere, ableitende Harnwege: Varianten 338
Varianten der Niere: Bildgebung 339
Niere: Topographie 340

Niere, Nebenniere: Arterien, Segmente 341
Nieren-, Nebennierengefäße: Varianten 342
Niere: Bildgebung 343
Retroperitonealraum: Gefäße, Lymphsystem 344
Plexus lumbalis, vegetatives Nervengeflecht 345

## Beckensitus

Becken: Geschlechtsunterschiede 346
Äußere Beckenmaße · Michaelisraute 347
Innere Beckenmaße 348
Knöcherner Geburtskanal 349
Beckenbodenmuskeln 350
Damm- und Beckenbodenmuskeln 351
Damm- und Beckenbodenmuskeln 352
Damm- und Beckenbodenmuskeln 353
Diaphragma pelvis, Fossa ischioanalis 354
Diaphragma urogenitale 355
Beckenarterien 356
Beckenarterien 357
A. obturatoria 358
Becken: Venen · Lymphknoten 359
Lymphsystem: Bildgebung · Topographie 360
Innere Beckenwand: Leitungsbahnen 361
Damm, äußeres Genitale: Leitungsbahnen 362
Beckenorgane, Peritonealverhältnisse 363
Beckenorgane, Peritonealverhältnisse 364
Beckenorgane, Peritonealverhältnisse 365
Männliches Becken: Topographie 366
Harnblase 367
Harnblase 368
Harnblase, Harnleiter, Prostata: Gefäße 369
Rektum und Analkanal 370
Rektum, Analkanal: Gefäße · Lymphsystem 371
Rektum, Analkanal: Topographie 372
Äußeres weibliches Genitale 373
Beckenorgane der Frau 374
Uterus, Tuben, Ovarien, Ligamentum latum 375
Uterus, Tube, Ovar 376
Beckenorgane der Frau: Gefäßversorgung 377
Weibliches Becken: Lymphsystem, Innervation 378
Weibliches Becken: Uteruslage · Bandstrukturen 379
Weibliches Becken: Topographie · Bildgebung 380
Äußeres männl. Genitale · männliches Becken 381
Penis, Harnröhre 382
Penis: Blutversorgung 383
Männliche Dammregion · Becken:
    Topographie 384
Prostata · Hoden, Nebenhoden, Samenleiter 385
Hoden 386
Prostata: Sonographie 387

# Übersicht Brust-, Bauch- und Beckensitus

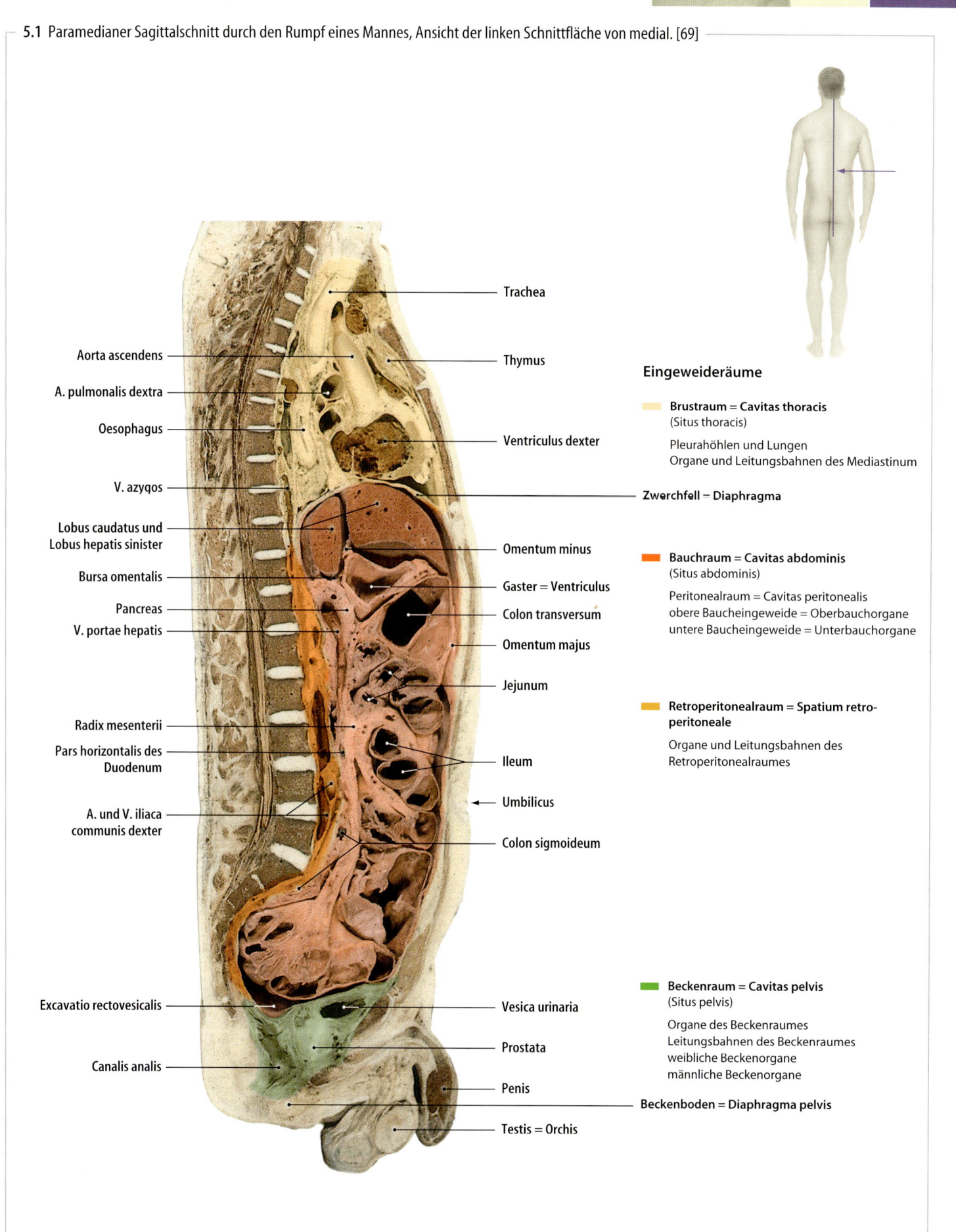

**5.1** Paramedianer Sagittalschnitt durch den Rumpf eines Mannes, Ansicht der linken Schnittfläche von medial. [69]

Labels on figure (left side):
- Aorta ascendens
- A. pulmonalis dextra
- Oesophagus
- V. azygos
- Lobus caudatus und Lobus hepatis sinister
- Bursa omentalis
- Pancreas
- V. portae hepatis
- Radix mesenterii
- Pars horizontalis des Duodenum
- A. und V. iliaca communis dexter
- Excavatio rectovesicalis
- Canalis analis

Labels on figure (right side):
- Trachea
- Thymus
- Ventriculus dexter
- Omentum minus
- Gaster = Ventriculus
- Colon transversum
- Omentum majus
- Jejunum
- Ileum
- Umbilicus
- Colon sigmoideum
- Vesica urinaria
- Prostata
- Penis
- Testis = Orchis

### Eingeweideräume

**Brustraum = Cavitas thoracis**
(Situs thoracis)

Pleurahöhlen und Lungen
Organe und Leitungsbahnen des Mediastinum

**Zwerchfell – Diaphragma**

**Bauchraum = Cavitas abdominis**
(Situs abdominis)

Peritonealraum = Cavitas peritonealis
obere Baucheingeweide = Oberbauchorgane
untere Baucheingeweide = Unterbauchorgane

**Retroperitonealraum = Spatium retroperitoneale**

Organe und Leitungsbahnen des Retroperitonealraumes

**Beckenraum = Cavitas pelvis**
(Situs pelvis)

Organe des Beckenraumes
Leitungsbahnen des Beckenraumes
weibliche Beckenorgane
männliche Beckenorgane

**Beckenboden = Diaphragma pelvis**

## Überblick

# Aorta und ihre Äste

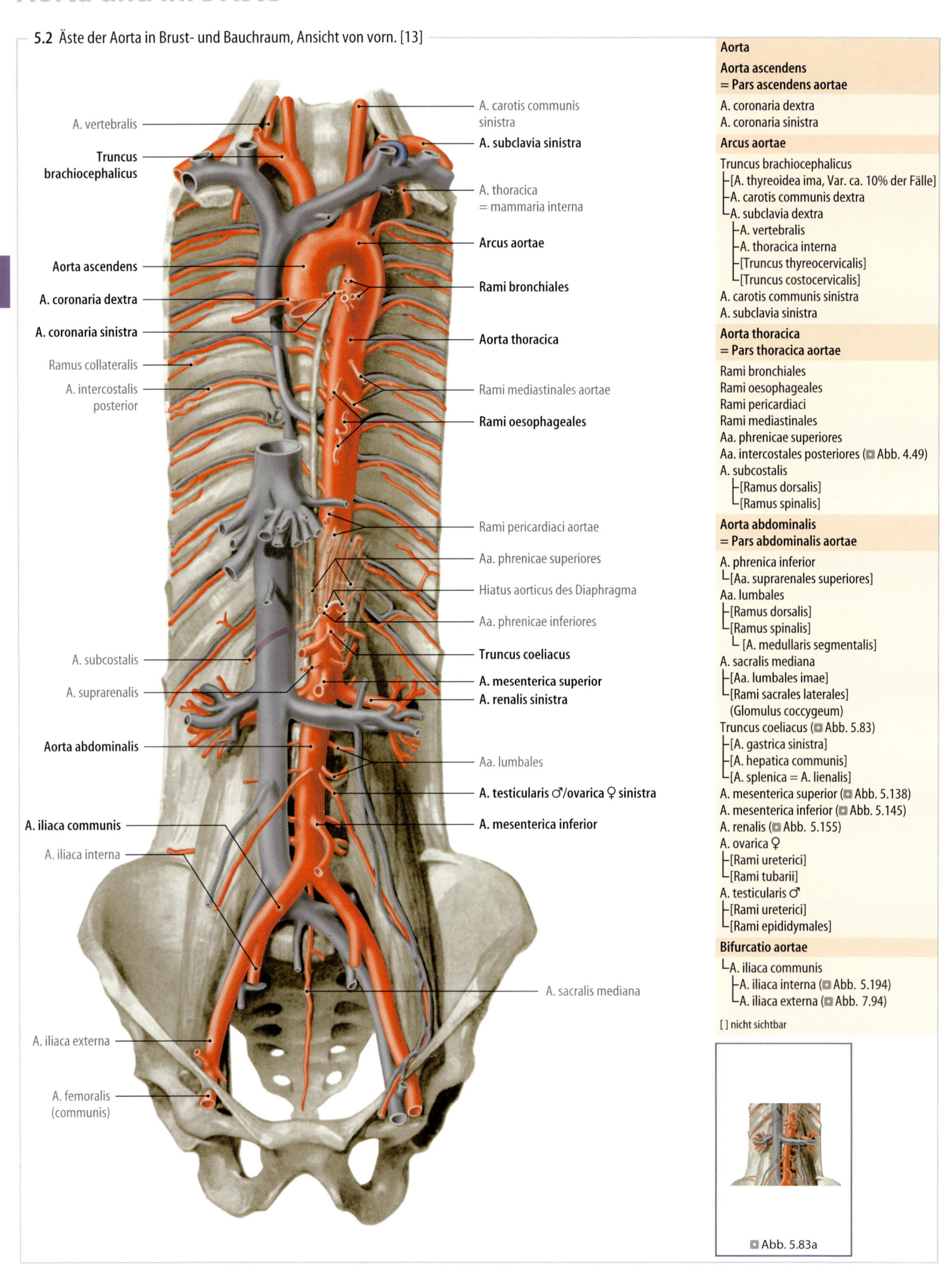

5.2 Äste der Aorta in Brust- und Bauchraum, Ansicht von vorn. [13]

Labels on figure (left side): A. vertebralis; Truncus brachiocephalicus; Aorta ascendens; A. coronaria dextra; A. coronaria sinistra; Ramus collateralis; A. intercostalis posterior; A. subcostalis; A. suprarenalis; Aorta abdominalis; A. iliaca communis; A. iliaca interna; A. iliaca externa; A. femoralis (communis)

Labels on figure (right side): A. carotis communis sinistra; A. subclavia sinistra; A. thoracica = mammaria interna; Arcus aortae; Rami bronchiales; Aorta thoracica; Rami mediastinales aortae; Rami oesophageales; Rami pericardiaci aortae; Aa. phrenicae superiores; Hiatus aorticus des Diaphragma; Aa. phrenicae inferiores; Truncus coeliacus; A. mesenterica superior; A. renalis sinistra; Aa. lumbales; A. testicularis ♂/ovarica ♀ sinistra; A. mesenterica inferior; A. sacralis mediana

### Aorta
**Aorta ascendens**
= Pars ascendens aortae
A. coronaria dextra
A. coronaria sinistra

**Arcus aortae**
Truncus brachiocephalicus
└[A. thyreoidea ima, Var. ca. 10% der Fälle]
├A. carotis communis dextra
└A. subclavia dextra
 ├A. vertebralis
 ├A. thoracica interna
 ├[Truncus thyreocervicalis]
 └[Truncus costocervicalis]
A. carotis communis sinistra
A. subclavia sinistra

**Aorta thoracica**
= Pars thoracica aortae
Rami bronchiales
Rami oesophageales
Rami pericardiaci
Rami mediastinales
Aa. phrenicae superiores
Aa. intercostales posteriores (Abb. 4.49)
A. subcostalis
├[Ramus dorsalis]
└[Ramus spinalis]

**Aorta abdominalis**
= Pars abdominalis aortae
A. phrenica inferior
└[Aa. suprarenales superiores]
Aa. lumbales
├[Ramus dorsalis]
└[Ramus spinalis]
  └[A. medullaris segmentalis]
A. sacralis mediana
├[Aa. lumbales imae]
└[Rami sacrales laterales]
  (Glomulus coccygeum)
Truncus coeliacus (Abb. 5.83)
├[A. gastrica sinistra]
├[A. hepatica communis]
└[A. splenica = A. lienalis]
A. mesenterica superior (Abb. 5.138)
A. mesenterica inferior (Abb. 5.145)
A. renalis (Abb. 5.155)
A. ovarica ♀
├[Rami ureterici]
└[Rami tubarii]
A. testicularis ♂
├[Rami ureterici]
└[Rami epididymales]

**Bifurcatio aortae**
└A. iliaca communis
 ├A. iliaca interna (Abb. 5.194)
 └A. iliaca externa (Abb. 7.94)

[ ] nicht sichtbar

Abb. 5.83a

# Venen des Brust- und Bauchraumes

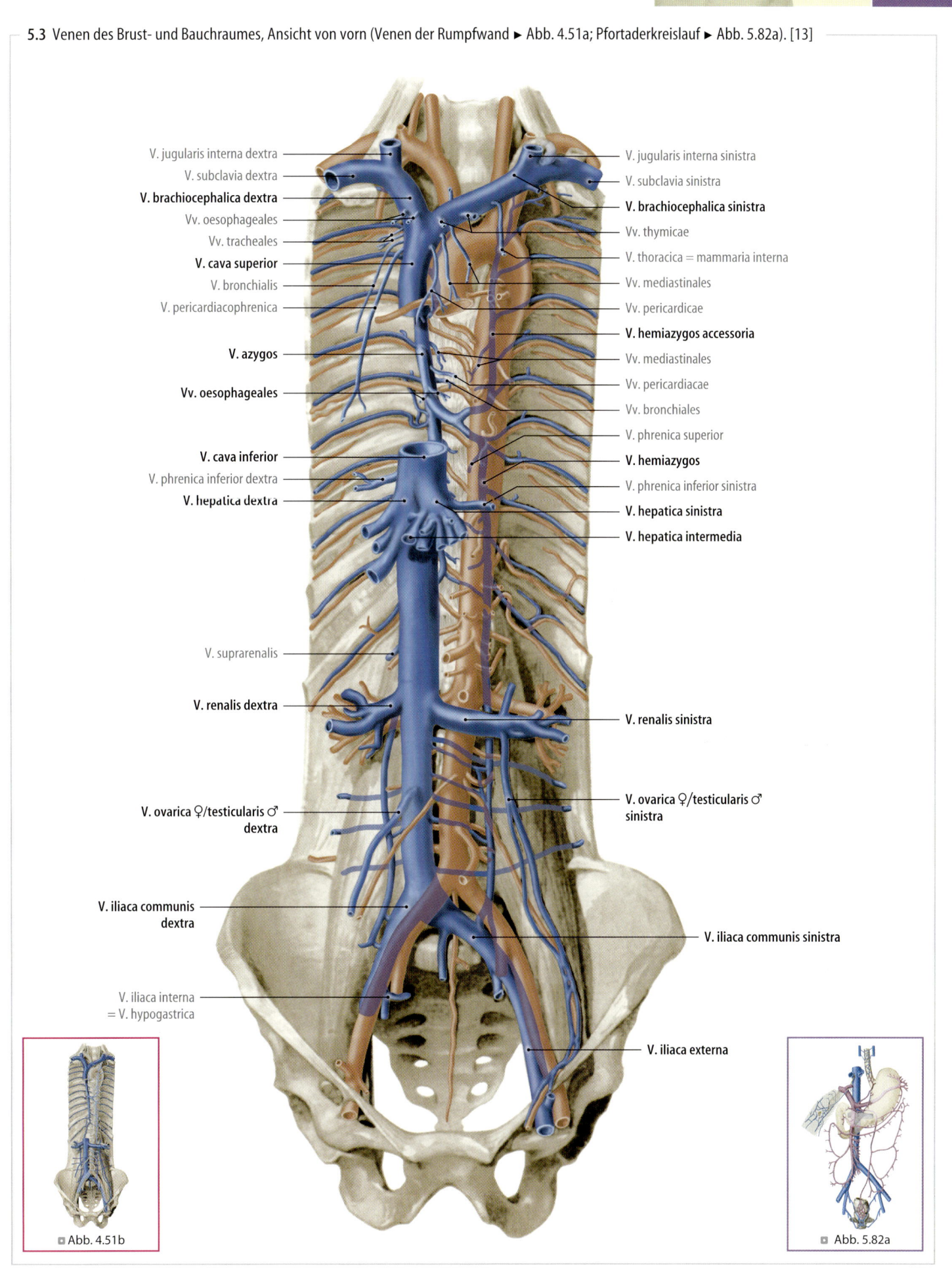

**5.3** Venen des Brust- und Bauchraumes, Ansicht von vorn (Venen der Rumpfwand ▶ Abb. 4.51a; Pfortaderkreislauf ▶ Abb. 5.82a). [13]

Linke Seite (Beschriftungen):
- V. jugularis interna dextra
- V. subclavia dextra
- **V. brachiocephalica dextra**
- Vv. oesophageales
- Vv. tracheales
- **V. cava superior**
- V. bronchialis
- V. pericardiacophrenica
- **V. azygos**
- Vv. oesophageales
- **V. cava inferior**
- V. phrenica inferior dextra
- **V. hepatica dextra**
- V. suprarenalis
- **V. renalis dextra**
- **V. ovarica ♀/testicularis ♂ dextra**
- **V. iliaca communis dextra**
- V. iliaca interna = V. hypogastrica

Rechte Seite (Beschriftungen):
- V. jugularis interna sinistra
- V. subclavia sinistra
- **V. brachiocephalica sinistra**
- Vv. thymicae
- V. thoracica = mammaria interna
- Vv. mediastinales
- Vv. pericardicae
- **V. hemiazygos accessoria**
- Vv. mediastinales
- Vv. pericardiacae
- Vv. bronchiales
- V. phrenica superior
- **V. hemiazygos**
- V. phrenica inferior sinistra
- **V. hepatica sinistra**
- **V. hepatica intermedia**
- **V. renalis sinistra**
- **V. ovarica ♀/testicularis ♂ sinistra**
- **V. iliaca communis sinistra**
- V. iliaca externa

▫ Abb. 4.51b

▫ Abb. 5.82a

**Überblick**

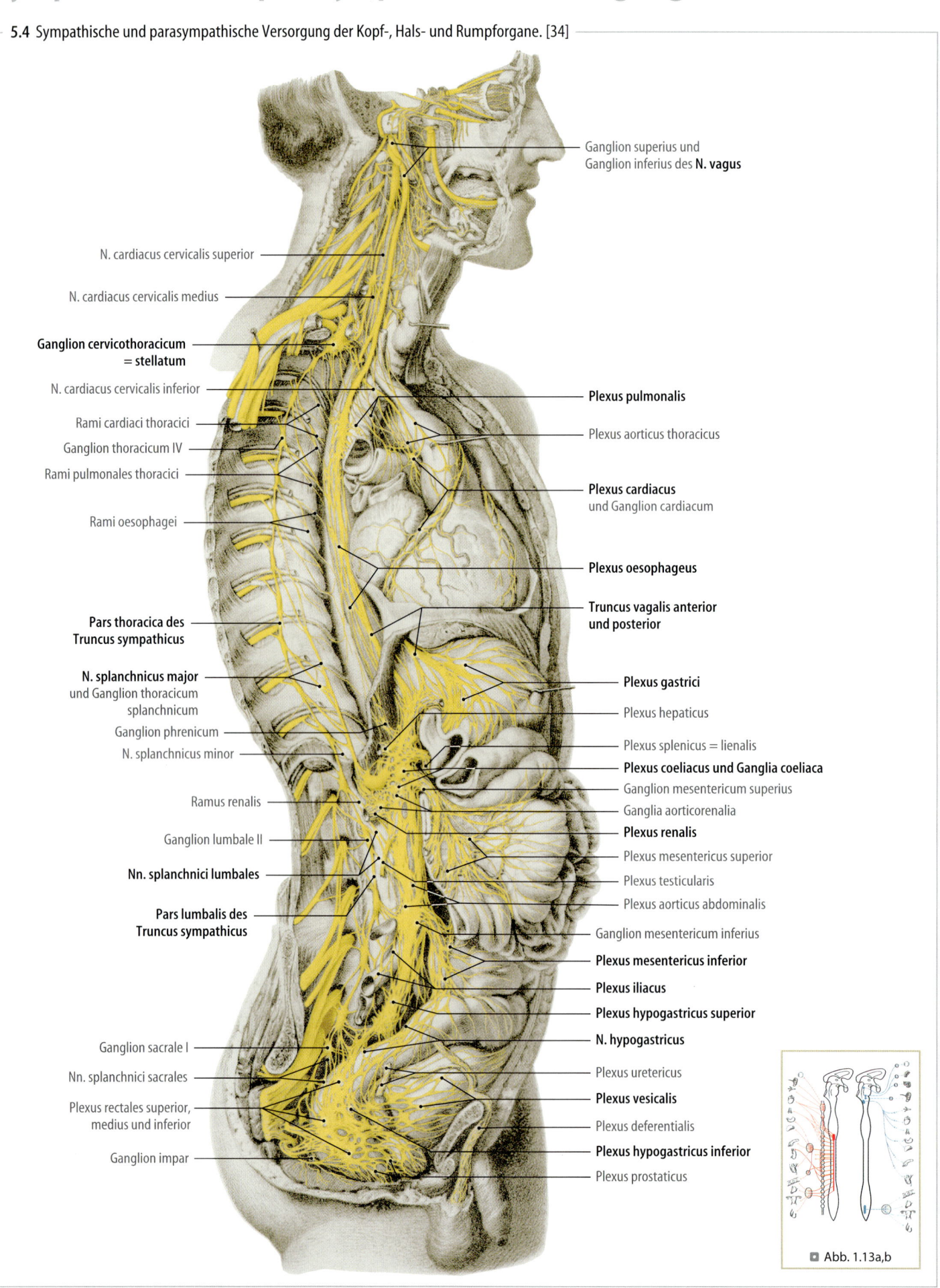

# Sympathische und parasympathische Versorgung

**5.4** Sympathische und parasympathische Versorgung der Kopf-, Hals- und Rumpforgane. [34]

Ganglion superius und Ganglion inferius des **N. vagus**

N. cardiacus cervicalis superior

N. cardiacus cervicalis medius

**Ganglion cervicothoracicum = stellatum**

N. cardiacus cervicalis inferior

Rami cardiaci thoracici

Ganglion thoracicum IV

Rami pulmonales thoracici

Rami oesophagei

**Pars thoracica des Truncus sympathicus**

**N. splanchnicus major** und Ganglion thoracicum splanchnicum

Ganglion phrenicum

N. splanchnicus minor

Ramus renalis

Ganglion lumbale II

**Nn. splanchnici lumbales**

**Pars lumbalis des Truncus sympathicus**

Ganglion sacrale I

Nn. splanchnici sacrales

Plexus rectales superior, medius und inferior

Ganglion impar

**Plexus pulmonalis**

Plexus aorticus thoracicus

**Plexus cardiacus** und Ganglion cardiacum

**Plexus oesophageus**

**Truncus vagalis anterior und posterior**

**Plexus gastrici**

Plexus hepaticus

Plexus splenicus = lienalis

**Plexus coeliacus und Ganglia coeliaca**

Ganglion mesentericum superius

Ganglia aorticorenalia

**Plexus renalis**

Plexus mesentericus superior

Plexus testicularis

Plexus aorticus abdominalis

Ganglion mesentericum inferius

**Plexus mesentericus inferior**

**Plexus iliacus**

**Plexus hypogastricus superior**

**N. hypogastricus**

Plexus uretericus

**Plexus vesicalis**

Plexus deferentialis

**Plexus hypogastricus inferior**

Plexus prostaticus

Abb. 1.13a,b

# Mediastinum: Einteilung · Recessus pleurales

### 5.5 Einteilung des Mediastinum, Sagittalschnitt durch den Thorax. [23]

**Mediastinum superius**
- Raum oberhalb des Herzens mit Thymus, Aortenbogen und den abgehenden Ästen, Vv. brachiocephalicae, V. cava superior, Trachea, Oesophagus, Nn. vagi, Ductus thoracicus

**Mediastinum inferius**
- Mediastinum anterius: Raum zwischen Sternum und Perikard
- Mediastinum medium: Vom Perikard eingenommener Raum mit Nn. phrenici, Vasa pericardiacophrenica und Herz
- Mediastinum posterius: Raum zwischen dorsaler Perikardfläche und Wirbelsäule mit Oesophagus, Nn. vagi, Aorta descendens, Ductus thoracicus, V. hemiazygos und V. azygos

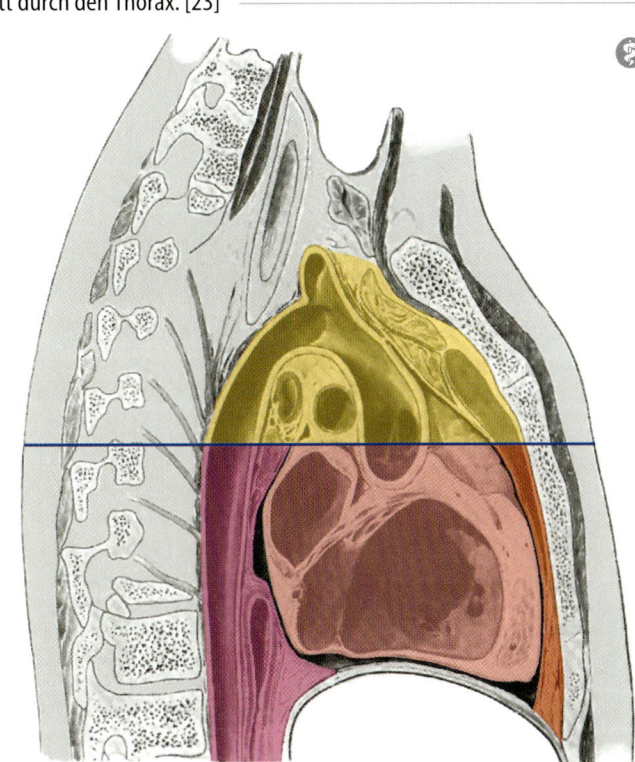

> Tumoren des Mediastinum sind unterschiedlicher geweblicher Herkunft. Nach ihrer Lokalisation unterscheidet man: Tumoren im oberen Mediastinum (z. B. Schilddrüsentumoren, Thymustumoren, Dermoide oder Sarkome); Tumoren im mittleren-unteren Mediastinum (z. B. Lymphome, Lymphknotenmetastasen, Perikardzysten, bronchogene Zysten, Teratome); Tumoren im hinteren-unteren Mediastinum (z. B. Oesophagustumoren oder neurogene Tumoren).

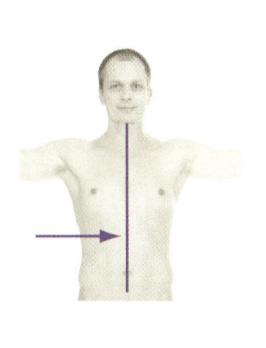

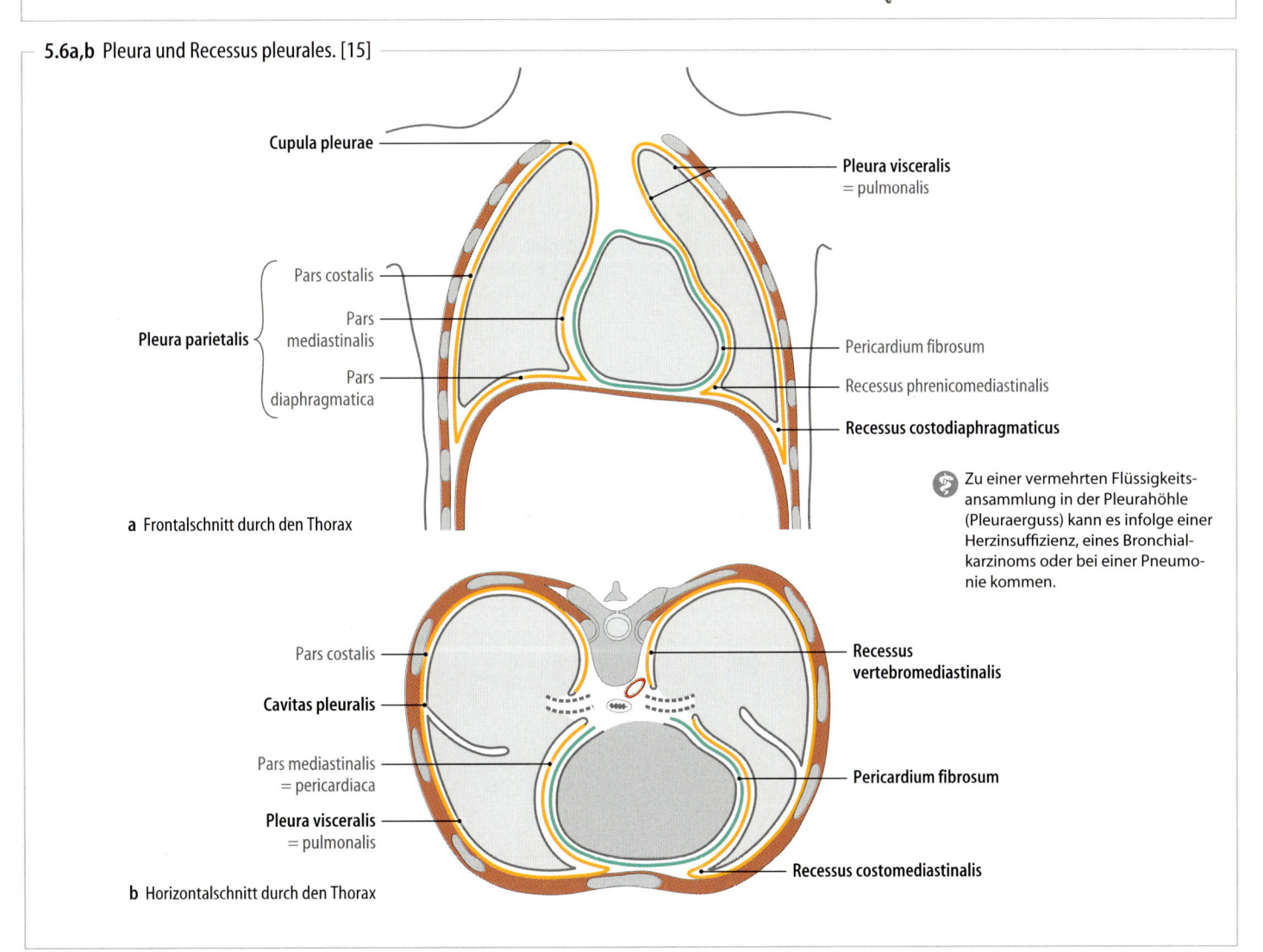

### 5.6a,b Pleura und Recessus pleurales. [15]

Beschriftungen:
- Cupula pleurae
- Pleura visceralis = pulmonalis
- Pleura parietalis
  - Pars costalis
  - Pars mediastinalis
  - Pars diaphragmatica
- Pericardium fibrosum
- Recessus phrenicomediastinalis
- Recessus costodiaphragmaticus

**a** Frontalschnitt durch den Thorax

- Pars costalis
- Cavitas pleuralis
- Pars mediastinalis = pericardiaca
- Pleura visceralis = pulmonalis
- Recessus vertebromediastinalis
- Pericardium fibrosum
- Recessus costomediastinalis

**b** Horizontalschnitt durch den Thorax

> Zu einer vermehrten Flüssigkeitsansammlung in der Pleurahöhle (Pleuraerguss) kann es infolge einer Herzinsuffizienz, eines Bronchialkarzinoms oder bei einer Pneumonie kommen.

**Brustsitus**

# Pleura parietalis, Mediastinum

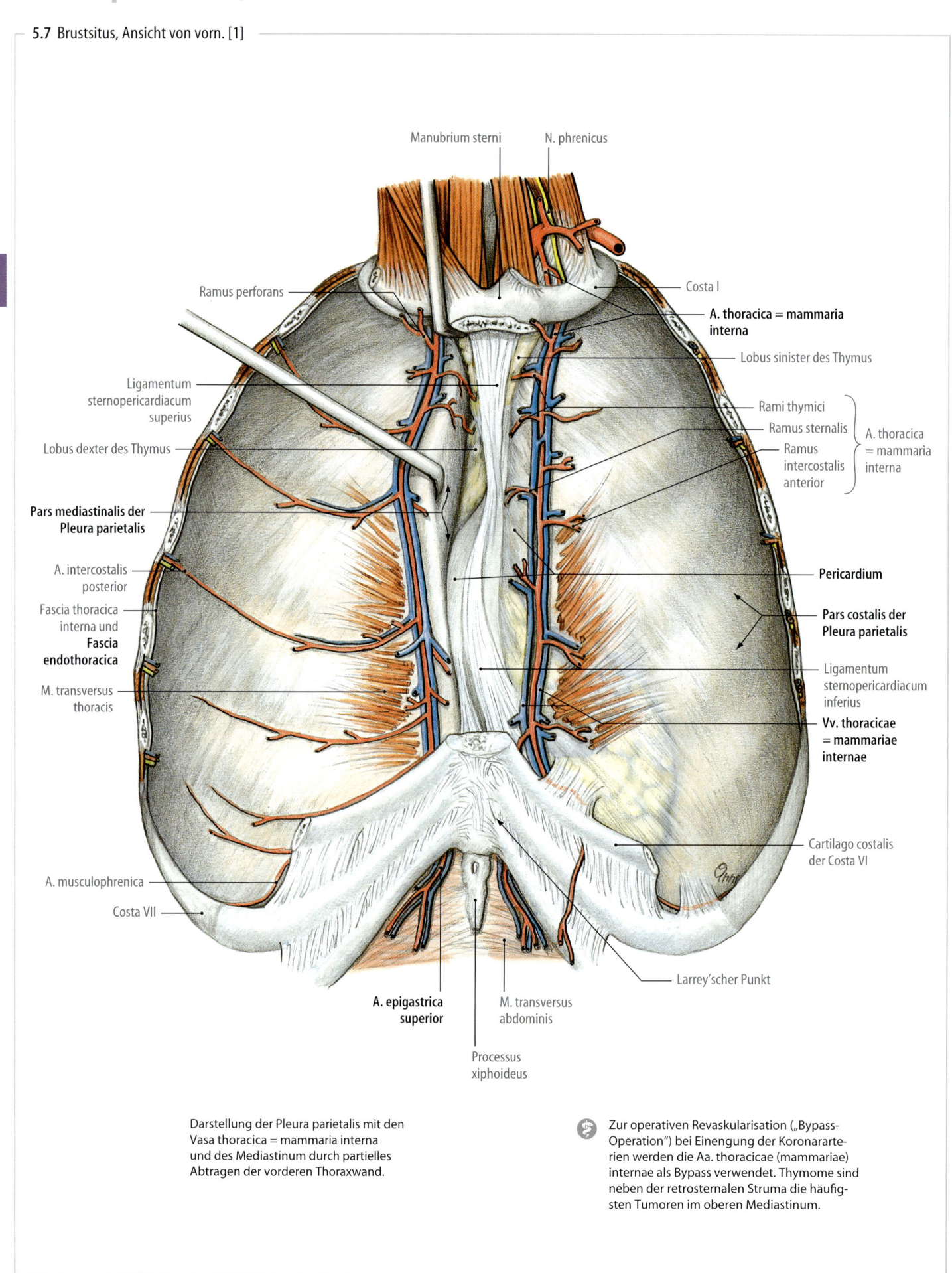

**5.7** Brustsitus, Ansicht von vorn. [1]

Manubrium sterni — N. phrenicus — Ramus perforans — Costa I — **A. thoracica = mammaria interna** — Lobus sinister des Thymus — Ligamentum sternopericardiacum superius — Rami thymici — Ramus sternalis — Ramus intercostalis anterior — A. thoracica = mammaria interna — Lobus dexter des Thymus — **Pars mediastinalis der Pleura parietalis** — A. intercostalis posterior — **Pericardium** — Fascia thoracica interna und **Fascia endothoracica** — **Pars costalis der Pleura parietalis** — M. transversus thoracis — Ligamentum sternopericardiacum inferius — **Vv. thoracicae = mammariae internae** — Cartilago costalis der Costa VI — A. musculophrenica — Costa VII — Larrey'scher Punkt — **A. epigastrica superior** — M. transversus abdominis — Processus xiphoideus

Darstellung der Pleura parietalis mit den Vasa thoracica = mammaria interna und des Mediastinum durch partielles Abtragen der vorderen Thoraxwand.

Zur operativen Revaskularisation („Bypass-Operation") bei Einengung der Koronararterien werden die Aa. thoracicae (mammariae) internae als Bypass verwendet. Thymome sind neben der retrosternalen Struma die häufigsten Tumoren im oberen Mediastinum.

# Herzbeutel, Recessus pleurales

**5.8 Brustsitus, Ansicht von vorn. [1]**

Labels (im Uhrzeigersinn/im Bild):
- Cupula pleurae
- N. vagus
- Truncus brachiocephalicus
- **A. thoracica = mammaria interna**
- Rami mediastinales
- V. cava superior
- Lobus superior
- **A. pericardiacophrenica und N. phrenicus**
- Fissura horizontalis pulmonis dextri
- Lobus medius pulmonis dextri
- **Recessus costomediastinalis**
- Fissura obliqua
- Lobus inferior
- Recessus costodiaphragmaticus
- Fascia phrenicopleuralis
- A. musculophrenica
- Übergang der A. thoracica = mammaria interna in die A. epigastrica superior
- Ligamentum phrenicopericardiacum
- Pars sternalis des Diaphragma
- Trigonum sternocostale = **Larrey'sche Spalte**
- **Recessus costodiaphragmaticus**
- Pars diaphragmatica der Pleura parietalis
- **Recessus phrenicomediastinalis**
- Fascia endothoracica und Pars costalis der Pleura parietalis
- Lobus inferior
- Fissura obliqua
- **Pericardium fibrosum**
- Lobus superior
- Ramus pericardiacus des N. phrenicus
- **Pars mediastinalis der Pleura parietalis**
- **Lobus sinister des Thymus**
- V. brachiocephalica sinistra
- **A. pericardiacophrenica**
- A. subclavia
- **N. phrenicus**

---

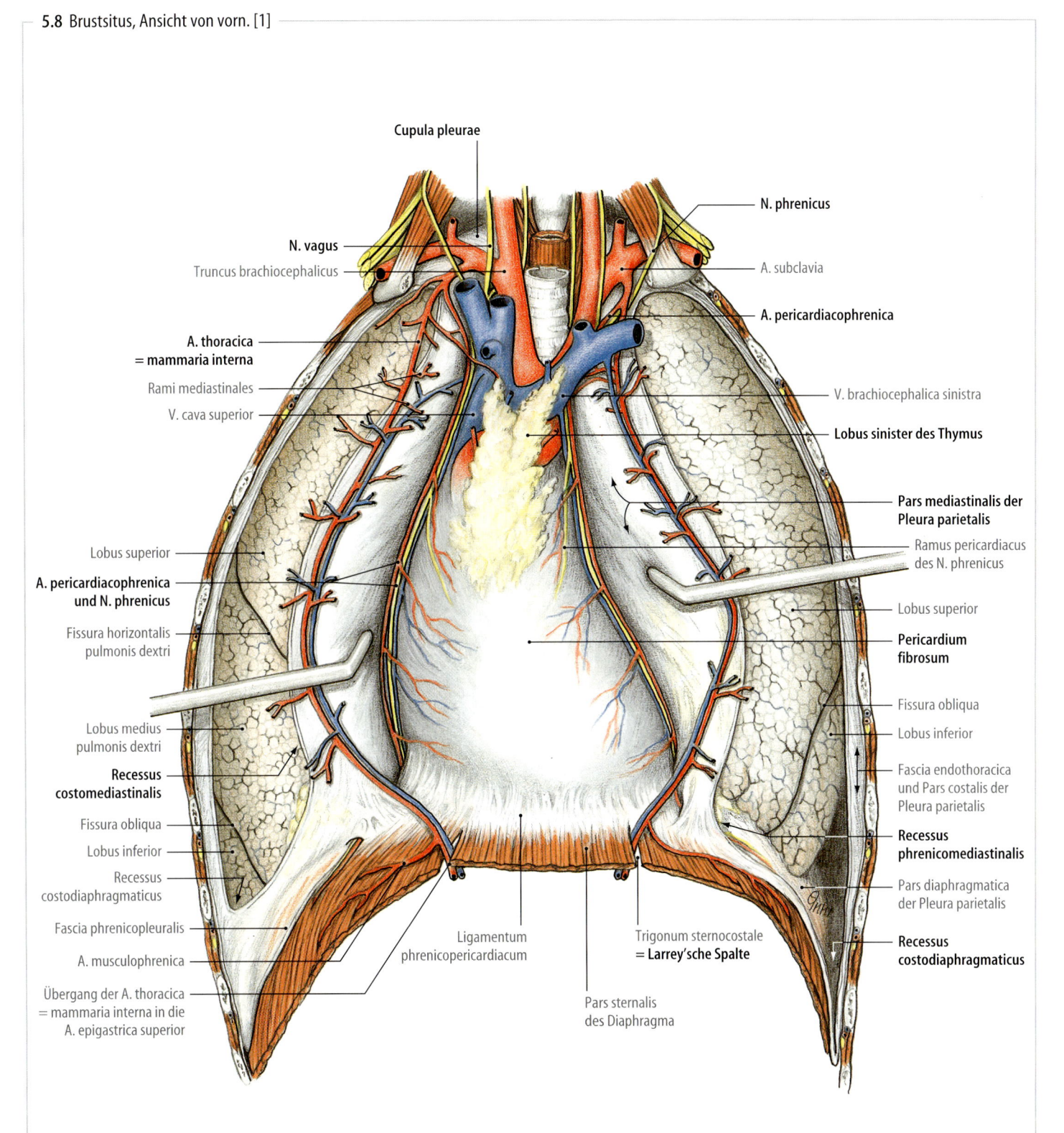

Zur Darstellung des Herzbeutels und der ihm anliegenden Leitungsbahnen wurden die Pleurahöhlen mit den Lungen nach lateral verlagert.

Eine Punktion der Perikardhöhle wird auf der linken Seite zwischen Processus xiphoideus und dem Rippenbogen (Larrey'scher Punkt) vorgenommen.
Eine Punktion der Pleurahöhle bei Pleuraerguss wird am sitzenden Patienten zur Schonung der Interkostalgefäße am Oberrand der Rippen V–VII am günstigsten zwischen Skapular- und mittlerer Axillarlinie vorgenommen.
Der N. phrenicus ist bei einer Bypass-Operation oder bei der Lungentransplantation stark gefährdet. Einseitige Schädigung des N. phrenicus (Verletzung bei Operationen, geburtstraumatische obere Armplexusparese – Erb'sche Lähmung, ◘ Abb. 6.73b, Druck durch Tumoren, z. B. Bronchialkarzinom oder durch Mitblockierung des Nerven bei einem Skalenusblock, ◘ Abb. 6.73a) führt zur Lähmung der betroffenen Zwerchfellhälfte mit Zwerchfellhochstand. Ein doppelseitiger Ausfall der Nn. phrenici geht mit schweren Atmungsstörungen einher.

**Brustsitus**

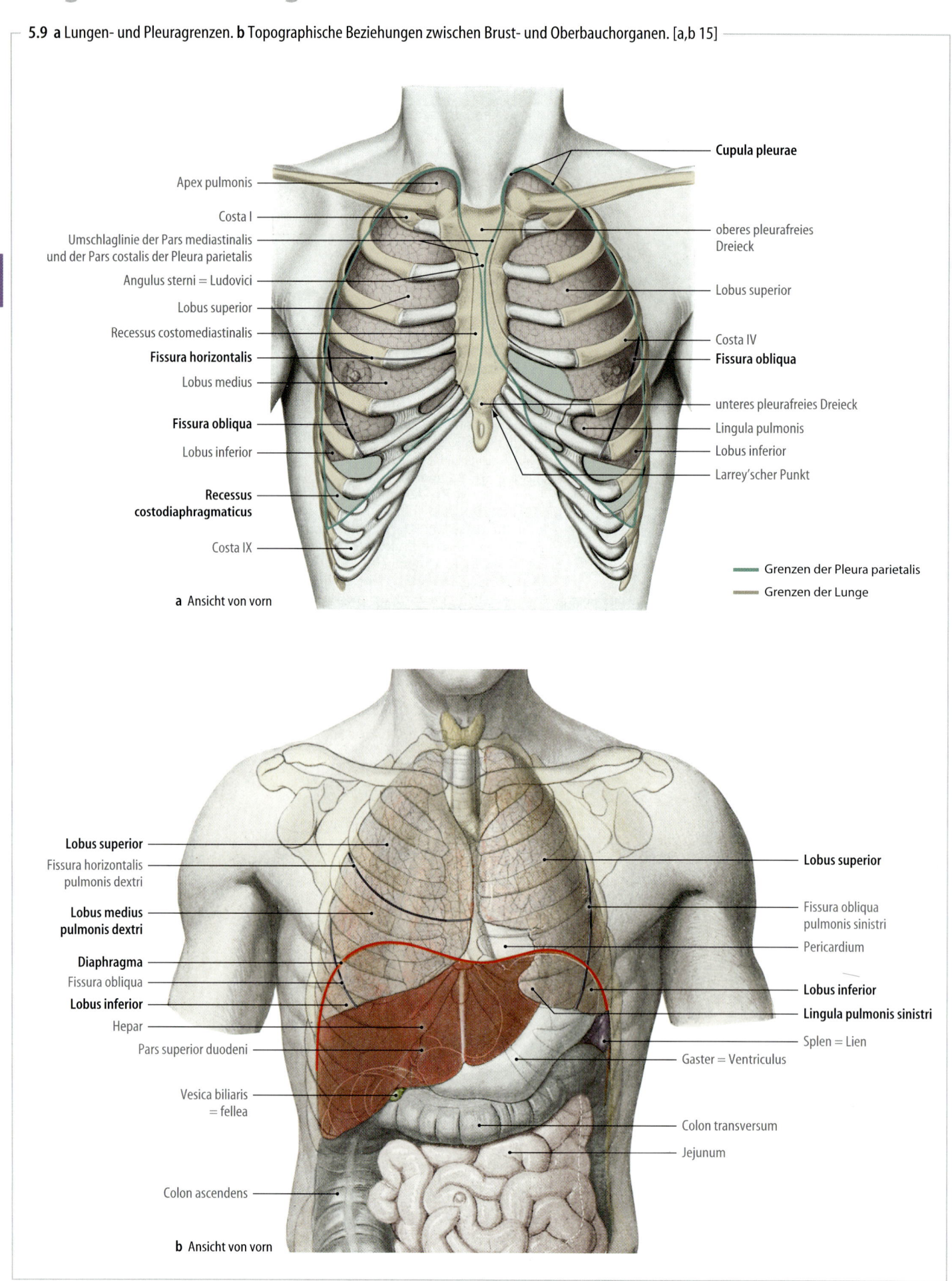

# Lungen- und Pleuragrenzen

**5.9 a** Lungen- und Pleuragrenzen. **b** Topographische Beziehungen zwischen Brust- und Oberbauchorganen. [a,b 15]

Apex pulmonis
Costa I
Umschlaglinie der Pars mediastinalis und der Pars costalis der Pleura parietalis
Angulus sterni = Ludovici
Lobus superior
Recessus costomediastinalis
**Fissura horizontalis**
Lobus medius
**Fissura obliqua**
Lobus inferior
**Recessus costodiaphragmaticus**
Costa IX

**Cupula pleurae**
oberes pleurafreies Dreieck
Lobus superior
Costa IV
**Fissura obliqua**
unteres pleurafreies Dreieck
Lingula pulmonis
Lobus inferior
Larrey'scher Punkt

— Grenzen der Pleura parietalis
— Grenzen der Lunge

**a** Ansicht von vorn

**Lobus superior**
Fissura horizontalis pulmonis dextri
**Lobus medius pulmonis dextri**
**Diaphragma**
Fissura obliqua
**Lobus inferior**
Hepar
Pars superior duodeni
Vesica biliaris = fellea
Colon ascendens

**Lobus superior**
Fissura obliqua pulmonis sinistri
Pericardium
**Lobus inferior**
**Lingula pulmonis sinistri**
Splen = Lien
Gaster = Ventriculus
Colon transversum
Jejunum

**b** Ansicht von vorn

# Lungen- und Pleuragrenzen

**5.10 a** Lungen- und Pleuragrenzen. **b** Topographische Beziehungen zwischen Brust- und Bauchorganen. [a,b 15]

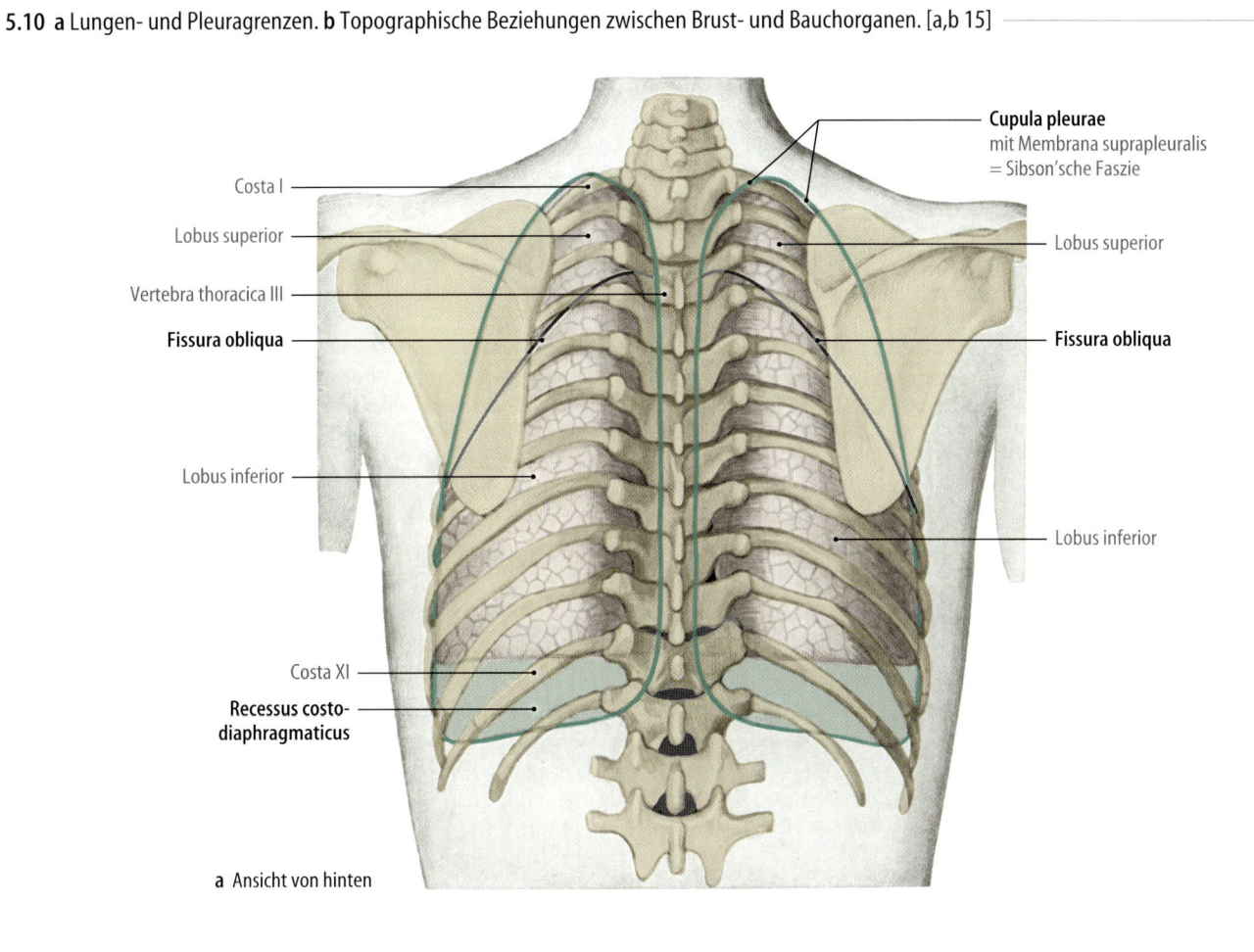

- Costa I
- Lobus superior
- Vertebra thoracica III
- **Fissura obliqua**
- Lobus inferior
- Costa XI
- **Recessus costo-diaphragmaticus**

- **Cupula pleurae** mit Membrana suprapleuralis = Sibson'sche Faszie
- Lobus superior
- **Fissura obliqua**
- Lobus inferior

**a** Ansicht von hinten

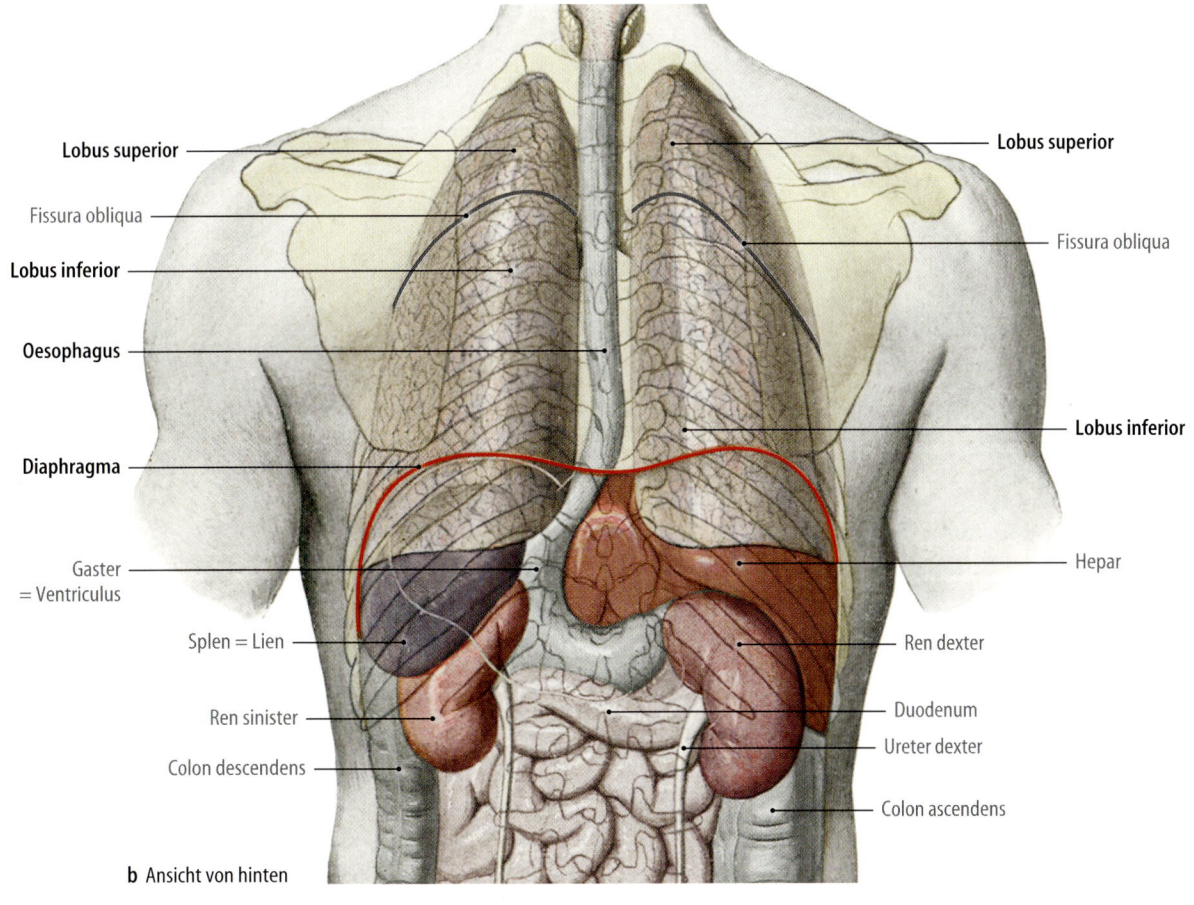

- **Lobus superior**
- Fissura obliqua
- **Lobus inferior**
- **Oesophagus**
- **Diaphragma**
- Gaster = Ventriculus
- Splen = Lien
- Ren sinister
- Colon descendens

- Lobus superior
- Fissura obliqua
- **Lobus inferior**
- Hepar
- Ren dexter
- Duodenum
- Ureter dexter
- Colon ascendens

**b** Ansicht von hinten

**Brustsitus**

# Lungenlappen und Lungensegmente

**5.11a,b** Lungen- und Pleuragrenzen. [15]

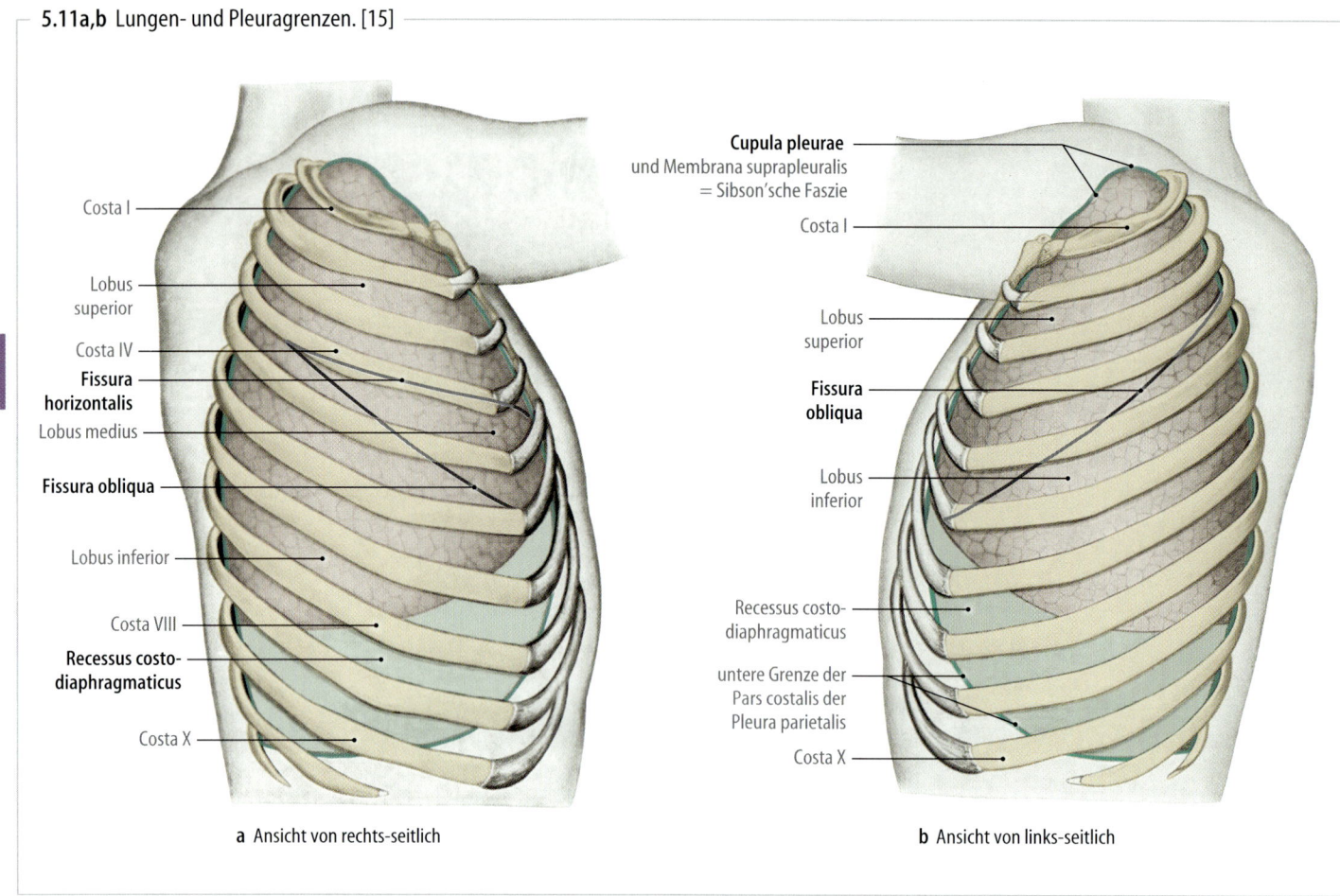

Labels (a, Ansicht von rechts-seitlich):
- Costa I
- Lobus superior
- Costa IV
- **Fissura horizontalis**
- Lobus medius
- **Fissura obliqua**
- Lobus inferior
- Costa VIII
- **Recessus costo-diaphragmaticus**
- Costa X

Labels (b, Ansicht von links-seitlich):
- **Cupula pleurae** und Membrana suprapleuralis = Sibson'sche Faszie
- Costa I
- Lobus superior
- **Fissura obliqua**
- Lobus inferior
- Recessus costo-diaphragmaticus
- untere Grenze der Pars costalis der Pleura parietalis
- Costa X

a Ansicht von rechts-seitlich

b Ansicht von links-seitlich

**5.12a–d** Lungenlappen und Lungensegmente. [15]

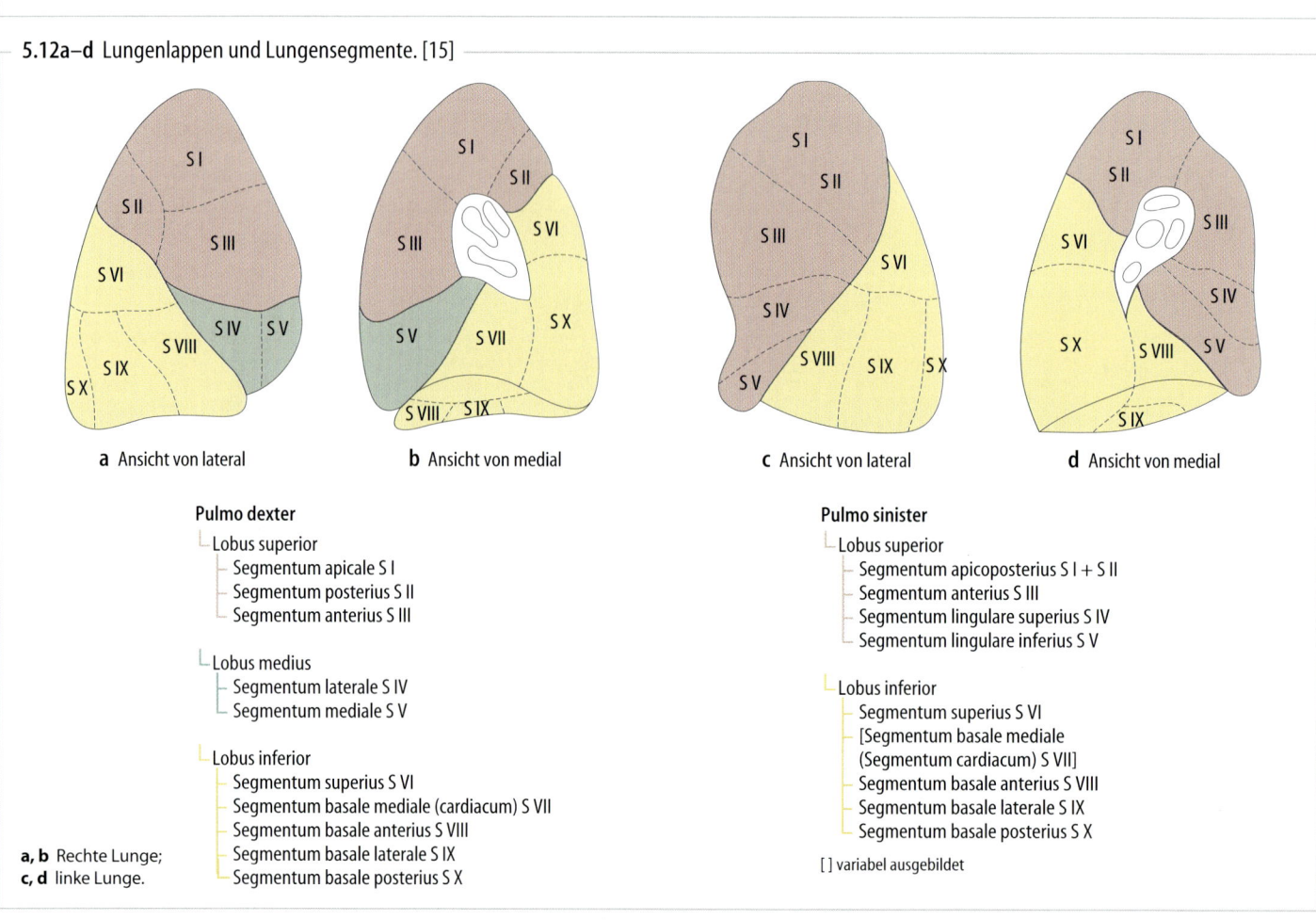

a Ansicht von lateral
b Ansicht von medial
c Ansicht von lateral
d Ansicht von medial

**Pulmo dexter**
- Lobus superior
  - Segmentum apicale S I
  - Segmentum posterius S II
  - Segmentum anterius S III
- Lobus medius
  - Segmentum laterale S IV
  - Segmentum mediale S V
- Lobus inferior
  - Segmentum superius S VI
  - Segmentum basale mediale (cardiacum) S VII
  - Segmentum basale anterius S VIII
  - Segmentum basale laterale S IX
  - Segmentum basale posterius S X

**Pulmo sinister**
- Lobus superior
  - Segmentum apicoposterius S I + S II
  - Segmentum anterius S III
  - Segmentum lingulare superius S IV
  - Segmentum lingulare inferius S V
- Lobus inferior
  - Segmentum superius S VI
  - [Segmentum basale mediale (Segmentum cardiacum) S VII]
  - Segmentum basale anterius S VIII
  - Segmentum basale laterale S IX
  - Segmentum basale posterius S X

[ ] variabel ausgebildet

**a, b** Rechte Lunge; **c, d** linke Lunge.

# Lunge, Lungenhilus

**5.13a,b** Rechte und linke Lunge und Lungenhili. [48]

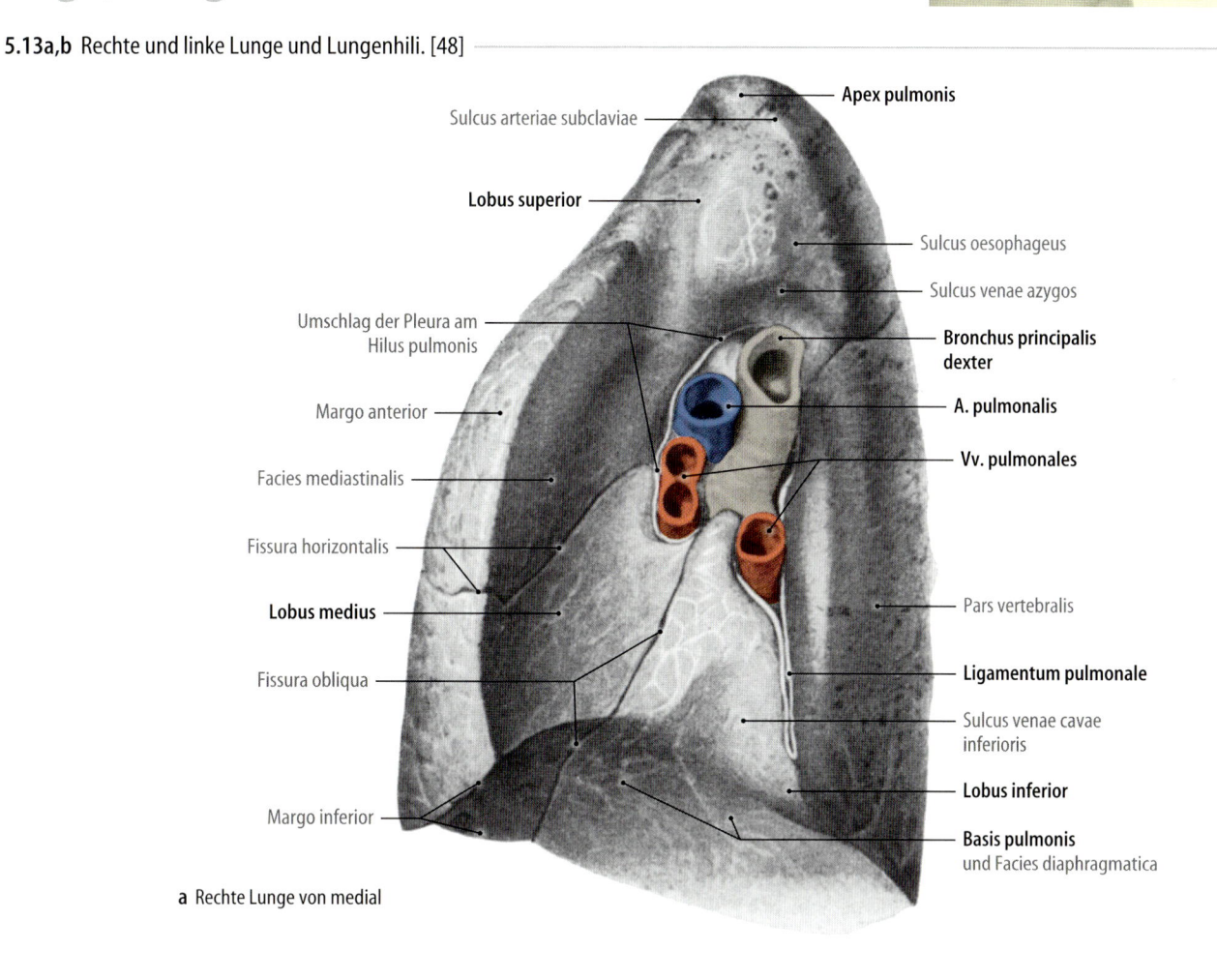

**a** Rechte Lunge von medial

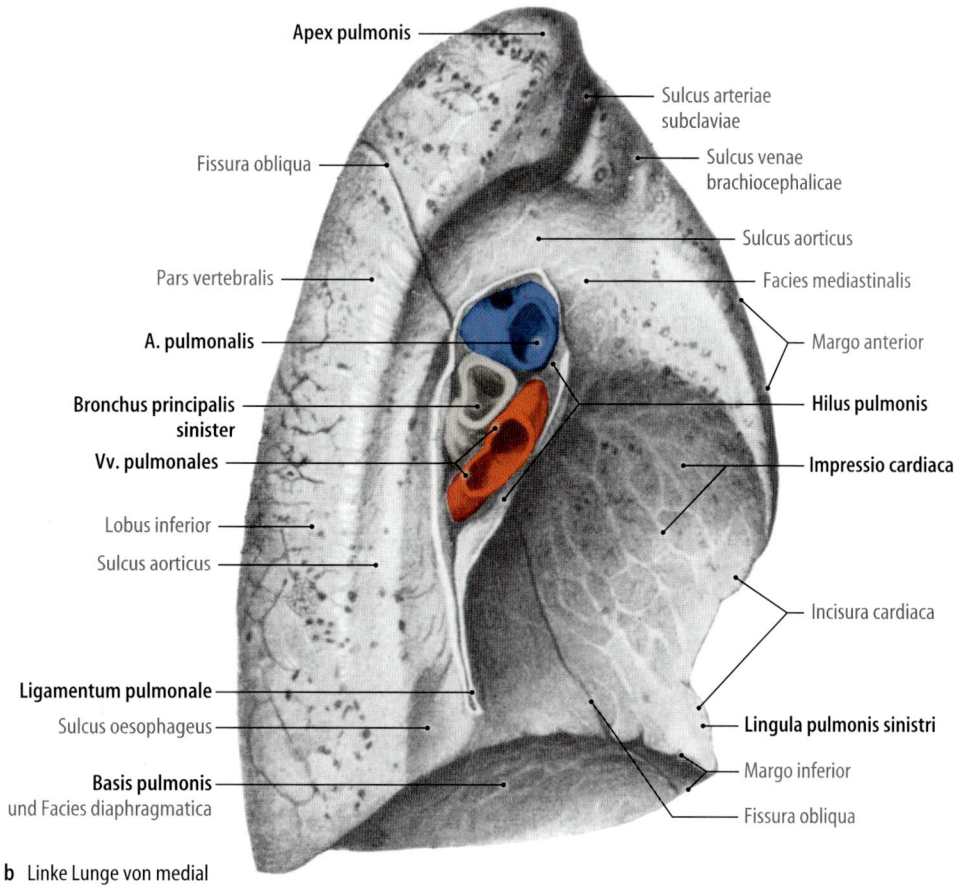

Labels: Sulcus arteriae subclaviae; Apex pulmonis; Lobus superior; Sulcus oesophageus; Sulcus venae azygos; Umschlag der Pleura am Hilus pulmonis; **Bronchus principalis dexter**; Margo anterior; **A. pulmonalis**; Facies mediastinalis; **Vv. pulmonales**; Fissura horizontalis; Pars vertebralis; **Lobus medius**; Fissura obliqua; **Ligamentum pulmonale**; Sulcus venae cavae inferioris; **Lobus inferior**; Margo inferior; **Basis pulmonis** und Facies diaphragmatica

**b** Linke Lunge von medial

Labels: **Apex pulmonis**; Sulcus arteriae subclaviae; Fissura obliqua; Sulcus venae brachiocephalicae; Sulcus aorticus; Pars vertebralis; Facies mediastinalis; **A. pulmonalis**; Margo anterior; **Bronchus principalis sinister**; **Hilus pulmonis**; **Vv. pulmonales**; Impressio cardiaca; Lobus inferior; Sulcus aorticus; Incisura cardiaca; **Ligamentum pulmonale**; **Lingula pulmonis sinistri**; Sulcus oesophageus; Margo inferior; **Basis pulmonis** und Facies diaphragmatica; Fissura obliqua

**Brustsitus**

# Kehlkopf, Trachea, Bronchialbaum

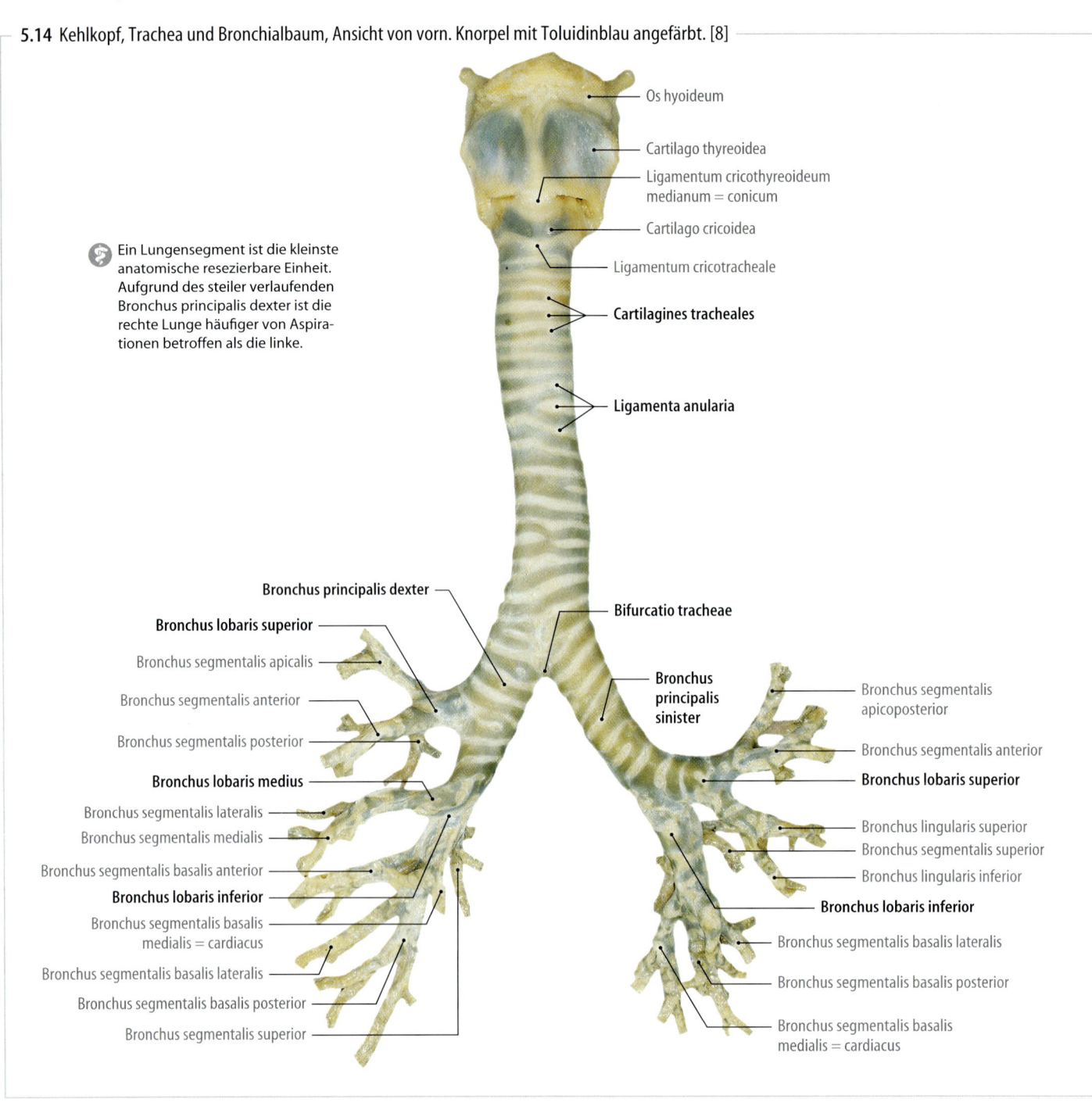

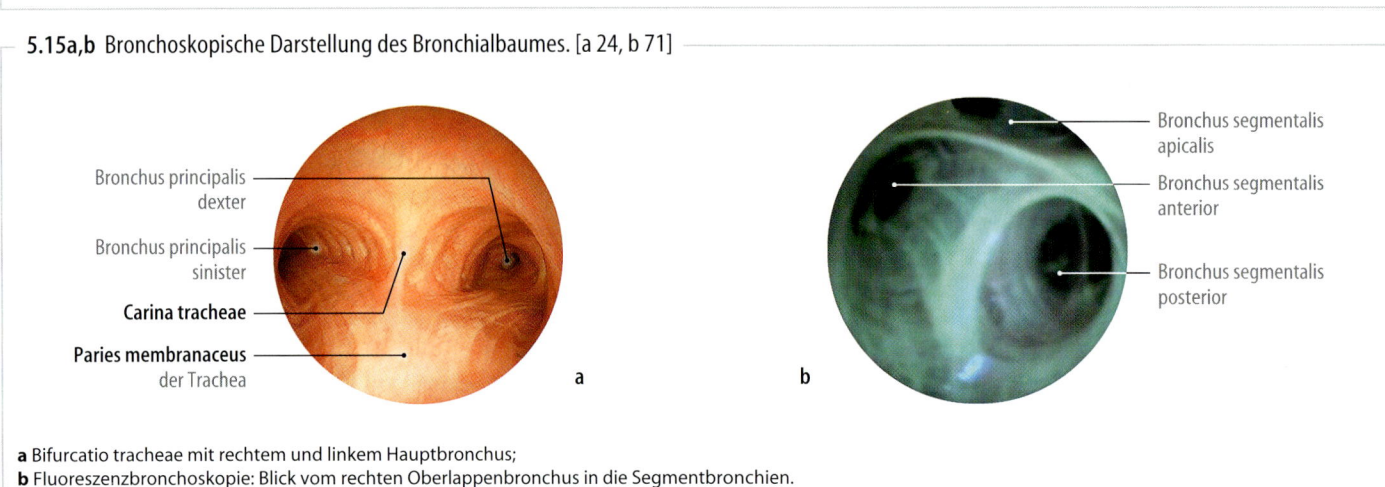

**5.14** Kehlkopf, Trachea und Bronchialbaum, Ansicht von vorn. Knorpel mit Toluidinblau angefärbt. [8]

- Os hyoideum
- Cartilago thyreoidea
- Ligamentum cricothyreoideum medianum = conicum
- Cartilago cricoidea
- Ligamentum cricotracheale
- **Cartilagines tracheales**
- **Ligamenta anularia**
- **Bronchus principalis dexter**
- **Bifurcatio tracheae**
- **Bronchus lobaris superior**
- Bronchus segmentalis apicalis
- Bronchus segmentalis anterior
- Bronchus segmentalis posterior
- **Bronchus principalis sinister**
- Bronchus segmentalis apicoposterior
- Bronchus segmentalis anterior
- **Bronchus lobaris superior**
- **Bronchus lobaris medius**
- Bronchus segmentalis lateralis
- Bronchus segmentalis medialis
- Bronchus lingularis superior
- Bronchus segmentalis superior
- Bronchus lingularis inferior
- Bronchus segmentalis basalis anterior
- **Bronchus lobaris inferior**
- **Bronchus lobaris inferior**
- Bronchus segmentalis basalis medialis = cardiacus
- Bronchus segmentalis basalis lateralis
- Bronchus segmentalis basalis lateralis
- Bronchus segmentalis basalis posterior
- Bronchus segmentalis basalis posterior
- Bronchus segmentalis superior
- Bronchus segmentalis basalis medialis = cardiacus

> Ein Lungensegment ist die kleinste anatomische resezierbare Einheit. Aufgrund des steiler verlaufenden Bronchus principalis dexter ist die rechte Lunge häufiger von Aspirationen betroffen als die linke.

**5.15a,b** Bronchoskopische Darstellung des Bronchialbaumes. [a 24, b 71]

- Bronchus principalis dexter
- Bronchus principalis sinister
- **Carina tracheae**
- **Paries membranaceus** der Trachea
- Bronchus segmentalis apicalis
- Bronchus segmentalis anterior
- Bronchus segmentalis posterior

**a** Bifurcatio tracheae mit rechtem und linkem Hauptbronchus;
**b** Fluoreszenzbronchoskopie: Blick vom rechten Oberlappenbronchus in die Segmentbronchien. Die kontinuierliche Blaufärbung ist ein Zeichen für eine intakte Flimmerepithelauskleidung.

## Lungengefäße und Bronchialbaum

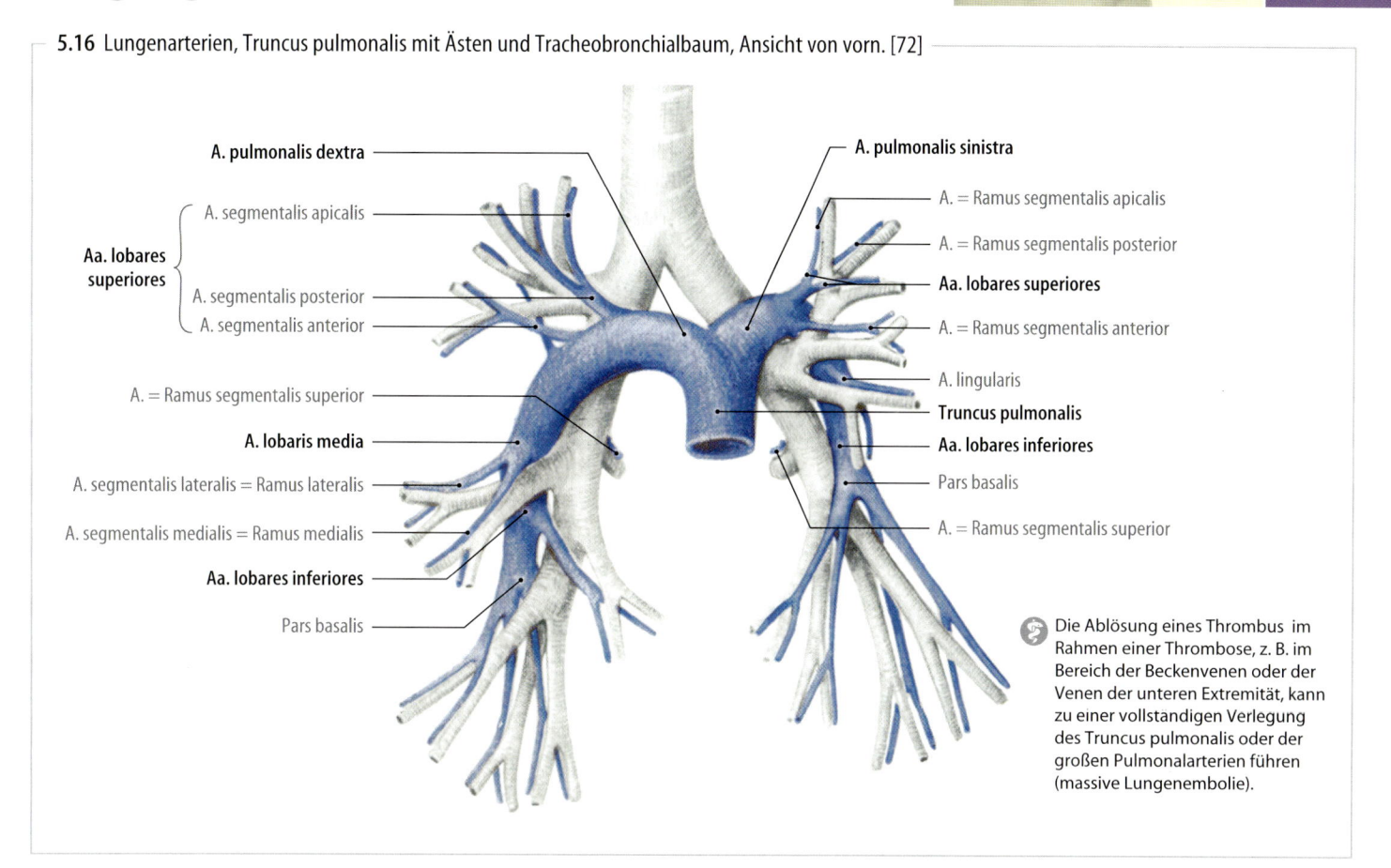

**5.16 Lungenarterien, Truncus pulmonalis mit Ästen und Tracheobronchialbaum, Ansicht von vorn.** [72]

- **A. pulmonalis dextra**
- **Aa. lobares superiores**
  - A. segmentalis apicalis
  - A. segmentalis posterior
  - A. segmentalis anterior
- A. = Ramus segmentalis superior
- **A. lobaris media**
  - A. segmentalis lateralis = Ramus lateralis
  - A. segmentalis medialis = Ramus medialis
- **Aa. lobares inferiores**
  - Pars basalis

- **A. pulmonalis sinistra**
  - A. = Ramus segmentalis apicalis
  - A. = Ramus segmentalis posterior
- **Aa. lobares superiores**
  - A. = Ramus segmentalis anterior
  - A. lingularis
- **Truncus pulmonalis**
- **Aa. lobares inferiores**
  - Pars basalis
  - A. = Ramus segmentalis superior

Die Ablösung eines Thrombus im Rahmen einer Thrombose, z. B. im Bereich der Beckenvenen oder der Venen der unteren Extremität, kann zu einer vollständigen Verlegung des Truncus pulmonalis oder der großen Pulmonalarterien führen (massive Lungenembolie).

**5.17 Korrosionspräparat der Lunge.** [6]

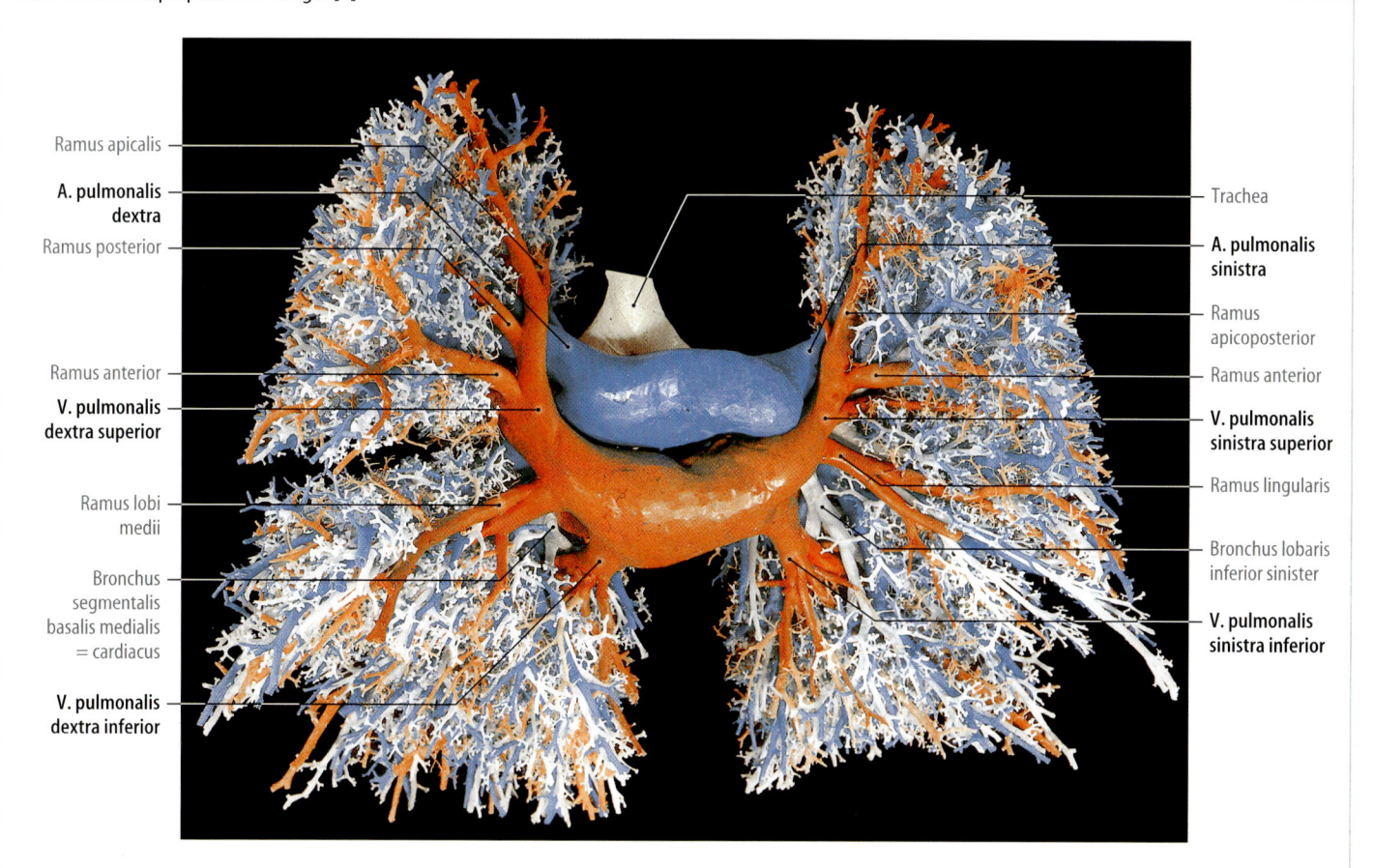

- Ramus apicalis
- **A. pulmonalis dextra**
- Ramus posterior
- Ramus anterior
- **V. pulmonalis dextra superior**
- Ramus lobi medii
- Bronchus segmentalis basalis medialis = cardiacus
- **V. pulmonalis dextra inferior**

- Trachea
- **A. pulmonalis sinistra**
- Ramus apicoposterior
- Ramus anterior
- **V. pulmonalis sinistra superior**
- Ramus lingularis
- Bronchus lobaris inferior sinister
- **V. pulmonalis sinistra inferior**

Darstellung der Lungenarterien (blau), der Lungenvenen (rot) und des Tracheobronchialbaumes (weiß) in der Ansicht von vorn. Die Lungenarterien wurden nach der Kunststoffinjektion im Bereich der Bifurcatio trunci pulmonalis und die Lungenvenen im Bereich des linken Vorhofes miteinander verbunden.

**Brustsitus**

# Lunge: Läppchenstruktur, Lymphsystem

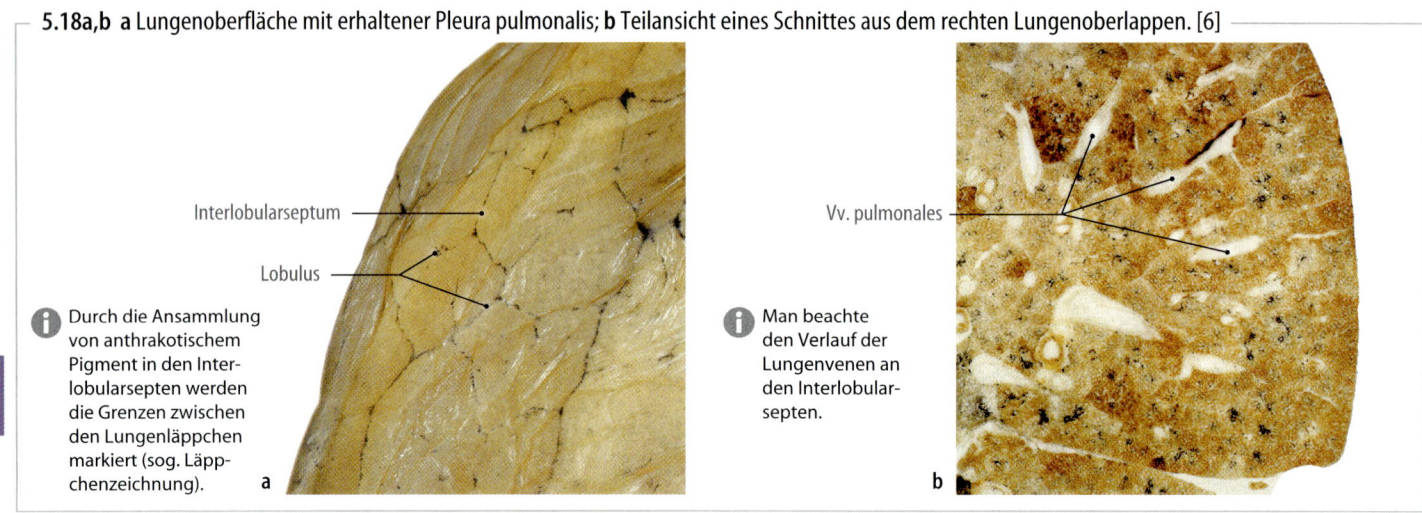

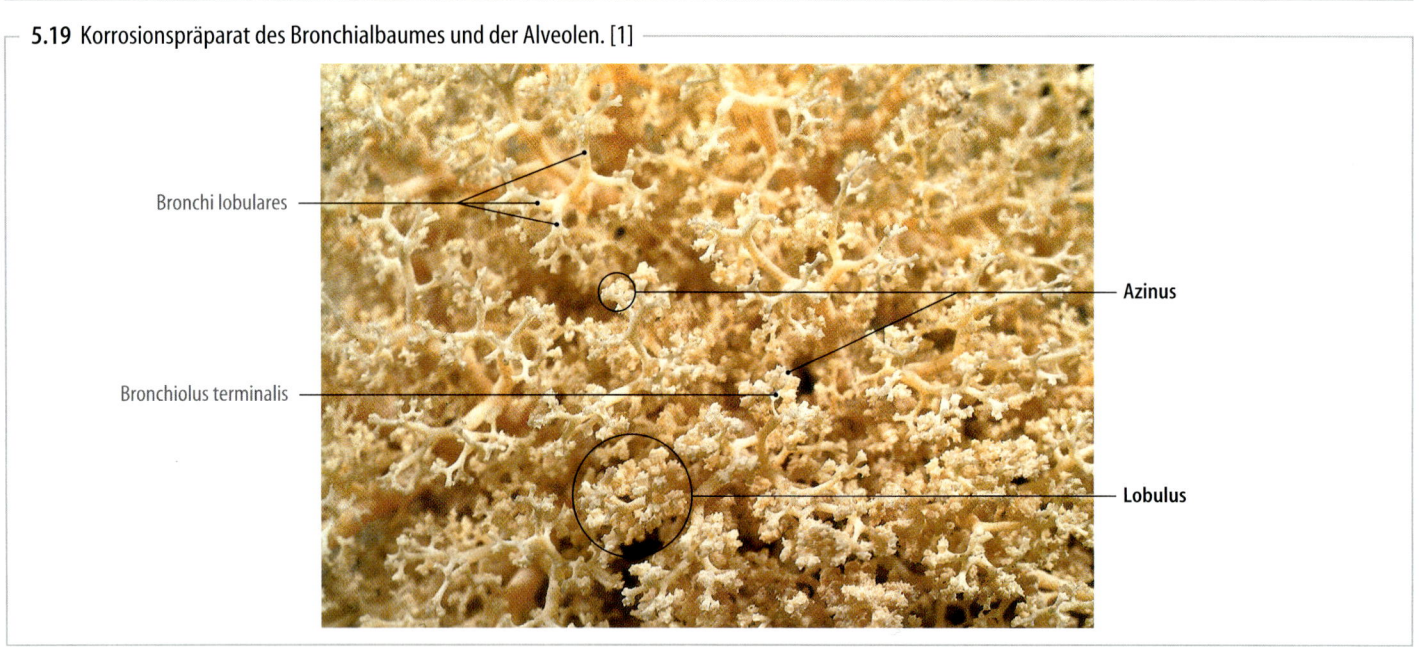

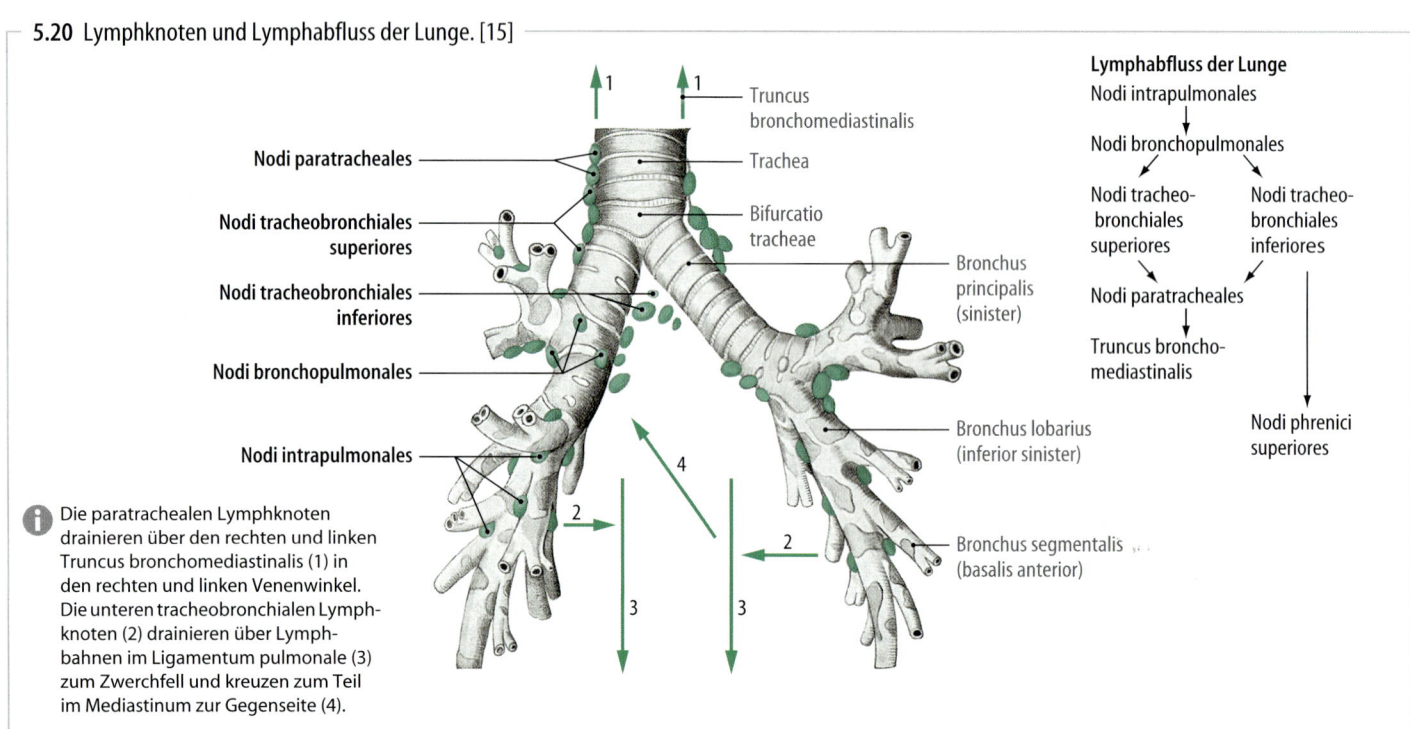

**5.18a,b a** Lungenoberfläche mit erhaltener Pleura pulmonalis; **b** Teilansicht eines Schnittes aus dem rechten Lungenoberlappen. [6]

- Interlobularseptum
- Lobulus

ⓘ Durch die Ansammlung von anthrakotischem Pigment in den Interlobularsepten werden die Grenzen zwischen den Lungenläppchen markiert (sog. Läppchenzeichnung). **a**

- Vv. pulmonales

ⓘ Man beachte den Verlauf der Lungenvenen an den Interlobularsepten. **b**

**5.19** Korrosionspräparat des Bronchialbaumes und der Alveolen. [1]

- Bronchi lobulares
- Bronchiolus terminalis
- Azinus
- Lobulus

**5.20** Lymphknoten und Lymphabfluss der Lunge. [15]

- Truncus bronchomediastinalis
- Nodi paratracheales
- Trachea
- Nodi tracheobronchiales superiores
- Bifurcatio tracheae
- Nodi tracheobronchiales inferiores
- Bronchus principalis (sinister)
- Nodi bronchopulmonales
- Bronchus lobarius (inferior sinister)
- Nodi intrapulmonales
- Bronchus segmentalis (basalis anterior)

**Lymphabfluss der Lunge**
Nodi intrapulmonales
↓
Nodi bronchopulmonales
↓
Nodi tracheobronchiales superiores ← Nodi tracheobronchiales inferiores
↓
Nodi paratracheales
↓
Truncus bronchomediastinalis
↓
Nodi phrenici superiores

ⓘ Die paratrachealen Lymphknoten drainieren über den rechten und linken Truncus bronchomediastinalis (1) in den rechten und linken Venenwinkel. Die unteren tracheobronchialen Lymphknoten (2) drainieren über Lymphbahnen im Ligamentum pulmonale (3) zum Zwerchfell und kreuzen zum Teil im Mediastinum zur Gegenseite (4).

## Lungengefäße: Vasa publica, Vasa privata

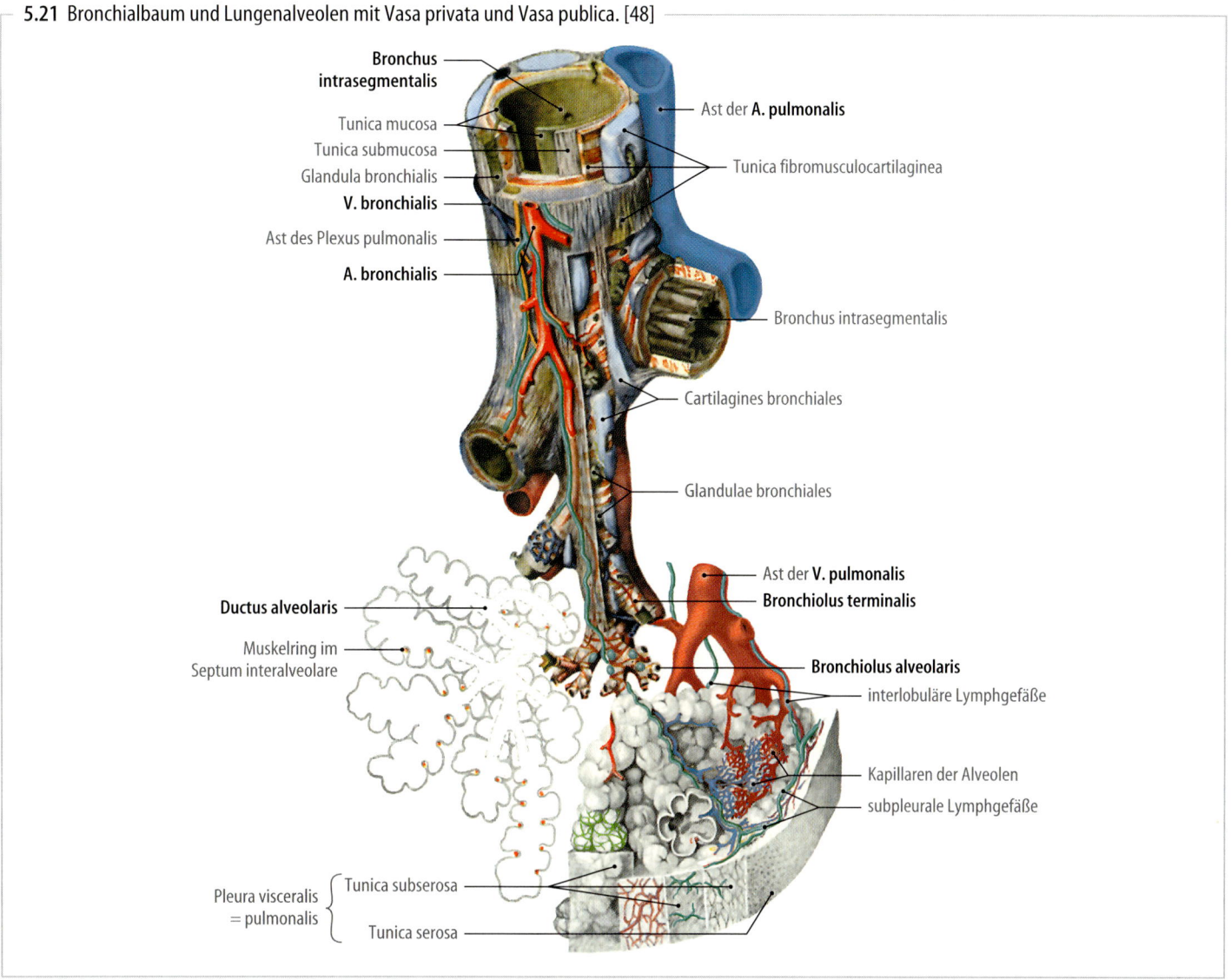

**5.21 Bronchialbaum und Lungenalveolen mit Vasa privata und Vasa publica.** [48]

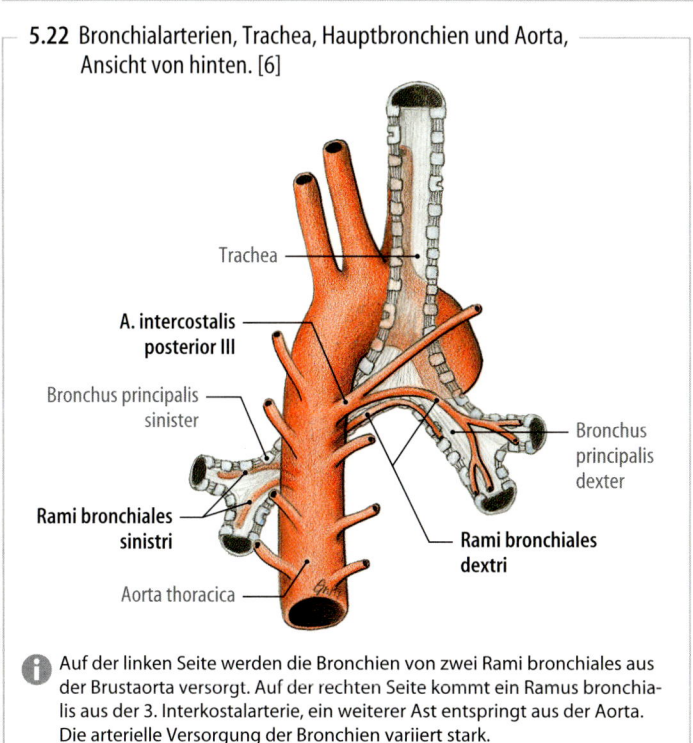

**5.22 Bronchialarterien, Trachea, Hauptbronchien und Aorta, Ansicht von hinten.** [6]

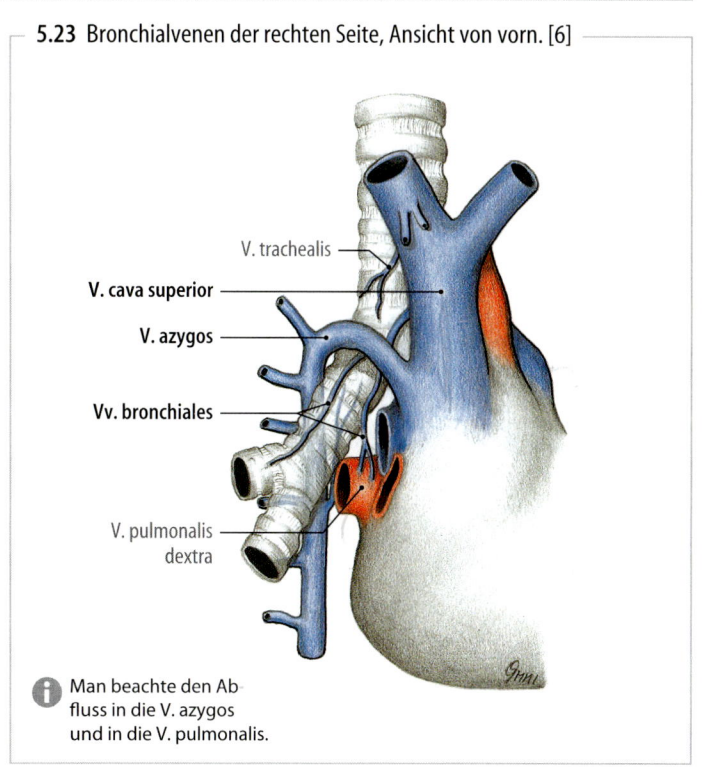

**5.23 Bronchialvenen der rechten Seite, Ansicht von vorn.** [6]

ⓘ Auf der linken Seite werden die Bronchien von zwei Rami bronchiales aus der Brustaorta versorgt. Auf der rechten Seite kommt ein Ramus bronchialis aus der 3. Interkostalarterie, ein weiterer Ast entspringt aus der Aorta. Die arterielle Versorgung der Bronchien variiert stark.

ⓘ Man beachte den Abfluss in die V. azygos und in die V. pulmonalis.

**Brustsitus**

# Rechter Lungenhilus

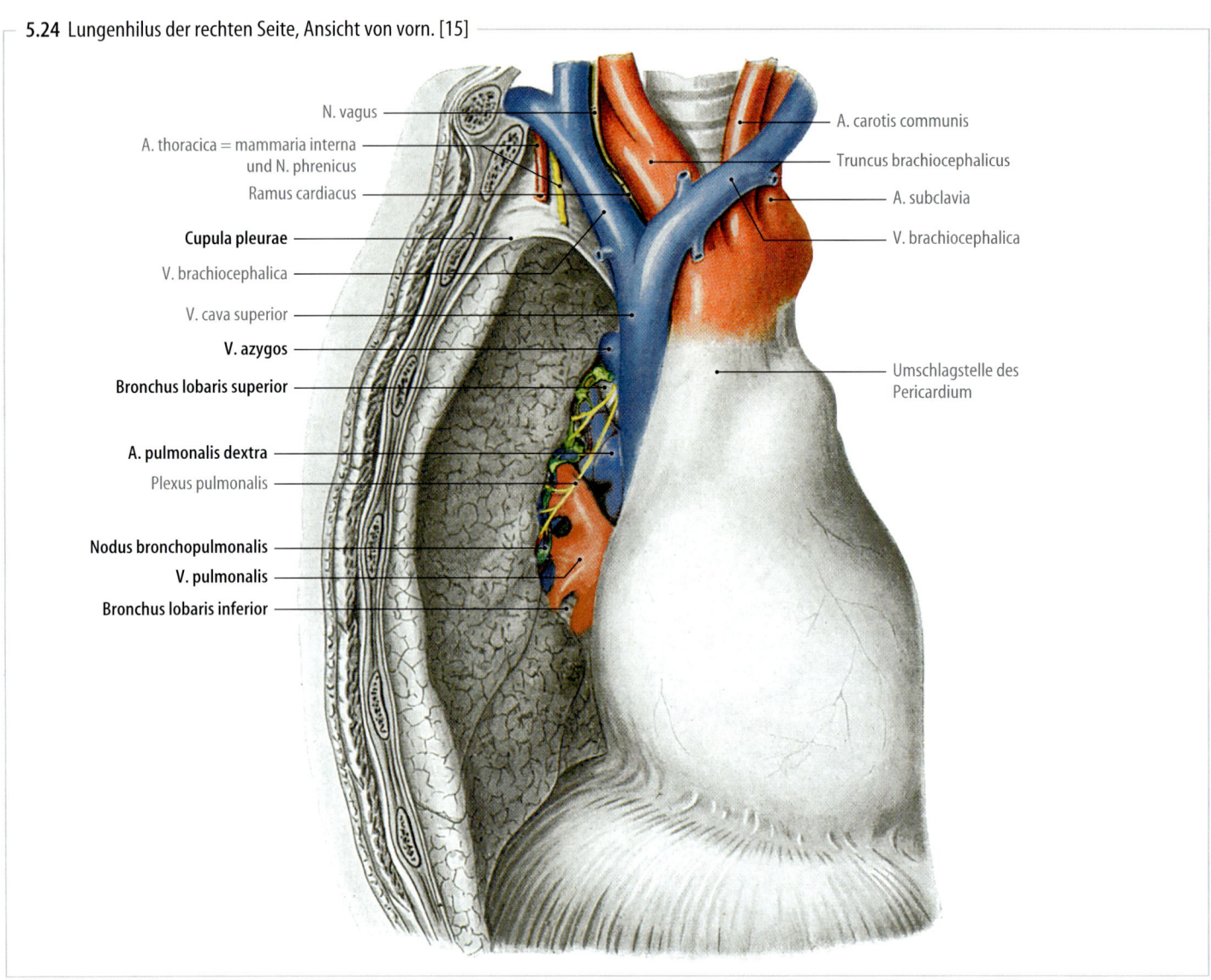

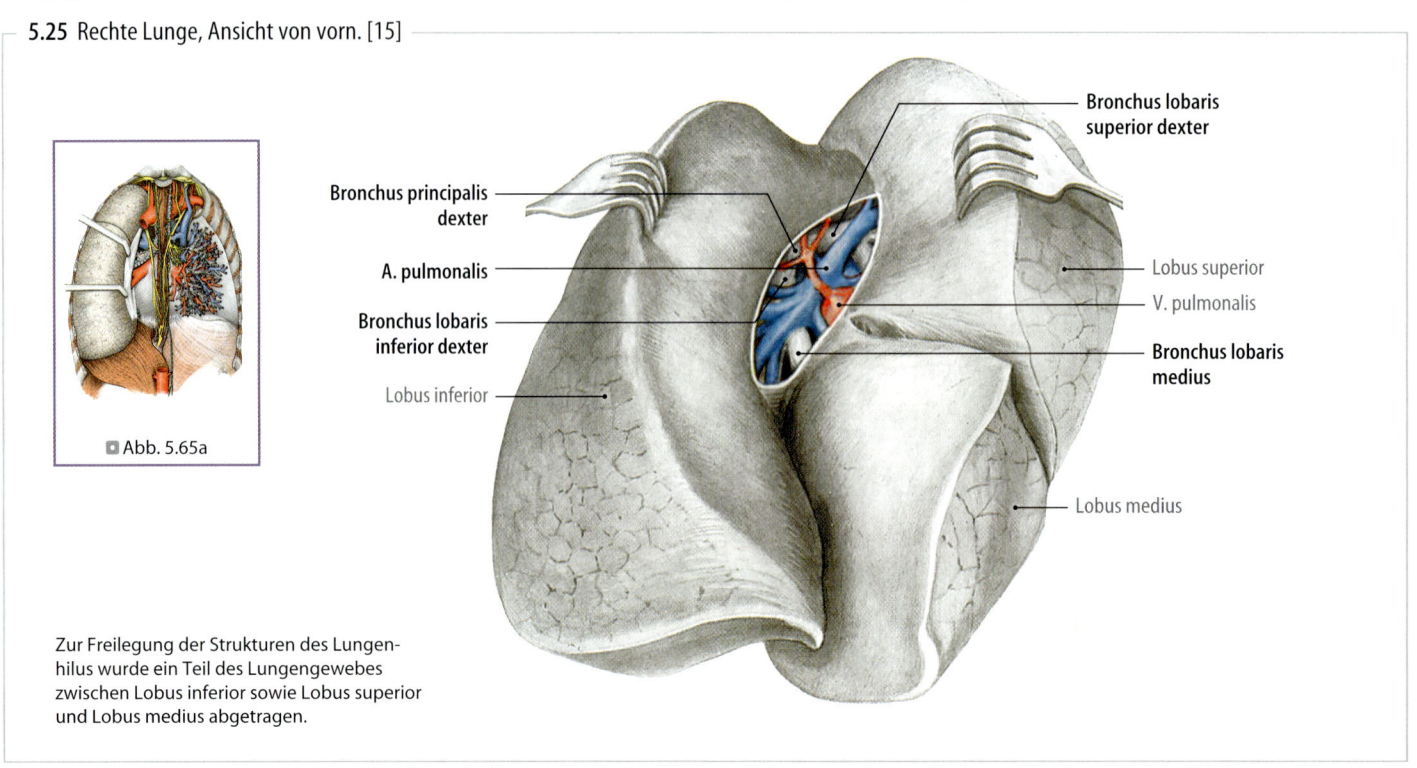

**5.24** Lungenhilus der rechten Seite, Ansicht von vorn. [15]

- N. vagus
- A. thoracica = mammaria interna und N. phrenicus
- Ramus cardiacus
- **Cupula pleurae**
- V. brachiocephalica
- V. cava superior
- **V. azygos**
- **Bronchus lobaris superior**
- **A. pulmonalis dextra**
- Plexus pulmonalis
- **Nodus bronchopulmonalis**
- **V. pulmonalis**
- **Bronchus lobaris inferior**
- A. carotis communis
- Truncus brachiocephalicus
- A. subclavia
- V. brachiocephalica
- Umschlagstelle des Pericardium

**5.25** Rechte Lunge, Ansicht von vorn. [15]

- Bronchus principalis dexter
- A. pulmonalis
- Bronchus lobaris inferior dexter
- Lobus inferior
- **Bronchus lobaris superior dexter**
- Lobus superior
- V. pulmonalis
- **Bronchus lobaris medius**
- Lobus medius

Abb. 5.65a

Zur Freilegung der Strukturen des Lungenhilus wurde ein Teil des Lungengewebes zwischen Lobus inferior sowie Lobus superior und Lobus medius abgetragen.

# Linker Lungenhilus

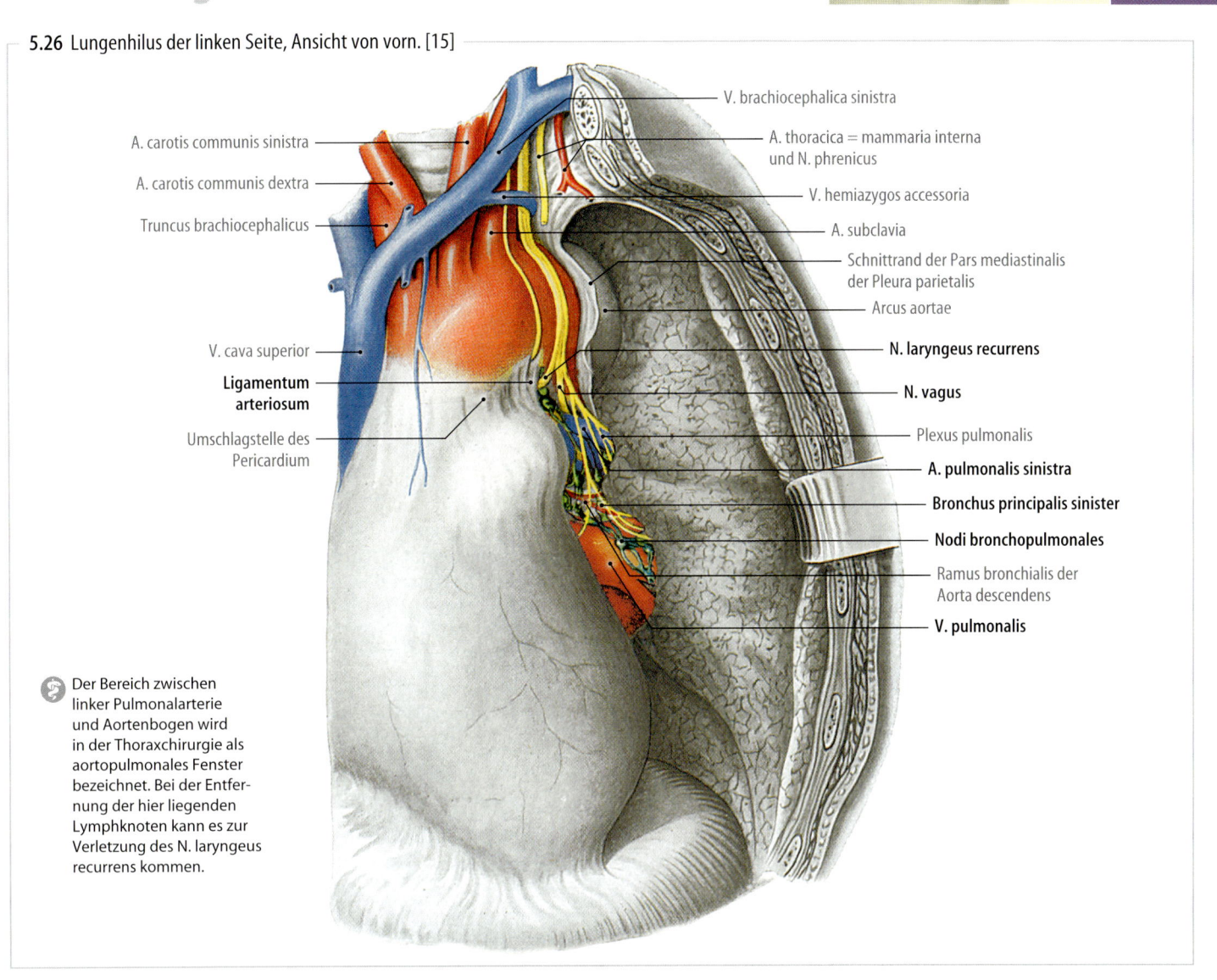

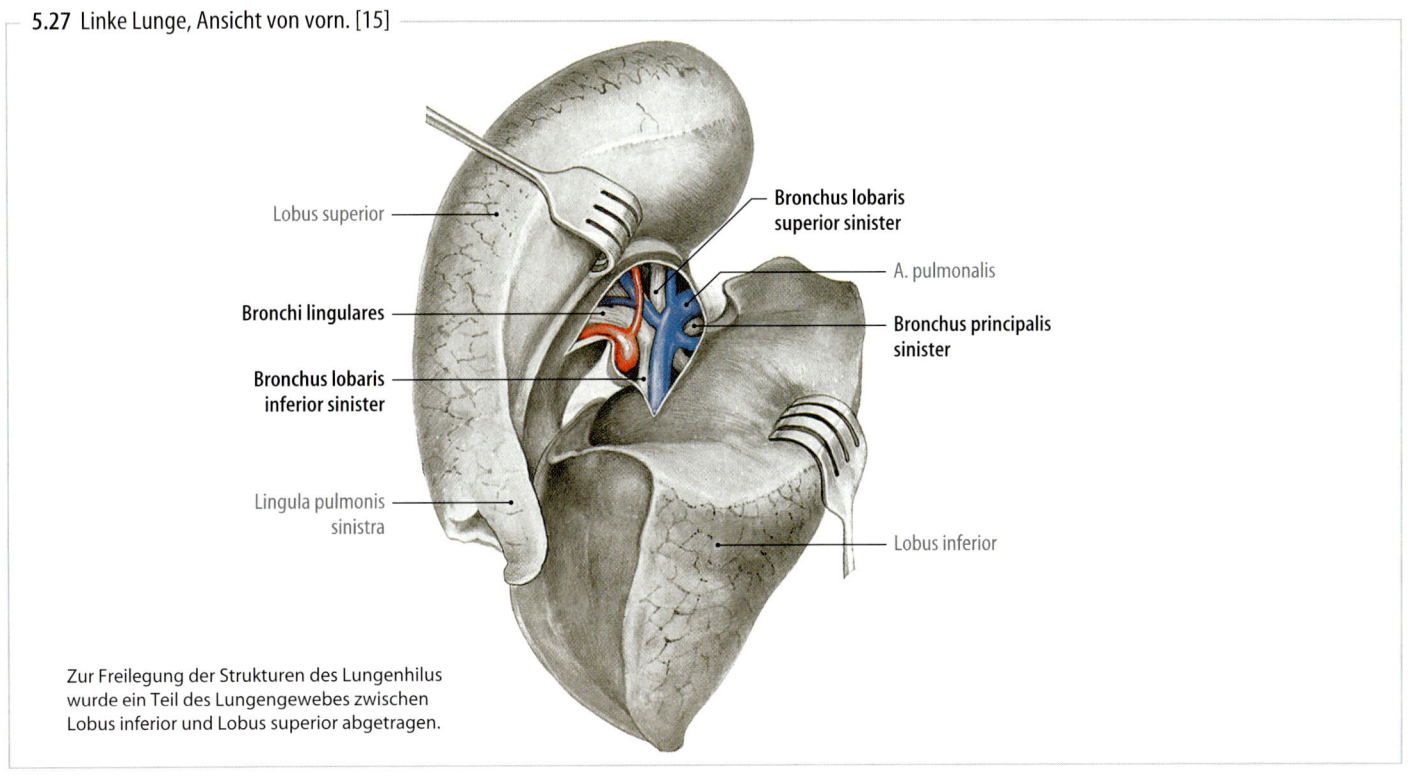

**5.26 Lungenhilus der linken Seite, Ansicht von vorn. [15]**

- V. brachiocephalica sinistra
- A. carotis communis sinistra
- A. carotis communis dextra
- Truncus brachiocephalicus
- A. thoracica = mammaria interna und N. phrenicus
- V. hemiazygos accessoria
- A. subclavia
- Schnittrand der Pars mediastinalis der Pleura parietalis
- V. cava superior
- Arcus aortae
- **N. laryngeus recurrens**
- **Ligamentum arteriosum**
- **N. vagus**
- Umschlagstelle des Pericardium
- Plexus pulmonalis
- **A. pulmonalis sinistra**
- **Bronchus principalis sinister**
- **Nodi bronchopulmonales**
- Ramus bronchialis der Aorta descendens
- **V. pulmonalis**

Der Bereich zwischen linker Pulmonalarterie und Aortenbogen wird in der Thoraxchirurgie als aortopulmonales Fenster bezeichnet. Bei der Entfernung der hier liegenden Lymphknoten kann es zur Verletzung des N. laryngeus recurrens kommen.

**5.27 Linke Lunge, Ansicht von vorn. [15]**

- Lobus superior
- **Bronchus lobaris superior sinister**
- A. pulmonalis
- **Bronchi lingulares**
- **Bronchus principalis sinister**
- **Bronchus lobaris inferior sinister**
- Lingula pulmonis sinistra
- Lobus inferior

Zur Freilegung der Strukturen des Lungenhilus wurde ein Teil des Lungengewebes zwischen Lobus inferior und Lobus superior abgetragen.

**Brustsitus**

# Thorax: Topographie

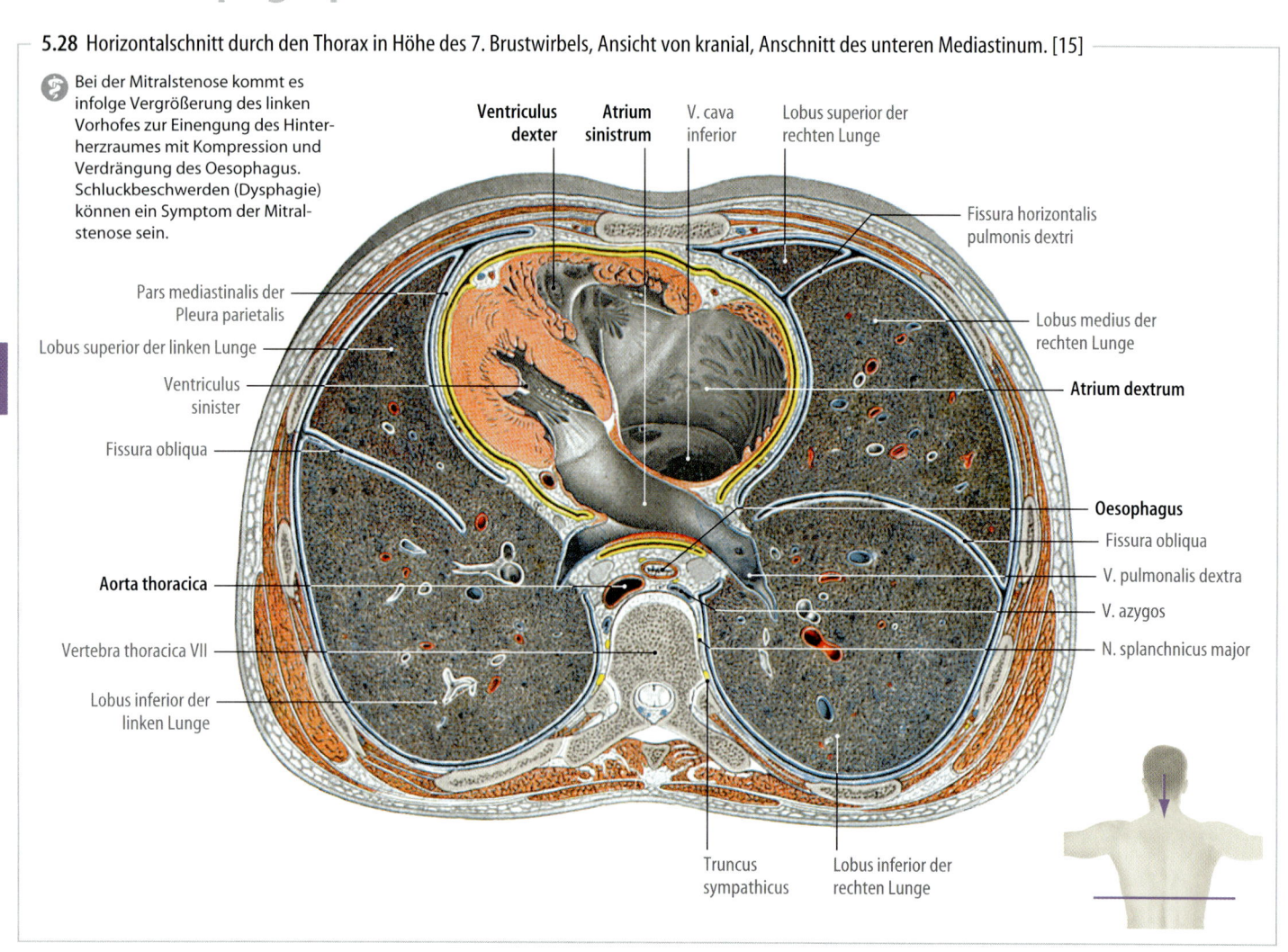

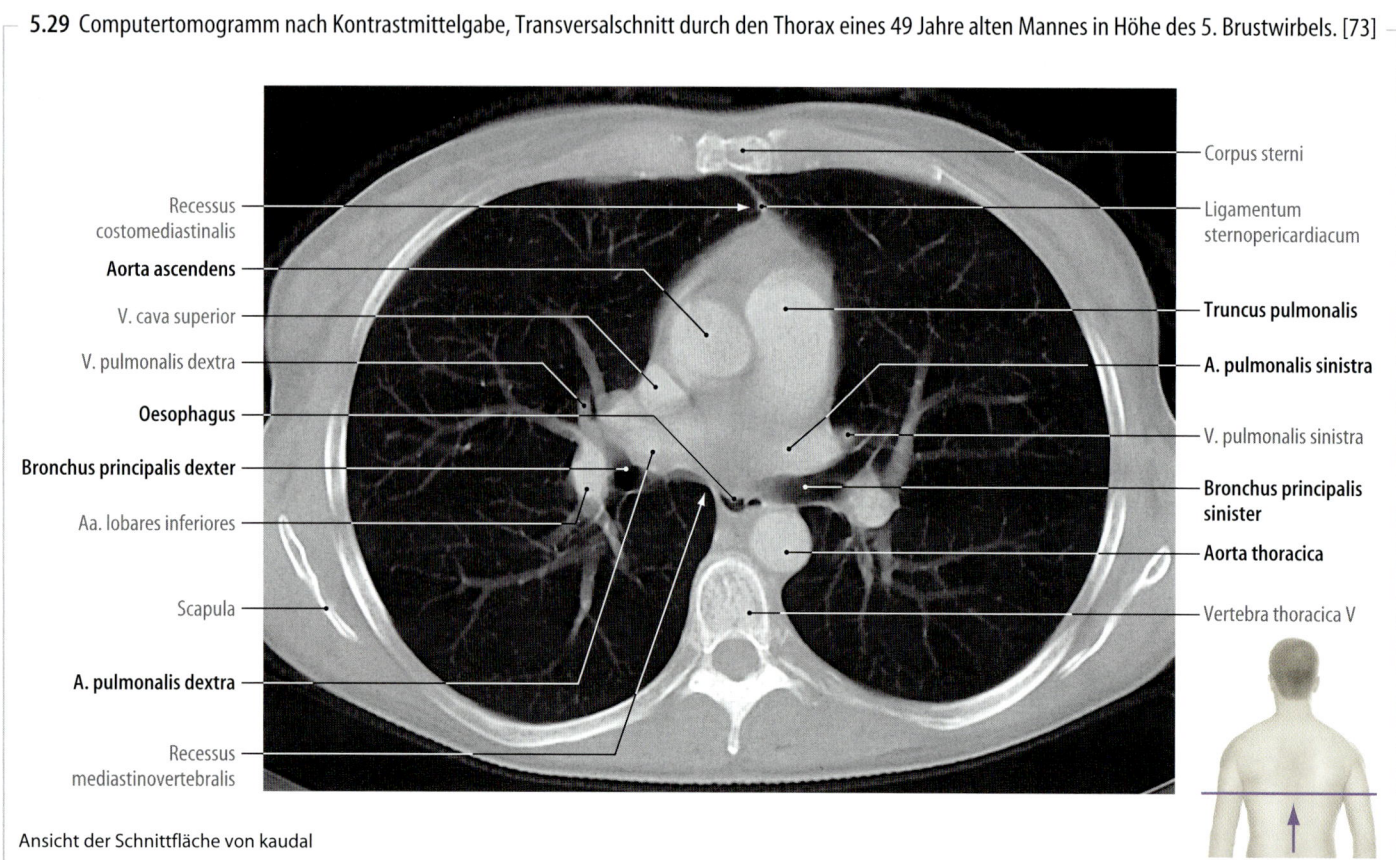

**5.28** Horizontalschnitt durch den Thorax in Höhe des 7. Brustwirbels, Ansicht von kranial, Anschnitt des unteren Mediastinum. [15]

Bei der Mitralstenose kommt es infolge Vergrößerung des linken Vorhofes zur Einengung des Hinterherzraumes mit Kompression und Verdrängung des Oesophagus. Schluckbeschwerden (Dysphagie) können ein Symptom der Mitralstenose sein.

Labels (Bild 5.28):
- **Ventriculus dexter**
- **Atrium sinistrum**
- V. cava inferior
- Lobus superior der rechten Lunge
- Fissura horizontalis pulmonis dextri
- Lobus medius der rechten Lunge
- **Atrium dextrum**
- **Oesophagus**
- Fissura obliqua
- V. pulmonalis dextra
- V. azygos
- N. splanchnicus major
- Lobus inferior der rechten Lunge
- Truncus sympathicus
- Lobus inferior der linken Lunge
- Vertebra thoracica VII
- **Aorta thoracica**
- Fissura obliqua
- Ventriculus sinister
- Lobus superior der linken Lunge
- Pars mediastinalis der Pleura parietalis

**5.29** Computertomogramm nach Kontrastmittelgabe, Transversalschnitt durch den Thorax eines 49 Jahre alten Mannes in Höhe des 5. Brustwirbels. [73]

Labels (Bild 5.29):
- Recessus costomediastinalis
- **Aorta ascendens**
- V. cava superior
- V. pulmonalis dextra
- **Oesophagus**
- **Bronchus principalis dexter**
- Aa. lobares inferiores
- Scapula
- **A. pulmonalis dextra**
- Recessus mediastinovertebralis
- Corpus sterni
- Ligamentum sternopericardiacum
- **Truncus pulmonalis**
- **A. pulmonalis sinistra**
- V. pulmonalis sinistra
- **Bronchus principalis sinister**
- **Aorta thoracica**
- Vertebra thoracica V

Ansicht der Schnittfläche von kaudal

# Herz: Situs

**5.30 Brustsitus, Ansicht von vorn.** [15]

Labels (Abb. 5.30):
- A. carotis communis
- V. brachiocephalica
- Truncus brachiocephalicus
- Ramus cardiacus
- **N. phrenicus und A. und V. pericardiacophrenica**
- Schnittrand der Pars mediastinalis der Pleura parietalis
- **V. cava superior**
- **Auricula dextra**
- V. subclavia
- A. thoracica = mammaria interna
- A. subclavia
- A. carotis communis
- N. vagus
- Ligamentum arteriosum
- **Aorta ascendens**
- **Truncus pulmonalis**
- **Auricula sinistra**
- Schnittrand des **Pericardium**
- **Ventriculus sinister**
- **Ventriculus dexter**
- Schnittrand der Pars mediastinalis der Pleura parietalis
- Recessus phrenicomediastinalis

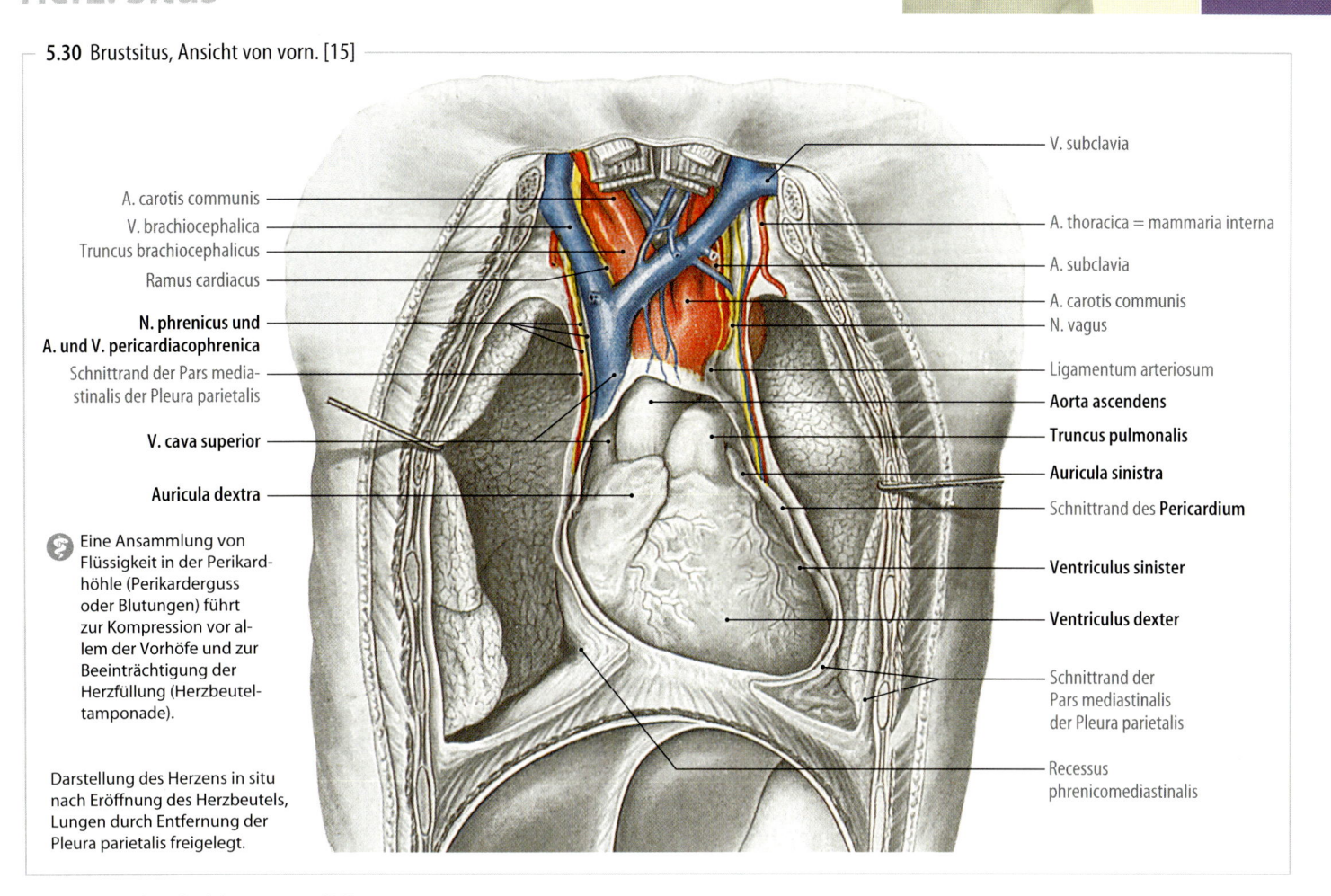

> Eine Ansammlung von Flüssigkeit in der Perikardhöhle (Perikarderguss oder Blutungen) führt zur Kompression vor allem der Vorhöfe und zur Beeinträchtigung der Herzfüllung (Herzbeuteltamponade).

Darstellung des Herzens in situ nach Eröffnung des Herzbeutels, Lungen durch Entfernung der Pleura parietalis freigelegt.

**5.31 Brustsitus, Ansicht von vorn.** [15]

Labels (Abb. 5.31):
- N. vagus und N. laryngeus recurrens
- Truncus brachiocephalicus
- N. phrenicus und A. pericardiacophrenica
- V. cava superior
- Schnittrand der Pars mediastinalis der **Pleura parietalis**
- Schnittrand des **Pericardium**
- **Auricula dextra**
- **Septum interatriale**
- **Limbus fossae ovalis**
- **Sinus coronarius**
- Mündung der V. cava inferior und Valvula venae cavae inferioris
- Diaphragma
- A. carotis communis und V. jugularis interna
- Clavicula (res.)
- N. phrenicus
- V. brachiocephalica
- N. vagus
- **Aorta ascendens**
- **Truncus pulmonalis**
- **Valva trunci pulmonalis**
- **Septum interventriculare**
- **M. papillaris anterior**
- **M. papillaris posterior**
- Cuspis anterior der **Valva tricuspidalis**

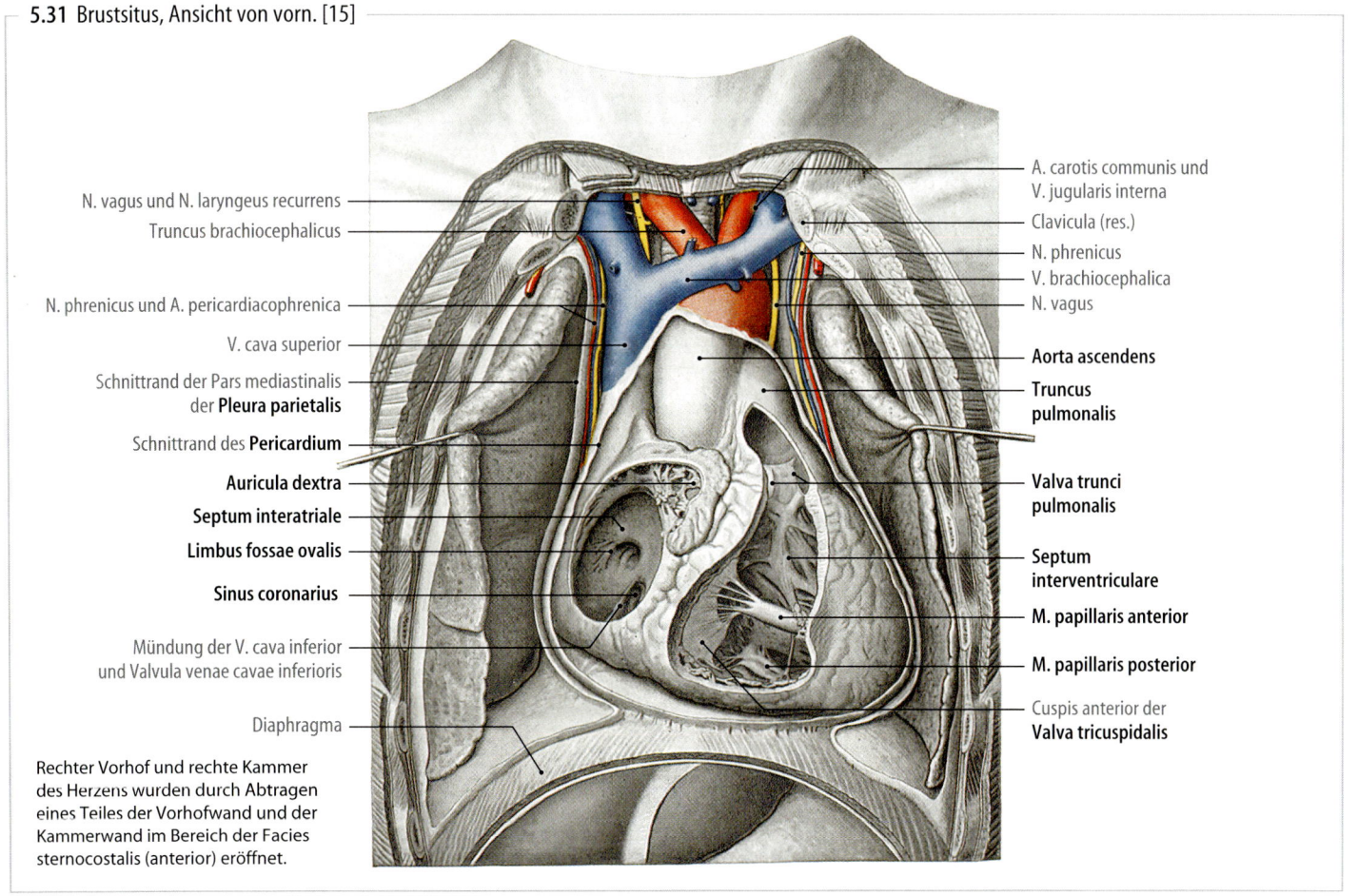

Rechter Vorhof und rechte Kammer des Herzens wurden durch Abtragen eines Teiles der Vorhofwand und der Kammerwand im Bereich der Facies sternocostalis (anterior) eröffnet.

**Brustsitus**

# Herz: Projektions-, Auskultationspunkte · Röntgen-Thorax

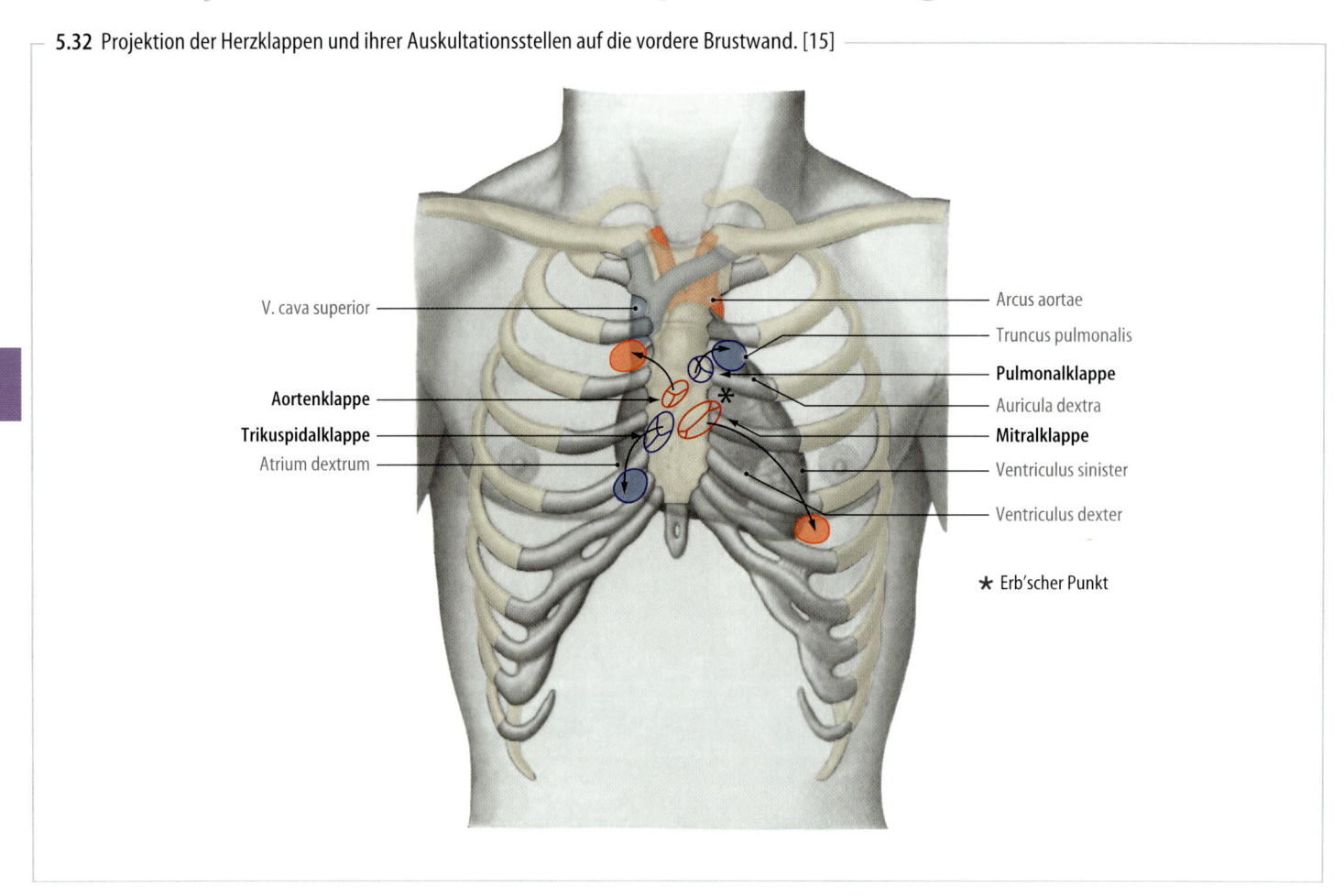

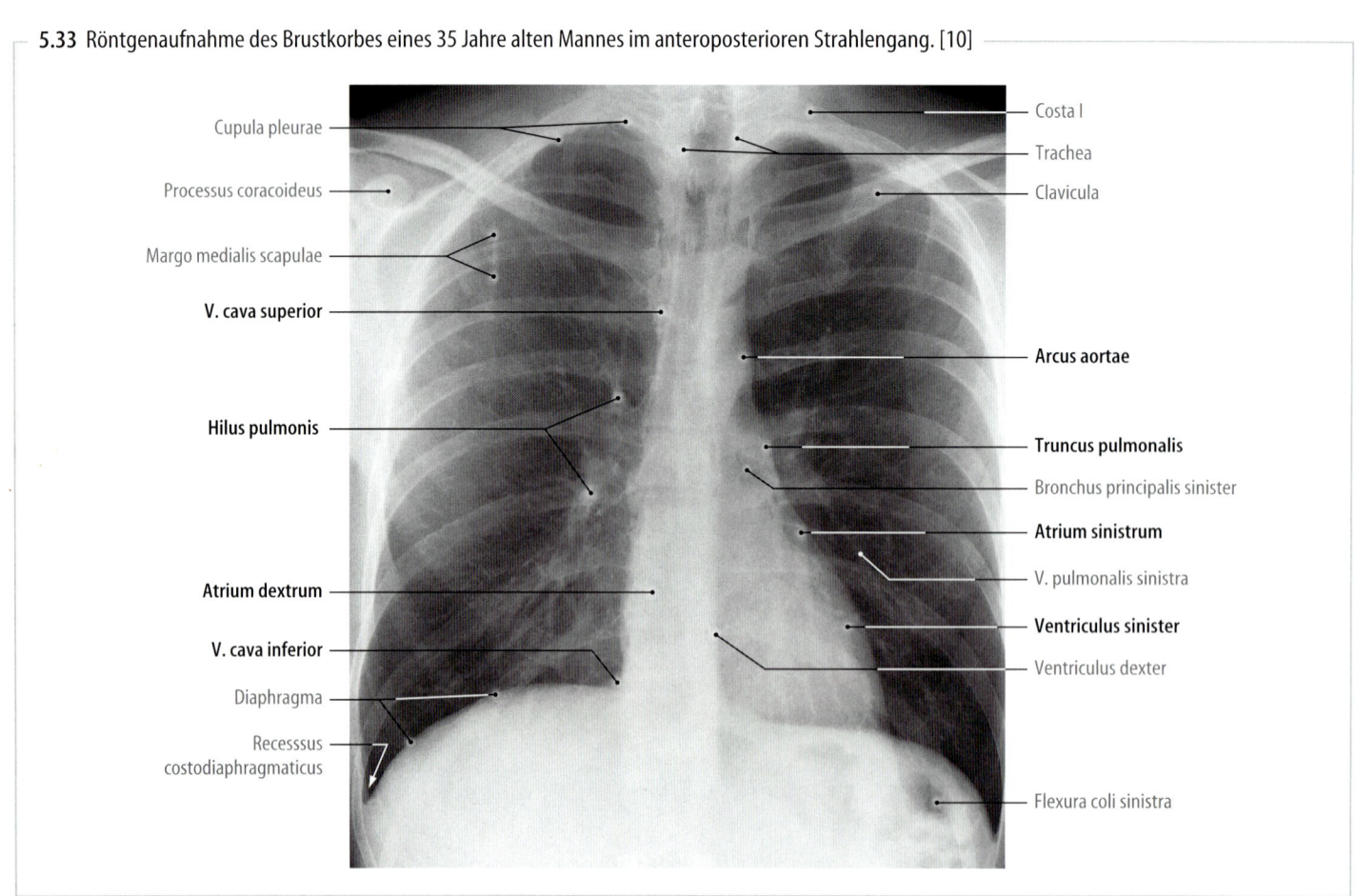

**5.32** Projektion der Herzklappen und ihrer Auskultationsstellen auf die vordere Brustwand. [15]

- V. cava superior
- **Aortenklappe**
- **Trikuspidalklappe**
- Atrium dextrum
- Arcus aortae
- Truncus pulmonalis
- **Pulmonalklappe**
- Auricula dextra
- **Mitralklappe**
- Ventriculus sinister
- Ventriculus dexter

★ Erb'scher Punkt

**5.33** Röntgenaufnahme des Brustkorbes eines 35 Jahre alten Mannes im anteroposterioren Strahlengang. [10]

- Cupula pleurae
- Processus coracoideus
- Margo medialis scapulae
- **V. cava superior**
- **Hilus pulmonis**
- **Atrium dextrum**
- **V. cava inferior**
- Diaphragma
- Recesssus costodiaphragmaticus
- Costa I
- Trachea
- Clavicula
- **Arcus aortae**
- **Truncus pulmonalis**
- Bronchus principalis sinister
- **Atrium sinistrum**
- V. pulmonalis sinistra
- **Ventriculus sinister**
- Ventriculus dexter
- Flexura coli sinistra

# Herz und Herzbeutel

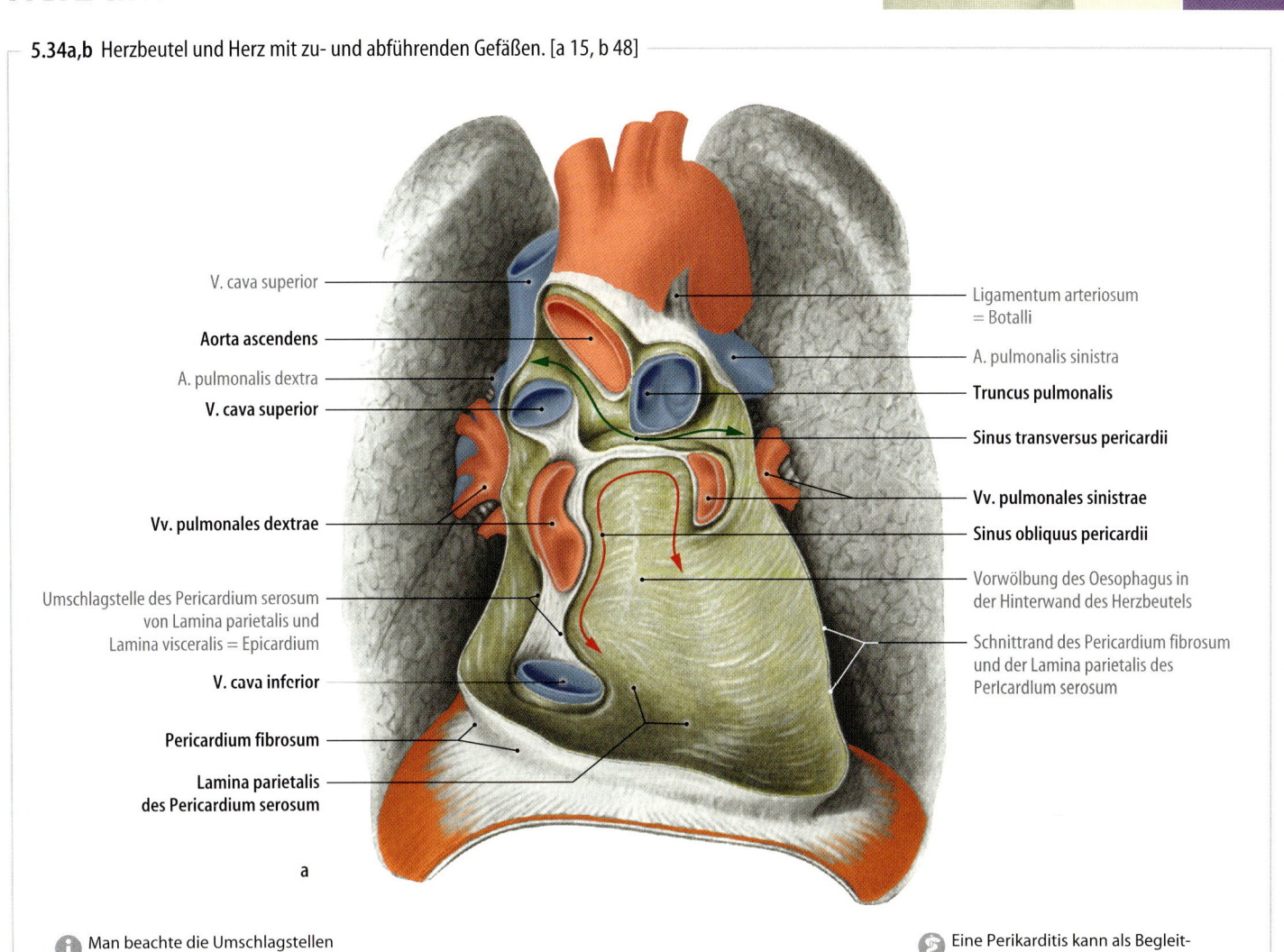

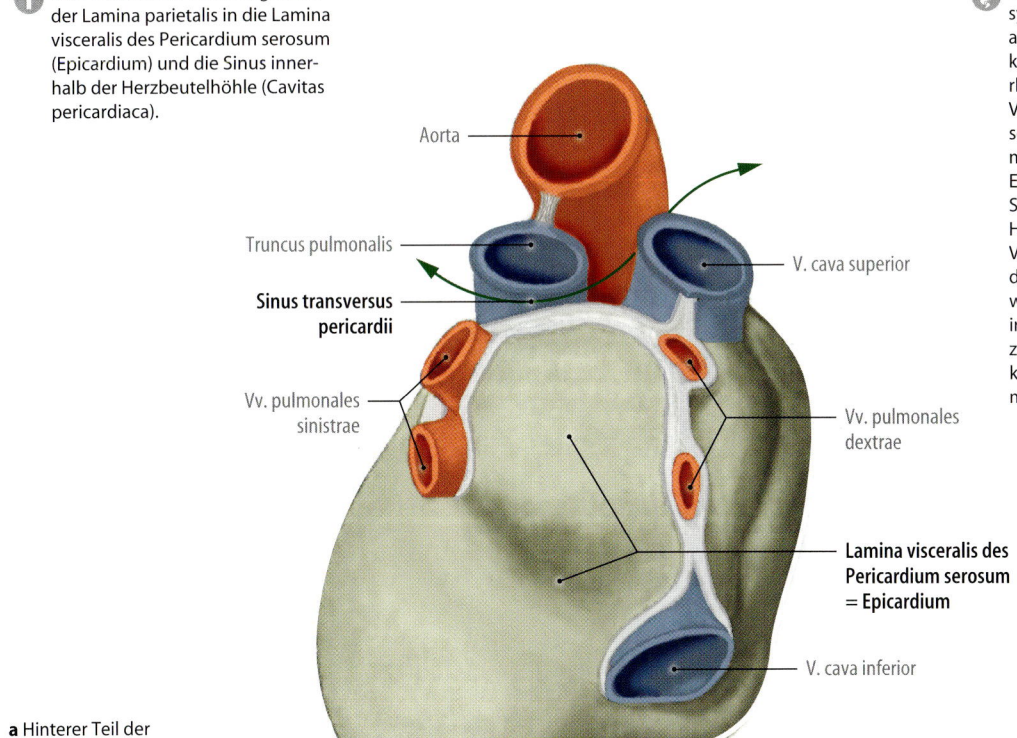

**5.34a,b** Herzbeutel und Herz mit zu- und abführenden Gefäßen. [a 15, b 48]

Labels (a):
- V. cava superior
- **Aorta ascendens**
- A. pulmonalis dextra
- V. cava superior
- **Vv. pulmonales dextrae**
- Umschlagstelle des Pericardium serosum von Lamina parietalis und Lamina visceralis = Epicardium
- **V. cava inferior**
- **Pericardium fibrosum**
- **Lamina parietalis des Pericardium serosum**
- Ligamentum arteriosum = Botalli
- A. pulmonalis sinistra
- **Truncus pulmonalis**
- **Sinus transversus pericardii**
- **Vv. pulmonales sinistrae**
- **Sinus obliquus pericardii**
- Vorwölbung des Oesophagus in der Hinterwand des Herzbeutels
- Schnittrand des Pericardium fibrosum und der Lamina parietalis des Pericardium serosum

Labels (b):
- Aorta
- Truncus pulmonalis
- **Sinus transversus pericardii**
- Vv. pulmonales sinistrae
- V. cava superior
- Vv. pulmonales dextrae
- **Lamina visceralis des Pericardium serosum = Epicardium**
- V. cava inferior

ℹ️ Man beachte die Umschlagstellen der Lamina parietalis in die Lamina visceralis des Pericardium serosum (Epicardium) und die Sinus innerhalb der Herzbeutelhöhle (Cavitas pericardiaca).

⚡ Eine Perikarditis kann als Begleitsymptom anderer Erkrankungen auftreten, z. B. nach einem Myokardinfarkt, bei Erkrankungen des rheumatischen Formenkreises, bei Virusinfektionen oder Tuberkulose sowie bei Nierenversagen (urämische Perikarditis). Fortgeleitete Entzündungen oder Tumoren von Seiten der Lungen können den Herzbeutel erreichen.
Von einer konstriktiven Perikarditis (Panzerherz) spricht man, wenn es durch Kalkablagerung im verschwielten Perikardgewebe zur Umklammerung des Herzens kommt und die Vorhof- und Kammerfüllung behindert wird.

**a** Hinterer Teil der Herzbeutelhöhle;
**b** Hinterwand des aus der Herzbeutelhöhle herausgelösten Herzens

**Brustsitus**

# Herzkranzarterien · Versorgungsgebiete

**5.35a,b** Herzkranzarterien (Aa. coronariae dextra und sinistra).

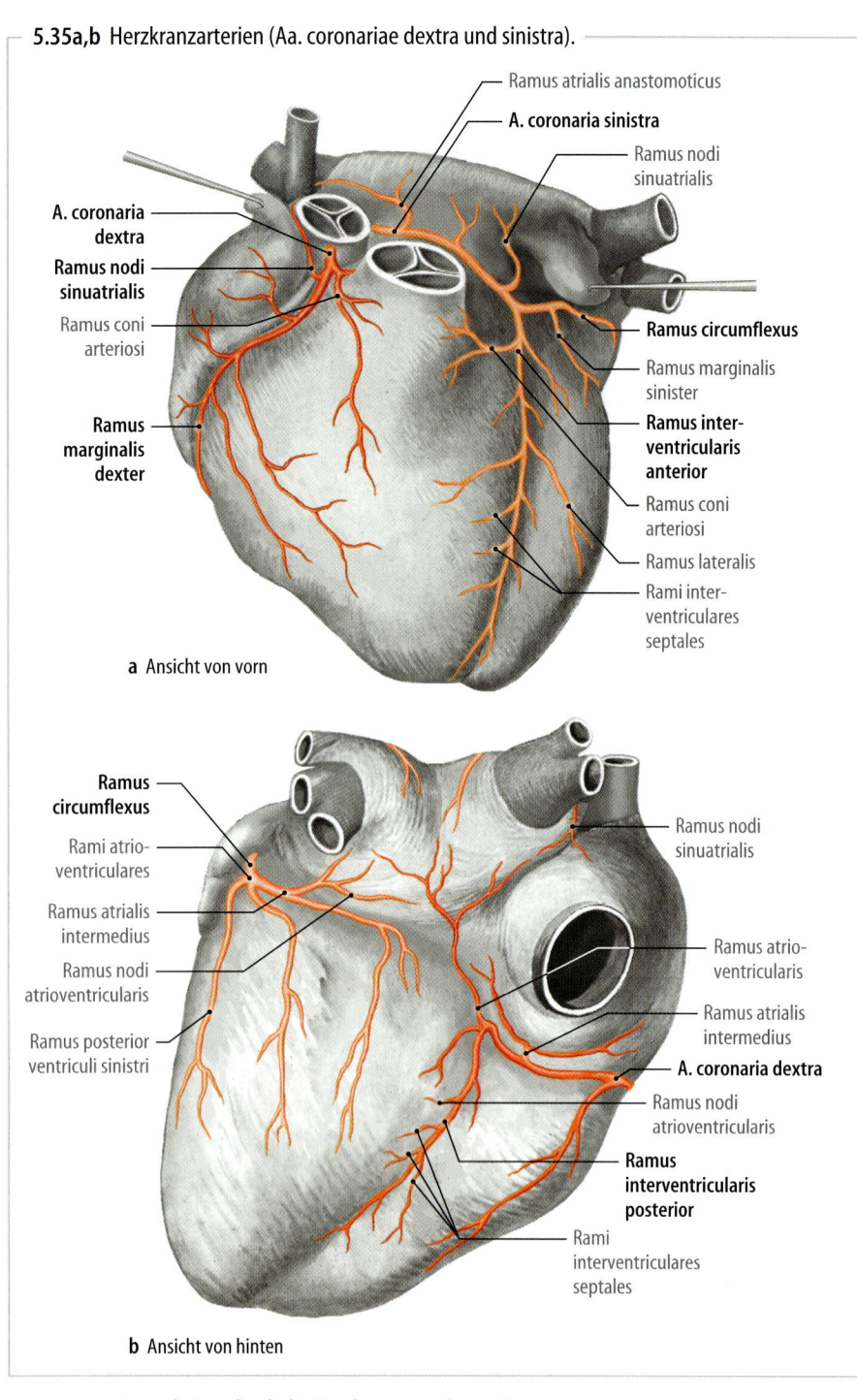

a Ansicht von vorn

- Ramus atrialis anastomoticus
- **A. coronaria sinistra**
- Ramus nodi sinuatrialis
- **Ramus circumflexus**
- Ramus marginalis sinister
- **Ramus interventricularis anterior**
- Ramus coni arteriosi
- Ramus lateralis
- Rami interventriculares septales
- A. coronaria dextra
- Ramus nodi sinuatrialis
- Ramus coni arteriosi
- Ramus marginalis dexter

b Ansicht von hinten

- **Ramus circumflexus**
- Rami atrioventriculares
- Ramus atrialis intermedius
- Ramus nodi atrioventricularis
- Ramus posterior ventriculi sinistri
- Ramus nodi sinuatrialis
- Ramus atrioventricularis
- Ramus atrialis intermedius
- A. coronaria dextra
- Ramus nodi atrioventricularis
- **Ramus interventricularis posterior**
- Rami interventriculares septales

Astfolge der Aa. coronariae dextra und sinistra sowie die im klinischen Sprachgebrauch verwendeten Abkürzungen und spezielle deutsche Nomenklatur

**A. coronaria dextra RCA**
Rami atrioventriculares
[Ramus coni arteriosi]
Ramus nodi sinuatrialis
[Rami atriales]
Ramus marginalis dexter   RMD, RPLA (rechter posterolateraler Ast)
Ramus atrialis intermedius
Ramus interventricularis posterior   RIVP
└ Rami interventriculares septales
Ramus nodi atrioventricularis

**A. coronaria sinistra LCA**
Ramus interventricularis anterior   RIVA, LAD
├ Ramus coni arteriosi
├ Ramus lateralis   RD (Diagonaläste)
└ Rami interventriculares septales (Septaläste)
Ramus circumflexus   RCX
├ Ramus atrialis anastomoticus
├ Rami atrioventriculares
├ Ramus marginalis sinister   RM (Marginaläste) oder PLA (Posterolateraläste)
├ Ramus atrialis intermedius
├ Ramus posterior ventriculi sinistri
├ Ramus nodi sinuatrialis
├ Ramus atrioventricularis
└ [Rami atriales]

[ ] nicht sichtbar

> In ca. 60% der Fälle entspringt die A. coronaria dextra aus dem Sinus aortae (Valsalva'scher Sinus) der Valvula semilunaris (coronaria dextra) und die A. coronaria sinistra aus dem Sinus aortae (Valsalva'scher Sinus) der Valvula semilunaris (coronaria sinistra), Varianten ⬛ Abb. 5.43.

> Die koronare Herzkrankheit zählt zu den häufigsten Todesursachen in der westlichen Welt. Die Einengung der Herzkranzarterien durch atheromatöse Plaques liegt in den meisten Fällen in den Anfangsabschnitten der Koronararterien.
> Bei akutem Verschluss des Ramus interventricularis anterior entsteht ein Vorderwandinfarkt.

**5.36a–c** Querschnitte durch die Herzkammern. [15, 83]

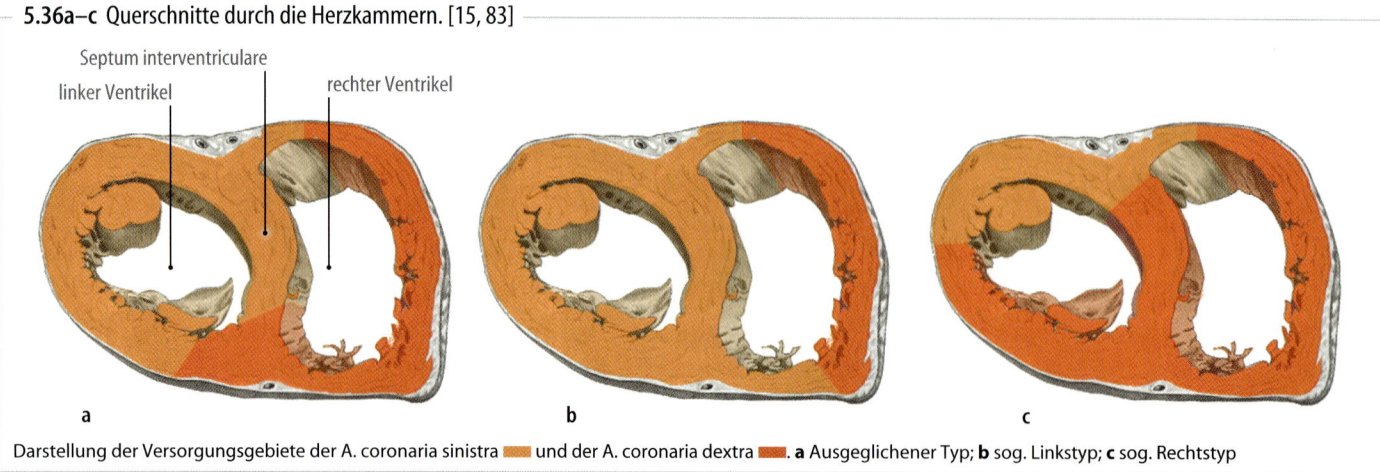

- Septum interventriculare
- linker Ventrikel
- rechter Ventrikel

a  b  c

Darstellung der Versorgungsgebiete der A. coronaria sinistra ▬ und der A. coronaria dextra ▬. **a** Ausgeglichener Typ; **b** sog. Linkstyp; **c** sog. Rechtstyp

## Versorgungstypen · Herzvenen

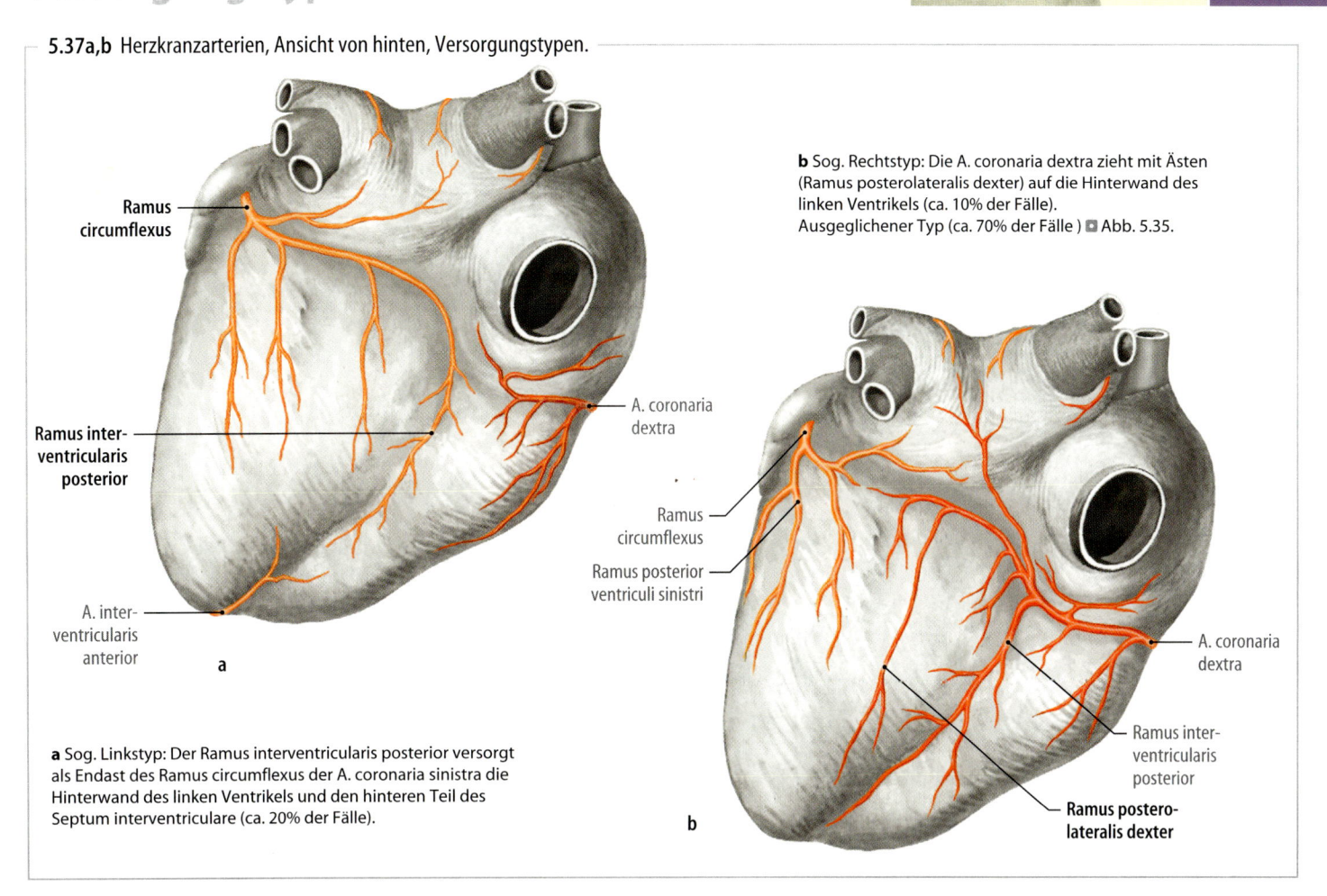

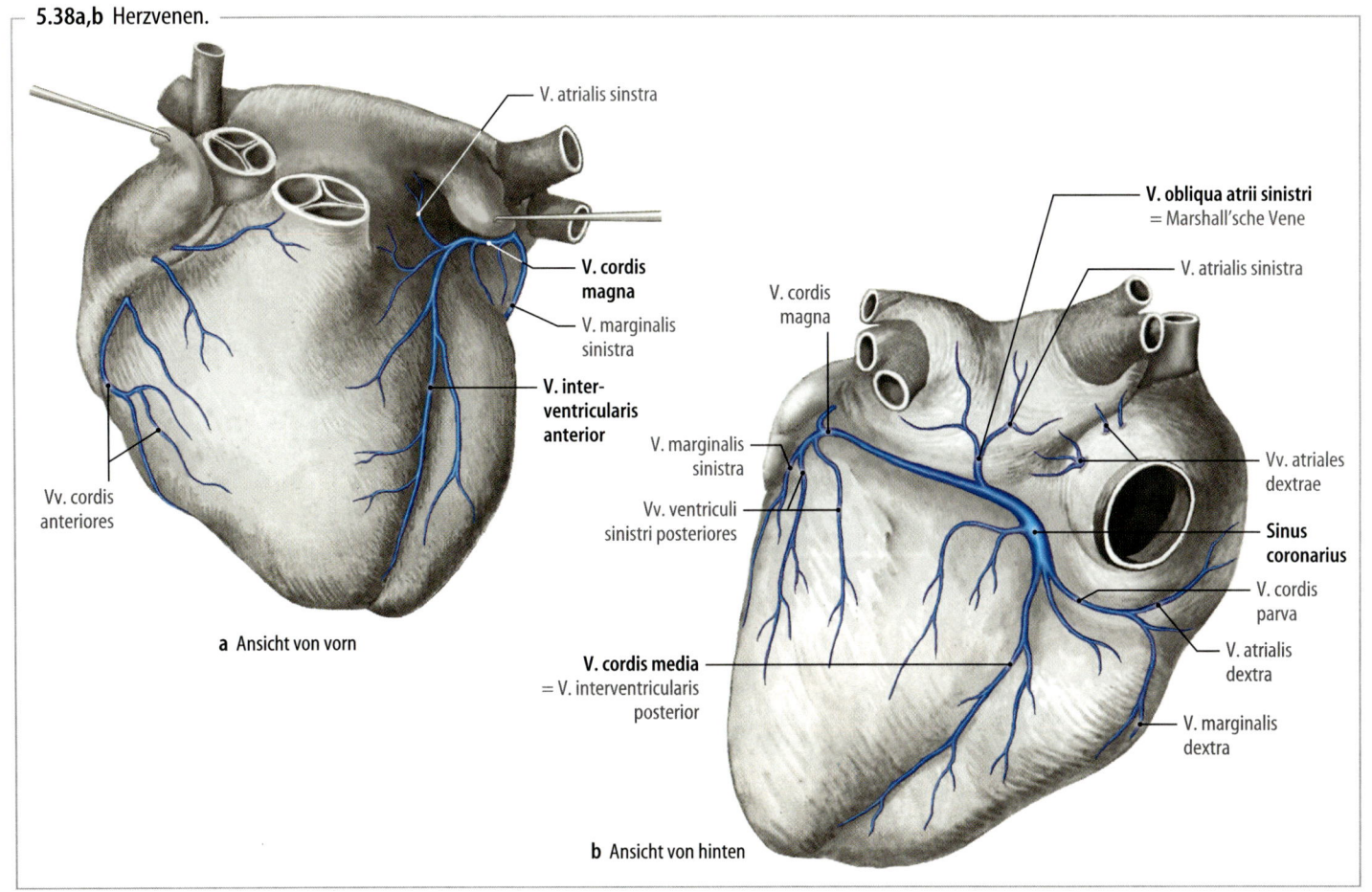

**5.37a,b** Herzkranzarterien, Ansicht von hinten, Versorgungstypen.

**a** Sog. Linkstyp: Der Ramus interventricularis posterior versorgt als Endast des Ramus circumflexus der A. coronaria sinistra die Hinterwand des linken Ventrikels und den hinteren Teil des Septum interventriculare (ca. 20% der Fälle).

**b** Sog. Rechtstyp: Die A. coronaria dextra zieht mit Ästen (Ramus posterolateralis dexter) auf die Hinterwand des linken Ventrikels (ca. 10% der Fälle).
Ausgeglichener Typ (ca. 70% der Fälle) ◨ Abb. 5.35.

**5.38a,b** Herzvenen.

a Ansicht von vorn

b Ansicht von hinten

**Brustsitus**

# Herz

### 5.39 Herz, Ansicht von vorn. [8]

Verschließt sich der Ductus arteriosus (Botalli, Abb. 5.41) postnatal nicht durch fibrösen Umbau zum Ligamentum arteriosum (Botalli), spricht man von einem persistierenden Ductus arteriosus. Bei einem ausgeprägten Links-Rechts-Shunt kann sich ein pulmonaler Hypertonus entwickeln. Es besteht die Gefahr einer bakteriellen Endokarditis.

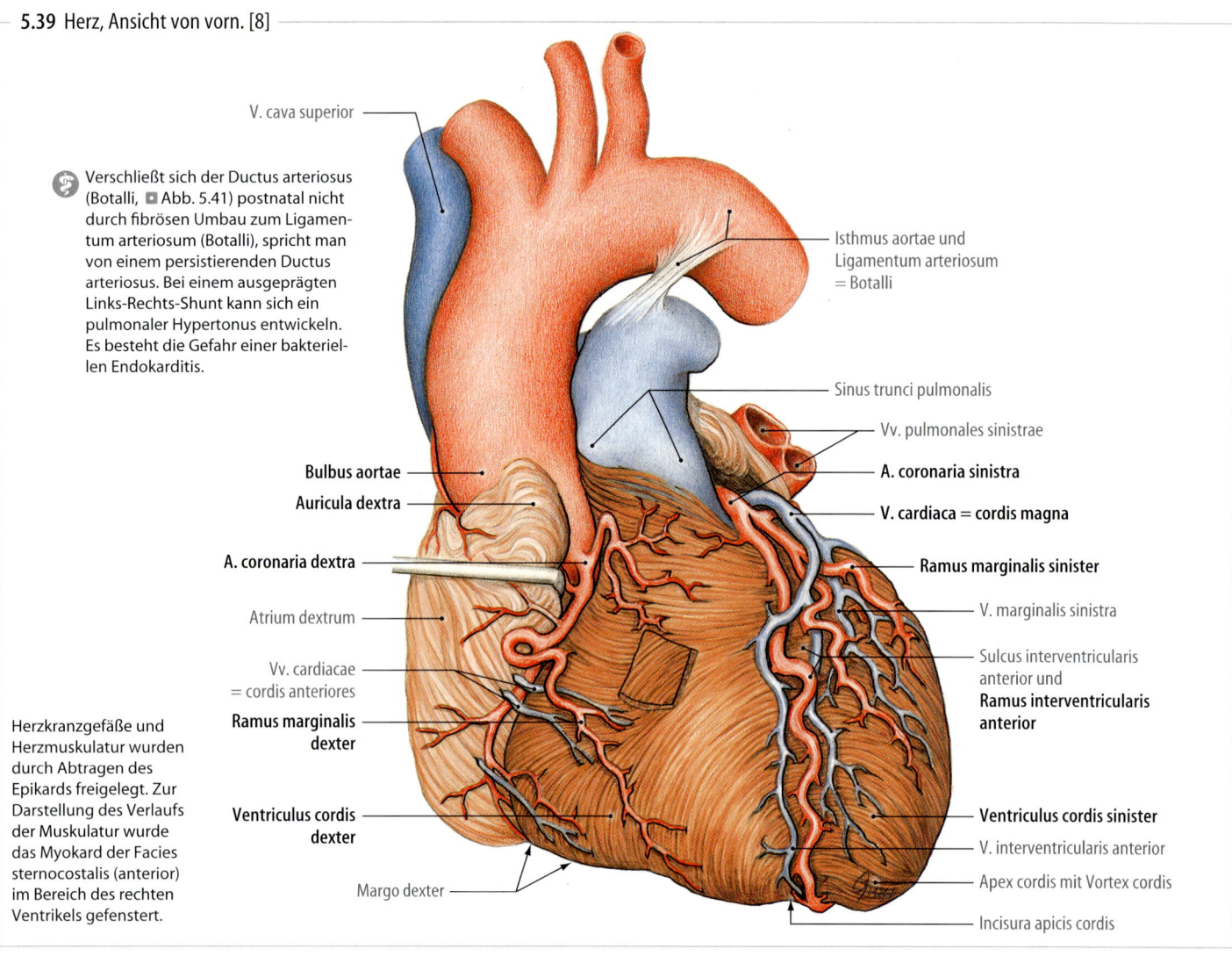

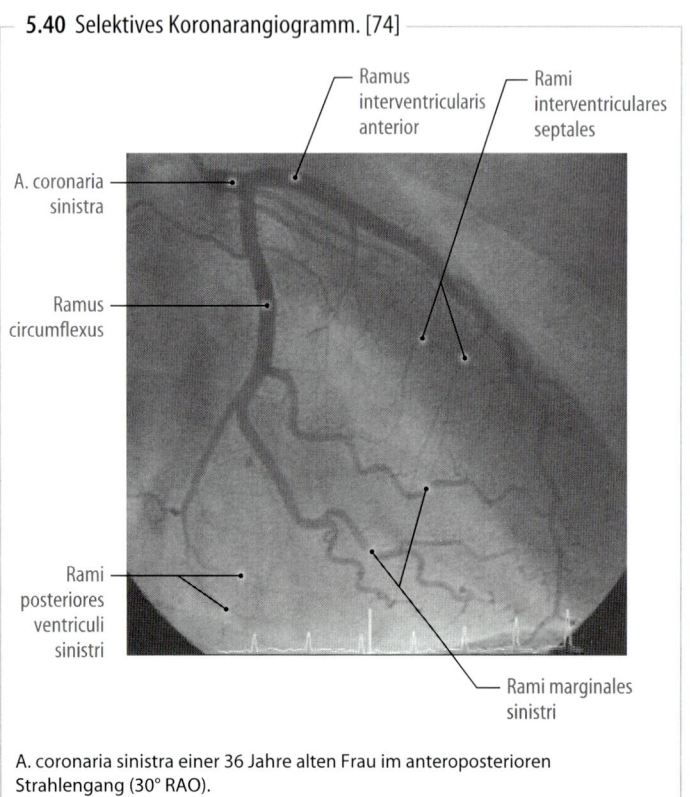

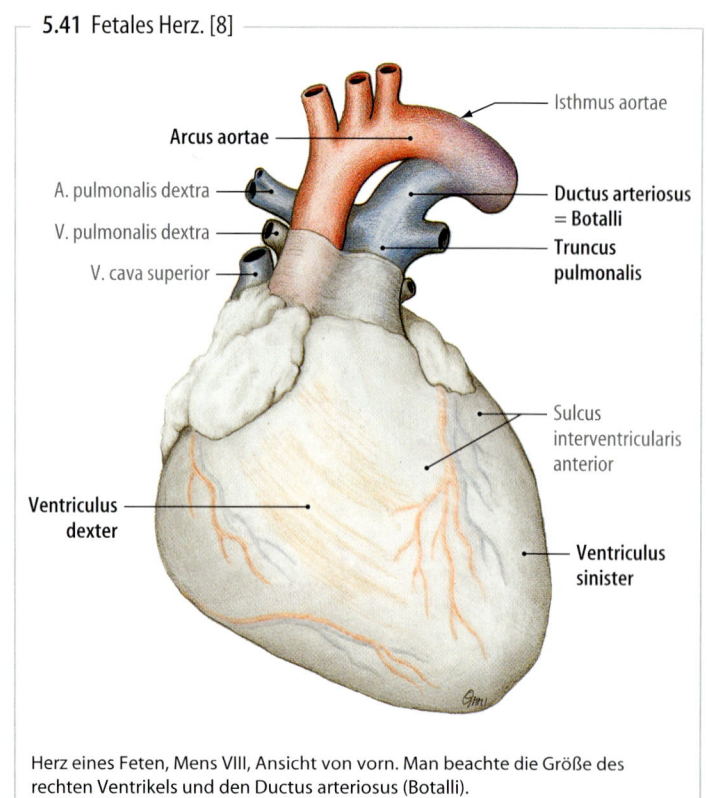

Herzkranzgefäße und Herzmuskulatur wurden durch Abtragen des Epikards freigelegt. Zur Darstellung des Verlaufs der Muskulatur wurde das Myokard der Facies sternocostalis (anterior) im Bereich des rechten Ventrikels gefenstert.

Labels: V. cava superior; Isthmus aortae und Ligamentum arteriosum = Botalli; Sinus trunci pulmonalis; Vv. pulmonales sinistrae; **A. coronaria sinistra**; **V. cardiaca = cordis magna**; **Bulbus aortae**; **Auricula dextra**; **Ramus marginalis sinister**; V. marginalis sinistra; **A. coronaria dextra**; Sulcus interventricularis anterior und **Ramus interventricularis anterior**; Atrium dextrum; Vv. cardiacae = cordis anteriores; **Ramus marginalis dexter**; **Ventriculus cordis dexter**; **Ventriculus cordis sinister**; V. interventricularis anterior; Margo dexter; Apex cordis mit Vortex cordis; Incisura apicis cordis

### 5.40 Selektives Koronarangiogramm. [74]

Labels: Ramus interventricularis anterior; Rami interventriculares septales; A. coronaria sinistra; Ramus circumflexus; Rami posteriores ventriculi sinistri; Rami marginales sinistri

A. coronaria sinistra einer 36 Jahre alten Frau im anteroposterioren Strahlengang (30° RAO).

### 5.41 Fetales Herz. [8]

Labels: Isthmus aortae; **Arcus aortae**; **Ductus arteriosus = Botalli**; A. pulmonalis dextra; V. pulmonalis dextra; **Truncus pulmonalis**; V. cava superior; Sulcus interventricularis anterior; **Ventriculus dexter**; **Ventriculus sinister**

Herz eines Feten, Mens VIII, Ansicht von vorn. Man beachte die Größe des rechten Ventrikels und den Ductus arteriosus (Botalli).

# Herz · Herzkranzgefäße: Varianten

**5.42 Herz, Ansicht von hinten.** [8]

Beim Rechtstyp (◨ Abb. 5.37b) führt ein akuter Verschluss der rechten Koronararterie zum Hinterwandinfarkt. Beim Linkstyp entsteht ein Hinterwandinfarkt durch akuten Verschluss des Ramus interventricularis posterior (Endast des Ramus circumflexus, ◨ Abb. 5.37a).
Durch Implantation einer Schrittmachersonde in den Sinus coronarius lässt sich der linke Ventrikel elektrisch stimulieren.

- V. cava superior
- Vv. pulmonales dextrae superior und inferior
- Ramus nodi sinuatrialis und Atrium dextrum
- Arcus aortae
- Bifurcatio trunci pulmonalis
- Atrium sinistrum
- Ligamentum = Plica venae cavae sinistrae
- V. cava inferior
- Vv. pulmonales sinistrae
- V. obliqua atrii sinistri – Marshall'sche Vene
- Ramus atrioventricularis
- Ramus atrioventricularis
- **V. cardiaca = cordis parva**
- **Ramus circumflexus der A. coronaria sinistra**
- **A. coronaria dextra**
- Ramus nodi atrioventricularis
- **Sinus coronarius**
- **V. cardiaca = cordis magna**
- Ramus marginalis dexter
- **Ramus posterior ventriculi sinistri**
- Sulcus und **Ramus interventricularis posterior**
- **V. cardiaca = cordis media = V. interventricularis posterior**

Herzkranzgefäße und Myokard wurden durch Abtragen des Epikards freigelegt. Zur Demonstration des Verlaufes der Muskulatur wurde das Myokard der Facies diaphragmatica (inferior) im Bereich des linken Ventrikels gefenstert.

**5.43a,b Varianten der Herzkranzarterien.** [83]

- Ramus interventricularis anterior
- A. coronaria dextra
- Ramus circumflexus
- Konusarterie

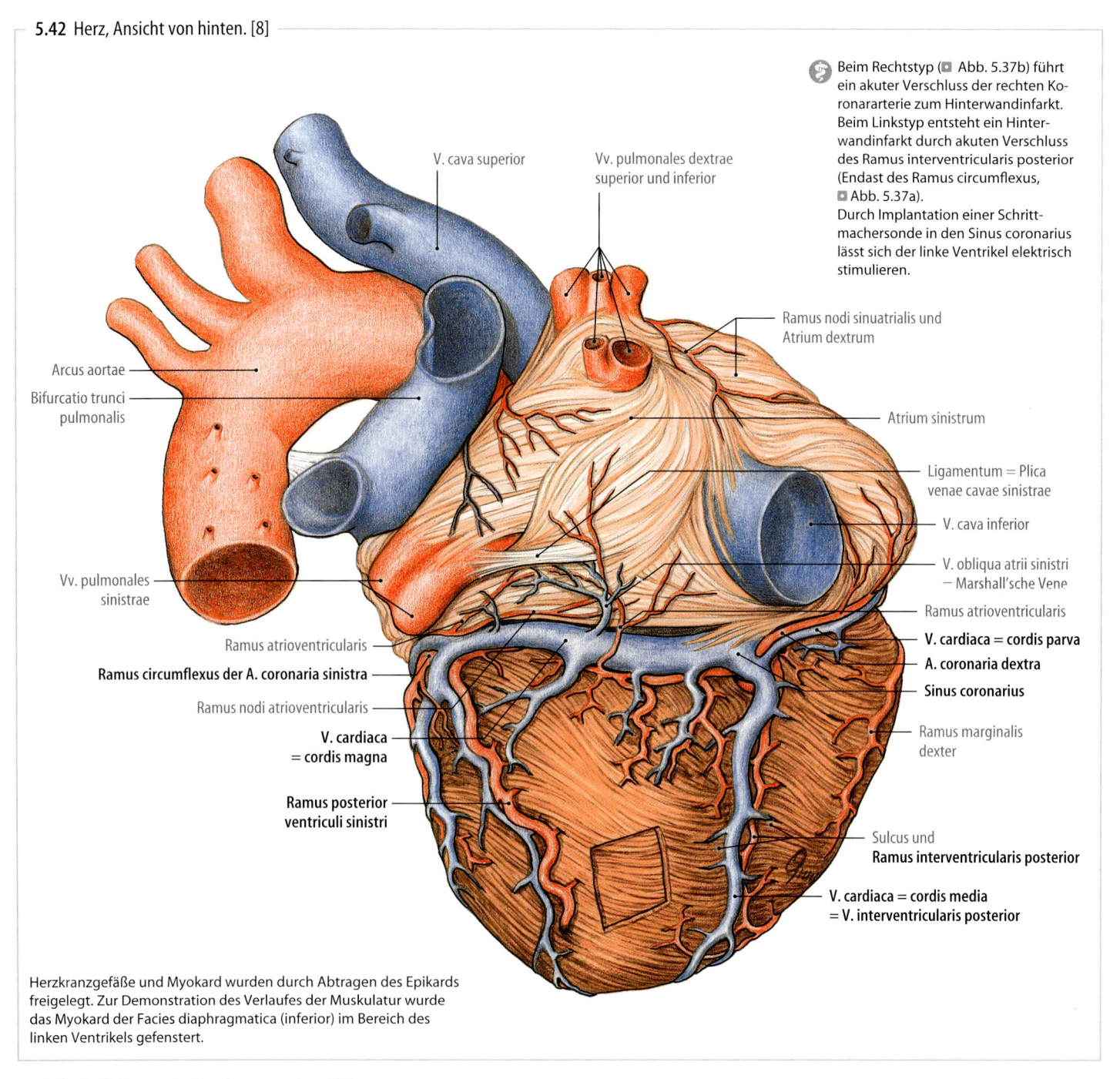

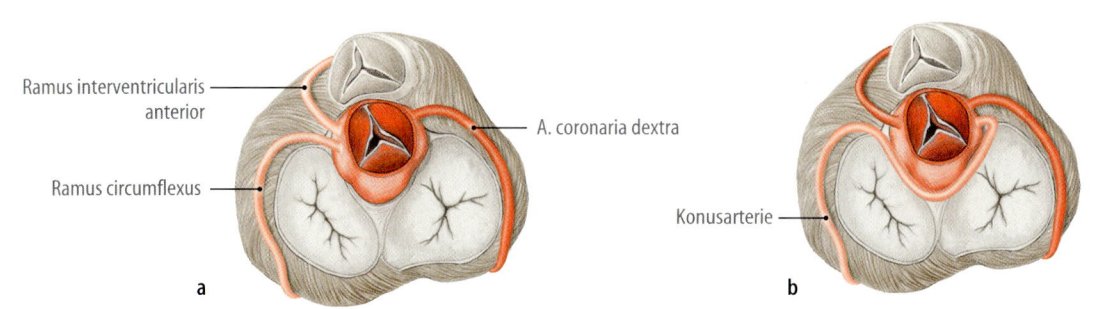

a      b

Akzessorische Herzkranzarterien.
**a** Eigenständige Abgänge des Ramus interventricularis anterior und des Ramus circumflexus aus dem Sinus aortae der Valvula semilunaris (coronaria) sinistra.
**b** Aus dem Sinus aortae der Valvula semilunaris (coronaria) dextra entspringt zusätzlich zur A. coronaria dextra eine Arterie, die zum Myokard im Bereich des Truncus pulmonalis zieht, sog. Konusarterie.

**Brustsitus**

# Herzkranzgefäße, Herzklappen

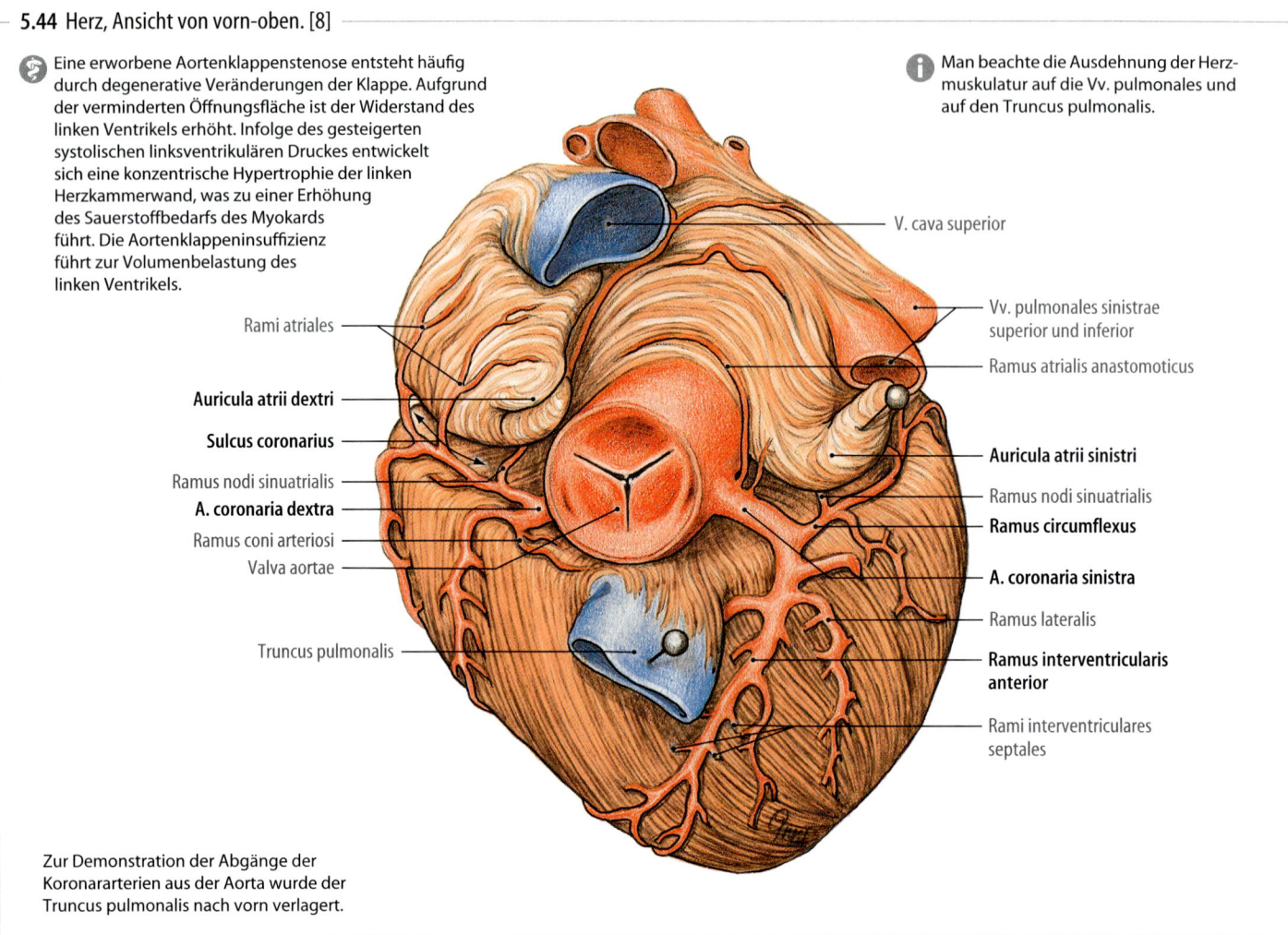

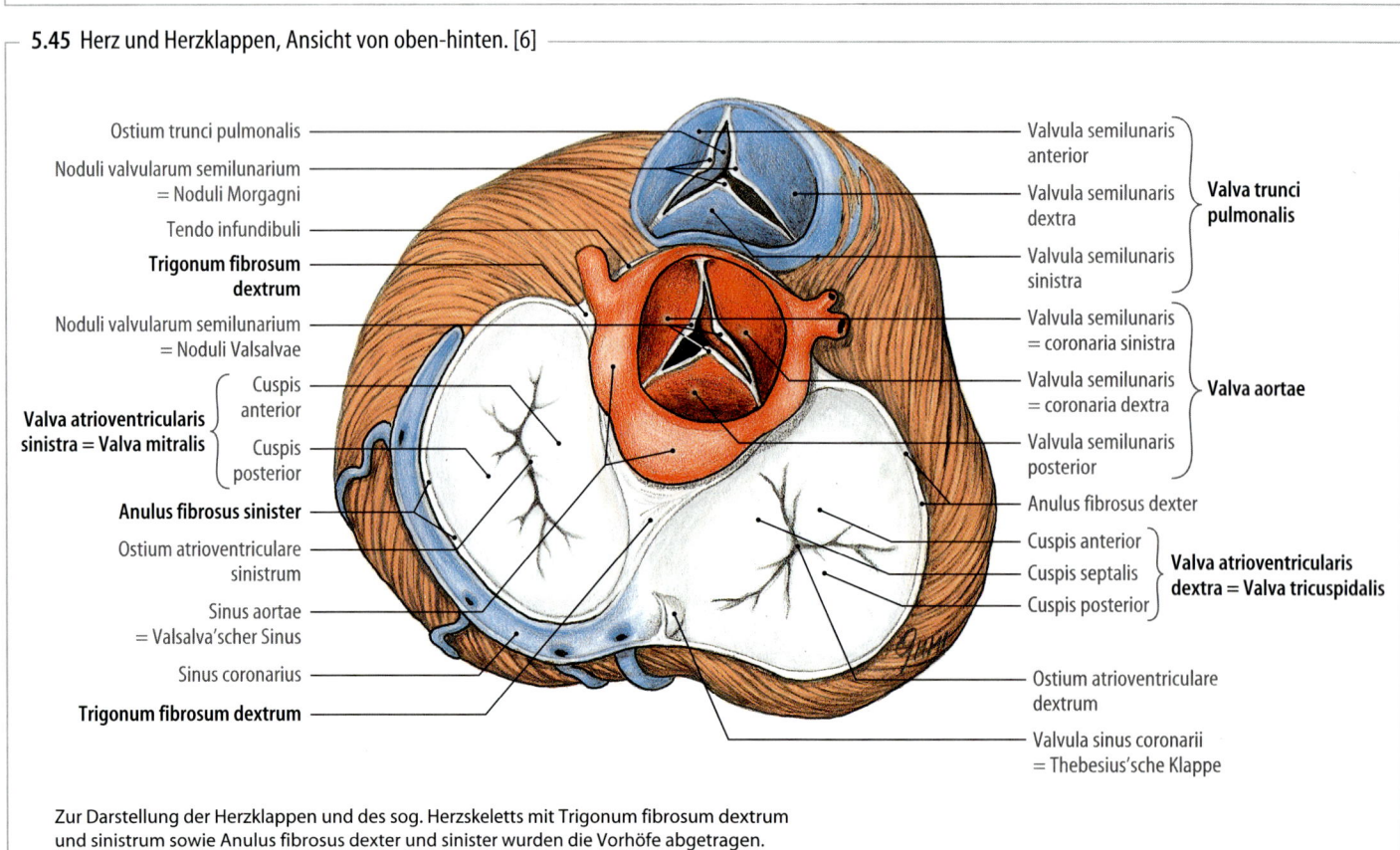

**5.44 Herz, Ansicht von vorn-oben. [8]**

Eine erworbene Aortenklappenstenose entsteht häufig durch degenerative Veränderungen der Klappe. Aufgrund der verminderten Öffnungsfläche ist der Widerstand des linken Ventrikels erhöht. Infolge des gesteigerten systolischen linksventrikulären Druckes entwickelt sich eine konzentrische Hypertrophie der linken Herzkammerwand, was zu einer Erhöhung des Sauerstoffbedarfs des Myokards führt. Die Aortenklappeninsuffizienz führt zur Volumenbelastung des linken Ventrikels.

Man beachte die Ausdehnung der Herzmuskulatur auf die Vv. pulmonales und auf den Truncus pulmonalis.

Beschriftungen:
- Rami atriales
- **Auricula atrii dextri**
- **Sulcus coronarius**
- Ramus nodi sinuatrialis
- **A. coronaria dextra**
- Ramus coni arteriosi
- Valva aortae
- Truncus pulmonalis
- V. cava superior
- Vv. pulmonales sinistrae superior und inferior
- Ramus atrialis anastomoticus
- **Auricula atrii sinistri**
- Ramus nodi sinuatrialis
- **Ramus circumflexus**
- **A. coronaria sinistra**
- Ramus lateralis
- **Ramus interventricularis anterior**
- Rami interventriculares septales

Zur Demonstration der Abgänge der Koronararterien aus der Aorta wurde der Truncus pulmonalis nach vorn verlagert.

**5.45 Herz und Herzklappen, Ansicht von oben-hinten. [6]**

Beschriftungen:
- Ostium trunci pulmonalis
- Noduli valvularum semilunarium = Noduli Morgagni
- Tendo infundibuli
- **Trigonum fibrosum dextrum**
- Noduli valvularum semilunarium = Noduli Valsalvae
- Cuspis anterior
- **Valva atrioventricularis sinistra = Valva mitralis**
- Cuspis posterior
- **Anulus fibrosus sinister**
- Ostium atrioventriculare sinistrum
- Sinus aortae = Valsalva'scher Sinus
- Sinus coronarius
- **Trigonum fibrosum dextrum**
- Valvula semilunaris anterior
- Valvula semilunaris dextra
- Valvula semilunaris sinistra
- **Valva trunci pulmonalis**
- Valvula semilunaris = coronaria sinistra
- Valvula semilunaris = coronaria dextra
- Valvula semilunaris posterior
- **Valva aortae**
- Anulus fibrosus dexter
- Cuspis anterior
- Cuspis septalis
- Cuspis posterior
- **Valva atrioventricularis dextra = Valva tricuspidalis**
- Ostium atrioventriculare dextrum
- Valvula sinus coronarii = Thebesius'sche Klappe

Zur Darstellung der Herzklappen und des sog. Herzskeletts mit Trigonum fibrosum dextrum und sinistrum sowie Anulus fibrosus dexter und sinister wurden die Vorhöfe abgetragen.

# Herz und Herzgefäße · Bildgebung

**5.46** Korrosionspräparat des Herzens und der Blutgefäße, Ansicht von vorn. [76]

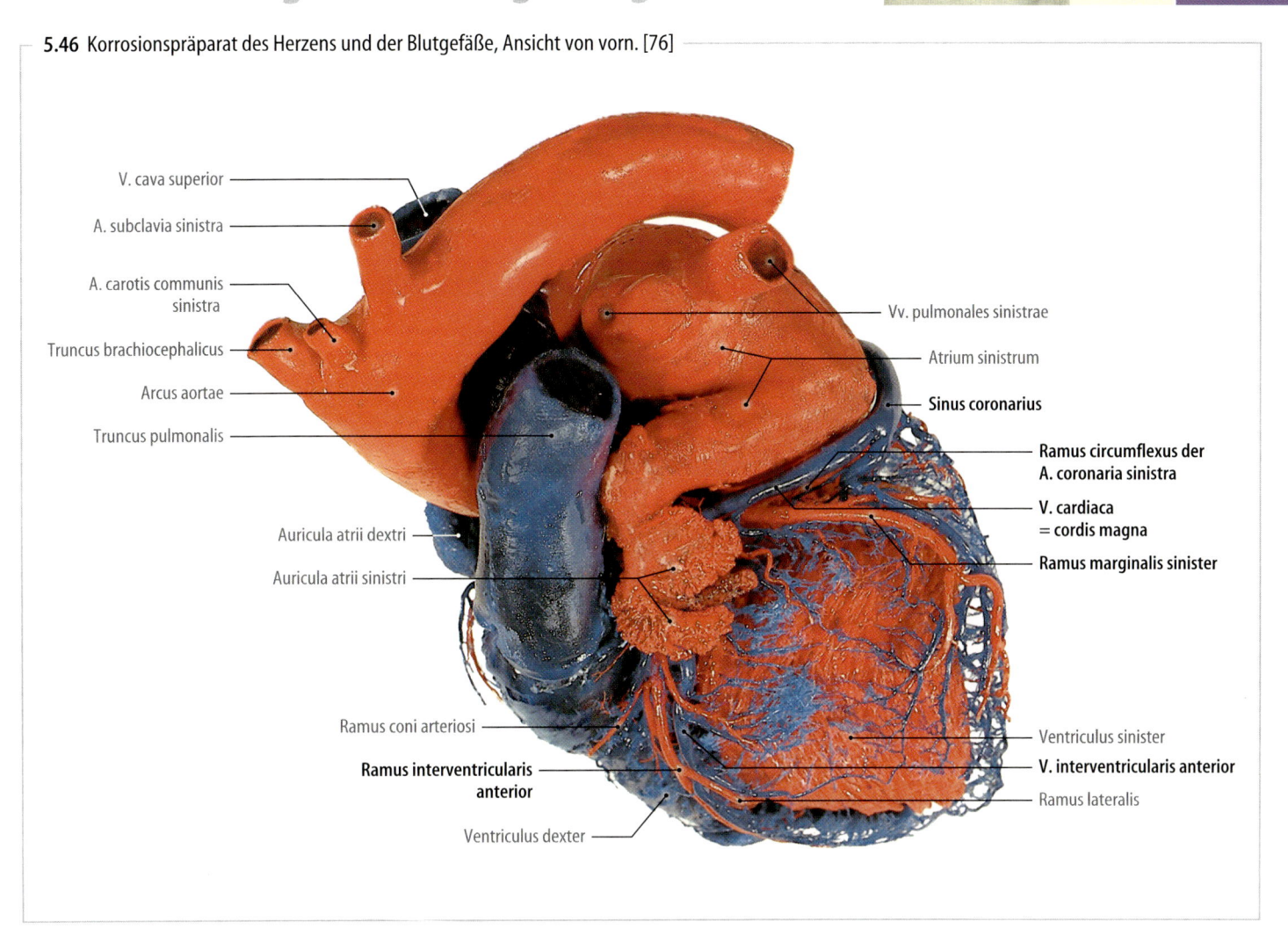

Labels: V. cava superior; A. subclavia sinistra; A. carotis communis sinistra; Truncus brachiocephalicus; Arcus aortae; Truncus pulmonalis; Auricula atrii dextri; Auricula atrii sinistri; Ramus coni arteriosi; **Ramus interventricularis anterior**; Ventriculus dexter; Vv. pulmonales sinistrae; Atrium sinistrum; **Sinus coronarius**; **Ramus circumflexus der A. coronaria sinistra**; **V. cardiaca = cordis magna**; **Ramus marginalis sinister**; Ventriculus sinister; V. interventricularis anterior; Ramus lateralis

**5.47** Herz und Gefäße, Transversalebene. [75]

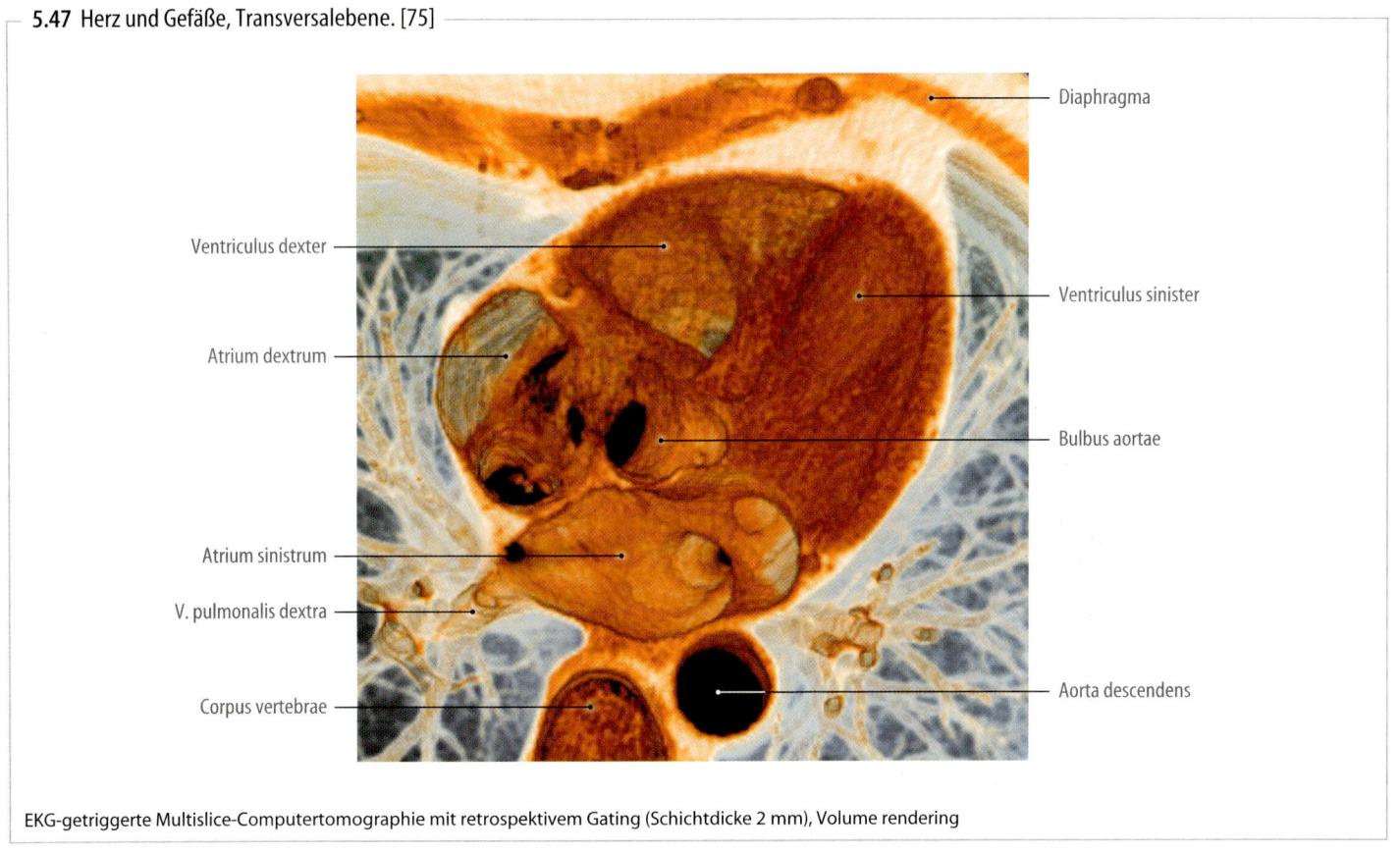

Labels: Ventriculus dexter; Atrium dextrum; Atrium sinistrum; V. pulmonalis dextra; Corpus vertebrae; Diaphragma; Ventriculus sinister; Bulbus aortae; Aorta descendens

EKG-getriggerte Multislice-Computertomographie mit retrospektivem Gating (Schichtdicke 2 mm), Volume rendering

**Brustsitus**

# Herz: Bildgebung

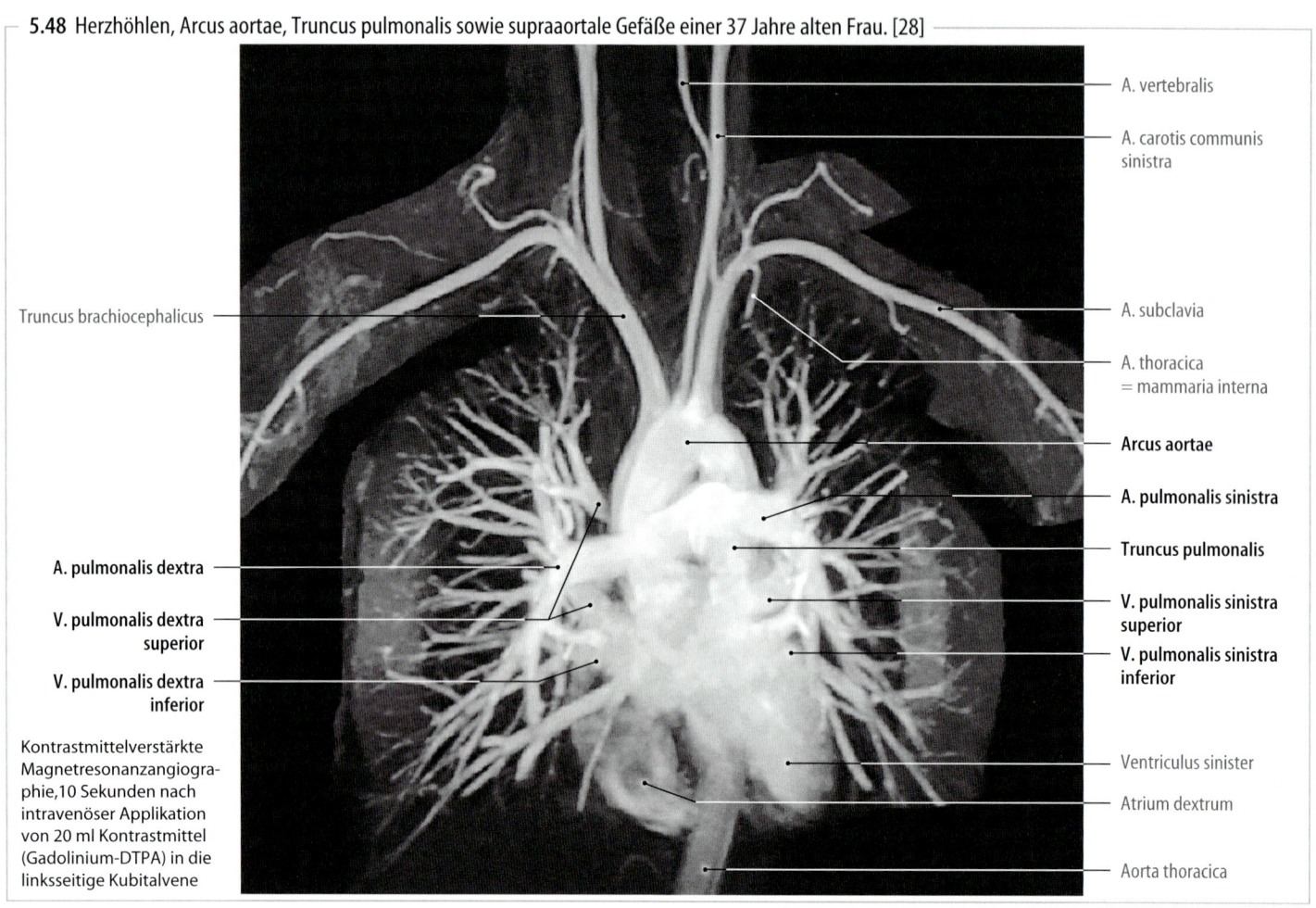

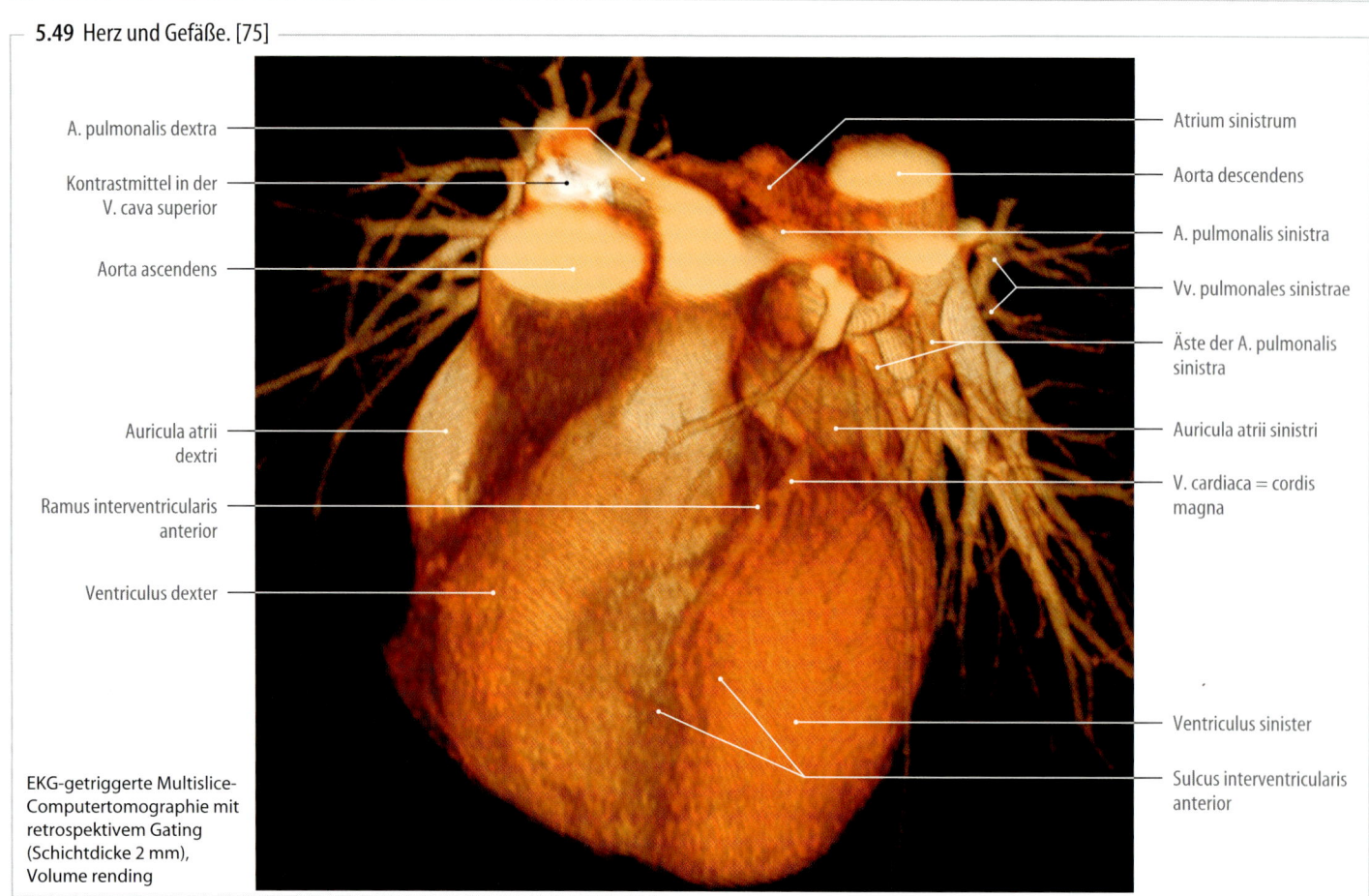

**5.48 Herzhöhlen, Arcus aortae, Truncus pulmonalis sowie supraaortale Gefäße einer 37 Jahre alten Frau.** [28]

- A. vertebralis
- A. carotis communis sinistra
- Truncus brachiocephalicus
- A. subclavia
- A. thoracica = mammaria interna
- Arcus aortae
- **A. pulmonalis sinistra**
- **A. pulmonalis dextra**
- Truncus pulmonalis
- **V. pulmonalis dextra superior**
- **V. pulmonalis sinistra superior**
- **V. pulmonalis dextra inferior**
- **V. pulmonalis sinistra inferior**
- Ventriculus sinister
- Atrium dextrum
- Aorta thoracica

Kontrastmittelverstärkte Magnetresonanzangiographie, 10 Sekunden nach intravenöser Applikation von 20 ml Kontrastmittel (Gadolinium-DTPA) in die linksseitige Kubitalvene

**5.49 Herz und Gefäße.** [75]

- A. pulmonalis dextra
- Atrium sinistrum
- Kontrastmittel in der V. cava superior
- Aorta descendens
- Aorta ascendens
- A. pulmonalis sinistra
- Vv. pulmonales sinistrae
- Äste der A. pulmonalis sinistra
- Auricula atrii dextri
- Auricula atrii sinistri
- Ramus interventricularis anterior
- V. cardiaca = cordis magna
- Ventriculus dexter
- Ventriculus sinister
- Sulcus interventricularis anterior

EKG-getriggerte Multislice-Computertomographie mit retrospektivem Gating (Schichtdicke 2 mm), Volume rending

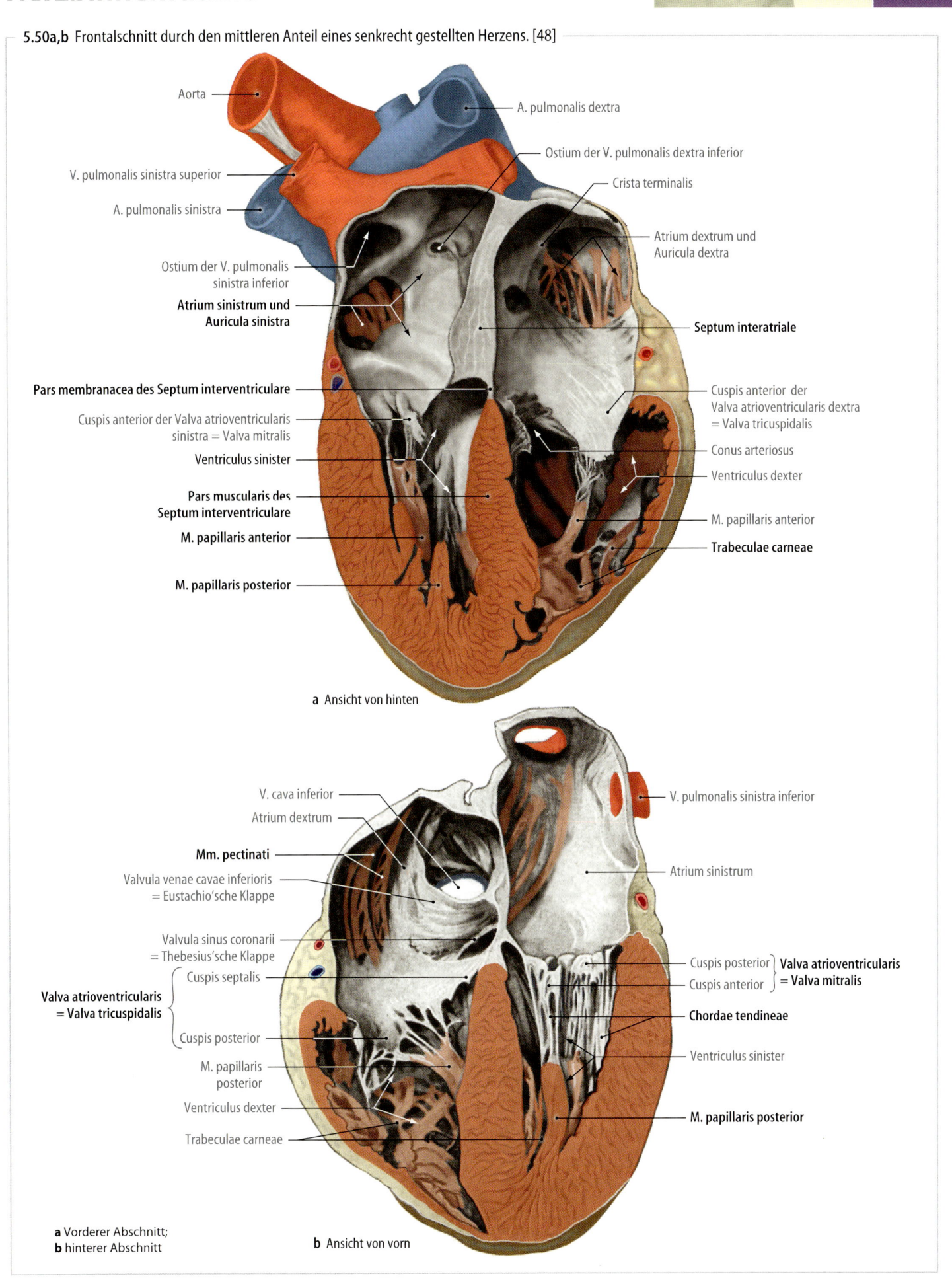

# Herzbinnenräume

**5.50a,b** Frontalschnitt durch den mittleren Anteil eines senkrecht gestellten Herzens. [48]

Aorta
A. pulmonalis dextra
V. pulmonalis sinistra superior
Ostium der V. pulmonalis dextra inferior
A. pulmonalis sinistra
Crista terminalis
Atrium dextrum und Auricula dextra
Ostium der V. pulmonalis sinistra inferior
Atrium sinistrum und Auricula sinistra
**Septum interatriale**
**Pars membranacea des Septum interventriculare**
Cuspis anterior der Valva atrioventricularis dextra = Valva tricuspidalis
Cuspis anterior der Valva atrioventricularis sinistra = Valva mitralis
Conus arteriosus
Ventriculus sinister
Ventriculus dexter
**Pars muscularis des Septum interventriculare**
M. papillaris anterior
M. papillaris anterior
**Trabeculae carneae**
M. papillaris posterior

**a** Ansicht von hinten

V. cava inferior
V. pulmonalis sinistra inferior
Atrium dextrum
**Mm. pectinati**
Atrium sinistrum
Valvula venae cavae inferioris = Eustachio'sche Klappe
Valvula sinus coronarii = Thebesius'sche Klappe
Cuspis posterior ⎫ Valva atrioventricularis
Cuspis anterior  ⎭ = Valva mitralis
Cuspis septalis
**Valva atrioventricularis = Valva tricuspidalis**
**Chordae tendineae**
Cuspis posterior
Ventriculus sinister
M. papillaris posterior
Ventriculus dexter
**M. papillaris posterior**
Trabeculae carneae

**a** Vorderer Abschnitt;
**b** hinterer Abschnitt

**b** Ansicht von vorn

**Brustsitus**

# Herzbinnenräume

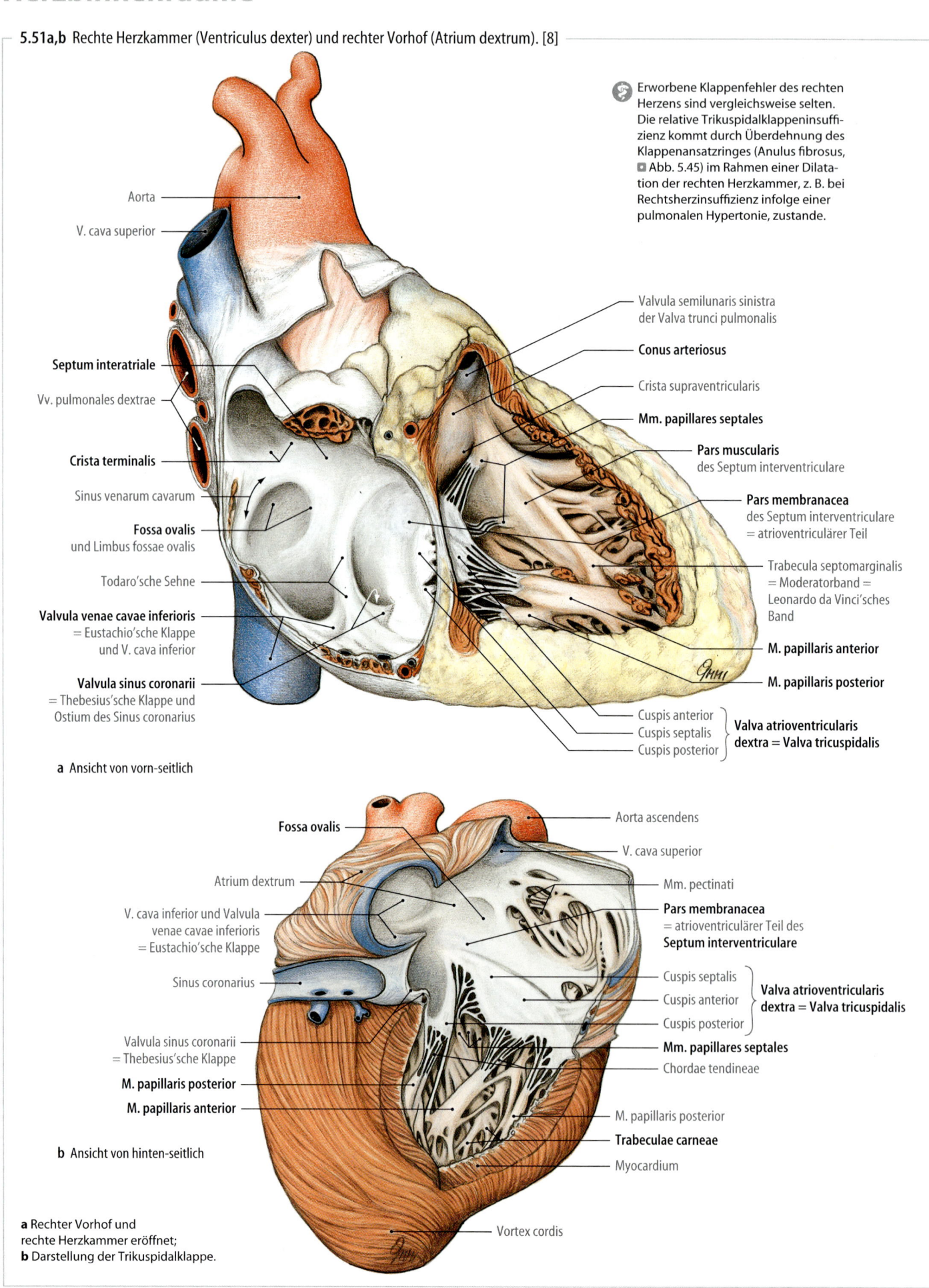

**5.51a,b** Rechte Herzkammer (Ventriculus dexter) und rechter Vorhof (Atrium dextrum). [8]

> Erworbene Klappenfehler des rechten Herzens sind vergleichsweise selten. Die relative Trikuspidalklappeninsuffizienz kommt durch Überdehnung des Klappenansatzringes (Anulus fibrosus, Abb. 5.45) im Rahmen einer Dilatation der rechten Herzkammer, z. B. bei Rechtsherzinsuffizienz infolge einer pulmonalen Hypertonie, zustande.

**a** Ansicht von vorn-seitlich

**b** Ansicht von hinten-seitlich

**a** Rechter Vorhof und rechte Herzkammer eröffnet;
**b** Darstellung der Trikuspidalklappe.

# Herzbinnenräume

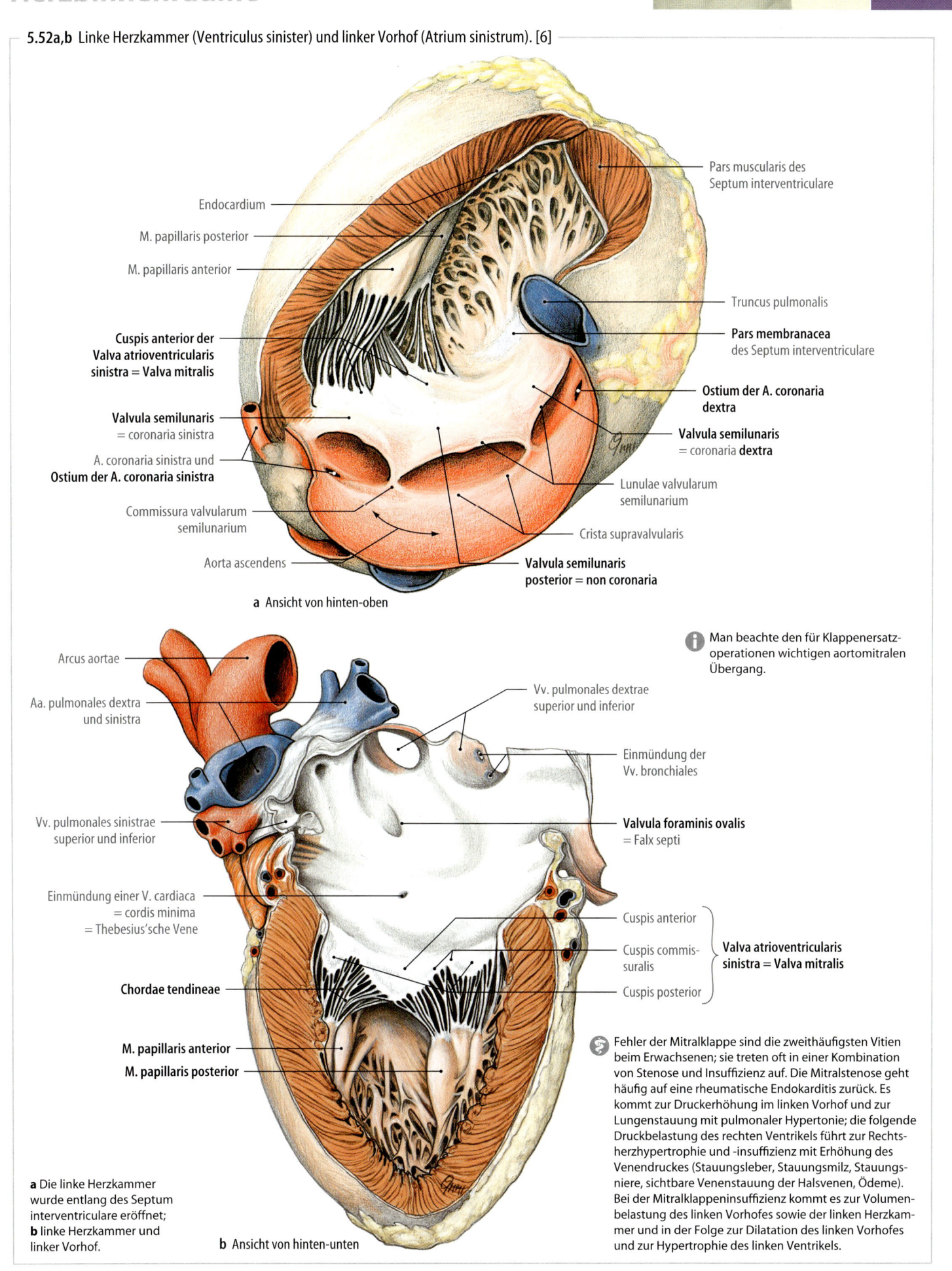

**5.52a,b** Linke Herzkammer (Ventriculus sinister) und linker Vorhof (Atrium sinistrum). [6]

Labels (Abb. a, Ansicht von hinten-oben):
- Endocardium
- M. papillaris posterior
- M. papillaris anterior
- **Cuspis anterior der Valva atrioventricularis sinistra = Valva mitralis**
- **Valvula semilunaris = coronaria sinistra**
- A. coronaria sinistra und **Ostium der A. coronaria sinistra**
- Commissura valvularum semilunarium
- Aorta ascendens
- Pars muscularis des Septum interventriculare
- Truncus pulmonalis
- **Pars membranacea** des Septum interventriculare
- **Ostium der A. coronaria dextra**
- **Valvula semilunaris = coronaria dextra**
- Lunulae valvularum semilunarium
- Crista supravalvularis
- **Valvula semilunaris posterior = non coronaria**

**a** Ansicht von hinten-oben

Labels (Abb. b, Ansicht von hinten-unten):
- Arcus aortae
- Aa. pulmonales dextra und sinistra
- Vv. pulmonales sinistrae superior und inferior
- Einmündung einer V. cardiaca = cordis minima = Thebesius'sche Vene
- **Chordae tendineae**
- **M. papillaris anterior**
- **M. papillaris posterior**
- Vv. pulmonales dextrae superior und inferior
- Einmündung der Vv. bronchiales
- **Valvula foraminis ovalis** = Falx septi
- Cuspis anterior
- Cuspis commissuralis
- Cuspis posterior
- **Valva atrioventricularis sinistra = Valva mitralis**

**a** Die linke Herzkammer wurde entlang des Septum interventriculare eröffnet;
**b** linke Herzkammer und linker Vorhof.

**b** Ansicht von hinten-unten

> Man beachte den für Klappenersatzoperationen wichtigen aortomitralen Übergang.

> Fehler der Mitralklappe sind die zweithäufigsten Vitien beim Erwachsenen; sie treten oft in einer Kombination von Stenose und Insuffizienz auf. Die Mitralstenose geht häufig auf eine rheumatische Endokarditis zurück. Es kommt zur Druckerhöhung im linken Vorhof und zur Lungenstauung mit pulmonaler Hypertonie; die folgende Druckbelastung des rechten Ventrikels führt zur Rechtsherzhypertrophie und -insuffizienz mit Erhöhung des Venendruckes (Stauungsleber, Stauungsmilz, Stauungsniere, sichtbare Venenstauung der Halsvenen, Ödeme). Bei der Mitralklappeninsuffizienz kommt es zur Volumenbelastung des linken Vorhofes sowie der linken Herzkammer und in der Folge zur Dilatation des linken Vorhofes und zur Hypertrophie des linken Ventrikels.

**Brustsitus**

# Innervation, Erregungsleitungssystem

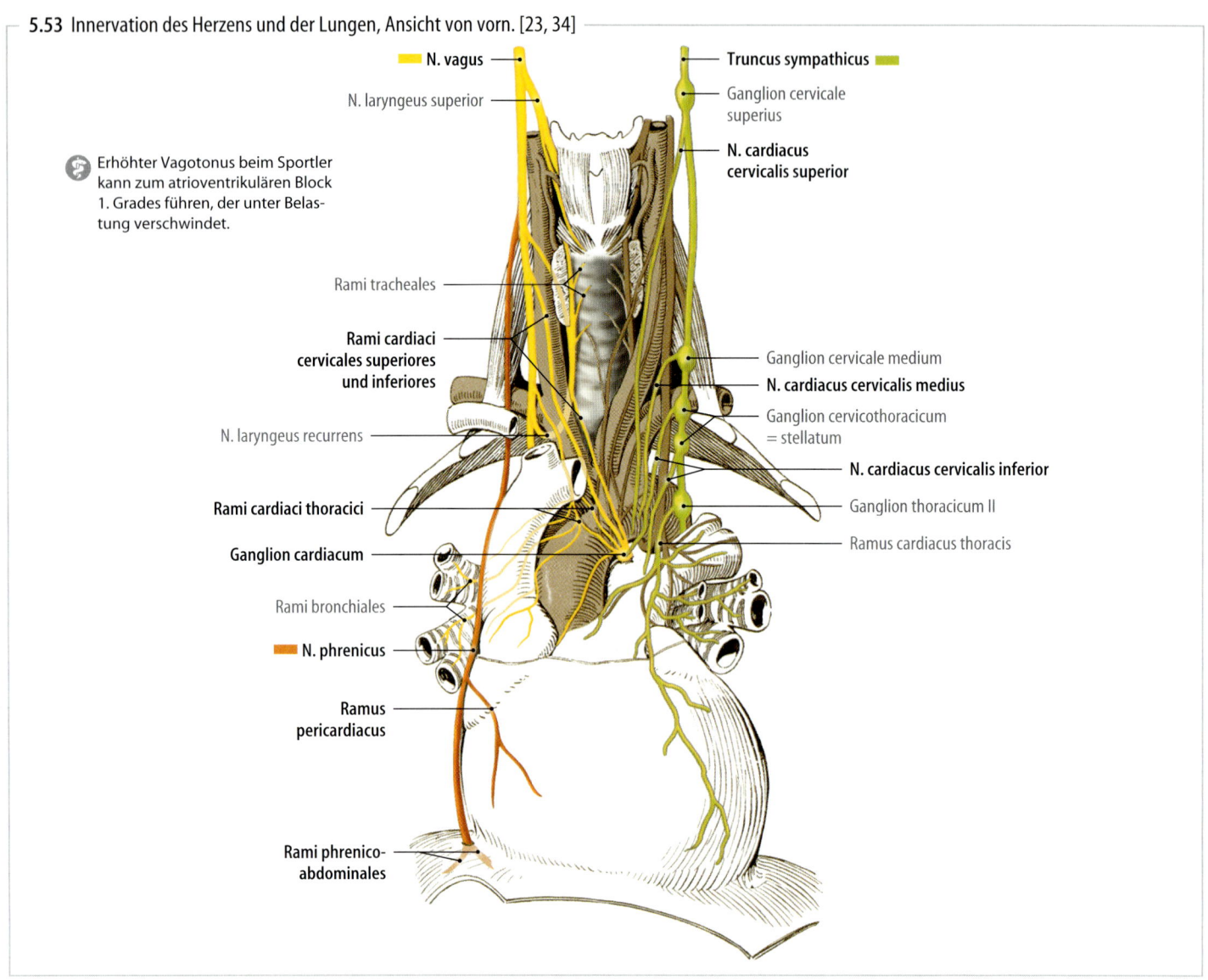

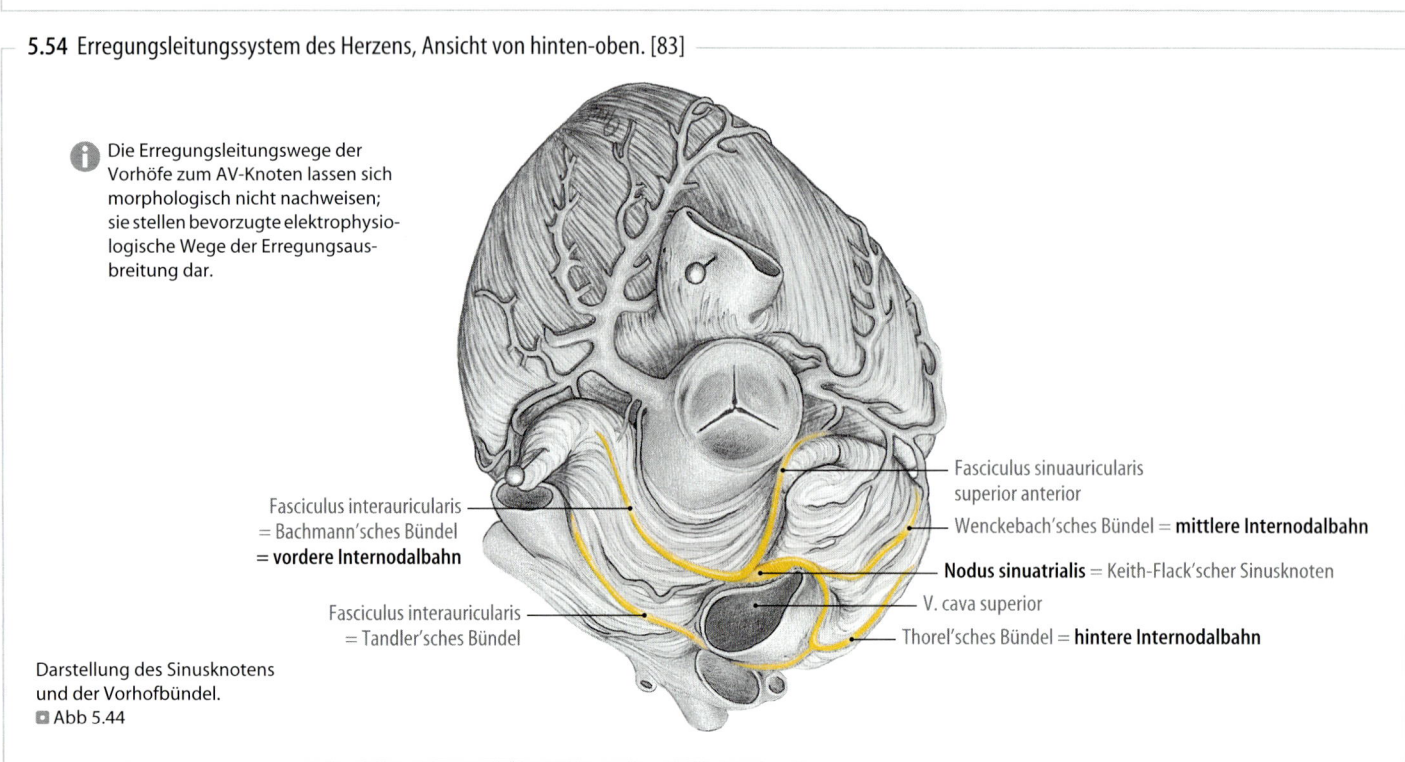

**5.53 Innervation des Herzens und der Lungen, Ansicht von vorn. [23, 34]**

Erhöhter Vagotonus beim Sportler kann zum atrioventrikulären Block 1. Grades führen, der unter Belastung verschwindet.

Labels:
- N. vagus
- N. laryngeus superior
- Truncus sympathicus
- Ganglion cervicale superius
- **N. cardiacus cervicalis superior**
- Rami tracheales
- **Rami cardiaci cervicales superiores und inferiores**
- Ganglion cervicale medium
- **N. cardiacus cervicalis medius**
- Ganglion cervicothoracicum = stellatum
- N. laryngeus recurrens
- **N. cardiacus cervicalis inferior**
- **Rami cardiaci thoracici**
- Ganglion thoracicum II
- **Ganglion cardiacum**
- Ramus cardiacus thoracis
- Rami bronchiales
- **N. phrenicus**
- Ramus pericardiacus
- Rami phrenico-abdominales

**5.54 Erregungsleitungssystem des Herzens, Ansicht von hinten-oben. [83]**

Die Erregungsleitungswege der Vorhöfe zum AV-Knoten lassen sich morphologisch nicht nachweisen; sie stellen bevorzugte elektrophysiologische Wege der Erregungsausbreitung dar.

Labels:
- Fasciculus interauricularis = Bachmann'sches Bündel = **vordere Internodalbahn**
- Fasciculus sinuauricularis superior anterior
- Wenckebach'sches Bündel = **mittlere Internodalbahn**
- **Nodus sinuatrialis** = Keith-Flack'scher Sinusknoten
- Fasciculus interauricularis = Tandler'sches Bündel
- V. cava superior
- Thorel'sches Bündel = **hintere Internodalbahn**

Darstellung des Sinusknotens und der Vorhofbündel.
Abb 5.44

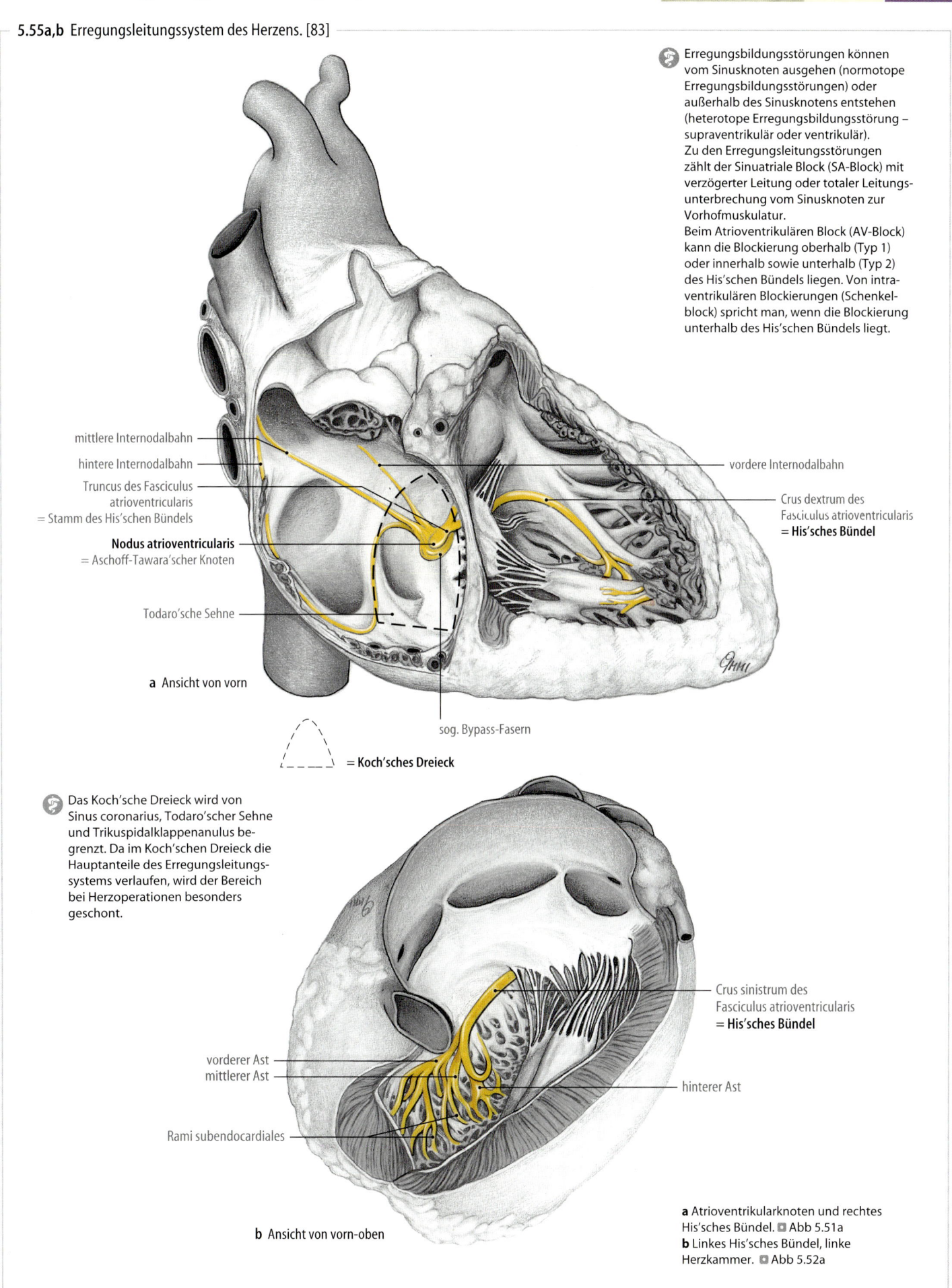

# Herz: Erregungsleitungssystem

**5.55a,b** Erregungsleitungssystem des Herzens. [83]

Erregungsbildungsstörungen können vom Sinusknoten ausgehen (normotope Erregungsbildungsstörungen) oder außerhalb des Sinusknotens entstehen (heterotope Erregungsbildungsstörung – supraventrikulär oder ventrikulär). Zu den Erregungsleitungsstörungen zählt der Sinuatriale Block (SA-Block) mit verzögerter Leitung oder totaler Leitungsunterbrechung vom Sinusknoten zur Vorhofmuskulatur.
Beim Atrioventrikulären Block (AV-Block) kann die Blockierung oberhalb (Typ 1) oder innerhalb sowie unterhalb (Typ 2) des His'schen Bündels liegen. Von intraventrikulären Blockierungen (Schenkelblock) spricht man, wenn die Blockierung unterhalb des His'schen Bündels liegt.

- mittlere Internodalbahn
- hintere Internodalbahn
- Truncus des Fasciculus atrioventricularis = Stamm des His'schen Bündels
- **Nodus atrioventricularis** = Aschoff-Tawara'scher Knoten
- Todaro'sche Sehne
- vordere Internodalbahn
- Crus dextrum des Fasciculus atrioventricularis = **His'sches Bündel**

**a** Ansicht von vorn

- sog. Bypass-Fasern
- = **Koch'sches Dreieck**

Das Koch'sche Dreieck wird von Sinus coronarius, Todaro'scher Sehne und Trikuspidalklappenanulus begrenzt. Da im Koch'schen Dreieck die Hauptanteile des Erregungsleitungssystems verlaufen, wird der Bereich bei Herzoperationen besonders geschont.

- Crus sinistrum des Fasciculus atrioventricularis = **His'sches Bündel**
- vorderer Ast
- mittlerer Ast
- hinterer Ast
- Rami subendocardiales

**b** Ansicht von vorn-oben

**a** Atrioventrikularknoten und rechtes His'sches Bündel. Abb 5.51a
**b** Linkes His'sches Bündel, linke Herzkammer. Abb 5.52a

**Brustsitus**

# Pleurahöhle und Mediastinum

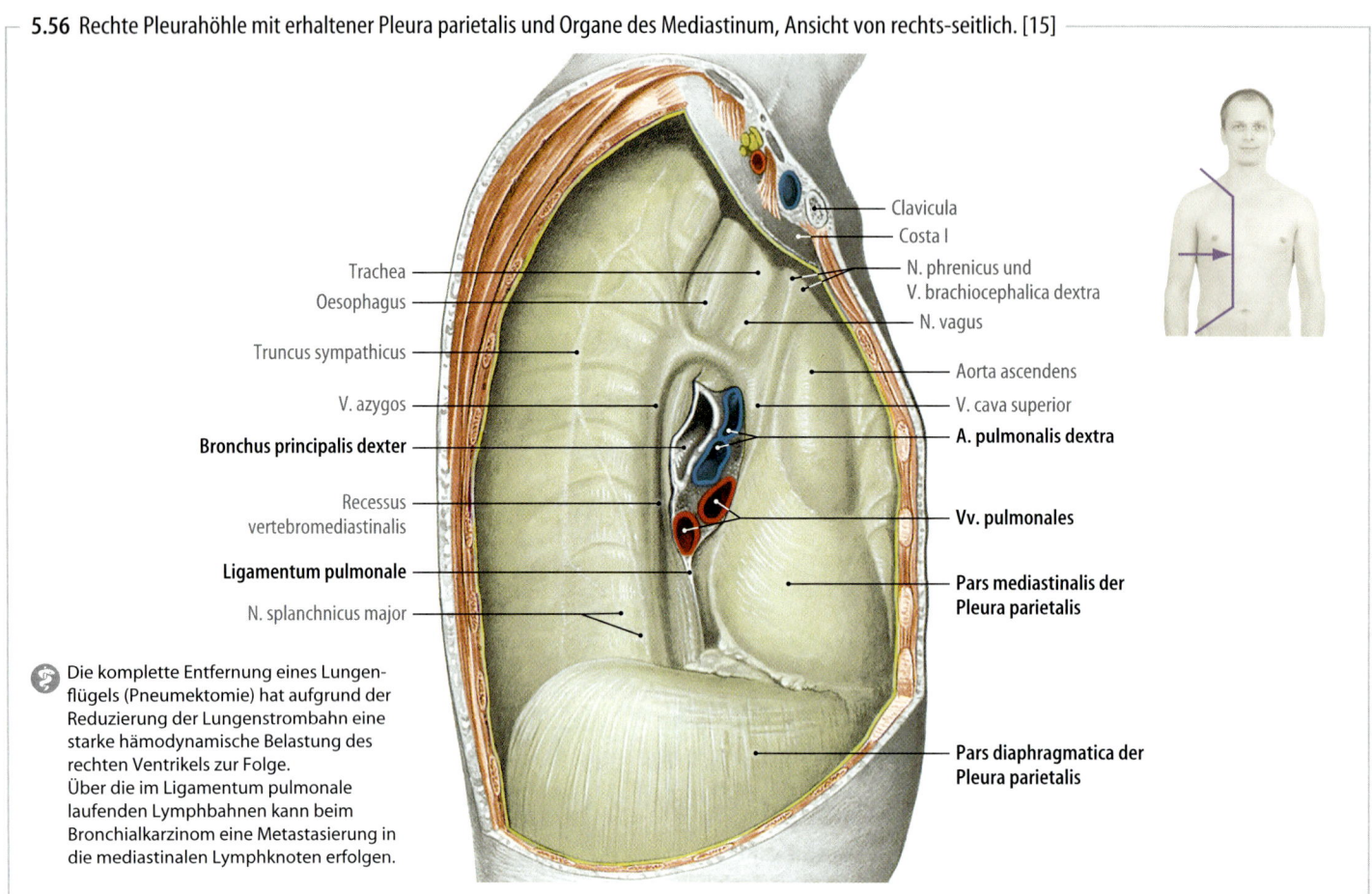

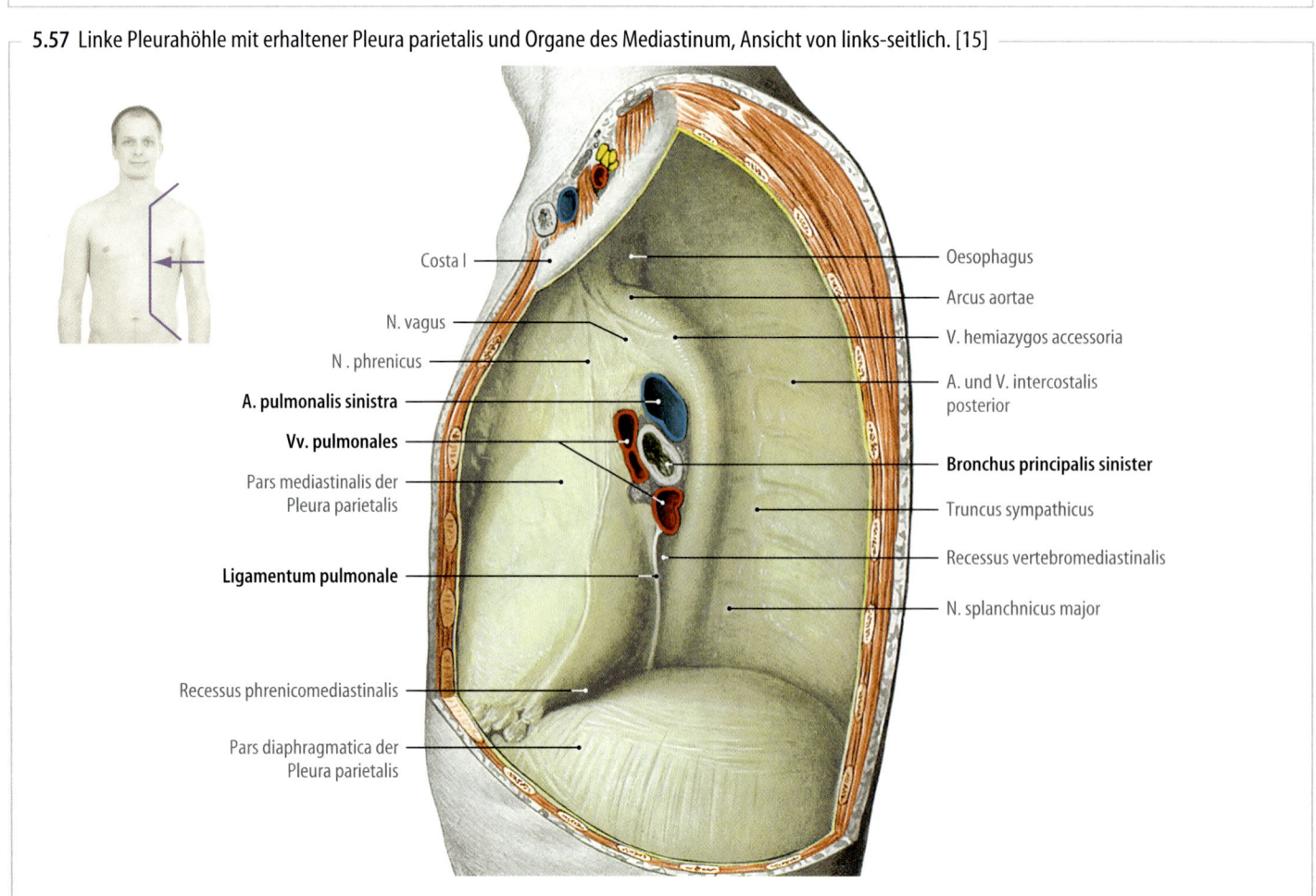

**5.56** Rechte Pleurahöhle mit erhaltener Pleura parietalis und Organe des Mediastinum, Ansicht von rechts-seitlich. [15]

- Trachea
- Oesophagus
- Truncus sympathicus
- V. azygos
- **Bronchus principalis dexter**
- Recessus vertebromediastinalis
- **Ligamentum pulmonale**
- N. splanchnicus major
- Clavicula
- Costa I
- N. phrenicus und V. brachiocephalica dextra
- N. vagus
- Aorta ascendens
- V. cava superior
- A. pulmonalis dextra
- Vv. pulmonales
- Pars mediastinalis der Pleura parietalis
- Pars diaphragmatica der Pleura parietalis

Die komplette Entfernung eines Lungenflügels (Pneumektomie) hat aufgrund der Reduzierung der Lungenstrombahn eine starke hämodynamische Belastung des rechten Ventrikels zur Folge.
Über die im Ligamentum pulmonale laufenden Lymphbahnen kann beim Bronchialkarzinom eine Metastasierung in die mediastinalen Lymphknoten erfolgen.

**5.57** Linke Pleurahöhle mit erhaltener Pleura parietalis und Organe des Mediastinum, Ansicht von links-seitlich. [15]

- Costa I
- N. vagus
- N. phrenicus
- **A. pulmonalis sinistra**
- **Vv. pulmonales**
- Pars mediastinalis der Pleura parietalis
- **Ligamentum pulmonale**
- Recessus phrenicomediastinalis
- Pars diaphragmatica der Pleura parietalis
- Oesophagus
- Arcus aortae
- V. hemiazygos accessoria
- A. und V. intercostalis posterior
- **Bronchus principalis sinister**
- Truncus sympathicus
- Recessus vertebromediastinalis
- N. splanchnicus major

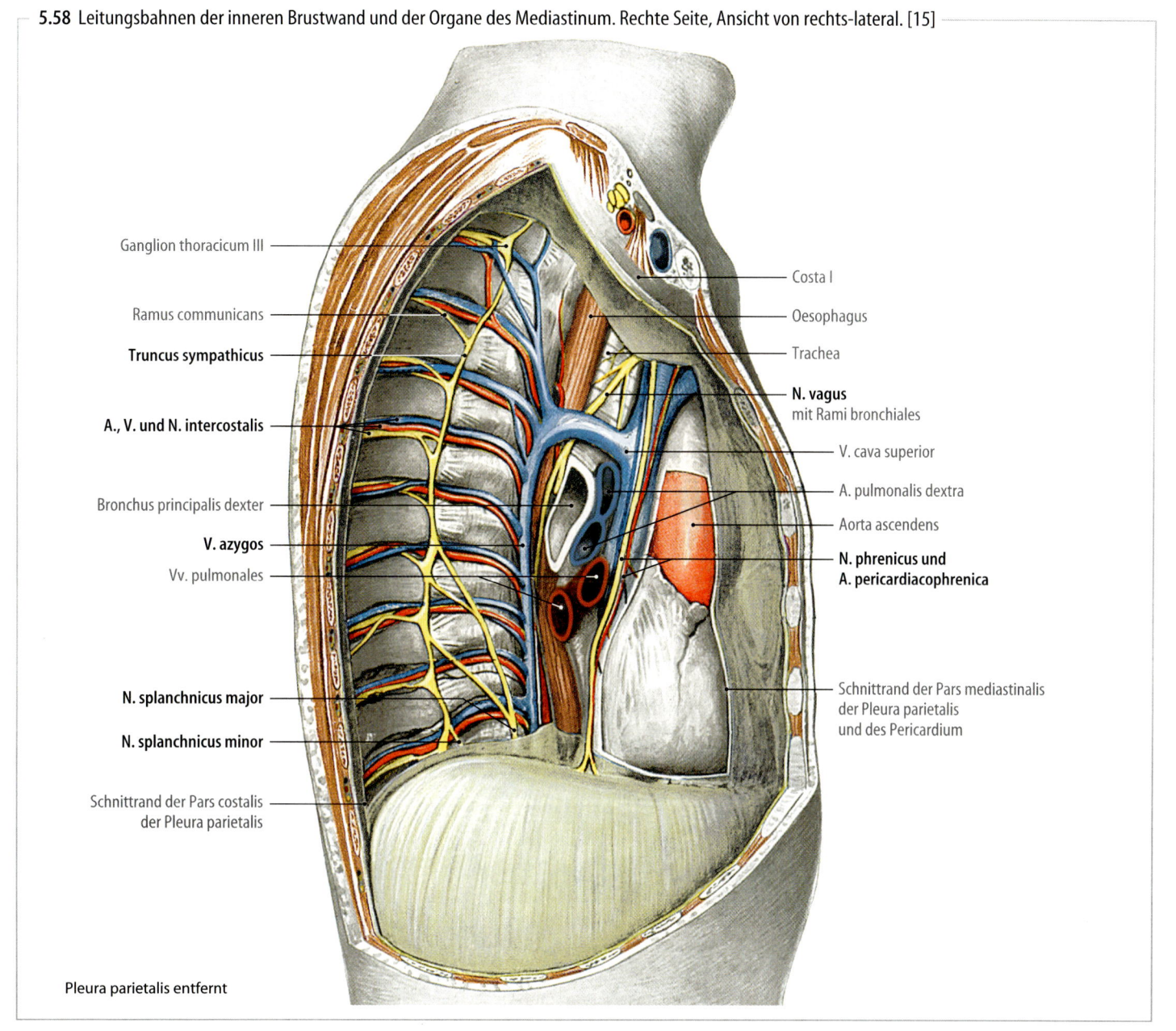

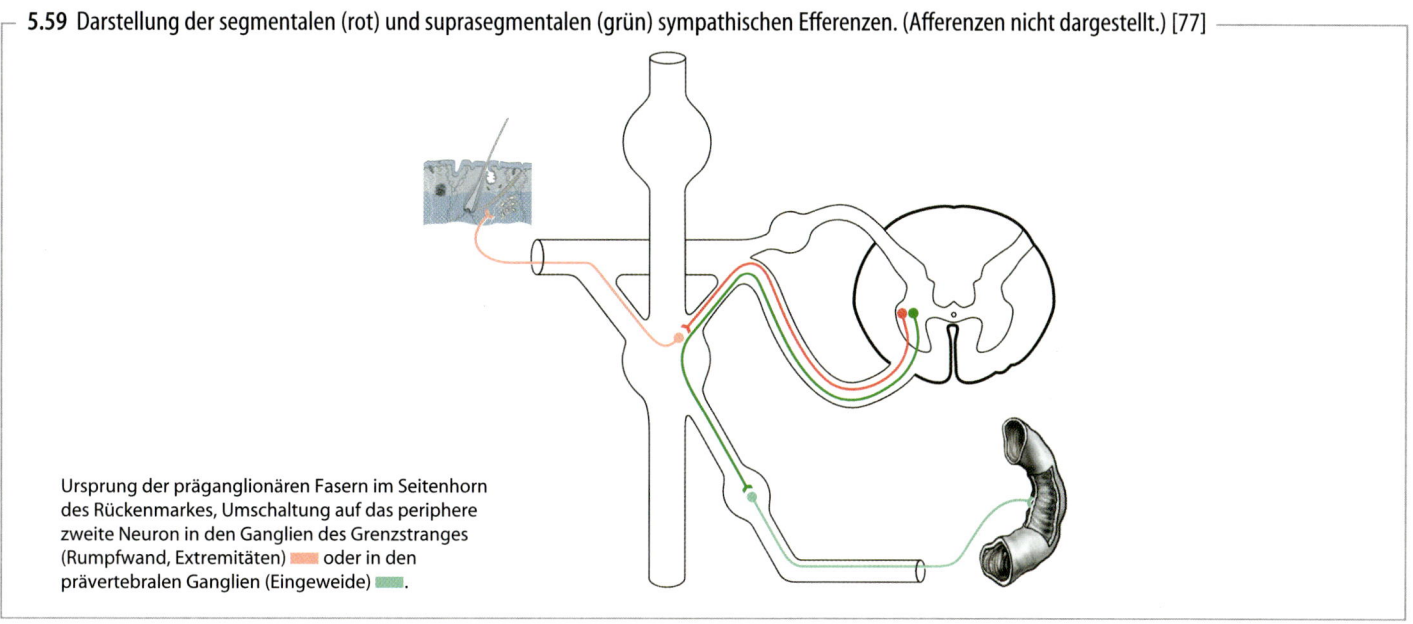

# Innere Brustwand: Leitungsbahnen

**5.58** Leitungsbahnen der inneren Brustwand und der Organe des Mediastinum. Rechte Seite, Ansicht von rechts-lateral. [15]

- Ganglion thoracicum III
- Ramus communicans
- **Truncus sympathicus**
- **A., V. und N. intercostalis**
- Bronchus principalis dexter
- **V. azygos**
- Vv. pulmonales
- **N. splanchnicus major**
- **N. splanchnicus minor**
- Schnittrand der Pars costalis der Pleura parietalis

- Costa I
- Oesophagus
- Trachea
- **N. vagus** mit Rami bronchiales
- V. cava superior
- A. pulmonalis dextra
- Aorta ascendens
- **N. phrenicus und A. pericardiacophrenica**
- Schnittrand der Pars mediastinalis der Pleura parietalis und des Pericardium

Pleura parietalis entfernt

**5.59** Darstellung der segmentalen (rot) und suprasegmentalen (grün) sympathischen Efferenzen. (Afferenzen nicht dargestellt.) [77]

Ursprung der präganglionären Fasern im Seitenhorn des Rückenmarkes, Umschaltung auf das periphere zweite Neuron in den Ganglien des Grenzstranges (Rumpfwand, Extremitäten) ▬ oder in den prävertebralen Ganglien (Eingeweide) ▬.

**Brustsitus**

# Innere Brustwand: Leitungsbahnen

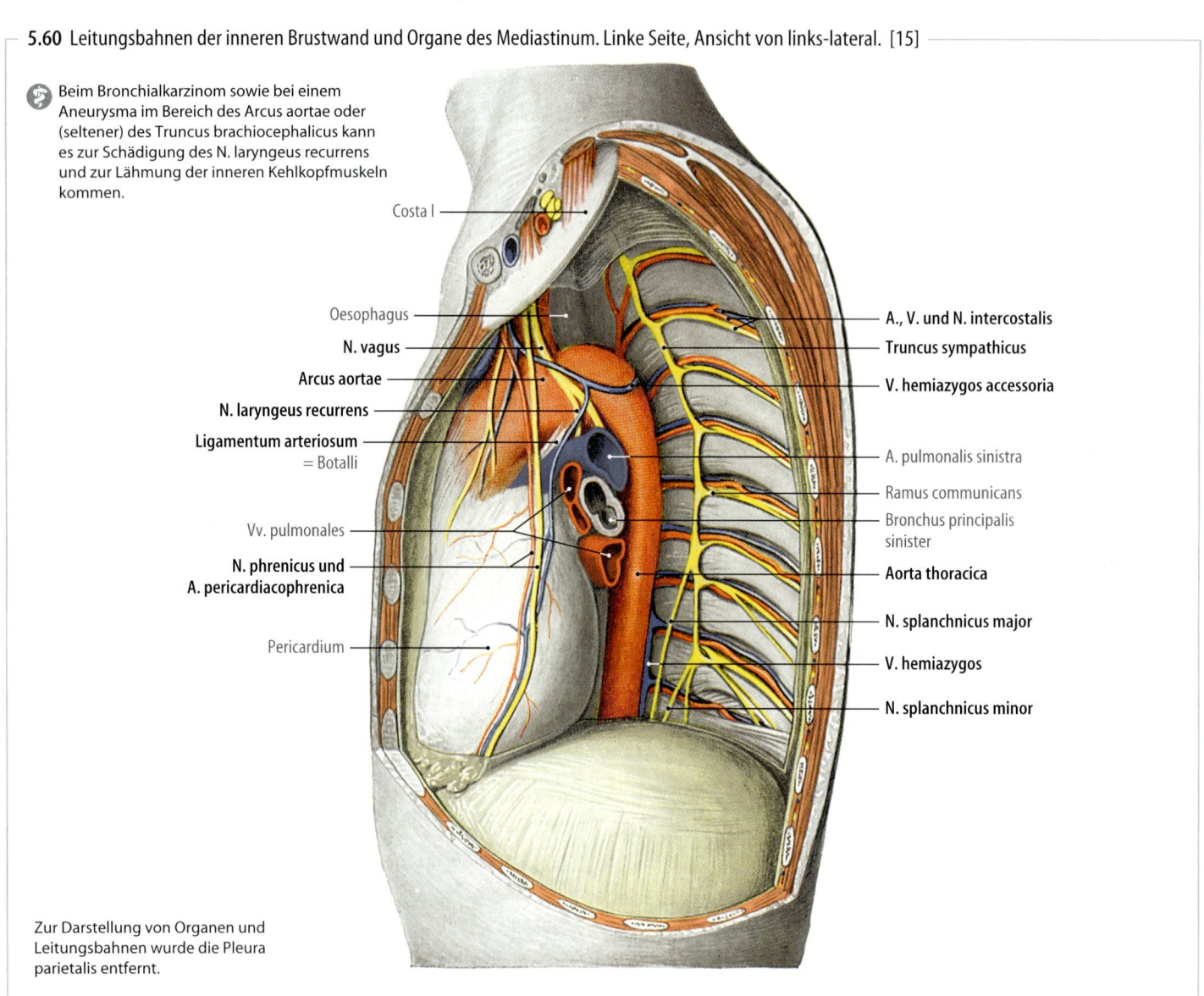

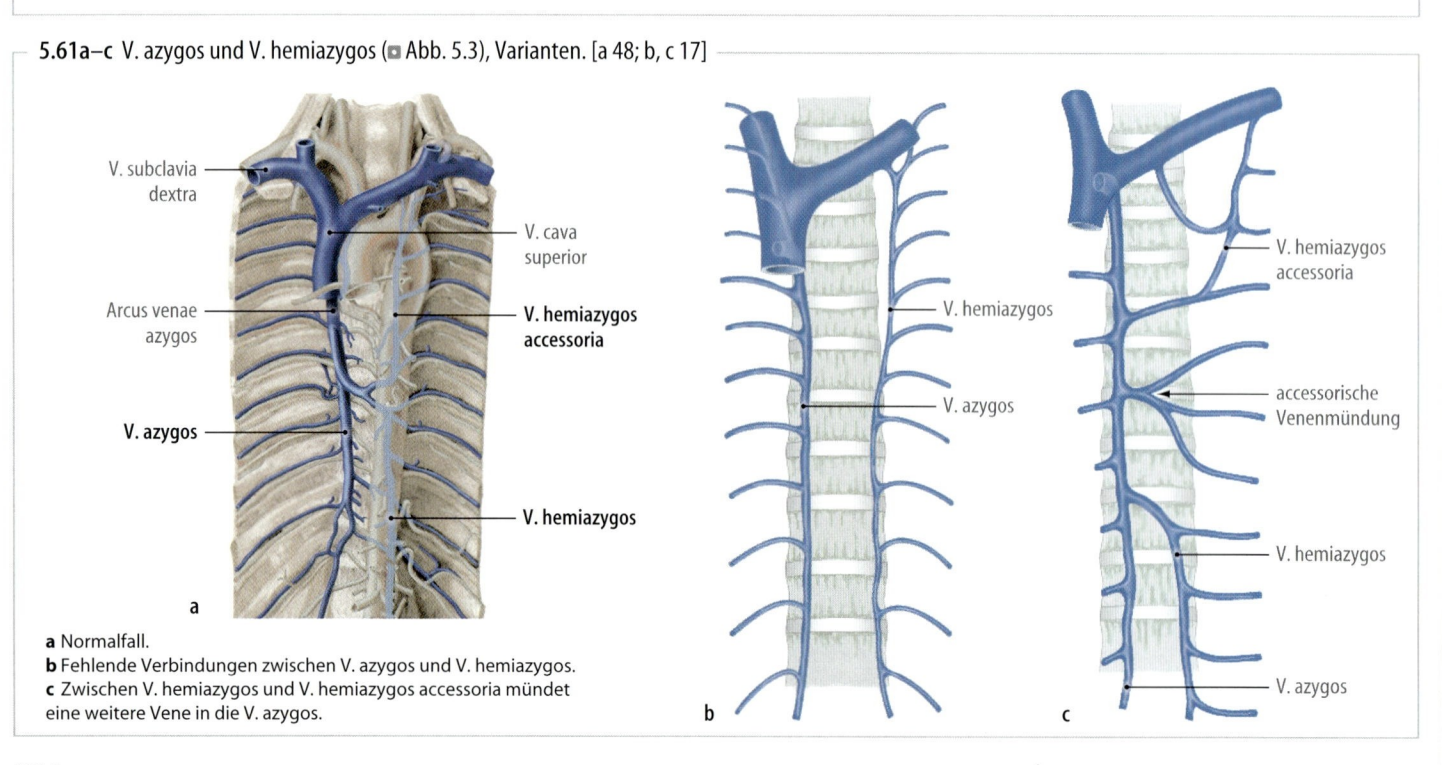

**5.60** Leitungsbahnen der inneren Brustwand und Organe des Mediastinum. Linke Seite, Ansicht von links-lateral. [15]

Beim Bronchialkarzinom sowie bei einem Aneurysma im Bereich des Arcus aortae oder (seltener) des Truncus brachiocephalicus kann es zur Schädigung des N. laryngeus recurrens und zur Lähmung der inneren Kehlkopfmuskeln kommen.

Beschriftungen (links): Costa I, Oesophagus, N. vagus, Arcus aortae, N. laryngeus recurrens, Ligamentum arteriosum = Botalli, Vv. pulmonales, N. phrenicus und A. pericardiacophrenica, Pericardium.

Beschriftungen (rechts): A., V. und N. intercostalis, Truncus sympathicus, V. hemiazygos accessoria, A. pulmonalis sinistra, Ramus communicans, Bronchus principalis sinister, Aorta thoracica, N. splanchnicus major, V. hemiazygos, N. splanchnicus minor.

Zur Darstellung von Organen und Leitungsbahnen wurde die Pleura parietalis entfernt.

**5.61a–c** V. azygos und V. hemiazygos (Abb. 5.3), Varianten. [a 48; b, c 17]

Beschriftungen: V. subclavia dextra, V. cava superior, Arcus venae azygos, V. hemiazygos accessoria, V. azygos, V. hemiazygos, accessorische Venenmündung.

**a** Normalfall.
**b** Fehlende Verbindungen zwischen V. azygos und V. hemiazygos.
**c** Zwischen V. hemiazygos und V. hemiazygos accessoria mündet eine weitere Vene in die V. azygos.

# Organe des hinteren Mediastinum

**5.62 a** Organe des hinteren Mediastinum, Ansicht von vorn. Zur Demonstration des Verlaufes des Ductus thoracicus wurde ein Teil des Ösophagus reseziert. **b** Verlaufsvariante des Ductus thoracicus. [a 15, b 17]

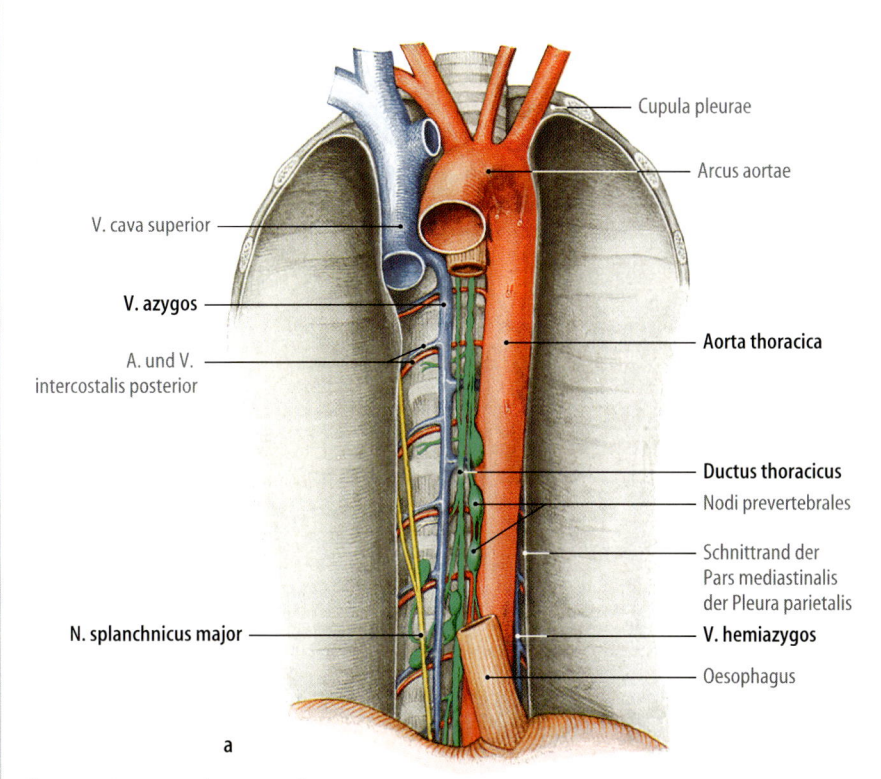

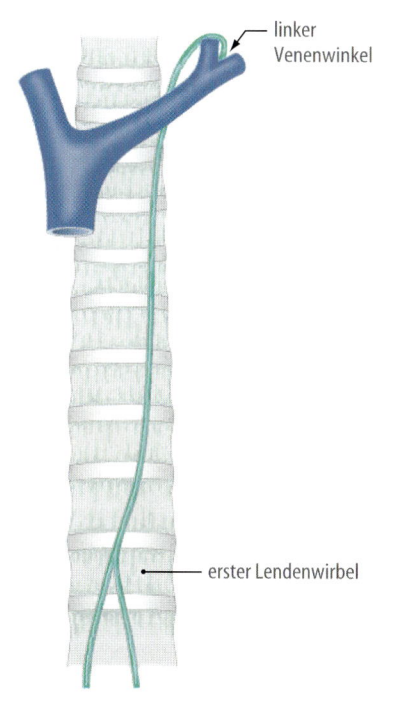

Labels (a): Cupula pleurae; Arcus aortae; V. cava superior; **V. azygos**; A. und V. intercostalis posterior; **Aorta thoracica**; **Ductus thoracicus**; Nodi prevertebrales; Schnittrand der Pars mediastinalis der Pleura parietalis; **N. splanchnicus major**; **V. hemiazygos**; Oesophagus

Labels (b): linker Venenwinkel; erster Lendenwirbel

b In ca. 30–40 % der Fälle läuft der Ductus thoracicus am linken Rand der Wirbelsäule.

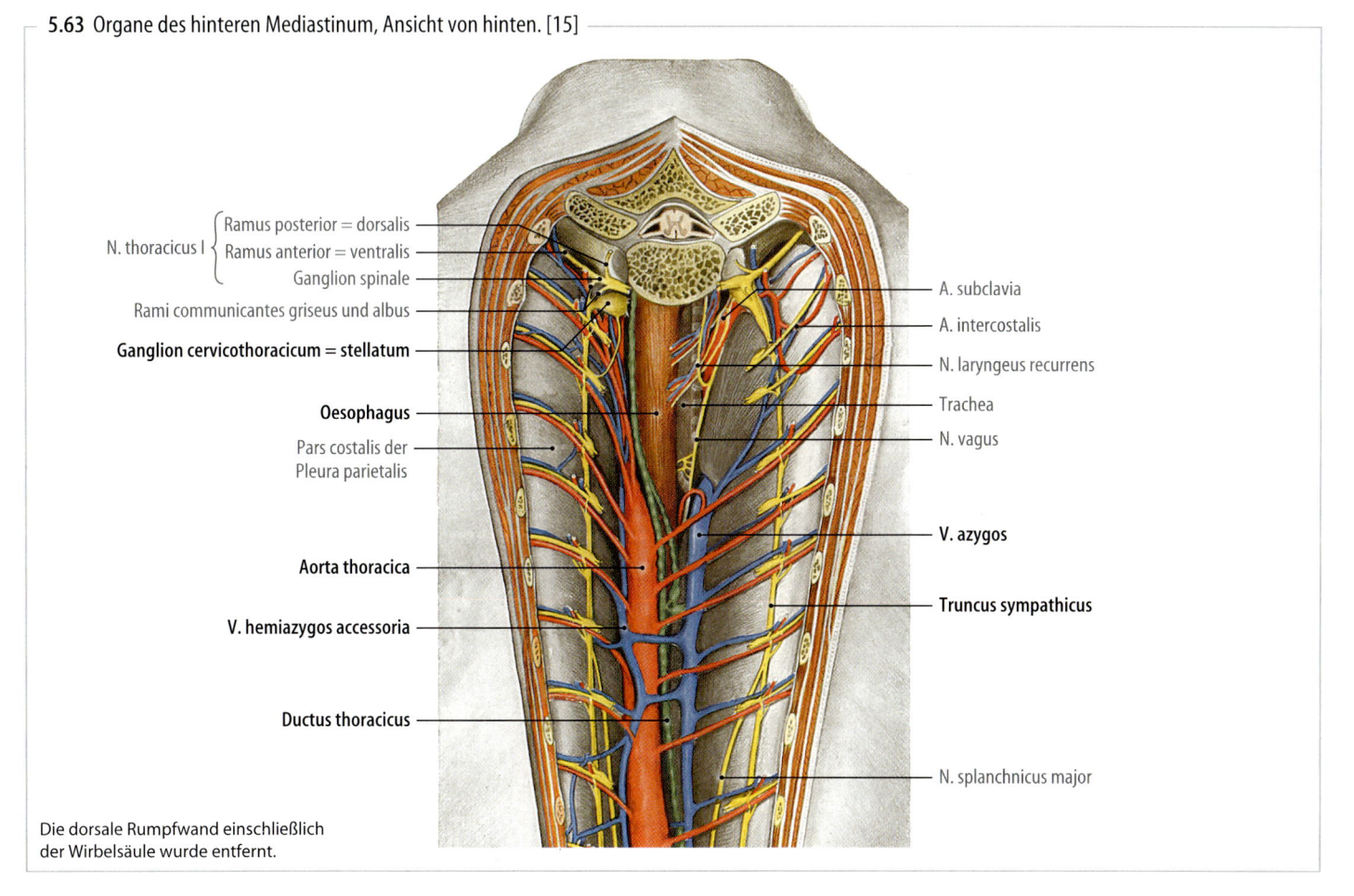

Bei Verletzungen des Ductus thoracicus tritt Lymphe in den Brustraum aus (Chylothorax).

**5.63** Organe des hinteren Mediastinum, Ansicht von hinten. [15]

Labels: N. thoracicus I {Ramus posterior = dorsalis; Ramus anterior = ventralis; Ganglion spinale}; Rami communicantes griseus und albus; **Ganglion cervicothoracicum = stellatum**; Oesophagus; Pars costalis der Pleura parietalis; Aorta thoracica; **V. hemiazygos accessoria**; Ductus thoracicus; A. subclavia; A. intercostalis; N. laryngeus recurrens; Trachea; N. vagus; **V. azygos**; **Truncus sympathicus**; N. splanchnicus major

Die dorsale Rumpfwand einschließlich der Wirbelsäule wurde entfernt.

**Brustsitus**

# Brustorgane: Topographie

**5.64** Pleurahöhlen und hinteres Mediastinum, Ansicht von hinten (vgl. Abb. 5.164). [1]

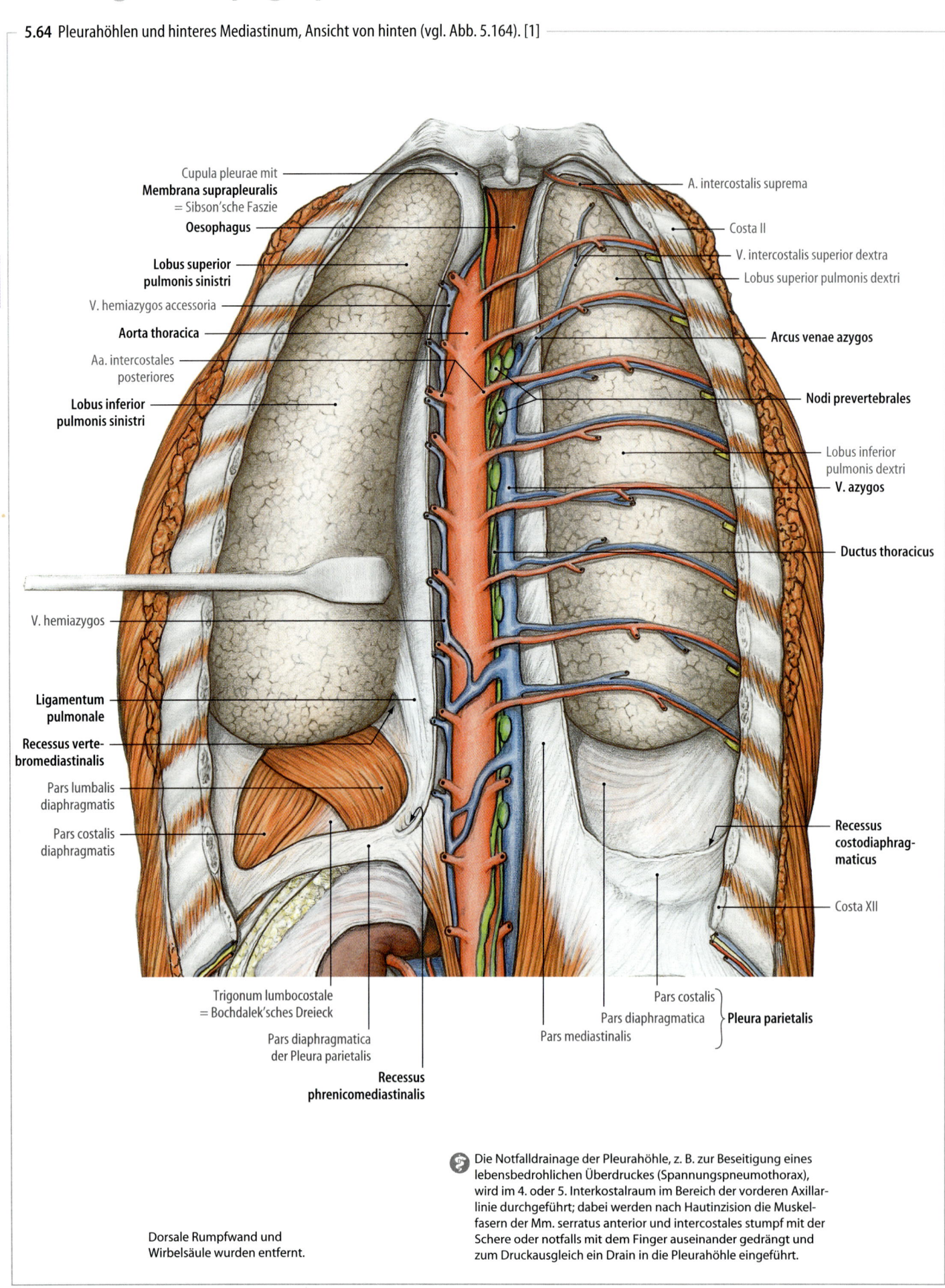

Cupula pleurae mit **Membrana suprapleuralis** = Sibson'sche Faszie
**Oesophagus**
**Lobus superior pulmonis sinistri**
V. hemiazygos accessoria
**Aorta thoracica**
Aa. intercostales posteriores
**Lobus inferior pulmonis sinistri**
V. hemiazygos
**Ligamentum pulmonale**
**Recessus vertebromediastinalis**
Pars lumbalis diaphragmatis
Pars costalis diaphragmatis
Trigonum lumbocostale = Bochdalek'sches Dreieck
Pars diaphragmatica der Pleura parietalis
**Recessus phrenicomediastinalis**

A. intercostalis suprema
Costa II
V. intercostalis superior dextra
Lobus superior pulmonis dextri
**Arcus venae azygos**
**Nodi prevertebrales**
Lobus inferior pulmonis dextri
**V. azygos**
**Ductus thoracicus**
Pars costalis
Pars diaphragmatica
Pars mediastinalis
**Pleura parietalis**
**Recessus costodiaphragmaticus**
Costa XII

> Die Notfalldrainage der Pleurahöhle, z. B. zur Beseitigung eines lebensbedrohlichen Überdruckes (Spannungspneumothorax), wird im 4. oder 5. Interkostalraum im Bereich der vorderen Axillarlinie durchgeführt; dabei werden nach Hautinzision die Muskelfasern der Mm. serratus anterior und intercostales stumpf mit der Schere oder notfalls mit dem Finger auseinander gedrängt und zum Druckausgleich ein Drain in die Pleurahöhle eingeführt.

Dorsale Rumpfwand und Wirbelsäule wurden entfernt.

# Brustorgane: Topographie

**5.65a,b** Lunge, Lungenhilus und Mediastinum, Ansicht von hinten. [1]

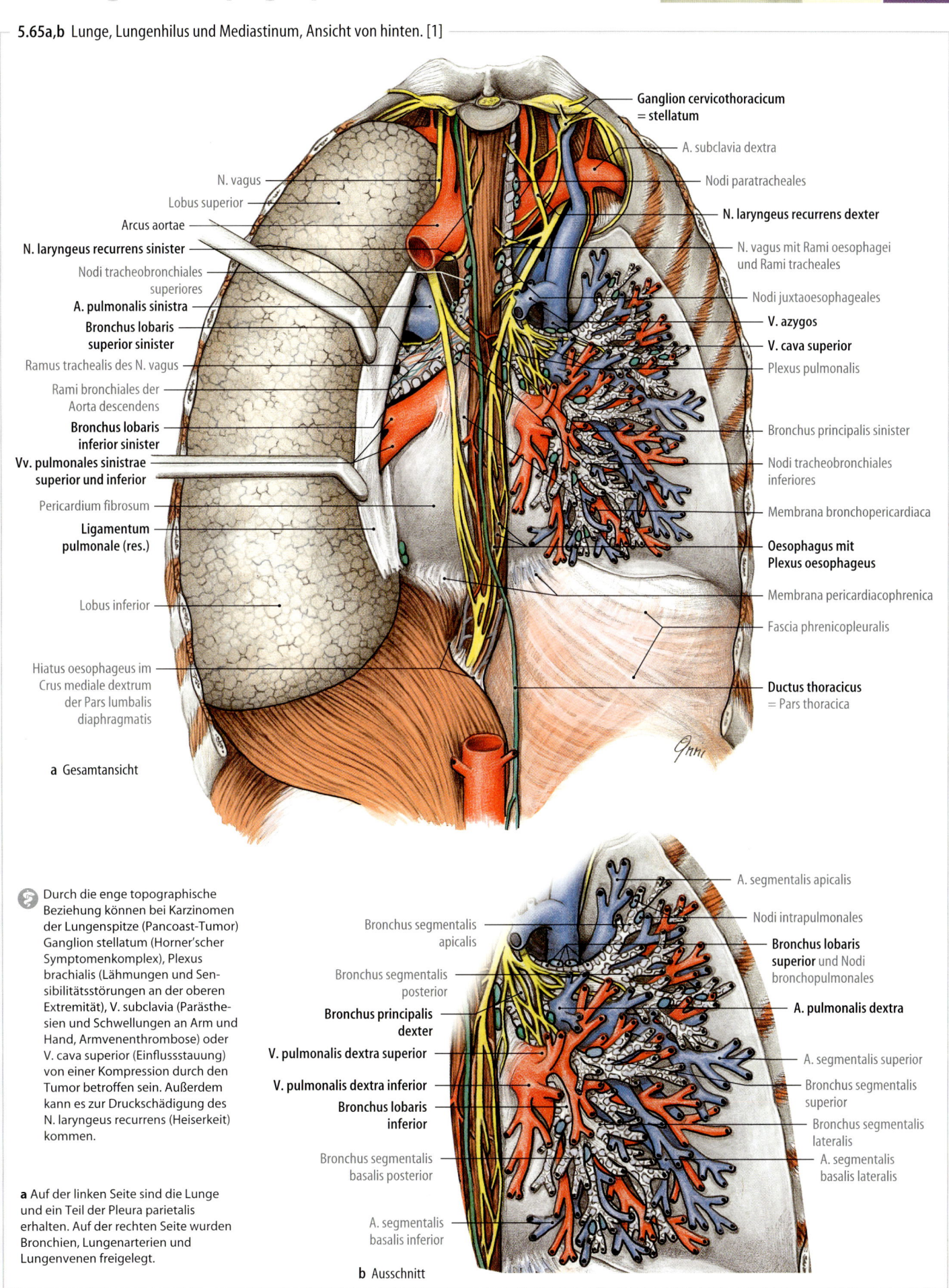

*Beschriftungen Abbildung a (Gesamtansicht):*

- N. vagus
- Lobus superior
- Arcus aortae
- N. laryngeus recurrens sinister
- Nodi tracheobronchiales superiores
- A. pulmonalis sinistra
- Bronchus lobaris superior sinister
- Ramus trachealis des N. vagus
- Rami bronchiales der Aorta descendens
- Bronchus lobaris inferior sinister
- Vv. pulmonales sinistrae superior und inferior
- Pericardium fibrosum
- Ligamentum pulmonale (res.)
- Lobus inferior
- Hiatus oesophageus im Crus mediale dextrum der Pars lumbalis diaphragmatis
- Ganglion cervicothoracicum = stellatum
- A. subclavia dextra
- Nodi paratracheales
- N. laryngeus recurrens dexter
- N. vagus mit Rami oesophagei und Rami tracheales
- Nodi juxtaoesophageales
- V. azygos
- V. cava superior
- Plexus pulmonalis
- Bronchus principalis sinister
- Nodi tracheobronchiales inferiores
- Membrana bronchopericardiaca
- Oesophagus mit Plexus oesophageus
- Membrana pericardiacophrenica
- Fascia phrenicopleuralis
- Ductus thoracicus = Pars thoracica

**a** Gesamtansicht

> Durch die enge topographische Beziehung können bei Karzinomen der Lungenspitze (Pancoast-Tumor) Ganglion stellatum (Horner'scher Symptomenkomplex), Plexus brachialis (Lähmungen und Sensibilitätsstörungen an der oberen Extremität), V. subclavia (Parästhesien und Schwellungen an Arm und Hand, Armvenenthrombose) oder V. cava superior (Einflussstauung) von einer Kompression durch den Tumor betroffen sein. Außerdem kann es zur Druckschädigung des N. laryngeus recurrens (Heiserkeit) kommen.

**a** Auf der linken Seite sind die Lunge und ein Teil der Pleura parietalis erhalten. Auf der rechten Seite wurden Bronchien, Lungenarterien und Lungenvenen freigelegt.

*Beschriftungen Abbildung b (Ausschnitt):*

- Bronchus segmentalis apicalis
- Bronchus segmentalis posterior
- Bronchus principalis dexter
- V. pulmonalis dextra superior
- V. pulmonalis dextra inferior
- Bronchus lobaris inferior
- Bronchus segmentalis basalis posterior
- A. segmentalis basalis inferior
- A. segmentalis apicalis
- Nodi intrapulmonales
- Bronchus lobaris superior und Nodi bronchopulmonales
- A. pulmonalis dextra
- A. segmentalis superior
- Bronchus segmentalis superior
- Bronchus segmentalis lateralis
- A. segmentalis basalis lateralis

**b** Ausschnitt

**Brustsitus**

# Brustorgane: Topographie · Oesophagus

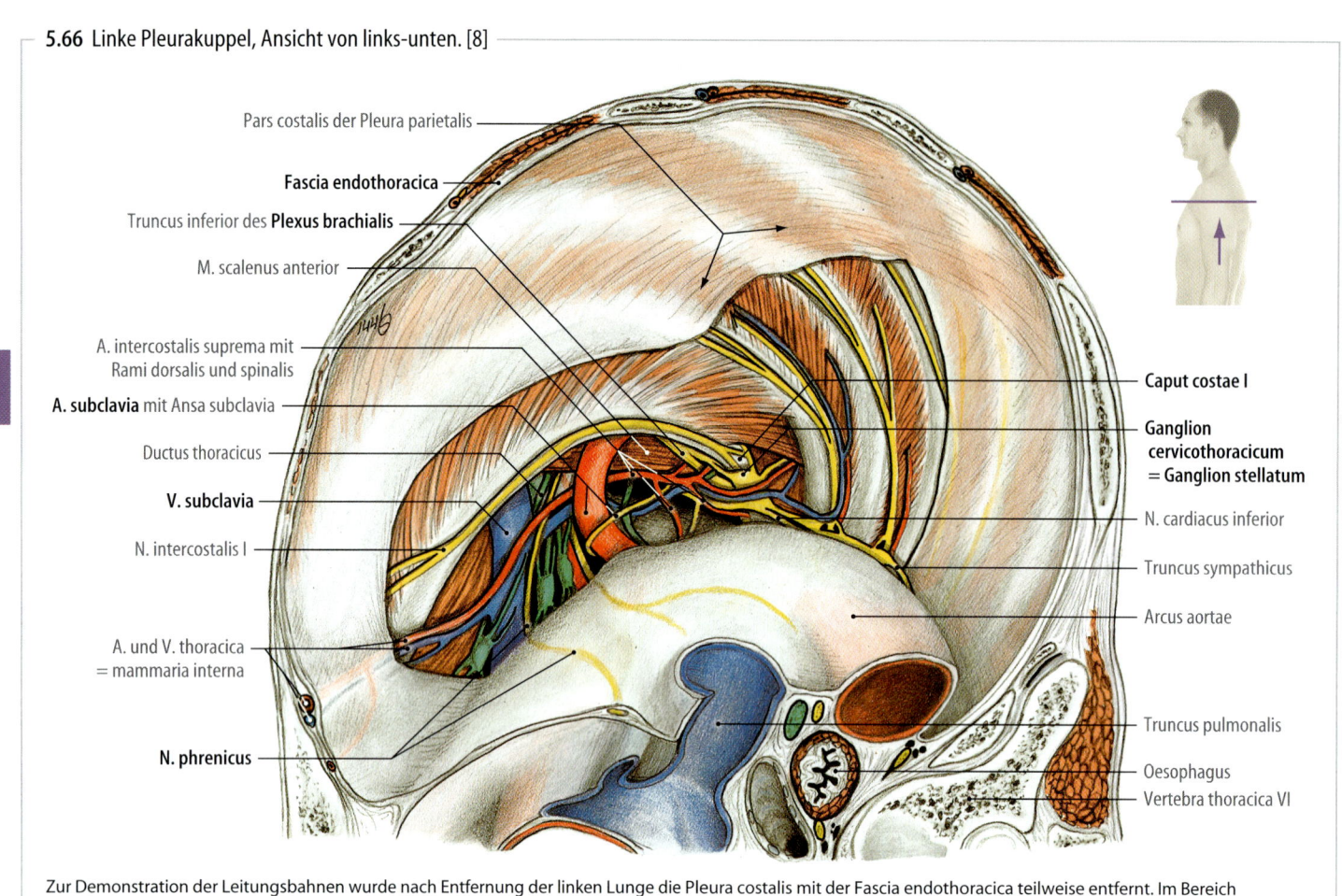

**5.66 Linke Pleurakuppel, Ansicht von links-unten. [8]**

Labels (von oben nach unten, links):
- Pars costalis der Pleura parietalis
- **Fascia endothoracica**
- Truncus inferior des **Plexus brachialis**
- M. scalenus anterior
- A. intercostalis suprema mit Rami dorsalis und spinalis
- **A. subclavia** mit Ansa subclavia
- Ductus thoracicus
- **V. subclavia**
- N. intercostalis I
- A. und V. thoracica = mammaria interna
- **N. phrenicus**

Labels (rechts):
- Caput costae I
- **Ganglion cervicothoracicum = Ganglion stellatum**
- N. cardiacus inferior
- Truncus sympathicus
- Arcus aortae
- Truncus pulmonalis
- Oesophagus
- Vertebra thoracica VI

Zur Demonstration der Leitungsbahnen wurde nach Entfernung der linken Lunge die Pleura costalis mit der Fascia endothoracica teilweise entfernt. Im Bereich der Cupula pleurae wurden die Membrana suprapleuralis (Sibson'sche Faszie) und die Pleura parietalis abgetragen.

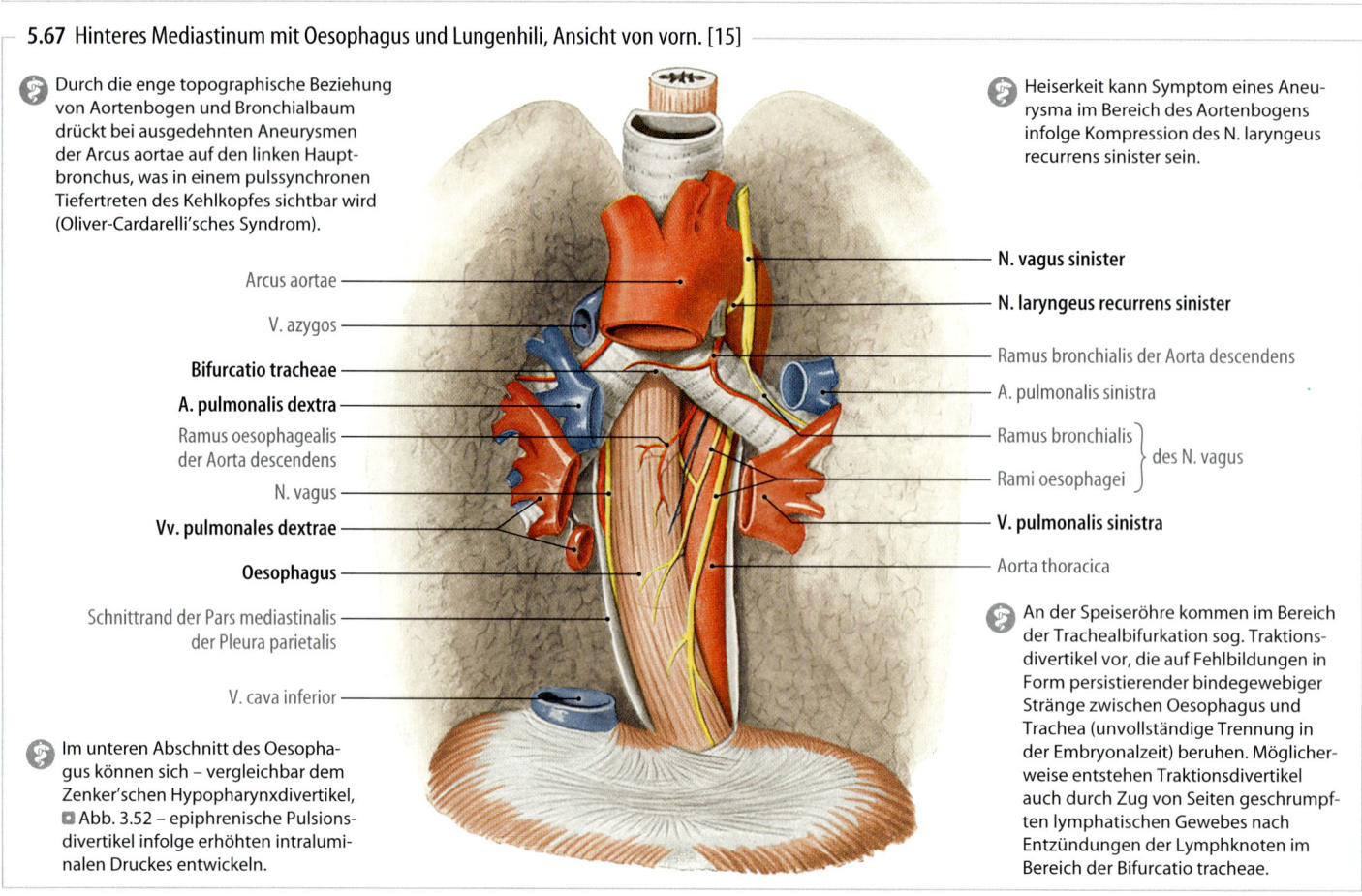

**5.67 Hinteres Mediastinum mit Oesophagus und Lungenhili, Ansicht von vorn. [15]**

Durch die enge topographische Beziehung von Aortenbogen und Bronchialbaum drückt bei ausgedehnten Aneurysmen der Arcus aortae auf den linken Hauptbronchus, was in einem pulssynchronen Tiefertreten des Kehlkopfes sichtbar wird (Oliver-Cardarelli'sches Syndrom).

Heiserkeit kann Symptom eines Aneurysma im Bereich des Aortenbogens infolge Kompression des N. laryngeus recurrens sinister sein.

Labels (links):
- Arcus aortae
- V. azygos
- **Bifurcatio tracheae**
- **A. pulmonalis dextra**
- Ramus oesophagealis der Aorta descendens
- N. vagus
- **Vv. pulmonales dextrae**
- **Oesophagus**
- Schnittrand der Pars mediastinalis der Pleura parietalis
- V. cava inferior

Labels (rechts):
- **N. vagus sinister**
- **N. laryngeus recurrens sinister**
- Ramus bronchialis der Aorta descendens
- A. pulmonalis sinistra
- Ramus bronchialis } des N. vagus
- Rami oesophagei }
- **V. pulmonalis sinistra**
- Aorta thoracica

Im unteren Abschnitt des Oesophagus können sich – vergleichbar dem Zenker'schen Hypopharynxdivertikel, ◻ Abb. 3.52 – epiphrenische Pulsionsdivertikel infolge erhöhten intraluminalen Druckes entwickeln.

An der Speiseröhre kommen im Bereich der Trachealbifurkation sog. Traktionsdivertikel vor, die auf Fehlbildungen in Form persistierender bindegewebiger Stränge zwischen Oesophagus und Trachea (unvollständige Trennung in der Embryonalzeit) beruhen. Möglicherweise entstehen Traktionsdivertikel auch durch Zug von Seiten geschrumpften lymphatischen Gewebes nach Entzündungen der Lymphknoten im Bereich der Bifurcatio tracheae.

# Oesophagus

### 5.68 Oesophagus, Blutversorgung, Lymphabfluss und Oesophagusengen, Ansicht von vorn. [57]

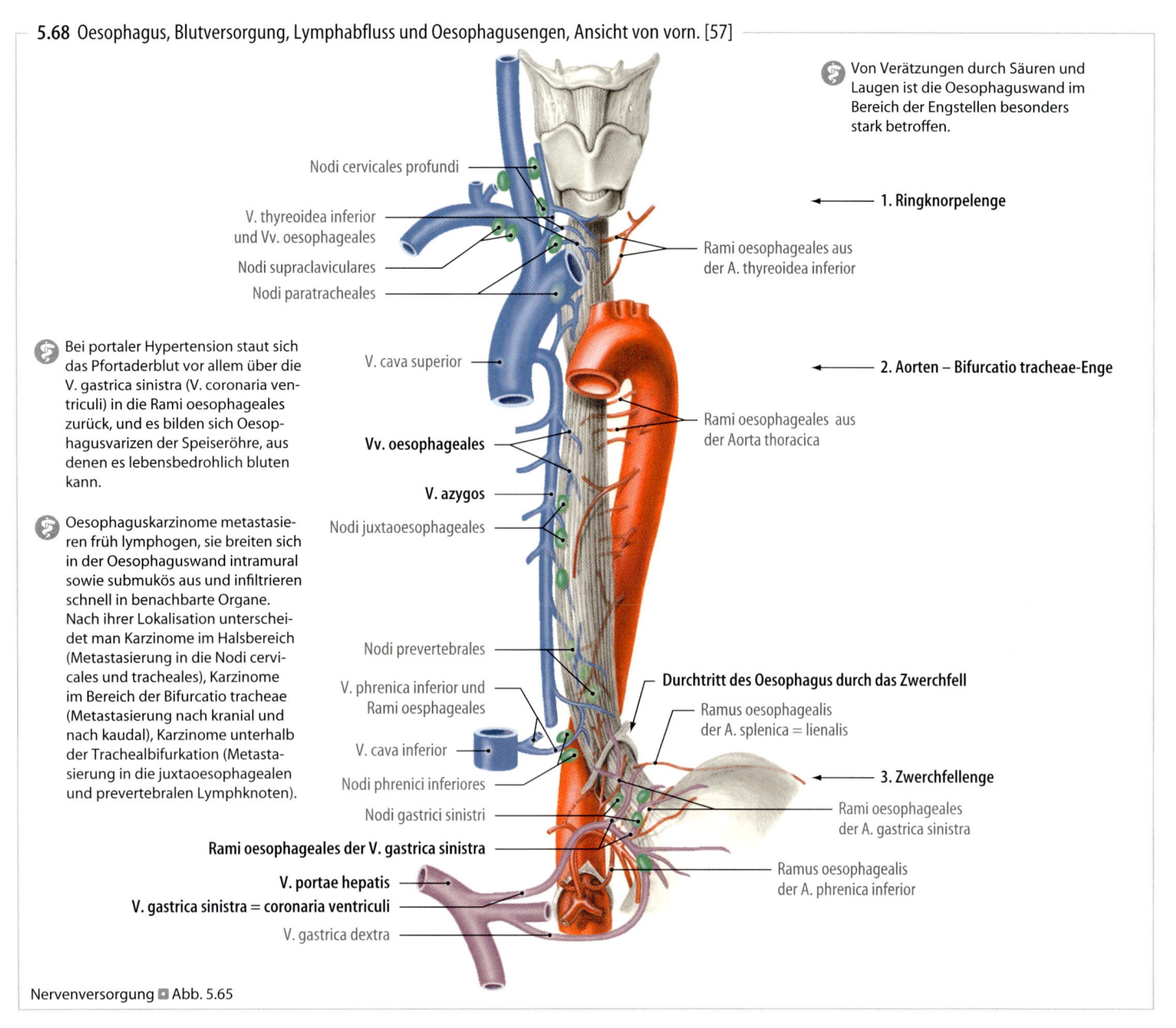

Von Verätzungen durch Säuren und Laugen ist die Oesophaguswand im Bereich der Engstellen besonders stark betroffen.

Bei portaler Hypertension staut sich das Pfortaderblut vor allem über die V. gastrica sinistra (V. coronaria ventriculi) in die Rami oesophageales zurück, und es bilden sich Oesophagusvarizen der Speiseröhre, aus denen es lebensbedrohlich bluten kann.

Oesophaguskarzinome metastasieren früh lymphogen, sie breiten sich in der Oesophaguswand intramural sowie submukös aus und infiltrieren schnell in benachbarte Organe. Nach ihrer Lokalisation unterscheidet man Karzinome im Halsbereich (Metastasierung in die Nodi cervicales und tracheales), Karzinome im Bereich der Bifurcatio tracheae (Metastasierung nach kranial und nach kaudal), Karzinome unterhalb der Trachealbifurkation (Metastasierung in die juxtaoesophagealen und prevertebralen Lymphknoten).

Beschriftungen (Abb. 5.68):
- Nodi cervicales profundi
- V. thyreoidea inferior und Vv. oesophageales
- Nodi supraclaviculares
- Nodi paratracheales
- V. cava superior
- **Vv. oesophageales**
- **V. azygos**
- Nodi juxtaoesophageales
- Nodi prevertebrales
- V. phrenica inferior und Rami oesphageales
- V. cava inferior
- Nodi phrenici inferiores
- Nodi gastrici sinistri
- **Rami oesophageales der V. gastrica sinistra**
- **V. portae hepatis**
- **V. gastrica sinistra = coronaria ventriculi**
- V. gastrica dextra
- Rami oesophageales aus der A. thyreoidea inferior
- Rami oesophageales aus der Aorta thoracica
- **Durchtritt des Oesophagus durch das Zwerchfell**
- Ramus oesophagealis der A. splenica = lienalis
- Rami oesophageales der A. gastrica sinistra
- Ramus oesophagealis der A. phrenica inferior

← 1. Ringknorpelenge
← 2. Aorten – Bifurcatio tracheae-Enge
← 3. Zwerchfellenge

Nervenversorgung ▪ Abb. 5.65

### 5.69 Verlauf des Oesophagus durch den Hiatus oesophageus des Zwerchfells. [57]

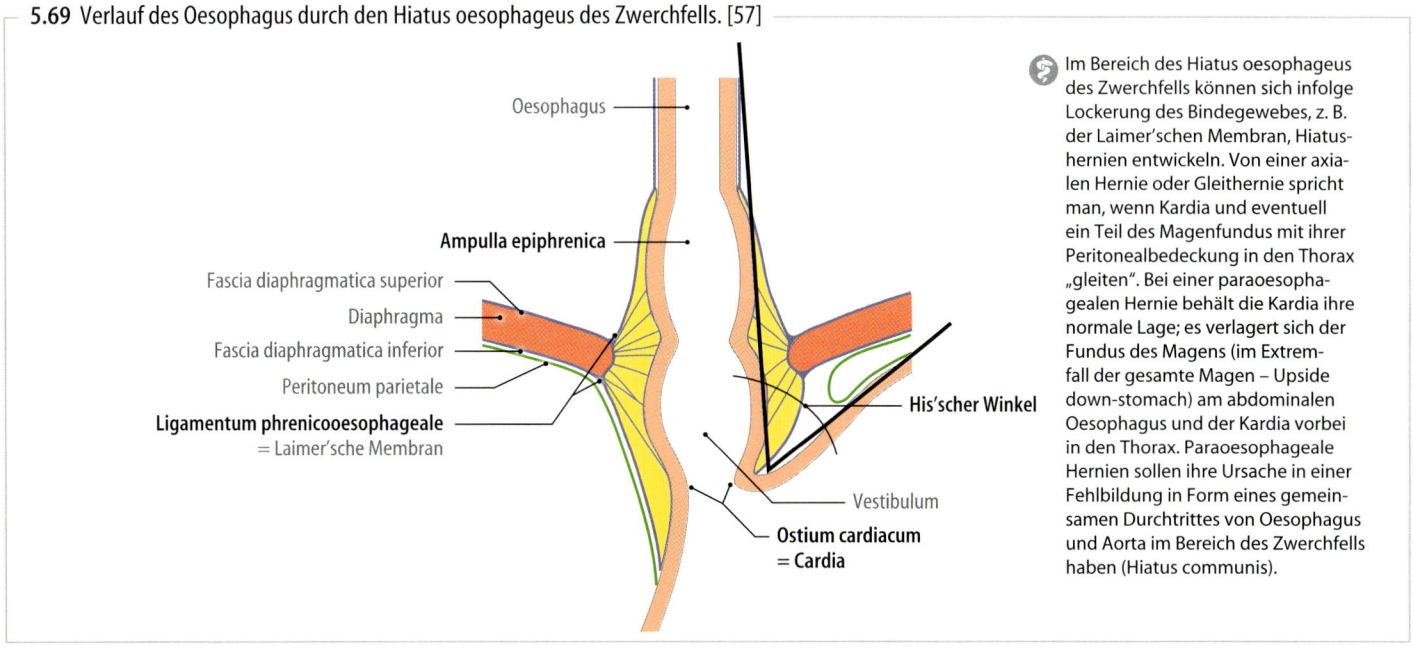

Im Bereich des Hiatus oesophageus des Zwerchfells können sich infolge Lockerung des Bindegewebes, z. B. der Laimer'schen Membran, Hiatushernien entwickeln. Von einer axialen Hernie oder Gleithernie spricht man, wenn Kardia und eventuell ein Teil des Magenfundus mit ihrer Peritonealbedeckung in den Thorax „gleiten". Bei einer paraoesophagealen Hernie behält die Kardia ihre normale Lage; es verlagert sich der Fundus des Magens (im Extremfall der gesamte Magen – Upside down-stomach) am abdominalen Oesophagus und der Kardia vorbei in den Thorax. Paraoesophageale Hernien sollen ihre Ursache in einer Fehlbildung in Form eines gemeinsamen Durchtritts von Oesophagus und Aorta im Bereich des Zwerchfells haben (Hiatus communis).

Beschriftungen (Abb. 5.69):
- Oesophagus
- **Ampulla epiphrenica**
- Fascia diaphragmatica superior
- Diaphragma
- Fascia diaphragmatica inferior
- Peritoneum parietale
- **Ligamentum phrenicooesophageale** = Laimer'sche Membran
- **His'scher Winkel**
- Vestibulum
- **Ostium cardiacum = Cardia**

**Brustsitus**

# Zwerchfell

**5.70** Zwerchfell (Diaphragma) und durch das Zwerchfell tretende Strukturen, Ansicht von oben. [18]

Querschnitt in Höhe des Discus intervertebralis zwischen 11. und 12. Brustwirbel, die Basis des Herzbeutels und ein Teil der Pleura parietalis auf der linken Seite sind erhalten.

### Zwerchfell: durchtretende Strukturen und zugehörige Durchtrittsstellen

| Durchtrittsstellen | durchtretende Strukturen |
| --- | --- |
| Trigonum sternocostale (Larrey'sche Spalte): | Vasa thoracica (mammaria) interna |
| Foramen venae cavae im Centrum tendineum: | V. cava inferior, Ramus phrenicoabdominalis des N. phrenicus dexter |
| Hiatus oesophageus im Crus mediale dextrum: | Oesophagus, Nn. vagi (Trunci vagales), Ramus phrenicoabdominalis des N. phrenicus sinister (variabel durch das Centrum tendineum oder durch die Pars lumbalis) |
| Hiatus aorticus zwischen rechtem und linkem Crus mediale der Pars lumbalis: | Aorta, Ductus thoracicus |
| Lücke zwischen Crus mediale und Crus intermedium der Pars lumbalis: | N. splanchnicus major, V. azygos (rechte Seite) V. hemiazygos (linke Seite) |
| Lücke zwischen Crus intermedium und Crus laterale der Pars lumbalis: | Truncus sympathicus, N. splanchnicus minor |

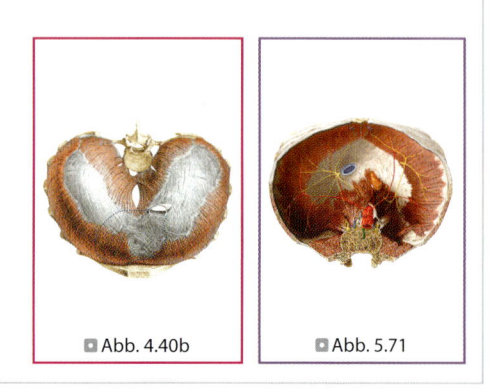

Abb. 4.40b   Abb. 5.71

# Zwerchfell · Oberbauchorgane: Projektion

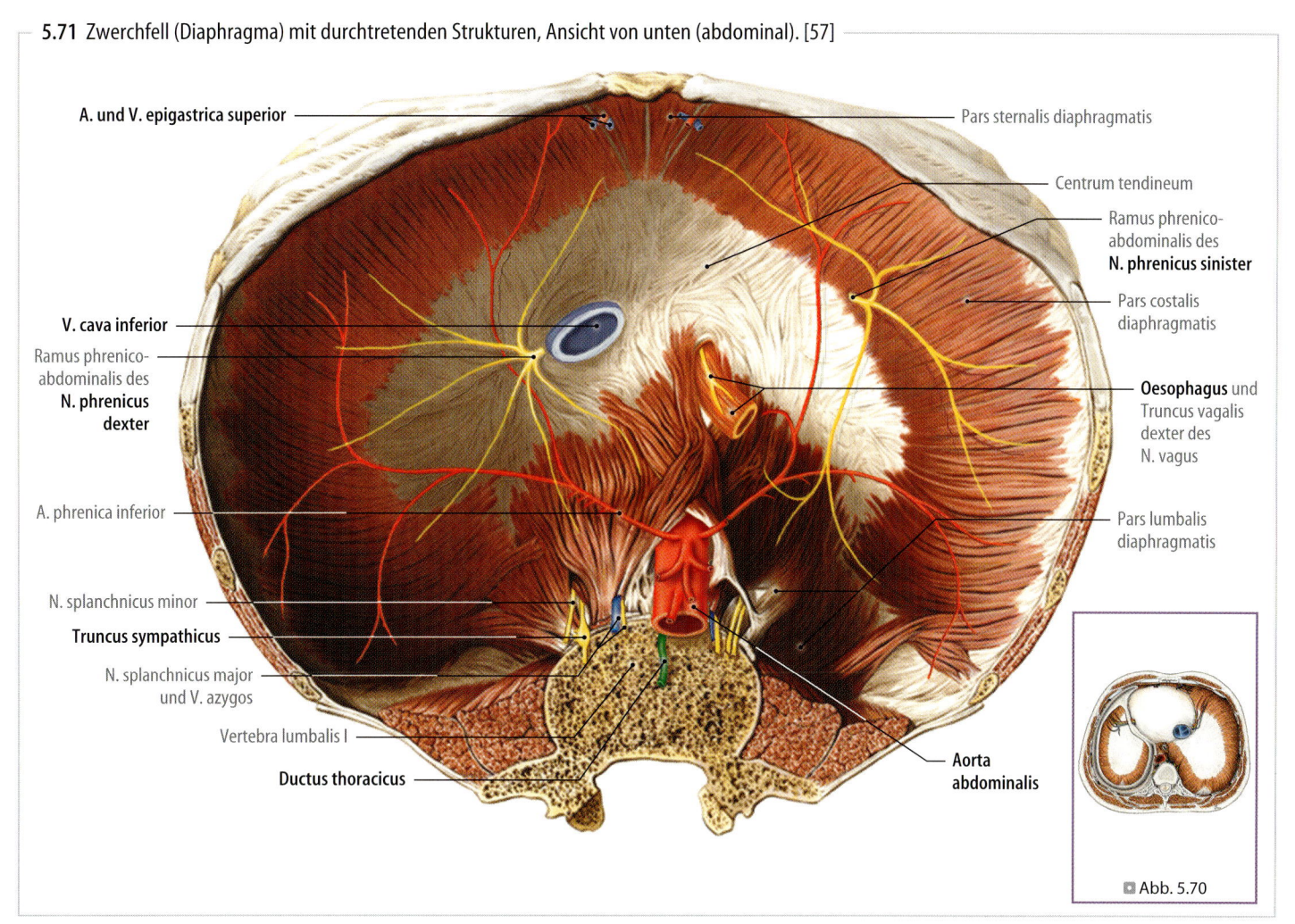

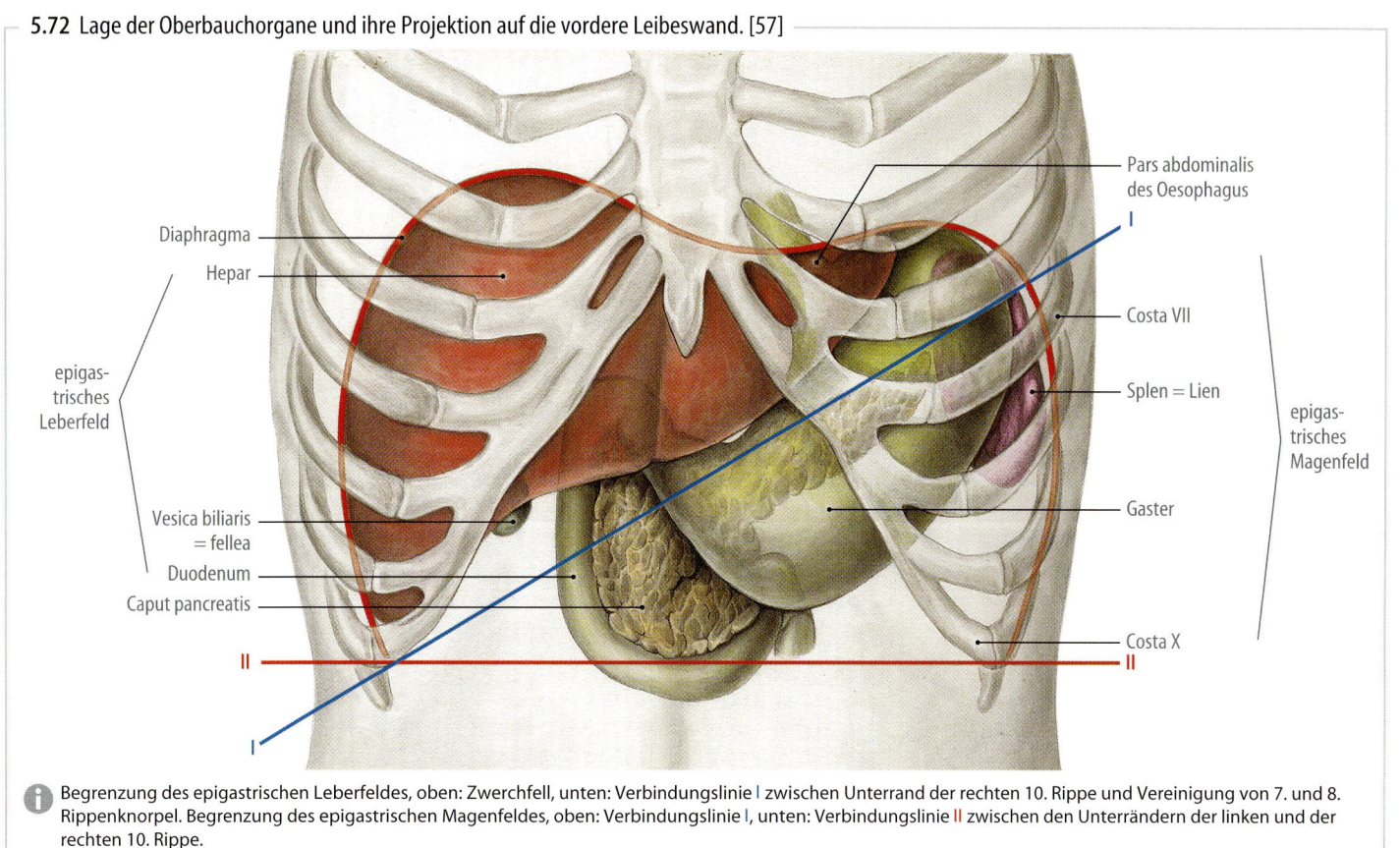

**5.71** Zwerchfell (Diaphragma) mit durchtretenden Strukturen, Ansicht von unten (abdominal). [57]

- A. und V. epigastrica superior
- V. cava inferior
- Ramus phrenico-abdominalis des N. phrenicus dexter
- A. phrenica inferior
- N. splanchnicus minor
- Truncus sympathicus
- N. splanchnicus major und V. azygos
- Vertebra lumbalis I
- Ductus thoracicus
- Pars sternalis diaphragmatis
- Centrum tendineum
- Ramus phrenico-abdominalis des N. phrenicus sinister
- Pars costalis diaphragmatis
- Oesophagus und Truncus vagalis dexter des N. vagus
- Pars lumbalis diaphragmatis
- Aorta abdominalis

Abb. 5.70

**5.72** Lage der Oberbauchorgane und ihre Projektion auf die vordere Leibeswand. [57]

- Diaphragma
- Hepar
- epigastrisches Leberfeld
- Vesica biliaris = fellea
- Duodenum
- Caput pancreatis
- Pars abdominalis des Oesophagus
- Costa VII
- Splen = Lien
- Gaster
- epigastrisches Magenfeld
- Costa X

ℹ Begrenzung des epigastrischen Leberfeldes, oben: Zwerchfell, unten: Verbindungslinie I zwischen Unterrand der rechten 10. Rippe und Vereinigung von 7. und 8. Rippenknorpel. Begrenzung des epigastrischen Magenfeldes, oben: Verbindungslinie I, unten: Verbindungslinie II zwischen den Unterrändern der linken und der rechten 10. Rippe.

**Bauchsitus**

# Bauchsitus

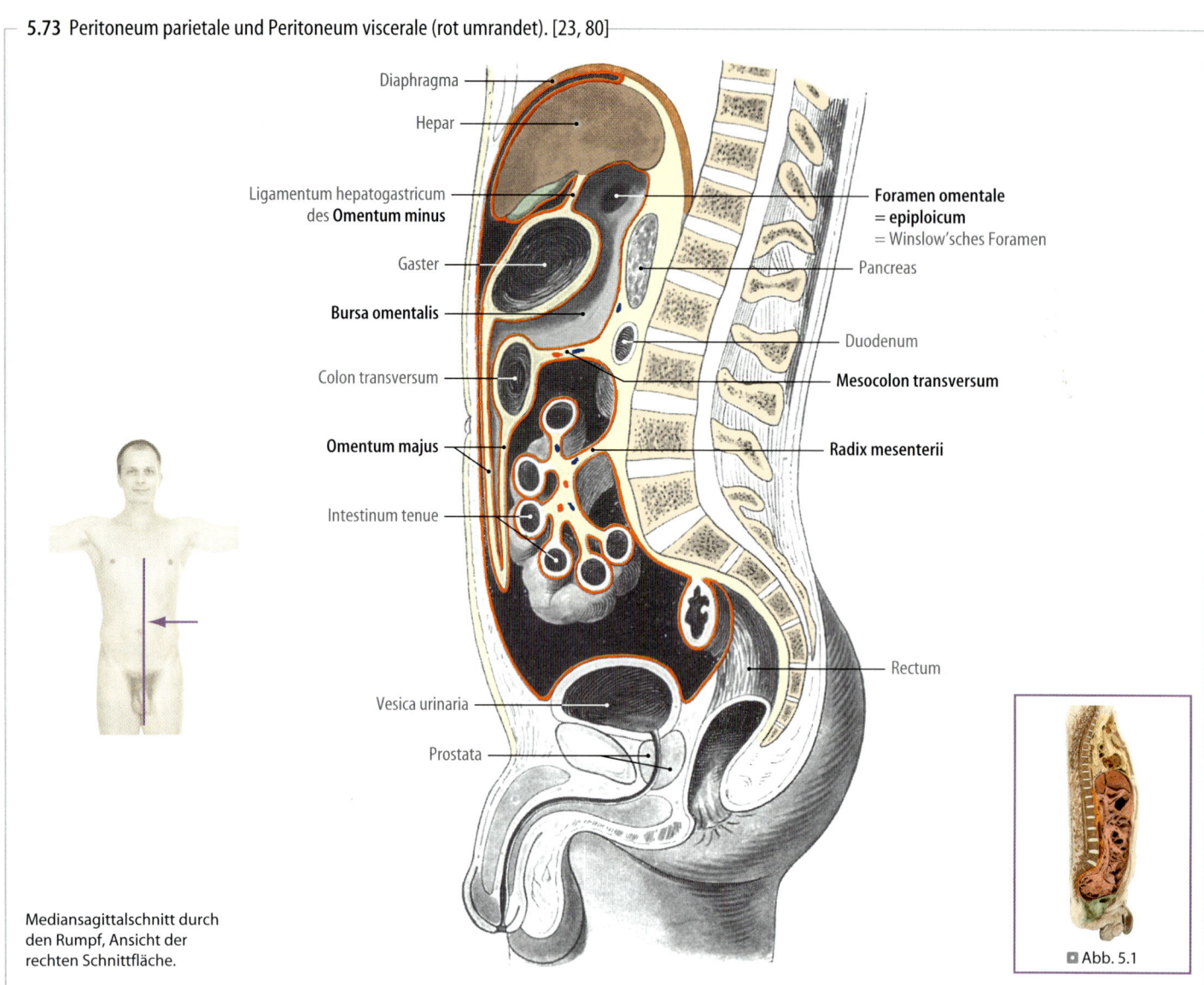

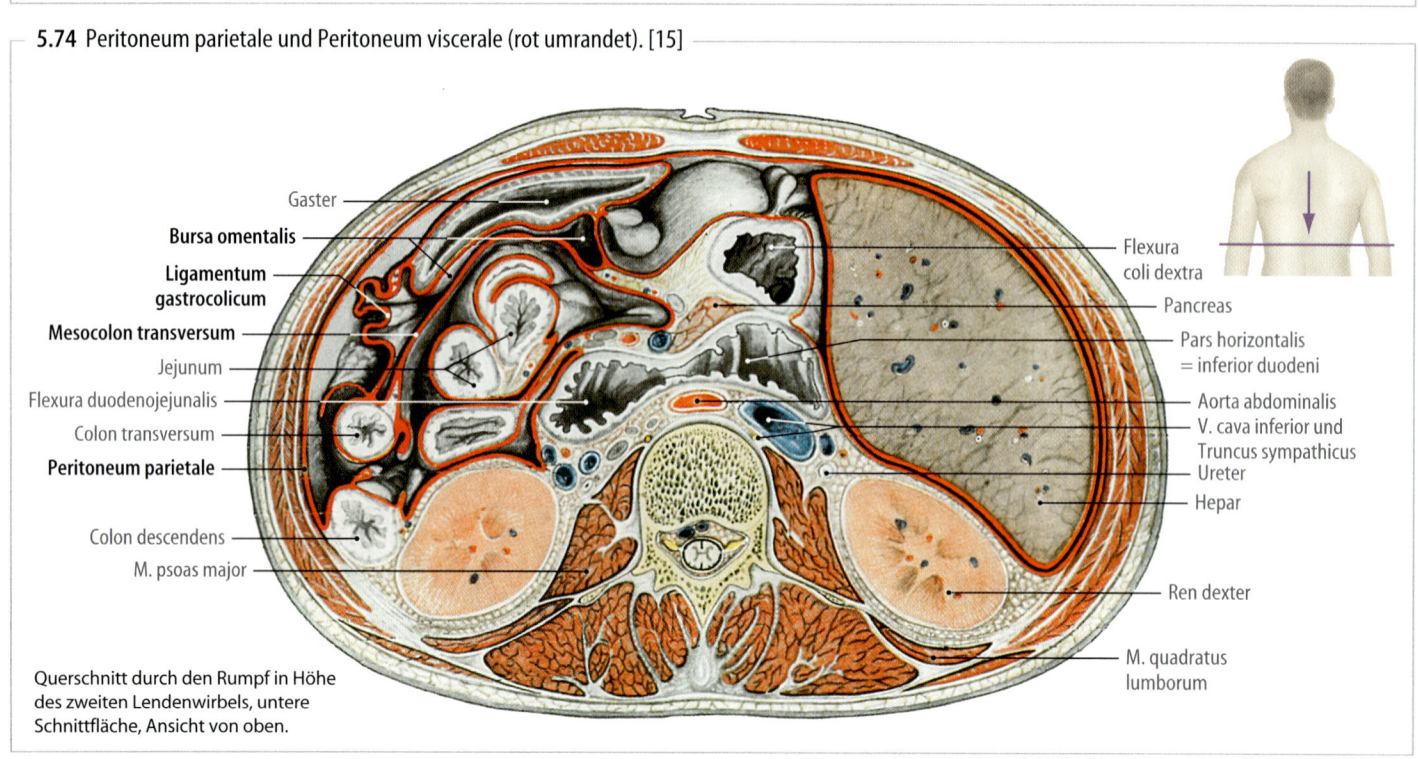

**5.73** Peritoneum parietale und Peritoneum viscerale (rot umrandet). [23, 80]

Labels (von oben nach unten, links/rechts):
- Diaphragma
- Hepar
- Ligamentum hepatogastricum des **Omentum minus**
- Gaster
- **Bursa omentalis**
- Colon transversum
- **Omentum majus**
- Intestinum tenue
- Vesica urinaria
- Prostata
- **Foramen omentale = epiploicum** = Winslow'sches Foramen
- Pancreas
- Duodenum
- **Mesocolon transversum**
- **Radix mesenterii**
- Rectum

Mediansagittalschnitt durch den Rumpf, Ansicht der rechten Schnittfläche.

Abb. 5.1

**5.74** Peritoneum parietale und Peritoneum viscerale (rot umrandet). [15]

Labels:
- Gaster
- **Bursa omentalis**
- **Ligamentum gastrocolicum**
- **Mesocolon transversum**
- Jejunum
- Flexura duodenojejunalis
- Colon transversum
- **Peritoneum parietale**
- Colon descendens
- M. psoas major
- Flexura coli dextra
- Pancreas
- Pars horizontalis = inferior duodeni
- Aorta abdominalis
- V. cava inferior und Truncus sympathicus
- Ureter
- Hepar
- Ren dexter
- M. quadratus lumborum

Querschnitt durch den Rumpf in Höhe des zweiten Lendenwirbels, untere Schnittfläche, Ansicht von oben.

# Leber

**5.75a,b** Leber (Hepar). [57]

- V. cava inferior
- Area nuda = Pars affixa
- Appendix fibrosa hepatis
- **Lobus hepatis dexter**
- **Lobus hepatis sinister**
- Margo inferior
- Vesica biliaris = fellea
- **Ligamentum falciforme hepatis**
- **Ligamentum teres hepatis**

**a** Facies diaphragmatica, Ansicht von vorn-oben

- **V. portae hepatis**
- V. cava inferior
- **Area nuda** = Pars affixa
- **Ligamentum venosum** = Arantius'sches Band
- **Lobus caudatus**
- Tuber omentale
- Lobus hepatis sinister
- Processus papillaris
- **A. hepatica propria**
- **Ductus choledochus**
- Fissura ligamenti teretis
- Incisura ligamenti teretis
- Ligamentum falciforme
- **Lobus quadratus**
- Ligamentum teres hepatis
- Ligamentum triangulare dextrum
- **Ligamentum venae cavae**
- Processus caudatus
- **Ductus cysticus**
- Lobus hepatis dexter
- **Vesica biliaris = fellea**
- Margo inferior

**b** Facies visceralis, Ansicht von unten-hinten

**Bauchsitus**

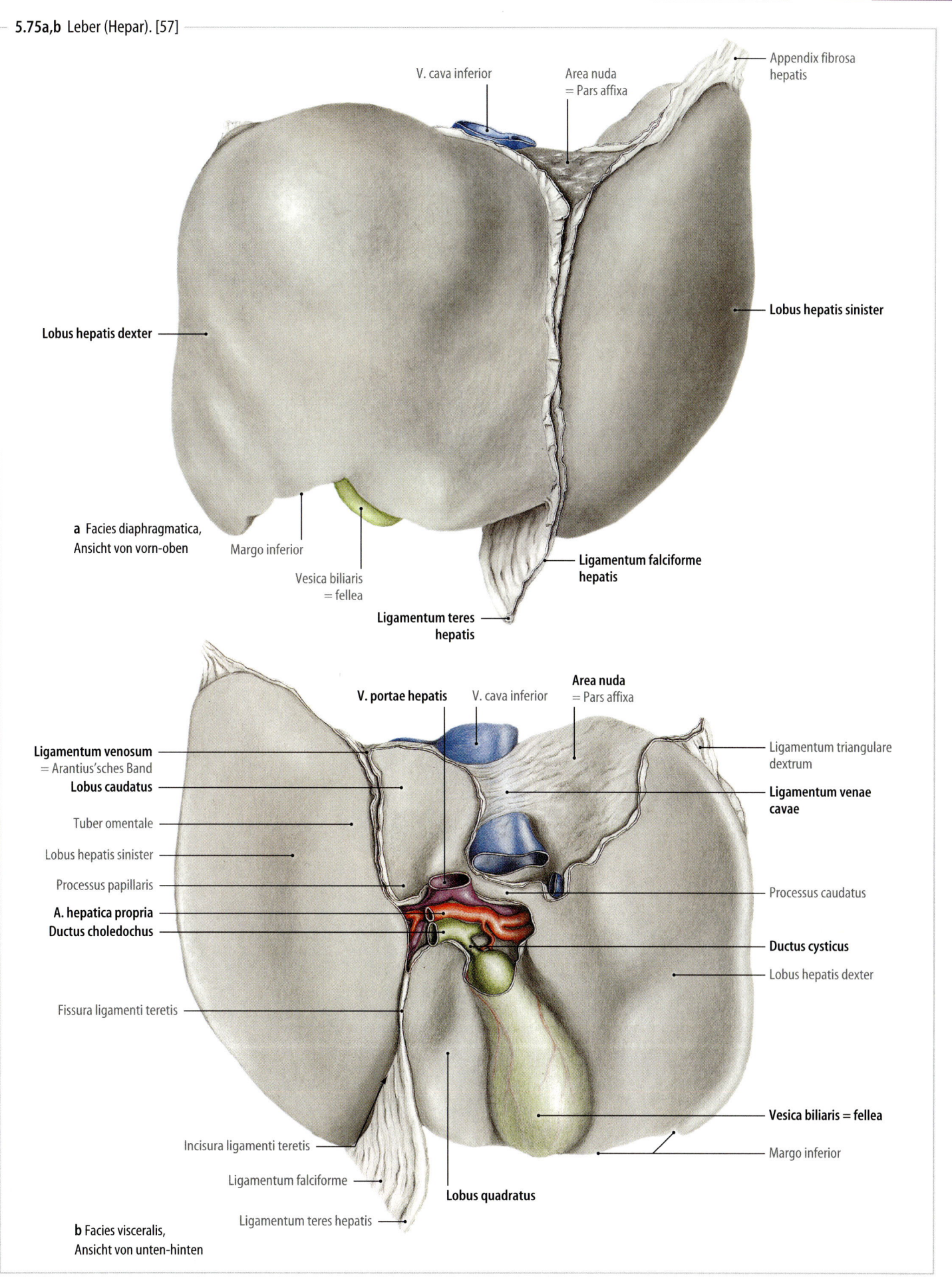

# Leber: Topographie · Gefäße, Gallenwege

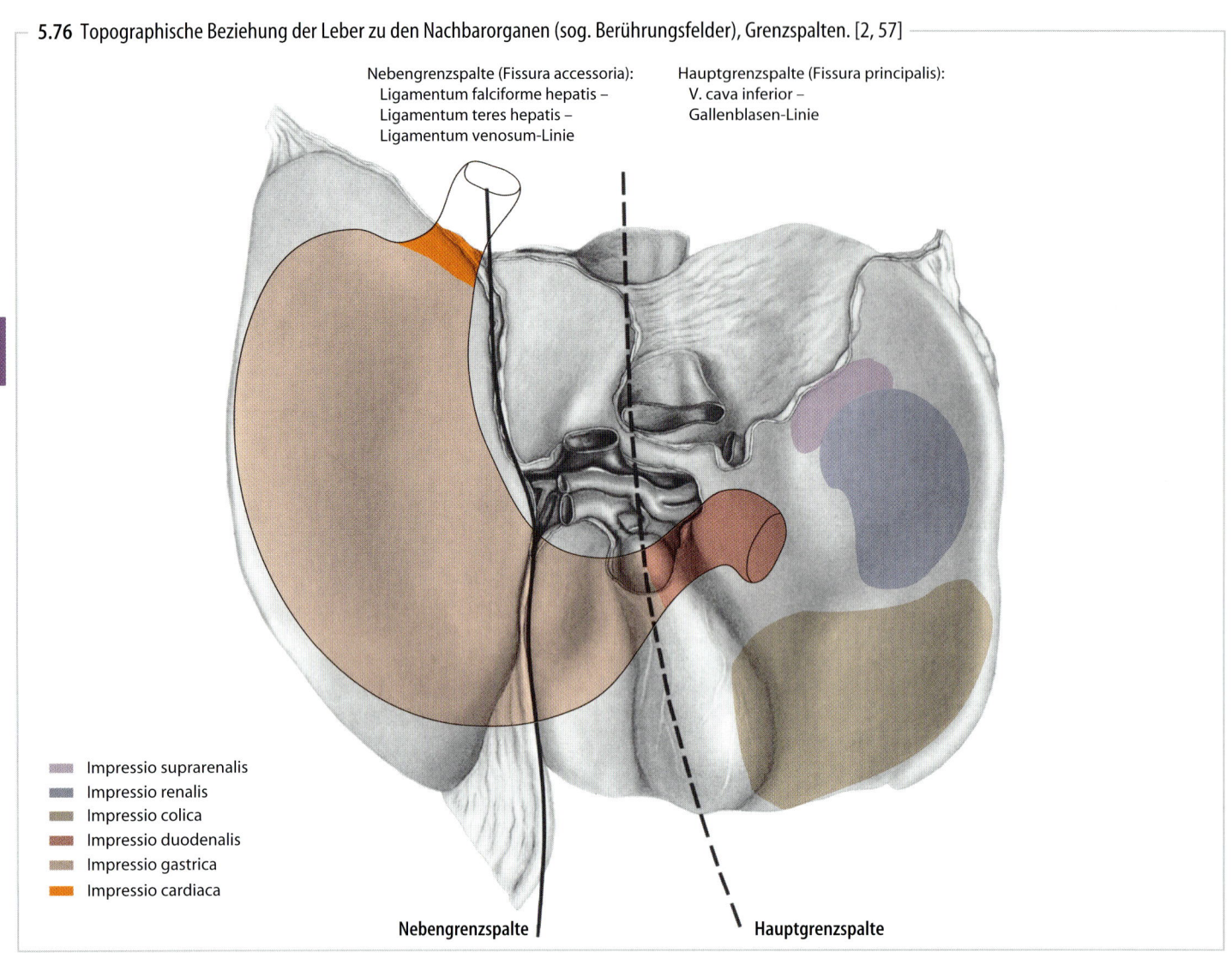

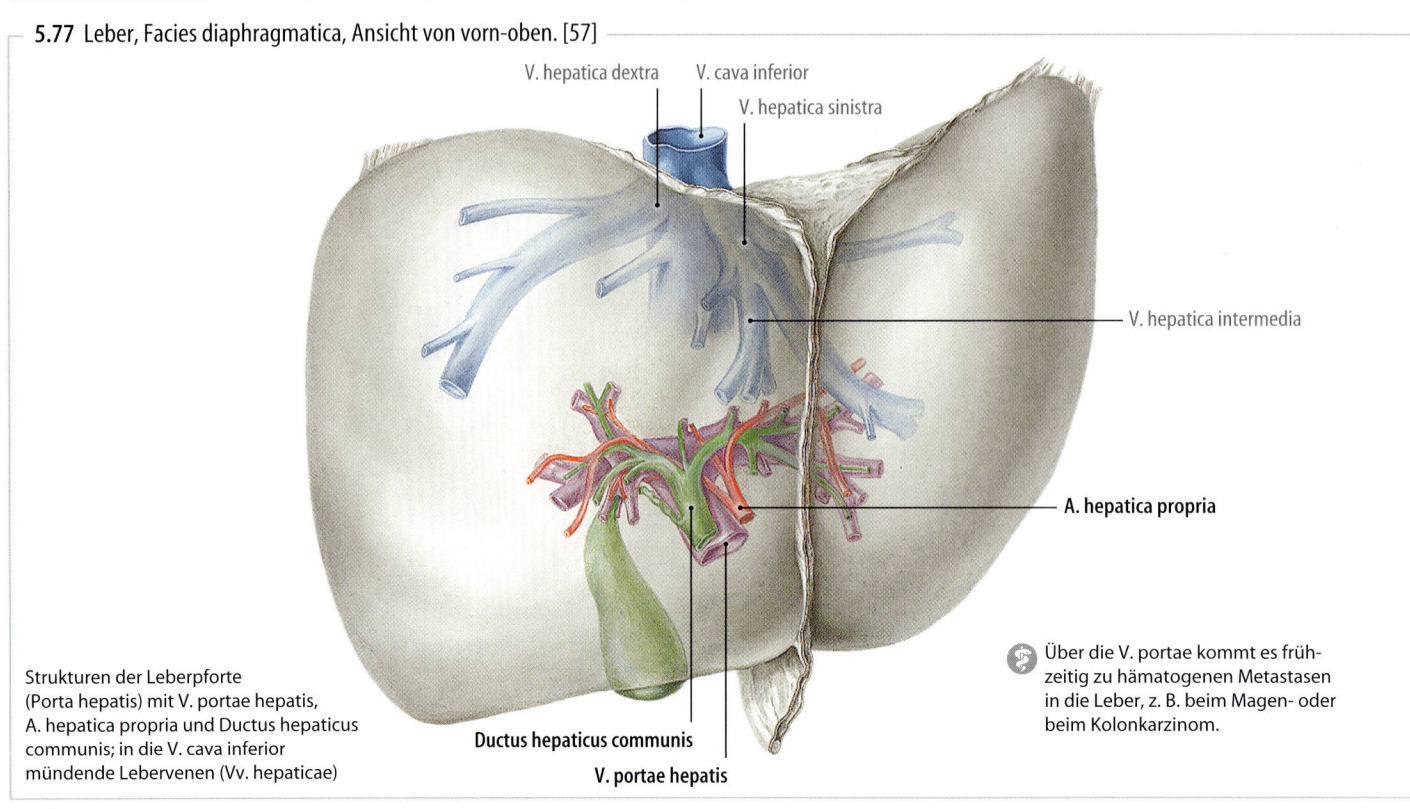

**5.76** Topographische Beziehung der Leber zu den Nachbarorganen (sog. Berührungsfelder), Grenzspalten. [2, 57]

Nebengrenzspalte (Fissura accessoria):
Ligamentum falciforme hepatis –
Ligamentum teres hepatis –
Ligamentum venosum-Linie

Hauptgrenzspalte (Fissura principalis):
V. cava inferior –
Gallenblasen-Linie

- Impressio suprarenalis
- Impressio renalis
- Impressio colica
- Impressio duodenalis
- Impressio gastrica
- Impressio cardiaca

Nebengrenzspalte    Hauptgrenzspalte

**5.77** Leber, Facies diaphragmatica, Ansicht von vorn-oben. [57]

V. hepatica dextra — V. cava inferior — V. hepatica sinistra — V. hepatica intermedia — A. hepatica propria — Ductus hepaticus communis — V. portae hepatis

Strukturen der Leberpforte (Porta hepatis) mit V. portae hepatis, A. hepatica propria und Ductus hepaticus communis; in die V. cava inferior mündende Lebervenen (Vv. hepaticae)

> Über die V. portae kommt es frühzeitig zu hämatogenen Metastasen in die Leber, z. B. beim Magen- oder beim Kolonkarzinom.

# Leberpforte

**5.78** Gefäße und Gallenwege der Leber, Facies visceralis, Ansicht von hinten. [88]

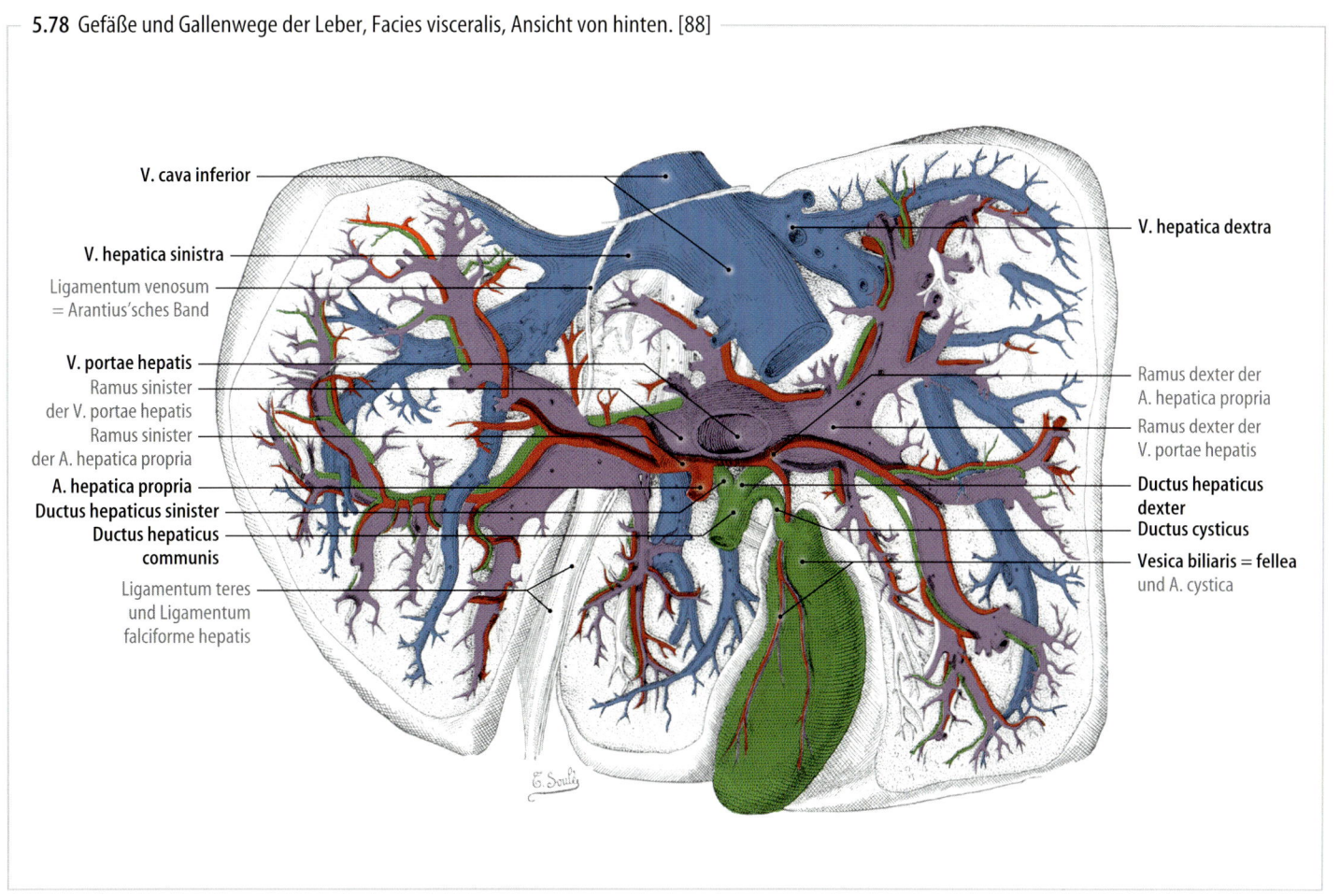

**5.79** Blutversorgung von Leber und Magen, Strukturen im Ligamentum hepatoduodenale und der Porta hepatis, Ansicht von vorn. [15]

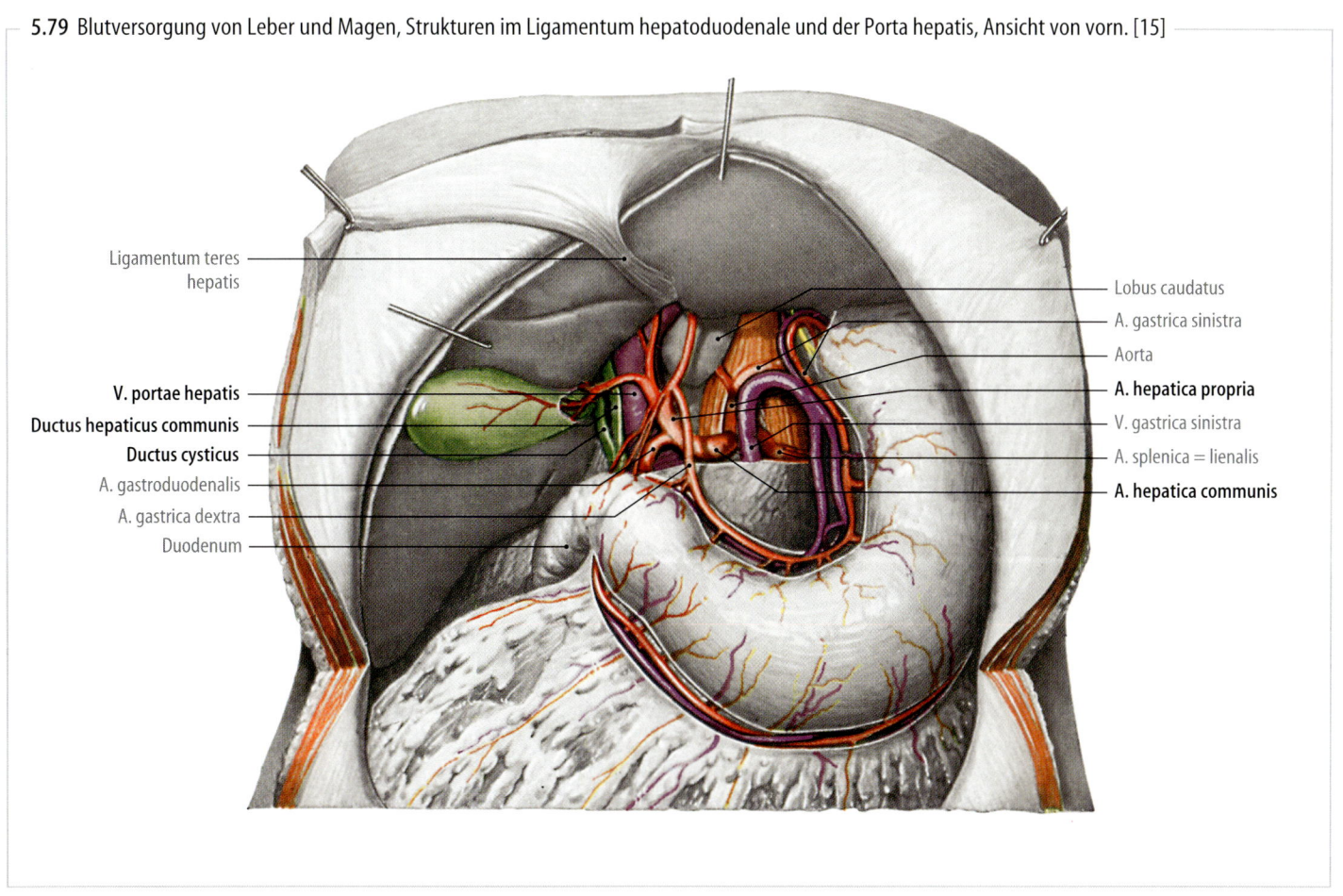

**Bauchsitus**

# Leber: Segmenteinteilung · Portographie

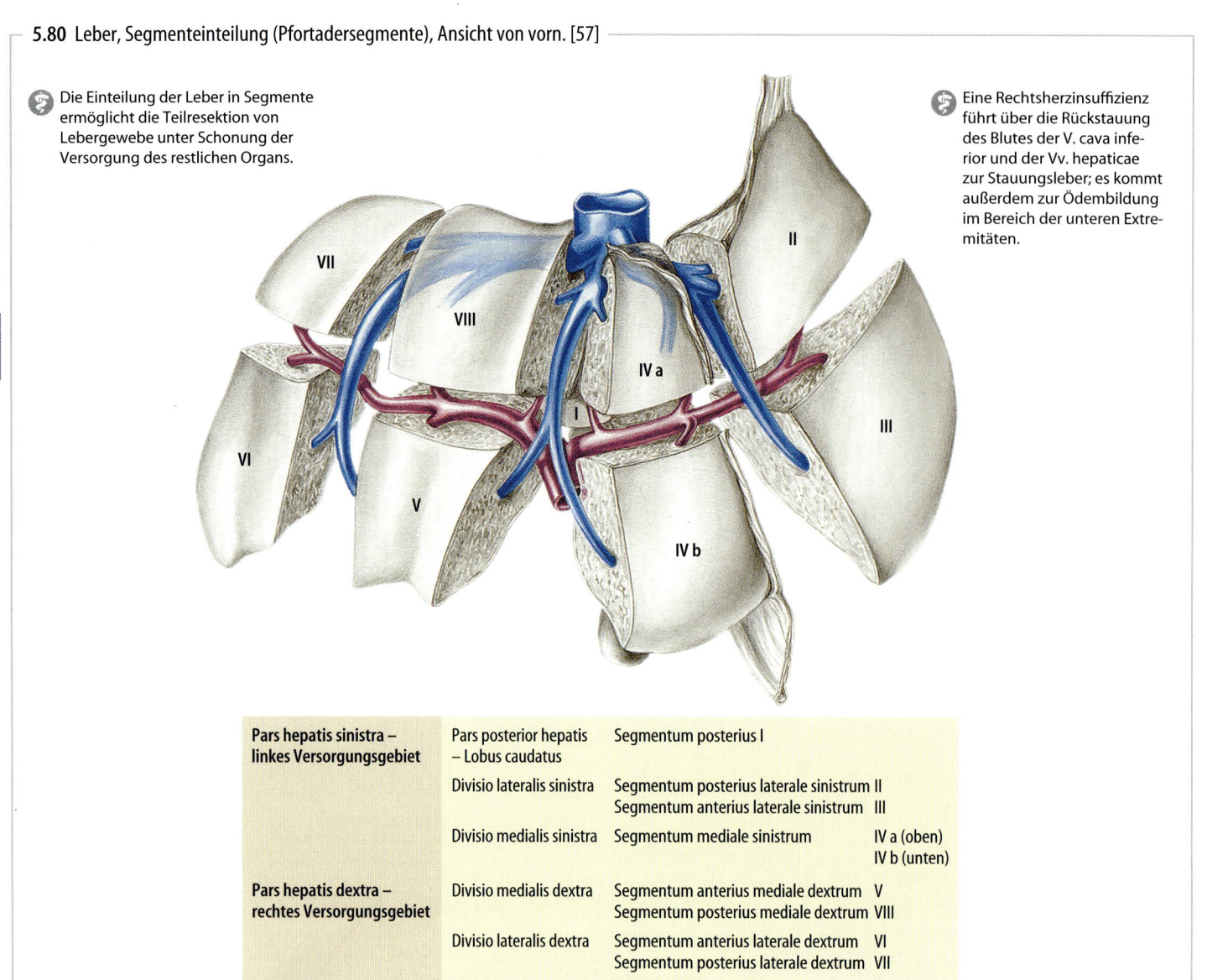

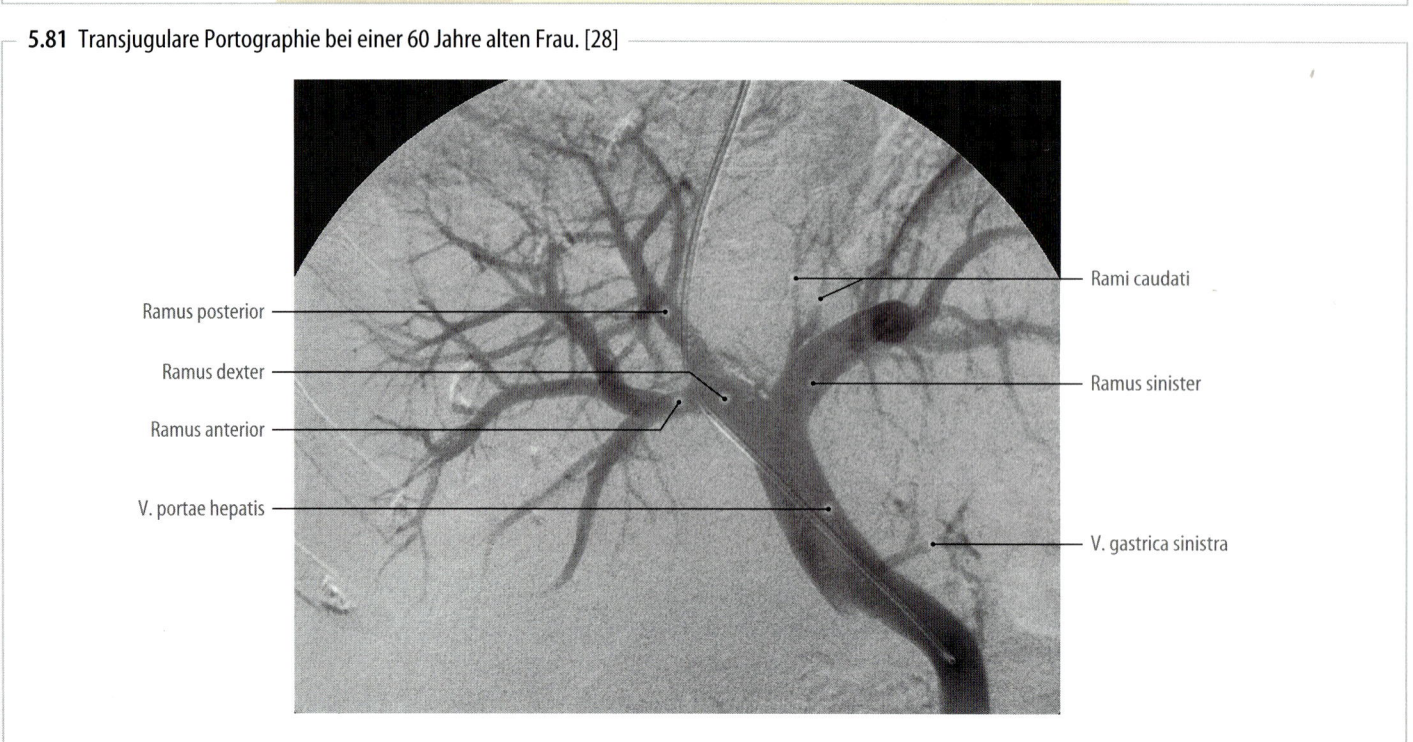

**5.80** Leber, Segmenteinteilung (Pfortadersegmente), Ansicht von vorn. [57]

Die Einteilung der Leber in Segmente ermöglicht die Teilresektion von Lebergewebe unter Schonung der Versorgung des restlichen Organs.

Eine Rechtsherzinsuffizienz führt über die Rückstauung des Blutes der V. cava inferior und der Vv. hepaticae zur Stauungsleber; es kommt außerdem zur Ödembildung im Bereich der unteren Extremitäten.

| | | | |
|---|---|---|---|
| **Pars hepatis sinistra – linkes Versorgungsgebiet** | Pars posterior hepatis – Lobus caudatus | Segmentum posterius | I |
| | Divisio lateralis sinistra | Segmentum posterius laterale sinistrum | II |
| | | Segmentum anterius laterale sinistrum | III |
| | Divisio medialis sinistra | Segmentum mediale sinistrum | IV a (oben) |
| | | | IV b (unten) |
| **Pars hepatis dextra – rechtes Versorgungsgebiet** | Divisio medialis dextra | Segmentum anterius mediale dextrum | V |
| | | Segmentum posterius mediale dextrum | VIII |
| | Divisio lateralis dextra | Segmentum anterius laterale dextrum | VI |
| | | Segmentum posterius laterale dextrum | VII |

**5.81** Transjugulare Portographie bei einer 60 Jahre alten Frau. [28]

- Ramus posterior
- Ramus dexter
- Ramus anterior
- V. portae hepatis
- Rami caudati
- Ramus sinister
- V. gastrica sinistra

# Pfortaderkreislauf

**5.82a,b** Pfortaderkreislauf und portocavale Anastomosen. [a 48]

- Pfortader
- V. cava

**Mögliche Kollateralkreislaufbildungen zwischen V. portae hepatis und den Vv. cavae superior und inferior (portocavale Anastomosen):**

I  im Bereich des Plexus venosus oesophagei der Pars abdominalis des Oesophagus
II  über die Vv. paraumbilicales zu den oberflächlichen Venen der vorderen Rumpfwand
III  im Bereich des Plexus venosus rectalis des Canalis analis über die Vv. rectales media und inferior (Erweiterung des Plexus venosus rectalis).

**a** Darstellung des Regelfalles;
**b** häufige Variante: Einmündung der V. mesenterica inferior in die V. mesenterica superior

Bei Pfortaderhochdruck als Folge einer fortgeschrittenen Leberzirrhose staut sich das Blut im Einzugsgebiet der V. portae und führt zur Schwellung der Bauchorgane, z. B. der Milz (Splenomegalie) und zu Aszites; es kommt zur Ausbildung von Varizen (Oesophagusvarizen, ◨ Abb. 5.68, Erweiterung der Venen im Bereich des Plexus venosus rectalis). Über die Venen im Ligamentum venosum (Burow'sche Venen) sowie die Vv. paraumbilicales kann sich eine portocavale Anastomose mit Ausbildung einer Erweiterung der Venen im Bereich der vorderen Bauchwand entwickeln, sog. Medusenhaupt (Caput medusae, sehr selten).

**Bauchsitus**

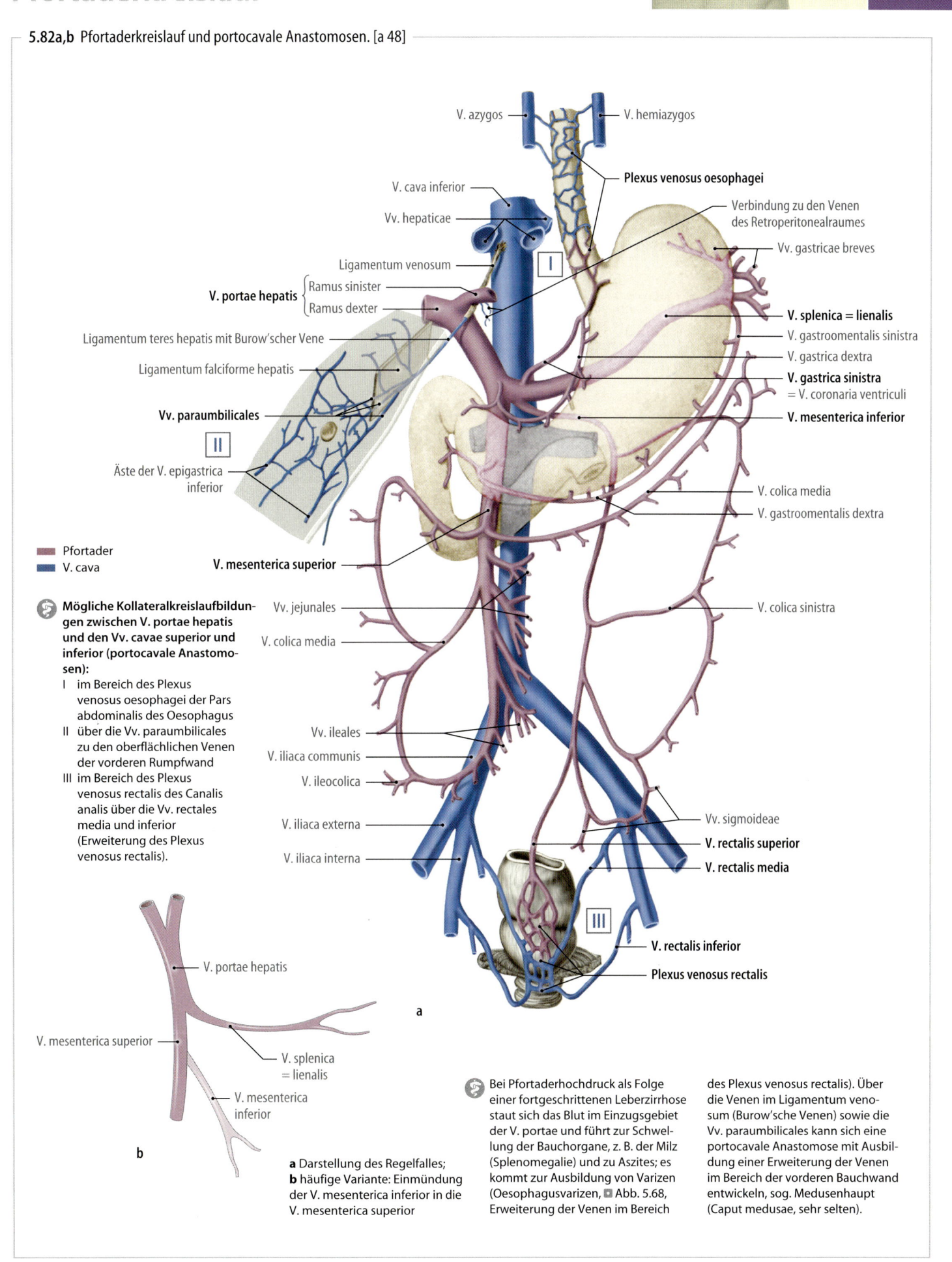

# Truncus coeliacus

**5.83a–d** Eingeweidearterien aus der Aorta abdominalis, Ansicht von vorn. [a 15; b–d 51]

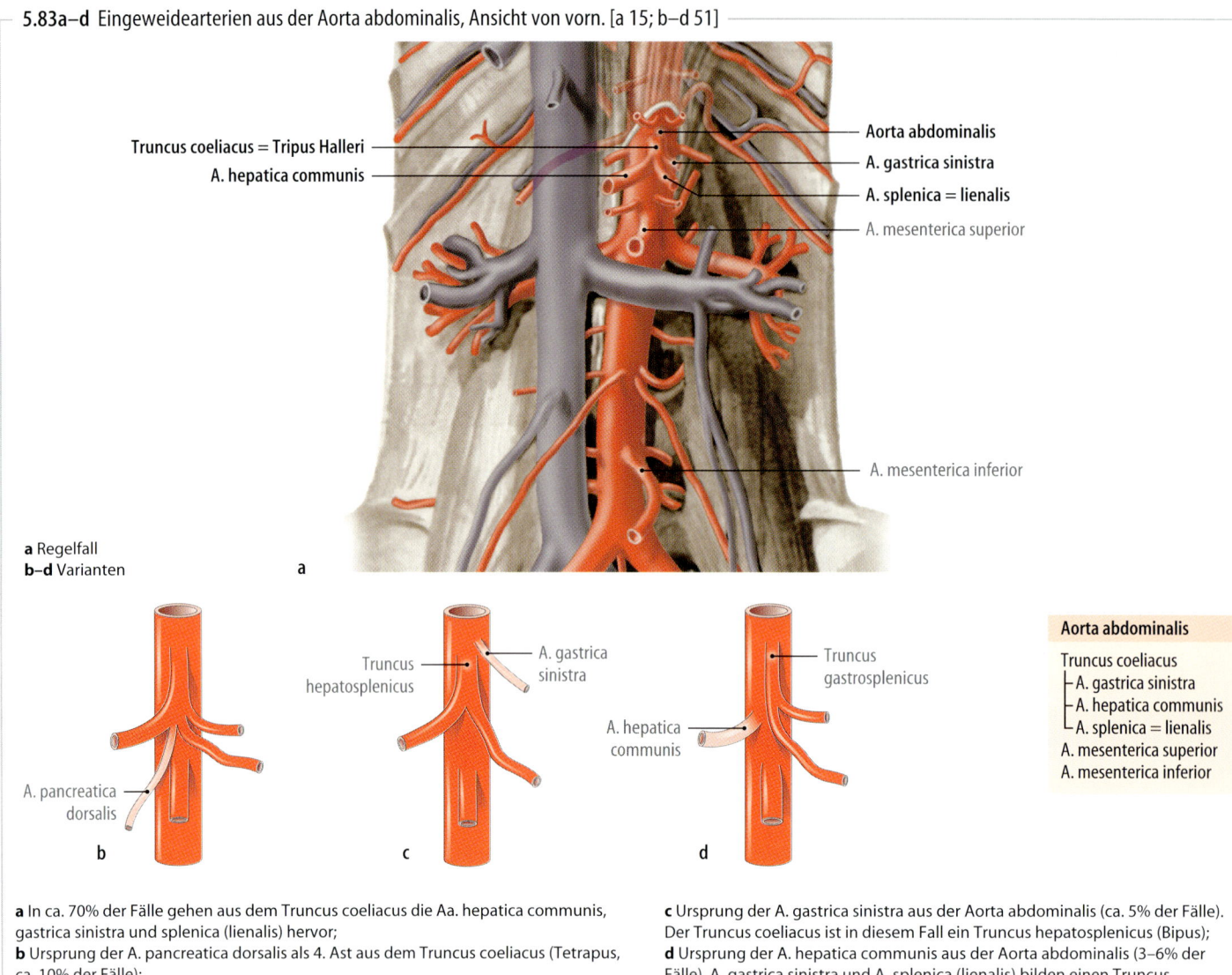

Truncus coeliacus = Tripus Halleri
A. hepatica communis
Aorta abdominalis
A. gastrica sinistra
A. splenica = lienalis
A. mesenterica superior
A. mesenterica inferior

**a** Regelfall
**b–d** Varianten

A. pancreatica dorsalis
Truncus hepatosplenicus
A. gastrica sinistra
Truncus gastrosplenicus
A. hepatica communis

**Aorta abdominalis**

Truncus coeliacus
– A. gastrica sinistra
– A. hepatica communis
– A. splenica = lienalis
A. mesenterica superior
A. mesenterica inferior

**a** In ca. 70% der Fälle gehen aus dem Truncus coeliacus die Aa. hepatica communis, gastrica sinistra und splenica (lienalis) hervor;
**b** Ursprung der A. pancreatica dorsalis als 4. Ast aus dem Truncus coeliacus (Tetrapus, ca. 10% der Fälle);
**c** Ursprung der A. gastrica sinistra aus der Aorta abdominalis (ca. 5% der Fälle). Der Truncus coeliacus ist in diesem Fall ein Truncus hepatosplenicus (Bipus);
**d** Ursprung der A. hepatica communis aus der Aorta abdominalis (3–6% der Fälle). A. gastrica sinistra und A. splenica (lienalis) bilden einen Truncus gastrosplenicus (Bipus).

**5.84** Arterielle digitale Subtraktionsangiographie des Truncus coeliacus. [28]

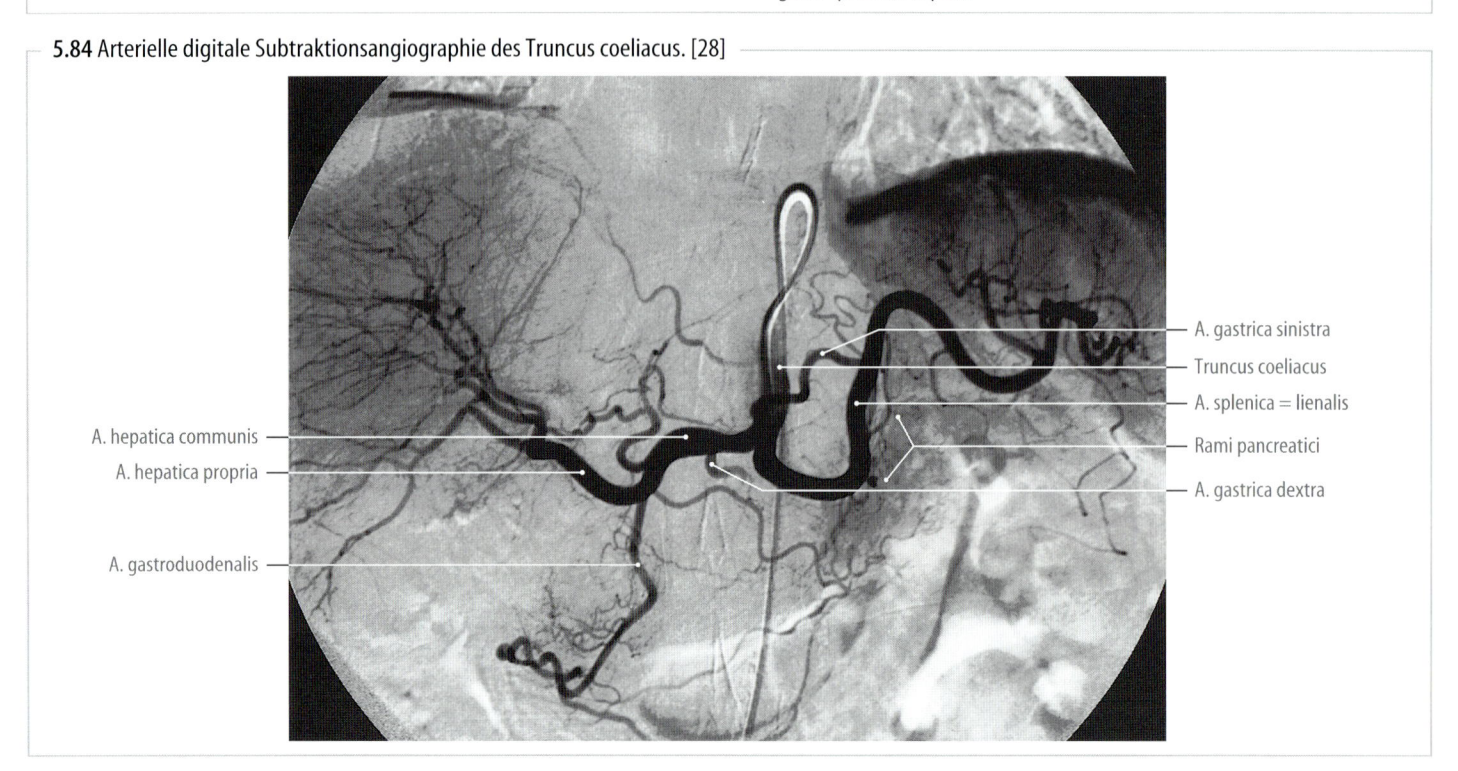

A. hepatica communis
A. hepatica propria
A. gastroduodenalis
A. gastrica sinistra
Truncus coeliacus
A. splenica = lienalis
Rami pancreatici
A. gastrica dextra

# Leberarterien

**5.85** Intrahepatische Aufzweigung der A. hepatica propria, Ansicht von vorn. [57]

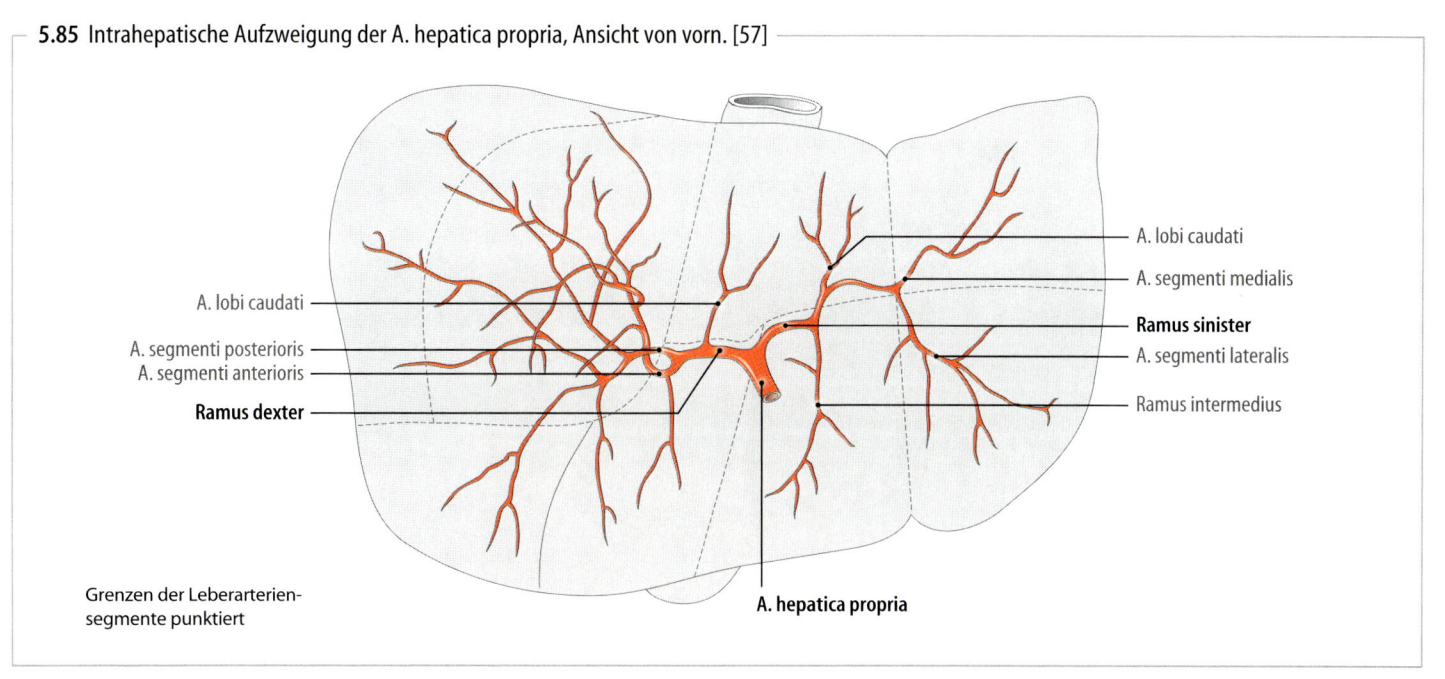

Labels: A. lobi caudati; A. segmenti posterioris; A. segmenti anterioris; **Ramus dexter**; A. hepatica propria; A. lobi caudati; A. segmenti medialis; **Ramus sinister**; A. segmenti lateralis; Ramus intermedius

Grenzen der Leberarteriensegmente punktiert

**5.86a–c** Arterien der Leber, Varianten. [a 57, c 28]

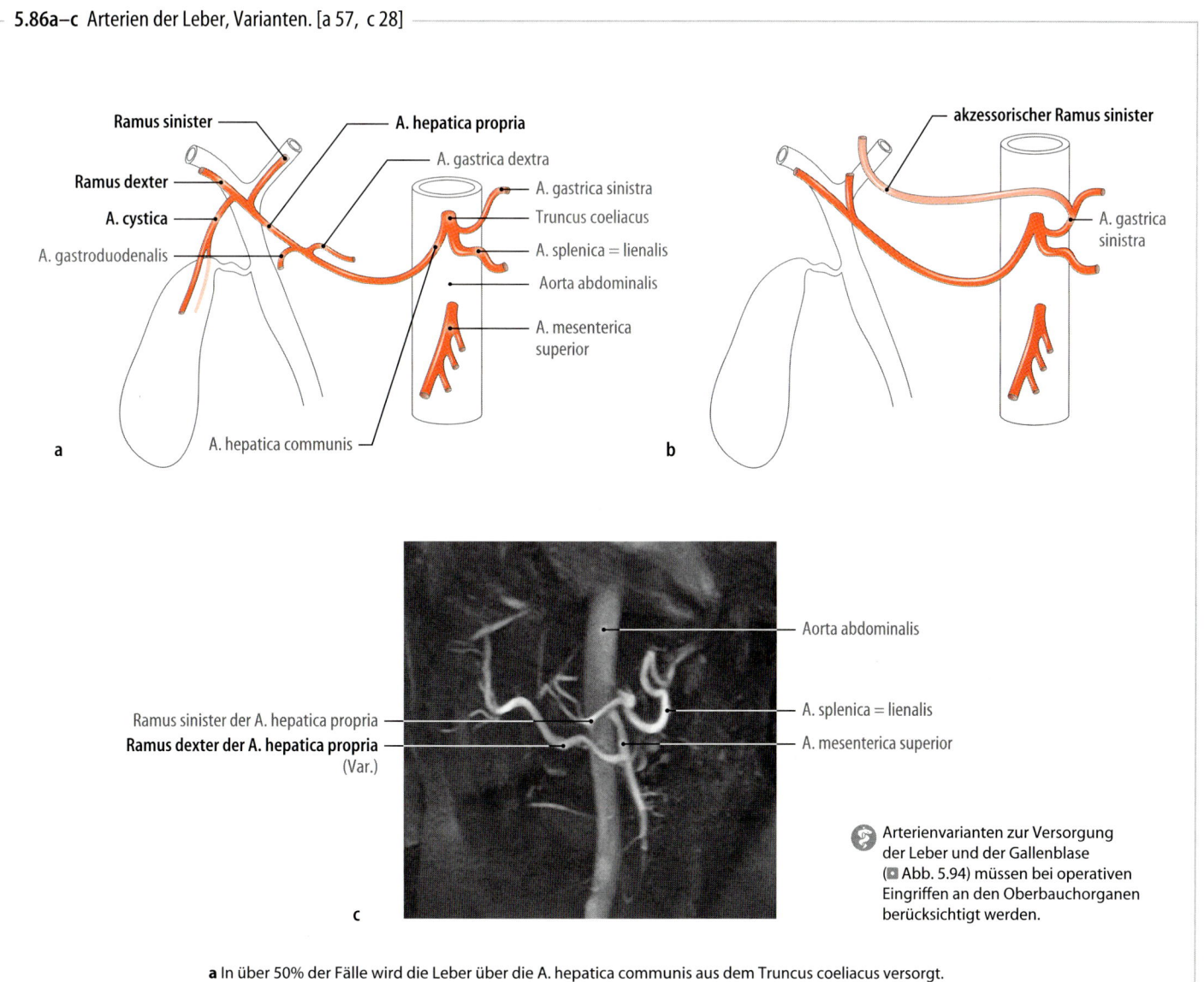

a – Labels: **Ramus sinister**; **Ramus dexter**; **A. cystica**; A. gastroduodenalis; A. hepatica communis; **A. hepatica propria**; A. gastrica dextra; A. gastrica sinistra; Truncus coeliacus; A. splenica = lienalis; Aorta abdominalis; A. mesenterica superior

b – Labels: akzessorischer Ramus sinister; A. gastrica sinistra

c – Labels: Ramus sinister der A. hepatica propria; **Ramus dexter der A. hepatica propria** (Var.); Aorta abdominalis; A. splenica = lienalis; A. mesenterica superior

Arterienvarianten zur Versorgung der Leber und der Gallenblase (Abb. 5.94) müssen bei operativen Eingriffen an den Oberbauchorganen berücksichtigt werden.

**a** In über 50% der Fälle wird die Leber über die A. hepatica communis aus dem Truncus coeliacus versorgt.
**b** Der linke Teil der Leber erhält in ca. 10% der Fälle einen akzessorischen Ast aus der A. gastrica sinistra.
**c** Der Ramus dexter der A. hepatica propria entspringt in ca. 10% der Fälle aus der A. mesenterica superior (Magnetresonanztomographie/Angiographie des Truncus coeliacus und der A. mesenterica superior).

**Bauchsitus**

# Lebervenen · Oberbauchgefäße

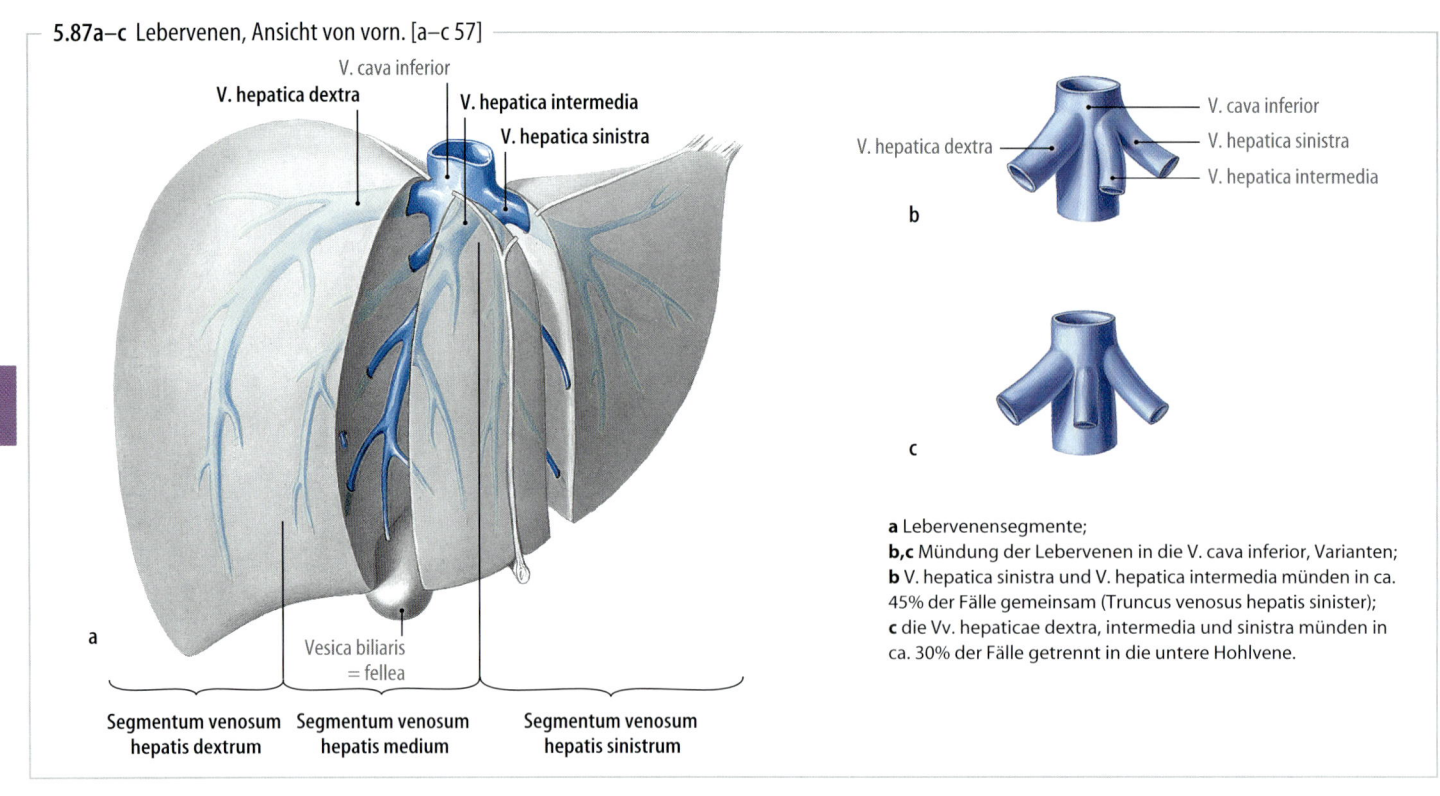

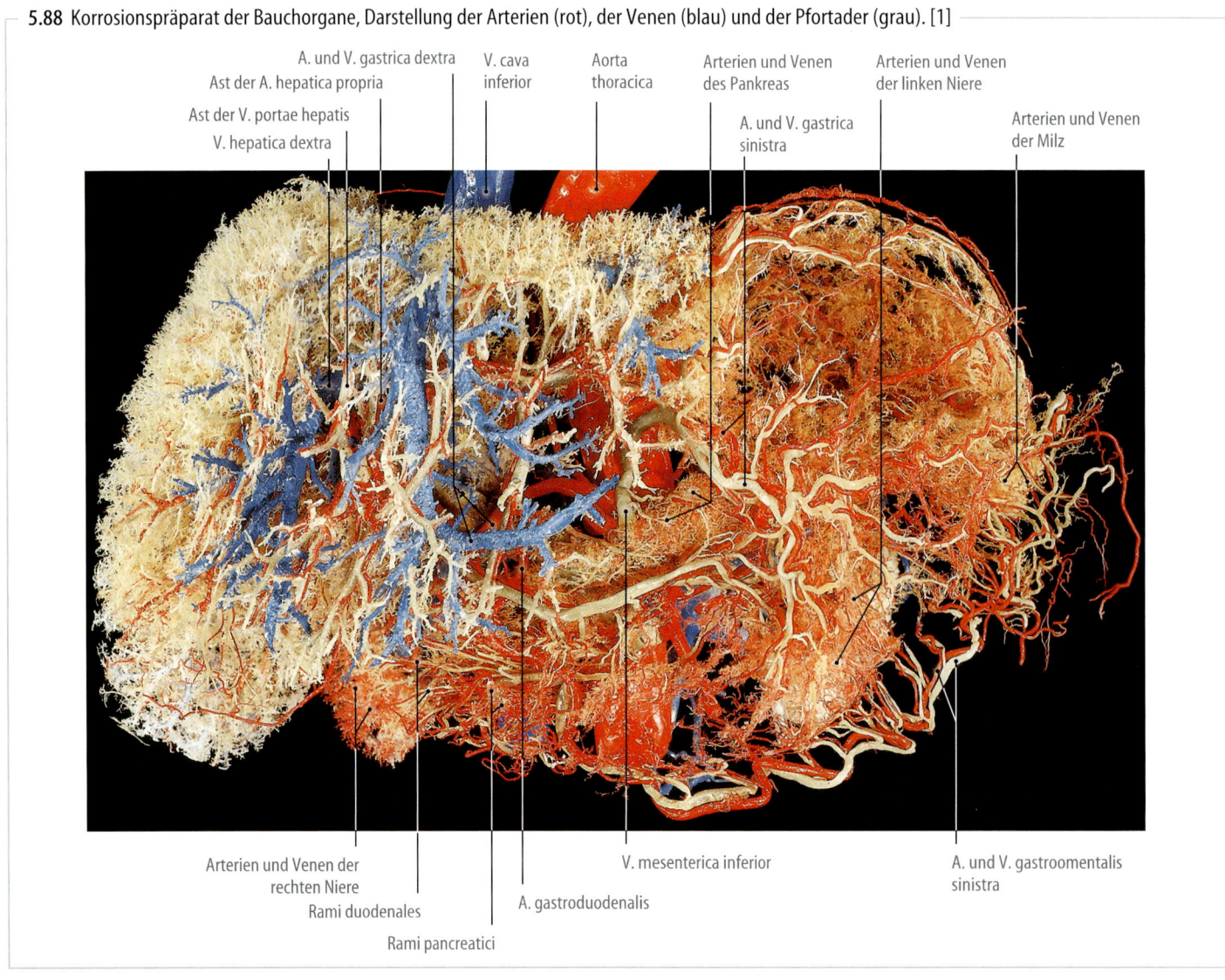

**5.87a–c** Lebervenen, Ansicht von vorn. [a–c 57]

- V. hepatica dextra
- V. cava inferior
- V. hepatica intermedia
- V. hepatica sinistra
- Vesica biliaris = fellea
- Segmentum venosum hepatis dextrum
- Segmentum venosum hepatis medium
- Segmentum venosum hepatis sinistrum

- V. cava inferior
- V. hepatica sinistra
- V. hepatica intermedia
- V. hepatica dextra

**a** Lebervenensegmente;
**b,c** Mündung der Lebervenen in die V. cava inferior, Varianten;
**b** V. hepatica sinistra und V. hepatica intermedia münden in ca. 45% der Fälle gemeinsam (Truncus venosus hepatis sinister);
**c** die Vv. hepaticae dextra, intermedia und sinistra münden in ca. 30% der Fälle getrennt in die untere Hohlvene.

**5.88** Korrosionspräparat der Bauchorgane, Darstellung der Arterien (rot), der Venen (blau) und der Pfortader (grau). [1]

- A. und V. gastrica dextra
- Ast der A. hepatica propria
- Ast der V. portae hepatis
- V. hepatica dextra
- V. cava inferior
- Aorta thoracica
- Arterien und Venen des Pankreas
- Arterien und Venen der linken Niere
- A. und V. gastrica sinistra
- Arterien und Venen der Milz
- Arterien und Venen der rechten Niere
- Rami duodenales
- Rami pancreatici
- A. gastroduodenalis
- V. mesenterica inferior
- A. und V. gastroomentalis sinistra

## Leber: Gallengänge · Bildgebung

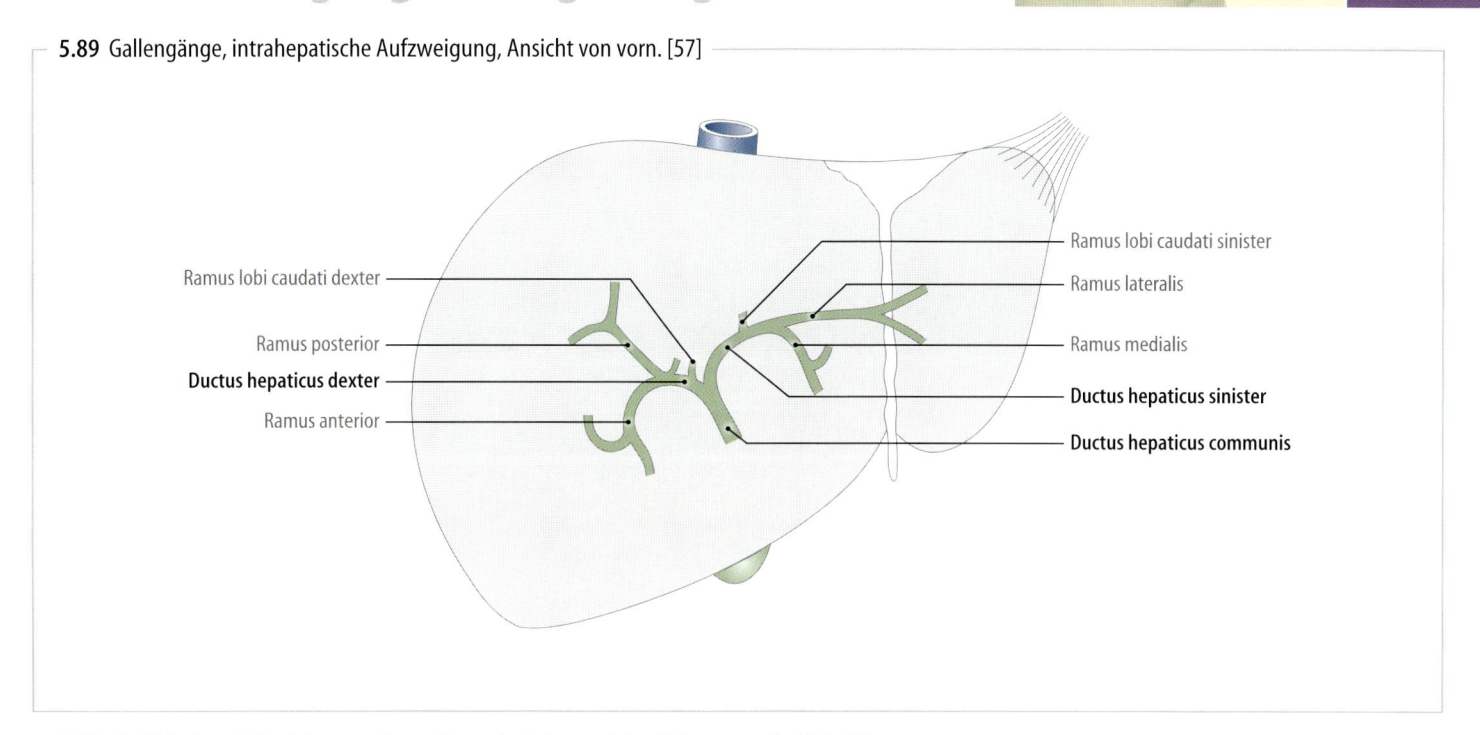

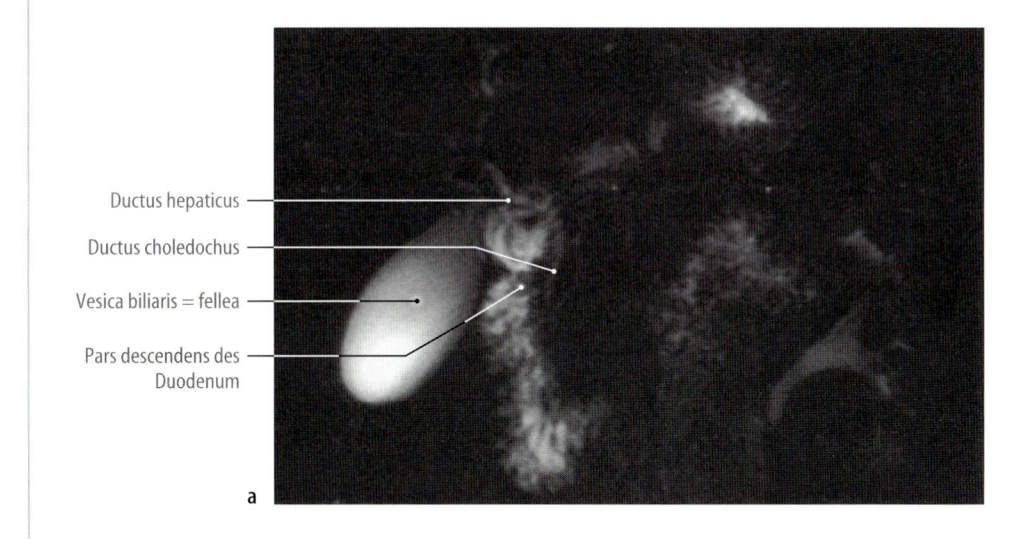

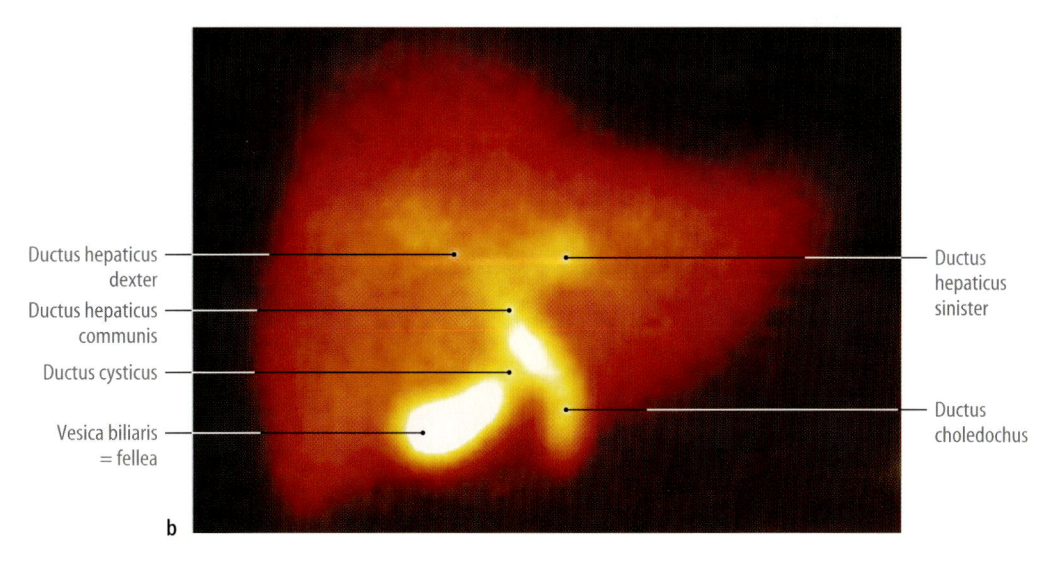

**5.89** Gallengänge, intrahepatische Aufzweigung, Ansicht von vorn. [57]

- Ramus lobi caudati dexter
- Ramus posterior
- **Ductus hepaticus dexter**
- Ramus anterior
- Ramus lobi caudati sinister
- Ramus lateralis
- Ramus medialis
- **Ductus hepaticus sinister**
- **Ductus hepaticus communis**

**5.90a,b** Bildgebende Verfahren zur Darstellung der Leber und der Gallenwege. [a 84, b 82]

- Ductus hepaticus
- Ductus choledochus
- Vesica biliaris = fellea
- Pars descendens des Duodenum

- Ductus hepaticus dexter
- Ductus hepaticus communis
- Ductus cysticus
- Vesica biliaris = fellea
- Ductus hepaticus sinister
- Ductus choledochus

**a** Magnetresonanztomographie nach Rekonstruktion des intra- und extrahepatischen Gallengangsystems. Darstellung der Gallenblase und des Duodenum; **b** Leberfunktionsszintigraphie mit 100 MBq TC-99m-markiertem BrIDA, statisches Detailszintigramm der Leber nach ca. 20 min. Tracerverteilung homogen im Leberparenchym, Exkretion in die Gallenblase mit Darstellung der großen intra- und extrahepatischen Gallenwege.

**Bauchsitus**

# Ableitende Gallenwege

**5.91** Strukturen der Leberpforte, Gallenblase (aus dem Leberbett gelöst) und ableitende Gallenwege, Ansicht von hinten. [57]

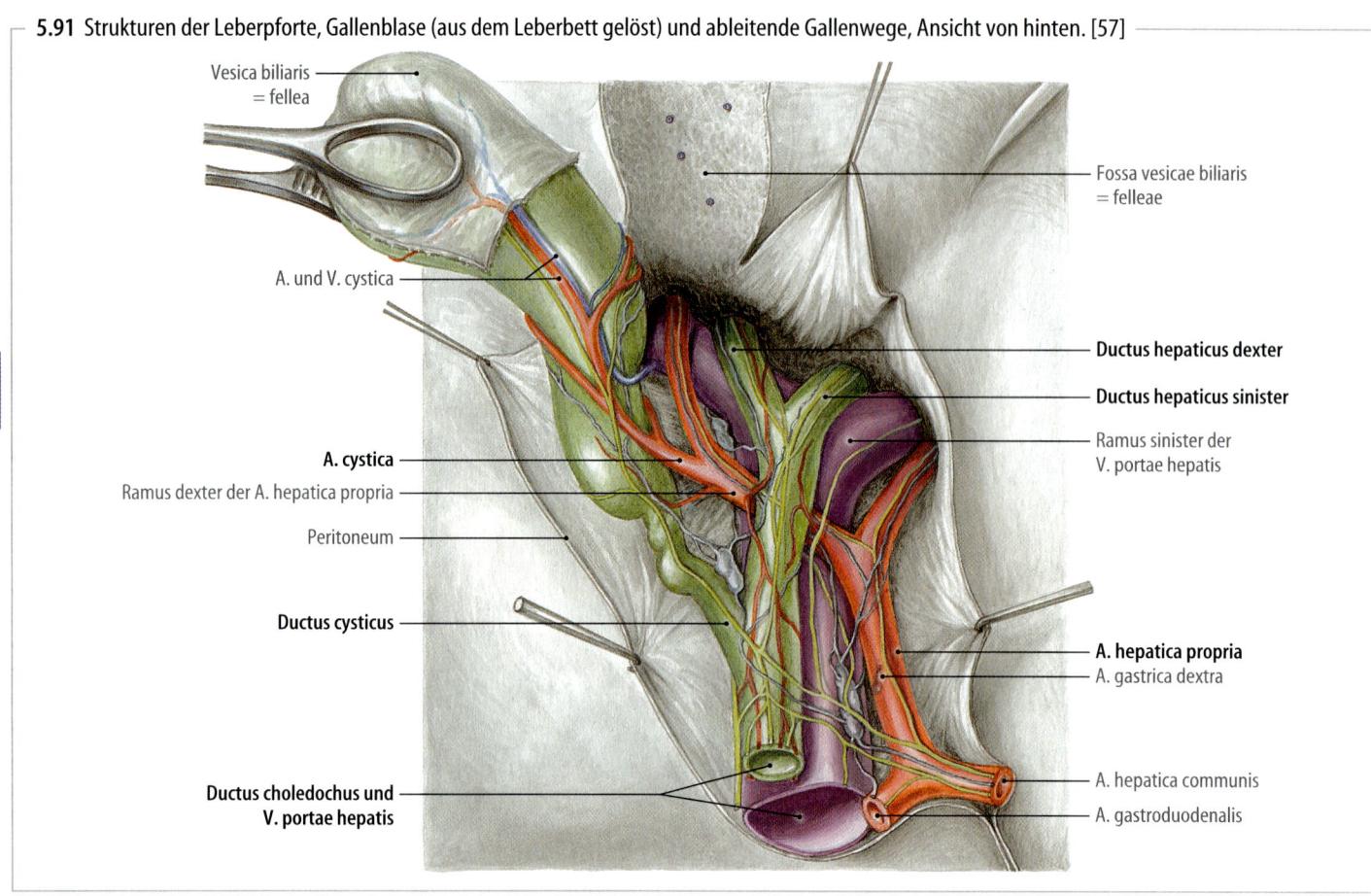

- Vesica biliaris = fellea
- Fossa vesicae biliaris = felleae
- A. und V. cystica
- **Ductus hepaticus dexter**
- **Ductus hepaticus sinister**
- Ramus sinister der V. portae hepatis
- **A. cystica**
- Ramus dexter der A. hepatica propria
- Peritoneum
- **Ductus cysticus**
- **A. hepatica propria**
- A. gastrica dextra
- A. hepatica communis
- A. gastroduodenalis
- **Ductus choledochus und V. portae hepatis**

**5.92 a** Gallenblase und ableitende Gallenwege (zum Teil eröffnet), Mündung von Gallengang und Pankreasgang im Duodenum.
**b,c** Gallenwege, Varianten. [a 6; b,c 57]

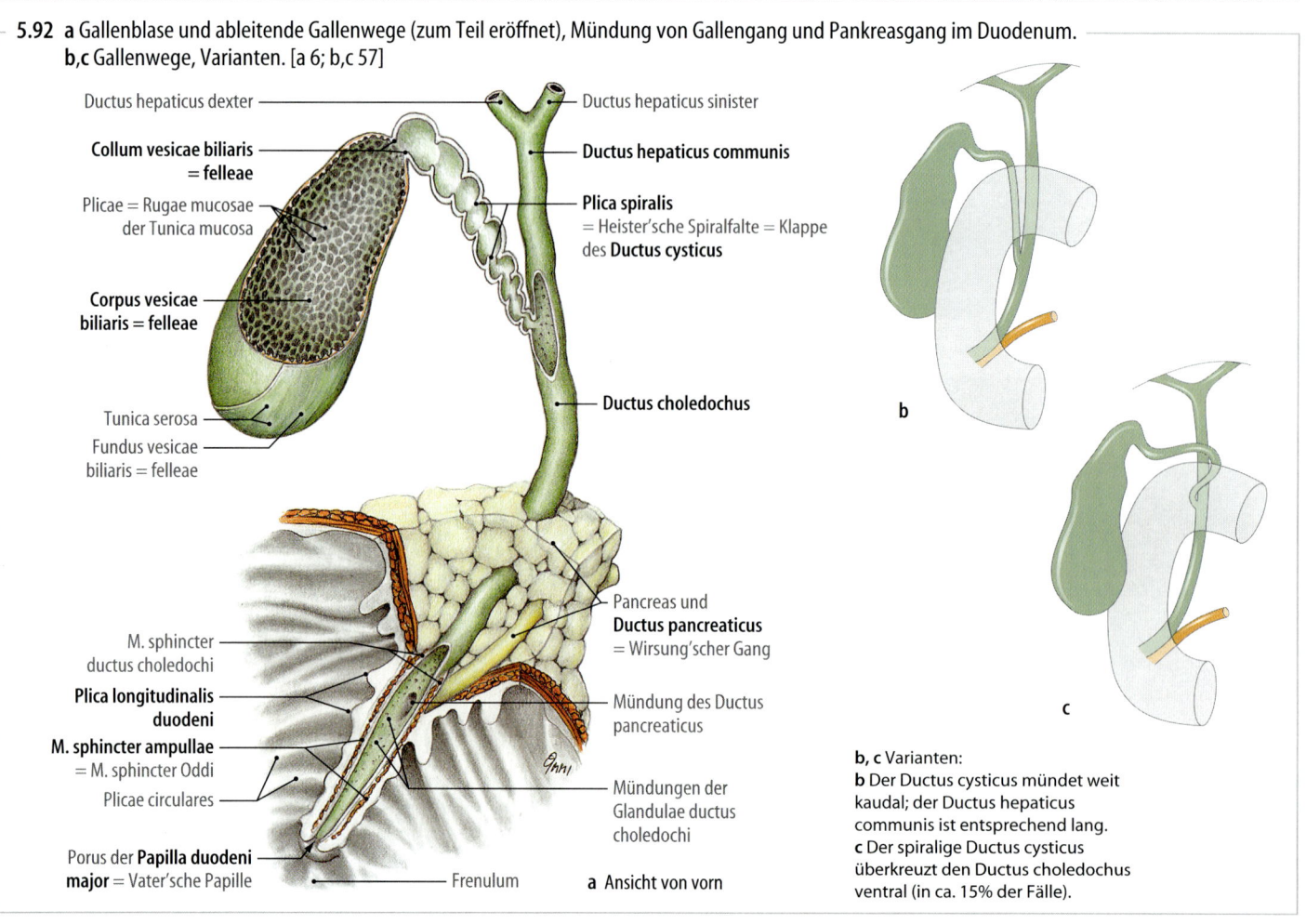

- Ductus hepaticus dexter
- Ductus hepaticus sinister
- **Collum vesicae biliaris = felleae**
- **Ductus hepaticus communis**
- Plicae = Rugae mucosae der Tunica mucosa
- **Plica spiralis** = Heister'sche Spiralfalte = Klappe des **Ductus cysticus**
- **Corpus vesicae biliaris = felleae**
- Tunica serosa
- **Ductus choledochus**
- Fundus vesicae biliaris = felleae
- Pancreas und **Ductus pancreaticus** = Wirsung'scher Gang
- M. sphincter ductus choledochi
- **Plica longitudinalis duodeni**
- Mündung des Ductus pancreaticus
- **M. sphincter ampullae** = M. sphincter Oddi
- Plicae circulares
- Mündungen der Glandulae ductus choledochi
- Porus der **Papilla duodeni major** = Vater'sche Papille
- Frenulum
- **a** Ansicht von vorn

**b, c** Varianten:
**b** Der Ductus cysticus mündet weit kaudal; der Ductus hepaticus communis ist entsprechend lang.
**c** Der spiralige Ductus cysticus überkreuzt den Ductus choledochus ventral (in ca. 15% der Fälle).

# Leberpforte: Topographie

**5.93** Strukturen der Leberpforte, Ansicht von vorn. [57]

Bei der Cholezystektomie müssen Ductus cysticus und A. cystica vor deren Ligatur sorgfältig dargestellt werden. Die Gallenblase wird subserös aus dem Leberbett herausgeschält und abgesetzt (Abb. 5.91).

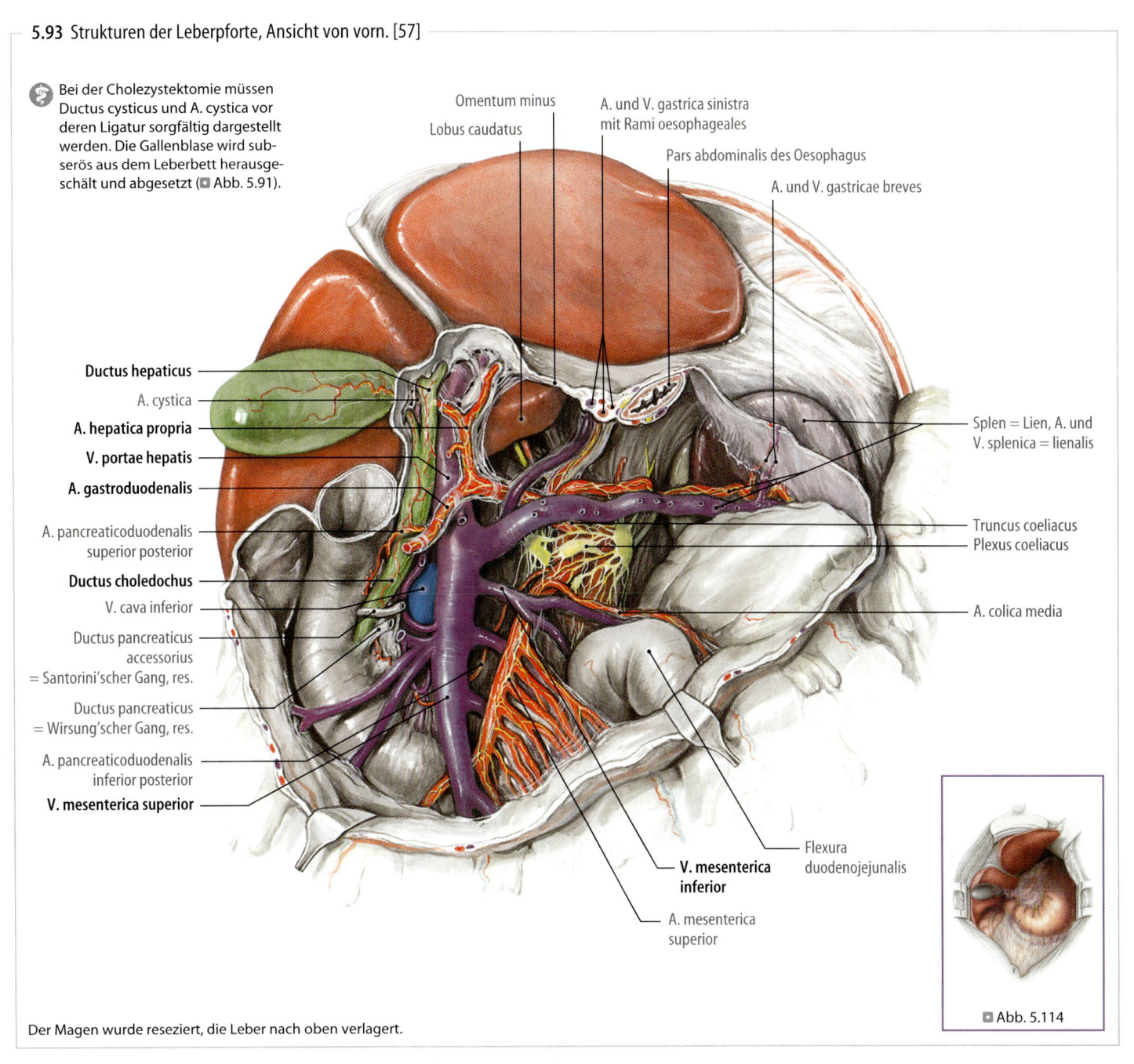

Beschriftungen:
- Omentum minus
- Lobus caudatus
- A. und V. gastrica sinistra mit Rami oesophageales
- Pars abdominalis des Oesophagus
- A. und V. gastricae breves
- Splen = Lien, A. und V. splenica = lienalis
- Truncus coeliacus
- Plexus coeliacus
- A. colica media
- Flexura duodenojejunalis
- V. mesenterica inferior
- A. mesenterica superior
- **Ductus hepaticus**
- A. cystica
- **A. hepatica propria**
- **V. portae hepatis**
- **A. gastroduodenalis**
- A. pancreaticoduodenalis superior posterior
- **Ductus choledochus**
- V. cava inferior
- Ductus pancreaticus accessorius = Santorini'scher Gang, res.
- Ductus pancreaticus = Wirsung'scher Gang, res.
- A. pancreaticoduodenalis inferior posterior
- **V. mesenterica superior**

Der Magen wurde reseziert, die Leber nach oben verlagert.

Abb. 5.114

**5.94a,b** Varianten des Verlaufs des Ramus dexter der A. hepatica propria. [57]

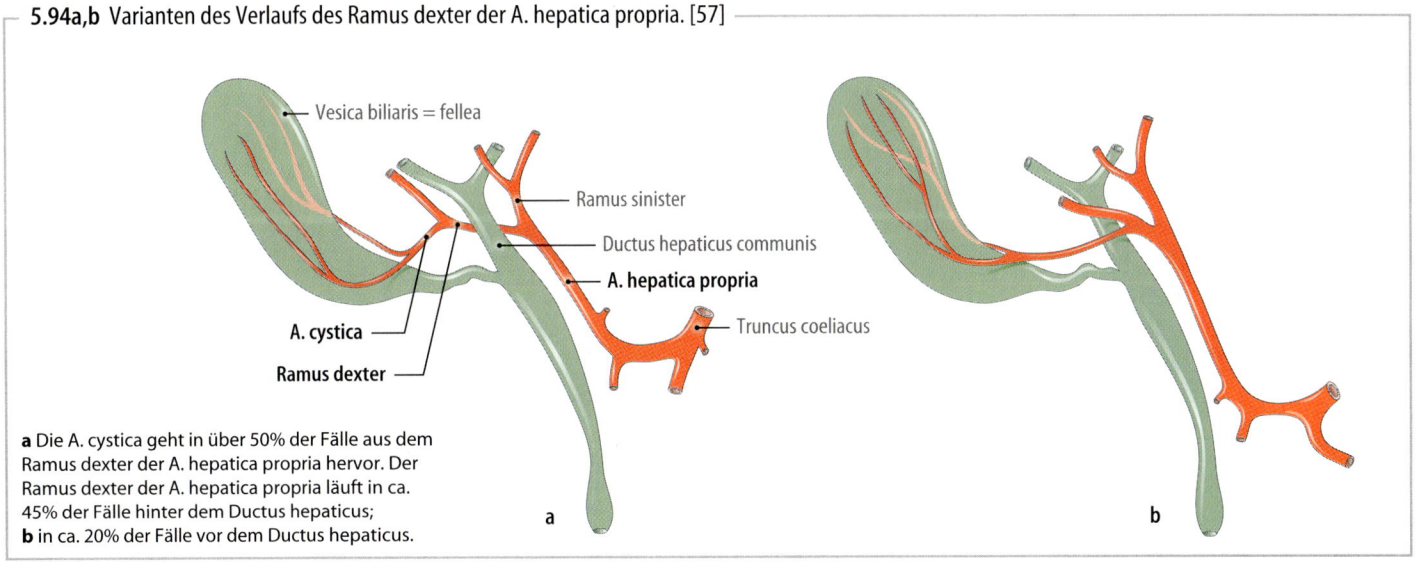

- Vesica biliaris = fellea
- Ramus sinister
- Ductus hepaticus communis
- **A. hepatica propria**
- Truncus coeliacus
- **A. cystica**
- **Ramus dexter**

**a** Die A. cystica geht in über 50% der Fälle aus dem Ramus dexter der A. hepatica propria hervor. Der Ramus dexter der A. hepatica propria läuft in ca. 45% der Fälle hinter dem Ductus hepaticus;
**b** in ca. 20% der Fälle vor dem Ductus hepaticus.

**Bauchsitus**

# Pankreas, Duodenum

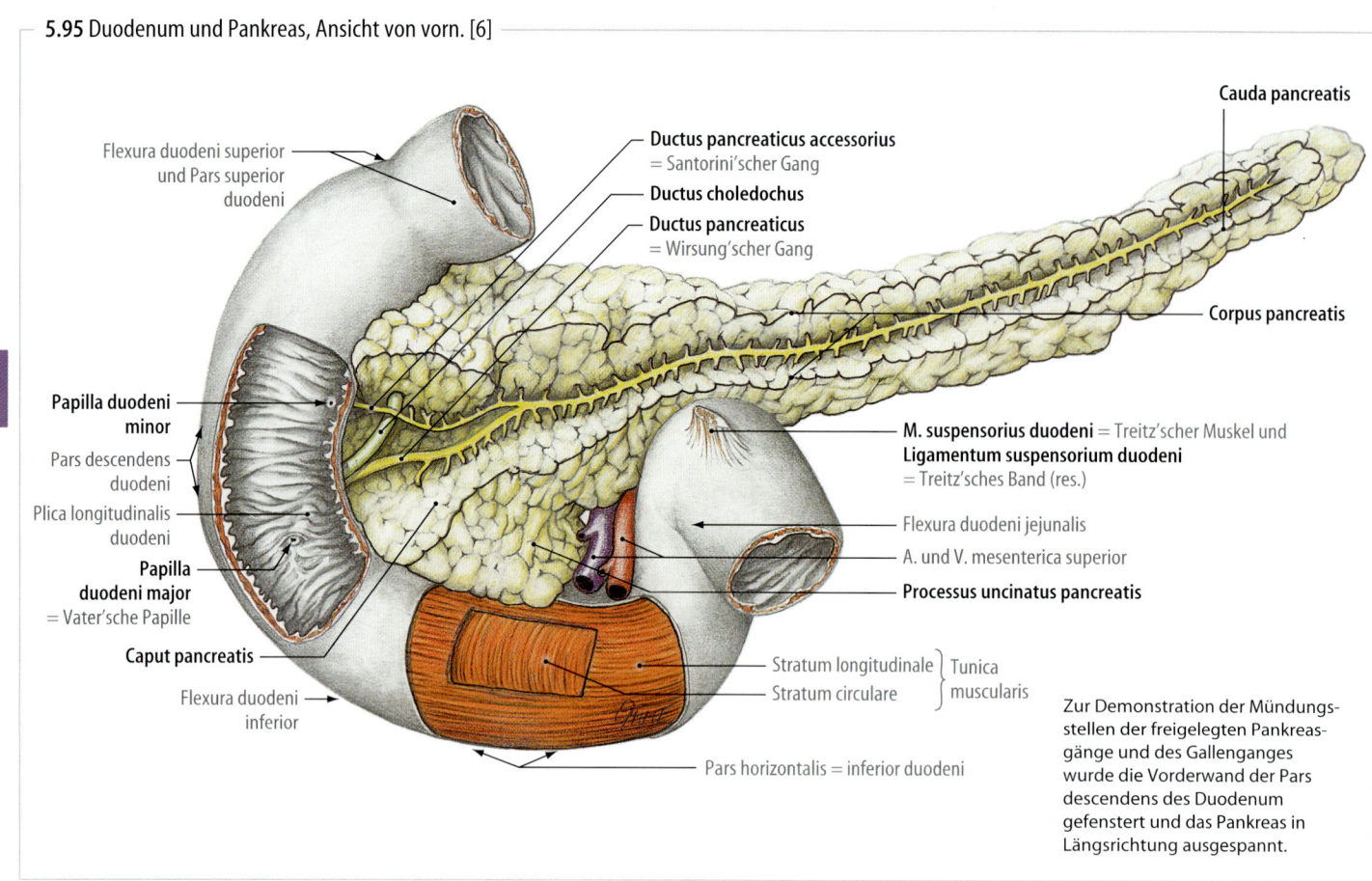

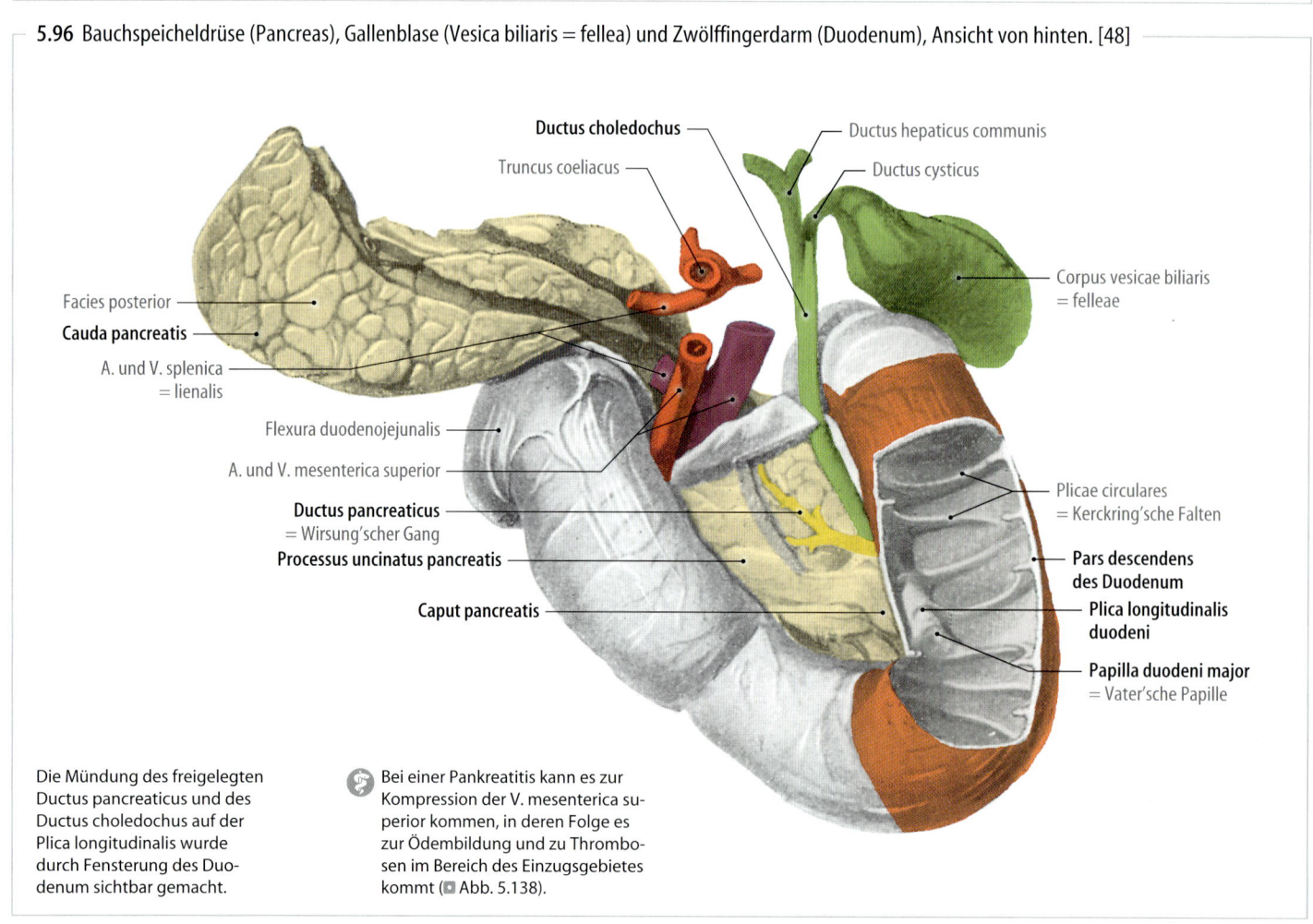

**5.95 Duodenum und Pankreas, Ansicht von vorn. [6]**

Labels:
- Flexura duodeni superior und Pars superior duodeni
- Ductus pancreaticus accessorius = Santorini'scher Gang
- Ductus choledochus
- Ductus pancreaticus = Wirsung'scher Gang
- Cauda pancreatis
- Corpus pancreatis
- **Papilla duodeni minor**
- Pars descendens duodeni
- Plica longitudinalis duodeni
- **Papilla duodeni major** = Vater'sche Papille
- **Caput pancreatis**
- Flexura duodeni inferior
- M. suspensorius duodeni = Treitz'scher Muskel und Ligamentum suspensorium duodeni = Treitz'sches Band (res.)
- Flexura duodeni jejunalis
- A. und V. mesenterica superior
- **Processus uncinatus pancreatis**
- Stratum longitudinale } Tunica
- Stratum circulare } muscularis
- Pars horizontalis = inferior duodeni

Zur Demonstration der Mündungsstellen der freigelegten Pankreasgänge und des Gallenganges wurde die Vorderwand der Pars descendens des Duodenum gefenstert und das Pankreas in Längsrichtung ausgespannt.

**5.96 Bauchspeicheldrüse (Pancreas), Gallenblase (Vesica biliaris = fellea) und Zwölffingerdarm (Duodenum), Ansicht von hinten. [48]**

Labels:
- Ductus choledochus
- Ductus hepaticus communis
- Truncus coeliacus
- Ductus cysticus
- Corpus vesicae biliaris = felleae
- Facies posterior
- **Cauda pancreatis**
- A. und V. splenica = lienalis
- Flexura duodenojejunalis
- A. und V. mesenterica superior
- **Ductus pancreaticus** = Wirsung'scher Gang
- **Processus uncinatus pancreatis**
- **Caput pancreatis**
- Plicae circulares = Kerckring'sche Falten
- **Pars descendens des Duodenum**
- Plica longitudinalis duodeni
- **Papilla duodeni major** = Vater'sche Papille

Die Mündung des freigelegten Ductus pancreaticus und des Ductus choledochus auf der Plica longitudinalis wurde durch Fensterung des Duodenum sichtbar gemacht.

Bei einer Pankreatitis kann es zur Kompression der V. mesenterica superior kommen, in deren Folge es zur Ödembildung und zu Thrombosen im Bereich des Einzugsgebietes kommt (Abb. 5.138).

# Pankreasgänge · Nekrosestraßen

**5.97a,b Mündungsvarianten der Pankreasgänge.** [57]

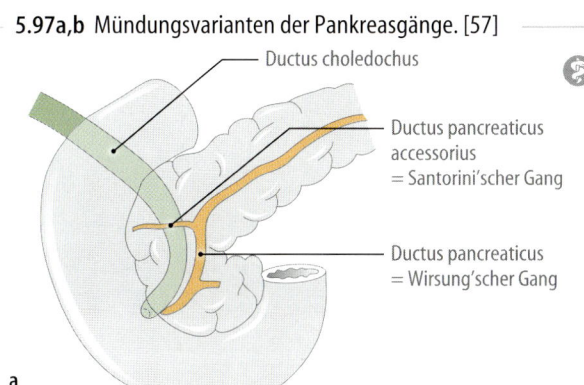

- Ductus choledochus
- Ductus pancreaticus accessorius = Santorini'scher Gang
- Ductus pancreaticus = Wirsung'scher Gang

Das Pankreaskarzinom ist am häufigsten im Pankreaskopf lokalisiert. Es handelt sich meist um ein Adenokarzinom, das vom Gangepithel ausgeht (duktales Karzinom). Bei Kompression des im Pankreasgewebe verlaufenden Ductus choledochus (□ Abb. 5.95, 5.92) durch den Tumor kann der schmerzlose Ikterus ein Erstsymptom sein.

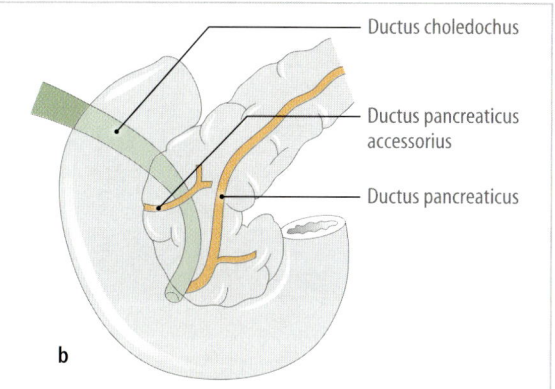

- Ductus choledochus
- Ductus pancreaticus accessorius
- Ductus pancreaticus

**a** Der Ductus pancreaticus accessorius (Santorini'scher Gang) mündet in den Ductus pancreaticus (Wirsung'scher Gang), ca. 30% der Fälle.

**b** Ductus pancreaticus und Ductus pancreaticus accessorius münden getrennt und bilden keine Anastomosen, ca. 10% der Fälle.

**5.98a,b Mündung von Ductus choledochus und Ductus pancreaticus, Varianten.** [15]

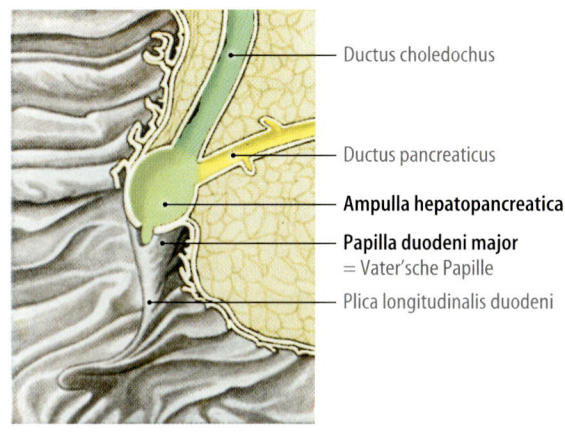

- Ductus choledochus
- Ductus pancreaticus
- **Ampulla hepatopancreatica**
- **Papilla duodeni major** = Vater'sche Papille
- Plica longitudinalis duodeni

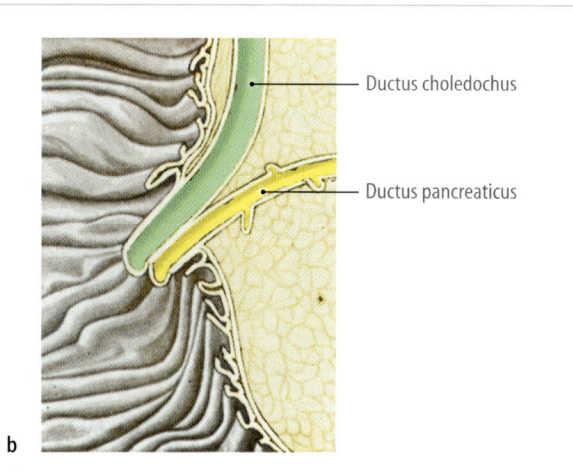

- Ductus choledochus
- Ductus pancreaticus

**a** Ductus choledochus und Ductus pancreaticus münden in die gemeinsame Ampulla hepatopancreatica;
**b** beide Gänge sind im Mündungsbereich durch ein Septum getrennt und münden einzeln auf der Papilla duodeni major.

**5.99 Vom Pankreas ausgehende Nekrosestraßen. Sagittalschnitt, schematisch.** [85, 86]

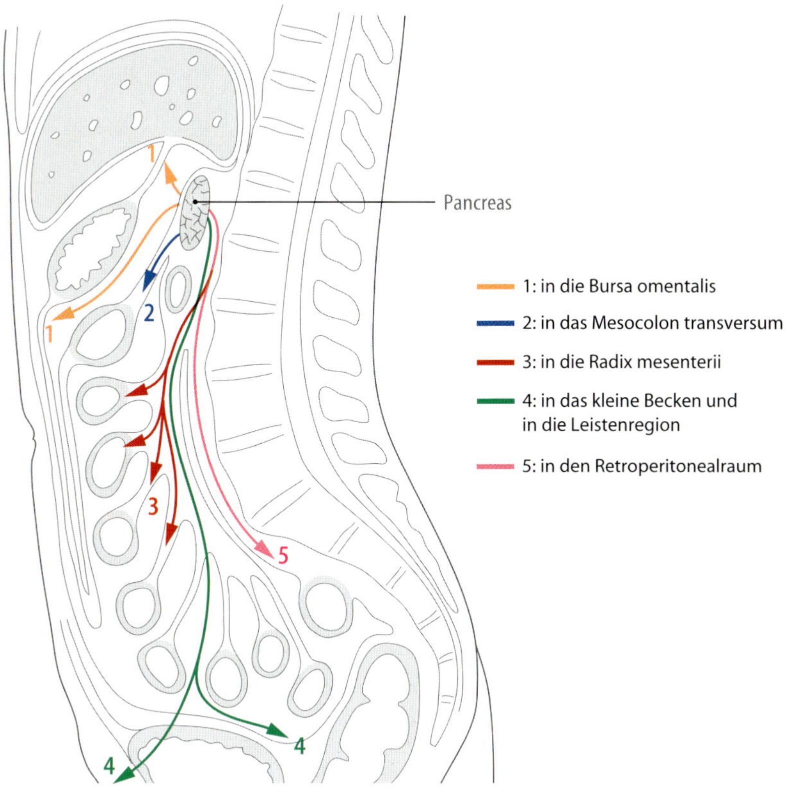

- Pancreas
- 1: in die Bursa omentalis
- 2: in das Mesocolon transversum
- 3: in die Radix mesenterii
- 4: in das kleine Becken und in die Leistenregion
- 5: in den Retroperitonealraum

**Bauchsitus**

# Pankreas, Duodenum: arterielle Versorgung

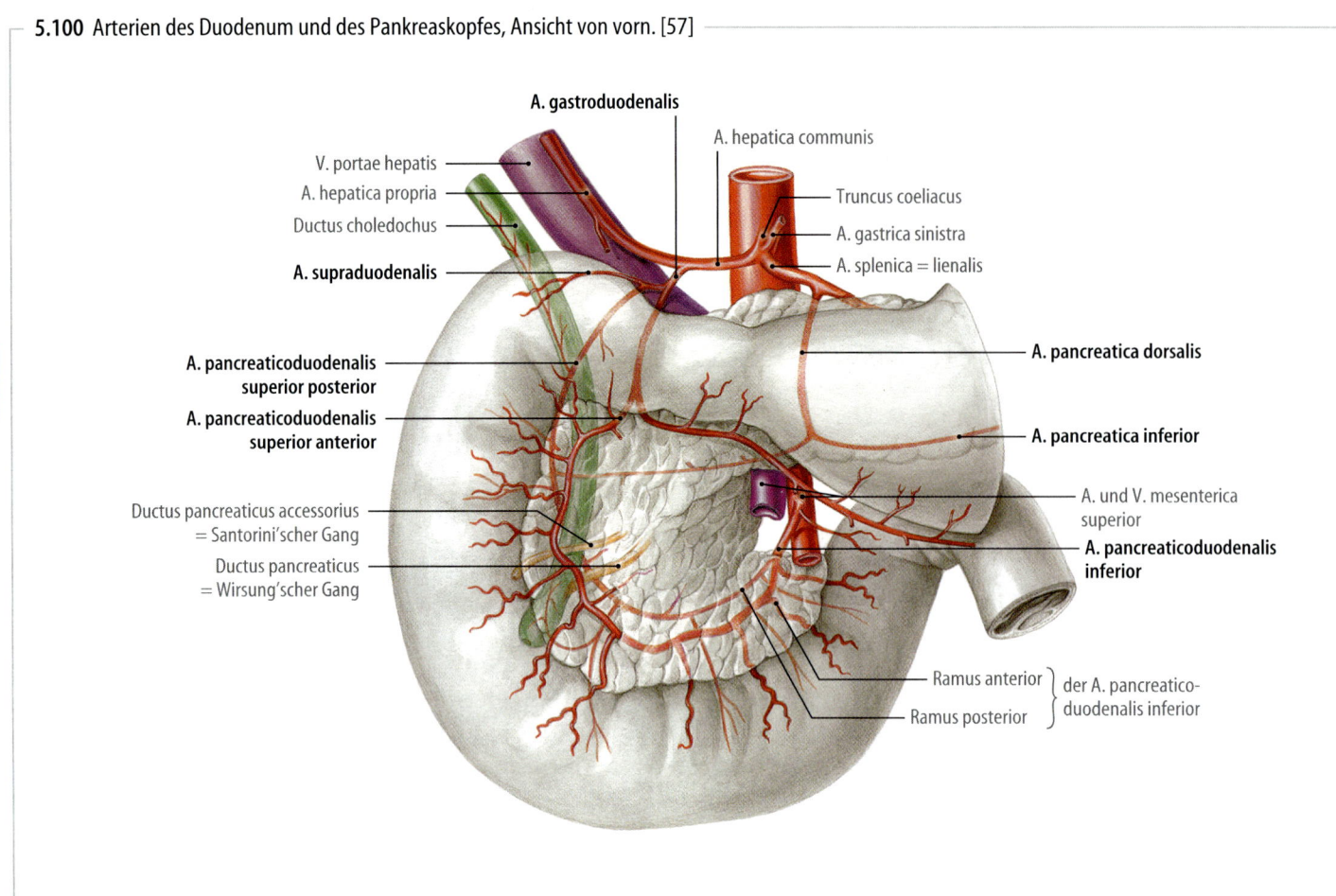

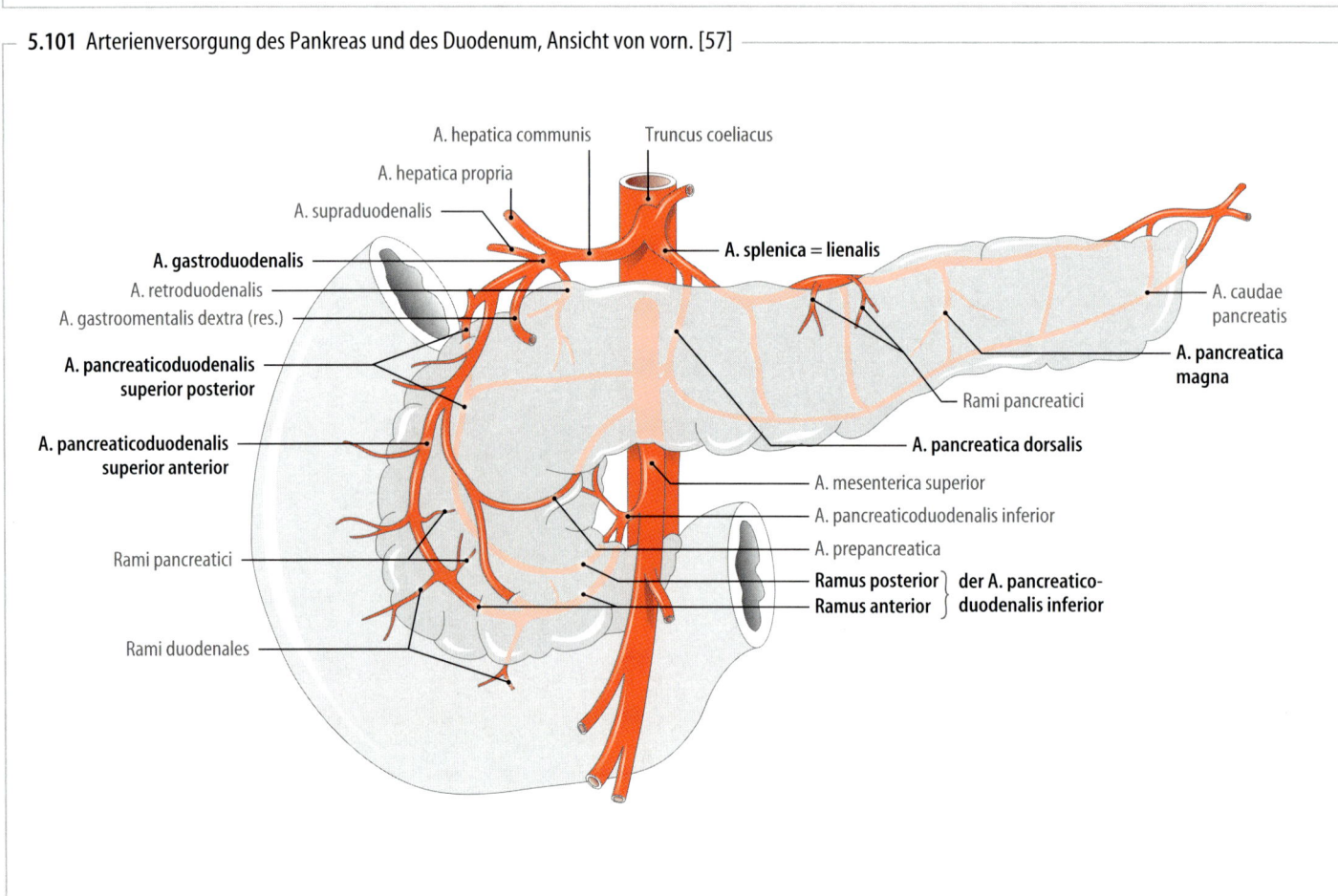

**5.100** Arterien des Duodenum und des Pankreaskopfes, Ansicht von vorn. [57]

**5.101** Arterienversorgung des Pankreas und des Duodenum, Ansicht von vorn. [57]

# Pankreas, Duodenum: Venen · Lymphsystem

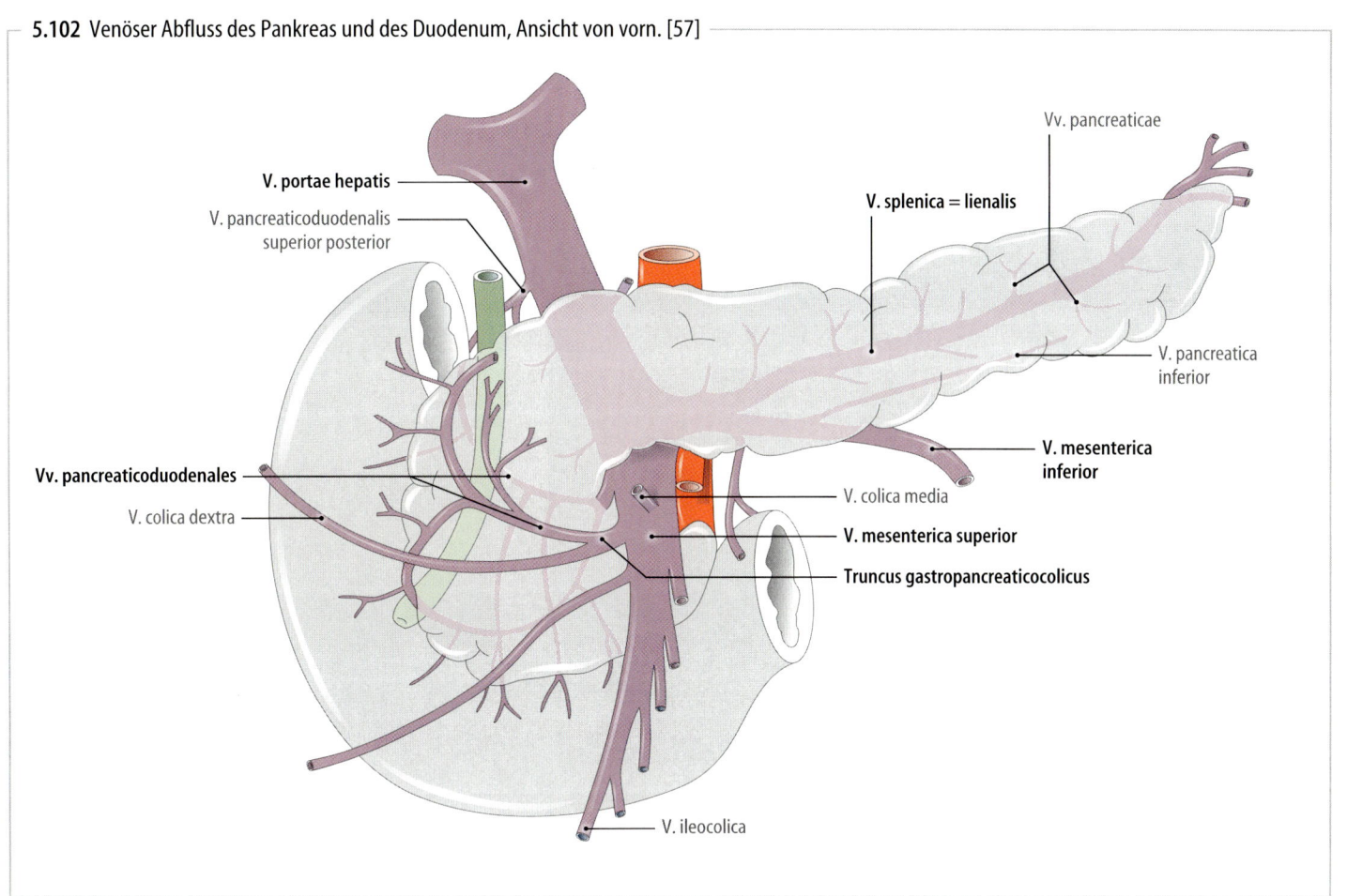

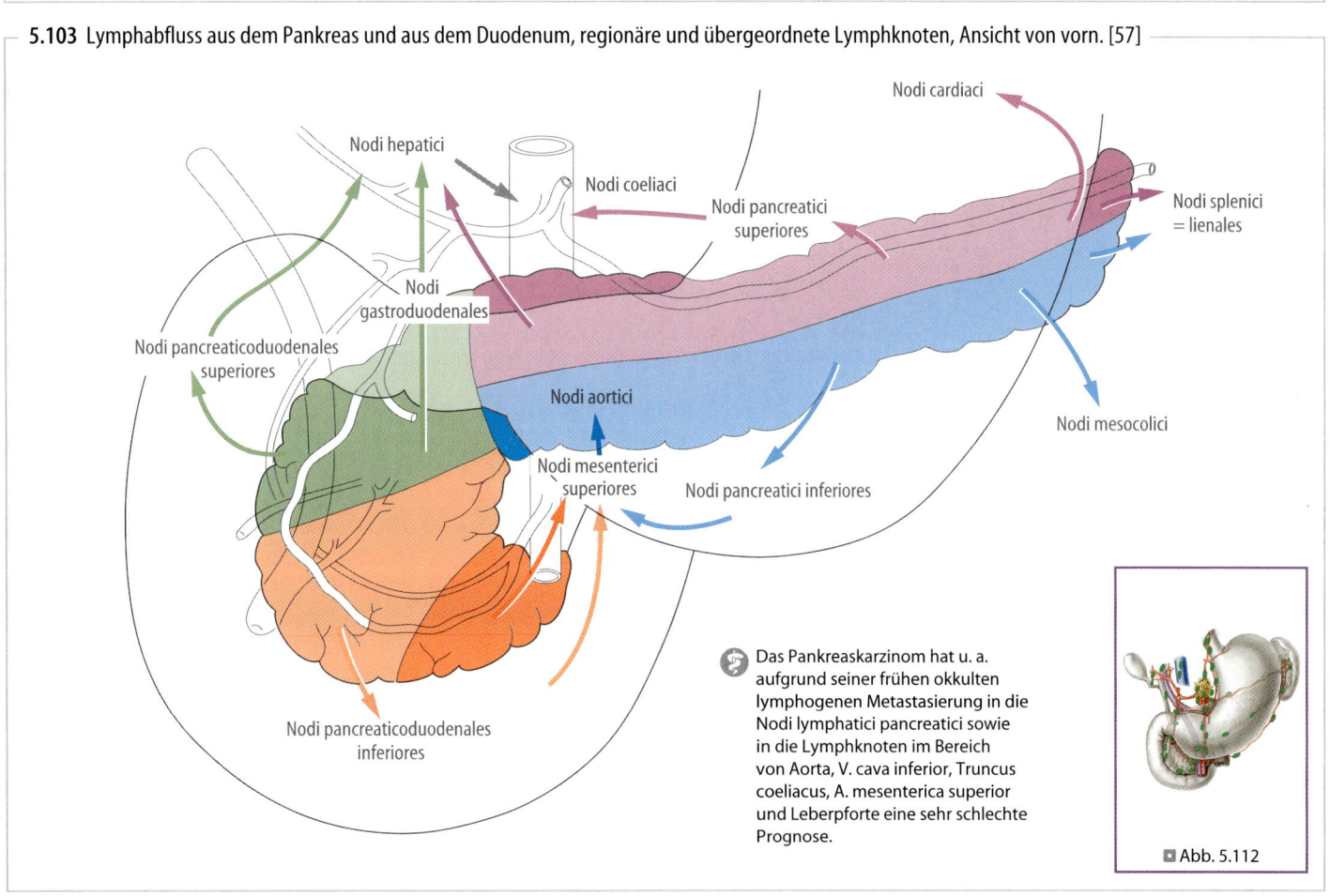

**5.102** Venöser Abfluss des Pankreas und des Duodenums, Ansicht von vorn. [57]

- **V. portae hepatis**
- V. pancreaticoduodenalis superior posterior
- Vv. pancreaticae
- **V. splenica = lienalis**
- V. pancreatica inferior
- **V. mesenterica inferior**
- V. colica media
- **V. mesenterica superior**
- **Truncus gastropancreaticocolicus**
- **Vv. pancreaticoduodenales**
- V. colica dextra
- V. ileocolica

**5.103** Lymphabfluss aus dem Pankreas und aus dem Duodenum, regionäre und übergeordnete Lymphknoten, Ansicht von vorn. [57]

- Nodi hepatici
- Nodi coeliaci
- Nodi cardiaci
- Nodi pancreatici superiores
- Nodi splenici = lienales
- Nodi gastroduodenales
- Nodi pancreaticoduodenales superiores
- Nodi aortici
- Nodi mesocolici
- Nodi mesenterici superiores
- Nodi pancreatici inferiores
- Nodi pancreaticoduodenales inferiores

> Das Pankreaskarzinom hat u. a. aufgrund seiner frühen okkulten lymphogenen Metastasierung in die Nodi lymphatici pancreatici sowie in die Lymphknoten im Bereich von Aorta, V. cava inferior, Truncus coeliacus, A. mesenterica superior und Leberpforte eine sehr schlechte Prognose.

Abb. 5.112

**Bauchsitus**

# Pankreas, Pankreasgänge: Bildgebung · Milz

**5.104** Normales Pankreatikogramm mit Darstellung des Ductus pancreaticus = Wirsung'scher Gang und des Ductus pancreaticus accessorius = Santorini'scher Gang – durch Pfeil markiert. [85] vgl. Abb. 5.95

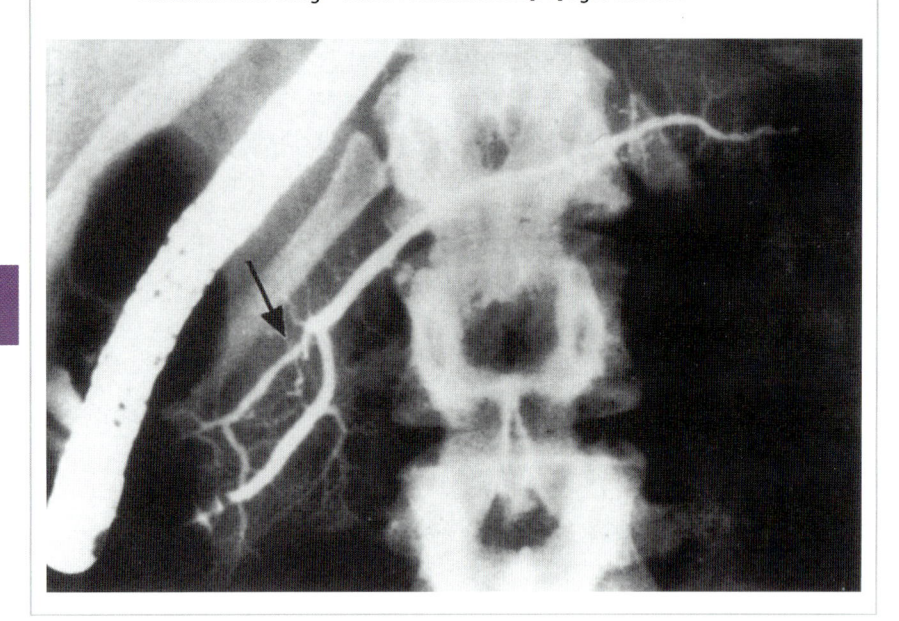

**5.105** Endoskopische Aufnahme der Papilla duodeni major (Vater'sche Papille). [87] Seitblickendoskop

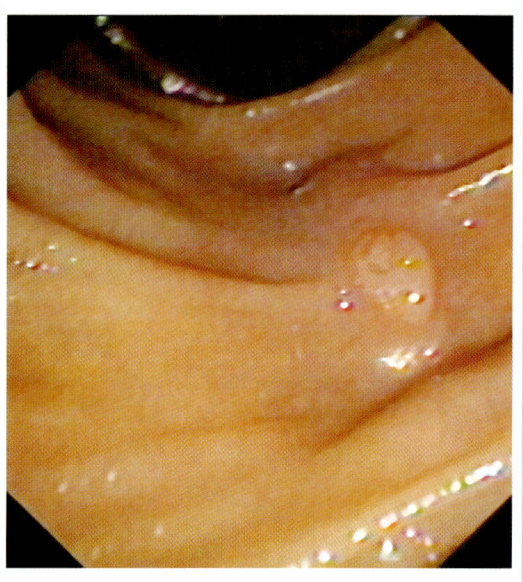

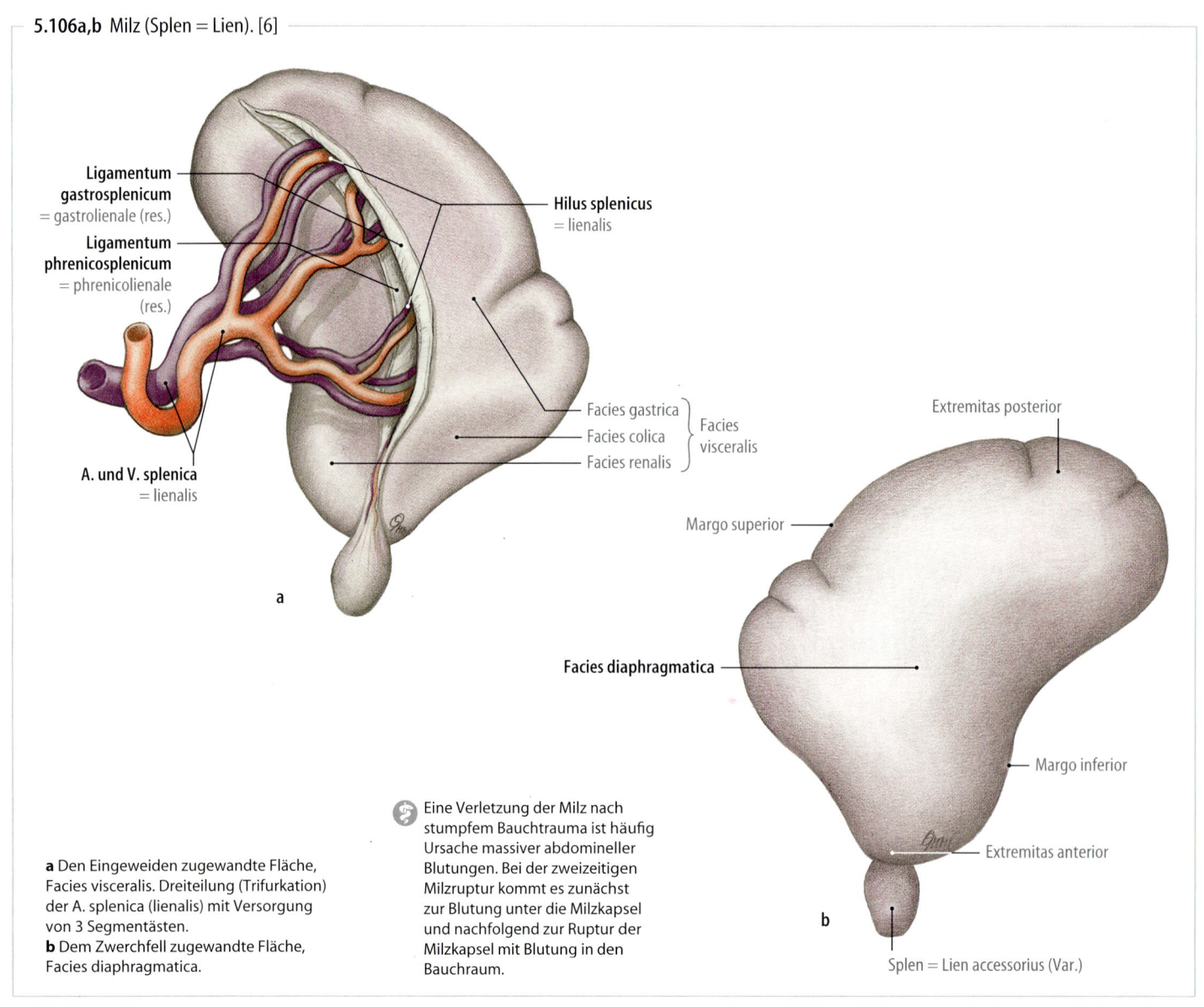

**5.106a,b** Milz (Splen = Lien). [6]

**Ligamentum gastrosplenicum** = gastrolienale (res.)
**Ligamentum phrenicosplenicum** = phrenicolienale (res.)
**A. und V. splenica** = lienalis
**Hilus splenicus** = lienalis
Facies gastrica
Facies colica } Facies visceralis
Facies renalis

Extremitas posterior
Margo superior
**Facies diaphragmatica**
Margo inferior
Extremitas anterior
Splen = Lien accessorius (Var.)

**a** Den Eingeweiden zugewandte Fläche, Facies visceralis. Dreiteilung (Trifurkation) der A. splenica (lienalis) mit Versorgung von 3 Segmentästen.
**b** Dem Zwerchfell zugewandte Fläche, Facies diaphragmatica.

Eine Verletzung der Milz nach stumpfem Bauchtrauma ist häufig Ursache massiver abdomineller Blutungen. Bei der zweizeitigen Milzruptur kommt es zunächst zur Blutung unter die Milzkapsel und nachfolgend zur Ruptur der Milzkapsel mit Blutung in den Bauchraum.

# Milz

**5.107** Milz mit Milzhilus und Recessus splenicus (lienalis) der Bursa omentalis, Ansicht von vorn. [57]

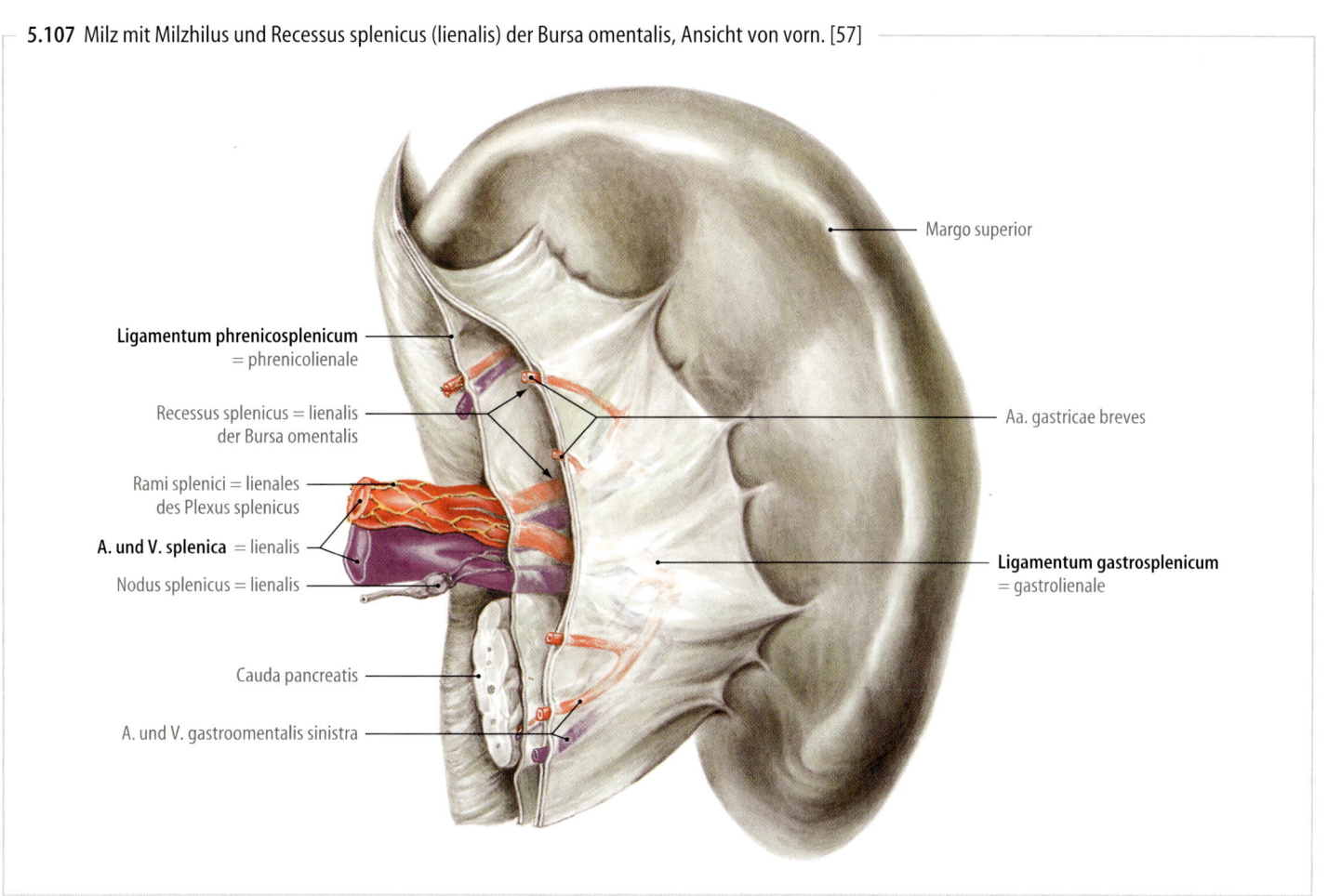

- Margo superior
- Ligamentum phrenicosplenicum = phrenicolienale
- Recessus splenicus = lienalis der Bursa omentalis
- Rami splenici = lienales des Plexus splenicus
- A. und V. splenica = lienalis
- Nodus splenicus = lienalis
- Cauda pancreatis
- A. und V. gastroomentalis sinistra
- Aa. gastricae breves
- Ligamentum gastrosplenicum = gastrolienale

**5.108** Horizontalschnitt durch die Milz in Höhe des Hilus, Anschnitt des Recessus splenicus (lienalis) der Bursa omentalis, Peritoneum grün, Ansicht der unteren Schnittfläche von oben. [57]

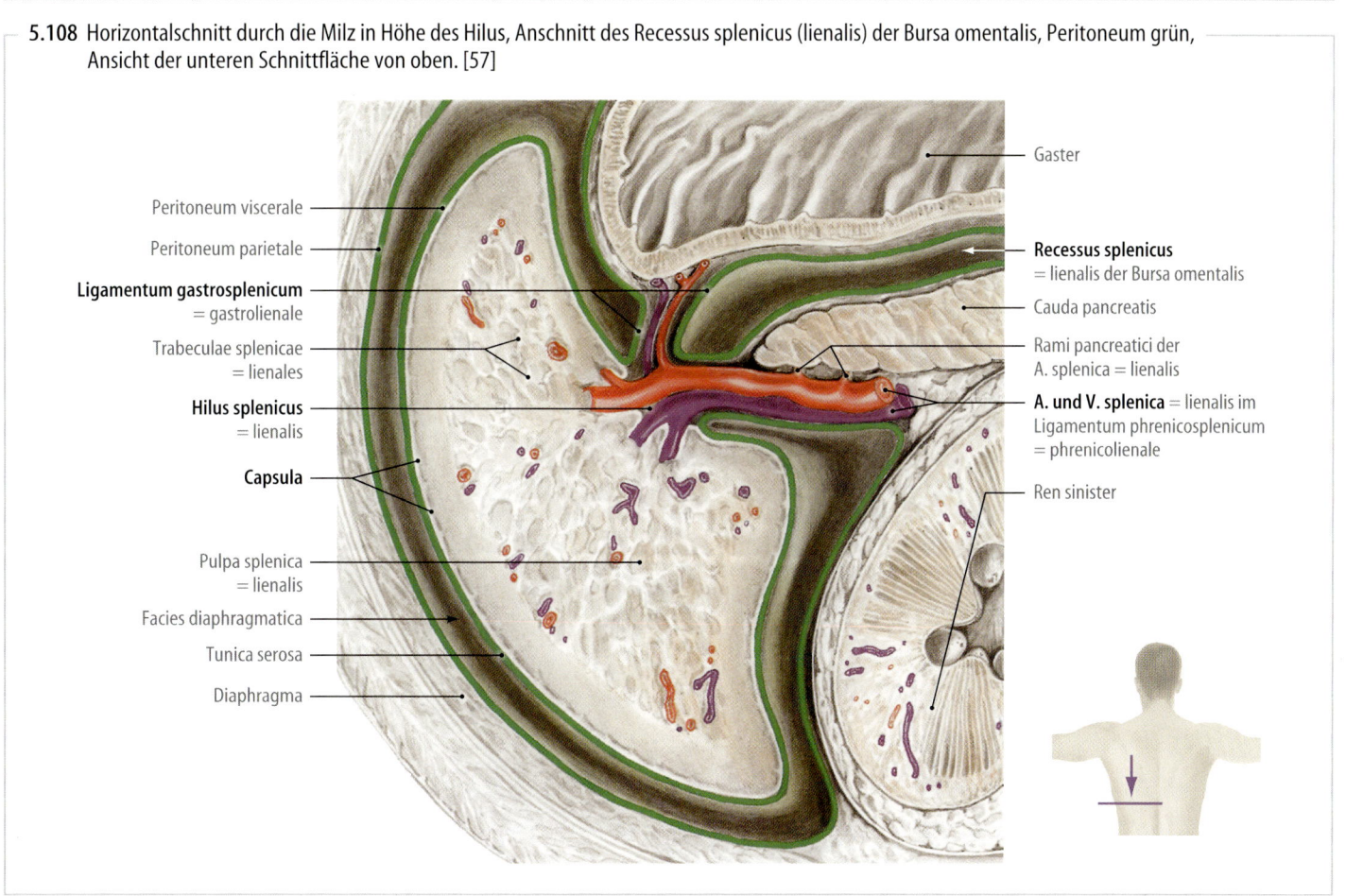

- Peritoneum viscerale
- Peritoneum parietale
- Ligamentum gastrosplenicum = gastrolienale
- Trabeculae splenicae = lienales
- Hilus splenicus = lienalis
- Capsula
- Pulpa splenica = lienalis
- Facies diaphragmatica
- Tunica serosa
- Diaphragma
- Gaster
- Recessus splenicus = lienalis der Bursa omentalis
- Cauda pancreatis
- Rami pancreatici der A. splenica = lienalis
- A. und V. splenica = lienalis im Ligamentum phrenicosplenicum = phrenicolienale
- Ren sinister

**Bauchsitus**

# Magen

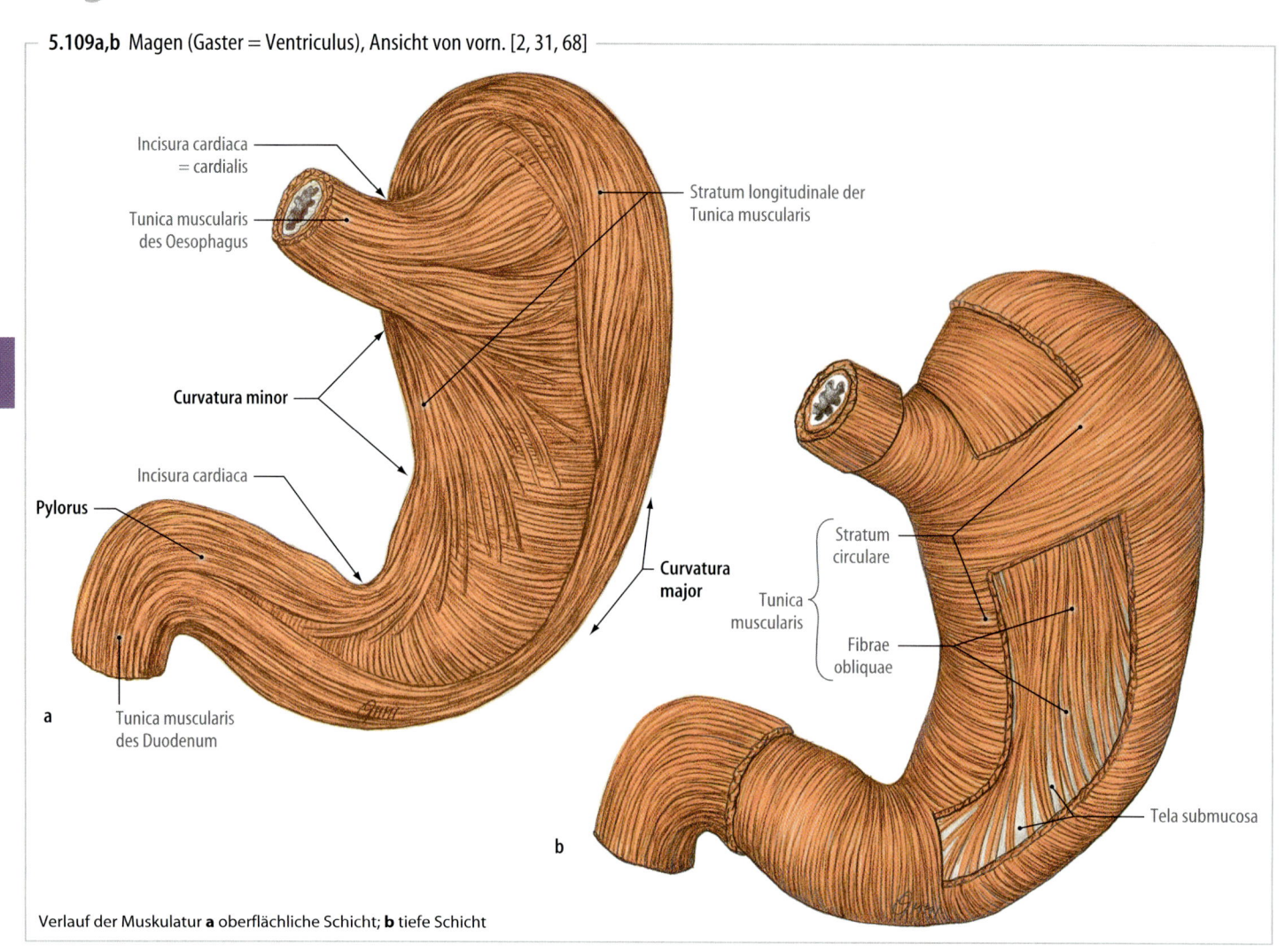

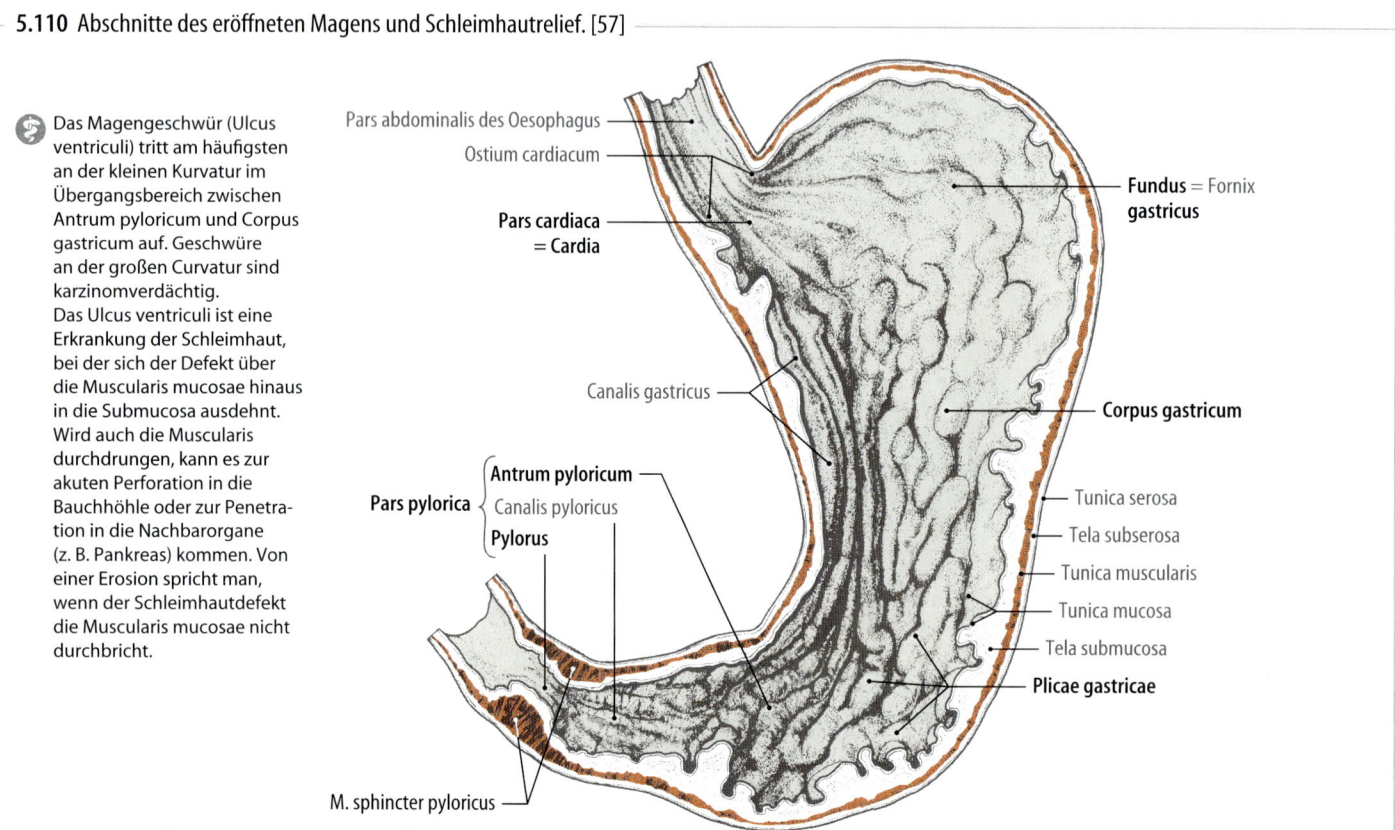

**5.109a,b** Magen (Gaster = Ventriculus), Ansicht von vorn. [2, 31, 68]

Beschriftungen Abbildung a:
- Incisura cardiaca = cardialis
- Tunica muscularis des Oesophagus
- Curvatura minor
- Incisura cardiaca
- Pylorus
- Tunica muscularis des Duodenum
- Stratum longitudinale der Tunica muscularis
- Curvatura major

Beschriftungen Abbildung b:
- Stratum circulare
- Tunica muscularis
- Fibrae obliquae
- Tela submucosa

Verlauf der Muskulatur **a** oberflächliche Schicht; **b** tiefe Schicht

**5.110** Abschnitte des eröffneten Magens und Schleimhautrelief. [57]

Das Magengeschwür (Ulcus ventriculi) tritt am häufigsten an der kleinen Kurvatur im Übergangsbereich zwischen Antrum pyloricum und Corpus gastricum auf. Geschwüre an der großen Curvatur sind karzinomverdächtig.
Das Ulcus ventriculi ist eine Erkrankung der Schleimhaut, bei der sich der Defekt über die Muscularis mucosae hinaus in die Submucosa ausdehnt. Wird auch die Muscularis durchdrungen, kann es zur akuten Perforation in die Bauchhöhle oder zur Penetration in die Nachbarorgane (z. B. Pankreas) kommen. Von einer Erosion spricht man, wenn der Schleimhautdefekt die Muscularis mucosae nicht durchbricht.

Beschriftungen:
- Pars abdominalis des Oesophagus
- Ostium cardiacum
- Pars cardiaca = Cardia
- Canalis gastricus
- Pars pylorica
- Antrum pyloricum
- Canalis pyloricus
- Pylorus
- M. sphincter pyloricus
- **Fundus** = Fornix gastricus
- **Corpus gastricum**
- Tunica serosa
- Tela subserosa
- Tunica muscularis
- Tunica mucosa
- Tela submucosa
- **Plicae gastricae**

## Magen: Gefäßversorgung

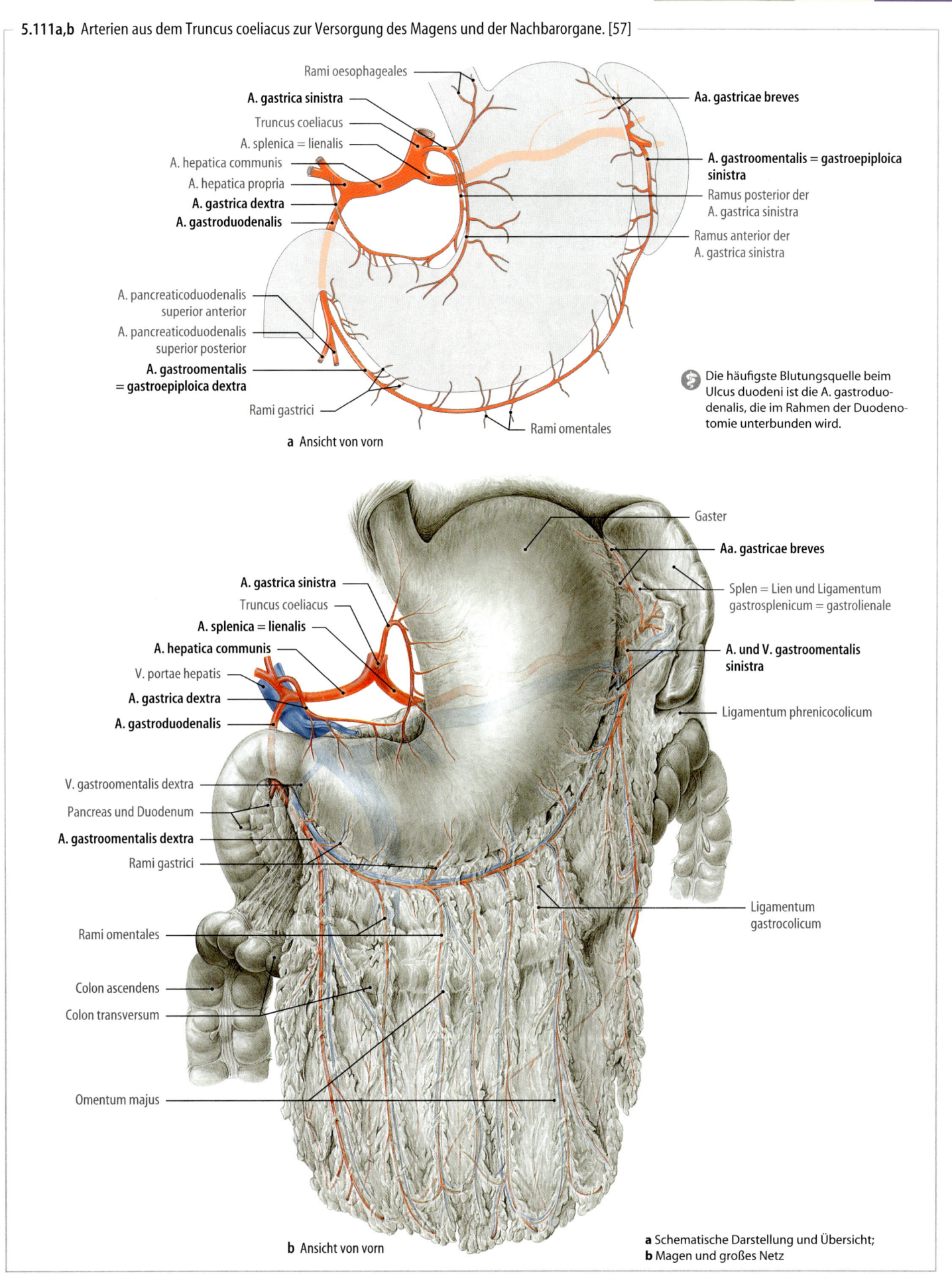

**5.111a,b** Arterien aus dem Truncus coeliacus zur Versorgung des Magens und der Nachbarorgane. [57]

a Ansicht von vorn

b Ansicht von vorn

Die häufigste Blutungsquelle beim Ulcus duodeni ist die A. gastroduodenalis, die im Rahmen der Duodenotomie unterbunden wird.

a Schematische Darstellung und Übersicht;
b Magen und großes Netz

**Bauchsitus**

# Magen: Lymphsystem · Innervation

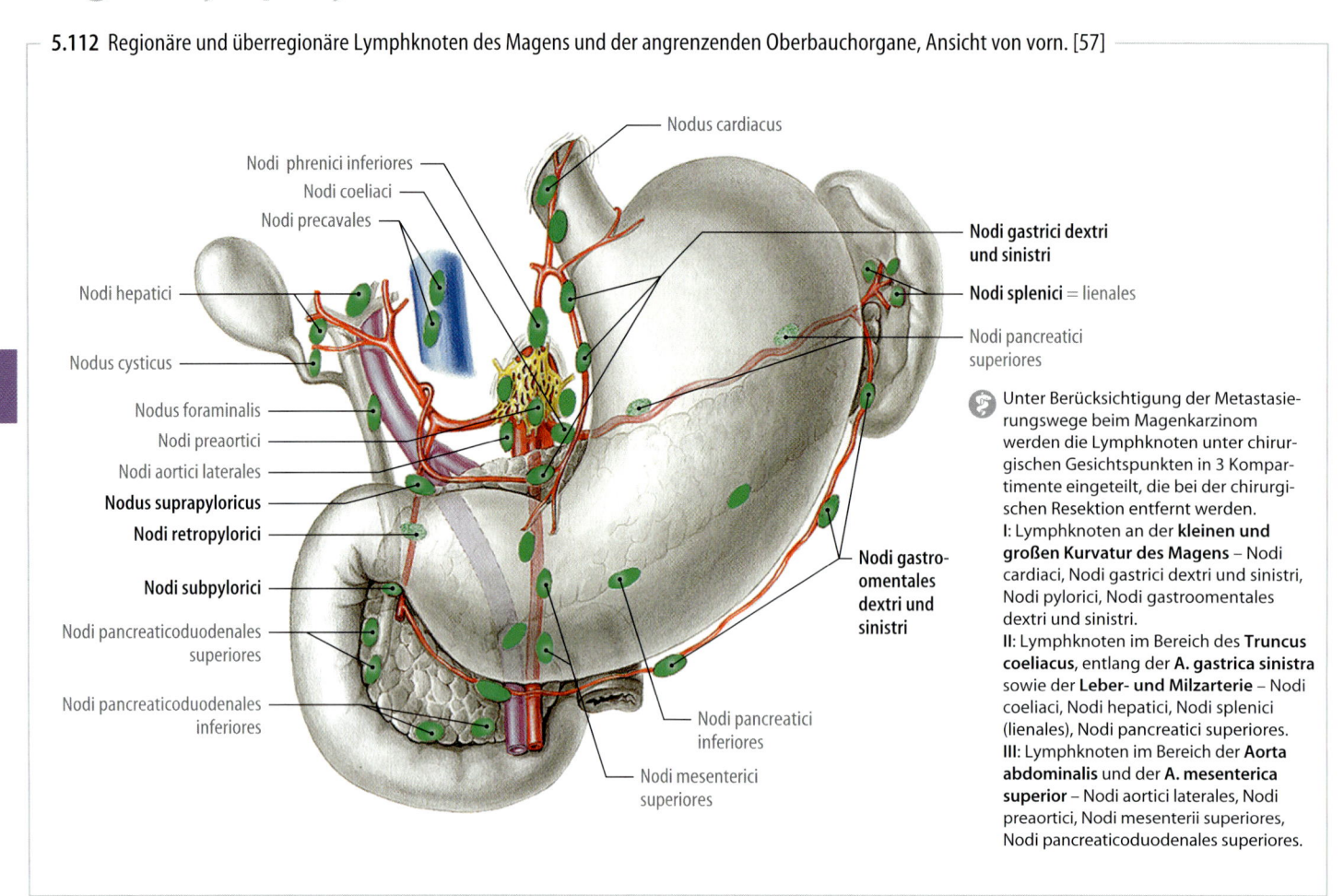

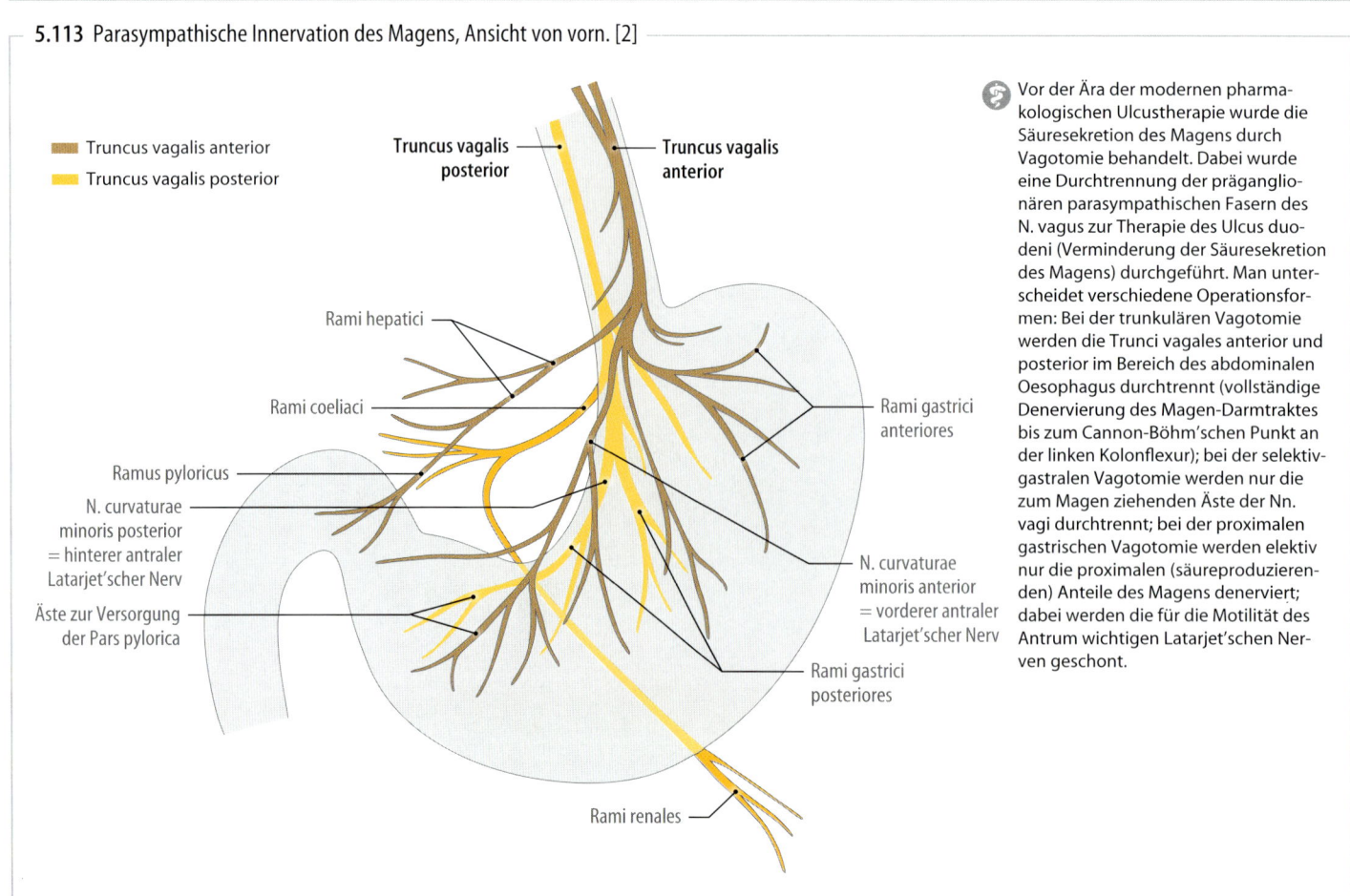

**5.112** Regionäre und überregionäre Lymphknoten des Magens und der angrenzenden Oberbauchorgane, Ansicht von vorn. [57]

Labels (figure 5.112):
- Nodus cardiacus
- Nodi phrenici inferiores
- Nodi coeliaci
- Nodi precavales
- Nodi hepatici
- Nodus cysticus
- Nodus foraminalis
- Nodi preaortici
- Nodi aortici laterales
- **Nodus suprapyloricus**
- **Nodi retropylorici**
- **Nodi subpylorici**
- Nodi pancreaticoduodenales superiores
- Nodi pancreaticoduodenales inferiores
- **Nodi gastrici dextri und sinistri**
- **Nodi splenici** = lienales
- Nodi pancreatici superiores
- Nodi gastroomentales dextri und sinistri
- Nodi pancreatici inferiores
- Nodi mesenterici superiores

Unter Berücksichtigung der Metastasierungswege beim Magenkarzinom werden die Lymphknoten unter chirurgischen Gesichtspunkten in 3 Kompartimente eingeteilt, die bei der chirurgischen Resektion entfernt werden.
I: Lymphknoten an der **kleinen und großen Kurvatur des Magens** – Nodi cardiaci, Nodi gastrici dextri und sinistri, Nodi pylorici, Nodi gastroomentales dextri und sinistri.
II: Lymphknoten im Bereich des **Truncus coeliacus**, entlang der **A. gastrica sinistra** sowie der **Leber- und Milzarterie** – Nodi coeliaci, Nodi hepatici, Nodi splenici (lienales), Nodi pancreatici superiores.
III: Lymphknoten im Bereich der **Aorta abdominalis** und der **A. mesenterica superior** – Nodi aortici laterales, Nodi preaortici, Nodi mesenterii superiores, Nodi pancreaticoduodenales superiores.

**5.113** Parasympathische Innervation des Magens, Ansicht von vorn. [2]

Legende:
- Truncus vagalis anterior
- Truncus vagalis posterior

Labels (figure 5.113):
- **Truncus vagalis posterior**
- **Truncus vagalis anterior**
- Rami hepatici
- Rami coeliaci
- Ramus pyloricus
- N. curvaturae minoris posterior = hinterer antraler Latarjet'scher Nerv
- Äste zur Versorgung der Pars pylorica
- Rami gastrici anteriores
- N. curvaturae minoris anterior = vorderer antraler Latarjet'scher Nerv
- Rami gastrici posteriores
- Rami renales

Vor der Ära der modernen pharmakologischen Ulcustherapie wurde die Säuresekretion des Magens durch Vagotomie behandelt. Dabei wurde eine Durchtrennung der präganglionären parasympathischen Fasern des N. vagus zur Therapie des Ulcus duodeni (Verminderung der Säuresekretion des Magens) durchgeführt. Man unterscheidet verschiedene Operationsformen: Bei der trunkulären Vagotomie werden die Trunci vagales anterior und posterior im Bereich des abdominalen Oesophagus durchtrennt (vollständige Denervierung des Magen-Darmtraktes bis zum Cannon-Böhm'schen Punkt an der linken Kolonflexur); bei der selektiv-gastralen Vagotomie werden nur die zum Magen ziehenden Äste der Nn. vagi durchtrennt; bei der proximalen gastrischen Vagotomie werden elektiv nur die proximalen (säureproduzierenden) Anteile des Magens denerviert; dabei werden die für die Motilität des Antrum wichtigen Latarjet'schen Nerven geschont.

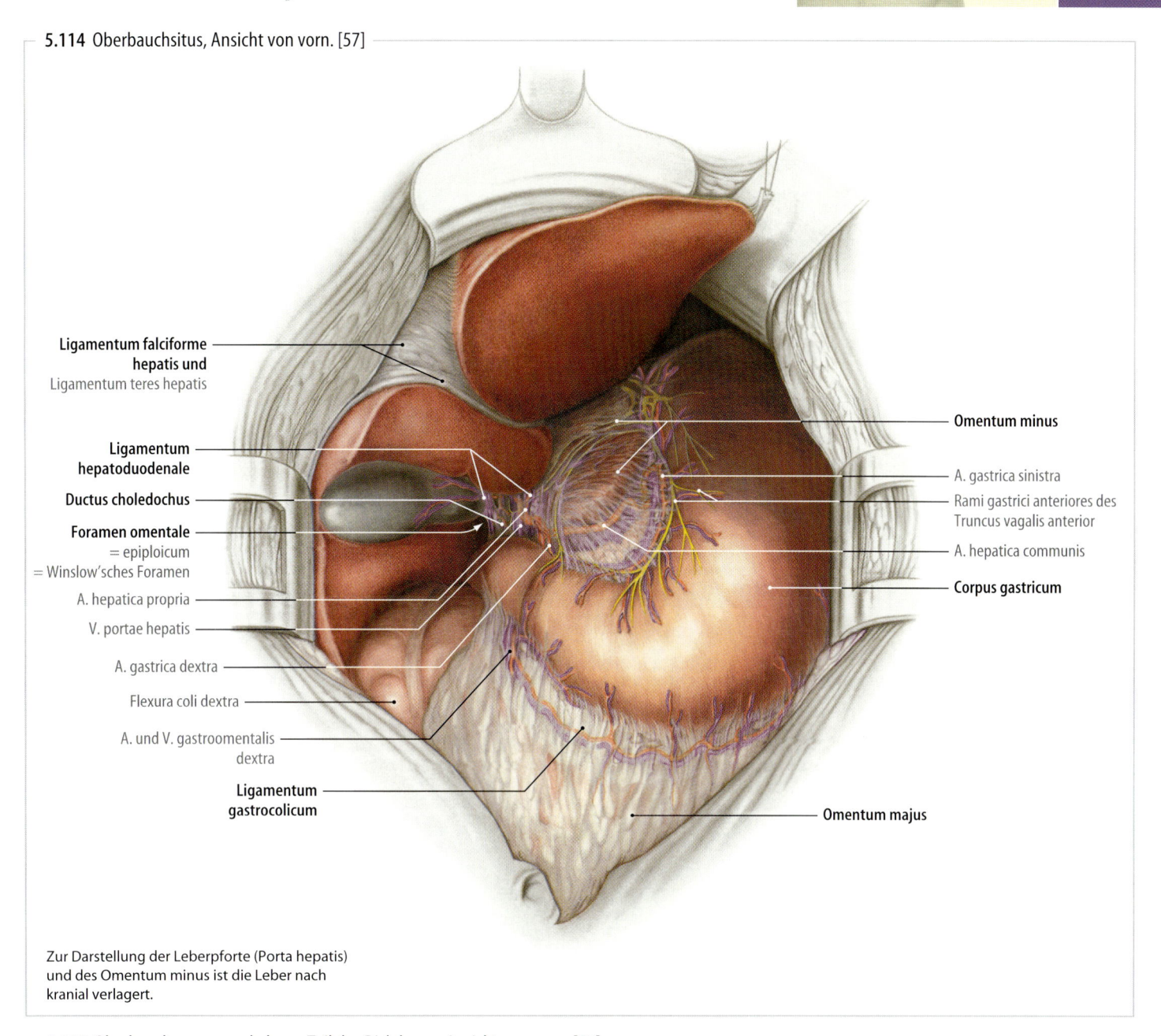

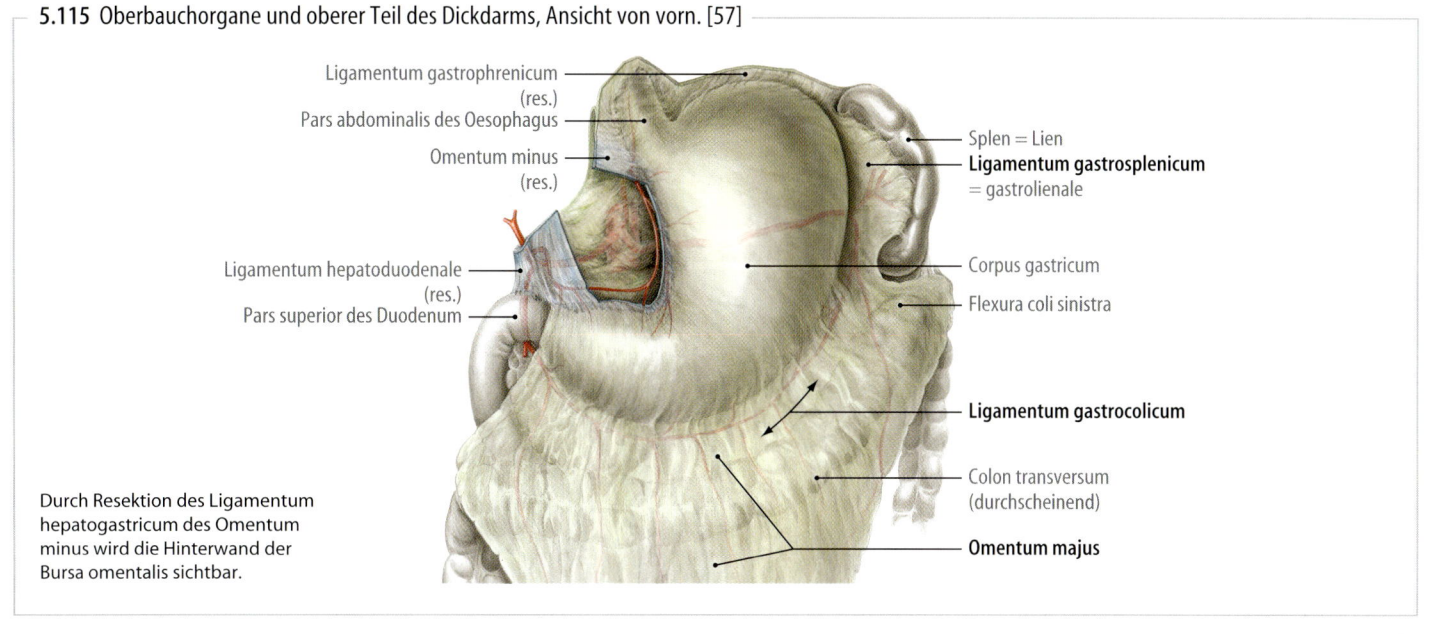

# Oberbauchsitus, Bursa omentalis

**5.114** Oberbauchsitus, Ansicht von vorn. [57]

Beschriftung (von oben links im Uhrzeigersinn):
- **Ligamentum falciforme hepatis und** Ligamentum teres hepatis
- **Ligamentum hepatoduodenale**
- **Ductus choledochus**
- **Foramen omentale** = epiploicum = Winslow'sches Foramen
- A. hepatica propria
- V. portae hepatis
- A. gastrica dextra
- Flexura coli dextra
- A. und V. gastroomentalis dextra
- **Ligamentum gastrocolicum**
- **Omentum majus**
- **Corpus gastricum**
- A. hepatica communis
- Rami gastrici anteriores des Truncus vagalis anterior
- A. gastrica sinistra
- **Omentum minus**

Zur Darstellung der Leberpforte (Porta hepatis) und des Omentum minus ist die Leber nach kranial verlagert.

**5.115** Oberbauchorgane und oberer Teil des Dickdarms, Ansicht von vorn. [57]

Beschriftung:
- Ligamentum gastrophrenicum (res.)
- Pars abdominalis des Oesophagus
- Omentum minus (res.)
- Ligamentum hepatoduodenale (res.)
- Pars superior des Duodenum
- Splen = Lien
- **Ligamentum gastrosplenicum** = gastrolienale
- Corpus gastricum
- Flexura coli sinistra
- **Ligamentum gastrocolicum**
- Colon transversum (durchscheinend)
- **Omentum majus**

Durch Resektion des Ligamentum hepatogastricum des Omentum minus wird die Hinterwand der Bursa omentalis sichtbar.

**Bauchsitus**

# Oberbauchsitus, Bursa omentalis

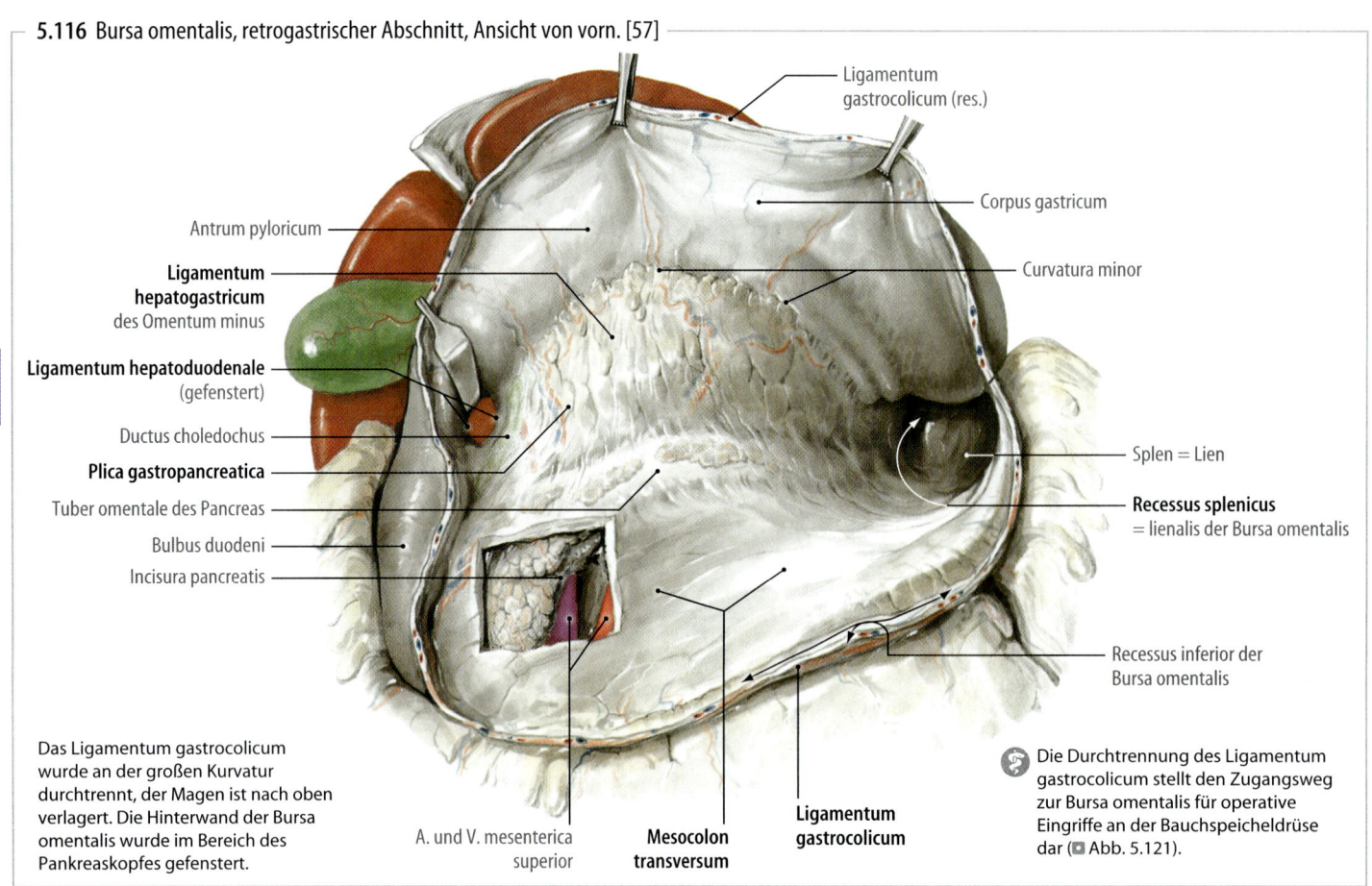

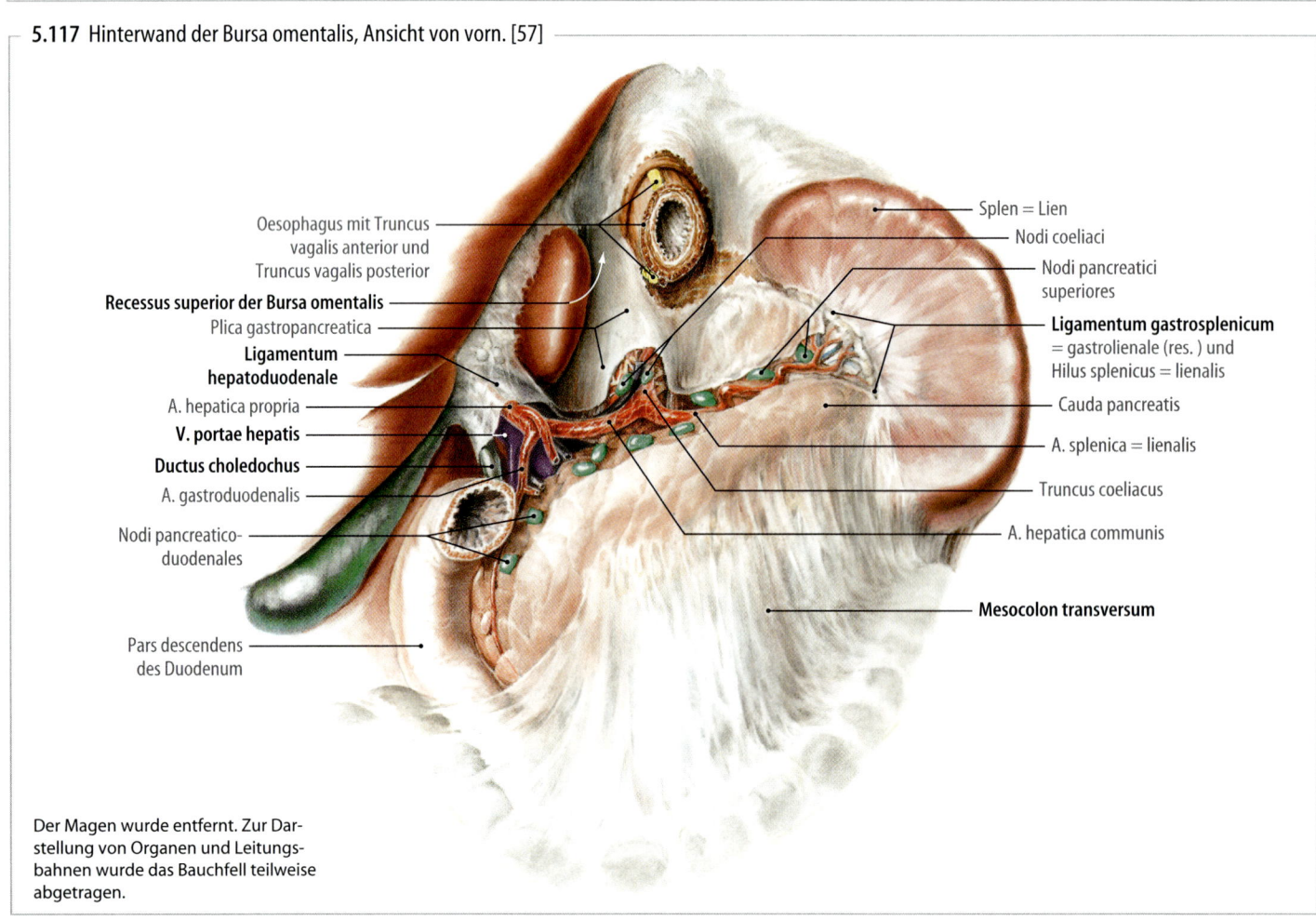

**5.116 Bursa omentalis, retrogastrischer Abschnitt, Ansicht von vorn. [57]**

- Ligamentum gastrocolicum (res.)
- Corpus gastricum
- Curvatura minor
- Antrum pyloricum
- **Ligamentum hepatogastricum** des Omentum minus
- **Ligamentum hepatoduodenale** (gefenstert)
- Ductus choledochus
- **Plica gastropancreatica**
- Tuber omentale des Pancreas
- Bulbus duodeni
- Incisura pancreatis
- Splen = Lien
- **Recessus splenicus** = lienalis der Bursa omentalis
- Recessus inferior der Bursa omentalis
- A. und V. mesenterica superior
- Mesocolon transversum
- **Ligamentum gastrocolicum**

Das Ligamentum gastrocolicum wurde an der großen Kurvatur durchtrennt, der Magen ist nach oben verlagert. Die Hinterwand der Bursa omentalis wurde im Bereich des Pankreaskopfes gefenstert.

Die Durchtrennung des Ligamentum gastrocolicum stellt den Zugangsweg zur Bursa omentalis für operative Eingriffe an der Bauchspeicheldrüse dar (Abb. 5.121).

**5.117 Hinterwand der Bursa omentalis, Ansicht von vorn. [57]**

- Oesophagus mit Truncus vagalis anterior und Truncus vagalis posterior
- **Recessus superior der Bursa omentalis**
- Plica gastropancreatica
- **Ligamentum hepatoduodenale**
- A. hepatica propria
- **V. portae hepatis**
- **Ductus choledochus**
- A. gastroduodenalis
- Nodi pancreaticoduodenales
- Pars descendens des Duodenum
- Splen = Lien
- Nodi coeliaci
- Nodi pancreatici superiores
- **Ligamentum gastrosplenicum** = gastrolienale (res.) und Hilus splenicus = lienalis
- Cauda pancreatis
- A. splenica = lienalis
- Truncus coeliacus
- A. hepatica communis
- **Mesocolon transversum**

Der Magen wurde entfernt. Zur Darstellung von Organen und Leitungsbahnen wurde das Bauchfell teilweise abgetragen.

# Oberbauchsitus, Bursa omentalis

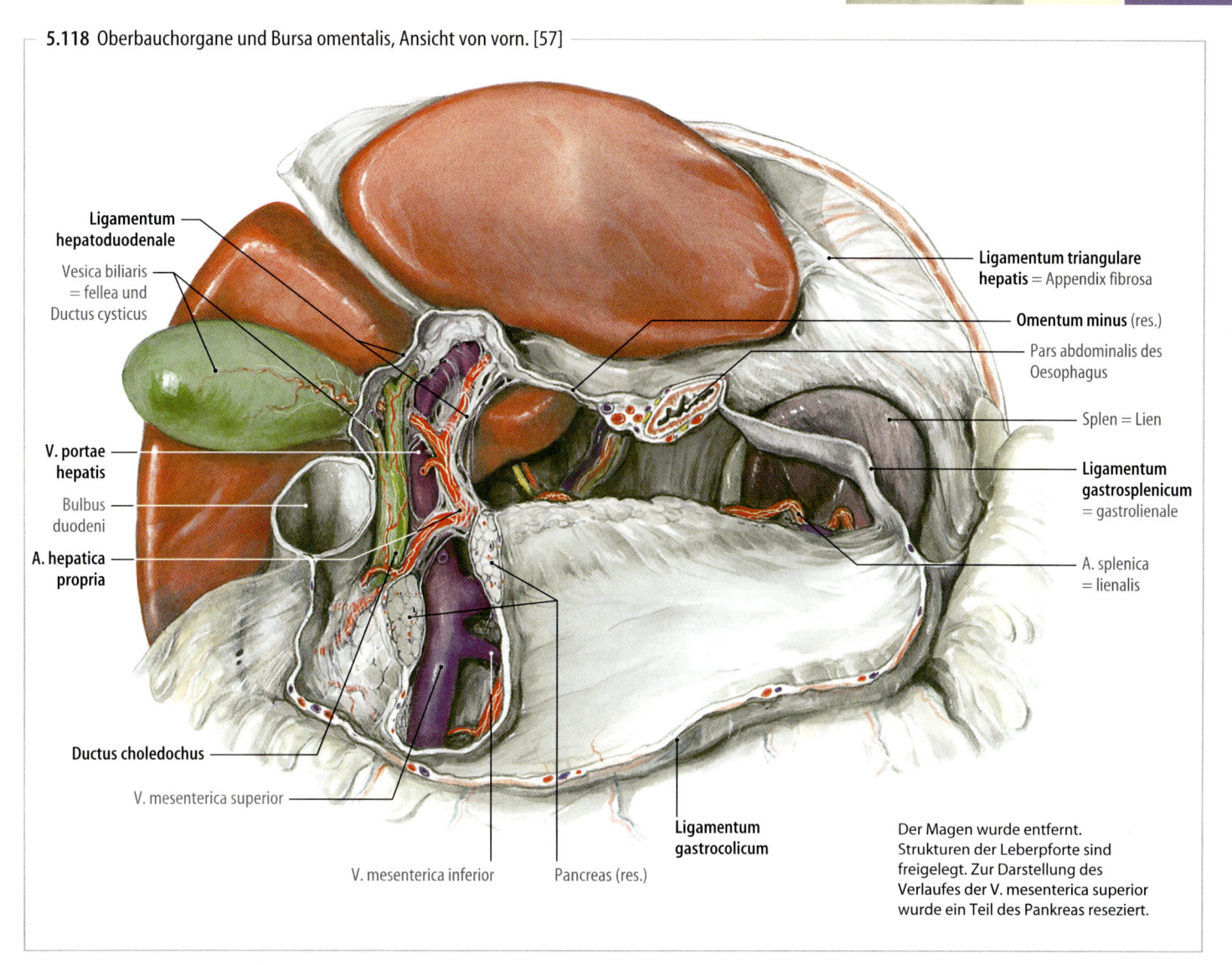

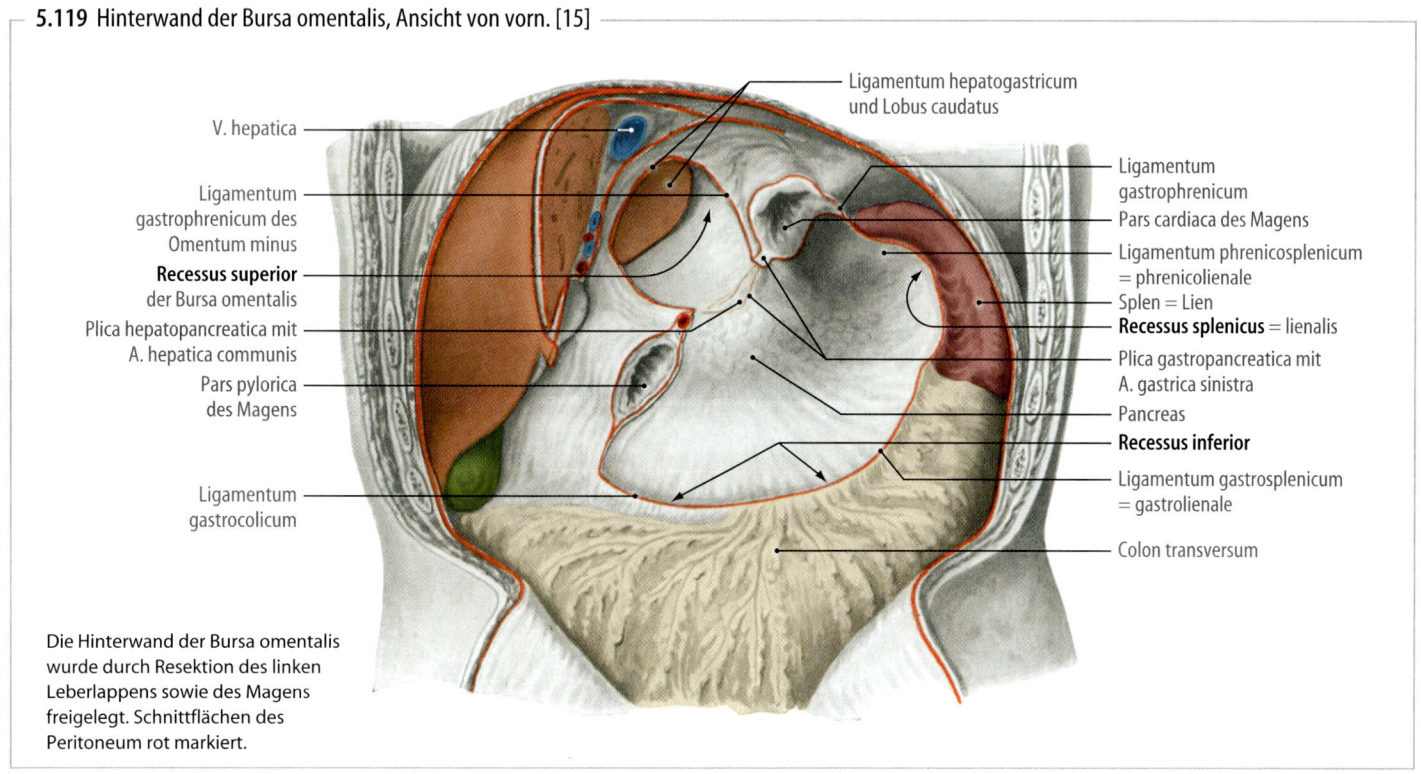

**5.118** Oberbauchorgane und Bursa omentalis, Ansicht von vorn. [57]

- **Ligamentum hepatoduodenale**
- Vesica biliaris = fellea und Ductus cysticus
- **V. portae hepatis**
- Bulbus duodeni
- **A. hepatica propria**
- **Ductus choledochus**
- V. mesenterica superior
- V. mesenterica inferior
- Pancreas (res.)
- **Ligamentum gastrocolicum**
- **Ligamentum triangulare hepatis** = Appendix fibrosa
- **Omentum minus** (res.)
- Pars abdominalis des Oesophagus
- Splen = Lien
- **Ligamentum gastrosplenicum** = gastrolienale
- A. splenica = lienalis

Der Magen wurde entfernt. Strukturen der Leberpforte sind freigelegt. Zur Darstellung des Verlaufes der V. mesenterica superior wurde ein Teil des Pankreas reseziert.

**5.119** Hinterwand der Bursa omentalis, Ansicht von vorn. [15]

- V. hepatica
- Ligamentum gastrophrenicum des Omentum minus
- **Recessus superior** der Bursa omentalis
- Plica hepatopancreatica mit A. hepatica communis
- Pars pylorica des Magens
- Ligamentum gastrocolicum
- Ligamentum hepatogastricum und Lobus caudatus
- Ligamentum gastrophrenicum
- Pars cardiaca des Magens
- Ligamentum phrenicosplenicum = phrenicolienale
- Splen = Lien
- **Recessus splenicus** = lienalis
- Plica gastropancreatica mit A. gastrica sinistra
- Pancreas
- **Recessus inferior**
- Ligamentum gastrosplenicum = gastrolienale
- Colon transversum

Die Hinterwand der Bursa omentalis wurde durch Resektion des linken Leberlappens sowie des Magens freigelegt. Schnittflächen des Peritoneum rot markiert.

**Bauchsitus**

# Bursa omentalis

**5.120** Sagittalschnitt durch den mittleren Bereich der Bursa omentalis und die angrenzenden Organe, Ansicht der rechten Schnittfläche von vorn-seitlich. [57]

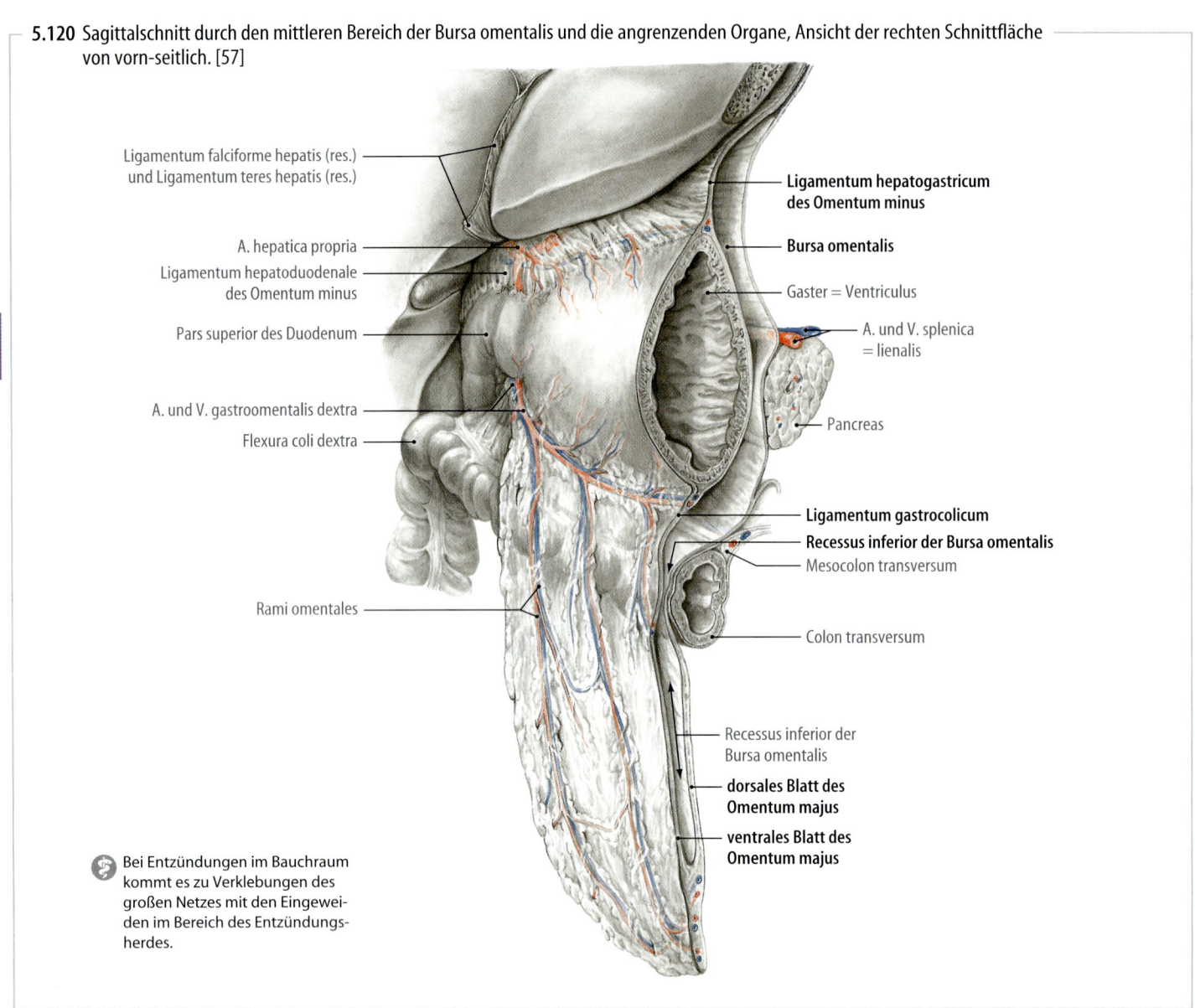

Ligamentum falciforme hepatis (res.) und Ligamentum teres hepatis (res.)
A. hepatica propria
Ligamentum hepatoduodenale des Omentum minus
Pars superior des Duodenum
A. und V. gastroomentalis dextra
Flexura coli dextra
Rami omentales

**Ligamentum hepatogastricum des Omentum minus**
**Bursa omentalis**
Gaster = Ventriculus
A. und V. splenica = lienalis
Pancreas
**Ligamentum gastrocolicum**
**Recessus inferior der Bursa omentalis**
Mesocolon transversum
Colon transversum
Recessus inferior der Bursa omentalis
**dorsales Blatt des Omentum majus**
**ventrales Blatt des Omentum majus**

Bei Entzündungen im Bauchraum kommt es zu Verklebungen des großen Netzes mit den Eingeweiden im Bereich des Entzündungsherdes.

**5.121** Zugangswege zur Bursa omentalis. Sagittalschnitt, schematisch. [57]

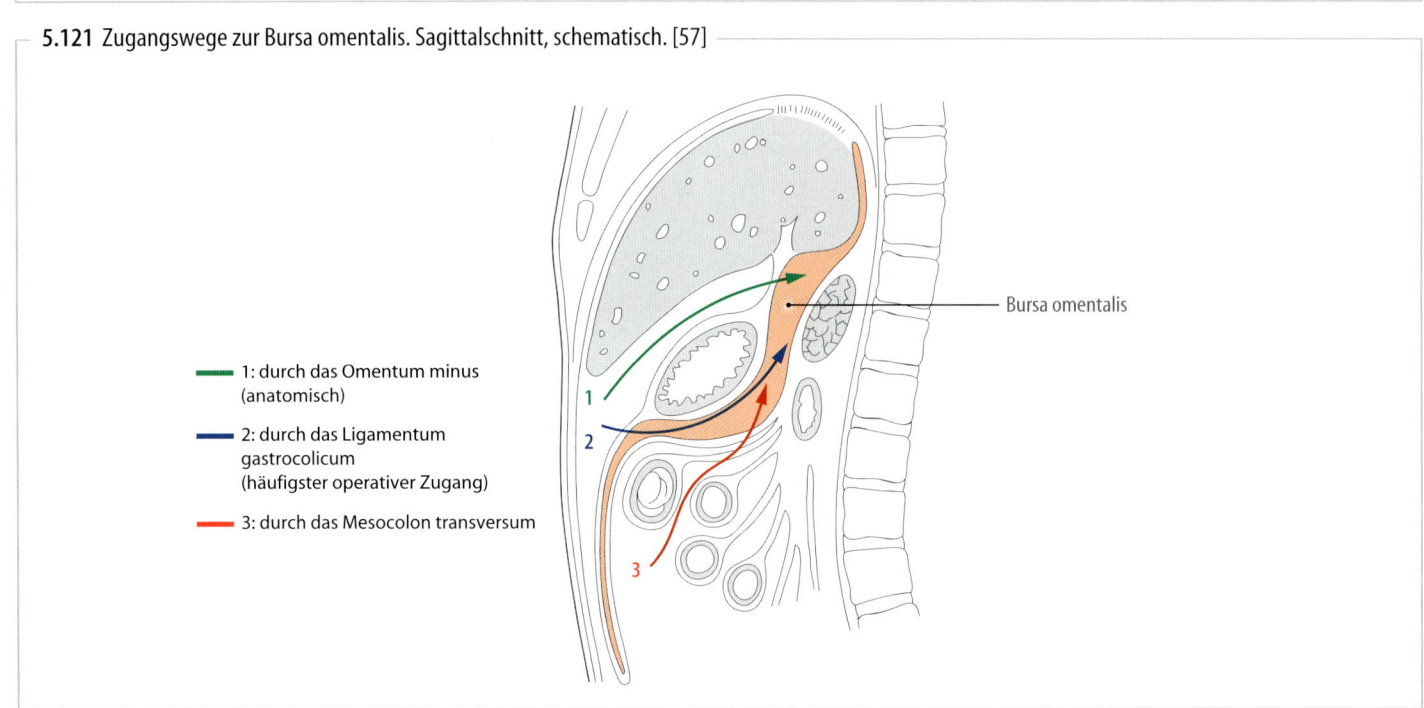

— 1: durch das Omentum minus (anatomisch)
— 2: durch das Ligamentum gastrocolicum (häufigster operativer Zugang)
— 3: durch das Mesocolon transversum

Bursa omentalis

# Oberbauchsitus

**5.122** Oberbauchorgane und rechte Niere, Ansicht von hinten. [15]

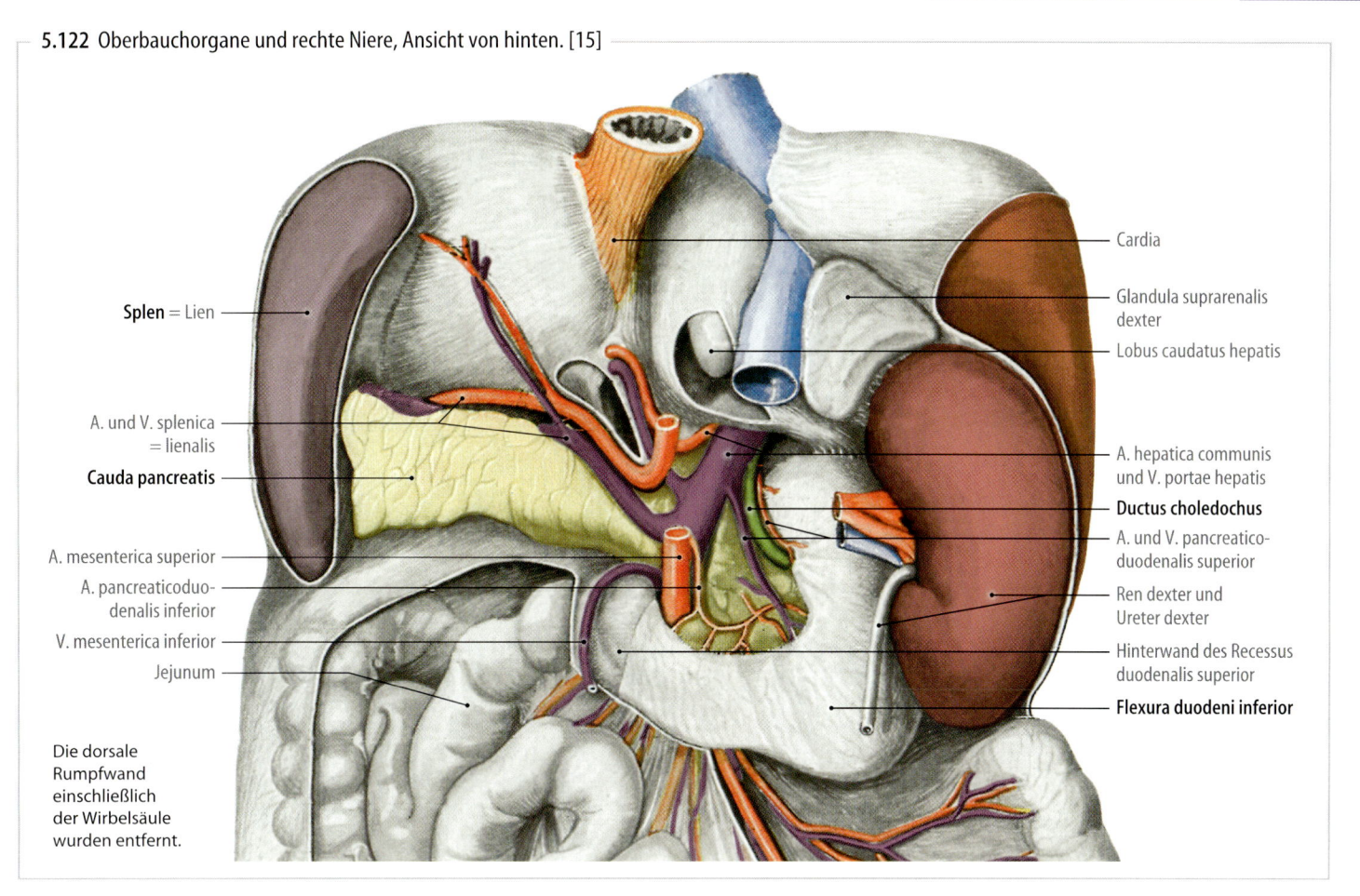

- Splen = Lien
- A. und V. splenica = lienalis
- Cauda pancreatis
- A. mesenterica superior
- A. pancreaticoduodenalis inferior
- V. mesenterica inferior
- Jejunum
- Die dorsale Rumpfwand einschließlich der Wirbelsäule wurden entfernt.
- Cardia
- Glandula suprarenalis dexter
- Lobus caudatus hepatis
- A. hepatica communis und V. portae hepatis
- Ductus choledochus
- A. und V. pancreaticoduodenalis superior
- Ren dexter und Ureter dexter
- Hinterwand des Recessus duodenalis superior
- Flexura duodeni inferior

**5.123** Oberbauchorgane, Ansicht von vorn. [15]

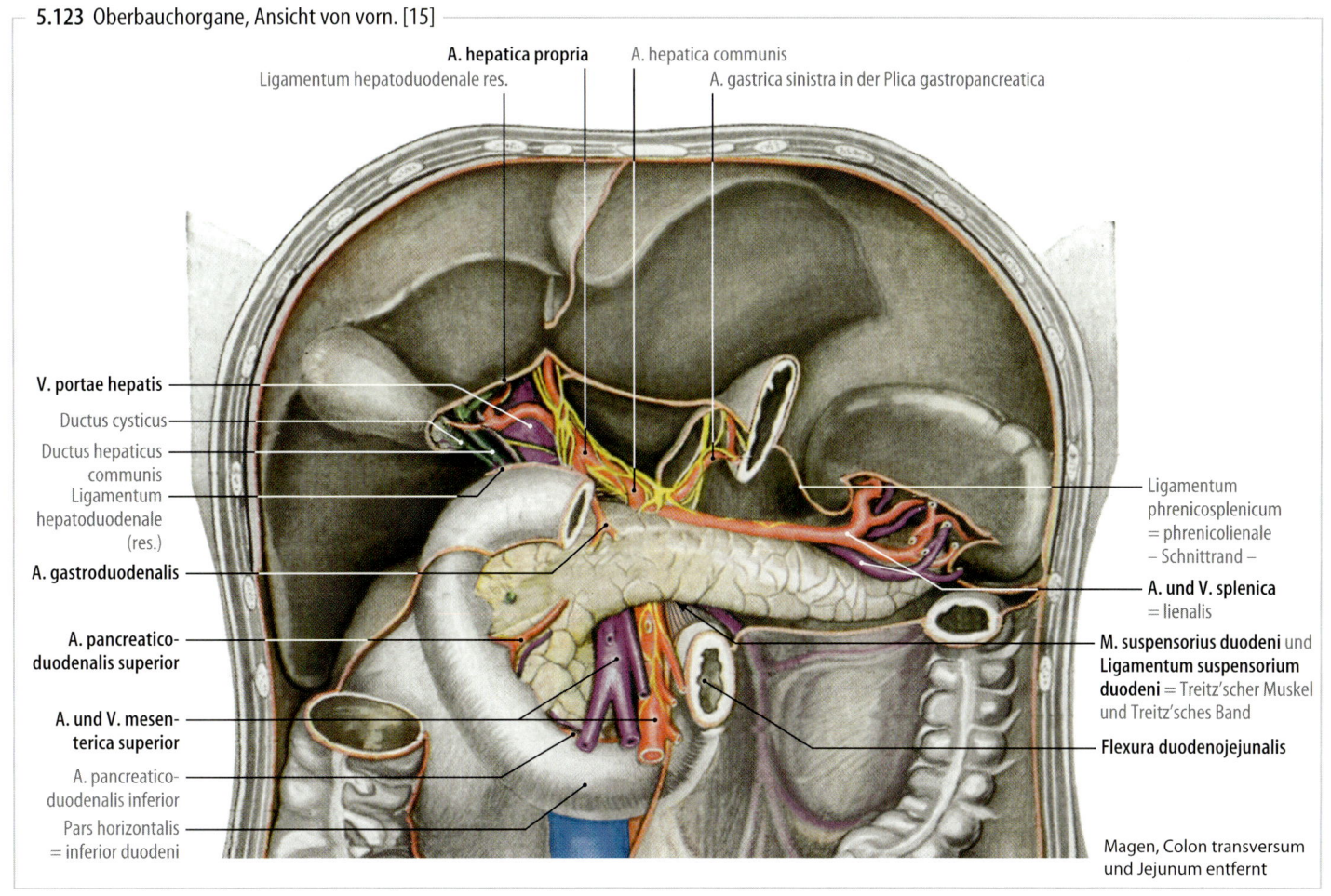

- A. hepatica propria
- Ligamentum hepatoduodenale res.
- A. hepatica communis
- A. gastrica sinistra in der Plica gastropancreatica
- V. portae hepatis
- Ductus cysticus
- Ductus hepaticus communis
- Ligamentum hepatoduodenale (res.)
- A. gastroduodenalis
- A. pancreaticoduodenalis superior
- A. und V. mesenterica superior
- A. pancreaticoduodenalis inferior
- Pars horizontalis = inferior duodeni
- Ligamentum phrenicosplenicum = phrenicolienale – Schnittrand –
- A. und V. splenica = lienalis
- M. suspensorius duodeni und Ligamentum suspensorium duodeni = Treitz'scher Muskel und Treitz'sches Band
- Flexura duodenojejunalis
- Magen, Colon transversum und Jejunum entfernt

**Bauchsitus**

# Oberbauchorgane: Bildgebung

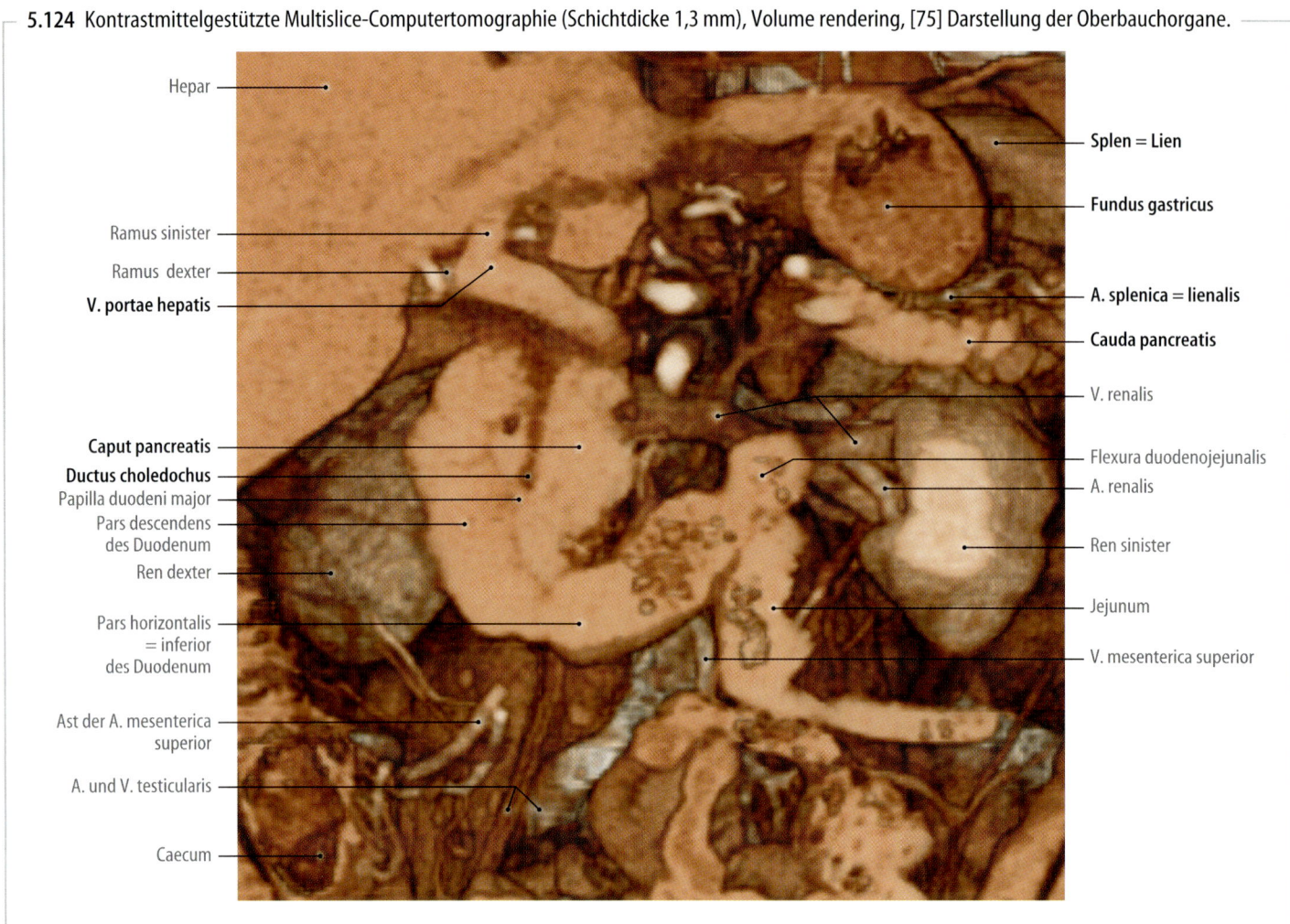

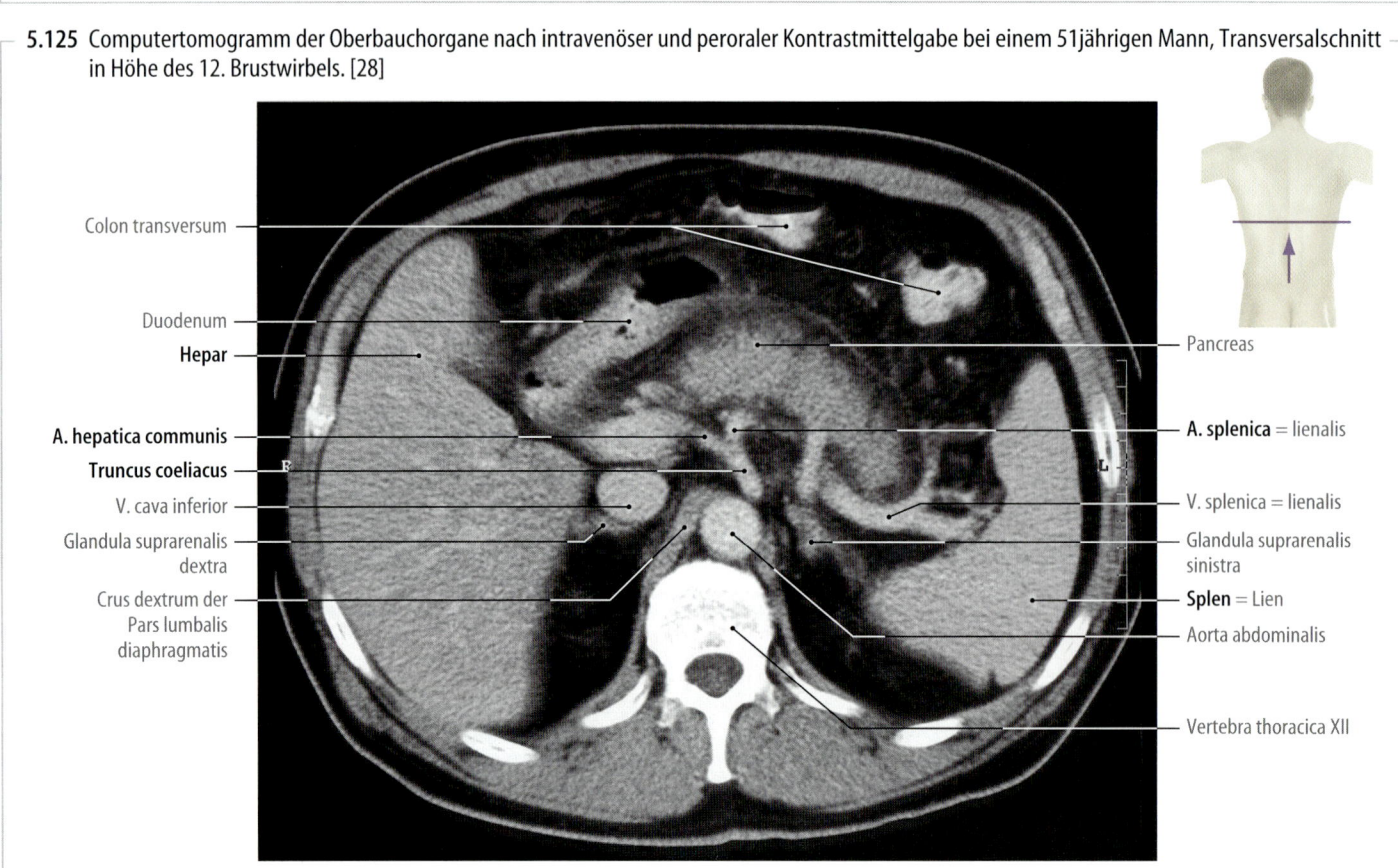

**5.124** Kontrastmittelgestützte Multislice-Computertomographie (Schichtdicke 1,3 mm), Volume rendering, [75] Darstellung der Oberbauchorgane.

Labels:
- Hepar
- Ramus sinister
- Ramus dexter
- **V. portae hepatis**
- **Caput pancreatis**
- **Ductus choledochus**
- Papilla duodeni major
- Pars descendens des Duodenum
- Ren dexter
- Pars horizontalis = inferior des Duodenum
- Ast der A. mesenterica superior
- A. und V. testicularis
- Caecum
- **Splen = Lien**
- **Fundus gastricus**
- **A. splenica = lienalis**
- **Cauda pancreatis**
- V. renalis
- Flexura duodenojejunalis
- A. renalis
- Ren sinister
- Jejunum
- V. mesenterica superior

**5.125** Computertomogramm der Oberbauchorgane nach intravenöser und peroraler Kontrastmittelgabe bei einem 51jährigen Mann, Transversalschnitt in Höhe des 12. Brustwirbels. [28]

Labels:
- Colon transversum
- Duodenum
- **Hepar**
- **A. hepatica communis**
- **Truncus coeliacus**
- V. cava inferior
- Glandula suprarenalis dextra
- Crus dextrum der Pars lumbalis diaphragmatis
- Pancreas
- **A. splenica = lienalis**
- V. splenica = lienalis
- Glandula suprarenalis sinistra
- **Splen = Lien**
- Aorta abdominalis
- Vertebra thoracica XII

# Oberbauchorgane: Bildgebung

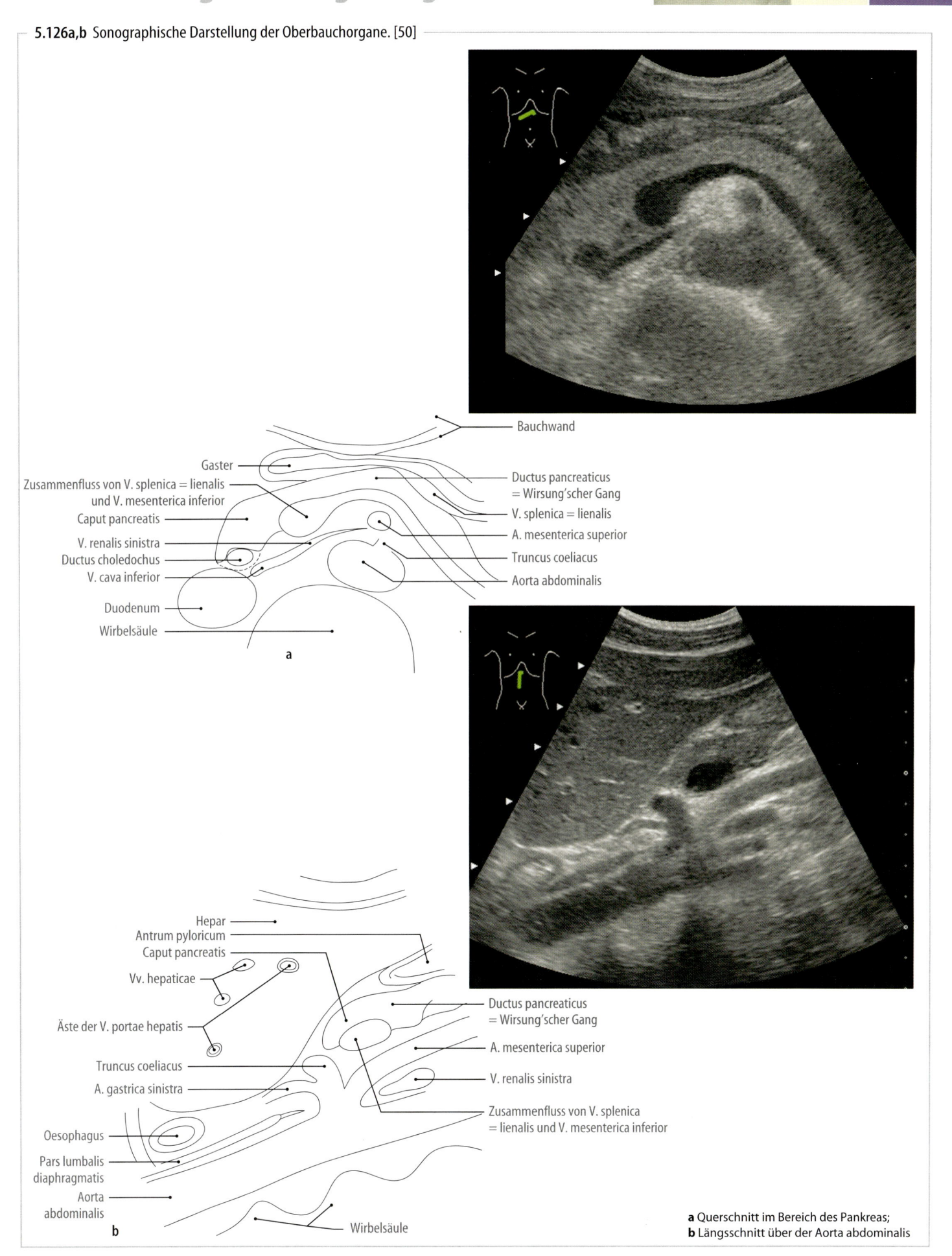

**5.126a,b** Sonographische Darstellung der Oberbauchorgane. [50]

Labels (a):
- Bauchwand
- Gaster
- Zusammenfluss von V. splenica = lienalis und V. mesenterica inferior
- Caput pancreatis
- V. renalis sinistra
- Ductus choledochus
- V. cava inferior
- Duodenum
- Wirbelsäule
- Ductus pancreaticus = Wirsung'scher Gang
- V. splenica = lienalis
- A. mesenterica superior
- Truncus coeliacus
- Aorta abdominalis

Labels (b):
- Hepar
- Antrum pyloricum
- Caput pancreatis
- Vv. hepaticae
- Äste der V. portae hepatis
- Truncus coeliacus
- A. gastrica sinistra
- Oesophagus
- Pars lumbalis diaphragmatis
- Aorta abdominalis
- Wirbelsäule
- Ductus pancreaticus = Wirsung'scher Gang
- A. mesenterica superior
- V. renalis sinistra
- Zusammenfluss von V. splenica = lienalis und V. mesenterica inferior

**a** Querschnitt im Bereich des Pankreas;
**b** Längsschnitt über der Aorta abdominalis

**Bauchsitus**

# Baucheingeweide · Caecum, Appendix: Lagevarianten

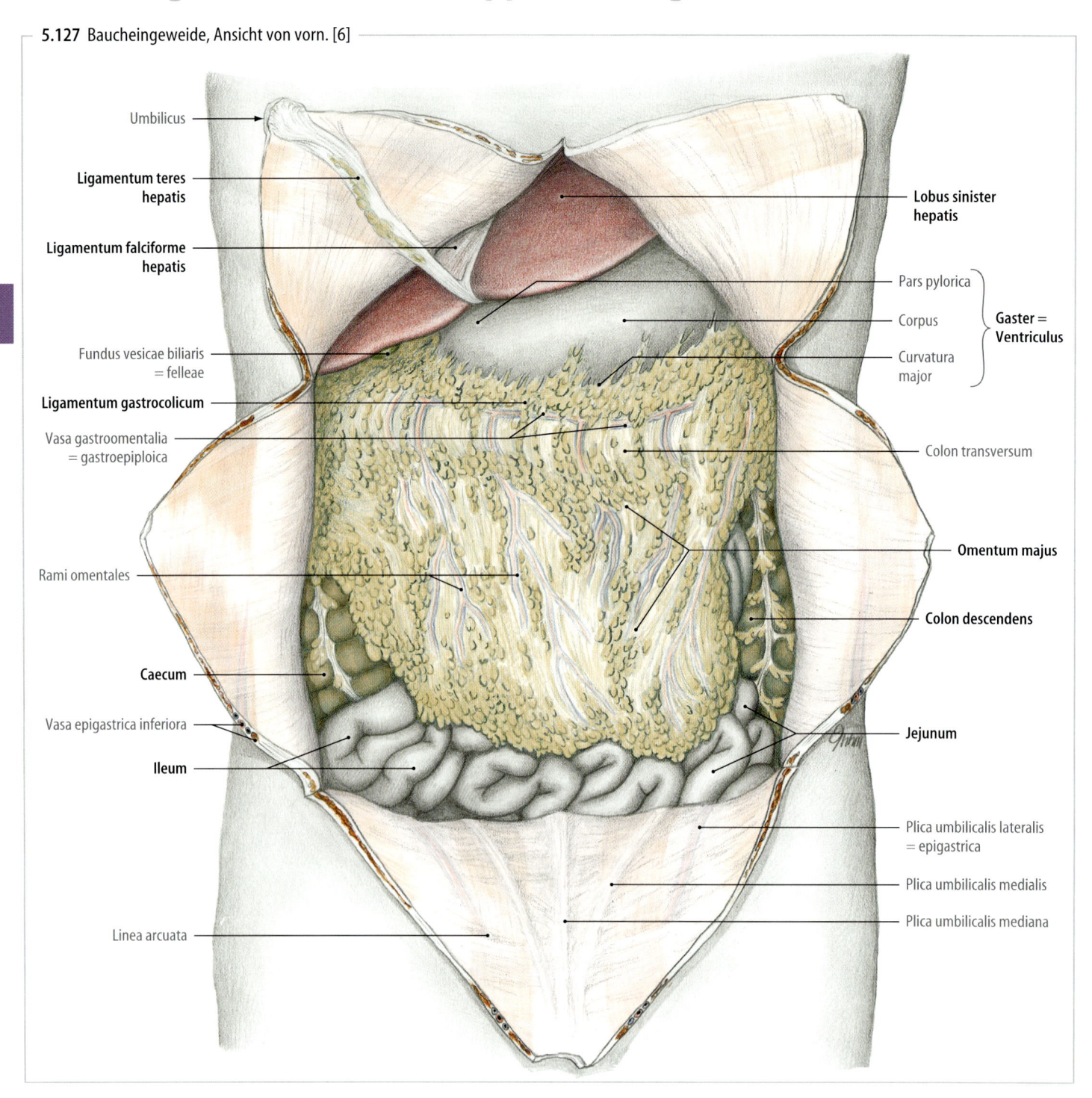

**5.127 Baucheingeweide, Ansicht von vorn.** [6]

Labels (linke Seite):
- Umbilicus
- **Ligamentum teres hepatis**
- **Ligamentum falciforme hepatis**
- Fundus vesicae biliaris = felleae
- **Ligamentum gastrocolicum**
- Vasa gastroomentalia = gastroepiploica
- Rami omentales
- **Caecum**
- Vasa epigastrica inferiora
- **Ileum**
- Linea arcuata

Labels (rechte Seite):
- **Lobus sinister hepatis**
- Pars pylorica
- Corpus
- Curvatura major
- **Gaster = Ventriculus**
- **Colon transversum**
- **Omentum majus**
- **Colon descendens**
- **Jejunum**
- Plica umbilicalis lateralis = epigastrica
- Plica umbilicalis medialis
- Plica umbilicalis mediana

**5.128 Lagevarianten des Caecum und des Wurmfortsatzes (Appendix vermiformis).** [67]

ℹ️ Lokalisation des McBurney'schen Punktes und des Lanz'schen Punktes. Der Lanz'sche Punkt liegt auf dem rechtsseitigen Drittelpunkt der Verbindungslinie der beiden Spinae iliacae anteriores superiores (Interspinallinie). Der McBurney'sche Punkt liegt am Übergang vom lateralen zum mittleren Drittelpunkt auf der Verbindungslinie zwischen der rechten Spina iliaca anterior superior und dem Nabel (Monro'sche Linie).

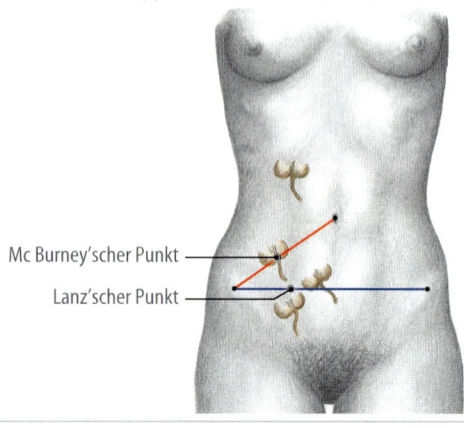

- Mc Burney'scher Punkt
- Lanz'scher Punkt

Lagevarianten des Caecum und des Wurmfortsatzes gehen auf Störungen der „Darmdrehung" während der Embryonalzeit zurück (Malrotation); sie müssen differentialdiagnostisch zur Erkennung einer Appendizitis berücksichtigt werden. Hauptsymptome einer akuten Appendizitis sind Druckschmerz im Bereich des McBurney'schen Punktes, Abwehrspannung im Bereich der Bauchdecke (Défense musculaire), Schmerzen bei plötzlichem Loslassen der eingedrückten Bauchdecke auf der linken Seite (kontralateraler Loslassschmerz), Schmerzen bei rektaler Palpation des Douglas'schen Raumes (fehlt bei retrocaecaler Lage der Appendix vermiformis, ◘ Abb. 5.130 d).

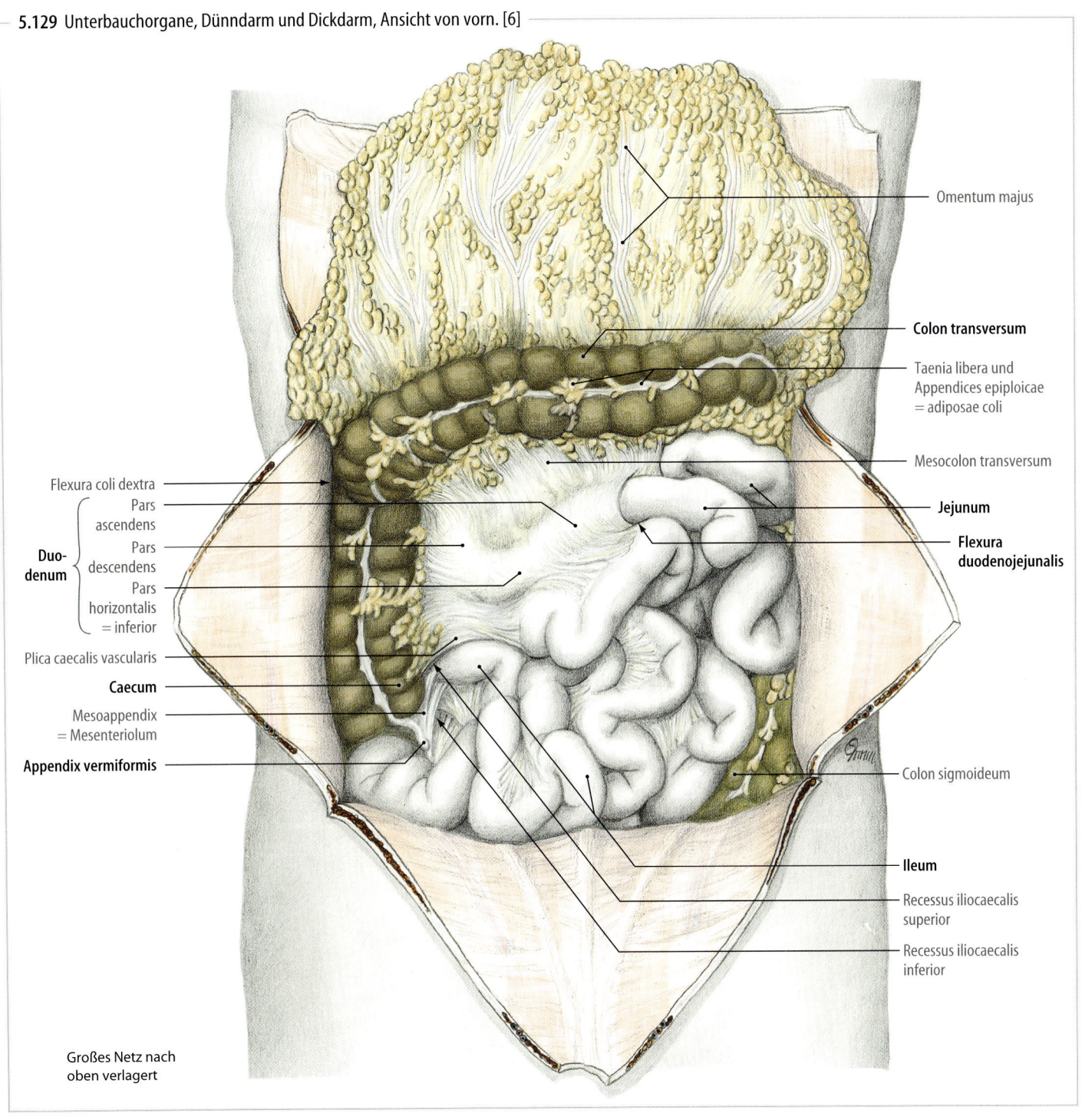

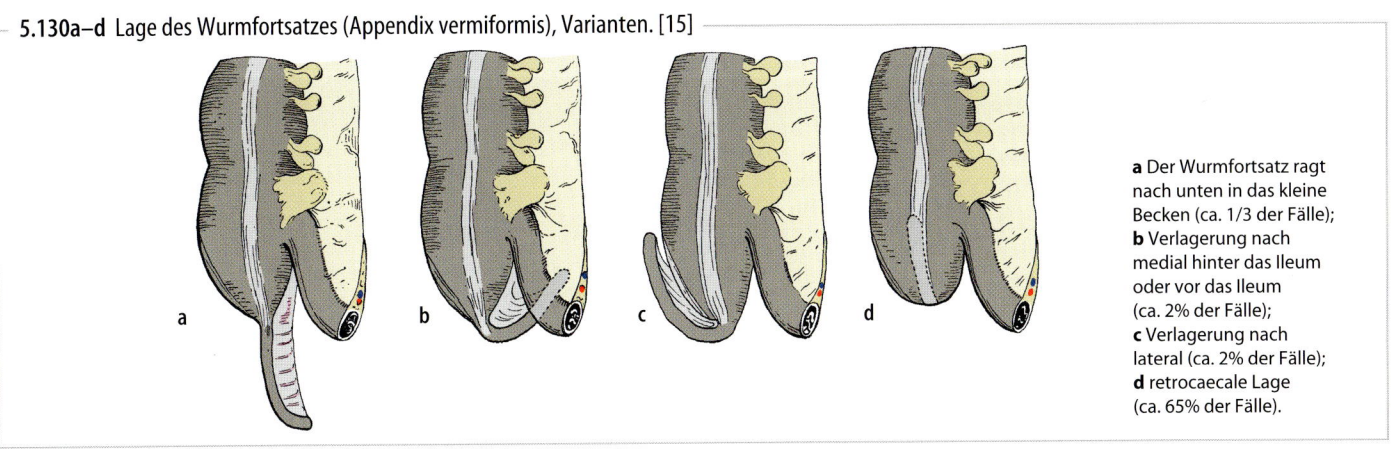

# Baucheingeweide · Appendix: Lagevarianten

**5.129** Unterbauchorgane, Dünndarm und Dickdarm, Ansicht von vorn. [6]

- Omentum majus
- **Colon transversum**
- Taenia libera und Appendices epiploicae = adiposae coli
- Mesocolon transversum
- Jejunum
- Flexura duodenojejunalis
- Flexura coli dextra
- Duodenum
  - Pars ascendens
  - Pars descendens
  - Pars horizontalis = inferior
- Plica caecalis vascularis
- **Caecum**
- Mesoappendix = Mesenteriolum
- **Appendix vermiformis**
- Colon sigmoideum
- **Ileum**
- Recessus iliocaecalis superior
- Recessus iliocaecalis inferior

Großes Netz nach oben verlagert

**5.130 a–d** Lage des Wurmfortsatzes (Appendix vermiformis), Varianten. [15]

**a** Der Wurmfortsatz ragt nach unten in das kleine Becken (ca. 1/3 der Fälle);
**b** Verlagerung nach medial hinter das Ileum oder vor das Ileum (ca. 2% der Fälle);
**c** Verlagerung nach lateral (ca. 2% der Fälle);
**d** retrocaecale Lage (ca. 65% der Fälle).

**Bauchsitus**

# Baucheingeweide · Meckel'sches Divertikel

**5.131** Dünndarmkonvolut mit Radix mesenterii und Dickdarm, Ansicht von vorn. [6]

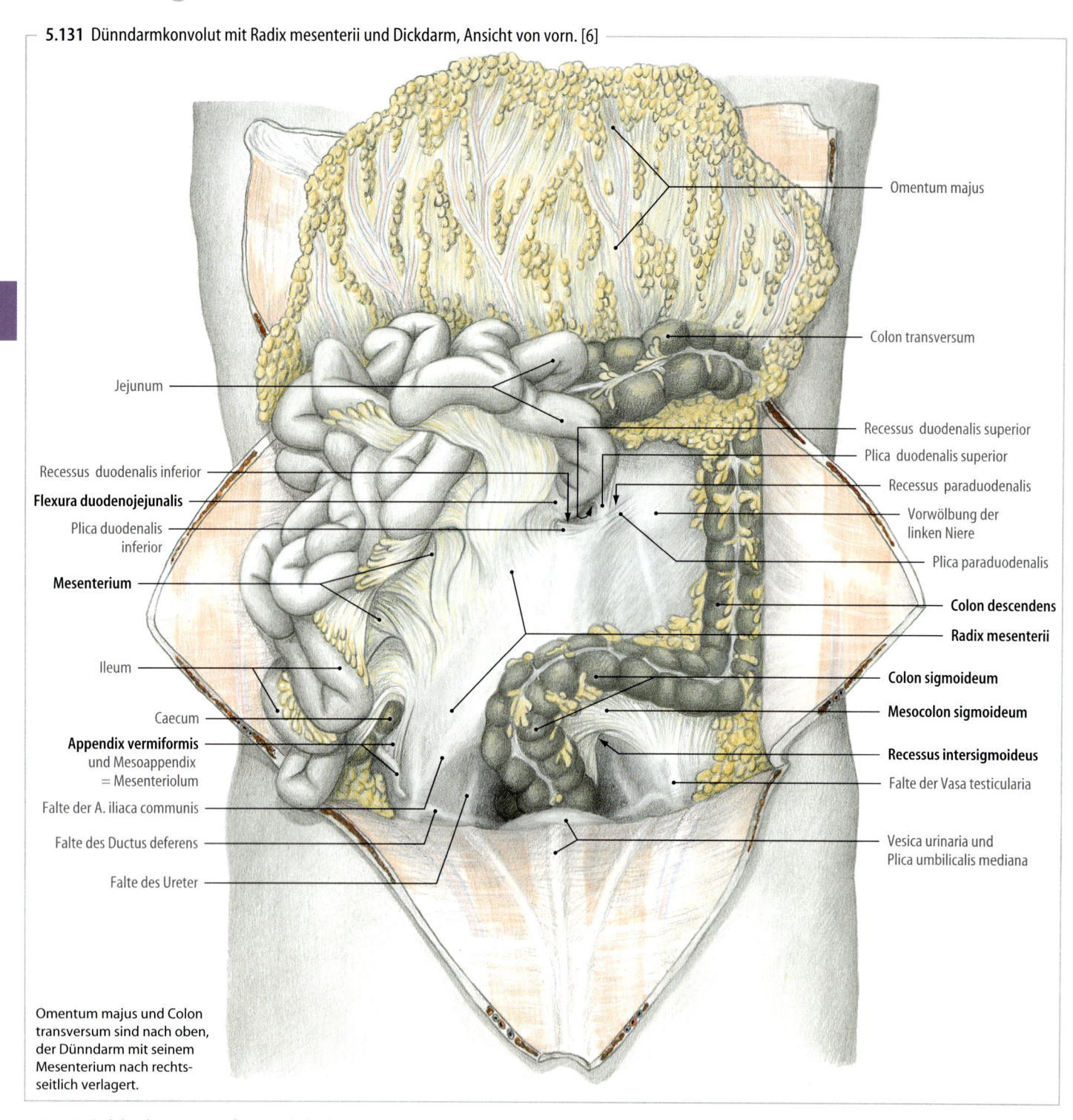

- Omentum majus
- Colon transversum
- Jejunum
- Recessus duodenalis superior
- Plica duodenalis superior
- Recessus paraduodenalis
- Recessus duodenalis inferior
- **Flexura duodenojejunalis**
- Vorwölbung der linken Niere
- Plica duodenalis inferior
- Plica paraduodenalis
- **Mesenterium**
- **Colon descendens**
- **Radix mesenterii**
- Ileum
- **Colon sigmoideum**
- Caecum
- **Mesocolon sigmoideum**
- **Appendix vermiformis** und Mesoappendix = Mesenteriolum
- **Recessus intersigmoideus**
- Falte der Vasa testicularia
- Falte der A. iliaca communis
- Falte des Ductus deferens
- Vesica urinaria und Plica umbilicalis mediana
- Falte des Ureter

Omentum majus und Colon transversum sind nach oben, der Dünndarm mit seinem Mesenterium nach rechtsseitlich verlagert.

**5.132** Teil des Ileum mit großem Meckel'schen Divertikel. [6]

> In ca. 2–4% der Fälle kommt ein Meckel'sches Divertikel im Bereich des Ileum vor. Es kann zwischen 20–100 cm oral von der Ileozäkalklappe liegen; seine Länge ist sehr variabel. Ein Meckel'sches Divertikel kann sich entzünden und eine Appendizitis vortäuschen. Bei erhaltener Verbindung zwischen Meckel'schem Divertikel und Nabel besteht die Gefahr einer Verdrehung (Volvulus) und einer Strangulation des Dünndarmes. Enthält ein Meckel'sches Divertikel Magenschleimhaut oder Pankreasgewebe, können Ulzera entstehen, in deren Folge kann es zu Blutungen und zur Perforation kommen.

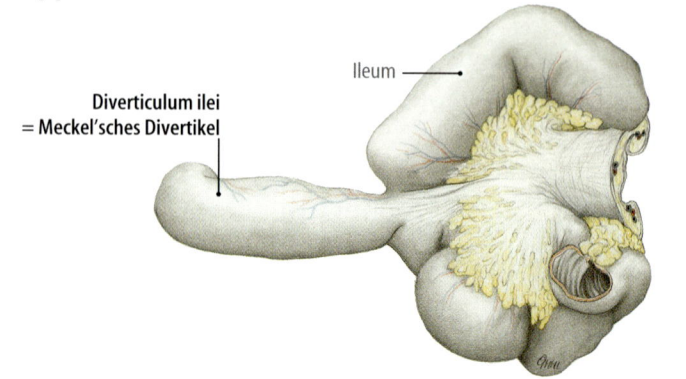

- Ileum
- **Diverticulum ilei** = Meckel'sches Divertikel

# Bauchsitus: Recessus und Plicae

**5.133a–c** Bauchsitus, Recessus und Plicae im Bereich der Unterbauchorgane. [a,b 57, 15]

Bei weiten Recessus im Bereich der Flexura duodenojejunalis kann es zu einer inneren Hernie (Treitz'sche Hernie) kommen.

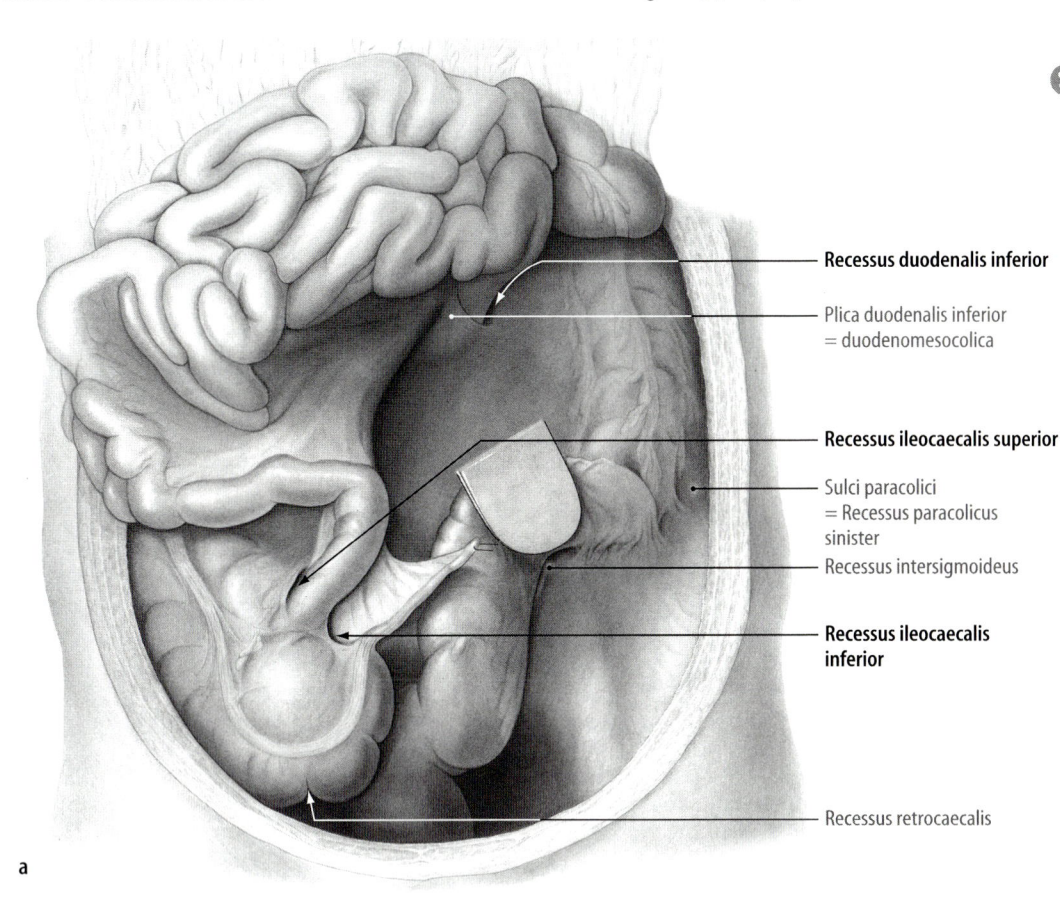

Beschriftung Abb. a:
- Recessus duodenalis inferior
- Plica duodenalis inferior = duodenomesocolica
- Recessus ileocaecalis superior
- Sulci paracolici = Recessus paracolicus sinister
- Recessus intersigmoideus
- Recessus ileocaecalis inferior
- Recessus retrocaecalis

**Recessus**
- duodenalis superior
- duodenalis inferior
 (– paraduodenalis ▸ Abb. 5.131)
- retroduodenalis
- intersigmoideus
- ileocaecalis superior
- ileocaecalis inferior
- retrocaecalis

**Plicae caecales**
**Sulci paracolici (Recessus paracolicus)**

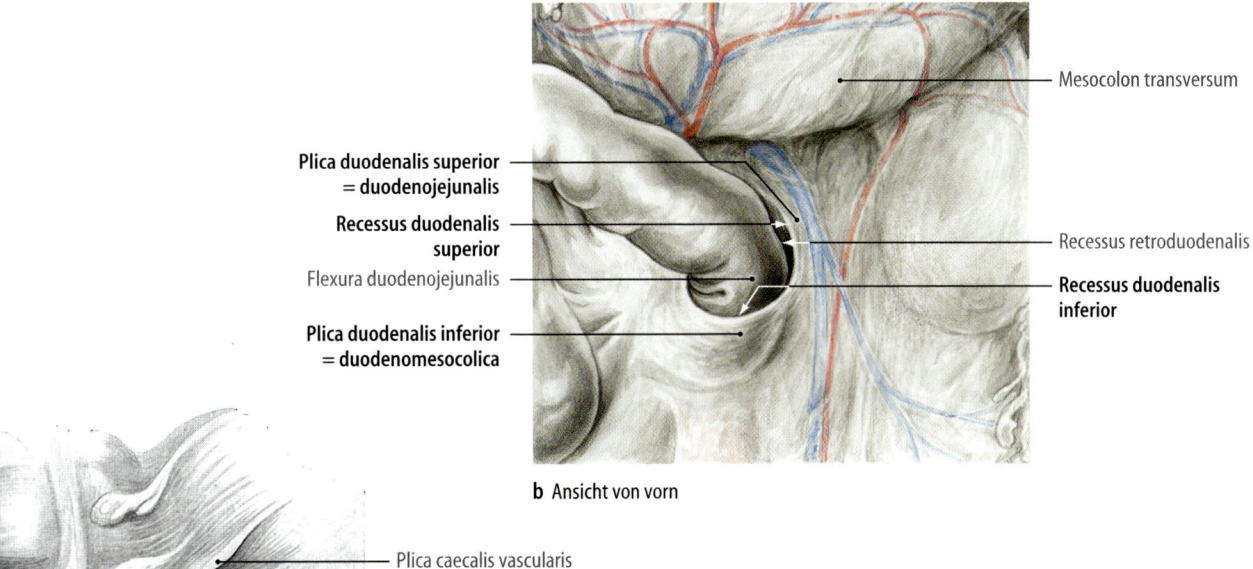

Beschriftung Abb. b:
- Mesocolon transversum
- Plica duodenalis superior = duodenojejunalis
- Recessus duodenalis superior
- Flexura duodenojejunalis
- Plica duodenalis inferior = duodenomesocolica
- Recessus retroduodenalis
- Recessus duodenalis inferior

**b** Ansicht von vorn

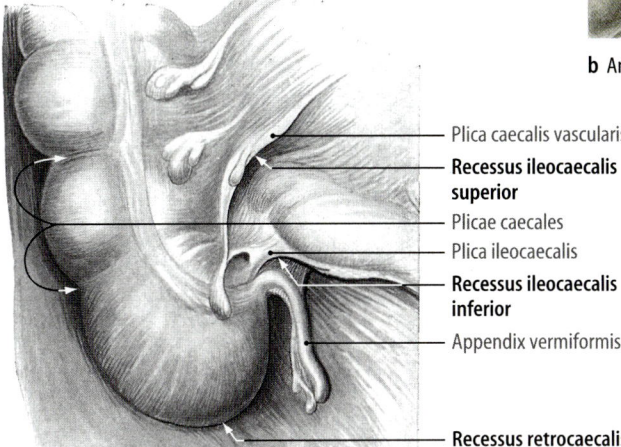

Beschriftung Abb. c:
- Plica caecalis vascularis
- Recessus ileocaecalis superior
- Plicae caecales
- Plica ileocaecalis
- Recessus ileocaecalis inferior
- Appendix vermiformis
- Recessus retrocaecalis

**c** Ansicht von vorn

**a** Übersicht, Dünndarmschlingen nach rechts-seitlich und nach oben verlagert, Appendix vermiformis mit seinem Mesenterium nach links-seitlich gezogen;
**b** Bereich der Flexura duodenojejunalis;
**c** Bereich des ileocaecalen Überganges.

**Bauchsitus**

# Dünndarm: Schleimhautrelief · Ileocaecalregion

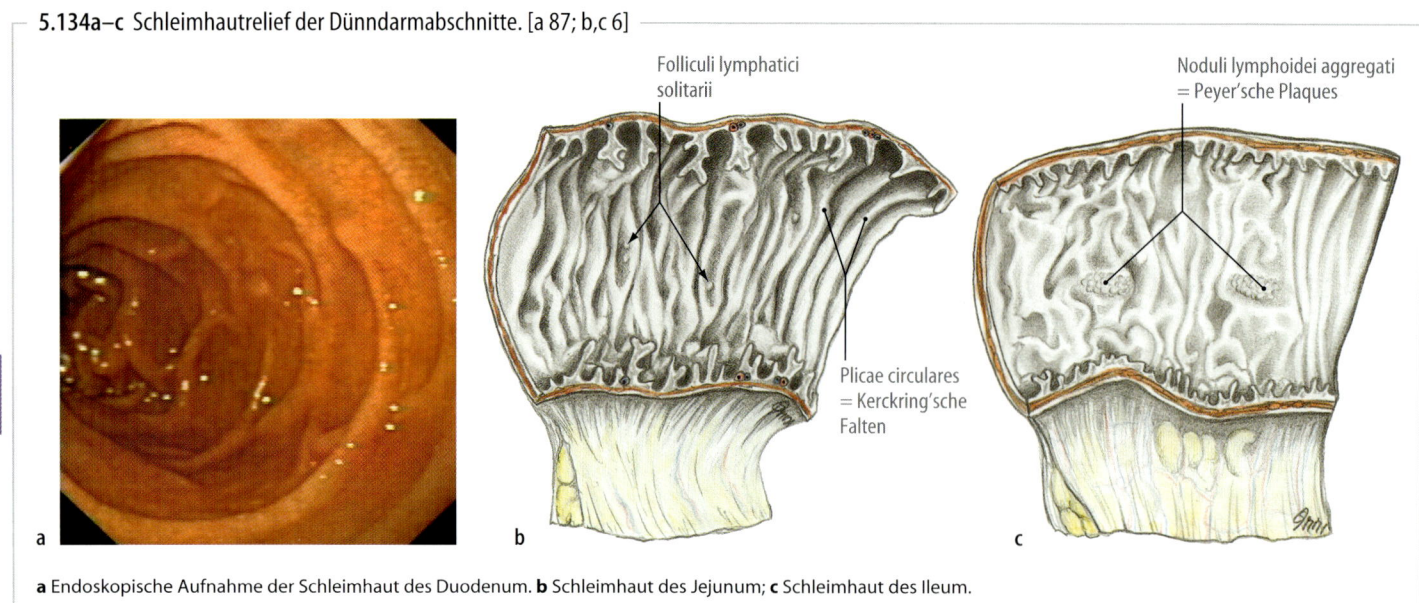

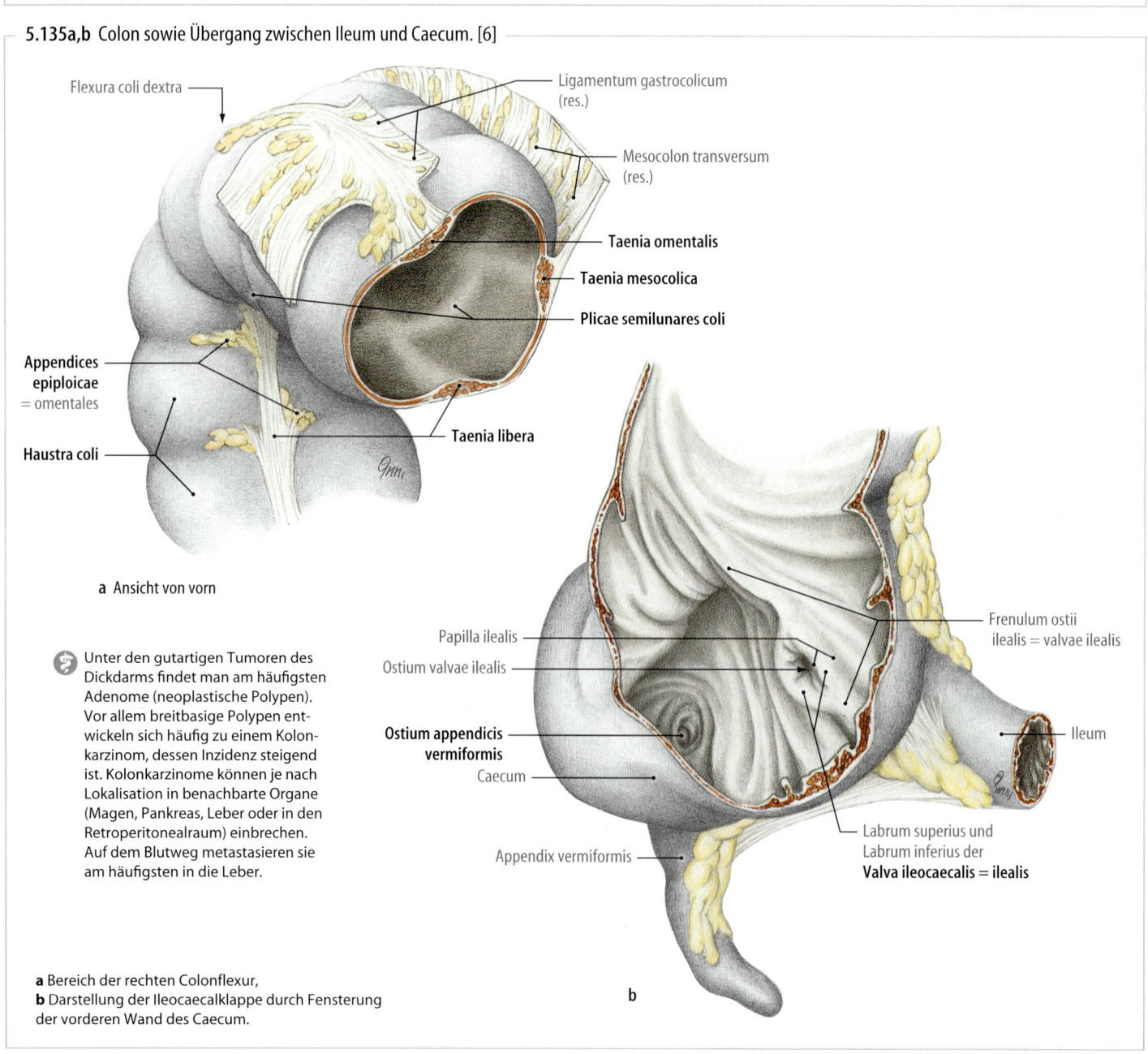

**5.134a–c** Schleimhautrelief der Dünndarmabschnitte. [a 87; b,c 6]

- Folliculi lymphatici solitarii
- Plicae circulares = Kerckring'sche Falten
- Noduli lymphoidei aggregati = Peyer'sche Plaques

**a** Endoskopische Aufnahme der Schleimhaut des Duodenum. **b** Schleimhaut des Jejunum; **c** Schleimhaut des Ileum.

**5.135a,b** Colon sowie Übergang zwischen Ileum und Caecum. [6]

- Flexura coli dextra
- Ligamentum gastrocolicum (res.)
- Mesocolon transversum (res.)
- **Taenia omentalis**
- **Taenia mesocolica**
- **Plicae semilunares coli**
- **Appendices epiploicae** = omentales
- **Taenia libera**
- **Haustra coli**

**a** Ansicht von vorn

> Unter den gutartigen Tumoren des Dickdarms findet man am häufigsten Adenome (neoplastische Polypen). Vor allem breitbasige Polypen entwickeln sich häufig zu einem Kolonkarzinom, dessen Inzidenz steigend ist. Kolonkarzinome können je nach Lokalisation in benachbarte Organe (Magen, Pankreas, Leber oder in den Retroperitonealraum) einbrechen. Auf dem Blutweg metastasieren sie am häufigsten in die Leber.

- Papilla ilealis
- Ostium valvae ilealis
- **Ostium appendicis vermiformis**
- Caecum
- Appendix vermiformis
- Frenulum ostii ilealis = valvae ilealis
- Ileum
- Labrum superius und Labrum inferius der **Valva ileocaecalis = ilealis**

**a** Bereich der rechten Colonflexur,
**b** Darstellung der Ileocaecalklappe durch Fensterung der vorderen Wand des Caecum.

## Darm: Bildgebung · Colon: Formvarianten

**5.136a,b** Röntgendarstellung des Darmes. [89]

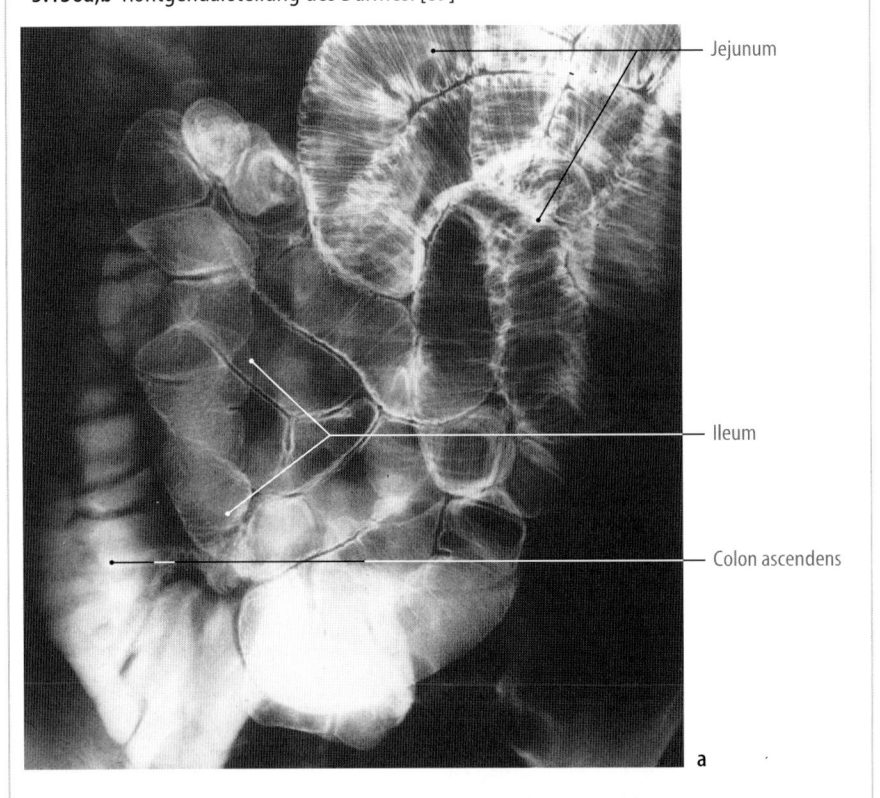

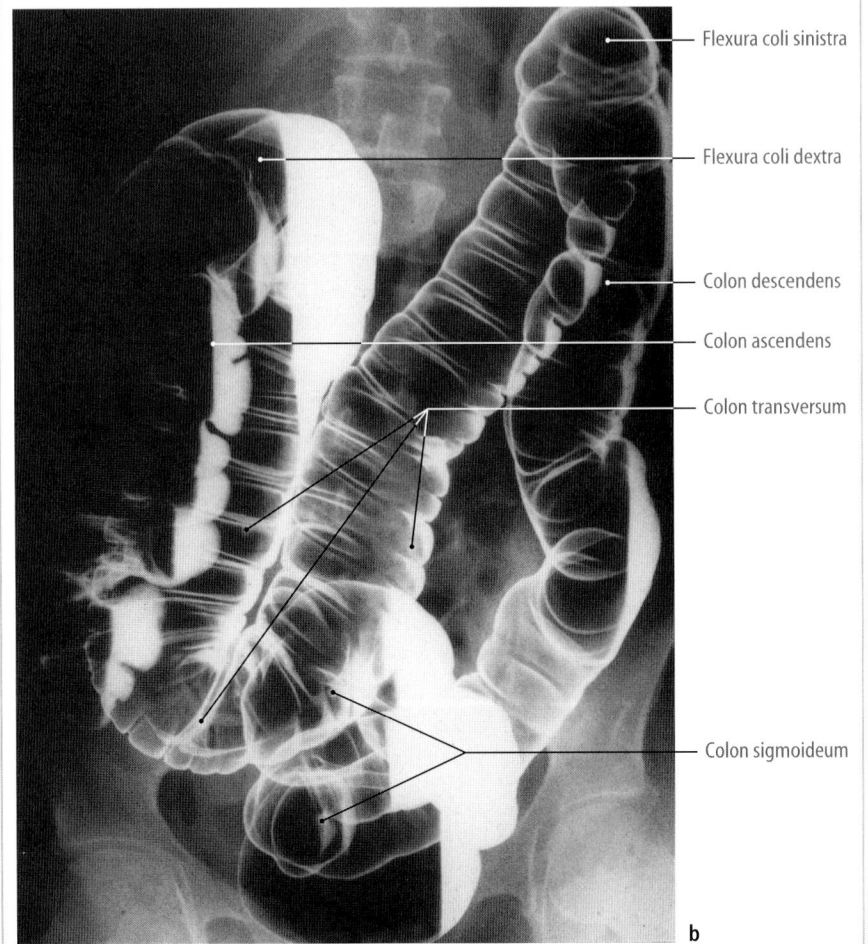

Jejunum
Ileum
Colon ascendens
Flexura coli sinistra
Flexura coli dextra
Colon descendens
Colon ascendens
Colon transversum
Colon sigmoideum

**a** Übersichtsaufnahme des Dünndarmes (Technik nach Sellink, im Liegen). Man beachte die Plicae circulares (Kerckring'sche Falten) im Jejunum sowie die Abnahme der Faltenanzahl und der Faltenhöhe im Bereich des Ileum; **b** Übersichtsaufnahme des Colon (in Linksseitenlage). V-Form des Colon transversum (ca. 25–30% der Fälle).

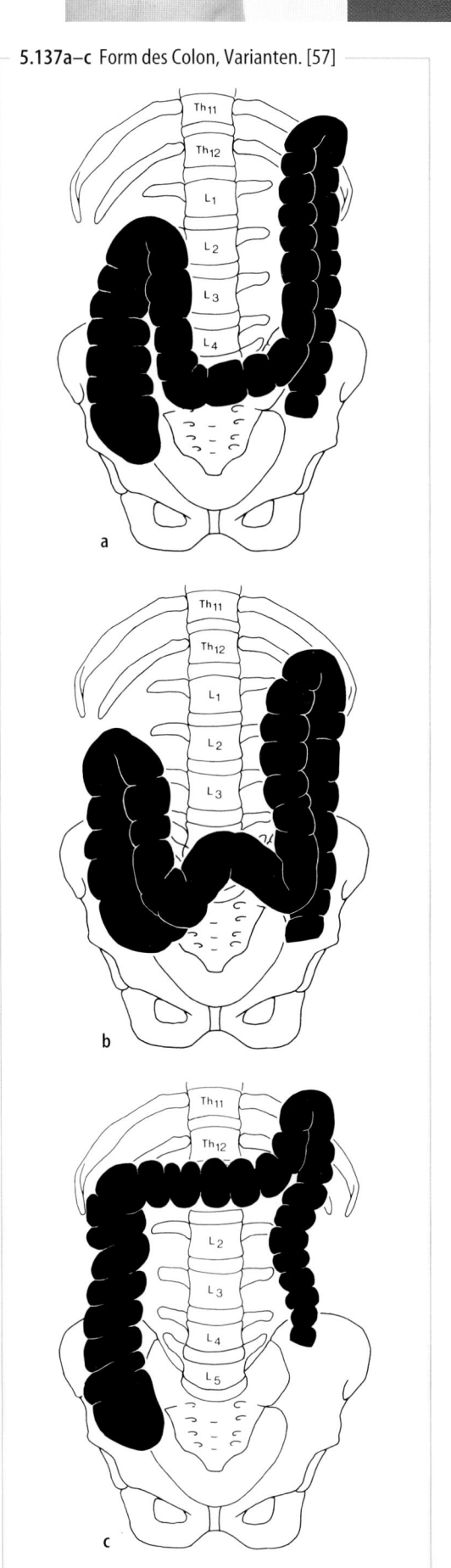

**5.137a–c** Form des Colon, Varianten. [57]

**a** U-Form (ca. 30–40% der Fälle); **b** W-Form (ca. 10–20% der Fälle); **c** Treppenform (bei Männern ca. 25% der Fälle, bei Frauen ca. 10% der Fälle).

**Bauchsitus**

# A. und V. mesenterica superior

**5.138** Versorgungsbereich der A. und der V. mesenterica superior, Ansicht von vorn. [15]

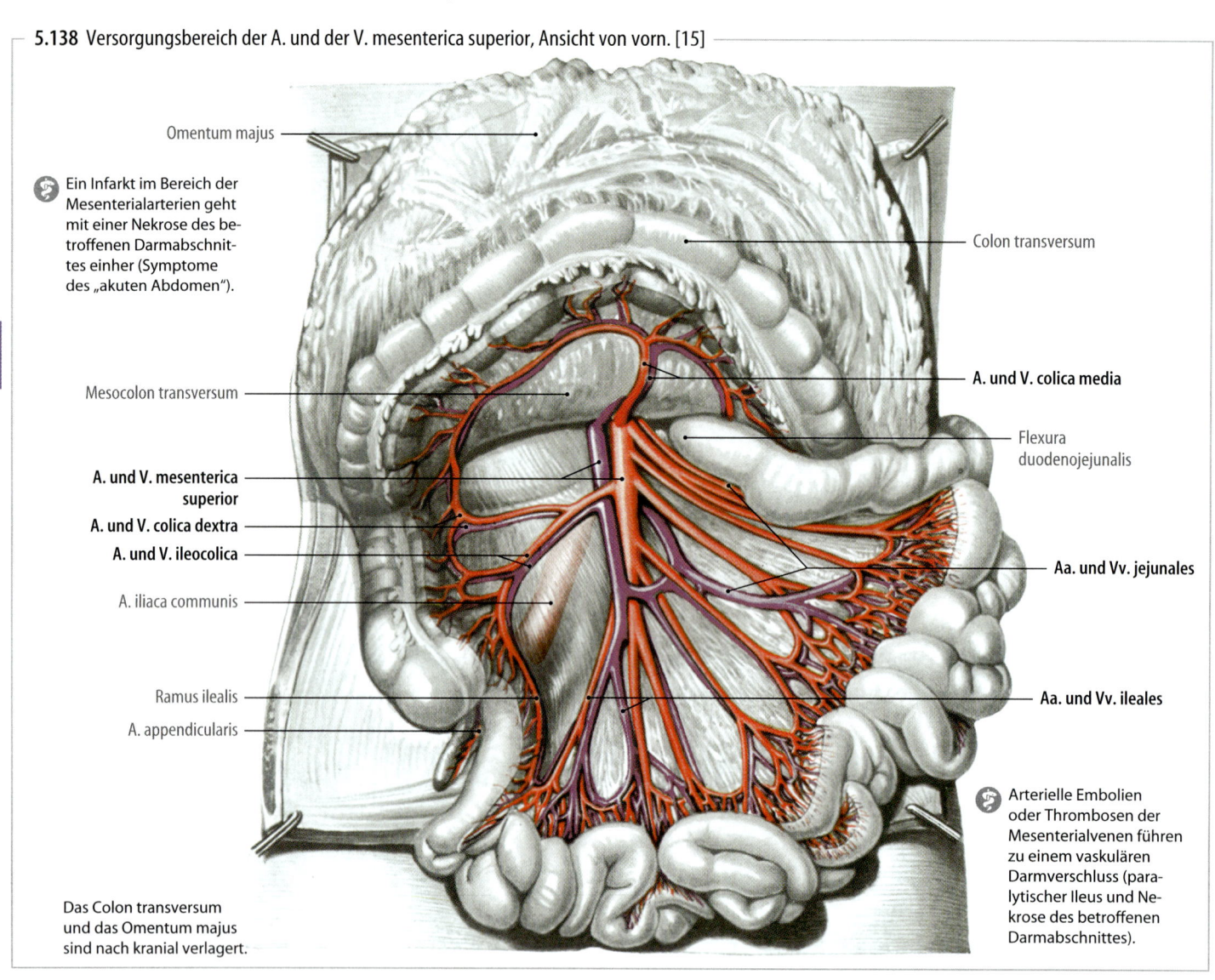

Omentum majus

⊕ Ein Infarkt im Bereich der Mesenterialarterien geht mit einer Nekrose des betroffenen Darmabschnittes einher (Symptome des „akuten Abdomen").

Colon transversum

Mesocolon transversum

A. und V. colica media

A. und V. mesenterica superior

Flexura duodenojejunalis

A. und V. colica dextra

A. und V. ileocolica

Aa. und Vv. jejunales

A. iliaca communis

Ramus ilealis

Aa. und Vv. ileales

A. appendicularis

⊕ Arterielle Embolien oder Thrombosen der Mesenterialvenen führen zu einem vaskulären Darmverschluss (paralytischer Ileus und Nekrose des betroffenen Darmabschnittes).

Das Colon transversum und das Omentum majus sind nach kranial verlagert.

**5.139a–c** Blutversorgung des Dünndarms. [a 15; b,c 2]

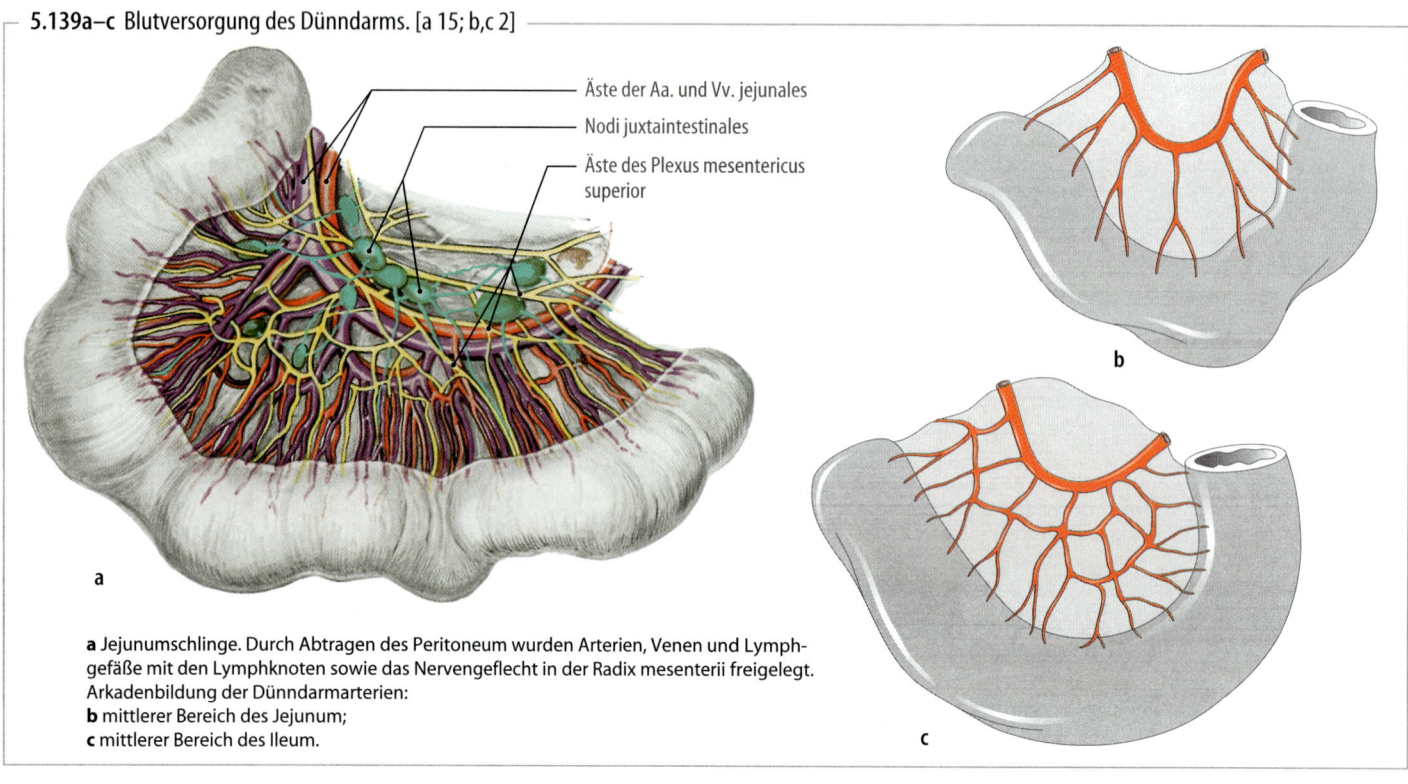

Äste der Aa. und Vv. jejunales
Nodi juxtaintestinales
Äste des Plexus mesentericus superior

**a** Jejunumschlinge. Durch Abtragen des Peritoneum wurden Arterien, Venen und Lymphgefäße mit den Lymphknoten sowie das Nervengeflecht in der Radix mesenterii freigelegt. Arkadenbildung der Dünndarmarterien:
**b** mittlerer Bereich des Jejunum;
**c** mittlerer Bereich des Ileum.

# A. mesenterica superior

**5.140** Selektive intraarterielle digitale Subtraktionsangiographie des Versorgungsgebietes der A. mesenterica superior. [73]

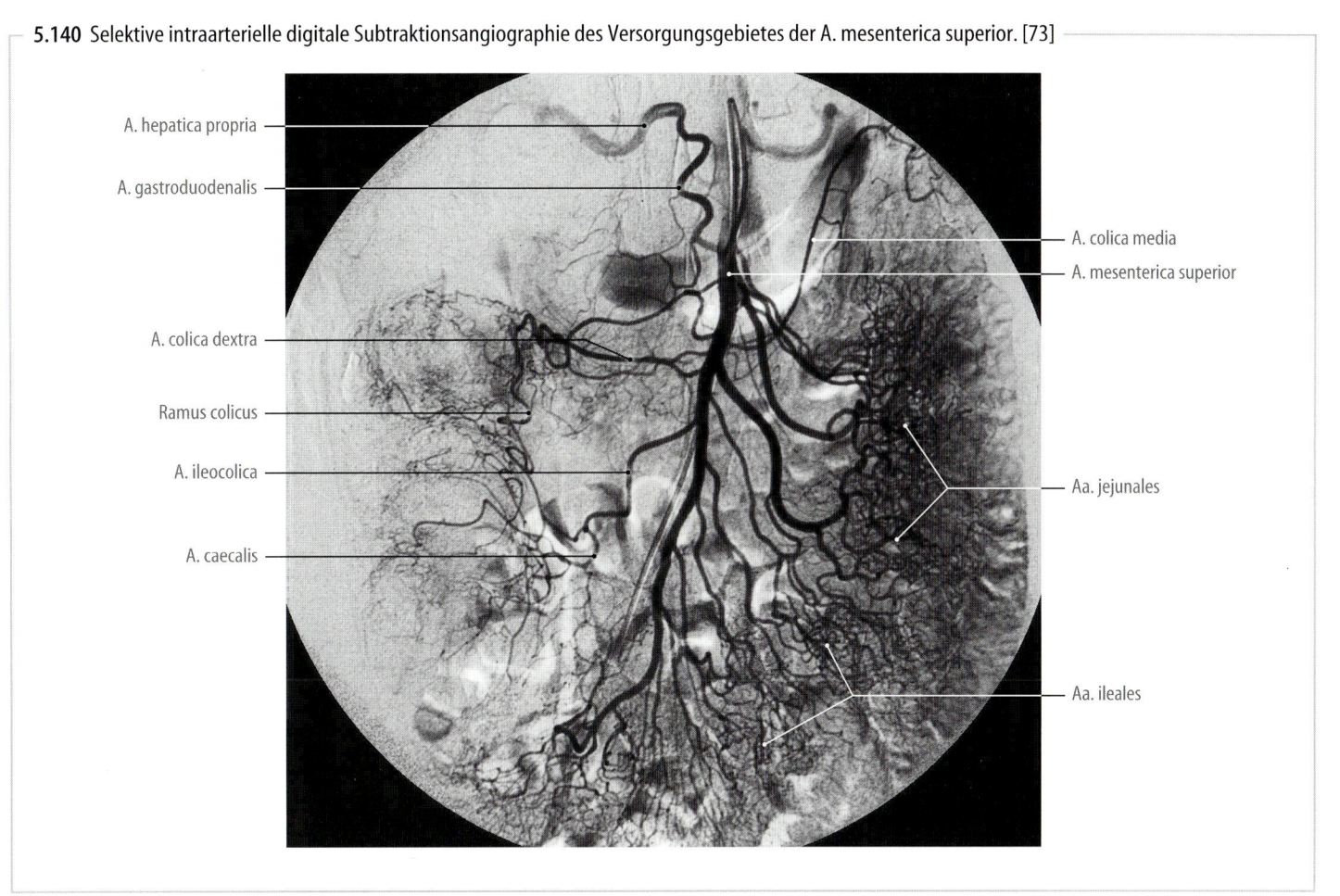

Labels (left): A. hepatica propria; A. gastroduodenalis; A. colica dextra; Ramus colicus; A. ileocolica; A. caecalis

Labels (right): A. colica media; A. mesenterica superior; Aa. jejunales; Aa. ileales

**5.141** EKG-getriggerte Multislice Computertomographie mit retrospektivem Gating (Schichtdicke 1,3 mm), Volume rendering. Darstellung der Oberbauch- und Unterbauchorgane sowie ihrer Gefäße. [75]

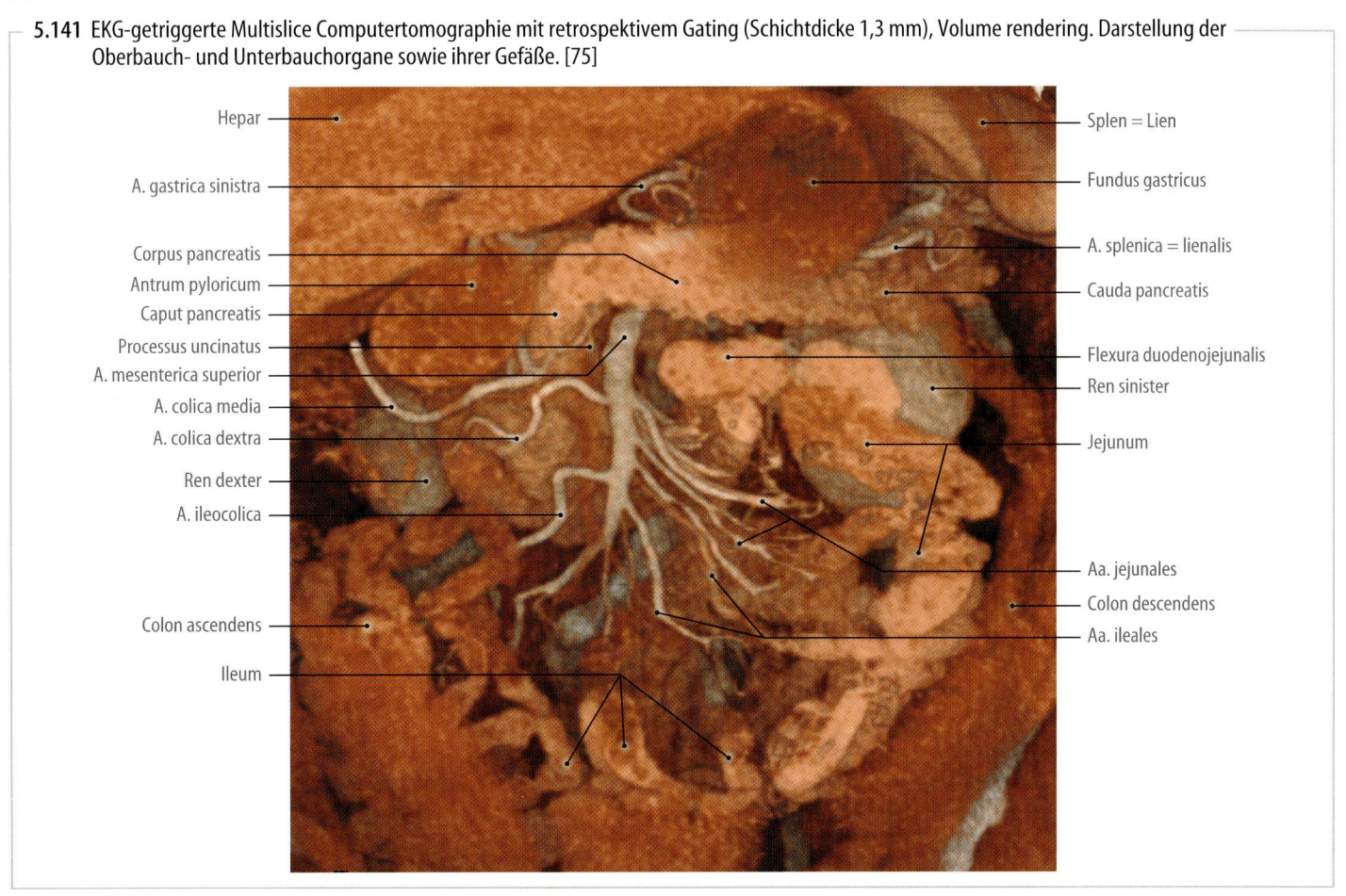

Labels (left): Hepar; A. gastrica sinistra; Corpus pancreatis; Antrum pyloricum; Caput pancreatis; Processus uncinatus; A. mesenterica superior; A. colica media; A. colica dextra; Ren dexter; A. ileocolica; Colon ascendens; Ileum

Labels (right): Splen = Lien; Fundus gastricus; A. splenica = lienalis; Cauda pancreatis; Flexura duodenojejunalis; Ren sinister; Jejunum; Aa. jejunales; Colon descendens; Aa. ileales

**Bauchsitus**

# Dickdarm: arterielle Versorgung

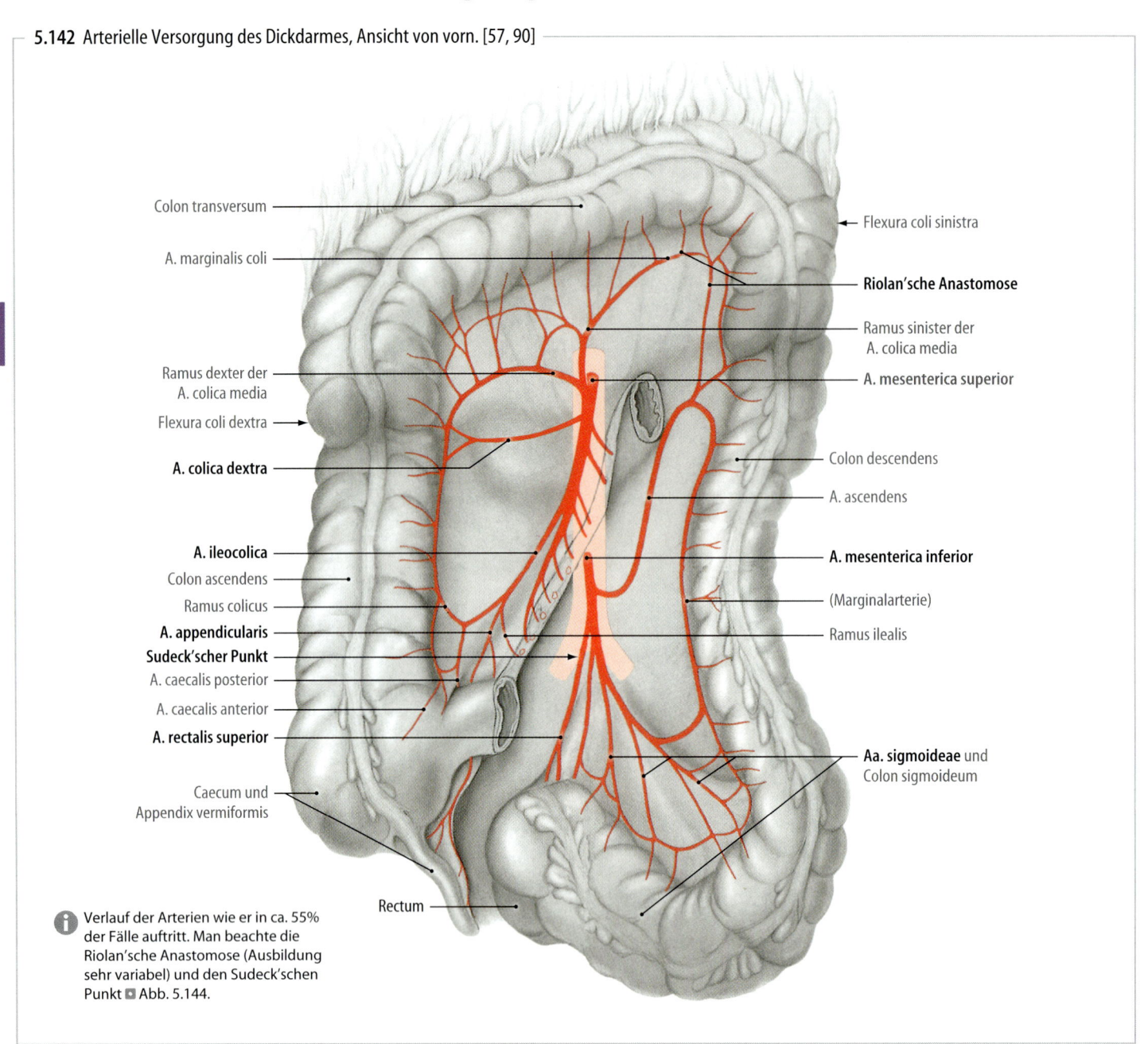

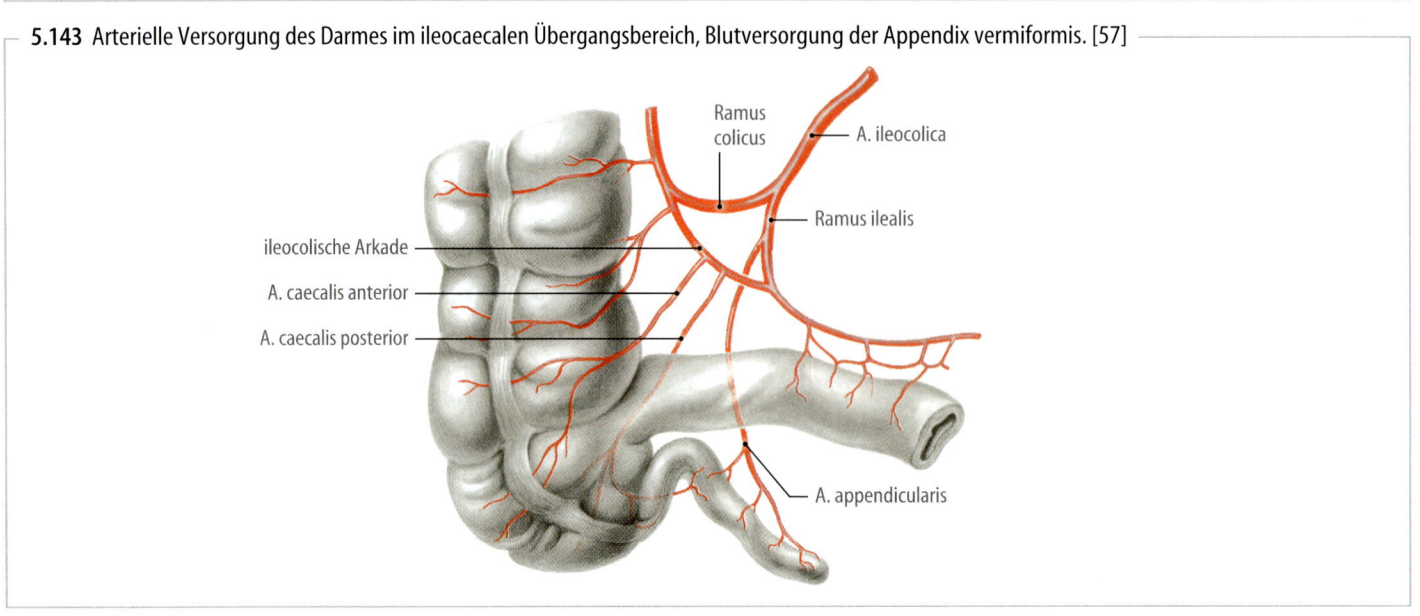

**5.142 Arterielle Versorgung des Dickdarmes, Ansicht von vorn. [57, 90]**

- Colon transversum
- A. marginalis coli
- Ramus dexter der A. colica media
- Flexura coli dextra
- **A. colica dextra**
- **A. ileocolica**
- Colon ascendens
- Ramus colicus
- **A. appendicularis**
- **Sudeck'scher Punkt**
- A. caecalis posterior
- A. caecalis anterior
- **A. rectalis superior**
- Caecum und Appendix vermiformis
- Rectum
- Flexura coli sinistra
- **Riolan'sche Anastomose**
- Ramus sinister der A. colica media
- **A. mesenterica superior**
- Colon descendens
- A. ascendens
- **A. mesenterica inferior**
- (Marginalarterie)
- Ramus ilealis
- **Aa. sigmoideae** und Colon sigmoideum

ℹ Verlauf der Arterien wie er in ca. 55% der Fälle auftritt. Man beachte die Riolan'sche Anastomose (Ausbildung sehr variabel) und den Sudeck'schen Punkt ▸ Abb. 5.144.

**5.143 Arterielle Versorgung des Darmes im ileocaecalen Übergangsbereich, Blutversorgung der Appendix vermiformis. [57]**

- Ramus colicus
- A. ileocolica
- ileocolische Arkade
- A. caecalis anterior
- A. caecalis posterior
- Ramus ilealis
- A. appendicularis

# Arterien des Bauchraums: Anastomosen

**5.144a–c Anastomosen zwischen den Arterien des Bauchraumes.**

Die Anastomosen zwischen den Arterien der Baucheingeweide haben bei chirurgischen Eingriffen sowie zur Kollateralkreislaufbildung im Rahmen von Stenosen und Gefäßverschlüssen praktische klinische Bedeutung.

Der Sudeck'sche Punkt markiert die Anastomose zwischen der am weitesten kaudal liegenden Arkade der A. sigmoidea und der A. rectalis superior. Bei einer Unterbindung der A. rectalis superior kranial des Sudeck'schen Punktes ist die Blutversorgung des Rektums gewährleistet. Eine Unterbindung kaudal des Sudeck'schen Punktes kann zu Durchblutungsstörungen des Rektums führen, wenn die Anastomosen mit der A. rectalis media in der Darmwand unzureichend sind.

### Arterien des Dünndarmes und des Dickdarmes

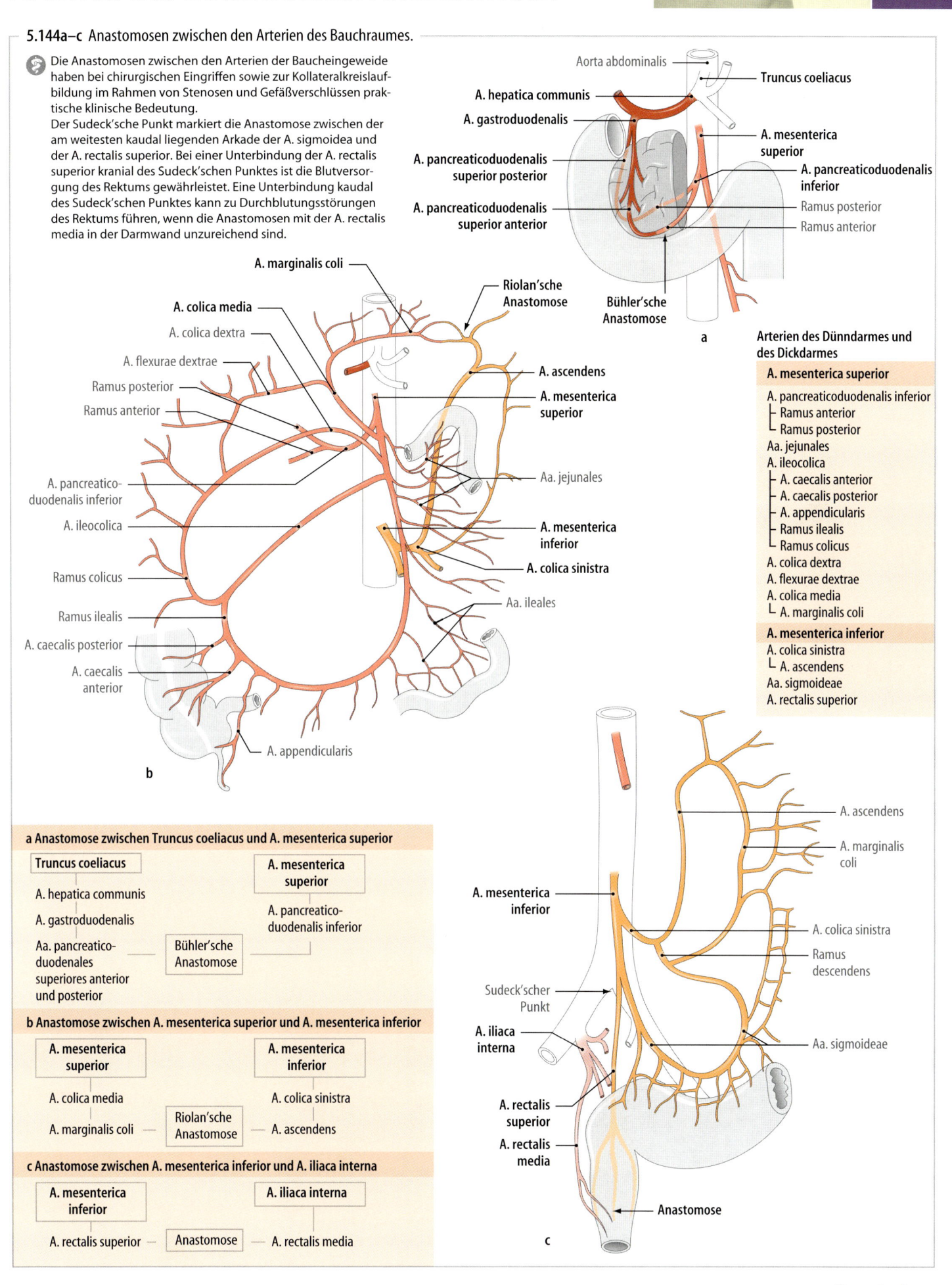

**A. mesenterica superior**
- A. pancreaticoduodenalis inferior
  - Ramus anterior
  - Ramus posterior
- Aa. jejunales
- A. ileocolica
  - A. caecalis anterior
  - A. caecalis posterior
  - A. appendicularis
  - Ramus ilealis
  - Ramus colicus
- A. colica dextra
- A. flexurae dextrae
- A. colica media
  - A. marginalis coli

**A. mesenterica inferior**
- A. colica sinistra
  - A. ascendens
- Aa. sigmoideae
- A. rectalis superior

### a Anastomose zwischen Truncus coeliacus und A. mesenterica superior

| Truncus coeliacus | A. mesenterica superior |
|---|---|
| A. hepatica communis | |
| A. gastroduodenalis | A. pancreaticoduodenalis inferior |
| Aa. pancreaticoduodenales superiores anterior und posterior | Bühler'sche Anastomose |

### b Anastomose zwischen A. mesenterica superior und A. mesenterica inferior

| A. mesenterica superior | A. mesenterica inferior |
|---|---|
| A. colica media | A. colica sinistra |
| A. marginalis coli | Riolan'sche Anastomose — A. ascendens |

### c Anastomose zwischen A. mesenterica inferior und A. iliaca interna

| A. mesenterica inferior | A. iliaca interna |
|---|---|
| A. rectalis superior | Anastomose — A. rectalis media |

**Bauchsitus**

# A. und V. mesenterica inferior

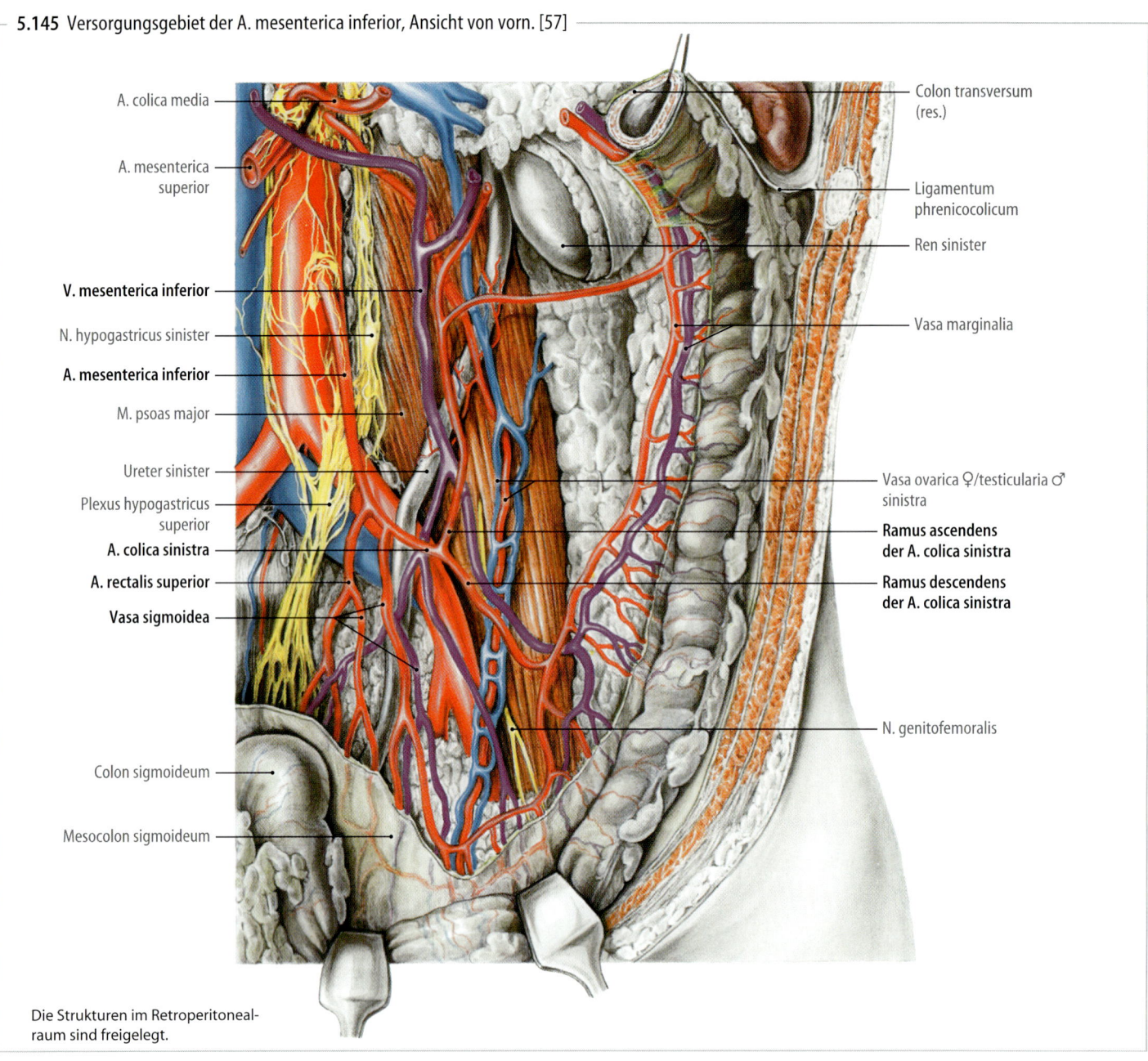

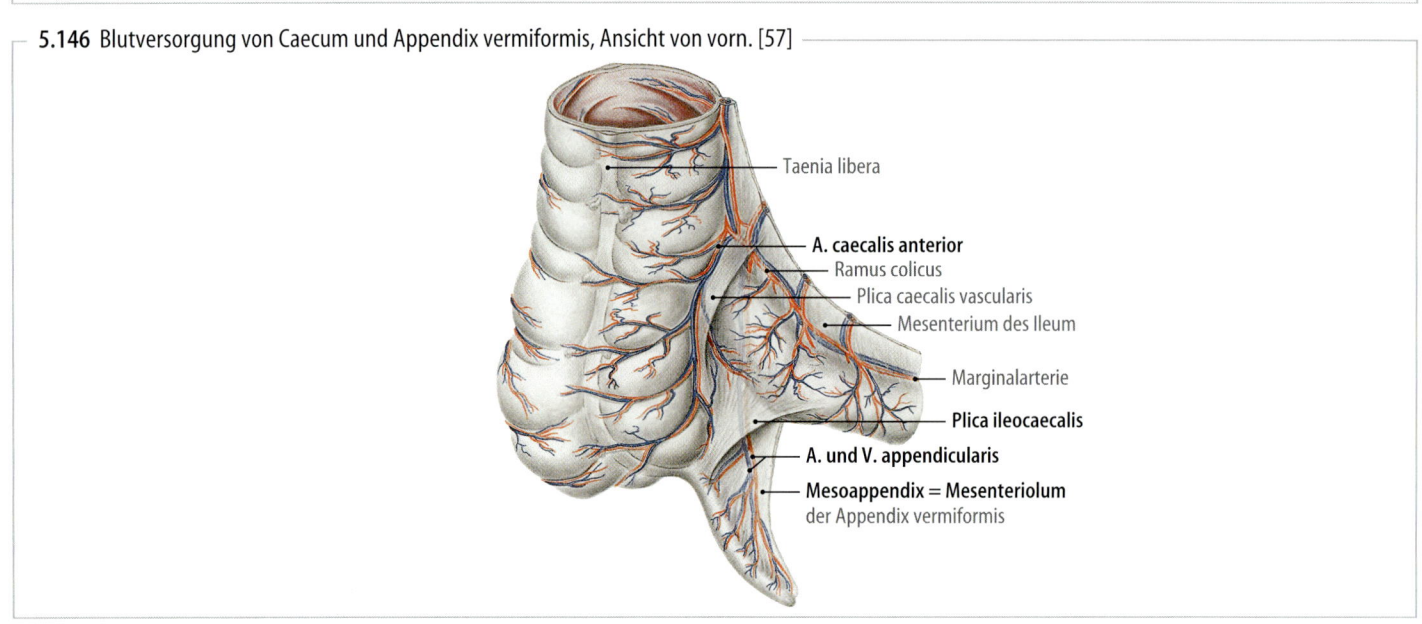

**5.145 Versorgungsgebiet der A. mesenterica inferior, Ansicht von vorn. [57]**

Labels (links): A. colica media; A. mesenterica superior; V. mesenterica inferior; N. hypogastricus sinister; A. mesenterica inferior; M. psoas major; Ureter sinister; Plexus hypogastricus superior; A. colica sinistra; A. rectalis superior; Vasa sigmoidea; Colon sigmoideum; Mesocolon sigmoideum

Labels (rechts): Colon transversum (res.); Ligamentum phrenicocolicum; Ren sinister; Vasa marginalia; Vasa ovarica ♀/testicularia ♂ sinistra; Ramus ascendens der A. colica sinistra; Ramus descendens der A. colica sinistra; N. genitofemoralis

Die Strukturen im Retroperitonealraum sind freigelegt.

**5.146 Blutversorgung von Caecum und Appendix vermiformis, Ansicht von vorn. [57]**

Labels: Taenia libera; A. caecalis anterior; Ramus colicus; Plica caecalis vascularis; Mesenterium des Ileum; Marginalarterie; Plica ileocaecalis; A. und V. appendicularis; Mesoappendix = Mesenteriolum der Appendix vermiformis

# Darm: Lymphsystem · Bauchhöhlenwand

**5.147 Regionäre Lymphknoten und Lymphabfluss des Darmes.** [57]

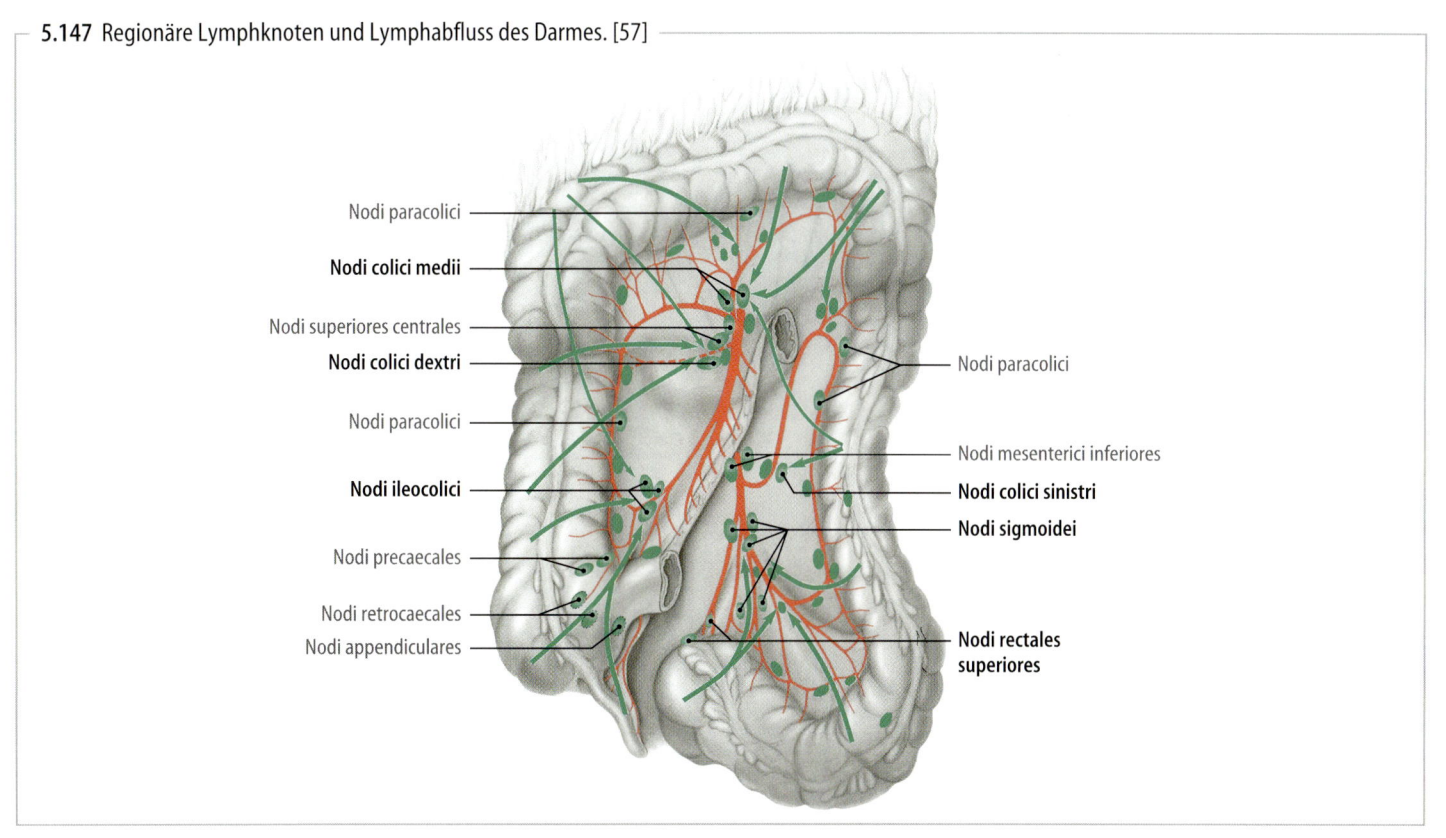

Labels:
- Nodi paracolici
- **Nodi colici medii**
- Nodi superiores centrales
- **Nodi colici dextri**
- Nodi paracolici
- **Nodi ileocolici**
- Nodi precaecales
- Nodi retrocaecales
- Nodi appendiculares
- Nodi paracolici
- Nodi mesenterici inferiores
- **Nodi colici sinistri**
- **Nodi sigmoidei**
- **Nodi rectales superiores**

**5.148 Dorsale Wand der Bauchhöhle.** [15]

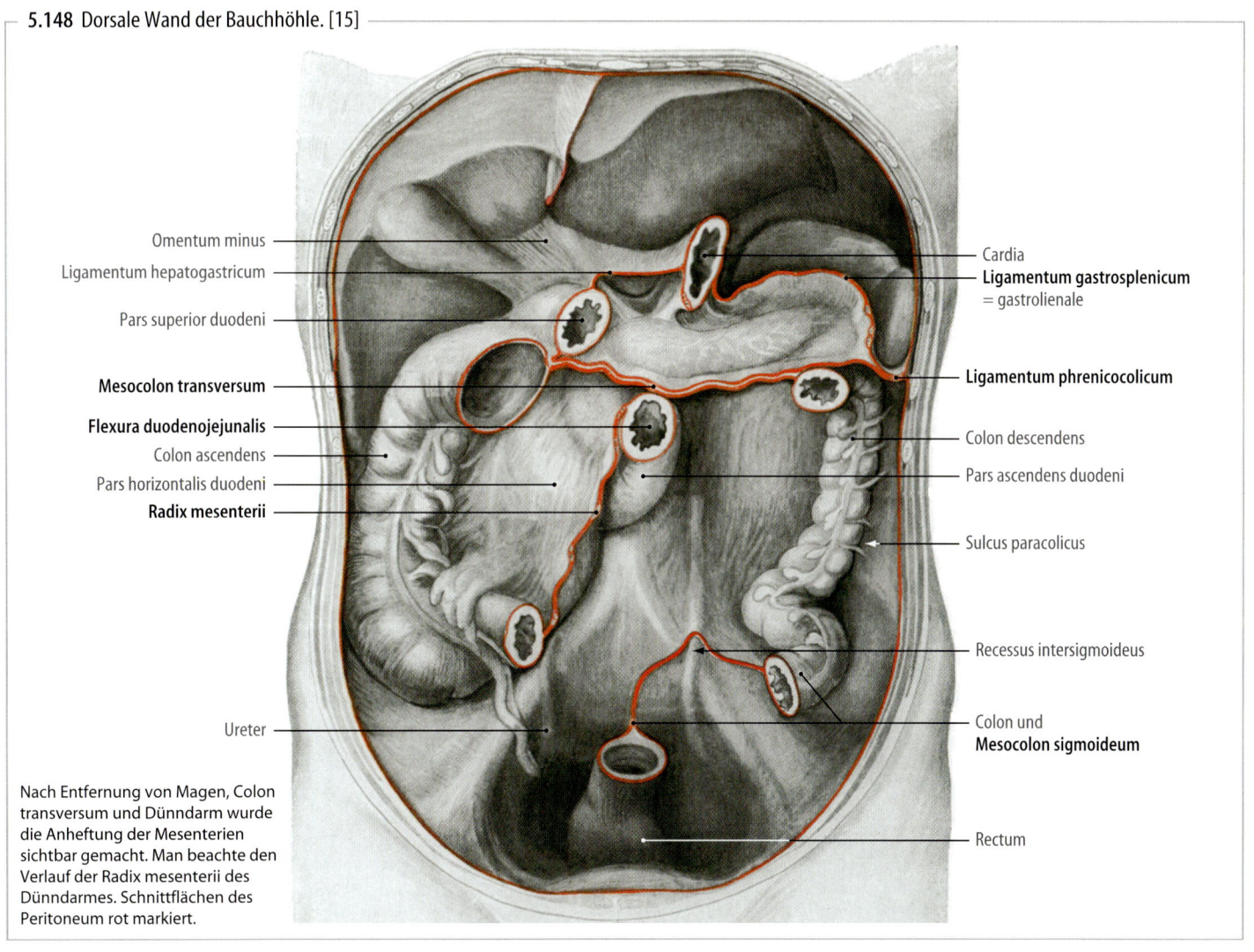

Labels:
- Omentum minus
- Ligamentum hepatogastricum
- Pars superior duodeni
- **Mesocolon transversum**
- **Flexura duodenojejunalis**
- Colon ascendens
- Pars horizontalis duodeni
- **Radix mesenterii**
- Ureter
- Cardia
- **Ligamentum gastrosplenicum** = gastrolienale
- **Ligamentum phrenicocolicum**
- Colon descendens
- Pars ascendens duodeni
- Sulcus paracolicus
- Recessus intersigmoideus
- Colon und **Mesocolon sigmoideum**
- Rectum

Nach Entfernung von Magen, Colon transversum und Dünndarm wurde die Anheftung der Mesenterien sichtbar gemacht. Man beachte den Verlauf der Radix mesenterii des Dünndarmes. Schnittflächen des Peritoneum rot markiert.

**Bauchsitus**

# Dorsale Bauchhöhlenwand · Recessus

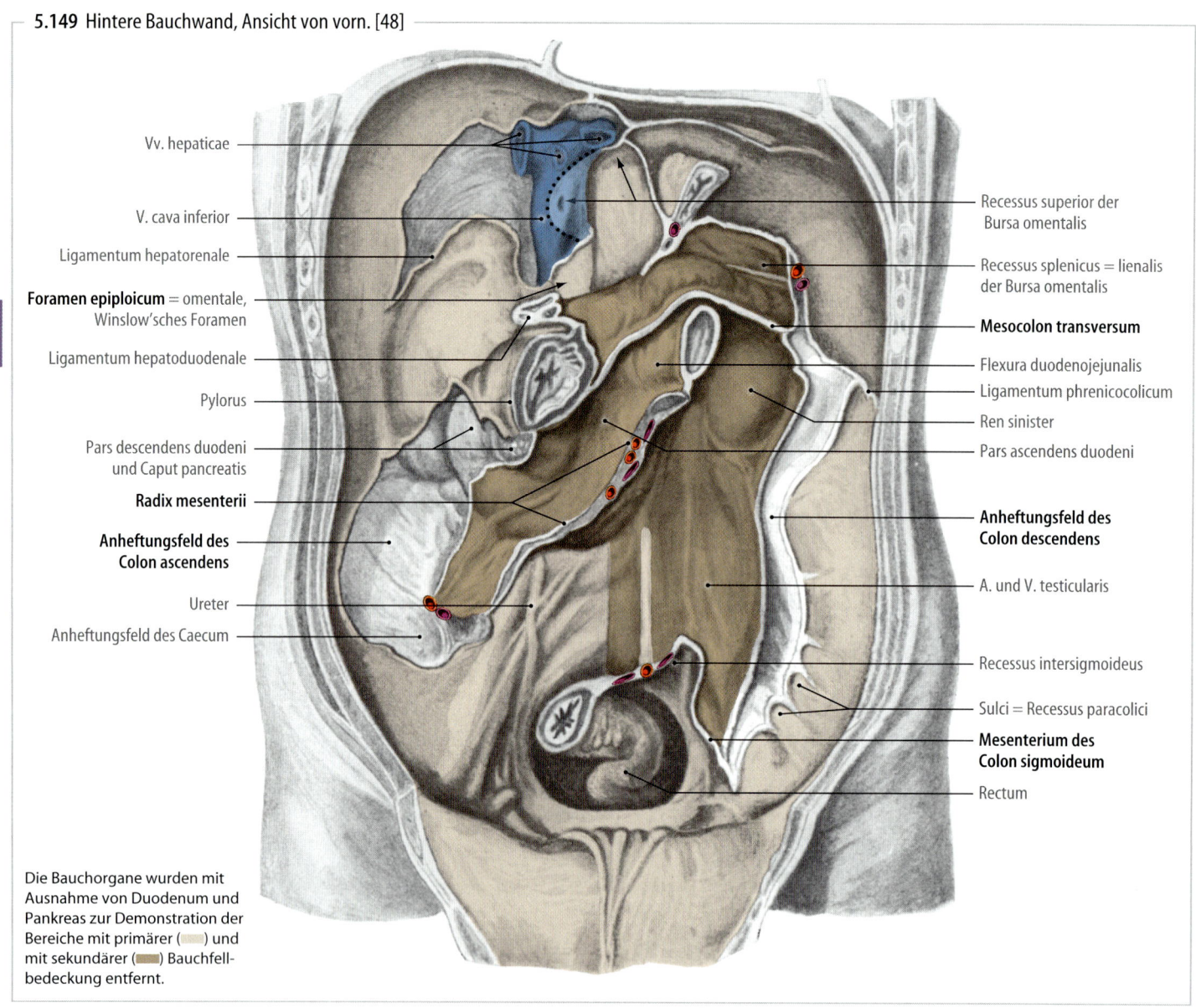

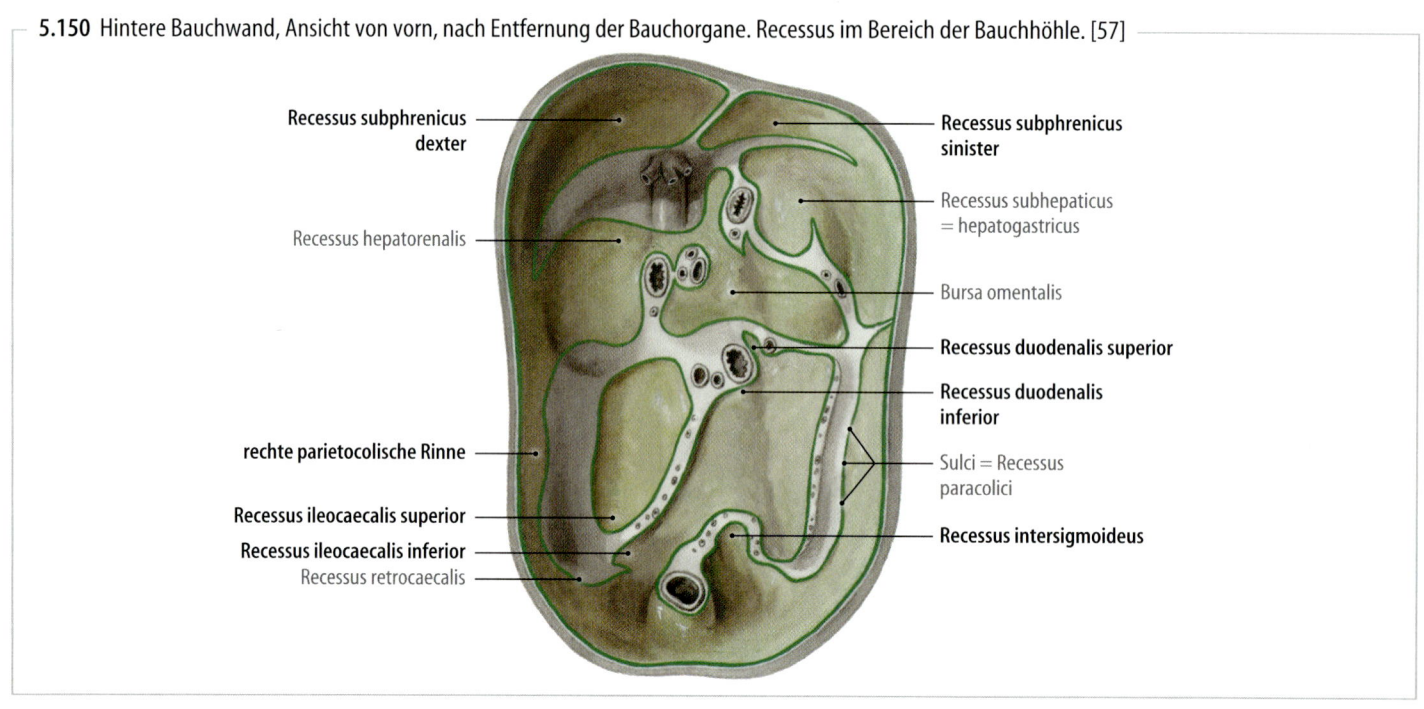

**5.149 Hintere Bauchwand, Ansicht von vorn.** [48]

Labels (figure 5.149):
- Vv. hepaticae
- V. cava inferior
- Ligamentum hepatorenale
- **Foramen epiploicum** = omentale, Winslow'sches Foramen
- Ligamentum hepatoduodenale
- Pylorus
- Pars descendens duodeni und Caput pancreatis
- **Radix mesenterii**
- **Anheftungsfeld des Colon ascendens**
- Ureter
- Anheftungsfeld des Caecum
- Recessus superior der Bursa omentalis
- Recessus splenicus = lienalis der Bursa omentalis
- **Mesocolon transversum**
- Flexura duodenojejunalis
- Ligamentum phrenicocolicum
- Ren sinister
- Pars ascendens duodeni
- **Anheftungsfeld des Colon descendens**
- A. und V. testicularis
- Recessus intersigmoideus
- Sulci = Recessus paracolici
- **Mesenterium des Colon sigmoideum**
- Rectum

Die Bauchorgane wurden mit Ausnahme von Duodenum und Pankreas zur Demonstration der Bereiche mit primärer (▭) und mit sekundärer (▬) Bauchfellbedeckung entfernt.

**5.150 Hintere Bauchwand, Ansicht von vorn, nach Entfernung der Bauchorgane. Recessus im Bereich der Bauchhöhle.** [57]

Labels (figure 5.150):
- **Recessus subphrenicus dexter**
- Recessus hepatorenalis
- rechte parietocolische Rinne
- **Recessus ileocaecalis superior**
- Recessus ileocaecalis inferior
- Recessus retrocaecalis
- **Recessus subphrenicus sinister**
- Recessus subhepaticus = hepatogastricus
- Bursa omentalis
- **Recessus duodenalis superior**
- **Recessus duodenalis inferior**
- Sulci = Recessus paracolici
- **Recessus intersigmoideus**

# Retroperitonealraum

**5.151** Organe und Leitungsbahnen des Retroperitonealraumes, Ansicht von vorn. [57]

*Labels (left side, top to bottom):*
- V. cava inferior
- V. suprarenalis dextra
- **A. renalis dextra**
- Ren dexter
- **V. renalis dextra**
- N. subcostalis
- **A. und V. testicularis dextra**
- Ureter dexter
- **N. iliohypogastricus**
- M. psoas major
- A. und V. iliaca communis
- **N. ilioinguinalis**
- M. iliacus
- **N. cutaneus femoris lateralis**
- **N. genitofemoralis**

*Labels (right side, top to bottom):*
- A. phrenica inferior sinistra
- **Glandula suprarenalis sinistra**
- **Truncus coeliacus**
- V. suprarenalis sinistra
- A. mesenterica superior
- Aorta abdominalis
- A. mesenterica inferior
- N. iliohypogastricus
- **Ureter sinister**
- N. ilioinguinalis
- **A. und V. testicularis sinistra**
- N. cutaneus femoris lateralis
- A. und V. sacralis mediana
- Plexus rectalis superior
- Colon sigmoideum
- Vesica urinaria

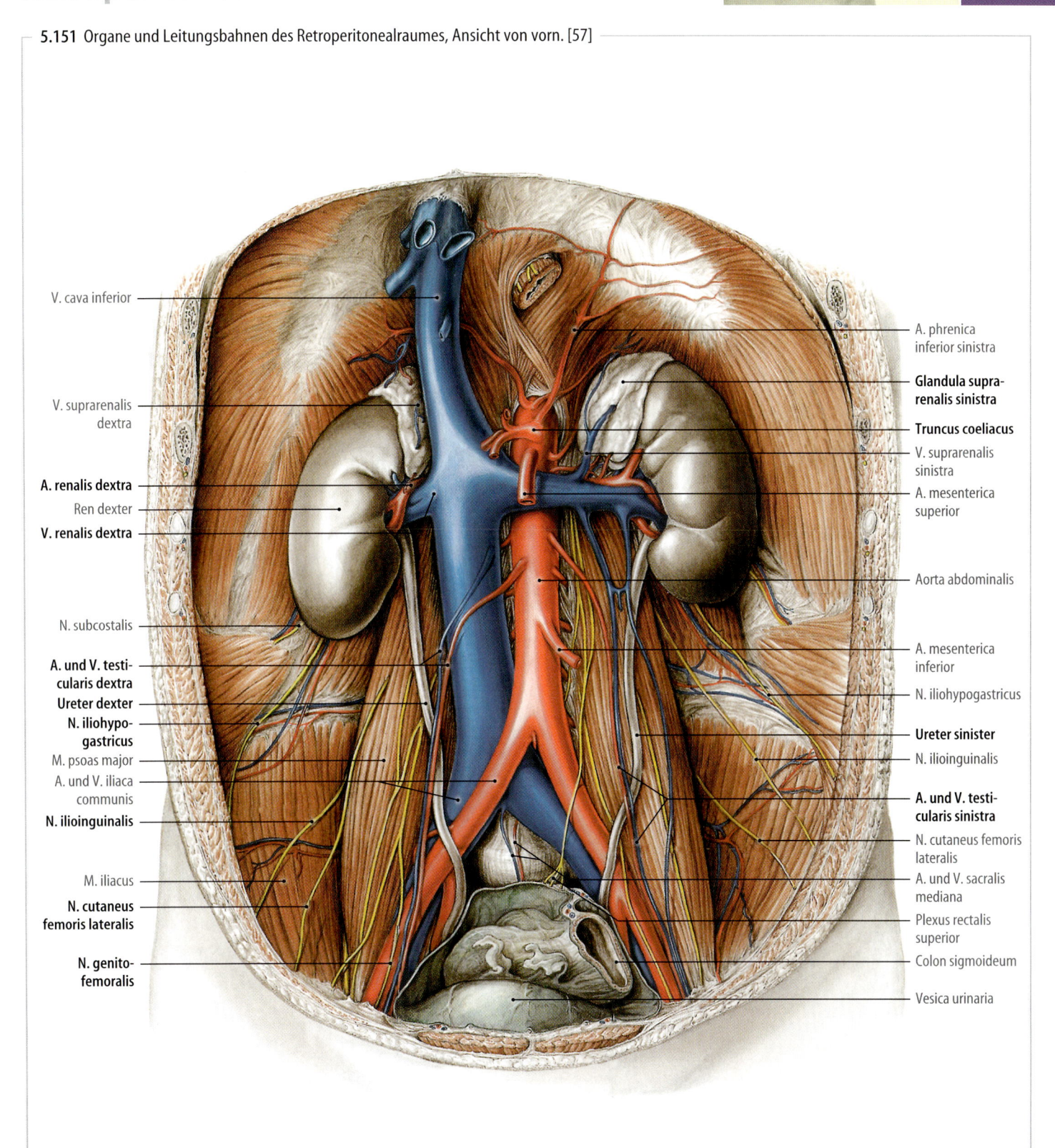

Die Tunica serosa und die Tela subserosa sowie die Fascia transversalis und die Muskelfaszien wurden abgetragen.

ℹ Man beachte die Überkreuzung des Ureters durch die Vasa testicularia ♂/ovarica ♀ und die Überkreuzung der A. und der V. iliaca communis durch den Ureter.

Ureterengen:
1. Enge: am Übergang vom Nierenbecken zum Ureter
2. Enge: Überkreuzung durch die Vasa ovarica/testicularia
3. Enge: im Bereich der Überkreuzung der Iliakalgefäße
4. Enge: an der Einmündung in die Harnblase

# Niere: Peritonealbedeckung · Nachbarorgane

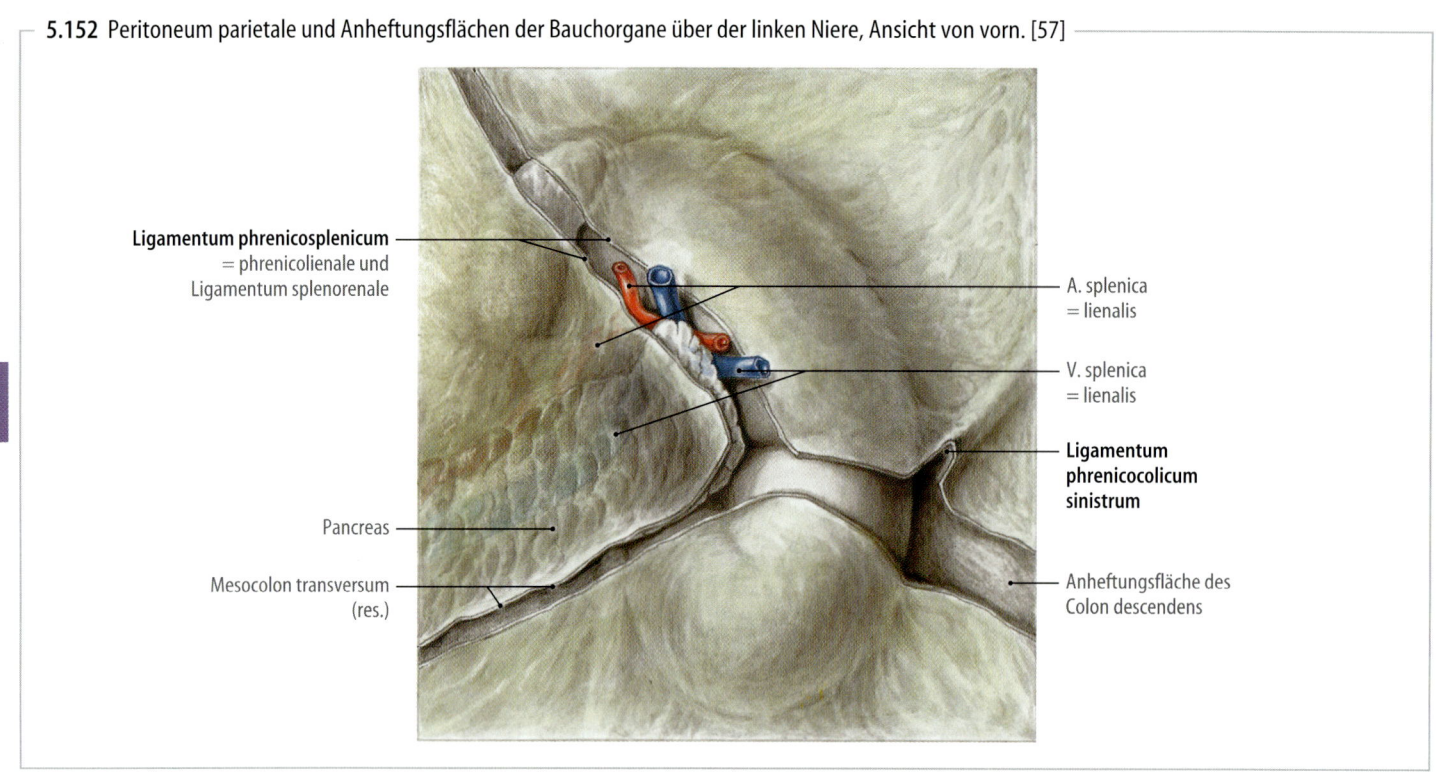

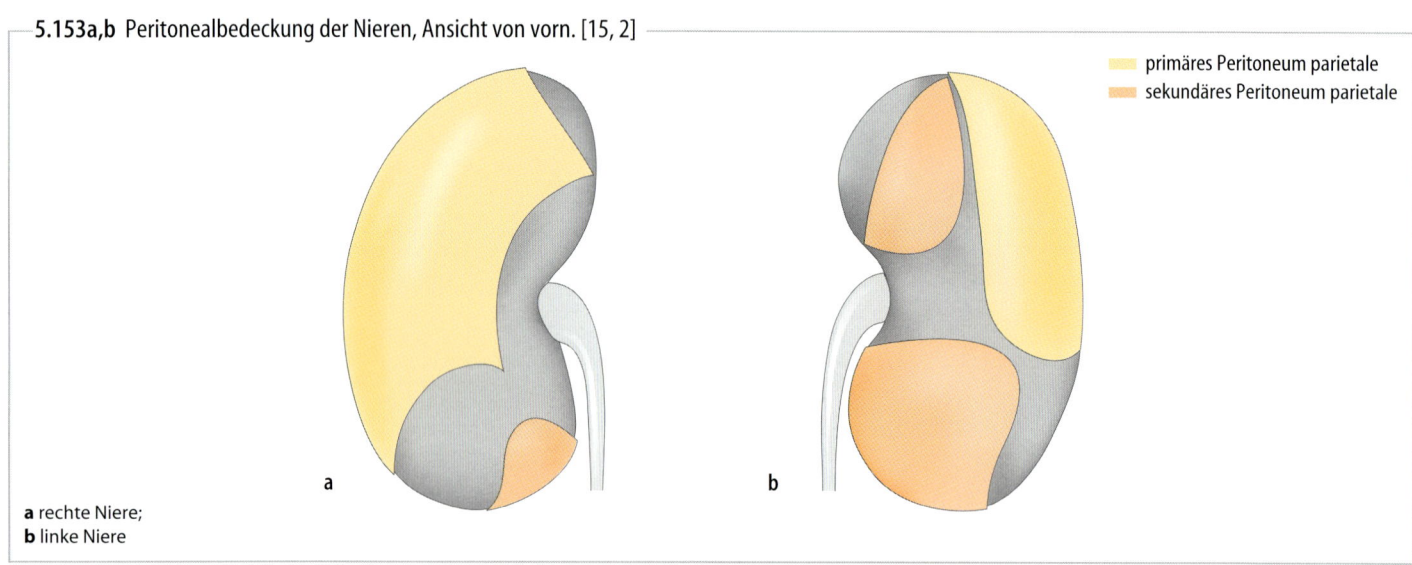

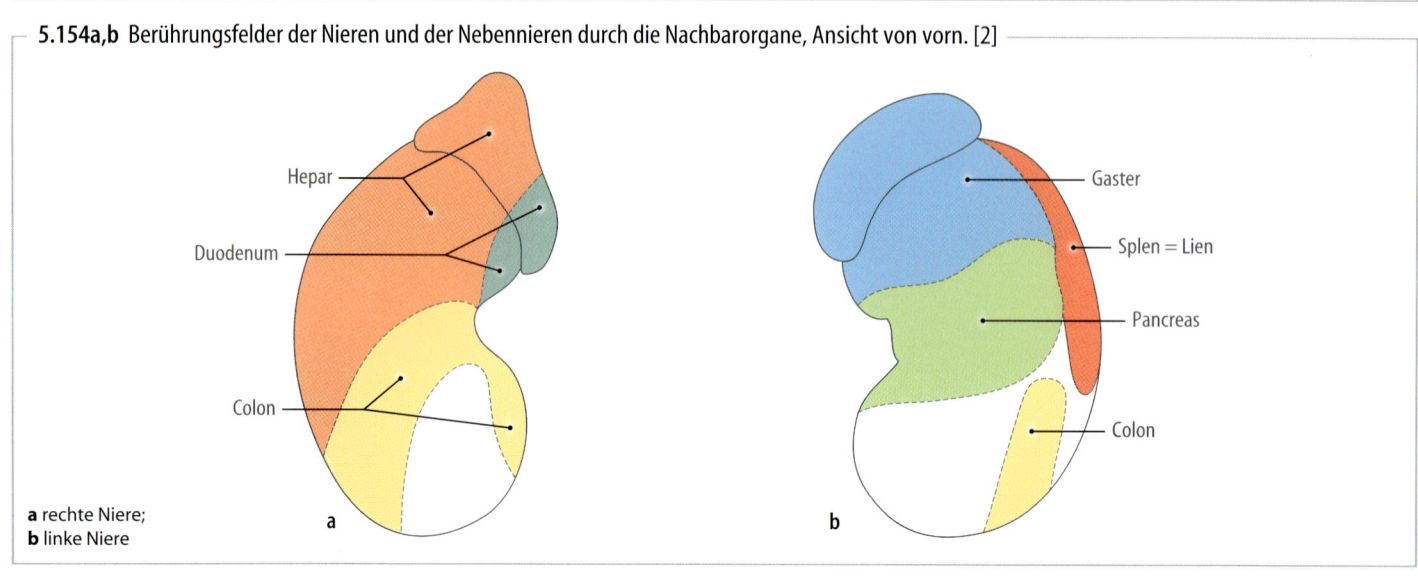

**5.152** Peritoneum parietale und Anheftungsflächen der Bauchorgane über der linken Niere, Ansicht von vorn. [57]

- **Ligamentum phrenicosplenicum** = phrenicolienale und Ligamentum splenorenale
- A. splenica = lienalis
- V. splenica = lienalis
- **Ligamentum phrenicocolicum sinistrum**
- Pancreas
- Mesocolon transversum (res.)
- Anheftungsfläche des Colon descendens

**5.153a,b** Peritonealbedeckung der Nieren, Ansicht von vorn. [15, 2]

- primäres Peritoneum parietale
- sekundäres Peritoneum parietale

a rechte Niere;
b linke Niere

**5.154a,b** Berührungsfelder der Nieren und der Nebennieren durch die Nachbarorgane, Ansicht von vorn. [2]

- Hepar
- Duodenum
- Colon
- Gaster
- Splen = Lien
- Pancreas
- Colon

a rechte Niere;
b linke Niere

# Niere und Nierengefäße

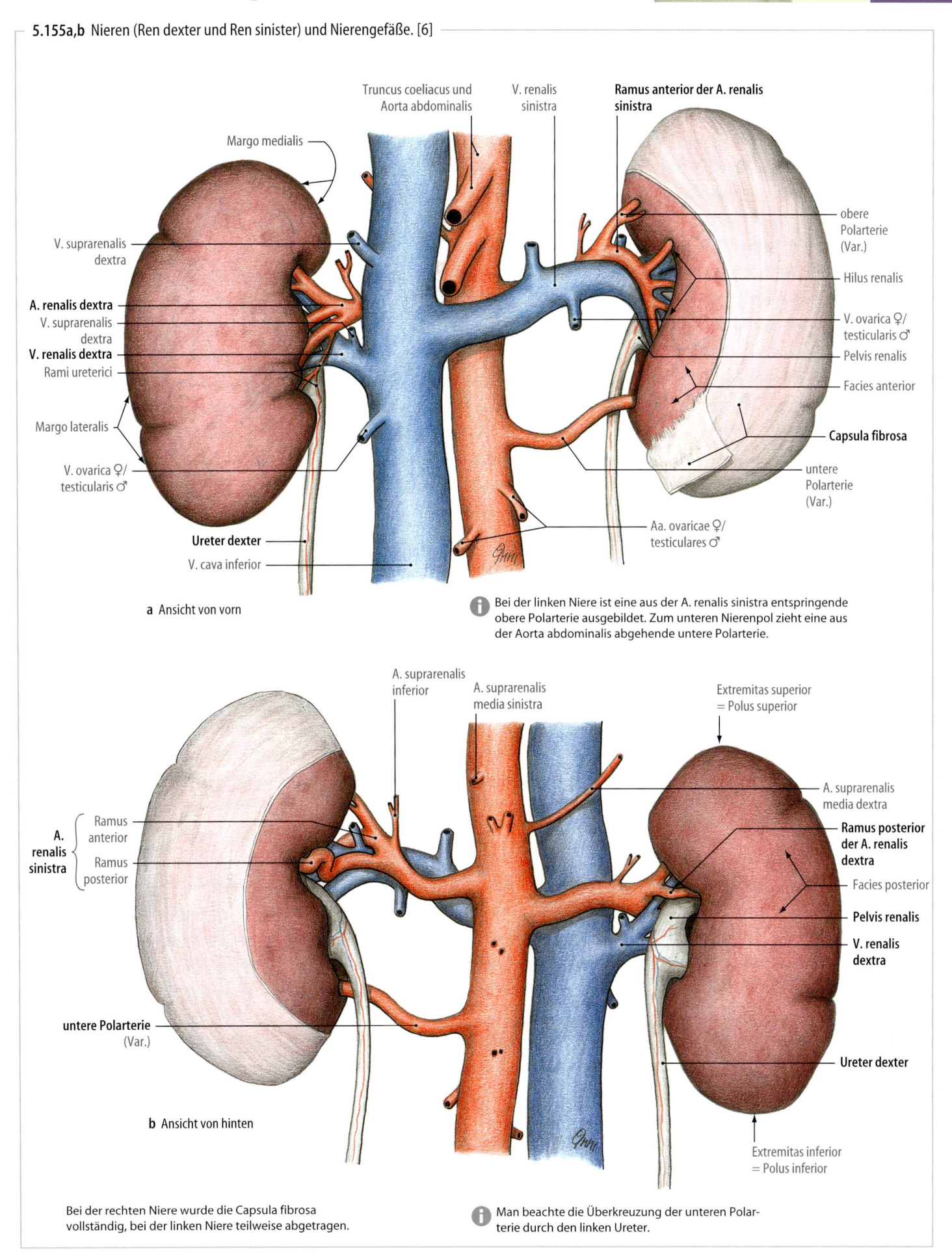

**5.155a,b** Nieren (Ren dexter und Ren sinister) und Nierengefäße. [6]

*a* Ansicht von vorn

ⓘ Bei der linken Niere ist eine aus der A. renalis sinistra entspringende obere Polarterie ausgebildet. Zum unteren Nierenpol zieht eine aus der Aorta abdominalis abgehende untere Polarterie.

*b* Ansicht von hinten

Bei der rechten Niere wurde die Capsula fibrosa vollständig, bei der linken Niere teilweise abgetragen.

ⓘ Man beachte die Überkreuzung der unteren Polarterie durch den linken Ureter.

**Retroperitonealraum**

# Nierenbecken, Nierenkelche · Sinus renalis

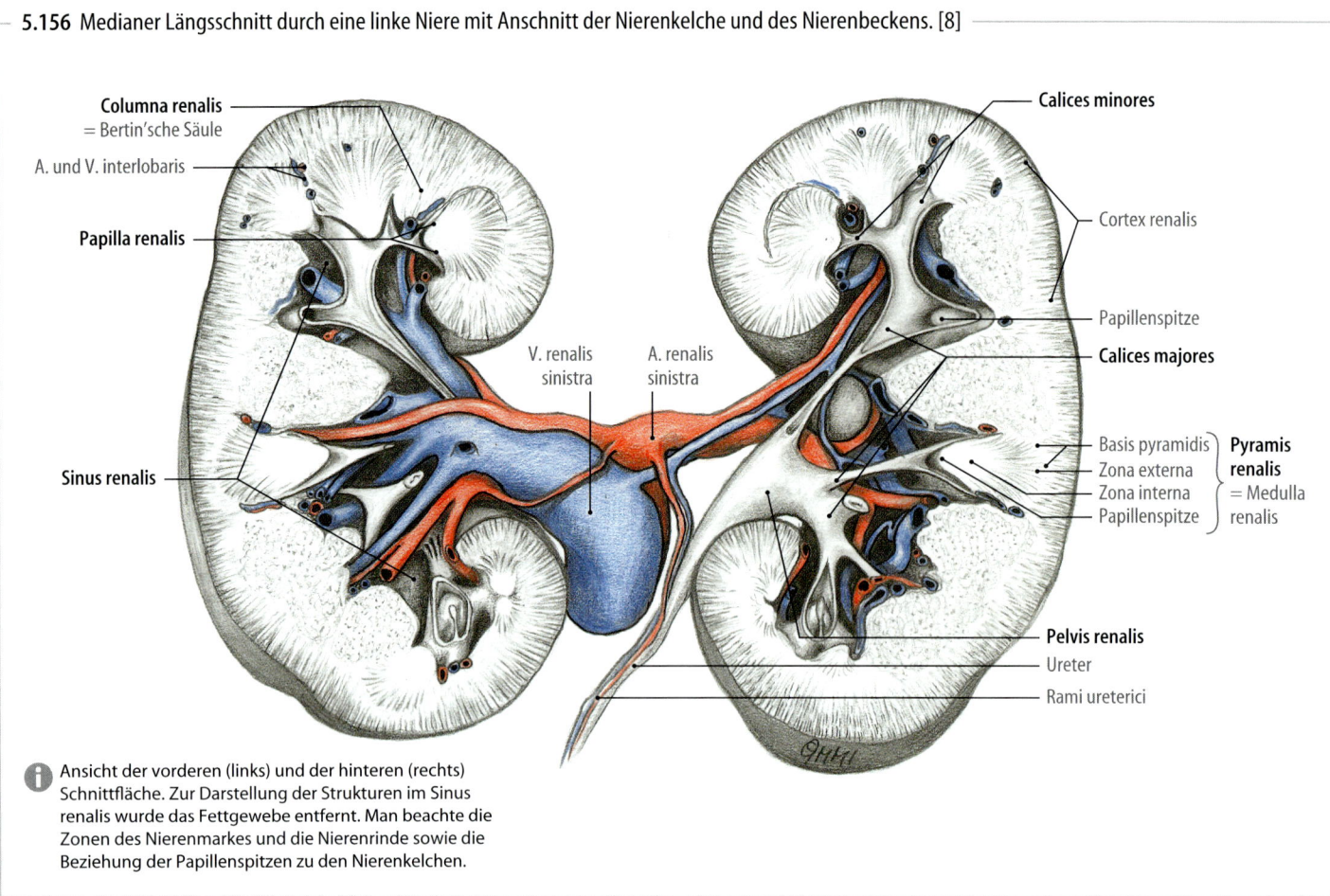

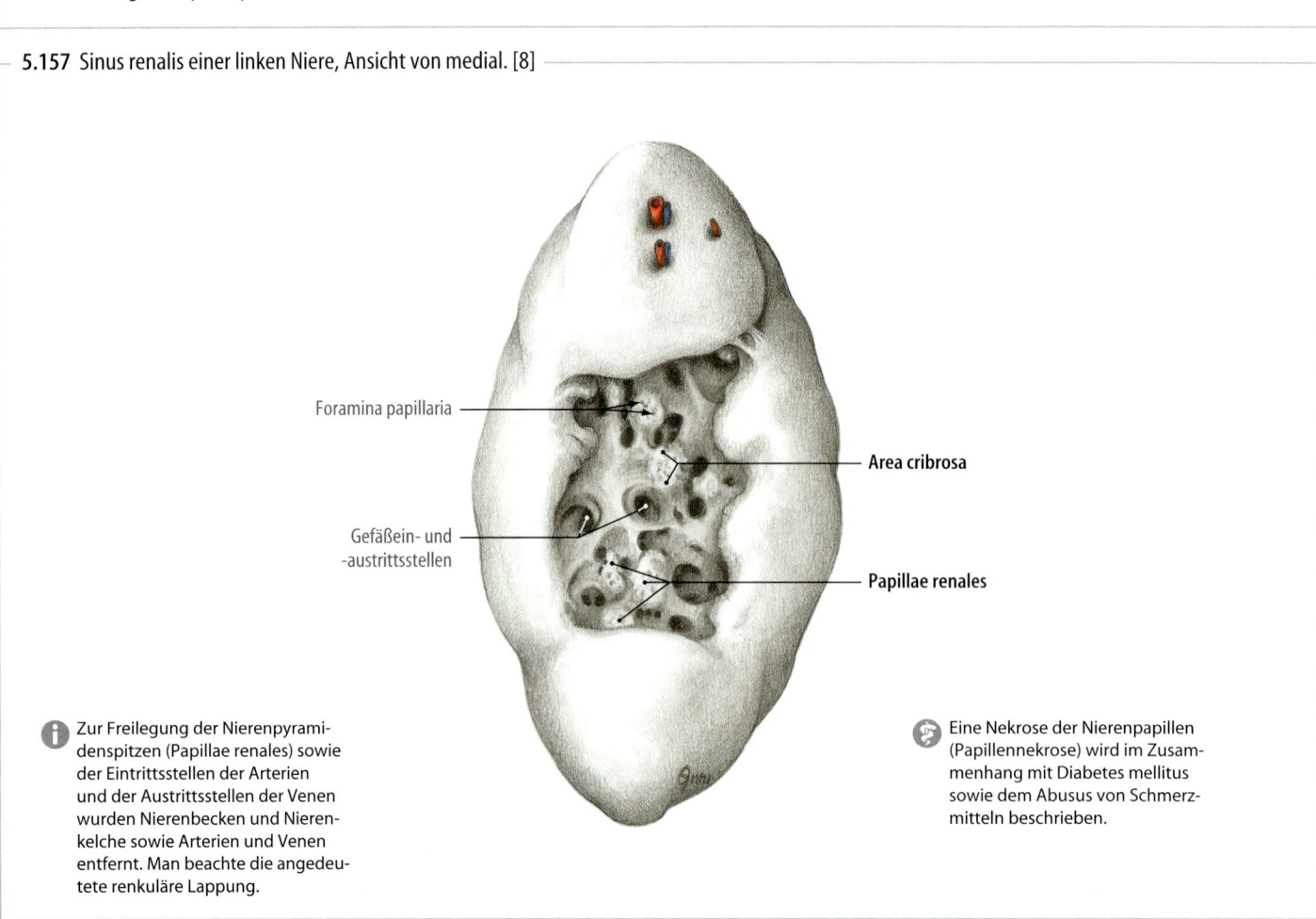

**5.156** Medianer Längsschnitt durch eine linke Niere mit Anschnitt der Nierenkelche und des Nierenbeckens. [8]

Ansicht der vorderen (links) und der hinteren (rechts) Schnittfläche. Zur Darstellung der Strukturen im Sinus renalis wurde das Fettgewebe entfernt. Man beachte die Zonen des Nierenmarkes und die Nierenrinde sowie die Beziehung der Papillenspitzen zu den Nierenkelchen.

**5.157** Sinus renalis einer linken Niere, Ansicht von medial. [8]

Zur Freilegung der Nierenpyramidenspitzen (Papillae renales) sowie der Eintrittsstellen der Arterien und der Austrittsstellen der Venen wurden Nierenbecken und Nierenkelche sowie Arterien und Venen entfernt. Man beachte die angedeutete renkuläre Lappung.

Eine Nekrose der Nierenpapillen (Papillennekrose) wird im Zusammenhang mit Diabetes mellitus sowie dem Abusus von Schmerzmitteln beschrieben.

# Nebenniere · Fetale Niere · Nierenbecken

**5.158 a** Rechte Nebenniere (Glandula suprarenalis dextra) und **b** linke Nebenniere (Glandula suprarenalis sinistra), Ansicht von vorn. [6]

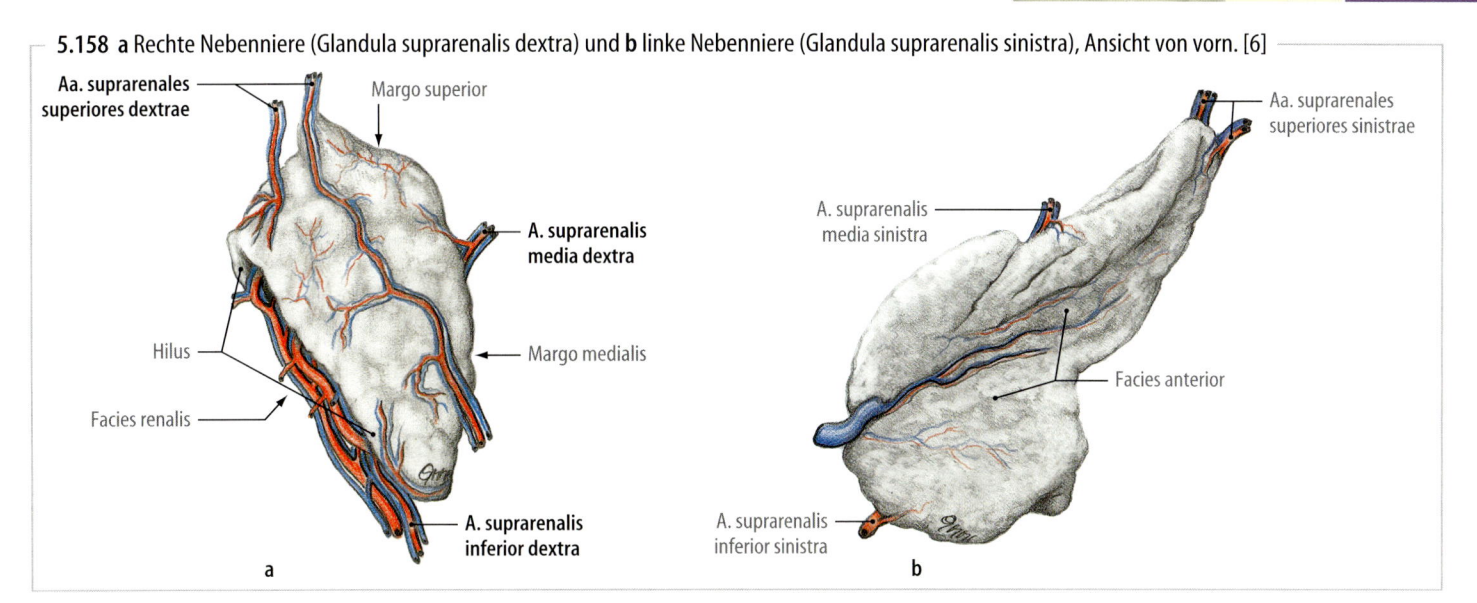

Labels (a): Aa. suprarenales superiores dextrae; Margo superior; A. suprarenalis media dextra; Hilus; Margo medialis; Facies renalis; A. suprarenalis inferior dextra.

Labels (b): Aa. suprarenales superiores sinistrae; A. suprarenalis media sinistra; Facies anterior; A. suprarenalis inferior sinistra.

**5.159** Linke Nebenniere (Glandula suprarenalis) und linke Niere (Ren sinister) eines männlichen Feten (37. Woche), Vergrößerung: × 2, Ansicht von vorn. [8]

ⓘ Man beachte die renkuläre Lappung und die im Vergleich zum Erwachsenen große Nebenniere.

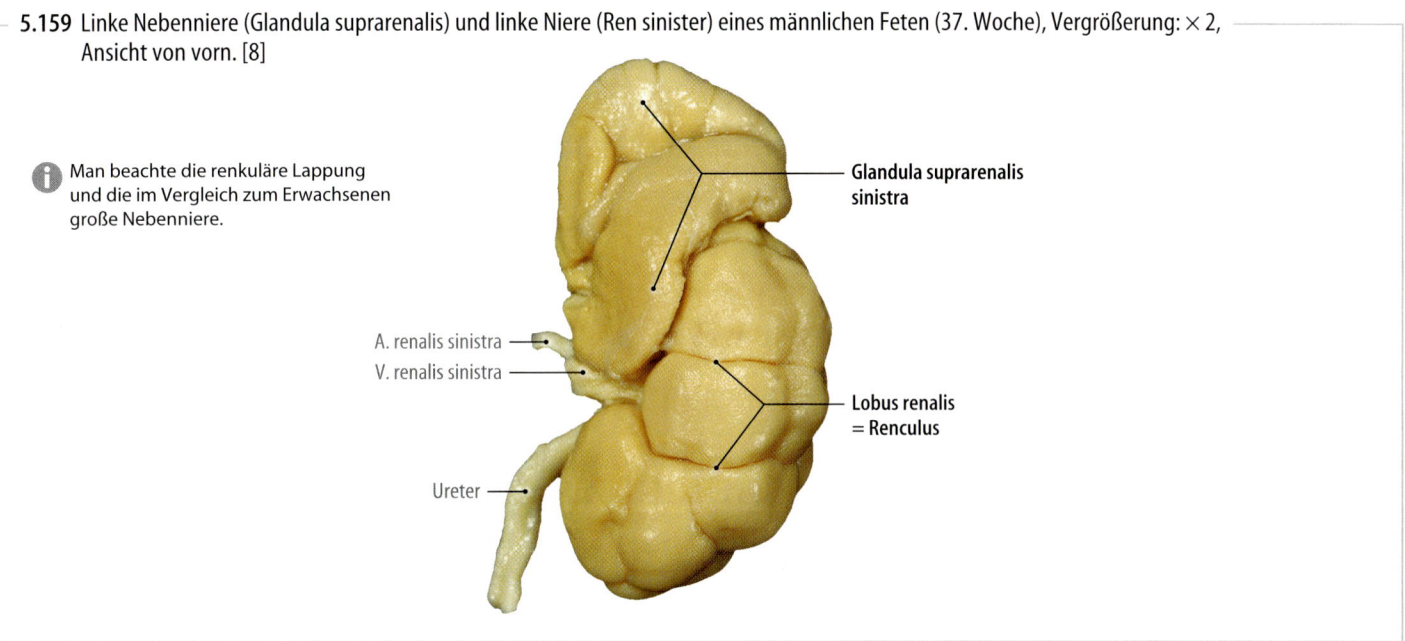

Labels: Glandula suprarenalis sinistra; A. renalis sinistra; V. renalis sinistra; Lobus renalis = Renculus; Ureter.

**5.160 a,b** Nierenbecken (Pelvis renalis). [Nach Ausgusspräparaten von 6]

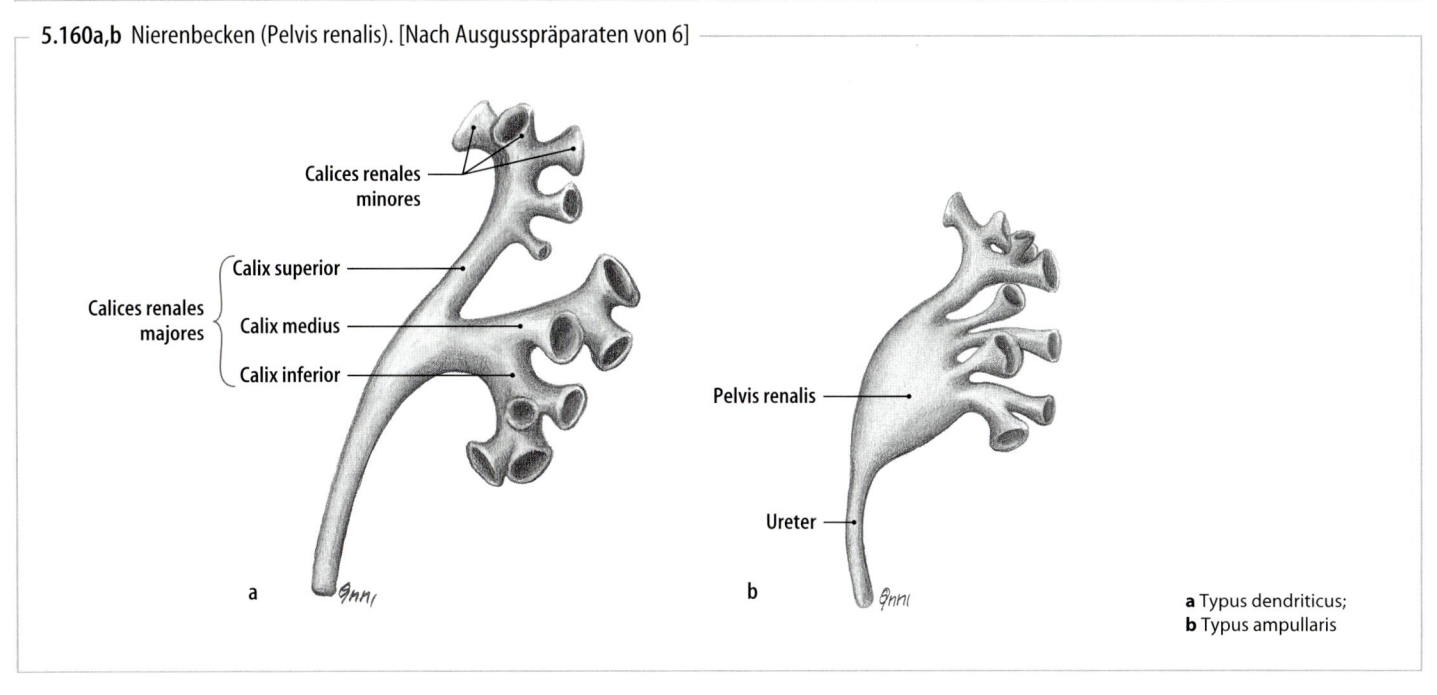

Labels: Calices renales minores; Calix superior; Calix medius; Calix inferior; Calices renales majores; Pelvis renalis; Ureter.

**a** Typus dendriticus; **b** Typus ampullaris

**Retroperitonealraum**

# Niere, ableitende Harnwege: Varianten

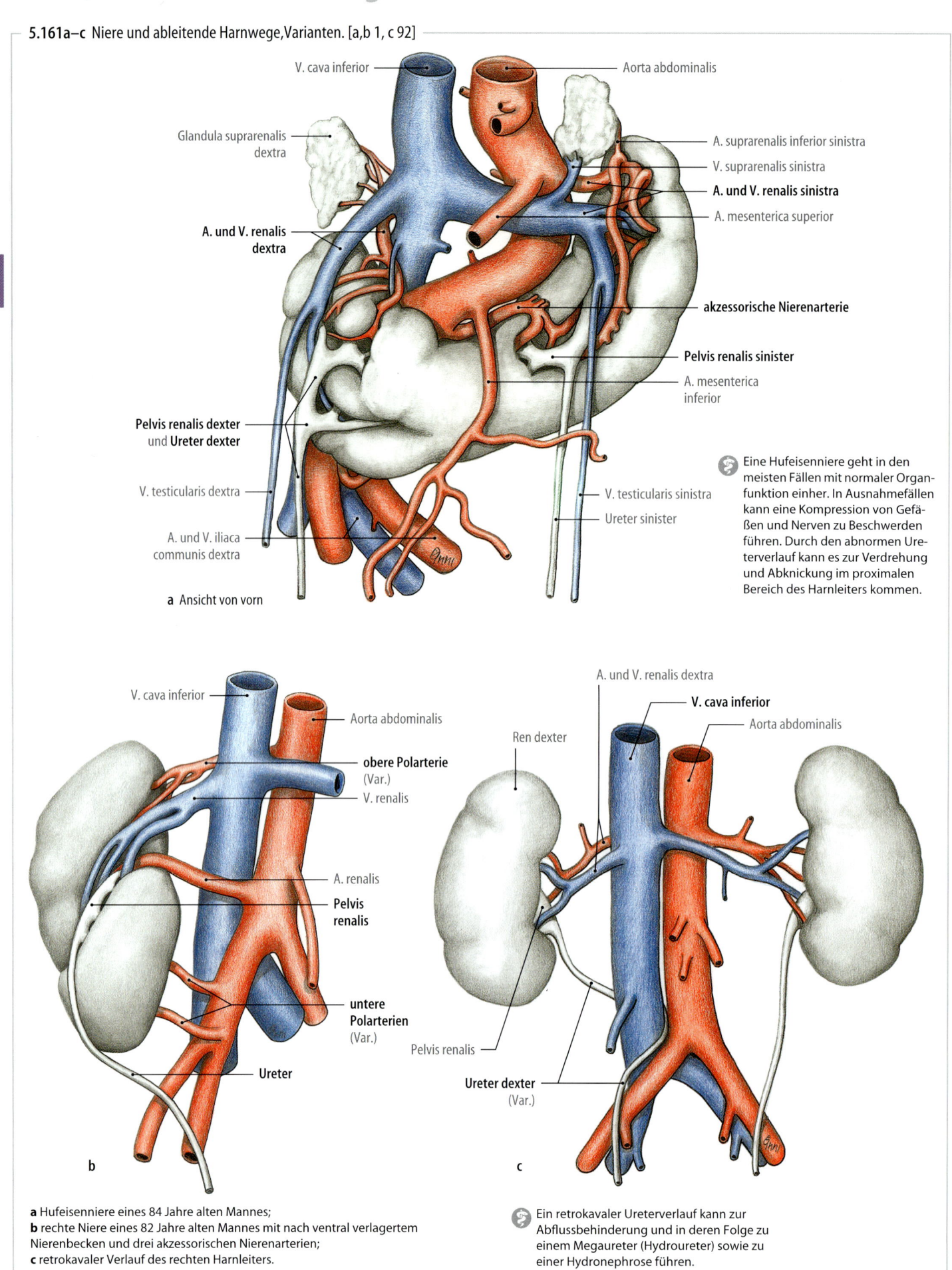

**5.161a–c** Niere und ableitende Harnwege, Varianten. [a,b 1, c 92]

a Ansicht von vorn

Eine Hufeisenniere geht in den meisten Fällen mit normaler Organfunktion einher. In Ausnahmefällen kann eine Kompression von Gefäßen und Nerven zu Beschwerden führen. Durch den abnormen Ureterverlauf kann es zur Verdrehung und Abknickung im proximalen Bereich des Harnleiters kommen.

a Hufeisenniere eines 84 Jahre alten Mannes;
b rechte Niere eines 82 Jahre alten Mannes mit nach ventral verlagertem Nierenbecken und drei akzessorischen Nierenarterien;
c retrokavaler Verlauf des rechten Harnleiters.

Ein retrokavaler Ureterverlauf kann zur Abflussbehinderung und in deren Folge zu einem Megaureter (Hydroureter) sowie zu einer Hydronephrose führen.

# Varianten der Niere: Bildgebung

**5.162a,b** Niere und ableitende Harnwege, Varianten. [a 95, b 96]

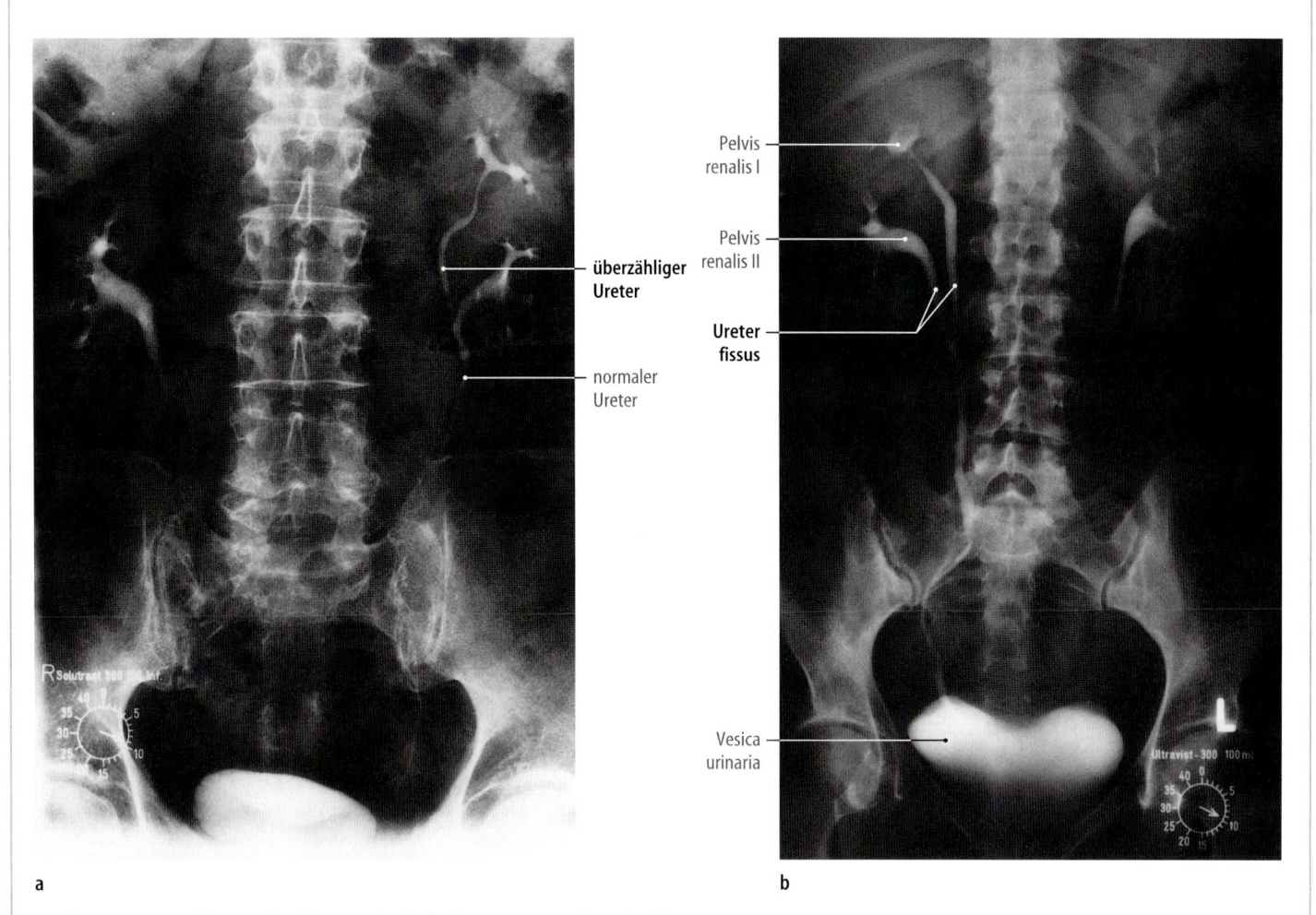

a — Labels: überzähliger Ureter; normaler Ureter
b — Labels: Pelvis renalis I; Pelvis renalis II; Ureter fissus; Vesica urinaria

**a, b** Urogramme nach intravenöser Kontrastmittelgabe im antero-posterioren Strahlengang;
**a** doppelter Ureter (Ureter duplex) auf der linken Seite, 64 Jahre alter Mann;
**b** Ureter fissus (bifidus).

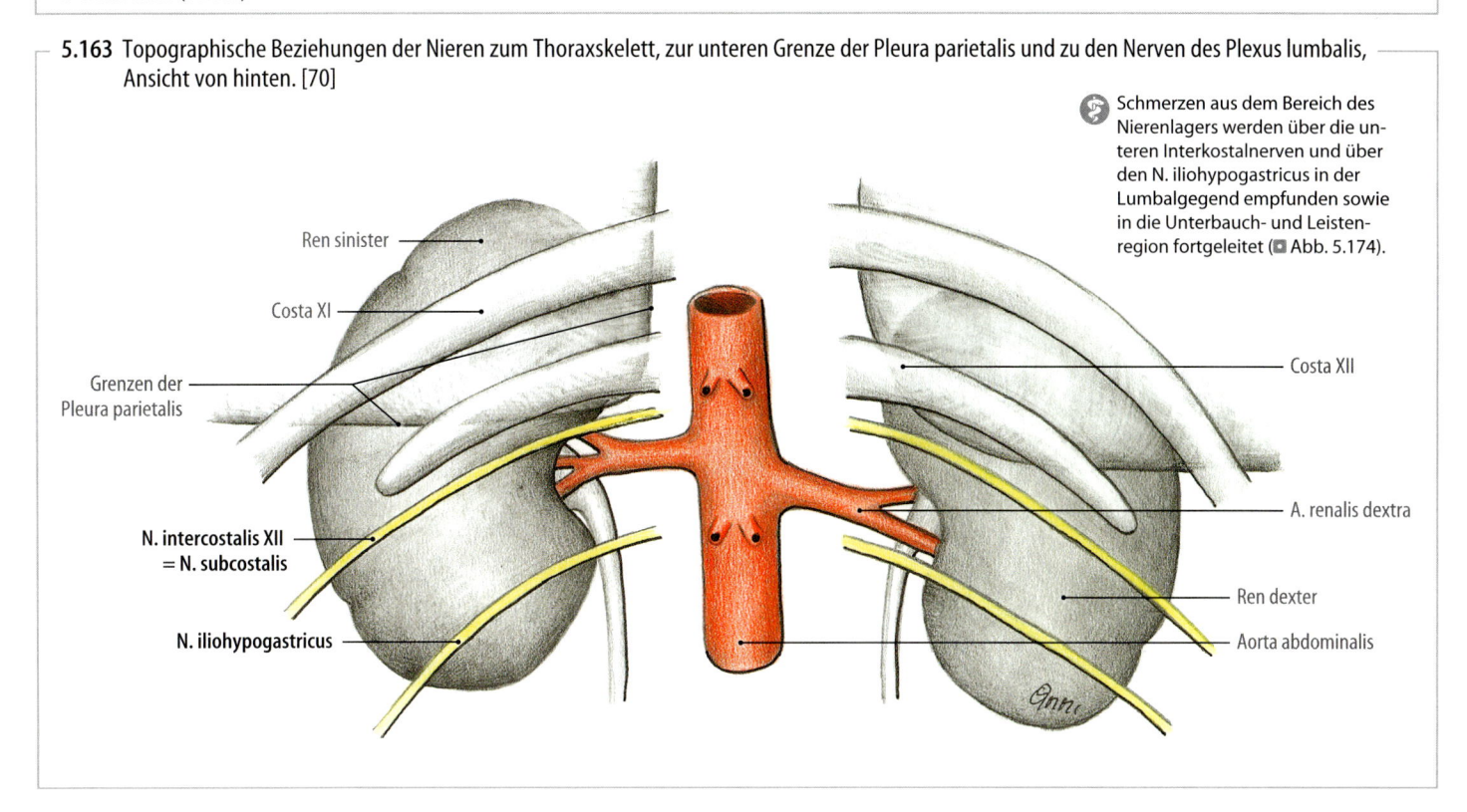

**5.163** Topographische Beziehungen der Nieren zum Thoraxskelett, zur unteren Grenze der Pleura parietalis und zu den Nerven des Plexus lumbalis, Ansicht von hinten. [70]

Schmerzen aus dem Bereich des Nierenlagers werden über die unteren Interkostalnerven und über den N. iliohypogastricus in der Lumbalgegend empfunden sowie in die Unterbauch- und Leistenregion fortgeleitet (Abb. 5.174).

Labels: Ren sinister; Costa XI; Grenzen der Pleura parietalis; N. intercostalis XII = N. subcostalis; N. iliohypogastricus; Costa XII; A. renalis dextra; Ren dexter; Aorta abdominalis

**Retroperitonealraum**

# Niere: Topographie

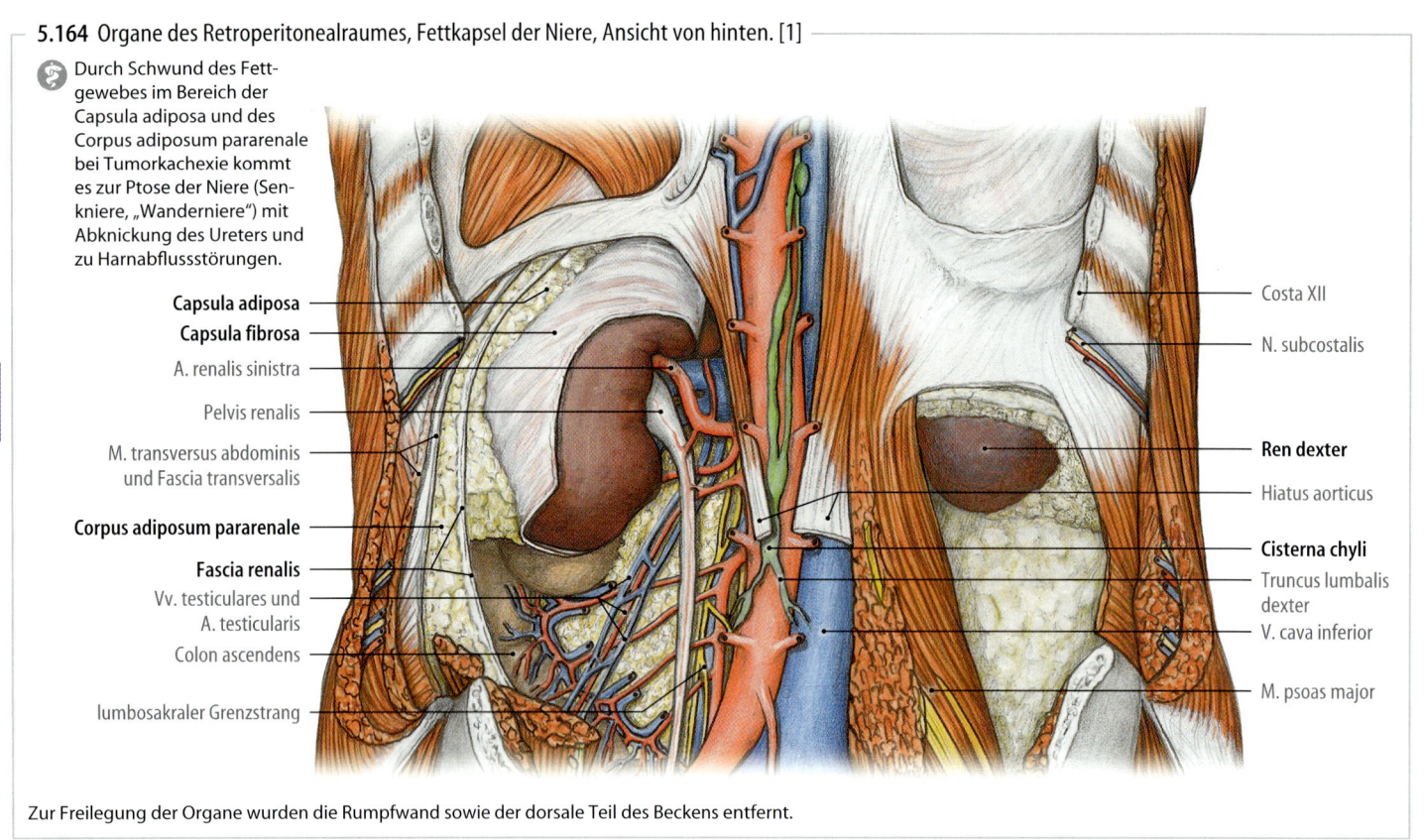

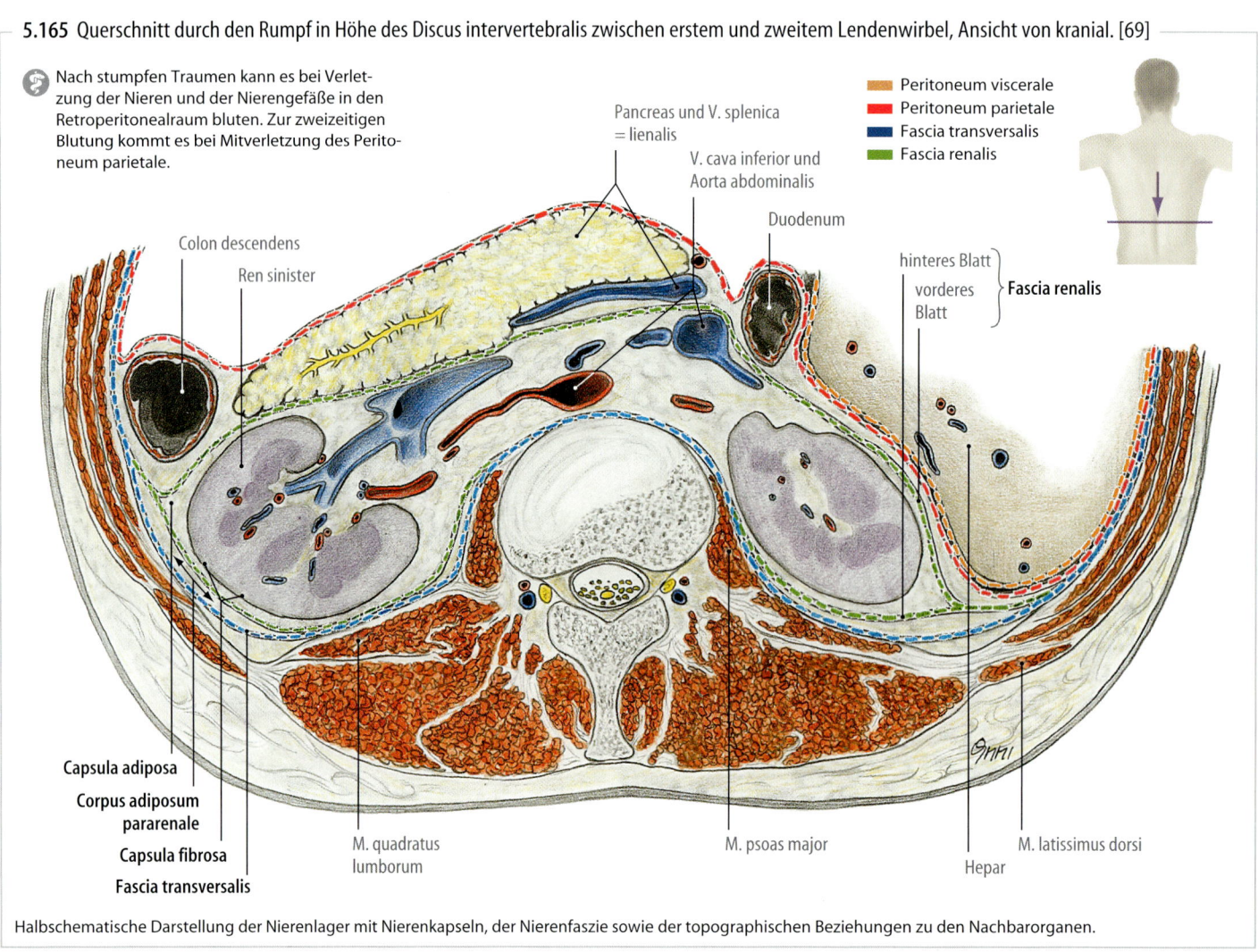

**5.164 Organe des Retroperitonealraumes, Fettkapsel der Niere, Ansicht von hinten. [1]**

Durch Schwund des Fettgewebes im Bereich der Capsula adiposa und des Corpus adiposum pararenale bei Tumorkachexie kommt es zur Ptose der Niere (Senkniere, „Wanderniere") mit Abknickung des Ureters und zu Harnabflussstörungen.

Beschriftungen:
- Capsula adiposa
- Capsula fibrosa
- A. renalis sinistra
- Pelvis renalis
- M. transversus abdominis und Fascia transversalis
- Corpus adiposum pararenale
- Fascia renalis
- Vv. testiculares und A. testicularis
- Colon ascendens
- lumbosakraler Grenzstrang
- Costa XII
- N. subcostalis
- Ren dexter
- Hiatus aorticus
- Cisterna chyli
- Truncus lumbalis dexter
- V. cava inferior
- M. psoas major

Zur Freilegung der Organe wurden die Rumpfwand sowie der dorsale Teil des Beckens entfernt.

**5.165 Querschnitt durch den Rumpf in Höhe des Discus intervertebralis zwischen erstem und zweitem Lendenwirbel, Ansicht von kranial. [69]**

Nach stumpfen Traumen kann es bei Verletzung der Nieren und der Nierengefäße in den Retroperitonealraum bluten. Zur zweizeitigen Blutung kommt es bei Mitverletzung des Peritoneum parietale.

Legende:
- Peritoneum viscerale
- Peritoneum parietale
- Fascia transversalis
- Fascia renalis

Beschriftungen:
- Colon descendens
- Ren sinister
- Pancreas und V. splenica = lienalis
- V. cava inferior und Aorta abdominalis
- Duodenum
- hinteres Blatt / vorderes Blatt — Fascia renalis
- Capsula adiposa
- Corpus adiposum pararenale
- Capsula fibrosa
- Fascia transversalis
- M. quadratus lumborum
- M. psoas major
- Hepar
- M. latissimus dorsi

Halbschematische Darstellung der Nierenlager mit Nierenkapseln, der Nierenfaszie sowie der topographischen Beziehungen zu den Nachbarorganen.

# Niere, Nebenniere: Arterien, Segmente

**5.166 Arterien der Niere und der Nebenniere, Ansicht von vorn.** [2]

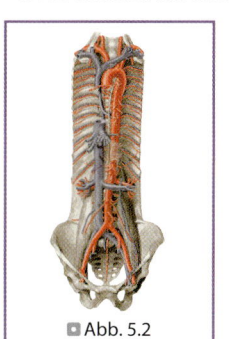

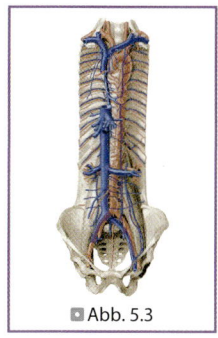

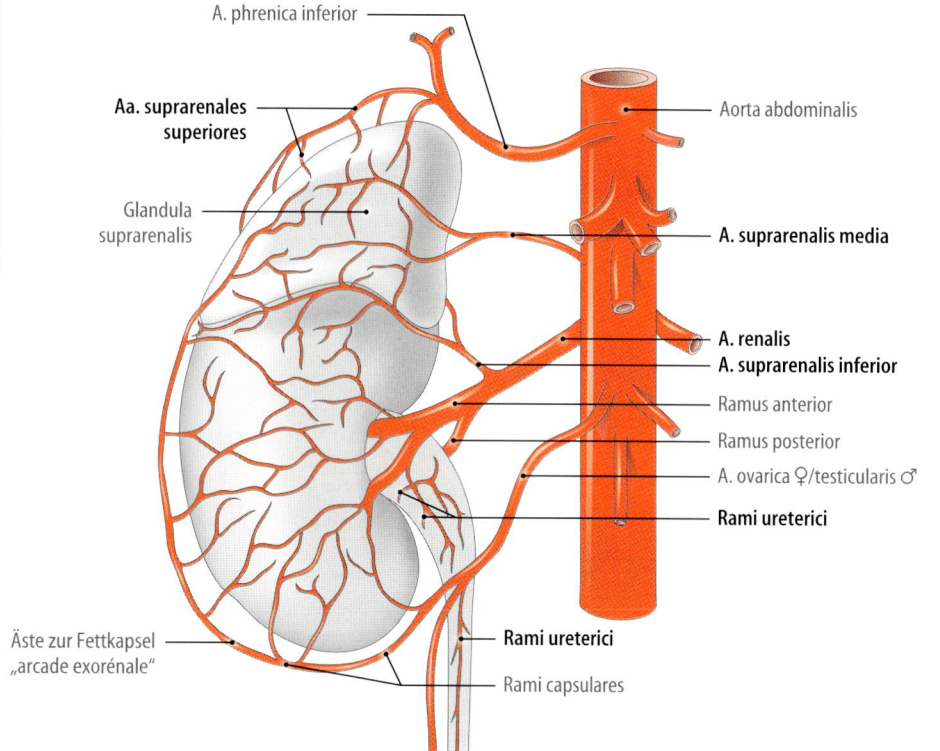

□ Abb. 5.2   □ Abb. 5.3

**Arterien der Niere und der Nebenniere**

**Aorta abdominalis**
A. phrenica inferior
└ Aa. suprarenales superiores
A. suprarenalis media
A. renalis
├ Rami capsulares
├ A. suprarenalis inferior
├ Ramus anterior
│  ├[A. segmenti superioris]
│  ├[A. segmenti anterioris superioris]
│  ├[A. segmenti anterioris inferioris]
│  └[A. segmenti inferioris]
├ Ramus posterior
│  └[A. segmenti posterioris]
├ Rami ureterici
│  └[Aa. intrarenales]
A. ovarica ♀/testicularis ♂
└ Rami ureterici

[ ] nicht sichtbar

Beschriftungen: A. phrenica inferior, Aa. suprarenales superiores, Glandula suprarenalis, Aorta abdominalis, A. suprarenalis media, A. renalis, A. suprarenalis inferior, Ramus anterior, Ramus posterior, A. ovarica ♀/testicularis ♂, Rami ureterici, Äste zur Fettkapsel „arcade exorénale", Rami ureterici, Rami capsulares

ⓘ In ca. 60% der Fälle teilt sich die A. renalis in einen vorderen Hauptast (Ramus anterior), der sich in 4 Segmentarterien aufzweigt, sowie in einen hinteren Hauptast (Ramus posterior), der ein Segment versorgt. Die Nebennierenarterien kommen in ca. 1/3 der Fälle aus drei verschiedenen Quellen (A. phrenica inferior, Aorta abdominalis, A. renalis). Die Arterien im Bereich des Nierenlagers bilden im umgebenden Kapselgewebe mit den Aa. suprarenales, renalis und testicularis ♂/ovarica ♀ über Rami capsulares einen Gefäßring „arcade exorénale".

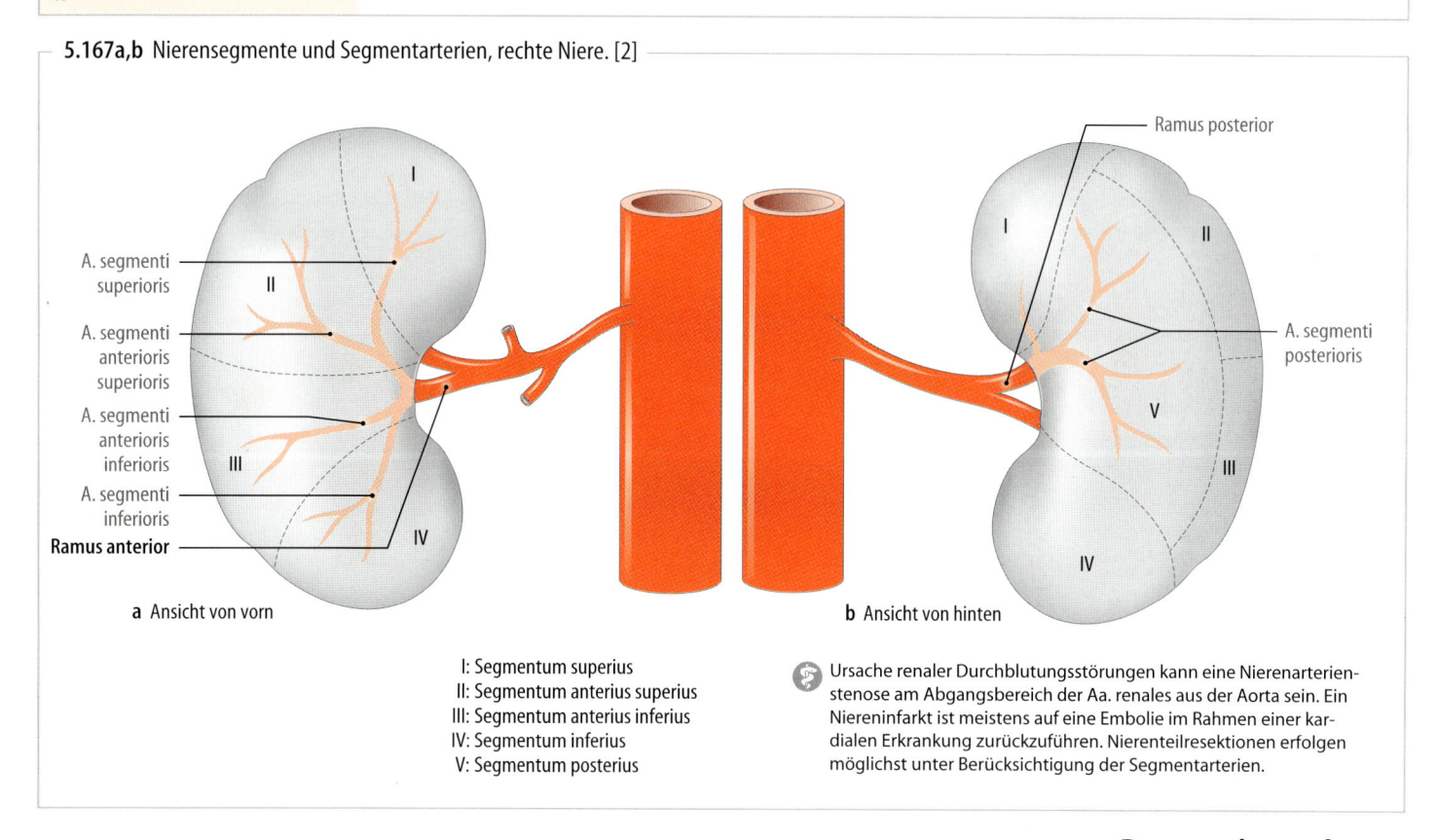

**5.167a,b Nierensegmente und Segmentarterien, rechte Niere.** [2]

a Ansicht von vorn
b Ansicht von hinten

A. segmenti superioris
A. segmenti anterioris superioris
A. segmenti anterioris inferioris
A. segmenti inferioris
**Ramus anterior**

Ramus posterior
A. segmenti posterioris

I: Segmentum superius
II: Segmentum anterius superius
III: Segmentum anterius inferius
IV: Segmentum inferius
V: Segmentum posterius

🌍 Ursache renaler Durchblutungsstörungen kann eine Nierenarterienstenose am Abgangsbereich der Aa. renales aus der Aorta sein. Ein Niereninfarkt ist meistens auf eine Embolie im Rahmen einer kardialen Erkrankung zurückzuführen. Nierenteilresektionen erfolgen möglichst unter Berücksichtigung der Segmentarterien.

**Retroperitonealraum**

# Nieren-, Nebennierengefäße: Varianten

**5.168a,b** Gonadenarterien (Aa. ovaricae ♀/Aa. testiculares ♂), Varianten am Beispiel der Aa. testiculares. [51, 92]

**a** Zwei Aa. testiculares sind auf der linken Seite in ca. 8% der Fälle ausgebildet. (Auf der rechten Seite kommen doppelt angelegte Gonadenarterien in ca. 4% der Fälle vor. Eine Verdoppelung der Gonadenarterien auf der rechten und linken Seite kommt in ca. 2% der Fälle vor).
**b** Die A. testicularis dextra verläuft hinter der V. cava inferior und überkreuzt die V. renalis dextra (ca. 20% der Fälle).

ℹ Die Aa. testiculares ♂/ ovaricae ♀ entspringen in ca. 80% unterhalb der Aa. renales aus der Aorta abdominalis (Abb. 5.155a, 5.2).

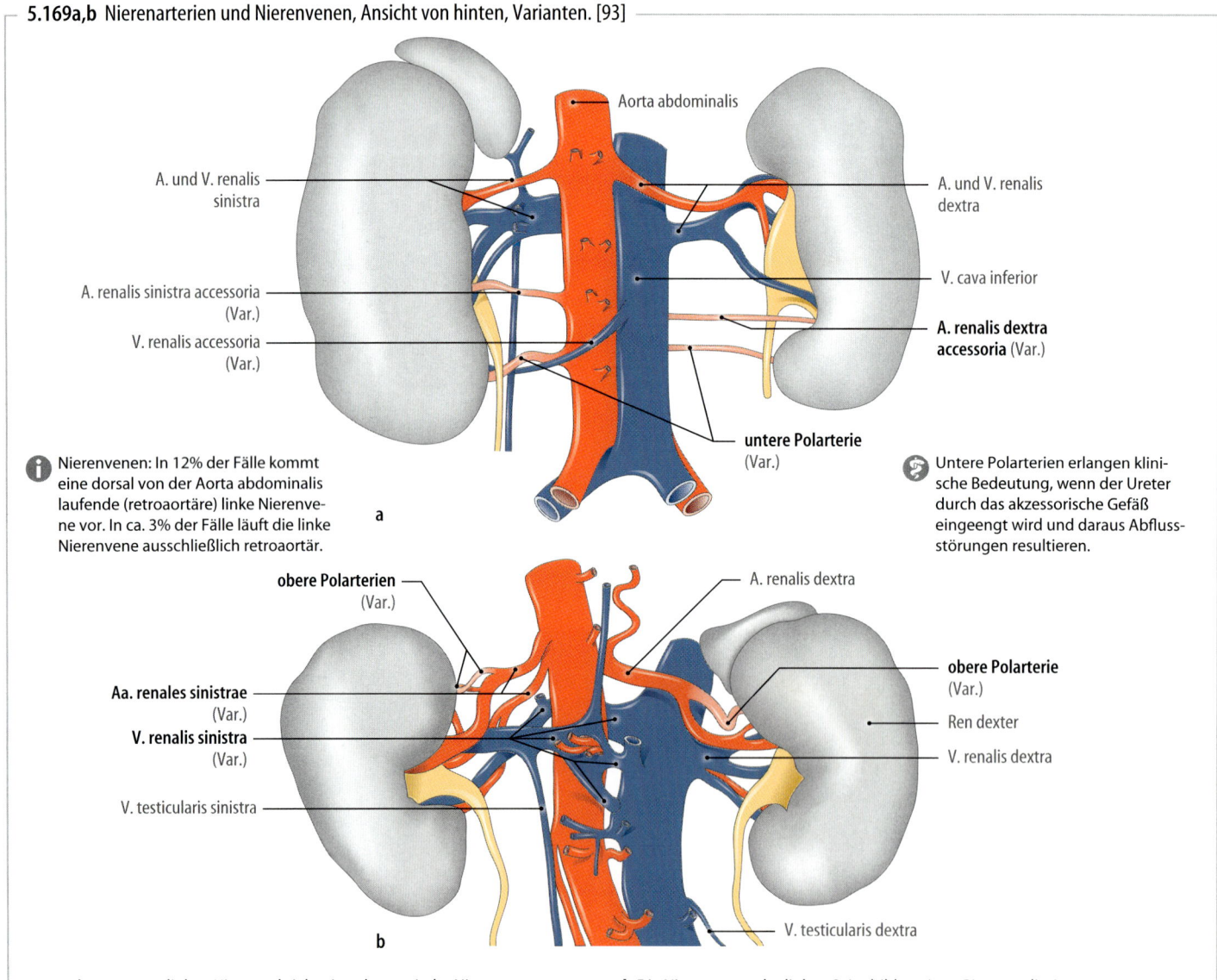

**5.169a,b** Nierenarterien und Nierenvenen, Ansicht von hinten, Varianten. [93]

ℹ Nierenvenen: In 12% der Fälle kommt eine dorsal von der Aorta abdominalis laufende (retroaortäre) linke Nierenvene vor. In ca. 3% der Fälle läuft die linke Nierenvene ausschließlich retroaortär.

⚠ Untere Polarterien erlangen klinische Bedeutung, wenn der Ureter durch das akzessorische Gefäß eingeengt wird und daraus Abflussstörungen resultieren.

**a** Aus dem unteren linken Nierenpol zieht eine akzessorische Nierenvene dorsal von der Aorta abdominalis zur V. cava inferior. In den Nierenhilus treten auf der rechten und auf der linken Seite akzessorische Nierenarterien ein; außerdem sind auf beiden Seiten untere Polarterien ausgebildet (ca. 1% der Fälle).

**b** Die Nierenvenen der linken Seite bilden einen Ring um die Aorta abdominalis (ca. 9% der Fälle); die dorsalen Venen bilden einen Plexus; die linke V. testicularis mündet in den dorsalen Venenanteil. Auf der linken Seite sind zwei Nierenarterien ausgebildet (ca. 10% der Fälle). Auf der rechten und auf der linken Seite gehen aus den Aa. renales obere Polarterien hervor (ca. 13% der Fälle).

# Niere: Bildgebung

**5.170a–c** Nieren, ableitende Harnwege und Nierengefäße, bildgebende Verfahren. [a,b 75, c 10]

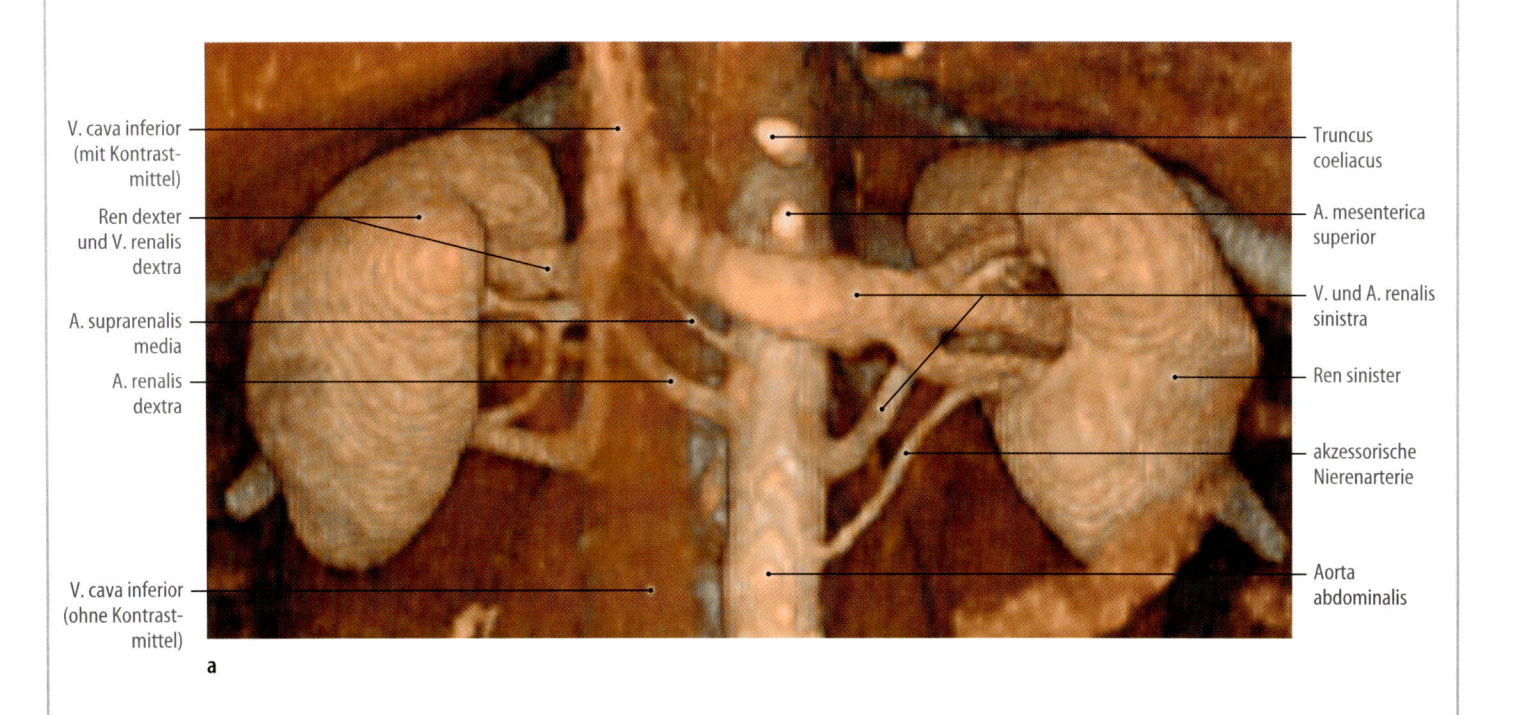

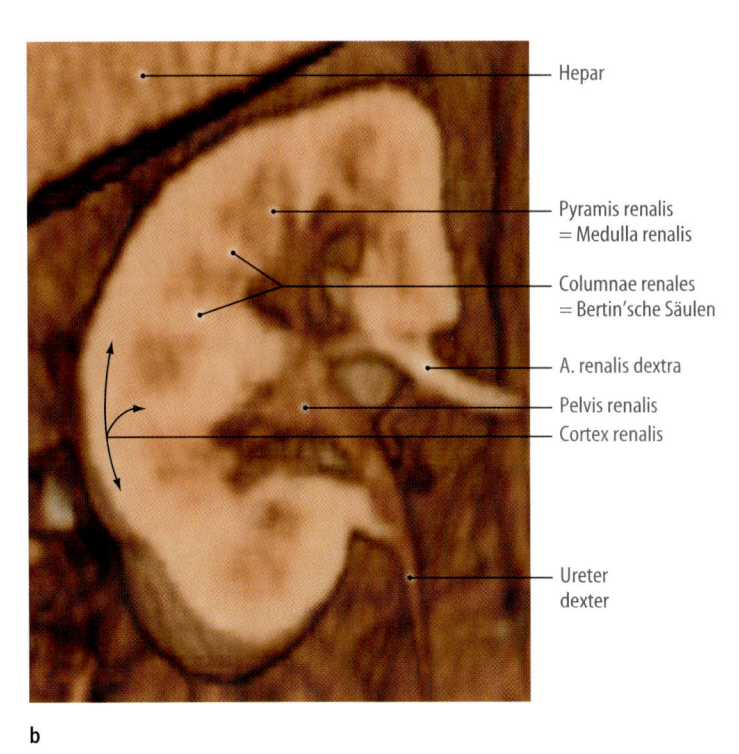

Labels (a):
- V. cava inferior (mit Kontrastmittel)
- Ren dexter und V. renalis dextra
- A. suprarenalis media
- A. renalis dextra
- V. cava inferior (ohne Kontrastmittel)
- Truncus coeliacus
- A. mesenterica superior
- V. und A. renalis sinistra
- Ren sinister
- akzessorische Nierenarterie
- Aorta abdominalis

Labels (b):
- Hepar
- Pyramis renalis = Medulla renalis
- Columnae renales = Bertin'sche Säulen
- A. renalis dextra
- Pelvis renalis
- Cortex renalis
- Ureter dexter

Labels (c):
- A. segmenti superioris
- A. renalis
- A. segmenti inferioris
- A. segmenti anterioris superioris
- Ramus posterior
- A. segmenti anterioris inferioris
- A. segmenti inferioris

**a** Darstellung der Nieren und der Nierengefäße bei einem 50 Jahre alten Mann;
**b** Darstellung des Nierenbeckens, der Nierenpyramiden und der Bertin'schen Nierensäulen;

**a, b** Multislice Computertomographie mit retrospektivem Gating (Schichtdicke 3 mm) Volume rendering nach Kontrastmittelgabe.

**c** Arteriogramm der rechten Niere einer 54 Jahre alten Frau

**Retroperitonealraum**

# Retroperitonealraum: Gefäße, Lymphsystem

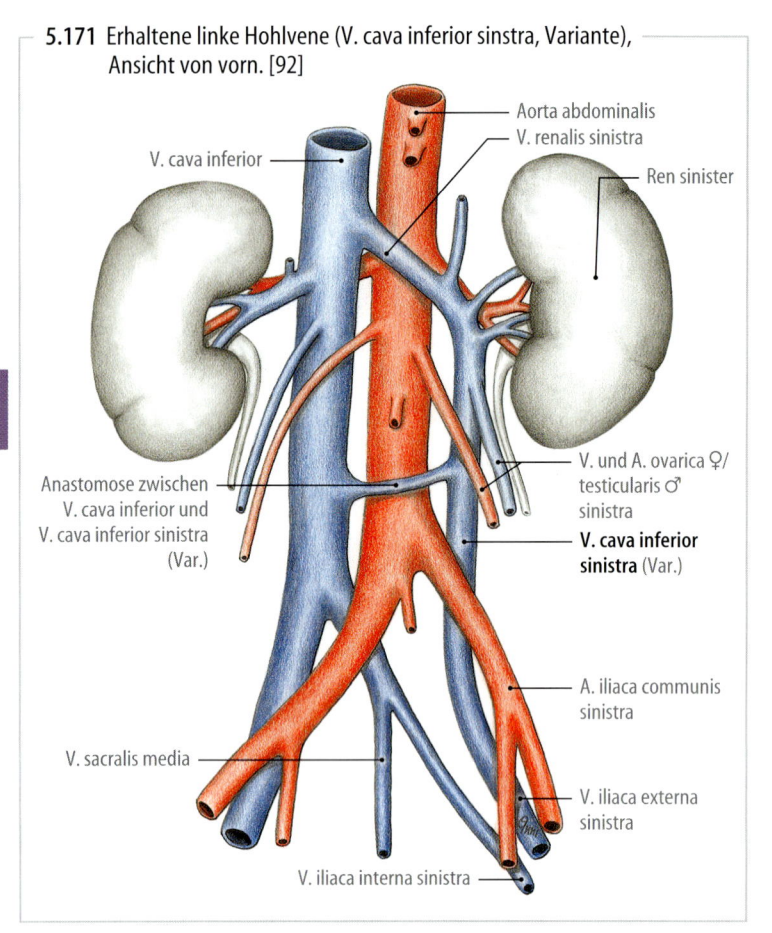

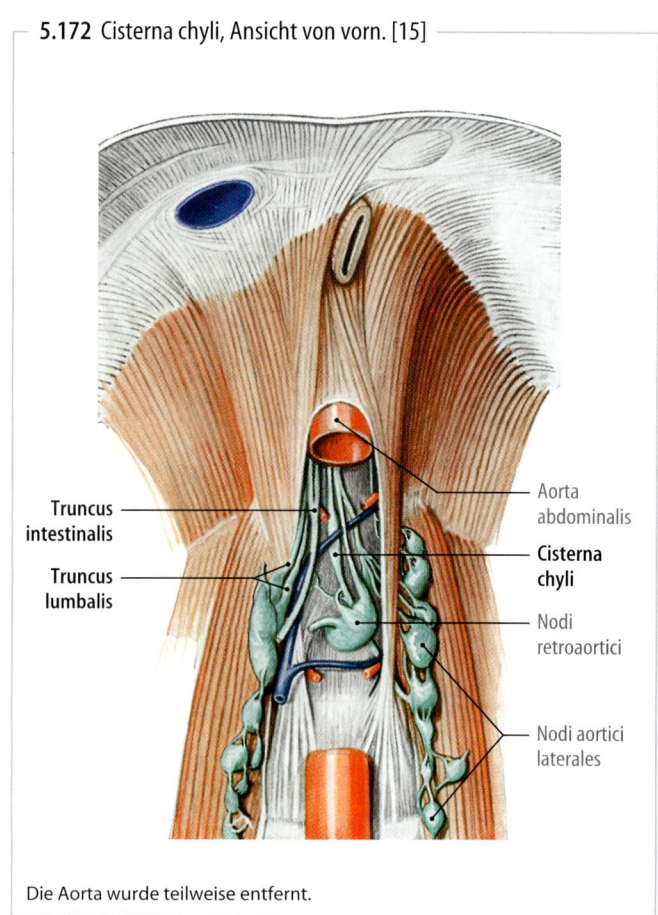

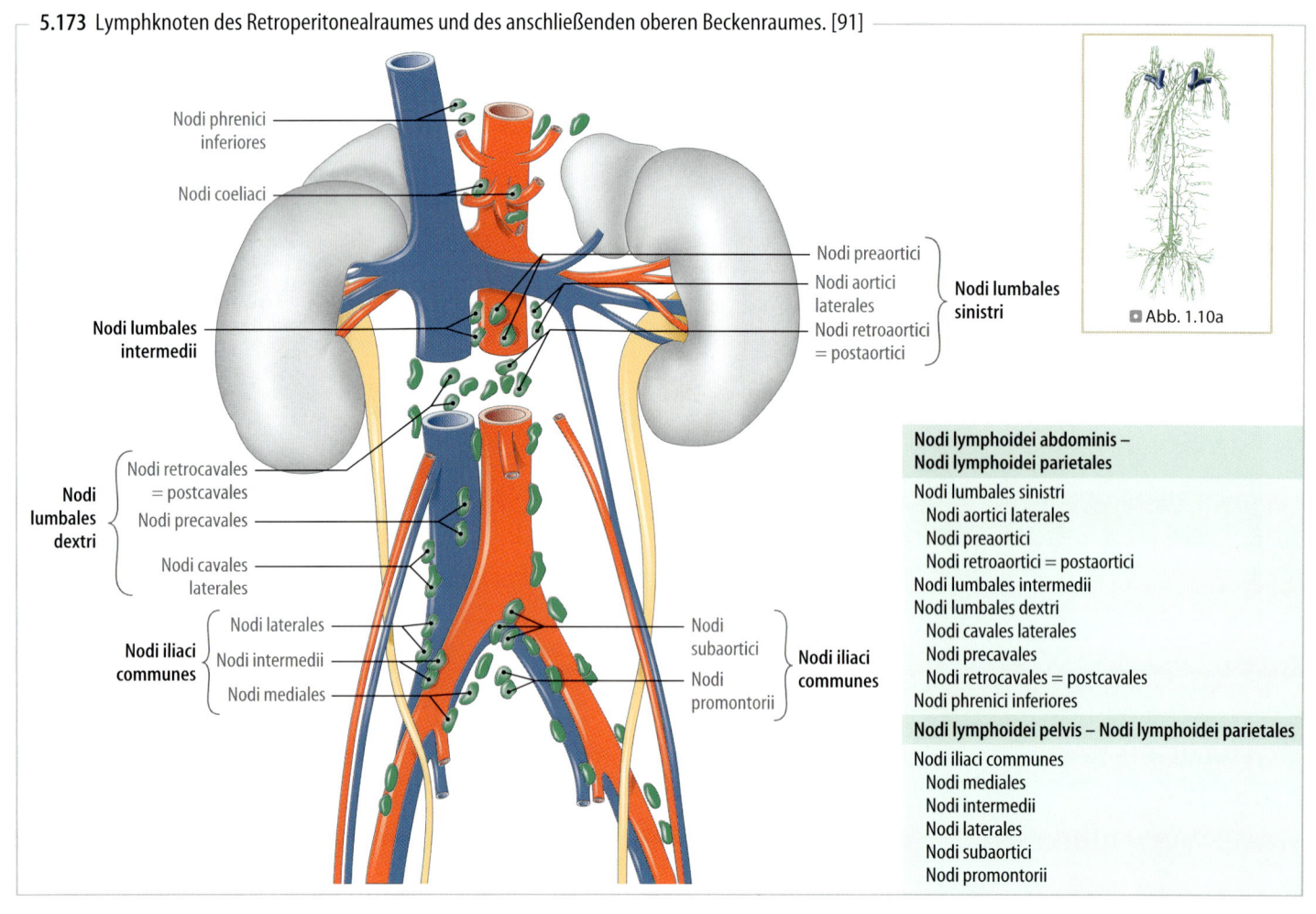

**5.171** Erhaltene linke Hohlvene (V. cava inferior sinstra, Variante), Ansicht von vorn. [92]

- Aorta abdominalis
- V. renalis sinistra
- Ren sinister
- V. cava inferior
- Anastomose zwischen V. cava inferior und V. cava inferior sinistra (Var.)
- V. und A. ovarica ♀/testicularis ♂ sinistra
- **V. cava inferior sinistra** (Var.)
- A. iliaca communis sinistra
- V. sacralis media
- V. iliaca externa sinistra
- V. iliaca interna sinistra

**5.172** Cisterna chyli, Ansicht von vorn. [15]

- Aorta abdominalis
- **Cisterna chyli**
- **Truncus intestinalis**
- **Truncus lumbalis**
- Nodi retroaortici
- Nodi aortici laterales

Die Aorta wurde teilweise entfernt.

**5.173** Lymphknoten des Retroperitonealraumes und des anschließenden oberen Beckenraumes. [91]

- Nodi phrenici inferiores
- Nodi coeliaci
- Nodi preaortici
- Nodi aortici laterales
- Nodi retroaortici = postaortici
- **Nodi lumbales sinistri**
- **Nodi lumbales intermedii**
- Nodi retrocavales = postcavales
- Nodi precavales
- Nodi cavales laterales
- **Nodi lumbales dextri**
- **Nodi iliaci communes**
  - Nodi laterales
  - Nodi intermedii
  - Nodi mediales
- Nodi subaortici
- Nodi promontorii
- **Nodi iliaci communes**

▢ Abb. 1.10a

**Nodi lymphoidei abdominis – Nodi lymphoidei parietales**

Nodi lumbales sinistri
  Nodi aortici laterales
  Nodi preaortici
  Nodi retroaortici = postaortici
Nodi lumbales intermedii
Nodi lumbales dextri
  Nodi cavales laterales
  Nodi precavales
  Nodi retrocavales = postcavales
Nodi phrenici inferiores

**Nodi lymphoidei pelvis – Nodi lymphoidei parietales**

Nodi iliaci communes
  Nodi mediales
  Nodi intermedii
  Nodi laterales
  Nodi subaortici
  Nodi promontorii

# Plexus lumbalis, vegetatives Nervengeflecht

**5.174** Plexus lumbalis, Ansicht von vorn. [15]

Labels: Truncus sympathicus, N. splanchnicus major und N. splanchnicus minor; **N. ilioinguinalis**; Ramus communicans; **N. iliohypogastricus**; Costa XII; **N. subcostalis**; M. quadratus lumborum; **N. cutaneus femoris lateralis**; Truncus sympathicus; M. iliacus; **N. femoralis**; **N. genitofemoralis**; Promontorium; Truncus lumbosacralis; M. psoas major; **N. obturatorius**

Abb. 7.100

Auf der rechten Seite wurde der Plexus lumbalis durch Resektion des Ursprungsteiles des M. psoas major freigelegt.

**5.175** Vegetatives Nervensystem der Bauchhöhle, Ansicht von vorn. [94]

Labels: **Truncus sympathicus**; N. splanchnicus minor; N. splanchnicus major; Pars abdominalis des Oesophagus und **Truncus vagalis anterior**; **Truncus vagalis posterior**; Glandula suprarenalis dextra und Ren dexter; **Ganglion coeliacum** (sinistrum); **Ganglion coeliacum** (dextrum); Truncus coeliacus; A. renalis dextra; A. mesenterica superior und **Ganglion mesentericum superius**; **Ganglia renalia**; Plexus intermesentericus; Truncus sympathicus; Plexus intermesentericus; **Ganglion mesentericum inferius** und A. mesenterica inferior

Freilegung der viszeralen Plexus und Ganglien sowie der Nebennieren

**Retroperitonealraum**

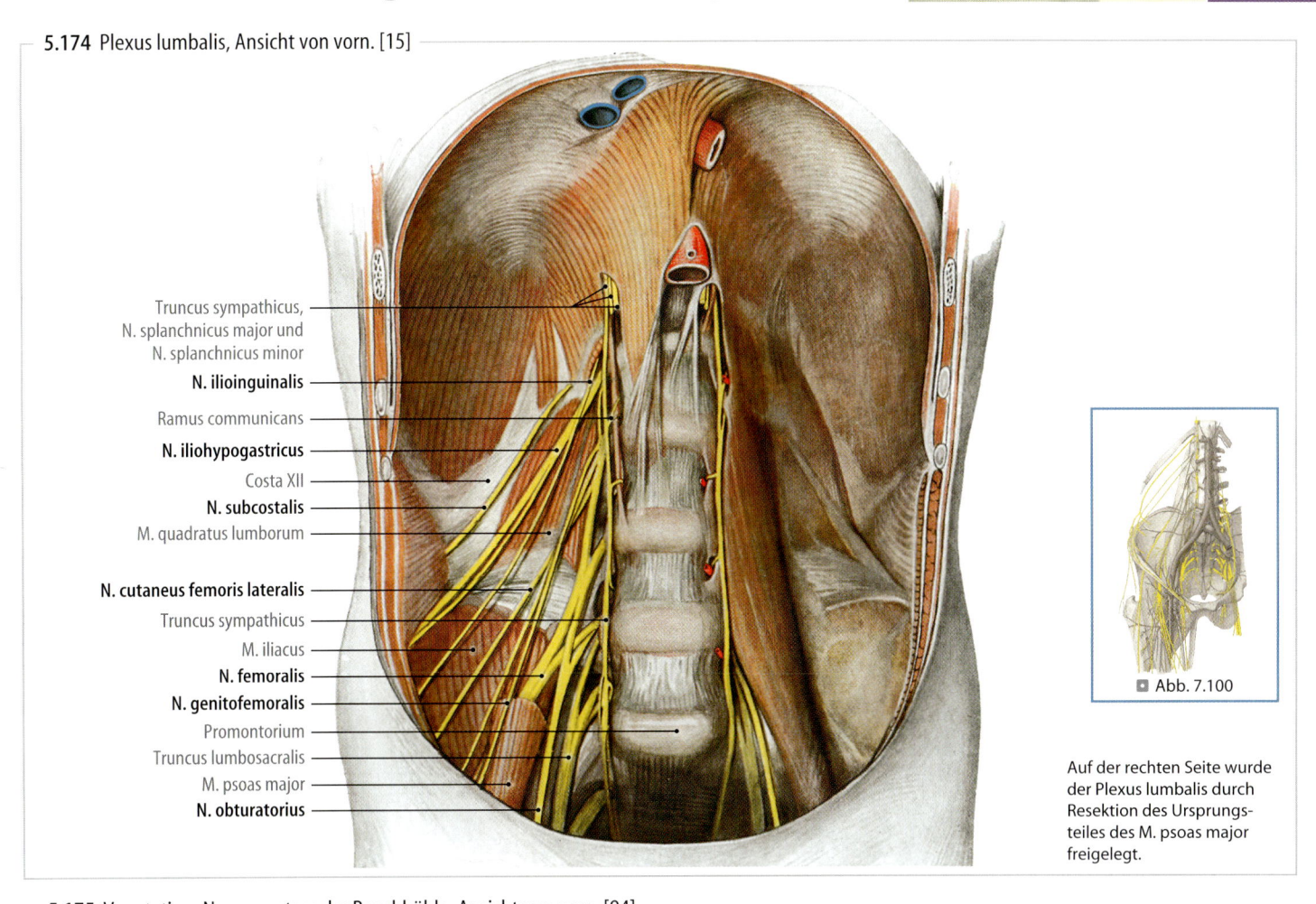

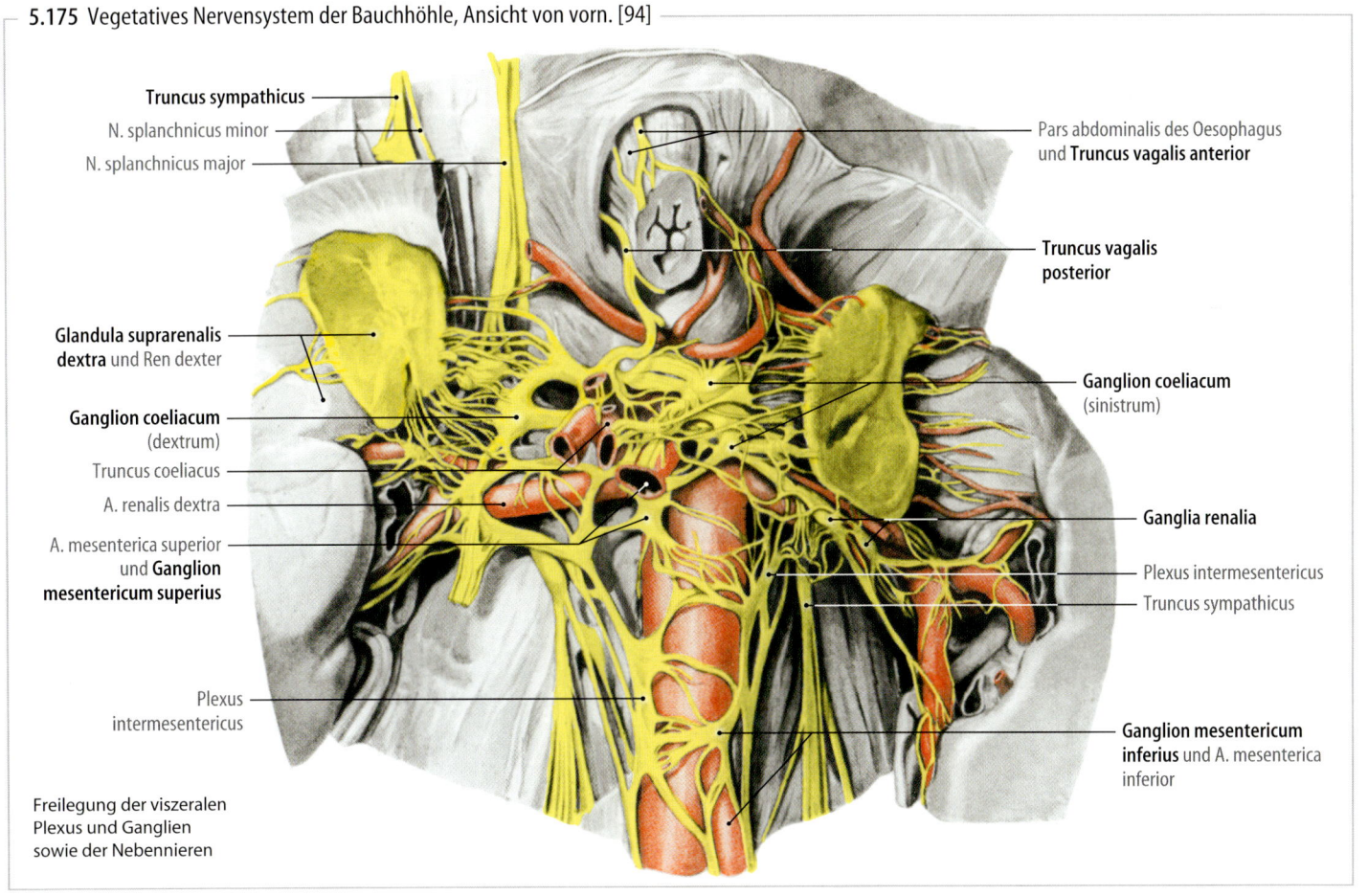

# Becken: Geschlechtsunterschiede

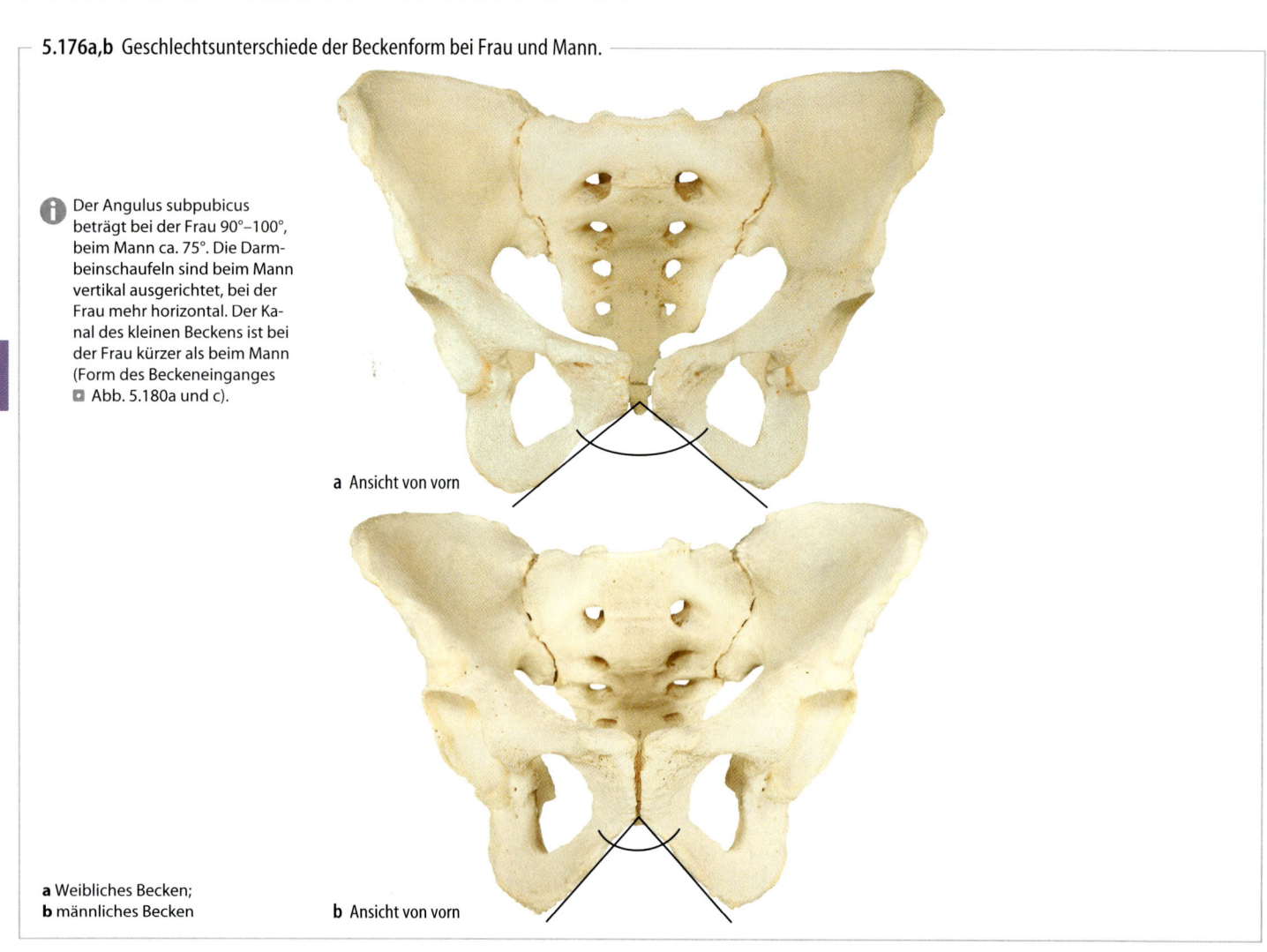

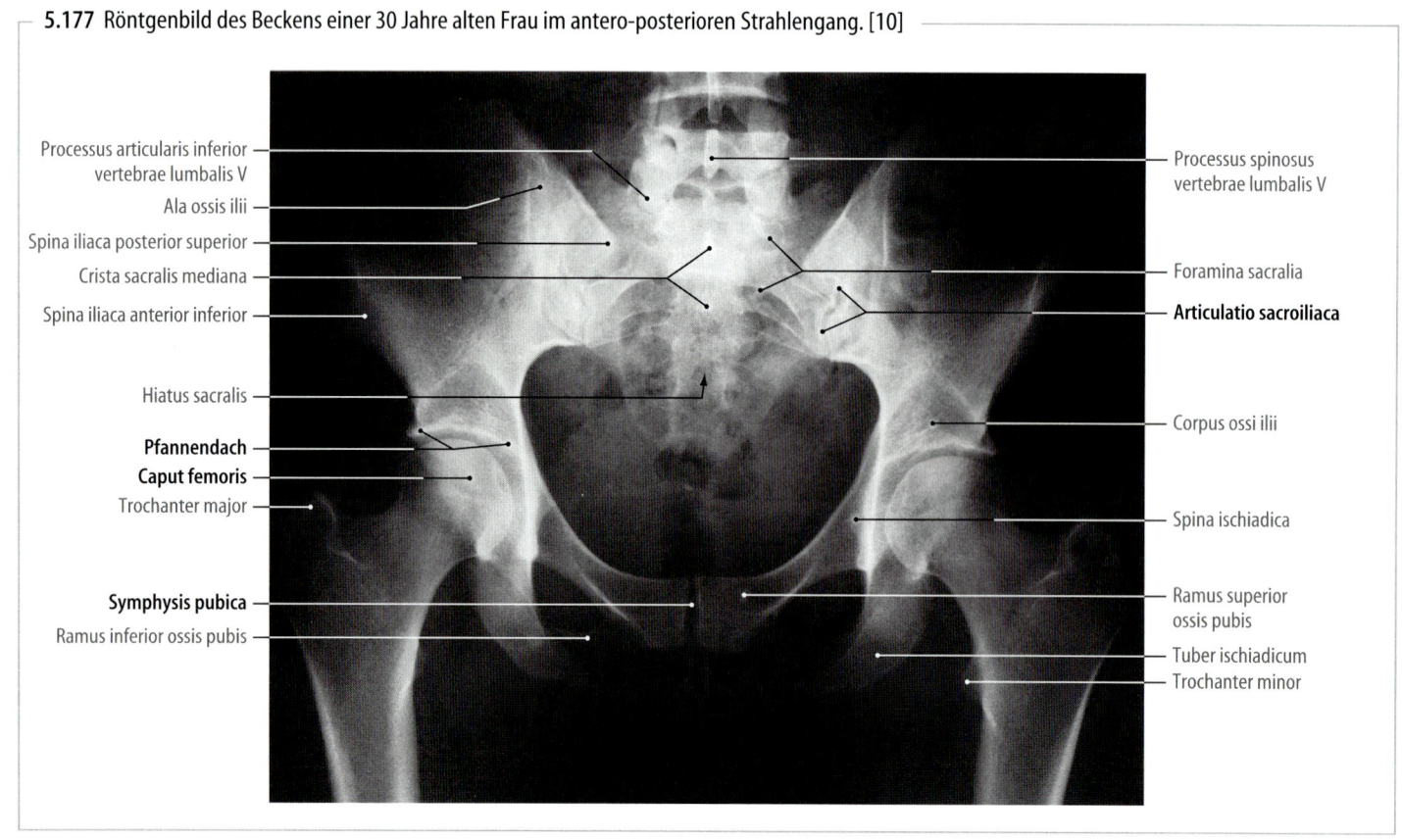

**5.176a,b** Geschlechtsunterschiede der Beckenform bei Frau und Mann.

Der Angulus subpubicus beträgt bei der Frau 90°–100°, beim Mann ca. 75°. Die Darmbeinschaufeln sind beim Mann vertikal ausgerichtet, bei der Frau mehr horizontal. Der Kanal des kleinen Beckens ist bei der Frau kürzer als beim Mann (Form des Beckeneinganges Abb. 5.180a und c).

**a** Ansicht von vorn

**b** Ansicht von vorn

**a** Weibliches Becken;
**b** männliches Becken

**5.177** Röntgenbild des Beckens einer 30 Jahre alten Frau im antero-posterioren Strahlengang. [10]

- Processus articularis inferior vertebrae lumbalis V
- Ala ossis ilii
- Spina iliaca posterior superior
- Crista sacralis mediana
- Spina iliaca anterior inferior
- Hiatus sacralis
- **Pfannendach**
- **Caput femoris**
- Trochanter major
- **Symphysis pubica**
- Ramus inferior ossis pubis
- Processus spinosus vertebrae lumbalis V
- Foramina sacralia
- **Articulatio sacroiliaca**
- Corpus ossi ilii
- Spina ischiadica
- Ramus superior ossis pubis
- Tuber ischiadicum
- Trochanter minor

# Äußere Beckenmaße · Michaelisraute

**5.178a,b** Äußere Beckenmaße nach Angaben von Michaelis.

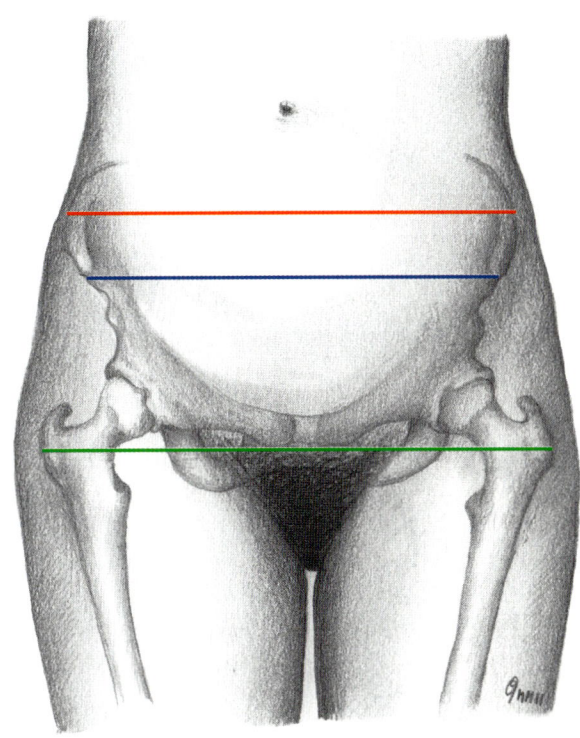

a

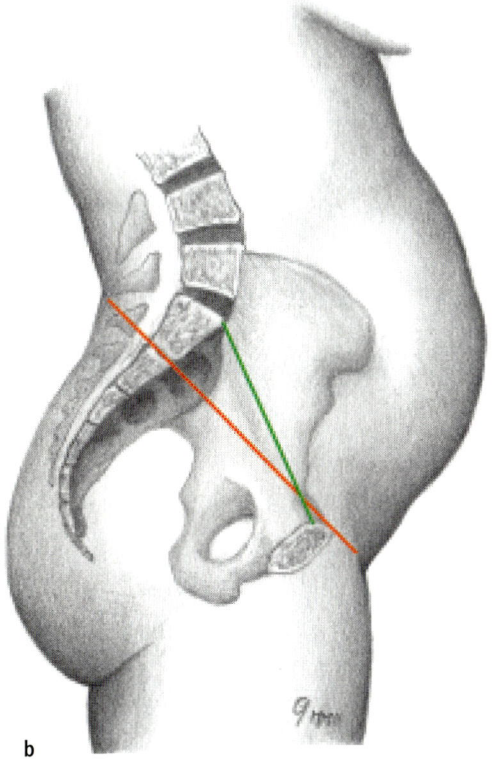

b

— Distantia cristarum (28–29 cm)
— Distantia spinarum (25–26 cm)
— Distantia trochanterica (31–32 cm)

Die äußeren Beckenmaße lassen Rückschlüsse auf die Form des kleinen Beckens (knöcherner Geburtskanal) zu. Mit einer normalen Form des kleinen Beckens kann gerechnet werden, wenn die Differenz zwischen Distantia cristarum und Distantia spinarum ca. 3 cm beträgt.

— Conjugata externa = Diameter Baudeloqui (ca. 20 cm)
— Conjugata vera = obstetrica (ca. 11 cm)

**5.179a,b** Michaelis'sche Raute (Venusraute) bei einer jungen Frau (**a**). Beckenring, korrespondierende Knochenpunkte, Ansicht von hinten (**b**). Auf der Verbindungslinie der Darmbeinkämme liegt der Processus spinosus des 4. Lendenwirbels. [69]

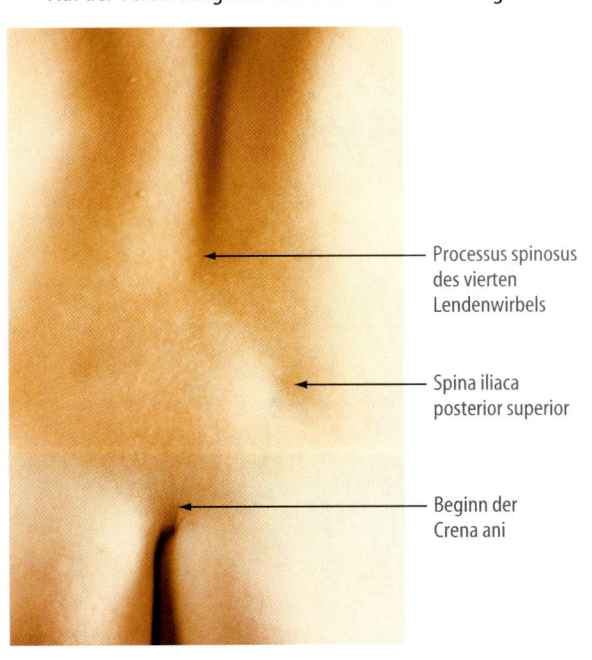

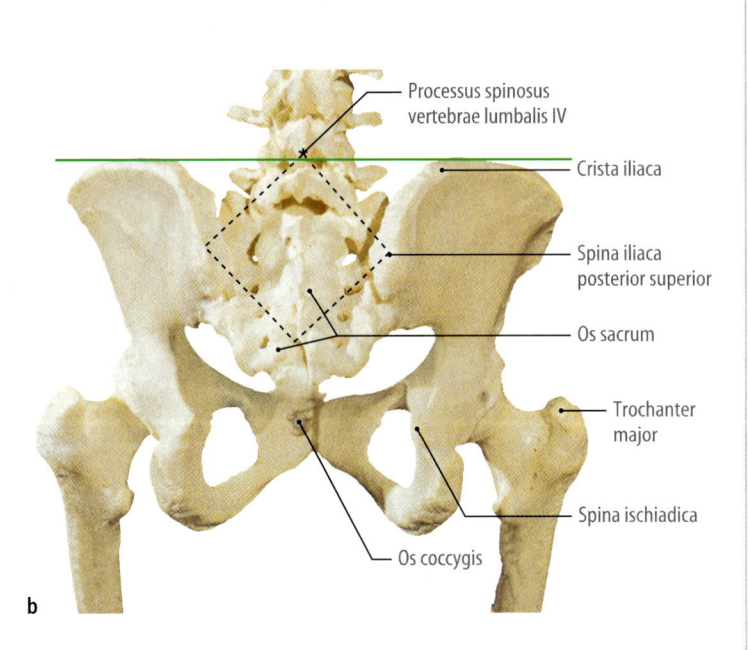

a

- Processus spinosus des vierten Lendenwirbels
- Spina iliaca posterior superior
- Beginn der Crena ani

b

- Processus spinosus vertebrae lumbalis IV
- Crista iliaca
- Spina iliaca posterior superior
- Os sacrum
- Trochanter major
- Spina ischiadica
- Os coccygis

Abweichungen von der normalen Form (gleichseitiges Rechteck) der Michaelis'schen Raute lassen auf pathologische Veränderungen des knöchernen Geburtskanals schließen, z. B. allgemein verengtes Becken oder schräg verengtes Becken.

Auf der Verbindungslinie der Darmbeinkämme liegt der Processus spinosus des 4. Lendenwirbels, der als Orientierungspunkt für die lumbale Liquorentnahme sowie für die intrathekale oder epidurale (peridurale) Anästhesie dient.

**Beckensitus**

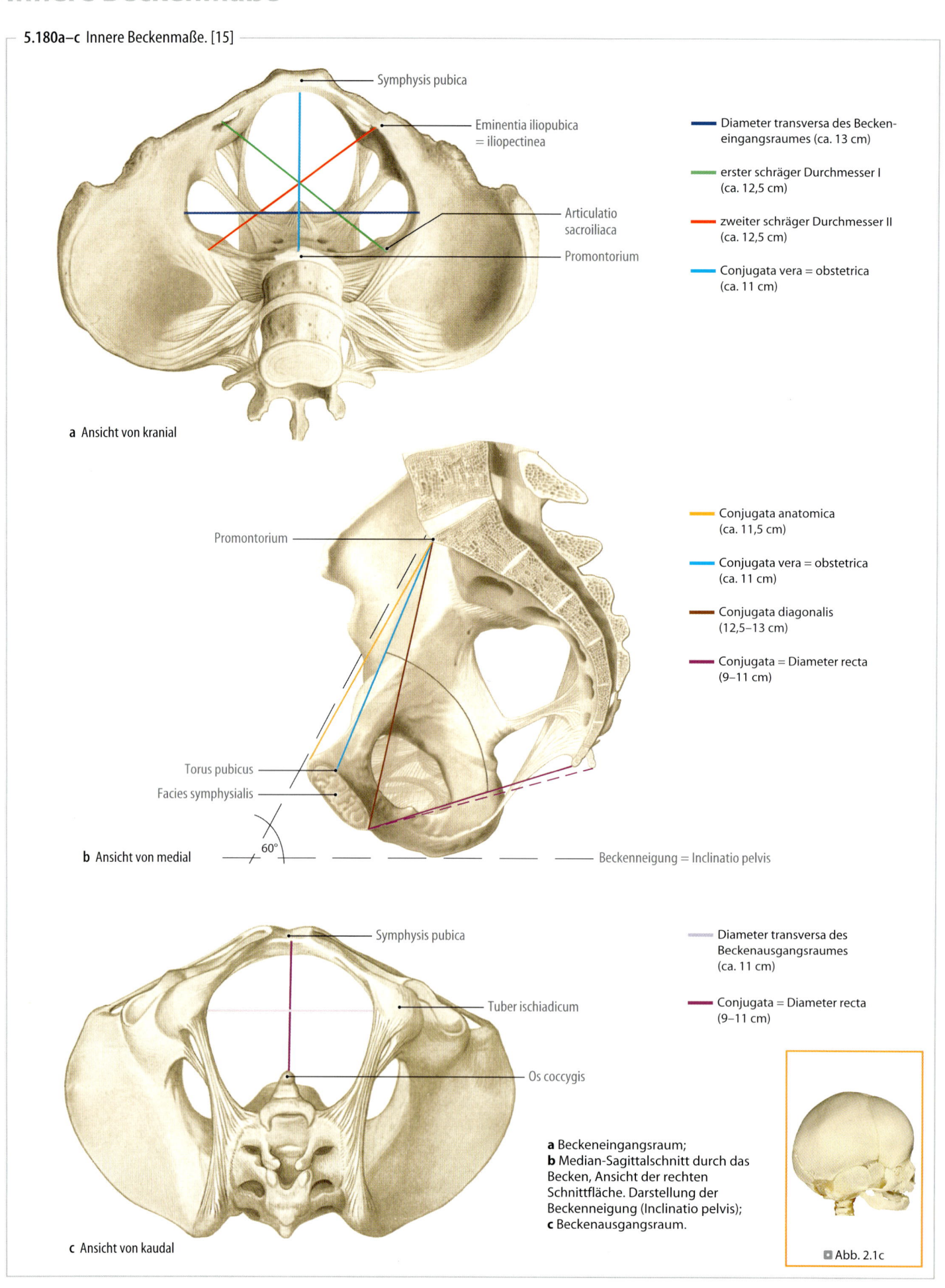

# Innere Beckenmaße

**5.180a–c** Innere Beckenmaße. [15]

- Symphysis pubica
- Eminentia iliopubica = iliopectinea
- Articulatio sacroiliaca
- Promontorium

— Diameter transversa des Becken-eingangsraumes (ca. 13 cm)
— erster schräger Durchmesser I (ca. 12,5 cm)
— zweiter schräger Durchmesser II (ca. 12,5 cm)
— Conjugata vera = obstetrica (ca. 11 cm)

**a** Ansicht von kranial

- Promontorium
- Torus pubicus
- Facies symphysialis

— Conjugata anatomica (ca. 11,5 cm)
— Conjugata vera = obstetrica (ca. 11 cm)
— Conjugata diagonalis (12,5–13 cm)
— Conjugata = Diameter recta (9–11 cm)

**b** Ansicht von medial

60°

Beckenneigung = Inclinatio pelvis

- Symphysis pubica
- Tuber ischiadicum
- Os coccygis

— Diameter transversa des Beckenausgangsraumes (ca. 11 cm)
— Conjugata = Diameter recta (9–11 cm)

**a** Beckeneingangsraum;
**b** Median-Sagittalschnitt durch das Becken, Ansicht der rechten Schnittfläche. Darstellung der Beckenneigung (Inclinatio pelvis);
**c** Beckenausgangsraum.

**c** Ansicht von kaudal

Abb. 2.1c

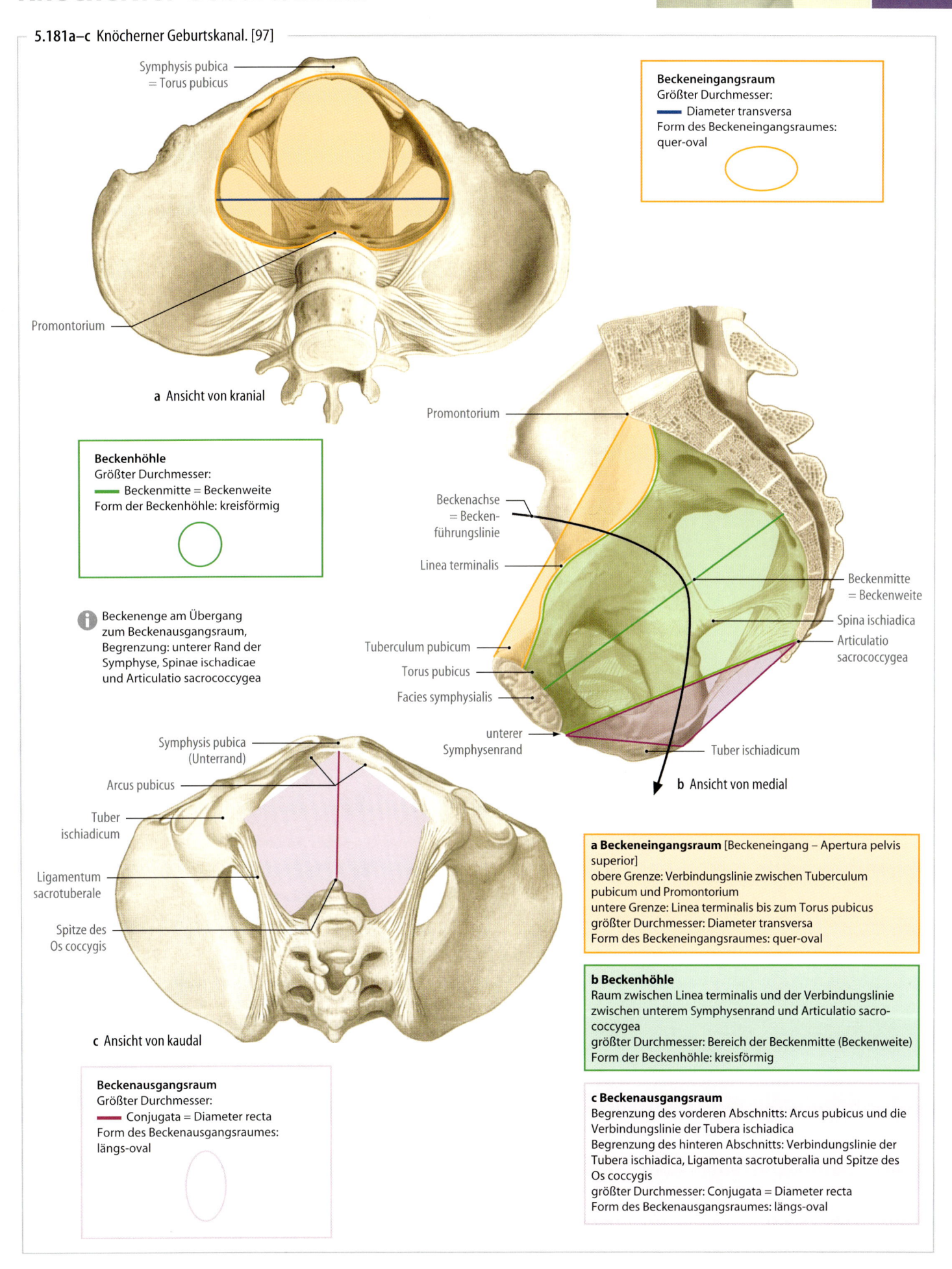

# Knöcherner Geburtskanal

**5.181a–c** Knöcherner Geburtskanal. [97]

- Symphysis pubica = Torus pubicus
- Promontorium

**a** Ansicht von kranial

**Beckeneingangsraum**
Größter Durchmesser:
— Diameter transversa
Form des Beckeneingangsraumes: quer-oval

**Beckenhöhle**
Größter Durchmesser:
— Beckenmitte = Beckenweite
Form der Beckenhöhle: kreisförmig

ℹ Beckenenge am Übergang zum Beckenausgangsraum, Begrenzung: unterer Rand der Symphyse, Spinae ischadicae und Articulatio sacrococcygea

- Promontorium
- Beckenachse = Beckenführungslinie
- Linea terminalis
- Tuberculum pubicum
- Torus pubicus
- Facies symphysialis
- unterer Symphysenrand
- Beckenmitte = Beckenweite
- Spina ischiadica
- Articulatio sacrococcygea
- Tuber ischiadicum

**b** Ansicht von medial

- Symphysis pubica (Unterrand)
- Arcus pubicus
- Tuber ischiadicum
- Ligamentum sacrotuberale
- Spitze des Os coccygis

**c** Ansicht von kaudal

**Beckenausgangsraum**
Größter Durchmesser:
— Conjugata = Diameter recta
Form des Beckenausgangsraumes: längs-oval

**a Beckeneingangsraum** [Beckeneingang – Apertura pelvis superior]
obere Grenze: Verbindungslinie zwischen Tuberculum pubicum und Promontorium
untere Grenze: Linea terminalis bis zum Torus pubicus
größter Durchmesser: Diameter transversa
Form des Beckeneingangsraumes: quer-oval

**b Beckenhöhle**
Raum zwischen Linea terminalis und der Verbindungslinie zwischen unterem Symphysenrand und Articulatio sacrococcygea
größter Durchmesser: Bereich der Beckenmitte (Beckenweite)
Form der Beckenhöhle: kreisförmig

**c Beckenausgangsraum**
Begrenzung des vorderen Abschnitts: Arcus pubicus und die Verbindungslinie der Tubera ischiadica
Begrenzung des hinteren Abschnitts: Verbindungslinie der Tubera ischiadica, Ligamenta sacrotuberalia und Spitze des Os coccygis
größter Durchmesser: Conjugata = Diameter recta
Form des Beckenausgangsraumes: längs-oval

**Beckensitus**

# Beckenbodenmuskeln

**5.182** M. levator ani (Diaphragma pelvis) einer Frau, Ansicht von oben. [1]

Arcus tendineus musculi levatoris ani
Foramen obturatum
M. obturatorius externus
Fascia obturatoria
Urethra
Vagina
Rectum
**M. puborectalis**
M. pubococcygeus
M. iliococcygeus
} **M. levator ani = Diaphragma pelvis**

Ligamentum iliolumbale
Ligamentum sacroiliacum anterius
Ligamentum sacrococcygeum anterius
Promontorium
**M. coccygeus** = M. ischiococcygeus
M. piriformis
Arcus tendineus musculi levatoris ani
**M. obturatorius internus**

Urethra, Vagina und Rektum reseziert, Fascia obturatoria auf der rechten Seite gefenstert.

🛈 Eine Insuffizienz der Beckenbodenmuskeln infolge Adipositas sowie Überdehnung und Verletzungen beim Geburtsvorgang führt zum Tiefertreten (Deszensus) der Beckenorgane. Beim Deszensus uteri kann die Portio vaginalis cervicis bis in den Vulvaspalt heruntertreten (partieller Uterusprolaps), in Extremfällen liegt der gesamte Uterus vor dem Scheideneingang (Totalprolaps).

Bei Senkung der Scheidenwände (Deszensus vaginae) wölbt sich in der vorderen Scheidenwand die hintere Blasenwand als Zystocele und Urethrozele vor; in die hintere Scheidenwand ragt die vordere Rektumwand als Rektozele. Es kommt zur Insuffizienz des Blasenverschlussmechanismus (Harninkontinenz) sowie zu Störungen der Stuhlentleerung (◨ Abb. 5.223).

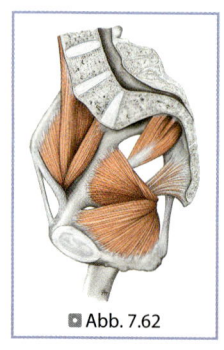

◨ Abb. 7.62

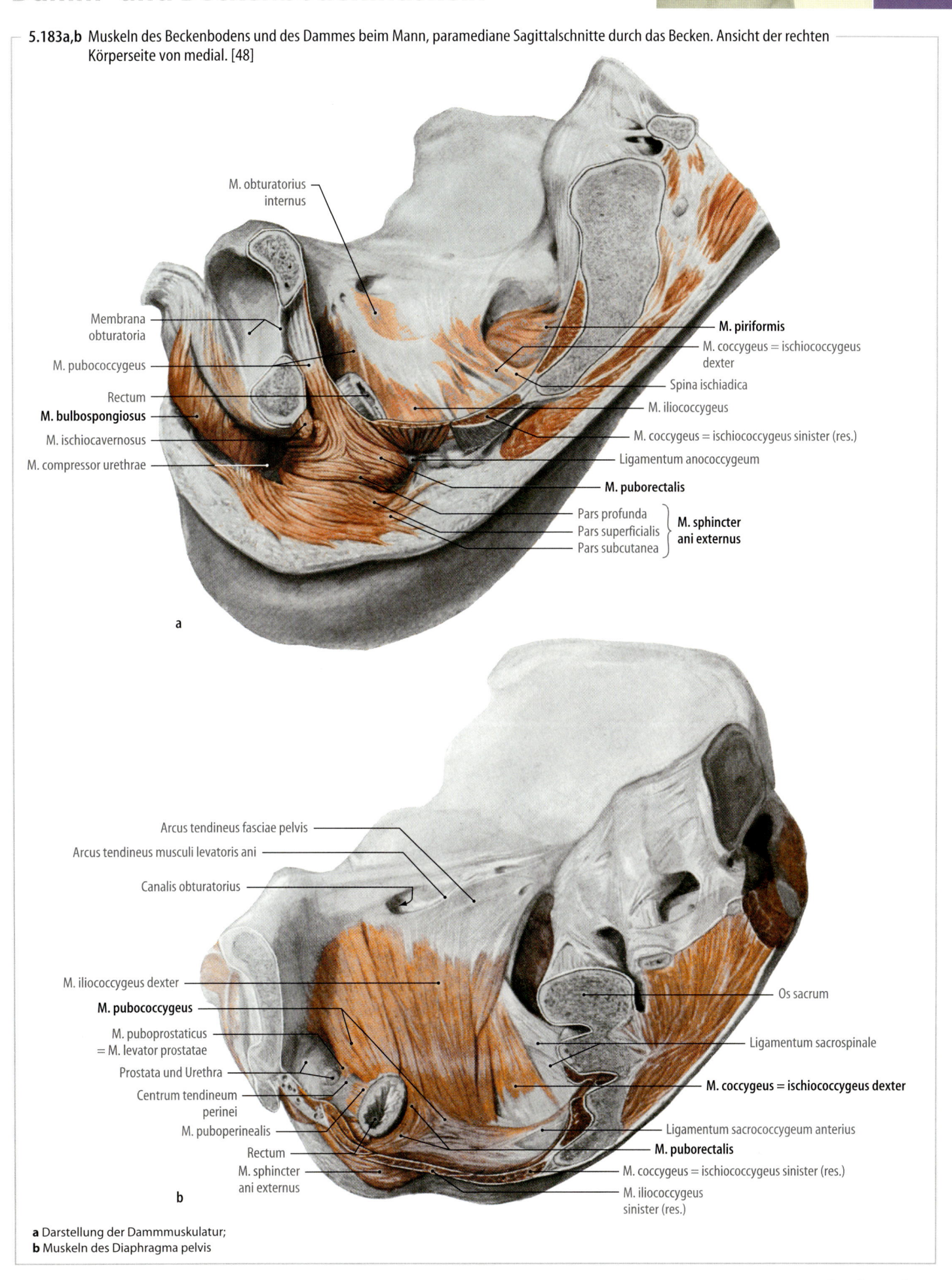

# Damm- und Beckenbodenmuskeln

**5.183a,b** Muskeln des Beckenbodens und des Dammes beim Mann, paramediane Sagittalschnitte durch das Becken. Ansicht der rechten Körperseite von medial. [48]

a Darstellung der Dammmuskulatur;
b Muskeln des Diaphragma pelvis

**Beckensitus**

# Damm- und Beckenbodenmuskeln

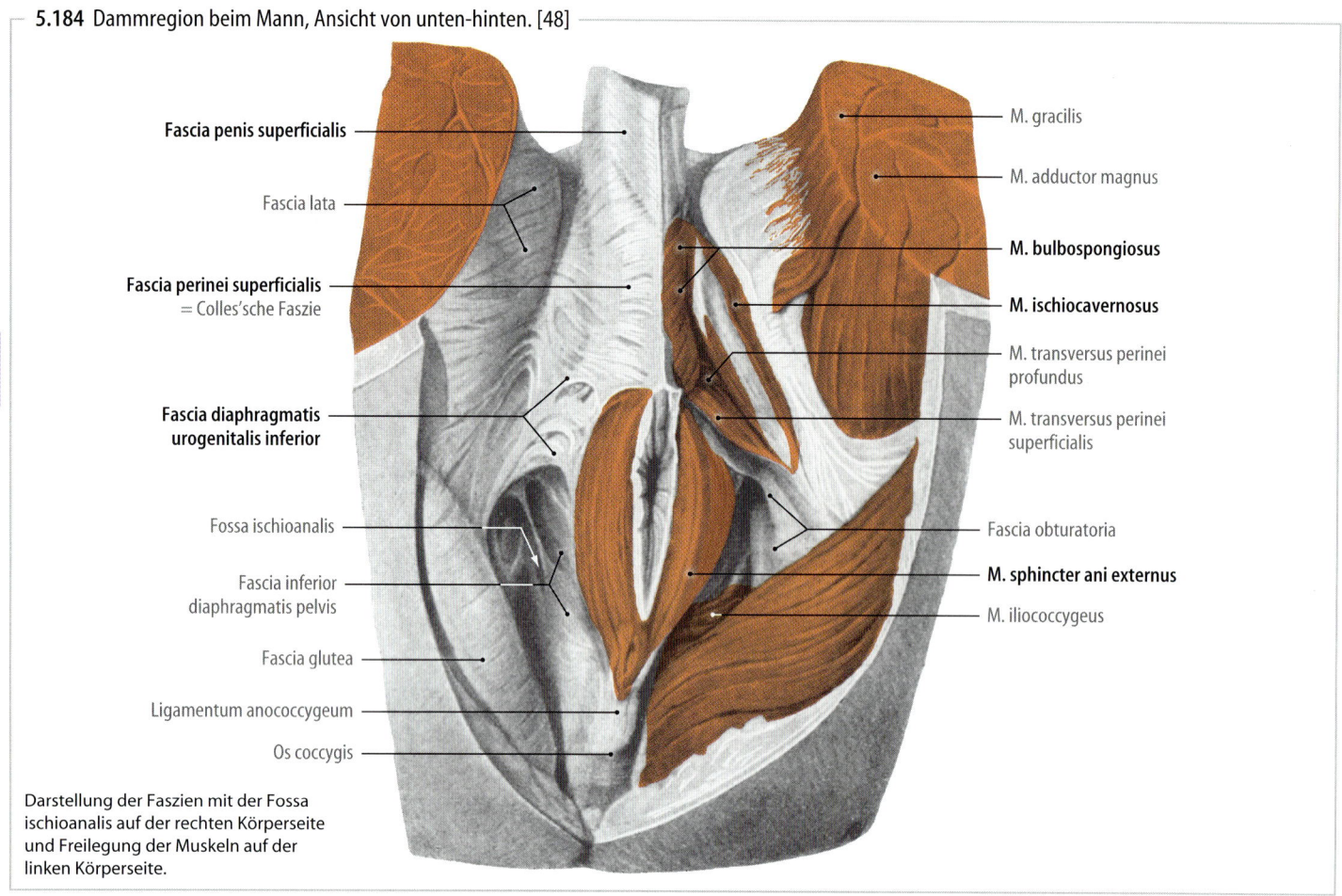

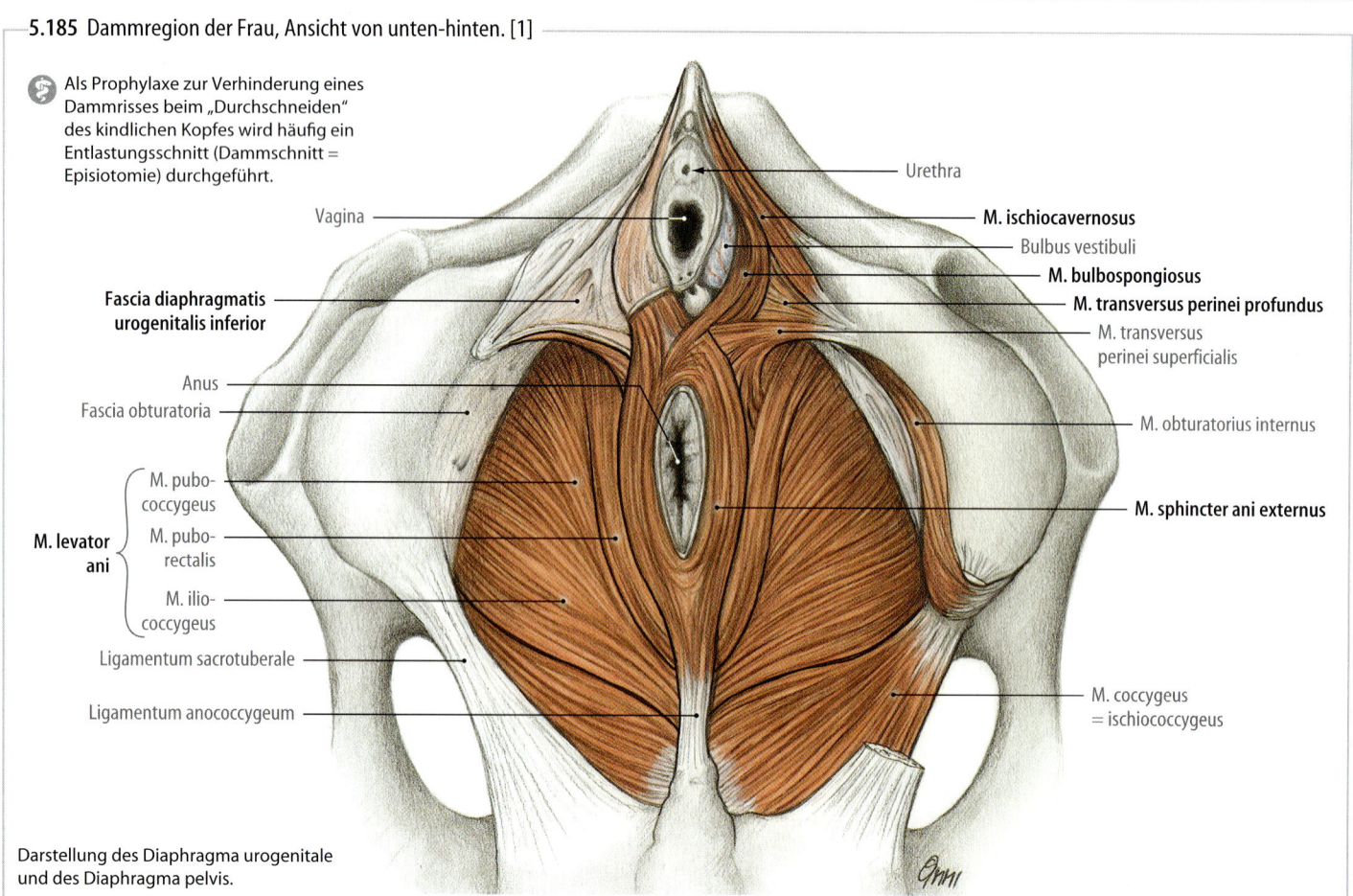

**5.184 Dammregion beim Mann, Ansicht von unten-hinten. [48]**

- Fascia penis superficialis
- Fascia lata
- Fascia perinei superficialis = Colles'sche Faszie
- Fascia diaphragmatis urogenitalis inferior
- Fossa ischioanalis
- Fascia inferior diaphragmatis pelvis
- Fascia glutea
- Ligamentum anococcygeum
- Os coccygis
- M. gracilis
- M. adductor magnus
- M. bulbospongiosus
- M. ischiocavernosus
- M. transversus perinei profundus
- M. transversus perinei superficialis
- Fascia obturatoria
- M. sphincter ani externus
- M. iliococcygeus

Darstellung der Faszien mit der Fossa ischioanalis auf der rechten Körperseite und Freilegung der Muskeln auf der linken Körperseite.

**5.185 Dammregion der Frau, Ansicht von unten-hinten. [1]**

Als Prophylaxe zur Verhinderung eines Dammrisses beim „Durchschneiden" des kindlichen Kopfes wird häufig ein Entlastungsschnitt (Dammschnitt = Episiotomie) durchgeführt.

- Vagina
- Fascia diaphragmatis urogenitalis inferior
- Anus
- Fascia obturatoria
- M. levator ani
  - M. pubococcygeus
  - M. puborectalis
  - M. iliococcygeus
- Ligamentum sacrotuberale
- Ligamentum anococcygeum
- Urethra
- M. ischiocavernosus
- Bulbus vestibuli
- M. bulbospongiosus
- M. transversus perinei profundus
- M. transversus perinei superficialis
- M. obturatorius internus
- M. sphincter ani externus
- M. coccygeus = ischiococcygeus

Darstellung des Diaphragma urogenitale und des Diaphragma pelvis.

## Damm- und Beckenbodenmuskeln

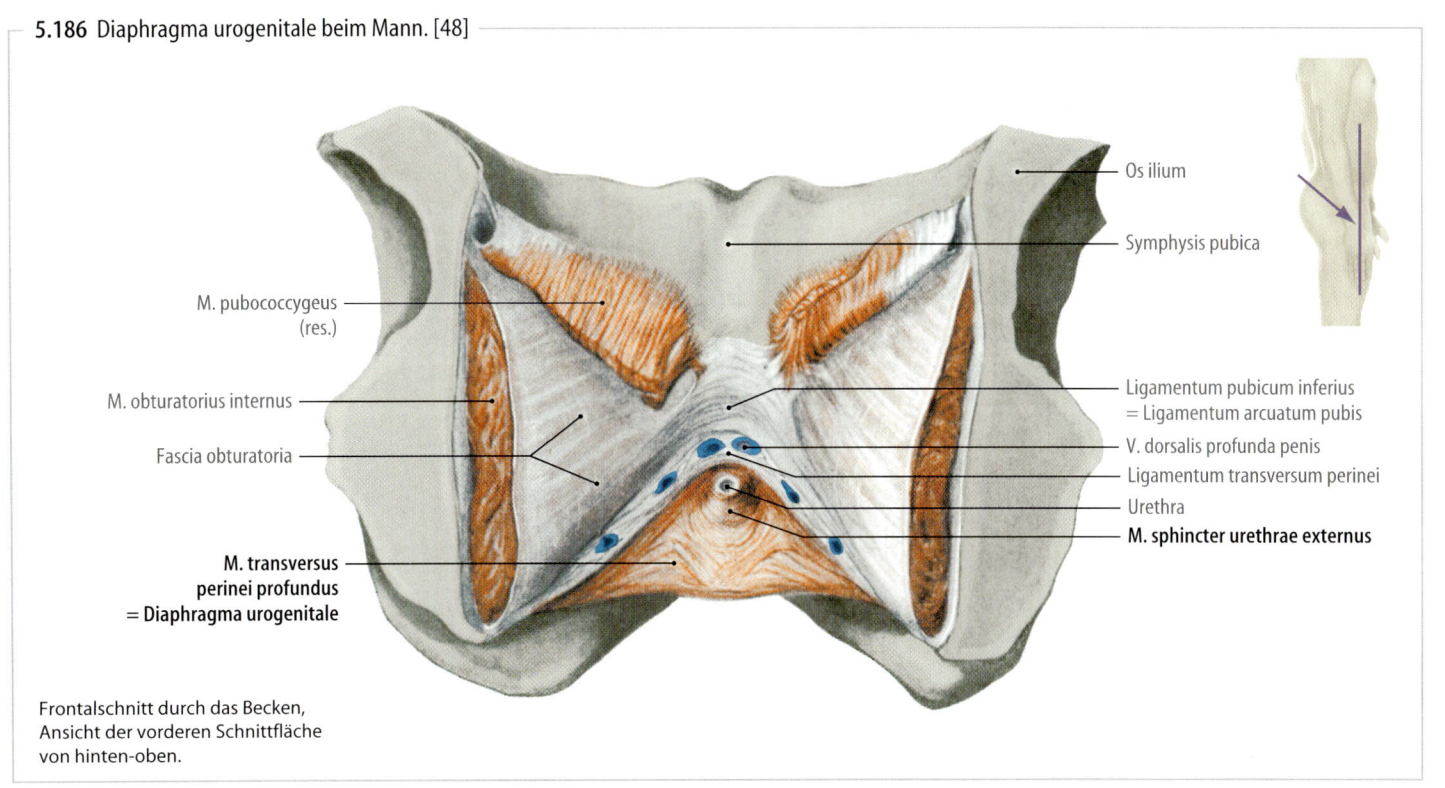

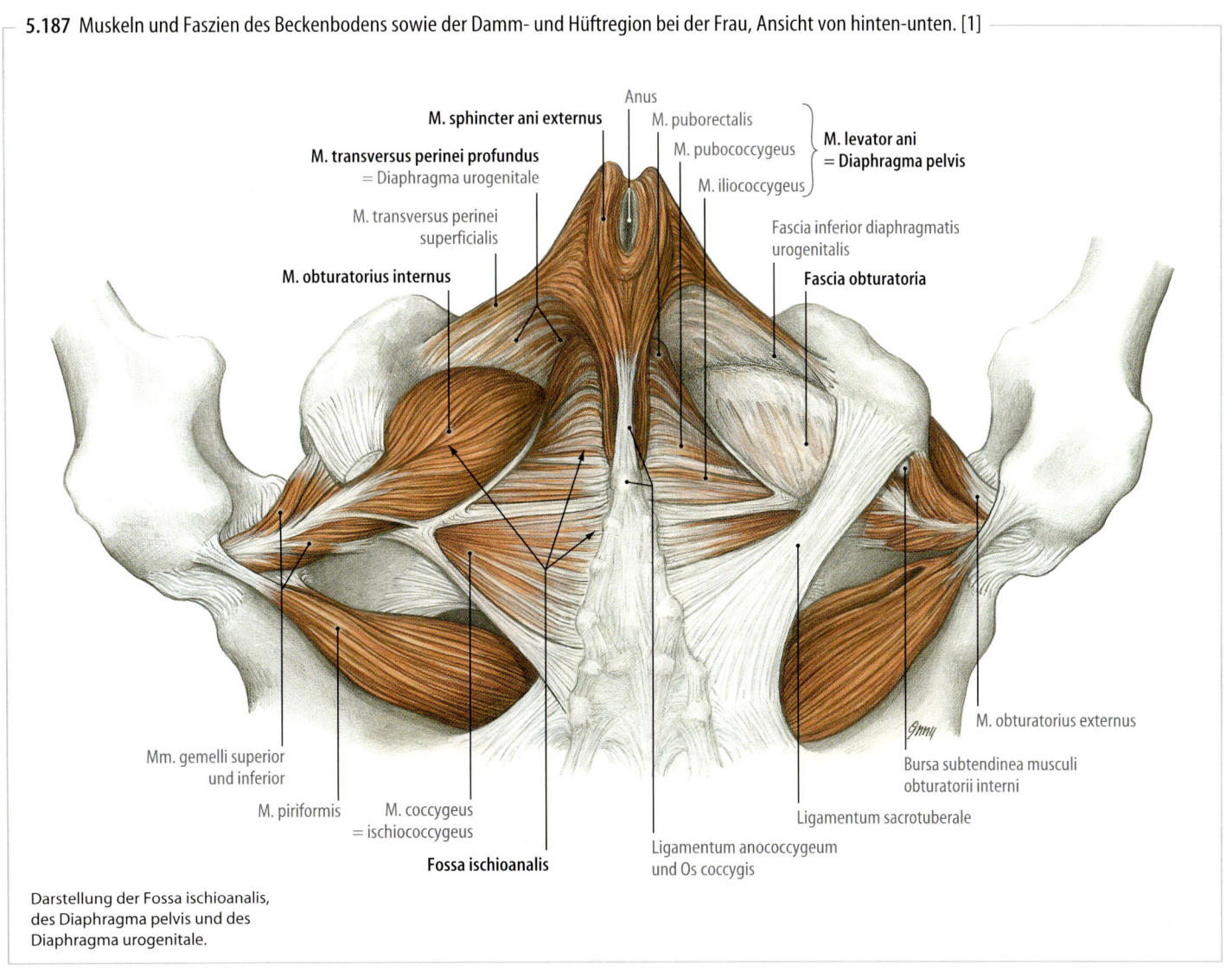

**5.186 Diaphragma urogenitale beim Mann.** [48]

- Os ilium
- M. pubococcygeus (res.)
- M. obturatorius internus
- Fascia obturatoria
- M. transversus perinei profundus = Diaphragma urogenitale
- Symphysis pubica
- Ligamentum pubicum inferius = Ligamentum arcuatum pubis
- V. dorsalis profunda penis
- Ligamentum transversum perinei
- Urethra
- M. sphincter urethrae externus

Frontalschnitt durch das Becken, Ansicht der vorderen Schnittfläche von hinten-oben.

**5.187 Muskeln und Faszien des Beckenbodens sowie der Damm- und Hüftregion bei der Frau, Ansicht von hinten-unten.** [1]

- M. sphincter ani externus
- M. transversus perinei profundus = Diaphragma urogenitale
- M. transversus perinei superficialis
- M. obturatorius internus
- Anus
- M. puborectalis
- M. pubococcygeus
- M. iliococcygeus
- M. levator ani = Diaphragma pelvis
- Fascia inferior diaphragmatis urogenitalis
- Fascia obturatoria
- Mm. gemelli superior und inferior
- M. piriformis
- M. coccygeus = ischiococcygeus
- Fossa ischioanalis
- Ligamentum anococcygeum und Os coccygis
- Ligamentum sacrotuberale
- Bursa subtendinea musculi obturatorii interni
- M. obturatorius externus

Darstellung der Fossa ischioanalis, des Diaphragma pelvis und des Diaphragma urogenitale.

**Beckensitus**

# Diaphragma pelvis, Fossa ischioanalis

**5.188** Diaphragma pelvis und Fossa ischioanalis, Ansicht von hinten-unten. [48]

Die Fossa ischioanalis wird vielfach auch als Fossa ischiorectalis bezeichnet.

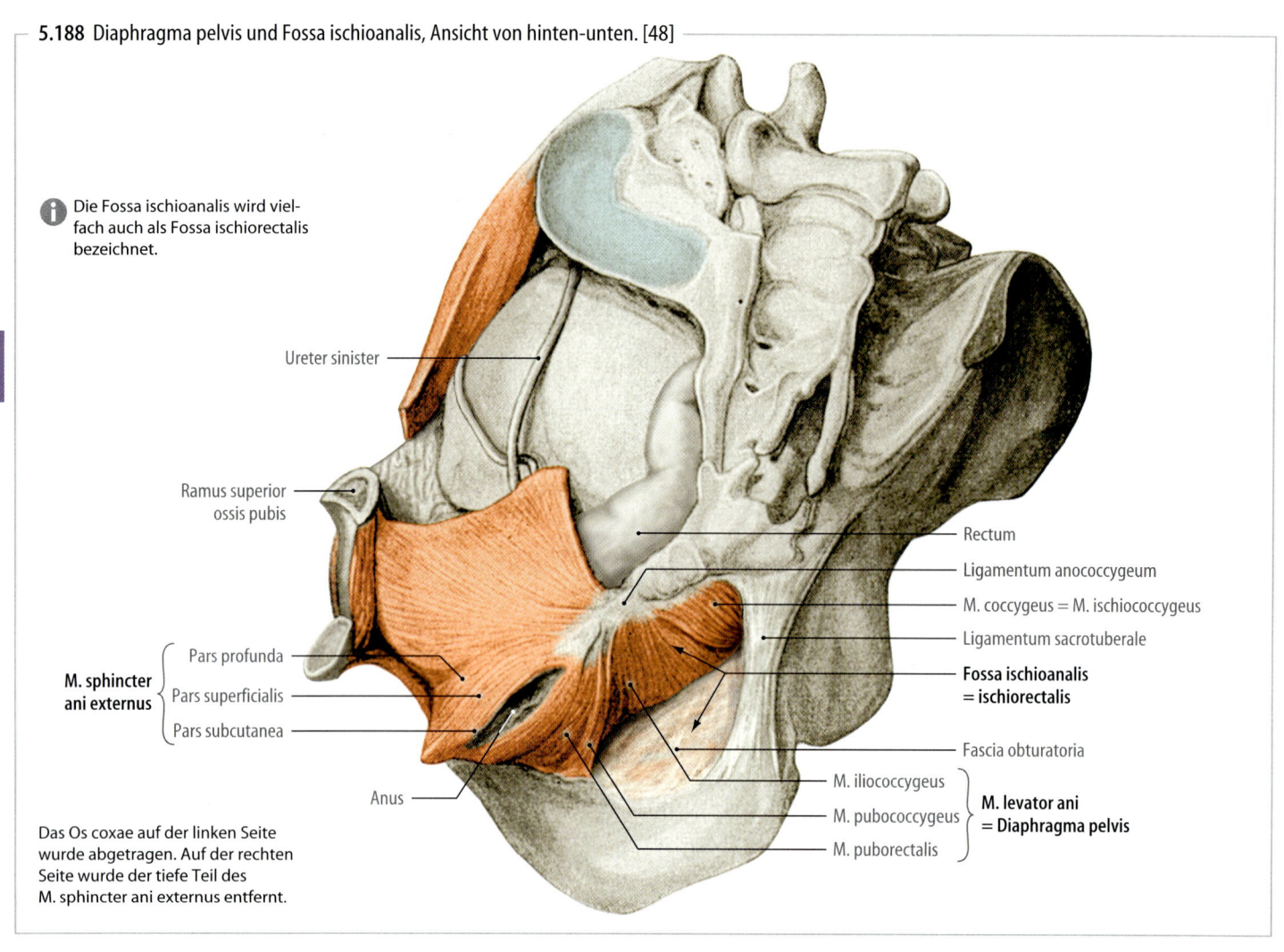

Ureter sinister
Ramus superior ossis pubis
M. sphincter ani externus
- Pars profunda
- Pars superficialis
- Pars subcutanea
Anus
Rectum
Ligamentum anococcygeum
M. coccygeus = M. ischiococcygeus
Ligamentum sacrotuberale
Fossa ischioanalis = ischiorectalis
Fascia obturatoria
M. iliococcygeus
M. pubococcygeus
M. puborectalis
M. levator ani = Diaphragma pelvis

Das Os coxae auf der linken Seite wurde abgetragen. Auf der rechten Seite wurde der tiefe Teil des M. sphincter ani externus entfernt.

**5.189** Frontalschnitt durch das Becken im Bereich des Rectum und des Analkanals. [23]

Entzündungen im Perianalbereich (anorektale Sepsis) können als Fisteln (chronisch) oder als Abszesse (akut) auftreten. Die Eintrittspforte für die Erreger sind häufig die Proktodealdrüsenausführungsgänge (Abb. 5.216). Man unterscheidet nach Ausbreitung und Lage intersphinktere Fisteln und Abszesse, die nach perianal durchbrechen. Transsphinktere Fisteln dringen durch den M. sphincter ani externus in die Fossa ischioanalis und können zum ischioanalen (infralevatorischen) Abszess führen. Supralevatorische Fisteln oder Abszesse liegen außerhalb des Sphinktersystems oberhalb des Diaphragma pelvis.

Begrenzung der Fossa ischioanalis: M. obturatorius internus mit der Fascia obturatoria interna und M. levator ani mit der Fascia inferior diaphragmatis pelvis = Waldeyer'sche Faszie.

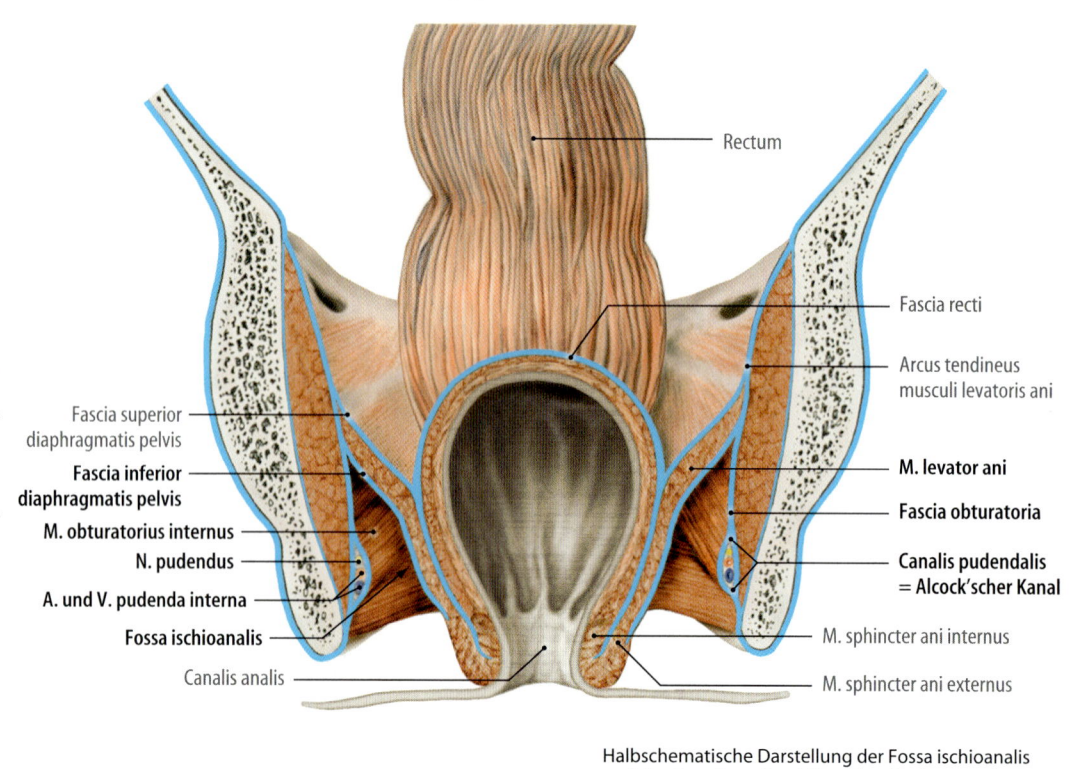

Fascia superior diaphragmatis pelvis
**Fascia inferior diaphragmatis pelvis**
**M. obturatorius internus**
**N. pudendus**
**A. und V. pudenda interna**
**Fossa ischioanalis**
Canalis analis
Rectum
Fascia recti
Arcus tendineus musculi levatoris ani
**M. levator ani**
**Fascia obturatoria**
**Canalis pudendalis = Alcock'scher Kanal**
M. sphincter ani internus
M. sphincter ani externus

Halbschematische Darstellung der Fossa ischioanalis und des Canalis pudendalis = Alcock'scher Kanal.

# Diaphragma urogenitale

**5.190** Frontalschnitt durch ein männliches Becken im Bereich der Prostata und der Harnblase. [23, 15]

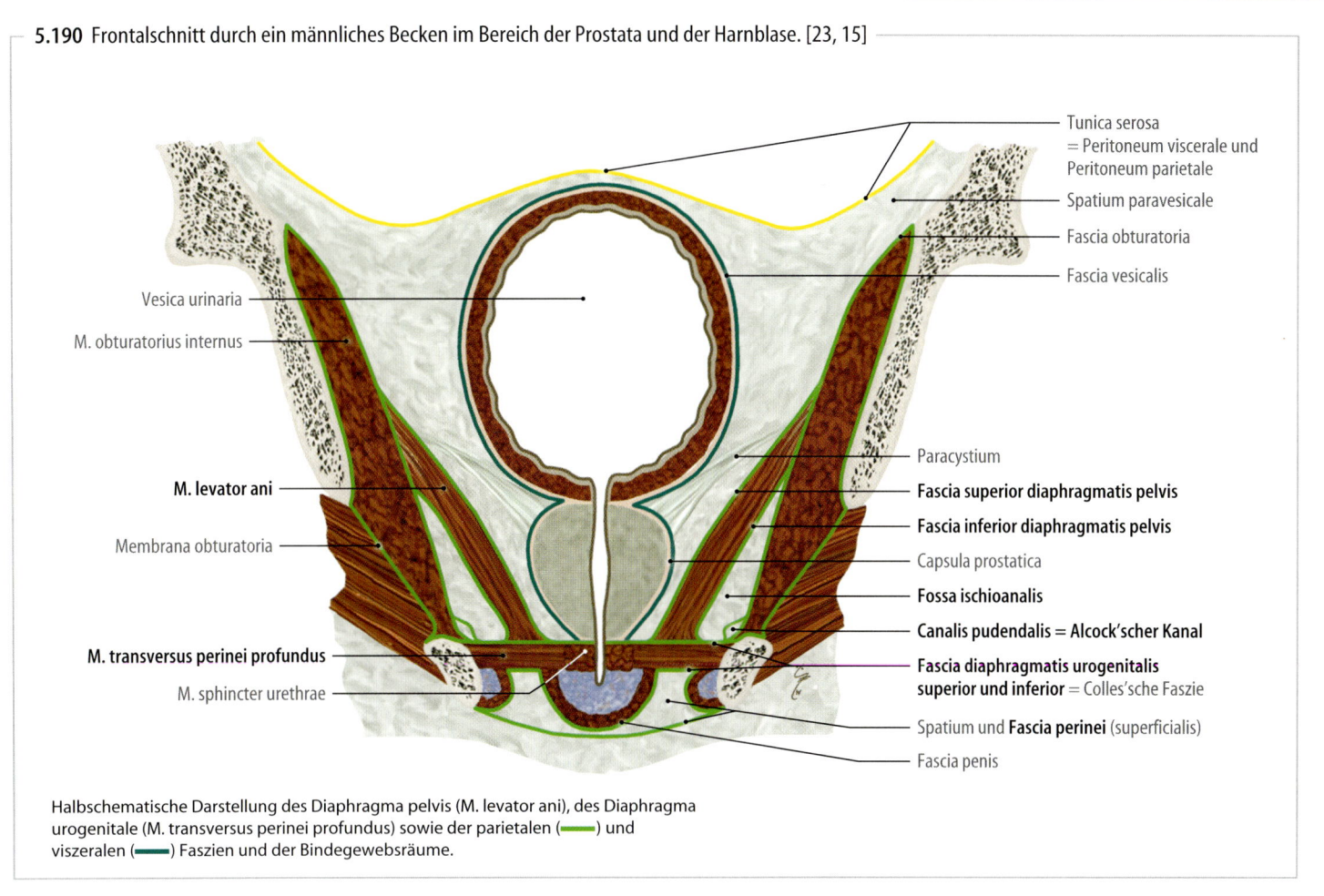

- Tunica serosa = Peritoneum viscerale und Peritoneum parietale
- Spatium paravesicale
- Fascia obturatoria
- Fascia vesicalis
- Vesica urinaria
- M. obturatorius internus
- Paracystium
- **Fascia superior diaphragmatis pelvis**
- **Fascia inferior diaphragmatis pelvis**
- Capsula prostatica
- **M. levator ani**
- Membrana obturatoria
- **Fossa ischioanalis**
- **Canalis pudendalis** = Alcock'scher Kanal
- **M. transversus perinei profundus**
- M. sphincter urethrae
- **Fascia diaphragmatis urogenitalis superior und inferior** = Colles'sche Faszie
- Spatium und **Fascia perinei** (superficialis)
- Fascia penis

Halbschematische Darstellung des Diaphragma pelvis (M. levator ani), des Diaphragma urogenitale (M. transversus perinei profundus) sowie der parietalen (——) und viszeralen (——) Faszien und der Bindegewebsräume.

**5.191** Frontalschnitt durch ein weibliches Becken im Bereich von Vagina und Uterus, Ansicht der hinteren Schnittfläche. [23]

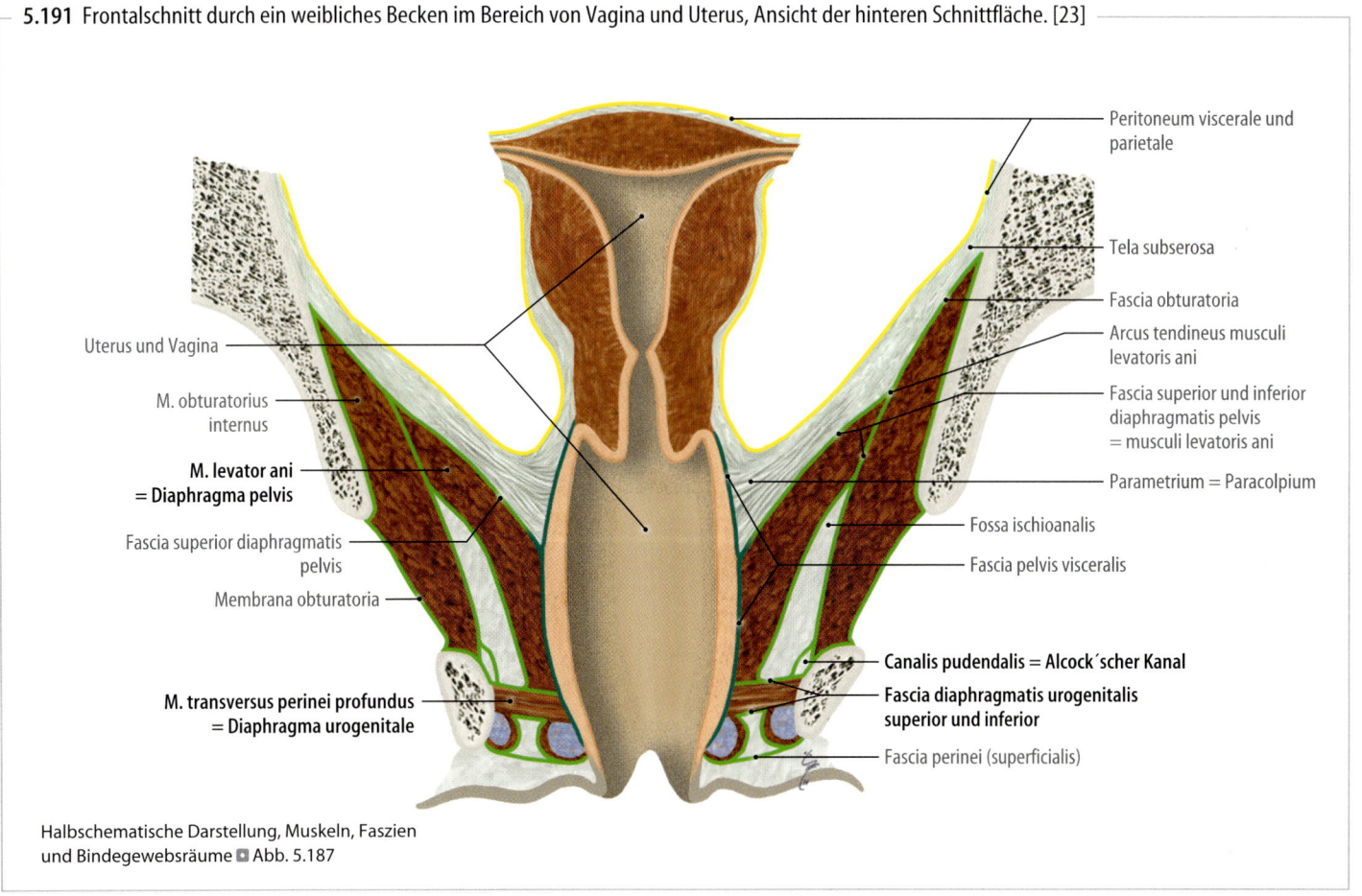

- Peritoneum viscerale und parietale
- Tela subserosa
- Fascia obturatoria
- Arcus tendineus musculi levatoris ani
- Uterus und Vagina
- M. obturatorius internus
- Fascia superior und inferior diaphragmatis pelvis = musculi levatoris ani
- **M. levator ani** = Diaphragma pelvis
- Parametrium = Paracolpium
- Fascia superior diaphragmatis pelvis
- Fossa ischioanalis
- Membrana obturatoria
- Fascia pelvis visceralis
- **Canalis pudendalis** = Alcock'scher Kanal
- **M. transversus perinei profundus** = Diaphragma urogenitale
- **Fascia diaphragmatis urogenitalis superior und inferior**
- Fascia perinei (superficialis)

Halbschematische Darstellung, Muskeln, Faszien und Bindegewebsräume ▪ Abb. 5.187

**Beckensitus**

# Beckenarterien: A. iliaca interna und externa

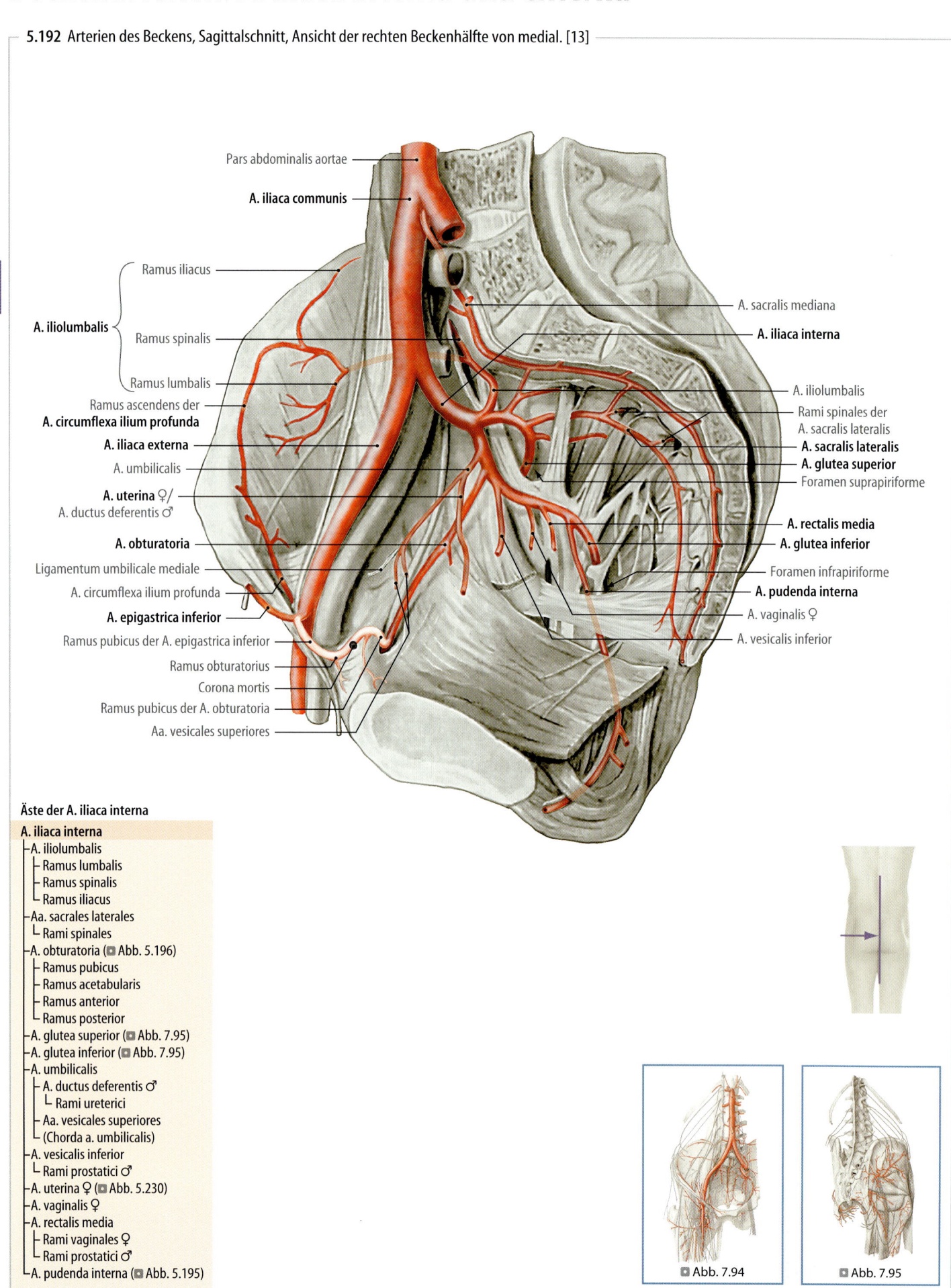

**5.192** Arterien des Beckens, Sagittalschnitt, Ansicht der rechten Beckenhälfte von medial. [13]

Pars abdominalis aortae
**A. iliaca communis**
Ramus iliacus
**A. iliolumbalis** — Ramus spinalis
Ramus lumbalis
Ramus ascendens der **A. circumflexa ilium profunda**
**A. iliaca externa**
A. umbilicalis
**A. uterina ♀ / A. ductus deferentis ♂**
**A. obturatoria**
Ligamentum umbilicale mediale
A. circumflexa ilium profunda
**A. epigastrica inferior**
Ramus pubicus der A. epigastrica inferior
Ramus obturatorius
Corona mortis
Ramus pubicus der A. obturatoria
Aa. vesicales superiores

A. sacralis mediana
**A. iliaca interna**
A. iliolumbalis
Rami spinales der A. sacralis lateralis
**A. sacralis lateralis**
**A. glutea superior**
Foramen suprapiriforme
**A. rectalis media**
**A. glutea inferior**
Foramen infrapiriforme
**A. pudenda interna**
A. vaginalis ♀
A. vesicalis inferior

### Äste der A. iliaca interna

**A. iliaca interna**
- A. iliolumbalis
  - Ramus lumbalis
  - Ramus spinalis
  - Ramus iliacus
- Aa. sacrales laterales
  - Rami spinales
- A. obturatoria (Abb. 5.196)
  - Ramus pubicus
  - Ramus acetabularis
  - Ramus anterior
  - Ramus posterior
- A. glutea superior (Abb. 7.95)
- A. glutea inferior (Abb. 7.95)
- A. umbilicalis
  - A. ductus deferentis ♂
    - Rami ureterici
  - Aa. vesicales superiores
  - (Chorda a. umbilicalis)
- A. vesicalis inferior
  - Rami prostatici ♂
- A. uterina ♀ (Abb. 5.230)
- A. vaginalis ♀
- A. rectalis media
  - Rami vaginales ♀
  - Rami prostatici ♂
- A. pudenda interna (Abb. 5.195)

Abb. 7.94

Abb. 7.95

# Beckenarterien

**5.193a,b** A. iliaca interna, Varianten. Ansicht der rechten Beckenhälfte von medial. [51]

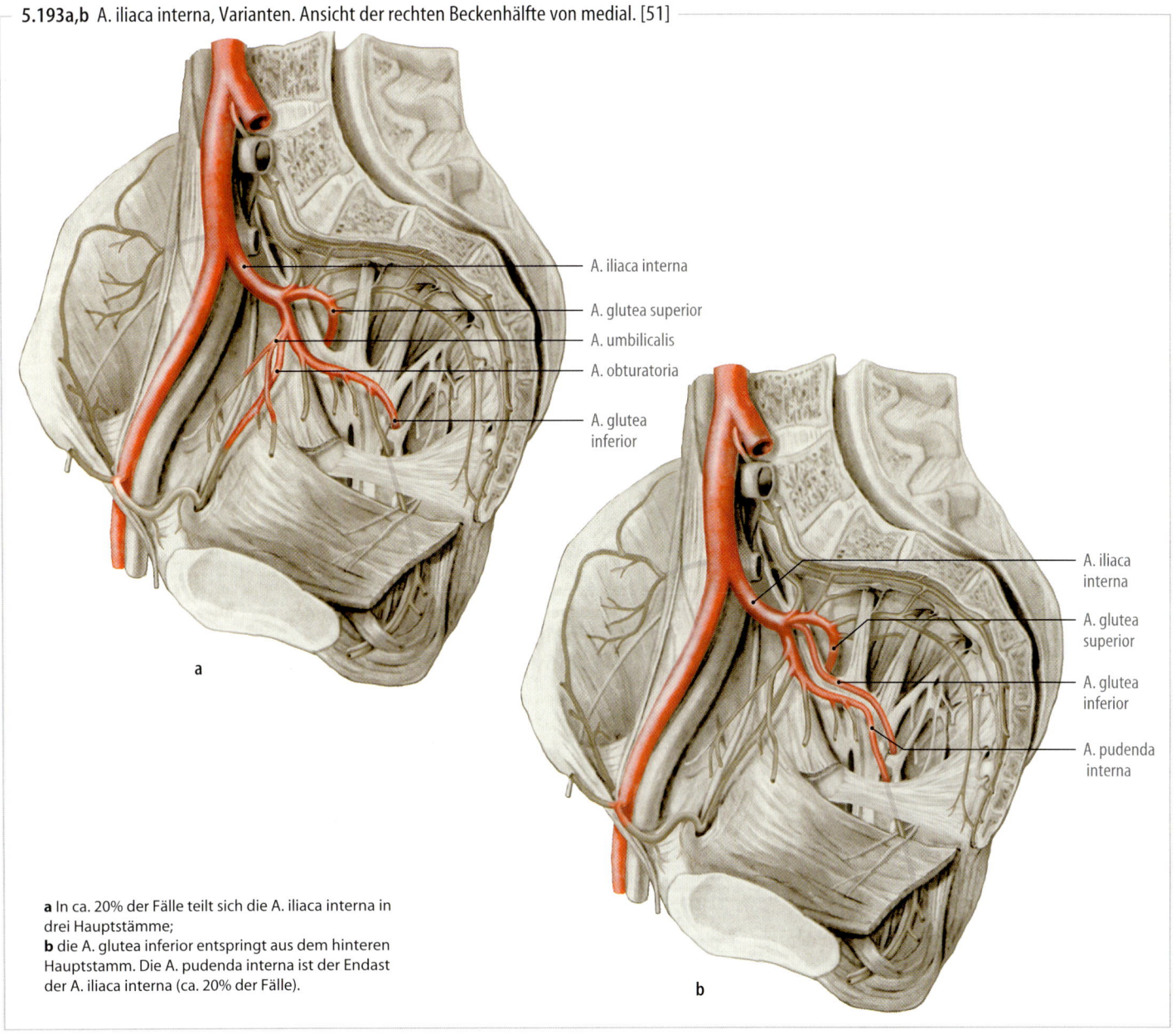

- A. iliaca interna
- A. glutea superior
- A. umbilicalis
- A. obturatoria
- A. glutea inferior

- A. iliaca interna
- A. glutea superior
- A. glutea inferior
- A. pudenda interna

**a** In ca. 20% der Fälle teilt sich die A. iliaca interna in drei Hauptstämme;
**b** die A. glutea inferior entspringt aus dem hinteren Hauptstamm. Die A. pudenda interna ist der Endast der A. iliaca interna (ca. 20% der Fälle).

**5.194** A. sacralis mediana, Glomus coccygeum und Glomera caudalia. Os coccygis, Ansicht von vorn. [48, 98]

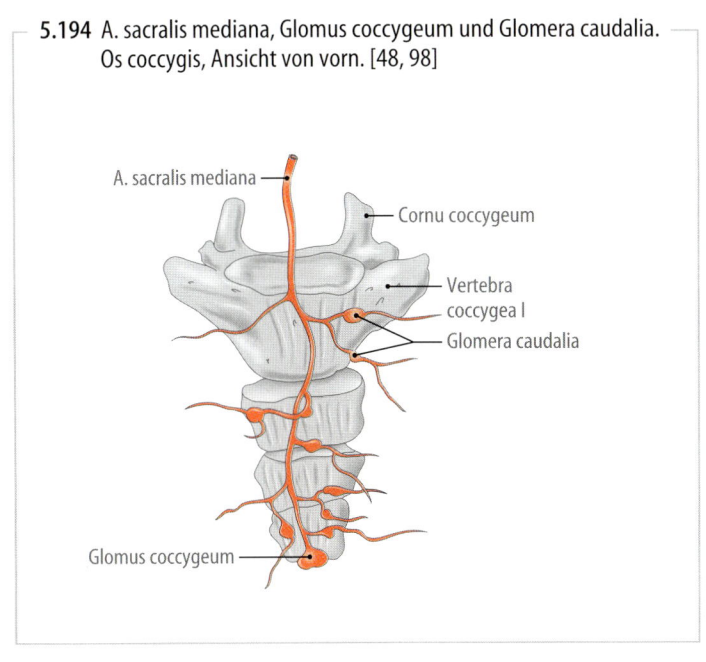

- A. sacralis mediana
- Cornu coccygeum
- Vertebra coccygea I
- Glomera caudalia
- Glomus coccygeum

**5.195** Blutversorgung des äußeren weiblichen Genitale durch die A. pudenda interna, Ansicht von vorn-unten.

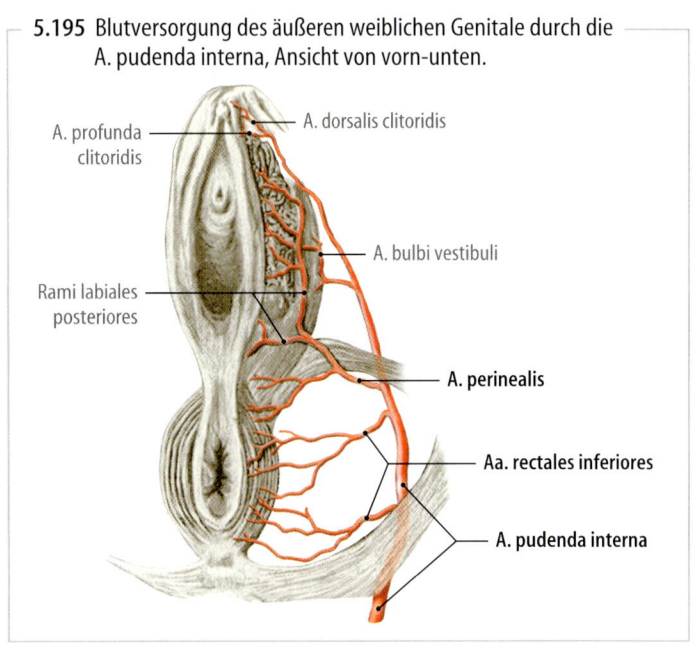

- A. profunda clitoridis
- A. dorsalis clitoridis
- A. bulbi vestibuli
- Rami labiales posteriores
- A. perinealis
- Aa. rectales inferiores
- A. pudenda interna

**Beckensitus**

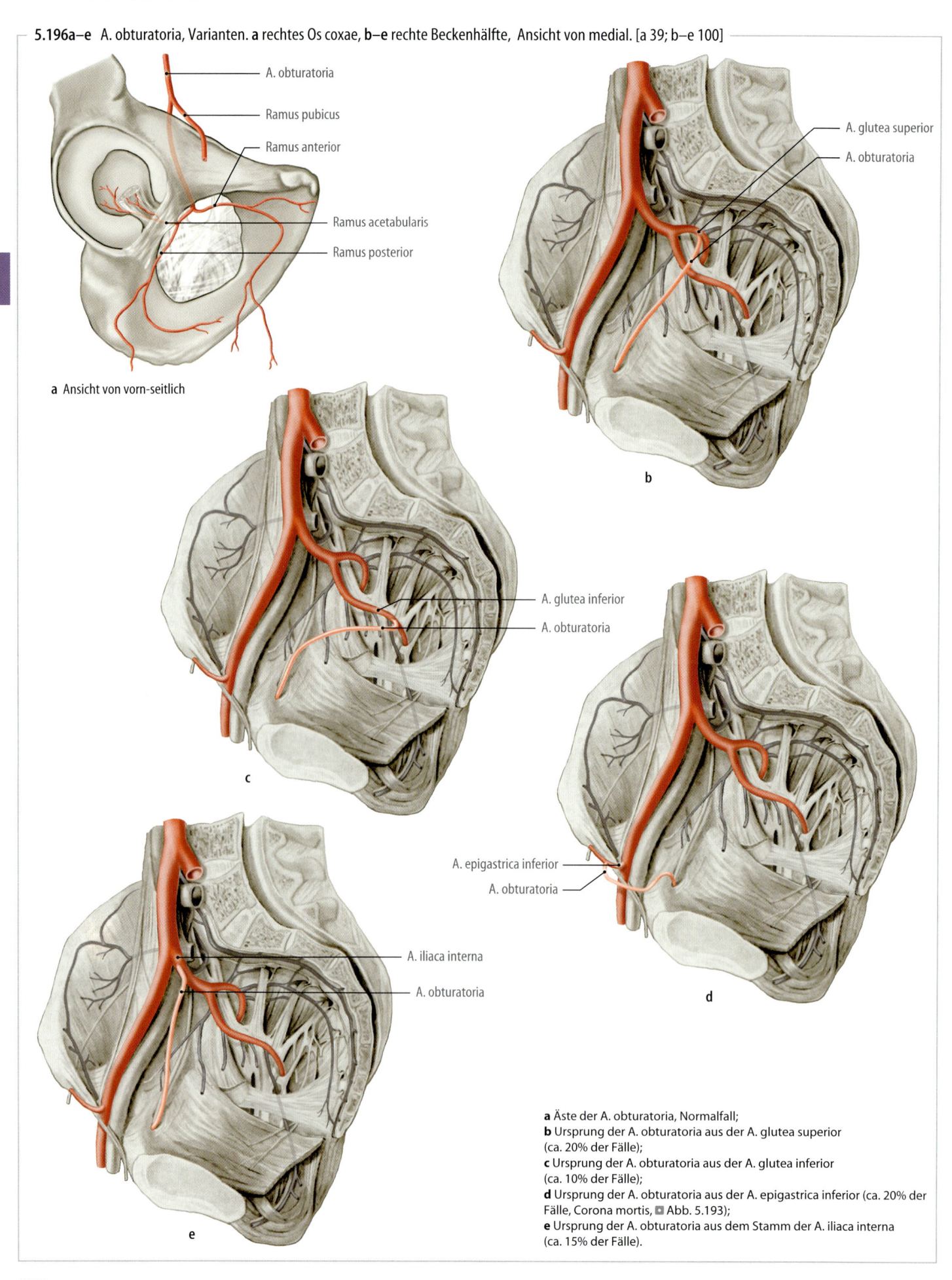

# A. obturatoria

**5.196a–e** A. obturatoria, Varianten. **a** rechtes Os coxae, **b–e** rechte Beckenhälfte, Ansicht von medial. [a 39; b–e 100]

- A. obturatoria
- Ramus pubicus
- Ramus anterior
- Ramus acetabularis
- Ramus posterior

**a** Ansicht von vorn-seitlich

- A. glutea superior
- A. obturatoria

**b**

- A. glutea inferior
- A. obturatoria

**c**

- A. epigastrica inferior
- A. obturatoria

**d**

- A. iliaca interna
- A. obturatoria

**e**

**a** Äste der A. obturatoria, Normalfall;
**b** Ursprung der A. obturatoria aus der A. glutea superior (ca. 20% der Fälle);
**c** Ursprung der A. obturatoria aus der A. glutea inferior (ca. 10% der Fälle);
**d** Ursprung der A. obturatoria aus der A. epigastrica inferior (ca. 20% der Fälle, Corona mortis, Abb. 5.193);
**e** Ursprung der A. obturatoria aus dem Stamm der A. iliaca interna (ca. 15% der Fälle).

# Becken: Venen · Lymphknoten

**5.197 Venen des weiblichen Beckens.** [48]

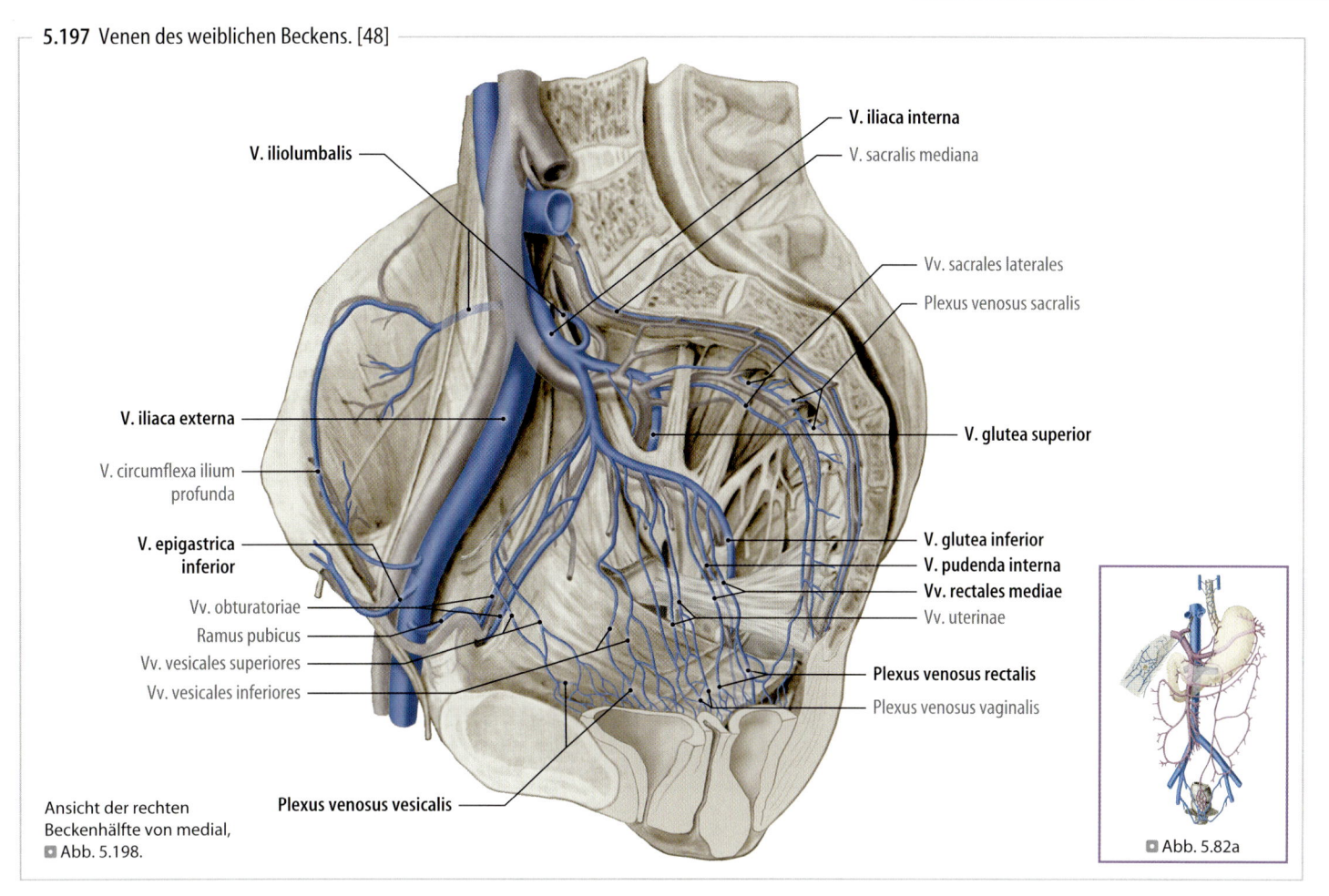

- V. iliolumbalis
- V. iliaca externa
- V. circumflexa ilium profunda
- V. epigastrica inferior
- Vv. obturatoriae
- Ramus pubicus
- Vv. vesicales superiores
- Vv. vesicales inferiores
- Plexus venosus vesicalis
- V. iliaca interna
- V. sacralis mediana
- Vv. sacrales laterales
- Plexus venosus sacralis
- V. glutea superior
- V. glutea inferior
- V. pudenda interna
- Vv. rectales mediae
- Vv. uterinae
- Plexus venosus rectalis
- Plexus venosus vaginalis

Ansicht der rechten Beckenhälfte von medial, Abb. 5.198.

Abb. 5.82a

**5.198 Lymphknoten der Beckenwand (Nodi lymphoidei pelvis = Nodi lymphoidei parietales).**

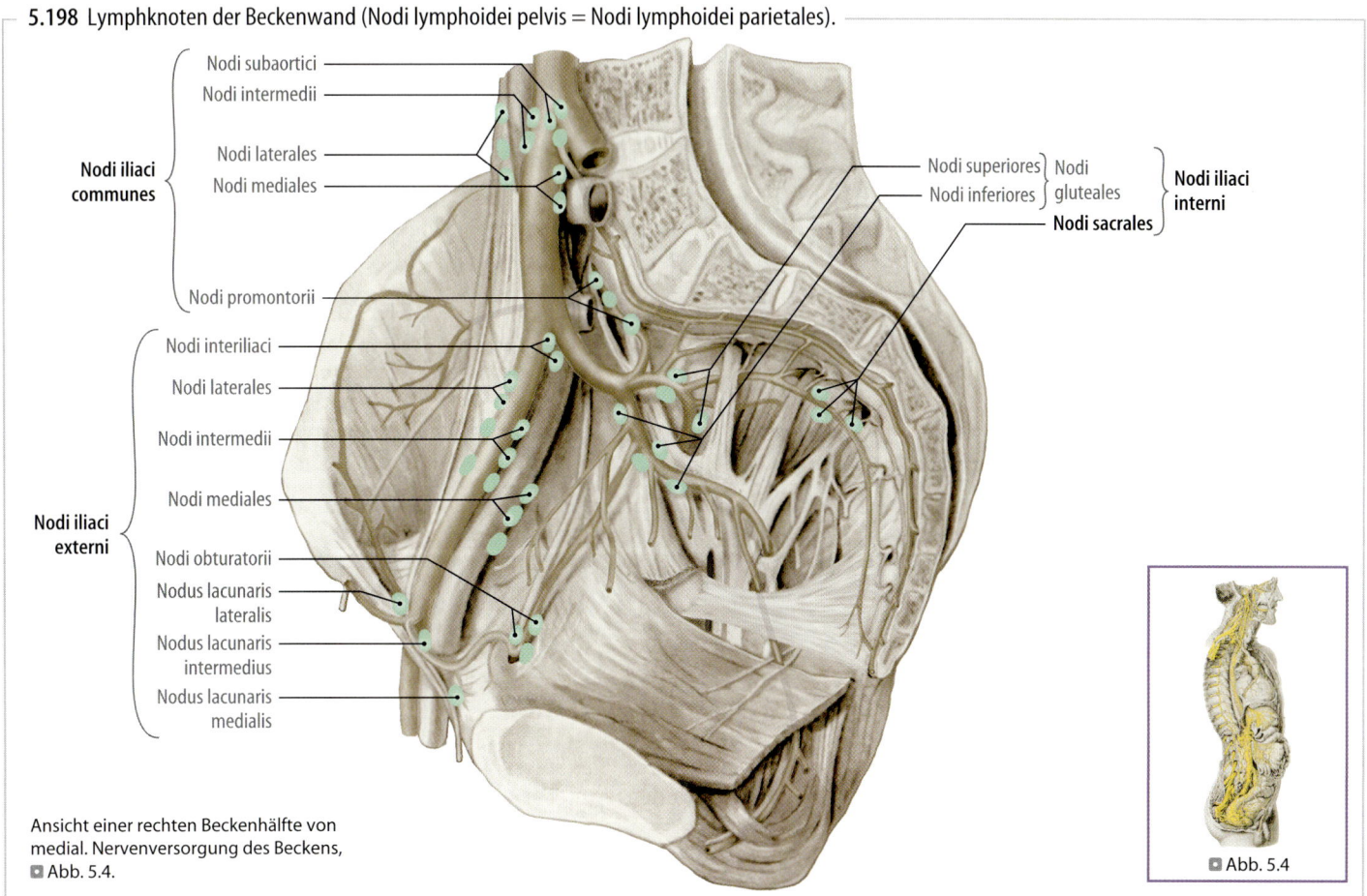

- **Nodi iliaci communes**
  - Nodi subaortici
  - Nodi intermedii
  - Nodi laterales
  - Nodi mediales
  - Nodi promontorii
- **Nodi iliaci interni**
  - Nodi superiores } Nodi gluteales
  - Nodi inferiores
  - **Nodi sacrales**
- **Nodi iliaci externi**
  - Nodi interiliaci
  - Nodi laterales
  - Nodi intermedii
  - Nodi mediales
  - Nodi obturatorii
  - Nodus lacunaris lateralis
  - Nodus lacunaris intermedius
  - Nodus lacunaris medialis

Ansicht einer rechten Beckenhälfte von medial. Nervenversorgung des Beckens, Abb. 5.4.

Abb. 5.4

**Beckensitus**

# Lymphsystem: Bildgebung · Topographie

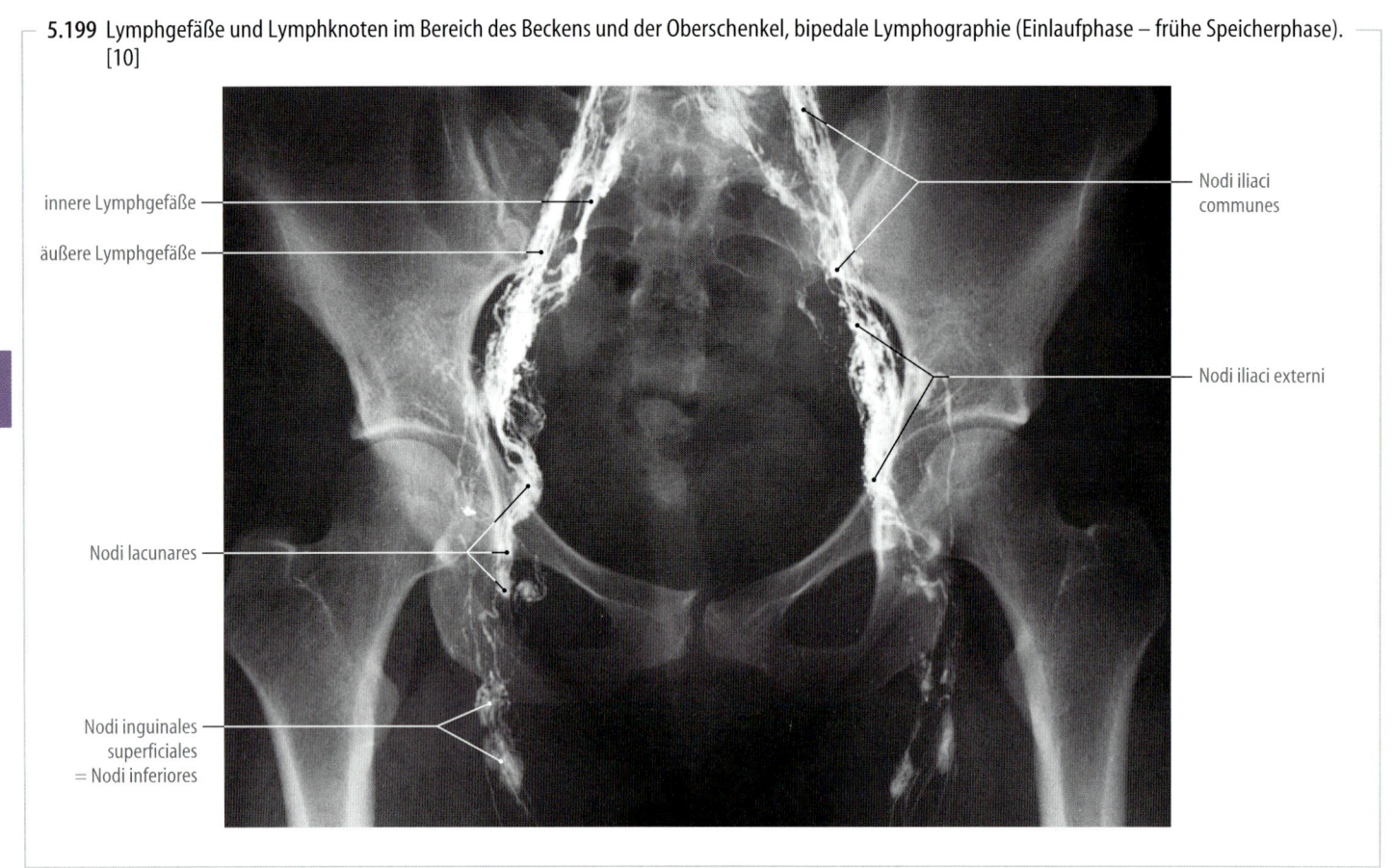

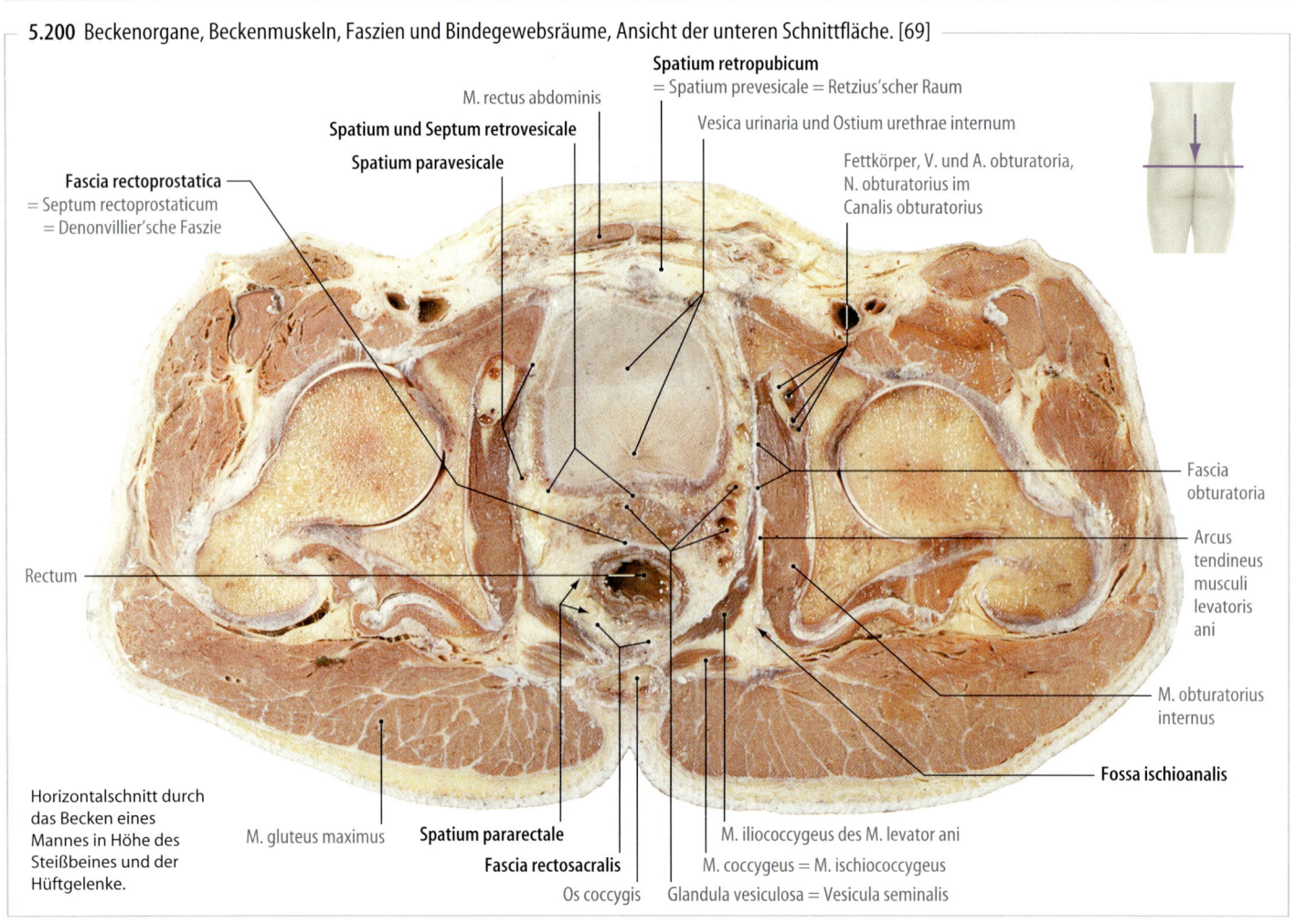

**5.199** Lymphgefäße und Lymphknoten im Bereich des Beckens und der Oberschenkel, bipedale Lymphographie (Einlaufphase – frühe Speicherphase). [10]

Labels: innere Lymphgefäße; äußere Lymphgefäße; Nodi lacunares; Nodi inguinales superficiales = Nodi inferiores; Nodi iliaci communes; Nodi iliaci externi

**5.200** Beckenorgane, Beckenmuskeln, Faszien und Bindegewebsräume, Ansicht der unteren Schnittfläche. [69]

Labels: Fascia rectoprostatica = Septum rectoprostaticum = Denonvillier'sche Faszie; Spatium und Septum retrovesicale; Spatium paravesicale; M. rectus abdominis; **Spatium retropubicum** = Spatium prevesicale = Retzius'scher Raum; Vesica urinaria und Ostium urethrae internum; Fettkörper, V. und A. obturatoria, N. obturatorius im Canalis obturatorius; Fascia obturatoria; Arcus tendineus musculi levatoris ani; M. obturatorius internus; **Fossa ischioanalis**; Rectum; Horizontalschnitt durch das Becken eines Mannes in Höhe des Steißbeines und der Hüftgelenke; M. gluteus maximus; **Spatium pararectale**; **Fascia rectosacralis**; Os coccygis; M. iliococcygeus des M. levator ani; M. coccygeus = M. ischiococcygeus; Glandula vesiculosa = Vesicula seminalis

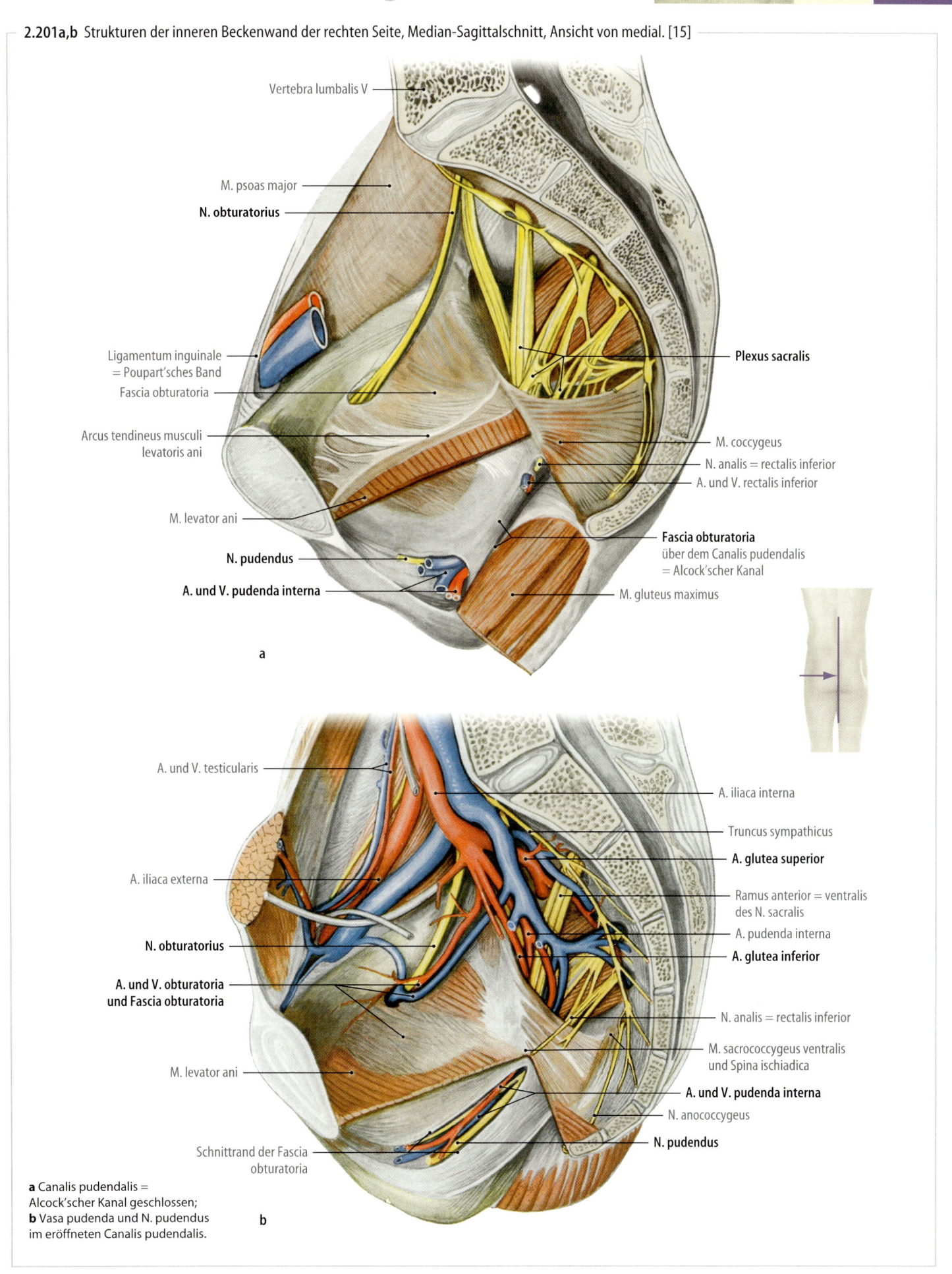

# Innere Beckenwand: Leitungsbahnen

**2.201a,b** Strukturen der inneren Beckenwand der rechten Seite, Median-Sagittalschnitt, Ansicht von medial. [15]

Abbildung a – Beschriftungen:
- Vertebra lumbalis V
- M. psoas major
- **N. obturatorius**
- Ligamentum inguinale = Poupart'sches Band
- Fascia obturatoria
- Arcus tendineus musculi levatoris ani
- M. levator ani
- **N. pudendus**
- **A. und V. pudenda interna**
- **Plexus sacralis**
- M. coccygeus
- N. analis = rectalis inferior
- A. und V. rectalis inferior
- **Fascia obturatoria** über dem Canalis pudendalis = Alcock'scher Kanal
- M. gluteus maximus

Abbildung b – Beschriftungen:
- A. und V. testicularis
- A. iliaca externa
- **N. obturatorius**
- **A. und V. obturatoria** und Fascia obturatoria
- M. levator ani
- Schnittrand der Fascia obturatoria
- A. iliaca interna
- Truncus sympathicus
- **A. glutea superior**
- Ramus anterior = ventralis des N. sacralis
- A. pudenda interna
- **A. glutea inferior**
- N. analis = rectalis inferior
- M. sacrococcygeus ventralis und Spina ischiadica
- **A. und V. pudenda interna**
- N. anococcygeus
- **N. pudendus**

**a** Canalis pudendalis = Alcock'scher Kanal geschlossen;
**b** Vasa pudenda und N. pudendus im eröffneten Canalis pudendalis.

**Beckensitus**

# Damm, äußeres Genitale: Leitungsbahnen

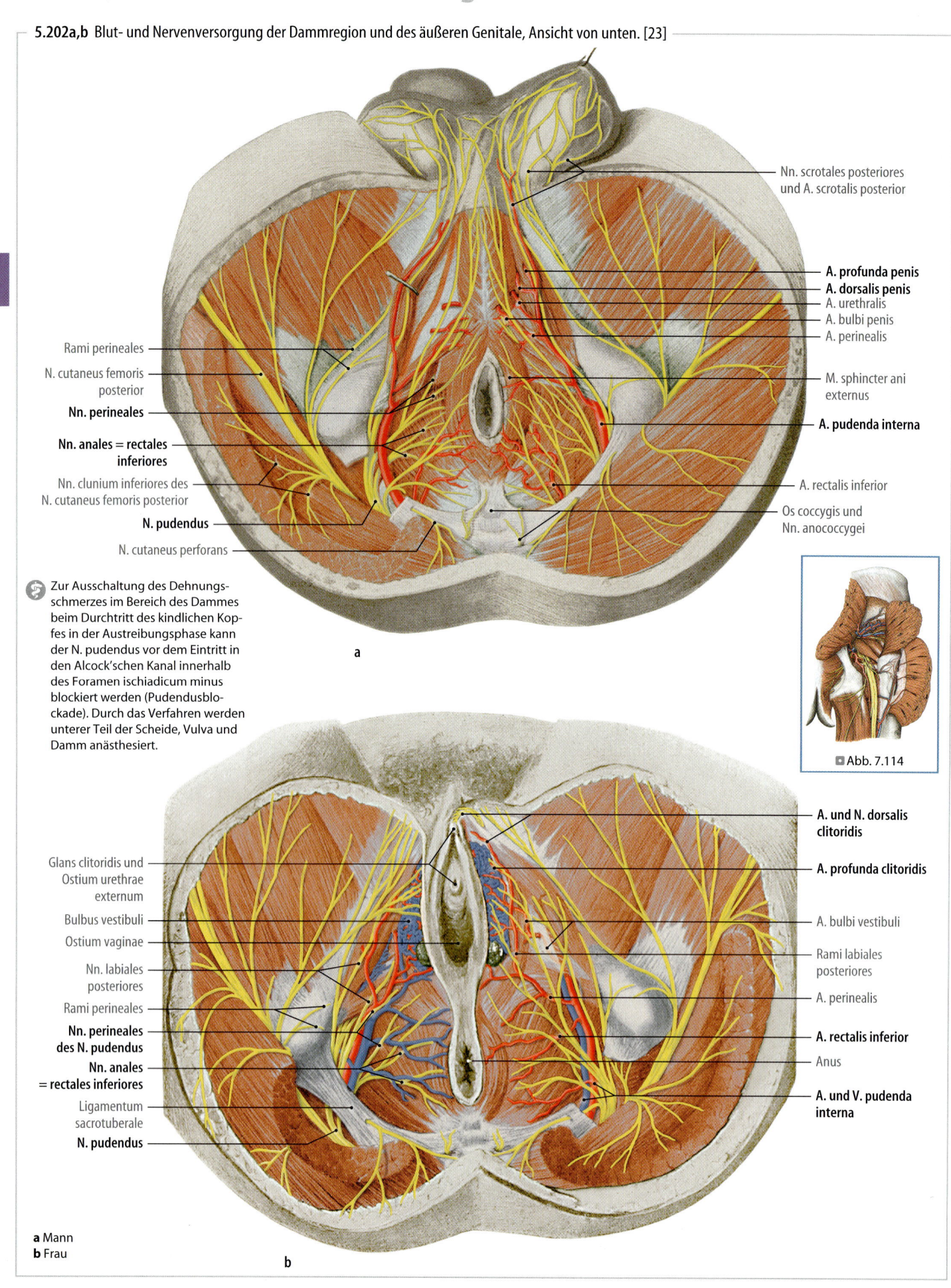

**5.202a,b** Blut- und Nervenversorgung der Dammregion und des äußeren Genitale, Ansicht von unten. [23]

- Nn. scrotales posteriores und A. scrotalis posterior
- **A. profunda penis**
- **A. dorsalis penis**
- A. urethralis
- A. bulbi penis
- A. perinealis
- M. sphincter ani externus
- **A. pudenda interna**
- A. rectalis inferior
- Os coccygis und Nn. anococcygei

- Rami perineales
- N. cutaneus femoris posterior
- **Nn. perineales**
- **Nn. anales = rectales inferiores**
- Nn. clunium inferiores des N. cutaneus femoris posterior
- **N. pudendus**
- N. cutaneus perforans

> Zur Ausschaltung des Dehnungsschmerzes im Bereich des Dammes beim Durchtritt des kindlichen Kopfes in der Austreibungsphase kann der N. pudendus vor dem Eintritt in den Alcock'schen Kanal innerhalb des Foramen ischiadicum minus blockiert werden (Pudendusblockade). Durch das Verfahren werden unterer Teil der Scheide, Vulva und Damm anästhesiert.

a

◨ Abb. 7.114

- **A. und N. dorsalis clitoridis**
- **A. profunda clitoridis**
- A. bulbi vestibuli
- Rami labiales posteriores
- A. perinealis
- **A. rectalis inferior**
- Anus
- **A. und V. pudenda interna**

- Glans clitoridis und Ostium urethrae externum
- Bulbus vestibuli
- Ostium vaginae
- Nn. labiales posteriores
- Rami perineales
- **Nn. perineales des N. pudendus**
- **Nn. anales = rectales inferiores**
- Ligamentum sacrotuberale
- **N. pudendus**

b

**a** Mann
**b** Frau

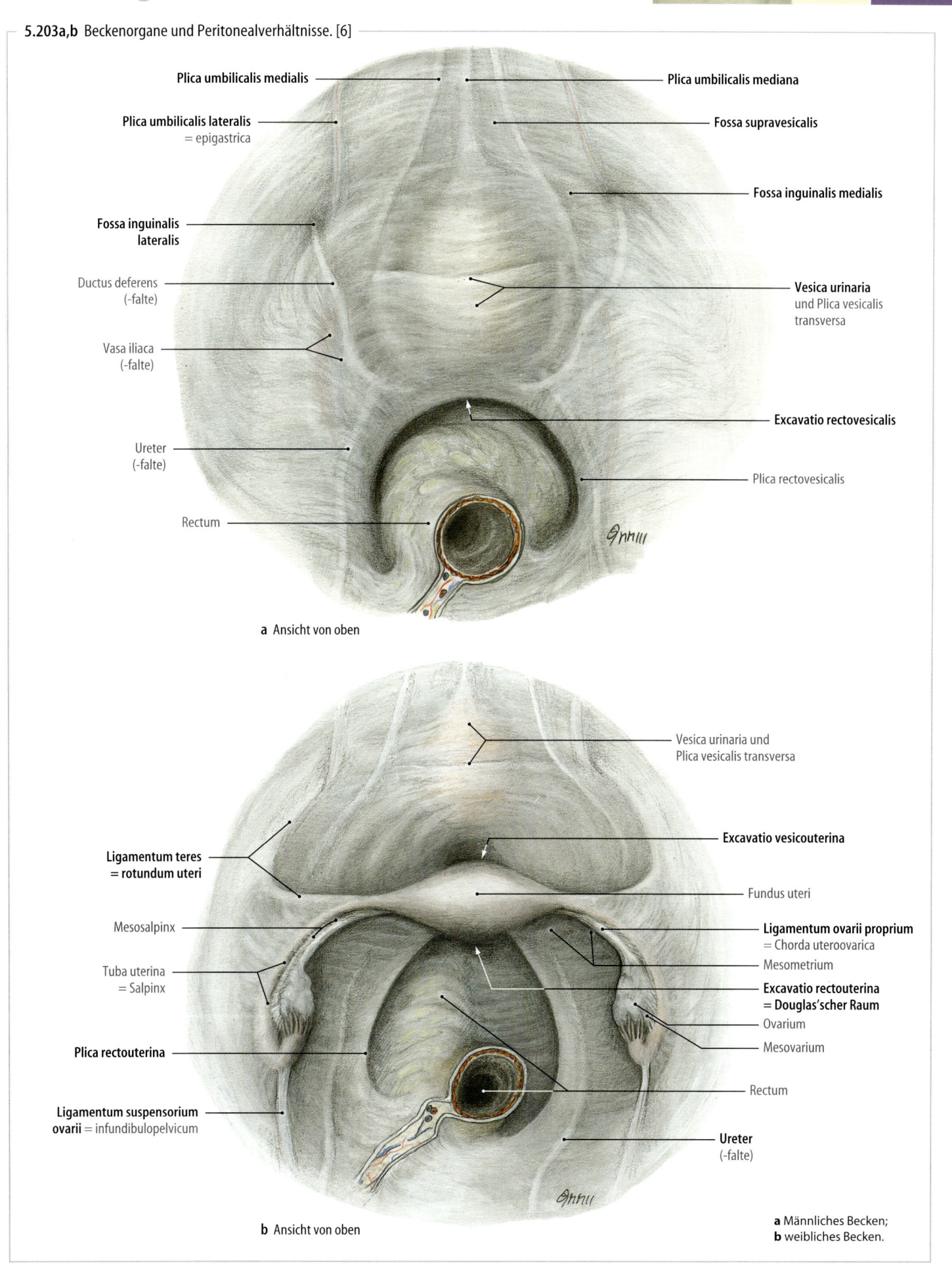

# Beckenorgane, Peritonealverhältnisse

**5.203a,b** Beckenorgane und Peritonealverhältnisse. [6]

**a** Ansicht von oben

Labels (a):
- Plica umbilicalis medialis
- Plica umbilicalis mediana
- Plica umbilicalis lateralis = epigastrica
- Fossa supravesicalis
- Fossa inguinalis medialis
- Fossa inguinalis lateralis
- Ductus deferens (-falte)
- Vesica urinaria und Plica vesicalis transversa
- Vasa iliaca (-falte)
- Ureter (-falte)
- Excavatio rectovesicalis
- Plica rectovesicalis
- Rectum

**b** Ansicht von oben

Labels (b):
- Vesica urinaria und Plica vesicalis transversa
- Excavatio vesicouterina
- Ligamentum teres = rotundum uteri
- Fundus uteri
- Mesosalpinx
- Ligamentum ovarii proprium = Chorda uteroovarica
- Mesometrium
- Tuba uterina = Salpinx
- Excavatio rectouterina = Douglas'scher Raum
- Ovarium
- Mesovarium
- Plica rectouterina
- Rectum
- Ligamentum suspensorium ovarii = infundibulopelvicum
- Ureter (-falte)

**a** Männliches Becken;
**b** weibliches Becken.

**Beckensitus**

# Beckenorgane, Peritonealverhältnisse

**5.204** Beckenorgane des Mannes und Peritonealverhältnisse des Beckens, paramedianer Sagittalschnitt, Ansicht von rechts-seitlich. [6, 48]

Prostata und Samenblasen werden von rektal durch Palpation sowie durch transrektale Sonographie (Abb. 5.250) untersucht. Die Fascia recti (Waldeyer'sche Faszie) und die Fascia rectoprostatica (Denonvillier'sche Faszie) sind zur Beurteilung der Ausbreitung von Rektum- und Prostatakarzinomen wichtige Orientierungsstrukturen. Der operative suprapubische Zugangsweg zur Entfernung großer Prostataadenome erfolgt extraperitoneal retropubisch durch den Retzius'schen Raum oder transvesikal.

- Flexura sacralis des Rectum
- **Fascia recti** = hintere Grenzlamelle = Waldeyer'sche Faszie
- Flexura perinealis des Rectum
- **Vesicula seminalis**
- **Excavatio vesicorectalis**
- **Ureter dexter**
- Ductus deferens
- Tunica muscularis
- Tunica serosa = Peritoneum visceralis
- Tela subserosa
- Vesica urinaria
- **Spatium retropubicum** = Retzius'scher Raum
- M. pubovesicalis (res.)
- Diaphragma urogenitale
- **Pars membranacea der Urethra** und M. sphincter urethrae externus
- Crus penis
- Corpus cavernosum penis
- Corpus spongiosum penis
- **Epididymis**
- **Testis**
- Glans penis
- Preputium penis
- Scrotum mit M. dartos
- Ductus epididymidis
- Bulbus penis mit M. bulbospongiosus
- Glandula bulbourethralis = Cowper'sche Drüse
- **Prostata**
- **Fascia rectoprostatica** = Denonvillier'sche Faszie
- M. levator ani (res.)
- M. sphincter ani externus
- Anus
- Fascia presacralis

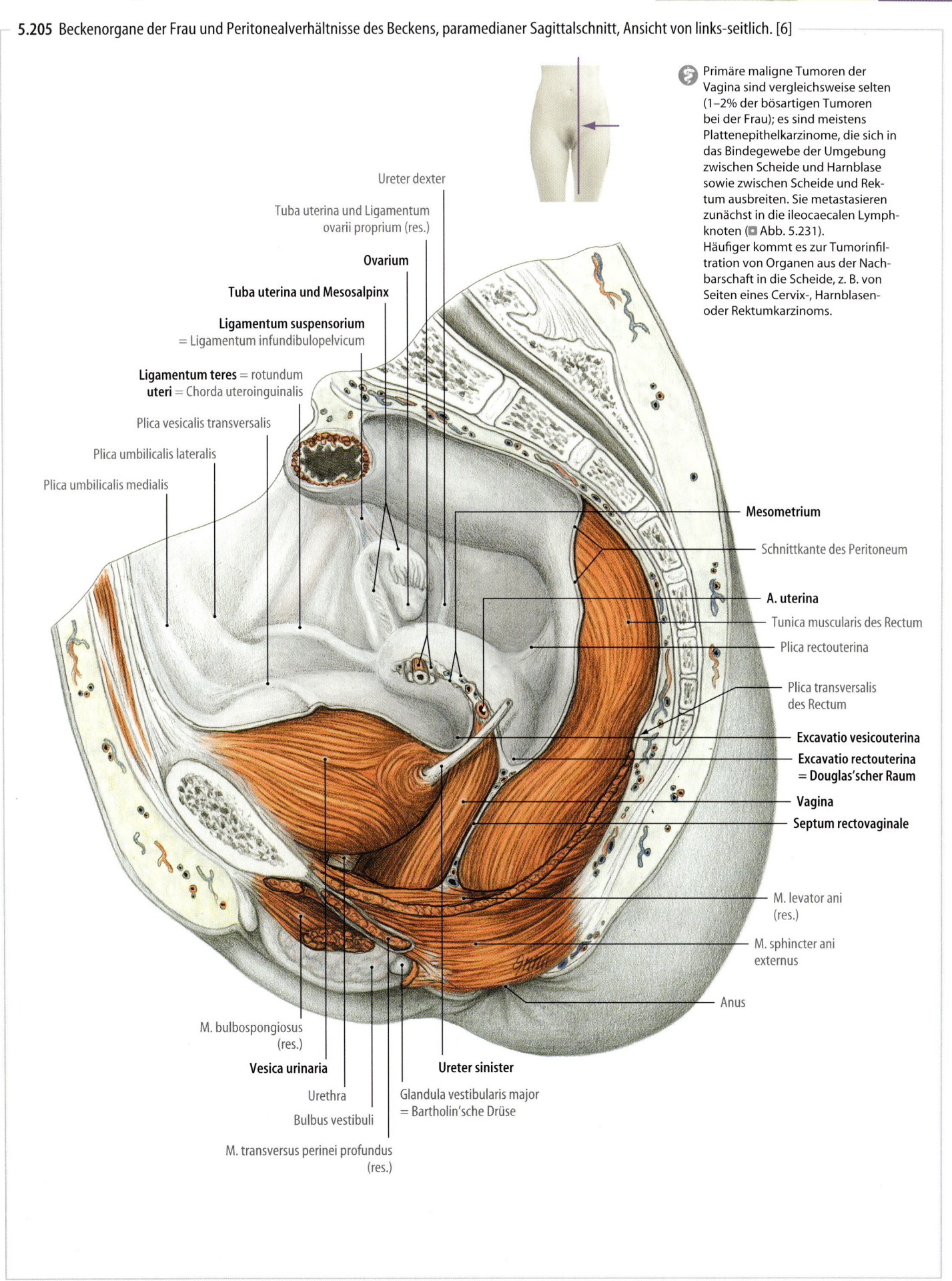

# Beckenorgane, Peritonealverhältnisse

**5.205** Beckenorgane der Frau und Peritonealverhältnisse des Beckens, paramedianer Sagittalschnitt, Ansicht von links-seitlich. [6]

Primäre maligne Tumoren der Vagina sind vergleichsweise selten (1–2% der bösartigen Tumoren bei der Frau); es sind meistens Plattenepithelkarzinome, die sich in das Bindegewebe der Umgebung zwischen Scheide und Harnblase sowie zwischen Scheide und Rektum ausbreiten. Sie metastasieren zunächst in die ileocaecalen Lymphknoten (Abb. 5.231). Häufiger kommt es zur Tumorinfiltration von Organen aus der Nachbarschaft in die Scheide, z. B. von Seiten eines Cervix-, Harnblasen- oder Rektumkarzinoms.

Ureter dexter
Tuba uterina und Ligamentum ovarii proprium (res.)
**Ovarium**
**Tuba uterina und Mesosalpinx**
**Ligamentum suspensorium** = Ligamentum infundibulopelvicum
**Ligamentum teres** = rotundum **uteri** = Chorda uteroinguinalis
Plica vesicalis transversalis
Plica umbilicalis lateralis
Plica umbilicalis medialis

**Mesometrium**
Schnittkante des Peritoneum
**A. uterina**
Tunica muscularis des Rectum
Plica rectouterina
Plica transversalis des Rectum
**Excavatio vesicouterina**
**Excavatio rectouterina** = Douglas'scher Raum
**Vagina**
**Septum rectovaginale**
M. levator ani (res.)
M. sphincter ani externus
Anus

M. bulbospongiosus (res.)
**Vesica urinaria**
Urethra
Bulbus vestibuli
M. transversus perinei profundus (res.)
**Ureter sinister**
Glandula vestibularis major = Bartholin'sche Drüse

**Beckensitus**

# Männliches Becken: Topographie

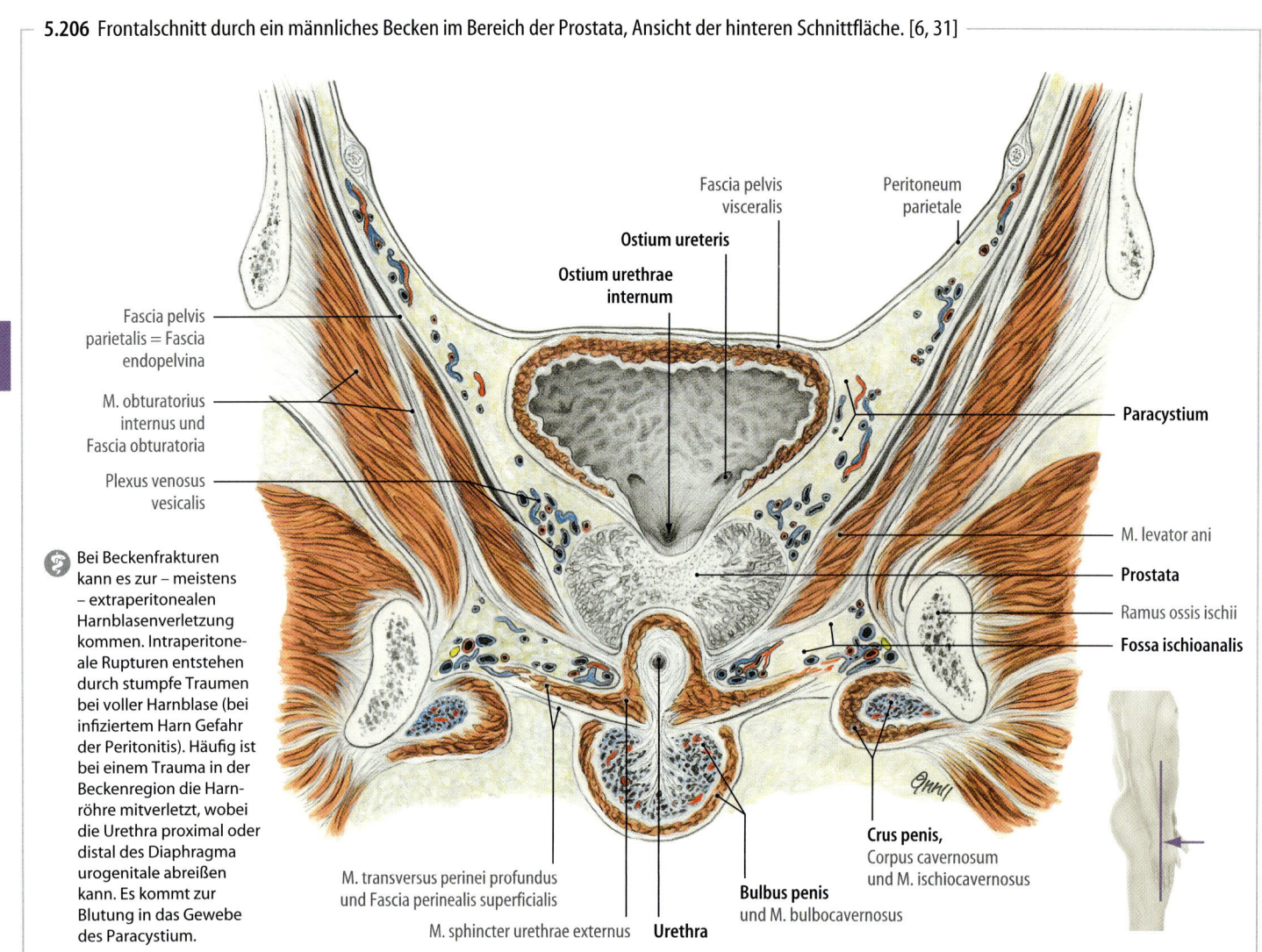

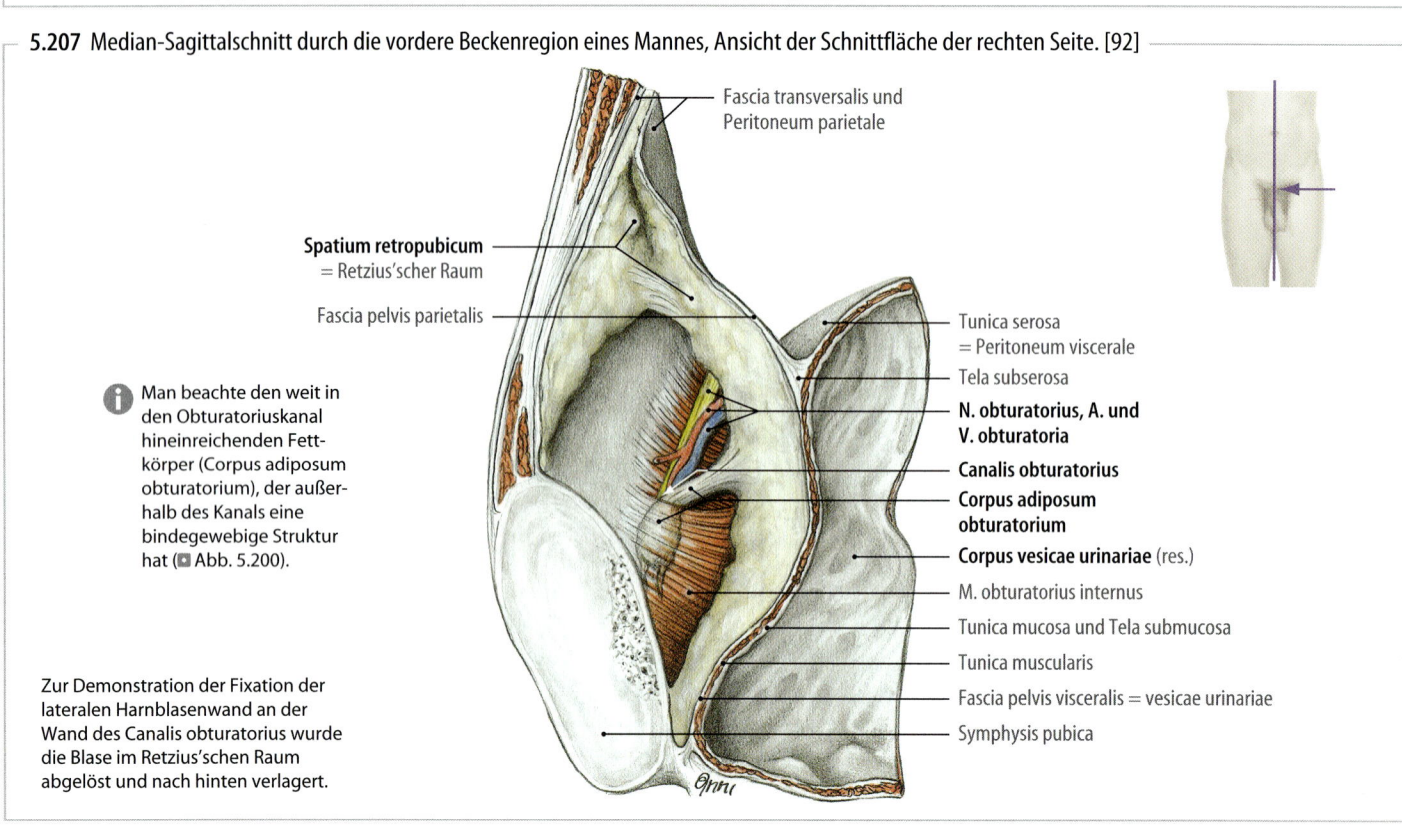

**5.206** Frontalschnitt durch ein männliches Becken im Bereich der Prostata, Ansicht der hinteren Schnittfläche. [6, 31]

Labels: Fascia pelvis visceralis — Peritoneum parietale — **Ostium ureteris** — **Ostium urethrae internum** — Fascia pelvis parietalis = Fascia endopelvina — M. obturatorius internus und Fascia obturatoria — Plexus venosus vesicalis — **Paracystium** — M. levator ani — **Prostata** — Ramus ossis ischii — **Fossa ischioanalis** — M. transversus perinei profundus und Fascia perinealis superficialis — M. sphincter urethrae externus — **Bulbus penis** und M. bulbocavernosus — **Urethra** — **Crus penis**, Corpus cavernosum und M. ischiocavernosus

> Bei Beckenfrakturen kann es zur – meistens – extraperitonealen Harnblasenverletzung kommen. Intraperitoneale Rupturen entstehen durch stumpfe Traumen bei voller Harnblase (bei infiziertem Harn Gefahr der Peritonitis). Häufig ist bei einem Trauma in der Beckenregion die Harnröhre mitverletzt, wobei die Urethra proximal oder distal des Diaphragma urogenitale abreißen kann. Es kommt zur Blutung in das Gewebe des Paracystium.

**5.207** Median-Sagittalschnitt durch die vordere Beckenregion eines Mannes, Ansicht der Schnittfläche der rechten Seite. [92]

Labels: Fascia transversalis und Peritoneum parietale — **Spatium retropubicum** = Retzius'scher Raum — Fascia pelvis parietalis — Tunica serosa = Peritoneum viscerale — Tela subserosa — **N. obturatorius, A. und V. obturatoria** — **Canalis obturatorius** — **Corpus adiposum obturatorium** — **Corpus vesicae urinariae** (res.) — M. obturatorius internus — Tunica mucosa und Tela submucosa — Tunica muscularis — Fascia pelvis visceralis = vesicae urinariae — Symphysis pubica

> Man beachte den weit in den Obturatoriuskanal hineinreichenden Fettkörper (Corpus adiposum obturatorium), der außerhalb des Kanals eine bindegewebige Struktur hat (Abb. 5.200).

Zur Demonstration der Fixation der lateralen Harnblasenwand an der Wand des Canalis obturatorius wurde die Blase im Retzius'schen Raum abgelöst und nach hinten verlagert.

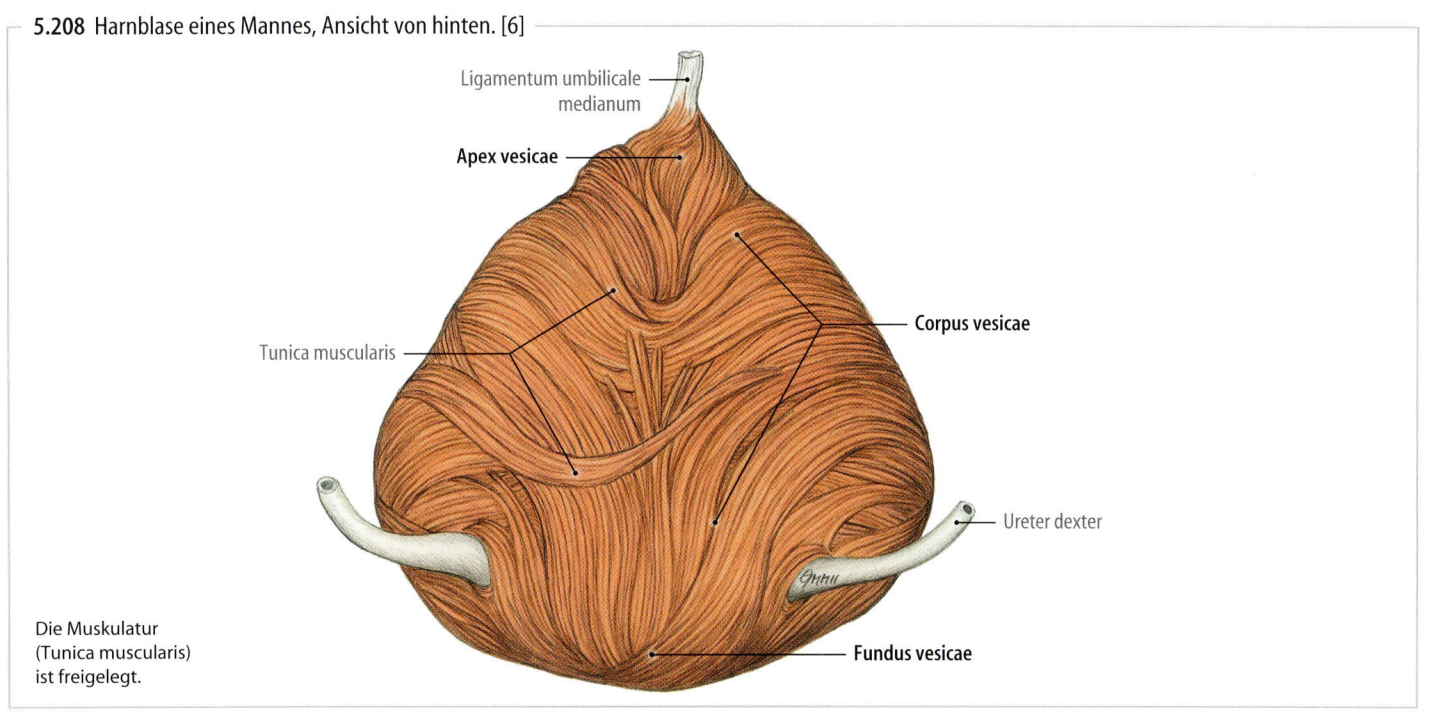

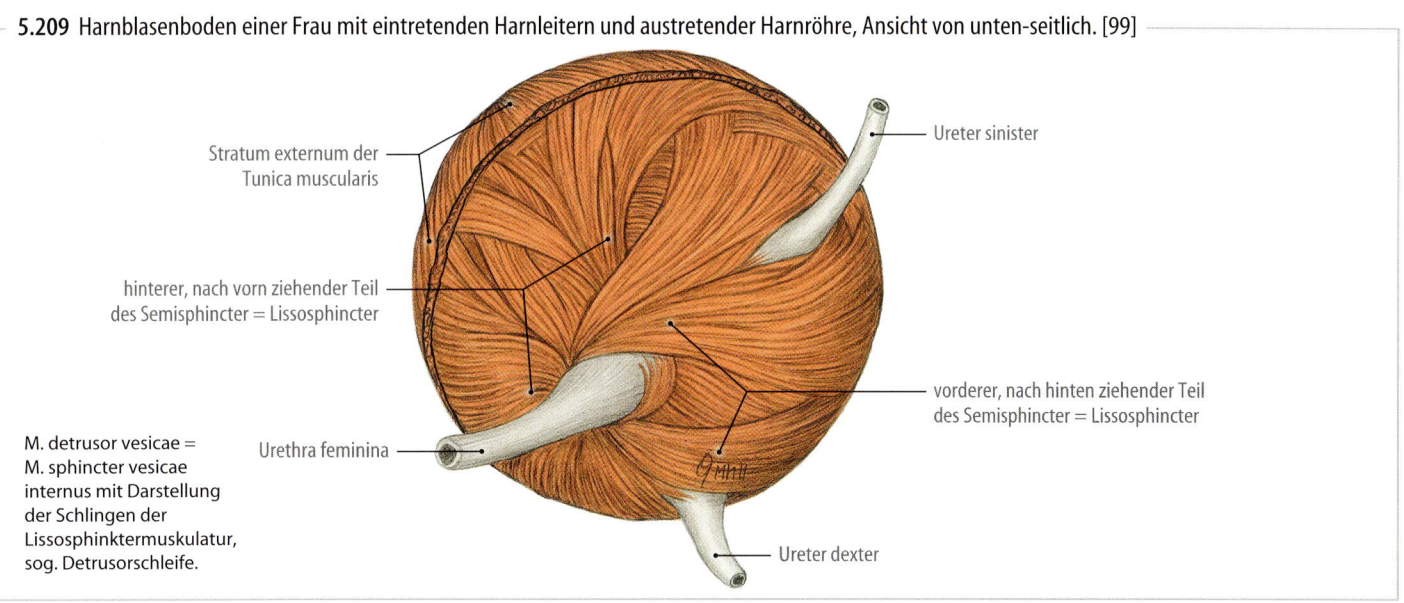

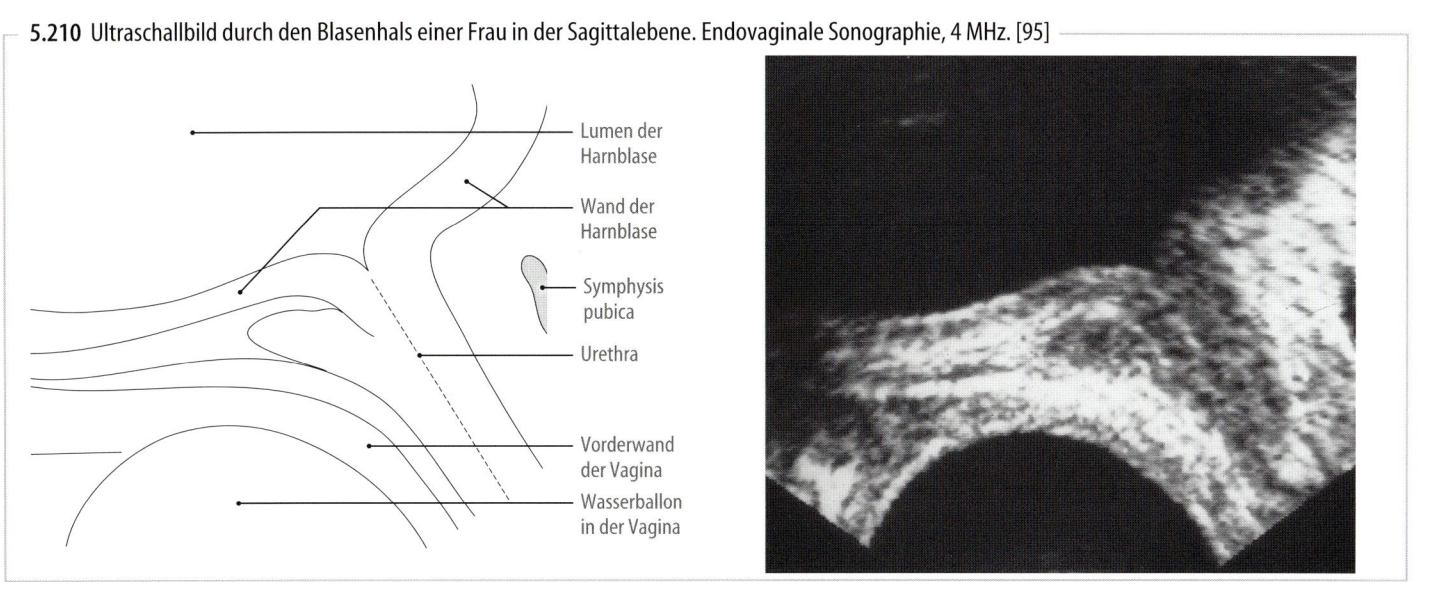

# Harnblase

**5.208** Harnblase eines Mannes, Ansicht von hinten. [6]

- Ligamentum umbilicale medianum
- **Apex vesicae**
- Tunica muscularis
- **Corpus vesicae**
- Ureter dexter
- **Fundus vesicae**

Die Muskulatur (Tunica muscularis) ist freigelegt.

**5.209** Harnblasenboden einer Frau mit eintretenden Harnleitern und austretender Harnröhre, Ansicht von unten-seitlich. [99]

- Stratum externum der Tunica muscularis
- Ureter sinister
- hinterer, nach vorn ziehender Teil des Semisphincter = Lissosphincter
- vorderer, nach hinten ziehender Teil des Semisphincter = Lissosphincter
- Urethra feminina
- Ureter dexter

M. detrusor vesicae = M. sphincter vesicae internus mit Darstellung der Schlingen der Lissosphinktermuskulatur, sog. Detrusorschleife.

**5.210** Ultraschallbild durch den Blasenhals einer Frau in der Sagittalebene. Endovaginale Sonographie, 4 MHz. [95]

- Lumen der Harnblase
- Wand der Harnblase
- Symphysis pubica
- Urethra
- Vorderwand der Vagina
- Wasserballon in der Vagina

**Beckensitus**

# Harnblase

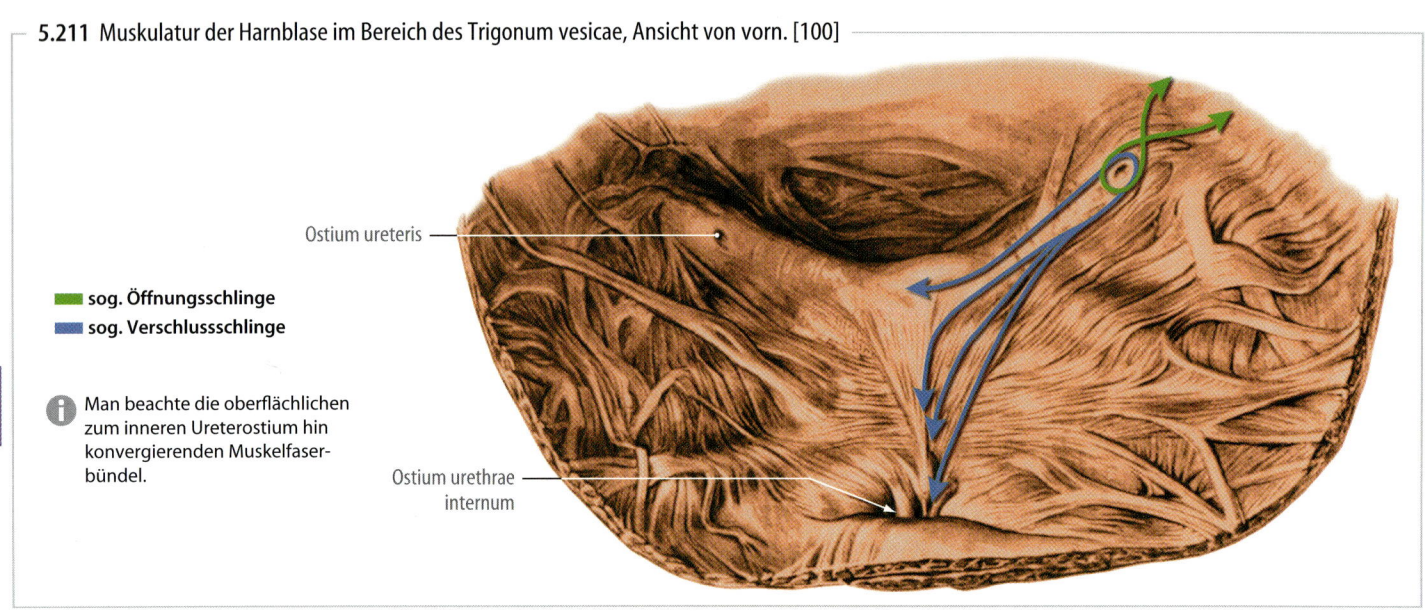

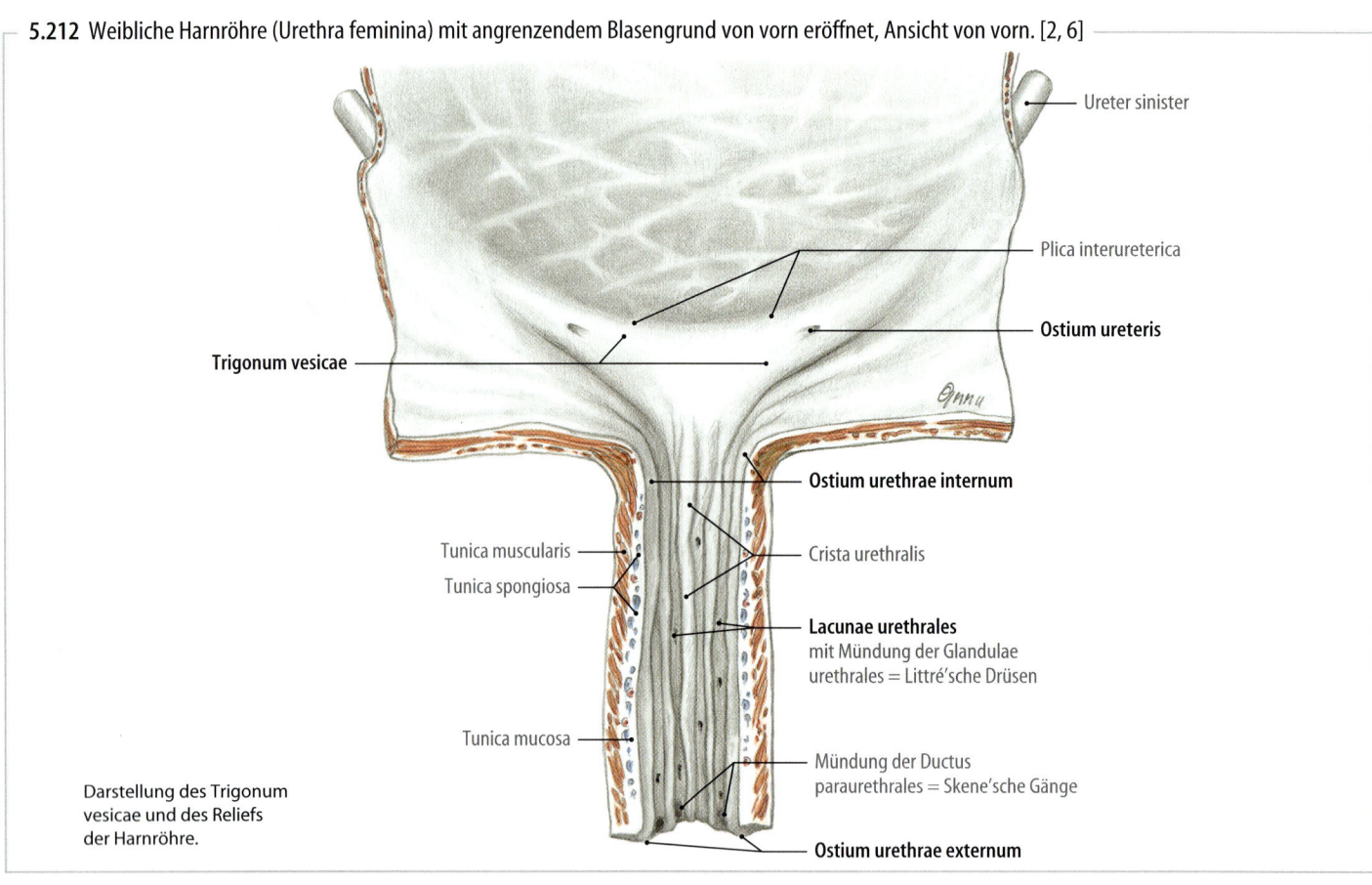

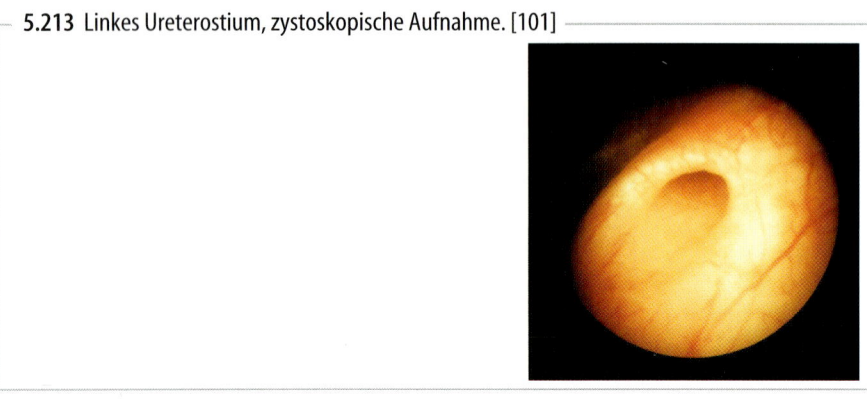

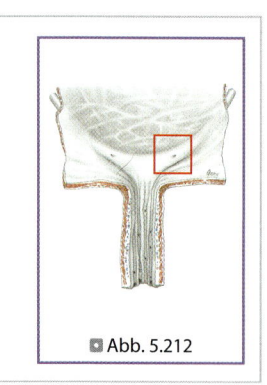

**5.211 Muskulatur der Harnblase im Bereich des Trigonum vesicae, Ansicht von vorn.** [100]

- Ostium ureteris
- ▇ sog. Öffnungsschlinge
- ▇ sog. Verschlussschlinge

ⓘ Man beachte die oberflächlichen zum inneren Ureterostium hin konvergierenden Muskelfaserbündel.

- Ostium urethrae internum

**5.212 Weibliche Harnröhre (Urethra feminina) mit angrenzendem Blasengrund von vorn eröffnet, Ansicht von vorn.** [2, 6]

- Ureter sinister
- Plica interureterica
- **Ostium ureteris**
- **Trigonum vesicae**
- **Ostium urethrae internum**
- Tunica muscularis
- Tunica spongiosa
- Crista urethralis
- **Lacunae urethrales** mit Mündung der Glandulae urethrales = Littré'sche Drüsen
- Tunica mucosa
- Mündung der Ductus paraurethrales = Skene'sche Gänge
- **Ostium urethrae externum**

Darstellung des Trigonum vesicae und des Reliefs der Harnröhre.

**5.213 Linkes Ureterostium, zystoskopische Aufnahme.** [101]

Abb. 5.212

# Harnblase, Harnleiter, Prostata: Gefäße

**5.214** Arterien und Venen von Harnblase, Harnleiter und Prostata, Ansicht der rechten Seite von lateral. [102]

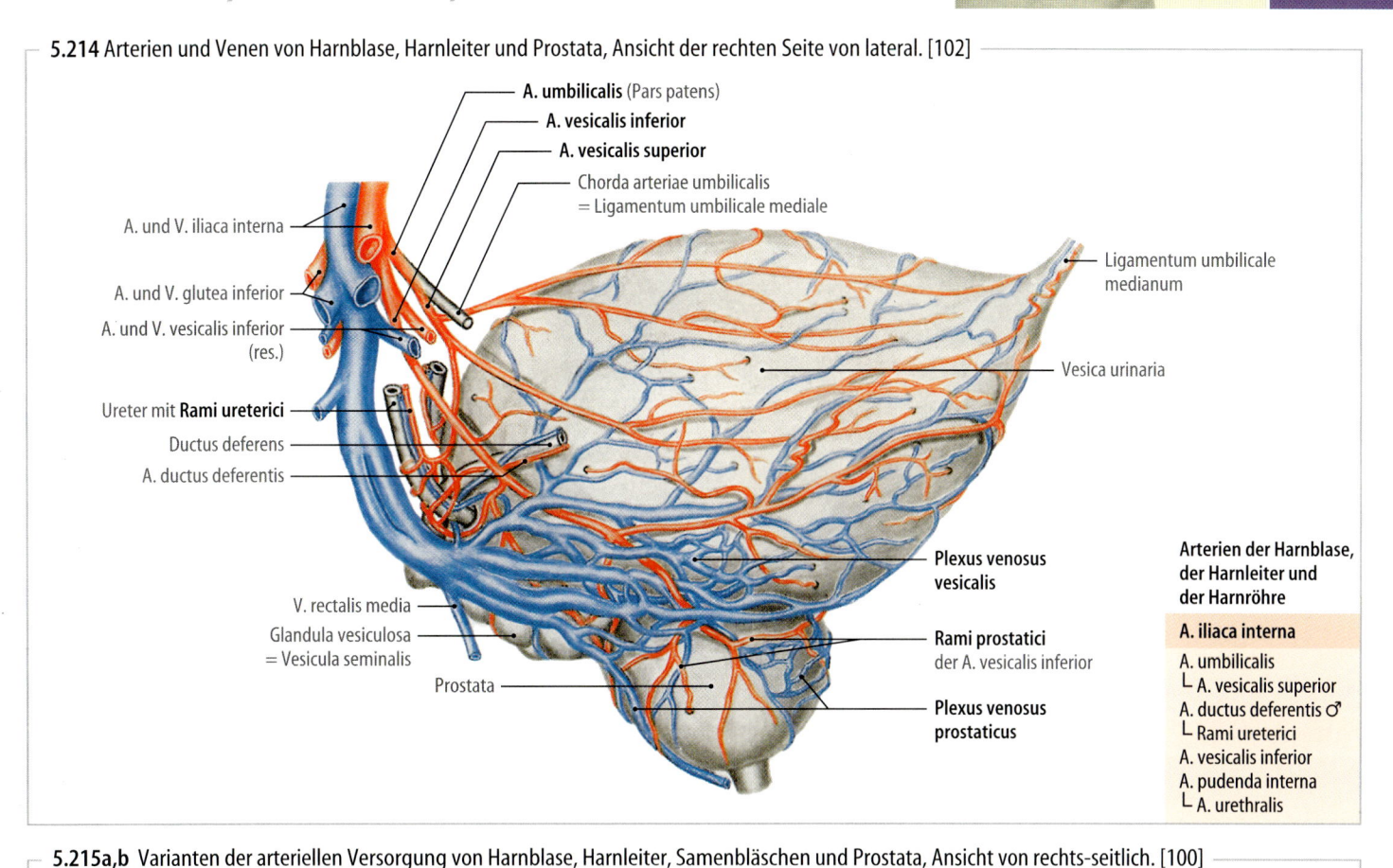

**Arterien der Harnblase, der Harnleiter und der Harnröhre**

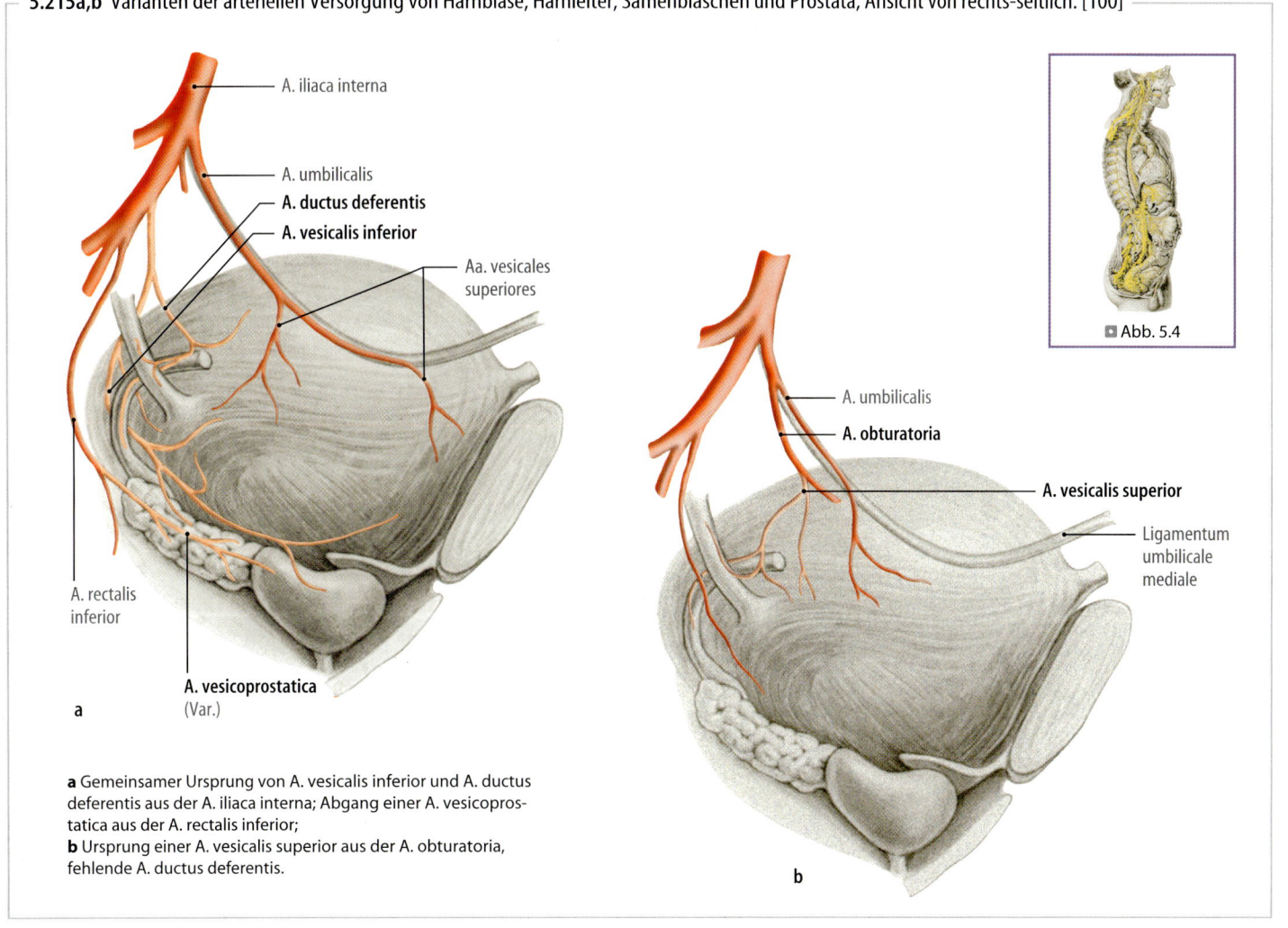

- **A. iliaca interna**
  - A. umbilicalis
    - A. vesicalis superior
  - A. ductus deferentis ♂
    - Rami ureterici
  - A. vesicalis inferior
  - A. pudenda interna
    - A. urethralis

**5.215a,b** Varianten der arteriellen Versorgung von Harnblase, Harnleiter, Samenbläschen und Prostata, Ansicht von rechts-seitlich. [100]

**a** Gemeinsamer Ursprung von A. vesicalis inferior und A. ductus deferentis aus der A. iliaca interna; Abgang einer A. vesicoprostatica aus der A. rectalis inferior;
**b** Ursprung einer A. vesicalis superior aus der A. obturatoria, fehlende A. ductus deferentis.

**Beckensitus**

# Rektum und Analkanal

**5.216** Frontalschnitt durch Rektum und Analkanal, Ansicht der vorderen Darmwand von hinten. [6, 92]

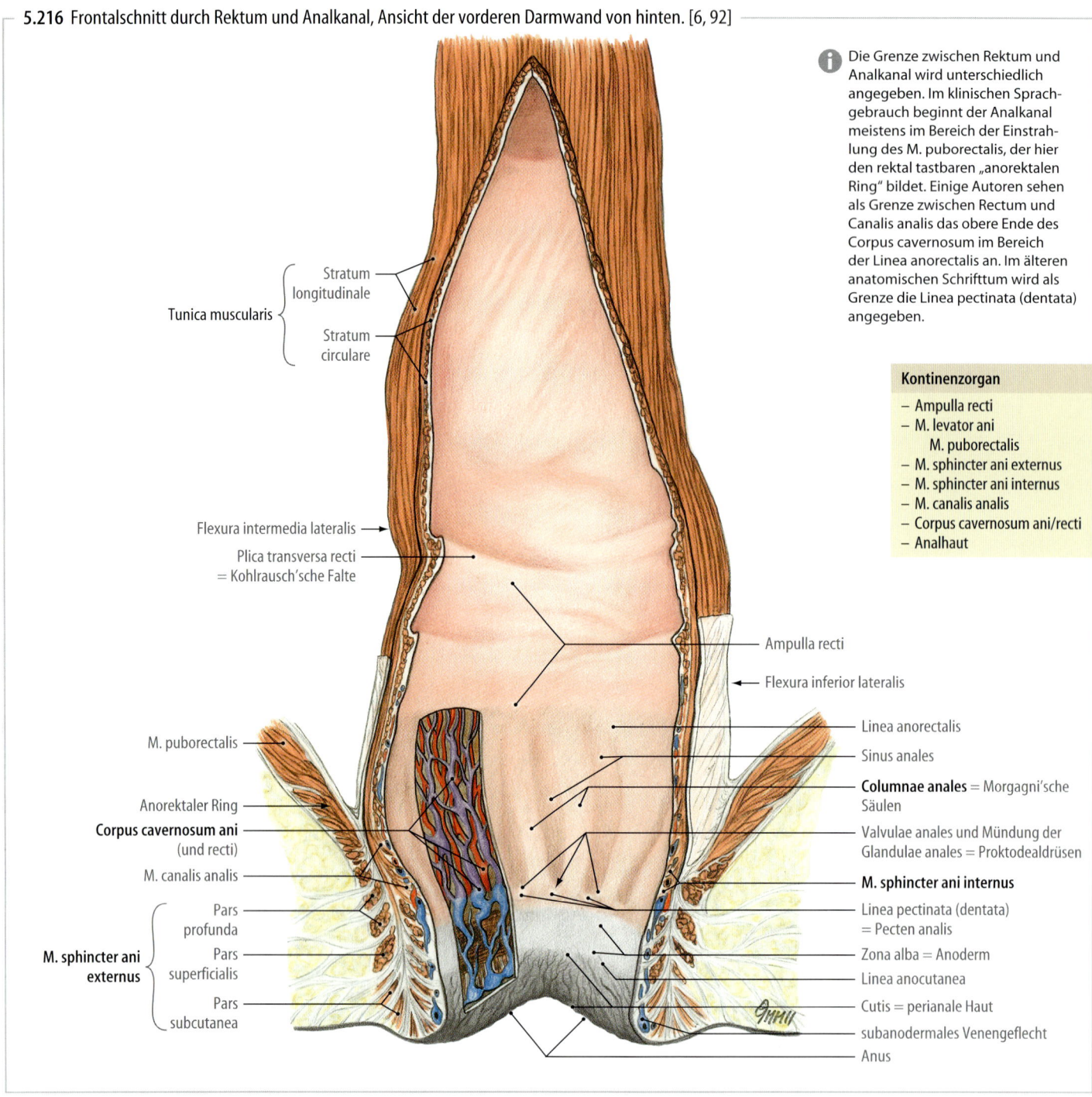

Die Grenze zwischen Rektum und Analkanal wird unterschiedlich angegeben. Im klinischen Sprachgebrauch beginnt der Analkanal meistens im Bereich der Einstrahlung des M. puborectalis, der hier den rektal tastbaren „anorektalen Ring" bildet. Einige Autoren sehen als Grenze zwischen Rectum und Canalis analis das obere Ende des Corpus cavernosum im Bereich der Linea anorectalis an. Im älteren anatomischen Schrifttum wird als Grenze die Linea pectinata (dentata) angegeben.

**Kontinenzorgan**
- Ampulla recti
- M. levator ani
  M. puborectalis
- M. sphincter ani externus
- M. sphincter ani internus
- M. canalis analis
- Corpus cavernosum ani/recti
- Analhaut

Tunica muscularis
- Stratum longitudinale
- Stratum circulare

Flexura intermedia lateralis
Plica transversa recti = Kohlrausch'sche Falte

M. puborectalis
Anorektaler Ring
**Corpus cavernosum ani** (und recti)
M. canalis analis

**M. sphincter ani externus**
- Pars profunda
- Pars superficialis
- Pars subcutanea

Ampulla recti
Flexura inferior lateralis
Linea anorectalis
Sinus anales
**Columnae anales** = Morgagni'sche Säulen
Valvulae anales und Mündung der Glandulae anales = Proktodealdrüsen
**M. sphincter ani internus**
Linea pectinata (dentata) = Pecten analis
Zona alba = Anoderm
Linea anocutanea
Cutis = perianale Haut
subanodermales Venengeflecht
Anus

**5.217** Transrektale Ultraschallaufnahme aus dem mittleren Bereich des Rektums mit Darstellung der Wandschichtung. [103]

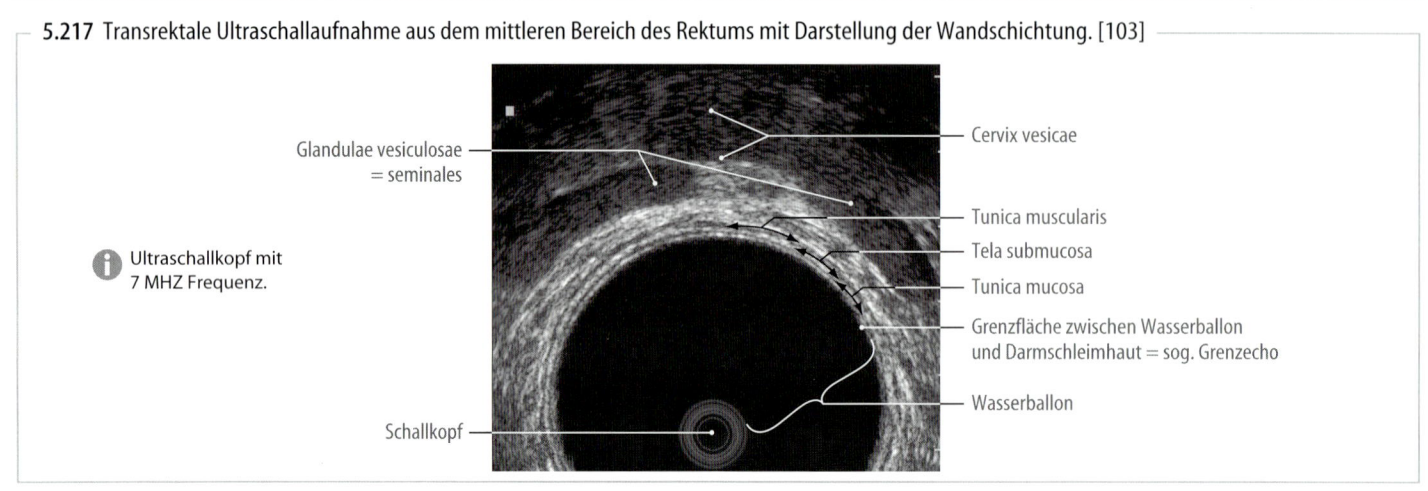

Glandulae vesiculosae = seminales

Ultraschallkopf mit 7 MHZ Frequenz.

Cervix vesicae
Tunica muscularis
Tela submucosa
Tunica mucosa
Grenzfläche zwischen Wasserballon und Darmschleimhaut = sog. Grenzecho
Wasserballon
Schallkopf

# Rektum, Analkanal: Gefäße · Lymphsystem

**5.218a–c** Arterien (**a**), Venen (**b**), blau: V. cava-Gebiet; violett: Pfortadergebiet, sowie Lymphbahnen und Lymphknoten (**c**) von Rektum und Analkanal. [2, 21]

Abb. 5.193

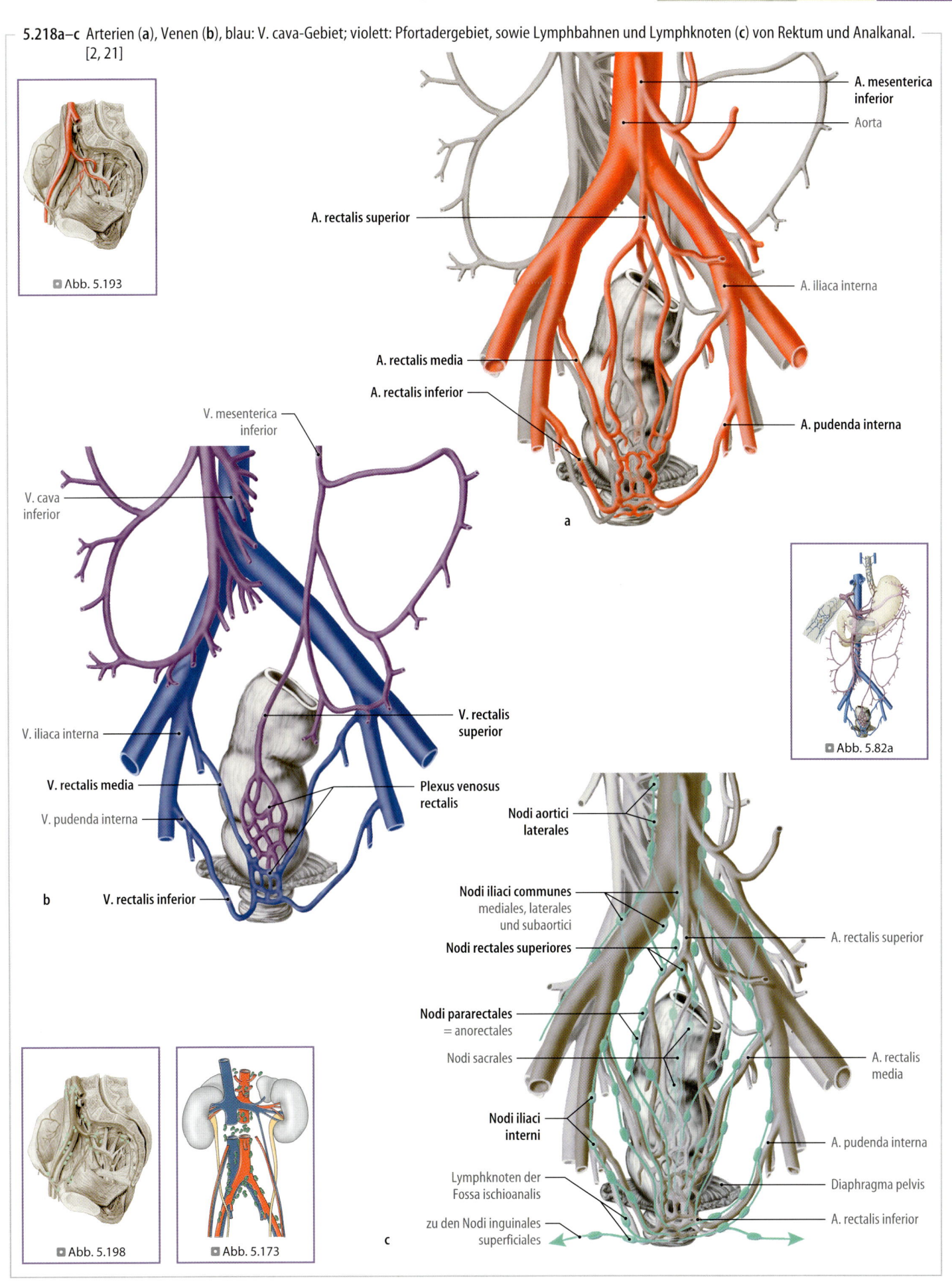

- A. mesenterica inferior
- Aorta
- A. rectalis superior
- A. iliaca interna
- A. rectalis media
- A. rectalis inferior
- A. pudenda interna

a

- V. mesenterica inferior
- V. cava inferior
- V. rectalis superior
- V. iliaca interna
- V. rectalis media
- Plexus venosus rectalis
- V. pudenda interna
- V. rectalis inferior

b

Abb. 5.82a

- Nodi aortici laterales
- Nodi iliaci communes
  mediales, laterales und subaortici
- Nodi rectales superiores
- A. rectalis superior
- Nodi pararectales = anorectales
- Nodi sacrales
- A. rectalis media
- Nodi iliaci interni
- A. pudenda interna
- Lymphknoten der Fossa ischioanalis
- Diaphragma pelvis
- zu den Nodi inguinales superficiales
- A. rectalis inferior

Abb. 5.198   Abb. 5.173

c

**Beckensitus**

# Rektum, Analkanal: Topographie

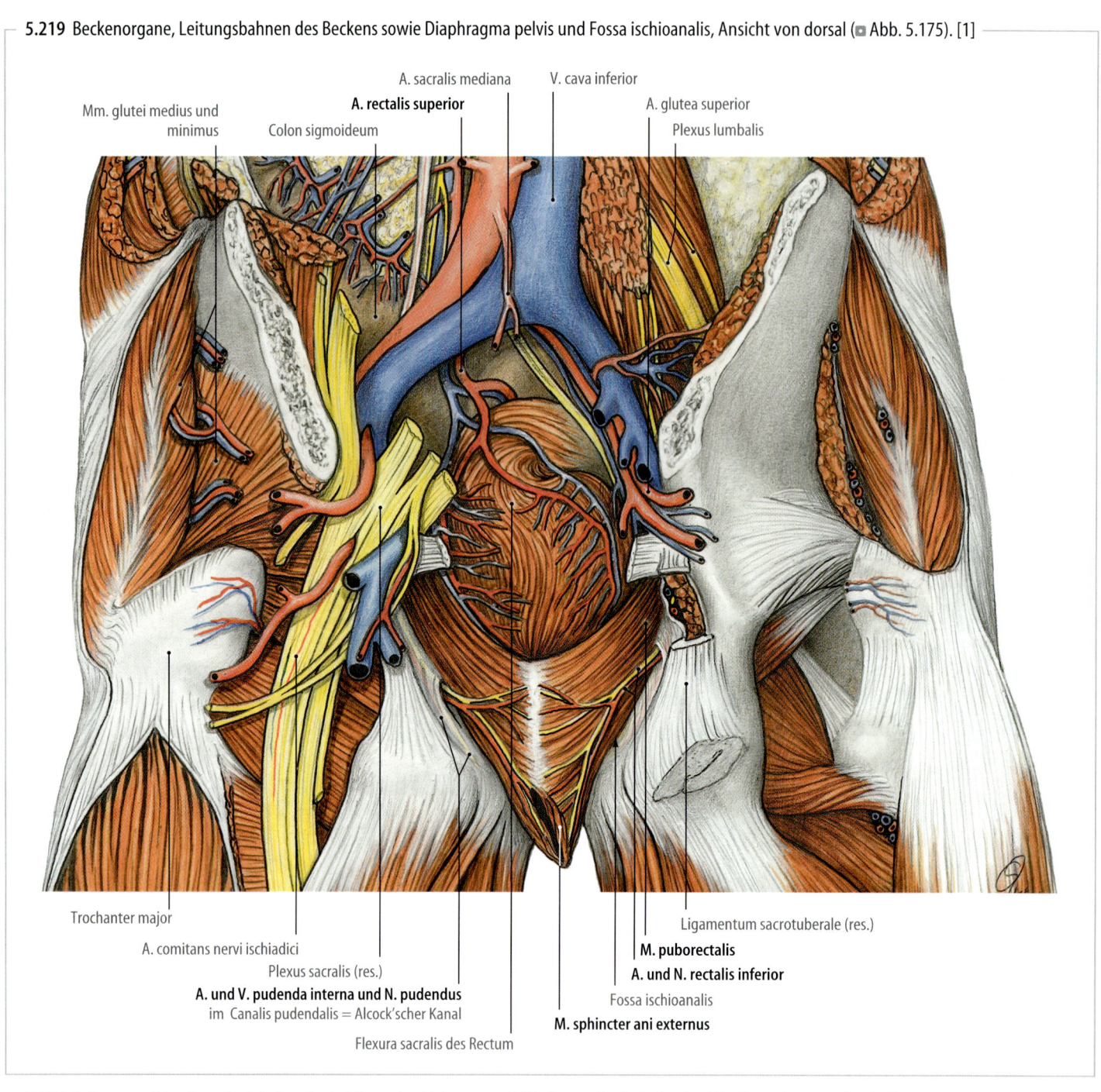

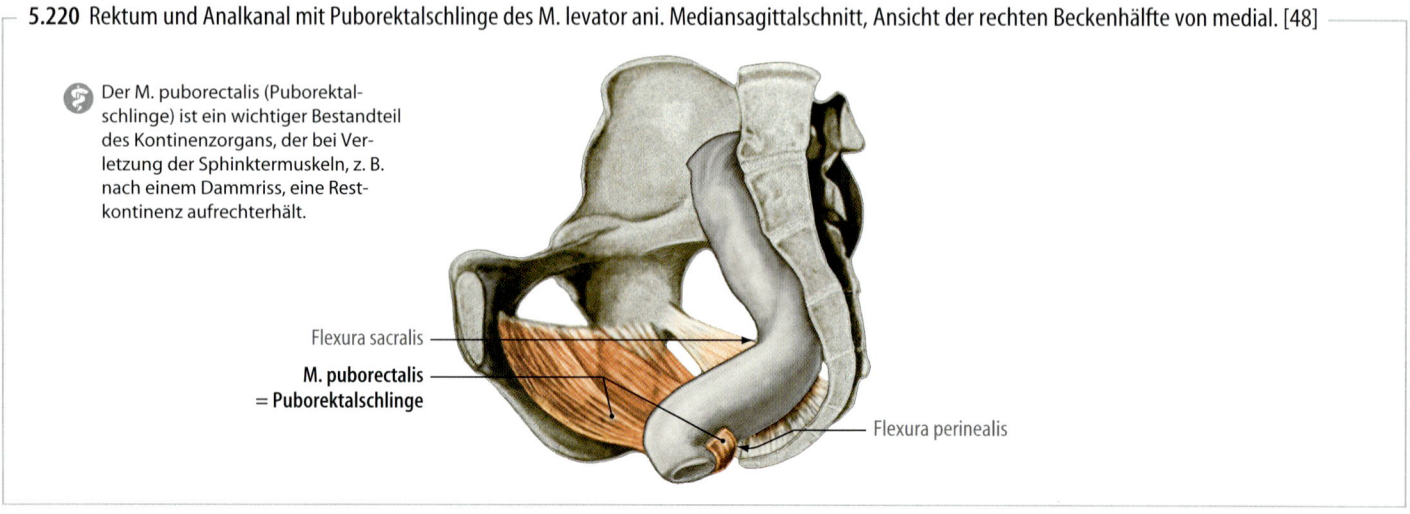

**5.219** Beckenorgane, Leitungsbahnen des Beckens sowie Diaphragma pelvis und Fossa ischioanalis, Ansicht von dorsal (Abb. 5.175). [1]

Mm. glutei medius und minimus
A. sacralis mediana
V. cava inferior
A. rectalis superior
A. glutea superior
Colon sigmoideum
Plexus lumbalis

Trochanter major
A. comitans nervi ischiadici
Plexus sacralis (res.)
**A. und V. pudenda interna und N. pudendus** im Canalis pudendalis = Alcock'scher Kanal
Flexura sacralis des Rectum
**M. sphincter ani externus**
Fossa ischioanalis
**A. und N. rectalis inferior**
**M. puborectalis**
Ligamentum sacrotuberale (res.)

**5.220** Rektum und Analkanal mit Puborektalschlinge des M. levator ani. Mediansagittalschnitt, Ansicht der rechten Beckenhälfte von medial. [48]

Der M. puborectalis (Puborektalschlinge) ist ein wichtiger Bestandteil des Kontinenzorgans, der bei Verletzung der Sphinktermuskeln, z. B. nach einem Dammriss, eine Restkontinenz aufrechterhält.

Flexura sacralis
**M. puborectalis** = Puborektalschlinge
Flexura perinealis

# Äußeres weibliches Genitale

**5.221** Äußeres weibliches Genitale mit Dammregion, Ansicht von vorn-unten. [102]

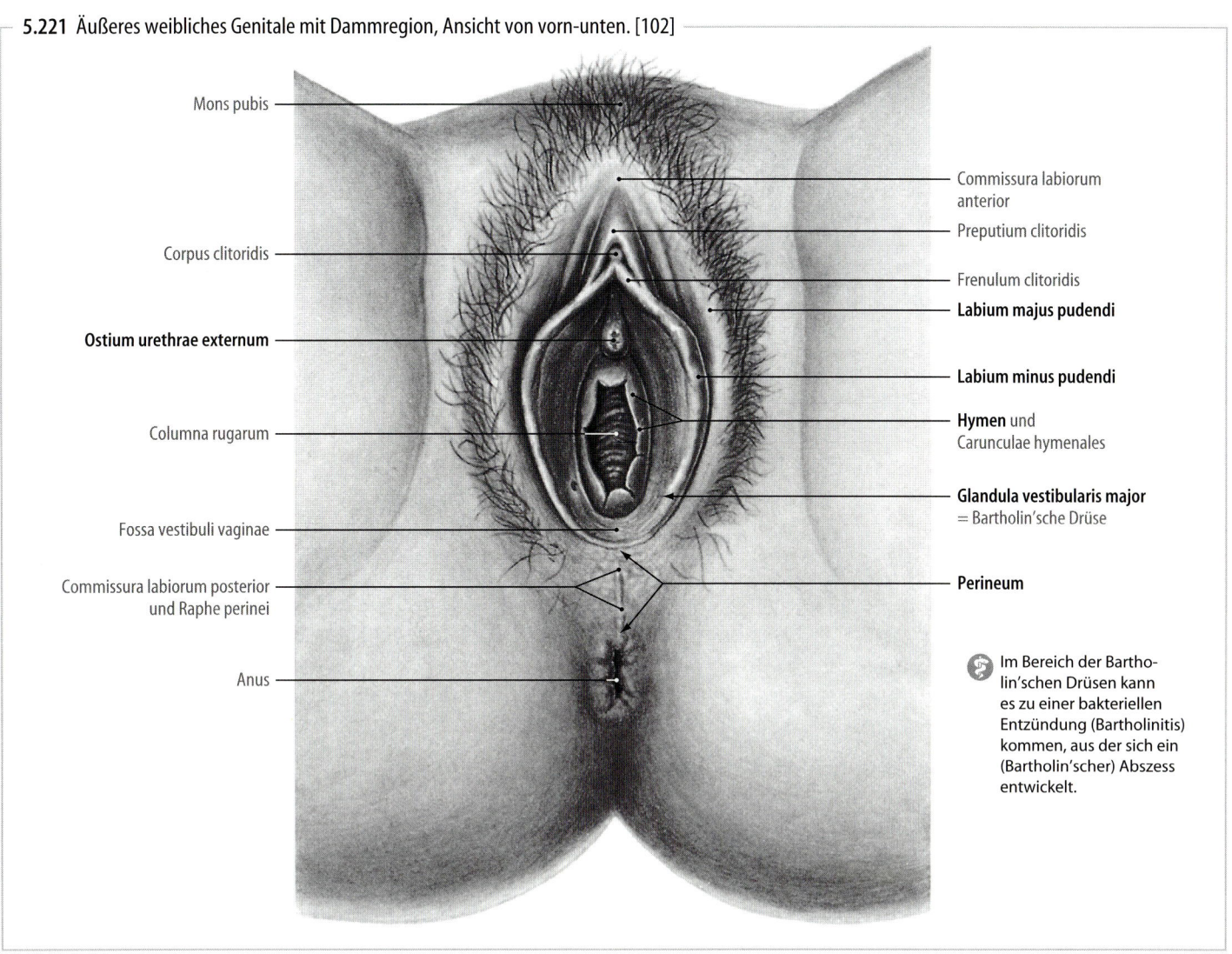

- Mons pubis
- Corpus clitoridis
- **Ostium urethrae externum**
- Columna rugarum
- Fossa vestibuli vaginae
- Commissura labiorum posterior und Raphe perinei
- Anus
- Commissura labiorum anterior
- Preputium clitoridis
- Frenulum clitoridis
- **Labium majus pudendi**
- **Labium minus pudendi**
- **Hymen** und Carunculae hymenales
- **Glandula vestibularis major** = Bartholin'sche Drüse
- **Perineum**

Im Bereich der Bartholin'schen Drüsen kann es zu einer bakteriellen Entzündung (Bartholinitis) kommen, aus der sich ein (Bartholin'scher) Abszess entwickelt.

**5.222** Äußeres weibliches Genitale, Klitoris, Ansicht von vorn. [2, 23]

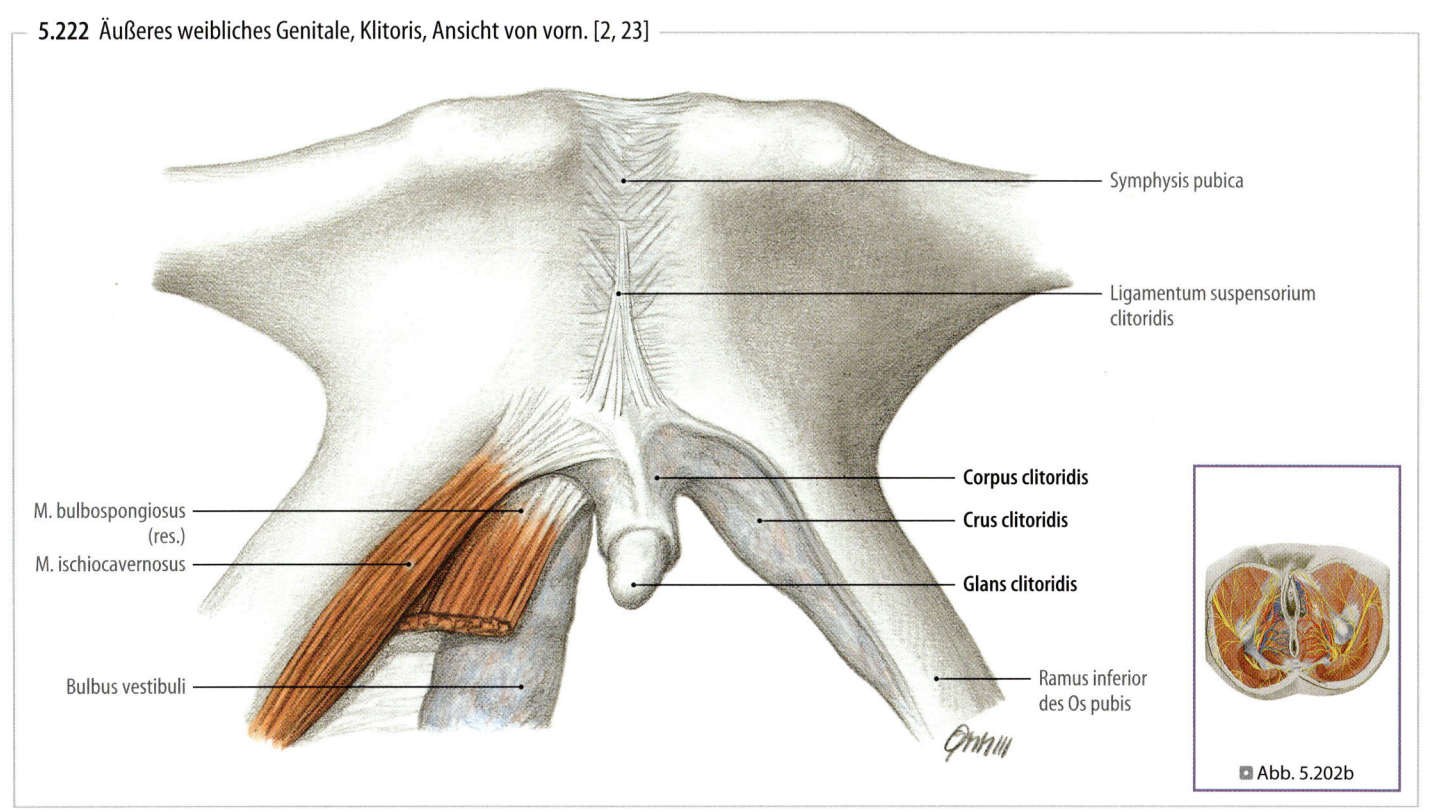

- M. bulbospongiosus (res.)
- M. ischiocavernosus
- Bulbus vestibuli
- Symphysis pubica
- Ligamentum suspensorium clitoridis
- **Corpus clitoridis**
- **Crus clitoridis**
- **Glans clitoridis**
- Ramus inferior des Os pubis

Abb. 5.202b

**Beckensitus**

# Beckenorgane der Frau

**5.223 Beckenorgane der Frau, Mediansagittalschnitt, Ansicht der rechten Schnittfläche von medial. [15]**

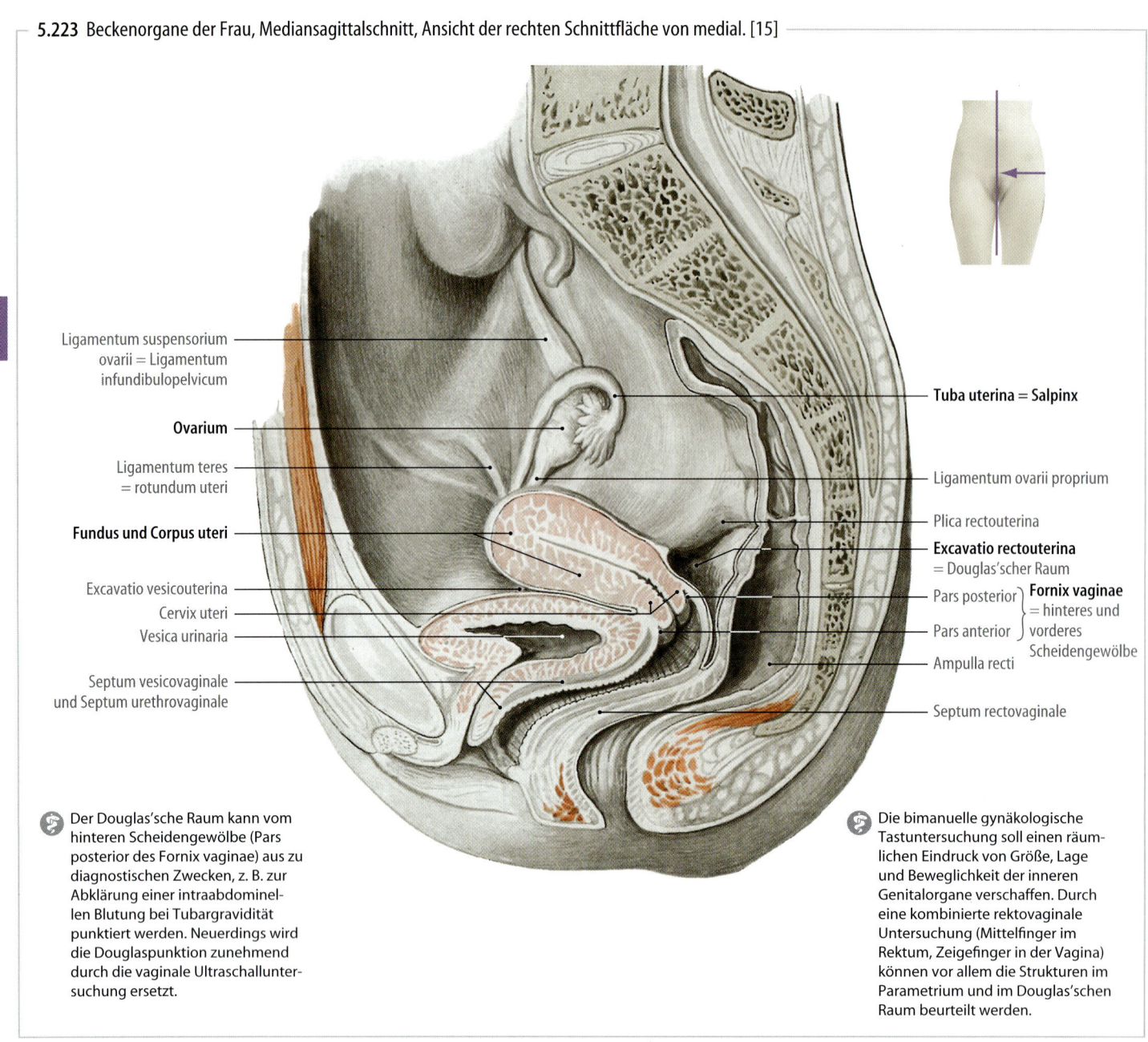

- Ligamentum suspensorium ovarii = Ligamentum infundibulopelvicum
- Ovarium
- Ligamentum teres = rotundum uteri
- **Fundus und Corpus uteri**
- Excavatio vesicouterina
- Cervix uteri
- Vesica urinaria
- Septum vesicovaginale und Septum urethrovaginale
- **Tuba uterina = Salpinx**
- Ligamentum ovarii proprium
- Plica rectouterina
- **Excavatio rectouterina** = Douglas'scher Raum
- **Fornix vaginae** Pars posterior / Pars anterior = hinteres und vorderes Scheidengewölbe
- Ampulla recti
- Septum rectovaginale

Der Douglas'sche Raum kann vom hinteren Scheidengewölbe (Pars posterior des Fornix vaginae) aus zu diagnostischen Zwecken, z. B. zur Abklärung einer intraabdominellen Blutung bei Tubargravidität punktiert werden. Neuerdings wird die Douglaspunktion zunehmend durch die vaginale Ultraschalluntersuchung ersetzt.

Die bimanuelle gynäkologische Tastuntersuchung soll einen räumlichen Eindruck von Größe, Lage und Beweglichkeit der inneren Genitalorgane verschaffen. Durch eine kombinierte rektovaginale Untersuchung (Mittelfinger im Rektum, Zeigefinger in der Vagina) können vor allem die Strukturen im Parametrium und im Douglas'schen Raum beurteilt werden.

**5.224 Schematische Darstellung von Anteflexio und Anteversio. Mediansagittalschnitt durch Uterus und Scheide.**

- Corpus uteri
- Cervix uteri
- Vagina
- Anteflexio des Corpus uteri gegen die Cervix uteri
- Anteversio des Uterus gegen die Vagina

In ca. 10% der Fälle liegt keine Anteflexio uteri vor, und das Corpus uteri ist nach dorsal abgeknickt, Retroflexio uteri. Man unterscheidet eine Retroflexio uteri mobilis und eine Retroflexio uteri fixata. Bei der fixierten Retroflexio sind Peritoneum viscerale von Fundus uteri und Rectum miteinander verwachsen.

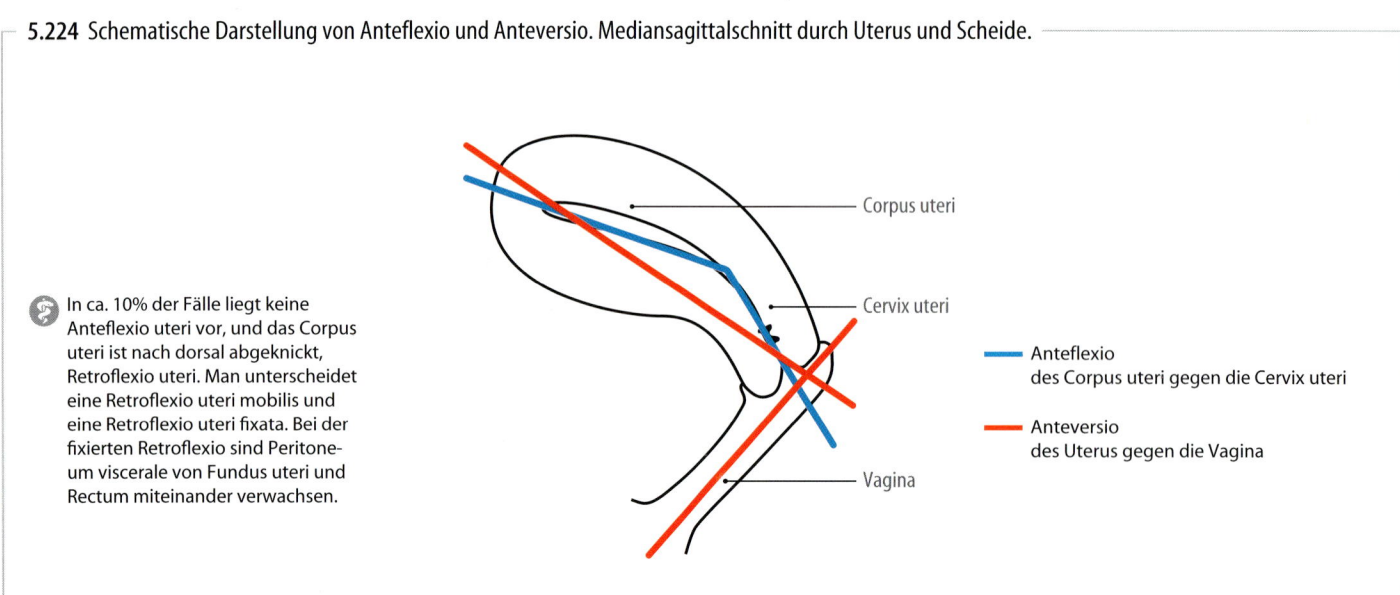

# Uterus, Tuben, Ovarien, Ligamentum latum

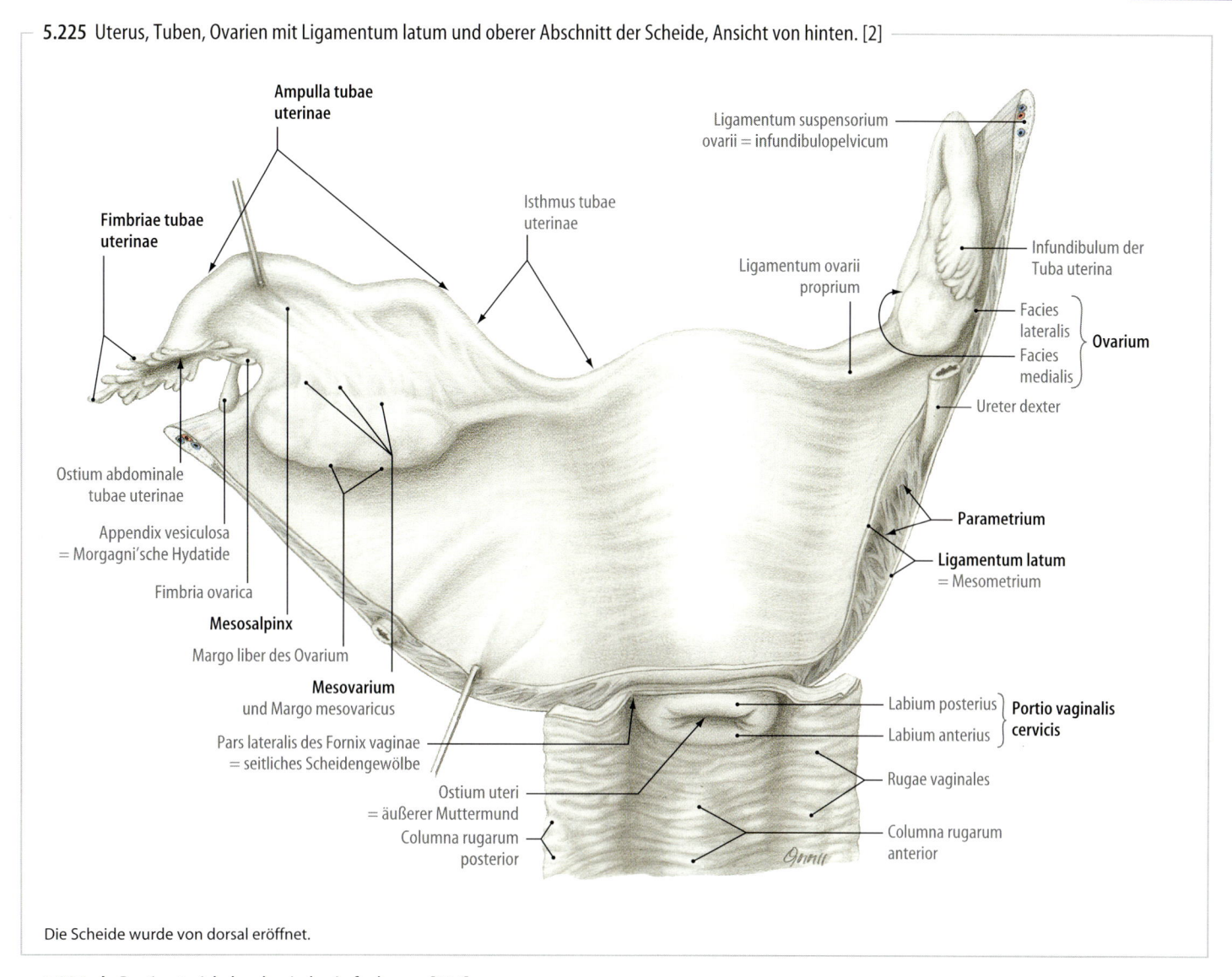

**5.225** Uterus, Tuben, Ovarien mit Ligamentum latum und oberer Abschnitt der Scheide, Ansicht von hinten. [2]

- **Ampulla tubae uterinae**
- **Fimbriae tubae uterinae**
- Isthmus tubae uterinae
- Ligamentum suspensorium ovarii = infundibulopelvicum
- Ligamentum ovarii proprium
- Infundibulum der Tuba uterina
- Facies lateralis } Ovarium
- Facies medialis
- Ureter dexter
- Ostium abdominale tubae uterinae
- Appendix vesiculosa = Morgagni'sche Hydatide
- Fimbria ovarica
- **Mesosalpinx**
- Margo liber des Ovarium
- **Mesovarium** und Margo mesovaricus
- Pars lateralis des Fornix vaginae = seitliches Scheidengewölbe
- Ostium uteri = äußerer Muttermund
- Columna rugarum posterior
- **Parametrium**
- **Ligamentum latum** = Mesometrium
- Labium posterius } Portio vaginalis cervicis
- Labium anterius
- Rugae vaginales
- Columna rugarum anterior

Die Scheide wurde von dorsal eröffnet.

**5.226a,b** Portio uteri, kolposkopische Aufnahmen. [104]

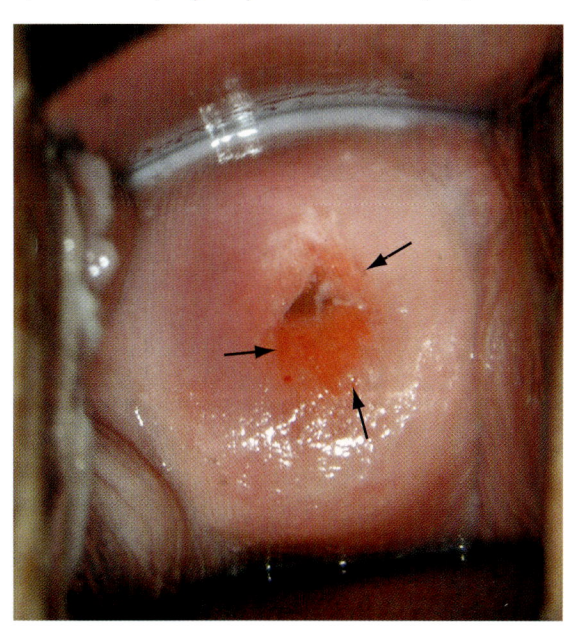

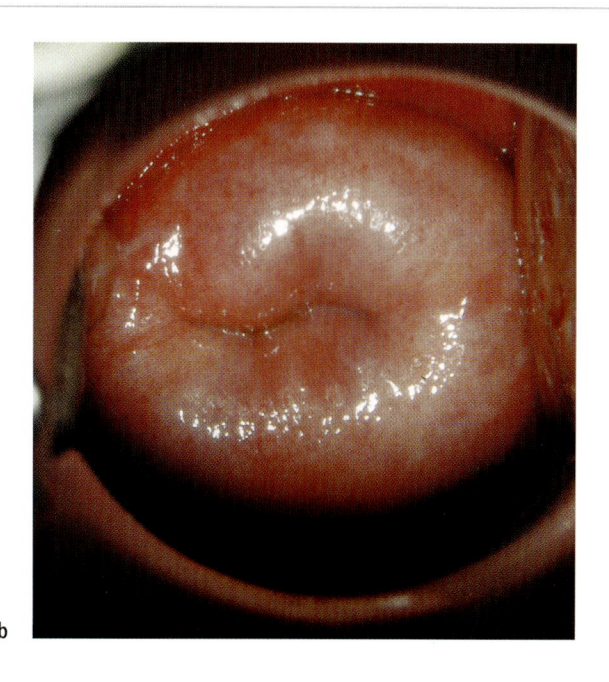

**a** 18jährige Nullipara mit geringgradiger Ektopie (Ektropion ➞) und rundem äußerem Muttermund (Ostium uteri);
**b** 64jährige Multipara mit schlitzförmigem transversalem äußerem Muttermund (Ostium uteri).

**Beckensitus**

# Uterus, Tube, Ovar

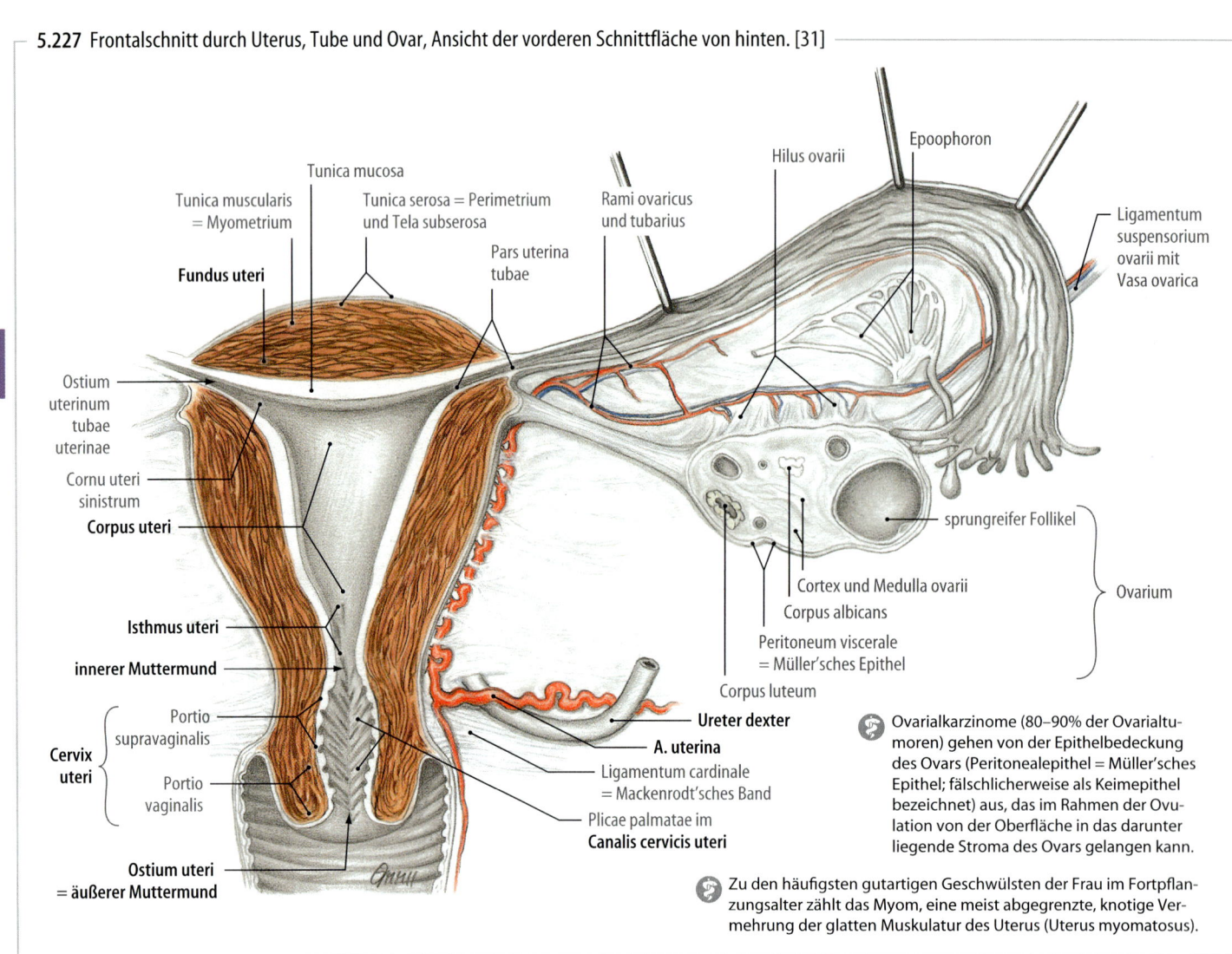

**5.227** Frontalschnitt durch Uterus, Tube und Ovar, Ansicht der vorderen Schnittfläche von hinten. [31]

*Labels:* Tunica muscularis = Myometrium; Tunica mucosa; Tunica serosa = Perimetrium und Tela subserosa; Pars uterina tubae; Rami ovaricus und tubarius; Hilus ovarii; Epoophoron; Ligamentum suspensorium ovarii mit Vasa ovarica; **Fundus uteri**; Ostium uterinum tubae uterinae; Cornu uteri sinistrum; **Corpus uteri**; sprungreifer Follikel; Cortex und Medulla ovarii; Corpus albicans; Peritoneum viscerale = Müller'sches Epithel; Corpus luteum; Ovarium; **Isthmus uteri**; **innerer Muttermund**; **Ureter dexter**; A. uterina; Ligamentum cardinale = Mackenrodt'sches Band; Plicae palmatae im **Canalis cervicis uteri**; Cervix uteri (Portio supravaginalis, Portio vaginalis); **Ostium uteri = äußerer Muttermund**

> Ovarialkarzinome (80–90% der Ovarialtumoren) gehen von der Epithelbedeckung des Ovars (Peritonealepithel = Müller'sches Epithel; fälschlicherweise als Keimepithel bezeichnet) aus, das im Rahmen der Ovulation von der Oberfläche in das darunter liegende Stroma des Ovars gelangen kann.

> Zu den häufigsten gutartigen Geschwülsten der Frau im Fortpflanzungsalter zählt das Myom, eine meist abgegrenzte, knotige Vermehrung der glatten Muskulatur des Uterus (Uterus myomatosus).

**5.228a,b** Sagittalschnitt durch den Uterus. [99]

> Bei der geschlechtsreifen Frau verschiebt sich häufig physiologischerweise die Schleimhaut aus dem unteren Bereich des Zervikalkanals nach außen und wird auf der Portiooberfläche sichtbar (Ektopie oder Ektropion, Abb. 5.228a, Abb. 5.226a). Nach der Menopause verlagert sich die Schleimhaut wieder in den Zervikalkanal, so dass die Portio ausschließlich von unverhorntem mehrschichtigem Plattenepithel bedeckt ist (Abb. 5.226b, Abb. 5.228b). Die Grenze zwischen Plattenepithel und Zylinderepithel liegt dann wieder – wie zur Zeit vor der Geschlechtsreife – endozervikal.
> Im Bereich der Ektopie kommt es bei den meisten Frauen zur Umwandlung (Metaplasie) des Zylinderepithels in ein mehrschichtiges unverhorntes Plattenepithel; man bezeichnet den Bereich der metaplastischen Umwandlung auch als Umwandlungszone. Die Umwandlungszone kann zum Ausgangsort maligner Entartung des Plattenepithels werden und über Vorstufen (Carcinoma in situ) zum Zervixkarzinom führen. Diagnostische Maßnahmen (Vorsorgeuntersuchung) werden mittels kolposkopischer Betrachtung der Oberfläche (Abb. 5.226, mit Hilfe der Schiller'schen Jodprobe; Lugol'sche Lösung färbt normales glykogenhaltiges Plattenepithel dunkelbraun an) und durch zytologische Diagnostik (Abstriche aus dem Bereich des Zervikalkanals und der Portio) vorgenommen.

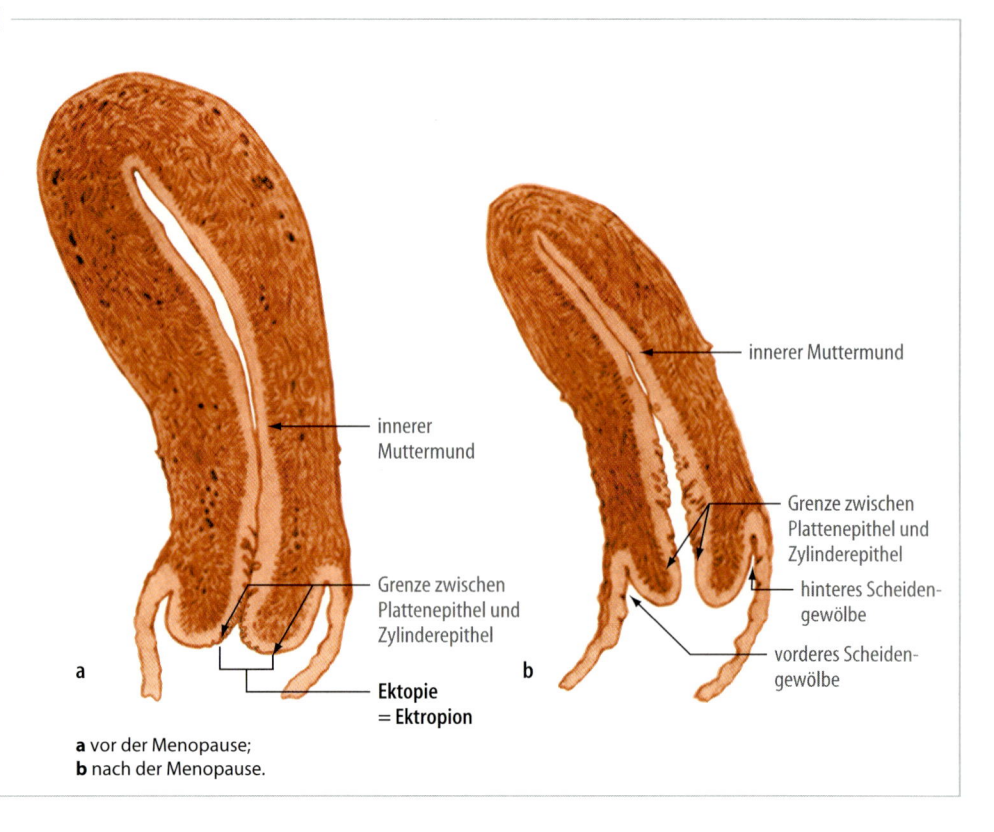

*Labels a:* innerer Muttermund; Grenze zwischen Plattenepithel und Zylinderepithel; **Ektopie = Ektropion**
*Labels b:* innerer Muttermund; Grenze zwischen Plattenepithel und Zylinderepithel; hinteres Scheidengewölbe; vorderes Scheidengewölbe

a vor der Menopause;
b nach der Menopause.

# Beckenorgane der Frau: Gefäßversorgung

**5.229** Beckenorgane der Frau, Ansicht von vorn-oben. [23]

Abb. 5.197

Abb. 5.195

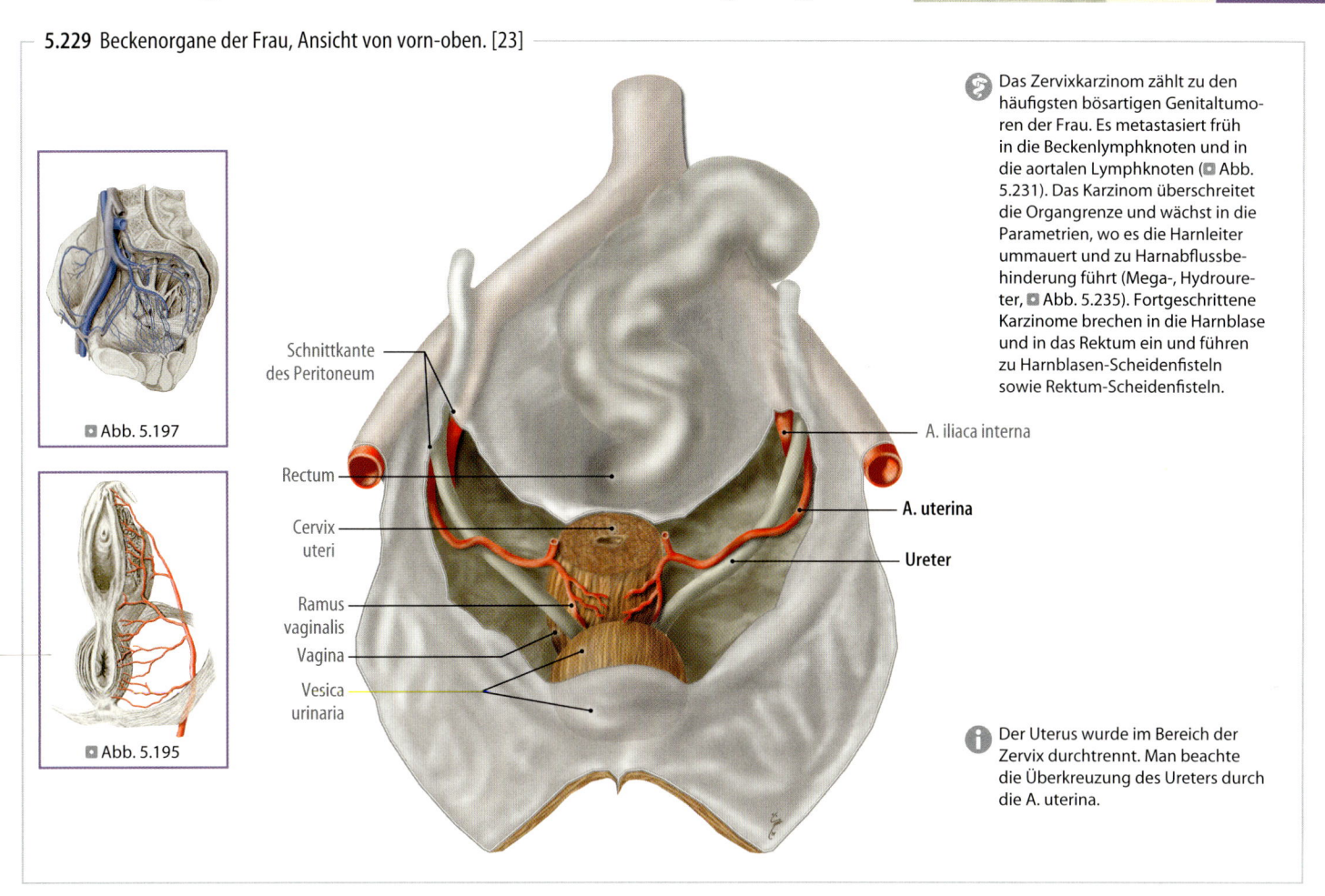

Schnittkante des Peritoneum
Rectum
Cervix uteri
Ramus vaginalis
Vagina
Vesica urinaria
A. iliaca interna
A. uterina
Ureter

Das Zervixkarzinom zählt zu den häufigsten bösartigen Genitaltumoren der Frau. Es metastasiert früh in die Beckenlymphknoten und in die aortalen Lymphknoten (Abb. 5.231). Das Karzinom überschreitet die Organgrenze und wächst in die Parametrien, wo es die Harnleiter ummauert und zu Harnabflussbehinderung führt (Mega-, Hydroureter, Abb. 5.235). Fortgeschrittene Karzinome brechen in die Harnblase und in das Rektum ein und führen zu Harnblasen-Scheidenfisteln sowie Rektum-Scheidenfisteln.

Der Uterus wurde im Bereich der Zervix durchtrennt. Man beachte die Überkreuzung des Ureters durch die A. uterina.

**5.230** Arterielle Versorgung des weiblichen Genitale, Ansicht von vorn-oben. [23]

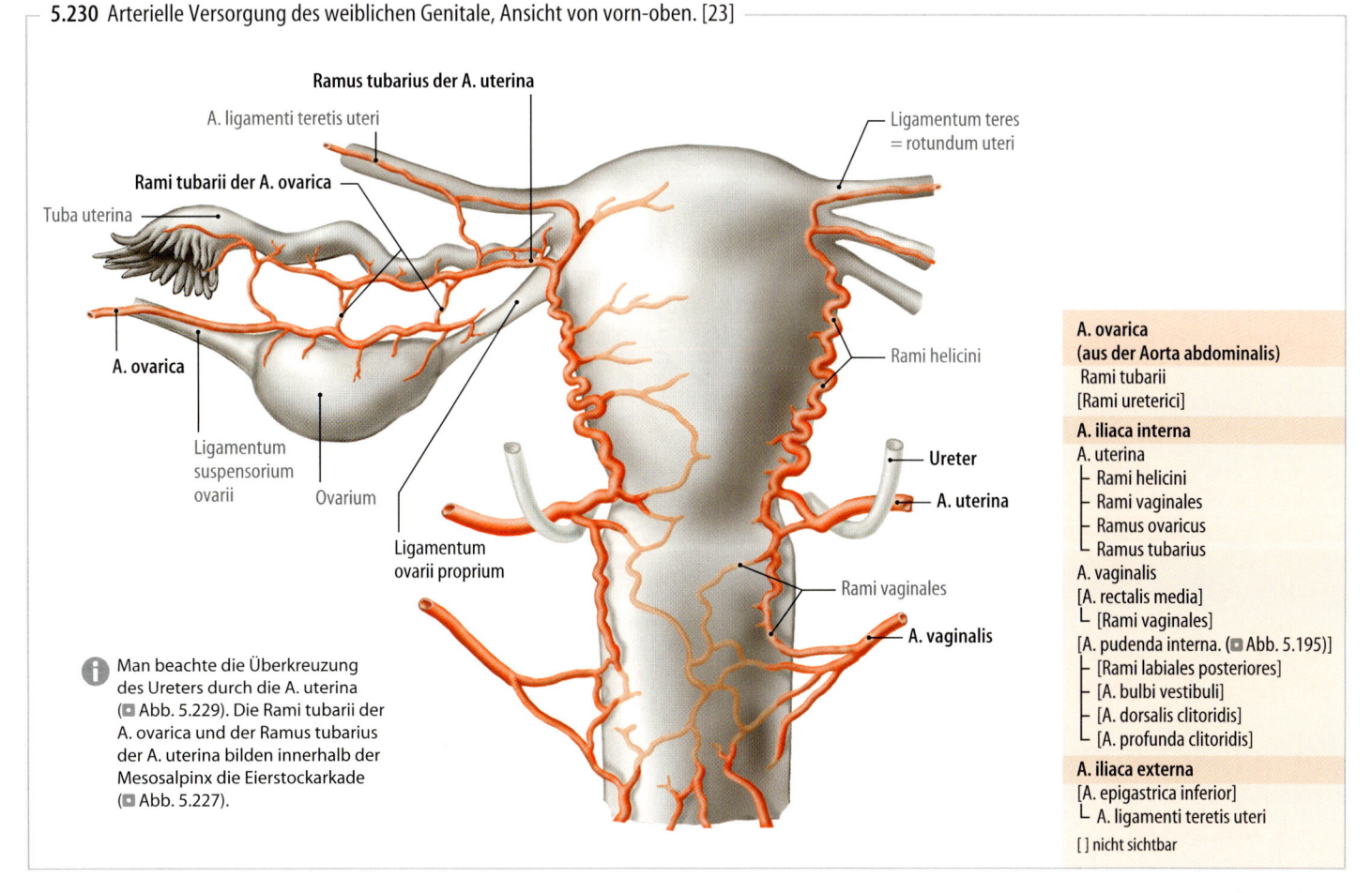

**Ramus tubarius der A. uterina**
A. ligamenti teretis uteri
**Rami tubarii der A. ovarica**
Tuba uterina
A. ovarica
Ligamentum suspensorium ovarii
Ovarium
Ligamentum ovarii proprium
Ligamentum teres = rotundum uteri
Rami helicini
Ureter
A. uterina
Rami vaginales
A. vaginalis

Man beachte die Überkreuzung des Ureters durch die A. uterina (Abb. 5.229). Die Rami tubarii der A. ovarica und der Ramus tubarius der A. uterina bilden innerhalb der Mesosalpinx die Eierstockarkade (Abb. 5.227).

| |
|---|
| **A. ovarica** (aus der Aorta abdominalis) |
| Rami tubarii |
| [Rami ureterici] |
| **A. iliaca interna** |
| A. uterina |
| ├ Rami helicini |
| ├ Rami vaginales |
| ├ Ramus ovaricus |
| └ Ramus tubarius |
| A. vaginalis |
| [A. rectalis media] |
| └ [Rami vaginales] |
| [A. pudenda interna. (Abb. 5.195)] |
| ├ [Rami labiales posteriores] |
| ├ [A. bulbi vestibuli] |
| ├ [A. dorsalis clitoridis] |
| └ [A. profunda clitoridis] |
| **A. iliaca externa** |
| [A. epigastrica inferior] |
| └ A. ligamenti teretis uteri |
| [ ] nicht sichtbar |

**Beckensitus**

# Weibl. Becken: Lymphsystem, Innervation

**5.231 Lymphabflüsse und regionäre Lymphknoten der inneren weiblichen Genitalorgane, Ansicht von vorn. [2, 21]**

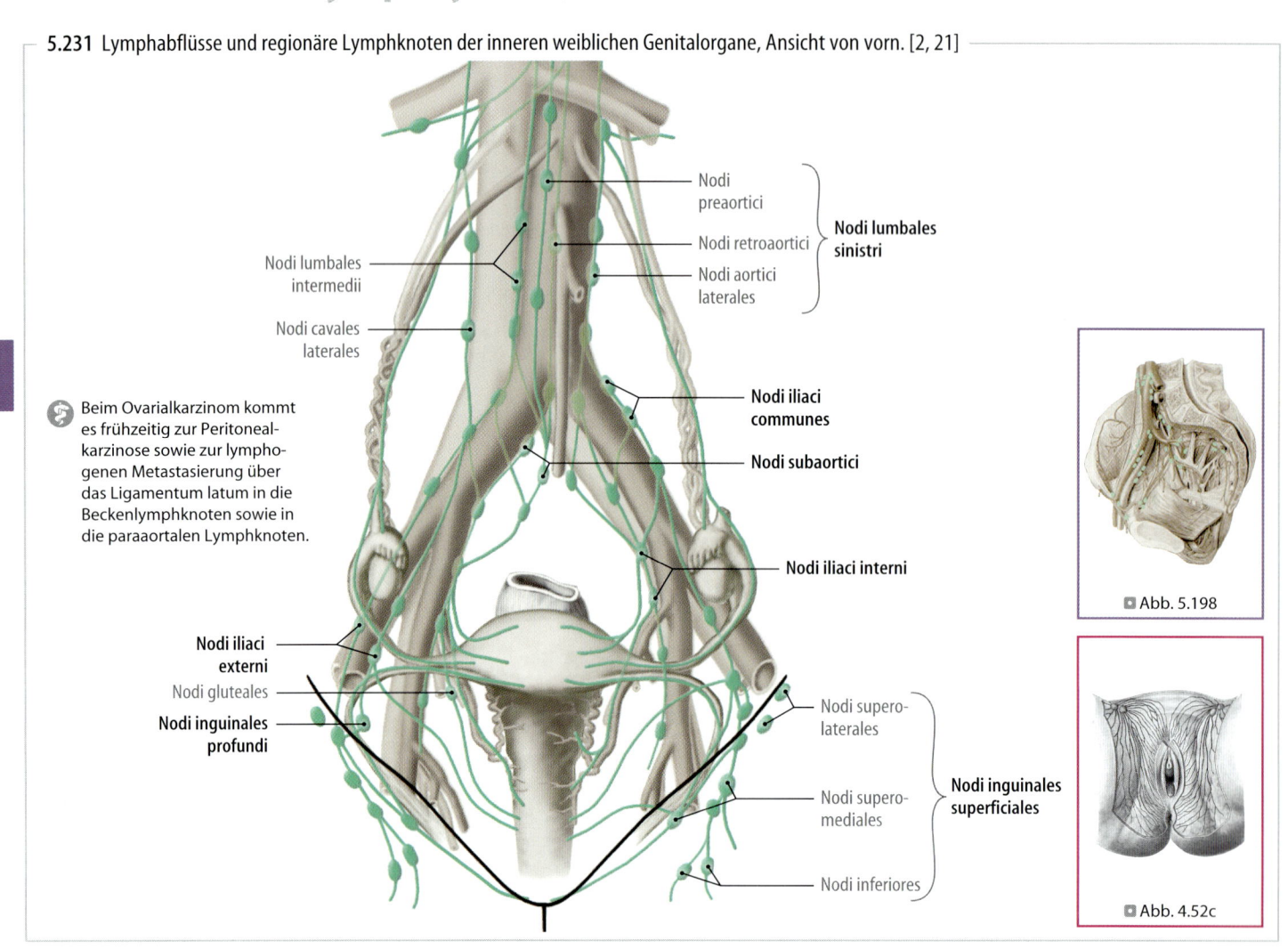

Nodi preaortici
Nodi retroaortici
Nodi aortici laterales
**Nodi lumbales sinistri**
Nodi lumbales intermedii
Nodi cavales laterales

Beim Ovarialkarzinom kommt es frühzeitig zur Peritonealkarzinose sowie zur lymphogenen Metastasierung über das Ligamentum latum in die Beckenlymphknoten sowie in die paraaortalen Lymphknoten.

**Nodi iliaci communes**
**Nodi subaortici**
**Nodi iliaci interni**
**Nodi iliaci externi**
Nodi gluteales
**Nodi inguinales profundi**
Nodi superolaterales
Nodi superomediales
**Nodi inguinales superficiales**
Nodi inferiores

Abb. 5.198
Abb. 4.52c

**5.232 Innervation des inneren weiblichen Genitale, Ansicht von vorn-seitlich. [23]**

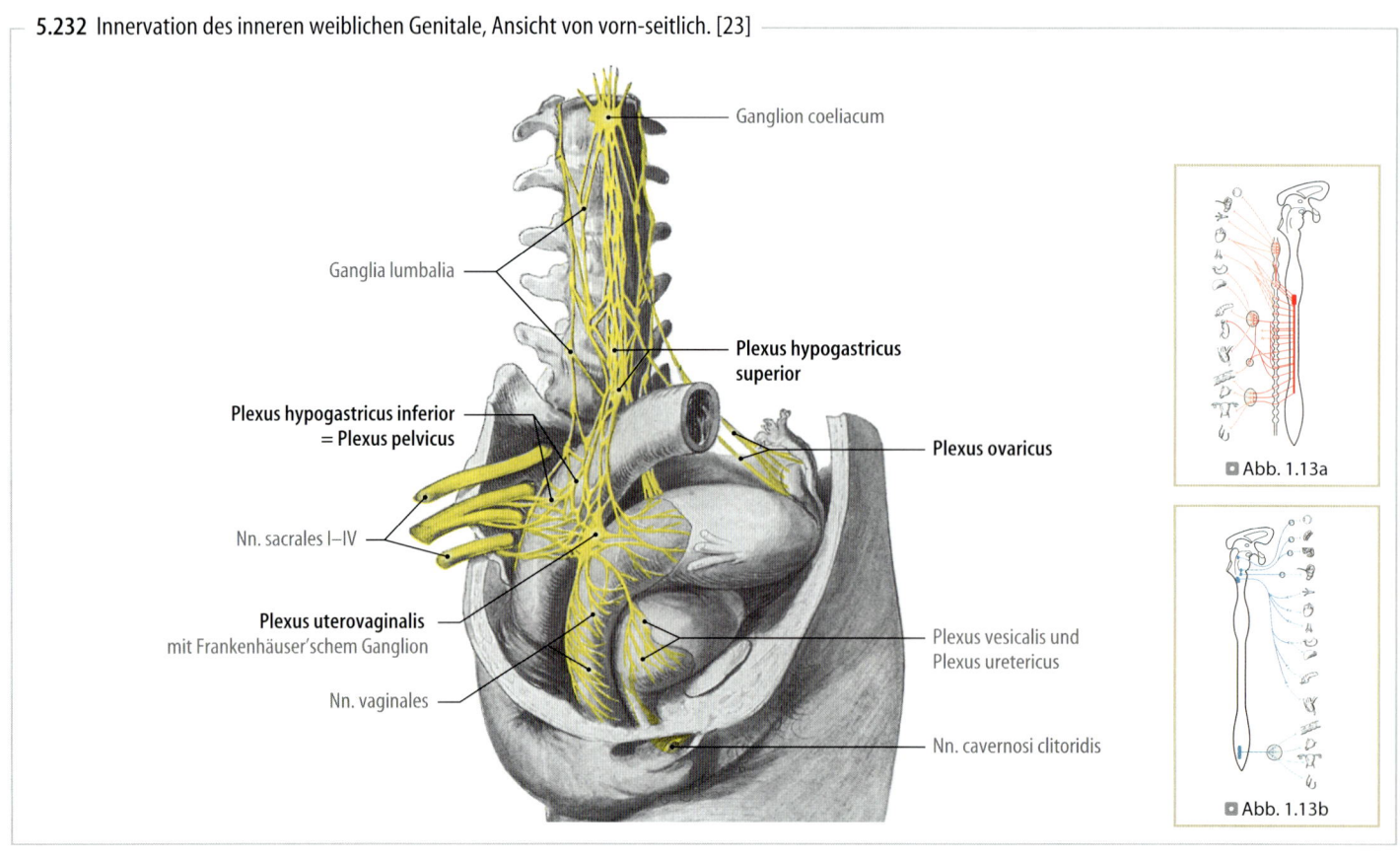

Ganglion coeliacum
Ganglia lumbalia
**Plexus hypogastricus superior**
**Plexus hypogastricus inferior = Plexus pelvicus**
**Plexus ovaricus**
Nn. sacrales I–IV
**Plexus uterovaginalis** mit Frankenhäuser'schem Ganglion
Plexus vesicalis und Plexus uretericus
Nn. vaginales
Nn. cavernosi clitoridis

Abb. 1.13a
Abb. 1.13b

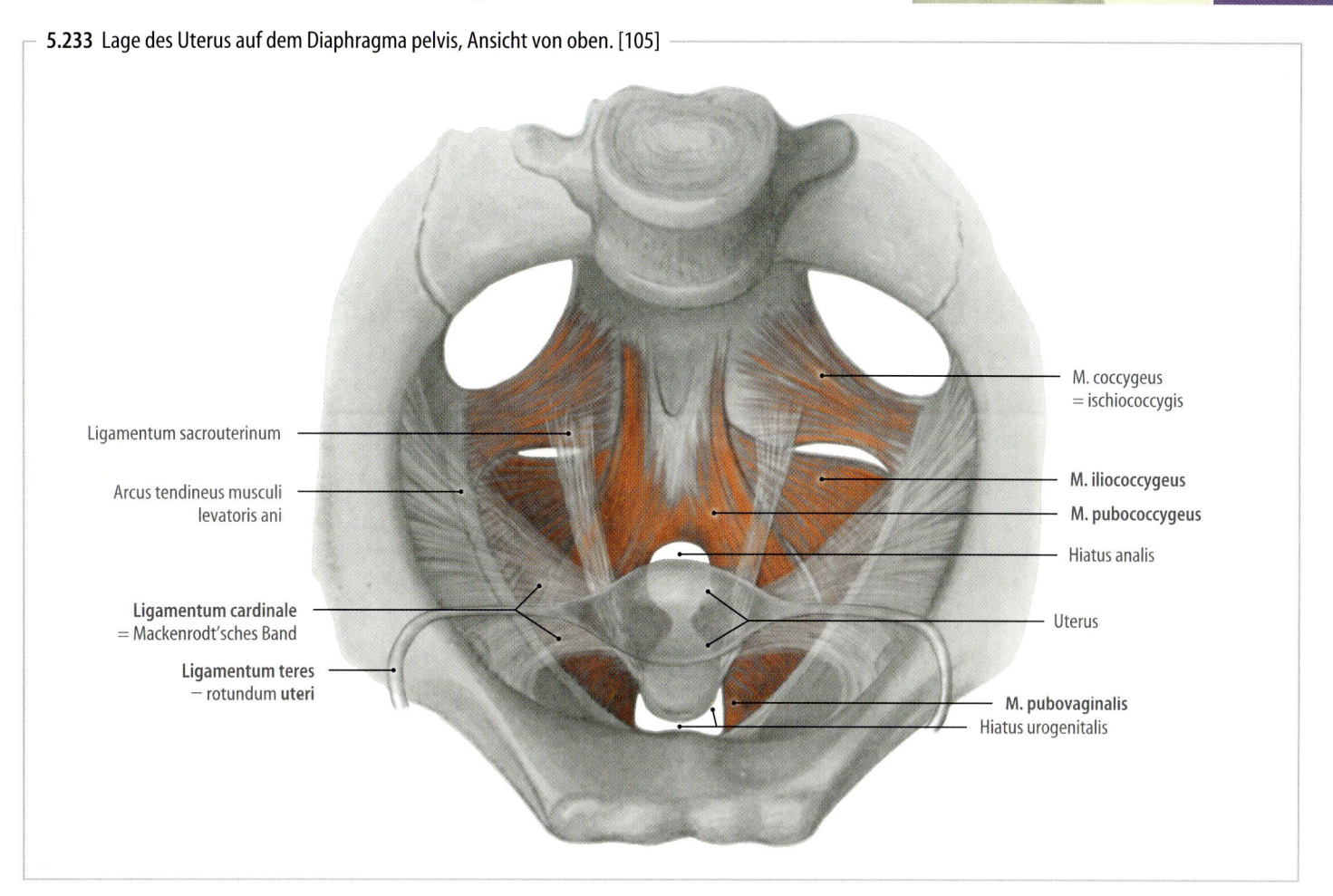

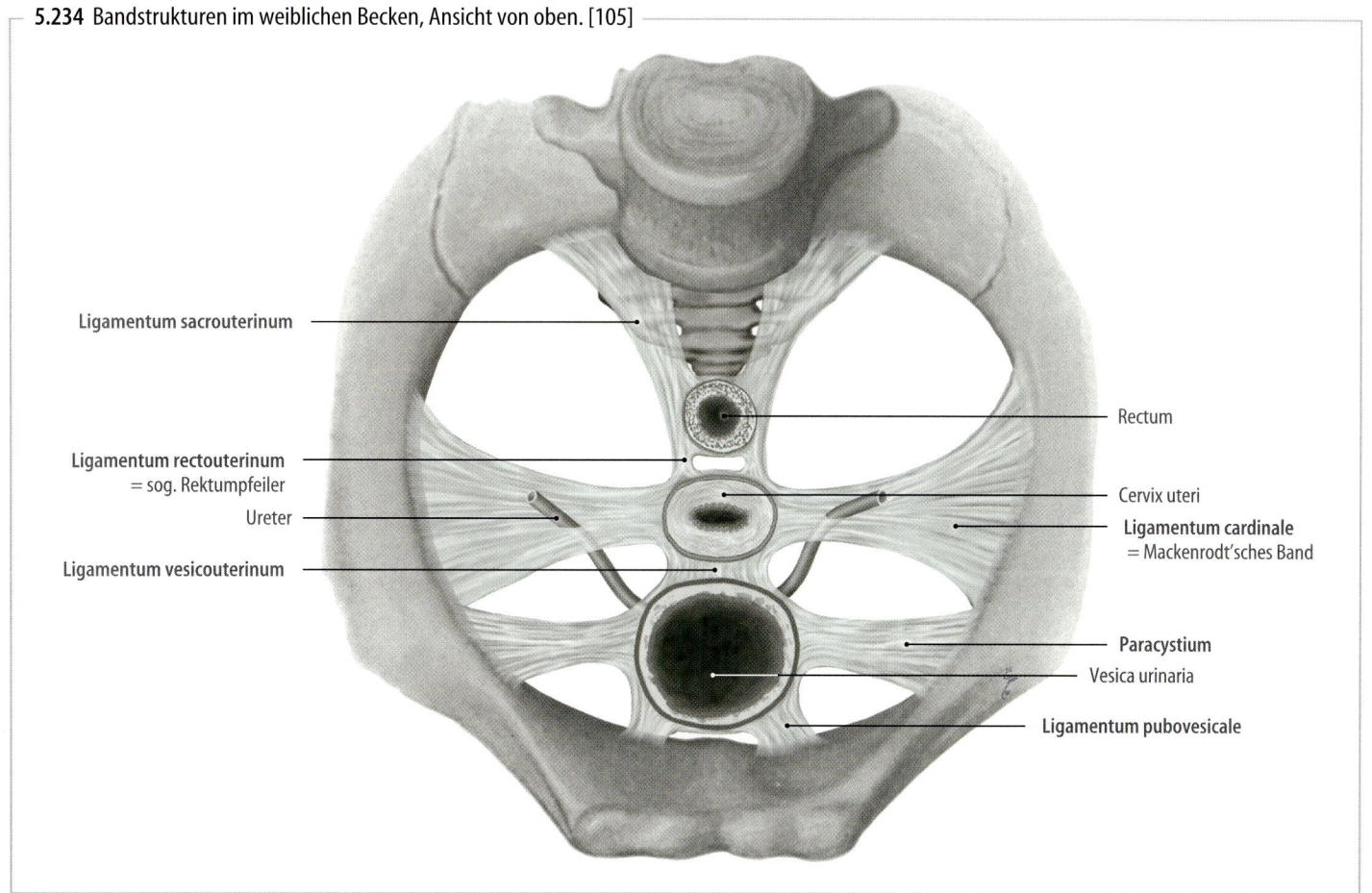

# Weibl. Becken: Uteruslage · Bandstrukturen

**5.233** Lage des Uterus auf dem Diaphragma pelvis, Ansicht von oben. [105]

- Ligamentum sacrouterinum
- Arcus tendineus musculi levatoris ani
- **Ligamentum cardinale** = Mackenrodt'sches Band
- **Ligamentum teres** – rotundum **uteri**
- M. coccygeus = ischiococcygis
- **M. iliococcygeus**
- **M. pubococcygeus**
- Hiatus analis
- Uterus
- **M. pubovaginalis**
- Hiatus urogenitalis

**5.234** Bandstrukturen im weiblichen Becken, Ansicht von oben. [105]

- Ligamentum sacrouterinum
- **Ligamentum rectouterinum** = sog. Rektumpfeiler
- Ureter
- **Ligamentum vesicouterinum**
- Rectum
- Cervix uteri
- **Ligamentum cardinale** = Mackenrodt'sches Band
- **Paracystium**
- Vesica urinaria
- **Ligamentum pubovesicale**

**Beckensitus**

# Weibl. Becken: Topographie

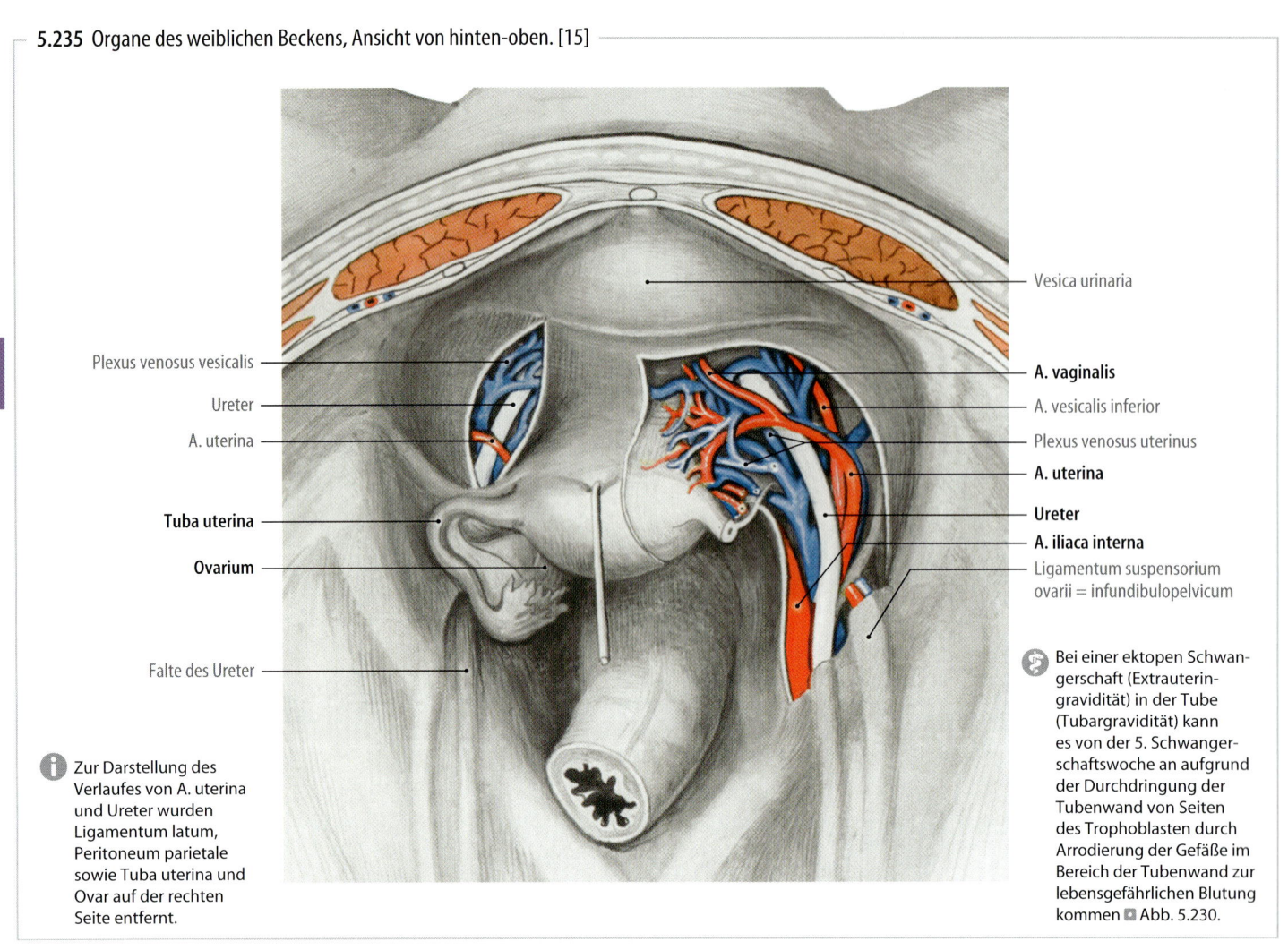

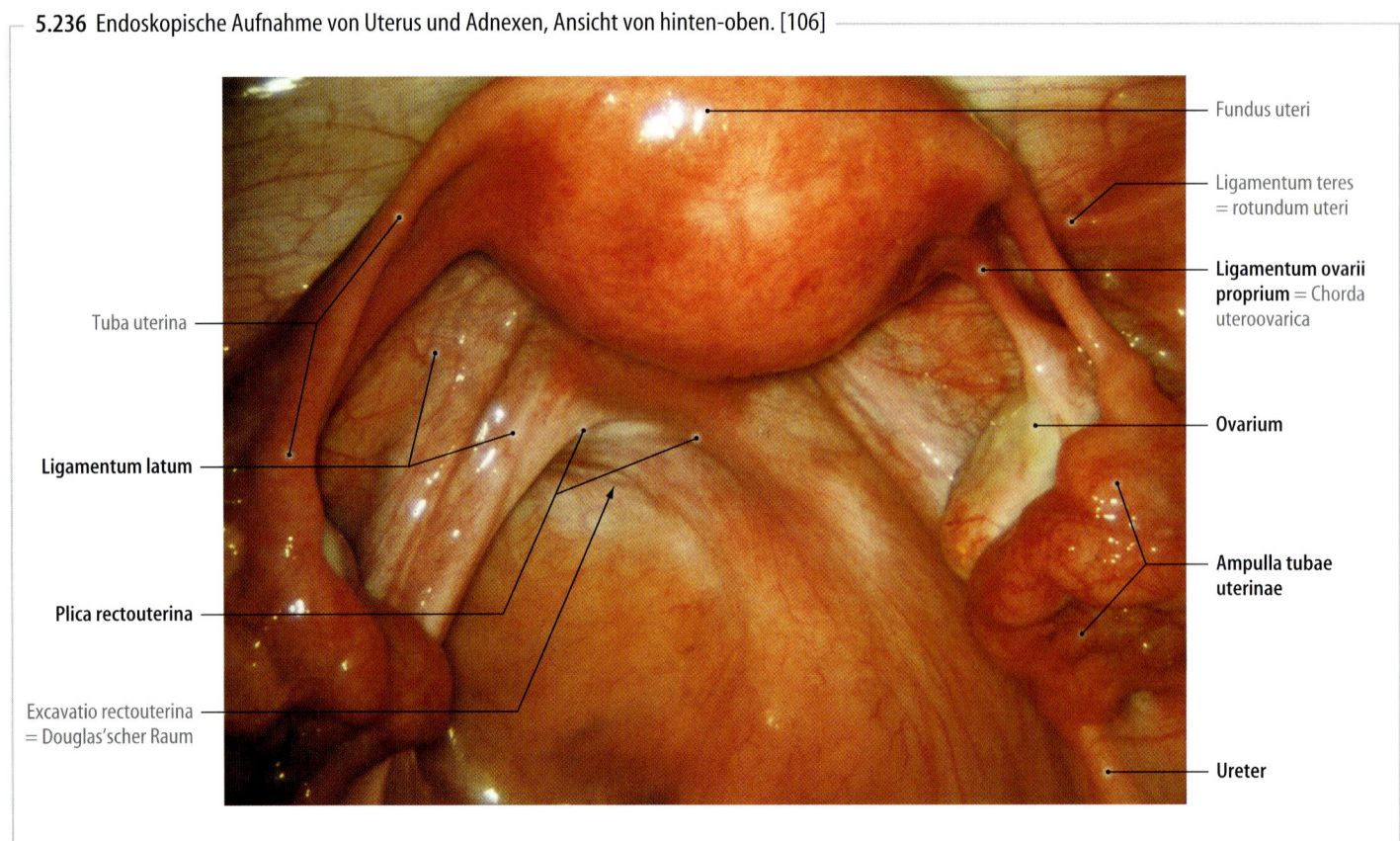

**5.235** Organe des weiblichen Beckens, Ansicht von hinten-oben. [15]

Labels: Plexus venosus vesicalis, Ureter, A. uterina, **Tuba uterina**, **Ovarium**, Falte des Ureter, Vesica urinaria, A. vaginalis, A. vesicalis inferior, Plexus venosus uterinus, A. uterina, Ureter, A. iliaca interna, Ligamentum suspensorium ovarii = infundibulopelvicum

Zur Darstellung des Verlaufes von A. uterina und Ureter wurden Ligamentum latum, Peritoneum parietale sowie Tuba uterina und Ovar auf der rechten Seite entfernt.

Bei einer ektopen Schwangerschaft (Extrauteringravidität) in der Tube (Tubargravidität) kann es von der 5. Schwangerschaftswoche an aufgrund der Durchdringung der Tubenwand von Seiten des Trophoblasten durch Arrodierung der Gefäße im Bereich der Tubenwand zur lebensgefährlichen Blutung kommen Abb. 5.230.

**5.236** Endoskopische Aufnahme von Uterus und Adnexen, Ansicht von hinten-oben. [106]

Labels: Tuba uterina, **Ligamentum latum**, **Plica rectouterina**, Excavatio rectouterina = Douglas'scher Raum, Fundus uteri, Ligamentum teres = rotundum uteri, **Ligamentum ovarii proprium** = Chorda uteroovarica, Ovarium, Ampulla tubae uterinae, Ureter

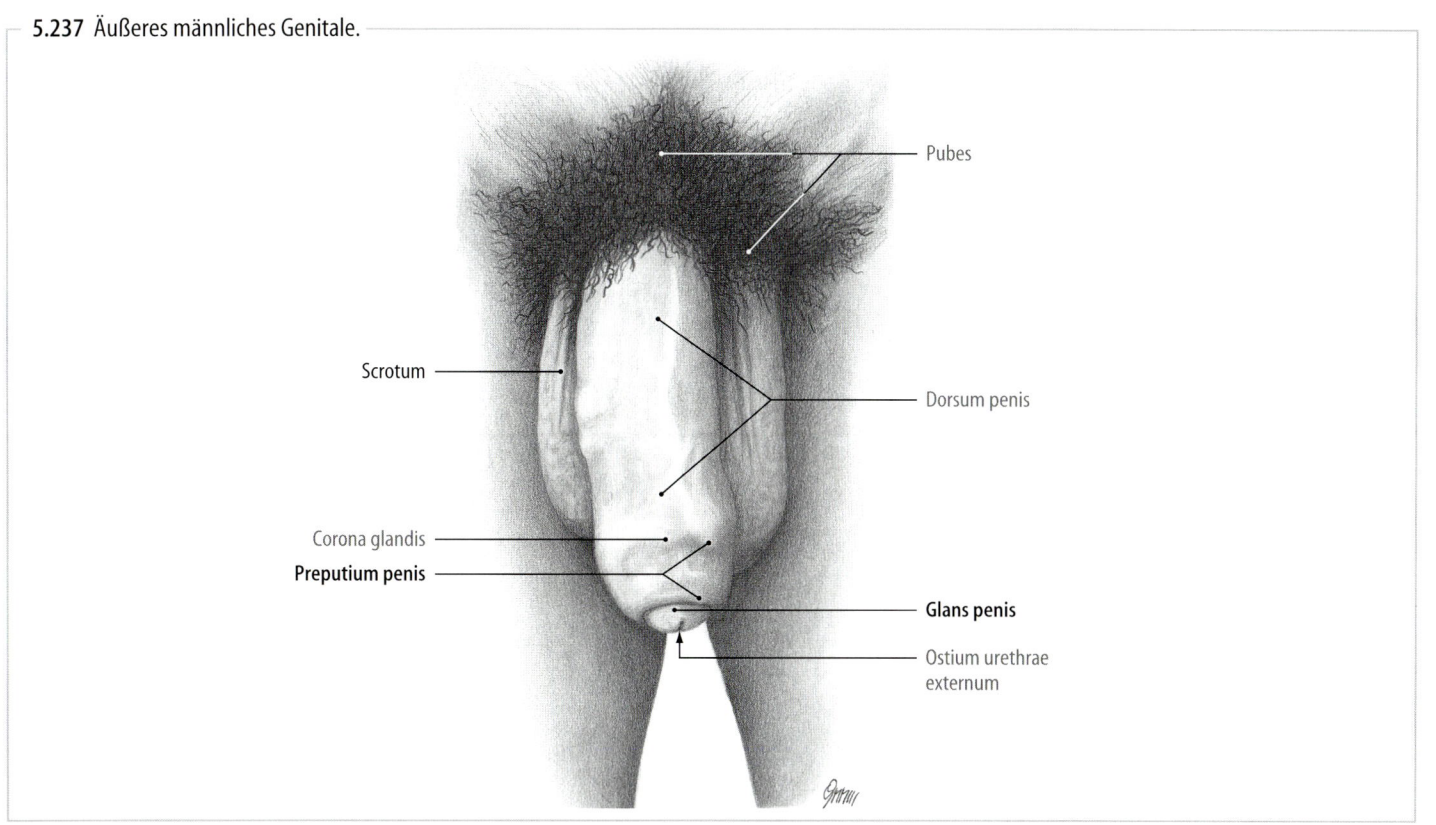

## Äußeres männl. Genitale · männl. Becken

**5.237 Äußeres männliches Genitale.**

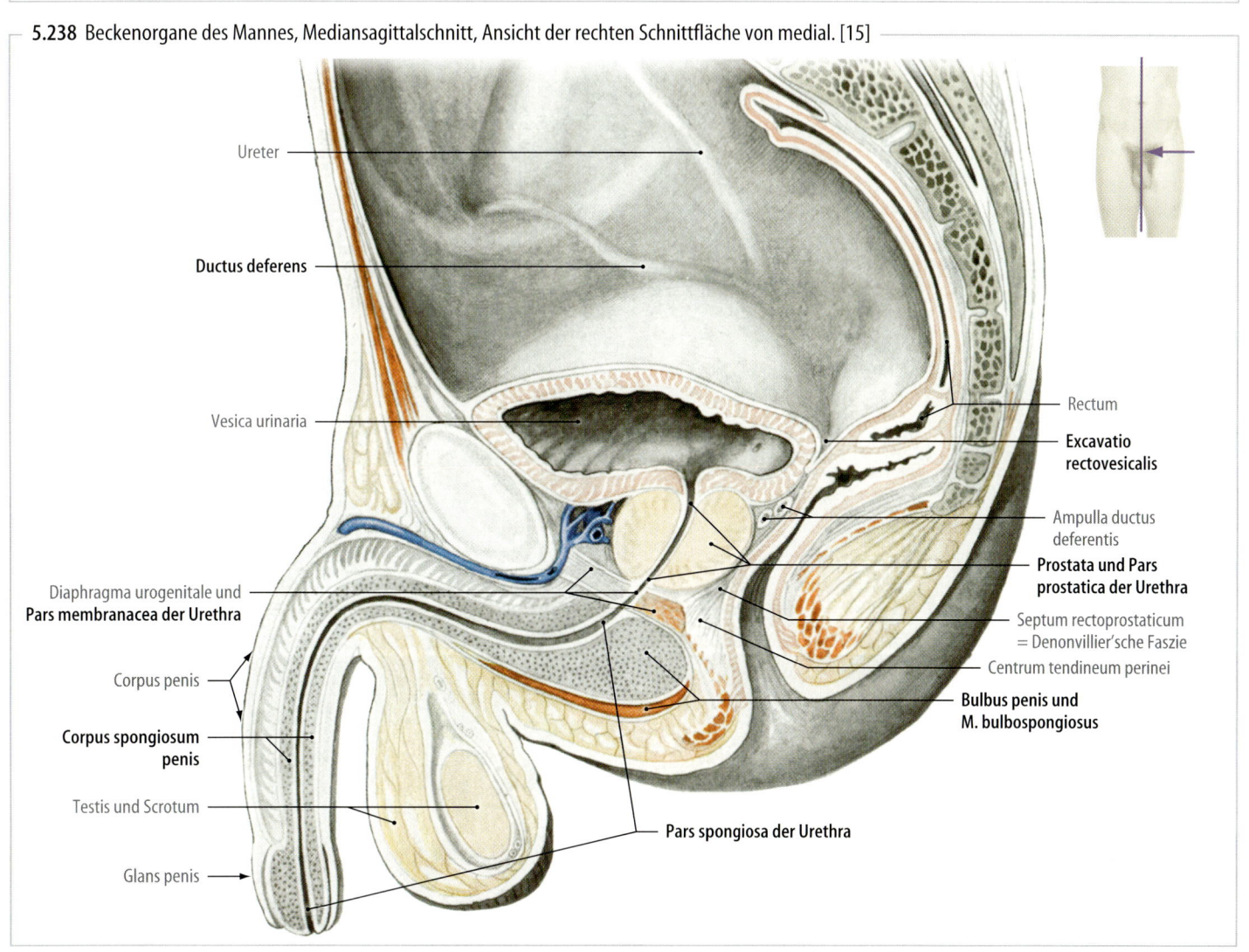

Labels: Pubes, Scrotum, Dorsum penis, Corona glandis, **Preputium penis**, **Glans penis**, Ostium urethrae externum

**5.238 Beckenorgane des Mannes, Mediansagittalschnitt, Ansicht der rechten Schnittfläche von medial. [15]**

Labels: Ureter, **Ductus deferens**, Vesica urinaria, Diaphragma urogenitale und **Pars membranacea der Urethra**, Corpus penis, **Corpus spongiosum penis**, Testis und Scrotum, Glans penis, Rectum, **Excavatio rectovesicalis**, Ampulla ductus deferentis, **Prostata und Pars prostatica der Urethra**, Septum rectoprostaticum = Denonvillier'sche Faszie, Centrum tendineum perinei, **Bulbus penis und M. bulbospongiosus**, **Pars spongiosa der Urethra**

**Beckensitus**

# Penis, Harnröhre

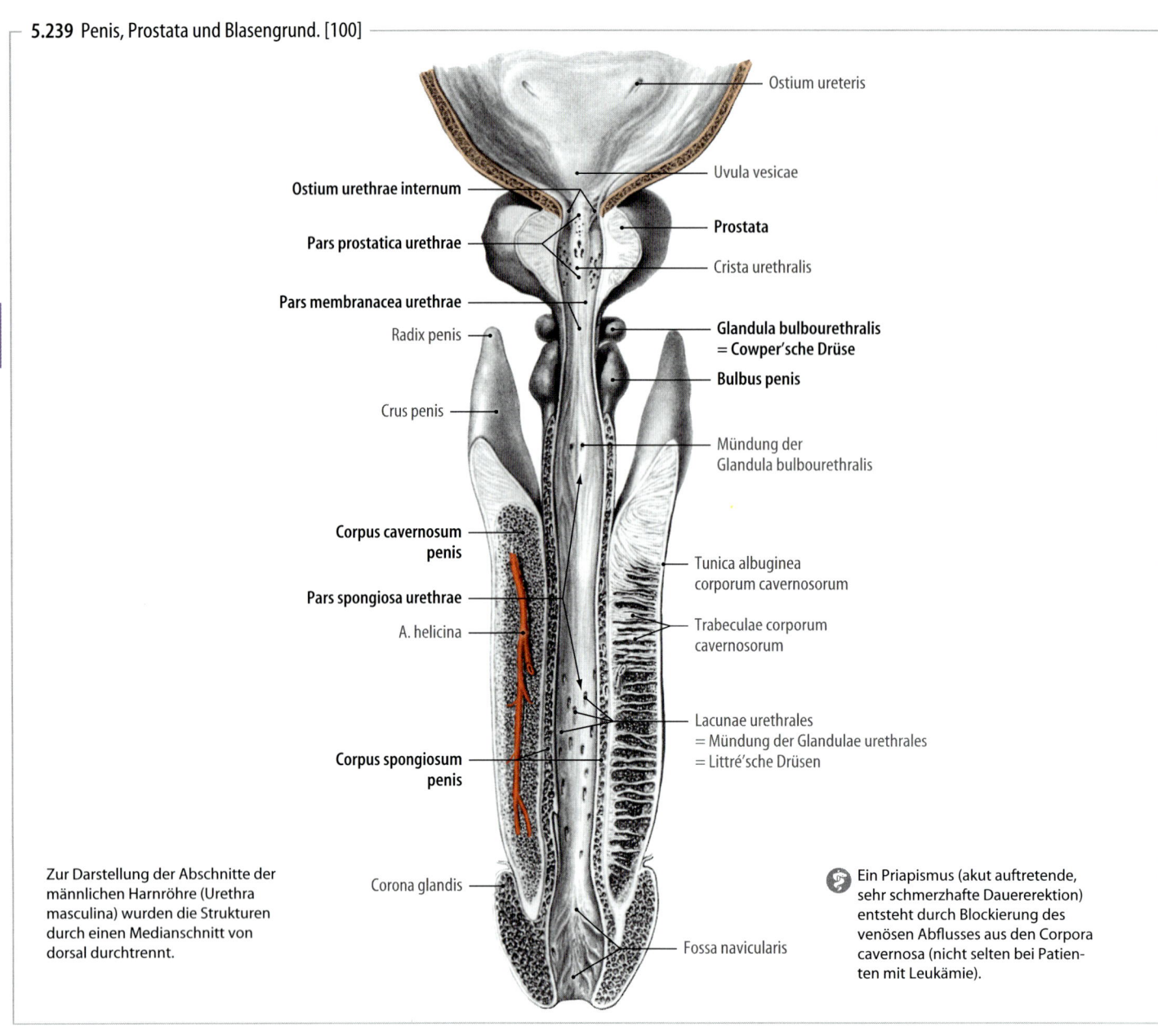

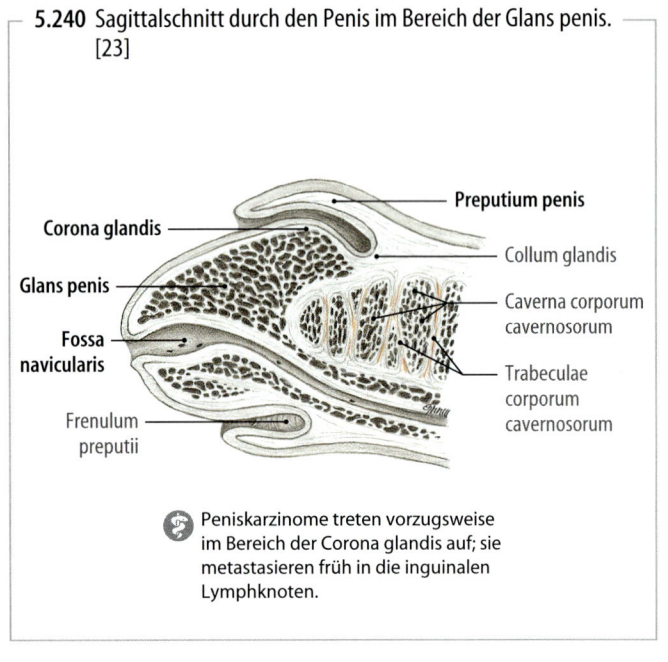

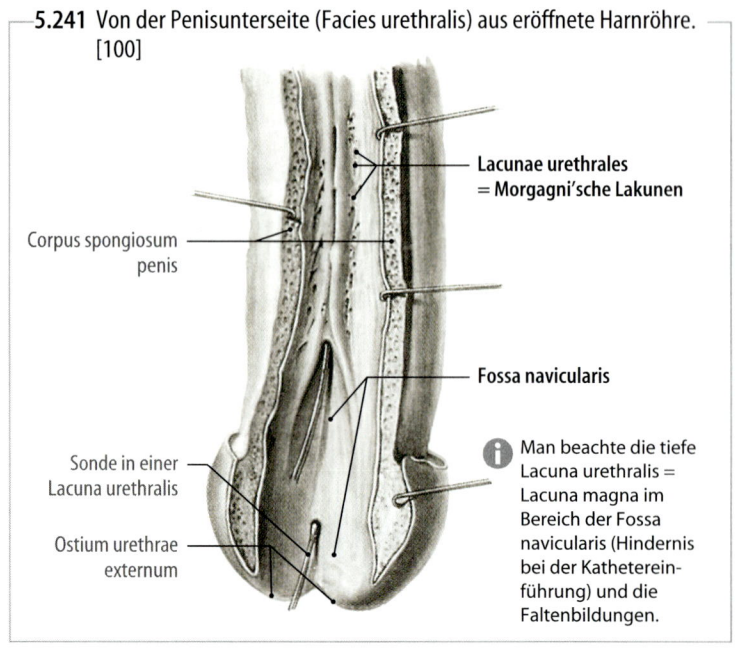

## 5.239 Penis, Prostata und Blasengrund. [100]

Labels:
- Ostium ureteris
- Uvula vesicae
- **Ostium urethrae internum**
- **Pars prostatica urethrae**
- **Prostata**
- Crista urethralis
- **Pars membranacea urethrae**
- Radix penis
- **Glandula bulbourethralis = Cowper'sche Drüse**
- **Bulbus penis**
- Crus penis
- Mündung der Glandula bulbourethralis
- **Corpus cavernosum penis**
- Tunica albuginea corporum cavernosorum
- **Pars spongiosa urethrae**
- A. helicina
- Trabeculae corporum cavernosorum
- Lacunae urethrales = Mündung der Glandulae urethrales = Littré'sche Drüsen
- **Corpus spongiosum penis**
- Corona glandis
- Fossa navicularis

Zur Darstellung der Abschnitte der männlichen Harnröhre (Urethra masculina) wurden die Strukturen durch einen Medianschnitt von dorsal durchtrennt.

> Ein Priapismus (akut auftretende, sehr schmerzhafte Dauererektion) entsteht durch Blockierung des venösen Abflusses aus den Corpora cavernosa (nicht selten bei Patienten mit Leukämie).

## 5.240 Sagittalschnitt durch den Penis im Bereich der Glans penis. [23]

Labels:
- Preputium penis
- Corona glandis
- Collum glandis
- Glans penis
- Caverna corporum cavernosorum
- Fossa navicularis
- Trabeculae corporum cavernosorum
- Frenulum preputii

> Peniskarzinome treten vorzugsweise im Bereich der Corona glandis auf; sie metastasieren früh in die inguinalen Lymphknoten.

## 5.241 Von der Penisunterseite (Facies urethralis) aus eröffnete Harnröhre. [100]

Labels:
- **Lacunae urethrales = Morgagni'sche Lakunen**
- Corpus spongiosum penis
- **Fossa navicularis**
- Sonde in einer Lacuna urethralis
- Ostium urethrae externum

> Man beachte die tiefe Lacuna urethralis = Lacuna magna im Bereich der Fossa navicularis (Hindernis bei der Kathetereinführung) und die Faltenbildungen.

# Penis: Blutversorgung

**5.242** Blutversorgung des Penis, Ansicht von unten. [23, 48]

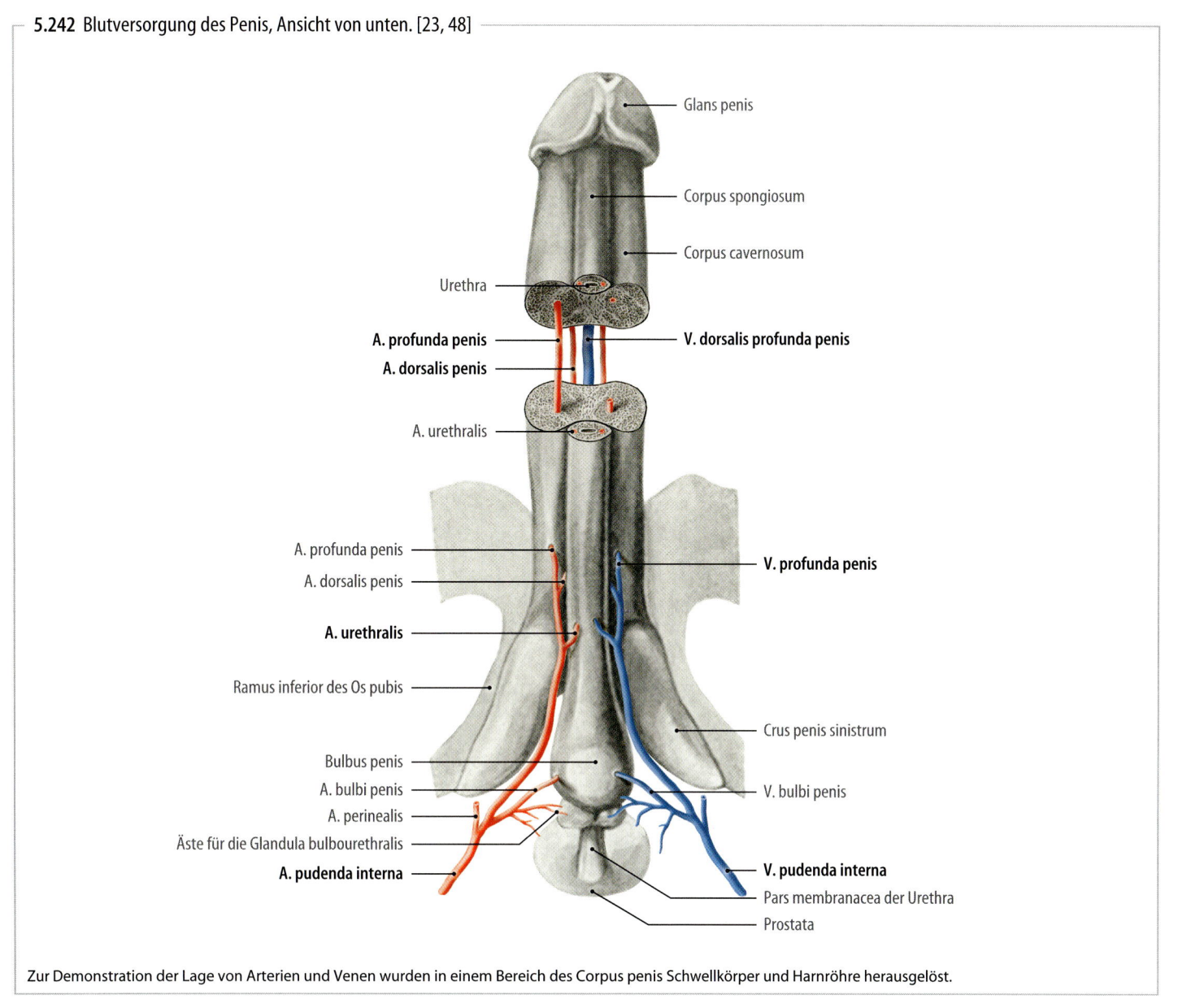

- Glans penis
- Corpus spongiosum
- Corpus cavernosum
- Urethra
- **A. profunda penis**
- **A. dorsalis penis**
- **V. dorsalis profunda penis**
- A. urethralis
- A. profunda penis
- A. dorsalis penis
- **A. urethralis**
- **V. profunda penis**
- Ramus inferior des Os pubis
- Bulbus penis
- A. bulbi penis
- A. perinealis
- Äste für die Glandula bulbourethralis
- **A. pudenda interna**
- Crus penis sinistrum
- V. bulbi penis
- **V. pudenda interna**
- Pars membranacea der Urethra
- Prostata

Zur Demonstration der Lage von Arterien und Venen wurden in einem Bereich des Corpus penis Schwellkörper und Harnröhre herausgelöst.

**5.243** Querschnitt durch den mittleren Bereich des Corpus penis. [6, 78, 107]

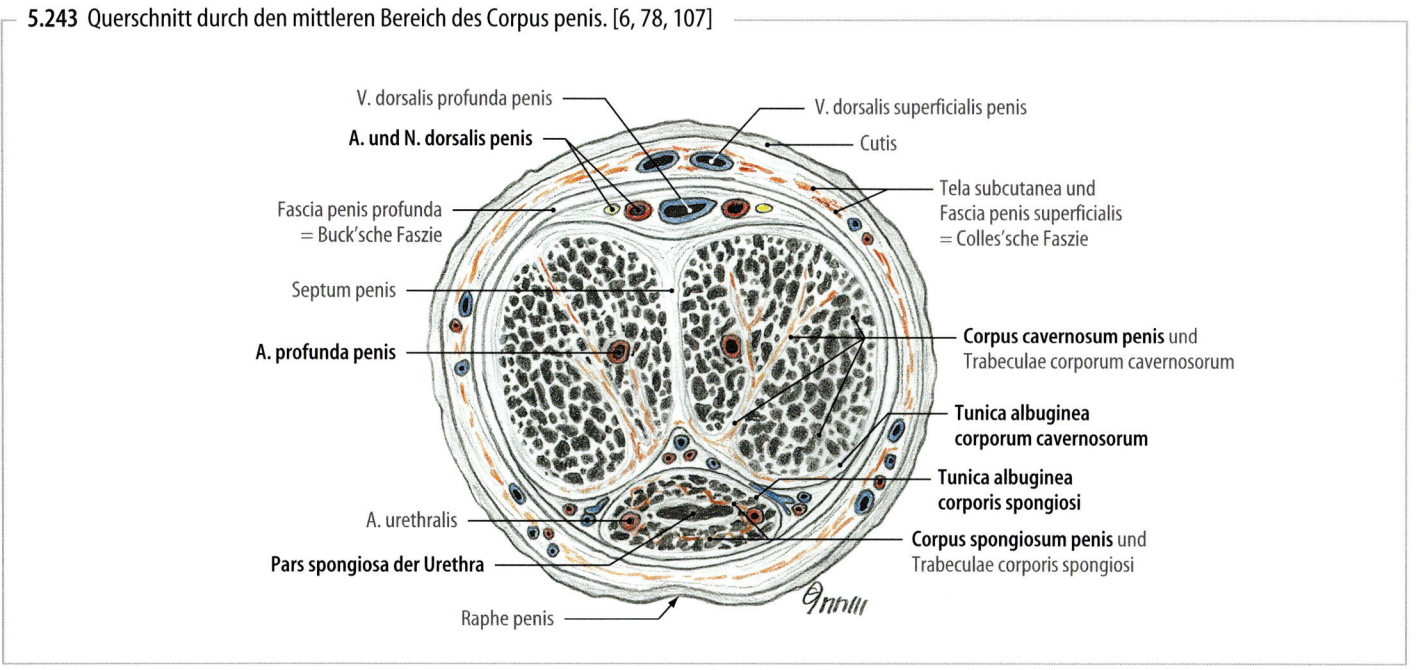

- V. dorsalis profunda penis
- **A. und N. dorsalis penis**
- V. dorsalis superficialis penis
- Cutis
- Fascia penis profunda = Buck'sche Faszie
- Tela subcutanea und Fascia penis superficialis = Colles'sche Faszie
- Septum penis
- **A. profunda penis**
- **Corpus cavernosum penis** und Trabeculae corporum cavernosorum
- **Tunica albuginea corporum cavernosorum**
- **Tunica albuginea corporis spongiosi**
- A. urethralis
- **Pars spongiosa der Urethra**
- **Corpus spongiosum penis** und Trabeculae corporis spongiosi
- Raphe penis

**Beckensitus**

## Männliche Dammregion · Becken: Topographie

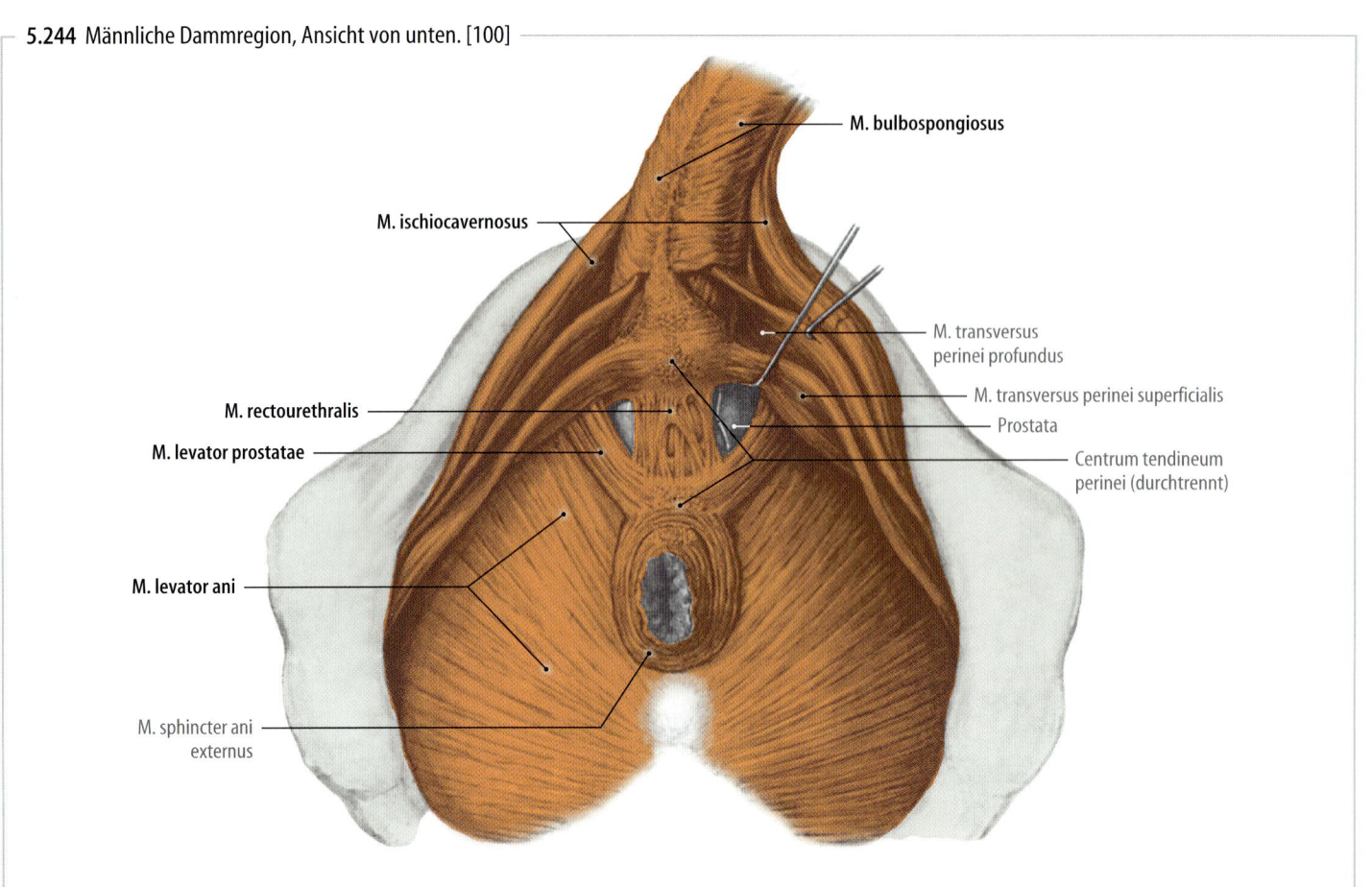

**5.244 Männliche Dammregion, Ansicht von unten.** [100]

- M. bulbospongiosus
- M. ischiocavernosus
- M. transversus perinei profundus
- M. transversus perinei superficialis
- Prostata
- M. rectourethralis
- M. levator prostatae
- Centrum tendineum perinei (durchtrennt)
- M. levator ani
- M. sphincter ani externus

Nach Durchtrennung des Centrum tendineum des Dammes und Verlagerung des Diaphragma urogenitale nach vorn werden die prärektalen Anteile des M. levator ani (M. levator prostatae und M. rectourethralis) sichtbar.

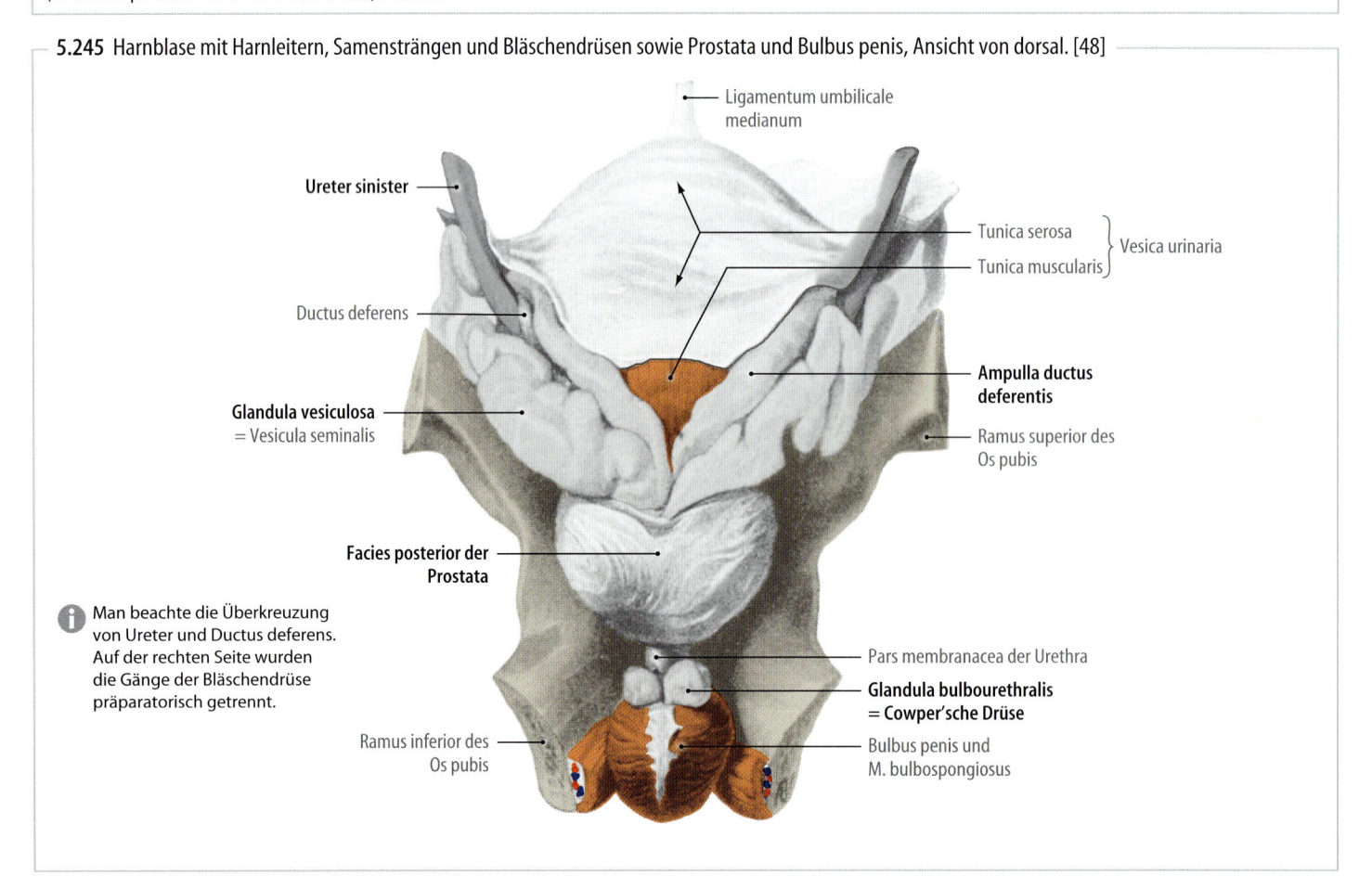

**5.245 Harnblase mit Harnleitern, Samensträngen und Bläschendrüsen sowie Prostata und Bulbus penis, Ansicht von dorsal.** [48]

- Ligamentum umbilicale medianum
- Ureter sinister
- Tunica serosa } Vesica urinaria
- Tunica muscularis
- Ductus deferens
- Ampulla ductus deferentis
- Glandula vesiculosa = Vesicula seminalis
- Ramus superior des Os pubis
- Facies posterior der Prostata
- Pars membranacea der Urethra
- Glandula bulbourethralis = Cowper'sche Drüse
- Ramus inferior des Os pubis
- Bulbus penis und M. bulbospongiosus

ⓘ Man beachte die Überkreuzung von Ureter und Ductus deferens. Auf der rechten Seite wurden die Gänge der Bläschendrüse präparatorisch getrennt.

# Prostata · Hoden, Nebenhoden, Samenleiter

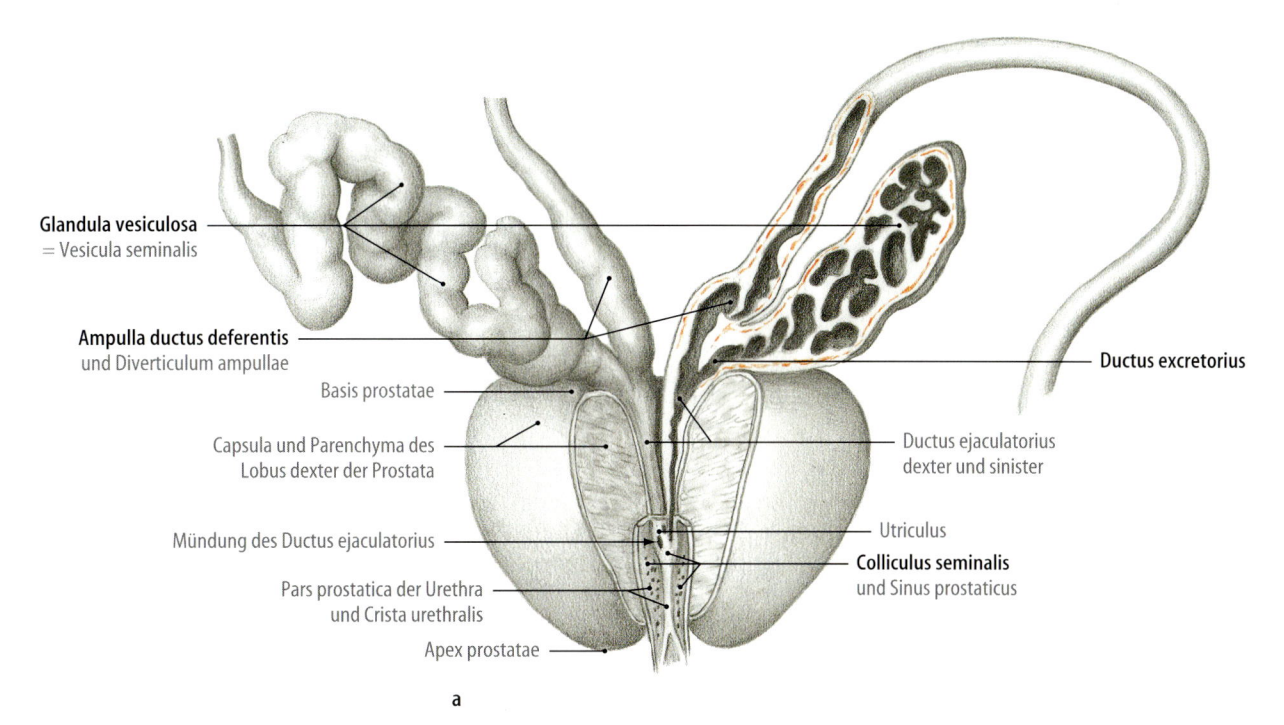

**5.246 a** Prostata, Bläschendrüsen und Samenleiter, Ansicht von vorn-oben, **b** Hoden und Nebenhoden. [31, 2, 92]

Bei der Prostatahyperplasie (Prostataadenom) handelt es sich um einen gutartigen Tumor des älteren Mannes, der vorrangig vom Drüsen-Bindegewebe der Transitional- oder Übergangszone ausgeht. Je nach Größe des Tumors kommt es u. a. zu Harnblasenentleerungsstörungen (Pollakisurie), zur Restharnbildung und nachfolgender Zystitis sowie im fortgeschrittenen Stadium zur Dekompensation der Harnblase mit Rückstauung des Harns in die ableitenden Harnwege und zur Gefahr einer Nebenhodenentzündung.

Das Prostatakarzinom entwickelt sich in ca. 70% der Fälle in der peripheren Zone des Organs (bei rektaler Untersuchung tastbar!). Es metastasiert früh hämatogen über die Venen des Beckenraums in Wirbelsäule und Beckenknochen. Die lymphogene Metastasierung erfolgt zunächst zu den regionären iliakalen Lymphknoten und danach in die paraaortalen Lymphknoten (Abb. 5.198).

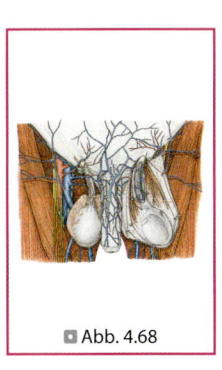

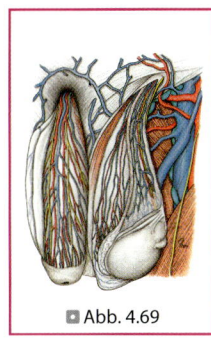

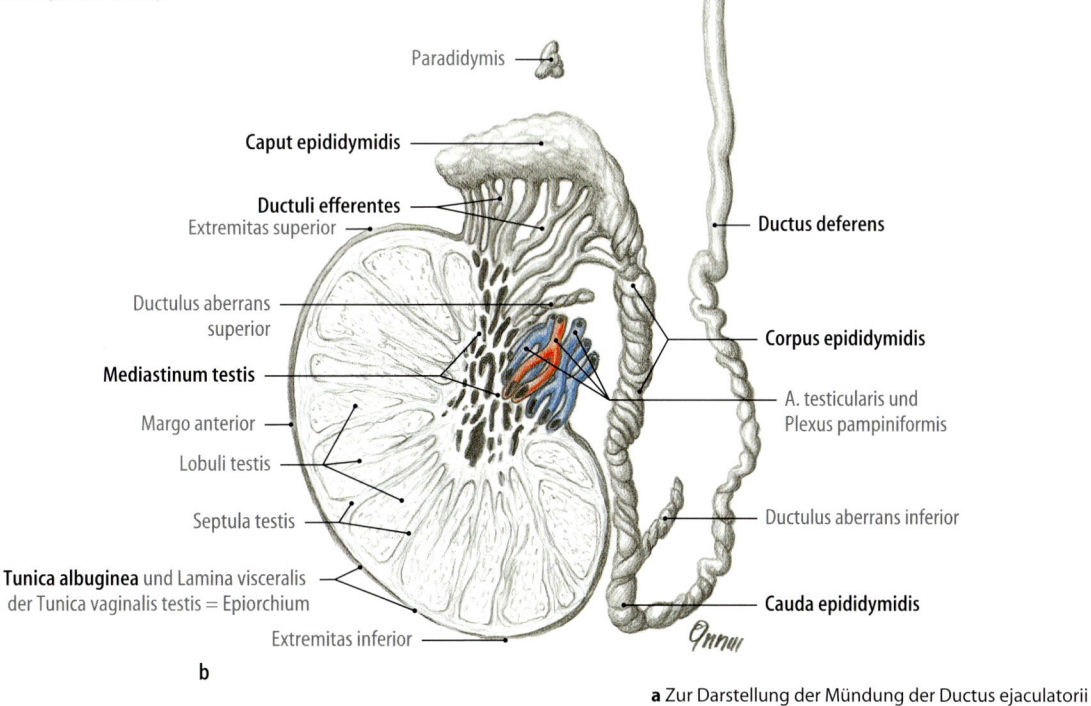

**a** Zur Darstellung der Mündung der Ductus ejaculatorii in die Pars prostatica der Harnröhre wurde ein Teil der Prostata keilförmig von vorn entfernt.
**b** Sagittalschnitt durch den Hoden mit Nebenhoden und Samenleiter.

**Beckensitus**

# Hoden

**5.247 Querschnitt durch einen rechten Hoden mit Hodenhüllen. [23]**

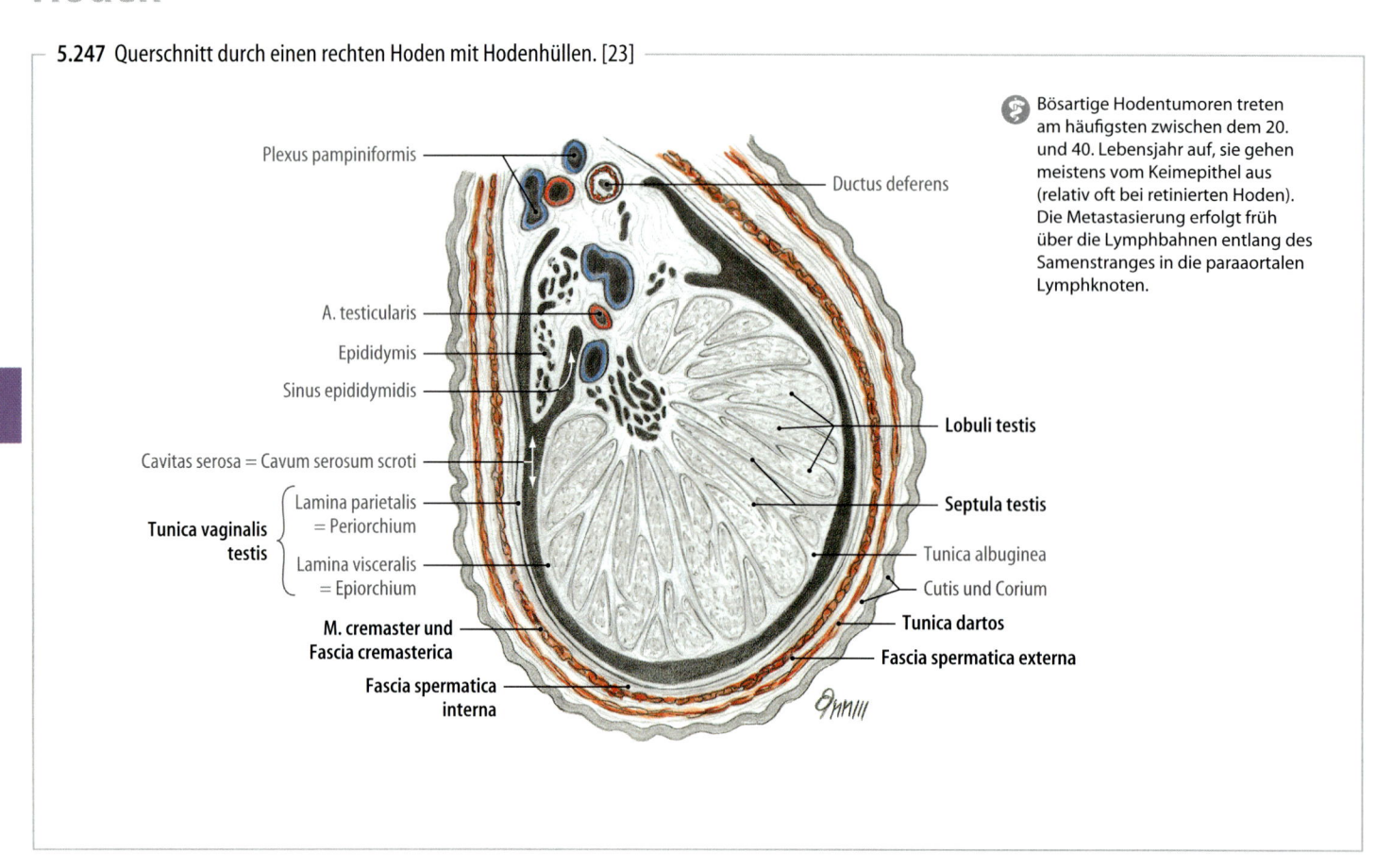

Plexus pampiniformis
Ductus deferens
A. testicularis
Epididymis
Sinus epididymidis
Cavitas serosa = Cavum serosum scroti
Tunica vaginalis testis
  Lamina parietalis = Periorchium
  Lamina visceralis = Epiorchium
M. cremaster und Fascia cremasterica
Fascia spermatica interna
Lobuli testis
Septula testis
Tunica albuginea
Cutis und Corium
Tunica dartos
Fascia spermatica externa

Bösartige Hodentumoren treten am häufigsten zwischen dem 20. und 40. Lebensjahr auf, sie gehen meistens vom Keimepithel aus (relativ oft bei retinierten Hoden). Die Metastasierung erfolgt früh über die Lymphbahnen entlang des Samenstranges in die paraaortalen Lymphknoten.

**5.248 Querschnitt durch den Hoden eines jungen Mannes. [108]**

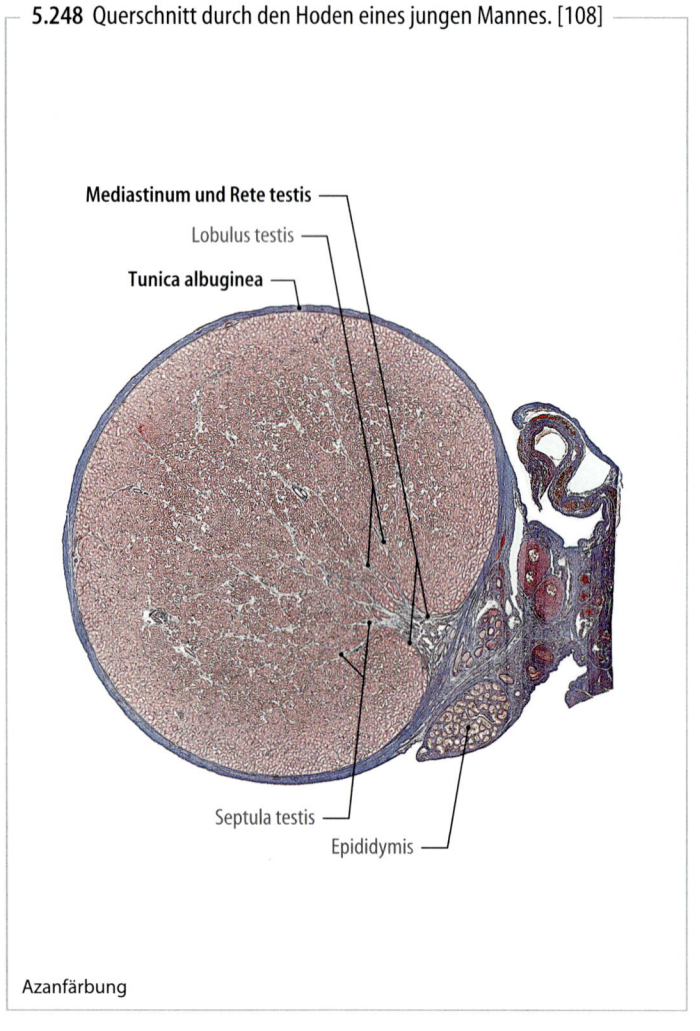

Mediastinum und Rete testis
Lobulus testis
Tunica albuginea
Septula testis
Epididymis

Azanfärbung

**5.249 Arterien und Venen des Hodens, des Samenstranges und der Hodenhüllen. [2]**

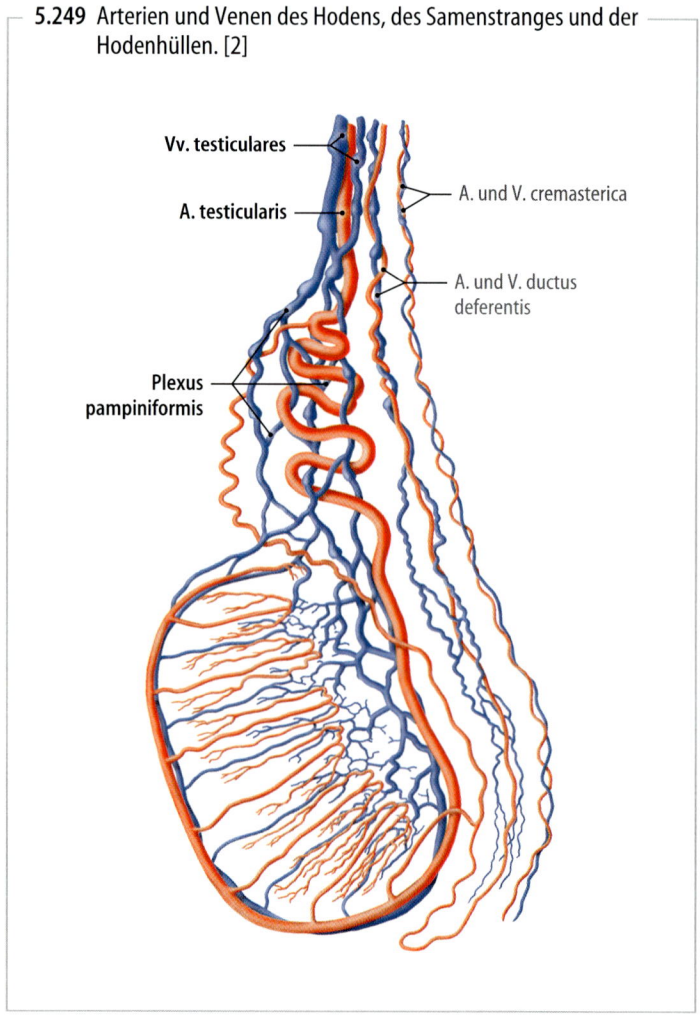

Vv. testiculares
A. testicularis
A. und V. cremasterica
A. und V. ductus deferentis
Plexus pampiniformis

# Prostata: Sonographie

**5.250a,b** Transrektale Sonographie der Prostata. [95]

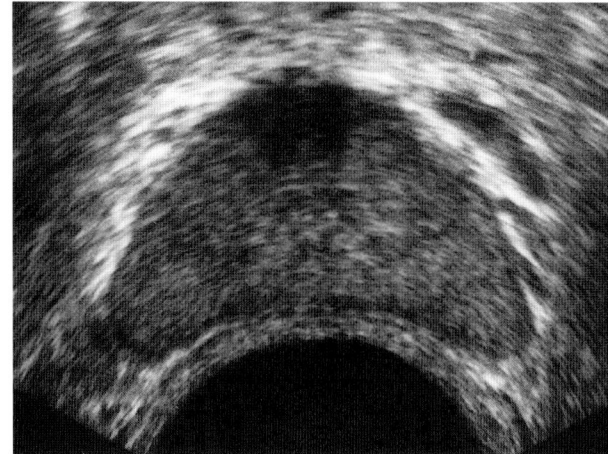

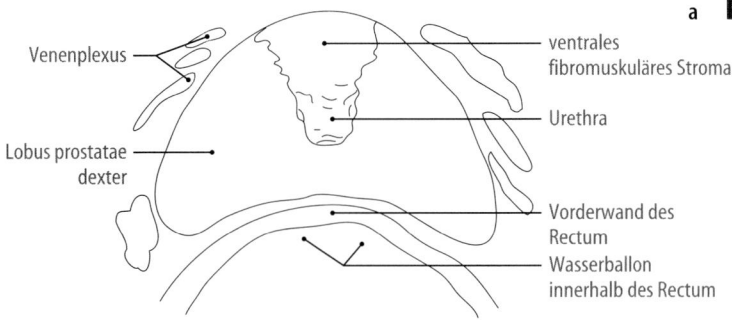

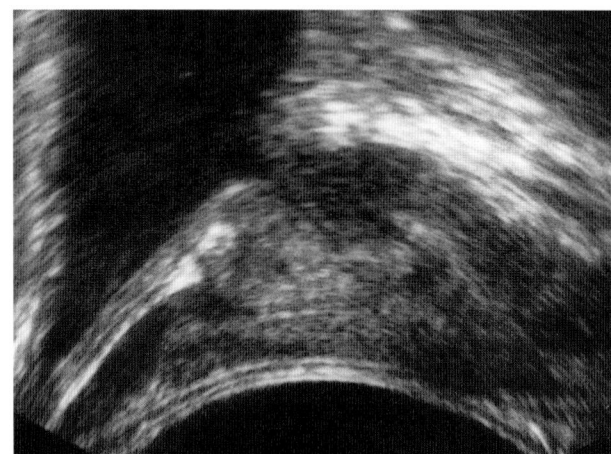

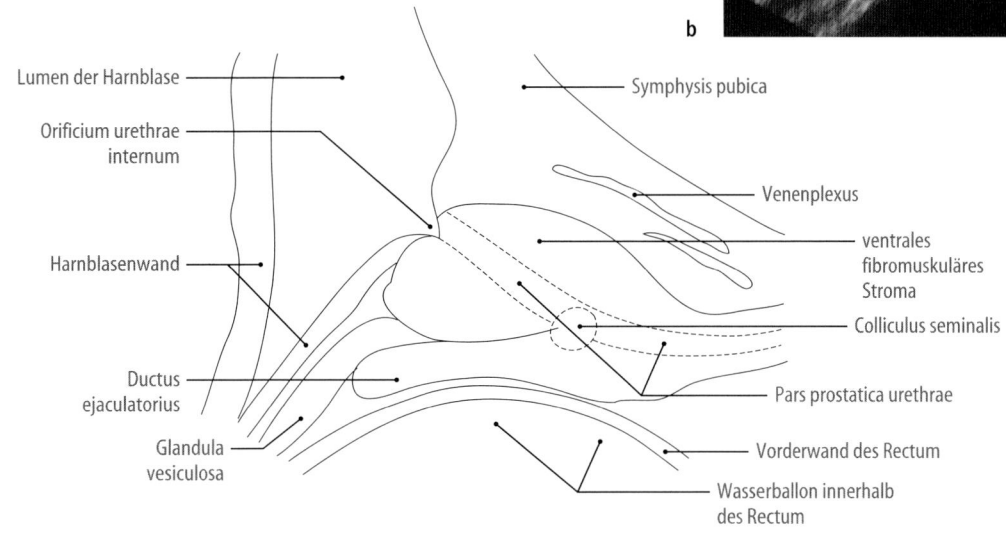

- Venenplexus
- Lobus prostatae dexter
- ventrales fibromuskuläres Stroma
- Urethra
- Vorderwand des Rectum
- Wasserballon innerhalb des Rectum

a

- Lumen der Harnblase
- Orificium urethrae internum
- Harnblasenwand
- Ductus ejaculatorius
- Glandula vesiculosa
- Symphysis pubica
- Venenplexus
- ventrales fibromuskuläres Stroma
- Colliculus seminalis
- Pars prostatica urethrae
- Vorderwand des Rectum
- Wasserballon innerhalb des Rectum

b

**a** Bei einem jungen Mann (Gesamtvolumen 11 ml) in der Transversalebene, 7,5 MHz; **b** in der Mediansagittalebene, 7,5 MHz.

**Beckensitus**

# Obere Extremität

6

## Skelett

Schlüsselbein · Schulterblatt   391
Oberarmknochen   392
Elle · Speiche   393
Handskelett von dorsal   394
Handskelett von palmar   395

## Gelenke und Bänder

Gelenke des Schultergürtels   396
Gelenke und Bänder des Schultergürtels   397
Schultergelenk: Kapsel-Band-Apparat   398
Schulter: Bildgebung   399
Ellenbogengelenk   400
Radioulnargelenk   401
Handgelenke   402
Handgelenke: Kapsel-Band-Apparat   403
Fingergelenke   404

## Muskeln

Rücken-, Schultermuskeln   405
Rumpf- und Schultermuskeln   406
Rumpf- und Schultermuskeln   407
Schultergürtelmuskeln: Funktion   408
Armmuskeln   409
Oberarmmuskeln   410
Schultermuskeln · Faszienlogen   411
Rotatorenmanschette · Schleimbeutel   412
Schulter: Schleimbeutel, Funktion   413
Armmuskeln   414
Oberarmmuskeln   415
Unterarmmuskeln   416
Ellenbogengelenk: Funktion · Muskeln   417
M. pronator quadratus   418
Unterarmmuskeln · Faszienlogen   419
Unterarmmuskeln · Handgelenke: Funktion   420
Hand: Sehnenscheiden, Faszienlogen   421
Handmuskeln   422
Handmuskeln · Palmaraponeurose   423
Handmuskeln und Sehnenscheiden   424
Palmare Sehnenscheiden   425
Handbinnenmuskeln   426
Finger: Muskeln, Sehnen, Bänder   427
Fingergelenke: Funktion   428

## Leitungsbahnen und Topographie

Arm: Arterien   429
Schulter · Oberarm: Arterien   430
Schulter · Oberarm: Arterien   431
Plexus brachialis   432
Plexus brachialis   433
Schulter · Oberarm: Nerven   434
Schulter · Oberarm: Nerven   435
Epifasziale Nerven und Venen   436
Epifasziale Nerven und Venen   437
Sensible Versorgung, Dermatome   438
Achselhöhle: Leitungsbahnen   439
Achselhöhle: Leitungsbahnen   440
Schulter: Leitungsbahnen   441
Schulter: Leitungsbahnen   442
Schulter · Oberarm: Leitungsbahnen   443
Arm: Leitungsbahnen   444
Oberarm: Leitungsbahnen   445
Unterarm · Hand: Arterien   446
Unterarm · Hand: Arterien   447
Unterarm · Hand: Nerven   448
Unterarm · Hand: Nerven   449
Ellenbogenregion: Leitungsbahnen   450
Ellenbeugegrube: tiefe Leitungsbahnen   451
Unterarm: Leitungsbahnen   452
Unterarm: Leitungsbahnen   453
A. mediana · N. medianus, N. ulnaris · Unterarmquerschnitt   454
Hand: Arterien   455
Hand: Nerven   456
Handrücken: Leitungsbahnen   457
Handinnenseite: Leitungsbahnen · Querschnitt   458
Handinnenseite: Leitungsbahnen   459
Hand: tiefe Leitungsbahnen   460
Finger: Leitungsbahnen   461

# Schlüsselbein · Schulterblatt

**6.1a,b** Rechtes Schlüsselbein (Clavicula). [6]

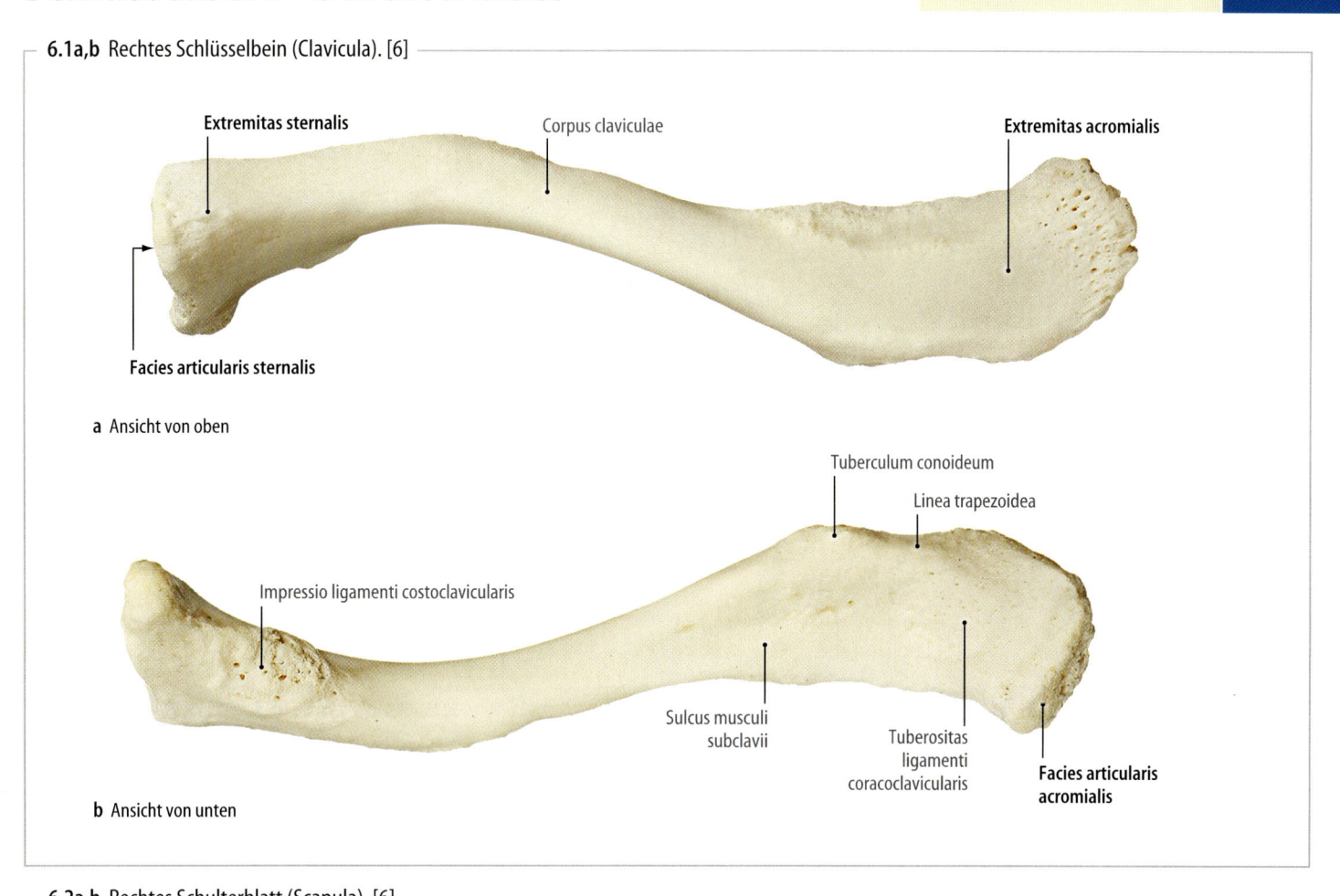

**Extremitas sternalis** — Corpus claviculae — **Extremitas acromialis**

**Facies articularis sternalis**

**a** Ansicht von oben

Tuberculum conoideum
Linea trapezoidea
Impressio ligamenti costoclavicularis
Sulcus musculi subclavii
Tuberositas ligamenti coracoclavicularis
**Facies articularis acromialis**

**b** Ansicht von unten

---

**6.2a,b** Rechtes Schulterblatt (Scapula). [6]

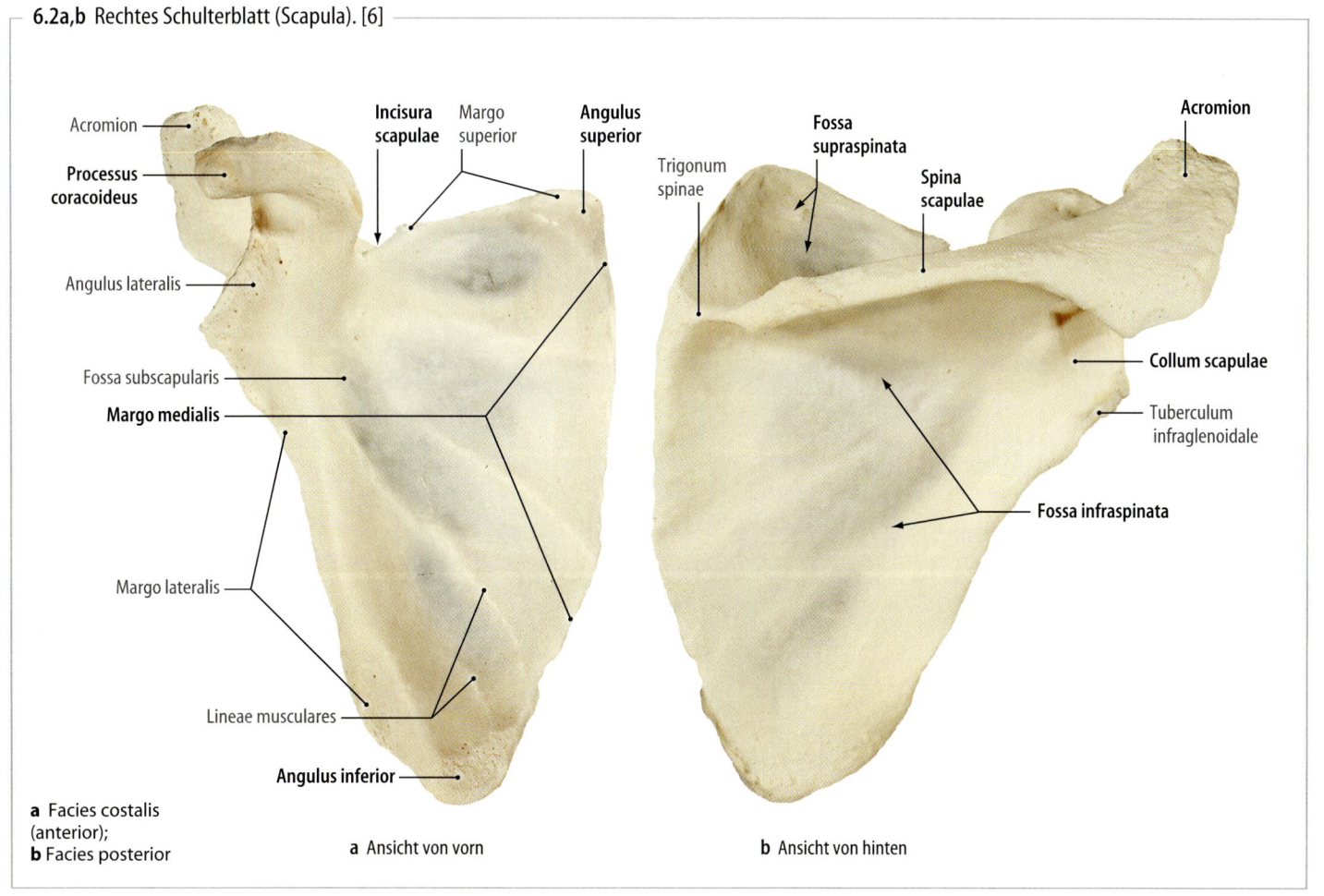

Acromion — **Processus coracoideus** — Angulus lateralis — Fossa subscapularis — **Margo medialis** — Margo lateralis — Lineae musculares — **Angulus inferior**

**Incisura scapulae** — Margo superior — **Angulus superior**

Trigonum spinae — **Fossa supraspinata** — **Spina scapulae** — Acromion — **Collum scapulae** — Tuberculum infraglenoidale — **Fossa infraspinata**

**a** Facies costalis (anterior);
**b** Facies posterior

**a** Ansicht von vorn          **b** Ansicht von hinten

**Skelett**

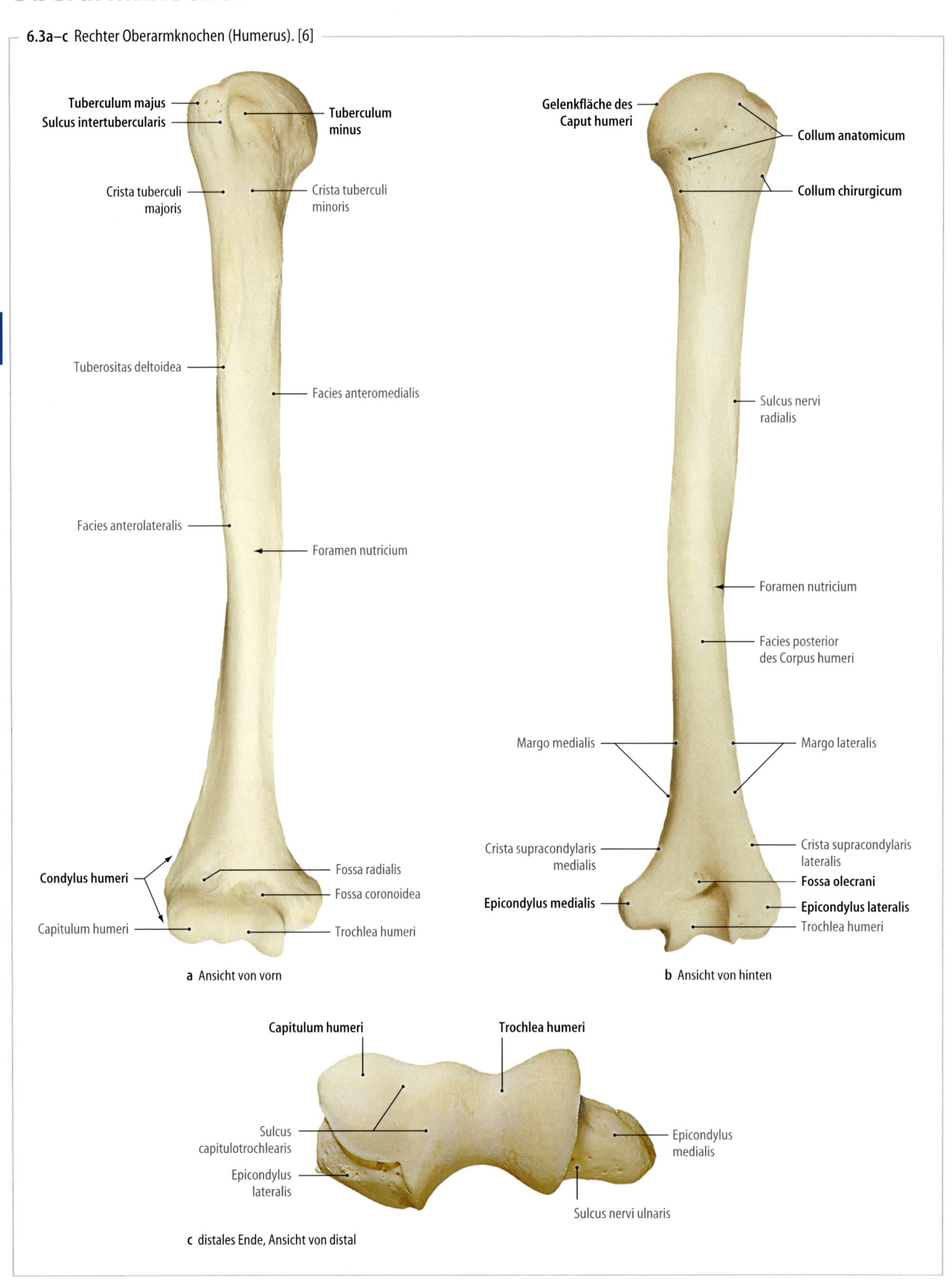

# Oberarmknochen

**6.3a–c** Rechter Oberarmknochen (Humerus). [6]

**a** Ansicht von vorn

- Tuberculum majus
- Sulcus intertubercularis
- Tuberculum minus
- Crista tuberculi majoris
- Crista tuberculi minoris
- Tuberositas deltoidea
- Facies anteromedialis
- Facies anterolateralis
- Foramen nutricium
- **Condylus humeri**
- Capitulum humeri
- Fossa radialis
- Fossa coronoidea
- Trochlea humeri

**b** Ansicht von hinten

- Gelenkfläche des Caput humeri
- **Collum anatomicum**
- **Collum chirurgicum**
- Sulcus nervi radialis
- Foramen nutricium
- Facies posterior des Corpus humeri
- Margo medialis
- Margo lateralis
- Crista supracondylaris medialis
- Crista supracondylaris lateralis
- **Epicondylus medialis**
- **Fossa olecrani**
- **Epicondylus lateralis**
- Trochlea humeri

**c** distales Ende, Ansicht von distal

- **Capitulum humeri**
- **Trochlea humeri**
- Sulcus capitulotrochlearis
- Epicondylus lateralis
- Epicondylus medialis
- Sulcus nervi ulnaris

# Elle · Speiche

**6.4 a, b** Rechte Elle (Ulna) und Speiche (Radius). [6]

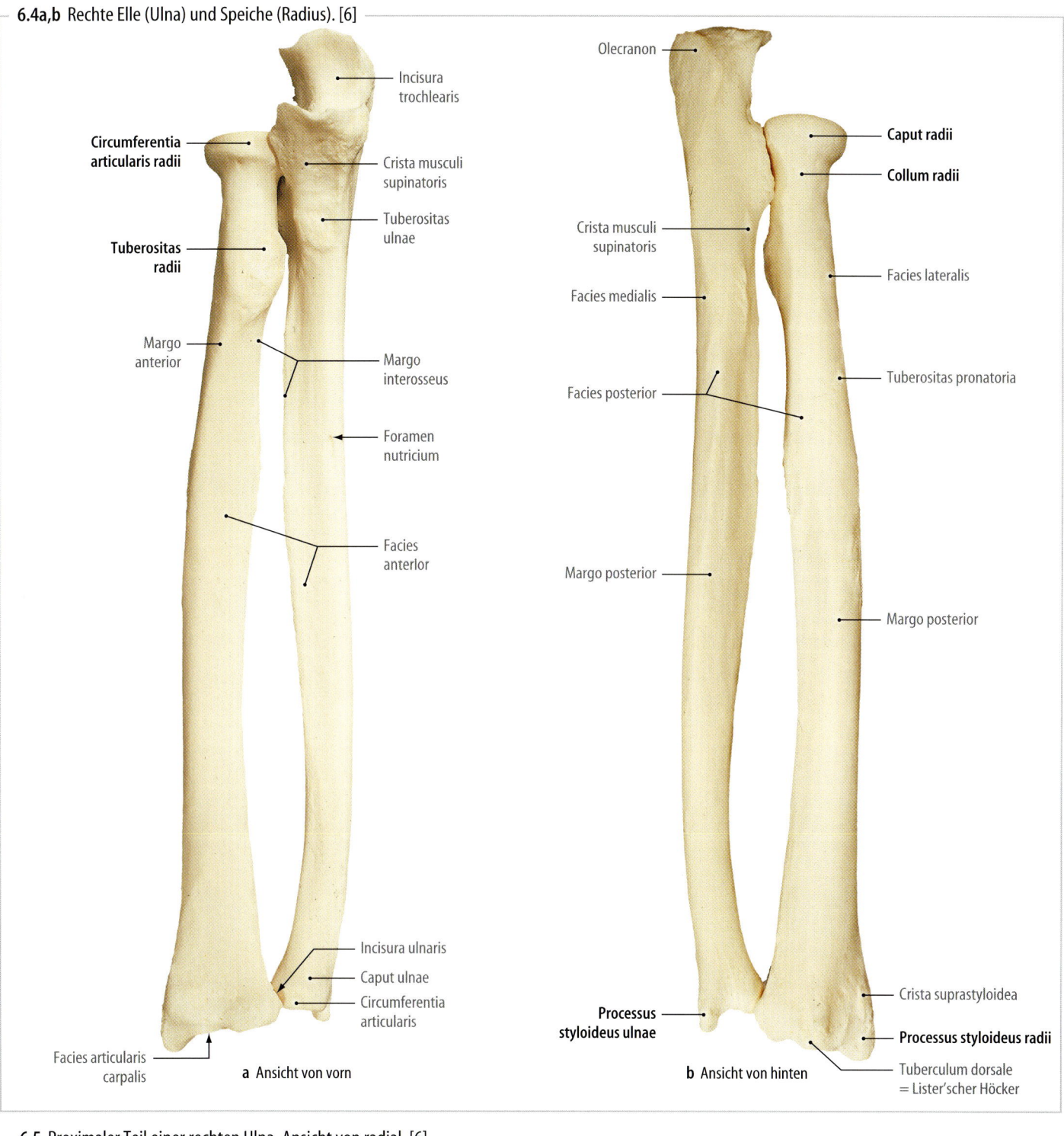

- Incisura trochlearis
- **Circumferentia articularis radii**
- Crista musculi supinatoris
- Tuberositas ulnae
- **Tuberositas radii**
- Margo anterior
- Margo interosseus
- Foramen nutricium
- Facies anterior
- Incisura ulnaris
- Caput ulnae
- Circumferentia articularis
- Facies articularis carpalis

**a** Ansicht von vorn

- Olecranon
- **Caput radii**
- **Collum radii**
- Crista musculi supinatoris
- Facies lateralis
- Facies medialis
- Tuberositas pronatoria
- Facies posterior
- Margo posterior
- Margo posterior
- Crista suprastyloidea
- **Processus styloideus ulnae**
- **Processus styloideus radii**
- Tuberculum dorsale = Lister'scher Höcker

**b** Ansicht von hinten

**6.5** Proximaler Teil einer rechten Ulna, Ansicht von radial. [6]

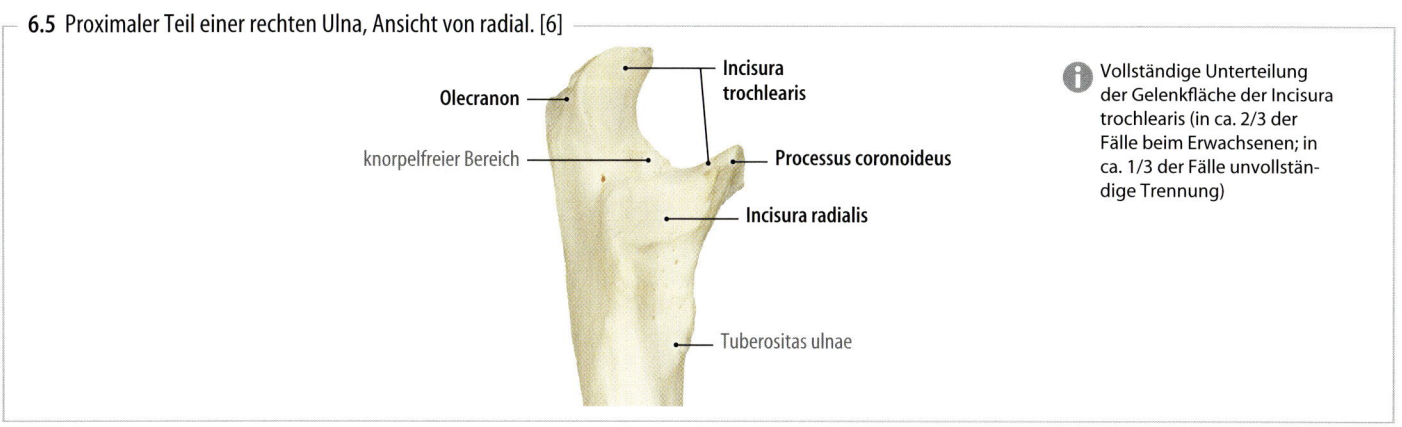

- **Olecranon**
- **Incisura trochlearis**
- knorpelfreier Bereich
- **Processus coronoideus**
- **Incisura radialis**
- Tuberositas ulnae

ⓘ Vollständige Unterteilung der Gelenkfläche der Incisura trochlearis (in ca. 2/3 der Fälle beim Erwachsenen; in ca. 1/3 der Fälle unvollständige Trennung)

**Skelett**

# Handskelett von dorsal

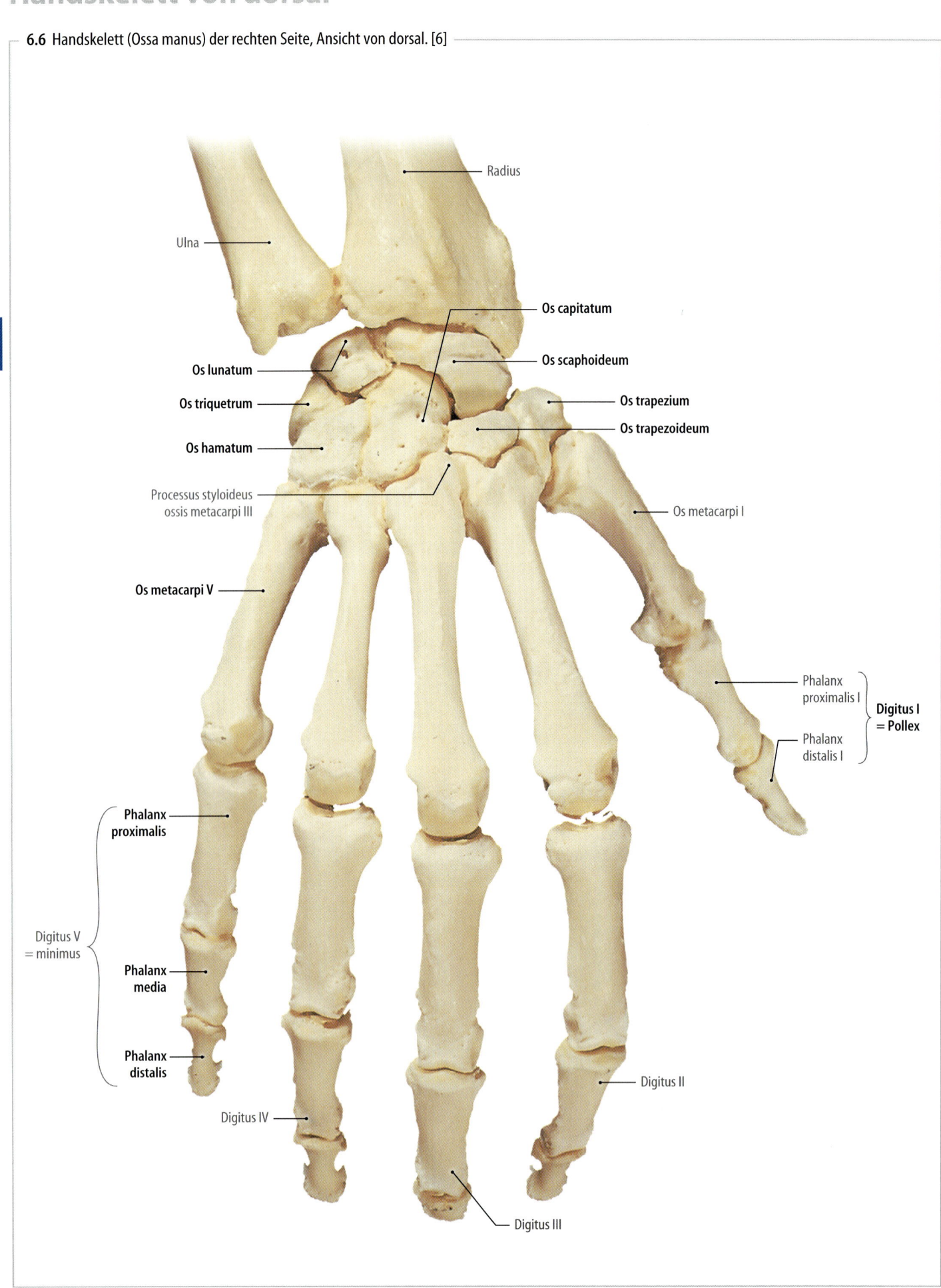

**6.6** Handskelett (Ossa manus) der rechten Seite, Ansicht von dorsal. [6]

# Handskelett von palmar

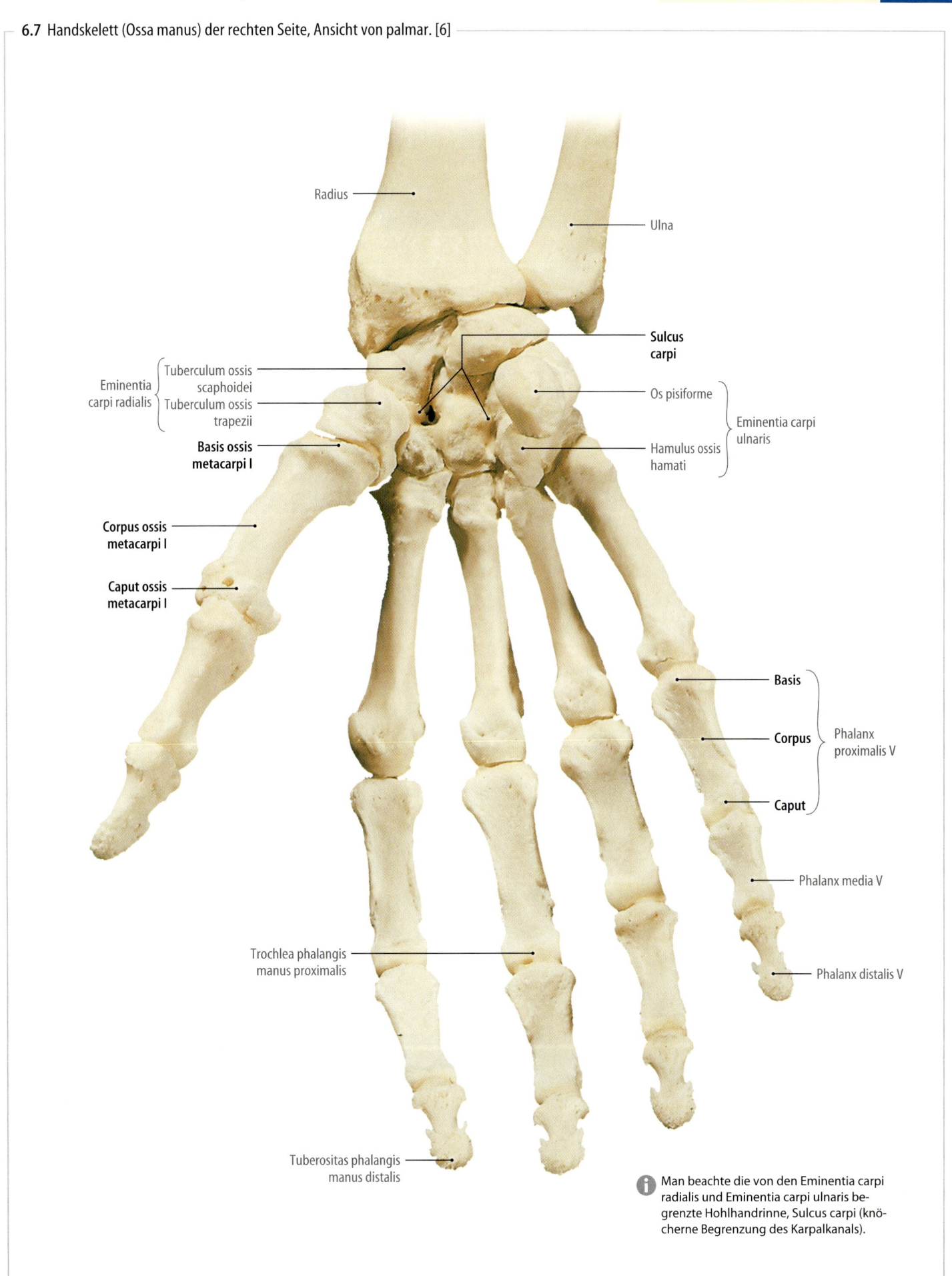

**6.7** Handskelett (Ossa manus) der rechten Seite, Ansicht von palmar. [6]

- Radius
- Ulna
- Eminentia carpi radialis
  - Tuberculum ossis scaphoidei
  - Tuberculum ossis trapezii
- **Sulcus carpi**
- Os pisiforme
- Eminentia carpi ulnaris
  - Hamulus ossis hamati
- **Basis ossis metacarpi I**
- **Corpus ossis metacarpi I**
- **Caput ossis metacarpi I**
- Phalanx proximalis V
  - **Basis**
  - **Corpus**
  - **Caput**
- Phalanx media V
- Phalanx distalis V
- Trochlea phalangis manus proximalis
- Tuberositas phalangis manus distalis

> Man beachte die von den Eminentia carpi radialis und Eminentia carpi ulnaris begrenzte Hohlhandrinne, Sulcus carpi (knöcherne Begrenzung des Karpalkanals).

**Skelett**

# Gelenke des Schultergürtels

**6.8** Skelettanteile eines rechten Brustbein-Schlüsselbein-Gelenks (Articulatio sternoclavicularis), Ansicht von vorn. [6]

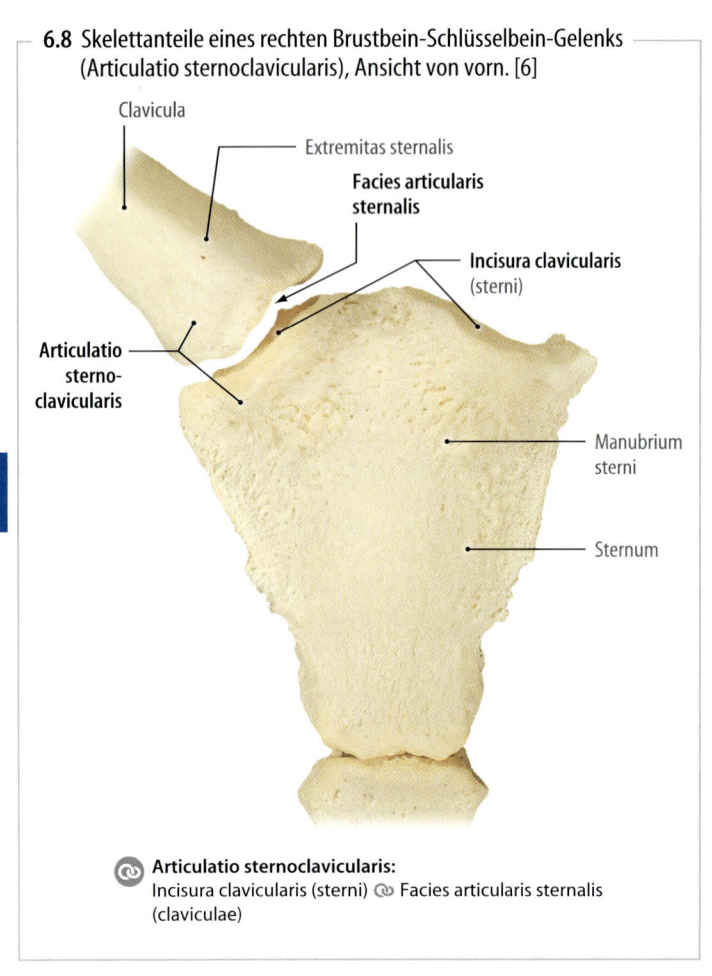

- Clavicula
- Extremitas sternalis
- **Facies articularis sternalis**
- **Incisura clavicularis (sterni)**
- **Articulatio sternoclavicularis**
- Manubrium sterni
- Sternum

**Articulatio sternoclavicularis:**
Incisura clavicularis (sterni) ⚭ Facies articularis sternalis (claviculae)

**6.9** Skelettanteile eines rechten Schultereckgelenks (Articulatio acromioclavicularis), Ansicht von oben. [6]

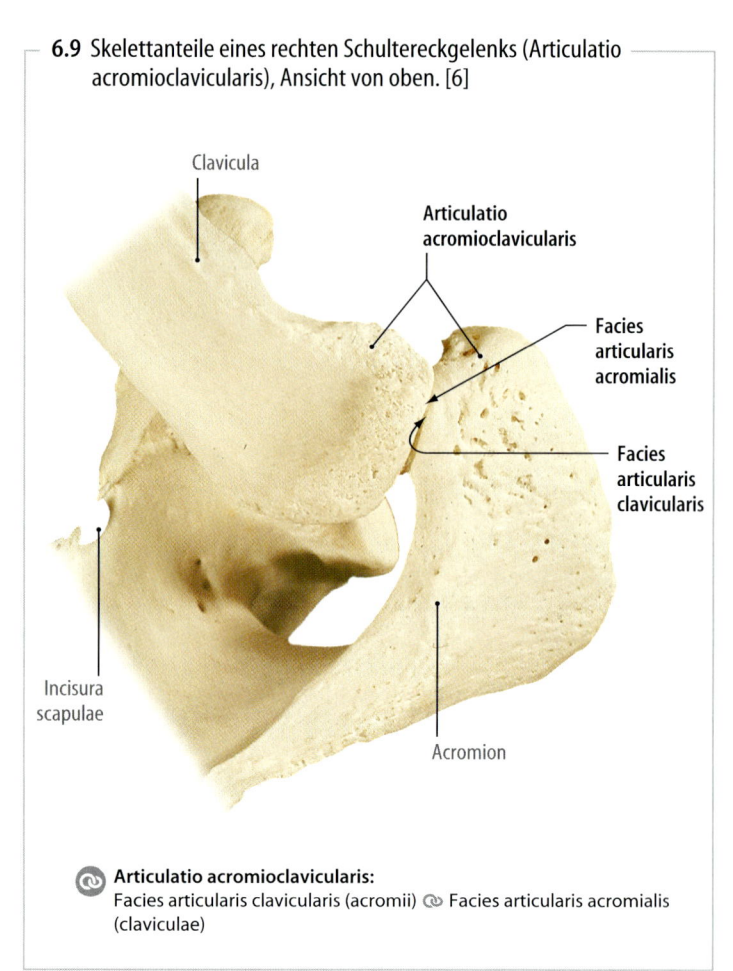

- Clavicula
- **Articulatio acromioclavicularis**
- **Facies articularis acromialis**
- **Facies articularis clavicularis**
- Incisura scapulae
- Acromion

**Articulatio acromioclavicularis:**
Facies articularis clavicularis (acromii) ⚭ Facies articularis acromialis (claviculae)

**6.10** Röntgenbild des rechten Schultergelenks einer 24-jährigen Frau im anteroposterioren Strahlengang. [10]

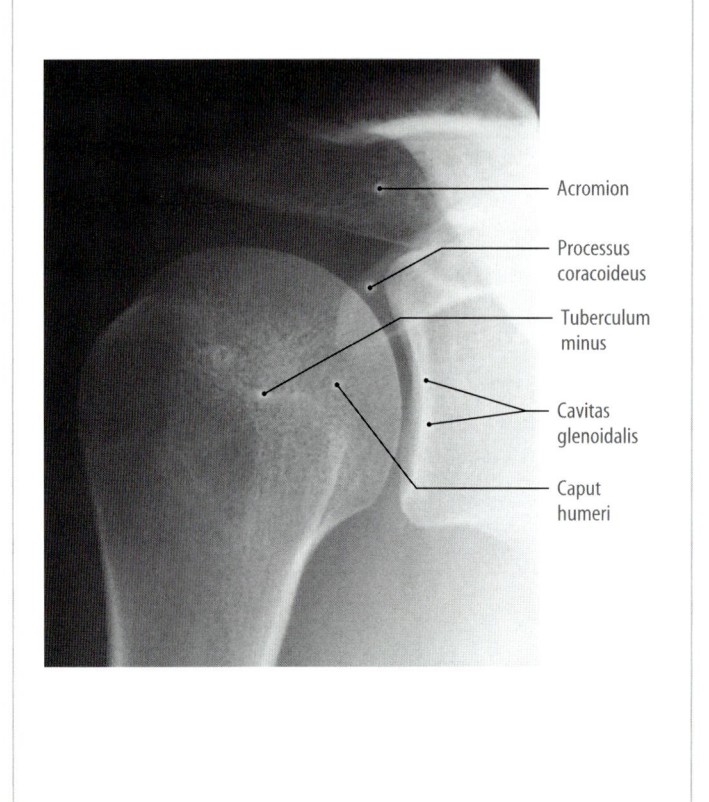

- Acromion
- Processus coracoideus
- Tuberculum minus
- Cavitas glenoidalis
- Caput humeri

**6.11** Skelettanteile eines rechten Schultergelenks (Articulatio humeri), Ansicht der artikulierenden Flächen. [6]

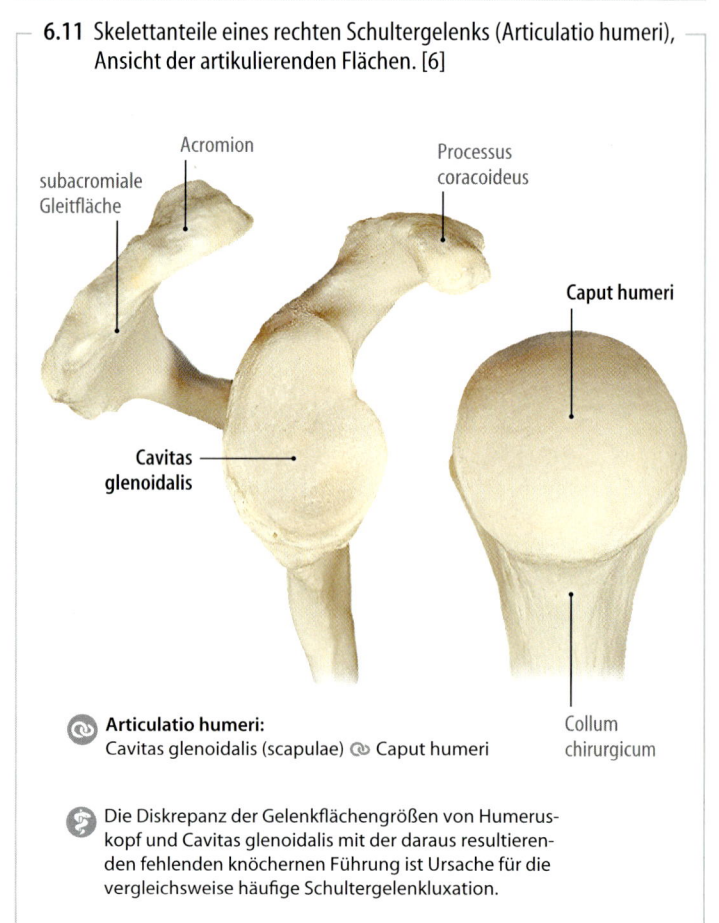

- subacromiale Gleitfläche
- Acromion
- Processus coracoideus
- **Caput humeri**
- **Cavitas glenoidalis**
- Collum chirurgicum

**Articulatio humeri:**
Cavitas glenoidalis (scapulae) ⚭ Caput humeri

Die Diskrepanz der Gelenkflächengrößen von Humeruskopf und Cavitas glenoidalis mit der daraus resultierenden fehlenden knöchernen Führung ist Ursache für die vergleichsweise häufige Schultergelenkluxation.

# Gelenke und Bänder des Schultergürtels

**6.12 Gelenke und Bänder des Schultergürtels, Ansicht von vorn. [56]**

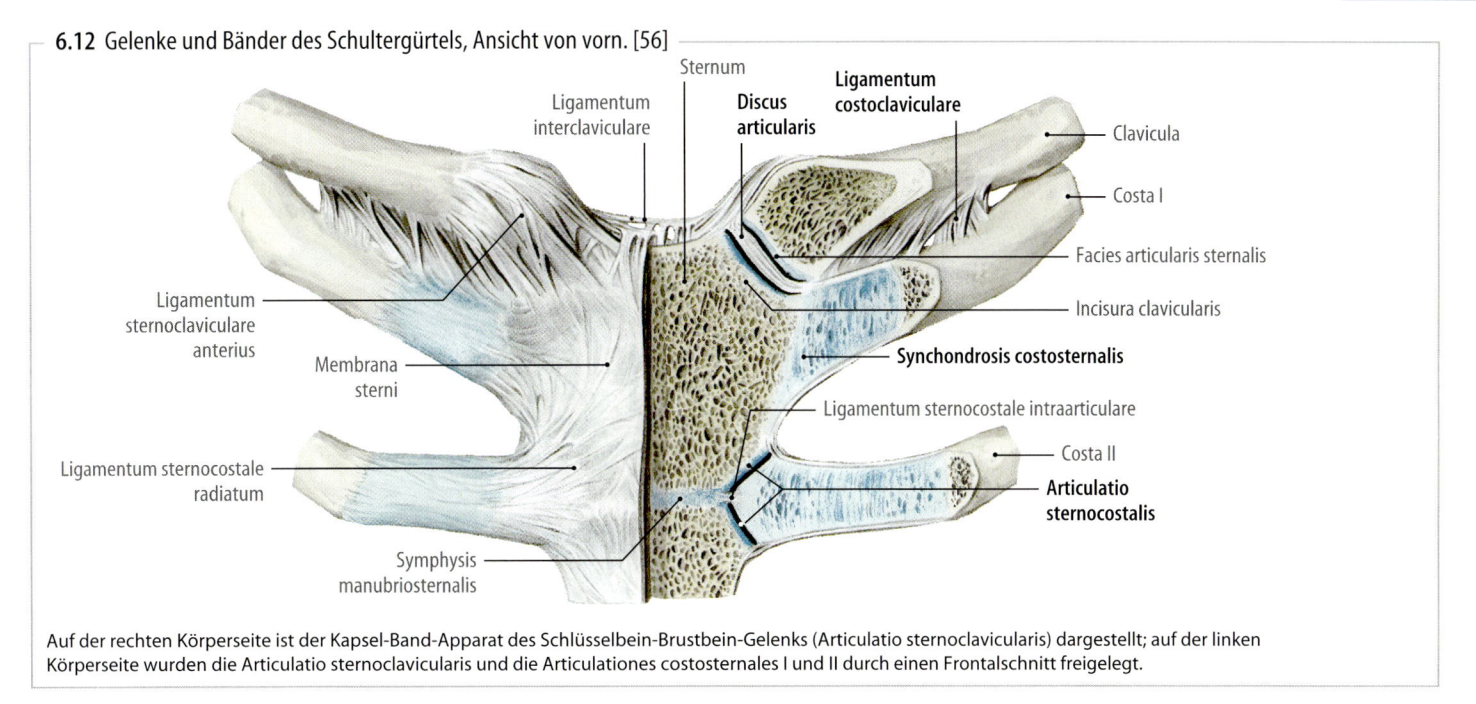

- Sternum
- Ligamentum interclaviculare
- Discus articularis
- **Ligamentum costoclaviculare**
- Clavicula
- Costa I
- Facies articularis sternalis
- Ligamentum sternoclaviculare anterius
- Incisura clavicularis
- Membrana sterni
- **Synchondrosis costosternalis**
- Ligamentum sternocostale intraarticulare
- Costa II
- Ligamentum sternocostale radiatum
- **Articulatio sternocostalis**
- Symphysis manubriosternalis

Auf der rechten Körperseite ist der Kapsel-Band-Apparat des Schlüsselbein-Brustbein-Gelenks (Articulatio sternoclavicularis) dargestellt; auf der linken Körperseite wurden die Articulatio sternoclavicularis und die Articulationes costosternales I und II durch einen Frontalschnitt freigelegt.

**6.13 Gelenke und Bänder der rechten Seite des Schultergürtels, Ansicht von vorn-seitlich. [56]**

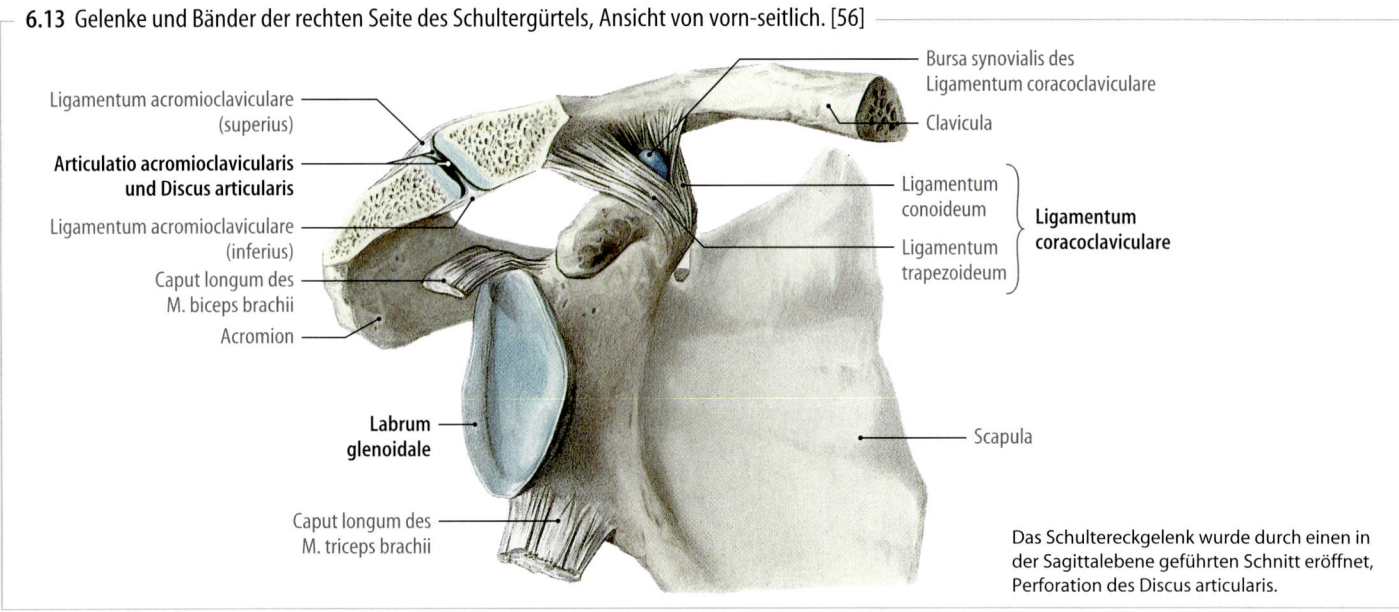

- Bursa synovialis des Ligamentum coracoclaviculare
- Ligamentum acromioclaviculare (superius)
- Clavicula
- **Articulatio acromioclavicularis und Discus articularis**
- Ligamentum conoideum
- Ligamentum acromioclaviculare (inferius)
- Ligamentum trapezoideum
- **Ligamentum coracoclaviculare**
- Caput longum des M. biceps brachii
- Acromion
- **Labrum glenoidale**
- Scapula
- Caput longum des M. triceps brachii

Das Schultereckgelenk wurde durch einen in der Sagittalebene geführten Schnitt eröffnet, Perforation des Discus articularis.

**6.14 Gelenke und Bänder des Schultereckgelenks (Articulatio acromioclavicularis) der rechten Seite, Ansicht von oben. [6]**

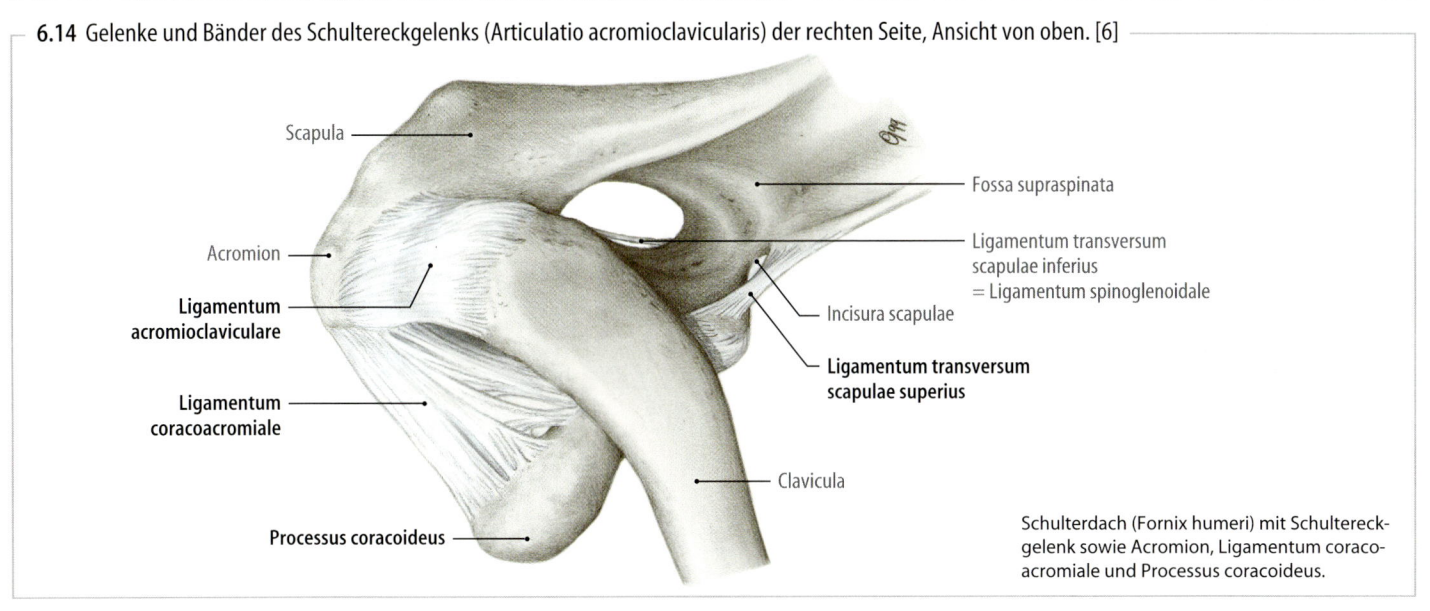

- Scapula
- Fossa supraspinata
- Acromion
- Ligamentum transversum scapulae inferius = Ligamentum spinoglenoidale
- **Ligamentum acromioclaviculare**
- Incisura scapulae
- **Ligamentum transversum scapulae superius**
- **Ligamentum coracoacromiale**
- Clavicula
- **Processus coracoideus**

Schulterdach (Fornix humeri) mit Schultereckgelenk sowie Acromion, Ligamentum coracoacromiale und Processus coracoideus.

**Gelenke und Bänder**

# Schultergelenk: Kapsel-Band-Apparat

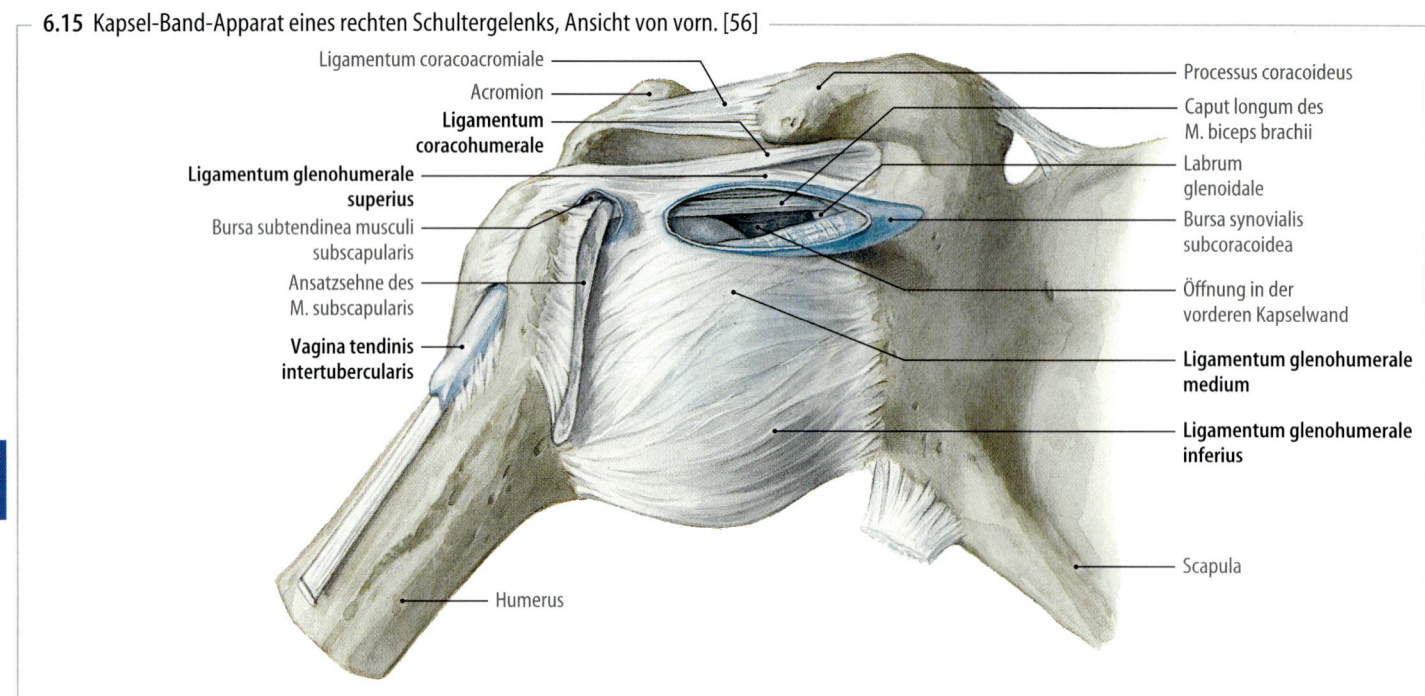

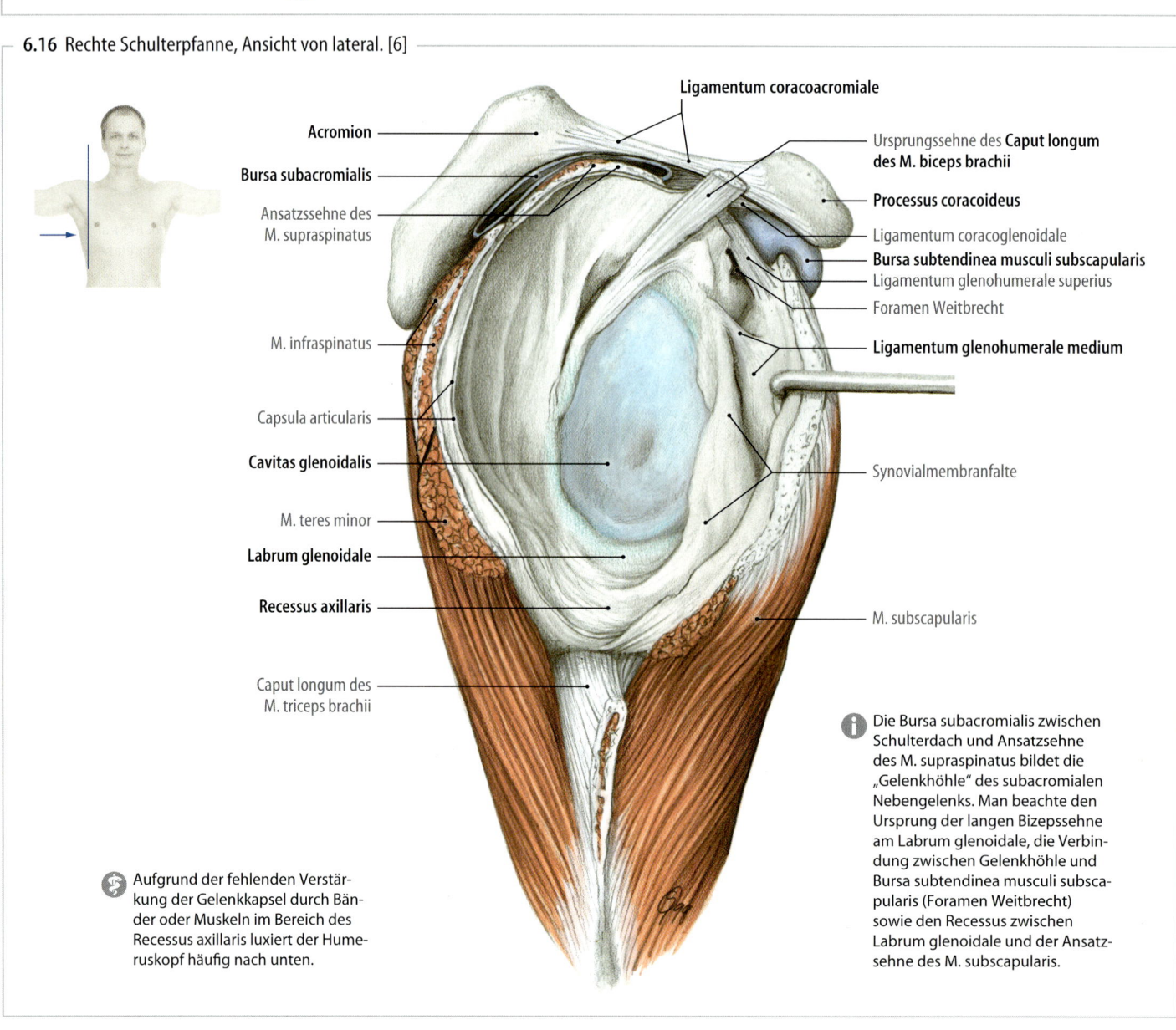

**6.15** Kapsel-Band-Apparat eines rechten Schultergelenks, Ansicht von vorn. [56]

Ligamentum coracoacromiale — Acromion — **Ligamentum coracohumerale** — **Ligamentum glenohumerale superius** — Bursa subtendinea musculi subscapularis — Ansatzsehne des M. subscapularis — **Vagina tendinis intertubercularis** — Humerus

Processus coracoideus — Caput longum des M. biceps brachii — Labrum glenoidale — Bursa synovialis subcoracoidea — Öffnung in der vorderen Kapselwand — **Ligamentum glenohumerale medium** — **Ligamentum glenohumerale inferius** — Scapula

**6.16** Rechte Schulterpfanne, Ansicht von lateral. [6]

**Acromion** — **Bursa subacromialis** — Ansatzsehne des M. supraspinatus — M. infraspinatus — Capsula articularis — **Cavitas glenoidalis** — M. teres minor — **Labrum glenoidale** — **Recessus axillaris** — Caput longum des M. triceps brachii

**Ligamentum coracoacromiale** — Ursprungssehne des **Caput longum des M. biceps brachii** — **Processus coracoideus** — Ligamentum coracoglenoidale — **Bursa subtendinea musculi subscapularis** — Ligamentum glenohumerale superius — Foramen Weitbrecht — **Ligamentum glenohumerale medium** — Synovialmembranfalte — M. subscapularis

> Aufgrund der fehlenden Verstärkung der Gelenkkapsel durch Bänder oder Muskeln im Bereich des Recessus axillaris luxiert der Humeruskopf häufig nach unten.

> Die Bursa subacromialis zwischen Schulterdach und Ansatzsehne des M. supraspinatus bildet die „Gelenkhöhle" des subacromialen Nebengelenks. Man beachte den Ursprung der langen Bizepssehne am Labrum glenoidale, die Verbindung zwischen Gelenkhöhle und Bursa subtendinea musculi subscapularis (Foramen Weitbrecht) sowie den Recessus zwischen Labrum glenoidale und der Ansatzsehne des M. subscapularis.

# Schulter: Bildgebung

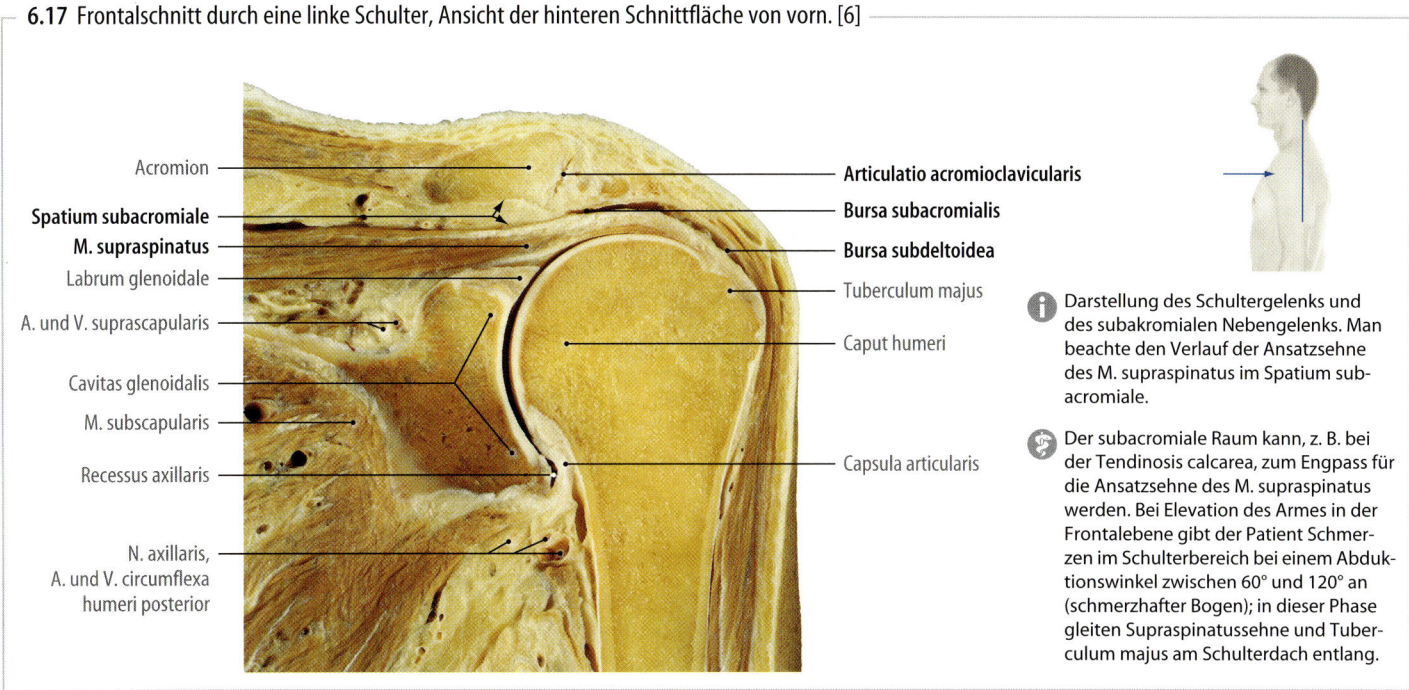

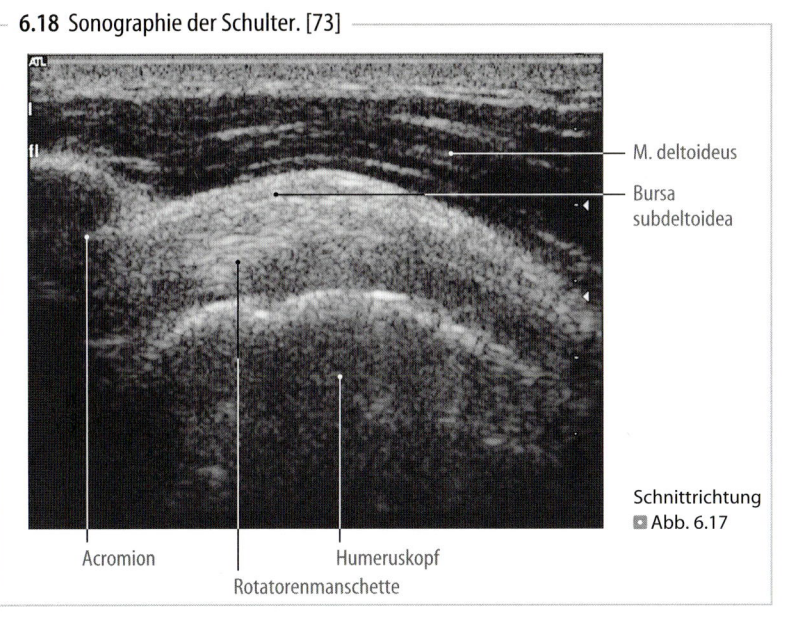

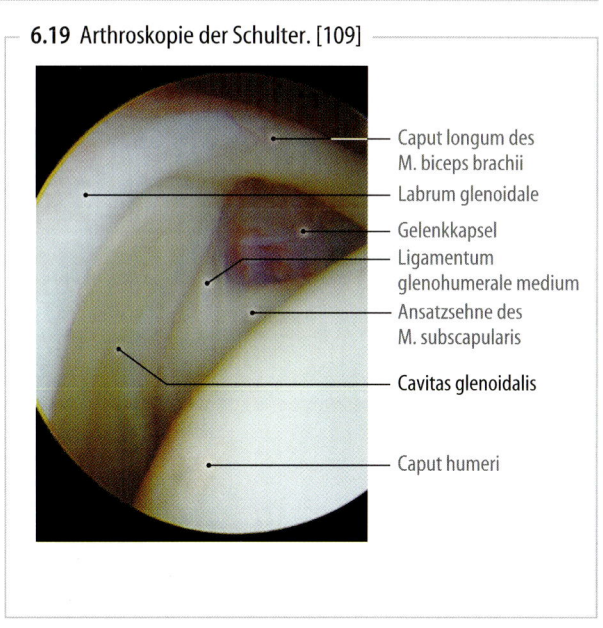

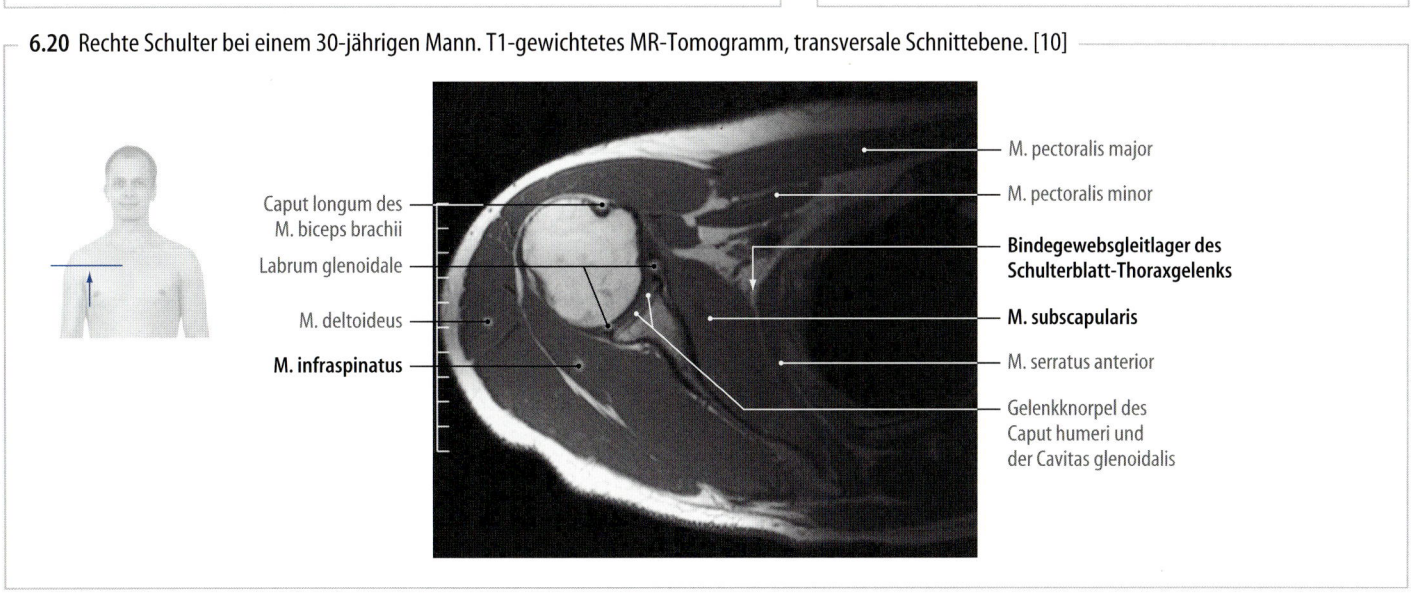

**6.17 Frontalschnitt durch eine linke Schulter, Ansicht der hinteren Schnittfläche von vorn.** [6]

Acromion
**Spatium subacromiale**
**M. supraspinatus**
Labrum glenoidale
A. und V. suprascapularis
Cavitas glenoidalis
M. subscapularis
Recessus axillaris
N. axillaris, A. und V. circumflexa humeri posterior

**Articulatio acromioclavicularis**
**Bursa subacromialis**
**Bursa subdeltoidea**
Tuberculum majus
Caput humeri
Capsula articularis

Darstellung des Schultergelenks und des subakromialen Nebengelenks. Man beachte den Verlauf der Ansatzsehne des M. supraspinatus im Spatium subacromiale.

Der subacromiale Raum kann, z. B. bei der Tendinosis calcarea, zum Engpass für die Ansatzsehne des M. supraspinatus werden. Bei Elevation des Armes in der Frontalebene gibt der Patient Schmerzen im Schulterbereich bei einem Abduktionswinkel zwischen 60° und 120° an (schmerzhafter Bogen); in dieser Phase gleiten Supraspinatussehne und Tuberculum majus am Schulterdach entlang.

**6.18 Sonographie der Schulter.** [73]

M. deltoideus
Bursa subdeltoidea
Schnittrichtung Abb. 6.17
Acromion
Humeruskopf
Rotatorenmanschette

**6.19 Arthroskopie der Schulter.** [109]

Caput longum des M. biceps brachii
Labrum glenoidale
Gelenkkapsel
Ligamentum glenohumerale medium
Ansatzsehne des M. subscapularis
**Cavitas glenoidalis**
Caput humeri

**6.20 Rechte Schulter bei einem 30-jährigen Mann. T1-gewichtetes MR-Tomogramm, transversale Schnittebene.** [10]

Caput longum des M. biceps brachii
Labrum glenoidale
M. deltoideus
**M. infraspinatus**
M. pectoralis major
M. pectoralis minor
**Bindegewebsgleitlager des Schulterblatt-Thoraxgelenks**
**M. subscapularis**
M. serratus anterior
Gelenkknorpel des Caput humeri und der Cavitas glenoidalis

**Gelenke und Bänder**

# Ellenbogengelenk

**6.21 Skelettanteile eines rechten Ellenbogengelenks (Articulatio cubiti), Ansicht von vorn. [6]**

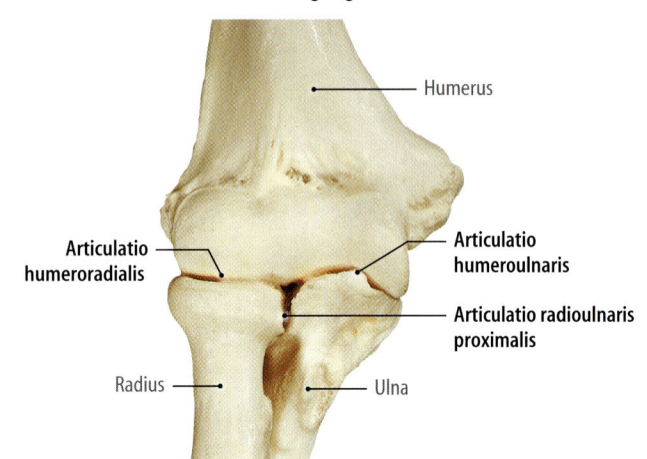

Humerus
Articulatio humeroradialis
Articulatio humeroulnaris
Articulatio radioulnaris proximalis
Radius
Ulna

**Articulatio humeroulnaris:** Trochlea humeri ⇔ Incisura trochlearis ulnae;
**Articulatio humeroradialis:** Capitulum humeri ⇔ Fovea articularis des Caput radii;
**Articulatio radioulnaris proximalis:** Circumferentia articularis radii ⇔ Incisura radialis ulnae

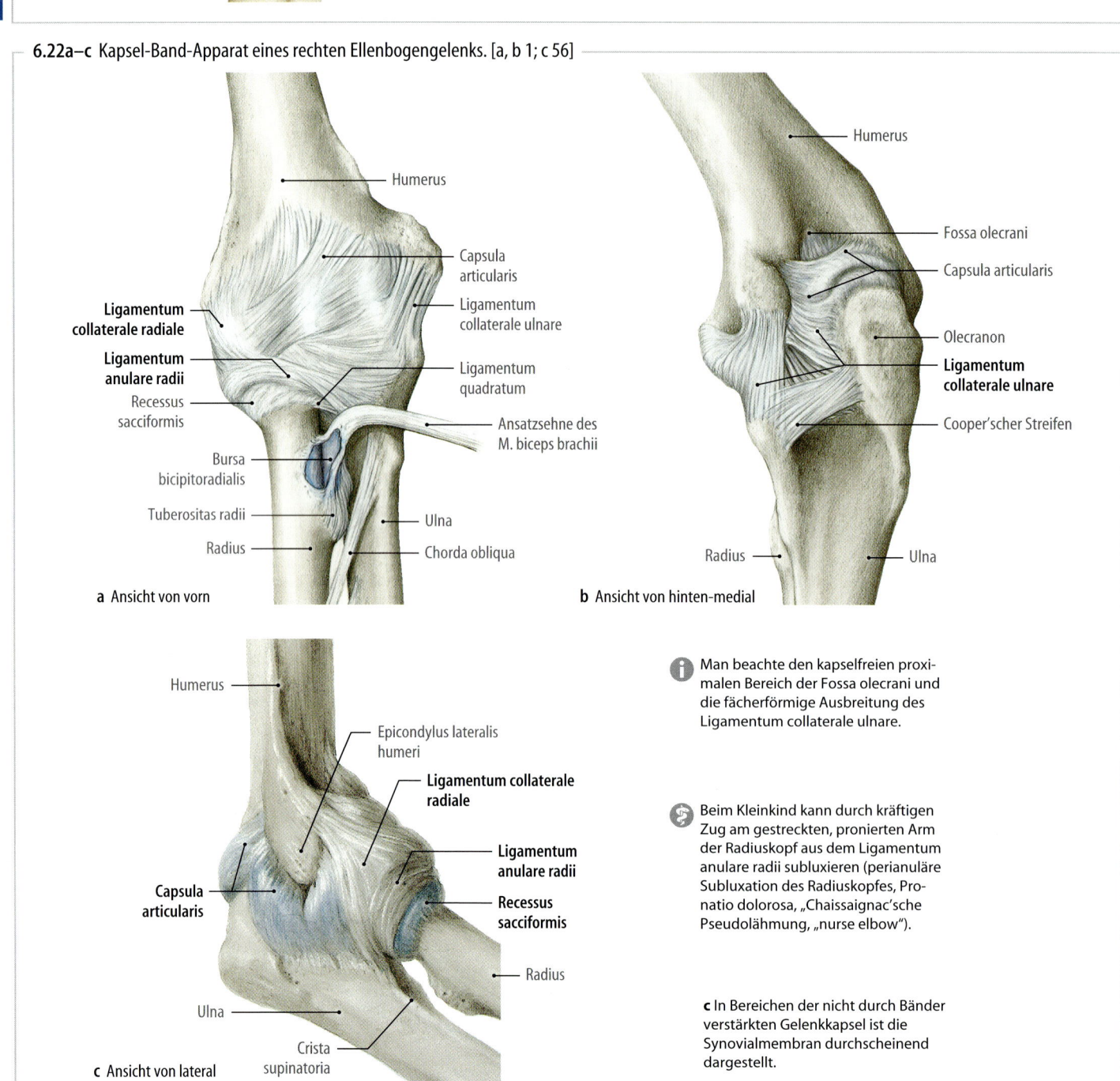

**6.22a–c Kapsel-Band-Apparat eines rechten Ellenbogengelenks. [a, b 1; c 56]**

Humerus
Capsula articularis
Ligamentum collaterale radiale
Ligamentum collaterale ulnare
Ligamentum anulare radii
Ligamentum quadratum
Recessus sacciformis
Ansatzsehne des M. biceps brachii
Bursa bicipitoradialis
Tuberositas radii
Radius
Ulna
Chorda obliqua

**a** Ansicht von vorn

Humerus
Fossa olecrani
Capsula articularis
Olecranon
Ligamentum collaterale ulnare
Cooper'scher Streifen
Radius
Ulna

**b** Ansicht von hinten-medial

Humerus
Epicondylus lateralis humeri
Ligamentum collaterale radiale
Ligamentum anulare radii
Recessus sacciformis
Capsula articularis
Radius
Ulna
Crista supinatoria

**c** Ansicht von lateral

> Man beachte den kapselfreien proximalen Bereich der Fossa olecrani und die fächerförmige Ausbreitung des Ligamentum collaterale ulnare.

> Beim Kleinkind kann durch kräftigen Zug am gestreckten, pronierten Arm der Radiuskopf aus dem Ligamentum anulare radii subluxieren (perianuläre Subluxation des Radiuskopfes, Pronatio dolorosa, „Chaissaignac'sche Pseudolähmung, „nurse elbow").

> **c** In Bereichen der nicht durch Bänder verstärkten Gelenkkapsel ist die Synovialmembran durchscheinend dargestellt.

# Radioulnargelenke

**6.23** Röntgenbild des rechten Ellenbogengelenks einer 30-jährigen Frau in Beugestellung im seitlichen Strahlengang. [10]

Labels: Humerus, Fossa olecrani, Fossa coronoidea, Tuberositas radii, Trochlea humeri, Caput radii, Radius, Capitulum humeri, Processus coronoideus, Olecranon, Ulna

**6.24** Proximales und distales Radioulnargelenk der rechten Seite, Ansicht von vorn. [56]

Labels: **Ligamentum anulare radii**, Ansatz der Gelenkkapsel, Recessus sacciformis, Chorda obliqua, Ulna, **Membrana interossea antebrachii**, Radius, Margo interosseus ulnae, Margo interosseus radii, Recessus sacciformis, **Caput ulnae und Circumferentia articularis**, **Discus articularis = ulnocarpalis**, Processus styloideus ulnae, Processus styloideus radii

Darstellung des Bandapparates der Gelenke sowie der Membrana interossea antebrachii.

> Die distale Radiusfraktur zählt zu den häufigsten Knochenbrüchen des Erwachsenen; bei gleichzeitiger Verletzung des Discus ulnocarpalis und ungenügender Reposition der Knochenfragmente kann es zur Arthrose im proximalen Handgelenk kommen.

> **Articulatio radioulnaris distalis:**
> Circumferentia articularis ulnae ↔ Incisura ulnaris radii

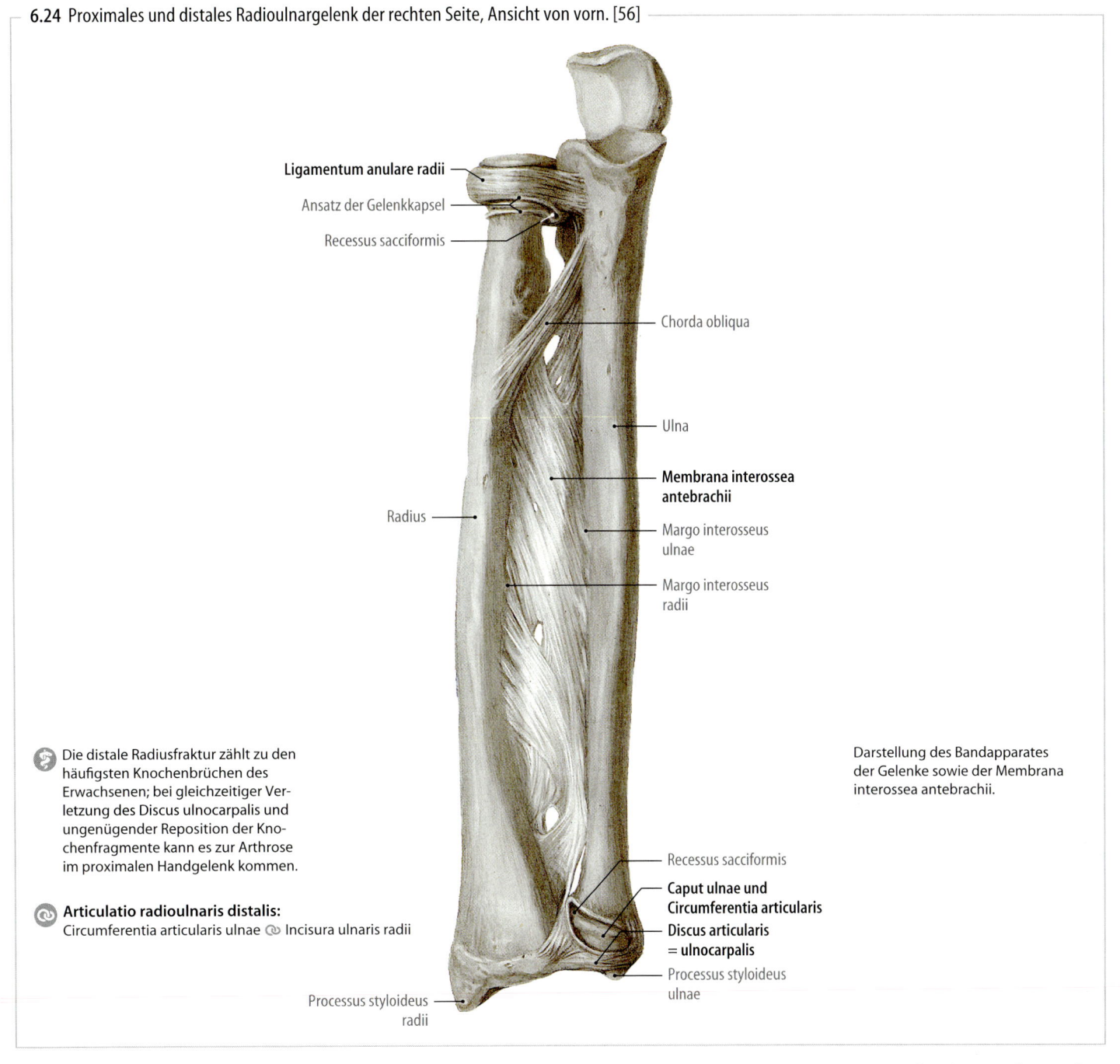

**Gelenke und Bänder**

# Handgelenke

**6.25** Skelettanteile der Handgelenke (Articulationes manus) einer rechten Hand, Ansicht von dorsal-radial. [6]

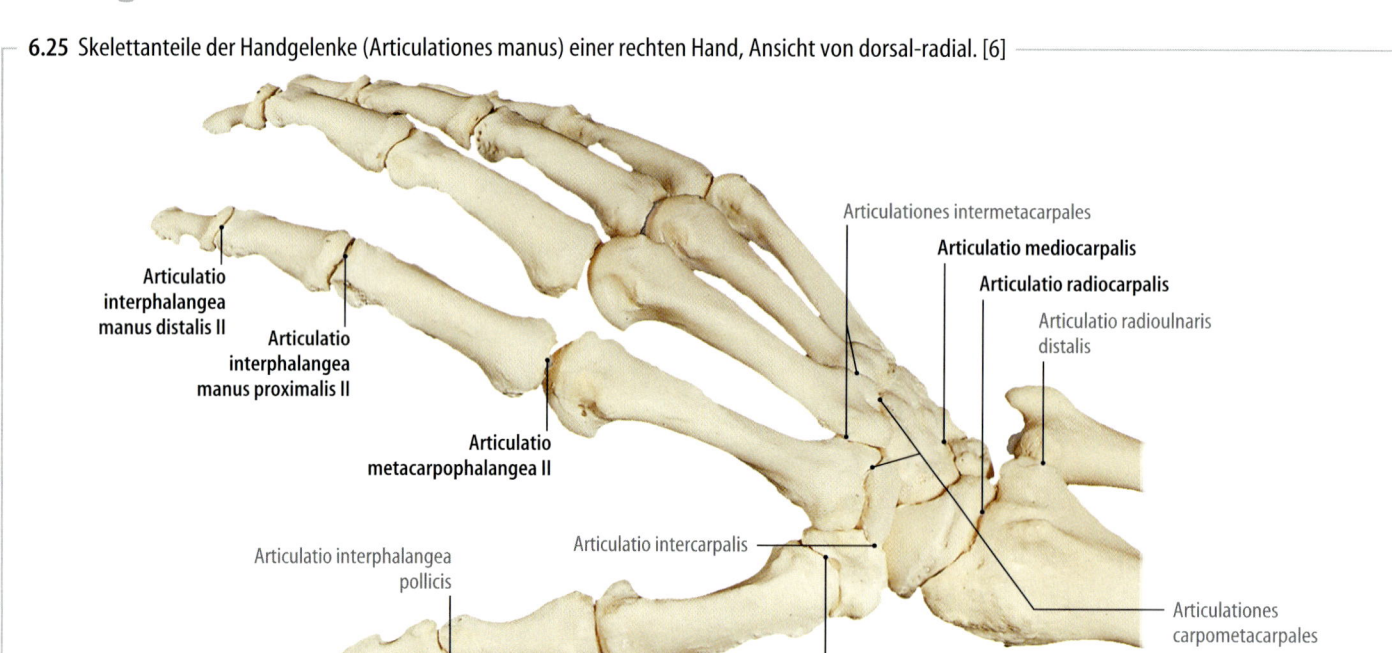

- Articulatio interphalangea manus distalis II
- Articulatio interphalangea manus proximalis II
- Articulatio metacarpophalangea II
- Articulatio interphalangea pollicis
- Articulatio intercarpalis
- Articulatio carpometacarpalis pollicis
- Articulationes intermetacarpales
- Articulatio mediocarpalis
- Articulatio radiocarpalis
- Articulatio radioulnaris distalis
- Articulationes carpometacarpales

**Articulatio radiocarpalis** (proximales Handgelenk):
Facies articularis carpalis radii und Discus articularis (Discus ulnocarpalis) ⊙ Os scaphoideum, Os lunatum, Os triquetrum;

**Articulatio mediocarpalis** (distales Handgelenk):
Os scaphoideum, Os lunatum, Os triquetrum ⊙ Os trapezium, Os trapezoideum, Os capitatum, Os hamatum;

**Articulatio ossis pisiformis:**
Os pisiforme ⊙ Os triquetrum;

**Articulatio carpometacarpalis pollicis** (Karpometakarpalgelenk I = Daumensattelgelenk = KM-Gelenk):
Os trapezium ⊙ Basis des Os metacarpi I;

**Articulatio interphalangea pollicis** (Interphalangealgelenk des Daumens = IP-Gelenk):
Caput der Phalanx proximalis pollicis ⊙ Basis der Phalanx distalis pollicis;

**Articulatio metacarpophalangea** (Metakarpophalangealgelenk = Fingergrundgelenk = MP-Gelenk):
Caput ossis metacarpi ⊙ Basis der Phalanx proximalis;

**Articulatio interphalangea manus proximalis** (proximales Interphalangealgelenk = Fingermittelgelenk = PIP-Gelenk):
Caput der Phalanx proximalis ⊙ Basis der Phalanx media;

**Articulatio interphalangea manus distalis** (distales Interphalangealgelenk = Fingerendgelenk = DIP-Gelenk):
Caput der Phalanx media ⊙ Basis der Phalanx distalis

**Amphiarthrosen der Hand:**
Articulationes intercarpales; Articulationes carpometacarpales; Articulationes intermetacarpales

**6.26** Handgelenke und Zwischenknochenbänder der rechten Seite, Ansicht von dorsal. [56]

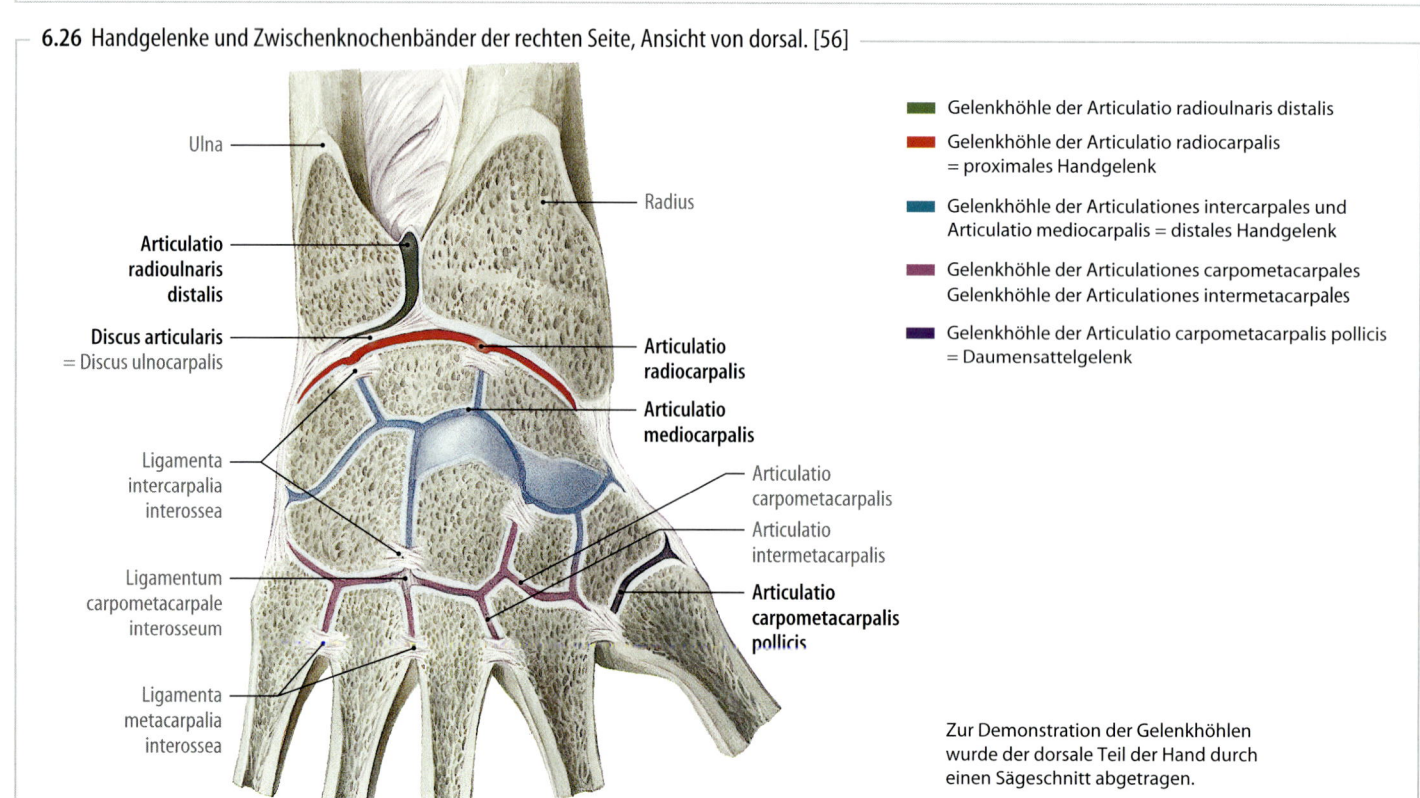

- Ulna
- Articulatio radioulnaris distalis
- Discus articularis = Discus ulnocarpalis
- Ligamenta intercarpalia interossea
- Ligamentum carpometacarpale interosseum
- Ligamenta metacarpalia interossea
- Radius
- Articulatio radiocarpalis
- Articulatio mediocarpalis
- Articulatio carpometacarpalis
- Articulatio intermetacarpalis
- Articulatio carpometacarpalis pollicis

- Gelenkhöhle der Articulatio radioulnaris distalis
- Gelenkhöhle der Articulatio radiocarpalis = proximales Handgelenk
- Gelenkhöhle der Articulationes intercarpales und Articulatio mediocarpalis = distales Handgelenk
- Gelenkhöhle der Articulationes carpometacarpales Gelenkhöhle der Articulationes intermetacarpales
- Gelenkhöhle der Articulatio carpometacarpalis pollicis = Daumensattelgelenk

Zur Demonstration der Gelenkhöhlen wurde der dorsale Teil der Hand durch einen Sägeschnitt abgetragen.

# Handgelenke: Kapsel-Band-Apparat

**6.27** Kapsel-Band-Apparat der Handgelenke (Articulationes manus) der rechten Seite, Ansicht von dorsal. [56]

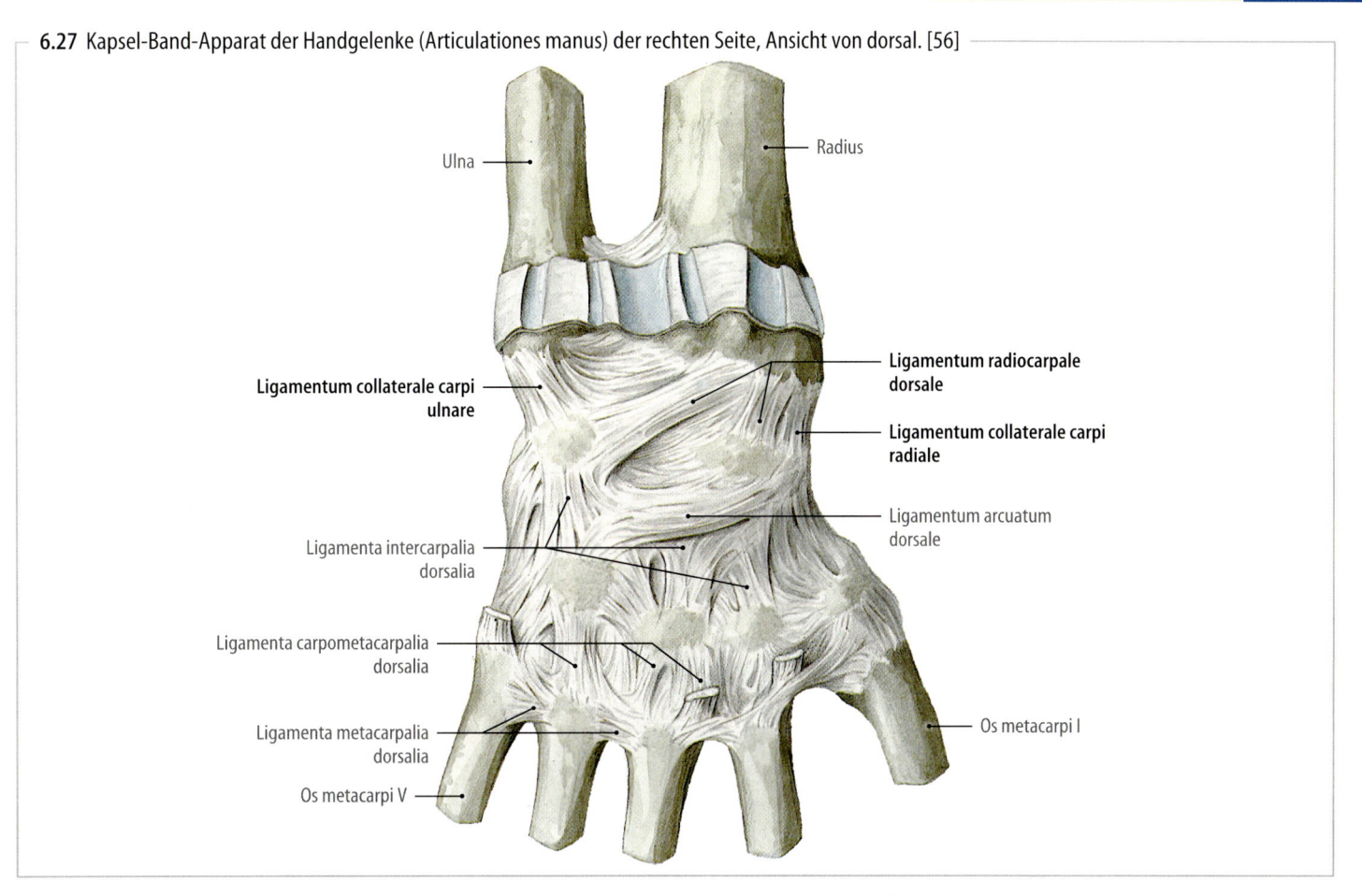

*Labels:* Ulna; Radius; **Ligamentum collaterale carpi ulnare**; **Ligamentum radiocarpale dorsale**; **Ligamentum collaterale carpi radiale**; Ligamentum arcuatum dorsale; Ligamenta intercarpalia dorsalia; Ligamenta carpometacarpalia dorsalia; Ligamenta metacarpalia dorsalia; Os metacarpi V; Os metacarpi I

**6.28** Kapsel-Band-Apparat der Handgelenke (Articulationes manus) der rechten Seite, Ansicht von palmar. [56]

> **Guyonloge – distaler Ulnaristunnel.** Die „Loge de Guyon" ist ein dreieckiger osteofibröser Tunnel, dessen dorsalen Boden das Retinaculum musculorum flexorum sowie das Ligamentum pisohamatum bilden. Das palmare Dach wird proximal von der oberflächlichen Palmarfaszie (Ligamentum carpi palmare) und distal vom M. palmaris brevis begrenzt. Am Aufbau der medialen Wand beteiligen sich proximal die Ansatzsehne des M. flexor carpi ulnaris mit dem Os pisiforme und distal der M. abductor digiti minimi. Die laterale Begrenzung sind das Retinaculum musculorum flexorum und distal der Hamulus ossis hamati. Durch die Guyonloge ziehen N. ulnaris und die *Vasa ulnaria*.

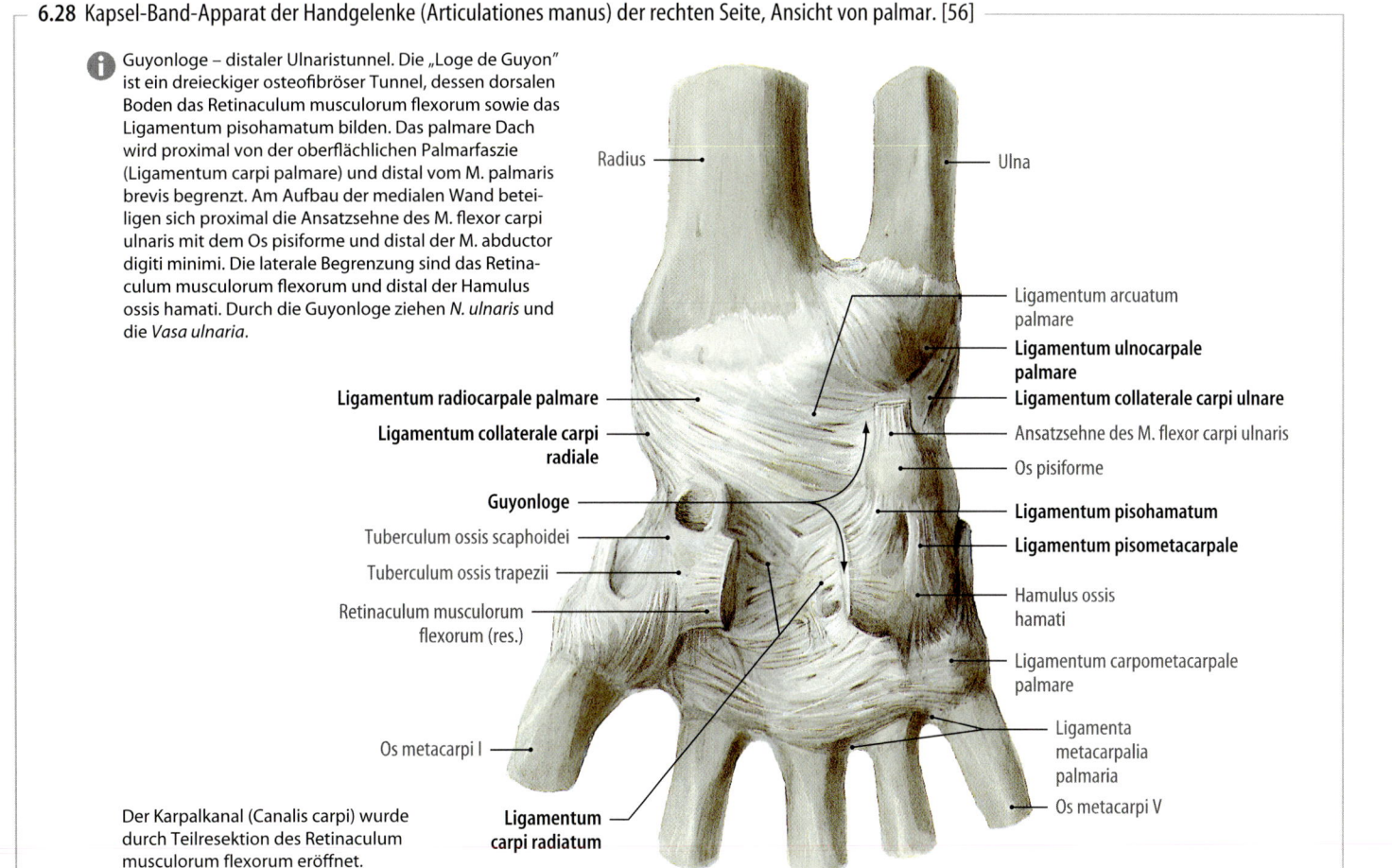

*Labels:* Radius; Ulna; Ligamentum arcuatum palmare; **Ligamentum ulnocarpale palmare**; **Ligamentum radiocarpale palmare**; **Ligamentum collaterale carpi ulnare**; **Ligamentum collaterale carpi radiale**; Ansatzsehne des M. flexor carpi ulnaris; Os pisiforme; **Guyonloge**; **Ligamentum pisohamatum**; Tuberculum ossis scaphoidei; **Ligamentum pisometacarpale**; Tuberculum ossis trapezii; Hamulus ossis hamati; Retinaculum musculorum flexorum (res.); Ligamentum carpometacarpale palmare; Ligamenta metacarpalia palmaria; Os metacarpi I; Os metacarpi V; **Ligamentum carpi radiatum**

Der Karpalkanal (Canalis carpi) wurde durch Teilresektion des Retinaculum musculorum flexorum eröffnet.

**Gelenke und Bänder**

# Fingergelenke

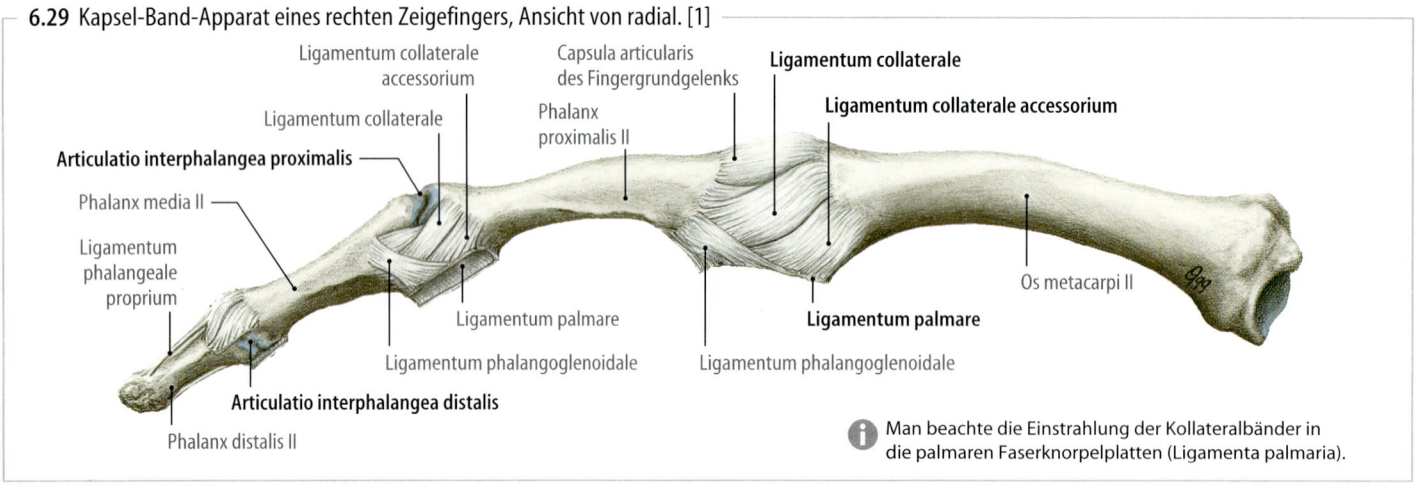

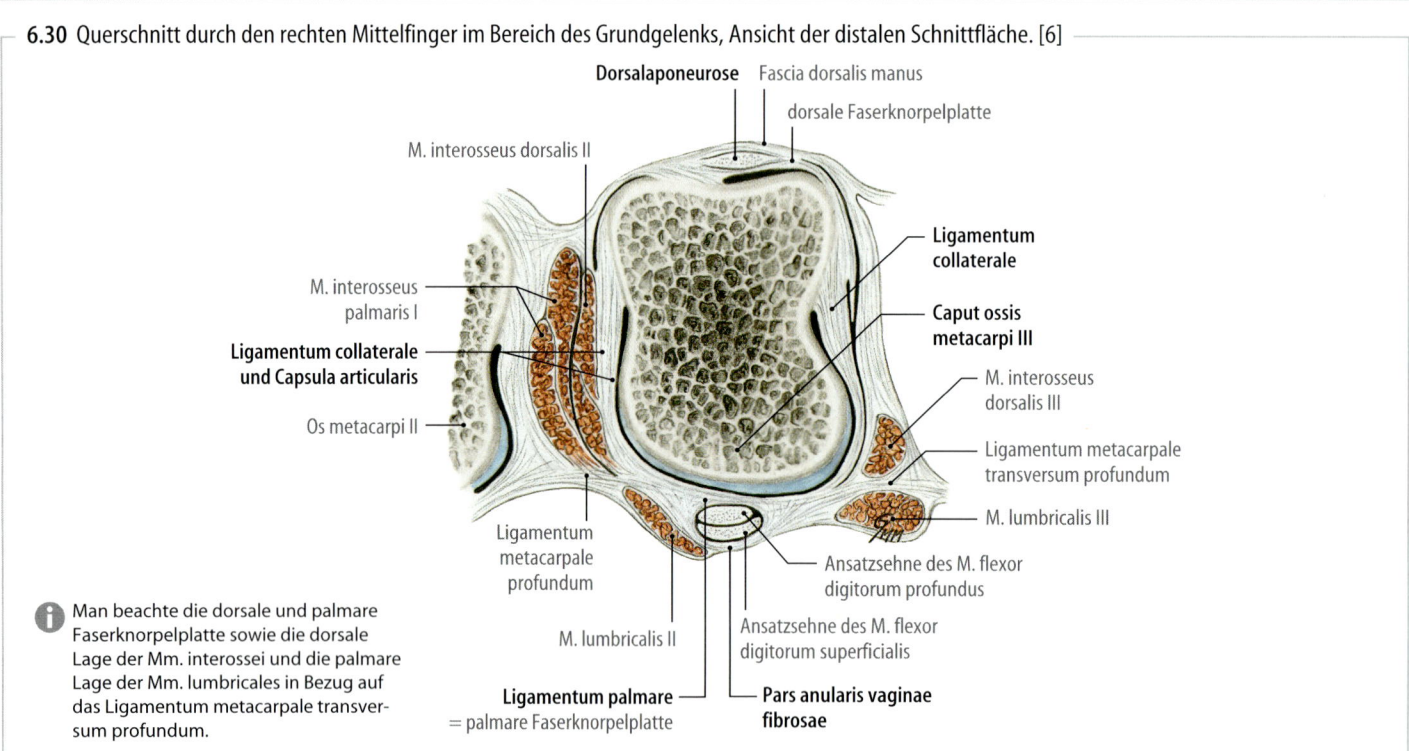

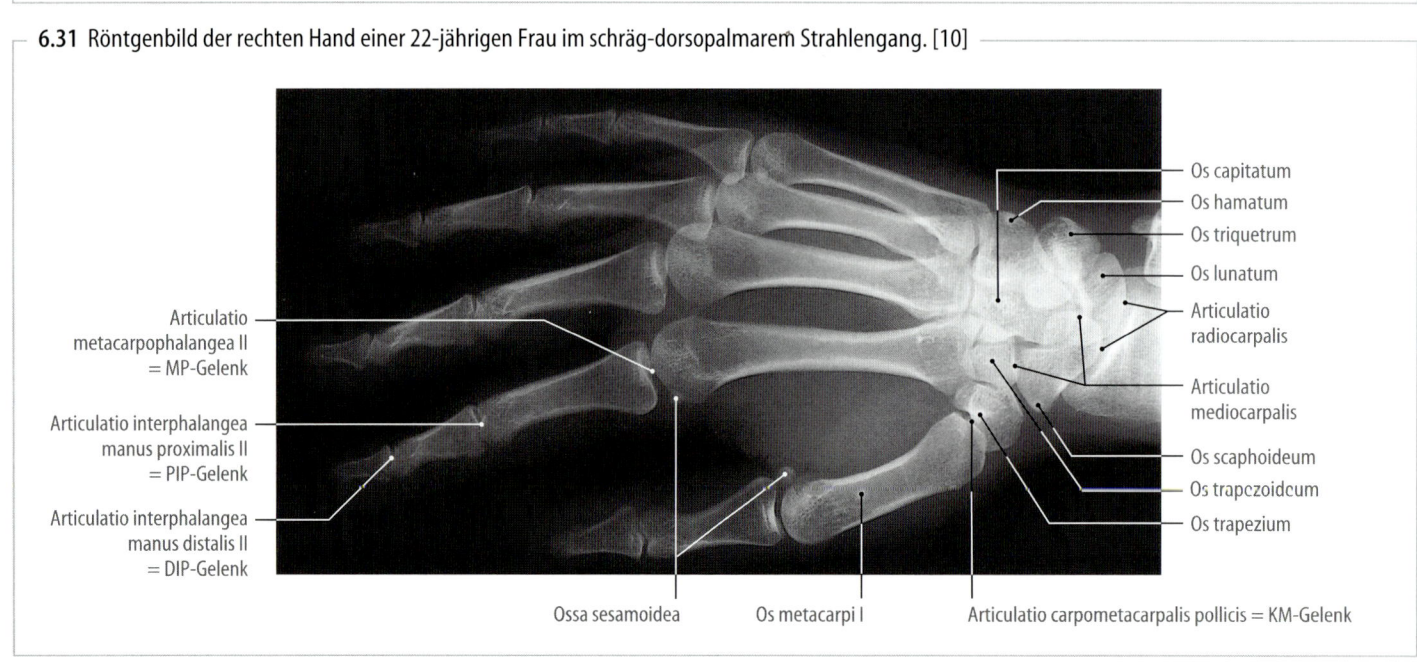

**6.29 Kapsel-Band-Apparat eines rechten Zeigefingers, Ansicht von radial. [1]**

- Ligamentum collaterale accessorium
- Ligamentum collaterale
- Articulatio interphalangea proximalis
- Phalanx media II
- Ligamentum phalangeale proprium
- Ligamentum palmare
- Ligamentum phalangoglenoidale
- Articulatio interphalangea distalis
- Phalanx distalis II
- Capsula articularis des Fingergrundgelenks
- Phalanx proximalis II
- **Ligamentum collaterale**
- **Ligamentum collaterale accessorium**
- Os metacarpi II
- **Ligamentum palmare**
- Ligamentum phalangoglenoidale

Man beachte die Einstrahlung der Kollateralbänder in die palmaren Faserknorpelplatten (Ligamenta palmaria).

**6.30 Querschnitt durch den rechten Mittelfinger im Bereich des Grundgelenks, Ansicht der distalen Schnittfläche. [6]**

- **Dorsalaponeurose**
- Fascia dorsalis manus
- dorsale Faserknorpelplatte
- M. interosseus dorsalis II
- M. interosseus palmaris I
- **Ligamentum collaterale und Capsula articularis**
- Os metacarpi II
- Ligamentum metacarpale profundum
- M. lumbricalis II
- **Ligamentum palmare** = palmare Faserknorpelplatte
- **Ligamentum collaterale**
- **Caput ossis metacarpi III**
- M. interosseus dorsalis III
- Ligamentum metacarpale transversum profundum
- M. lumbricalis III
- Ansatzsehne des M. flexor digitorum profundus
- Ansatzsehne des M. flexor digitorum superficialis
- **Pars anularis vaginae fibrosae**

Man beachte die dorsale und palmare Faserknorpelplatte sowie die dorsale Lage der Mm. interossei und die palmare Lage der Mm. lumbricales in Bezug auf das Ligamentum metacarpale transversum profundum.

**6.31 Röntgenbild der rechten Hand einer 22-jährigen Frau im schräg-dorsopalmarem Strahlengang. [10]**

- Articulatio metacarpophalangea II = MP-Gelenk
- Articulatio interphalangea manus proximalis II = PIP-Gelenk
- Articulatio interphalangea manus distalis II = DIP-Gelenk
- Ossa sesamoidea
- Os metacarpi I
- Articulatio carpometacarpalis pollicis = KM-Gelenk
- Os capitatum
- Os hamatum
- Os triquetrum
- Os lunatum
- Articulatio radiocarpalis
- Articulatio mediocarpalis
- Os scaphoideum
- Os trapezoideum
- Os trapezium

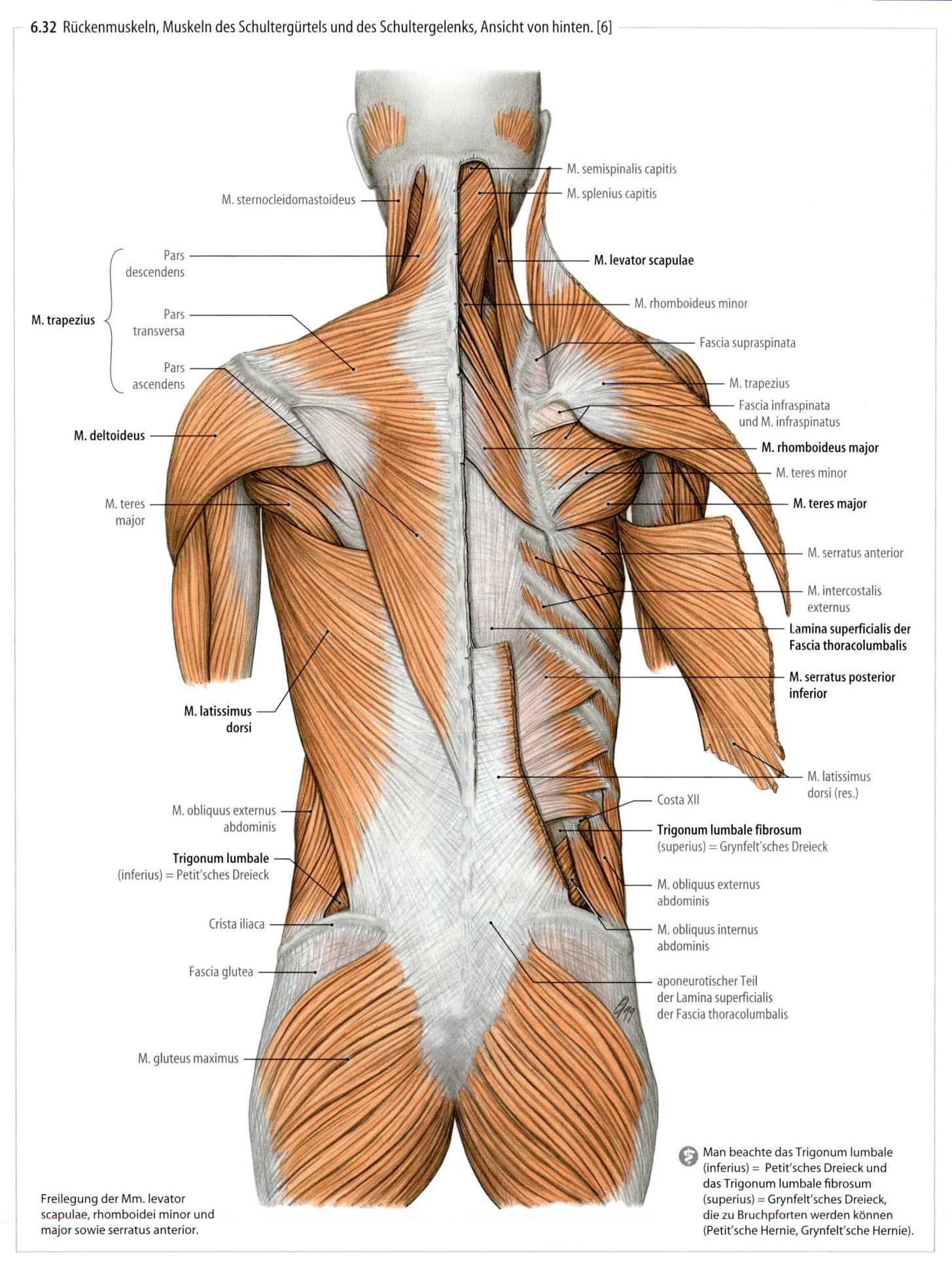

# Rücken-, Schultermuskeln

**6.32** Rückenmuskeln, Muskeln des Schultergürtels und des Schultergelenks, Ansicht von hinten. [6]

- M. sternocleidomastoideus
- M. semispinalis capitis
- M. splenius capitis
- **M. levator scapulae**
- M. trapezius
  - Pars descendens
  - Pars transversa
  - Pars ascendens
- M. rhomboideus minor
- Fascia supraspinata
- M. trapezius
- Fascia infraspinata und M. infraspinatus
- **M. deltoideus**
- **M. rhomboideus major**
- M. teres minor
- M. teres major
- **M. teres major**
- M. serratus anterior
- M. intercostalis externus
- **Lamina superficialis der Fascia thoracolumbalis**
- **M. serratus posterior inferior**
- **M. latissimus dorsi**
- M. latissimus dorsi (res.)
- M. obliquus externus abdominis
- Costa XII
- **Trigonum lumbale fibrosum** (superius) = Grynfelt'sches Dreieck
- **Trigonum lumbale** (inferius) = Petit'sches Dreieck
- M. obliquus externus abdominis
- Crista iliaca
- M. obliquus internus abdominis
- Fascia glutea
- aponeurotischer Teil der Lamina superficialis der Fascia thoracolumbalis
- M. gluteus maximus

Freilegung der Mm. levator scapulae, rhomboidei minor und major sowie serratus anterior.

> Man beachte das Trigonum lumbale (inferius) = Petit'sches Dreieck und das Trigonum lumbale fibrosum (superius) = Grynfelt'sches Dreieck, die zu Bruchpforten werden können (Petit'sche Hernie, Grynfelt'sche Hernie).

**Muskeln**

# Rumpf- und Schultermuskeln

**6.33** Muskeln des Rumpfes, der Schulter und des Oberschenkels, Ansicht von rechts-seitlich. [110]

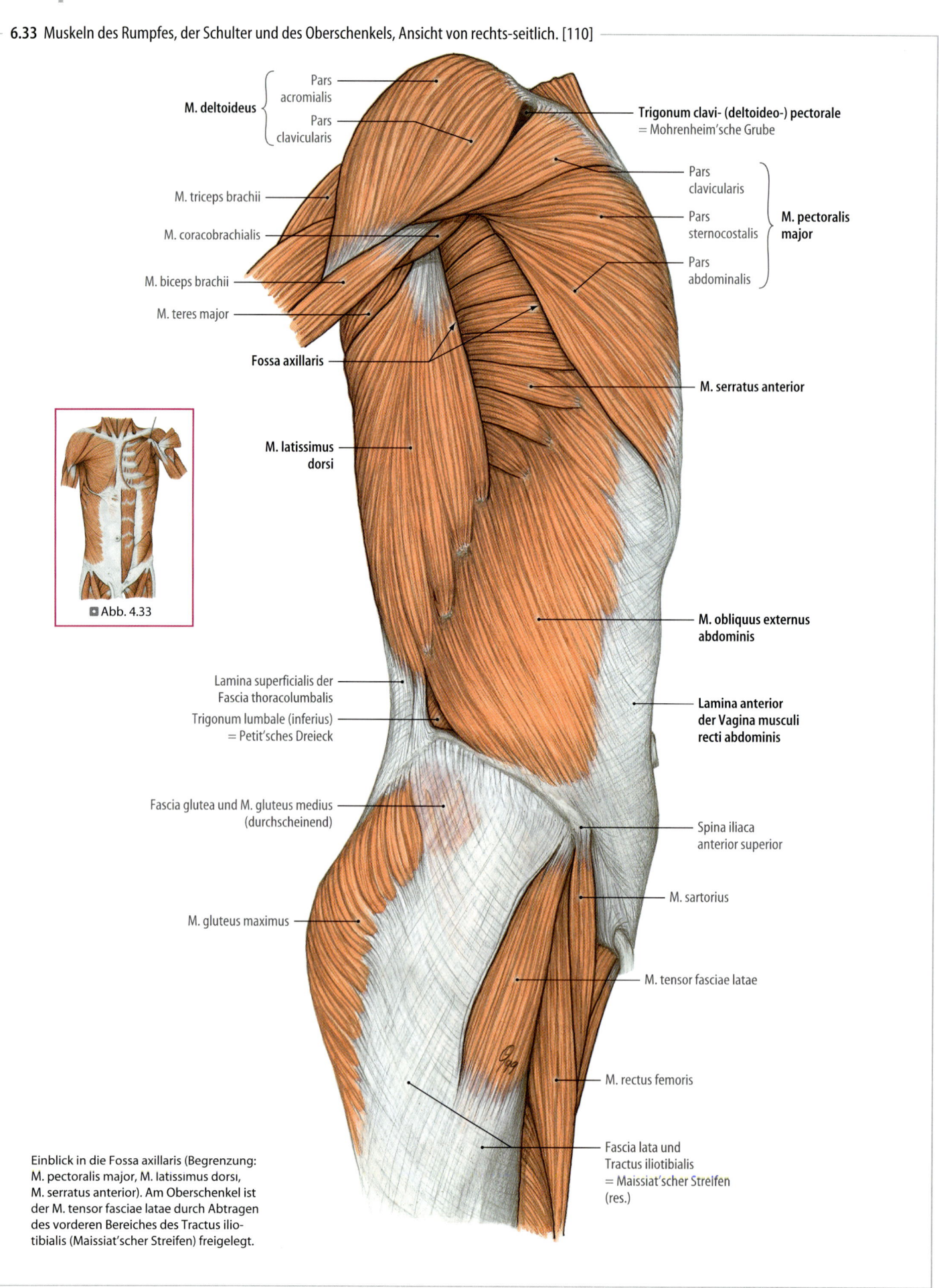

- M. deltoideus
  - Pars acromialis
  - Pars clavicularis
- M. triceps brachii
- M. coracobrachialis
- M. biceps brachii
- M. teres major
- **Fossa axillaris**
- M. latissimus dorsi
- Lamina superficialis der Fascia thoracolumbalis
- Trigonum lumbale (inferius) = Petit'sches Dreieck
- Fascia glutea und M. gluteus medius (durchscheinend)
- M. gluteus maximus

- **Trigonum clavi- (deltoideo-) pectorale** = Mohrenheim'sche Grube
- M. pectoralis major
  - Pars clavicularis
  - Pars sternocostalis
  - Pars abdominalis
- **M. serratus anterior**
- **M. obliquus externs abdominis**
- **Lamina anterior der Vagina musculi recti abdominis**
- Spina iliaca anterior superior
- M. sartorius
- M. tensor fasciae latae
- M. rectus femoris
- Fascia lata und Tractus iliotibialis = Maissiat'scher Streifen (res.)

Abb. 4.33

Einblick in die Fossa axillaris (Begrenzung: M. pectoralis major, M. latissimus dorsi, M. serratus anterior). Am Oberschenkel ist der M. tensor fasciae latae durch Abtragen des vorderen Bereiches des Tractus iliotibialis (Maissiat'scher Streifen) freigelegt.

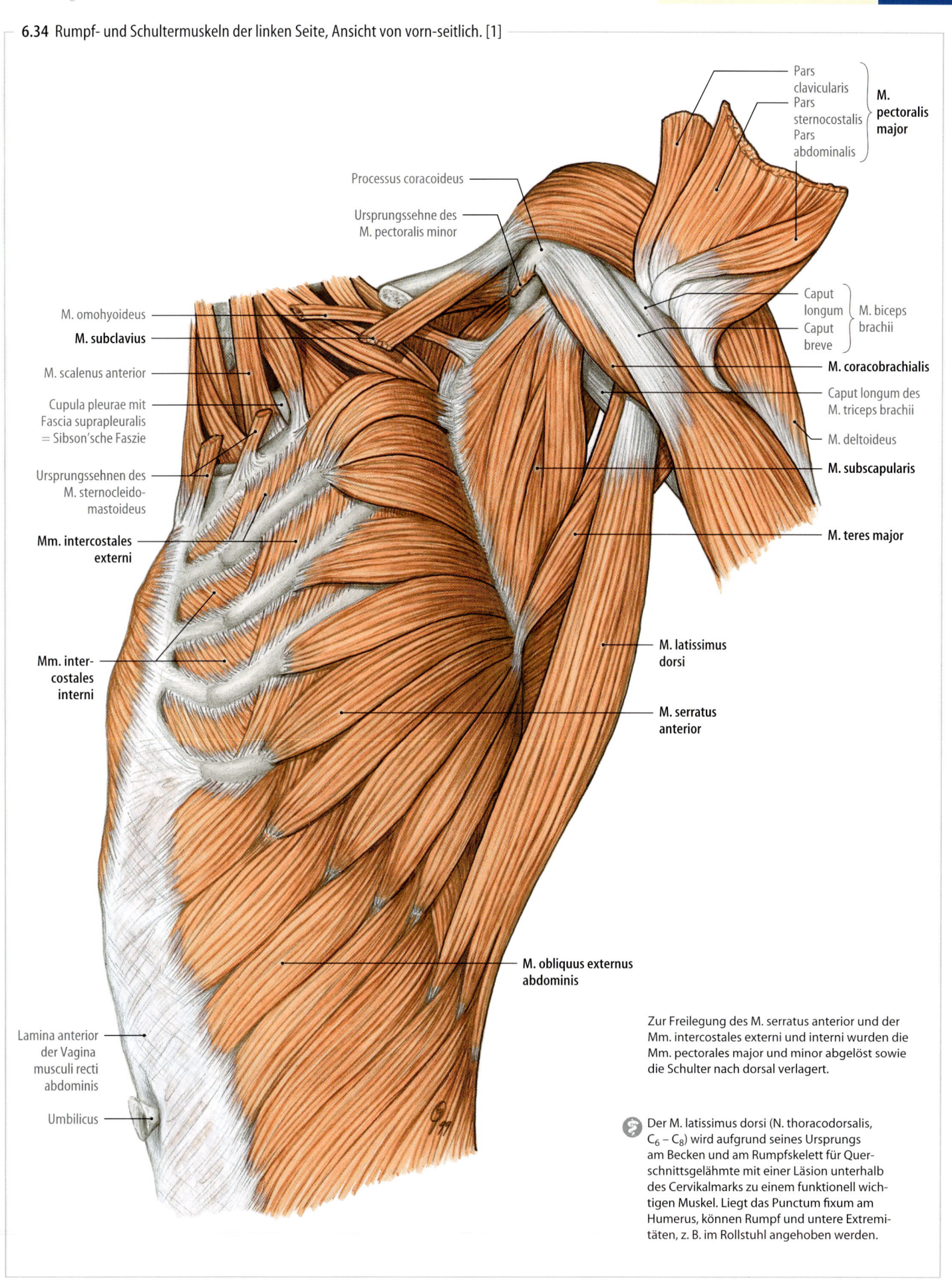

# Rumpf- und Schultermuskeln

**6.34 Rumpf- und Schultermuskeln der linken Seite, Ansicht von vorn-seitlich. [1]**

- Pars clavicularis ⎫
- Pars sternocostalis ⎬ M. pectoralis major
- Pars abdominalis ⎭
- Processus coracoideus
- Ursprungssehne des M. pectoralis minor
- Caput longum ⎫ M. biceps brachii
- Caput breve ⎭
- M. omohyoideus
- **M. subclavius**
- **M. coracobrachialis**
- M. scalenus anterior
- Caput longum des M. triceps brachii
- Cupula pleurae mit Fascia suprapleuralis = Sibson'sche Faszie
- M. deltoideus
- **M. subscapularis**
- Ursprungssehnen des M. sternocleidomastoideus
- **Mm. intercostales externi**
- **M. teres major**
- **Mm. intercostales interni**
- M. latissimus dorsi
- M. serratus anterior
- M. obliquus externus abdominis
- Lamina anterior der Vagina musculi recti abdominis
- Umbilicus

Zur Freilegung des M. serratus anterior und der Mm. intercostales externi und interni wurden die Mm. pectorales major und minor abgelöst sowie die Schulter nach dorsal verlagert.

Der M. latissimus dorsi (N. thoracodorsalis, $C_6 - C_8$) wird aufgrund seines Ursprungs am Becken und am Rumpfskelett für Querschnittsgelähmte mit einer Läsion unterhalb des Cervikalmarks zu einem funktionell wichtigen Muskel. Liegt das Punctum fixum am Humerus, können Rumpf und untere Extremitäten, z. B. im Rollstuhl angehoben werden.

**Muskeln**

# Schultergürtelmuskeln: Funktion

**6.35a,b** Funktionen der Schultergürtelmuskeln. [12]

**a Bewegungen des Schultergürtels, beteiligte Muskelgruppen**
Schultergürtelmuskeln in der Ansicht von dorsal (*rechte* Seite). Der M. trapezius ist aus Gründen der Übersichtlichkeit nicht abgebildet (M. trapezius, Abb. 6.32).
Auf der *linken* Seite sind die Kraftrichtungen der Schultergürtelmuskeln schematisch dargestellt. Die mit *grauen Pfeilen* markierten Verlaufsrichtungen entsprechen den nicht abgebildeten Teilen des M. trapezius (Pars descendens 9, Pars transversa 10, Pars ascendens 11)

**Bewegung des Schultergürtels**

**nach kranial**
Pars descendens des
  M. trapezius (9),
M. levator scapulae (2),
Mm. rhomboidei (3),
Pars superior des
  M. serratus anterior (6),
M. sternocleidomastoideus (1)

**nach kaudal**
Pars ascendens des
  M. trapezius (11),
Pars inferior des
  M. serratus inferior (8),
M. pectoralis minor (5),
M. subclavius (4)

**nach dorsal**
Pars transversa des
  M. trapezius (10),
Mm. rhomboidei (3)

**nach ventral**
Pars superior (6) und
Pars intermedia (7) des
  M. serratus anterior,
M. pectoralis minor (5)

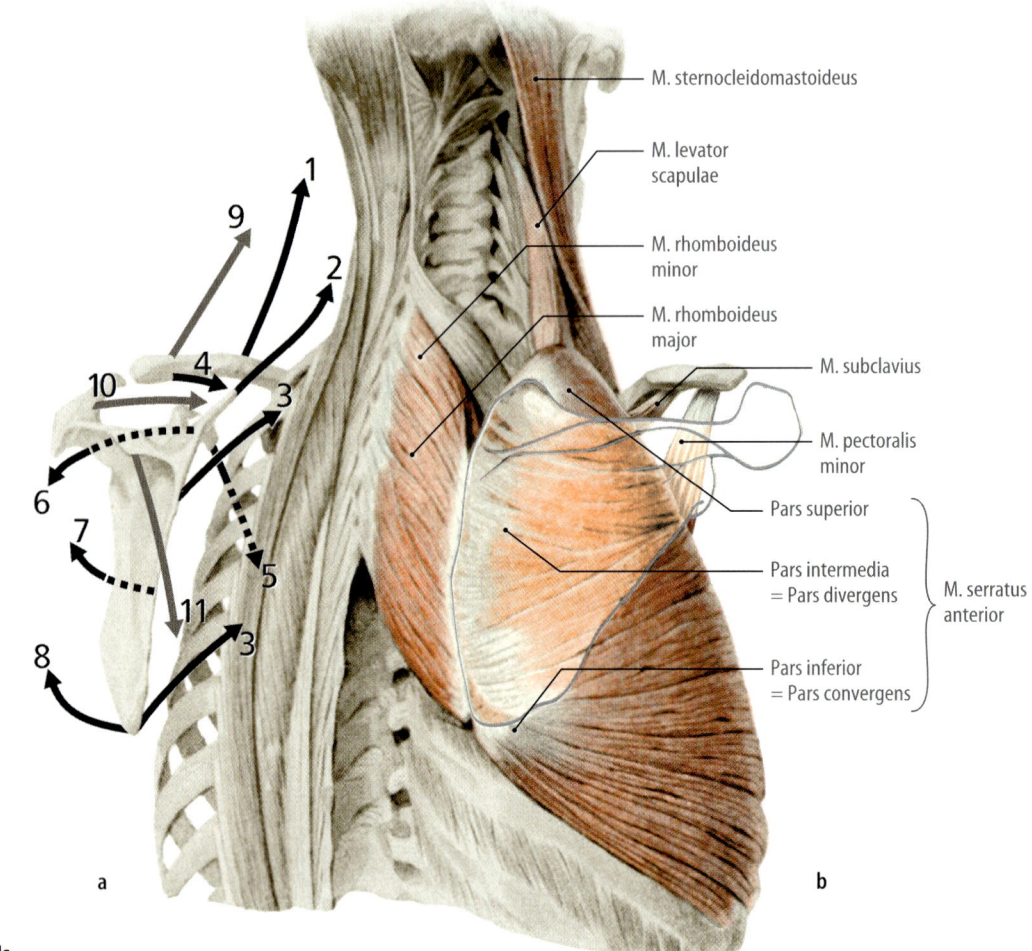

- M. sternocleidomastoideus
- M. levator scapulae
- M. rhomboideus minor
- M. rhomboideus major
- M. subclavius
- M. pectoralis minor
- Pars superior
- Pars intermedia = Pars divergens
- Pars inferior = Pars convergens
- M. serratus anterior

**b Muskelschlingen des Schultergürtels**
Serratus-Rhomboideus-Schlinge:
  Verlaufsrichtung schräg von kranial-dorsal nach ventral-kaudal,
  Mm. rhomboidei major und minor ═ Pars inferior des M. serratus anterior
Levator scapulae-Trapezius-Schlinge:
  Verlaufsrichtung vertikal von kranial nach kaudal, M. levator scapulae ═ Pars ascendens des M. trapezius
Trapezius-Serratus-Schlinge:
  Verlaufsrichtung horizontal von ventral nach dorsal, Pars intermedia des M. serratus anterior ═ Pars transversa des M. trapezius
Trapezius-Pectoralis-Schlinge:
  Verlaufsrichtung schräg von kranial-dorsal nach kaudal-ventral, Pars descendens des M. trapezius ═ M. pectoralis minor

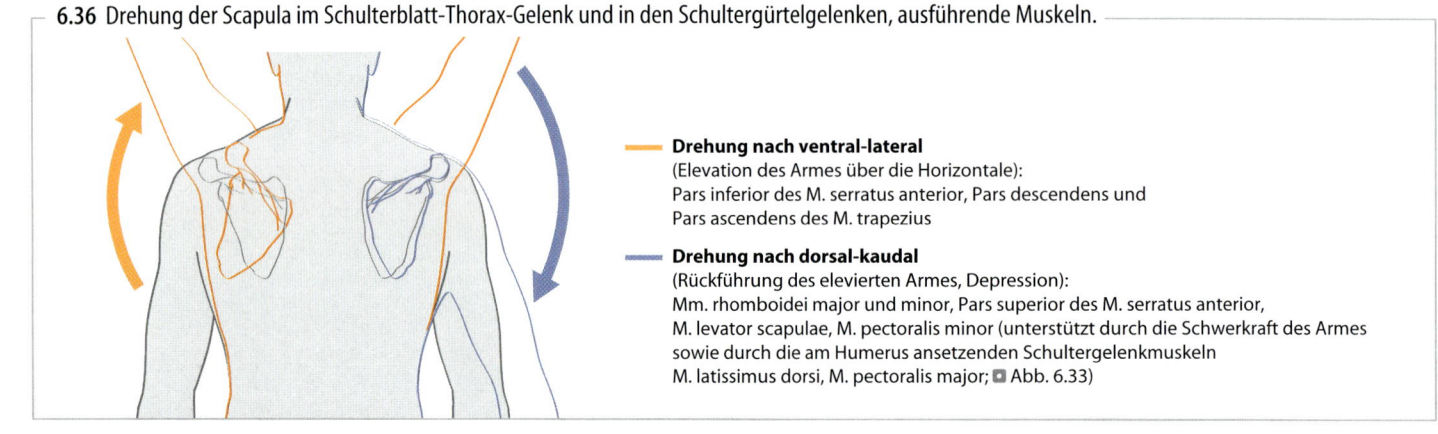

**6.36** Drehung der Scapula im Schulterblatt-Thorax-Gelenk und in den Schultergürtelgelenken, ausführende Muskeln.

— **Drehung nach ventral-lateral**
(Elevation des Armes über die Horizontale):
Pars inferior des M. serratus anterior, Pars descendens und Pars ascendens des M. trapezius

— **Drehung nach dorsal-kaudal**
(Rückführung des elevierten Armes, Depression):
Mm. rhomboidei major und minor, Pars superior des M. serratus anterior, M. levator scapulae, M. pectoralis minor (unterstützt durch die Schwerkraft des Armes sowie durch die am Humerus ansetzenden Schultergelenkmuskeln M. latissimus dorsi, M. pectoralis major; Abb. 6.33)

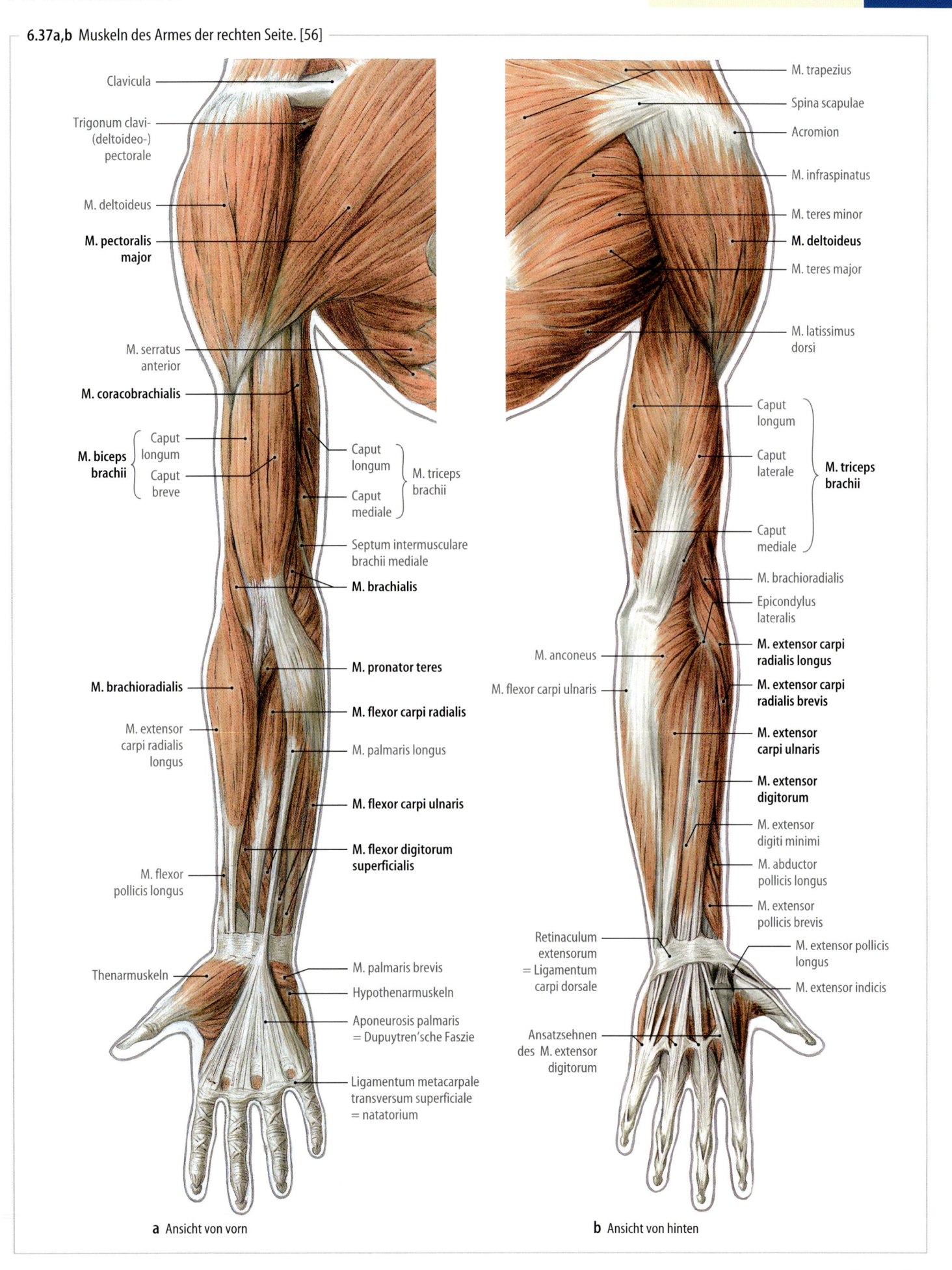

# Armmuskeln

**6.37a,b** Muskeln des Armes der rechten Seite. [56]

**a** Ansicht von vorn

Labels (left figure, anterior view):
- Clavicula
- Trigonum clavi- (deltoideo-)pectorale
- M. deltoideus
- **M. pectoralis major**
- M. serratus anterior
- **M. coracobrachialis**
- **M. biceps brachii** { Caput longum, Caput breve }
- Caput longum } M. triceps brachii
- Caput mediale }
- Septum intermusculare brachii mediale
- **M. brachialis**
- **M. brachioradialis**
- M. extensor carpi radialis longus
- **M. pronator teres**
- **M. flexor carpi radialis**
- M. palmaris longus
- **M. flexor carpi ulnaris**
- **M. flexor digitorum superficialis**
- M. flexor pollicis longus
- Thenarmuskeln
- M. palmaris brevis
- Hypothenarmuskeln
- Aponeurosis palmaris = Dupuytren'sche Faszie
- Ligamentum metacarpale transversum superficiale = natatorium

**b** Ansicht von hinten

Labels (right figure, posterior view):
- M. trapezius
- Spina scapulae
- Acromion
- M. infraspinatus
- M. teres minor
- **M. deltoideus**
- M. teres major
- M. latissimus dorsi
- Caput longum }
- Caput laterale } **M. triceps brachii**
- Caput mediale }
- M. brachioradialis
- Epicondylus lateralis
- **M. extensor carpi radialis longus**
- **M. extensor carpi radialis brevis**
- M. anconeus
- M. flexor carpi ulnaris
- **M. extensor carpi ulnaris**
- **M. extensor digitorum**
- M. extensor digiti minimi
- M. abductor pollicis longus
- M. extensor pollicis brevis
- M. extensor pollicis longus
- M. extensor indicis
- Retinaculum extensorum = Ligamentum carpi dorsale
- Ansatzsehnen des M. extensor digitorum

**Muskeln**

# Oberarmmuskeln

**6.38** Oberarmmuskeln der rechten Seite, Ansicht von hinten. [1]

- M. deltoideus
- M. trapezius (res.)
- M. rhomboideus minor
- M. rhomboideus major
- Margo medialis scapulae
- **mediale Achsellücke**
- **M. teres major**
- Angulus inferior scapulae
- M. latissimus dorsi (res.)
- M. serratus anterior
- **Bursa subdeltoidea**
- **M. infraspinatus**
- **M. teres minor**
- **laterale Achsellücke**
- M. pectoralis major (res.)
- Caput longum
- Caput laterale
- Caput mediale
- M. triceps brachii
- Sulcus nervi radialis
- **Durchtrittspforte des N. radialis**
- M. biceps brachii
- **Septum intermusculare brachii laterale**
- M. brachialis
- M. brachioradialis
- M. extensor carpi radialis longus
- Caput mediale und Ansatzsehne des M. triceps brachii
- **Bursa subcutanea olecrani**
- M. anconeus

Die Bursa subcutanea olecrani kann sich bei chronischer Druckeinwirkung, z. B. Schreibtischarbeit, entzünden, Bursitis olecrani – „Student's elbow".

Zur Darstellung der Schultergelenkmuskeln und des M. triceps brachii wurde der M. deltoideus an seinem Ansatz abgelöst und mit dem M. trapezius nach oben verlagert. Freilegung des medialen Trizepskopfes

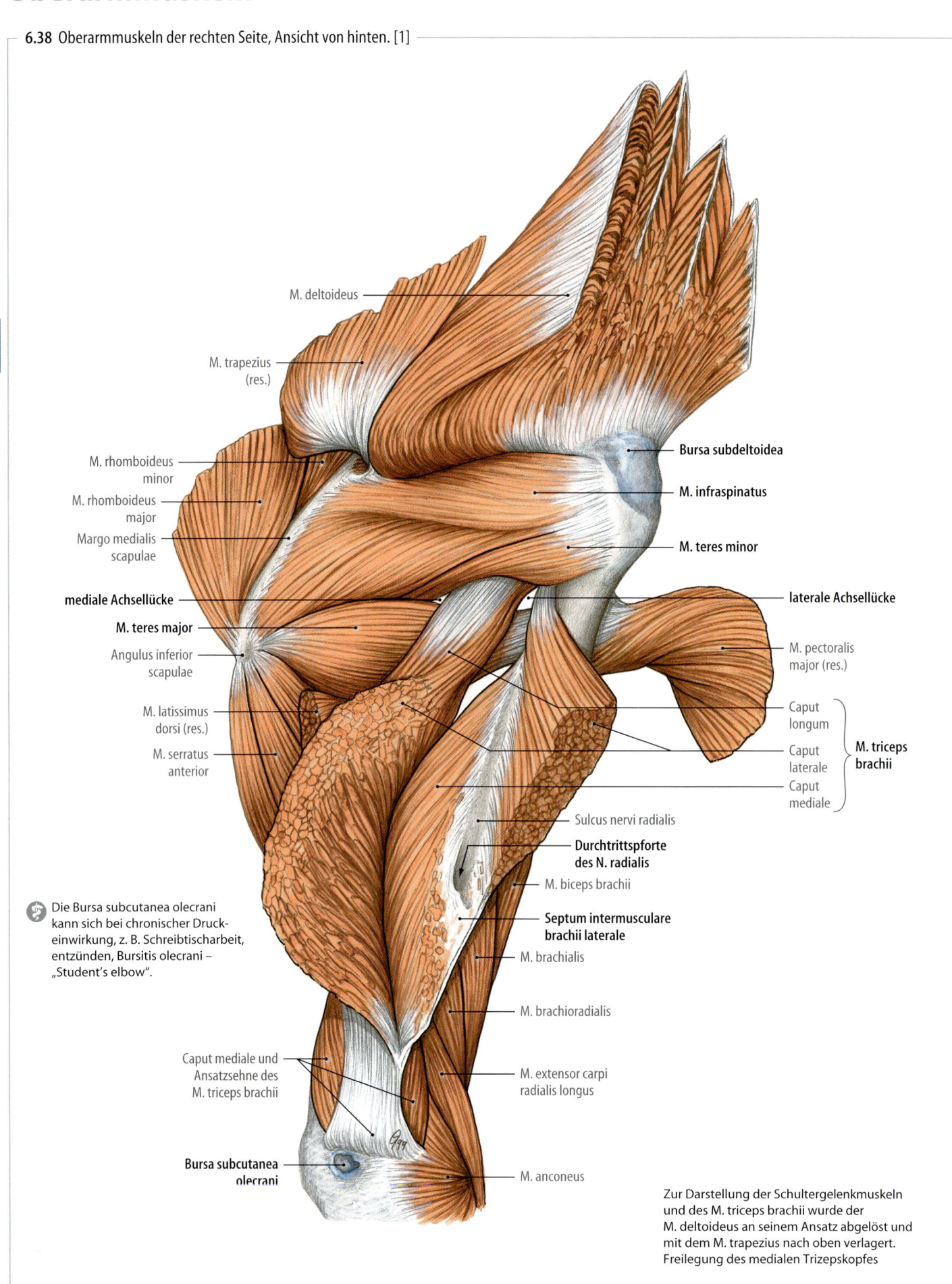

# Schultermuskeln · Faszienlogen

**6.39** Muskeln der rechten Schulter, Ansicht von vorn. [1]

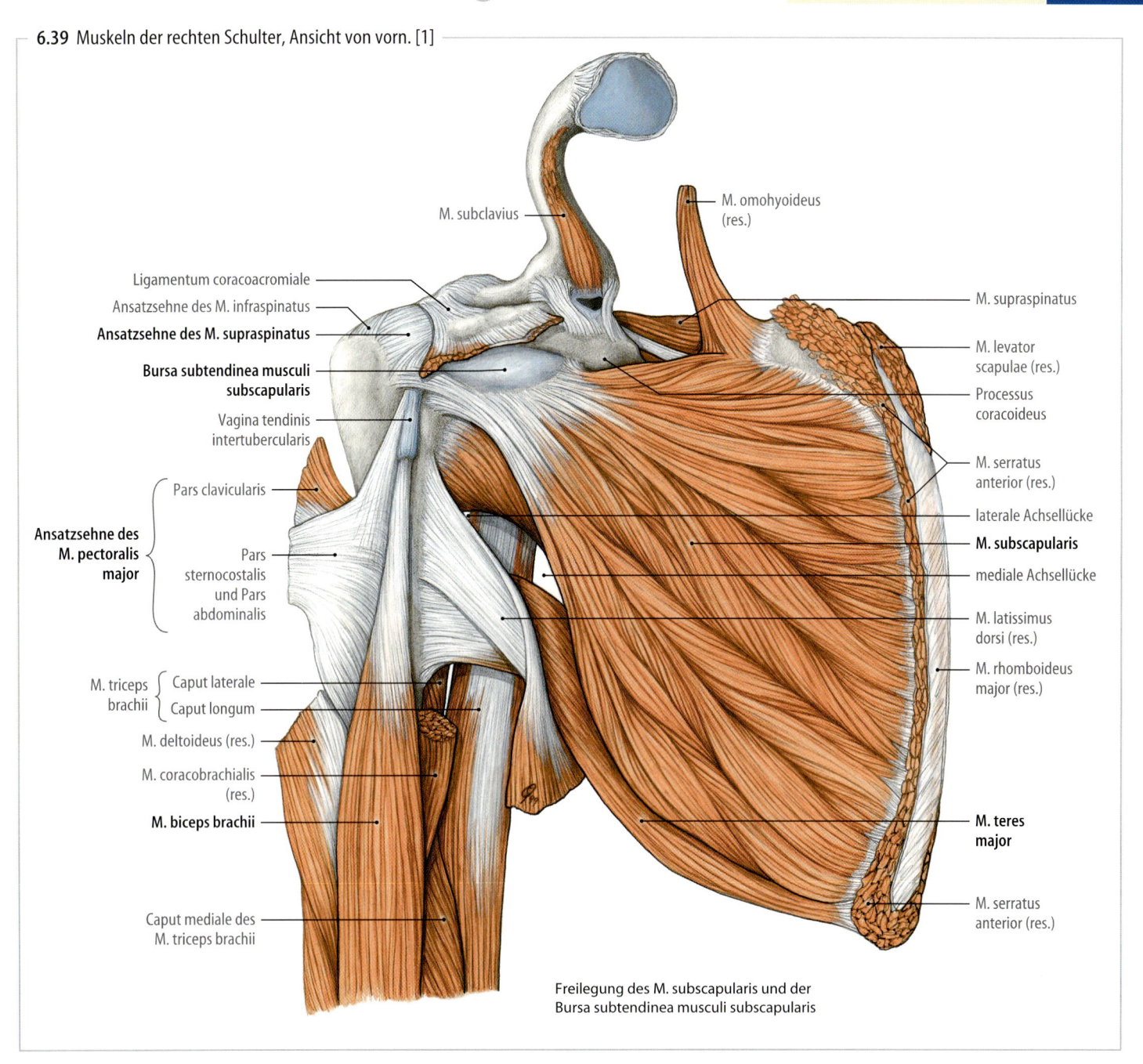

Labels (im Uhrzeigersinn/rundum):
- M. subclavius
- M. omohyoideus (res.)
- Ligamentum coracoacromiale
- Ansatzsehne des M. infraspinatus
- **Ansatzsehne des M. supraspinatus**
- **Bursa subtendinea musculi subscapularis**
- Vagina tendinis intertubercularis
- Ansatzsehne des M. pectoralis major
  - Pars clavicularis
  - Pars sternocostalis und Pars abdominalis
- M. triceps brachii
  - Caput laterale
  - Caput longum
- M. deltoideus (res.)
- M. coracobrachialis (res.)
- **M. biceps brachii**
- Caput mediale des M. triceps brachii
- M. supraspinatus
- M. levator scapulae (res.)
- Processus coracoideus
- M. serratus anterior (res.)
- laterale Achsellücke
- **M. subscapularis**
- mediale Achsellücke
- M. latissimus dorsi (res.)
- M. rhomboideus major (res.)
- **M. teres major**
- M. serratus anterior (res.)

Freilegung des M. subscapularis und der Bursa subtendinea musculi subscapularis

---

**6.40** Faszienlogen der Oberarmmuskeln der rechten Seite, Ansicht von oben.

**Faszienlogen des Oberarms**
- Fascia brachii
- **Faszienloge der vorderen (ventralen) Muskeln** (Flexorengruppe)
  M. biceps brachii, M. coracobrachialis, M. brachialis
- **Faszienloge der hinteren (dorsalen) Muskeln** (Extensorengruppe)
  M. triceps brachii mit Caput longum, Caput laterale und Caput mediale
- **Septum intermusculare brachii mediale**
  N. ulnaris, N. medianus, A. und V. brachialis
- **Septum intermusculare brachii laterale**
  N. radialis, A. profunda brachii (A. collateralis media, A. collateralis radialis)

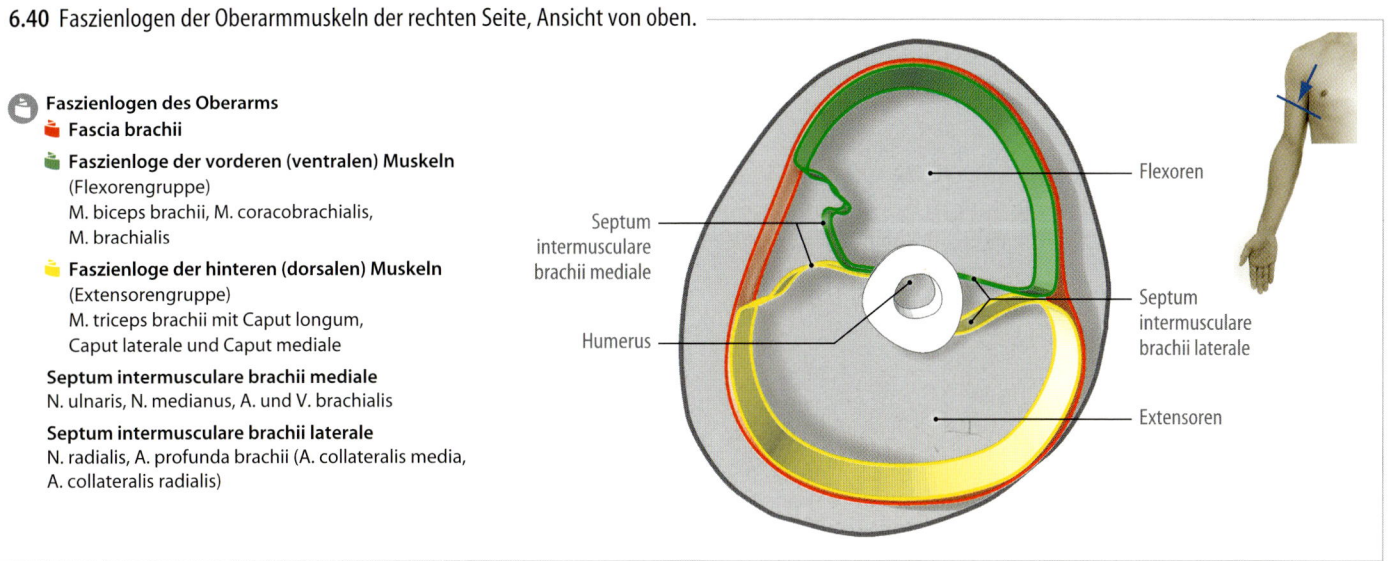

Beschriftungen der Abbildung:
- Septum intermusculare brachii mediale
- Humerus
- Flexoren
- Septum intermusculare brachii laterale
- Extensoren

**Muskeln**

# Rotatorenmanschette · Schleimbeutel

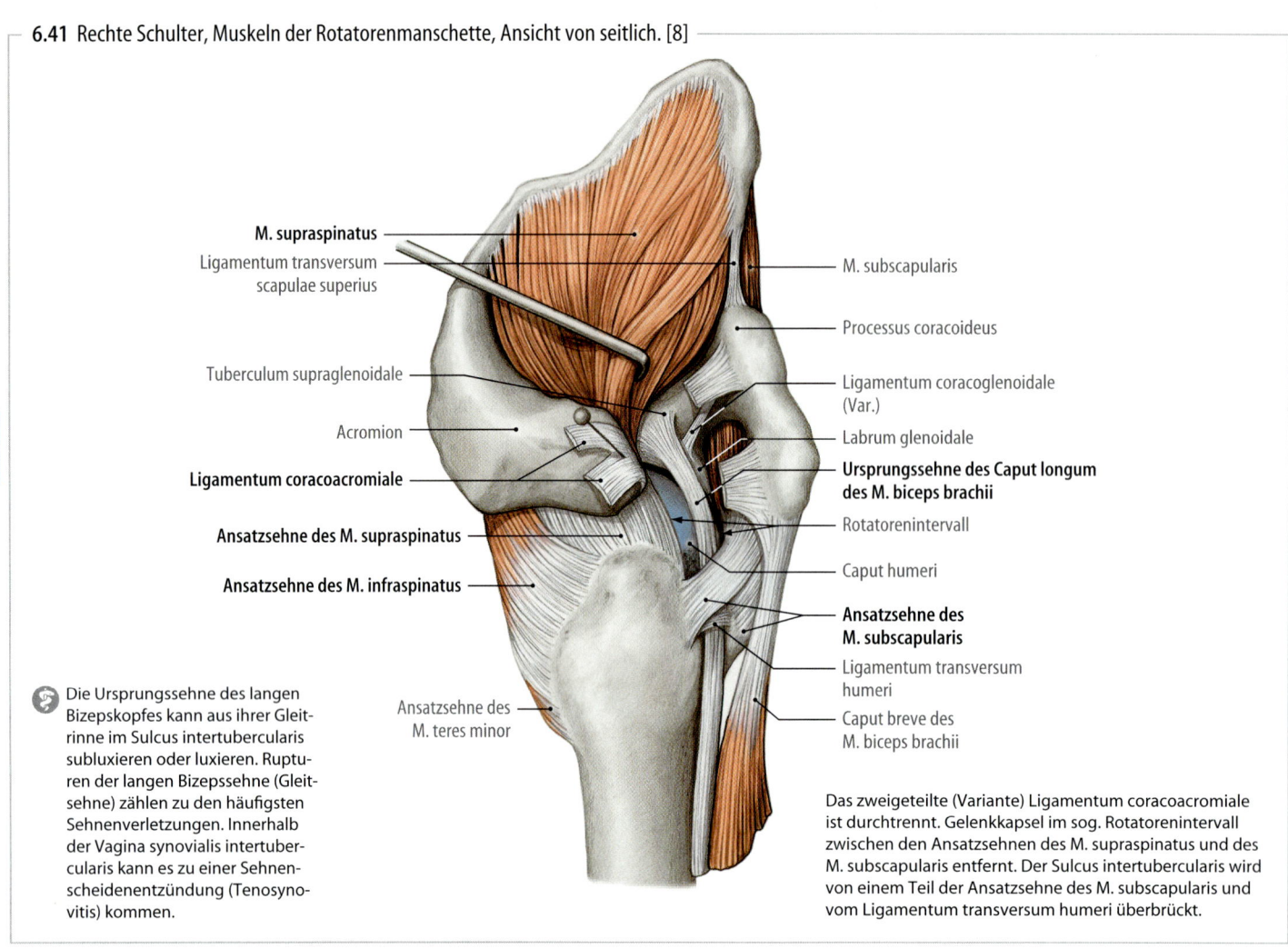

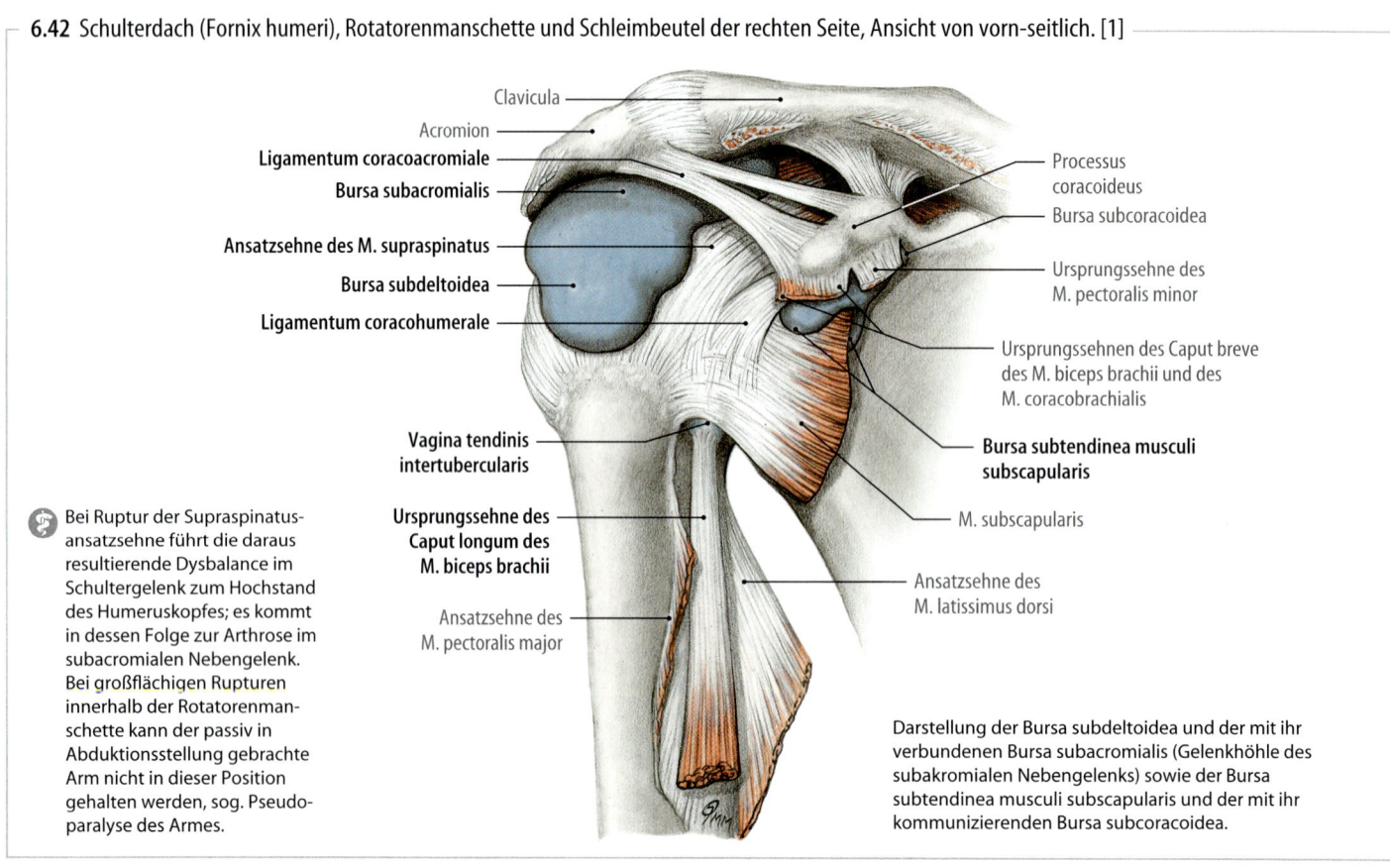

**6.41 Rechte Schulter, Muskeln der Rotatorenmanschette, Ansicht von seitlich. [8]**

- **M. supraspinatus**
- Ligamentum transversum scapulae superius
- Tuberculum supraglenoidale
- Acromion
- **Ligamentum coracoacromiale**
- **Ansatzsehne des M. supraspinatus**
- **Ansatzsehne des M. infraspinatus**
- Ansatzsehne des M. teres minor
- M. subscapularis
- Processus coracoideus
- Ligamentum coracoglenoidale (Var.)
- Labrum glenoidale
- **Ursprungssehne des Caput longum des M. biceps brachii**
- Rotatorenintervall
- Caput humeri
- **Ansatzsehne des M. subscapularis**
- Ligamentum transversum humeri
- Caput breve des M. biceps brachii

Die Ursprungssehne des langen Bizepskopfes kann aus ihrer Gleitrinne im Sulcus intertubercularis subluxieren oder luxieren. Rupturen der langen Bizepssehne (Gleitsehne) zählen zu den häufigsten Sehnenverletzungen. Innerhalb der Vagina synovialis intertubercularis kann es zu einer Sehnenscheidenentzündung (Tenosynovitis) kommen.

Das zweigeteilte (Variante) Ligamentum coracoacromiale ist durchtrennt. Gelenkkapsel im sog. Rotatorenintervall zwischen den Ansatzsehnen des M. supraspinatus und des M. subscapularis entfernt. Der Sulcus intertubercularis wird von einem Teil der Ansatzsehne des M. subscapularis und vom Ligamentum transversum humeri überbrückt.

**6.42 Schulterdach (Fornix humeri), Rotatorenmanschette und Schleimbeutel der rechten Seite, Ansicht von vorn-seitlich. [1]**

- Clavicula
- Acromion
- **Ligamentum coracoacromiale**
- **Bursa subacromialis**
- **Ansatzsehne des M. supraspinatus**
- **Bursa subdeltoidea**
- **Ligamentum coracohumerale**
- Vagina tendinis intertubercularis
- **Ursprungssehne des Caput longum des M. biceps brachii**
- Ansatzsehne des M. pectoralis major
- Processus coracoideus
- Bursa subcoracoidea
- Ursprungssehne des M. pectoralis minor
- Ursprungssehnen des Caput breve des M. biceps brachii und des M. coracobrachialis
- **Bursa subtendinea musculi subscapularis**
- M. subscapularis
- Ansatzsehne des M. latissimus dorsi

Bei Ruptur der Supraspinatusansatzsehne führt die daraus resultierende Dysbalance im Schultergelenk zum Hochstand des Humeruskopfes; es kommt in dessen Folge zur Arthrose im subakromialen Nebengelenk. Bei großflächigen Rupturen innerhalb der Rotatorenmanschette kann der passiv in Abduktionsstellung gebrachte Arm nicht in dieser Position gehalten werden, sog. Pseudoparalyse des Armes.

Darstellung der Bursa subdeltoidea und der mit ihr verbundenen Bursa subacromialis (Gelenkhöhle des subakromialen Nebengelenks) sowie der Bursa subtendinea musculi subscapularis und der mit ihr kommunizierenden Bursa subcoracoidea.

# Schulter: Schleimbeutel, Funktion

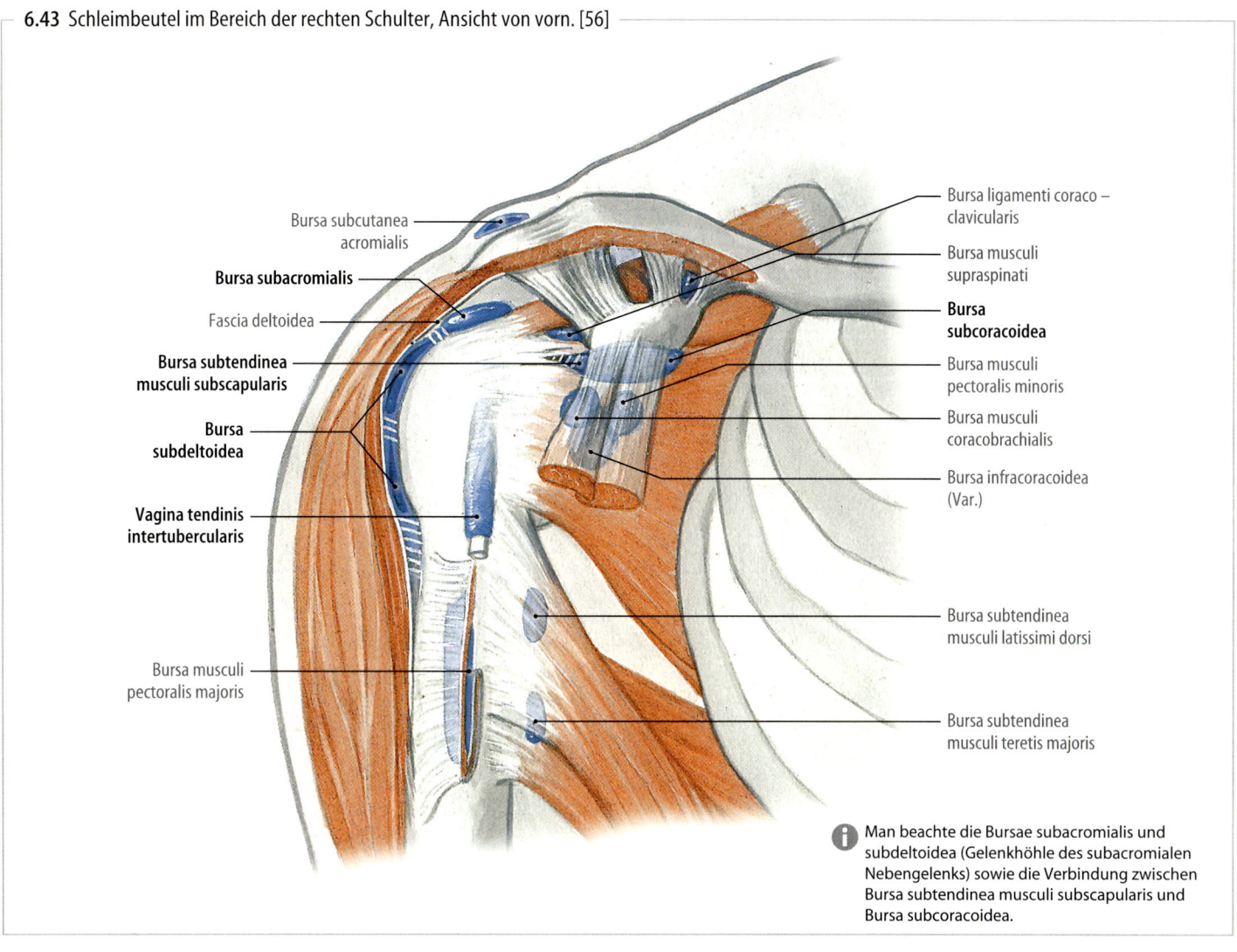

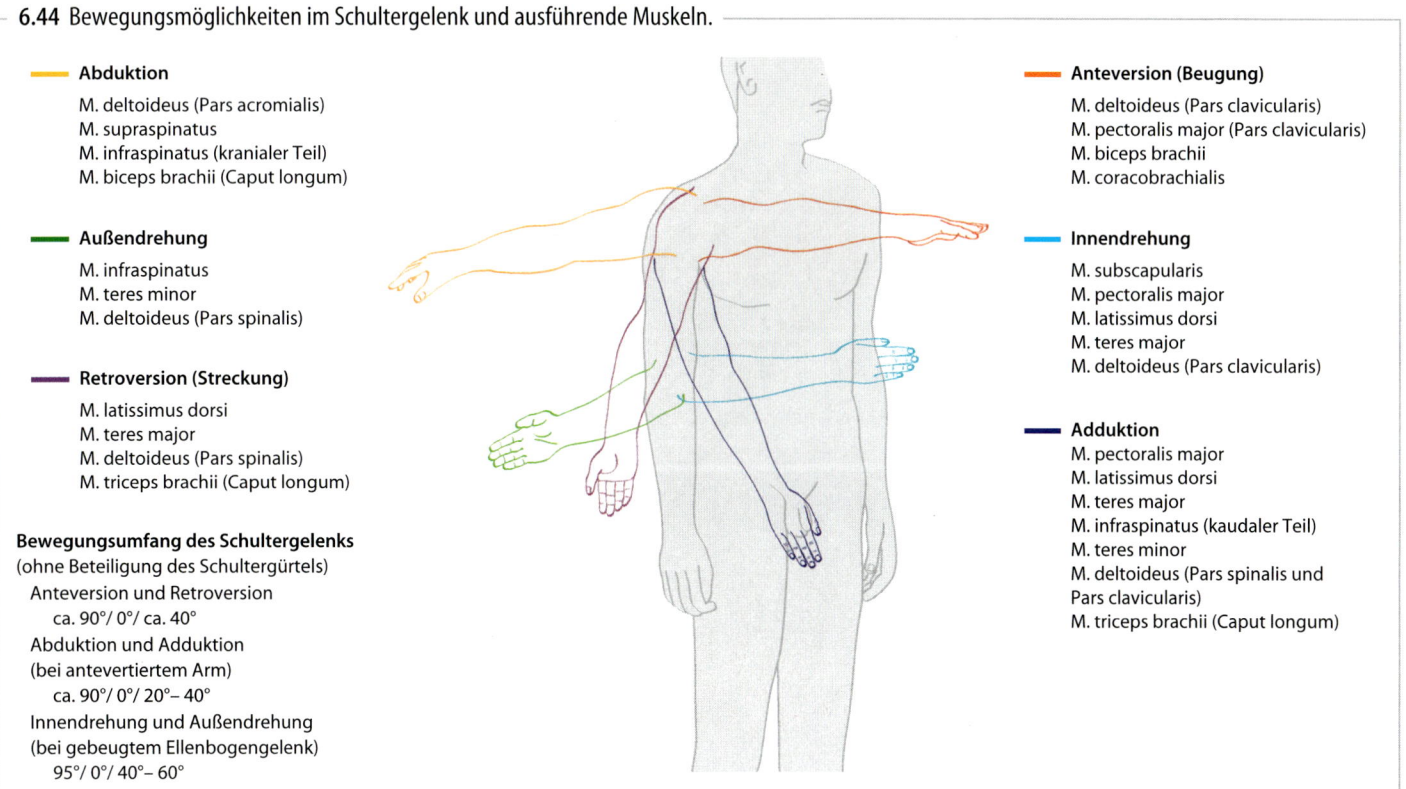

**6.43** Schleimbeutel im Bereich der rechten Schulter, Ansicht von vorn. [56]

Bursa subcutanea acromialis
**Bursa subacromialis**
Fascia deltoidea
**Bursa subtendinea musculi subscapularis**
**Bursa subdeltoidea**
Vagina tendinis intertubercularis
Bursa musculi pectoralis majoris

Bursa ligamenti coraco–clavicularis
Bursa musculi supraspinati
**Bursa subcoracoidea**
Bursa musculi pectoralis minoris
Bursa musculi coracobrachialis
Bursa infracoracoidea (Var.)
Bursa subtendinea musculi latissimi dorsi
Bursa subtendinea musculi teretis majoris

> Man beachte die Bursae subacromialis und subdeltoidea (Gelenkhöhle des subacromialen Nebengelenks) sowie die Verbindung zwischen Bursa subtendinea musculi subscapularis und Bursa subcoracoidea.

**6.44** Bewegungsmöglichkeiten im Schultergelenk und ausführende Muskeln.

**Abduktion**
- M. deltoideus (Pars acromialis)
- M. supraspinatus
- M. infraspinatus (kranialer Teil)
- M. biceps brachii (Caput longum)

**Außendrehung**
- M. infraspinatus
- M. teres minor
- M. deltoideus (Pars spinalis)

**Retroversion (Streckung)**
- M. latissimus dorsi
- M. teres major
- M. deltoideus (Pars spinalis)
- M. triceps brachii (Caput longum)

**Bewegungsumfang des Schultergelenks**
(ohne Beteiligung des Schultergürtels)
Anteversion und Retroversion
  ca. 90°/ 0°/ ca. 40°
Abduktion und Adduktion
(bei antevertiertem Arm)
  ca. 90°/ 0°/ 20°– 40°
Innendrehung und Außendrehung
(bei gebeugtem Ellenbogengelenk)
  95°/ 0°/ 40°– 60°

**Anteversion (Beugung)**
- M. deltoideus (Pars clavicularis)
- M. pectoralis major (Pars clavicularis)
- M. biceps brachii
- M. coracobrachialis

**Innendrehung**
- M. subscapularis
- M. pectoralis major
- M. latissimus dorsi
- M. teres major
- M. deltoideus (Pars clavicularis)

**Adduktion**
- M. pectoralis major
- M. latissimus dorsi
- M. teres major
- M. infraspinatus (kaudaler Teil)
- M. teres minor
- M. deltoideus (Pars spinalis und Pars clavicularis)
- M. triceps brachii (Caput longum)

**Muskeln**

# Armmuskeln

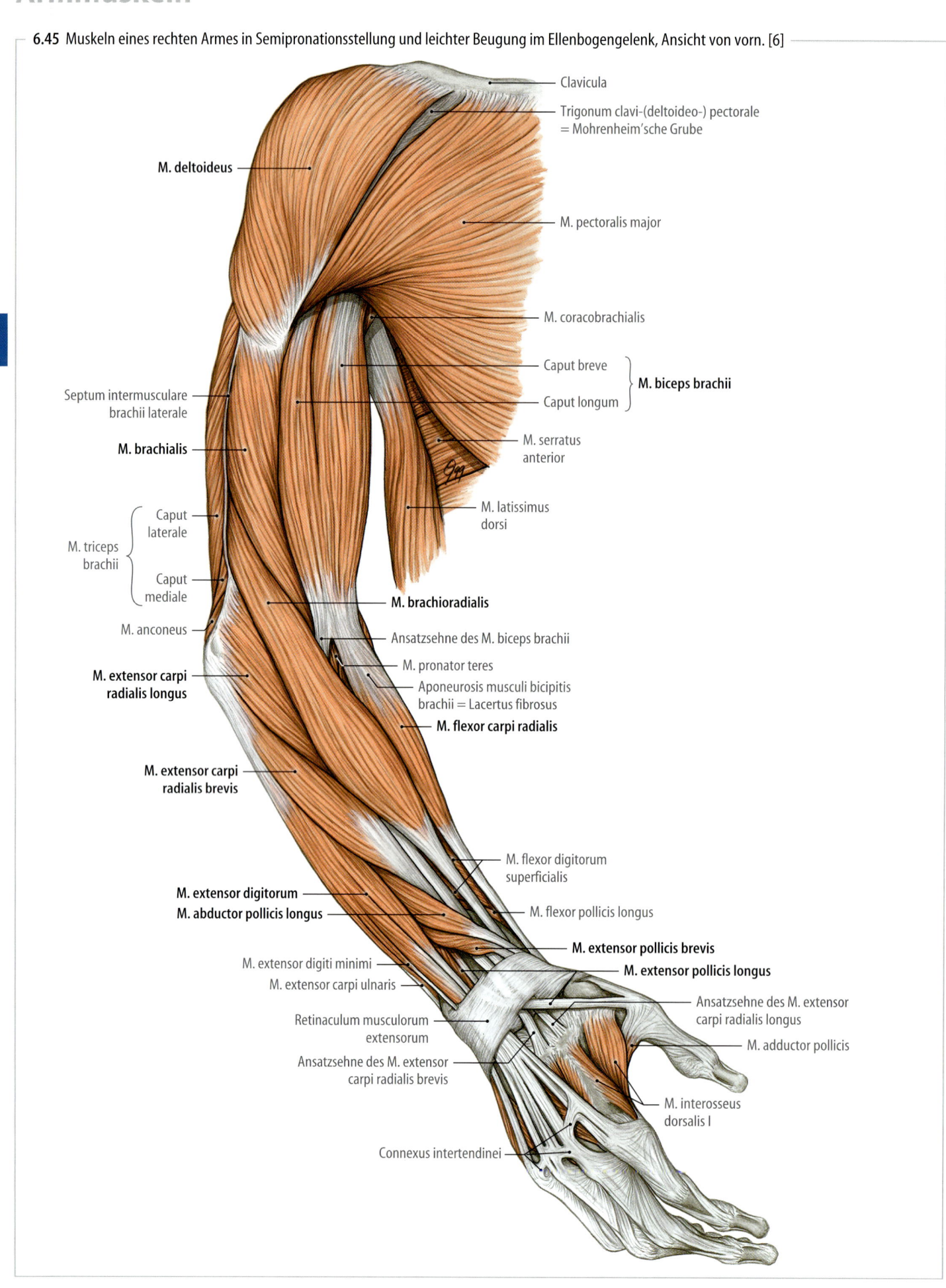

**6.45** Muskeln eines rechten Armes in Semipronationsstellung und leichter Beugung im Ellenbogengelenk, Ansicht von vorn. [6]

- Clavicula
- Trigonum clavi-(deltoideo-) pectorale = Mohrenheim'sche Grube
- **M. deltoideus**
- M. pectoralis major
- M. coracobrachialis
- Caput breve
- Caput longum
- **M. biceps brachii**
- Septum intermusculare brachii laterale
- M. serratus anterior
- **M. brachialis**
- M. latissimus dorsi
- Caput laterale
- Caput mediale
- M. triceps brachii
- **M. brachioradialis**
- M. anconeus
- Ansatzsehne des M. biceps brachii
- M. pronator teres
- **M. extensor carpi radialis longus**
- Aponeurosis musculi bicipitis brachii = Lacertus fibrosus
- **M. flexor carpi radialis**
- **M. extensor carpi radialis brevis**
- M. flexor digitorum superficialis
- **M. extensor digitorum**
- **M. abductor pollicis longus**
- M. flexor pollicis longus
- **M. extensor pollicis brevis**
- M. extensor digiti minimi
- **M. extensor pollicis longus**
- M. extensor carpi ulnaris
- Ansatzsehne des M. extensor carpi radialis longus
- Retinaculum musculorum extensorum
- M. adductor pollicis
- Ansatzsehne des M. extensor carpi radialis brevis
- M. interosseus dorsalis I
- Connexus intertendinei

# Oberarmmuskeln

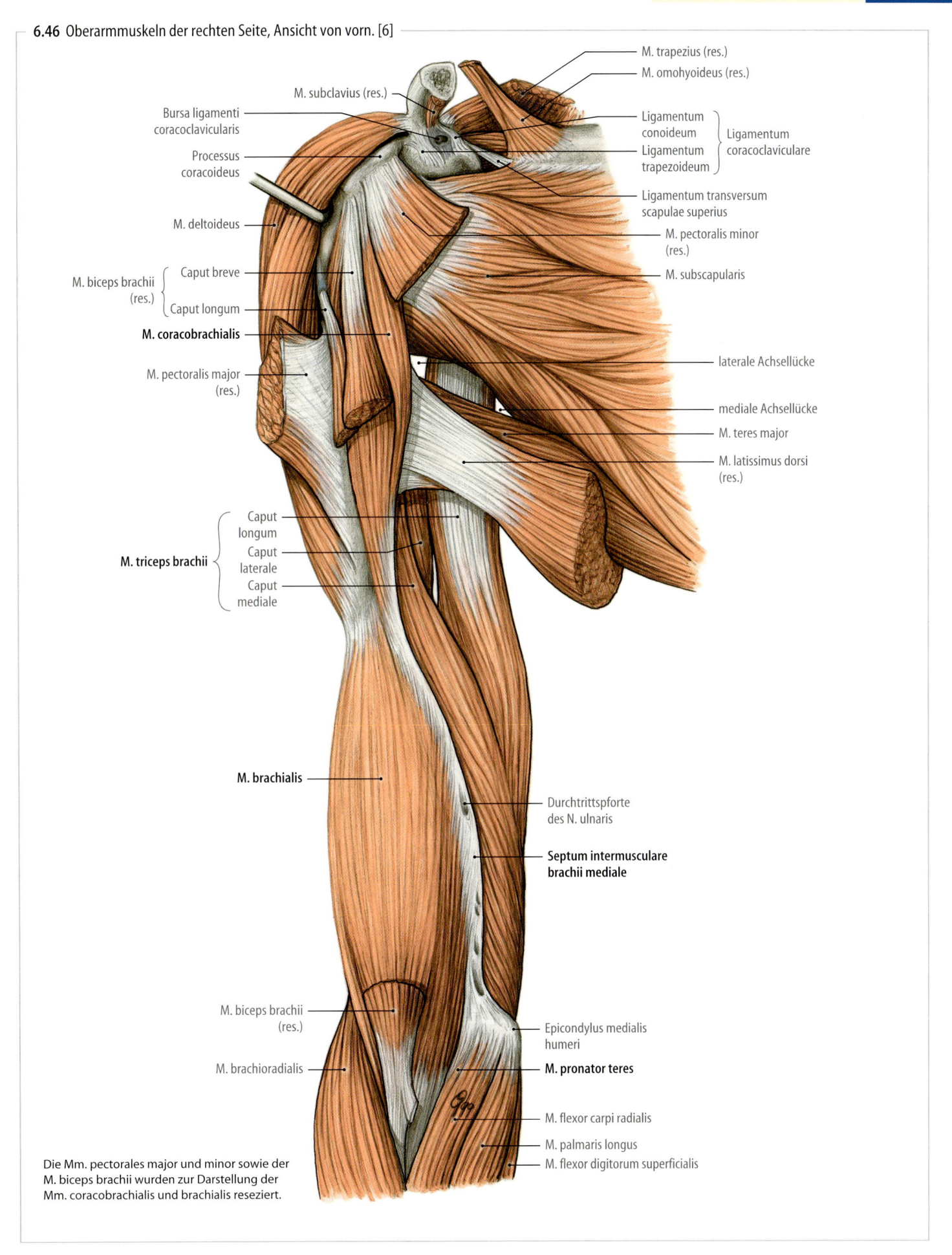

**6.46** Oberarmmuskeln der rechten Seite, Ansicht von vorn. [6]

- M. trapezius (res.)
- M. omohyoideus (res.)
- M. subclavius (res.)
- Bursa ligamenti coracoclavicularis
- Processus coracoideus
- Ligamentum conoideum ⎱ Ligamentum
- Ligamentum trapezoideum ⎰ coracoclaviculare
- Ligamentum transversum scapulae superius
- M. deltoideus
- M. pectoralis minor (res.)
- M. subscapularis
- M. biceps brachii (res.): Caput breve, Caput longum
- **M. coracobrachialis**
- M. pectoralis major (res.)
- laterale Achsellücke
- mediale Achsellücke
- M. teres major
- M. latissimus dorsi (res.)
- **M. triceps brachii**: Caput longum, Caput laterale, Caput mediale
- **M. brachialis**
- Durchtrittspforte des N. ulnaris
- **Septum intermusculare brachii mediale**
- M. biceps brachii (res.)
- Epicondylus medialis humeri
- M. brachioradialis
- **M. pronator teres**
- M. flexor carpi radialis
- M. palmaris longus
- M. flexor digitorum superficialis

Die Mm. pectorales major und minor sowie der M. biceps brachii wurden zur Darstellung der Mm. coracobrachialis und brachialis reseziert.

**Muskeln**

# Unterarmmuskeln

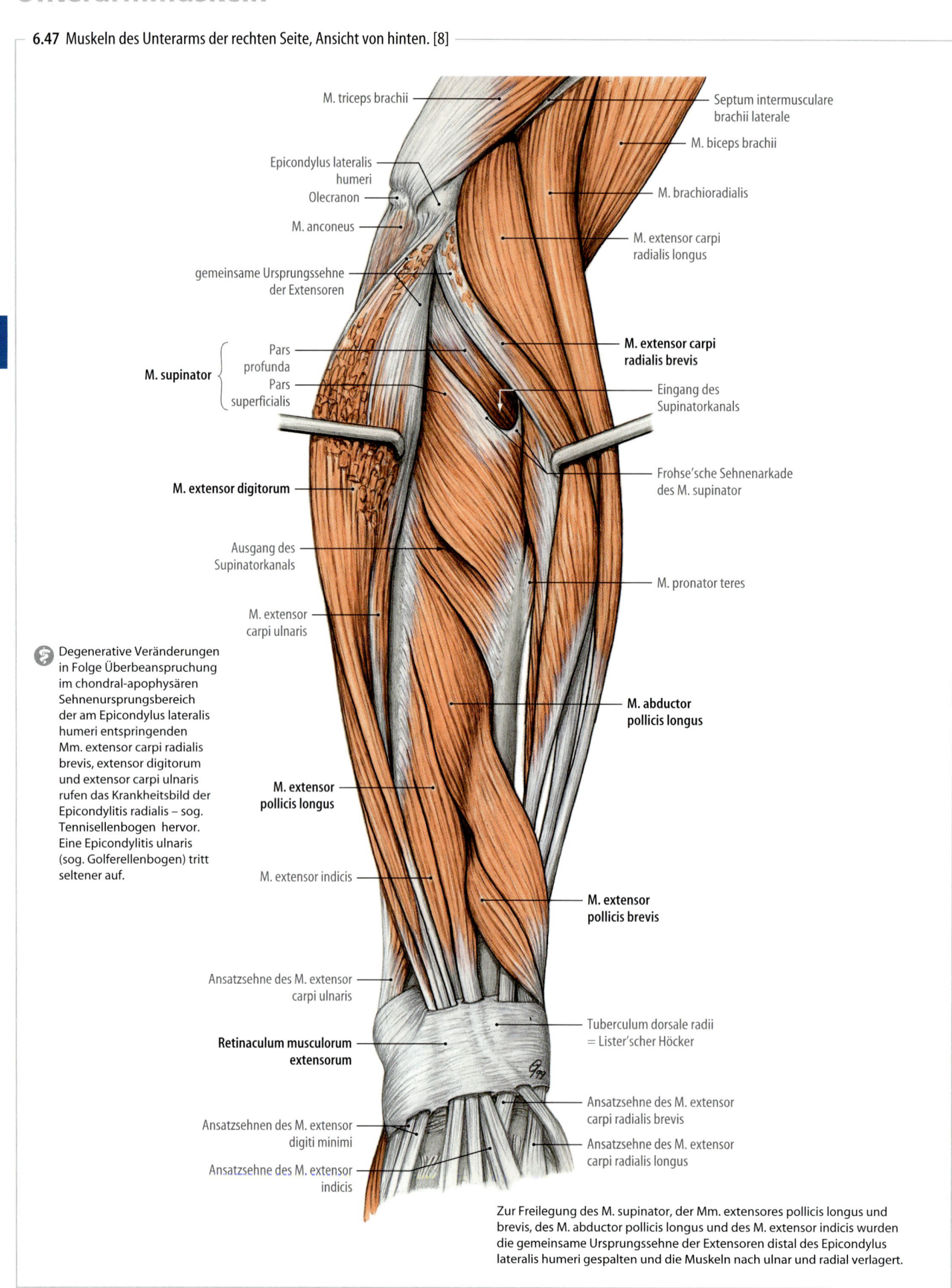

**6.47** Muskeln des Unterarms der rechten Seite, Ansicht von hinten. [8]

- M. triceps brachii
- Epicondylus lateralis humeri
- Olecranon
- M. anconeus
- gemeinsame Ursprungssehne der Extensoren
- M. supinator
  - Pars profunda
  - Pars superficialis
- **M. extensor digitorum**
- Ausgang des Supinatorkanals
- M. extensor carpi ulnaris
- **M. extensor pollicis longus**
- M. extensor indicis
- Ansatzsehne des M. extensor carpi ulnaris
- **Retinaculum musculorum extensorum**
- Ansatzsehnen des M. extensor digiti minimi
- Ansatzsehne des M. extensor indicis

- Septum intermusculare brachii laterale
- M. biceps brachii
- M. brachioradialis
- M. extensor carpi radialis longus
- **M. extensor carpi radialis brevis**
- Eingang des Supinatorkanals
- Frohse'sche Sehnenarkade des M. supinator
- M. pronator teres
- **M. abductor pollicis longus**
- **M. extensor pollicis brevis**
- Tuberculum dorsale radii = Lister'scher Höcker
- Ansatzsehne des M. extensor carpi radialis brevis
- Ansatzsehne des M. extensor carpi radialis longus

🔵 Degenerative Veränderungen in Folge Überbeanspruchung im chondral-apophysären Sehnenursprungsbereich der am Epicondylus lateralis humeri entspringenden Mm. extensor carpi radialis brevis, extensor digitorum und extensor carpi ulnaris rufen das Krankheitsbild der Epicondylitis radialis – sog. Tennisellenbogen hervor. Eine Epicondylitis ulnaris (sog. Golferellenbogen) tritt seltener auf.

Zur Freilegung des M. supinator, der Mm. extensores pollicis longus und brevis, des M. abductor pollicis longus und des M. extensor indicis wurden die gemeinsame Ursprungssehne der Extensoren distal des Epicondylus lateralis humeri gespalten und die Muskeln nach ulnar und radial verlagert.

# Ellenbogengelenk: Funktion · Muskeln

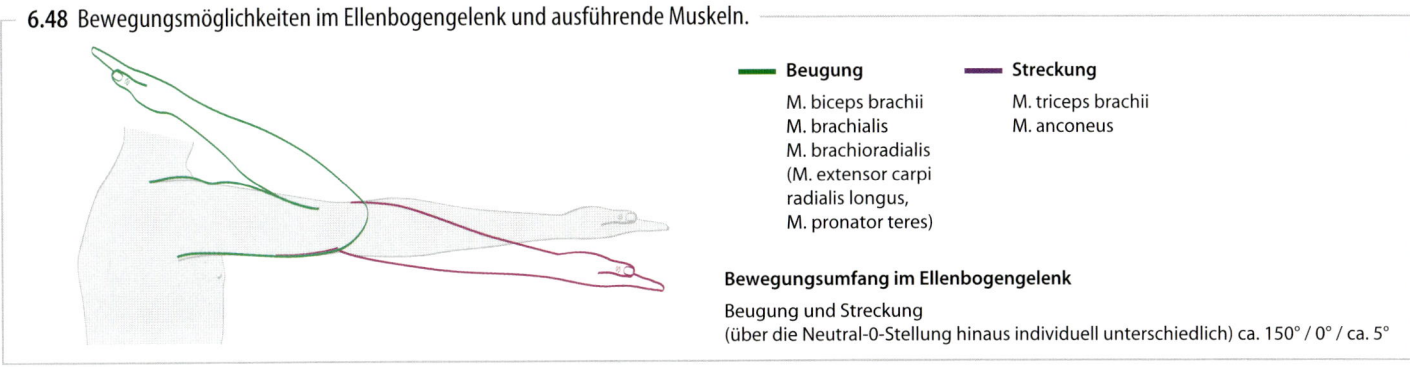

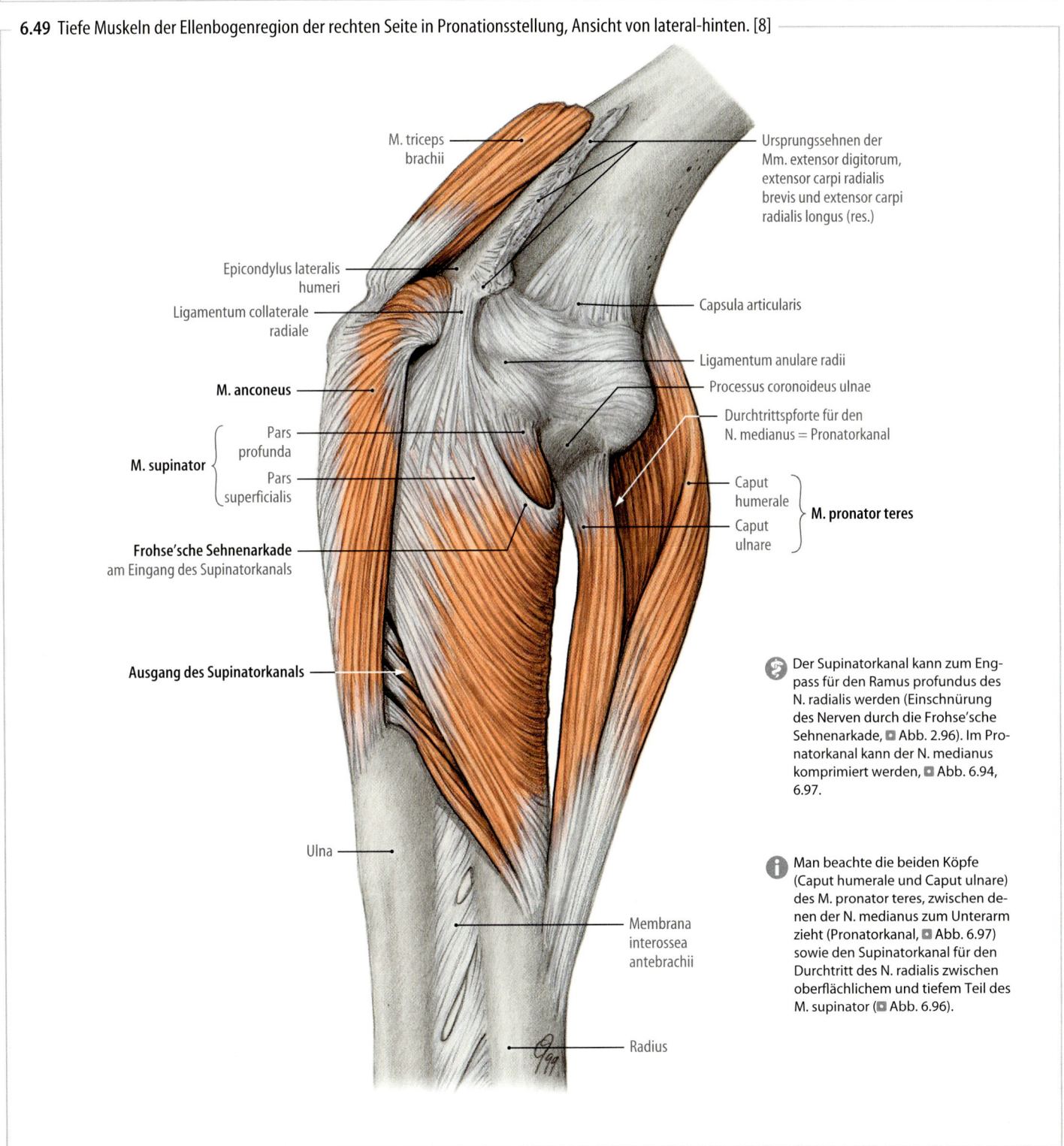

**6.48 Bewegungsmöglichkeiten im Ellenbogengelenk und ausführende Muskeln.**

— **Beugung**
- M. biceps brachii
- M. brachialis
- M. brachioradialis
  (M. extensor carpi radialis longus,
  M. pronator teres)

— **Streckung**
- M. triceps brachii
- M. anconeus

**Bewegungsumfang im Ellenbogengelenk**
Beugung und Streckung
(über die Neutral-0-Stellung hinaus individuell unterschiedlich) ca. 150° / 0° / ca. 5°

**6.49 Tiefe Muskeln der Ellenbogenregion der rechten Seite in Pronationsstellung, Ansicht von lateral-hinten.** [8]

Beschriftungen:
- M. triceps brachii
- Ursprungssehnen der Mm. extensor digitorum, extensor carpi radialis brevis und extensor carpi radialis longus (res.)
- Epicondylus lateralis humeri
- Ligamentum collaterale radiale
- Capsula articularis
- Ligamentum anulare radii
- Processus coronoideus ulnae
- **M. anconeus**
- Durchtrittspforte für den N. medianus = Pronatorkanal
- **M. supinator**
  - Pars profunda
  - Pars superficialis
- Caput humerale
- Caput ulnare
- **M. pronator teres**
- **Frohse'sche Sehnenarkade** am Eingang des Supinatorkanals
- **Ausgang des Supinatorkanals**
- Ulna
- Membrana interossea antebrachii
- Radius

> Der Supinatorkanal kann zum Engpass für den Ramus profundus des N. radialis werden (Einschnürung des Nerven durch die Frohse'sche Sehnenarkade, Abb. 2.96). Im Pronatorkanal kann der N. medianus komprimiert werden, Abb. 6.94, 6.97.

> Man beachte die beiden Köpfe (Caput humerale und Caput ulnare) des M. pronator teres, zwischen denen der N. medianus zum Unterarm zieht (Pronatorkanal, Abb. 6.97) sowie den Supinatorkanal für den Durchtritt des N. radialis zwischen oberflächlichem und tiefem Teil des M. supinator (Abb. 6.96).

**Muskeln**

# M. pronator quadratus

**6.50a,b** M. pronator quadratus der rechten Seite, Ansicht von palmar. [8]

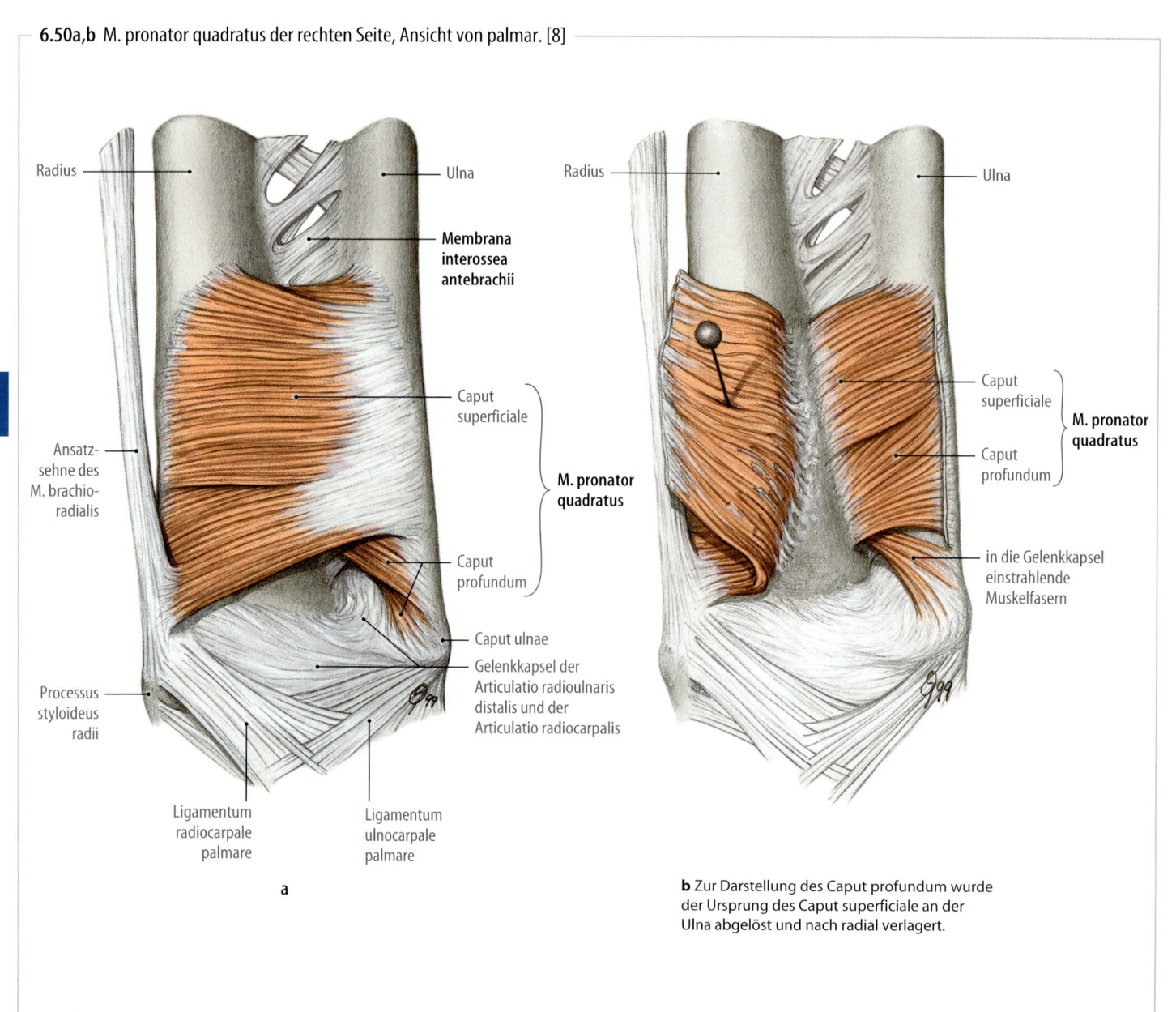

a

**b** Zur Darstellung des Caput profundum wurde der Ursprung des Caput superficiale an der Ulna abgelöst und nach radial verlagert.

**6.51** Bewegungsmöglichkeiten im proximalen und im distalen Radioulnargelenk und ausführende Muskeln.

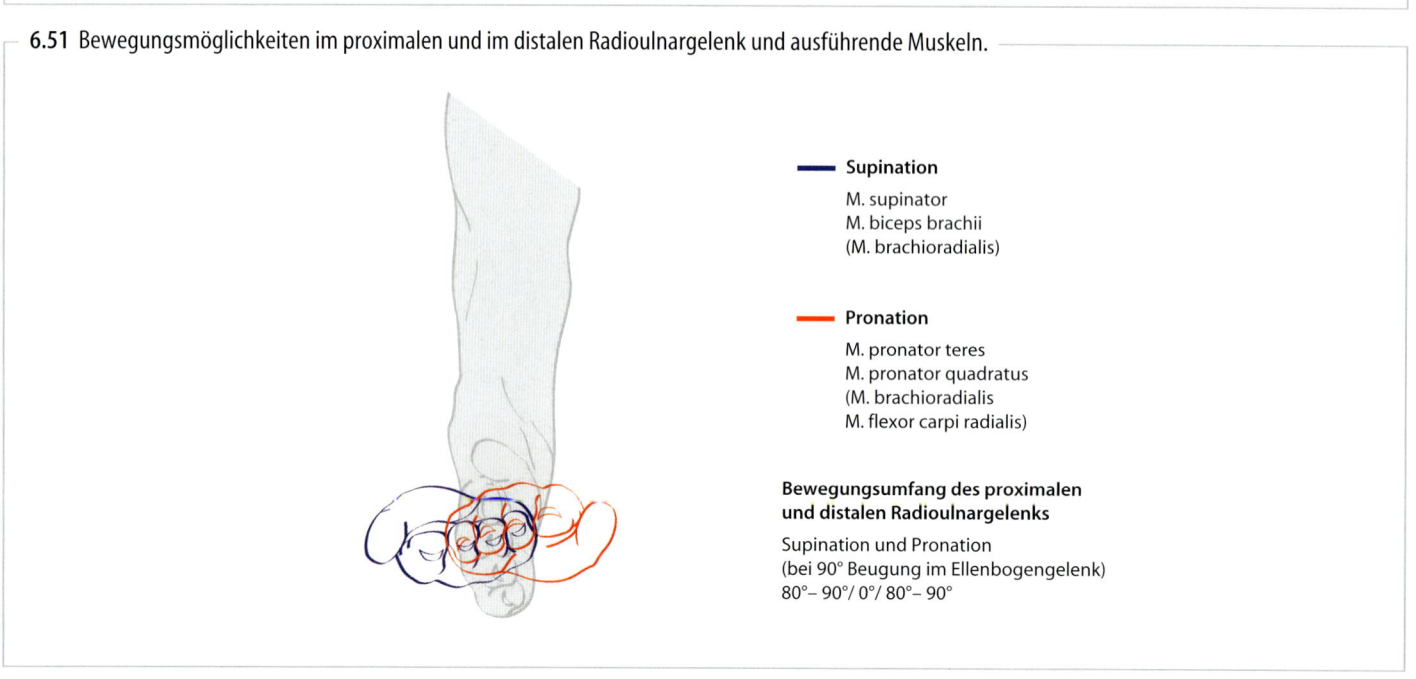

**Supination**
M. supinator
M. biceps brachii
(M. brachioradialis)

**Pronation**
M. pronator teres
M. pronator quadratus
(M. brachioradialis)
M. flexor carpi radialis)

**Bewegungsumfang des proximalen und distalen Radioulnargelenks**

Supination und Pronation
(bei 90° Beugung im Ellenbogengelenk)
80°– 90°/ 0°/ 80°– 90°

# Unterarmmuskeln · Faszienlogen

**6.52** Unterarmmuskeln der rechten Seite, Ansicht von palmar. [8]

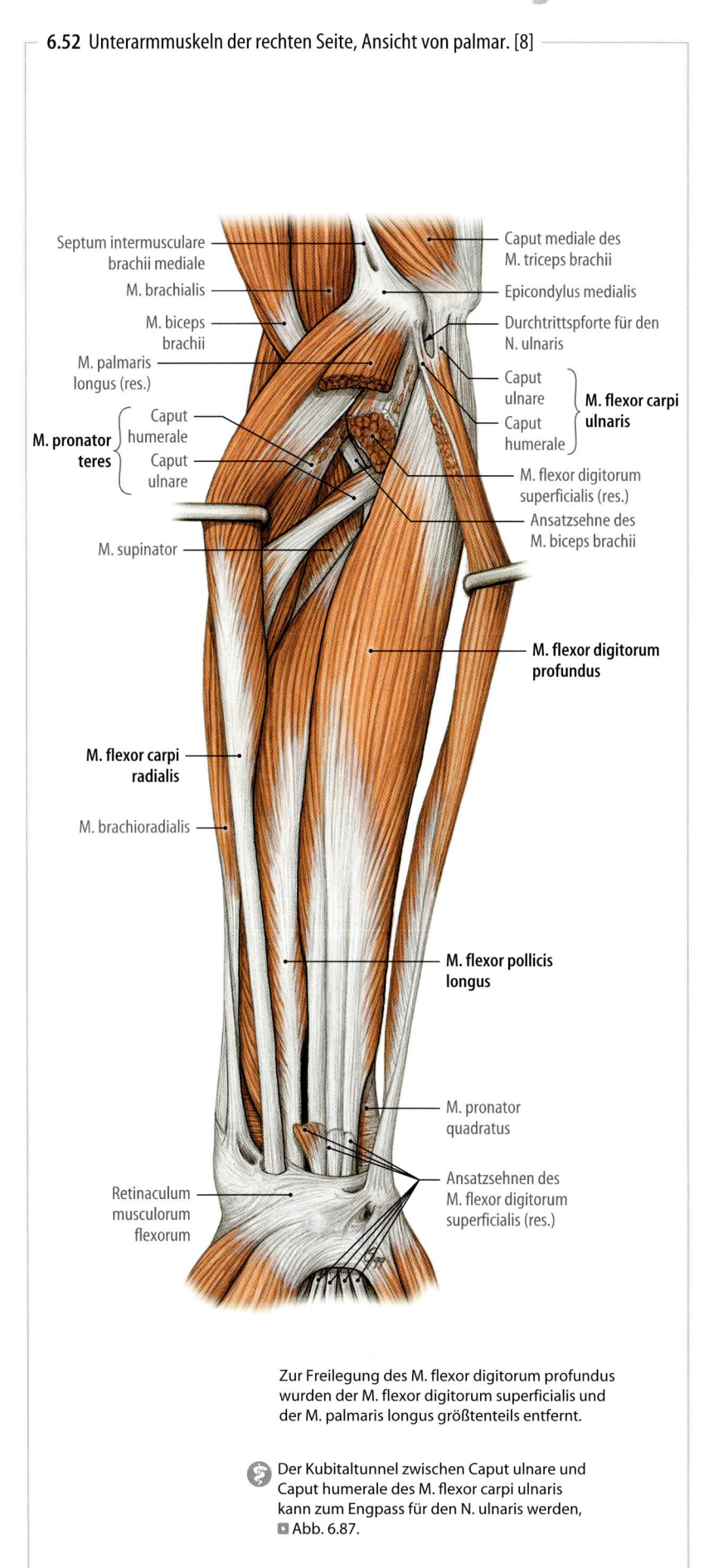

Septum intermusculare brachii mediale
M. brachialis
M. biceps brachii
M. palmaris longus (res.)
M. pronator teres { Caput humerale, Caput ulnare }
M. supinator
Caput mediale des M. triceps brachii
Epicondylus medialis
Durchtrittspforte für den N. ulnaris
M. flexor carpi ulnaris { Caput ulnare, Caput humerale }
M. flexor digitorum superficialis (res.)
Ansatzsehne des M. biceps brachii
**M. flexor digitorum profundus**
**M. flexor carpi radialis**
M. brachioradialis
**M. flexor pollicis longus**
M. pronator quadratus
Retinaculum musculorum flexorum
Ansatzsehnen des M. flexor digitorum superficialis (res.)

Zur Freilegung des M. flexor digitorum profundus wurden der M. flexor digitorum superficialis und der M. palmaris longus größtenteils entfernt.

Der Kubitaltunnel zwischen Caput ulnare und Caput humerale des M. flexor carpi ulnaris kann zum Engpass für den N. ulnaris werden, Abb. 6.87.

**6.53** Faszienlogen der Unterarmmuskeln der rechten Seite, Ansicht von oben.

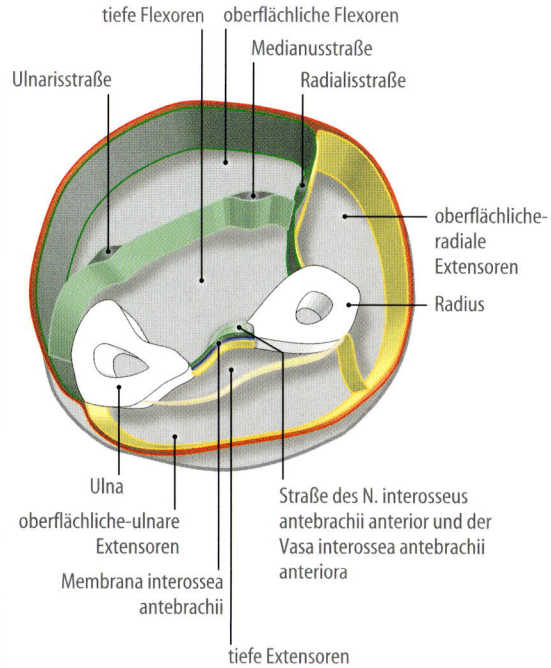

Ulnarisstraße
tiefe Flexoren
oberflächliche Flexoren
Medianusstraße
Radialisstraße
oberflächliche-radiale Extensoren
Radius
Straße des N. interosseus antebrachii anterior und der Vasa interossea antebrachii anteriora
tiefe Extensoren
Membrana interossea antebrachii
oberflächliche-ulnare Extensoren
Ulna

### Faszienlogen des Unterarms
**Fascia antebrachii**

**Faszienloge der vorderen (ventralen) Muskeln (Flexorengruppe)**
- oberflächliche vordere (ventrale) Muskeln
  M. flexor digitorum superficialis, M. pronator teres, M. flexor carpi radialis, M. flexor carpi ulnaris, M. palmaris longus
- tiefe vordere (ventrale) Muskeln
  M. flexor digitorum profundus, M. flexor pollicis longus, M. pronator quadratus

**Faszienloge der hinteren (dorsalen) Muskeln (Extensorengruppe)**
- tiefe hintere (dorsale) Muskeln
  M. supinator, M. abductor pollicis longus, M. extensor pollicis brevis, M. extensor indicis
- oberflächliche hintere (dorsale) Muskeln
  *ulnare Gruppe:*
  M. extensor digitorum, M. extensor carpi ulnaris
  *radiale Gruppe:*
  M. brachioradialis, M. extensor carpi radialis longus, M. extensor carpi radialis brevis

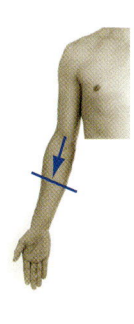

**Muskeln**

# Unterarmmuskeln · Handgelenke: Funktion

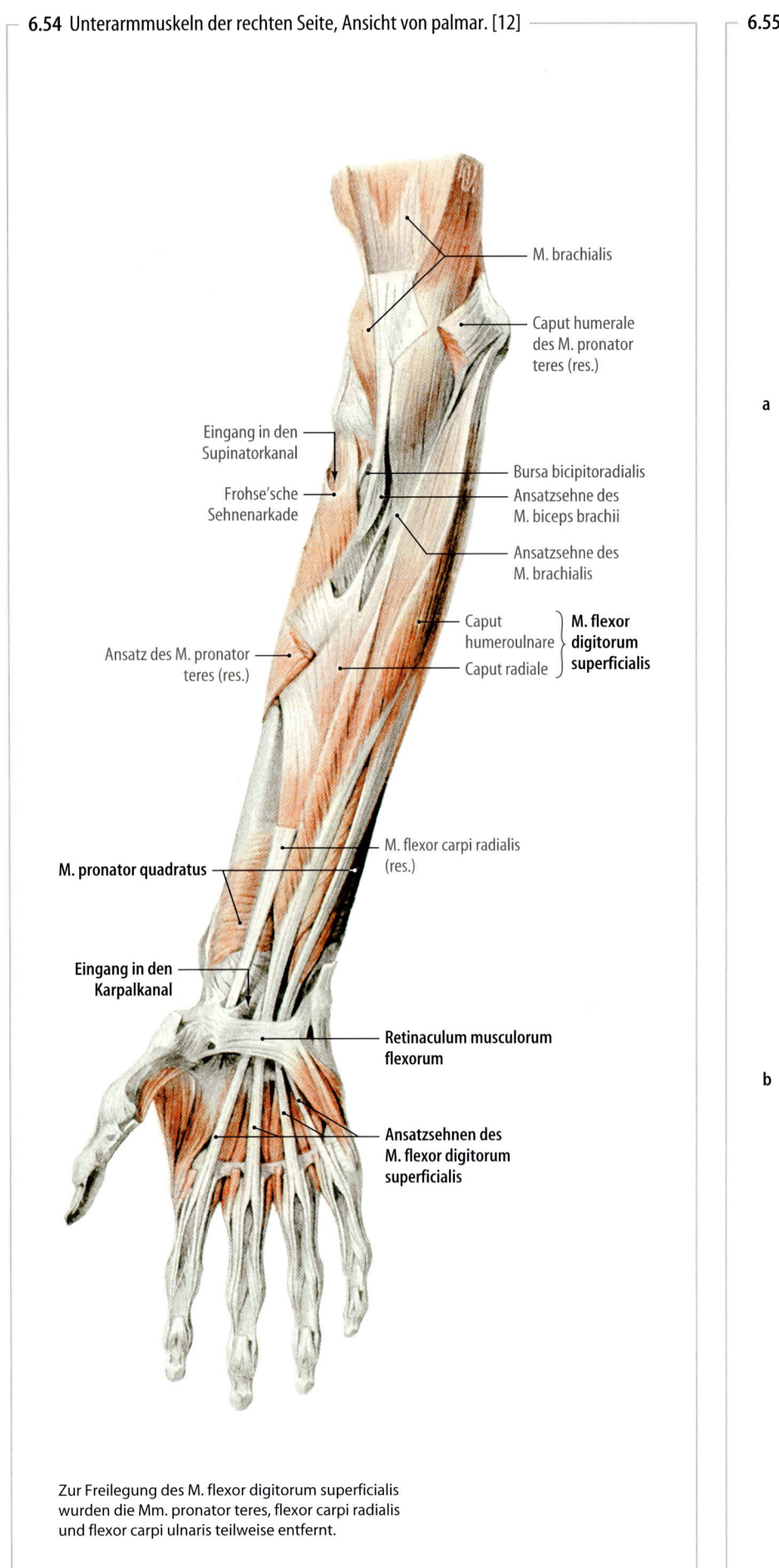

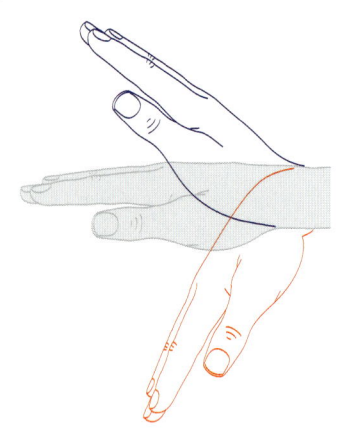

**6.54** Unterarmmuskeln der rechten Seite, Ansicht von palmar. [12]

- M. brachialis
- Caput humerale des M. pronator teres (res.)
- Eingang in den Supinatorkanal
- Frohse'sche Sehnenarkade
- Bursa bicipitoradialis
- Ansatzsehne des M. biceps brachii
- Ansatzsehne des M. brachialis
- Ansatz des M. pronator teres (res.)
- Caput humeroulnare
- Caput radiale
- **M. flexor digitorum superficialis**
- M. flexor carpi radialis (res.)
- **M. pronator quadratus**
- **Eingang in den Karpalkanal**
- **Retinaculum musculorum flexorum**
- **Ansatzsehnen des M. flexor digitorum superficialis**

Zur Freilegung des M. flexor digitorum superficialis wurden die Mm. pronator teres, flexor carpi radialis und flexor carpi ulnaris teilweise entfernt.

**6.55a,b** Bewegungsmöglichkeiten in den Handgelenken und ausführende Muskeln.

a

— **Dorsalstreckung**
M. extensor digitorum
M. extensor carpi radialis longus
M. extensor carpi radialis brevis
M. extensor carpi ulnaris
M. extensor pollicis longus
M. extensor digiti minimi
M. extensor indicis

— **Palmarbeugung**
M. flexor digitorum profundus
M. flexor digitorum superficialis
M. flexor carpi radialis
M. flexor carpi ulnaris
M. flexor pollicis longus
M. abductor pollicis longus

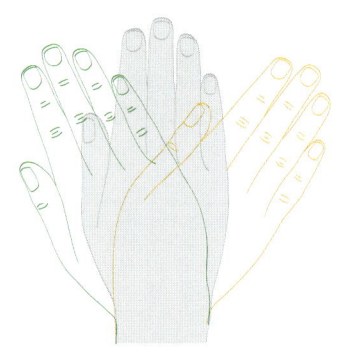

b

— **ulnare Abduktion**
M. flexor carpi ulnaris
M. extensor carpi ulnaris
M. extensor digitorum
M. flexor digitorum profundus
M. extensor digiti minimi

— **radiale Abduktion**
M. flexor carpi radialis
M. extensor carpi radialis longus
M. extensor carpi radialis brevis
M. flexor pollicis longus
M. extensor pollicis brevis
M. extensor pollicis longus

**Bewegungsumfang der Handgelenke**

**a** Palmarbeugung und Dorsalstreckung (individuell unterschiedlich)
50°– 60°/ 0°/ 35°– 60°
**b** radiale Abduktion und ulnare Abduktion
25°– 30°/ 0°/ 36°– 40°

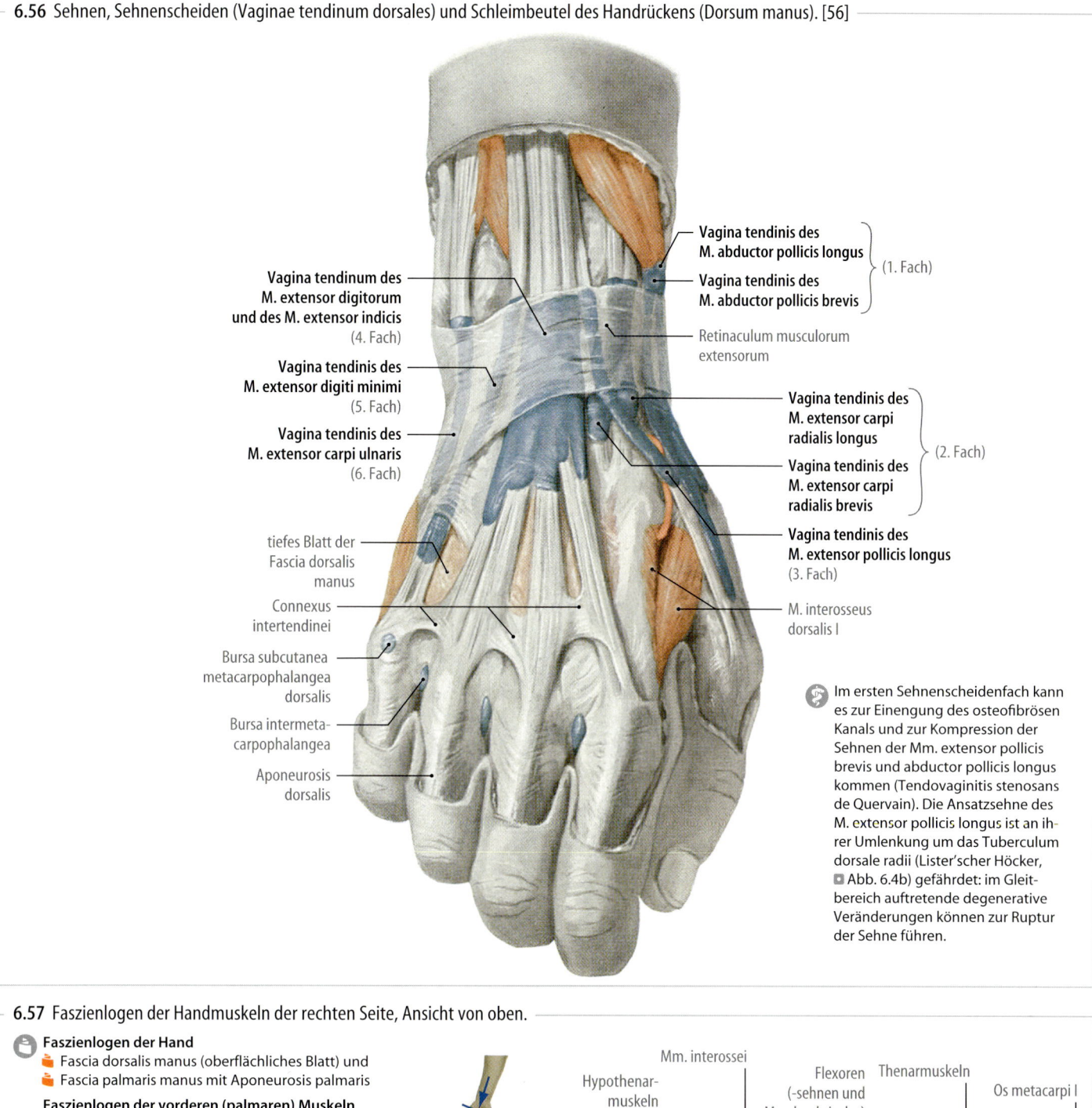

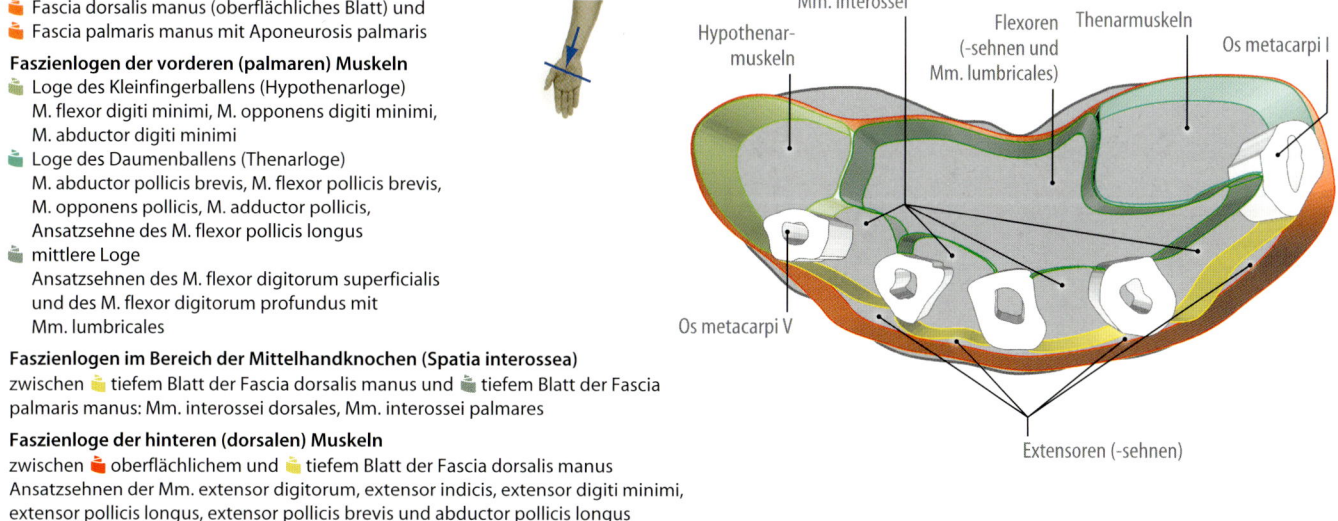

# Hand: Sehnenscheiden, Faszienlogen

6.56 Sehnen, Sehnenscheiden (Vaginae tendinum dorsales) und Schleimbeutel des Handrückens (Dorsum manus). [56]

- Vagina tendinum des M. extensor digitorum und des M. extensor indicis (4. Fach)
- Vagina tendinis des M. extensor digiti minimi (5. Fach)
- Vagina tendinis des M. extensor carpi ulnaris (6. Fach)
- tiefes Blatt der Fascia dorsalis manus
- Connexus intertendinei
- Bursa subcutanea metacarpophalangea dorsalis
- Bursa intermetacarpophalangea
- Aponeurosis dorsalis
- Vagina tendinis des M. abductor pollicis longus (1. Fach)
- Vagina tendinis des M. abductor pollicis brevis
- Retinaculum musculorum extensorum
- Vagina tendinis des M. extensor carpi radialis longus (2. Fach)
- Vagina tendinis des M. extensor carpi radialis brevis
- Vagina tendinis des M. extensor pollicis longus (3. Fach)
- M. interosseus dorsalis I

> Im ersten Sehnenscheidenfach kann es zur Einengung des osteofibrösen Kanals und zur Kompression der Sehnen der Mm. extensor pollicis brevis und abductor pollicis longus kommen (Tendovaginitis stenosans de Quervain). Die Ansatzsehne des M. extensor pollicis longus ist an ihrer Umlenkung um das Tuberculum dorsale radii (Lister'scher Höcker, Abb. 6.4b) gefährdet: im Gleitbereich auftretende degenerative Veränderungen können zur Ruptur der Sehne führen.

6.57 Faszienlogen der Handmuskeln der rechten Seite, Ansicht von oben.

**Faszienlogen der Hand**
- Fascia dorsalis manus (oberflächliches Blatt) und
- Fascia palmaris manus mit Aponeurosis palmaris

**Faszienlogen der vorderen (palmaren) Muskeln**
- Loge des Kleinfingerballens (Hypothenarloge)
  M. flexor digiti minimi, M. opponens digiti minimi, M. abductor digiti minimi
- Loge des Daumenballens (Thenarloge)
  M. abductor pollicis brevis, M. flexor pollicis brevis, M. opponens pollicis, M. adductor pollicis, Ansatzsehne des M. flexor pollicis longus
- mittlere Loge
  Ansatzsehnen des M. flexor digitorum superficialis und des M. flexor digitorum profundus mit Mm. lumbricales

**Faszienlogen im Bereich der Mittelhandknochen (Spatia interossea)**
zwischen tiefem Blatt der Fascia dorsalis manus und tiefem Blatt der Fascia palmaris manus: Mm. interossei dorsales, Mm. interossei palmares

**Faszienloge der hinteren (dorsalen) Muskeln**
zwischen oberflächlichem und tiefem Blatt der Fascia dorsalis manus
Ansatzsehnen der Mm. extensor digitorum, extensor indicis, extensor digiti minimi, extensor pollicis longus, extensor pollicis brevis und abductor pollicis longus

Labels on cross-section: Hypothenarmuskeln, Mm. interossei, Flexoren (-sehnen und Mm. lumbricales), Thenarmuskeln, Os metacarpi I, Os metacarpi V, Extensoren (-sehnen)

**Muskeln**

# Handmuskeln

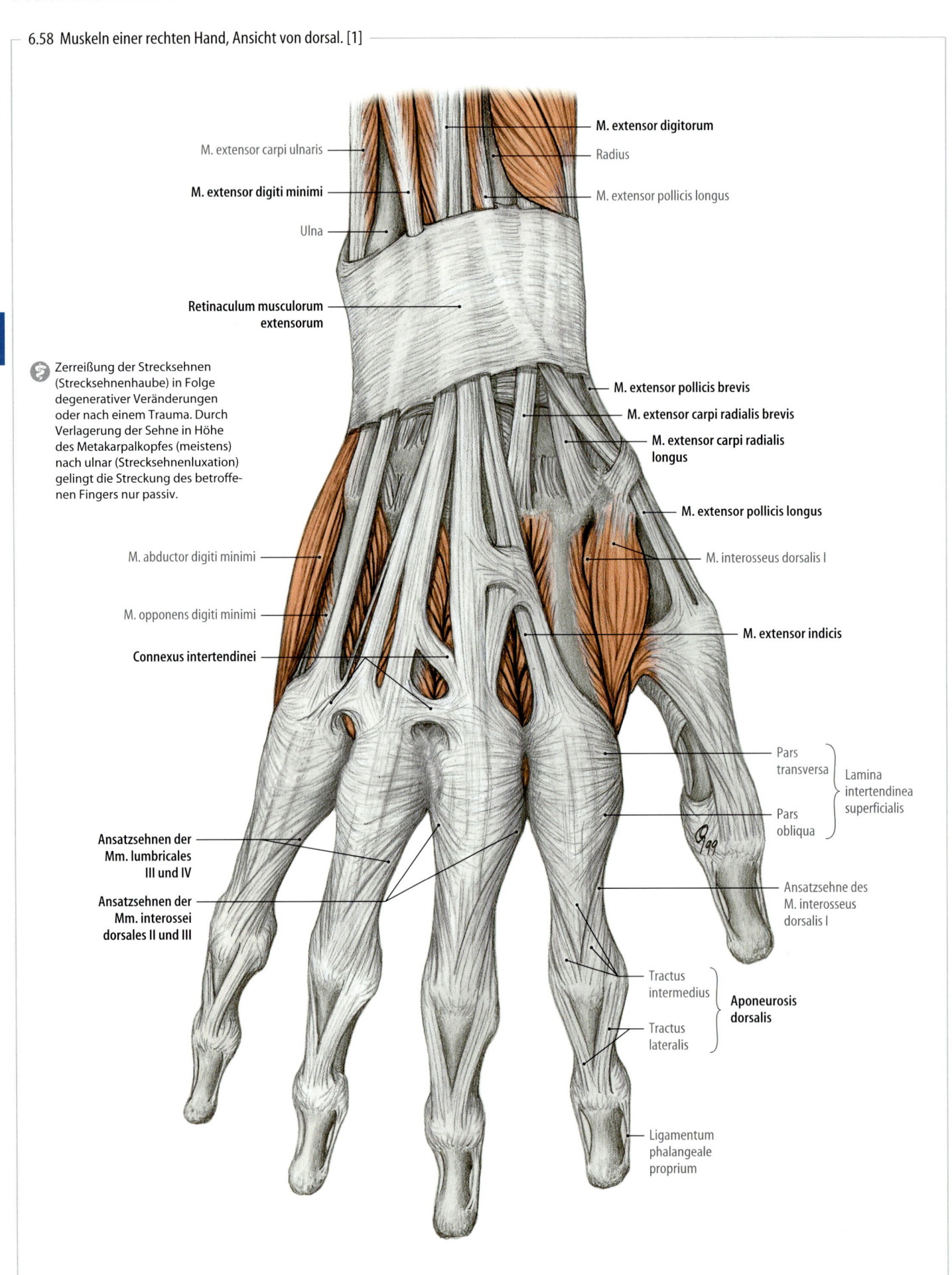

**6.58 Muskeln einer rechten Hand, Ansicht von dorsal. [1]**

- M. extensor carpi ulnaris
- **M. extensor digitorum**
- Radius
- **M. extensor digiti minimi**
- M. extensor pollicis longus
- Ulna
- **Retinaculum musculorum extensorum**
- **M. extensor pollicis brevis**
- **M. extensor carpi radialis brevis**
- **M. extensor carpi radialis longus**
- **M. extensor pollicis longus**
- M. abductor digiti minimi
- M. interosseus dorsalis I
- M. opponens digiti minimi
- **M. extensor indicis**
- **Connexus intertendinei**
- Pars transversa ⎫ Lamina intertendinea superficialis
- Pars obliqua ⎭
- **Ansatzsehnen der Mm. lumbricales III und IV**
- Ansatzsehne des M. interosseus dorsalis I
- **Ansatzsehnen der Mm. interossei dorsales II und III**
- Tractus intermedius ⎫ **Aponeurosis dorsalis**
- Tractus lateralis ⎭
- Ligamentum phalangeale proprium

Zerreißung der Strecksehnen (Strecksehnenhaube) in Folge degenerativer Veränderungen oder nach einem Trauma. Durch Verlagerung der Sehne in Höhe des Metakarpalkopfes (meistens) nach ulnar (Strecksehnenluxation) gelingt die Streckung des betroffenen Fingers nur passiv.

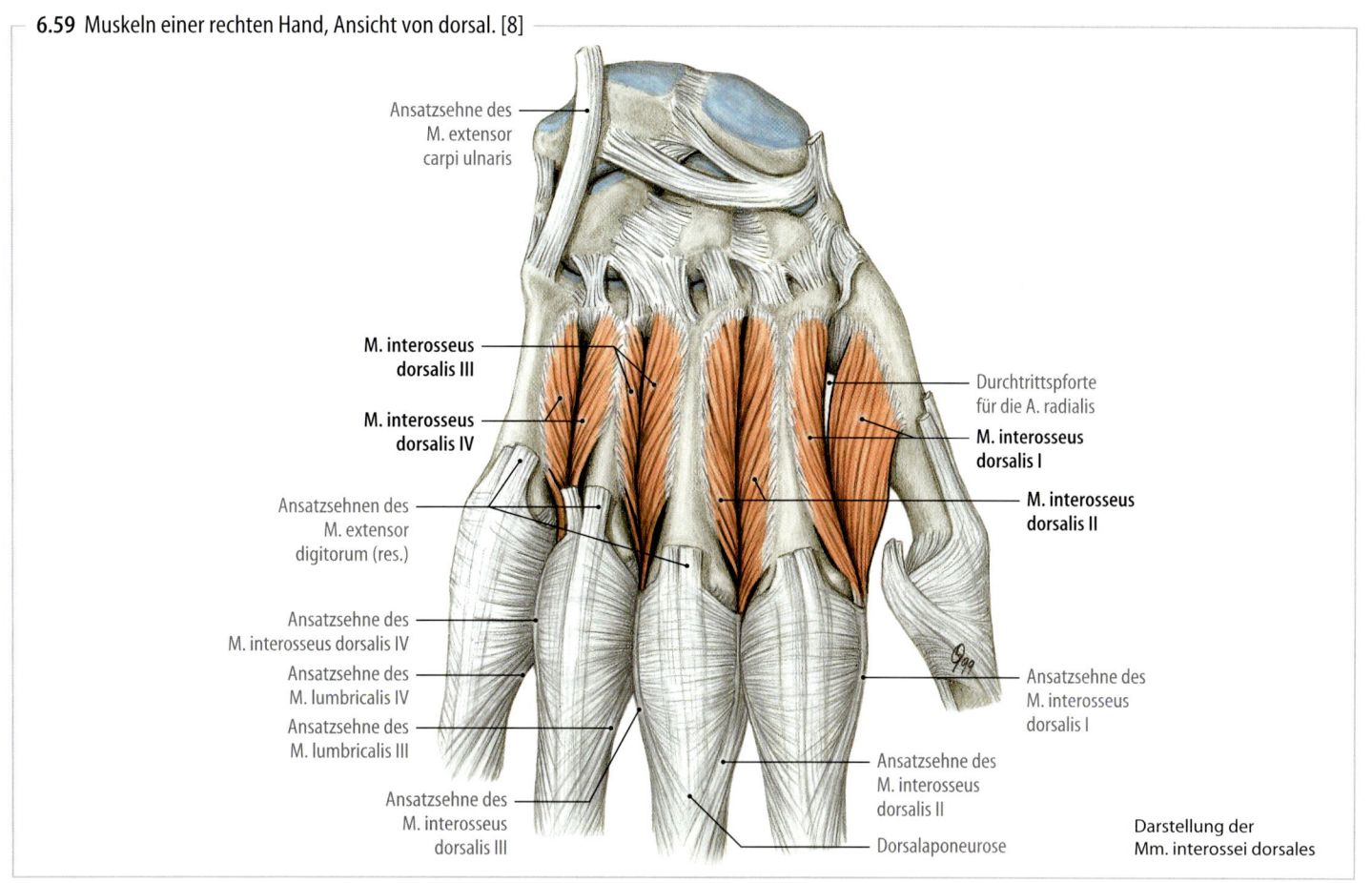

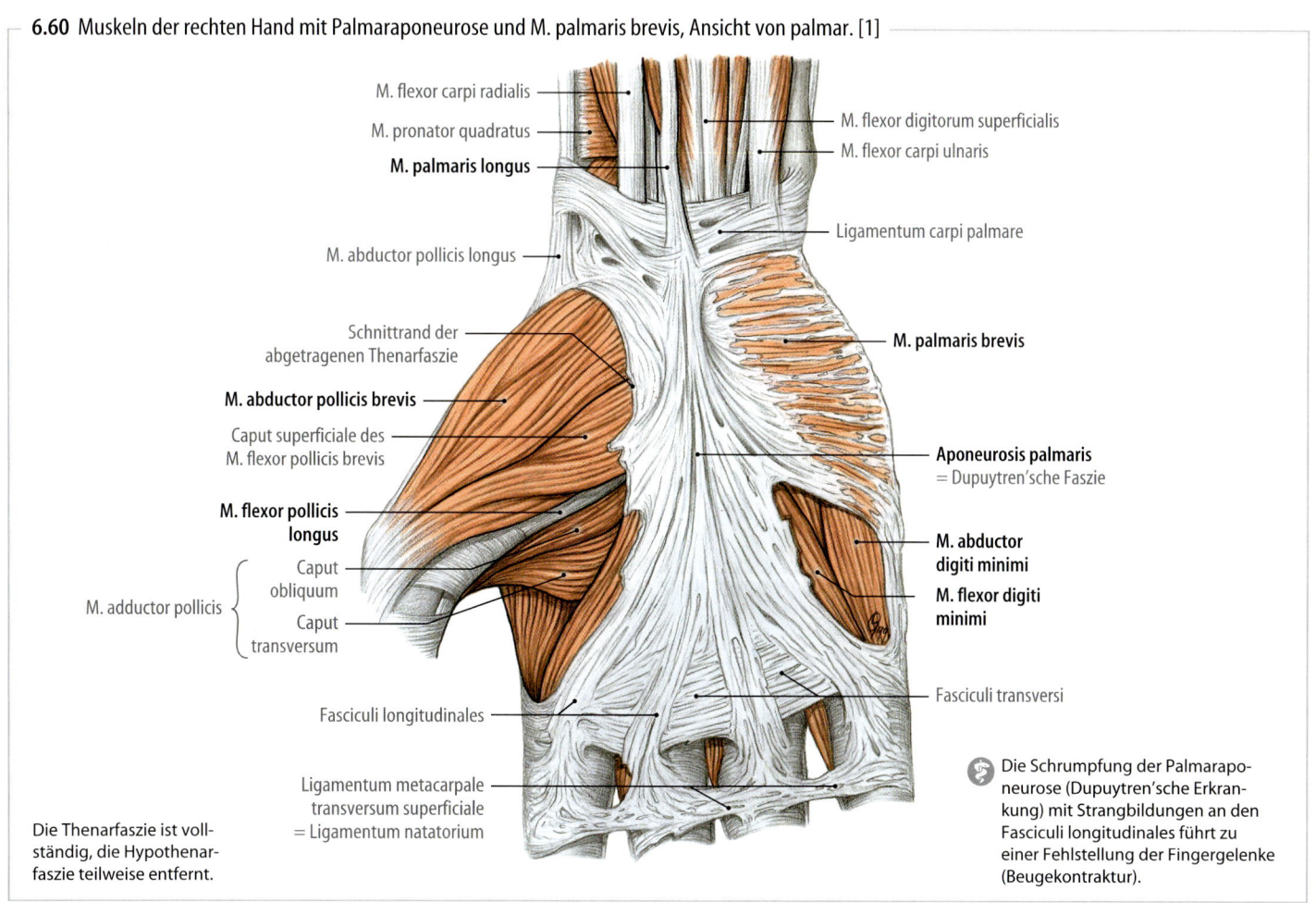

## Handmuskeln · Palmaraponeurose

**6.59 Muskeln einer rechten Hand, Ansicht von dorsal. [8]**

- Ansatzsehne des M. extensor carpi ulnaris
- M. interosseus dorsalis III
- M. interosseus dorsalis IV
- Ansatzsehnen des M. extensor digitorum (res.)
- Ansatzsehne des M. interosseus dorsalis IV
- Ansatzsehne des M. lumbricalis IV
- Ansatzsehne des M. lumbricalis III
- Ansatzsehne des M. interosseus dorsalis III
- Durchtrittspforte für die A. radialis
- M. interosseus dorsalis I
- M. interosseus dorsalis II
- Ansatzsehne des M. interosseus dorsalis I
- Ansatzsehne des M. interosseus dorsalis II
- Dorsalaponeurose

Darstellung der Mm. interossei dorsales

**6.60 Muskeln der rechten Hand mit Palmaraponeurose und M. palmaris brevis, Ansicht von palmar. [1]**

- M. flexor carpi radialis
- M. pronator quadratus
- M. palmaris longus
- M. abductor pollicis longus
- Schnittrand der abgetragenen Thenarfaszie
- M. abductor pollicis brevis
- Caput superficiale des M. flexor pollicis brevis
- M. flexor pollicis longus
- M. adductor pollicis { Caput obliquum, Caput transversum }
- Fasciculi longitudinales
- Ligamentum metacarpale transversum superficiale = Ligamentum natatorium
- M. flexor digitorum superficialis
- M. flexor carpi ulnaris
- Ligamentum carpi palmare
- M. palmaris brevis
- Aponeurosis palmaris = Dupuytren'sche Faszie
- M. abductor digiti minimi
- M. flexor digiti minimi
- Fasciculi transversi

Die Thenarfaszie ist vollständig, die Hypothenarfaszie teilweise entfernt.

Die Schrumpfung der Palmaraponeurose (Dupuytren'sche Erkrankung) mit Strangbildungen an den Fasciculi longitudinales führt zu einer Fehlstellung der Fingergelenke (Beugekontraktur).

**Muskeln**

# Handmuskeln und Sehnenscheiden

**6.61** Muskeln und Fingersehnenscheiden einer rechten Hand, Ansicht von palmar. [1]

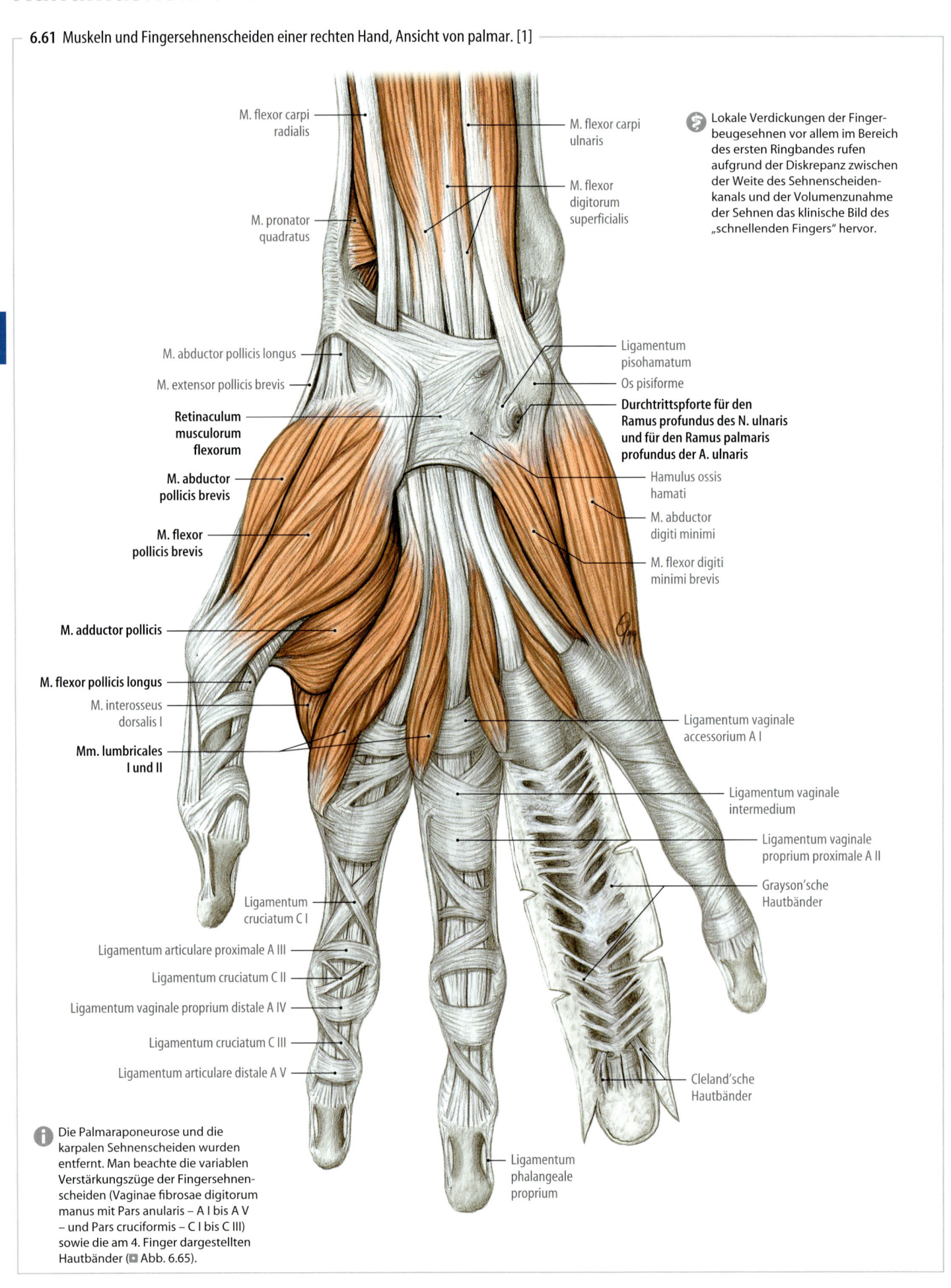

Lokale Verdickungen der Fingerbeugesehnen vor allem im Bereich des ersten Ringbandes rufen aufgrund der Diskrepanz zwischen der Weite des Sehnenscheidenkanals und der Volumenzunahme der Sehnen das klinische Bild des „schnellenden Fingers" hervor.

Beschriftungen (linke Seite):
- M. flexor carpi radialis
- M. pronator quadratus
- M. abductor pollicis longus
- M. extensor pollicis brevis
- **Retinaculum musculorum flexorum**
- **M. abductor pollicis brevis**
- **M. flexor pollicis brevis**
- **M. adductor pollicis**
- **M. flexor pollicis longus**
- M. interosseus dorsalis I
- **Mm. lumbricales I und II**
- Ligamentum cruciatum C I
- Ligamentum articulare proximale A III
- Ligamentum cruciatum C II
- Ligamentum vaginale proprium distale A IV
- Ligamentum cruciatum C III
- Ligamentum articulare distale A V

Beschriftungen (rechte Seite):
- M. flexor carpi ulnaris
- M. flexor digitorum superficialis
- Ligamentum pisohamatum
- Os pisiforme
- **Durchtrittspforte für den Ramus profundus des N. ulnaris und für den Ramus palmaris profundus der A. ulnaris**
- Hamulus ossis hamati
- M. abductor digiti minimi
- M. flexor digiti minimi brevis
- Ligamentum vaginale accessorium A I
- Ligamentum vaginale intermedium
- Ligamentum vaginale proprium proximale A II
- Grayson'sche Hautbänder
- Cleland'sche Hautbänder
- Ligamentum phalangeale proprium

Die Palmaraponeurose und die karpalen Sehnenscheiden wurden entfernt. Man beachte die variablen Verstärkungszüge der Fingersehnenscheiden (Vaginae fibrosae digitorum manus mit Pars anularis – A I bis A V – und Pars cruciformis – C I bis C III) sowie die am 4. Finger dargestellten Hautbänder (Abb. 6.65).

# Palmare Sehnenscheiden

**6.62** Sehnenscheiden im Bereich der Hohlhand und der Finger einer rechten Hand, Ansicht von palmar. [56]

ℹ️ Die Sehnenscheiden der Finger werden durch die Vaginae fibrosae digitorum manus verstärkt, an denen man fünf Ringbänder (Pars anularis vaginae fibrosae) von proximal nach distal abgrenzt (A I–A V). Zwischen den Ringbändern liegen drei variabel ausgebildete kreuzförmige oder Y-förmige Bänder (Pars cruciformis vaginae fibrosae), die von proximal nach distal als C I-, C II- und C III-Bänder bezeichnet werden.

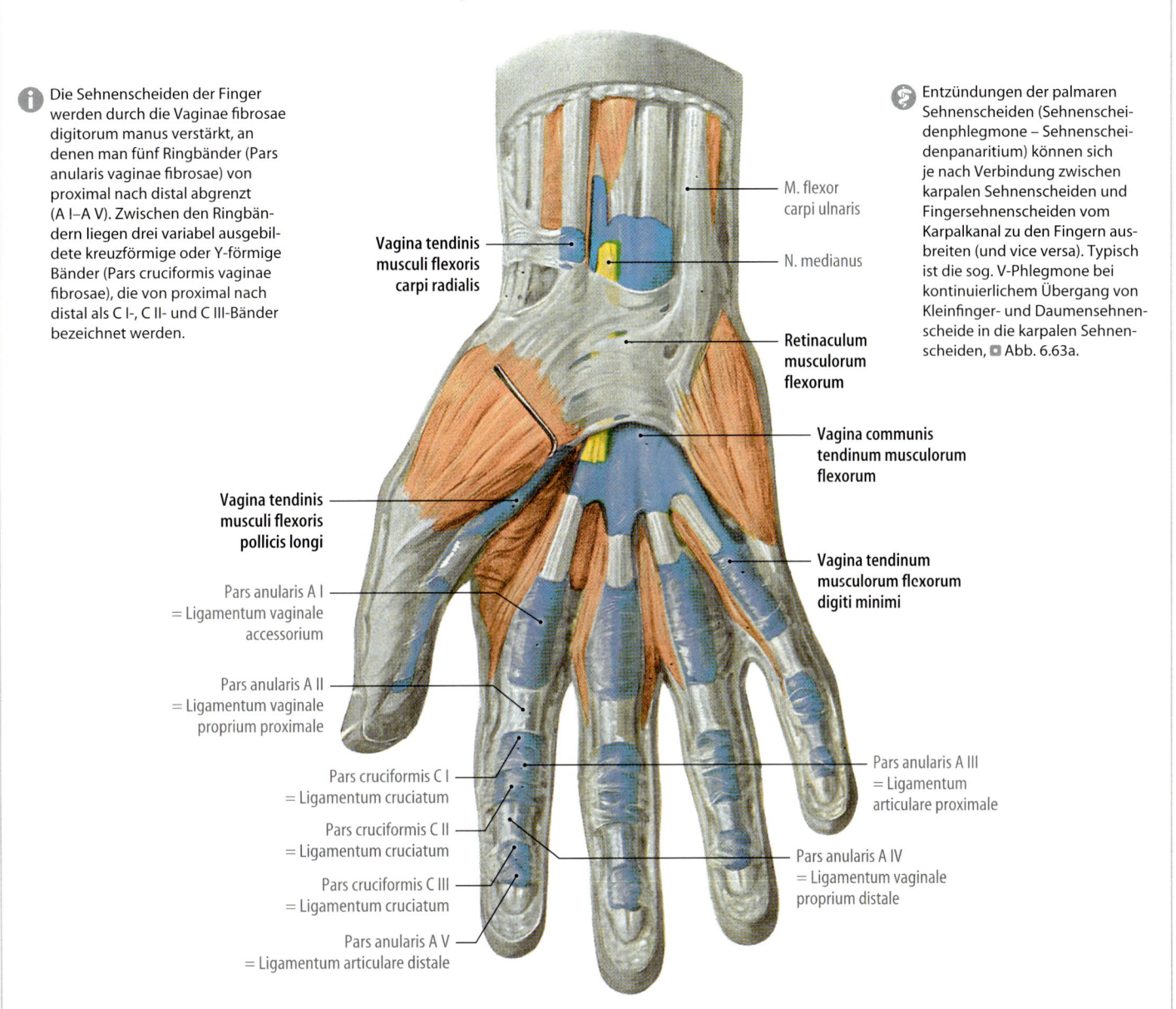

Entzündungen der palmaren Sehnenscheiden (Sehnenscheidenphlegmone – Sehnenscheidenpanaritium) können sich je nach Verbindung zwischen karpalen Sehnenscheiden und Fingersehnenscheiden vom Karpalkanal zu den Fingern ausbreiten (und vice versa). Typisch ist die sog. V-Phlegmone bei kontinuierlichem Übergang von Kleinfinger- und Daumensehnenscheide in die karpalen Sehnenscheiden, ◻ Abb. 6.63a.

Beschriftungen:
- M. flexor carpi ulnaris
- Vagina tendinis musculi flexoris carpi radialis
- N. medianus
- Retinaculum musculorum flexorum
- Vagina communis tendinum musculorum flexorum
- Vagina tendinis musculi flexoris pollicis longi
- Vagina tendinum musculorum flexorum digiti minimi
- Pars anularis A I = Ligamentum vaginale accessorium
- Pars anularis A II = Ligamentum vaginale proprium proximale
- Pars cruciformis C I = Ligamentum cruciatum
- Pars cruciformis C II = Ligamentum cruciatum
- Pars cruciformis C III = Ligamentum cruciatum
- Pars anularis A V = Ligamentum articulare distale
- Pars anularis A III = Ligamentum articulare proximale
- Pars anularis A IV = Ligamentum vaginale proprium distale

**6.63a–d** Palmare Sehnenscheiden der Hand. Variable Ausbildung der Sehnenscheiden des Karpalkanals und der Hohlhand (Vaginae tendinum carpales palmares) sowie der Finger (Vaginae synoviales digitorum manus). [56]

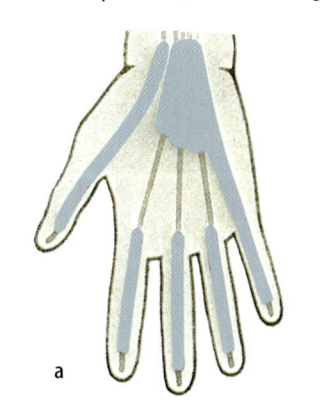

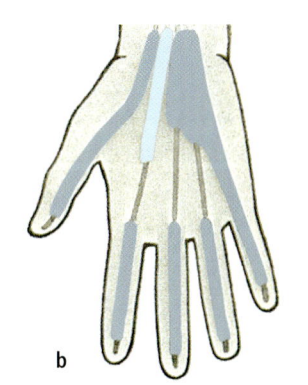

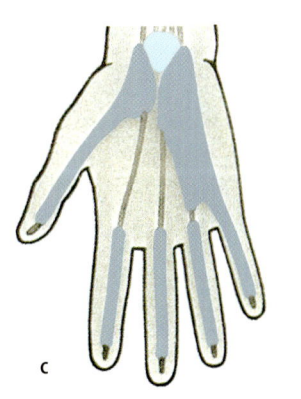

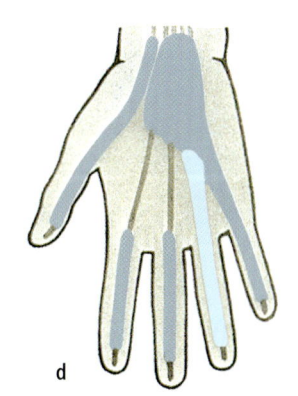

**a** Häufigste Form;
**b** die gemeinsame Sehnenscheide des Karpalkanals (Vagina communis tendinum musculorum flexorum) ist geteilt (eigenständige Zeigefingersehnenscheide);
**c** im Bereich des Karpalkanals greift die Sehnenscheide des M. flexor pollicis longus auf die Sehnenscheide des Zeigefingers über;
**d** am Ringfinger sind die Sehnenscheiden der Hohlhand und des Fingers miteinander verbunden.

**Muskeln**

# Handbinnenmuskeln

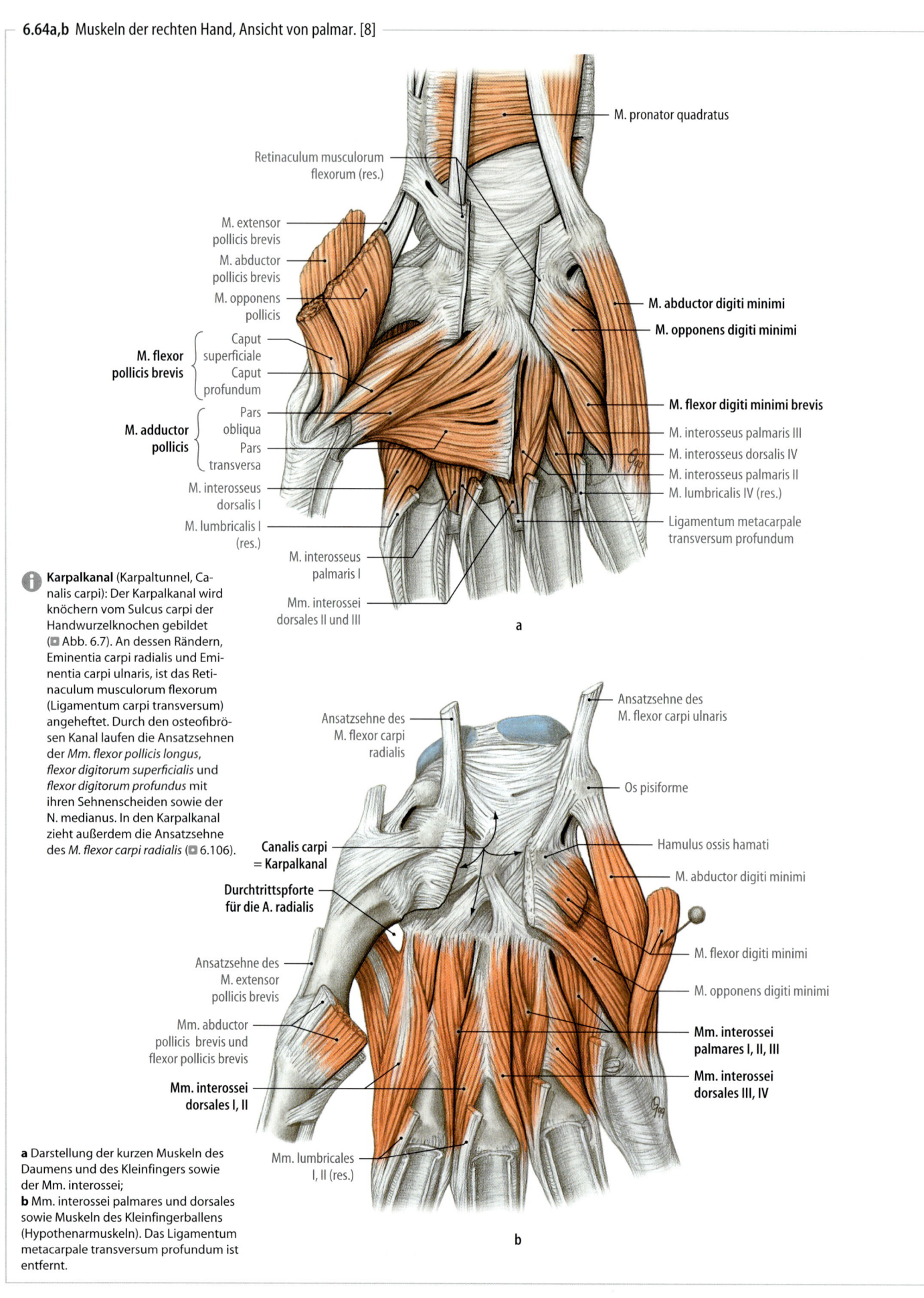

**6.64a,b** Muskeln der rechten Hand, Ansicht von palmar. [8]

Labels figure a:
- M. pronator quadratus
- Retinaculum musculorum flexorum (res.)
- M. extensor pollicis brevis
- M. abductor pollicis brevis
- M. opponens pollicis
- **M. flexor pollicis brevis**: Caput superficiale, Caput profundum
- **M. adductor pollicis**: Pars obliqua, Pars transversa
- M. interosseus dorsalis I
- M. lumbricalis I (res.)
- M. interosseus palmaris I
- Mm. interossei dorsales II und III
- **M. abductor digiti minimi**
- **M. opponens digiti minimi**
- **M. flexor digiti minimi brevis**
- M. interosseus palmaris III
- M. interosseus dorsalis IV
- M. interosseus palmaris II
- M. lumbricalis IV (res.)
- Ligamentum metacarpale transversum profundum

> **Karpalkanal** (Karpaltunnel, Canalis carpi): Der Karpalkanal wird knöchern vom Sulcus carpi der Handwurzelknochen gebildet (Abb. 6.7). An dessen Rändern, Eminentia carpi radialis und Eminentia carpi ulnaris, ist das Retinaculum musculorum flexorum (Ligamentum carpi transversum) angeheftet. Durch den osteofibrösen Kanal laufen die Ansatzsehnen der *Mm. flexor pollicis longus, flexor digitorum superficialis* und *flexor digitorum profundus* mit ihren Sehnenscheiden sowie der N. medianus. In den Karpalkanal zieht außerdem die Ansatzsehne des *M. flexor carpi radialis* (6.106).

Labels figure b:
- Ansatzsehne des M. flexor carpi radialis
- Ansatzsehne des M. flexor carpi ulnaris
- Os pisiforme
- **Canalis carpi = Karpalkanal**
- **Durchtrittspforte für die A. radialis**
- Hamulus ossis hamati
- M. abductor digiti minimi
- Ansatzsehne des M. extensor pollicis brevis
- Mm. abductor pollicis brevis und flexor pollicis brevis
- M. flexor digiti minimi
- M. opponens digiti minimi
- **Mm. interossei dorsales I, II**
- **Mm. interossei palmares I, II, III**
- **Mm. interossei dorsales III, IV**
- Mm. lumbricales I, II (res.)

**a** Darstellung der kurzen Muskeln des Daumens und des Kleinfingers sowie der Mm. interossei;
**b** Mm. interossei palmares und dorsales sowie Muskeln des Kleinfingerballens (Hypothenarmuskeln). Das Ligamentum metacarpale transversum profundum ist entfernt.

# Finger: Muskeln, Sehnen, Bänder

**6.65** Dorsalaponeurose, Muskeln und Sehnen des rechten Zeigefingers, Ansicht von radial. [1]

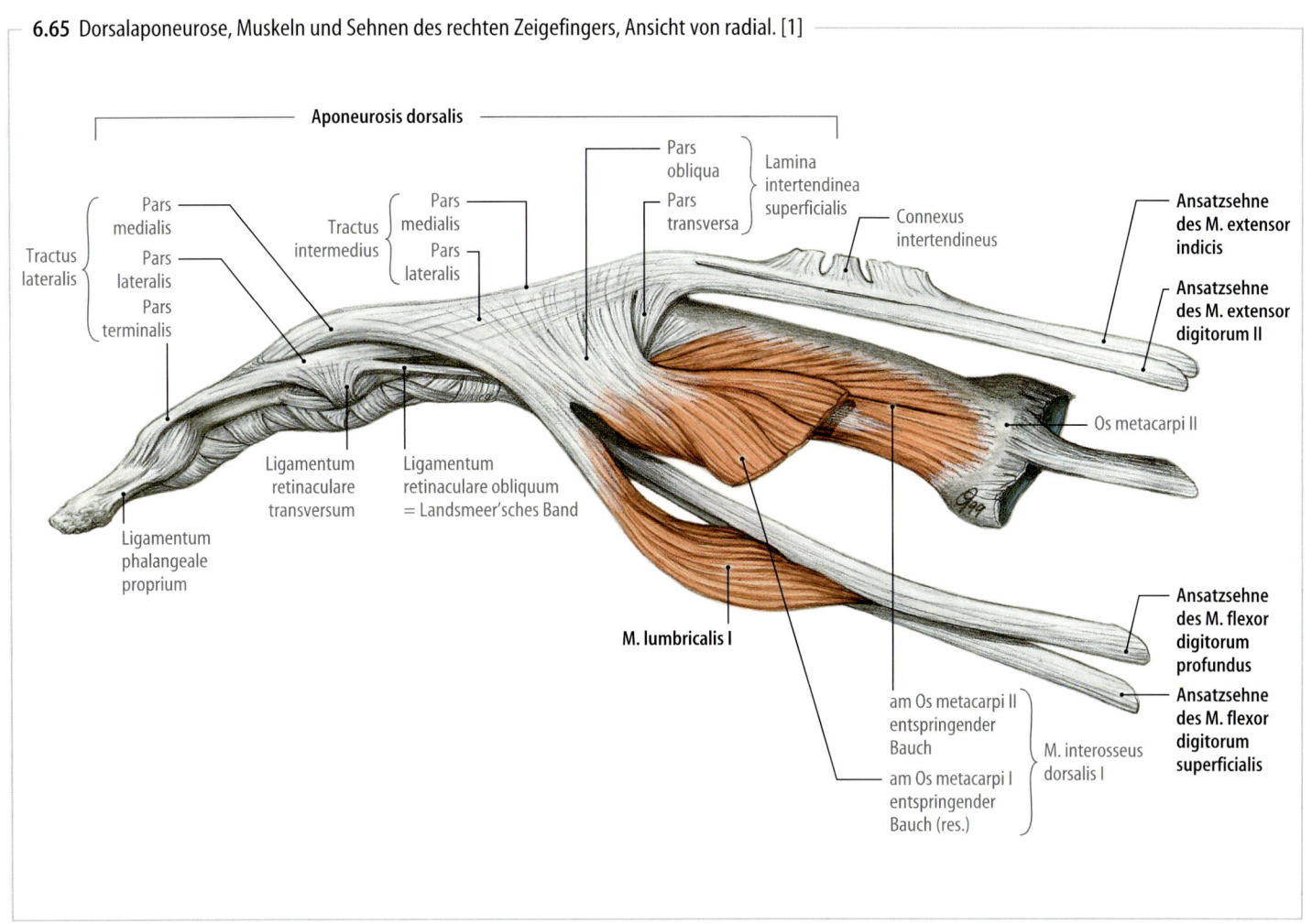

Aponeurosis dorsalis

- Tractus lateralis
  - Pars medialis
  - Pars lateralis
  - Pars terminalis
- Tractus intermedius
  - Pars medialis
  - Pars lateralis
- Pars obliqua
- Pars transversa
- Lamina intertendinea superficialis
- Connexus intertendineus
- Ansatzsehne des M. extensor indicis
- Ansatzsehne des M. extensor digitorum II
- Os metacarpi II
- Ligamentum retinaculare transversum
- Ligamentum retinaculare obliquum = Landsmeer'sches Band
- Ligamentum phalangeale proprium
- **M. lumbricalis I**
- am Os metacarpi II entspringender Bauch
- am Os metacarpi I entspringender Bauch (res.)
- M. interosseus dorsalis I
- Ansatzsehne des M. flexor digitorum profundus
- Ansatzsehne des M. flexor digitorum superficialis

**6.66** Sehnen und Gelenke des rechten Zeigefingers, Ansicht von radial. [56]

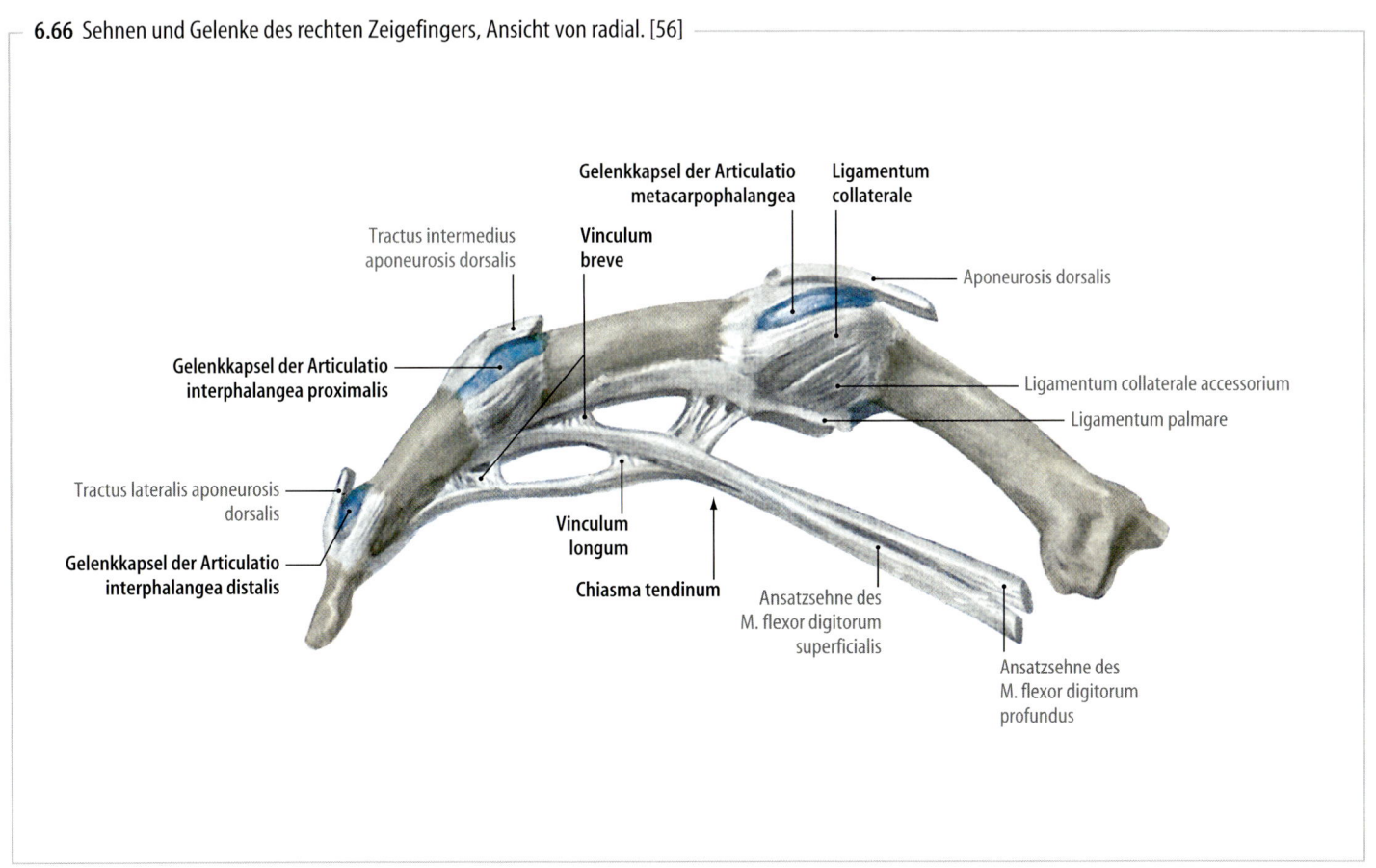

- Tractus intermedius aponeurosis dorsalis
- **Gelenkkapsel der Articulatio metacarpophalangea**
- **Vinculum breve**
- **Ligamentum collaterale**
- Aponeurosis dorsalis
- **Gelenkkapsel der Articulatio interphalangea proximalis**
- Ligamentum collaterale accessorium
- Ligamentum palmare
- Tractus lateralis aponeurosis dorsalis
- **Gelenkkapsel der Articulatio interphalangea distalis**
- **Vinculum longum**
- **Chiasma tendinum**
- Ansatzsehne des M. flexor digitorum superficialis
- Ansatzsehne des M. flexor digitorum profundus

**Muskeln**

# Fingergelenke: Funktion

**6.67 Bewegungsmöglichkeiten in den Fingergelenken und ausführende Muskeln.**

**Grundgelenke (II–V)**

— **Beugung**
Mm. lumbricales
Mm. interossei
M. flexor digitorum superficialis
M. flexor digitorum profundus

— **Streckung**
M. extensor digitorum
(M. extensor indicis Finger IV,
M. extensor digiti minimi Finger V)

**Abduktion (Spreizen) der Finger II, IV, V und des Daumens vom Mittelfinger**
Mm. interossei dorsales
M. abductor digiti minimi
M. abductor pollicis longus
M. abductor pollicis brevis
M. extensor pollicis brevis

**Adduktion (Heranführen) der Finger II, IV, V und des Daumens zum Mittelfinger**
Mm. interossei palmares
M. flexor digitorum superficialis
M. flexor digitorum profundus
M. adductor pollicis
M. extensor pollicis longus

**Mittelgelenke (II–V)**

— **Beugung**
M. flexor digitorum superficialis
M. flexor digitorum profundus

— **Streckung**
Mm. interossei
Mm. lumbricales
M. extensor digitorum

**Bewegungsumfang der Fingergelenke**
Grundgelenke
Beugung und Streckung
90°/ 0°/ 10°– 30°
ulnare und radiale Abduktion und Adduktion in den einzelnen Fingern unterschiedlich

Mittelgelenke
Beugung und Streckung
100° – 110°/ 0°/ (individuell über die Neutral-0-Stellung möglich)

Endgelenke
Beugung und Streckung

**Endgelenke (II–V)**

— **Beugung**
M. flexor digitorum profundus

— **Streckung**
Mm. interossei
Mm. lumbricales
M. extensor digitorum

---

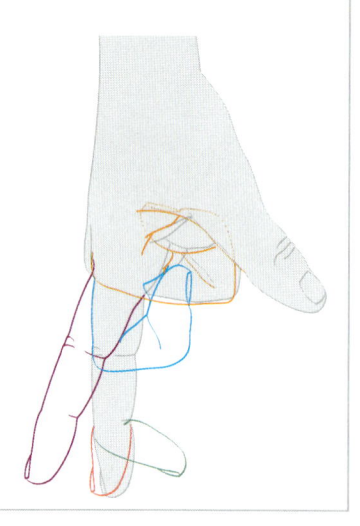

**6.68a,b Bewegungsmöglichkeiten in den Daumengelenken und ausführende Muskeln.**

**Daumensattelgelenk**

— **Beugung**
M. flexor pollicis brevis
M. opponens pollicis

— **Streckung**
M. extensor pollicis longus
M. extensor pollicis brevis

— **Adduktion**
M. adductor pollicis brevis
M. opponens pollicis
M. flexor pollicis brevis
M. extensor pollicis longus

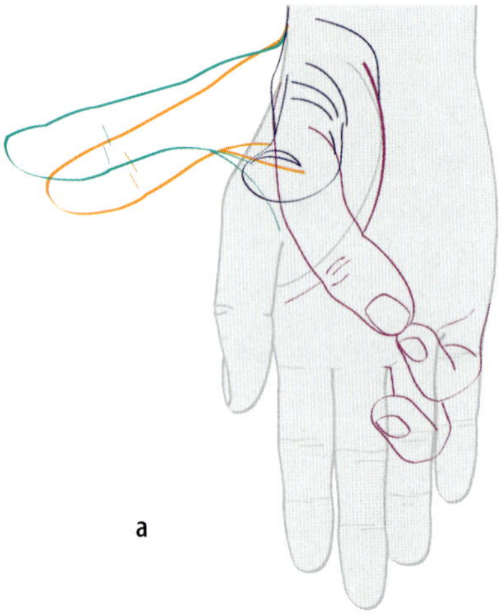

a

**Daumengrundgelenk**

— **Beugung**
M. flexor pollicis brevis
M. flexor pollicis longus

— **Streckung**
M. extensor pollicis brevis
M. extensior pollicis longus

**Daumenendgelenk**

— **Beugung**
M. flexor pollicis longus

— **Streckung**
M. extensor pollicis longus

b

— **Abduktion**
M. abductor pollicis longus
M. extensor pollicis brevis
M. abductor pollicis brevis
M. opponens pollicis

— **Einwärtsdrehung (Pronation)**
M. opponens pollicis
M. adductor pollicis

— **Auswärtsdrehung (Supination)**
M. abductor pollicis longus
M. extensor pollicis brevis
M. extensor pollicis longus

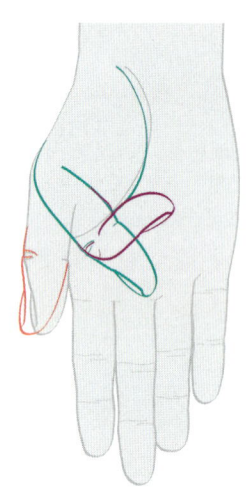

**Bewegungsumfang der Daumengelenke**

Daumensattelgelenk
Einwärtsdrehung, Auswärtsdrehung
ca. 30°

Abduktion, Adduktion bis zur
Neutral-0-Stellung 70°

**Flexion**

Daumengrundgelenk
Beugung, Streckung bis zur
Neutral-0-Stellung 50°

Daumenendgelenk
Beugung, Streckung
70°– 80°/ 0°/ 5°– 10°

Oppositionsbewegung
Repositionsbewegung

# Arm: Arterien

**6.69** Übersicht über die Arterien der oberen Extremität.

Die A. subclavia dextra geht normalerweise aus dem Truncus brachiocephalicus hervor, die A. subclavia sinistra entspringt aus dem Aortenbogen. Sie gelangt zwischen Schlüsselbein und erster Rippe zur freien oberen Extremität und wird vom lateralen Rand der ersten Rippe an als A. axillaris bezeichnet. Die A. subclavia versorgt Brustwand und Brustraum, Teile des Halses, des Schultergürtels, des Rückenmarks und des Gehirns.

Die A. axillaris läuft durch die Achselhöhle. Die aus ihr abzweigenden Arterien versorgen die Schulterregion und die Brustwand. Am distalen Rand des M. pectoralis major geht die A. axillaris in die A. brachialis über. Die A. axillaris darf im Notfall zur Aufrechterhaltung des Kollateralkreislaufes zwischen A. subclavia und A. axillaris über die Schulterblattarkade nur proximal des Abganges der A. subscapularis unterbunden werden (vergl. Abb. 6.71, 6.85, 6.86).

Die A. brachialis läuft am Oberarm im Sulcus bicipitalis medialis bis zur Ellenbeuge, wo sie sich normalerweise in Höhe des Radiushalses in die Aa. radialis und ulnaris aufteilt. Die A. brachialis versorgt die Oberarmmuskeln und bildet im Ellenbogenbereich ein Kollateralkreislaufsystem mit den Unterarmarterien.

Die A. brachialis kann bei Verletzungen am Oberarm gegen den Humerus komprimiert werden. Zur Aufrechterhaltung der Kollateralkreisläufe im Ellenbogenbereich darf die A. brachialis nur distal des Abganges der A. profunda brachii oder distal vom Abgang der A. collateralis ulnaris inferior unterbunden werden (Abb. 6.70).

Die A. radialis versorgt zum Teil die vordere Gruppe der Oberarmmuskeln, die radiale Gruppe der Unterarmmuskeln, den Handrücken sowie die Daumen- und Fingermuskeln.

Die A. ulnaris versorgt am Unterarm die ulnaren und tiefen Muskeln der Beugeseite und die Muskeln der Streckseite sowie an der Hand die Muskeln des Kleinfingerballens und gemeinsam mit der A. radialis die Muskeln der Hohlhand und die Finger.

Pulse können an der oberen Extremität im Bereich der A. brachialis und an der A. radialis getastet werden.

Als arterieller Zugang eignen sich A. axillaris, A. brachialis und A. radialis.

**Ursprung der Aa. subclaviae**

Arcus aortae
- A. subclavia sinistra
- Truncus brachiocephalicus
  - A. subclavia dextra

**Systematik der Oberarmarterie**

A. subclavia
- ▶ bis zum lateralen Rand der ersten Rippe, von dort an

A. axillaris
- ▶ bis zum distalen Rand des M. pectoralis major, von dort an

A. brachialis
- ▶ Teilung in Höhe des Radiushalses
- A. radialis
- A. ulnaris

**Leitungsbahnen und Topographie**

# Schulter · Oberarm: Arterien

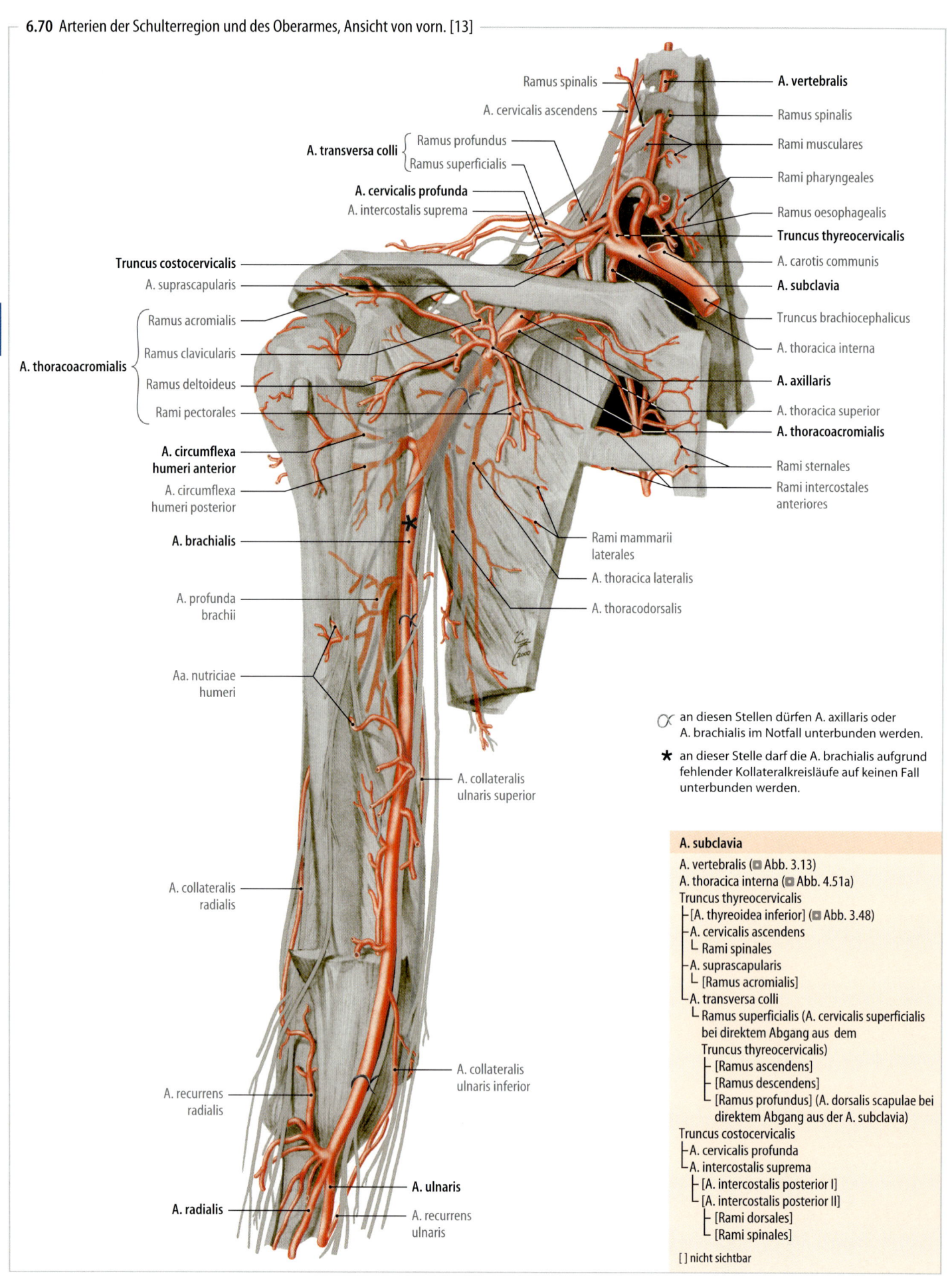

**6.70** Arterien der Schulterregion und des Oberarmes, Ansicht von vorn. [13]

Labels (im Uhrzeigersinn, von oben):
- Ramus spinalis
- A. vertebralis
- A. cervicalis ascendens
- Ramus spinalis
- Rami musculares
- **A. transversa colli**
  - Ramus profundus
  - Ramus superficialis
- **A. cervicalis profunda**
- A. intercostalis suprema
- Rami pharyngeales
- Ramus oesophagealis
- **Truncus thyreocervicalis**
- A. carotis communis
- **Truncus costocervicalis**
- **A. subclavia**
- A. suprascapularis
- Truncus brachiocephalicus
- A. thoracica interna
- **A. thoracoacromialis**
  - Ramus acromialis
  - Ramus clavicularis
  - Ramus deltoideus
  - Rami pectorales
- **A. axillaris**
- A. thoracica superior
- **A. thoracoacromialis**
- **A. circumflexa humeri anterior**
- A. circumflexa humeri posterior
- Rami sternales
- Rami intercostales anteriores
- **A. brachialis**
- Rami mammarii laterales
- A. thoracica lateralis
- A. profunda brachii
- A. thoracodorsalis
- Aa. nutriciae humeri
- A. collateralis ulnaris superior
- A. collateralis radialis
- A. collateralis ulnaris inferior
- A. recurrens radialis
- **A. ulnaris**
- **A. radialis**
- A. recurrens ulnaris

α  an diesen Stellen dürfen A. axillaris oder A. brachialis im Notfall unterbunden werden.

∗  an dieser Stelle darf die A. brachialis aufgrund fehlender Kollateralkreisläufe auf keinen Fall unterbunden werden.

### A. subclavia
A. vertebralis (Abb. 3.13)
A. thoracica interna (Abb. 4.51a)
Truncus thyreocervicalis
 ├ [A. thyreoidea inferior] (Abb. 3.48)
 ├ A. cervicalis ascendens
 │  └ Rami spinales
 ├ A. suprascapularis
 │  └ [Ramus acromialis]
 └ A. transversa colli
    └ Ramus superficialis (A. cervicalis superficialis bei direktem Abgang aus dem Truncus thyreocervicalis)
       ├ [Ramus ascendens]
       ├ [Ramus descendens]
       └ [Ramus profundus] (A. dorsalis scapulae bei direktem Abgang aus der A. subclavia)
Truncus costocervicalis
 ├ A. cervicalis profunda
 └ A. intercostalis suprema
    ├ [A. intercostalis posterior I]
    ├ [A. intercostalis posterior II]
       ├ [Rami dorsales]
       └ [Rami spinales]

[ ] nicht sichtbar

# Schulter · Oberarm: Arterien

**6.71** Arterien der Schulterregion und des Oberarmes, Ansicht von hinten. [13]

Labels on figure:
- A. cervicalis profunda
- Ramus profundus (Var.: A. dorsalis scapulae)
- Ramus superficialis (Var.: A. cervicalis superficialis)
- A. transversa colli
- **A. suprascapularis**
- Rete acromiale
- A. subscapularis
- A. circumflexa scapulae
- A. thoracodorsalis
- **A. axillaris**
- A. circumflexa humeri posterior
- **A. brachialis**
- Ramus deltoideus
- **A. profunda brachii**
- A. nutricia humeri
- A. collateralis radialis
- A. collateralis media
- A. collateralis ulnaris superior
- A. collateralis ulnaris inferior
- **Rete articulare cubiti**
- A. recurrens ulnaris
- A. recurrens interossea

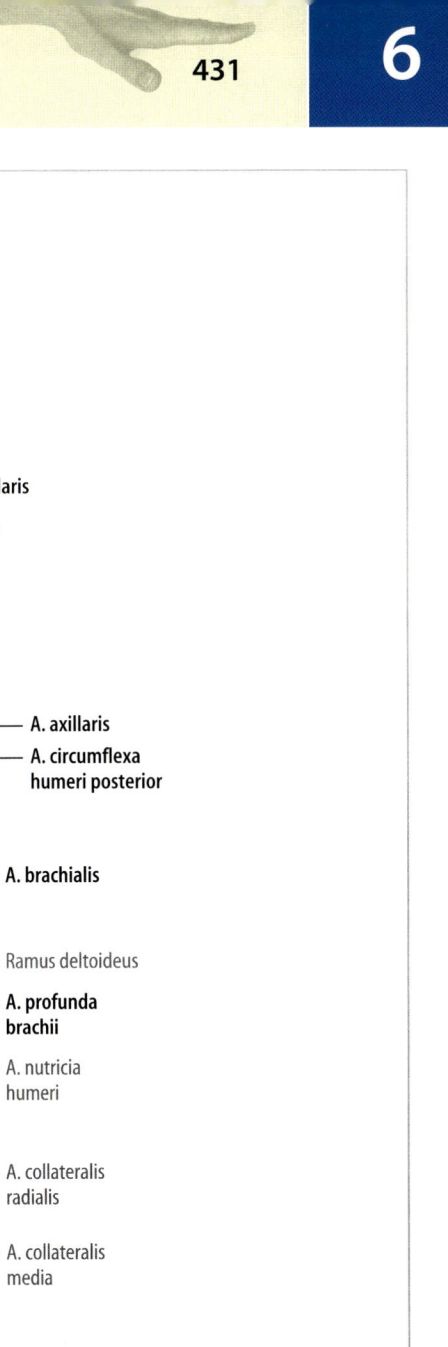

**A. axillaris**
[Rami subscapulares]
A. thoracica superior
A. thoracoacromialis
  └ [Ramus acromialis]
      └ Rete acromiale
[Ramus clavicularis]
[Ramus deltoideus]
  └ [Rami pectorales]
A. thoracica lateralis
  └ Rami mammarii laterales
A. subscapularis
  ├ A. thoracodorsalis
  └ A. circumflexa scapulae
A. circumflexa humeri anterior
A. circumflexa humeri posterior

**A. brachialis**
[A. brachialis superficialis]
A. profunda brachii
  ├ Aa. nutriciae humeri
  ├ Ramus deltoideus
  ├ A. collateralis media
  └ A. collateralis radialis
A. collateralis ulnaris superior
A. collateralis ulnaris inferior

[ ] nicht sichtbar

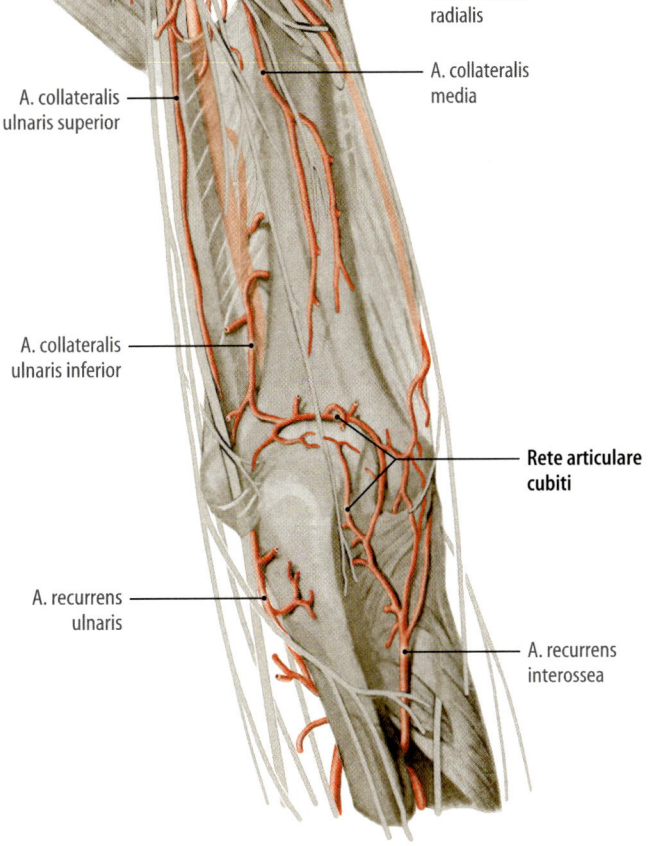

**Leitungsbahnen und Topographie**

# Plexus brachialis

**6.72a–c** Plexus brachialis, Aufbau.

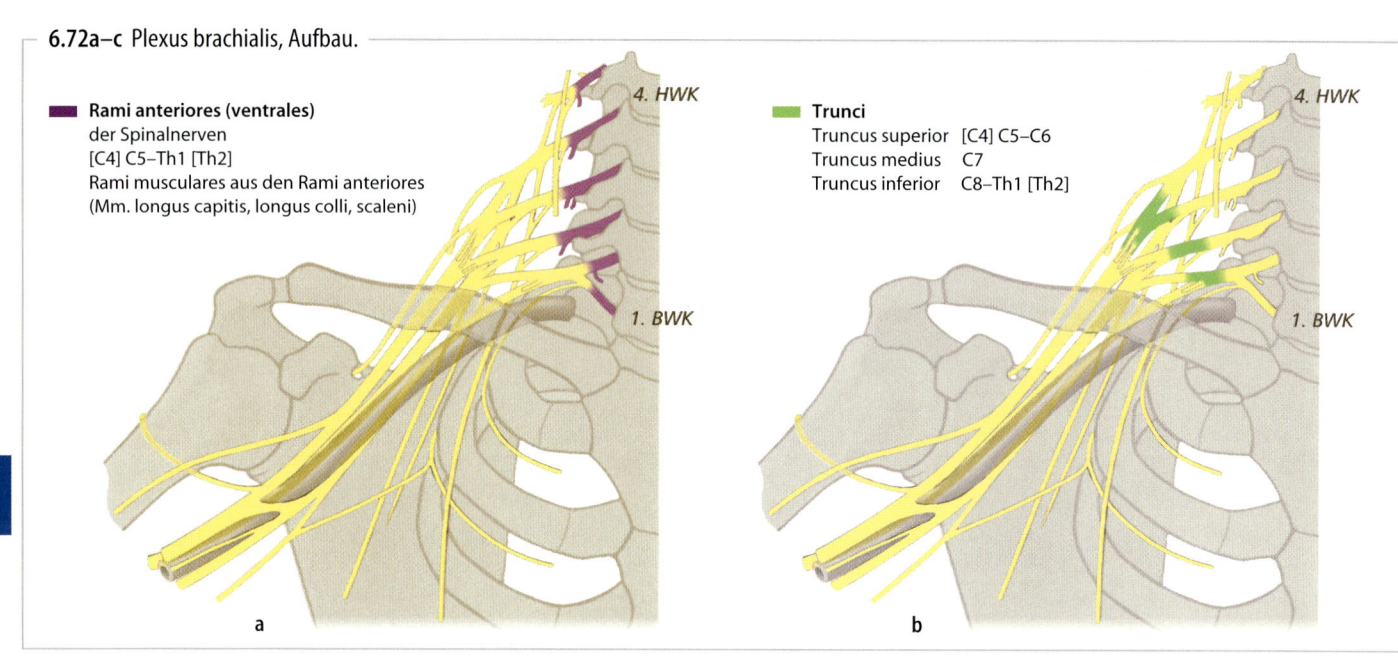

■ **Rami anteriores (ventrales)**
der Spinalnerven
[C4] C5–Th1 [Th2]
Rami musculares aus den Rami anteriores
(Mm. longus capitis, longus colli, scaleni)

■ **Trunci**
Truncus superior [C4] C5–C6
Truncus medius C7
Truncus inferior C8–Th1 [Th2]

**6.73a,b** Nerven des Plexus brachialis.

**Pars supraclavicularis** (motorische Anteile, von den Trunci sowie proximal der Trunci abgehende Nerven):

| Nerv | Rückenmarksegment | Innervierter Muskel |
|---|---|---|
| N. thoracicus longus | C5–C7 | M. serratus anterior |
| N. dorsalis scapulae | (C2) C3–C5 | Mm. levator scapulae und rhomboidei major und minor |
| N. suprascapularis | C4–C6 | Mm. supraspinatus und infraspinatus |
| N. subclavius | (C4) C5–C6 | M. subclavius |
| Nn. pectorales medialis und lateralis | C5–Th1 | Mm. pectorales major und minor |
| N. thoracodorsalis | C6–C8 | M. latissimus dorsi (M. teres major) |
| Nn. subscapulares | C5–C7 (C8) | Mm. subscapularis und teres major |

ⓘ Die Zuordnung der Nerven zur Pars supraclavicularis und zur Pars infraclavicularis ist im Schrifttum uneinheitlich. Die Nn. pectorales medialis und lateralis, subscapulares sowie thoracodorsalis werden auch der Pars infraclavicularis zugeordnet.

Die Regionalanästhesie des Plexus brachialis wird je nach klinischem Bedarf vorgenommen:
1. Verlauf in der Skalenuslücke – interskalenäre Blockade,
2. Verlauf im seitlichen Halsdreieck – supraklavikuläre Blockade,
3. Eintritt aus dem kostoklavikulären Raum in die Fossa infraclavicularis – infraklavikuläre Blockade
4. Verlauf in der Achselhöhle – axilläre Blockade.

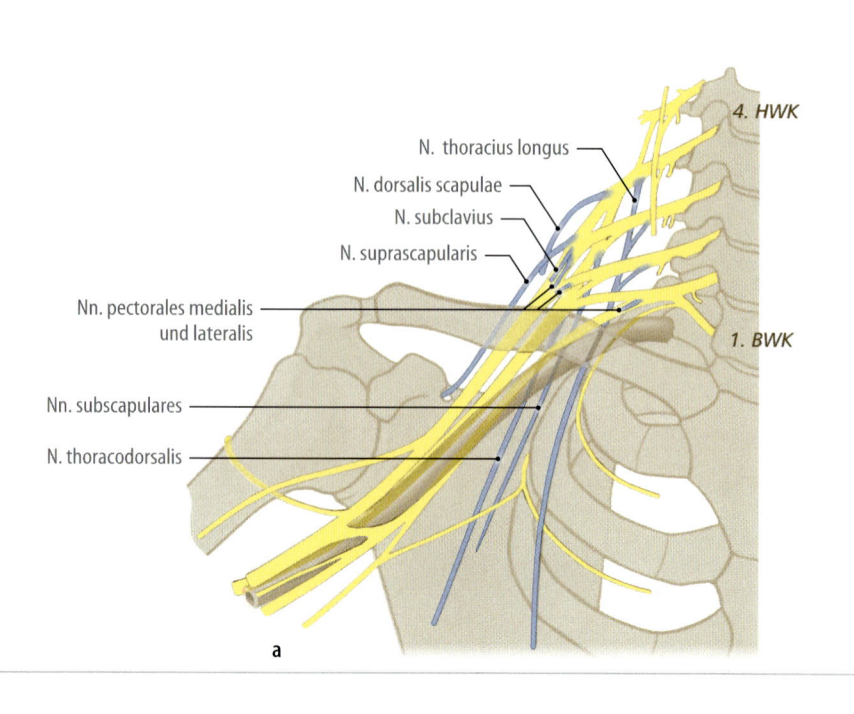

# Plexus brachialis

- **Divisiones dorsales**
- **Fasciculus posterior** C5–Th1
  N. radialis
  N. axillaris
- **Divisiones ventrales**
- **Fasciculus medialis** C8–Th1 [Th2]
  N. ulnaris
  N. cutaneus brachii medialis
  N. cutaneus antebrachii medialis
  Radix medialis des N. medianus
- **Fasciculus lateralis** C5–C7
  N. musculocutaneus
  (N. cutaneus antebrachii lateralis)
  Radix lateralis des N. medianus

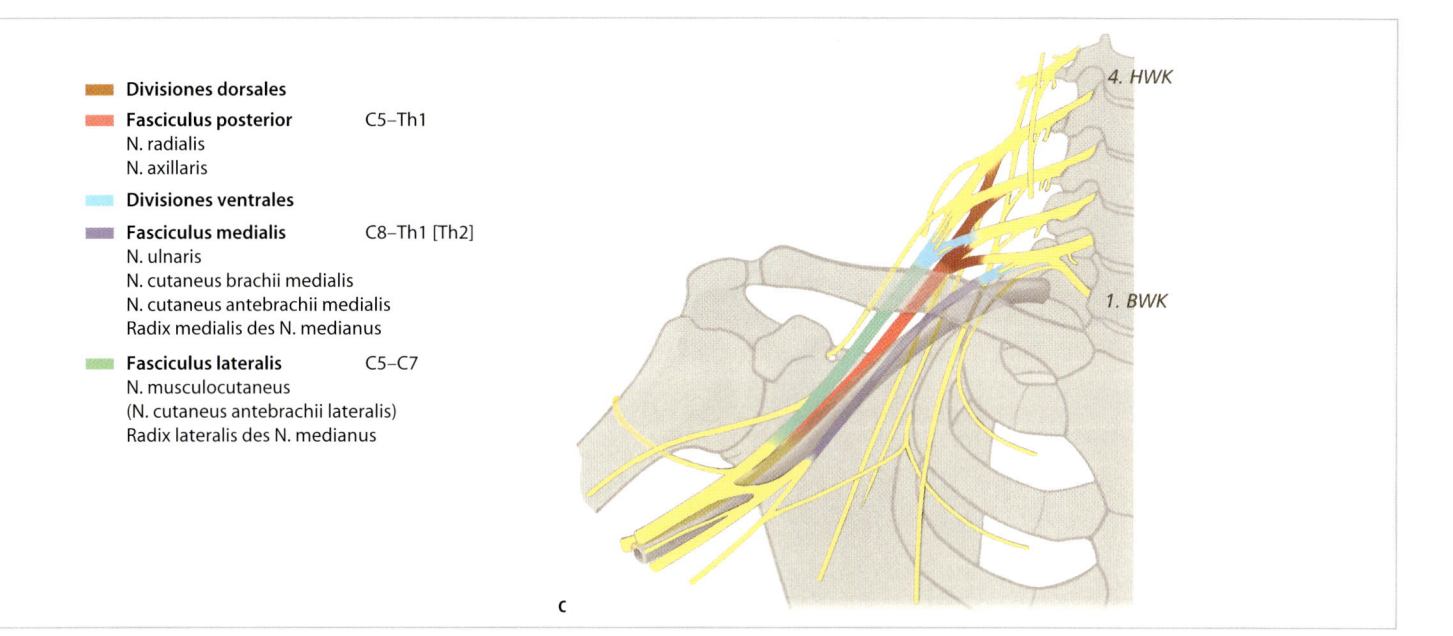

c

| Pars infraclavicularis (motorische Anteile) | | |
|---|---|---|
| **Nerv** | **Rückenmarksegment** | **Innervierter Muskel** |
| N. axillaris | (C4) C5 – C6 ▶ | Mm. deltoideus, teres minor |
| N. radialis | C5 – C8 (Th1) ▶ | Mm. triceps brachii, anconeus, brachioradialis, (brachialis), extensor carpi radialis longus, extensor carpi radialis brevis, supinator, extensor carpi ulnaris, extensor digitorum, extensor digiti minimi, adductor pollicis longus, extensor pollicis longus, extensor pollicis brevis, extensor indicis |
| N. musculocutaneus | C6 – Th1 ▶ | Mm. biceps brachii, coracobrachialis, brachialis |
| N. ulnaris | C8 – Th1 ▶ | Mm. flexor carpi ulnaris, flexor digitorum profundus (IV und V), abductor digiti minimi, opponens digiti minimi, flexor digiti minimi brevis, lumbricales (III und IV), interossei palmares, interossei dorsales, adductor pollicis, flexor pollicis brevis (Caput profundum) |
| N. medianus | C6 – Th1 ▶ | Mm. pronator teres, flexor carpi radialis, flexor digitorum superficialis, flexor digitorum profundus (II und III), flexor pollicis longus, lumbricales (I und II), opponens pollicis, flexor pollicis brevis (Caput superficiale), abductor pollicis brevis |

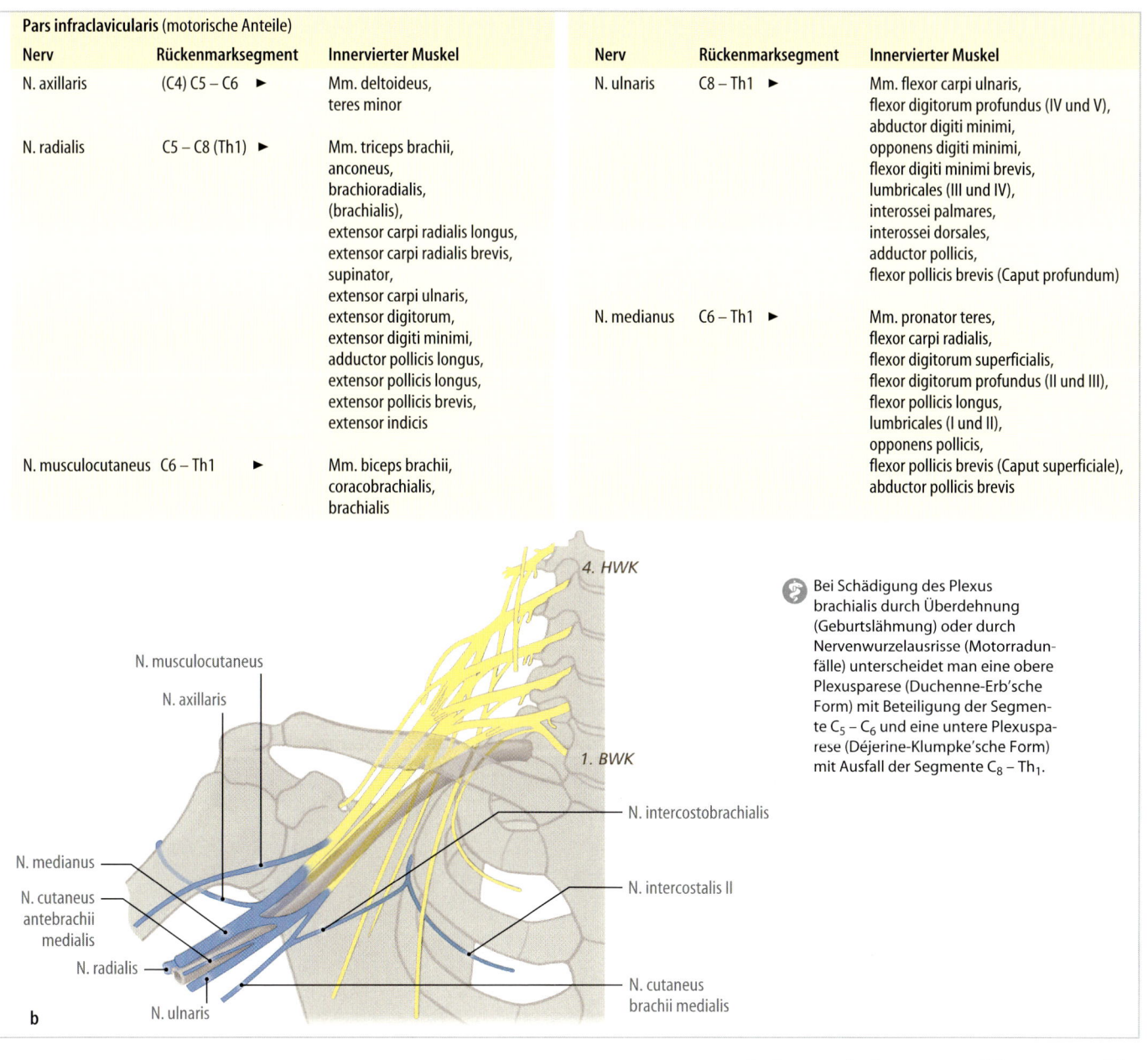

Bei Schädigung des Plexus brachialis durch Überdehnung (Geburtslähmung) oder durch Nervenwurzelausrisse (Motorradunfälle) unterscheidet man eine obere Plexusparese (Duchenne-Erb'sche Form) mit Beteiligung der Segmente $C_5 - C_6$ und eine untere Plexusparese (Déjerine-Klumpke'sche Form) mit Ausfall der Segmente $C_8 - Th_1$.

b

**Leitungsbahnen und Topographie**

# Schulter · Oberarm: Nerven

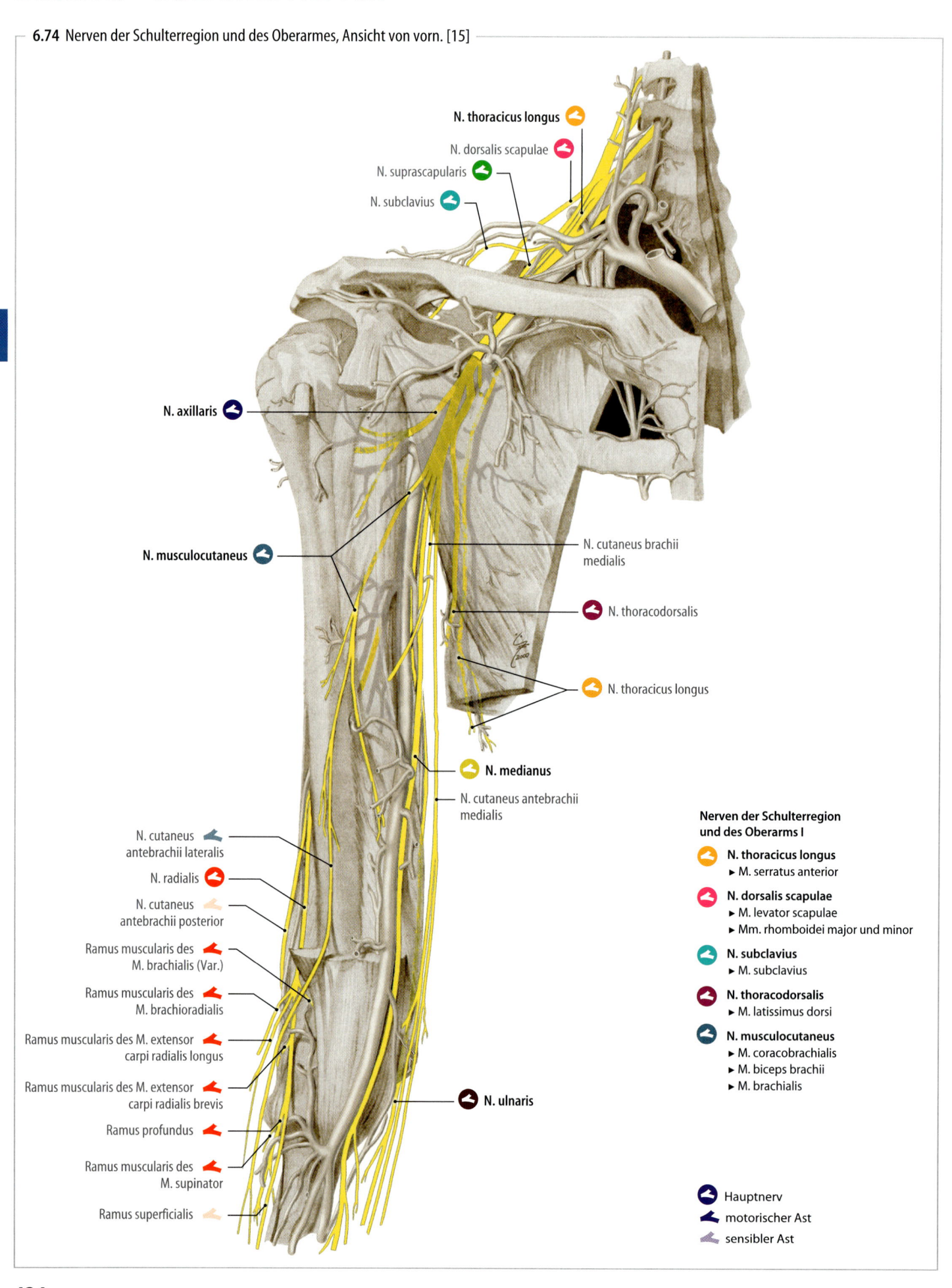

**6.74** Nerven der Schulterregion und des Oberarmes, Ansicht von vorn. [15]

- N. thoracicus longus
- N. dorsalis scapulae
- N. suprascapularis
- N. subclavius
- N. axillaris
- N. musculocutaneus
- N. cutaneus brachii medialis
- N. thoracodorsalis
- N. thoracicus longus
- N. medianus
- N. cutaneus antebrachii medialis
- N. cutaneus antebrachii lateralis
- N. radialis
- N. cutaneus antebrachii posterior
- Ramus muscularis des M. brachialis (Var.)
- Ramus muscularis des M. brachioradialis
- Ramus muscularis des M. extensor carpi radialis longus
- Ramus muscularis des M. extensor carpi radialis brevis
- Ramus profundus
- Ramus muscularis des M. supinator
- Ramus superficialis
- N. ulnaris

**Nerven der Schulterregion und des Oberarms I**

- **N. thoracicus longus**
  - ▶ M. serratus anterior
- **N. dorsalis scapulae**
  - ▶ M. levator scapulae
  - ▶ Mm. rhomboidei major und minor
- **N. subclavius**
  - ▶ M. subclavius
- **N. thoracodorsalis**
  - ▶ M. latissimus dorsi
- **N. musculocutaneus**
  - ▶ M. coracobrachialis
  - ▶ M. biceps brachii
  - ▶ M. brachialis

- Hauptnerv
- motorischer Ast
- sensibler Ast

# Schulter · Oberarm: Nerven

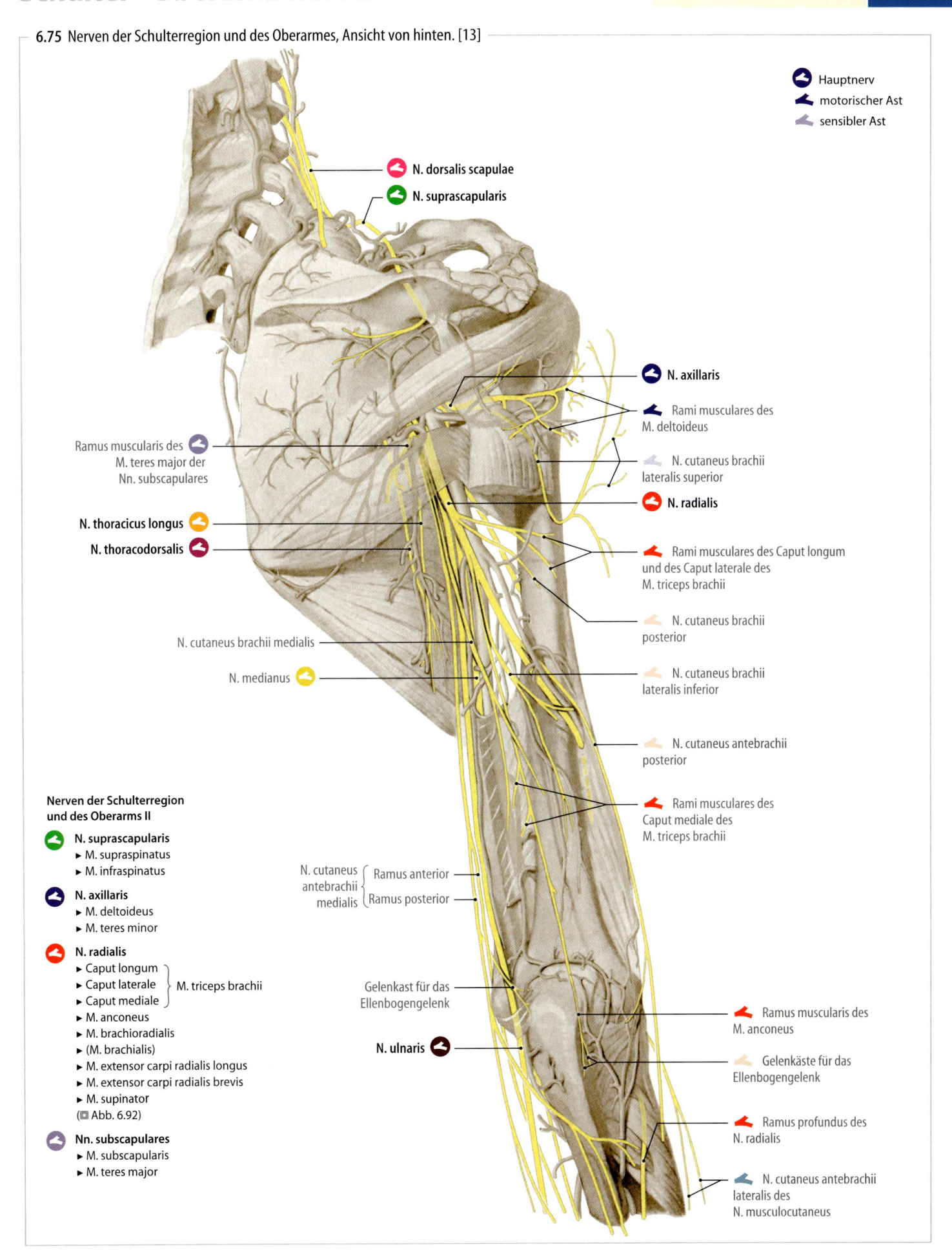

**6.75** Nerven der Schulterregion und des Oberarmes, Ansicht von hinten. [13]

- Hauptnerv
- motorischer Ast
- sensibler Ast

- N. dorsalis scapulae
- N. suprascapularis
- N. axillaris
- Rami musculares des M. deltoideus
- N. cutaneus brachii lateralis superior
- N. radialis
- Ramus muscularis des M. teres major der Nn. subscapulares
- N. thoracicus longus
- N. thoracodorsalis
- Rami musculares des Caput longum und des Caput laterale des M. triceps brachii
- N. cutaneus brachii posterior
- N. cutaneus brachii medialis
- N. medianus
- N. cutaneus brachii lateralis inferior
- N. cutaneus antebrachii posterior
- Rami musculares des Caput mediale des M. triceps brachii
- N. cutaneus antebrachii medialis { Ramus anterior / Ramus posterior }
- Gelenkast für das Ellenbogengelenk
- N. ulnaris
- Ramus muscularis des M. anconeus
- Gelenkäste für das Ellenbogengelenk
- Ramus profundus des N. radialis
- N. cutaneus antebrachii lateralis des N. musculocutaneus

**Nerven der Schulterregion und des Oberarms II**

- **N. suprascapularis**
  - ▸ M. supraspinatus
  - ▸ M. infraspinatus
- **N. axillaris**
  - ▸ M. deltoideus
  - ▸ M. teres minor
- **N. radialis**
  - ▸ Caput longum
  - ▸ Caput laterale } M. triceps brachii
  - ▸ Caput mediale
  - ▸ M. anconeus
  - ▸ M. brachioradialis
  - ▸ (M. brachialis)
  - ▸ M. extensor carpi radialis longus
  - ▸ M. extensor carpi radialis brevis
  - ▸ M. supinator
  - (Abb. 6.92)
- **Nn. subscapulares**
  - ▸ M. subscapularis
  - ▸ M. teres major

**Leitungsbahnen und Topographie**

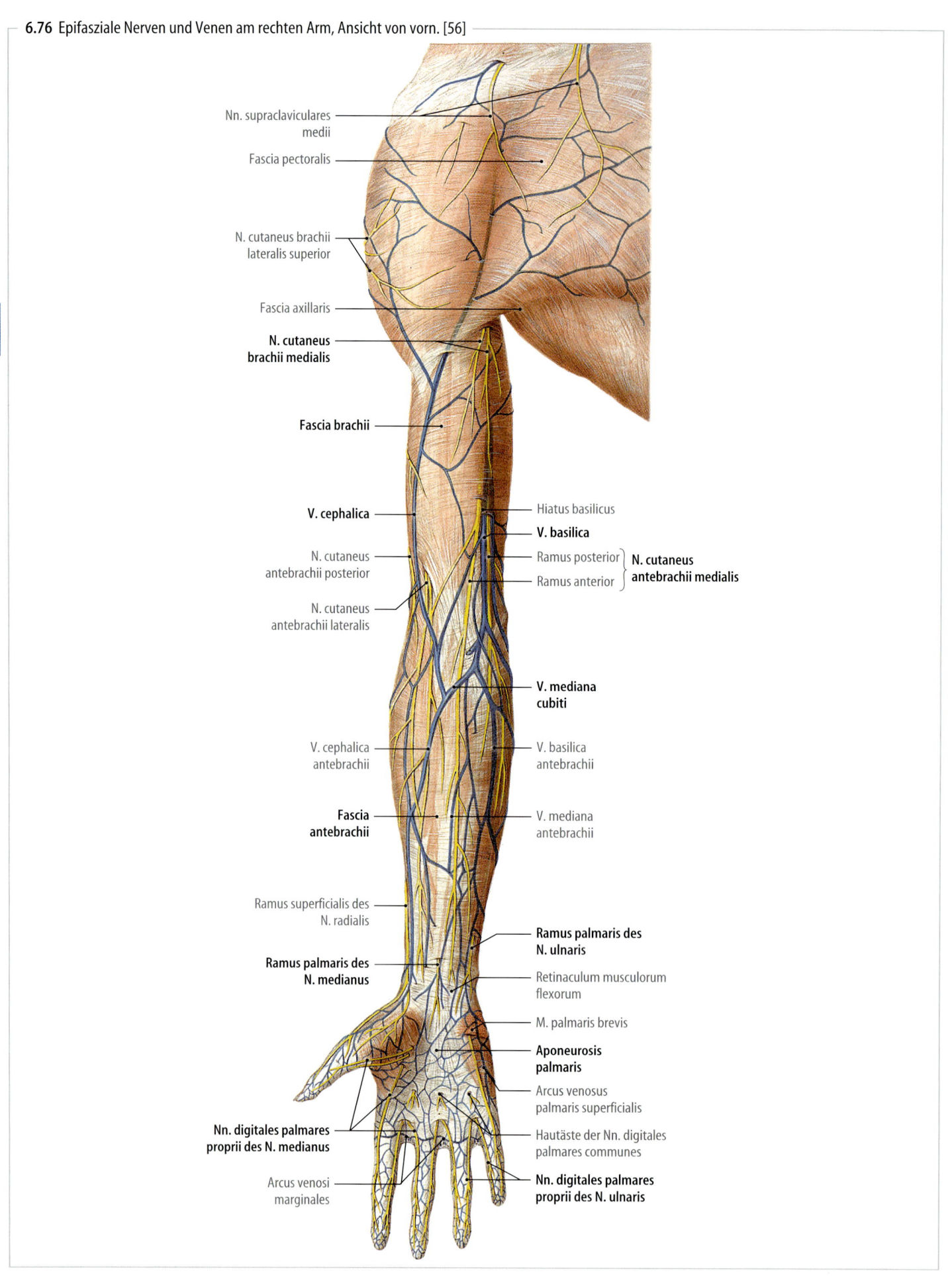

# Epifasziale Nerven und Venen

**6.76** Epifasziale Nerven und Venen am rechten Arm, Ansicht von vorn. [56]

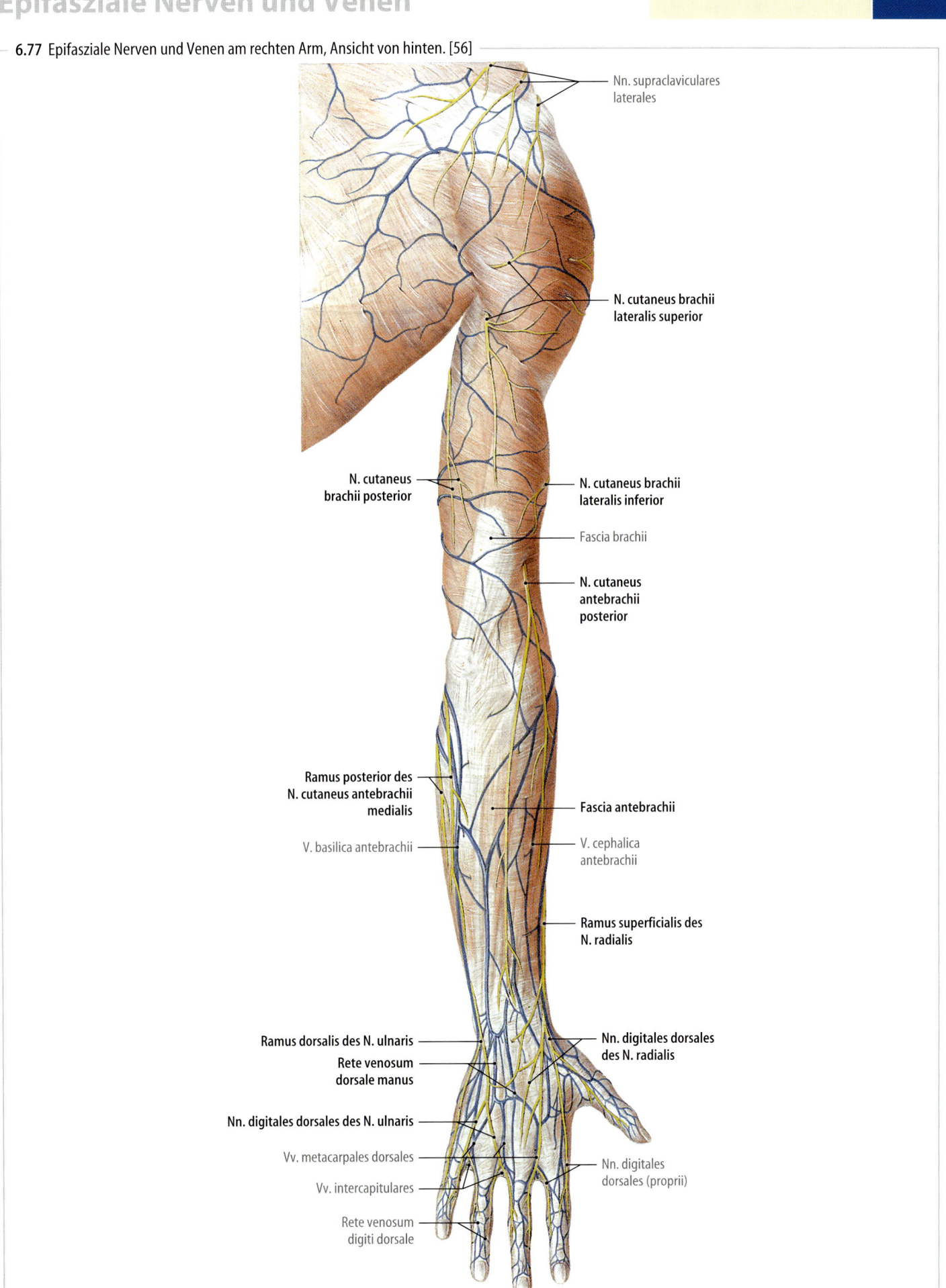

# Epifasziale Nerven und Venen

**6.77** Epifasziale Nerven und Venen am rechten Arm, Ansicht von hinten. [56]

- Nn. supraclaviculares laterales
- N. cutaneus brachii lateralis superior
- N. cutaneus brachii posterior
- N. cutaneus brachii lateralis inferior
- Fascia brachii
- N. cutaneus antebrachii posterior
- Ramus posterior des N. cutaneus antebrachii medialis
- Fascia antebrachii
- V. basilica antebrachii
- V. cephalica antebrachii
- Ramus superficialis des N. radialis
- Ramus dorsalis des N. ulnaris
- Nn. digitales dorsales des N. radialis
- Rete venosum dorsale manus
- Nn. digitales dorsales des N. ulnaris
- Vv. metacarpales dorsales
- Nn. digitales dorsales (proprii)
- Vv. intercapitulares
- Rete venosum digiti dorsale

**Leitungsbahnen und Topographie**

# Sensible Versorgung, Dermatome

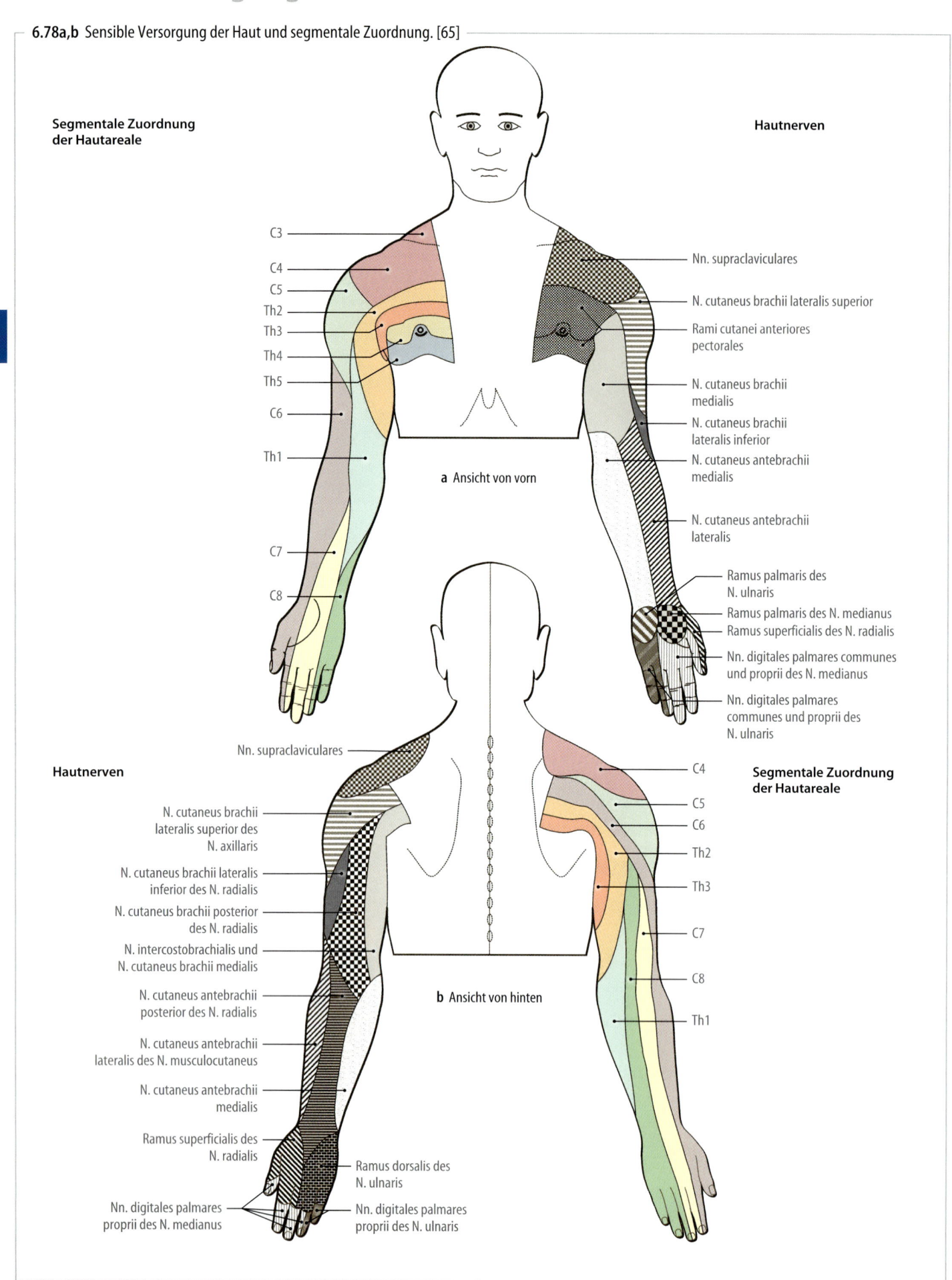

**6.78a,b** Sensible Versorgung der Haut und segmentale Zuordnung. [65]

**Segmentale Zuordnung der Hautareale**

- C3
- C4
- C5
- Th2
- Th3
- Th4
- Th5
- C6
- Th1
- C7
- C8

**Hautnerven**

- Nn. supraclaviculares
- N. cutaneus brachii lateralis superior
- Rami cutanei anteriores pectorales
- N. cutaneus brachii medialis
- N. cutaneus brachii lateralis inferior
- N. cutaneus antebrachii medialis
- N. cutaneus antebrachii lateralis
- Ramus palmaris des N. ulnaris
- Ramus palmaris des N. medianus
- Ramus superficialis des N. radialis
- Nn. digitales palmares communes und proprii des N. medianus
- Nn. digitales palmares communes und proprii des N. ulnaris

**a** Ansicht von vorn

**Hautnerven**

- Nn. supraclaviculares
- N. cutaneus brachii lateralis superior des N. axillaris
- N. cutaneus brachii lateralis inferior des N. radialis
- N. cutaneus brachii posterior des N. radialis
- N. intercostobrachialis und N. cutaneus brachii medialis
- N. cutaneus antebrachii posterior des N. radialis
- N. cutaneus antebrachii lateralis des N. musculocutaneus
- N. cutaneus antebrachii medialis
- Ramus superficialis des N. radialis
- Ramus dorsalis des N. ulnaris
- Nn. digitales palmares proprii des N. medianus
- Nn. digitales palmares proprii des N. ulnaris

**Segmentale Zuordnung der Hautareale**

- C4
- C5
- C6
- Th2
- Th3
- C7
- C8
- Th1

**b** Ansicht von hinten

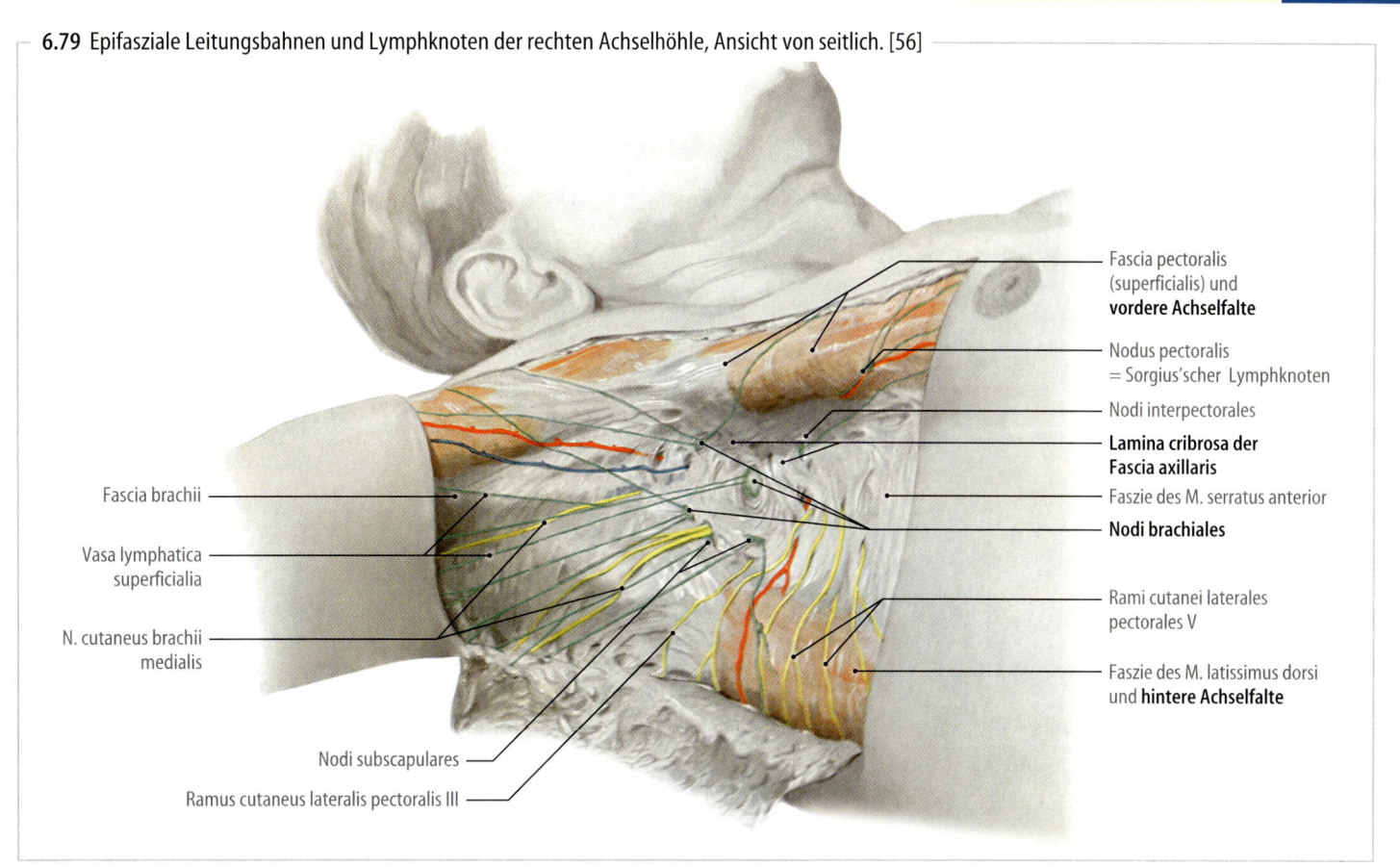

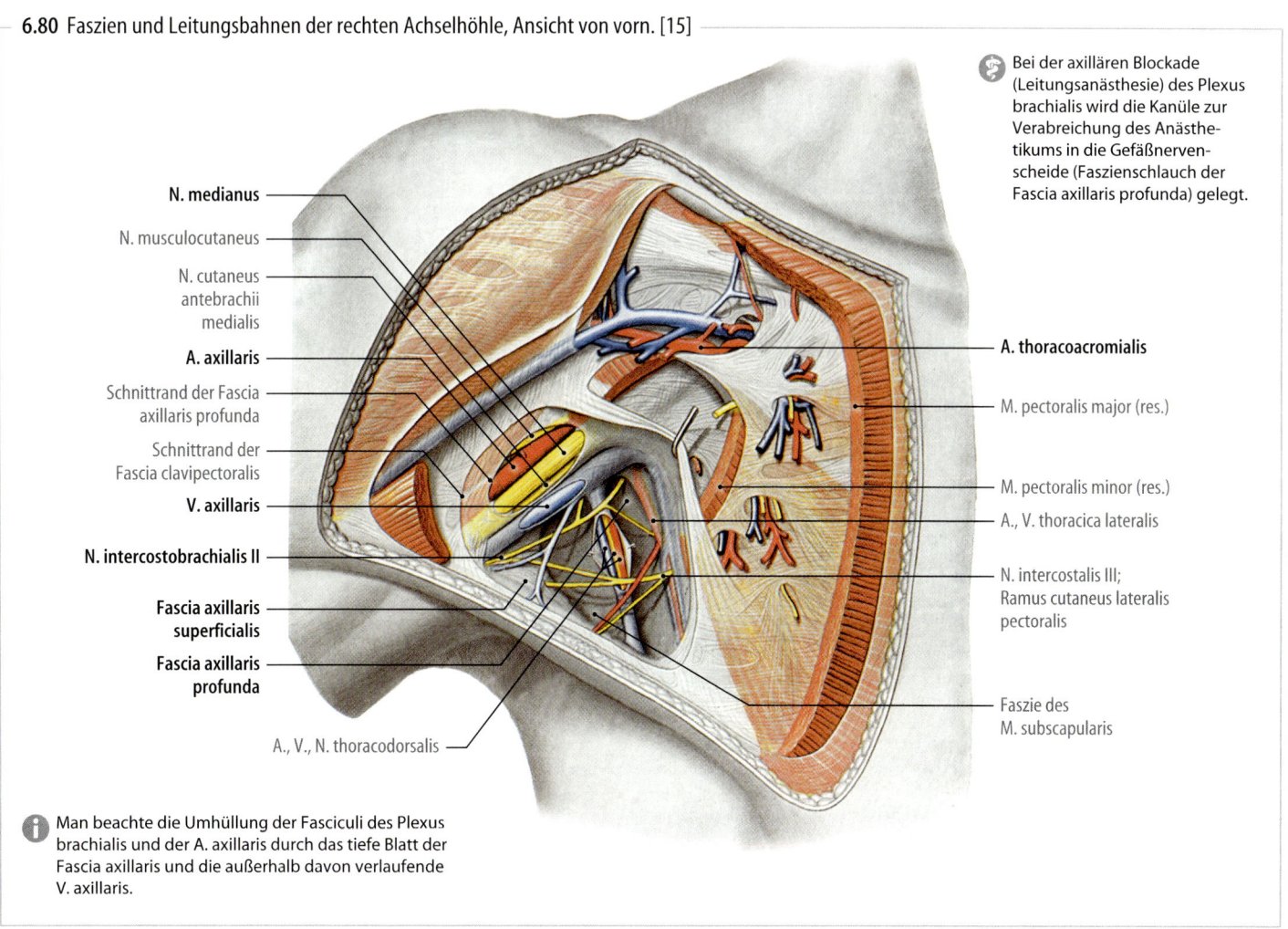

# Achselhöhle: Leitungsbahnen

**6.79** Epifasziale Leitungsbahnen und Lymphknoten der rechten Achselhöhle, Ansicht von seitlich. [56]

- Fascia pectoralis (superficialis) und **vordere Achselfalte**
- Nodus pectoralis = Sorgius'scher Lymphknoten
- Nodi interpectorales
- **Lamina cribrosa der Fascia axillaris**
- Faszie des M. serratus anterior
- **Nodi brachiales**
- Rami cutanei laterales pectorales V
- Faszie des M. latissimus dorsi und **hintere Achselfalte**

- Fascia brachii
- Vasa lymphatica superficialia
- N. cutaneus brachii medialis
- Nodi subscapulares
- Ramus cutaneus lateralis pectoralis III

**6.80** Faszien und Leitungsbahnen der rechten Achselhöhle, Ansicht von vorn. [15]

Bei der axillären Blockade (Leitungsanästhesie) des Plexus brachialis wird die Kanüle zur Verabreichung des Anästhetikums in die Gefäßnervenscheide (Faszienschlauch der Fascia axillaris profunda) gelegt.

- **N. medianus**
- N. musculocutaneus
- N. cutaneus antebrachii medialis
- **A. axillaris**
- Schnittrand der Fascia axillaris profunda
- Schnittrand der Fascia clavipectoralis
- **V. axillaris**
- **N. intercostobrachialis II**
- **Fascia axillaris superficialis**
- **Fascia axillaris profunda**
- A., V., N. thoracodorsalis

- **A. thoracoacromialis**
- M. pectoralis major (res.)
- M. pectoralis minor (res.)
- A., V. thoracica lateralis
- N. intercostalis III; Ramus cutaneus lateralis pectoralis
- Faszie des M. subscapularis

Man beachte die Umhüllung der Fasciculi des Plexus brachialis und der A. axillaris durch das tiefe Blatt der Fascia axillaris und die außerhalb davon verlaufende V. axillaris.

**Leitungsbahnen und Topographie**

# Achselhöhle: Leitungsbahnen

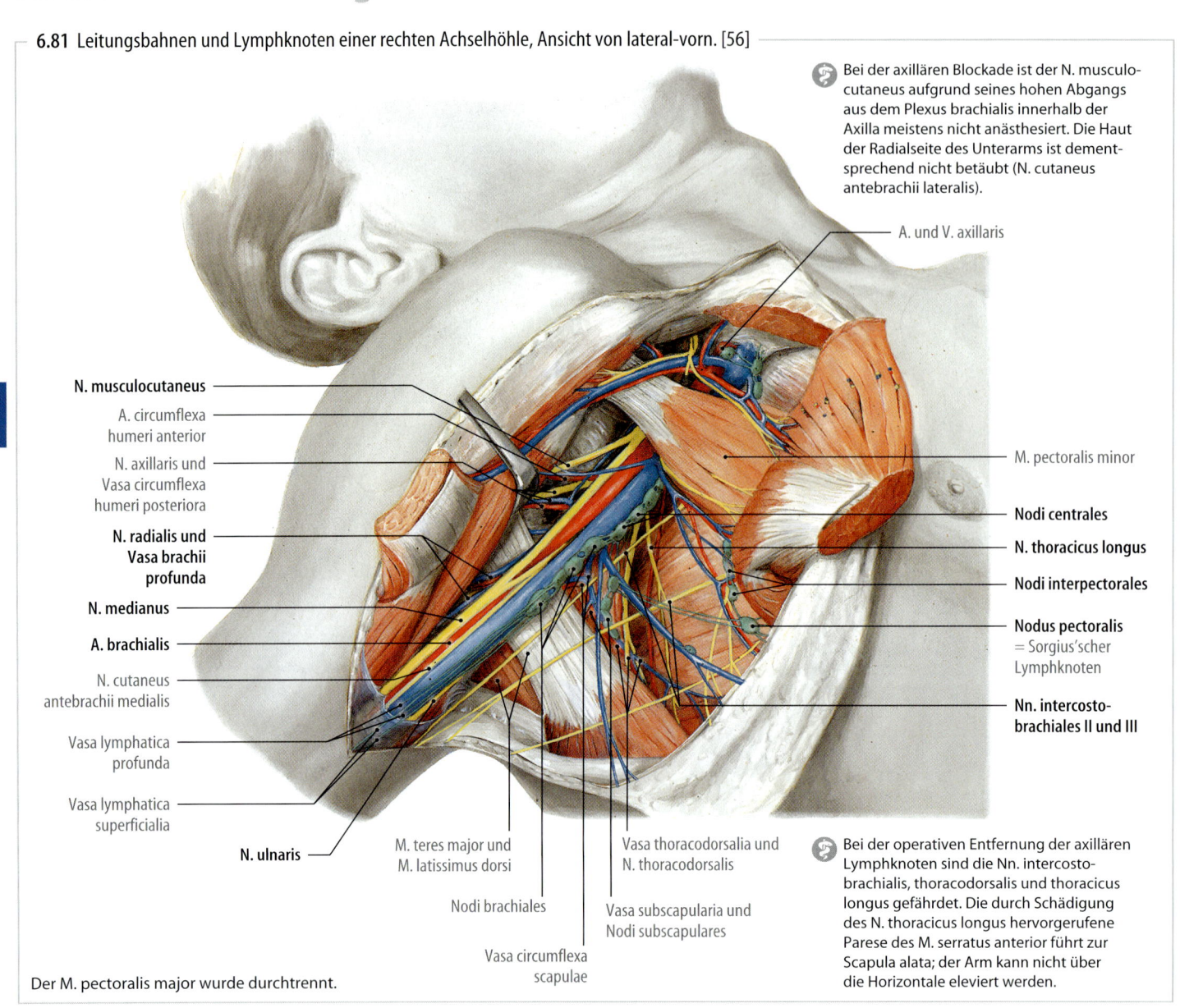

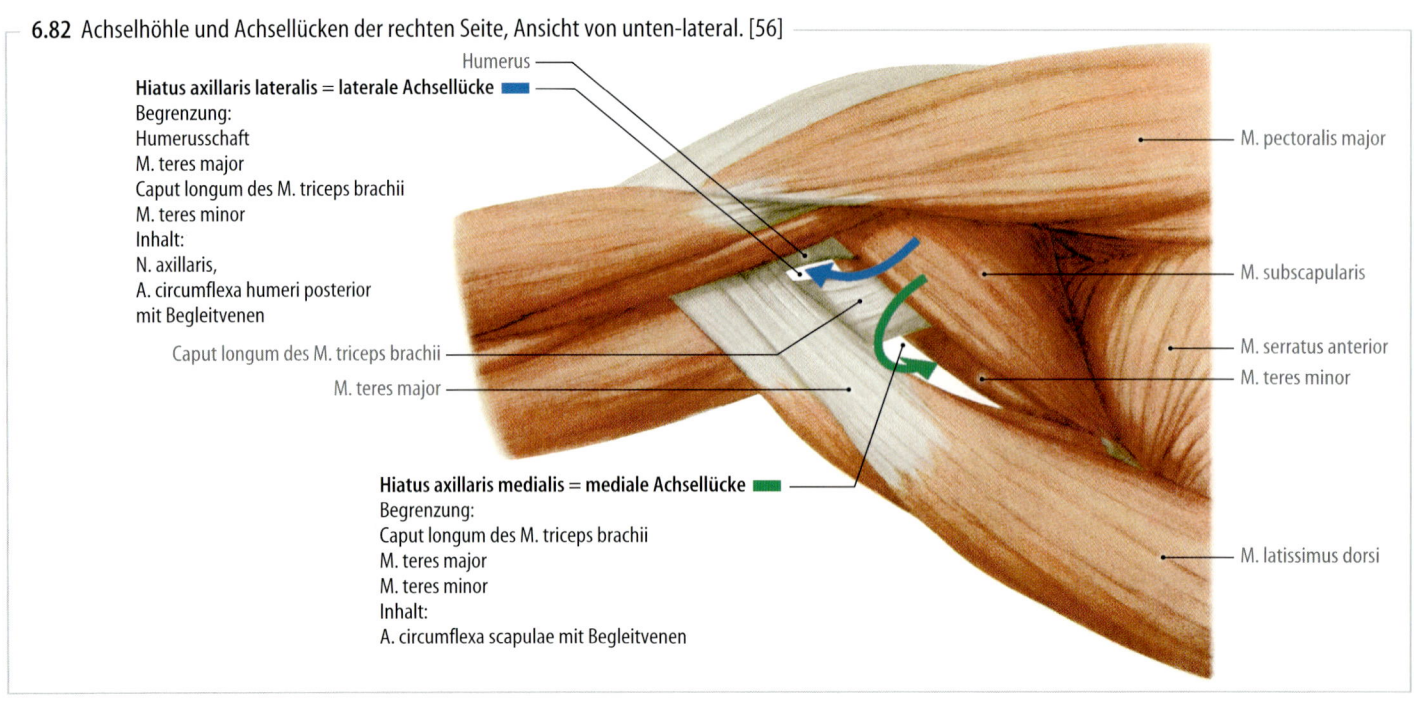

**6.81 Leitungsbahnen und Lymphknoten einer rechten Achselhöhle, Ansicht von lateral-vorn. [56]**

Bei der axillären Blockade ist der N. musculocutaneus aufgrund seines hohen Abgangs aus dem Plexus brachialis innerhalb der Axilla meistens nicht anästhesiert. Die Haut der Radialseite des Unterarms ist dementsprechend nicht betäubt (N. cutaneus antebrachii lateralis).

Beschriftungen:
- A. und V. axillaris
- N. musculocutaneus
- A. circumflexa humeri anterior
- N. axillaris und Vasa circumflexa humeri posteriora
- N. radialis und Vasa brachii profunda
- N. medianus
- A. brachialis
- N. cutaneus antebrachii medialis
- Vasa lymphatica profunda
- Vasa lymphatica superficialia
- N. ulnaris
- M. teres major und M. latissimus dorsi
- Nodi brachiales
- Vasa circumflexa scapulae
- Vasa subscapularia und Nodi subscapulares
- Vasa thoracodorsalia und N. thoracodorsalis
- Nn. intercostobrachiales II und III
- Nodus pectoralis = Sorgius'scher Lymphknoten
- Nodi interpectorales
- N. thoracicus longus
- Nodi centrales
- M. pectoralis minor

Der M. pectoralis major wurde durchtrennt.

Bei der operativen Entfernung der axillären Lymphknoten sind die Nn. intercostobrachialis, thoracodorsalis und thoracicus longus gefährdet. Die durch Schädigung des N. thoracicus longus hervorgerufene Parese des M. serratus anterior führt zur Scapula alata; der Arm kann nicht über die Horizontale eleviert werden.

**6.82 Achselhöhle und Achsellücken der rechten Seite, Ansicht von unten-lateral. [56]**

- Humerus
- **Hiatus axillaris lateralis = laterale Achsellücke**
  Begrenzung:
  Humerusschaft
  M. teres major
  Caput longum des M. triceps brachii
  M. teres minor
  Inhalt:
  N. axillaris,
  A. circumflexa humeri posterior mit Begleitvenen
- Caput longum des M. triceps brachii
- M. teres major
- **Hiatus axillaris medialis = mediale Achsellücke**
  Begrenzung:
  Caput longum des M. triceps brachii
  M. teres major
  M. teres minor
  Inhalt:
  A. circumflexa scapulae mit Begleitvenen
- M. pectoralis major
- M. subscapularis
- M. serratus anterior
- M. teres minor
- M. latissimus dorsi

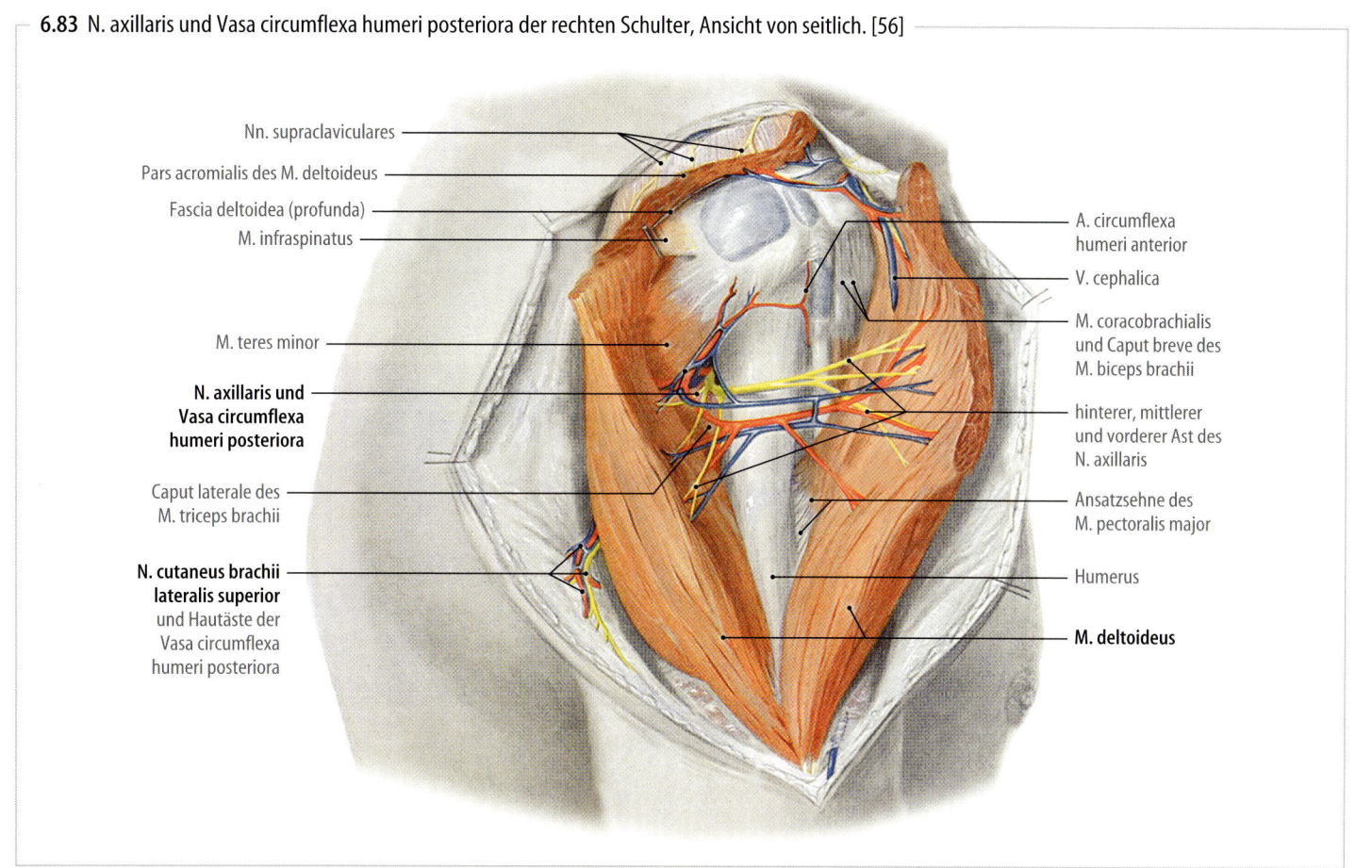

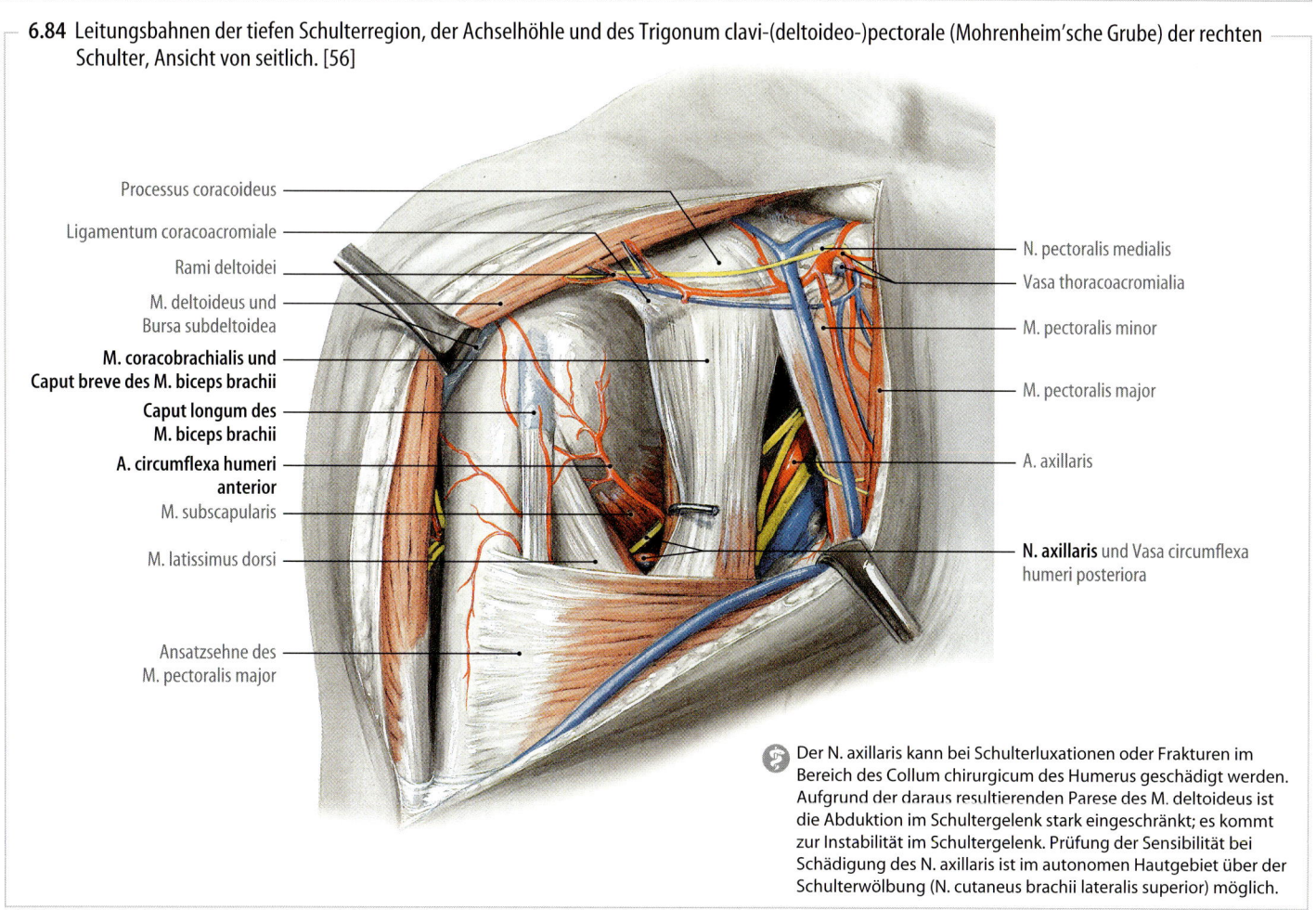

## Schulter: Leitungsbahnen

**6.83** N. axillaris und Vasa circumflexa humeri posteriora der rechten Schulter, Ansicht von seitlich. [56]

Nn. supraclaviculares
Pars acromialis des M. deltoideus
Fascia deltoidea (profunda)
M. infraspinatus
M. teres minor
N. axillaris und Vasa circumflexa humeri posteriora
Caput laterale des M. triceps brachii
N. cutaneus brachii lateralis superior und Hautäste der Vasa circumflexa humeri posteriora

A. circumflexa humeri anterior
V. cephalica
M. coracobrachialis und Caput breve des M. biceps brachii
hinterer, mittlerer und vorderer Ast des N. axillaris
Ansatzsehne des M. pectoralis major
Humerus
M. deltoideus

**6.84** Leitungsbahnen der tiefen Schulterregion, der Achselhöhle und des Trigonum clavi-(deltoideo-)pectorale (Mohrenheim'sche Grube) der rechten Schulter, Ansicht von seitlich. [56]

Processus coracoideus
Ligamentum coracoacromiale
Rami deltoidei
M. deltoideus und Bursa subdeltoidea
M. coracobrachialis und Caput breve des M. biceps brachii
Caput longum des M. biceps brachii
A. circumflexa humeri anterior
M. subscapularis
M. latissimus dorsi
Ansatzsehne des M. pectoralis major

N. pectoralis medialis
Vasa thoracoacromialia
M. pectoralis minor
M. pectoralis major
A. axillaris
N. axillaris und Vasa circumflexa humeri posteriora

Der N. axillaris kann bei Schulterluxationen oder Frakturen im Bereich des Collum chirurgicum des Humerus geschädigt werden. Aufgrund der daraus resultierenden Parese des M. deltoideus ist die Abduktion im Schultergelenk stark eingeschränkt; es kommt zur Instabilität im Schultergelenk. Prüfung der Sensibilität bei Schädigung des N. axillaris ist im autonomen Hautgebiet über der Schulterwölbung (N. cutaneus brachii lateralis superior) möglich.

**Leitungsbahnen und Topographie**

6.85 Muskeln und Leitungsbahnen der rechten Schulter, Ansicht von hinten. [1]

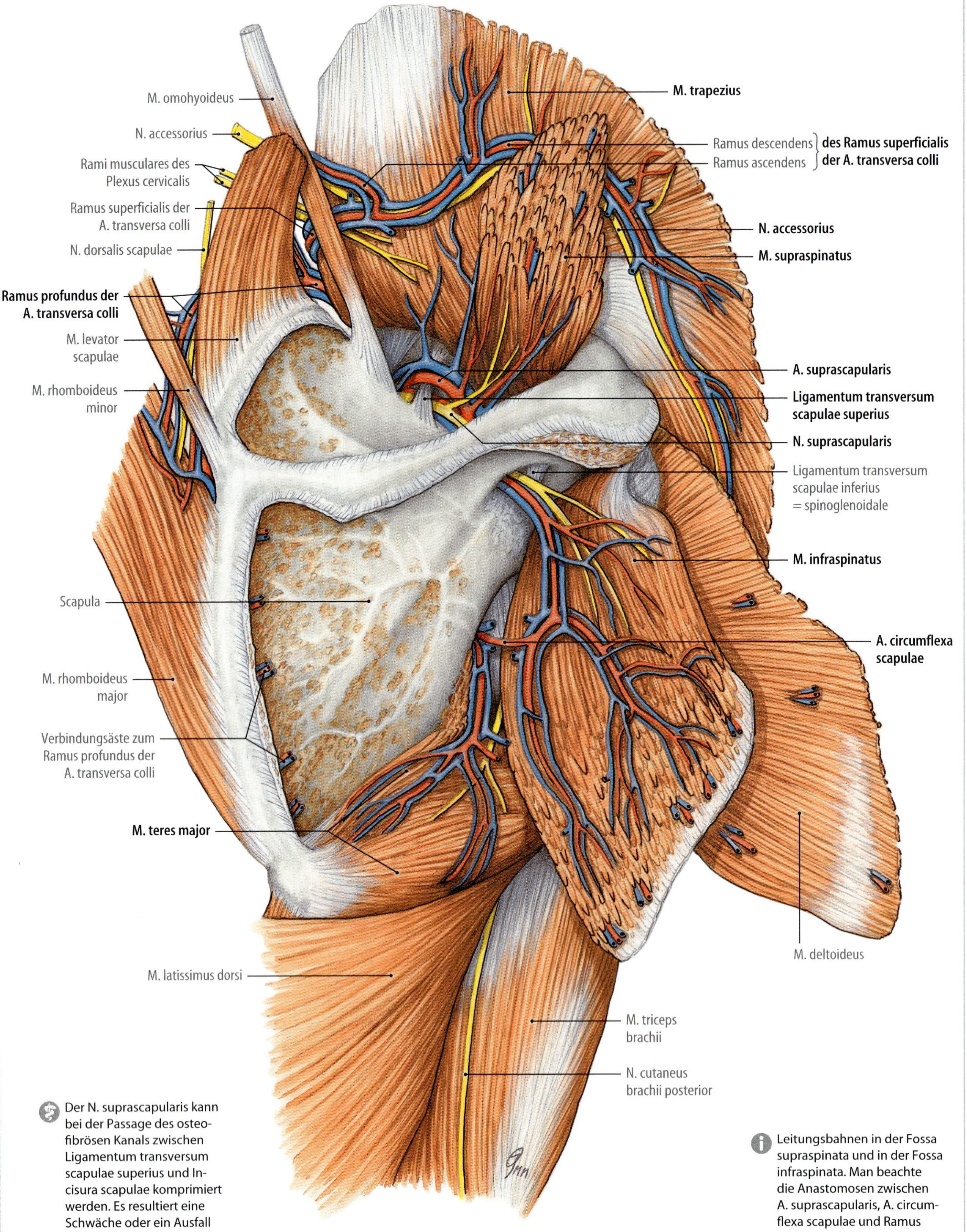
M. omohyoideus
N. accessorius
Rami musculares des Plexus cervicalis
Ramus superficialis der A. transversa colli
N. dorsalis scapulae
Ramus profundus der A. transversa colli
M. levator scapulae
M. rhomboideus minor
Scapula
M. rhomboideus major
Verbindungsäste zum Ramus profundus der A. transversa colli
M. teres major
M. latissimus dorsi
M. trapezius
Ramus descendens
Ramus ascendens
des Ramus superficialis der A. transversa colli
N. accessorius
M. supraspinatus
A. suprascapularis
Ligamentum transversum scapulae superius
N. suprascapularis
Ligamentum transversum scapulae inferius = spinoglenoidale
M. infraspinatus
A. circumflexa scapulae
M. deltoideus
M. triceps brachii
N. cutaneus brachii posterior

Der N. suprascapularis kann bei der Passage des osteofibrösen Kanals zwischen Ligamentum transversum scapulae superius und Incisura scapulae komprimiert werden. Es resultiert eine Schwäche oder ein Ausfall der Mm. supraspinatus und infraspinatus.

Leitungsbahnen in der Fossa supraspinata und in der Fossa infraspinata. Man beachte die Anastomosen zwischen A. suprascapularis, A. circumflexa scapulae und Ramus profundus der A. transversa colli (Schulterblattarkade).

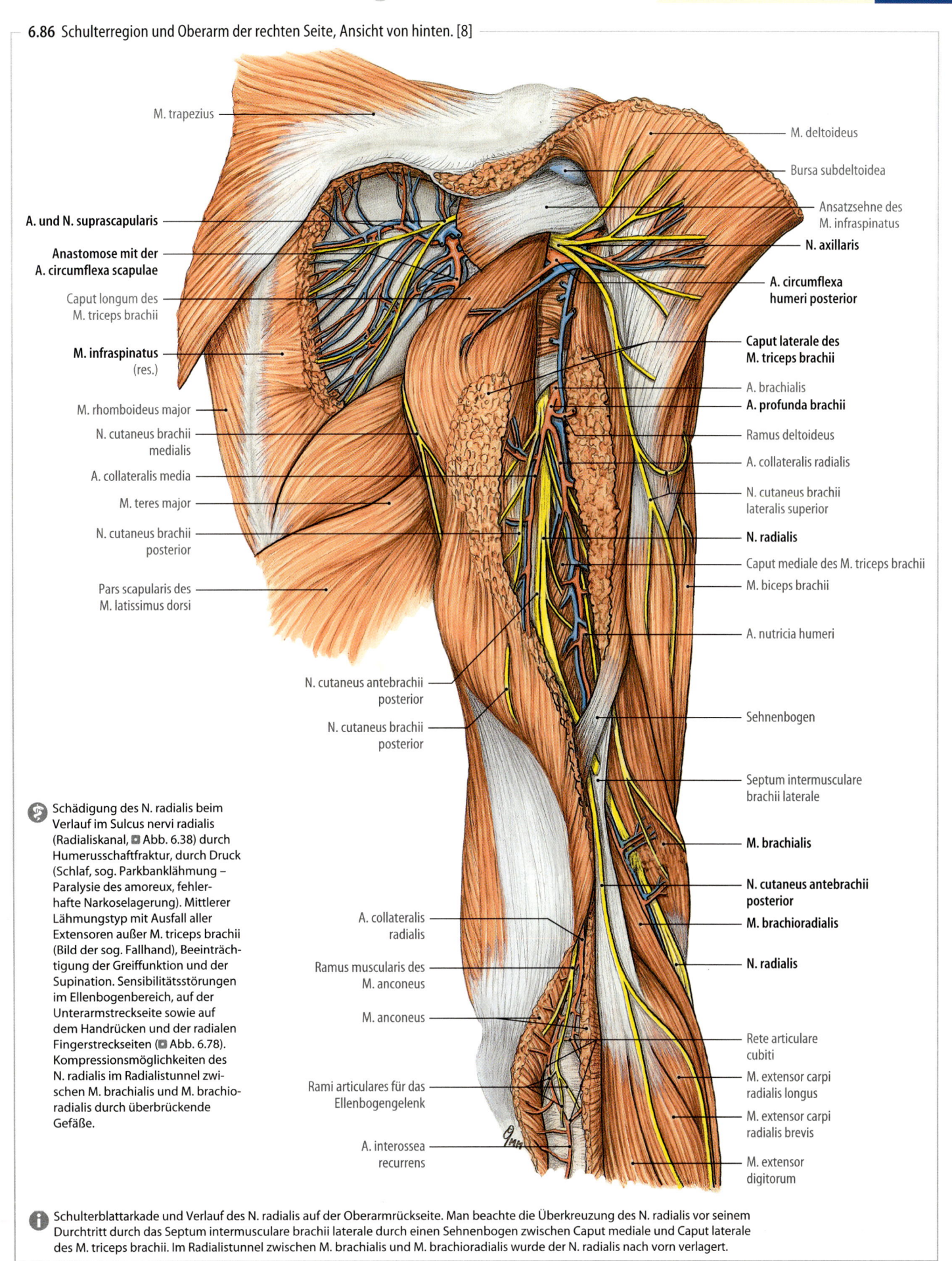

**6.86** Schulterregion und Oberarm der rechten Seite, Ansicht von hinten. [8]

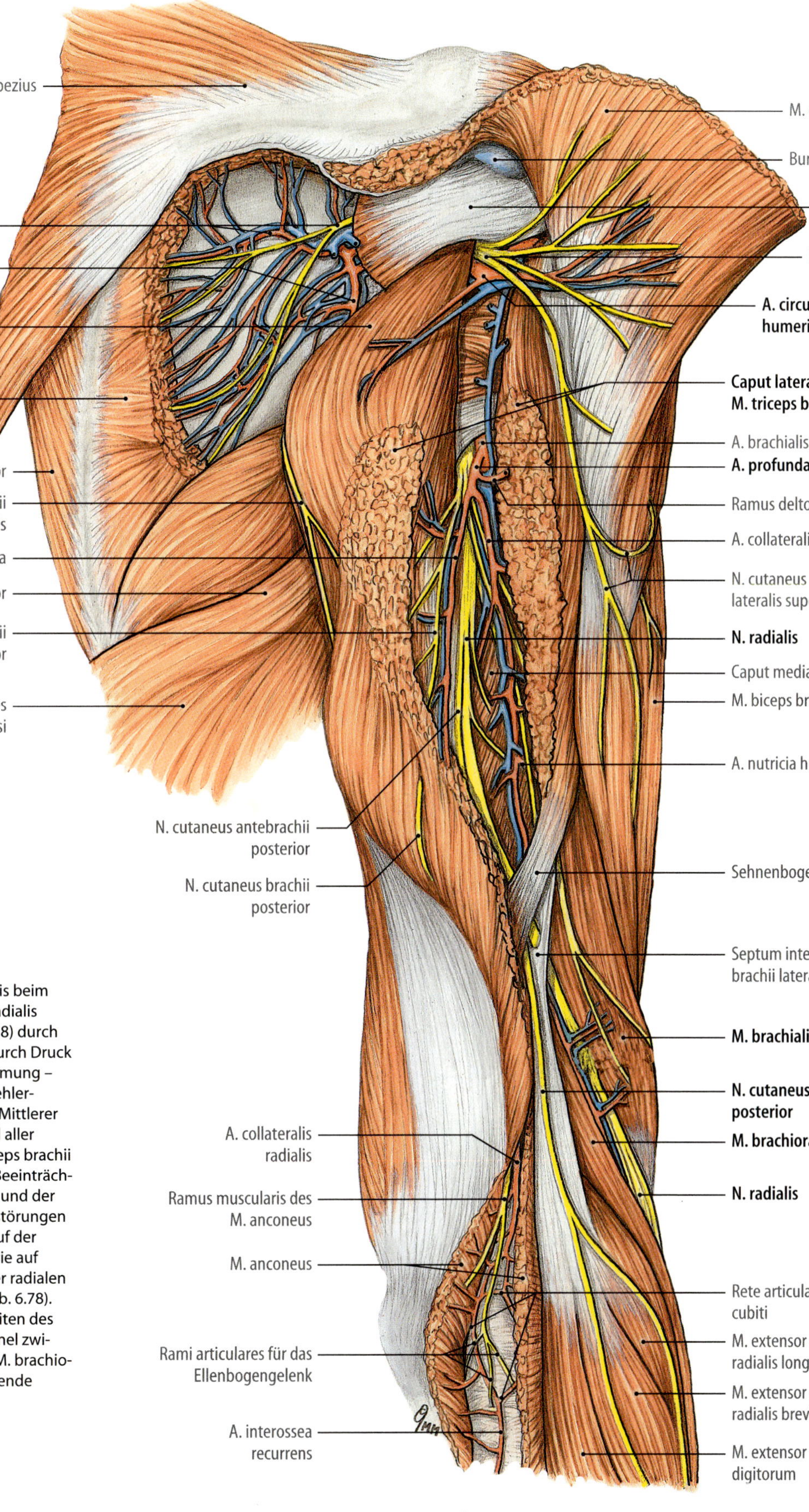
M. trapezius
A. und N. suprascapularis
Anastomose mit der A. circumflexa scapulae
Caput longum des M. triceps brachii
M. infraspinatus (res.)
M. rhomboideus major
N. cutaneus brachii medialis
A. collateralis media
M. teres major
N. cutaneus brachii posterior
Pars scapularis des M. latissimus dorsi
N. cutaneus antebrachii posterior
N. cutaneus brachii posterior
A. collateralis radialis
Ramus muscularis des M. anconeus
M. anconeus
Rami articulares für das Ellenbogengelenk
A. interossea recurrens
M. deltoideus
Bursa subdeltoidea
Ansatzsehne des M. infraspinatus
N. axillaris
A. circumflexa humeri posterior
Caput laterale des M. triceps brachii
A. brachialis
A. profunda brachii
Ramus deltoideus
A. collateralis radialis
N. cutaneus brachii lateralis superior
N. radialis
Caput mediale des M. triceps brachii
M. biceps brachii
A. nutricia humeri
Sehnenbogen
Septum intermusculare brachii laterale
M. brachialis
N. cutaneus antebrachii posterior
M. brachioradialis
N. radialis
Rete articulare cubiti
M. extensor carpi radialis longus
M. extensor carpi radialis brevis
M. extensor digitorum

Schädigung des N. radialis beim Verlauf im Sulcus nervi radialis (Radialiskanal, ◘ Abb. 6.38) durch Humerusschaftfraktur, durch Druck (Schlaf, sog. Parkbanklähmung – Paralysie des amoreux, fehlerhafte Narkoselagerung). Mittlerer Lähmungstyp mit Ausfall aller Extensoren außer M. triceps brachii (Bild der sog. Fallhand), Beeinträchtigung der Greiffunktion und der Supination. Sensibilitätsstörungen im Ellenbogenbereich, auf der Unterarmstreckseite sowie auf dem Handrücken und der radialen Fingerstreckseiten (◘ Abb. 6.78). Kompressionsmöglichkeiten des N. radialis im Radialistunnel zwischen M. brachialis und M. brachioradialis durch überbrückende Gefäße.

Schulterblattarkade und Verlauf des N. radialis auf der Oberarmrückseite. Man beachte die Überkreuzung des N. radialis vor seinem Durchtritt durch das Septum intermusculare brachii laterale durch einen Sehnenbogen zwischen Caput mediale und Caput laterale des M. triceps brachii. Im Radialistunnel zwischen M. brachialis und M. brachioradialis wurde der N. radialis nach vorn verlagert.

# Arm: Leitungsbahnen

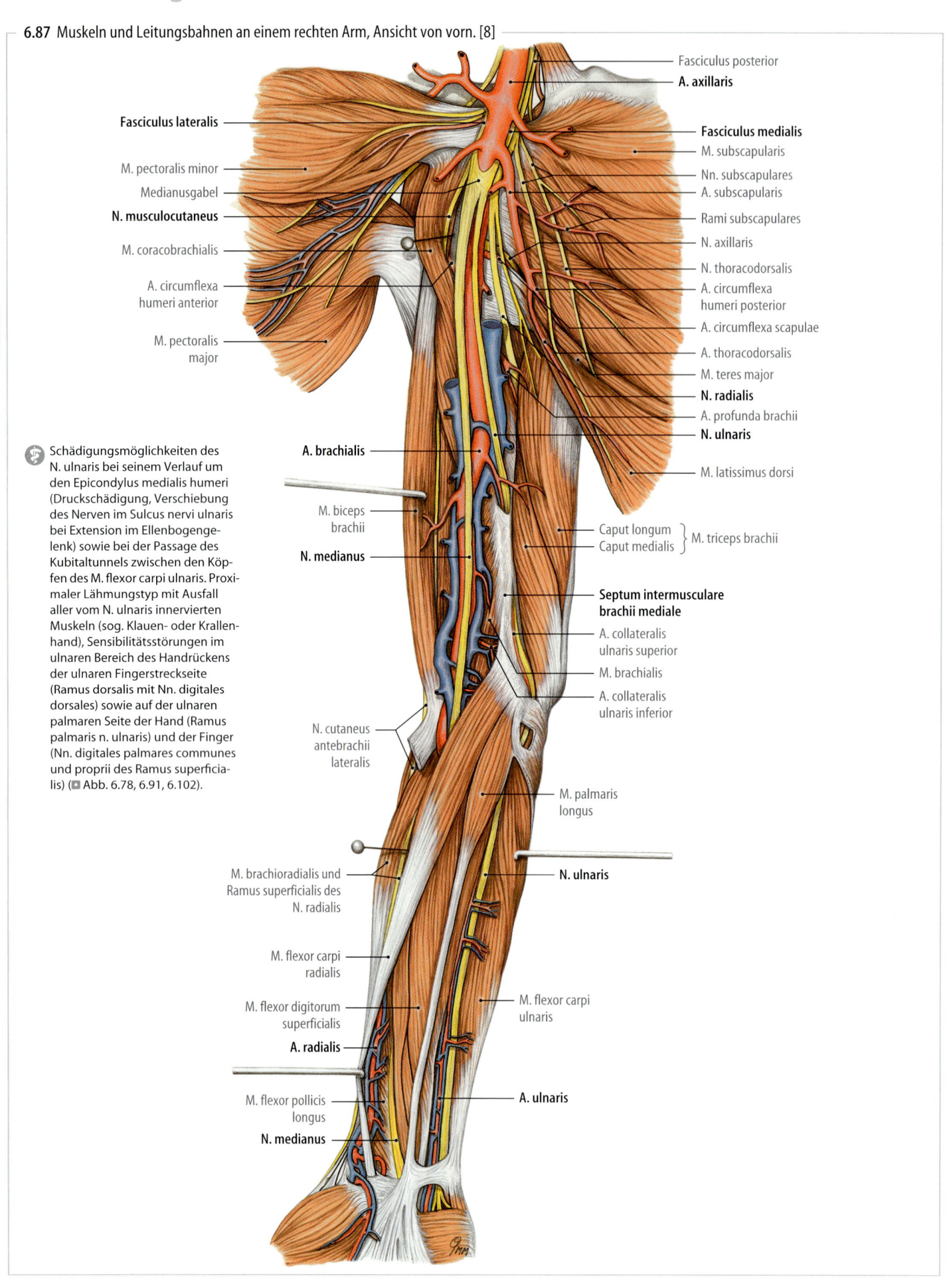

**6.87** Muskeln und Leitungsbahnen an einem rechten Arm, Ansicht von vorn. [8]

Labels (linke Seite, von oben nach unten):
- Fasciculus lateralis
- M. pectoralis minor
- Medianusgabel
- N. musculocutaneus
- M. coracobrachialis
- A. circumflexa humeri anterior
- M. pectoralis major
- A. brachialis
- M. biceps brachii
- N. medianus
- N. cutaneus antebrachii lateralis
- M. brachioradialis und Ramus superficialis des N. radialis
- M. flexor carpi radialis
- M. flexor digitorum superficialis
- A. radialis
- M. flexor pollicis longus
- N. medianus

Labels (rechte Seite, von oben nach unten):
- Fasciculus posterior
- A. axillaris
- Fasciculus medialis
- M. subscapularis
- Nn. subscapulares
- A. subscapularis
- Rami subscapulares
- N. axillaris
- N. thoracodorsalis
- A. circumflexa humeri posterior
- A. circumflexa scapulae
- A. thoracodorsalis
- M. teres major
- N. radialis
- A. profunda brachii
- N. ulnaris
- M. latissimus dorsi
- Caput longum / Caput medialis – M. triceps brachii
- Septum intermusculare brachii mediale
- A. collateralis ulnaris superior
- M. brachialis
- A. collateralis ulnaris inferior
- M. palmaris longus
- N. ulnaris
- M. flexor carpi ulnaris
- A. ulnaris

Schädigungsmöglichkeiten des N. ulnaris bei seinem Verlauf um den Epicondylus medialis humeri (Druckschädigung, Verschiebung des Nerven im Sulcus nervi ulnaris bei Extension im Ellenbogengelenk) sowie bei der Passage des Kubitaltunnels zwischen den Köpfen des M. flexor carpi ulnaris. Proximaler Lähmungstyp mit Ausfall aller vom N. ulnaris innervierten Muskeln (sog. Klauen- oder Krallenhand), Sensibilitätsstörungen im ulnaren Bereich des Handrückens der ulnaren Fingerstreckseite (Ramus dorsalis mit Nn. digitales dorsales) sowie auf der ulnaren palmaren Seite der Hand (Ramus palmaris n. ulnaris) und der Finger (Nn. digitales palmares communes und proprii des Ramus superficialis) (Abb. 6.78, 6.91, 6.102).

# Oberarm: Leitungsbahnen

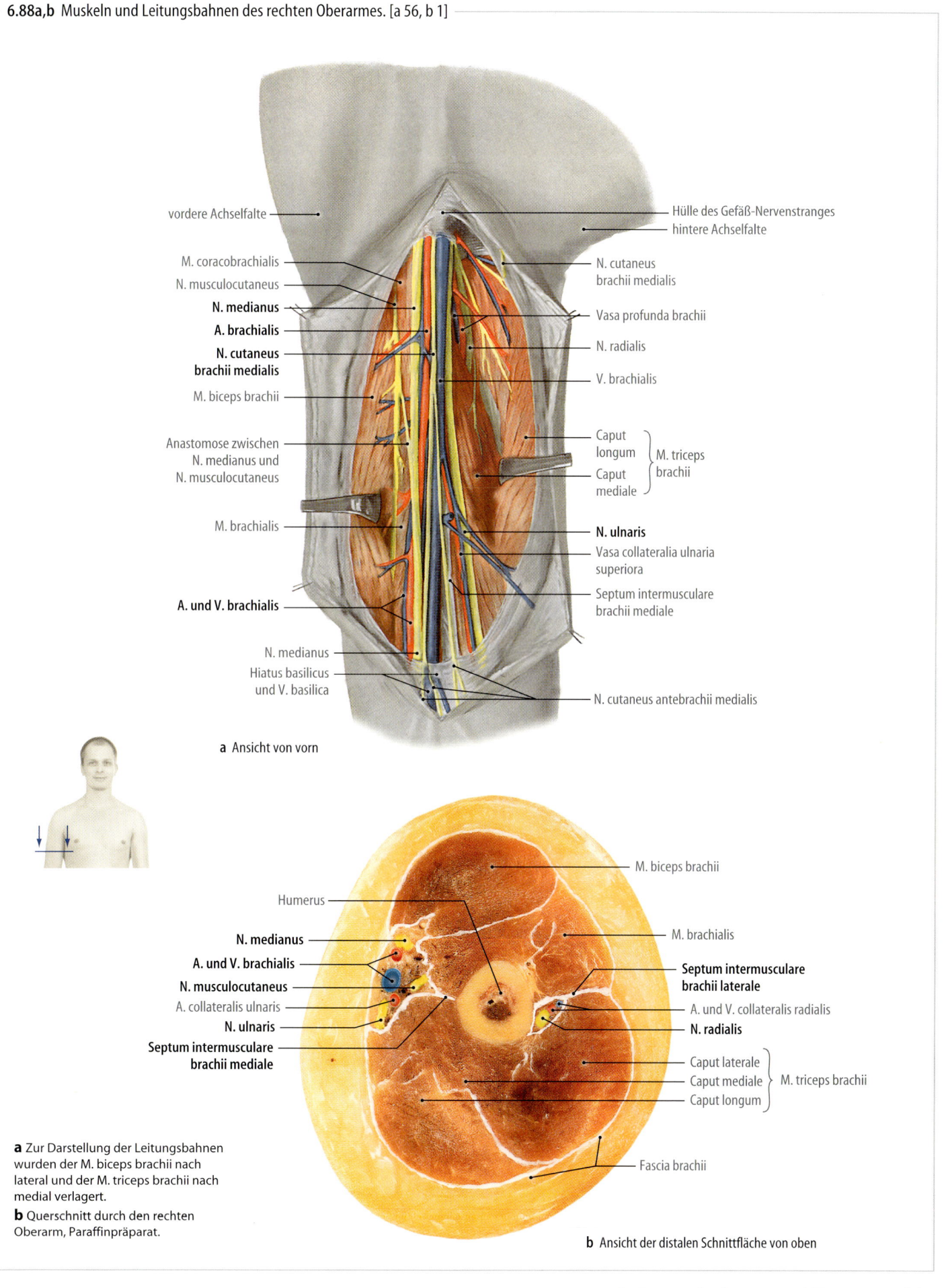

**6.88 a, b** Muskeln und Leitungsbahnen des rechten Oberarmes. [a 56, b 1]

**a** Ansicht von vorn

- vordere Achselfalte
- M. coracobrachialis
- N. musculocutaneus
- **N. medianus**
- A. brachialis
- N. cutaneus brachii medialis
- M. biceps brachii
- Anastomose zwischen N. medianus und N. musculocutaneus
- M. brachialis
- A. und V. brachialis
- N. medianus
- Hiatus basilicus und V. basilica
- Hülle des Gefäß-Nervenstranges hintere Achselfalte
- N. cutaneus brachii medialis
- Vasa profunda brachii
- N. radialis
- V. brachialis
- Caput longum } M. triceps brachii
- Caput mediale
- **N. ulnaris**
- Vasa collateralia ulnaria superiora
- Septum intermusculare brachii mediale
- N. cutaneus antebrachii medialis

**a** Zur Darstellung der Leitungsbahnen wurden der M. biceps brachii nach lateral und der M. triceps brachii nach medial verlagert.
**b** Querschnitt durch den rechten Oberarm, Paraffinpräparat.

**b** Ansicht der distalen Schnittfläche von oben

- Humerus
- N. medianus
- A. und V. brachialis
- N. musculocutaneus
- A. collateralis ulnaris
- N. ulnaris
- Septum intermusculare brachii mediale
- M. biceps brachii
- M. brachialis
- Septum intermusculare brachii laterale
- A. und V. collateralis radialis
- **N. radialis**
- Caput laterale
- Caput mediale } M. triceps brachii
- Caput longum
- Fascia brachii

**Leitungsbahnen und Topographie**

# Unterarm · Hand: Arterien

**6.89** Arterien des Unterarmes und der Hand, Ansicht von vorn. [13]

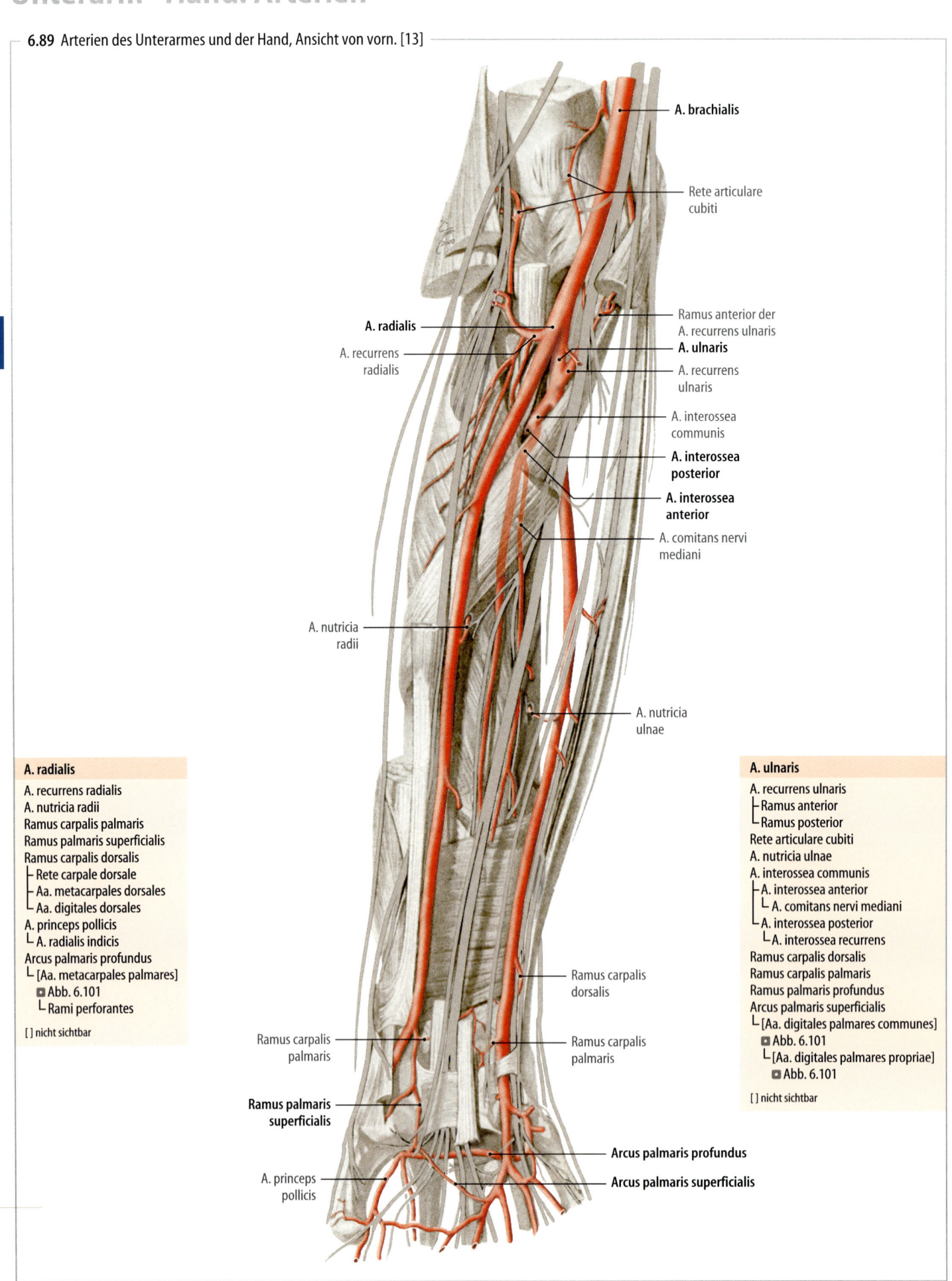

Labels on figure:
- A. brachialis
- Rete articulare cubiti
- A. radialis
- A. recurrens radialis
- Ramus anterior der A. recurrens ulnaris
- **A. ulnaris**
- A. recurrens ulnaris
- A. interossea communis
- **A. interossea posterior**
- **A. interossea anterior**
- A. comitans nervi mediani
- A. nutricia radii
- A. nutricia ulnae
- Ramus carpalis dorsalis
- Ramus carpalis palmaris
- Ramus carpalis palmaris
- **Ramus palmaris superficialis**
- A. princeps pollicis
- **Arcus palmaris profundus**
- **Arcus palmaris superficialis**

### A. radialis
A. recurrens radialis
A. nutricia radii
Ramus carpalis palmaris
Ramus palmaris superficialis
Ramus carpalis dorsalis
  ⌐ Rete carpale dorsale
  ├ Aa. metacarpales dorsales
  ⌐ Aa. digitales dorsales
A. princeps pollicis
  ⌐ A. radialis indicis
Arcus palmaris profundus
  ⌐ [Aa. metacarpales palmares]
    ■ Abb. 6.101
    ⌐ Rami perforantes
[ ] nicht sichtbar

### A. ulnaris
A. recurrens ulnaris
  ├ Ramus anterior
  ⌐ Ramus posterior
Rete articulare cubiti
A. nutricia ulnae
A. interossea communis
  ├ A. interossea anterior
  │   ⌐ A. comitans nervi mediani
  ├ A. interossea posterior
  ⌐ A. interossea recurrens
Ramus carpalis dorsalis
Ramus carpalis palmaris
Ramus palmaris profundus
Arcus palmaris superficialis
  ⌐ [Aa. digitales palmares communes]
    ■ Abb. 6.101
    ⌐ [Aa. digitales palmares propriae]
      ■ Abb. 6.101
[ ] nicht sichtbar

# Unterarm · Hand: Arterien

**6.90** Arterien des Unterarmes und der Hand, Ansicht von hinten. [13]

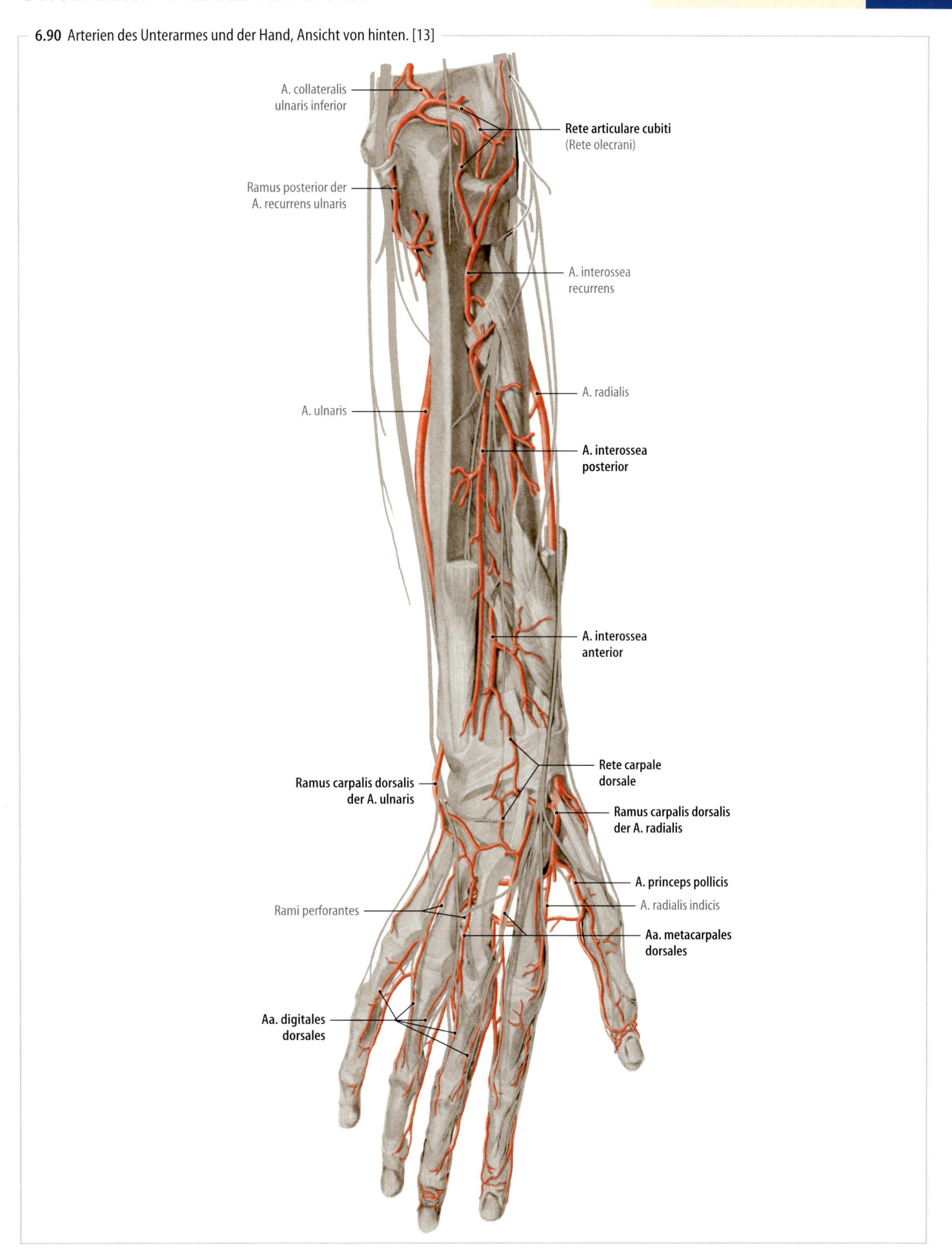

- A. collateralis ulnaris inferior
- Ramus posterior der A. recurrens ulnaris
- A. ulnaris
- Ramus carpalis dorsalis der A. ulnaris
- Rami perforantes
- Aa. digitales dorsales
- **Rete articulare cubiti** (Rete olecrani)
- A. interossea recurrens
- A. radialis
- A. interossea posterior
- A. interossea anterior
- Rete carpale dorsale
- Ramus carpalis dorsalis der A. radialis
- A. princeps pollicis
- A. radialis indicis
- **Aa. metacarpales dorsales**

**Leitungsbahnen und Topographie**

# Unterarm · Hand: Nerven

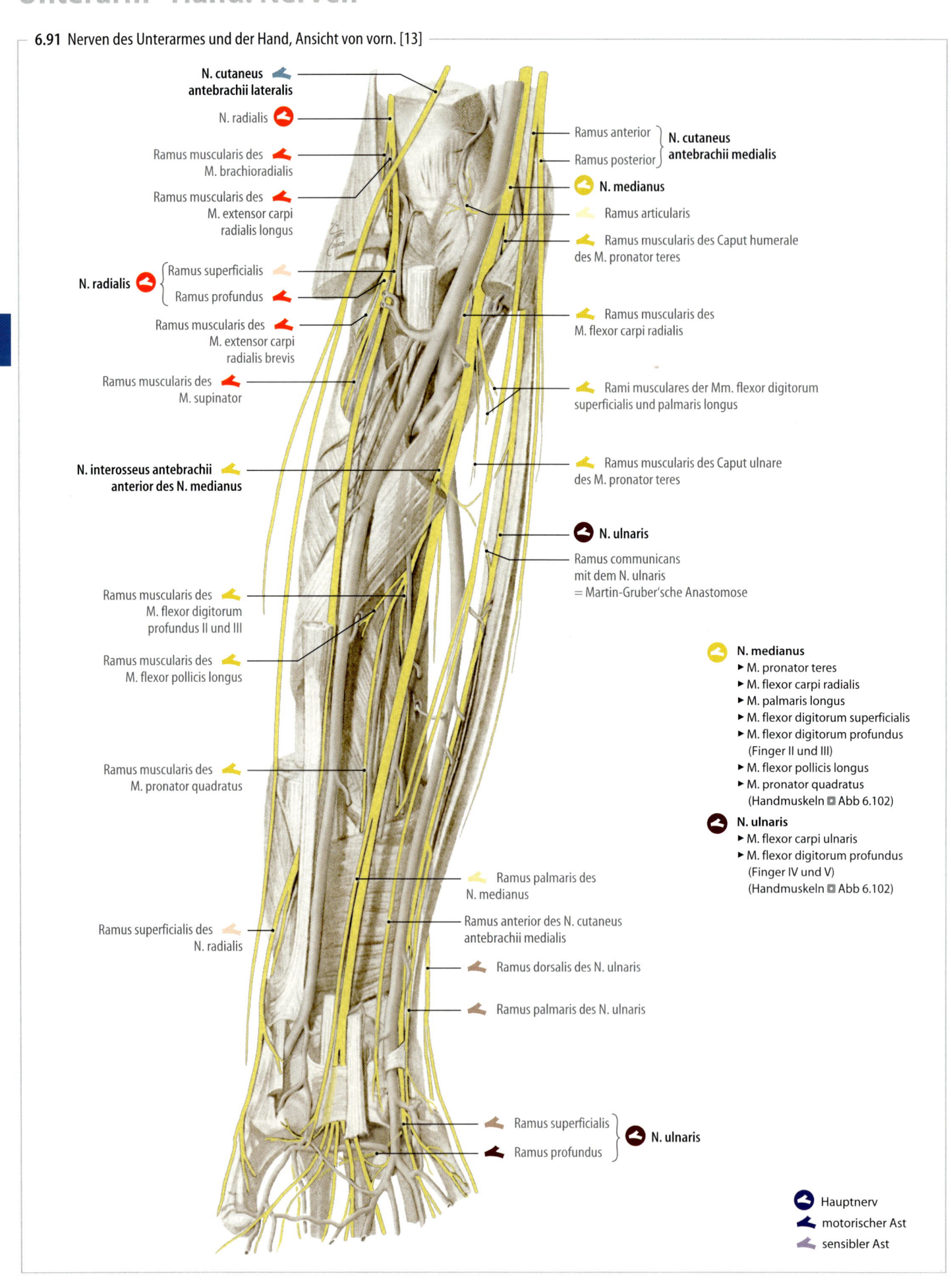

**6.91 Nerven des Unterarmes und der Hand, Ansicht von vorn. [13]**

- N. cutaneus antebrachii lateralis
- N. radialis
- Ramus muscularis des M. brachioradialis
- Ramus muscularis des M. extensor carpi radialis longus
- N. radialis
  - Ramus superficialis
  - Ramus profundus
- Ramus muscularis des M. extensor carpi radialis brevis
- Ramus muscularis des M. supinator
- N. interosseus antebrachii anterior des N. medianus
- Ramus muscularis des M. flexor digitorum profundus II und III
- Ramus muscularis des M. flexor pollicis longus
- Ramus muscularis des M. pronator quadratus
- Ramus superficialis des N. radialis

- Ramus anterior } N. cutaneus antebrachii medialis
- Ramus posterior
- N. medianus
- Ramus articularis
- Ramus muscularis des Caput humerale des M. pronator teres
- Ramus muscularis des M. flexor carpi radialis
- Rami musculares der Mm. flexor digitorum superficialis und palmaris longus
- Ramus muscularis des Caput ulnare des M. pronator teres
- N. ulnaris
- Ramus communicans mit dem N. ulnaris = Martin-Gruber'sche Anastomose
- Ramus palmaris des N. medianus
- Ramus anterior des N. cutaneus antebrachii medialis
- Ramus dorsalis des N. ulnaris
- Ramus palmaris des N. ulnaris
- Ramus superficialis
- Ramus profundus
- N. ulnaris

**N. medianus**
- M. pronator teres
- M. flexor carpi radialis
- M. palmaris longus
- M. flexor digitorum superficialis
- M. flexor digitorum profundus (Finger II und III)
- M. flexor pollicis longus
- M. pronator quadratus (Handmuskeln Abb 6.102)

**N. ulnaris**
- M. flexor carpi ulnaris
- M. flexor digitorum profundus (Finger IV und V) (Handmuskeln Abb 6.102)

- Hauptnerv
- motorischer Ast
- sensibler Ast

# Unterarm · Hand: Nerven

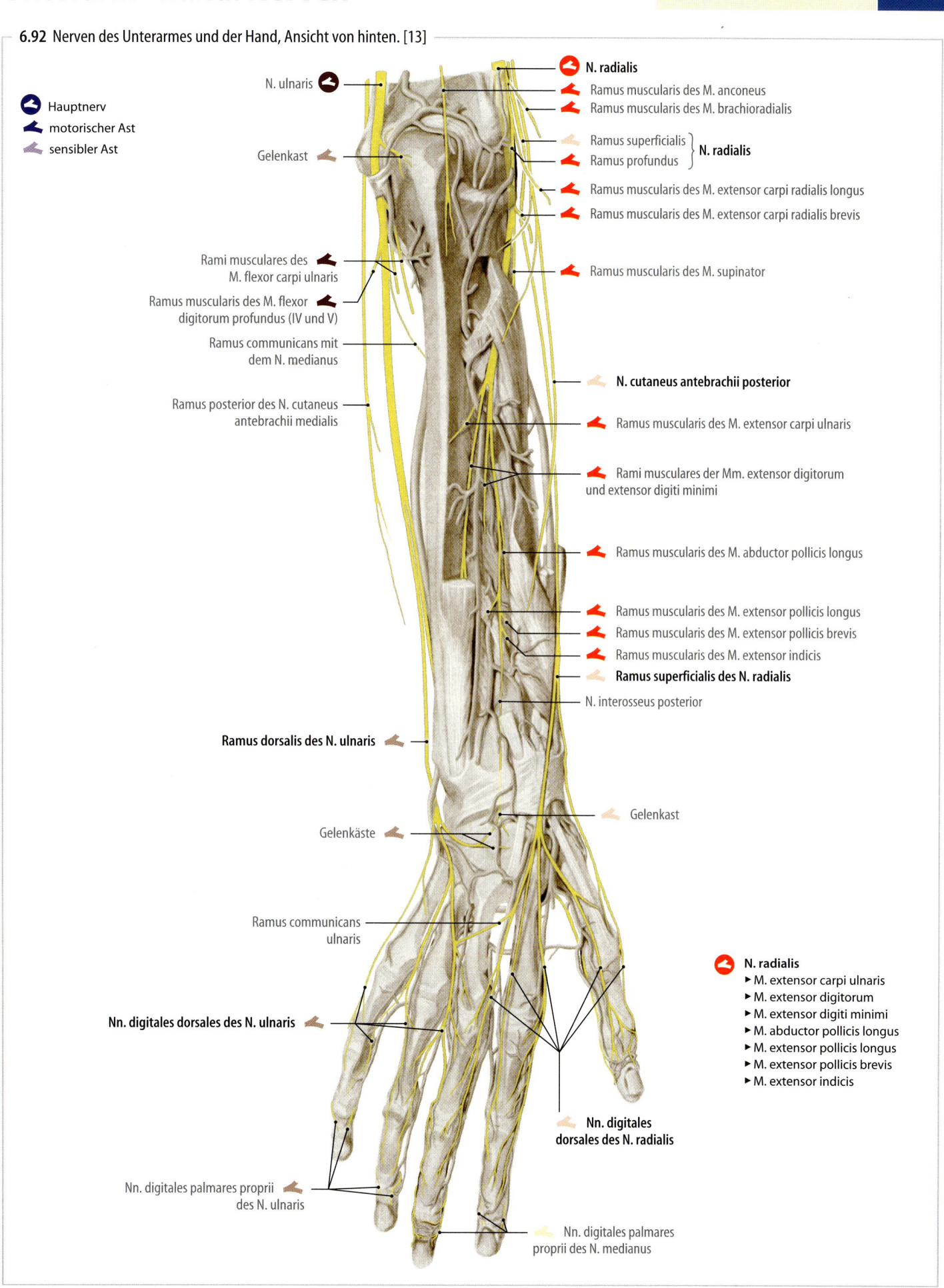

**6.92 Nerven des Unterarmes und der Hand, Ansicht von hinten.** [13]

- Hauptnerv
- motorischer Ast
- sensibler Ast

N. ulnaris

Gelenkast

Rami musculares des M. flexor carpi ulnaris

Ramus muscularis des M. flexor digitorum profundus (IV und V)

Ramus communicans mit dem N. medianus

Ramus posterior des N. cutaneus antebrachii medialis

Ramus dorsalis des N. ulnaris

Gelenkäste

Ramus communicans ulnaris

Nn. digitales dorsales des N. ulnaris

Nn. digitales palmares proprii des N. ulnaris

N. radialis
Ramus muscularis des M. anconeus
Ramus muscularis des M. brachioradialis
Ramus superficialis } N. radialis
Ramus profundus
Ramus muscularis des M. extensor carpi radialis longus
Ramus muscularis des M. extensor carpi radialis brevis
Ramus muscularis des M. supinator

N. cutaneus antebrachii posterior

Ramus muscularis des M. extensor carpi ulnaris

Rami musculares der Mm. extensor digitorum und extensor digiti minimi

Ramus muscularis des M. abductor pollicis longus

Ramus muscularis des M. extensor pollicis longus
Ramus muscularis des M. extensor pollicis brevis
Ramus muscularis des M. extensor indicis

**Ramus superficialis des N. radialis**

N. interosseus posterior

Gelenkast

Nn. digitales dorsales des N. radialis

Nn. digitales palmares proprii des N. medianus

**N. radialis**
▶ M. extensor carpi ulnaris
▶ M. extensor digitorum
▶ M. extensor digiti minimi
▶ M. abductor pollicis longus
▶ M. extensor pollicis longus
▶ M. extensor pollicis brevis
▶ M. extensor indicis

**Leitungsbahnen und Topographie**

# Ellenbogenregion: Leitungsbahnen

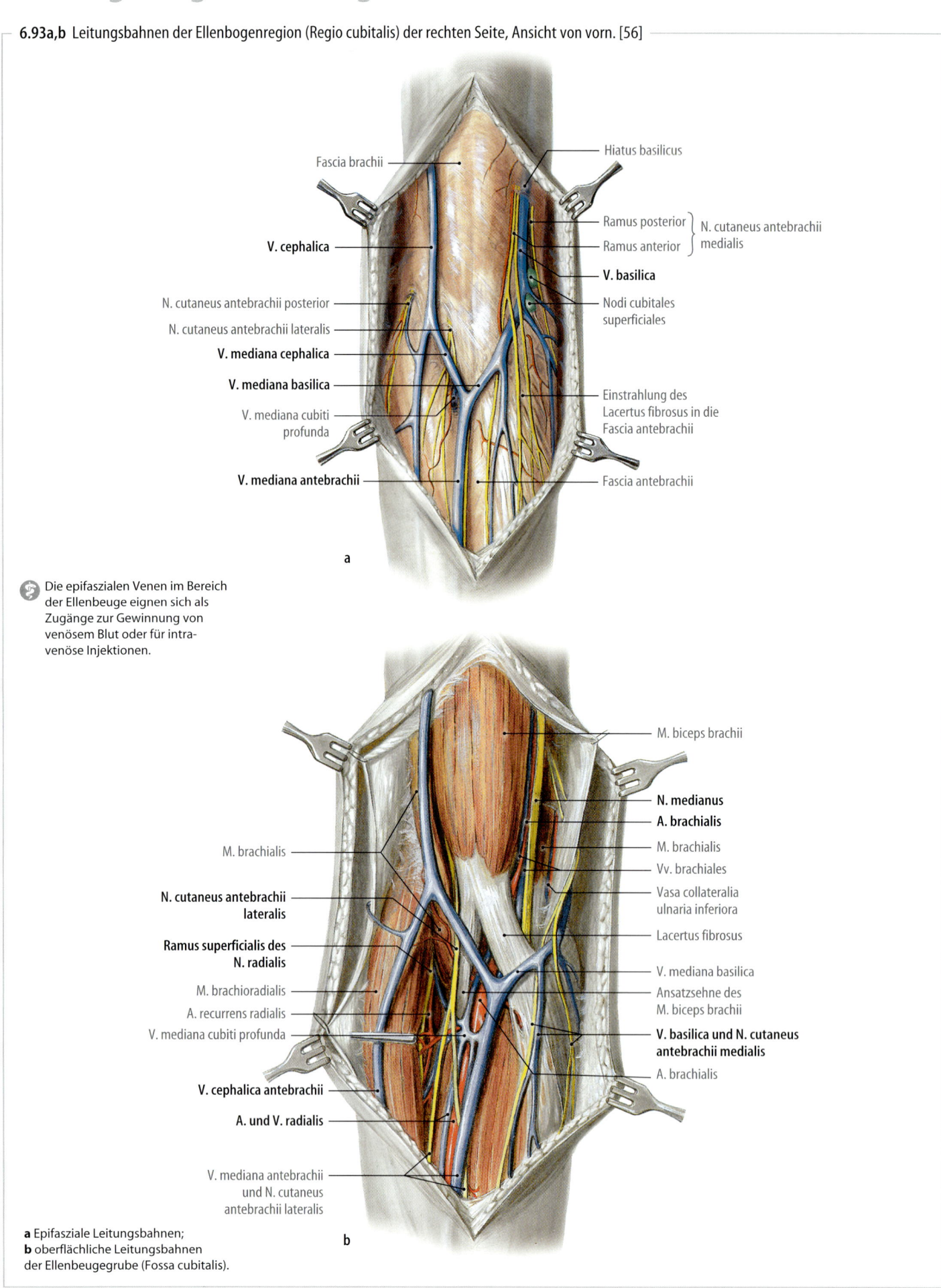

**6.93a,b** Leitungsbahnen der Ellenbogenregion (Regio cubitalis) der rechten Seite, Ansicht von vorn. [56]

Abbildung a – Beschriftungen:
- Fascia brachii
- Hiatus basilicus
- V. cephalica
- Ramus posterior } N. cutaneus antebrachii medialis
- Ramus anterior
- N. cutaneus antebrachii posterior
- **V. basilica**
- N. cutaneus antebrachii lateralis
- Nodi cubitales superficiales
- **V. mediana cephalica**
- **V. mediana basilica**
- V. mediana cubiti profunda
- Einstrahlung des Lacertus fibrosus in die Fascia antebrachii
- V. mediana antebrachii
- Fascia antebrachii

> Die epifaszialen Venen im Bereich der Ellenbeuge eignen sich als Zugänge zur Gewinnung von venösem Blut oder für intravenöse Injektionen.

Abbildung b – Beschriftungen:
- M. biceps brachii
- **N. medianus**
- **A. brachialis**
- M. brachialis
- M. brachialis
- Vv. brachiales
- **N. cutaneus antebrachii lateralis**
- Vasa collateralia ulnaria inferiora
- **Ramus superficialis des N. radialis**
- Lacertus fibrosus
- M. brachioradialis
- V. mediana basilica
- A. recurrens radialis
- Ansatzsehne des M. biceps brachii
- V. mediana cubiti profunda
- **V. basilica und N. cutaneus antebrachii medialis**
- **V. cephalica antebrachii**
- A. brachialis
- **A. und V. radialis**
- V. mediana antebrachii und N. cutaneus antebrachii lateralis

**a** Epifasziale Leitungsbahnen;
**b** oberflächliche Leitungsbahnen der Ellenbeugegrube (Fossa cubitalis).

# Ellenbeugegrube: tiefe Leitungsbahnen

**6.94** Tiefe Leitungsbahnen der rechten Ellenbeugegrube (Fossa cubitalis), Ansicht von vorn. [56]

Labels:
- M. biceps brachii
- A. brachialis und Vv. brachiales
- N. medianus
- N. ulnaris und A. collateralis ulnaris superior
- A. collateralis radialis
- M. brachioradialis und Rami musculares
- N. radialis
- M. brachialis und Ramus muscularis
- M. extensor carpi radialis longus und Ramus muscularis
- A. recurrens radialis
- Ramus profundus des N. radialis
- V. mediana cubiti profunda
- M. supinator
- M. extensor carpi radialis brevis und Ramus muscularis
- M. brachioradialis
- Ramus superficialis des N. radialis
- A. radialis und Vv. radiales
- Vasa collateralia ulnaria inferiora
- M. brachialis
- Lacertus fibrosus (res.)
- A. ulnaris
- Caput ulnare des M. pronator teres
- Caput humerale des M. pronator teres

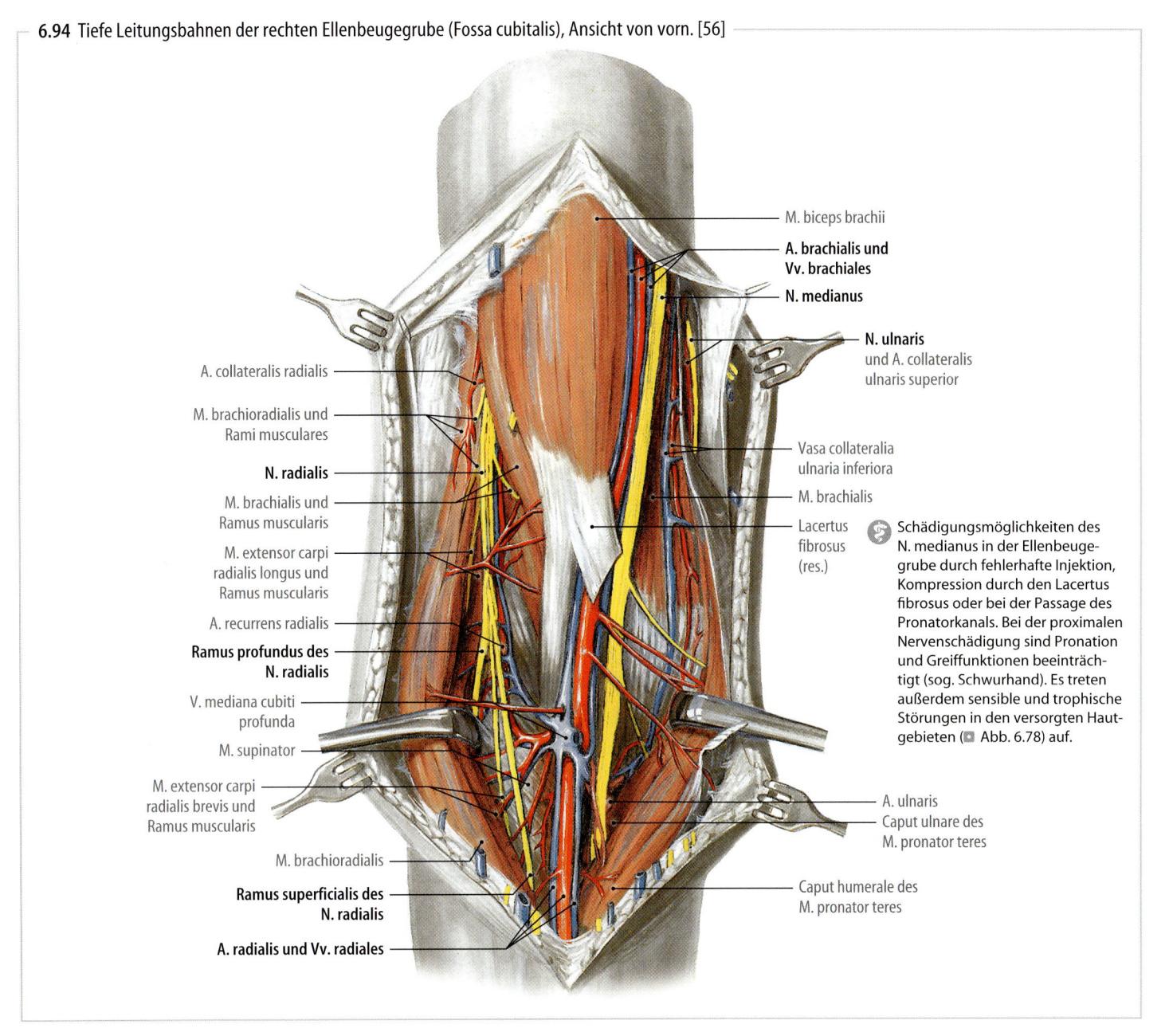

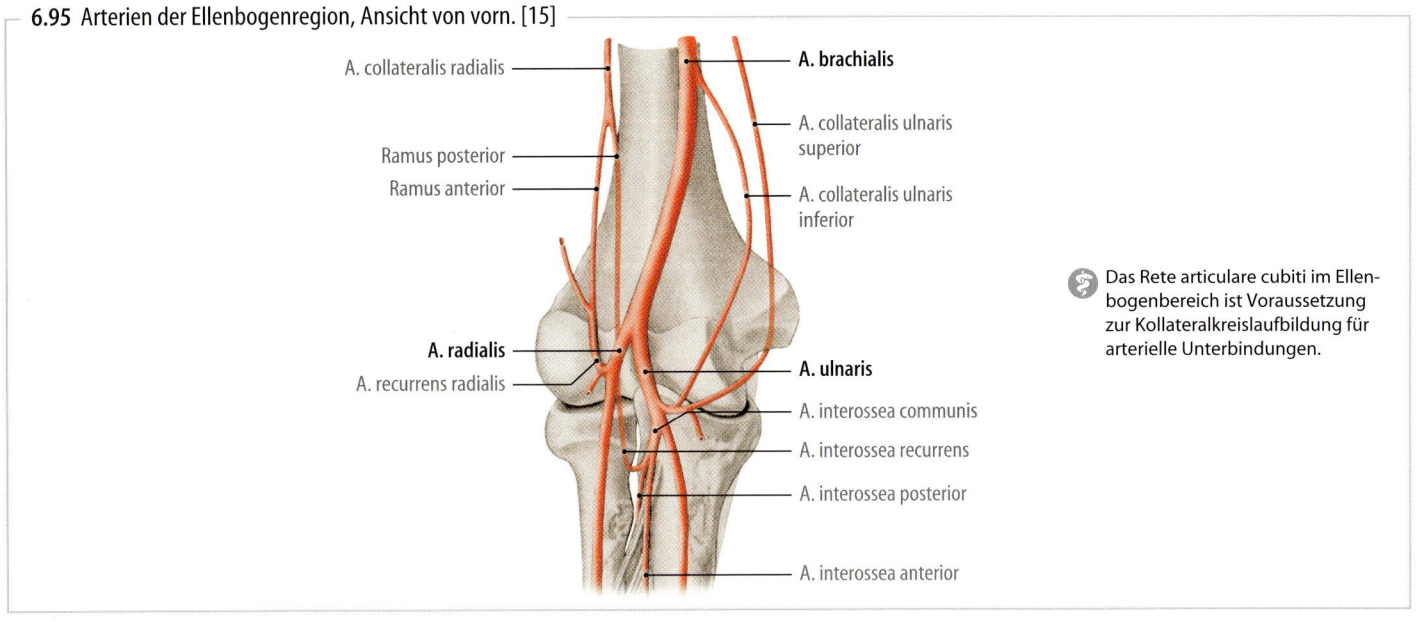

Schädigungsmöglichkeiten des N. medianus in der Ellenbeugegrube durch fehlerhafte Injektion, Kompression durch den Lacertus fibrosus oder bei der Passage des Pronatorkanals. Bei der proximalen Nervenschädigung sind Pronation und Greiffunktionen beeinträchtigt (sog. Schwurhand). Es treten außerdem sensible und trophische Störungen in den versorgten Hautgebieten (Abb. 6.78) auf.

**6.95** Arterien der Ellenbogenregion, Ansicht von vorn. [15]

Labels:
- A. collateralis radialis
- A. brachialis
- Ramus posterior
- Ramus anterior
- A. collateralis ulnaris superior
- A. collateralis ulnaris inferior
- A. radialis
- A. recurrens radialis
- A. ulnaris
- A. interossea communis
- A. interossea recurrens
- A. interossea posterior
- A. interossea anterior

Das Rete articulare cubiti im Ellenbogenbereich ist Voraussetzung zur Kollateralkreislaufbildung für arterielle Unterbindungen.

**Leitungsbahnen und Topographie**

**6.96** Muskeln und Leitungsbahnen der rechten Unterarmrückseite (Regio antebrachii posterior). [8]

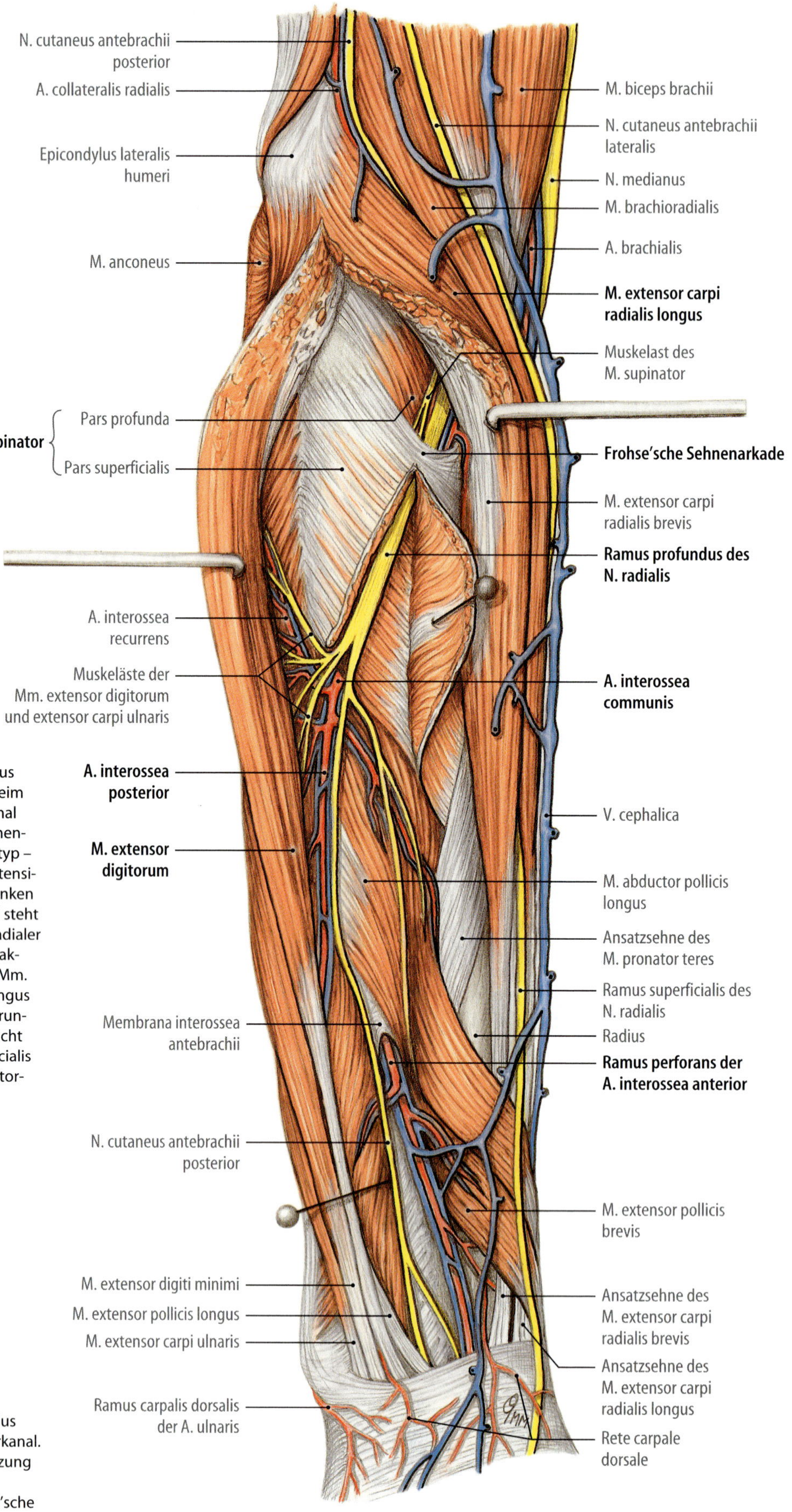
N. cutaneus antebrachii posterior
A. collateralis radialis
Epicondylus lateralis humeri
M. anconeus
M. supinator
Pars profunda
Pars superficialis
A. interossea recurrens
Muskeläste der Mm. extensor digitorum und extensor carpi ulnaris
A. interossea posterior
M. extensor digitorum
Membrana interossea antebrachii
N. cutaneus antebrachii posterior
M. extensor digiti minimi
M. extensor pollicis longus
M. extensor carpi ulnaris
Ramus carpalis dorsalis der A. ulnaris
M. biceps brachii
N. cutaneus antebrachii lateralis
N. medianus
M. brachioradialis
A. brachialis
M. extensor carpi radialis longus
Muskelast des M. supinator
Frohse'sche Sehnenarkade
M. extensor carpi radialis brevis
Ramus profundus des N. radialis
A. interossea communis
V. cephalica
M. abductor pollicis longus
Ansatzsehne des M. pronator teres
Ramus superficialis des N. radialis
Radius
Ramus perforans der A. interossea anterior
M. extensor pollicis brevis
Ansatzsehne des M. extensor carpi radialis brevis
Ansatzsehne des M. extensor carpi radialis longus
Rete carpale dorsale

Druckschädigung des Ramus profundus des N. radialis beim Eintritt in den Supinatorkanal durch die Frohse'sche Sehnenarkade (distaler Lähmungstyp – Supinatorsyndrom). Die Extension in den Fingergrundgelenken ist nicht möglich. Die Hand steht in leichter Extension und radialer Abduktion durch die Kontraktion der nicht betroffenen Mm. extensores carpi radialis longus und brevis. Sensibilitätsstörungen fehlen aufgrund des nicht betroffenen Ramus superficialis des N. radialis beim Supinatorsyndrom.

Verlauf des Ramus profundus des N. radialis im Supinatorkanal. Man beachte die Überkreuzung des Ramus profundus des N. radialis durch die Frohse'sche Sehnenarkade.

# Unterarm: Leitungsbahnen

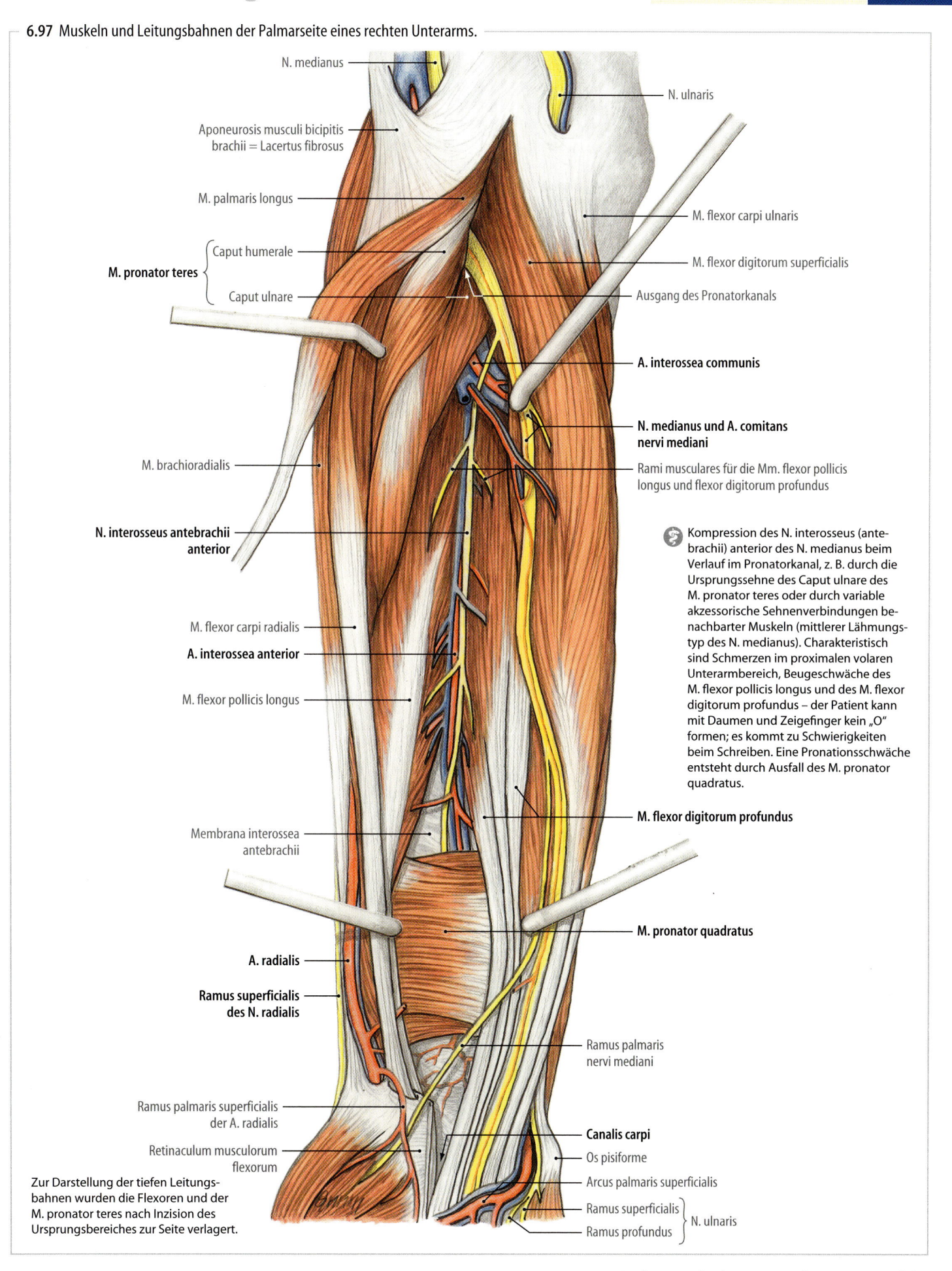

**6.97** Muskeln und Leitungsbahnen der Palmarseite eines rechten Unterarms.

- N. medianus
- Aponeurosis musculi bicipitis brachii = Lacertus fibrosus
- M. palmaris longus
- **M. pronator teres** { Caput humerale / Caput ulnare }
- M. brachioradialis
- **N. interosseus antebrachii anterior**
- M. flexor carpi radialis
- **A. interossea anterior**
- M. flexor pollicis longus
- Membrana interossea antebrachii
- **A. radialis**
- **Ramus superficialis des N. radialis**
- Ramus palmaris superficialis der A. radialis
- Retinaculum musculorum flexorum
- N. ulnaris
- M. flexor carpi ulnaris
- M. flexor digitorum superficialis
- Ausgang des Pronatorkanals
- **A. interossea communis**
- **N. medianus und A. comitans nervi mediani**
- Rami musculares für die Mm. flexor pollicis longus und flexor digitorum profundus
- **M. flexor digitorum profundus**
- **M. pronator quadratus**
- Ramus palmaris nervi mediani
- **Canalis carpi**
- Os pisiforme
- Arcus palmaris superficialis
- Ramus superficialis } N. ulnaris
- Ramus profundus

Zur Darstellung der tiefen Leitungsbahnen wurden die Flexoren und der M. pronator teres nach Inzision des Ursprungsbereiches zur Seite verlagert.

> Kompression des N. interosseus (antebrachii) anterior des N. medianus beim Verlauf im Pronatorkanal, z. B. durch die Ursprungssehne des Caput ulnare des M. pronator teres oder durch variable akzessorische Sehnenverbindungen benachbarter Muskeln (mittlerer Lähmungstyp des N. medianus). Charakteristisch sind Schmerzen im proximalen volaren Unterarmbereich, Beugeschwäche des M. flexor pollicis longus und des M. flexor digitorum profundus – der Patient kann mit Daumen und Zeigefinger kein „O" formen; es kommt zu Schwierigkeiten beim Schreiben. Eine Pronationsschwäche entsteht durch Ausfall des M. pronator quadratus.

**Leitungsbahnen und Topographie**

# A. mediana · N. medianus, N. ulnaris · Unterarmquerschnitt

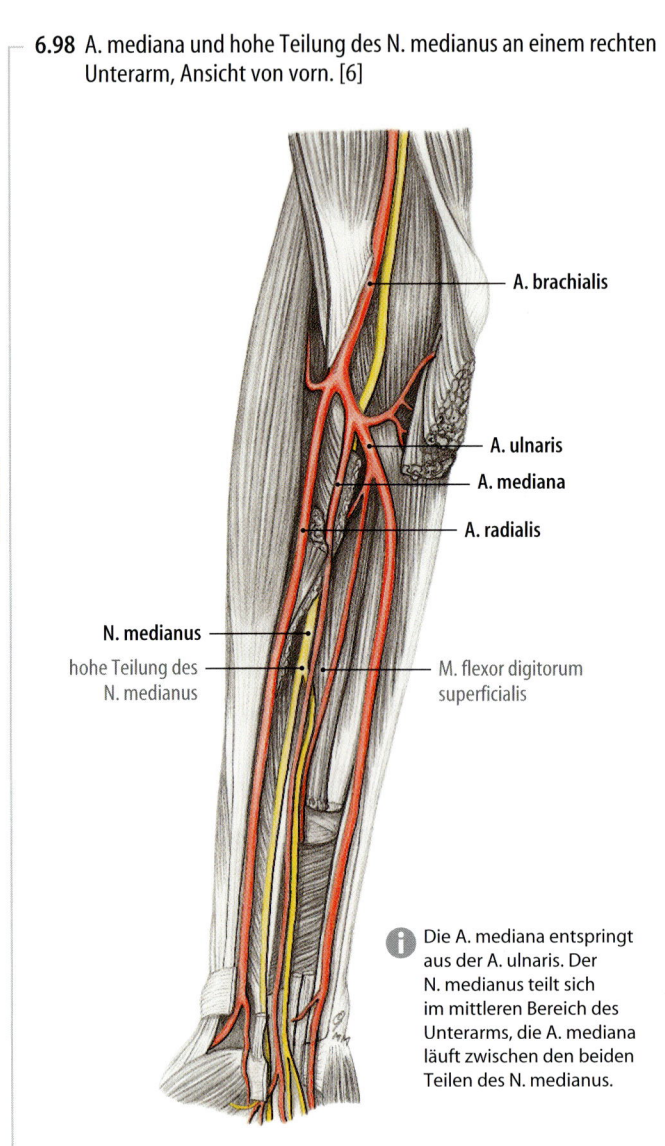

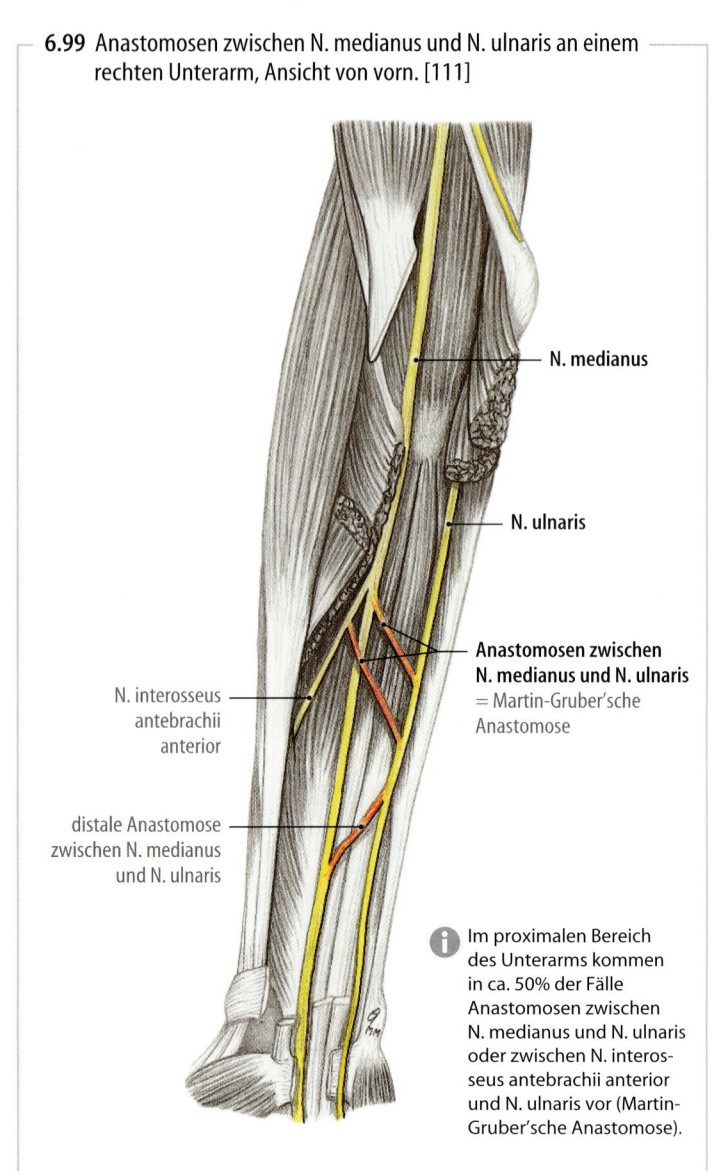

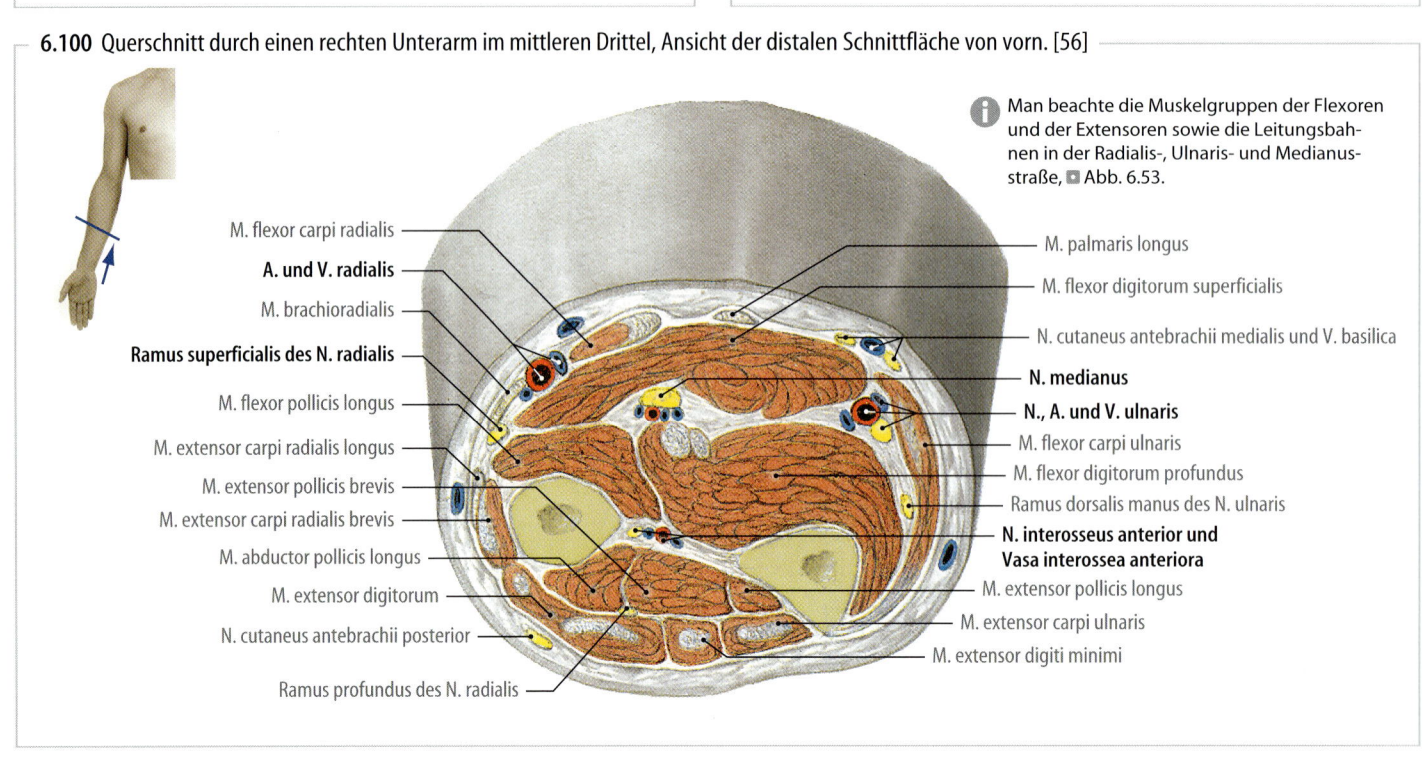

**6.98** A. mediana und hohe Teilung des N. medianus an einem rechten Unterarm, Ansicht von vorn. [6]

- A. brachialis
- A. ulnaris
- A. mediana
- A. radialis
- N. medianus
- hohe Teilung des N. medianus
- M. flexor digitorum superficialis

ⓘ Die A. mediana entspringt aus der A. ulnaris. Der N. medianus teilt sich im mittleren Bereich des Unterarms, die A. mediana läuft zwischen den beiden Teilen des N. medianus.

**6.99** Anastomosen zwischen N. medianus und N. ulnaris an einem rechten Unterarm, Ansicht von vorn. [111]

- N. medianus
- N. ulnaris
- **Anastomosen zwischen N. medianus und N. ulnaris** = Martin-Gruber'sche Anastomose
- N. interosseus antebrachii anterior
- distale Anastomose zwischen N. medianus und N. ulnaris

ⓘ Im proximalen Bereich des Unterarms kommen in ca. 50% der Fälle Anastomosen zwischen N. medianus und N. ulnaris oder zwischen N. interosseus antebrachii anterior und N. ulnaris vor (Martin-Gruber'sche Anastomose).

**6.100** Querschnitt durch einen rechten Unterarm im mittleren Drittel, Ansicht der distalen Schnittfläche von vorn. [56]

ⓘ Man beachte die Muskelgruppen der Flexoren und der Extensoren sowie die Leitungsbahnen in der Radialis-, Ulnaris- und Medianusstraße, ◨ Abb. 6.53.

- M. flexor carpi radialis
- **A. und V. radialis**
- M. brachioradialis
- **Ramus superficialis des N. radialis**
- M. flexor pollicis longus
- M. extensor carpi radialis longus
- M. extensor pollicis brevis
- M. extensor carpi radialis brevis
- M. abductor pollicis longus
- M. extensor digitorum
- N. cutaneus antebrachii posterior
- Ramus profundus des N. radialis
- M. palmaris longus
- M. flexor digitorum superficialis
- N. cutaneus antebrachii medialis und V. basilica
- **N. medianus**
- **N., A. und V. ulnaris**
- M. flexor carpi ulnaris
- M. flexor digitorum profundus
- Ramus dorsalis manus des N. ulnaris
- **N. interosseus anterior und Vasa interossea anteriora**
- M. extensor pollicis longus
- M. extensor carpi ulnaris
- M. extensor digiti minimi

# Hand: Arterien

**6.101** Arterien der Hand, Ansicht von vorn. [13]

**A. radialis**
Ramus carpalis palmaris
Ramus palmaris superficialis
A. princeps pollicis
 └ A. radialis indicis
Arcus palmaris profundus
 └ Aa. metacarpales palmares
  └ Rami perforantes

**A. ulnaris**
Ramus carpalis palmaris
Ramus palmaris profundus
Arcus palmaris superficialis
 └ Aa. digitales palmares communes
  └ Aa. digitales palmares propriae

Labels on figure:
- A. radialis
- Ast der A. interossea anterior
- A. ulnaris
- Ramus carpalis palmaris
- Ramus carpalis dorsalis
- Ramus carpalis palmaris
- Ramus palmaris superficialis
- Ramus palmaris profundus
- Arcus palmaris profundus
- A. princeps pollicis
- Aa. metacarpales palmares
- A. radialis indicis
- Rami perforantes
- Arcus palmaris superficialis
- Aa. digitales palmares communes
- Aa. digitales palmares proprii pollicis
- Aa. digitales palmares propriae

**Leitungsbahnen und Topographie**

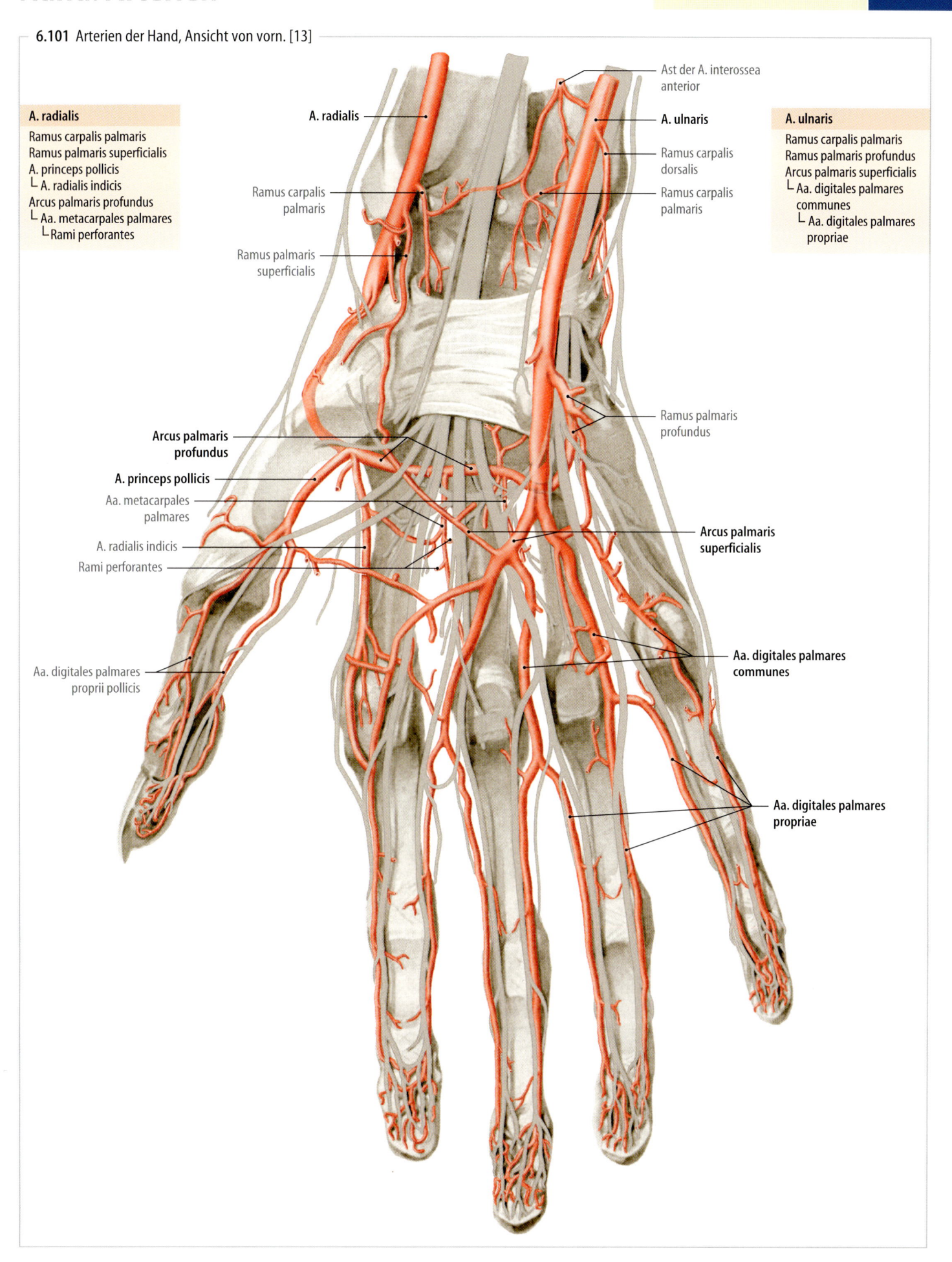

# Hand: Nerven

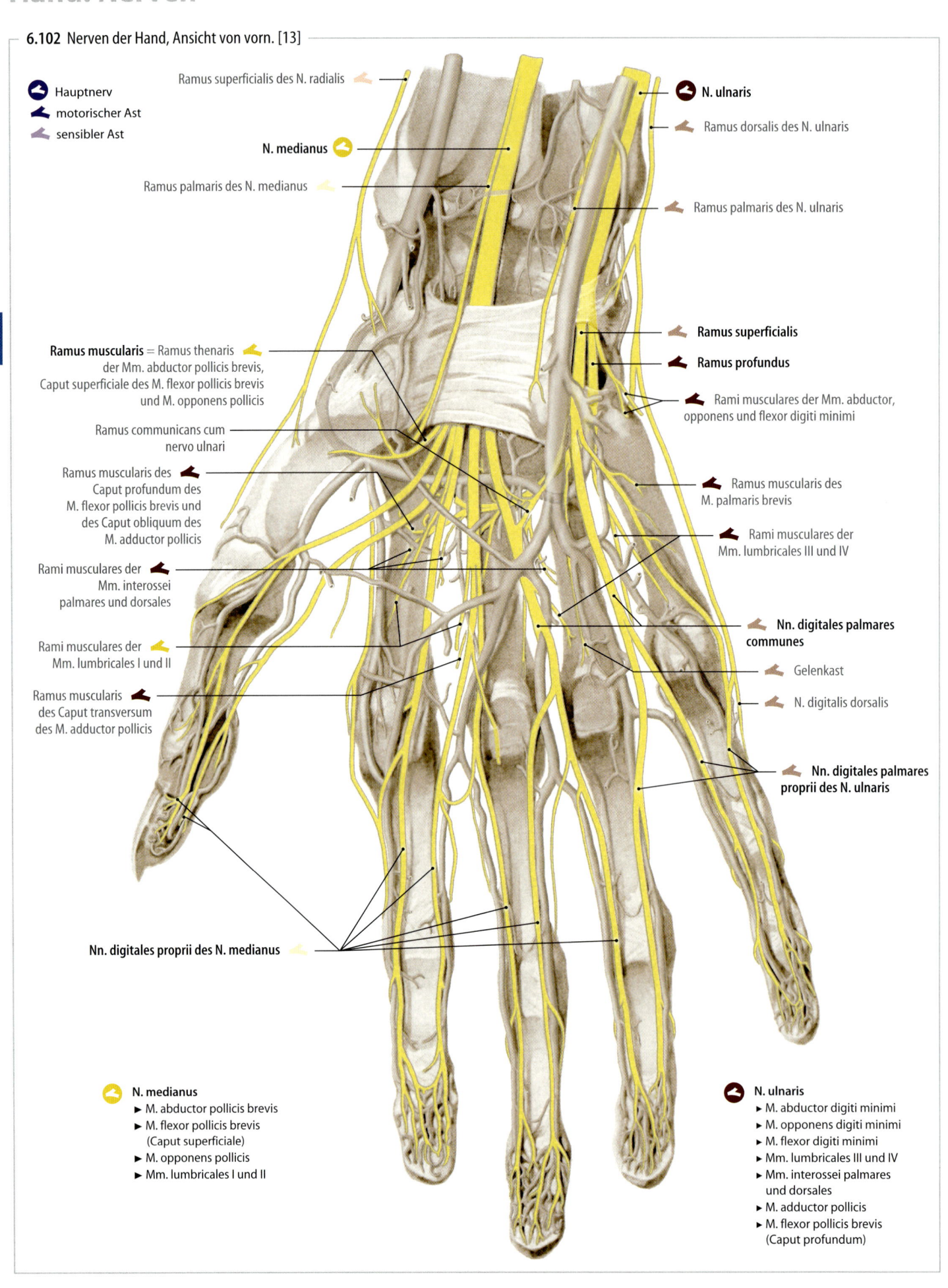

**6.102 Nerven der Hand, Ansicht von vorn.** [13]

- Hauptnerv
- motorischer Ast
- sensibler Ast

Ramus superficialis des N. radialis

N. ulnaris

Ramus dorsalis des N. ulnaris

N. medianus

Ramus palmaris des N. medianus

Ramus palmaris des N. ulnaris

Ramus superficialis

Ramus profundus

Ramus muscularis = Ramus thenaris der Mm. abductor pollicis brevis, Caput superficiale des M. flexor pollicis brevis und M. opponens pollicis

Rami musculares der Mm. abductor, opponens und flexor digiti minimi

Ramus communicans cum nervo ulnari

Ramus muscularis des Caput profundum des M. flexor pollicis brevis und des Caput obliquum des M. adductor pollicis

Ramus muscularis des M. palmaris brevis

Rami musculares der Mm. lumbricales III und IV

Rami musculares der Mm. interossei palmares und dorsales

Nn. digitales palmares communes

Rami musculares der Mm. lumbricales I und II

Gelenkast

N. digitalis dorsalis

Ramus muscularis des Caput transversum des M. adductor pollicis

Nn. digitales palmares proprii des N. ulnaris

Nn. digitales proprii des N. medianus

**N. medianus**
- M. abductor pollicis brevis
- M. flexor pollicis brevis (Caput superficiale)
- M. opponens pollicis
- Mm. lumbricales I und II

**N. ulnaris**
- M. abductor digiti minimi
- M. opponens digiti minimi
- M. flexor digiti minimi
- Mm. lumbricales III und IV
- Mm. interossei palmares und dorsales
- M. adductor pollicis
- M. flexor pollicis brevis (Caput profundum)

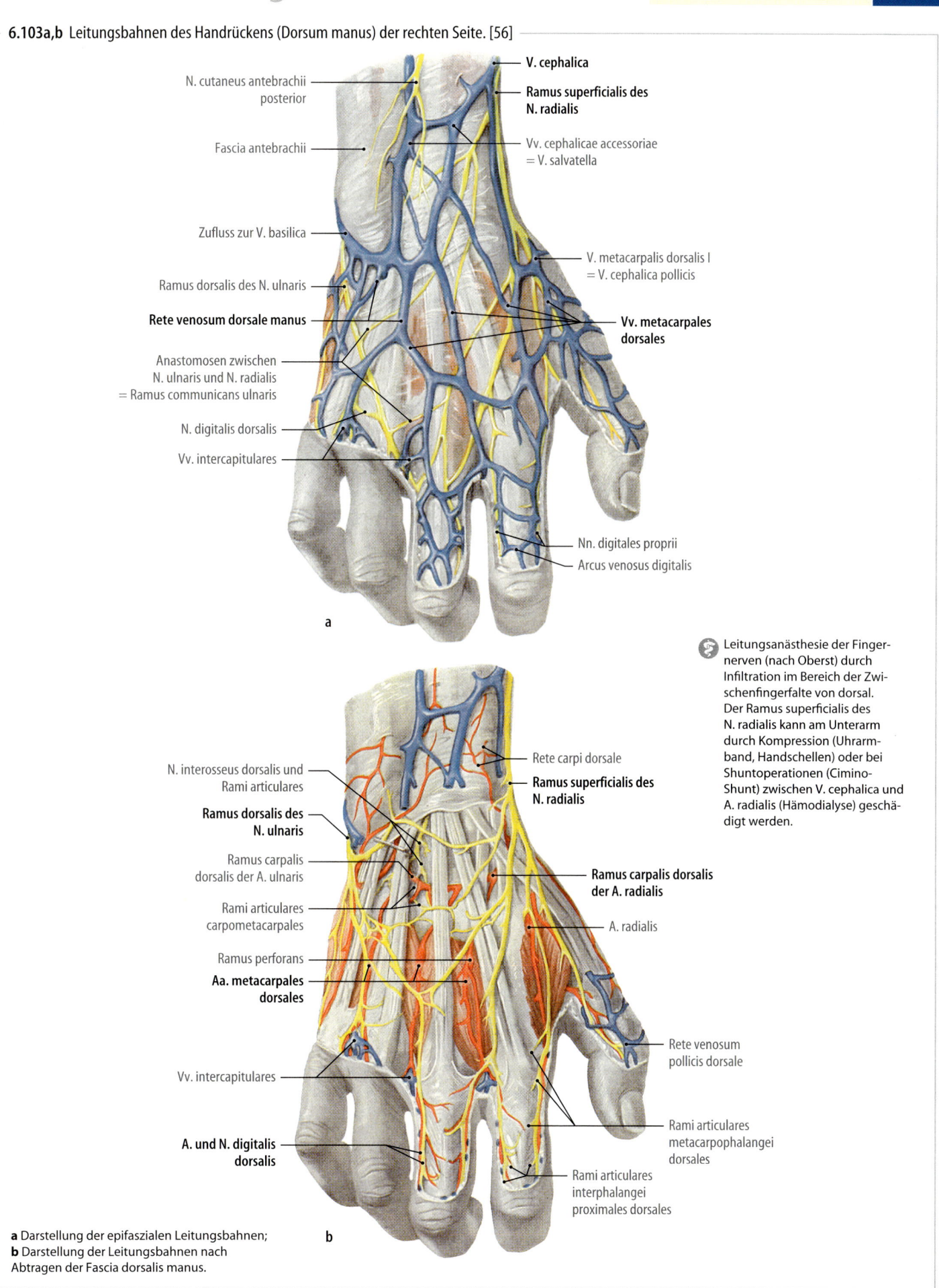

# Handrücken: Leitungsbahnen

**6.103a,b** Leitungsbahnen des Handrückens (Dorsum manus) der rechten Seite. [56]

Beschriftungen Abb. a:
- N. cutaneus antebrachii posterior
- Fascia antebrachii
- Zufluss zur V. basilica
- Ramus dorsalis des N. ulnaris
- **Rete venosum dorsale manus**
- Anastomosen zwischen N. ulnaris und N. radialis = Ramus communicans ulnaris
- N. digitalis dorsalis
- Vv. intercapitulares
- **V. cephalica**
- **Ramus superficialis des N. radialis**
- Vv. cephalicae accessoriae = V. salvatella
- V. metacarpalis dorsalis I = V. cephalica pollicis
- **Vv. metacarpales dorsales**
- Nn. digitales proprii
- Arcus venosus digitalis

Beschriftungen Abb. b:
- N. interosseus dorsalis und Rami articulares
- **Ramus dorsalis des N. ulnaris**
- Ramus carpalis dorsalis der A. ulnaris
- Rami articulares carpometacarpales
- Ramus perforans
- **Aa. metacarpales dorsales**
- Vv. intercapitulares
- **A. und N. digitalis dorsalis**
- Rete carpi dorsale
- **Ramus superficialis des N. radialis**
- **Ramus carpalis dorsalis der A. radialis**
- A. radialis
- Rete venosum pollicis dorsale
- Rami articulares metacarpophalangei dorsales
- Rami articulares interphalangei proximales dorsales

Leitungsanästhesie der Fingernerven (nach OBERST) durch Infiltration im Bereich der Zwischenfingerfalte von dorsal. Der Ramus superficialis des N. radialis kann am Unterarm durch Kompression (Uhrarmband, Handschellen) oder bei Shuntoperationen (CIMINO-Shunt) zwischen V. cephalica und A. radialis (Hämodialyse) geschädigt werden.

**a** Darstellung der epifaszialen Leitungsbahnen;
**b** Darstellung der Leitungsbahnen nach Abtragen der Fascia dorsalis manus.

**Leitungsbahnen und Topographie**

# Handinnenseite: Leitungsbahnen · Querschnitt

**6.104** Leitungsbahnen der rechten Handinnenseite (Palma manus), oberflächliche Schicht. [56]

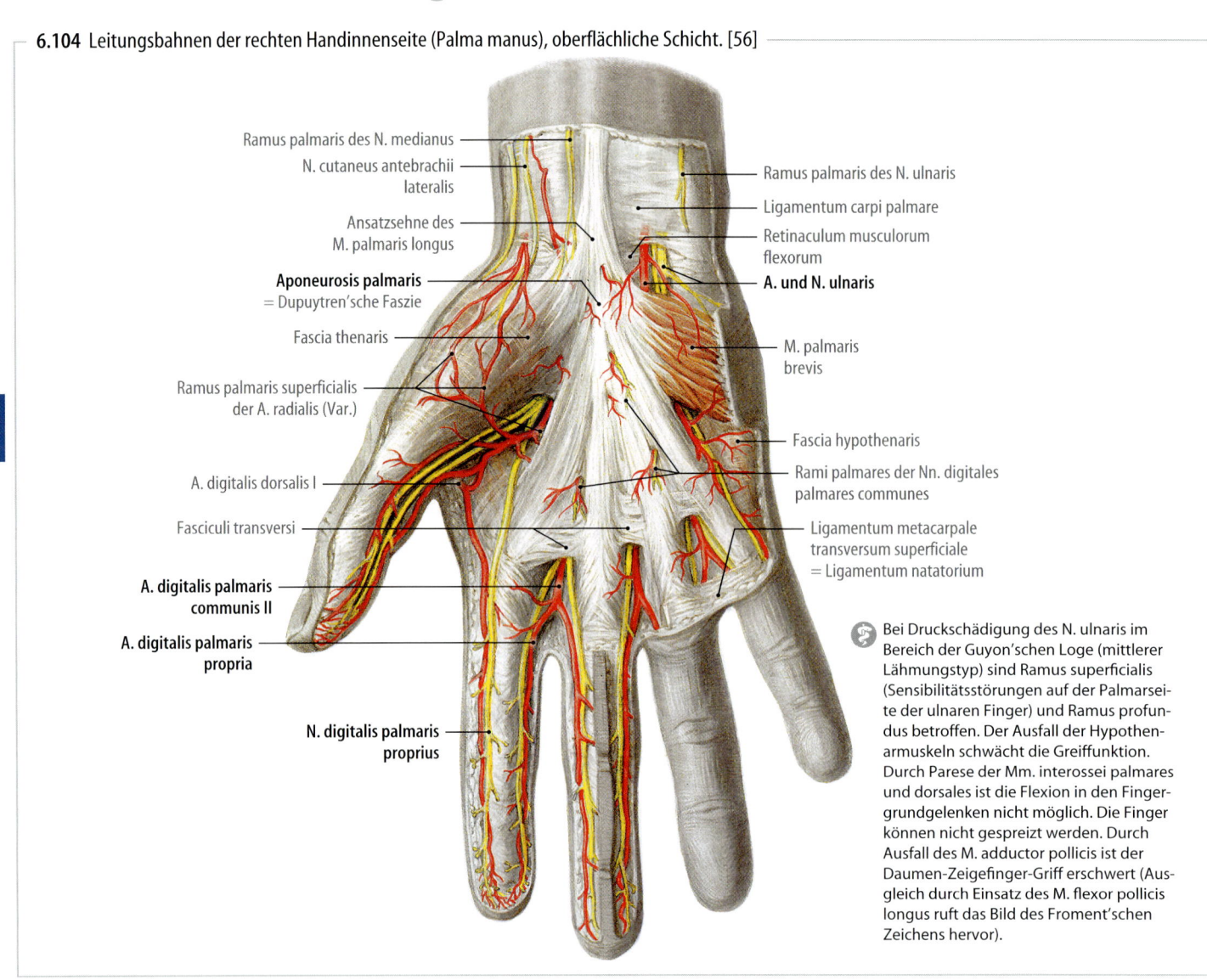

Ramus palmaris des N. medianus
N. cutaneus antebrachii lateralis
Ansatzsehne des M. palmaris longus
**Aponeurosis palmaris**
= Dupuytren'sche Faszie
Fascia thenaris
Ramus palmaris superficialis der A. radialis (Var.)
A. digitalis dorsalis I
Fasciculi transversi
**A. digitalis palmaris communis II**
**A. digitalis palmaris propria**
N. digitalis palmaris proprius

Ramus palmaris des N. ulnaris
Ligamentum carpi palmare
Retinaculum musculorum flexorum
**A. und N. ulnaris**
M. palmaris brevis
Fascia hypothenaris
Rami palmares der Nn. digitales palmares communes
Ligamentum metacarpale transversum superficiale = Ligamentum natatorium

> Bei Druckschädigung des N. ulnaris im Bereich der Guyon'schen Loge (mittlerer Lähmungstyp) sind Ramus superficialis (Sensibilitätsstörungen auf der Palmarseite der ulnaren Finger) und Ramus profundus betroffen. Der Ausfall der Hypothenarmuskeln schwächt die Greiffunktion. Durch Parese der Mm. interossei palmares und dorsales ist die Flexion in den Fingergrundgelenken nicht möglich. Die Finger können nicht gespreizt werden. Durch Ausfall des M. adductor pollicis ist der Daumen-Zeigefinger-Griff erschwert (Ausgleich durch Einsatz des M. flexor pollicis longus ruft das Bild des Froment'schen Zeichens hervor).

**6.105** Querschnitte durch die rechte Hand, **a** im Bereich der Basen der Mittelhandknochen, **b** in Höhe des Daumengrundgelenks, Ansicht der distalen Schnittflächen. [56]

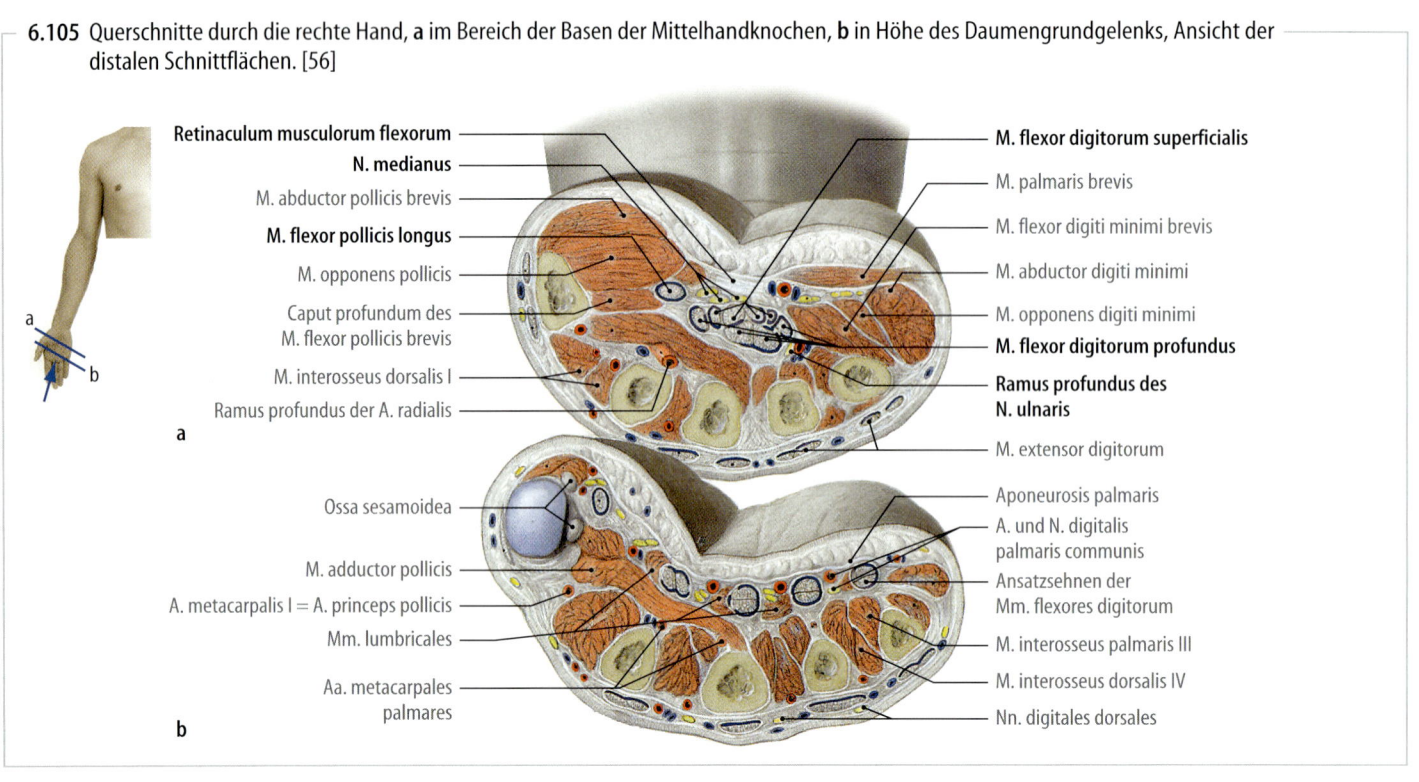

**Retinaculum musculorum flexorum**
**N. medianus**
M. abductor pollicis brevis
**M. flexor pollicis longus**
M. opponens pollicis
Caput profundum des M. flexor pollicis brevis
M. interosseus dorsalis I
Ramus profundus der A. radialis

**M. flexor digitorum superficialis**
M. palmaris brevis
M. flexor digiti minimi brevis
M. abductor digiti minimi
M. opponens digiti minimi
**M. flexor digitorum profundus**
**Ramus profundus des N. ulnaris**
M. extensor digitorum

Ossa sesamoidea
M. adductor pollicis
A. metacarpalis I = A. princeps pollicis
Mm. lumbricales
Aa. metacarpales palmares

Aponeurosis palmaris
A. und N. digitalis palmaris communis
Ansatzsehnen der Mm. flexores digitorum
M. interosseus palmaris III
M. interosseus dorsalis IV
Nn. digitales dorsales

# Handinnenseite: Leitungsbahnen

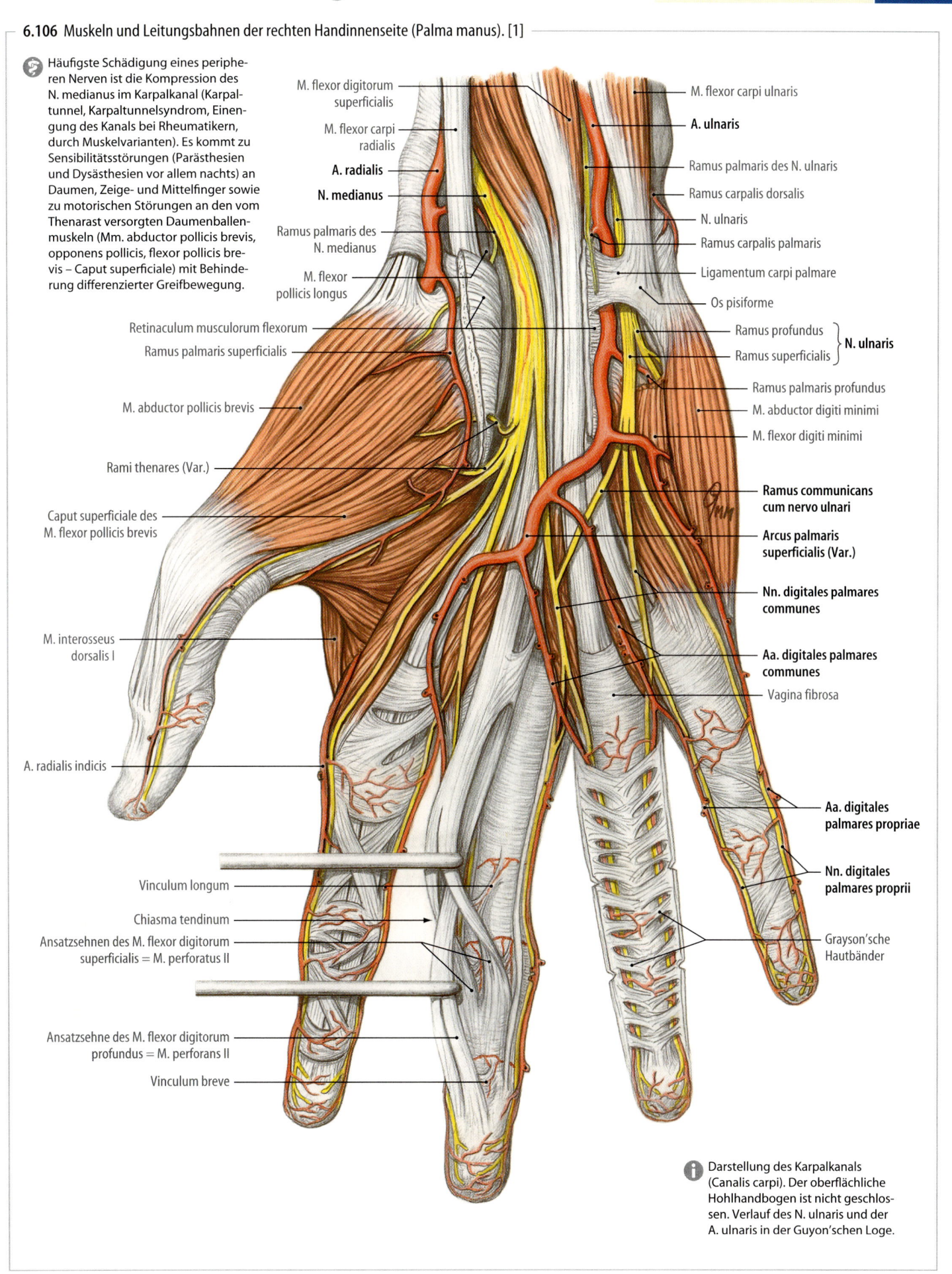

**6.106** Muskeln und Leitungsbahnen der rechten Handinnenseite (Palma manus). [1]

Häufigste Schädigung eines peripheren Nerven ist die Kompression des N. medianus im Karpalkanal (Karpaltunnel, Karpaltunnelsyndrom, Einengung des Kanals bei Rheumatikern, durch Muskelvarianten). Es kommt zu Sensibilitätsstörungen (Parästhesien und Dysästhesien vor allem nachts) an Daumen, Zeige- und Mittelfinger sowie zu motorischen Störungen an den vom Thenarast versorgten Daumenballenmuskeln (Mm. abductor pollicis brevis, opponens pollicis, flexor pollicis brevis – Caput superficiale) mit Behinderung differenzierter Greifbewegung.

Labels (linke Seite, von oben nach unten):
- M. flexor digitorum superficialis
- M. flexor carpi radialis
- A. radialis
- N. medianus
- Ramus palmaris des N. medianus
- M. flexor pollicis longus
- Retinaculum musculorum flexorum
- Ramus palmaris superficialis
- M. abductor pollicis brevis
- Rami thenares (Var.)
- Caput superficiale des M. flexor pollicis brevis
- M. interosseus dorsalis I
- A. radialis indicis
- Vinculum longum
- Chiasma tendinum
- Ansatzsehnen des M. flexor digitorum superficialis = M. perforatus II
- Ansatzsehne des M. flexor digitorum profundus = M. perforans II
- Vinculum breve

Labels (rechte Seite, von oben nach unten):
- M. flexor carpi ulnaris
- A. ulnaris
- Ramus palmaris des N. ulnaris
- Ramus carpalis dorsalis
- N. ulnaris
- Ramus carpalis palmaris
- Ligamentum carpi palmare
- Os pisiforme
- Ramus profundus } N. ulnaris
- Ramus superficialis
- Ramus palmaris profundus
- M. abductor digiti minimi
- M. flexor digiti minimi
- Ramus communicans cum nervo ulnari
- Arcus palmaris superficialis (Var.)
- Nn. digitales palmares communes
- Aa. digitales palmares communes
- Vagina fibrosa
- Aa. digitales palmares propriae
- Nn. digitales palmares proprii
- Grayson'sche Hautbänder

ℹ Darstellung des Karpalkanals (Canalis carpi). Der oberflächliche Hohlhandbogen ist nicht geschlossen. Verlauf des N. ulnaris und der A. ulnaris in der Guyon'schen Loge.

**Leitungsbahnen und Topographie**

# Hand: tiefe Leitungsbahnen

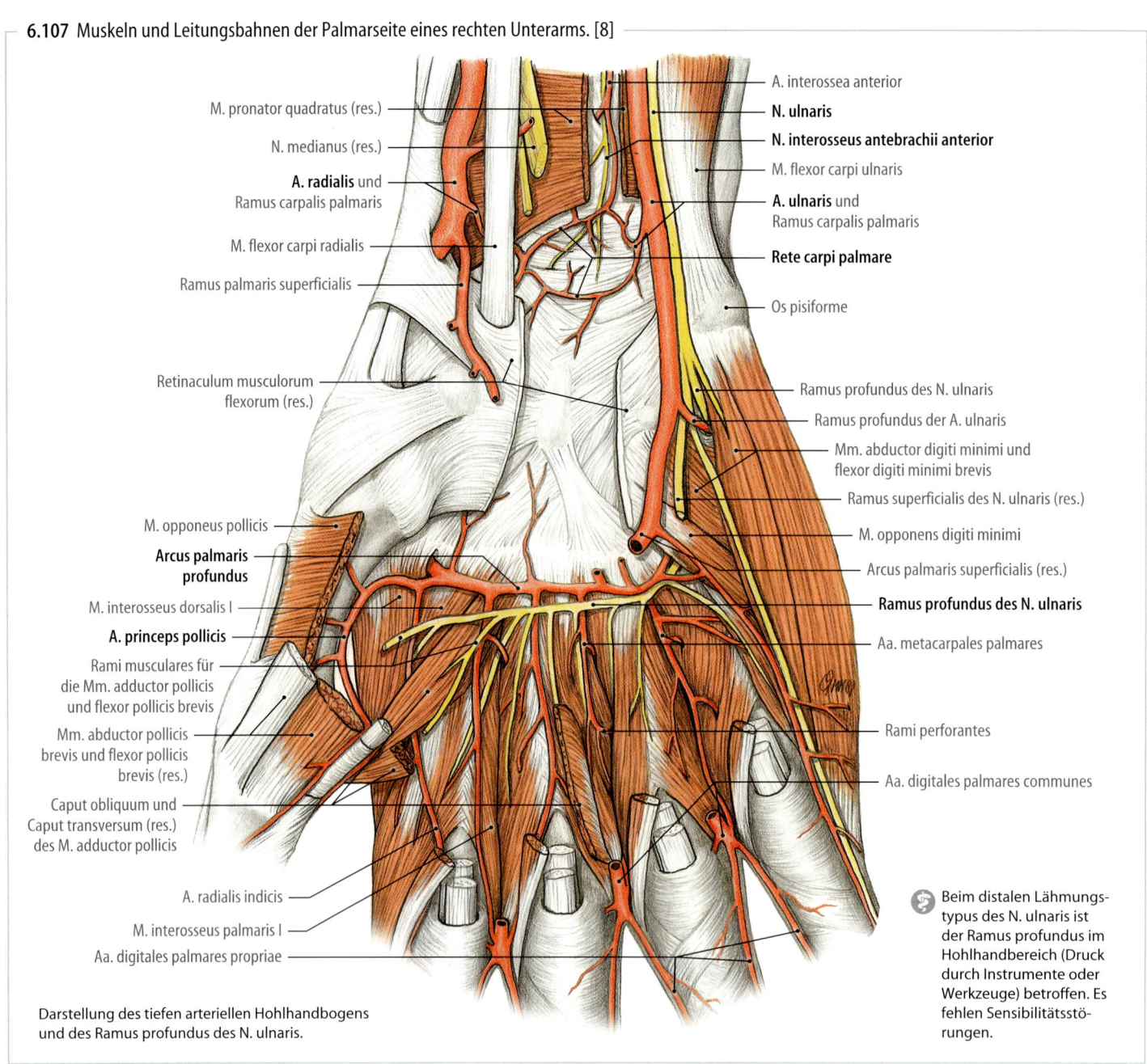

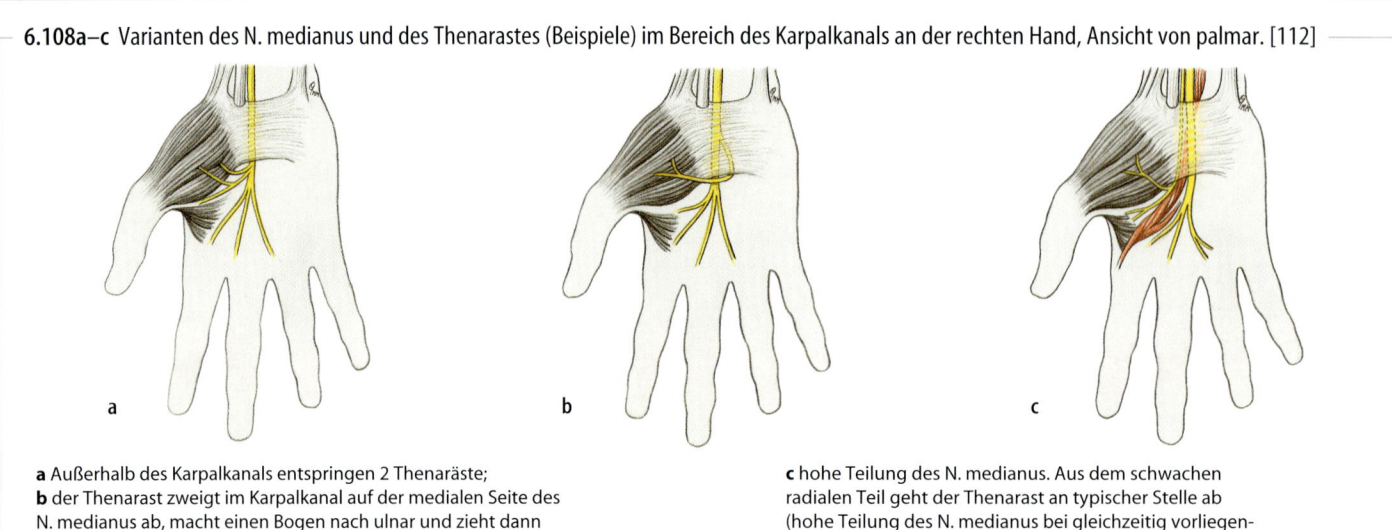

**6.107** Muskeln und Leitungsbahnen der Palmarseite eines rechten Unterarms. [8]

Labels (links):
- M. pronator quadratus (res.)
- N. medianus (res.)
- **A. radialis** und Ramus carpalis palmaris
- M. flexor carpi radialis
- Ramus palmaris superficialis
- Retinaculum musculorum flexorum (res.)
- M. opponeus pollicis
- **Arcus palmaris profundus**
- M. interosseus dorsalis I
- **A. princeps pollicis**
- Rami musculares für die Mm. adductor pollicis und flexor pollicis brevis
- Mm. abductor pollicis brevis und flexor pollicis brevis (res.)
- Caput obliquum und Caput transversum (res.) des M. adductor pollicis
- A. radialis indicis
- M. interosseus palmaris I
- Aa. digitales palmares propriae

Labels (rechts):
- A. interossea anterior
- **N. ulnaris**
- **N. interosseus antebrachii anterior**
- M. flexor carpi ulnaris
- **A. ulnaris** und Ramus carpalis palmaris
- **Rete carpi palmare**
- Os pisiforme
- Ramus profundus des N. ulnaris
- Ramus profundus der A. ulnaris
- Mm. abductor digiti minimi und flexor digiti minimi brevis
- Ramus superficialis des N. ulnaris (res.)
- M. opponens digiti minimi
- Arcus palmaris superficialis (res.)
- **Ramus profundus des N. ulnaris**
- Aa. metacarpales palmares
- Rami perforantes
- Aa. digitales palmares communes

Darstellung des tiefen arteriellen Hohlhandbogens und des Ramus profundus des N. ulnaris.

Beim distalen Lähmungstypus des N. ulnaris ist der Ramus profundus im Hohlhandbereich (Druck durch Instrumente oder Werkzeuge) betroffen. Es fehlen Sensibilitätsstörungen.

**6.108a–c** Varianten des N. medianus und des Thenarastes (Beispiele) im Bereich des Karpalkanals an der rechten Hand, Ansicht von palmar. [112]

**a** Außerhalb des Karpalkanals entspringen 2 Thenaräste;
**b** der Thenarast zweigt im Karpalkanal auf der medialen Seite des N. medianus ab, macht einen Bogen nach ulnar und zieht dann nach lateral in die Thenarmuskeln. Der Thenarast kann in solchen Fällen auch auf dem Retinaculum musculorum flexorum verlaufen;
**c** hohe Teilung des N. medianus. Aus dem schwachen radialen Teil geht der Thenarast an typischer Stelle ab (hohe Teilung des N. medianus bei gleichzeitig vorliegender A. mediana, Abb. 6.98). Durch den Karpalkanal zieht ein akzessorischer M. lumbricalis.

# Finger: Leitungsbahnen

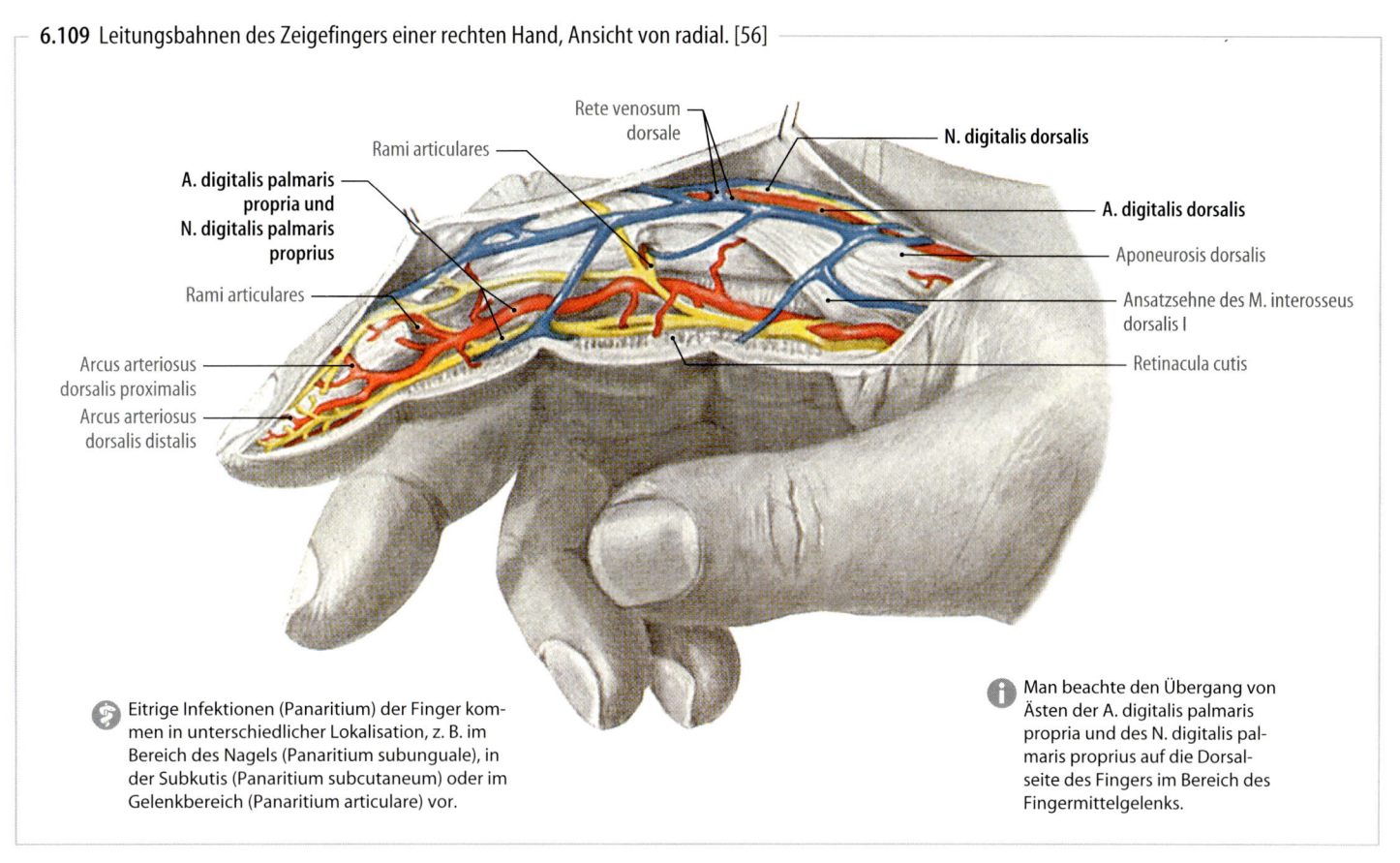

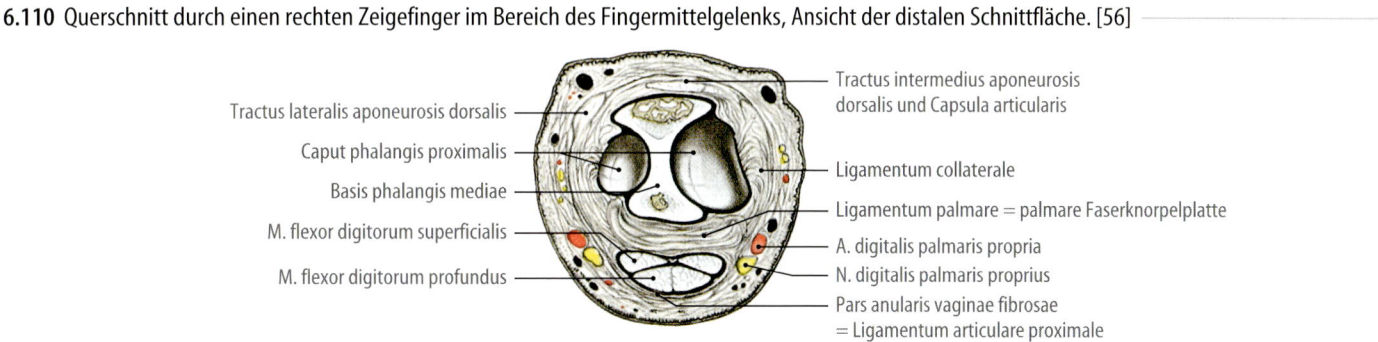

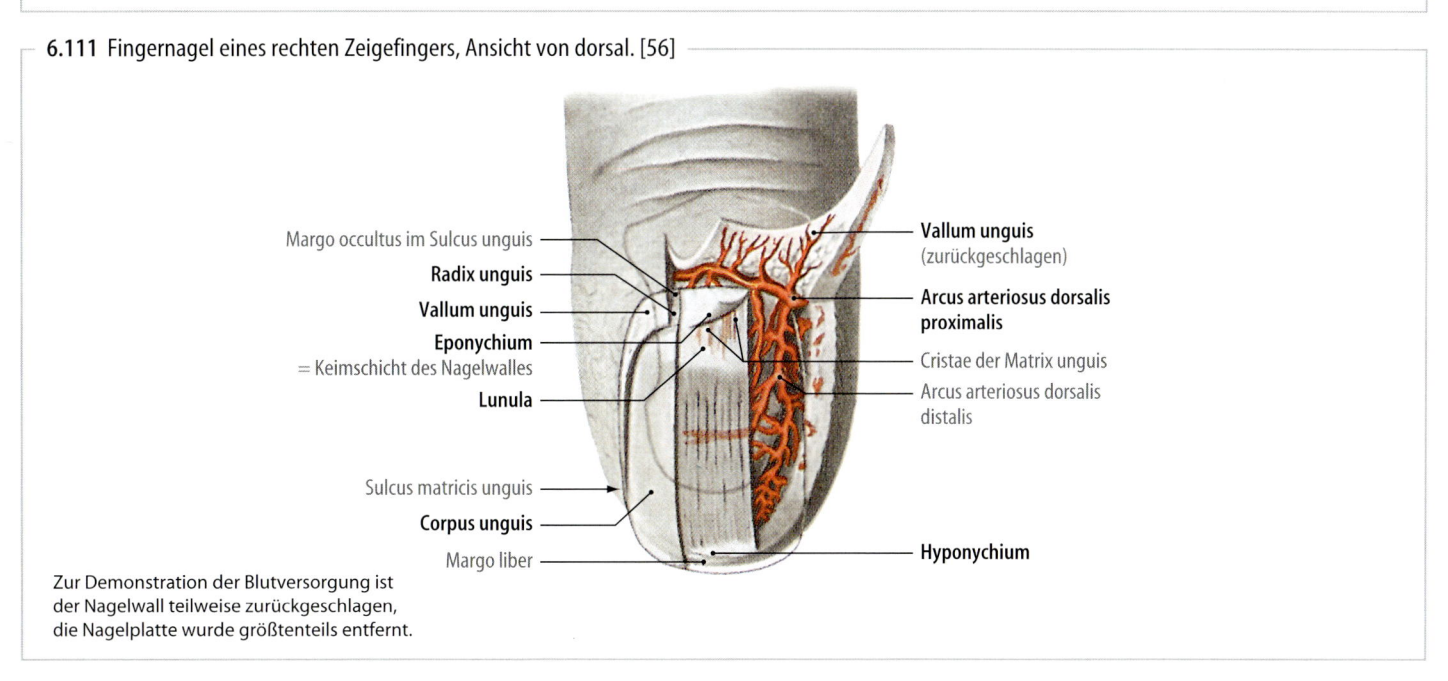

**6.109 Leitungsbahnen des Zeigefingers einer rechten Hand, Ansicht von radial.** [56]

Labels: Rami articulares – Rete venosum dorsale – **N. digitalis dorsalis** – **A. digitalis palmaris propria und N. digitalis palmaris proprius** – **A. digitalis dorsalis** – Rami articulares – Aponeurosis dorsalis – Ansatzsehne des M. interosseus dorsalis I – Arcus arteriosus dorsalis proximalis – Retinacula cutis – Arcus arteriosus dorsalis distalis

Eitrige Infektionen (Panaritium) der Finger kommen in unterschiedlicher Lokalisation, z. B. im Bereich des Nagels (Panaritium subunguale), in der Subkutis (Panaritium subcutaneum) oder im Gelenkbereich (Panaritium articulare) vor.

Man beachte den Übergang von Ästen der A. digitalis palmaris propria und des N. digitalis palmaris proprius auf die Dorsalseite des Fingers im Bereich des Fingermittelgelenks.

**6.110 Querschnitt durch einen rechten Zeigefinger im Bereich des Fingermittelgelenks, Ansicht der distalen Schnittfläche.** [56]

Labels: Tractus lateralis aponeurosis dorsalis – Tractus intermedius aponeurosis dorsalis und Capsula articularis – Caput phalangis proximalis – Basis phalangis mediae – Ligamentum collaterale – M. flexor digitorum superficialis – Ligamentum palmare = palmare Faserknorpelplatte – M. flexor digitorum profundus – A. digitalis palmaris propria – N. digitalis palmaris proprius – Pars anularis vaginae fibrosae = Ligamentum articulare proximale

**6.111 Fingernagel eines rechten Zeigefingers, Ansicht von dorsal.** [56]

Labels: Margo occultus im Sulcus unguis – **Vallum unguis** (zurückgeschlagen) – **Radix unguis** – **Vallum unguis** – **Arcus arteriosus dorsalis proximalis** – **Eponychium** = Keimschicht des Nagelwalles – Cristae der Matrix unguis – **Lunula** – Arcus arteriosus dorsalis distalis – Sulcus matricis unguis – **Corpus unguis** – Margo liber – **Hyponychium**

Zur Demonstration der Blutversorgung ist der Nagelwall teilweise zurückgeschlagen, die Nagelplatte wurde größtenteils entfernt.

**Leitungsbahnen und Topographie**

# Untere Extremität

7

## Skelett

Hüftbein 465
Hüftbein – Entwicklung 466
Oberschenkelknochen 467
Kniescheibe • Waden- und Schienbein 468
Tibiakopf • Sprunggelenkgabel 469
Fußskelett 470
Fußskelett 471
Sprung-, Fersen- und Kahnbein 472
Würfel-, Keilbein • Mittelfußknochen 473

## Gelenke und Bänder

Sakroiliakalgelenk • Hüftgelenk 474
Symphyse • Beckenring und Hüftgelenk 475
Hüftgelenk: Kapsel, Bänder • Röntgenbild 476
Becken und Hüfte: Gelenke, Bänder 477
Kniegelenk: Skelettanteile • Bildgebung 478
Kniegelenk: Gelenkhöhle 479
Kniegelenk: Kapsel-Bandapparat 480
Kniegelenk: Bänder, Binnenstrukturen 481
Menisken, Kreuzbänder • Arthroskopie 482
Kniegelenk: Schnittbilder • MRT 483
Kniegelenk: Schleimbeutel 484
Syndesmose • Oberes Sprunggelenk 485
Oberes und unteres Sprunggelenk 486
Oberes und unteres Sprunggelenk 487
Unteres Sprunggelenk • Synovialmembran 488
Fußgelenke 489
Fußgelenke 490
Fuß: Bildgebung 491

## Muskeln

Bein: oberflächliche Faszien, Muskeln 492
Bein: oberflächliche Faszien, Muskeln 493
Beinmuskeln 494
Hüft- und Lendenmuskeln • Faszien 495
Schleimbeutel • Tiefe Hüftmuskeln 496
Beckenwand • Hüftgelenk: Funktion 497
Oberschenkelmuskeln 498
Oberschenkelmuskeln 499
Oberschenkelmuskeln • Faszienlogen 500
Gesäß- und Oberschenkelmuskeln 501
Oberschenkelmuskeln 502
Tractus iliotibialis 503
Becken, Oberschenkel: Frontalschnitt 504
Knie: Muskeln • Funktion 505
Unterschenkelmuskeln 506
Unterschenkelmuskeln 507
Unterschenkel: Faszienlogen • Fußmuskeln 508
Fußmuskeln • Sprunggelenke: Funktion 509
Verspannung der Fußwölbungen • Faszienlogen 510
Fußmuskeln: oberflächliche, mittlere Schicht 511
Fußmuskeln: tiefe Schicht 512
Fußmuskeln: tiefe Schicht 513
Fuß: Sehnenscheiden, Schleimbeutel 514
Fuß: Sehnenscheiden, Schleimbeutel 515

## Leitungsbahnen und Topographie

Arterien: Übersicht Bein und Becken 516
Oberflächliche und tiefe Venen 517
Arterien und Venen: Bildgebung 518
Lymphsystem • Durchtrittspforten 519
Becken und proximaler Oberschenkel: Arterien 520
Gesäß- und Dammregion: Arterien 521
Plexus lumbalis, sacralis: Schema 522
Plexus lumbalis, sacralis 523
Plexus lumbalis, sacralis 524
Sensible Versorgung, Dermatome 525
Oberschenkel: oberflächliche Leitungsbahnen 526
Oberschenkel: oberflächliche Leitungsbahnen 527
Oberschenkel: Leitungsbahnen 528
Schenkeldreieck: Leitungsbahnen 529
Regio obturatoria: Leitungsbahnen 530
Lacunae musculorum und vasorum 531
Oberschenkel: Leitungsbahnen 532
Oberschenkel, Gesäß: Leitungsbahnen 533
Tiefe Gesäßregion: Leitungsbahnen 534
Oberschenkel: Querschnitte 535
Knie, Unterschenkel: Arterien 536
Knie, Unterschenkel: Arterien 537
Knie, Unterschenkel: Nerven 538
Knie, Unterschenkel: Nerven 539
Kniekehle: Leitungsbahnen 540
Unterschenkel: oberflächliche Nerven 541
Unterschenkel: Leitungsbahnen 542
Unterschenkel: Leitungsbahnen 543
Unterschenkel: Leitungsbahnen, Kompartimente 544
Knöchelregion: Leitungsbahnen 545
Fußrücken: epifasziale Leitungsbahnen 546
Fußrücken: subfasziale Leitungsbahnen 547
Fußrücken: tiefe Leitungsbahnen 548
Fußsohle: Arterien • Nerven 549
Fußsohle: Faszienlogen 550
Plantaraponeurose, Leitungsbahnen 551
Fußsohle: oberflächliche Leitungsbahnen 552
Fußsohle: mittlere Leitungsbahnen 553
Fußsohle: tiefe Leitungsbahnen 554

# Hüftbein

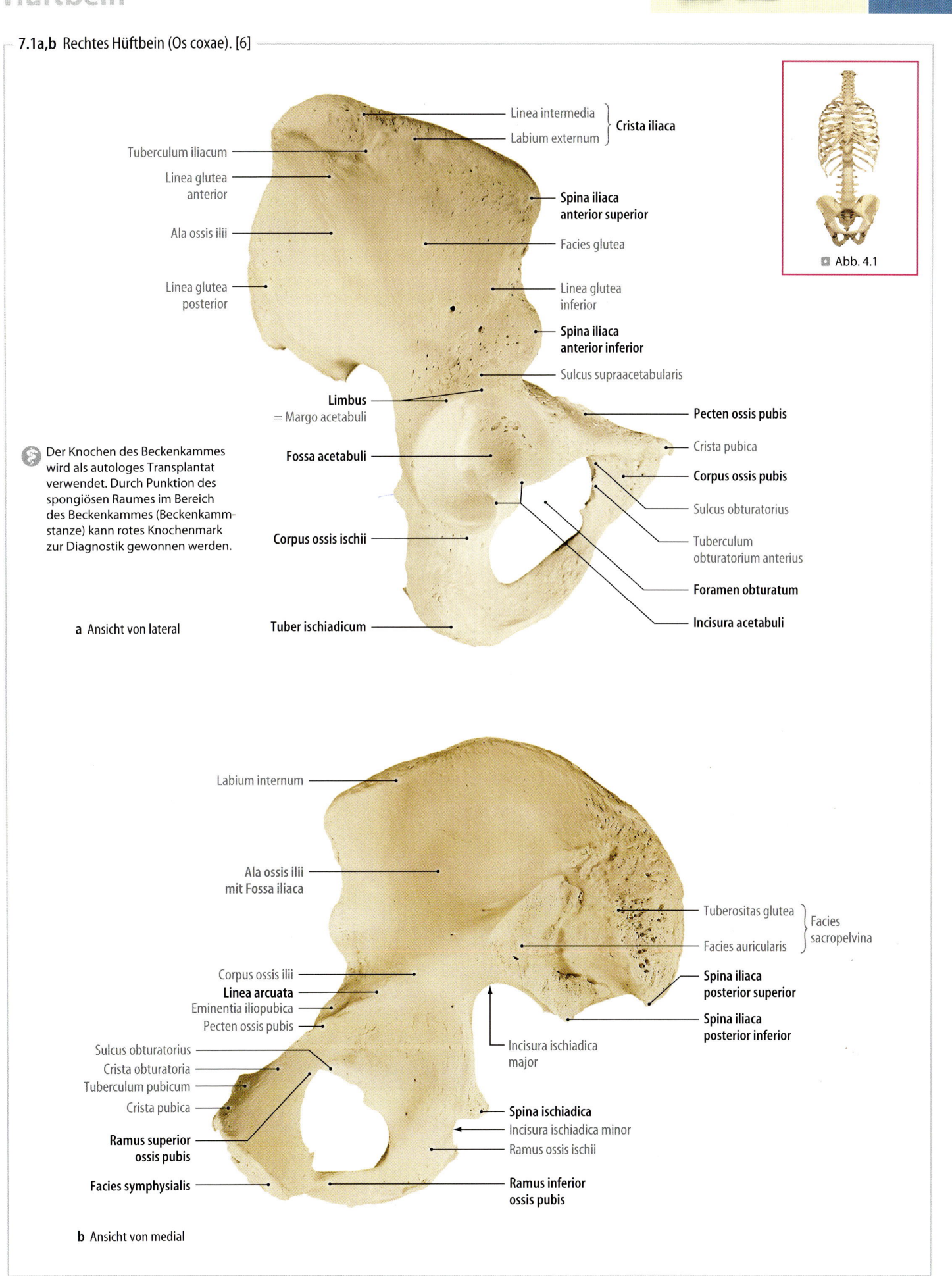

**7.1a,b** Rechtes Hüftbein (Os coxae). [6]

**a** Ansicht von lateral

- Tuberculum iliacum
- Linea glutea anterior
- Ala ossis ilii
- Linea glutea posterior
- Linea intermedia
- Labium externum
- **Crista iliaca**
- **Spina iliaca anterior superior**
- Facies glutea
- Linea glutea inferior
- **Spina iliaca anterior inferior**
- Sulcus supraacetabularis
- **Limbus** = Margo acetabuli
- **Fossa acetabuli**
- **Corpus ossis ischii**
- **Tuber ischiadicum**
- **Pecten ossis pubis**
- Crista pubica
- **Corpus ossis pubis**
- Sulcus obturatorius
- Tuberculum obturatorium anterius
- **Foramen obturatum**
- **Incisura acetabuli**

Der Knochen des Beckenkammes wird als autologes Transplantat verwendet. Durch Punktion des spongiösen Raumes im Bereich des Beckenkammes (Beckenkammstanze) kann rotes Knochenmark zur Diagnostik gewonnen werden.

**b** Ansicht von medial

- Labium internum
- Ala ossis ilii mit Fossa iliaca
- Corpus ossis ilii
- Linea arcuata
- Eminentia iliopubica
- Pecten ossis pubis
- Sulcus obturatorius
- Crista obturatoria
- Tuberculum pubicum
- Crista pubica
- **Ramus superior ossis pubis**
- **Facies symphysialis**
- Tuberositas glutea
- Facies auricularis
- **Facies sacropelvina**
- **Spina iliaca posterior superior**
- **Spina iliaca posterior inferior**
- Incisura ischiadica major
- **Spina ischiadica**
- Incisura ischiadica minor
- Ramus ossis ischii
- **Ramus inferior ossis pubis**

Abb. 4.1

**Skelett**

# Hüftbein – Entwicklung

**7.2a–c** Hüftknochen (Os coxae), Entwicklung. [a, c 6; b 35]

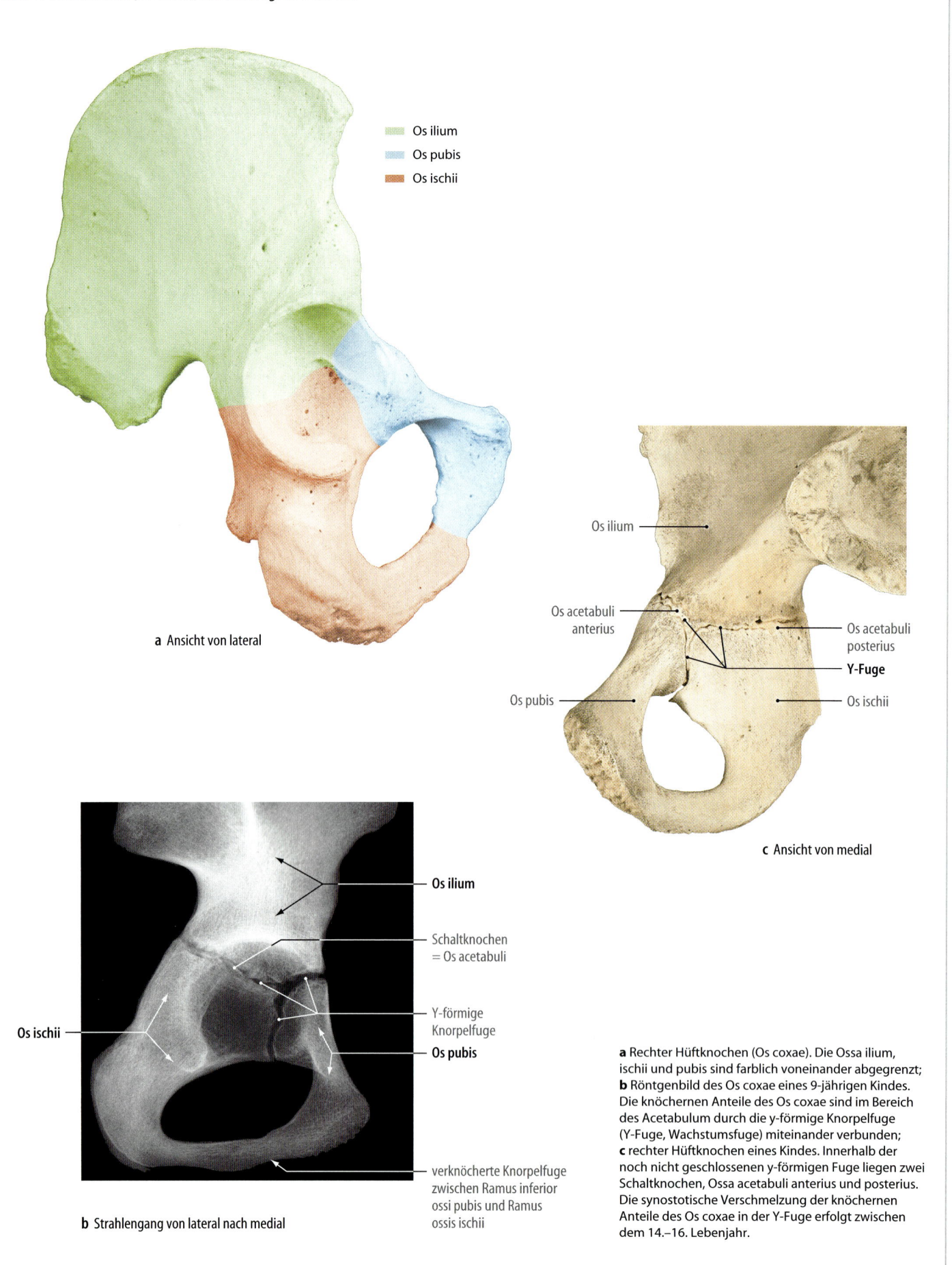

- Os ilium
- Os pubis
- Os ischii

**a** Ansicht von lateral

- Os ilium
- Os acetabuli anterius
- Os acetabuli posterius
- **Y-Fuge**
- Os pubis
- Os ischii

**c** Ansicht von medial

- Os ilium
- Schaltknochen = Os acetabuli
- Y-förmige Knorpelfuge
- Os pubis
- Os ischii
- verknöcherte Knorpelfuge zwischen Ramus inferior ossi pubis und Ramus ossis ischii

**b** Strahlengang von lateral nach medial

**a** Rechter Hüftknochen (Os coxae). Die Ossa ilium, ischii und pubis sind farblich voneinander abgegrenzt; **b** Röntgenbild des Os coxae eines 9-jährigen Kindes. Die knöchernen Anteile des Os coxae sind im Bereich des Acetabulum durch die y-förmige Knorpelfuge (Y-Fuge, Wachstumsfuge) miteinander verbunden; **c** rechter Hüftknochen eines Kindes. Innerhalb der noch nicht geschlossenen y-förmigen Fuge liegen zwei Schaltknochen, Ossa acetabuli anterius und posterius. Die synostotische Verschmelzung der knöchernen Anteile des Os coxae in der Y-Fuge erfolgt zwischen dem 14.–16. Lebensjahr.

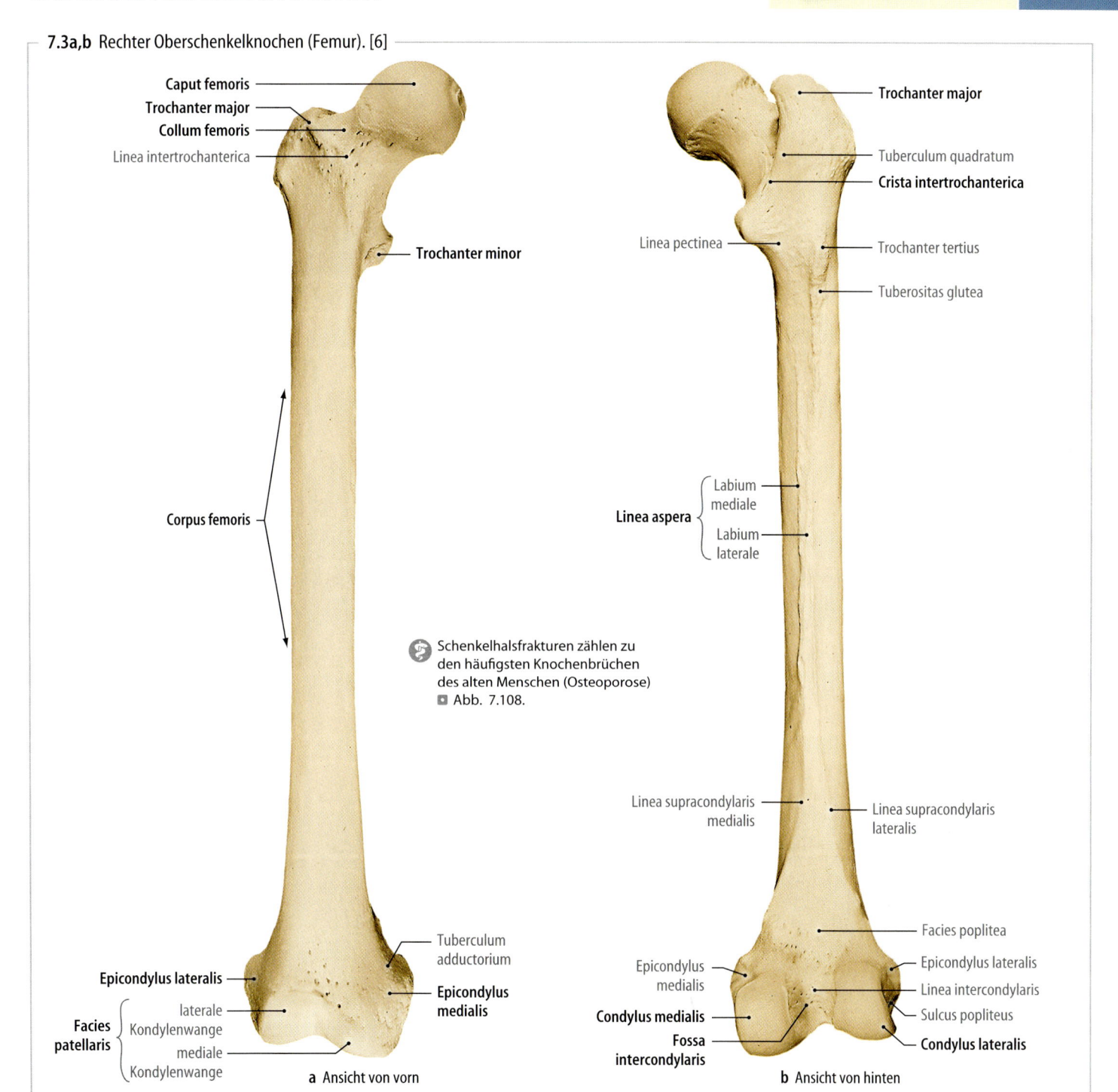

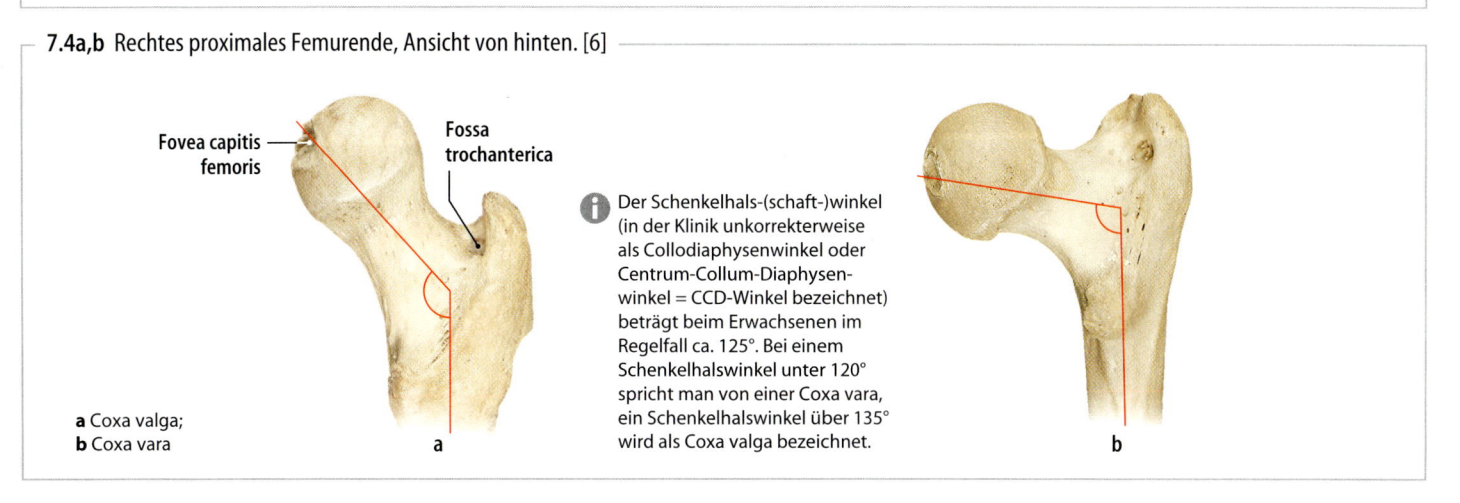

# Oberschenkelknochen

**7.3a,b** Rechter Oberschenkelknochen (Femur). [6]

- Caput femoris
- **Trochanter major**
- **Collum femoris**
- Linea intertrochanterica
- **Trochanter minor**
- Corpus femoris
- **Epicondylus lateralis**
- Facies patellaris
  - laterale Kondylenwange
  - mediale Kondylenwange
- Tuberculum adductorium
- **Epicondylus medialis**

**a** Ansicht von vorn

- **Trochanter major**
- Tuberculum quadratum
- **Crista intertrochanterica**
- Linea pectinea
- Trochanter tertius
- Tuberositas glutea
- **Linea aspera**
  - Labium mediale
  - Labium laterale
- Linea supracondylaris medialis
- Linea supracondylaris lateralis
- Facies poplitea
- Epicondylus medialis
- Epicondylus lateralis
- Linea intercondylaris
- Sulcus popliteus
- **Condylus medialis**
- **Condylus lateralis**
- Fossa intercondylaris

**b** Ansicht von hinten

🔴 Schenkelhalsfrakturen zählen zu den häufigsten Knochenbrüchen des alten Menschen (Osteoporose) ▫ Abb. 7.108.

---

**7.4a,b** Rechtes proximales Femurende, Ansicht von hinten. [6]

- Fovea capitis femoris
- Fossa trochanterica

**a** Coxa valga;
**b** Coxa vara

ℹ️ Der Schenkelhals-(schaft-)winkel (in der Klinik unkorrekterweise als Collodiaphysenwinkel oder Centrum-Collum-Diaphysen-winkel = CCD-Winkel bezeichnet) beträgt beim Erwachsenen im Regelfall ca. 125°. Bei einem Schenkelhalswinkel unter 120° spricht man von einer Coxa vara, ein Schenkelhalswinkel über 135° wird als Coxa valga bezeichnet.

**Skelett**

# Kniescheibe · Waden- und Schienbein

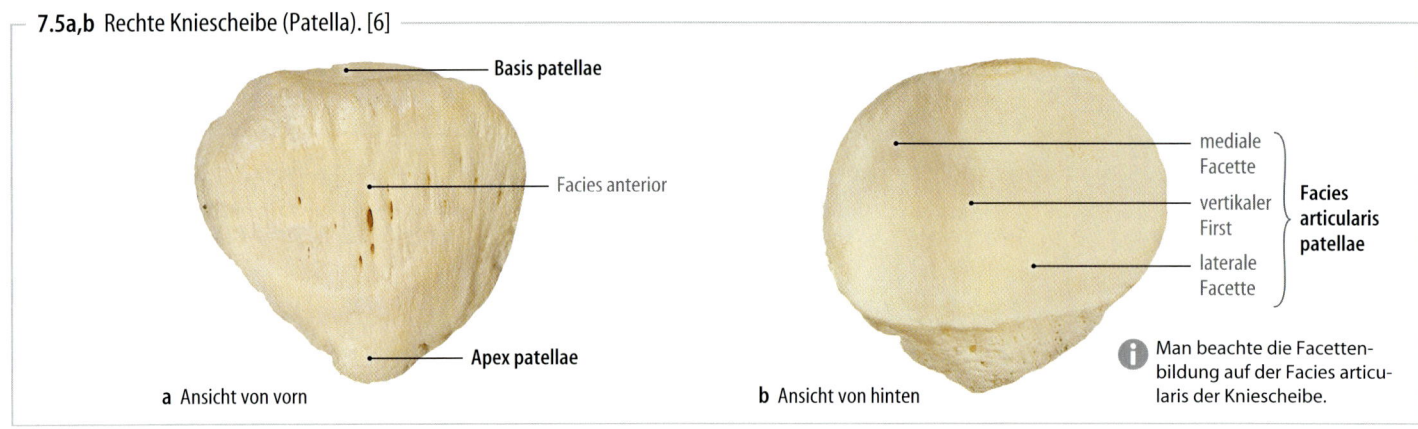

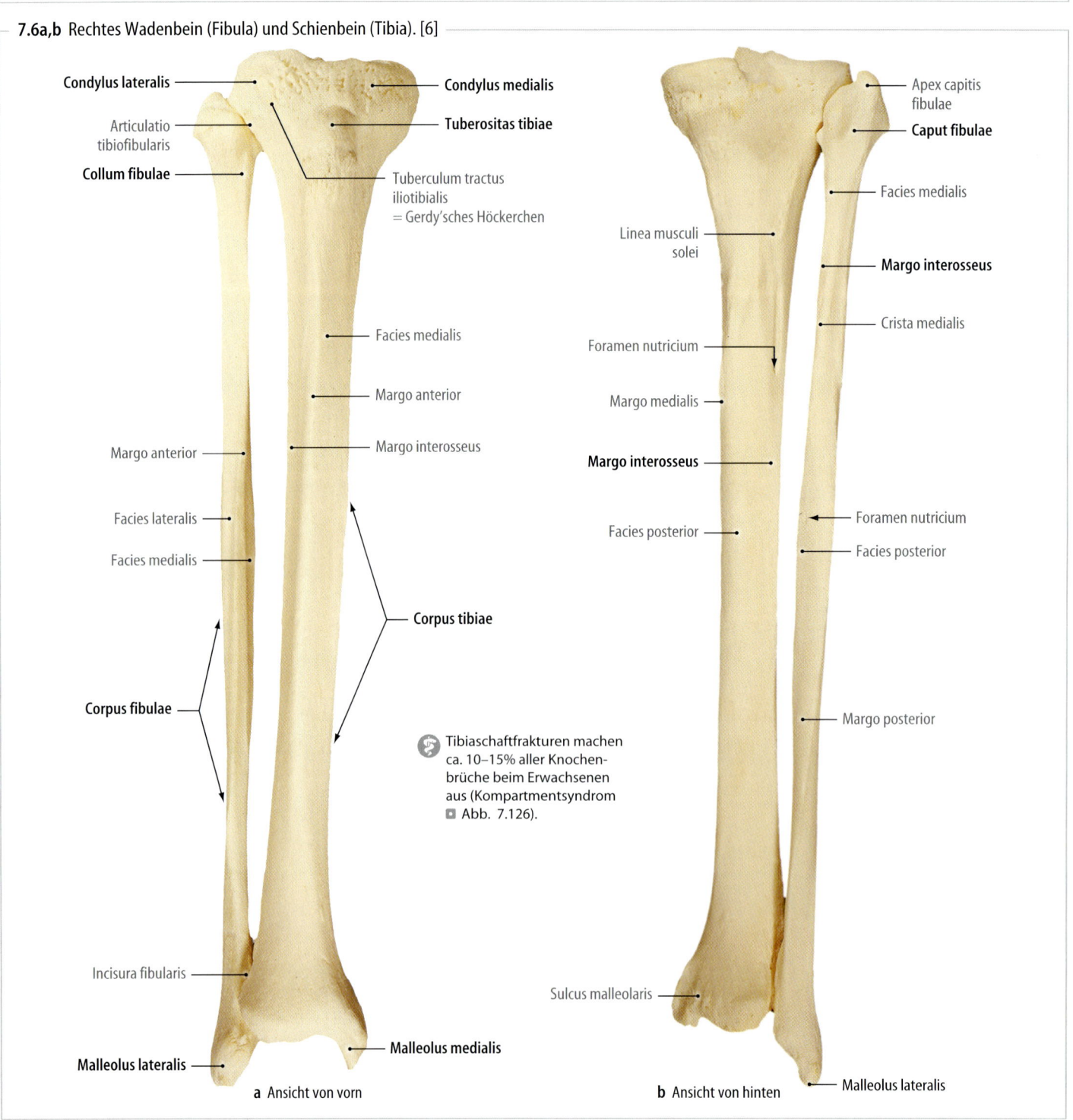

**7.5a,b Rechte Kniescheibe (Patella). [6]**

- Basis patellae
- Facies anterior
- Apex patellae
- mediale Facette
- vertikaler First
- laterale Facette
- Facies articularis patellae

a Ansicht von vorn  
b Ansicht von hinten

> Man beachte die Facettenbildung auf der Facies articularis der Kniescheibe.

**7.6a,b Rechtes Wadenbein (Fibula) und Schienbein (Tibia). [6]**

- Condylus lateralis
- Condylus medialis
- Tuberositas tibiae
- Articulatio tibiofibularis
- Tuberculum tractus iliotibialis = Gerdy'sches Höckerchen
- Collum fibulae
- Facies medialis
- Margo anterior
- Margo interosseus
- Margo anterior
- Facies lateralis
- Facies medialis
- Corpus tibiae
- Corpus fibulae
- Incisura fibularis
- Malleolus lateralis
- Malleolus medialis

- Apex capitis fibulae
- Caput fibulae
- Facies medialis
- Margo interosseus
- Linea musculi solei
- Crista medialis
- Foramen nutricium
- Margo medialis
- Margo interosseus
- Facies posterior
- Foramen nutricium
- Facies posterior
- Margo posterior
- Sulcus malleolaris
- Malleolus lateralis

a Ansicht von vorn  
b Ansicht von hinten

> Tibiaschaftfrakturen machen ca. 10–15% aller Knochenbrüche beim Erwachsenen aus (Kompartmentsyndrom ▷ Abb. 7.126).

# Tibiakopf · Sprunggelenkgabel

**7.7** Rechtes proximales Tibiaende (Tibiakopf), Ansicht von oben, sog. Tibiaplateau. [6]

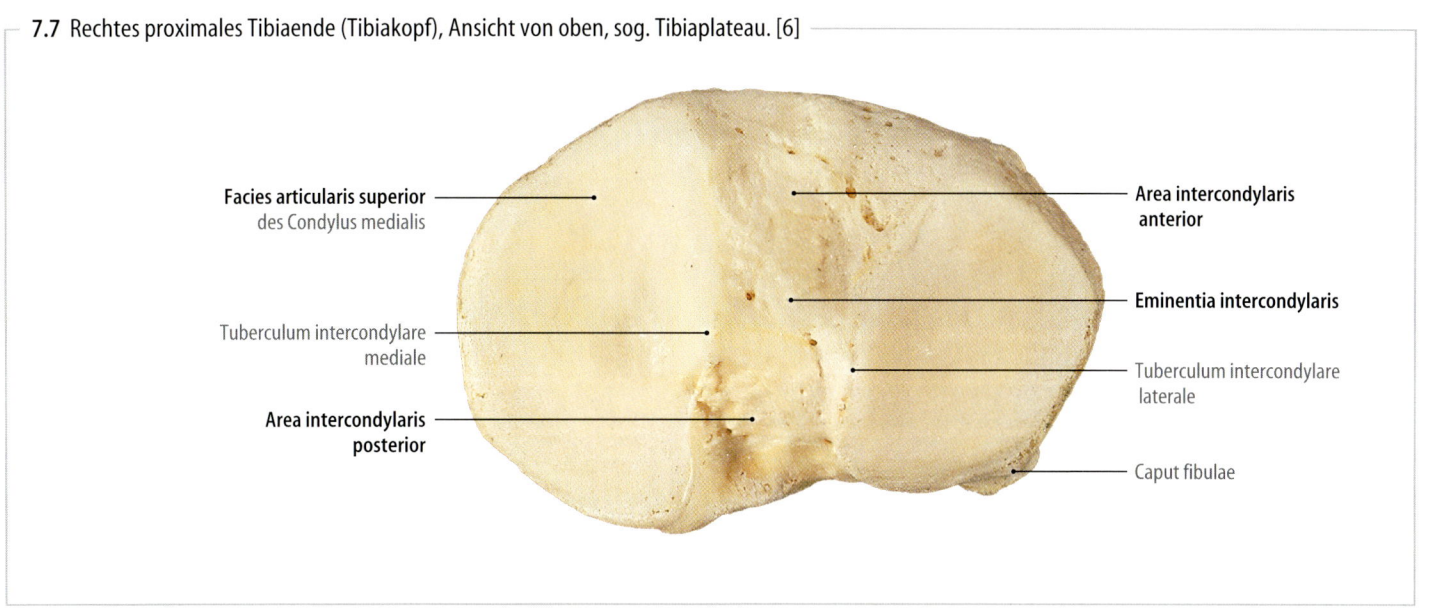

- Facies articularis superior des Condylus medialis
- Tuberculum intercondylare mediale
- Area intercondylaris posterior
- Area intercondylaris anterior
- Eminentia intercondylaris
- Tuberculum intercondylare laterale
- Caput fibulae

**7.8a** Rechtes Schienbein (Tibia), **b** rechtes Wadenbein (Fibula). [6]

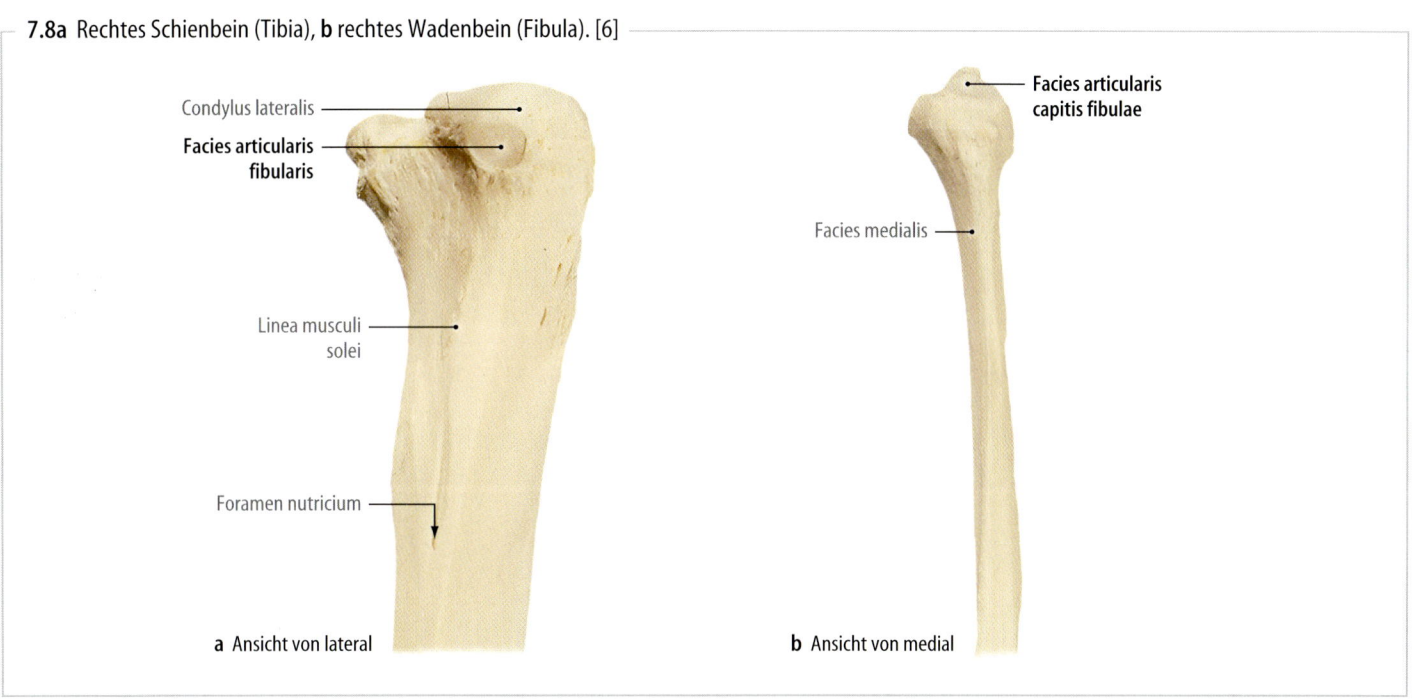

- Condylus lateralis
- Facies articularis fibularis
- Linea musculi solei
- Foramen nutricium
- Facies articularis capitis fibulae
- Facies medialis

a Ansicht von lateral   b Ansicht von medial

**7.9** Rechtes distales Schienbein- und Wadenbeinende, Sprunggelenk-(Malleolen-)gabel, Ansicht von plantar. [6]

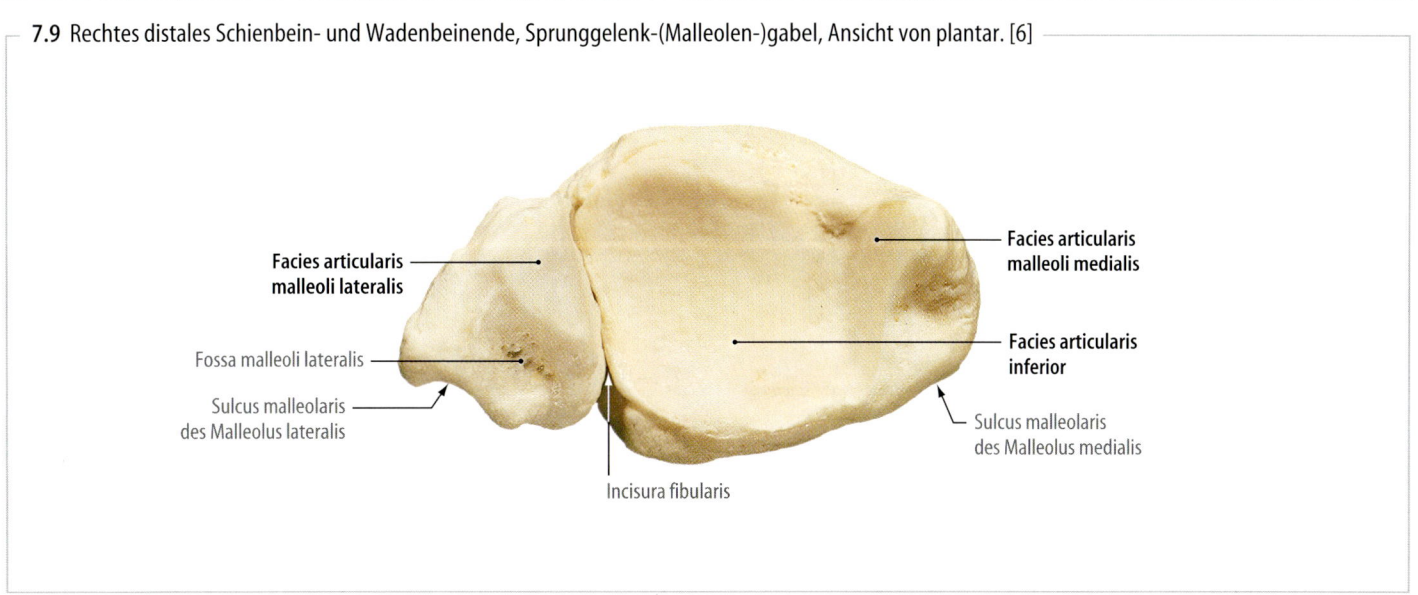

- Facies articularis malleoli lateralis
- Fossa malleoli lateralis
- Sulcus malleolaris des Malleolus lateralis
- Incisura fibularis
- Facies articularis malleoli medialis
- Facies articularis inferior
- Sulcus malleolaris des Malleolus medialis

**Skelett**

# Fußskelett

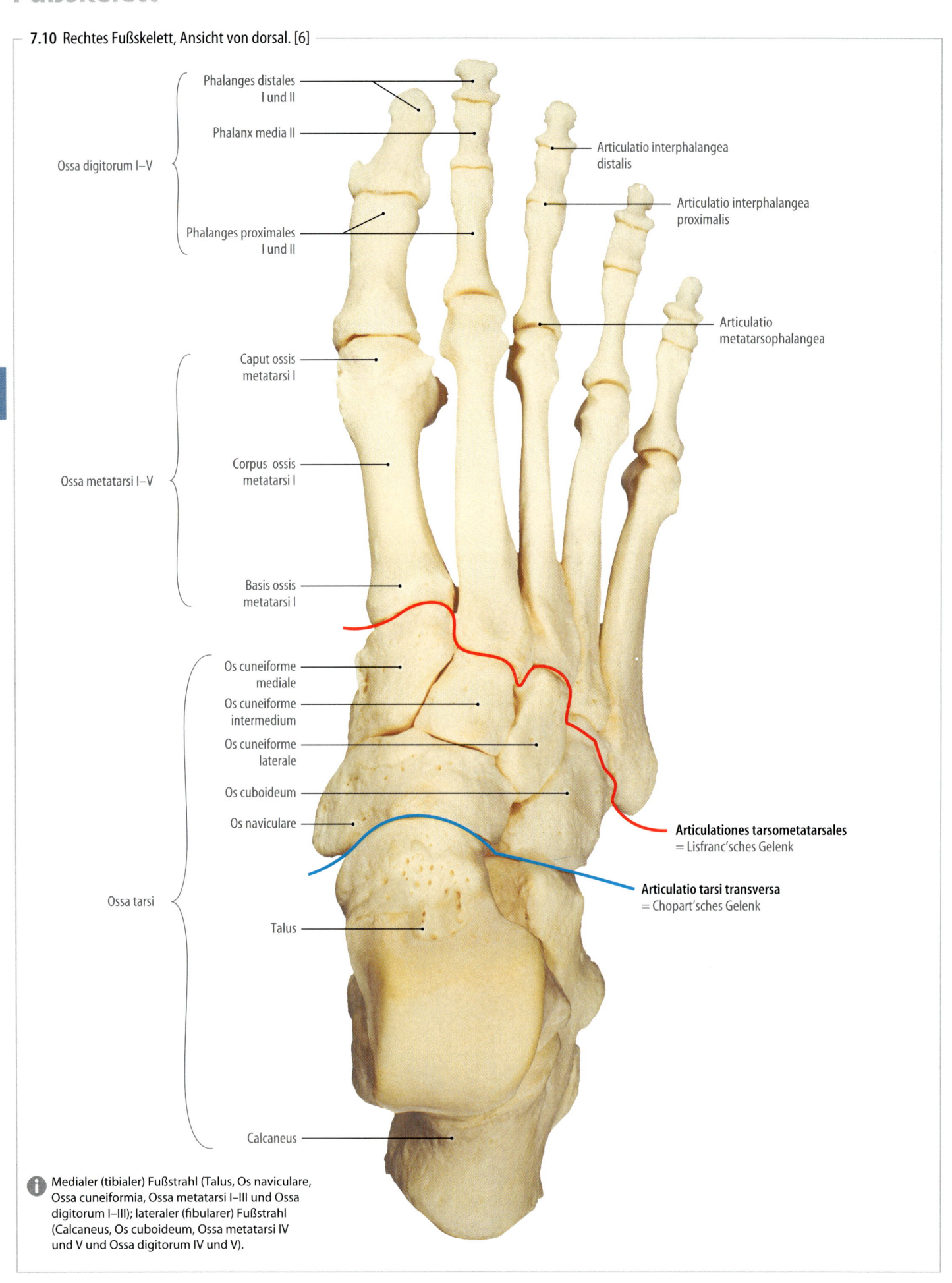

**7.10 Rechtes Fußskelett, Ansicht von dorsal. [6]**

- Ossa digitorum I–V
  - Phalanges distales I und II
  - Phalanx media II
  - Phalanges proximales I und II
- Articulatio interphalangea distalis
- Articulatio interphalangea proximalis
- Articulatio metatarsophalangea
- Ossa metatarsi I–V
  - Caput ossis metatarsi I
  - Corpus ossis metatarsi I
  - Basis ossis metatarsi I
- Ossa tarsi
  - Os cuneiforme mediale
  - Os cuneiforme intermedium
  - Os cuneiforme laterale
  - Os cuboideum
  - Os naviculare
  - Talus
  - Calcaneus

**Articulationes tarsometatarsales** = Lisfranc'sches Gelenk

**Articulatio tarsi transversa** = Chopart'sches Gelenk

ⓘ Medialer (tibialer) Fußstrahl (Talus, Os naviculare, Ossa cuneiformia, Ossa metatarsi I–III und Ossa digitorum I–III); lateraler (fibularer) Fußstrahl (Calcaneus, Os cuboideum, Ossa metatarsi IV und V und Ossa digitorum IV und V).

# Fußskelett

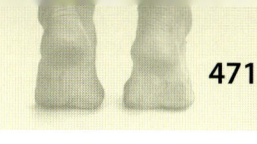

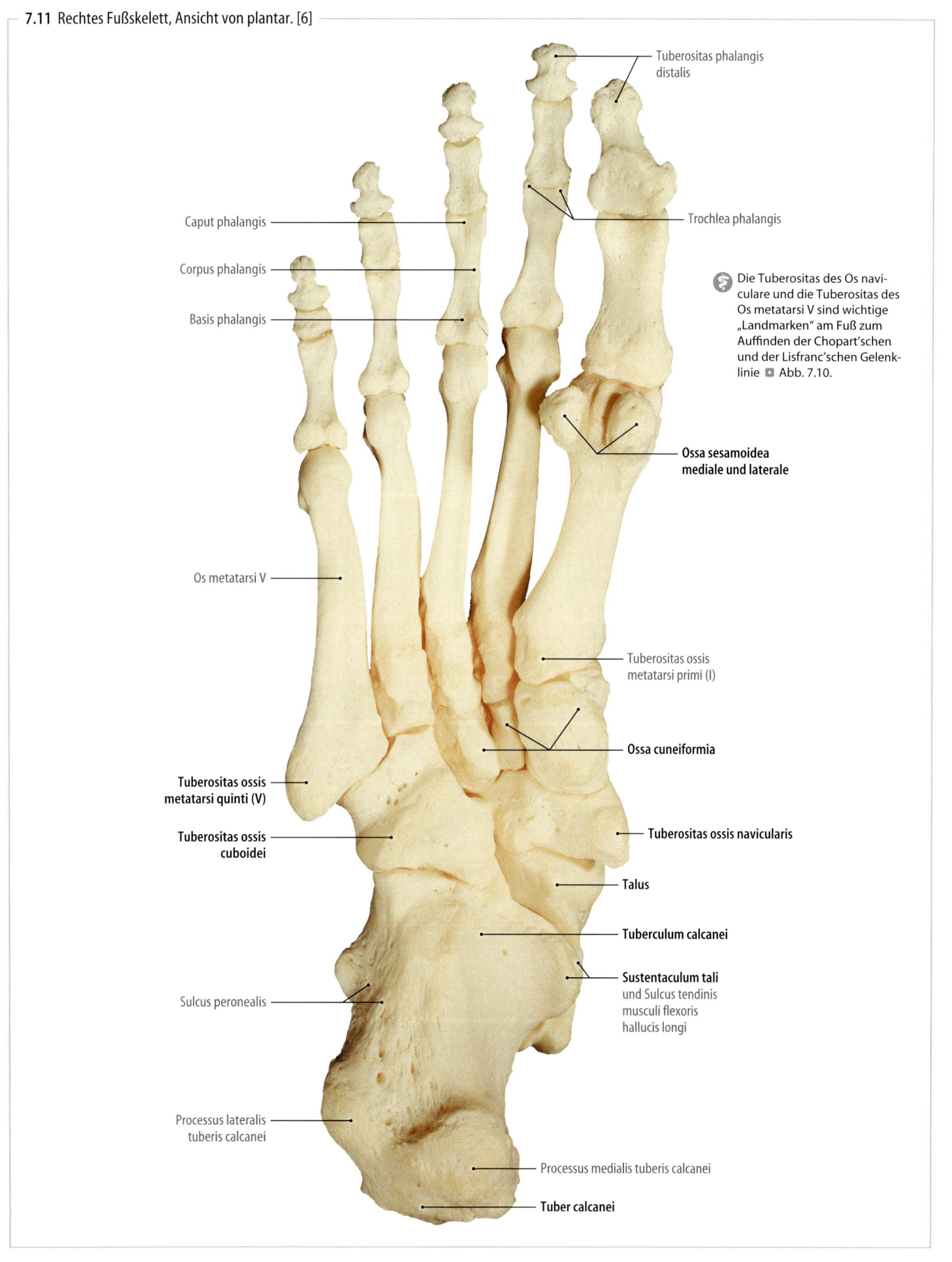

**7.11** Rechtes Fußskelett, Ansicht von plantar. [6]

- Tuberositas phalangis distalis
- Caput phalangis
- Trochlea phalangis
- Corpus phalangis
- Basis phalangis

> Die Tuberositas des Os naviculare und die Tuberositas des Os metatarsi V sind wichtige „Landmarken" am Fuß zum Auffinden der Chopart'schen und der Lisfranc'schen Gelenklinie ◘ Abb. 7.10.

- **Ossa sesamoidea mediale und laterale**
- Os metatarsi V
- Tuberositas ossis metatarsi primi (I)
- **Ossa cuneiformia**
- Tuberositas ossis metatarsi quinti (V)
- Tuberositas ossis cuboidei
- **Tuberositas ossis navicularis**
- **Talus**
- **Tuberculum calcanei**
- **Sustentaculum tali** und Sulcus tendinis musculi flexoris hallucis longi
- Sulcus peronealis
- Processus lateralis tuberis calcanei
- Processus medialis tuberis calcanei
- **Tuber calcanei**

**Skelett**

# Sprung-, Fersen- und Kahnbein

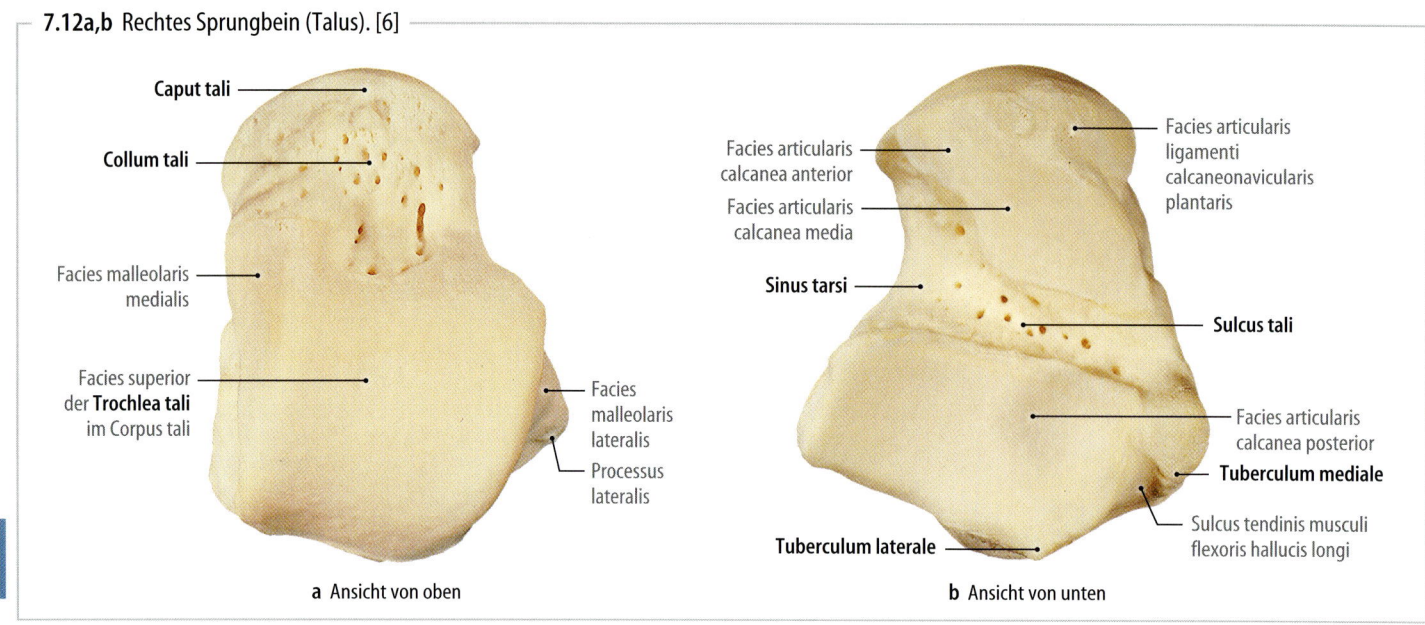

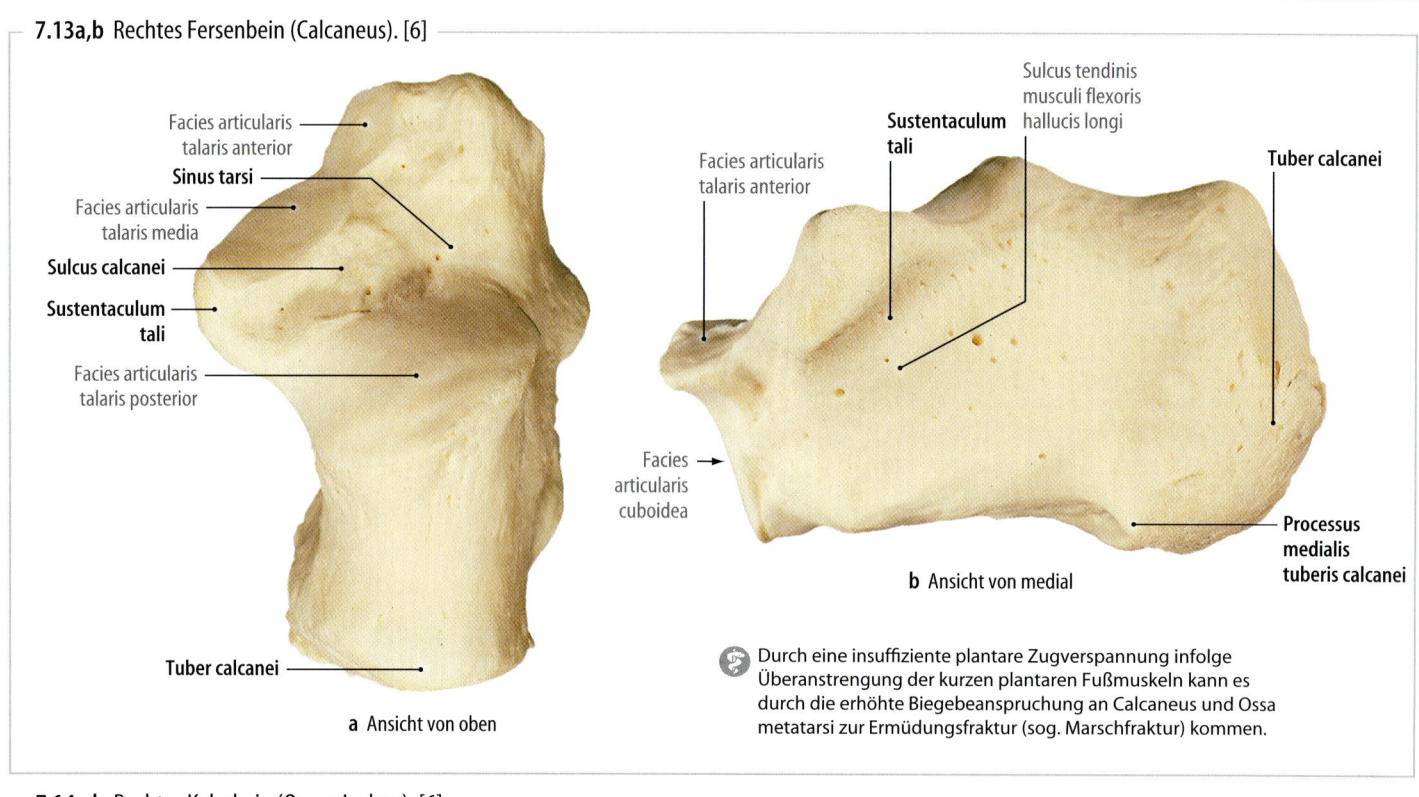

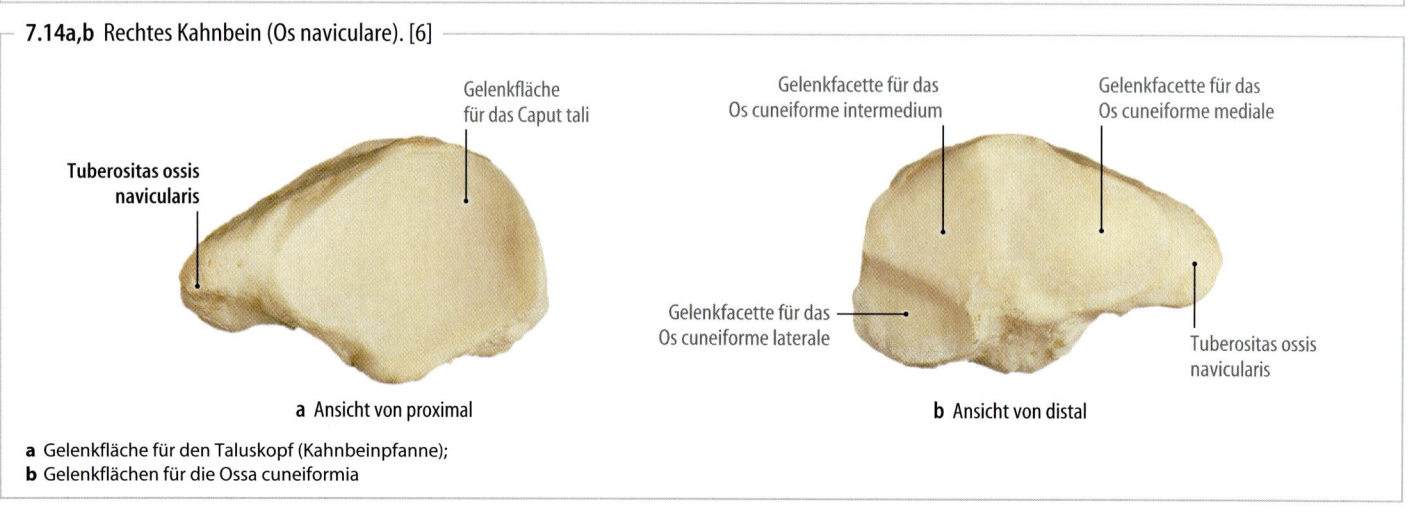

**7.12a,b** Rechtes Sprungbein (Talus). [6]

- Caput tali
- Collum tali
- Facies malleolaris medialis
- Facies superior der **Trochlea tali** im Corpus tali
- Facies malleolaris lateralis
- Processus lateralis

- Facies articularis calcanea anterior
- Facies articularis calcanea media
- **Sinus tarsi**
- Facies articularis ligamenti calcaneonavicularis plantaris
- **Sulcus tali**
- Facies articularis calcanea posterior
- **Tuberculum mediale**
- Sulcus tendinis musculi flexoris hallucis longi
- **Tuberculum laterale**

a  Ansicht von oben

b  Ansicht von unten

**7.13a,b** Rechtes Fersenbein (Calcaneus). [6]

- Facies articularis talaris anterior
- **Sinus tarsi**
- Facies articularis talaris media
- **Sulcus calcanei**
- **Sustentaculum tali**
- Facies articularis talaris posterior
- **Tuber calcanei**

- Facies articularis talaris anterior
- Facies articularis cuboidea
- **Sustentaculum tali**
- Sulcus tendinis musculi flexoris hallucis longi
- **Tuber calcanei**
- **Processus medialis tuberis calcanei**

a  Ansicht von oben

b  Ansicht von medial

> Durch eine insuffiziente plantare Zugverspannung infolge Überanstrengung der kurzen plantaren Fußmuskeln kann es durch die erhöhte Biegebeanspruchung an Calcaneus und Ossa metatarsi zur Ermüdungsfraktur (sog. Marschfraktur) kommen.

**7.14a,b** Rechtes Kahnbein (Os naviculare). [6]

- **Tuberositas ossis navicularis**
- Gelenkfläche für das Caput tali

- Gelenkfacette für das Os cuneiforme intermedium
- Gelenkfacette für das Os cuneiforme mediale
- Gelenkfacette für das Os cuneiforme laterale
- Tuberositas ossis navicularis

a  Ansicht von proximal

b  Ansicht von distal

a Gelenkfläche für den Taluskopf (Kahnbeinpfanne);
b Gelenkflächen für die Ossa cuneiformia

# Würfel-, Keilbein · Mittelfußknochen

**7.15a,b** Rechtes Würfelbein (Os cuboideum). [6]

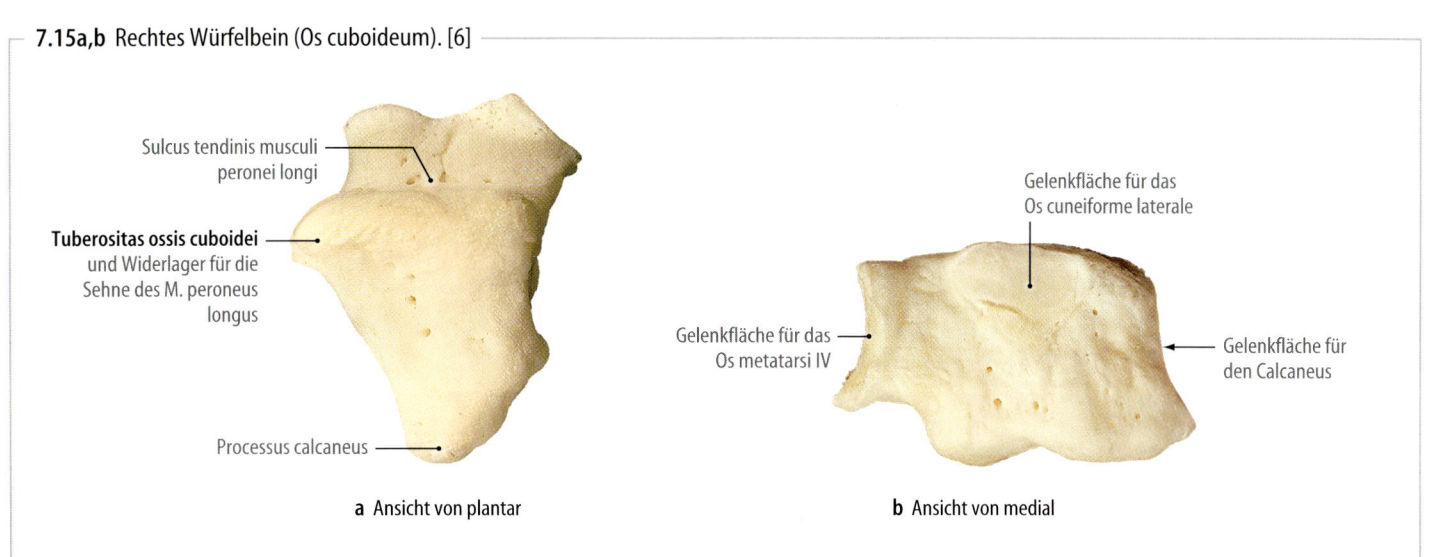

- Sulcus tendinis musculi peronei longi
- **Tuberositas ossis cuboidei** und Widerlager für die Sehne des M. peroneus longus
- Processus calcaneus

**a** Ansicht von plantar

- Gelenkfläche für das Os cuneiforme laterale
- Gelenkfläche für das Os metatarsi IV
- Gelenkfläche für den Calcaneus

**b** Ansicht von medial

**7.16** Keilbeine (Ossa cuneiformia) und Würfelbein (Os cuboideum) eines rechten Fußskeletts. [6]

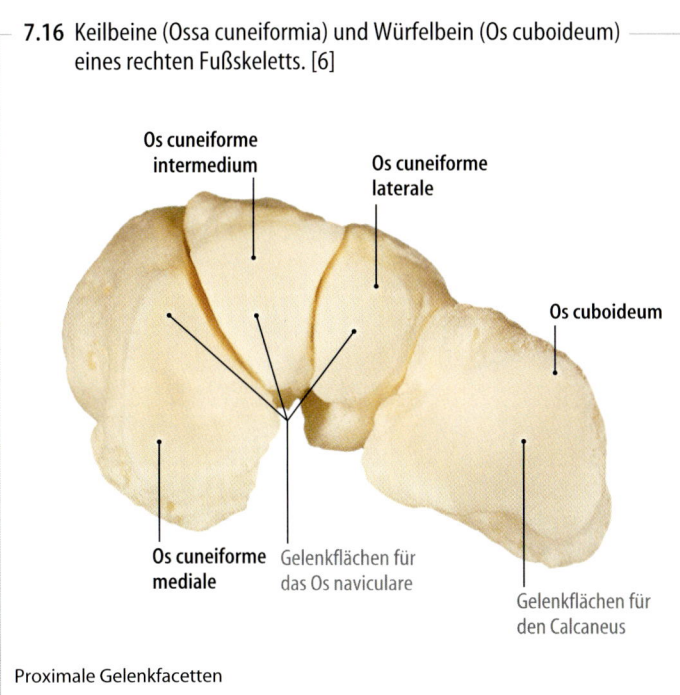

- Os cuneiforme intermedium
- Os cuneiforme laterale
- Os cuboideum
- **Os cuneiforme mediale**
- Gelenkflächen für das Os naviculare
- Gelenkflächen für den Calcaneus

Proximale Gelenkfacetten

**7.17** Rechter zweiter Mittelfußknochen (Os metatarsi II), Ansicht von medial. [6]

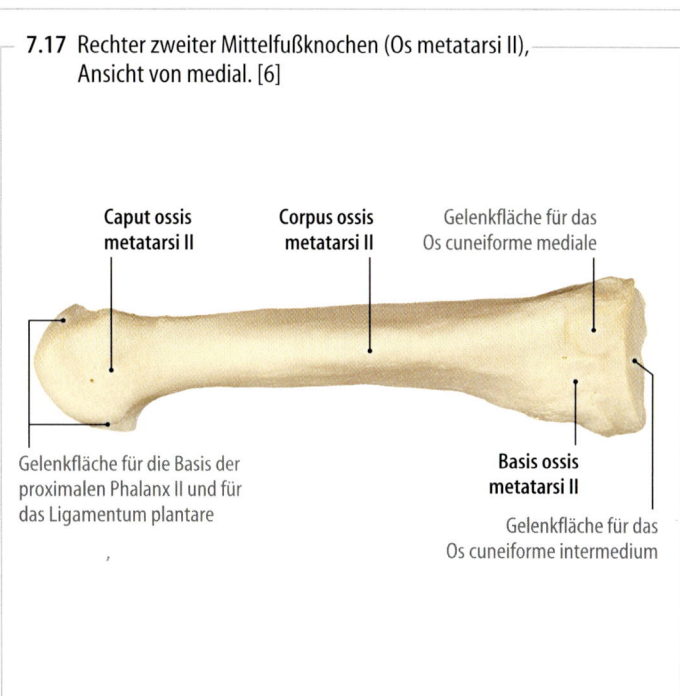

- **Caput ossis metatarsi II**
- **Corpus ossis metatarsi II**
- Gelenkfläche für das Os cuneiforme mediale
- Gelenkfläche für die Basis der proximalen Phalanx II und für das Ligamentum plantare
- **Basis ossis metatarsi II**
- Gelenkfläche für das Os cuneiforme intermedium

**7.18** Gelenkflächen der Basis der Mittelfußknochen I–V (distale Gelenkfacetten) der Articulationes tarsometatarsales (Lisfranc'sches Gelenk) der rechten Seite. [6]

- Gelenkfläche für das Os cuneiforme intermedium
- Gelenkfläche für das Os cuneiforme laterale
- Abflachung der Querwölbung des Fußskeletts beim Spreizfuß (Pes transversus planus)
- Gelenkfläche des Os metatarsi I für das Os cuneiforme mediale
- Gelenkflächen der Ossa metatarsi IV und V für das Os cuboideum
- Tuberositas ossis metatarsi V

**Skelett**

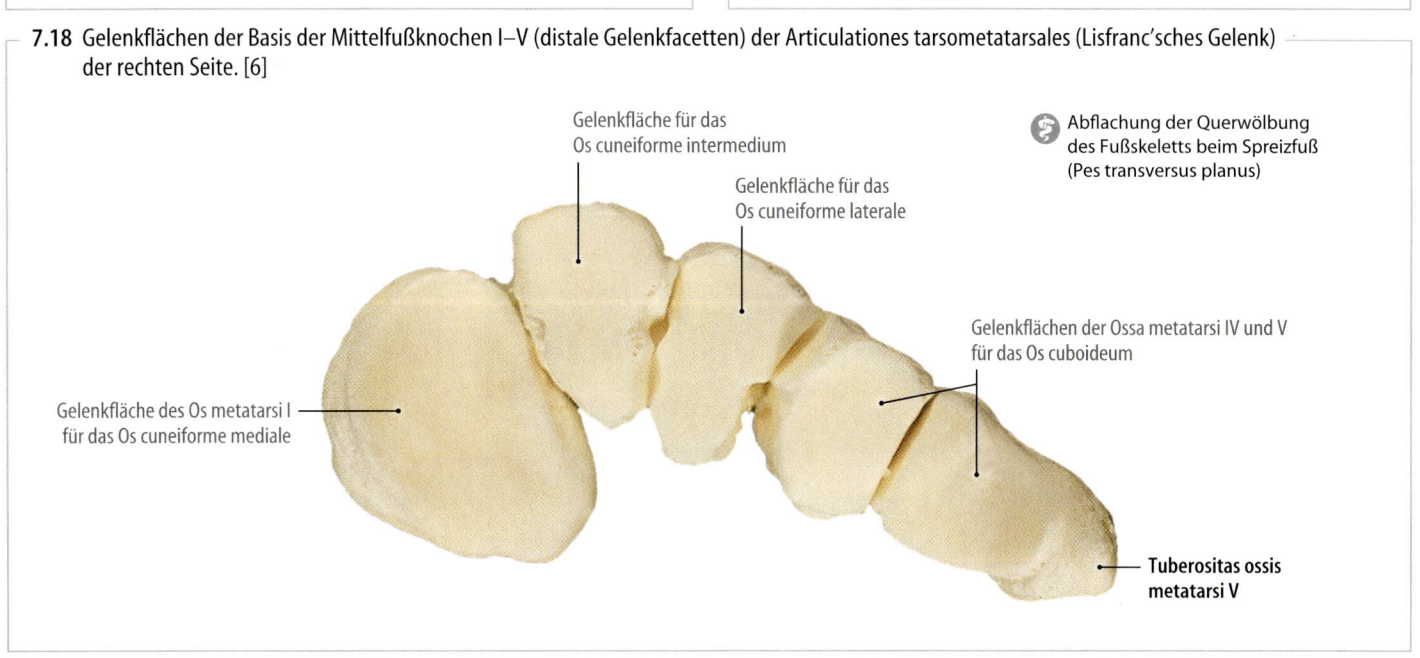

# Sakroiliakalgelenk · Hüftgelenk

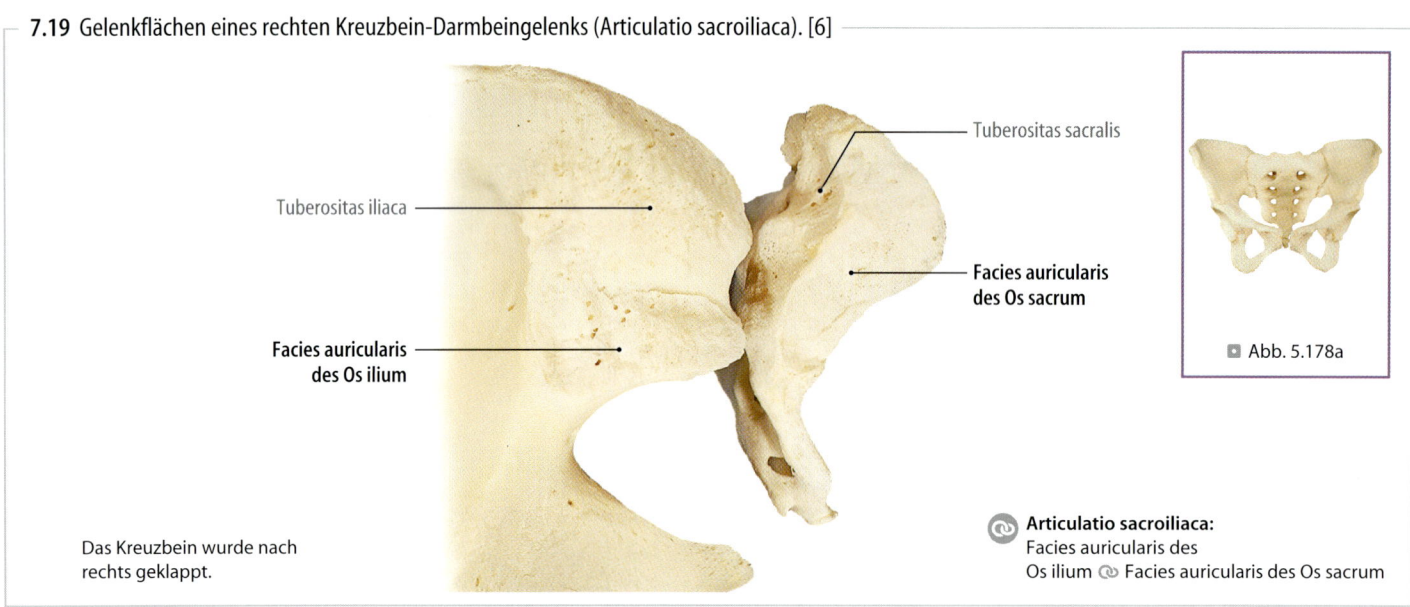

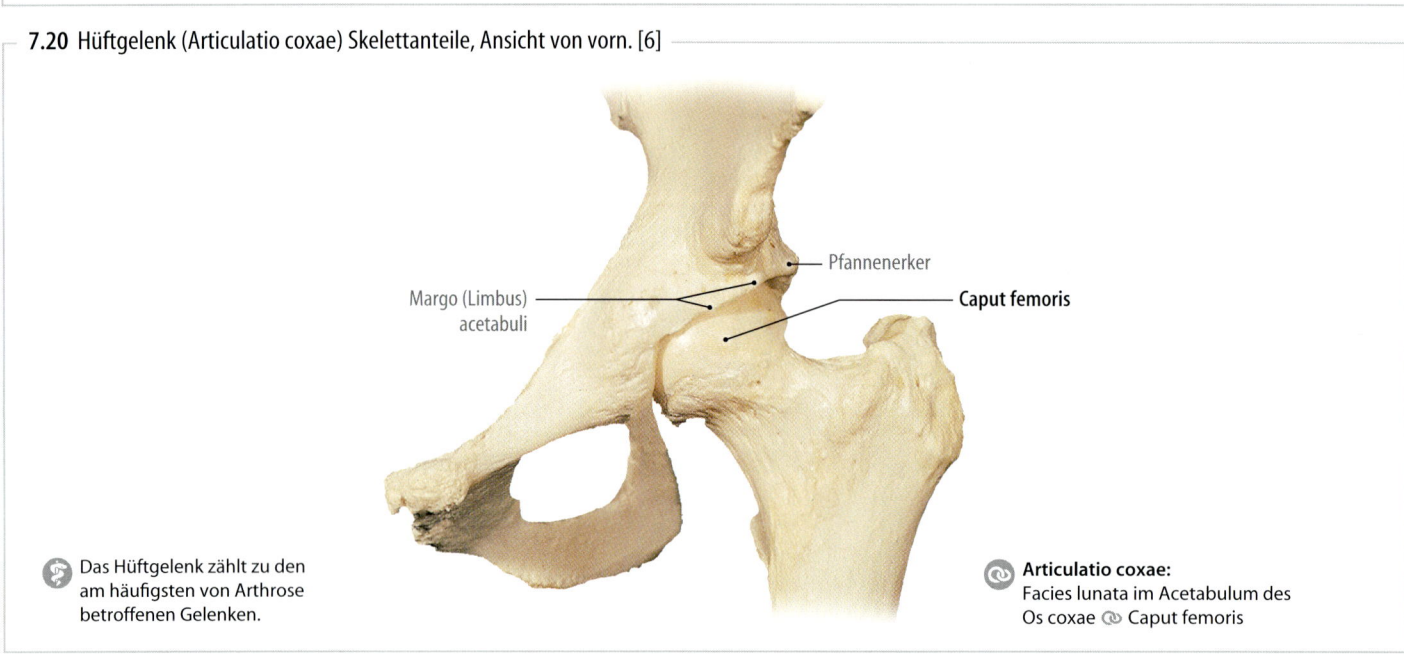

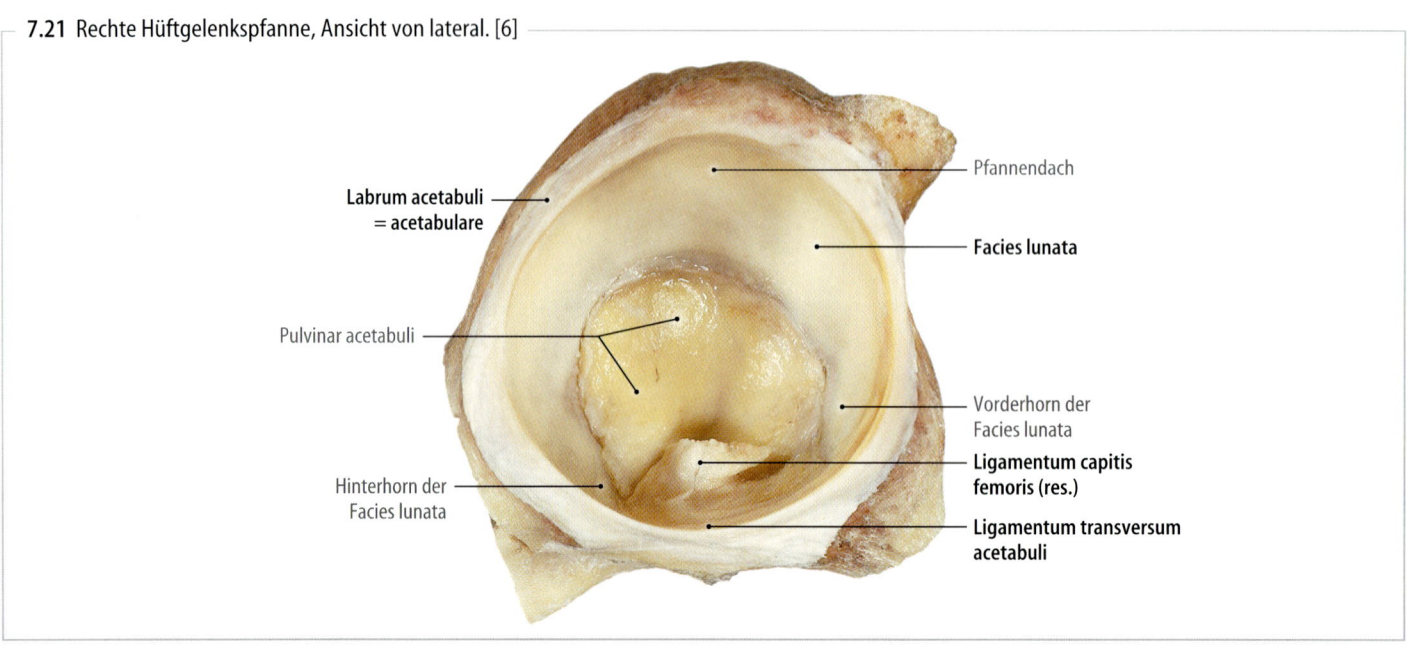

**7.19 Gelenkflächen eines rechten Kreuzbein-Darmbeingelenks (Articulatio sacroiliaca). [6]**

- Tuberositas iliaca
- Tuberositas sacralis
- Facies auricularis des Os sacrum
- Facies auricularis des Os ilium

Abb. 5.178a

Das Kreuzbein wurde nach rechts geklappt.

**Articulatio sacroiliaca:**
Facies auricularis des Os ilium ⊘ Facies auricularis des Os sacrum

**7.20 Hüftgelenk (Articulatio coxae) Skelettanteile, Ansicht von vorn. [6]**

- Pfannenerker
- Margo (Limbus) acetabuli
- **Caput femoris**

Das Hüftgelenk zählt zu den am häufigsten von Arthrose betroffenen Gelenken.

**Articulatio coxae:**
Facies lunata im Acetabulum des Os coxae ⊘ Caput femoris

**7.21 Rechte Hüftgelenkspfanne, Ansicht von lateral. [6]**

- Pfannendach
- **Labrum acetabuli = acetabulare**
- **Facies lunata**
- Pulvinar acetabuli
- Vorderhorn der Facies lunata
- **Ligamentum capitis femoris (res.)**
- **Ligamentum transversum acetabuli**
- Hinterhorn der Facies lunata

# Symphyse · Beckenring und Hüftgelenk

**7.22** Frontalschnitt durch die Schambeinfuge (Symphysis pubica) eines Mannes. [12]

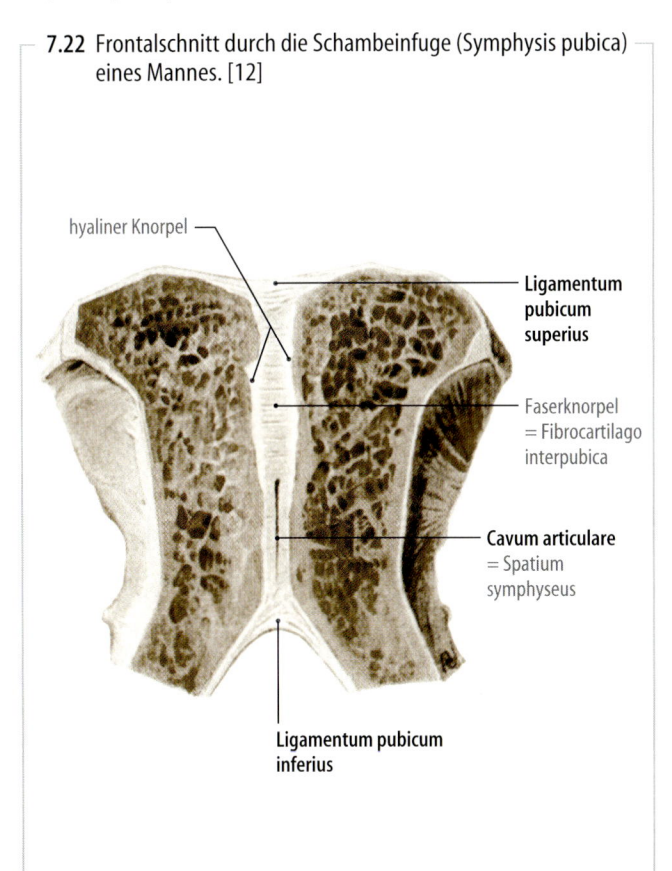

- hyaliner Knorpel
- **Ligamentum pubicum superius**
- Faserknorpel = Fibrocartilago interpubica
- Cavum articulare = Spatium symphyseus
- Ligamentum pubicum inferius

**7.23** Bandapparat der Gelenkverbindungen zwischen Kreuzbein und Steißbein sowie Hüftbein und Kreuzbein der rechten Seite, Ansicht von hinten. [12]

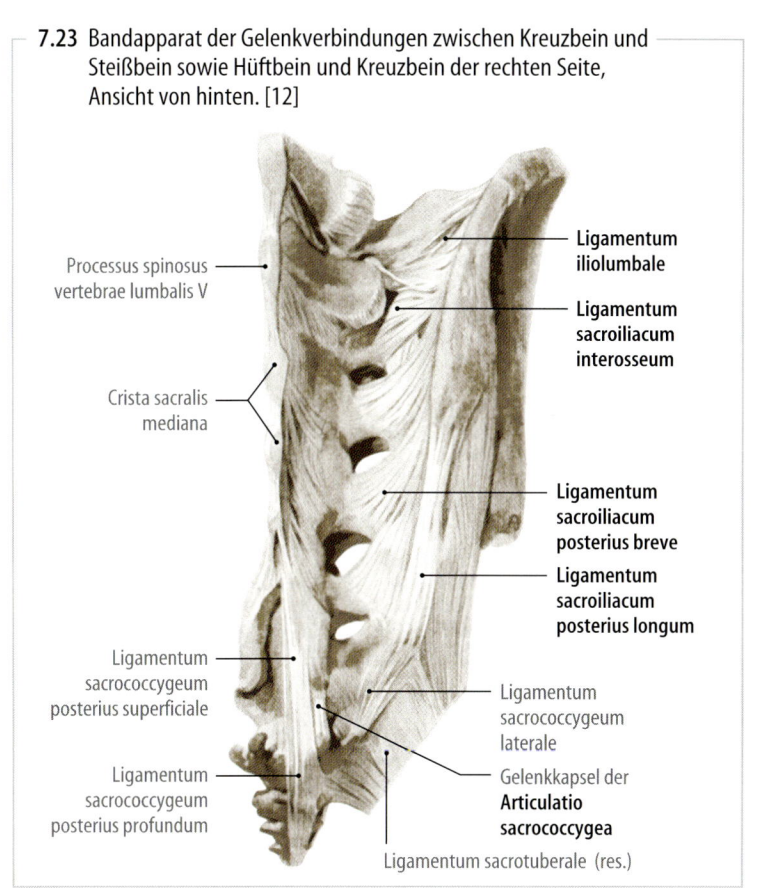

- Processus spinosus vertebrae lumbalis V
- **Ligamentum iliolumbale**
- **Ligamentum sacroiliacum interosseum**
- Crista sacralis mediana
- **Ligamentum sacroiliacum posterius breve**
- **Ligamentum sacroiliacum posterius longum**
- Ligamentum sacrococcygeum posterius superficiale
- Ligamentum sacrococcygeum posterius profundum
- Ligamentum sacrococcygeum laterale
- Gelenkkapsel der **Articulatio sacrococcygea**
- Ligamentum sacrotuberale (res.)

**7.24** Bandapparat des Beckenrings und des Hüftgelenks der rechten Seite, Ansicht von hinten. [46]

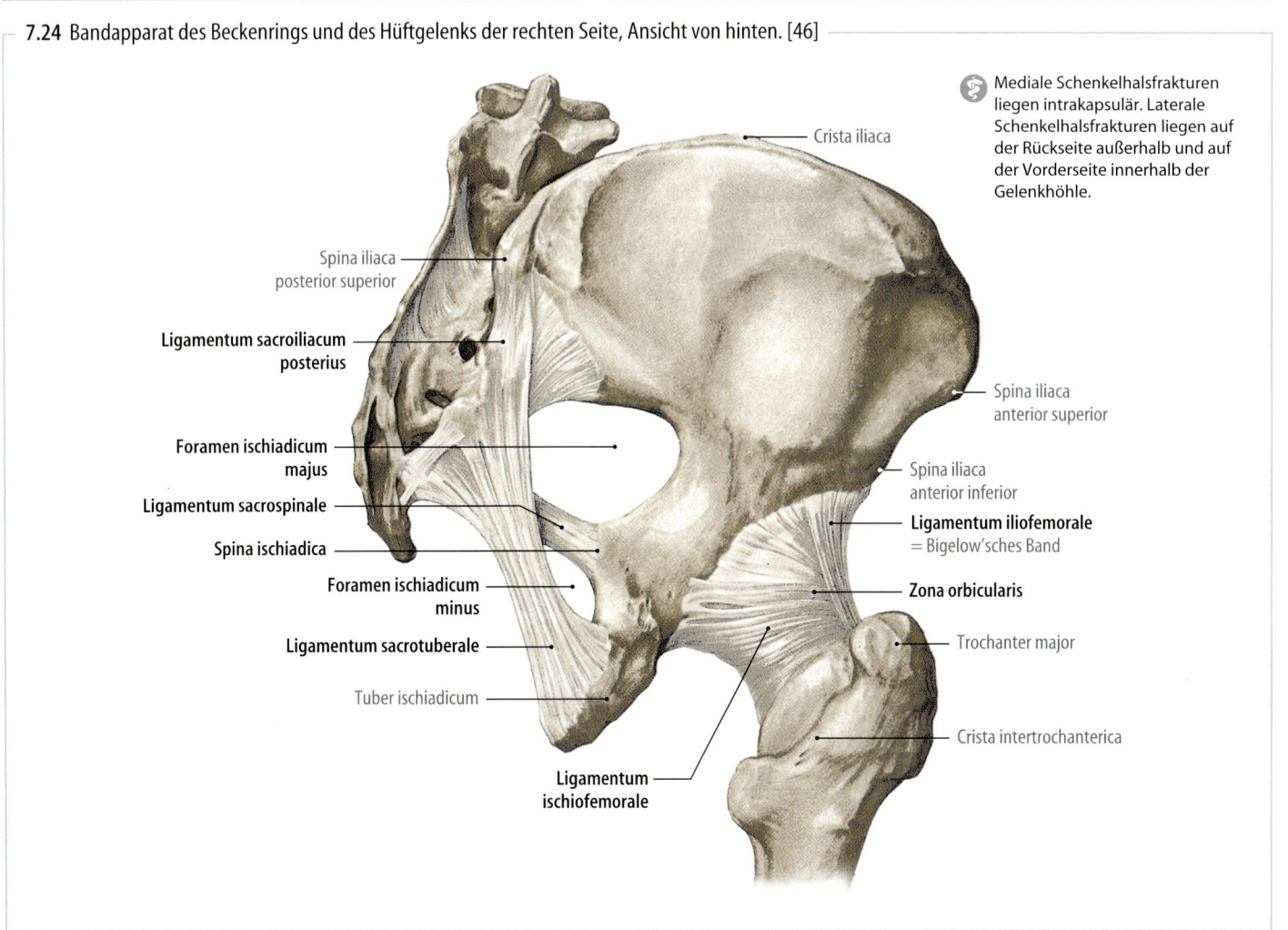

- Crista iliaca
- Spina iliaca posterior superior
- **Ligamentum sacroiliacum posterius**
- Foramen ischiadicum majus
- Ligamentum sacrospinale
- Spina ischiadica
- Foramen ischiadicum minus
- Ligamentum sacrotuberale
- Tuber ischiadicum
- Ligamentum ischiofemorale
- Spina iliaca anterior superior
- Spina iliaca anterior inferior
- **Ligamentum iliofemorale** = Bigelow'sches Band
- **Zona orbicularis**
- Trochanter major
- Crista intertrochanterica

> Mediale Schenkelhalsfrakturen liegen intrakapsulär. Laterale Schenkelhalsfrakturen liegen auf der Rückseite außerhalb und auf der Vorderseite innerhalb der Gelenkhöhle.

**Gelenke und Bänder**

# Hüftgelenk: Kapsel, Bänder · Röntgenbild

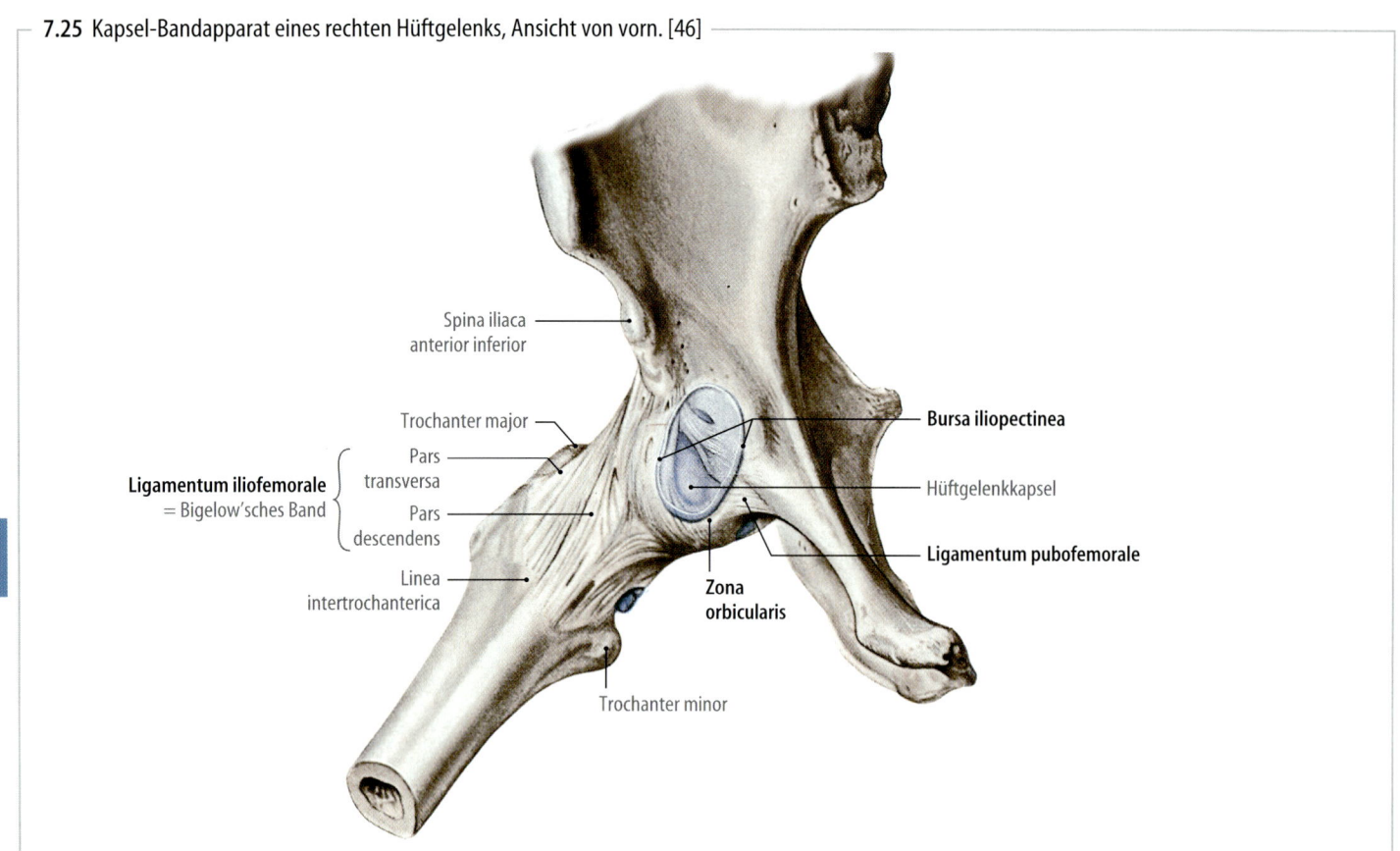

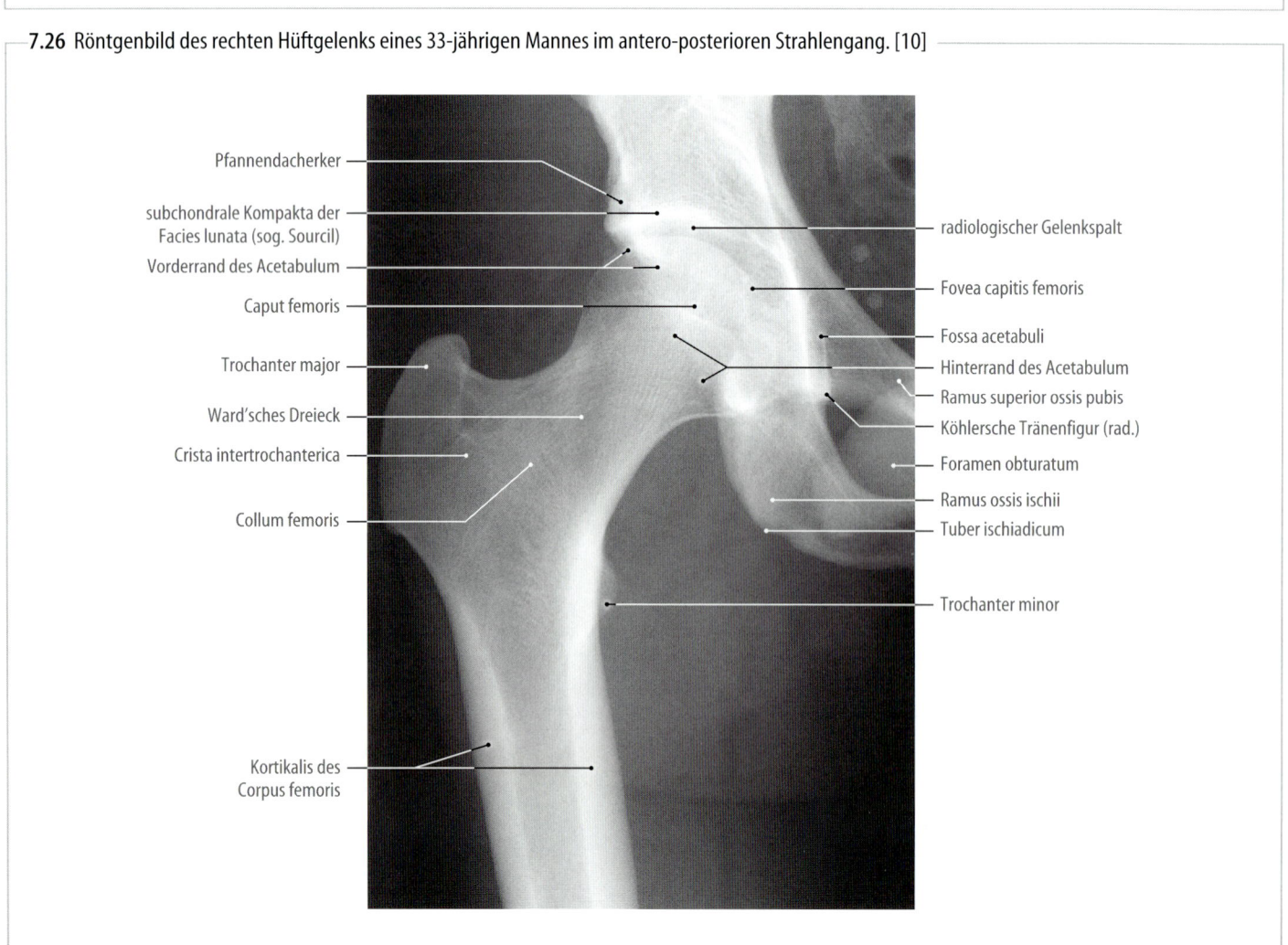

**7.25** Kapsel-Bandapparat eines rechten Hüftgelenks, Ansicht von vorn. [46]

- Spina iliaca anterior inferior
- Trochanter major
- **Ligamentum iliofemorale** = Bigelow'sches Band
  - Pars transversa
  - Pars descendens
- Linea intertrochanterica
- Trochanter minor
- **Bursa iliopectinea**
- Hüftgelenkkapsel
- **Ligamentum pubofemorale**
- **Zona orbicularis**

**7.26** Röntgenbild des rechten Hüftgelenks eines 33-jährigen Mannes im antero-posterioren Strahlengang. [10]

- Pfannendacherker
- subchondrale Kompakta der Facies lunata (sog. Sourcil)
- Vorderrand des Acetabulum
- Caput femoris
- Trochanter major
- Ward'sches Dreieck
- Crista intertrochanterica
- Collum femoris
- Kortikalis des Corpus femoris
- radiologischer Gelenkspalt
- Fovea capitis femoris
- Fossa acetabuli
- Hinterrand des Acetabulum
- Ramus superior ossis pubis
- Köhlersche Tränenfigur (rad.)
- Foramen obturatum
- Ramus ossis ischii
- Tuber ischiadicum
- Trochanter minor

# Becken und Hüfte: Gelenke, Bänder

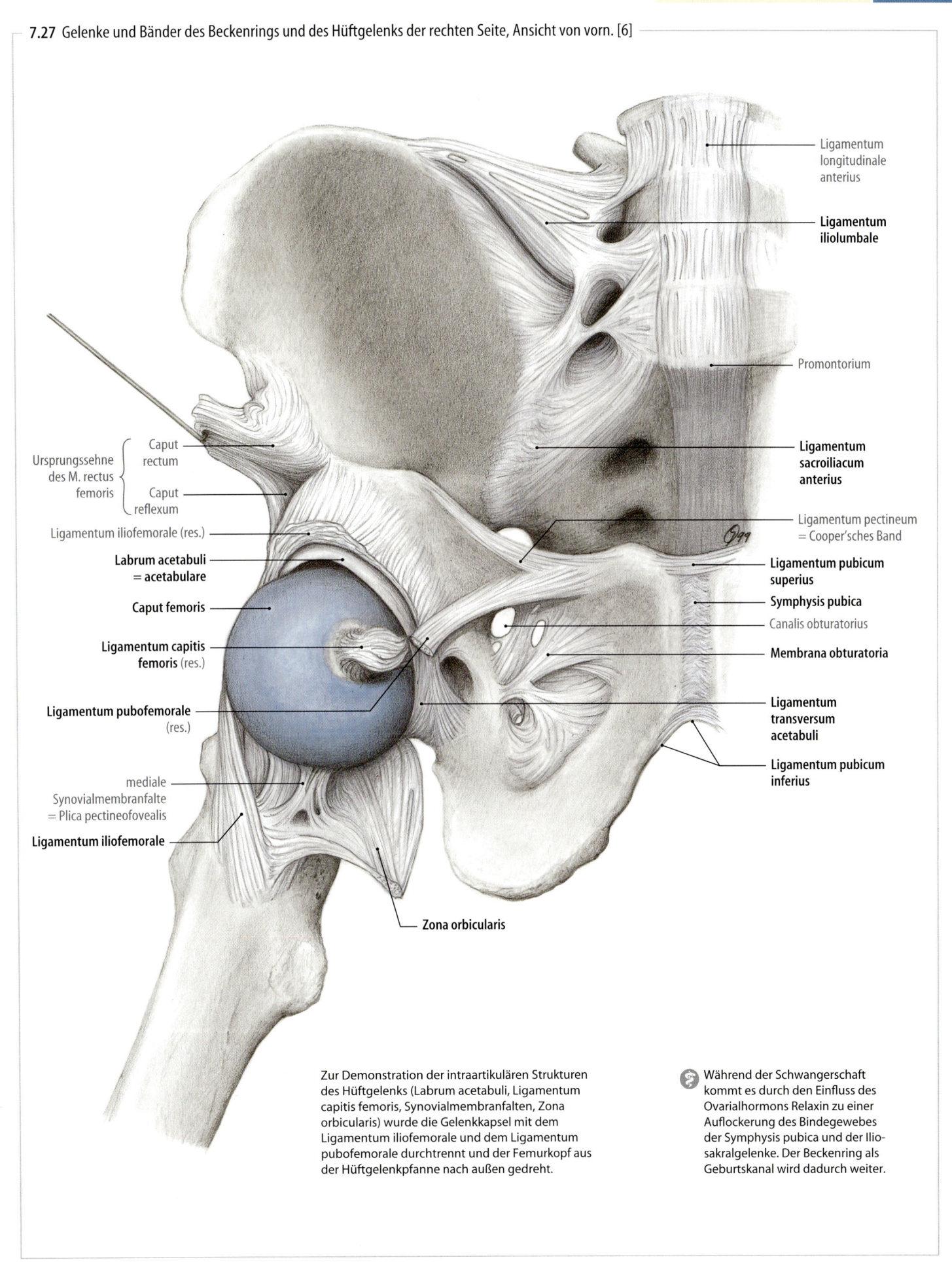

**7.27** Gelenke und Bänder des Beckenrings und des Hüftgelenks der rechten Seite, Ansicht von vorn. [6]

Beschriftungen (im Uhrzeigersinn / nach Lage):

- Ligamentum longitudinale anterius
- **Ligamentum iliolumbale**
- Promontorium
- **Ligamentum sacroiliacum anterius**
- Ligamentum pectineum = Cooper'sches Band
- **Ligamentum pubicum superius**
- Symphysis pubica
- Canalis obturatorius
- **Membrana obturatoria**
- **Ligamentum transversum acetabuli**
- **Ligamentum pubicum inferius**
- Zona orbicularis
- **Ligamentum iliofemorale**
- mediale Synovialmembranfalte = Plica pectineofovealis
- **Ligamentum pubofemorale** (res.)
- **Ligamentum capitis femoris** (res.)
- **Caput femoris**
- **Labrum acetabuli** = acetabulare
- Ligamentum iliofemorale (res.)
- Ursprungssehne des M. rectus femoris: Caput rectum, Caput reflexum

Zur Demonstration der intraartikulären Strukturen des Hüftgelenks (Labrum acetabuli, Ligamentum capitis femoris, Synovialmembranfalten, Zona orbicularis) wurde die Gelenkkapsel mit dem Ligamentum iliofemorale und dem Ligamentum pubofemorale durchtrennt und der Femurkopf aus der Hüftgelenkpfanne nach außen gedreht.

Während der Schwangerschaft kommt es durch den Einfluss des Ovarialhormons Relaxin zu einer Auflockerung des Bindegewebes der Symphysis pubica und der Iliosakralgelenke. Der Beckenring als Geburtskanal wird dadurch weiter.

**Gelenke und Bänder**

# Kniegelenk: Skelettanteile · Bildgebung

**7.28** Dreidimensionale Rekonstruktion der Skelettanteile des Kniegelenks der rechten Seite nach CT-Aufnahmen von vorn-seitlich. [84]

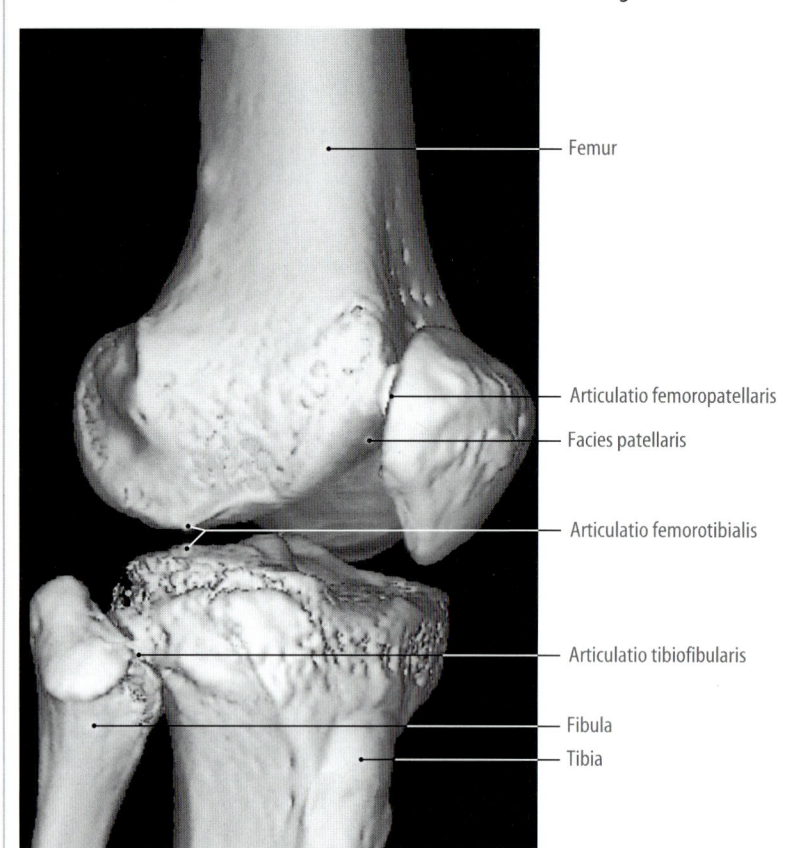

- Femur
- Articulatio femoropatellaris
- Facies patellaris
- Articulatio femorotibialis
- Articulatio tibiofibularis
- Fibula
- Tibia

**Articulatio femoropatellaris:**
Facies patellaris (femoris) ⊙ Facies articularis (patellae);

**Articulatio femorotibialis:**
Condylus medialis und Condylus lateralis (femoris) ⊙ Facies articularis superior (tibiae)

**Articulatio tibiofibularis:**
Facies articularis fibularis (tibiae) ⊙ Facies articularis capitis fibulae

**7.29** Skelettanteile eines rechten Kniegelenks und eines rechten Schienbein-Wadenbeingelenks, Ansicht von hinten. [6]

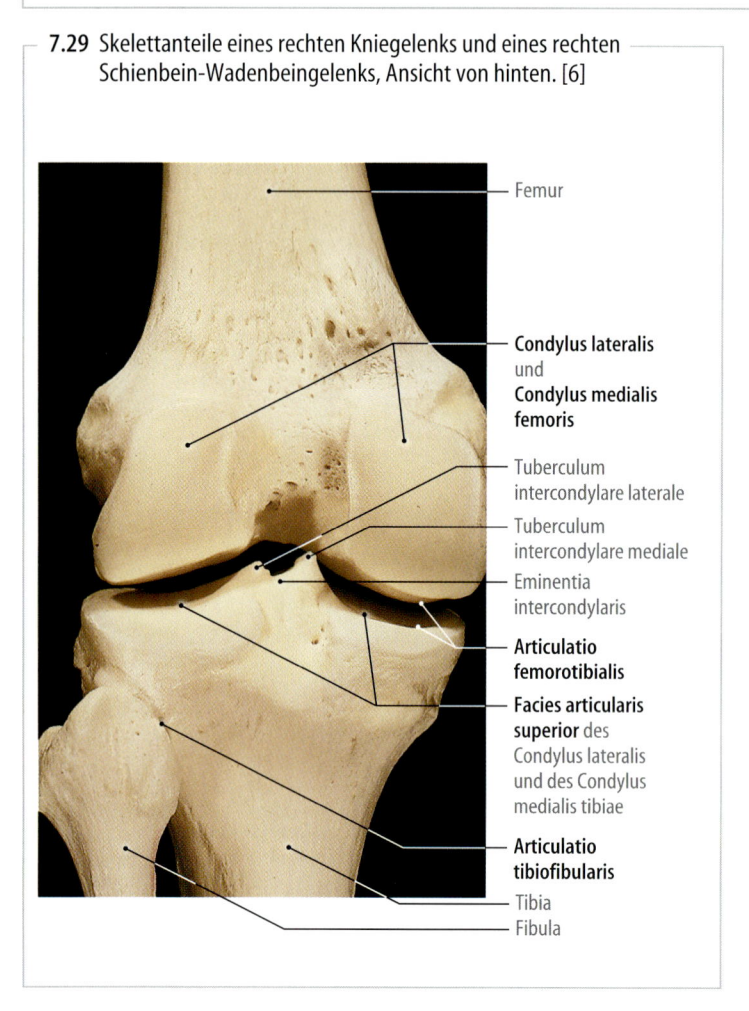

- Femur
- **Condylus lateralis** und **Condylus medialis femoris**
- Tuberculum intercondylare laterale
- Tuberculum intercondylare mediale
- Eminentia intercondylaris
- **Articulatio femorotibialis**
- **Facies articularis superior** des Condylus lateralis und des Condylus medialis tibiae
- **Articulatio tibiofibularis**
- Tibia
- Fibula

**7.30** Röntgenaufnahme des linken Kniegelenks einer 47-jährigen Frau im seitlichen Strahlengang. [10]

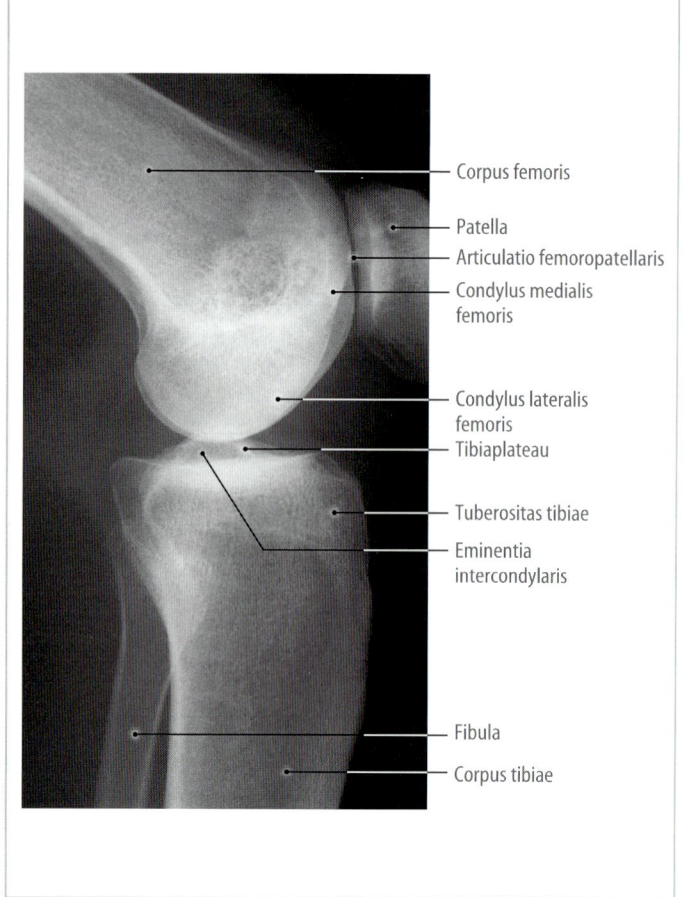

- Corpus femoris
- Patella
- Articulatio femoropatellaris
- Condylus medialis femoris
- Condylus lateralis femoris
- Tibiaplateau
- Tuberositas tibiae
- Eminentia intercondylaris
- Fibula
- Corpus tibiae

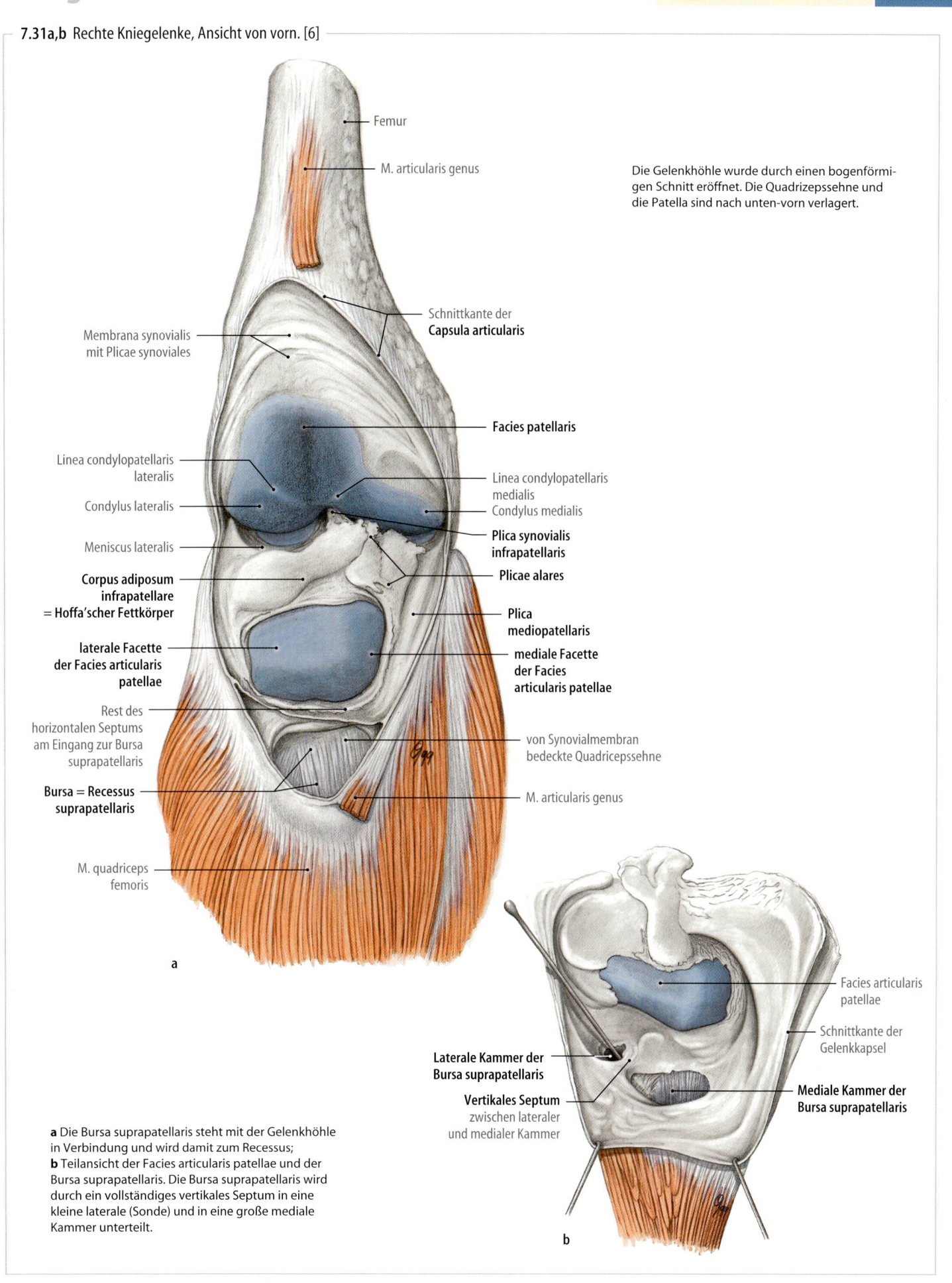

# Kniegelenk: Gelenkhöhle

**7.31a,b** Rechte Kniegelenke, Ansicht von vorn. [6]

Die Gelenkhöhle wurde durch einen bogenförmigen Schnitt eröffnet. Die Quadrizepssehne und die Patella sind nach unten-vorn verlagert.

Beschriftungen Abbildung a:
- Femur
- M. articularis genus
- Schnittkante der **Capsula articularis**
- Membrana synovialis mit Plicae synoviales
- **Facies patellaris**
- Linea condylopatellaris lateralis
- Linea condylopatellaris medialis
- Condylus lateralis
- Condylus medialis
- Meniscus lateralis
- **Plica synovialis infrapatellaris**
- **Corpus adiposum infrapatellare = Hoffa'scher Fettkörper**
- **Plicae alares**
- **laterale Facette der Facies articularis patellae**
- **Plica mediopatellaris**
- **mediale Facette der Facies articularis patellae**
- Rest des horizontalen Septums am Eingang zur Bursa suprapatellaris
- von Synovialmembran bedeckte Quadricepssehne
- **Bursa = Recessus suprapatellaris**
- M. articularis genus
- M. quadriceps femoris

Beschriftungen Abbildung b:
- Facies articularis patellae
- Schnittkante der Gelenkkapsel
- **Laterale Kammer der Bursa suprapatellaris**
- **Vertikales Septum** zwischen lateraler und medialer Kammer
- **Mediale Kammer der Bursa suprapatellaris**

**a** Die Bursa suprapatellaris steht mit der Gelenkhöhle in Verbindung und wird damit zum Recessus; **b** Teilansicht der Facies articularis patellae und der Bursa suprapatellaris. Die Bursa suprapatellaris wird durch ein vollständiges vertikales Septum in eine kleine laterale (Sonde) und in eine große mediale Kammer unterteilt.

**Gelenke und Bänder**

# Kniegelenk: Kapsel-Bandapparat

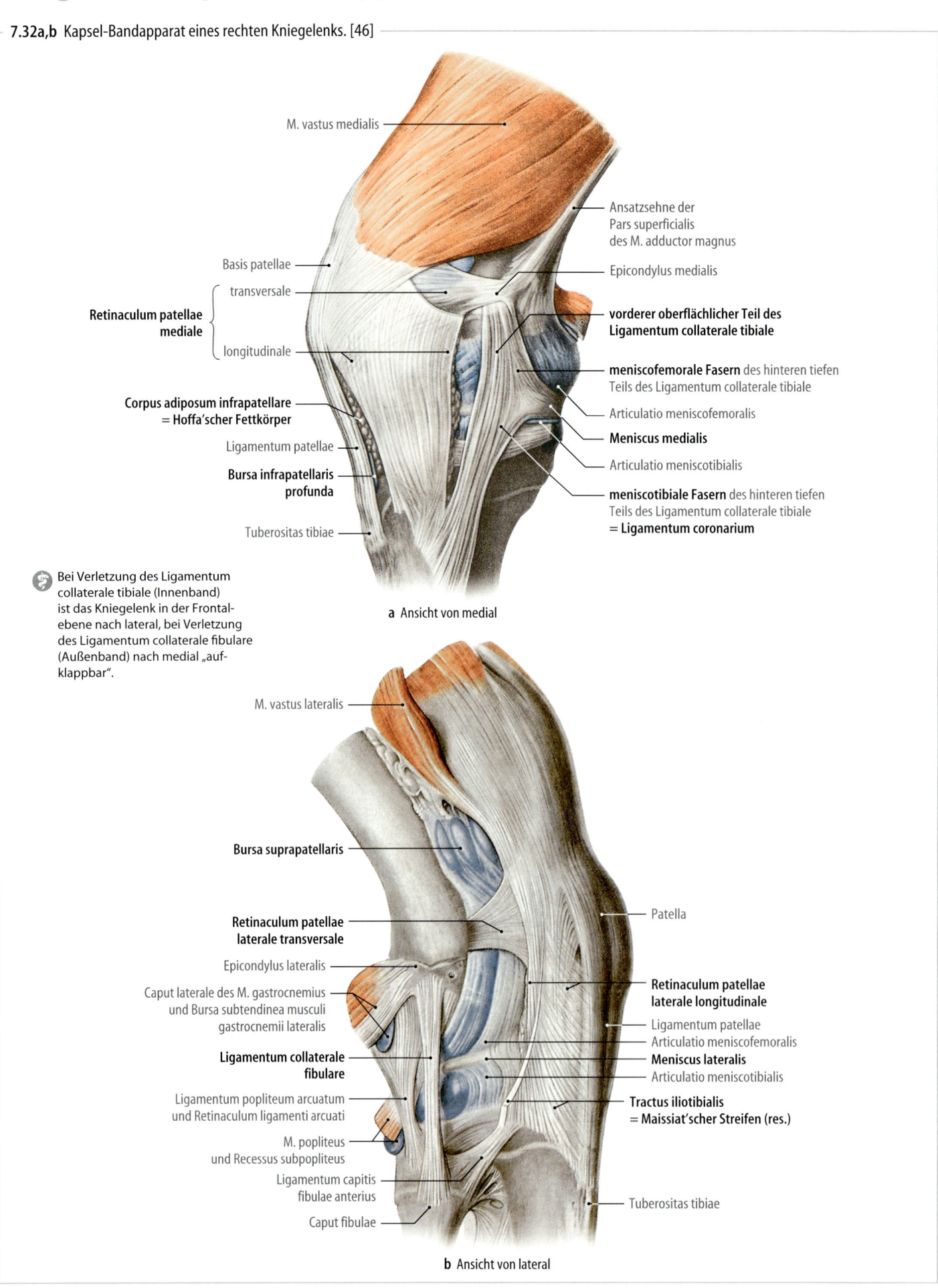

**7.32a,b** Kapsel-Bandapparat eines rechten Kniegelenks. [46]

M. vastus medialis

Ansatzsehne der Pars superficialis des M. adductor magnus

Basis patellae

Epicondylus medialis

Retinaculum patellae mediale
- transversale
- longitudinale

**vorderer oberflächlicher Teil des Ligamentum collaterale tibiale**

**meniscofemorale Fasern** des hinteren tiefen Teils des Ligamentum collaterale tibiale

**Corpus adiposum infrapatellare = Hoffa'scher Fettkörper**

Articulatio meniscofemoralis

**Meniscus medialis**

Ligamentum patellae

Articulatio meniscotibialis

**Bursa infrapatellaris profunda**

**meniscotibiale Fasern** des hinteren tiefen Teils des Ligamentum collaterale tibiale **= Ligamentum coronarium**

Tuberositas tibiae

Bei Verletzung des Ligamentum collaterale tibiale (Innenband) ist das Kniegelenk in der Frontalebene nach lateral, bei Verletzung des Ligamentum collaterale fibulare (Außenband) nach medial „aufklappbar".

**a** Ansicht von medial

M. vastus lateralis

**Bursa suprapatellaris**

Patella

**Retinaculum patellae laterale transversale**

Epicondylus lateralis

**Retinaculum patellae laterale longitudinale**

Caput laterale des M. gastrocnemius und Bursa subtendinea musculi gastrocnemii lateralis

Ligamentum patellae
Articulatio meniscofemoralis

**Ligamentum collaterale fibulare**

**Meniscus lateralis**
Articulatio meniscotibialis

Ligamentum popliteum arcuatum und Retinaculum ligamenti arcuati

**Tractus iliotibialis = Maissiat'scher Streifen (res.)**

M. popliteus und Recessus subpopliteus

Ligamentum capitis fibulae anterius

Tuberositas tibiae

Caput fibulae

**b** Ansicht von lateral

# Kniegelenk: Bänder, Binnenstrukturen

**7.33a,b** Seitenbänder und Binnenstrukturen eines rechten Kniegelenks. [46]

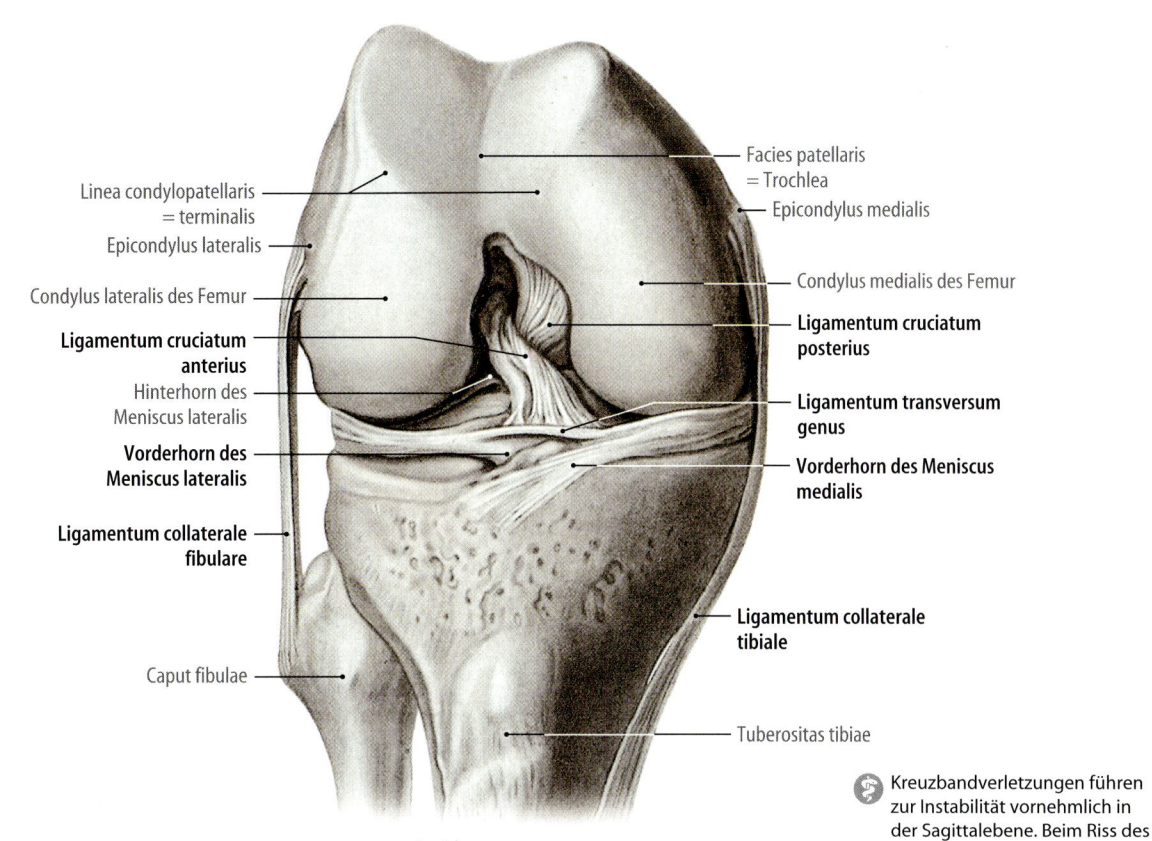

**a** Ansicht von vorn

Labels (Abb. a):
- Linea condylopatellaris = terminalis
- Epicondylus lateralis
- Condylus lateralis des Femur
- **Ligamentum cruciatum anterius**
- Hinterhorn des Meniscus lateralis
- **Vorderhorn des Meniscus lateralis**
- **Ligamentum collaterale fibulare**
- Caput fibulae
- Facies patellaris = Trochlea
- Epicondylus medialis
- Condylus medialis des Femur
- **Ligamentum cruciatum posterius**
- **Ligamentum transversum genus**
- **Vorderhorn des Meniscus medialis**
- **Ligamentum collaterale tibiale**
- Tuberositas tibiae

> Kreuzbandverletzungen führen zur Instabilität vornehmlich in der Sagittalebene. Beim Riss des vorderen Kreuzbandes kann die Tibia passiv nach vorn geschoben werden (sog. vorderes Schubladenphänomen). Bei Ruptur des hinteren Kreuzbandes lässt sich der Tibiakopf im Kniegelenk nach hinten verschieben (sog. hinteres Schubladenphänomen).

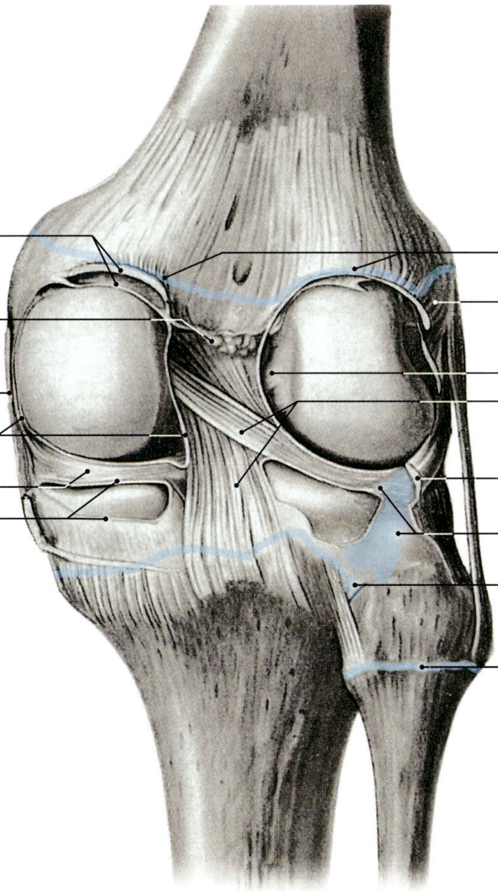

**b** Ansicht von hinten

Labels (Abb. b):
- **Bursa subtendinea musculi gastrocnemii medialis**
- Membrana fibrosa der Gelenkkapsel
- Ligamentum collaterale tibiale
- Membrana synovialis der Gelenkkapsel
- **Meniscus medialis**
- Membrana synovialis der Articulatio meniscotibialis
- Cartilago epiphysialis
- Ursprungssehne des Caput laterale des M. gastrocnemius
- Ligamentum cruciatum anterius
- **Ligamentum meniscofemorale posterius** = Robert'sches = Wrisberg'sches Band **und Ligamentum cruciatum posterius**
- Ursprungssehne des M. popliteus (res.)
- **Recessus subpopliteus**
- Verbindung zwischen Recessus subpopliteus und Articulatio tibiofibularis
- Cartilago epiphysialis

ℹ️ Kniegelenk eines Jugendlichen, man beachte die Lage der Epiphysenfugen (blaue Linien) zu den Ansätzen der Gelenkkapsel und den Recessus subpopliteus.

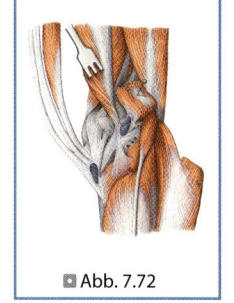

Abb. 7.72

**Gelenke und Bänder**

# Menisken, Kreuzbänder · Arthroskopie

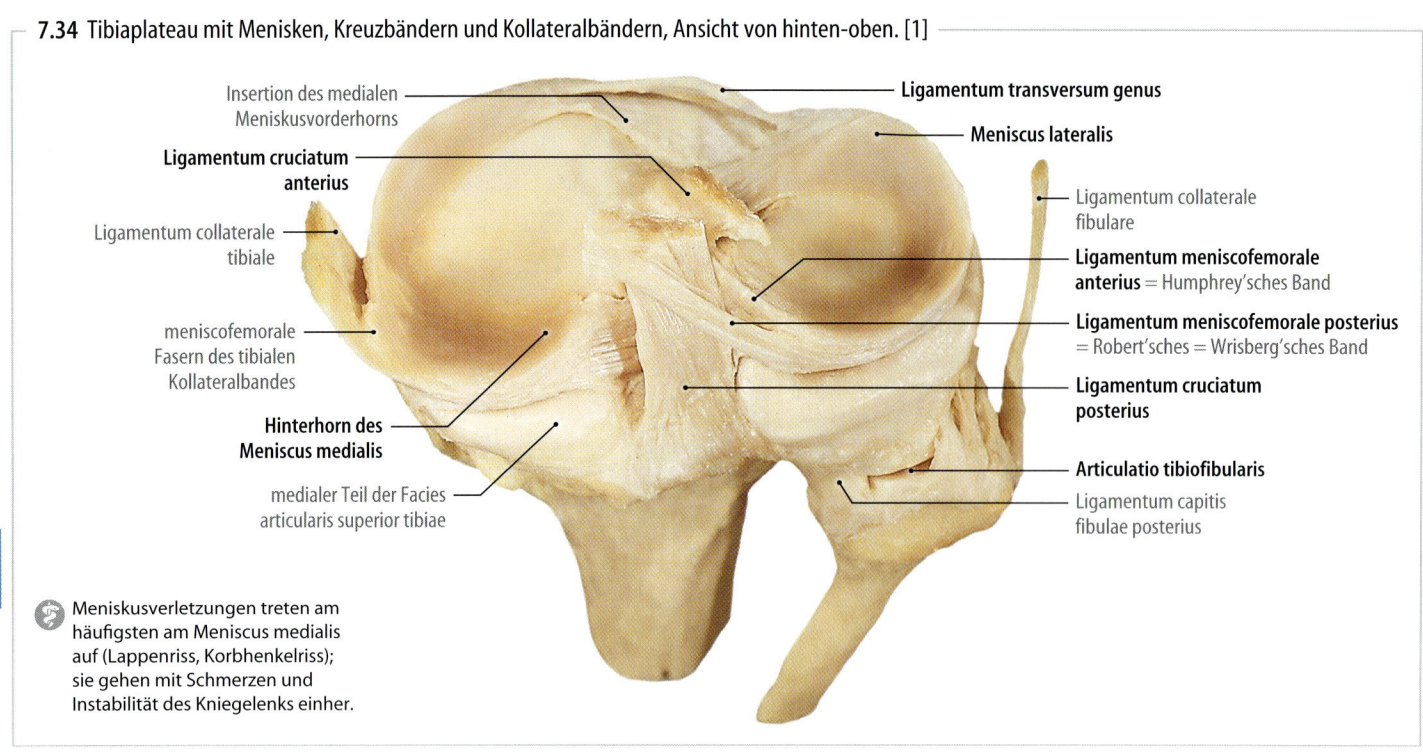

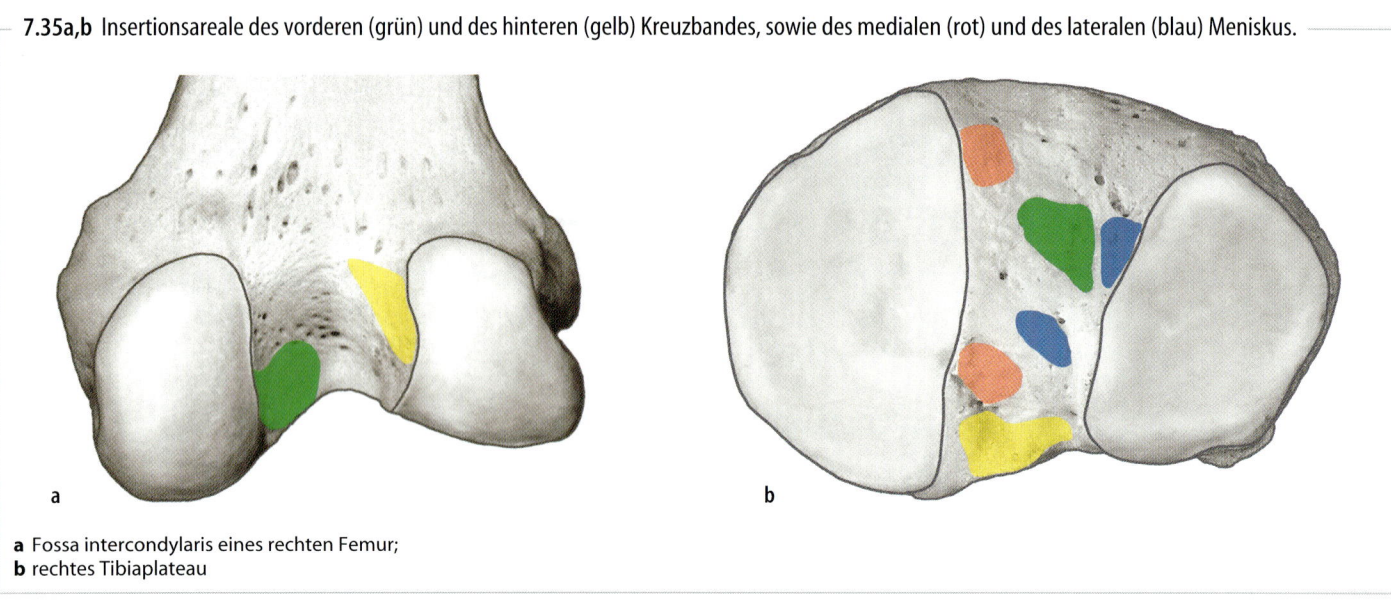

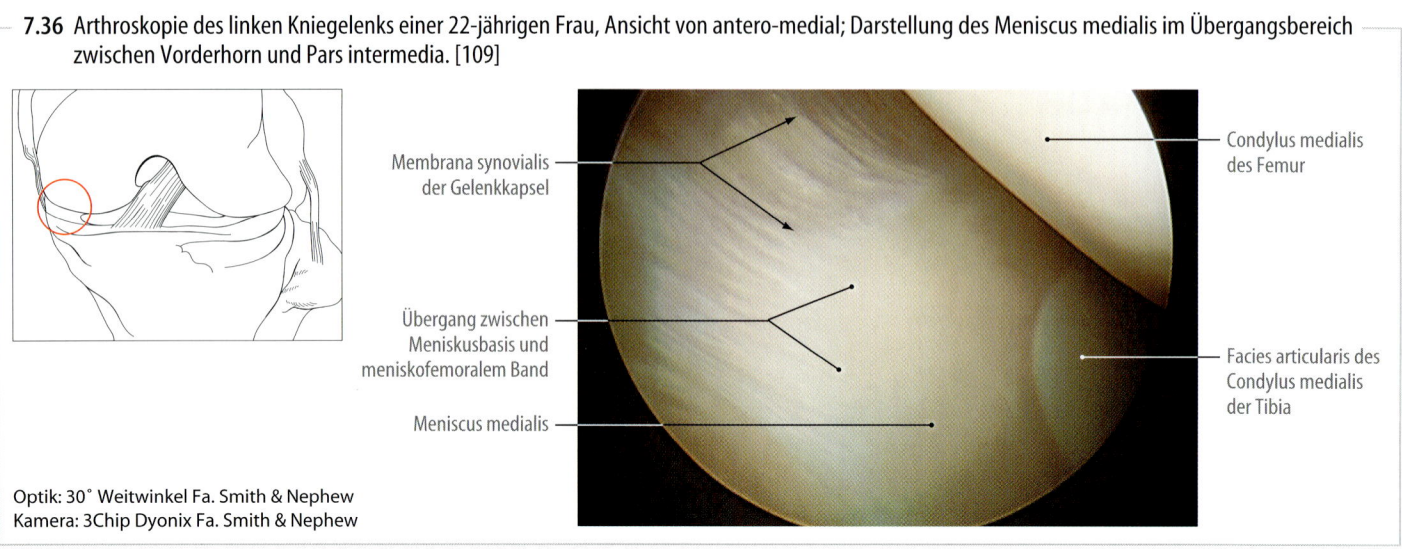

**7.34** Tibiaplateau mit Menisken, Kreuzbändern und Kollateralbändern, Ansicht von hinten-oben. [1]

- Insertion des medialen Meniskusvorderhorns
- **Ligamentum cruciatum anterius**
- Ligamentum collaterale tibiale
- meniscofemorale Fasern des tibialen Kollateralbandes
- Hinterhorn des Meniscus medialis
- medialer Teil der Facies articularis superior tibiae
- **Ligamentum transversum genus**
- **Meniscus lateralis**
- Ligamentum collaterale fibulare
- **Ligamentum meniscofemorale anterius** = Humphrey'sches Band
- **Ligamentum meniscofemorale posterius** = Robert'sches = Wrisberg'sches Band
- **Ligamentum cruciatum posterius**
- **Articulatio tibiofibularis**
- Ligamentum capitis fibulae posterius

Meniskusverletzungen treten am häufigsten am Meniscus medialis auf (Lappenriss, Korbhenkelriss); sie gehen mit Schmerzen und Instabilität des Kniegelenks einher.

**7.35a,b** Insertionsareale des vorderen (grün) und des hinteren (gelb) Kreuzbandes, sowie des medialen (rot) und des lateralen (blau) Meniskus.

a Fossa intercondylaris eines rechten Femur;
b rechtes Tibiaplateau

**7.36** Arthroskopie des linken Kniegelenks einer 22-jährigen Frau, Ansicht von antero-medial; Darstellung des Meniscus medialis im Übergangsbereich zwischen Vorderhorn und Pars intermedia. [109]

- Membrana synovialis der Gelenkkapsel
- Übergang zwischen Meniskusbasis und meniskofemoralem Band
- Meniscus medialis
- Condylus medialis des Femur
- Facies articularis des Condylus medialis der Tibia

Optik: 30° Weitwinkel Fa. Smith & Nephew
Kamera: 3Chip Dyonix Fa. Smith & Nephew

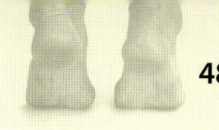

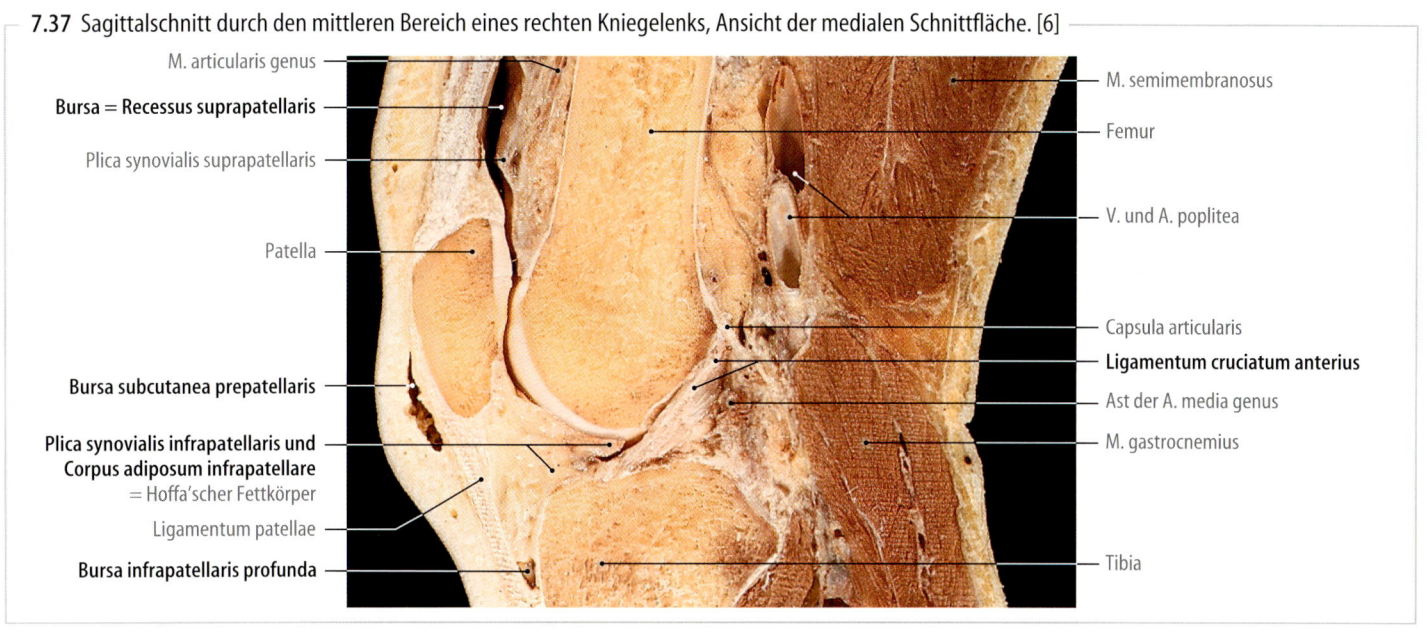

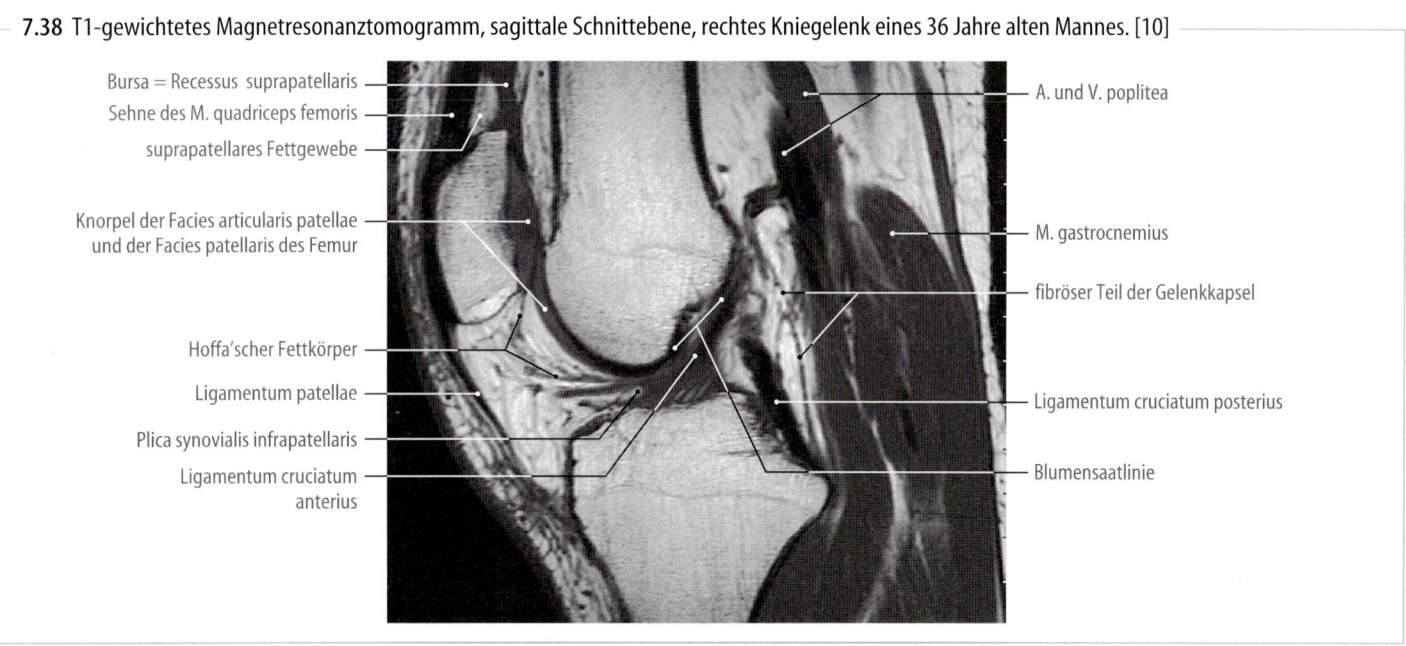

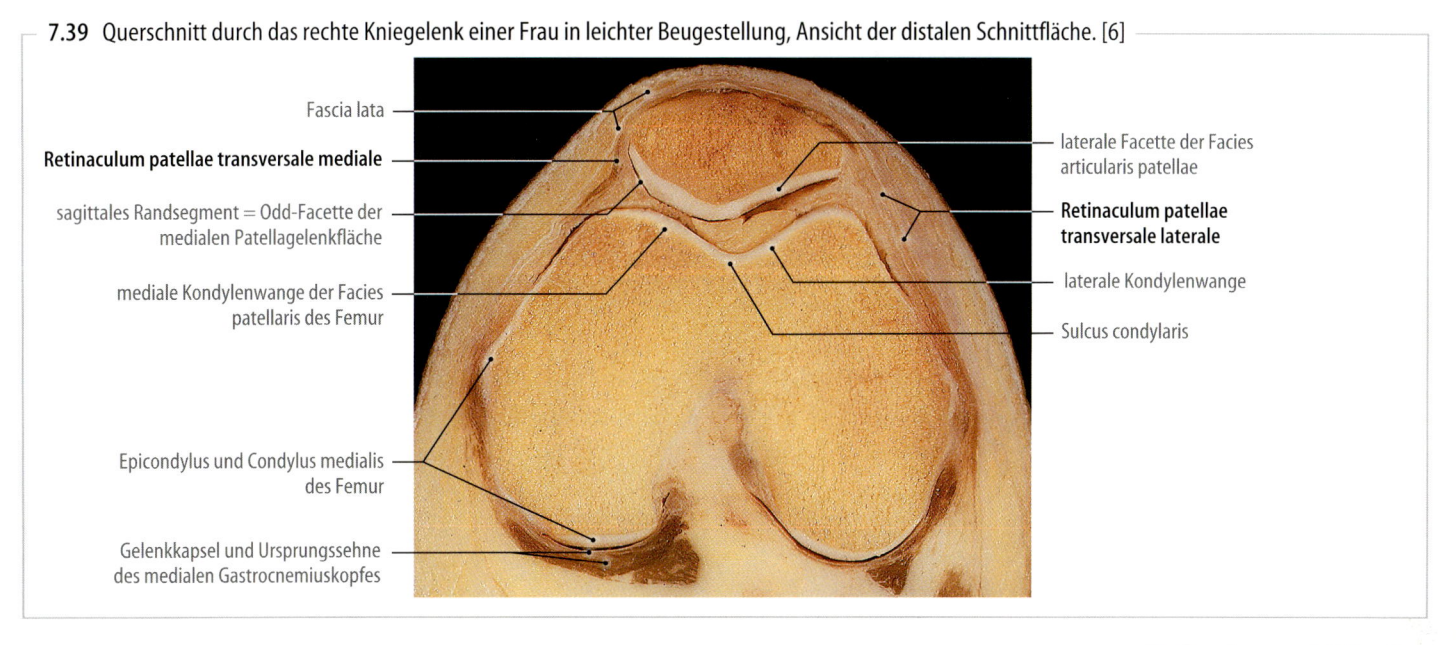

# Kniegelenk: Schnittbilder · MRT

**7.37** Sagittalschnitt durch den mittleren Bereich eines rechten Kniegelenks, Ansicht der medialen Schnittfläche. [6]

- M. articularis genus
- **Bursa = Recessus suprapatellaris**
- Plica synovialis suprapatellaris
- Patella
- **Bursa subcutanea prepatellaris**
- Plica synovialis infrapatellaris und Corpus adiposum infrapatellare = Hoffa'scher Fettkörper
- Ligamentum patellae
- **Bursa infrapatellaris profunda**
- M. semimembranosus
- Femur
- V. und A. poplitea
- Capsula articularis
- **Ligamentum cruciatum anterius**
- Ast der A. media genus
- M. gastrocnemius
- Tibia

**7.38** T1-gewichtetes Magnetresonanztomogramm, sagittale Schnittebene, rechtes Kniegelenk eines 36 Jahre alten Mannes. [10]

- Bursa = Recessus suprapatellaris
- Sehne des M. quadriceps femoris
- suprapatellares Fettgewebe
- Knorpel der Facies articularis patellae und der Facies patellaris des Femur
- Hoffa'scher Fettkörper
- Ligamentum patellae
- Plica synovialis infrapatellaris
- Ligamentum cruciatum anterius
- A. und V. poplitea
- M. gastrocnemius
- fibröser Teil der Gelenkkapsel
- Ligamentum cruciatum posterius
- Blumensaatlinie

**7.39** Querschnitt durch das rechte Kniegelenk einer Frau in leichter Beugestellung, Ansicht der distalen Schnittfläche. [6]

- Fascia lata
- **Retinaculum patellae transversale mediale**
- sagittales Randsegment = Odd-Facette der medialen Patellagelenkfläche
- mediale Kondylenwange der Facies patellaris des Femur
- Epicondylus und Condylus medialis des Femur
- Gelenkkapsel und Ursprungssehne des medialen Gastrocnemiuskopfes
- laterale Facette der Facies articularis patellae
- **Retinaculum patellae transversale laterale**
- laterale Kondylenwange
- Sulcus condylaris

**Gelenke und Bänder**

# Kniegelenk: Schleimbeutel

**7.40a,b** Schleimbeutel in der Umgebung des Kniegelenks, rechte Seite. [46]

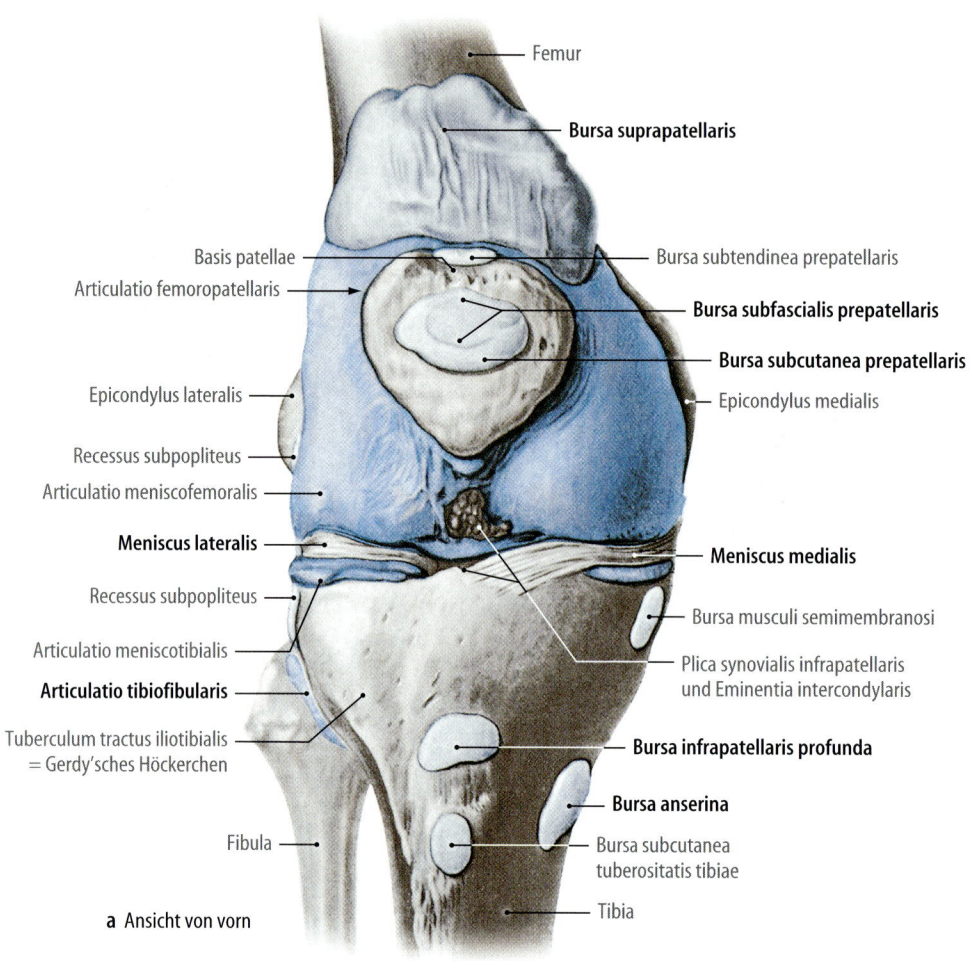

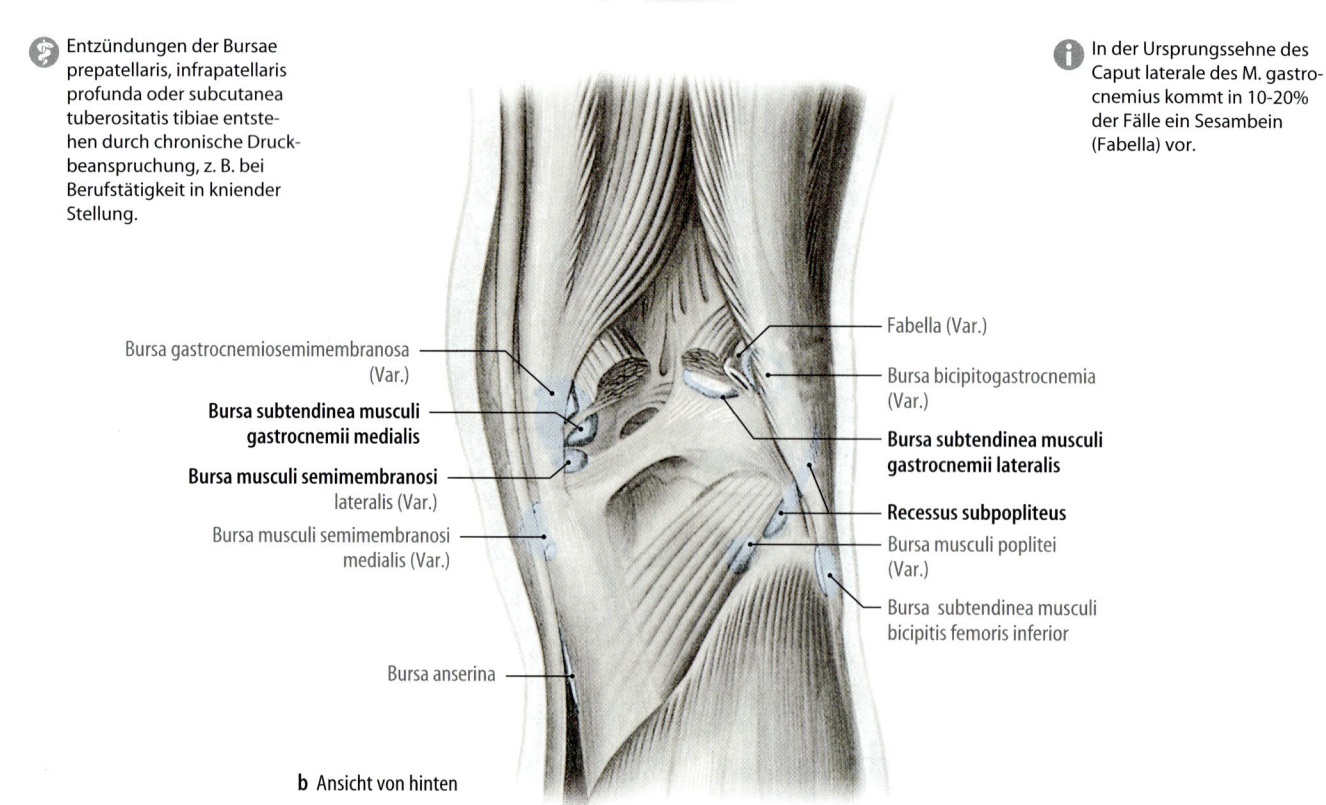

Femur
**Bursa suprapatellaris**
Basis patellae
Bursa subtendinea prepatellaris
Articulatio femoropatellaris
**Bursa subfascialis prepatellaris**
**Bursa subcutanea prepatellaris**
Epicondylus lateralis
Epicondylus medialis
Recessus subpopliteus
Articulatio meniscofemoralis
**Meniscus lateralis**
**Meniscus medialis**
Recessus subpopliteus
Bursa musculi semimembranosi
Articulatio meniscotibialis
Plica synovialis infrapatellaris und Eminentia intercondylaris
**Articulatio tibiofibularis**
Tuberculum tractus iliotibialis = Gerdy'sches Höckerchen
**Bursa infrapatellaris profunda**
**Bursa anserina**
Fibula
Bursa subcutanea tuberositatis tibiae
Tibia

**a** Ansicht von vorn

Entzündungen der Bursae prepatellaris, infrapatellaris profunda oder subcutanea tuberositatis tibiae entstehen durch chronische Druckbeanspruchung, z. B. bei Berufstätigkeit in kniender Stellung.

In der Ursprungssehne des Caput laterale des M. gastrocnemius kommt in 10-20% der Fälle ein Sesambein (Fabella) vor.

Bursa gastrocnemiosemimembranosa (Var.)
Fabella (Var.)
Bursa bicipitogastrocnemia (Var.)
**Bursa subtendinea musculi gastrocnemii medialis**
**Bursa subtendinea musculi gastrocnemii lateralis**
**Bursa musculi semimembranosi** lateralis (Var.)
**Recessus subpopliteus**
Bursa musculi semimembranosi medialis (Var.)
Bursa musculi poplitei (Var.)
Bursa subtendinea musculi bicipitis femoris inferior
Bursa anserina

**b** Ansicht von hinten

# Syndesmose · Oberes Sprunggelenk

**7.41** Gelenk- und Bandverbindungen zwischen Wadenbein und Schienbein: Schienbein-Wadenbeingelenke, Ansicht von vorn. [46]

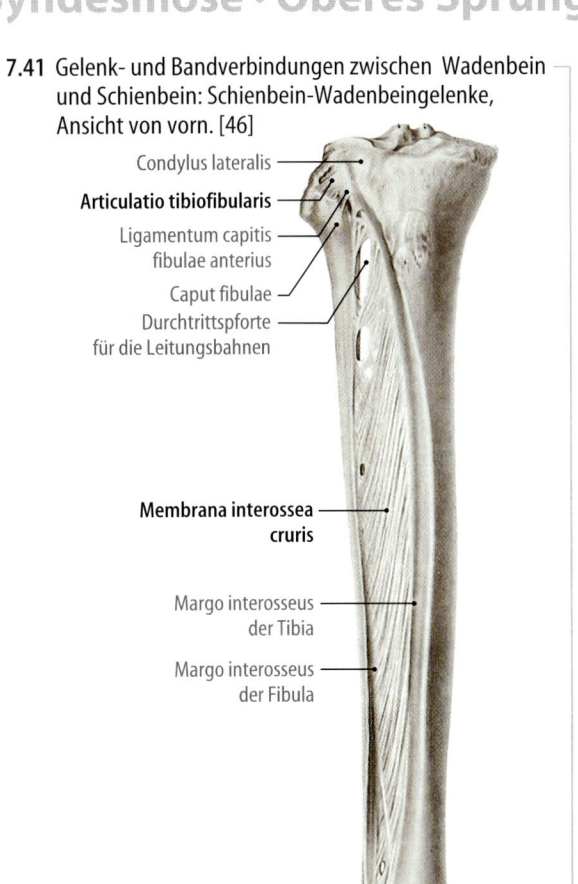

- Condylus lateralis
- **Articulatio tibiofibularis**
- Ligamentum capitis fibulae anterius
- Caput fibulae
- Durchtrittspforte für die Leitungsbahnen
- **Membrana interossea cruris**
- Margo interosseus der Tibia
- Margo interosseus der Fibula
- **Ligamentum tibiofibulare anterius**
- Malleolus lateralis
- Articulatio tibiofibularis, Membrana interossea cruris, Syndesmosis tibiofibularis
- Spalt der Syndesmosis tibiofibularis

**7.42** Skelettanteile eines rechten oberen Sprunggelenks (Articulatio talocruralis) und eines rechten unteren Sprunggelenks (Articulatio talocalcaneonavicularis und Articulatio subtalaris), Ansicht von vorn. [6]

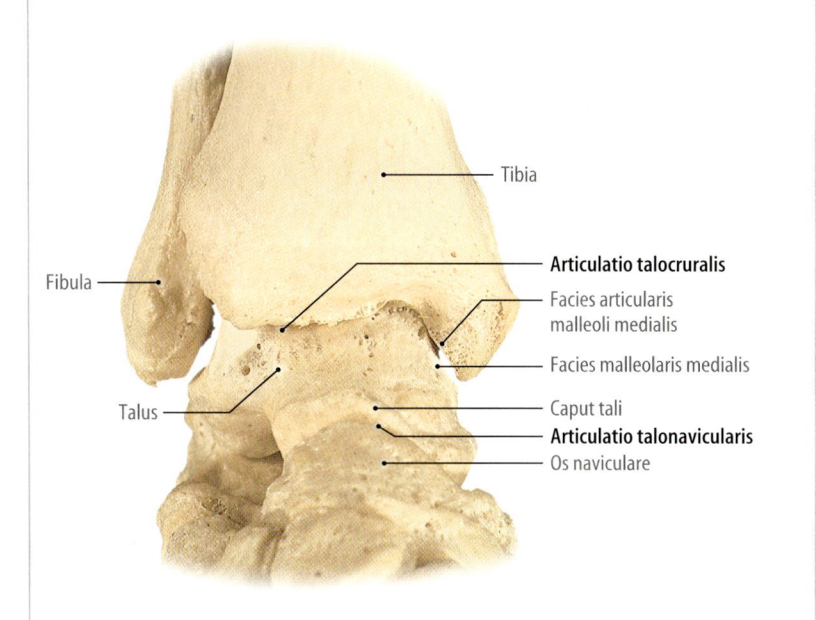

- Tibia
- Fibula
- **Articulatio talocruralis**
- Facies articularis malleoli medialis
- Facies malleolaris medialis
- Talus
- Caput tali
- **Articulatio talonavicularis**
- Os naviculare

**Articulatio talocruralis:**
Facies articularis inferior (tibiae) ⟷ Facies superior der Trochlea tali;
**Articulatio subtalaris** (hintere Kammer des unteren Sprunggelenks):
Facies articularis calcanea posterior (tali) ⟷ Facies articularis talaris posterior (calcanei);
**Articulatio talocalcaneonavicularis** (vordere Kammer des unteren Sprunggelenks):
Facies articularis calcanea anterior (tali) ⟷ Facies articularis talaris anterior (calcanei);
Facies articularis calcanea media (tali) ⟷ Facies articularis media (calcanei);
Facies articularis navicularis (tali) ⟷ Gelenkpfanne des Os naviculare

**7.43** Malleolengabel der rechten Seite, Ansicht von vorn-unten. [6]

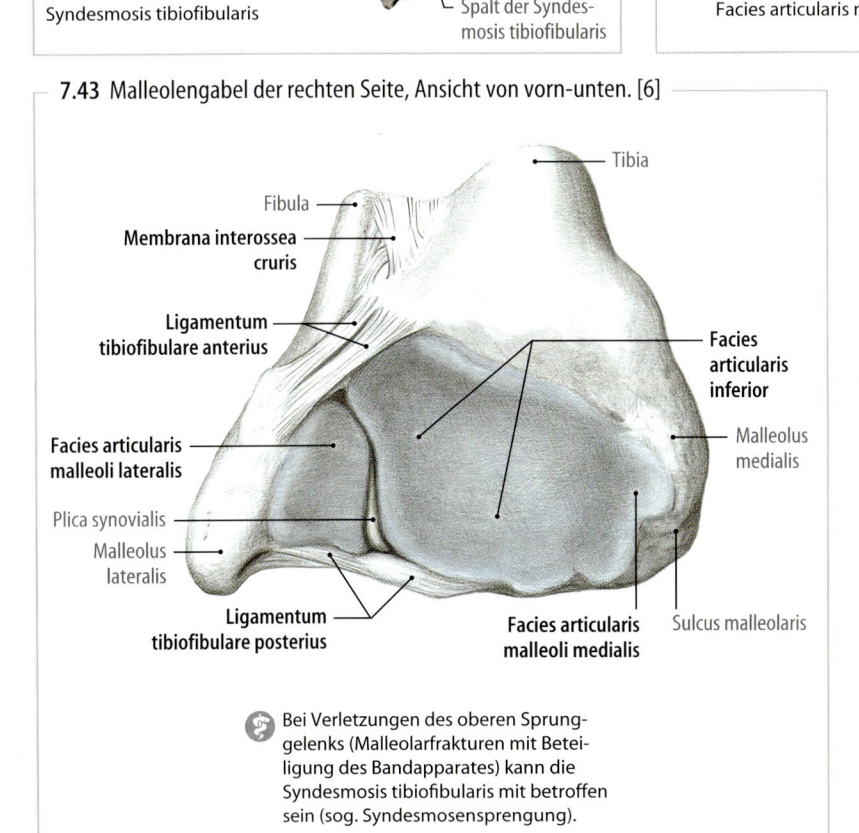

- Tibia
- Fibula
- Membrana interossea cruris
- Ligamentum tibiofibulare anterius
- **Facies articularis malleoli lateralis**
- Plica synovialis
- Malleolus lateralis
- Ligamentum tibiofibulare posterius
- Facies articularis inferior
- Malleolus medialis
- Facies articularis malleoli medialis
- Sulcus malleolaris

Bei Verletzungen des oberen Sprunggelenks (Malleolarfrakturen mit Beteiligung des Bandapparates) kann die Syndesmosis tibiofibularis mit betroffen sein (sog. Syndesmosensprengung).

**7.44** Röntgenbild eines rechten oberen Sprunggelenks einer 21-jährigen Frau im antero-posterioren Strahlengang. [10]

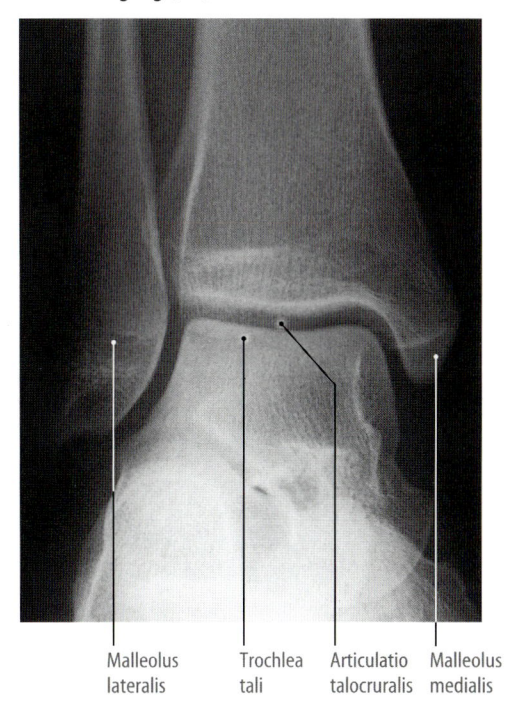

- Malleolus lateralis
- Trochlea tali
- Articulatio talocruralis
- Malleolus medialis

**Gelenke und Bänder**

# Oberes und unteres Sprunggelenk

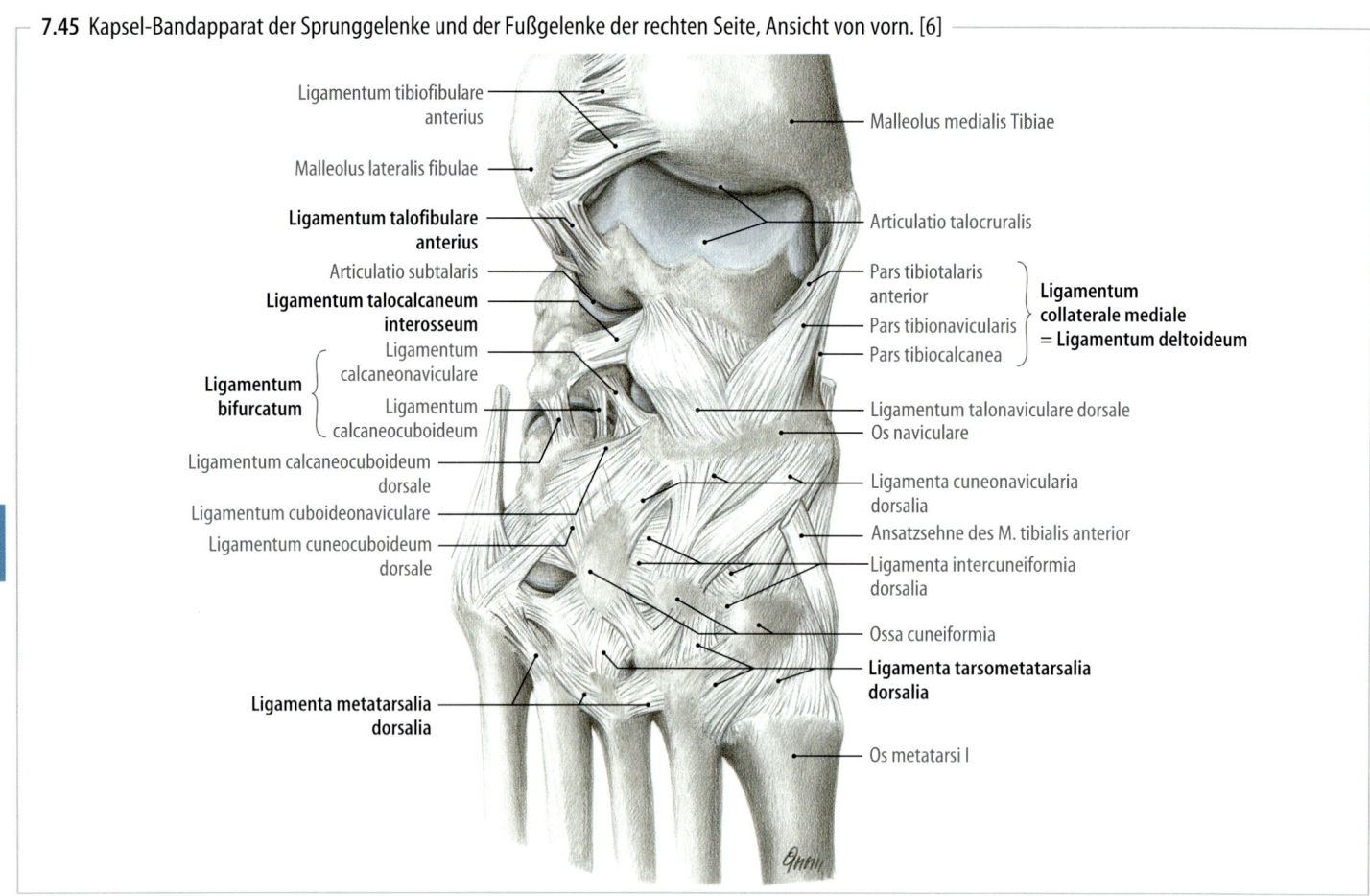

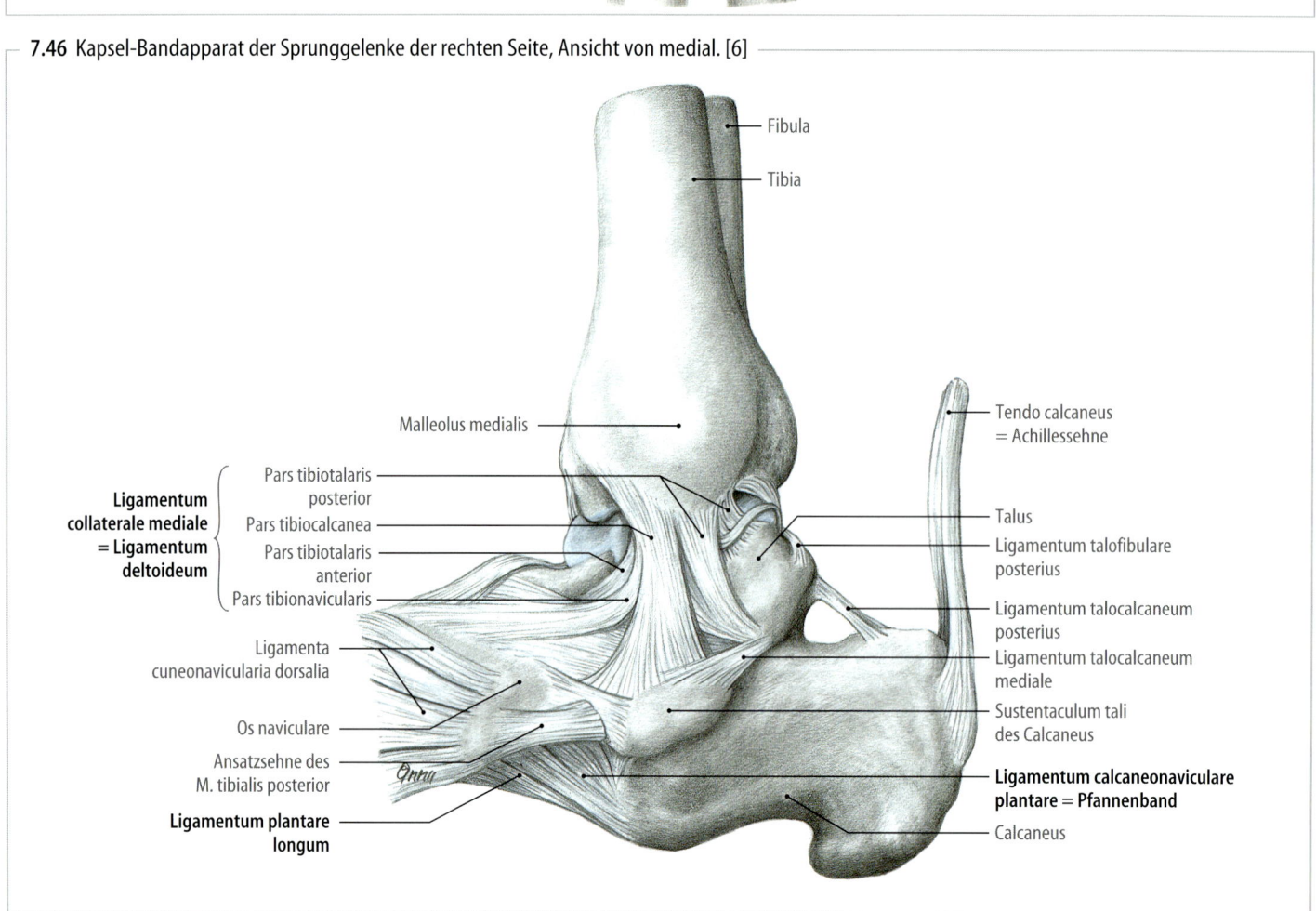

**7.45** Kapsel-Bandapparat der Sprunggelenke und der Fußgelenke der rechten Seite, Ansicht von vorn. [6]

- Ligamentum tibiofibulare anterius
- Malleolus lateralis fibulae
- **Ligamentum talofibulare anterius**
- Articulatio subtalaris
- **Ligamentum talocalcaneum interosseum**
- Ligamentum calcaneonaviculare
- Ligamentum calcaneocuboideum
- **Ligamentum bifurcatum**
- Ligamentum calcaneocuboideum dorsale
- Ligamentum cuboideonaviculare
- Ligamentum cuneocuboideum dorsale
- **Ligamenta metatarsalia dorsalia**
- Malleolus medialis Tibiae
- Articulatio talocruralis
- Pars tibiotalaris anterior
- Pars tibionavicularis
- Pars tibiocalcanea
- **Ligamentum collaterale mediale = Ligamentum deltoideum**
- Ligamentum talonaviculare dorsale
- Os naviculare
- Ligamenta cuneonavicularia dorsalia
- Ansatzsehne des M. tibialis anterior
- Ligamenta intercuneiformia dorsalia
- Ossa cuneiformia
- **Ligamenta tarsometatarsalia dorsalia**
- Os metatarsi I

**7.46** Kapsel-Bandapparat der Sprunggelenke der rechten Seite, Ansicht von medial. [6]

- Fibula
- Tibia
- Malleolus medialis
- Pars tibiotalaris posterior
- Pars tibiocalcanea
- Pars tibiotalaris anterior
- Pars tibionavicularis
- **Ligamentum collaterale mediale = Ligamentum deltoideum**
- Ligamenta cuneonavicularia dorsalia
- Os naviculare
- Ansatzsehne des M. tibialis posterior
- **Ligamentum plantare longum**
- Tendo calcaneus = Achillessehne
- Talus
- Ligamentum talofibulare posterius
- Ligamentum talocalcaneum posterius
- Ligamentum talocalcaneum mediale
- Sustentaculum tali des Calcaneus
- **Ligamentum calcaneonaviculare plantare = Pfannenband**
- Calcaneus

# Oberes und unteres Sprunggelenk

**7.47** Kapsel-Bandapparat der Sprunggelenke der rechten Seite, Ansicht von hinten. [6]

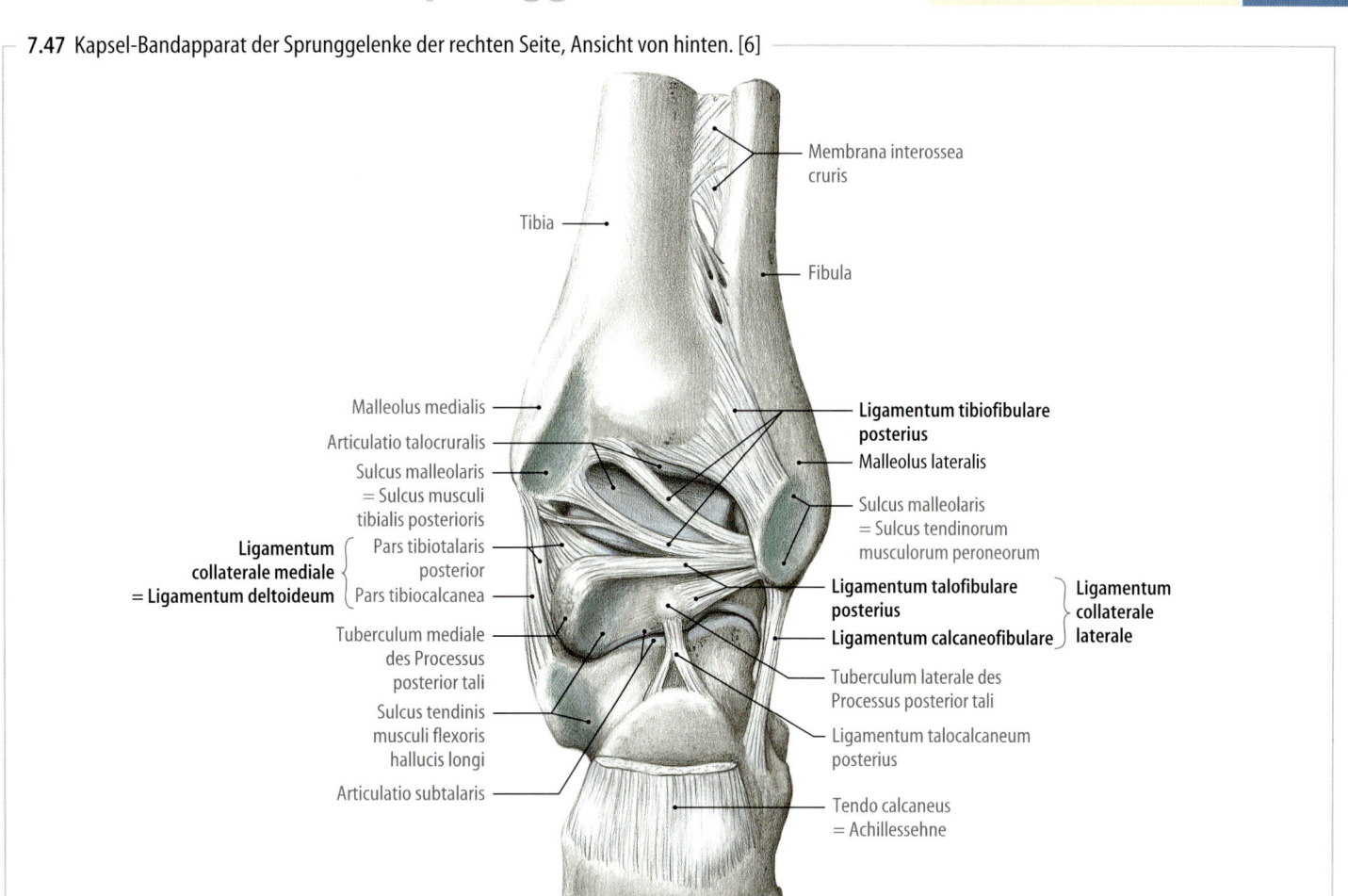

- Membrana interossea cruris
- Tibia
- Fibula
- Malleolus medialis
- Articulatio talocruralis
- Sulcus malleolaris = Sulcus musculi tibialis posterioris
- Ligamentum collaterale mediale = Ligamentum deltoideum { Pars tibiotalaris posterior, Pars tibiocalcanea }
- Tuberculum mediale des Processus posterior tali
- Sulcus tendinis musculi flexoris hallucis longi
- Articulatio subtalaris
- Ligamentum tibiofibulare posterius
- Malleolus lateralis
- Sulcus malleolaris = Sulcus tendinorum musculorum peroneorum
- Ligamentum talofibulare posterius
- Ligamentum calcaneofibulare } Ligamentum collaterale laterale
- Tuberculum laterale des Processus posterior tali
- Ligamentum talocalcaneum posterius
- Tendo calcaneus = Achillessehne
- Tuber calcanei

**7.48** Kapsel-Bandapparat der Sprunggelenke der rechten Seite, Ansicht von lateral. [6]

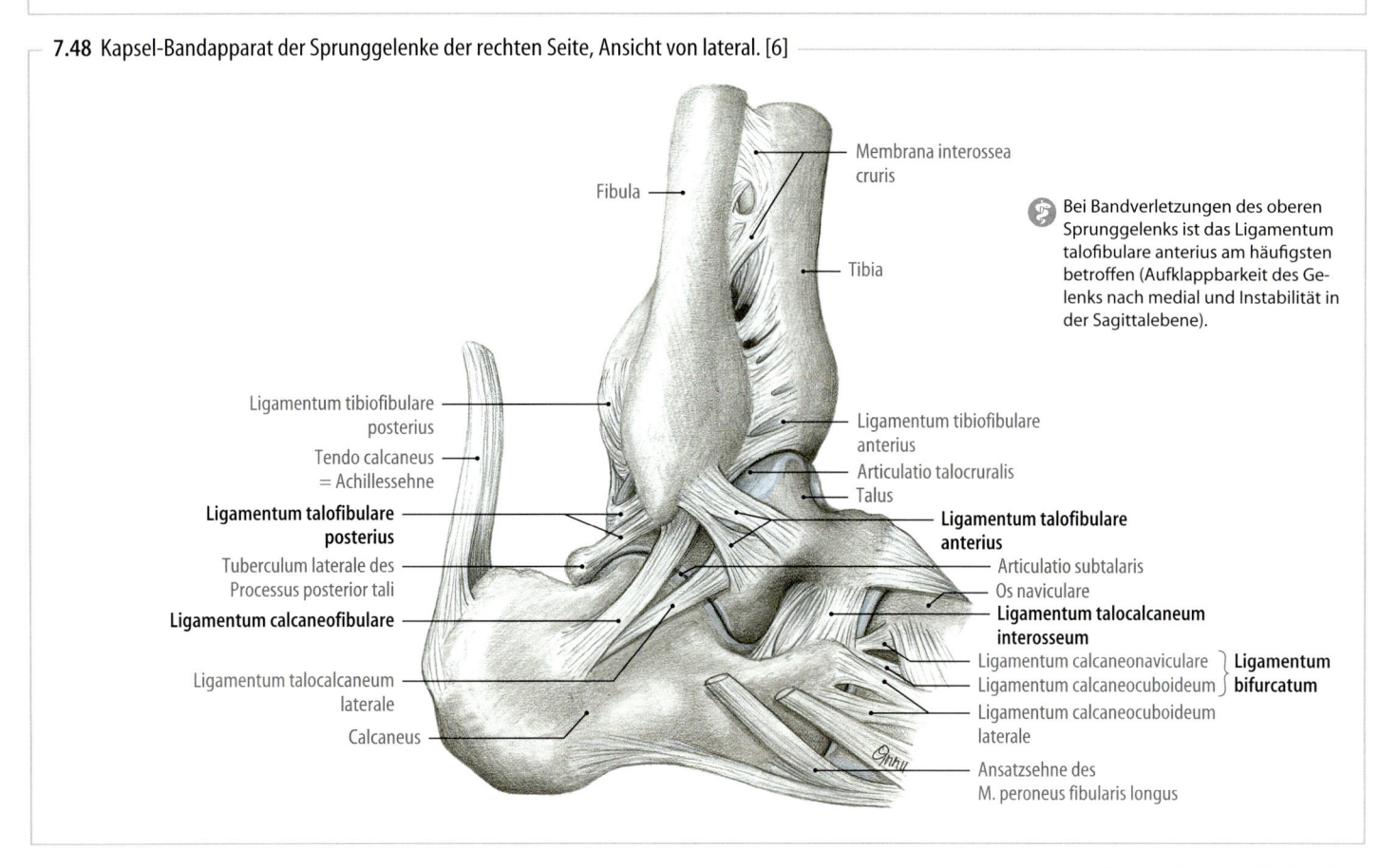

- Fibula
- Membrana interossea cruris
- Tibia
- Ligamentum tibiofibulare posterius
- Tendo calcaneus = Achillessehne
- **Ligamentum talofibulare posterius**
- Tuberculum laterale des Processus posterior tali
- **Ligamentum calcaneofibulare**
- Ligamentum talocalcaneum laterale
- Calcaneus
- Ligamentum tibiofibulare anterius
- Articulatio talocruralis
- Talus
- **Ligamentum talofibulare anterius**
- Articulatio subtalaris
- Os naviculare
- **Ligamentum talocalcaneum interosseum**
- Ligamentum calcaneonaviculare
- Ligamentum calcaneocuboideum } Ligamentum bifurcatum
- Ligamentum calcaneocuboideum laterale
- Ansatzsehne des M. peroneus fibularis longus

> Bei Bandverletzungen des oberen Sprunggelenks ist das Ligamentum talofibulare anterius am häufigsten betroffen (Aufklappbarkeit des Gelenks nach medial und Instabilität in der Sagittalebene).

**Gelenke und Bänder**

# Unteres Sprunggelenk · Synovialmembran

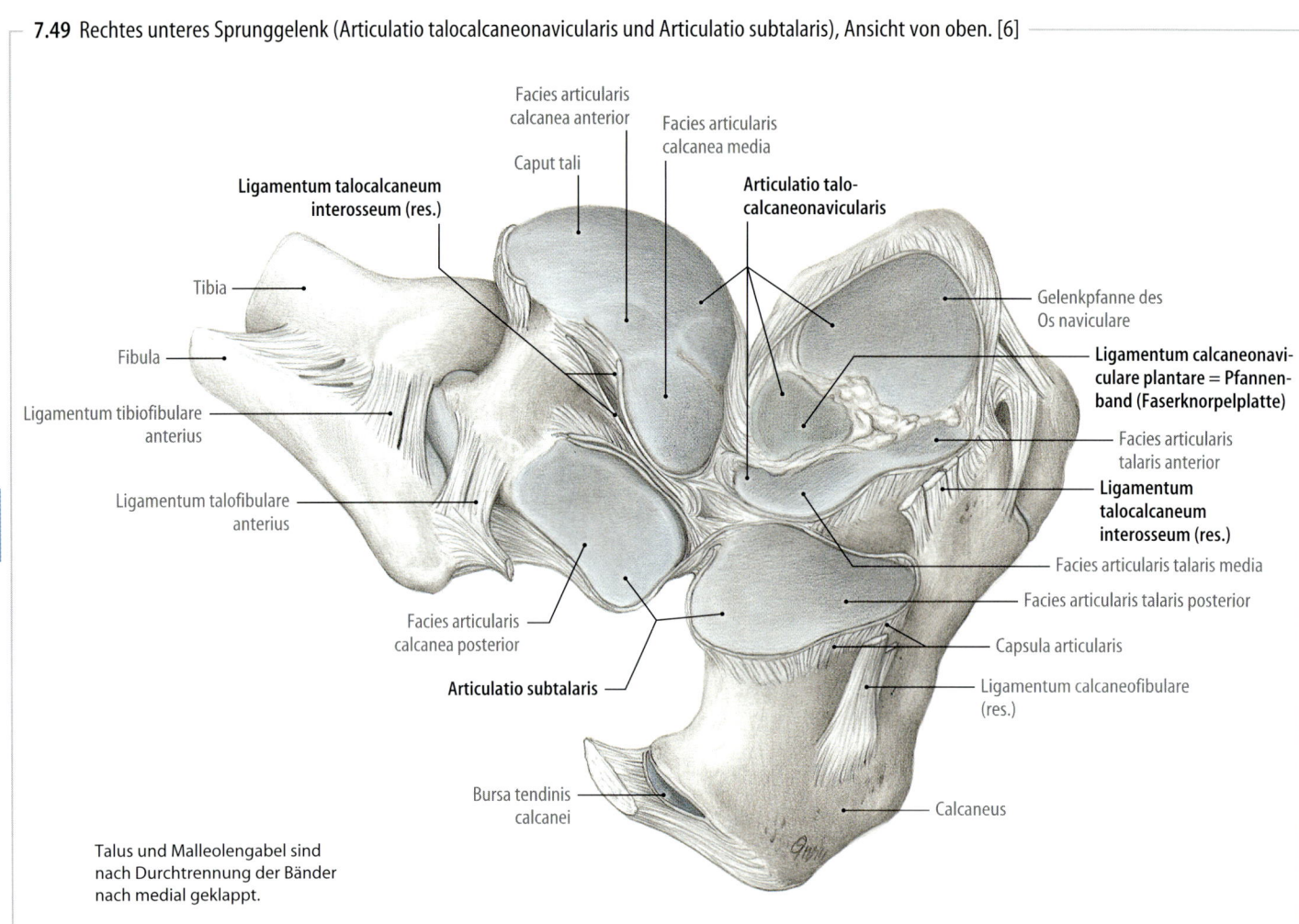

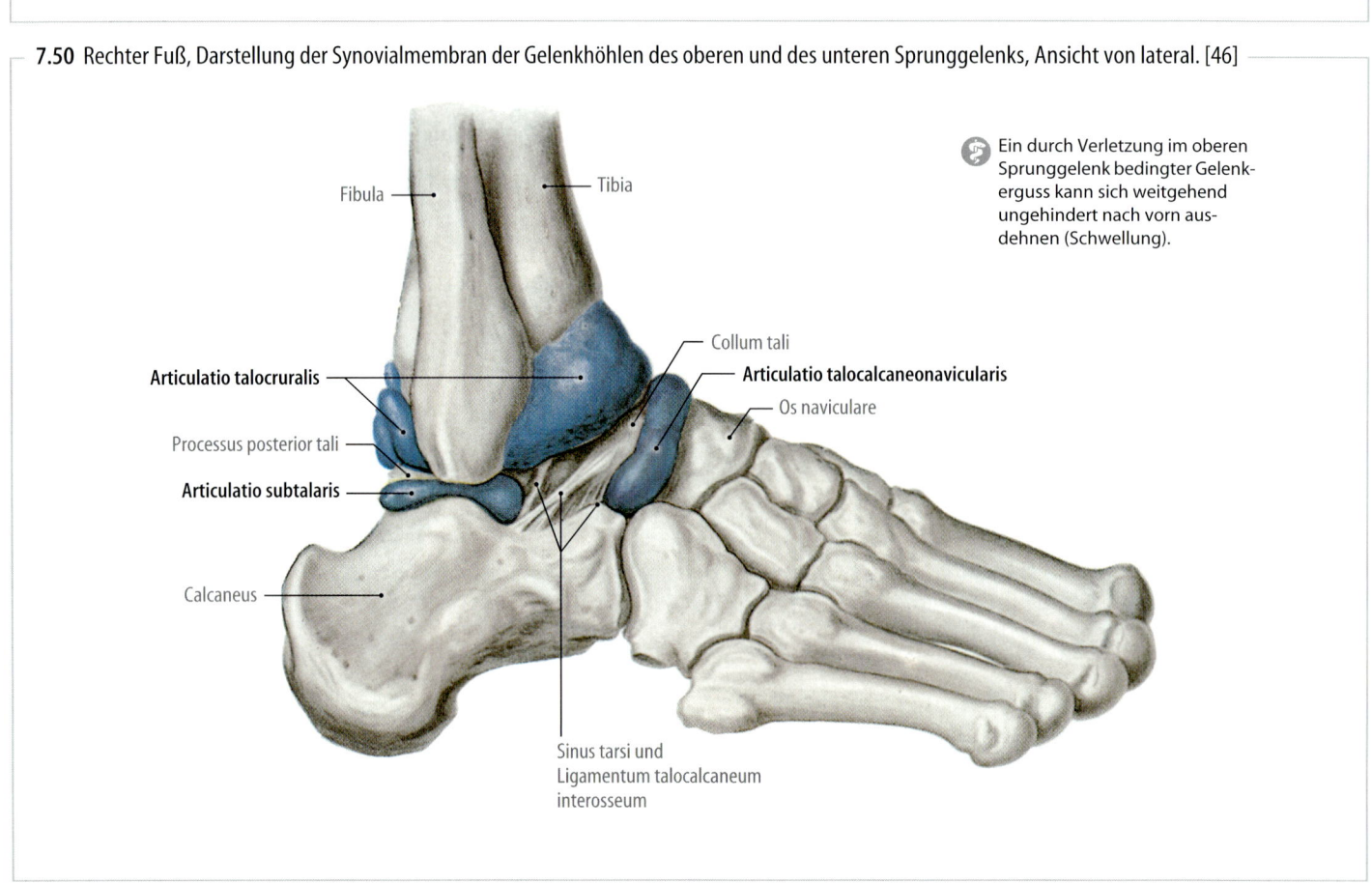

**7.49** Rechtes unteres Sprunggelenk (Articulatio talocalcaneonavicularis und Articulatio subtalaris), Ansicht von oben. [6]

Talus und Malleolengabel sind nach Durchtrennung der Bänder nach medial geklappt.

**7.50** Rechter Fuß, Darstellung der Synovialmembran der Gelenkhöhlen des oberen und des unteren Sprunggelenks, Ansicht von lateral. [46]

Ein durch Verletzung im oberen Sprunggelenk bedingter Gelenkerguss kann sich weitgehend ungehindert nach vorn ausdehnen (Schwellung).

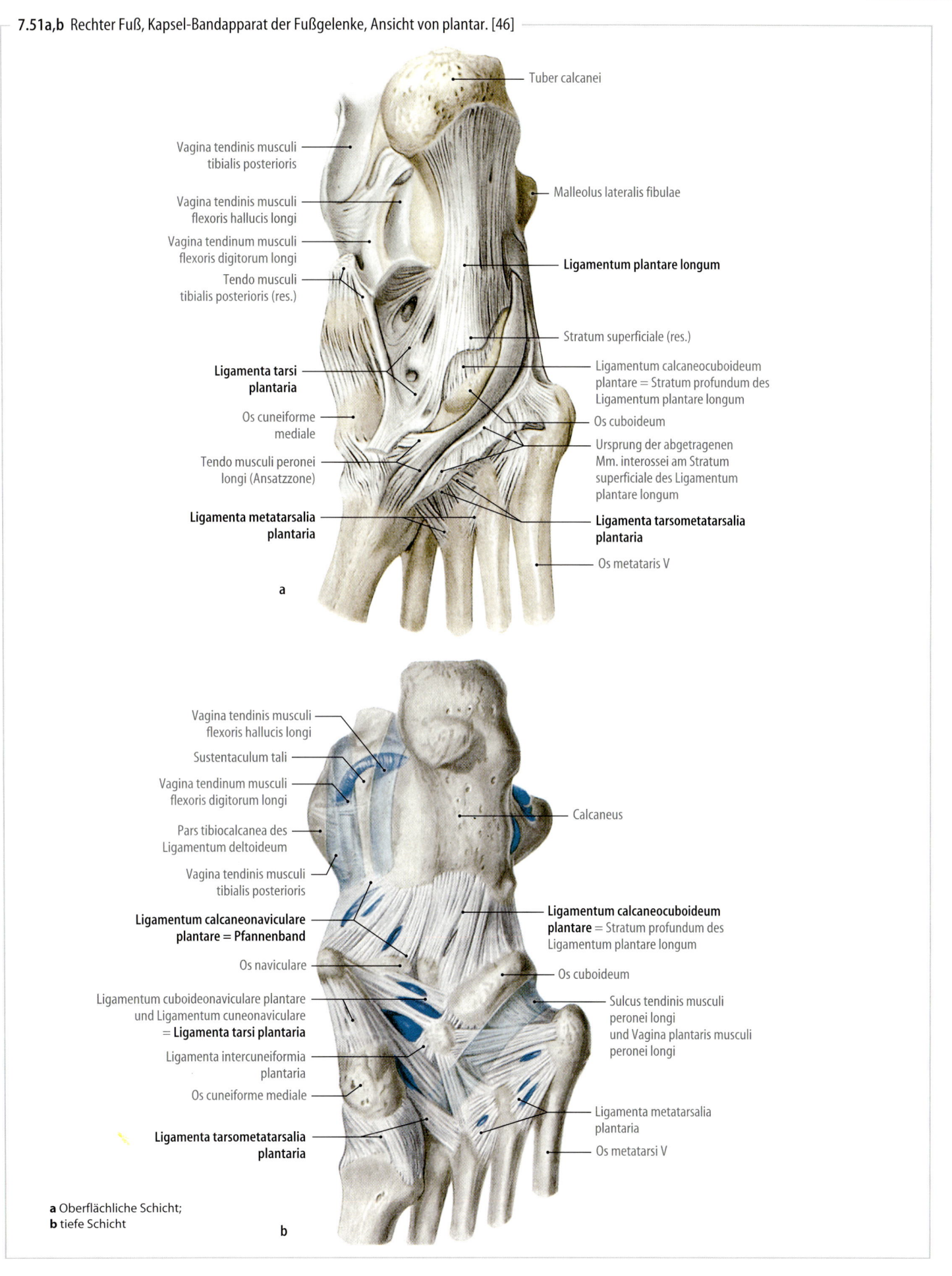

# Fußgelenke

**7.51a,b** Rechter Fuß, Kapsel-Bandapparat der Fußgelenke, Ansicht von plantar. [46]

a Oberflächliche Schicht;
b tiefe Schicht

**Gelenke und Bänder**

# Fußgelenke

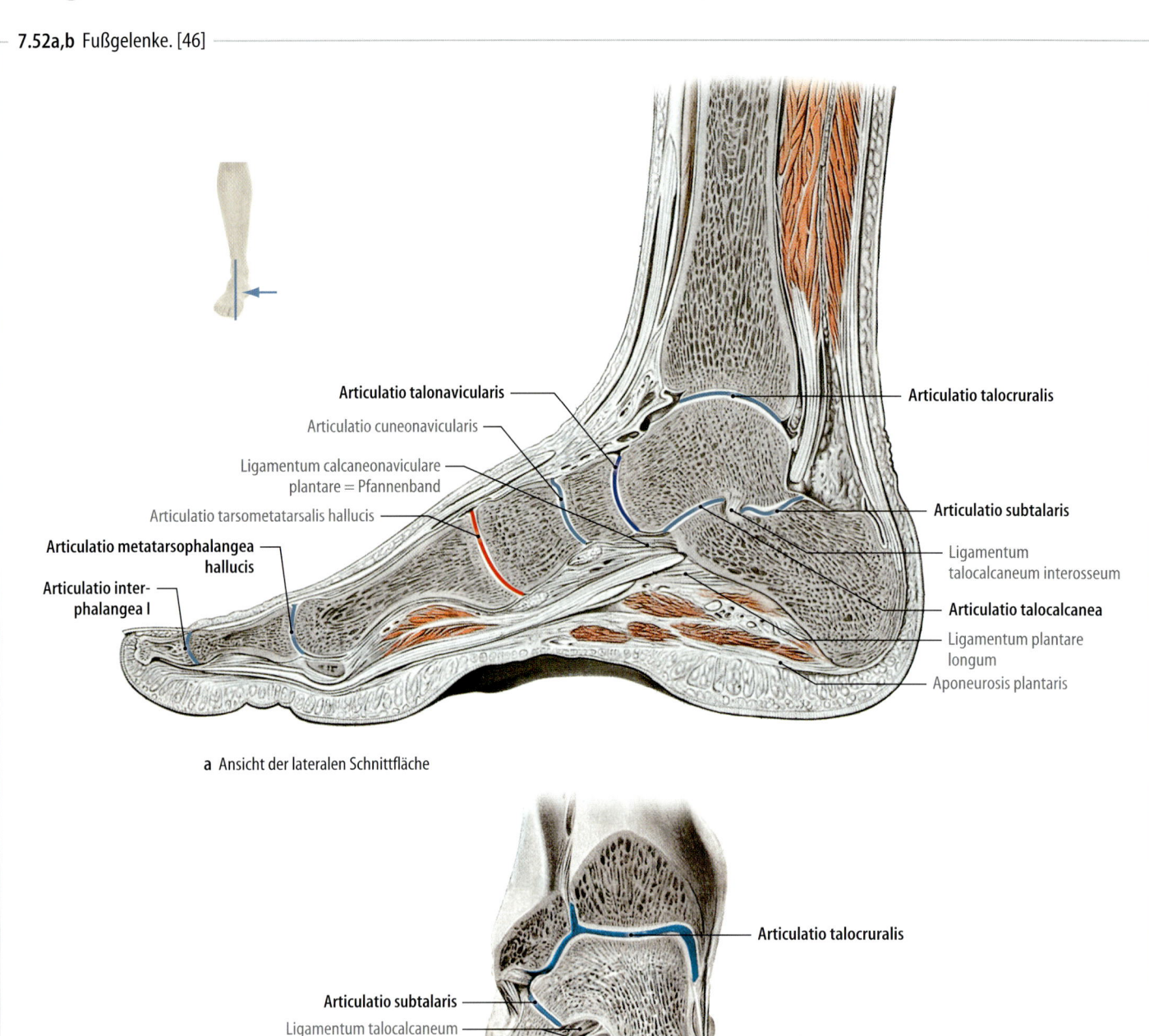

**7.52a,b** Fußgelenke. [46]

- **Articulatio talonavicularis**
- Articulatio cuneonavicularis
- Ligamentum calcaneonaviculare plantare = Pfannenband
- Articulatio tarsometatarsalis hallucis
- **Articulatio metatarsophalangea hallucis**
- **Articulatio interphalangea I**
- **Articulatio talocruralis**
- **Articulatio subtalaris**
- Ligamentum talocalcaneum interosseum
- **Articulatio talocalcanea**
- Ligamentum plantare longum
- Aponeurosis plantaris

**a** Ansicht der lateralen Schnittfläche

- **Articulatio talocruralis**
- **Articulatio subtalaris**
- Ligamentum talocalcaneum interosseum
- **Articulatio calcaneocuboidea**
- Ligamenta tarsi interossea
- Zugang zum **Lisfranc'schen Gelenk** = **Articulationes tarsometatarsales** proximal der Tuberositas ossis metatarsi V
- Ligamenta cuneometatarsalia interossea (mit Lisfranc'schem Band)
- **Articulatio tarsi transversa = Chopart'sches Gelenk**
- **Articulatio talonavicularis**
- Articulationes cuneonavicularis und intercuneiformis
- **Articulationes tarsometatarsales**
- Articulatio tarsometatarsalis hallucis
- Articulationes intermetatarsales

**a** Sagittalschnitt durch einen rechten Fuß im Bereich des Großzehenstrahls;
**b** Freilegung der Fußgelenke durch Abtragen des Knochens im Bereich des Fußrückens.

# Fuß: Bildgebung

**7.53** Röntgenbild eines rechten Fußes eines 15-jährigen Mädchens im dorso-plantaren Strahlengang. [10]

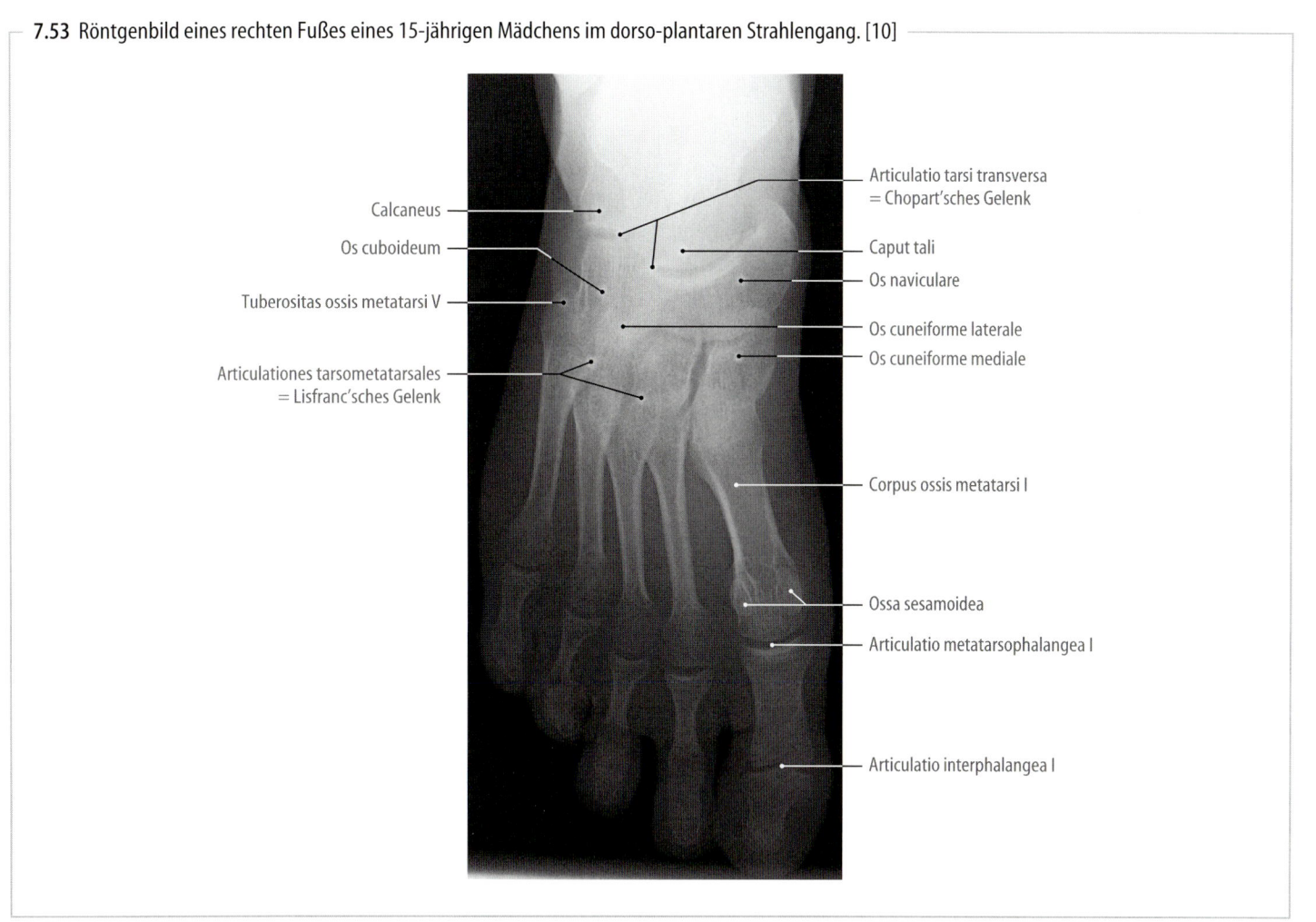

Labels:
- Calcaneus
- Os cuboideum
- Tuberositas ossis metatarsi V
- Articulationes tarsometatarsales = Lisfranc'sches Gelenk
- Articulatio tarsi transversa = Chopart'sches Gelenk
- Caput tali
- Os naviculare
- Os cuneiforme laterale
- Os cuneiforme mediale
- Corpus ossis metatarsi I
- Ossa sesamoidea
- Articulatio metatarsophalangea I
- Articulatio interphalangea I

**7.54** T1-gewichtetes Magnetresonanztomogramm in sagittaler Schnittebene durch Unterschenkel und Fuß eines 12-jährigen Mädchens. [10]

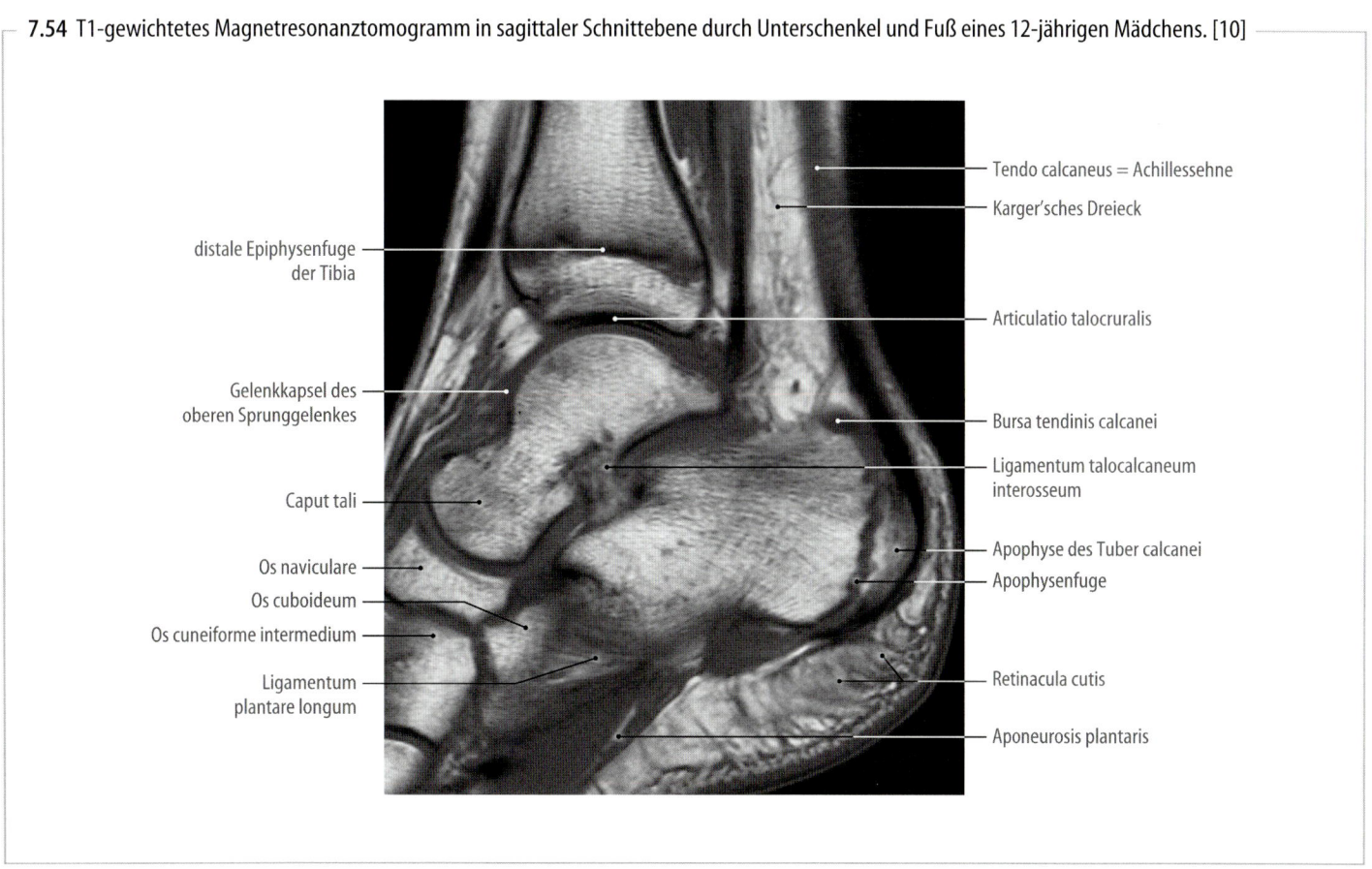

Labels:
- distale Epiphysenfuge der Tibia
- Gelenkkapsel des oberen Sprunggelenkes
- Caput tali
- Os naviculare
- Os cuboideum
- Os cuneiforme intermedium
- Ligamentum plantare longum
- Tendo calcaneus = Achillessehne
- Karger'sches Dreieck
- Articulatio talocruralis
- Bursa tendinis calcanei
- Ligamentum talocalcaneum interosseum
- Apophyse des Tuber calcanei
- Apophysenfuge
- Retinacula cutis
- Aponeurosis plantaris

**Gelenke und Bänder**

# Bein: oberflächliche Faszien, Muskeln

**7.55a,b** Oberflächliche Faszien (a) und Muskeln (b) an einem rechten Bein, Ansicht von vorn. [46]

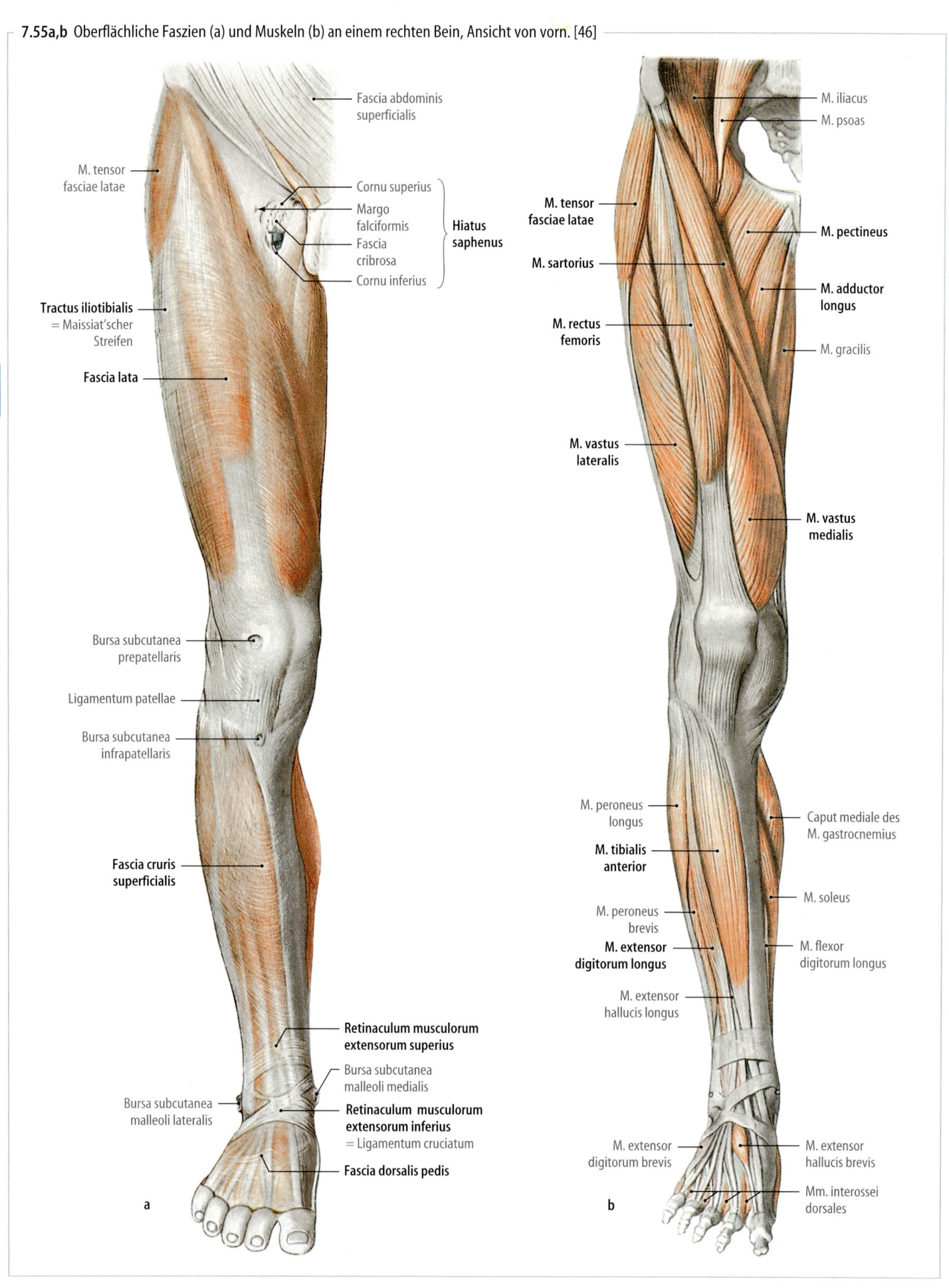

**a:**
- Fascia abdominis superficialis
- M. tensor fasciae latae
- Cornu superius
- Margo falciformis ⎫
- Fascia cribrosa    ⎬ Hiatus saphenus
- Cornu inferius    ⎭
- **Tractus iliotibialis** = Maissiat'scher Streifen
- **Fascia lata**
- Bursa subcutanea prepatellaris
- Ligamentum patellae
- Bursa subcutanea infrapatellaris
- **Fascia cruris superficialis**
- **Retinaculum musculorum extensorum superius**
- Bursa subcutanea malleoli medialis
- Bursa subcutanea malleoli lateralis
- **Retinaculum musculorum extensorum inferius** = Ligamentum cruciatum
- **Fascia dorsalis pedis**

**b:**
- M. iliacus
- M. psoas
- **M. tensor fasciae latae**
- M. pectineus
- **M. sartorius**
- **M. adductor longus**
- **M. rectus femoris**
- M. gracilis
- **M. vastus lateralis**
- **M. vastus medialis**
- M. peroneus longus
- Caput mediale des M. gastrocnemius
- **M. tibialis anterior**
- M. peroneus brevis
- M. soleus
- **M. extensor digitorum longus**
- M. flexor digitorum longus
- M. extensor hallucis longus
- M. extensor digitorum brevis
- M. extensor hallucis brevis
- Mm. interossei dorsales

# Bein: oberflächliche Faszien, Muskeln

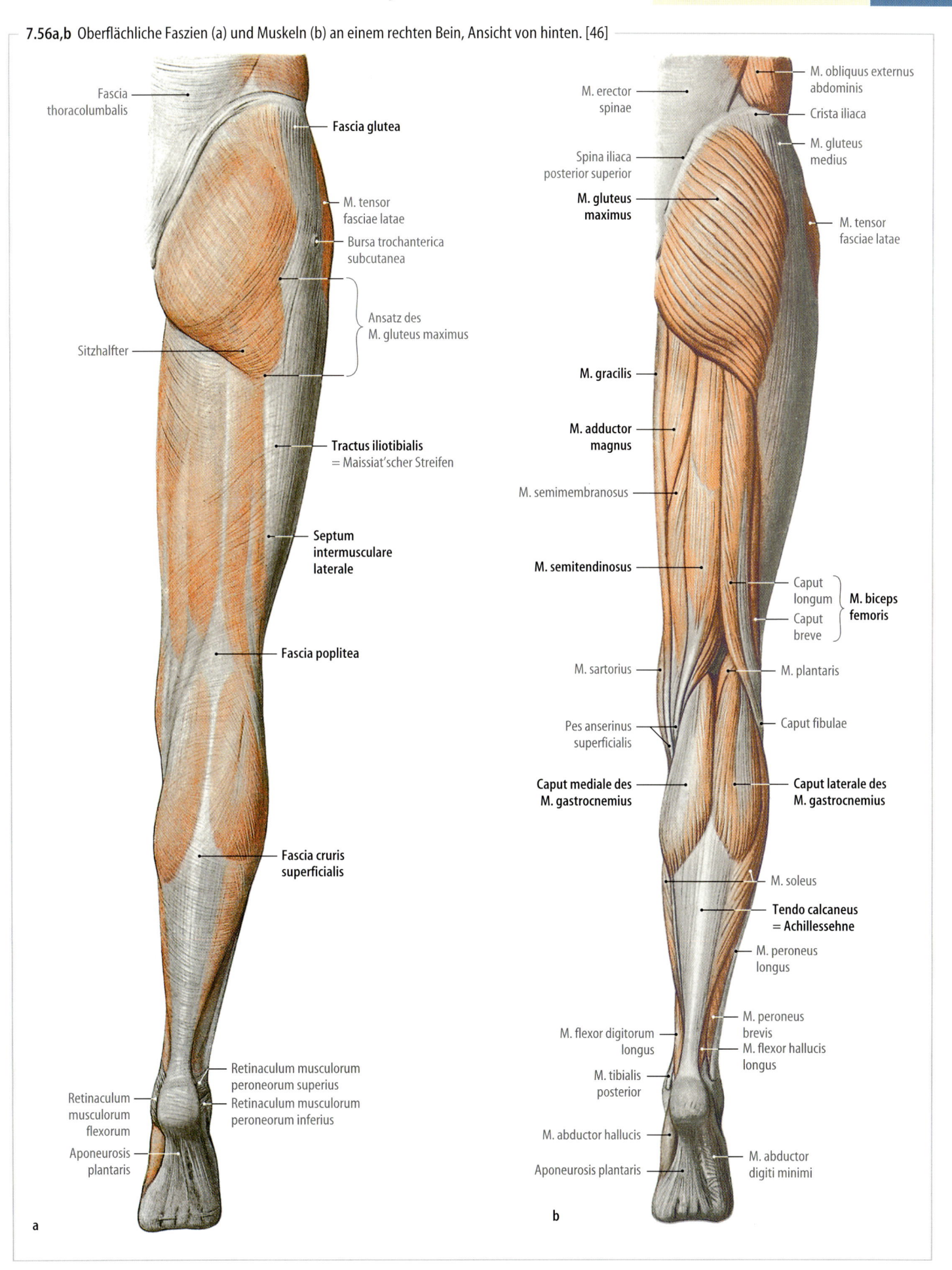

**7.56a,b** Oberflächliche Faszien (a) und Muskeln (b) an einem rechten Bein, Ansicht von hinten. [46]

**a** (linke Abbildung — Faszien):
- Fascia thoracolumbalis
- **Fascia glutea**
- M. tensor fasciae latae
- Bursa trochanterica subcutanea
- Ansatz des M. gluteus maximus
- Sitzhalfter
- **Tractus iliotibialis** = Maissiat'scher Streifen
- **Septum intermusculare laterale**
- **Fascia poplitea**
- **Fascia cruris superficialis**
- Retinaculum musculorum peroneorum superius
- Retinaculum musculorum peroneorum inferius
- Retinaculum musculorum flexorum
- Aponeurosis plantaris

**b** (rechte Abbildung — Muskeln):
- M. erector spinae
- M. obliquus externus abdominis
- Crista iliaca
- M. gluteus medius
- Spina iliaca posterior superior
- **M. gluteus maximus**
- M. tensor fasciae latae
- **M. gracilis**
- **M. adductor magnus**
- M. semimembranosus
- **M. semitendinosus**
- Caput longum / Caput breve **M. biceps femoris**
- M. sartorius
- M. plantaris
- Pes anserinus superficialis
- Caput fibulae
- **Caput mediale des M. gastrocnemius**
- **Caput laterale des M. gastrocnemius**
- M. soleus
- **Tendo calcaneus** = Achillessehne
- M. peroneus longus
- M. flexor digitorum longus
- M. peroneus brevis
- M. tibialis posterior
- M. flexor hallucis longus
- M. abductor hallucis
- M. abductor digiti minimi
- Aponeurosis plantaris

**Muskeln**

# Beinmuskeln

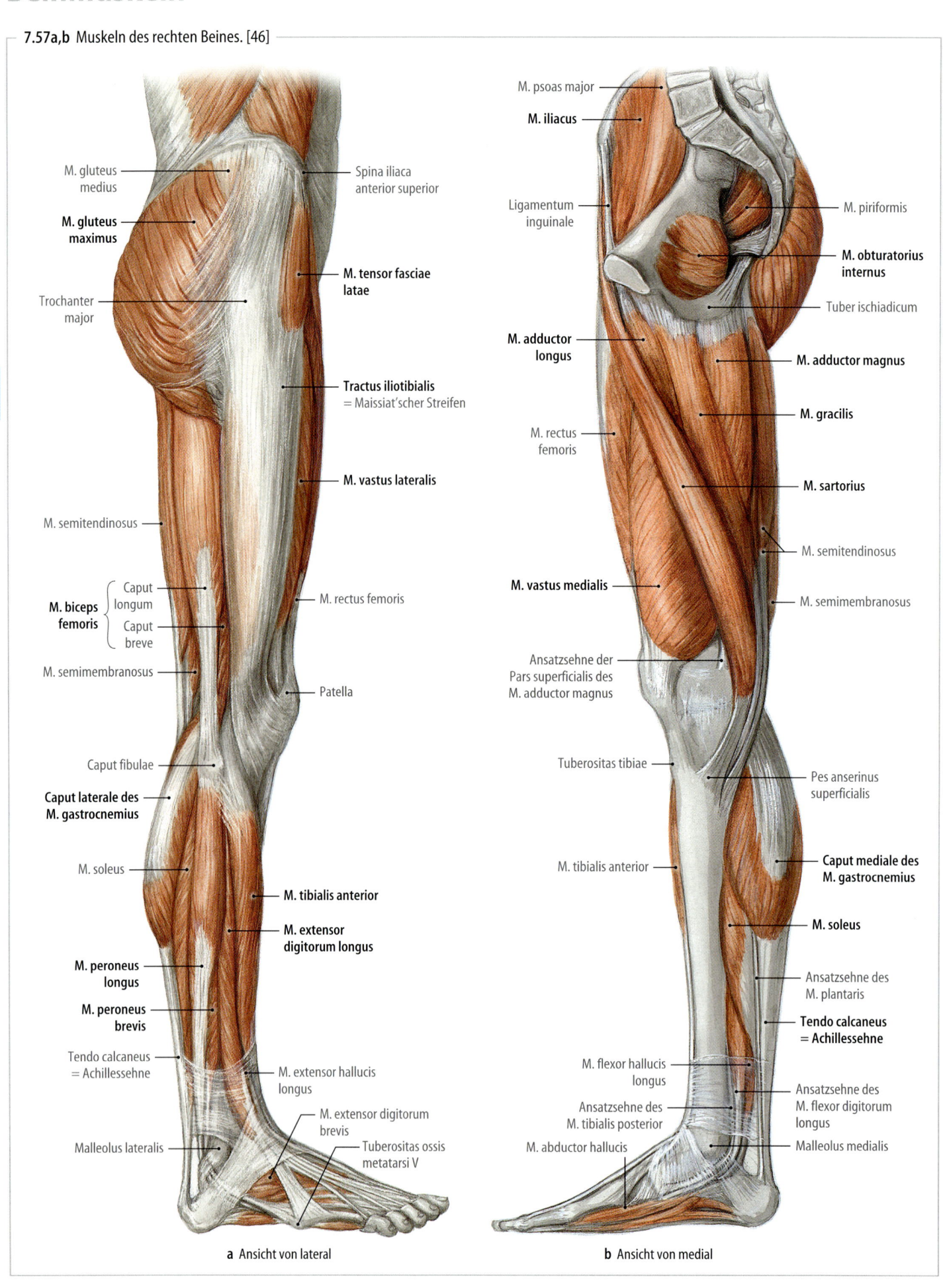

**7.57a,b** Muskeln des rechten Beines. [46]

| Label (a, lateral) |
|---|
| M. gluteus medius |
| **M. gluteus maximus** |
| Trochanter major |
| M. semitendinosus |
| **M. biceps femoris** — Caput longum, Caput breve |
| M. semimembranosus |
| Caput fibulae |
| **Caput laterale des M. gastrocnemius** |
| M. soleus |
| **M. peroneus longus** |
| **M. peroneus brevis** |
| Tendo calcaneus = Achillessehne |
| Malleolus lateralis |
| Spina iliaca anterior superior |
| **M. tensor fasciae latae** |
| **Tractus iliotibialis** = Maissiat'scher Streifen |
| **M. vastus lateralis** |
| M. rectus femoris |
| Patella |
| **M. tibialis anterior** |
| **M. extensor digitorum longus** |
| M. extensor hallucis longus |
| M. extensor digitorum brevis |
| Tuberositas ossis metatarsi V |

**a** Ansicht von lateral

| Label (b, medial) |
|---|
| M. psoas major |
| **M. iliacus** |
| Ligamentum inguinale |
| **M. adductor longus** |
| M. rectus femoris |
| **M. vastus medialis** |
| Ansatzsehne der Pars superficialis des M. adductor magnus |
| Tuberositas tibiae |
| M. tibialis anterior |
| M. flexor hallucis longus |
| Ansatzsehne des M. tibialis posterior |
| M. abductor hallucis |
| M. piriformis |
| **M. obturatorius internus** |
| Tuber ischiadicum |
| **M. adductor magnus** |
| **M. gracilis** |
| **M. sartorius** |
| M. semitendinosus |
| M. semimembranosus |
| Pes anserinus superficialis |
| **Caput mediale des M. gastrocnemius** |
| **M. soleus** |
| Ansatzsehne des M. plantaris |
| **Tendo calcaneus = Achillessehne** |
| Ansatzsehne des M. flexor digitorum longus |
| Malleolus medialis |

**b** Ansicht von medial

# Hüft- und Lendenmuskeln · Faszien

**7.58 Muskeln der Lenden- und Hüftregion, Faszien der Lendenregion, Ansicht von vorn. [1]**

Labels: M. quadratus lumborum, M. transversus abdominis, M. psoas major, M. psoas minor, M. iliacus, M. sartorius (res.), M. tensor fasciae latae, M. rectus femoris, Ligamentum pubofemorale, M. obturatorius externus, Ansatzsehne des M. iliopsoas, M. vastus lateralis, M. vastus medialis, Costa XII, Fascia musculi quadratis lumborum, Pars psoatica, Pars iliaca — der **Fascia iliopsoas** = Abernethy'sche Faszie, Ligamentum sacrospinale, Ligamentum sacrotuberale, M. pectineus, Ligamentum iliofemorale, M. gracilis, M. adductor longus.

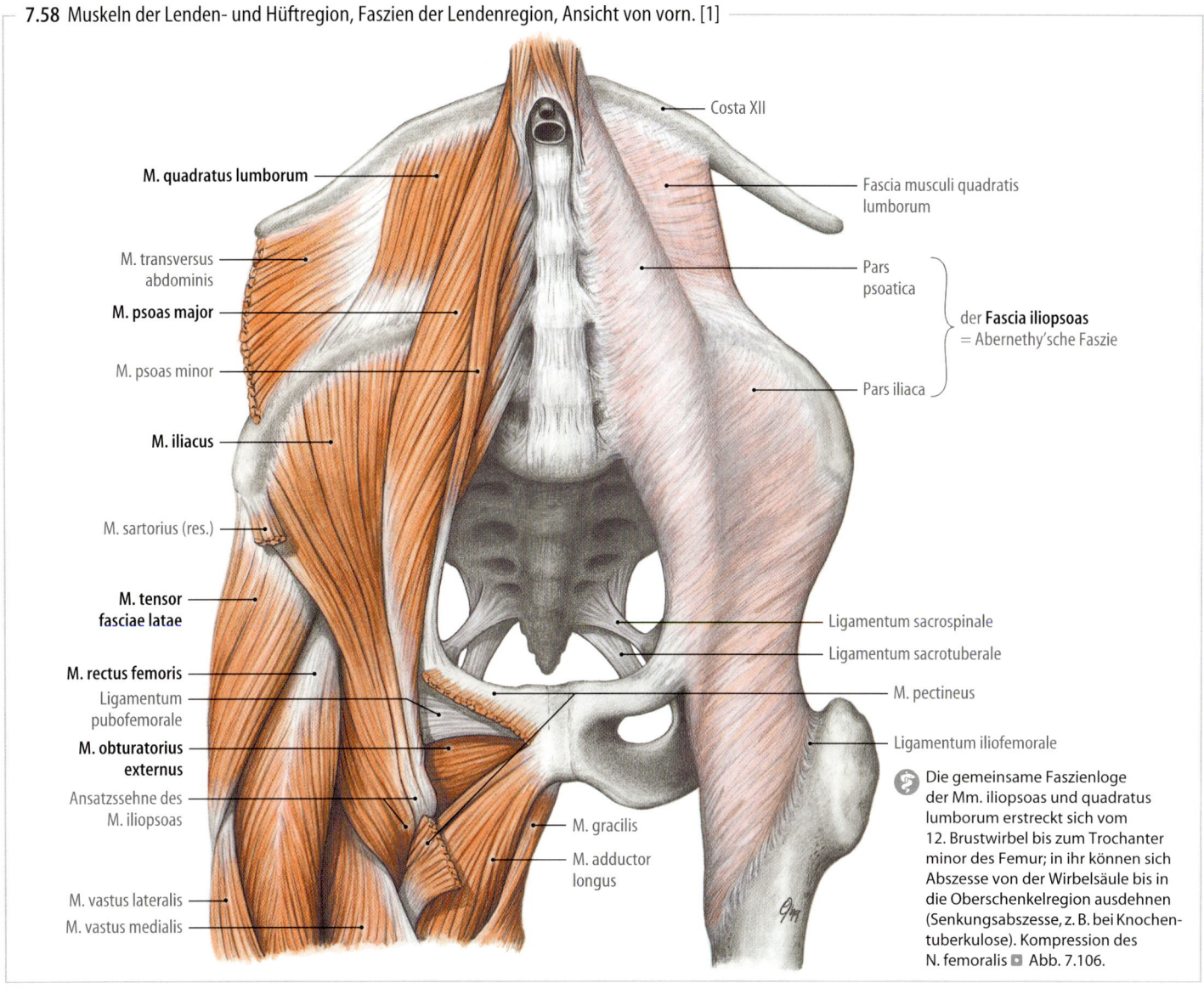

> Die gemeinsame Faszienloge der Mm. iliopsoas und quadratus lumborum erstreckt sich vom 12. Brustwirbel bis zum Trochanter minor des Femur; in ihr können sich Abszesse von der Wirbelsäule bis in die Oberschenkelregion ausdehnen (Senkungsabszesse, z. B. bei Knochentuberkulose). Kompression des N. femoralis ▯ Abb. 7.106.

**7.59a,b Rechte Hüftregion, Ansicht von vorn. [1]**

a: M. psoas minor, M. psoas major, M. iliacus, Bursa iliopectinea, M. pectineus, Bursa musculi pectinei, Bursa subtendinea iliaca.

b: M. psoas major, M. iliacus } M. iliopsoas; Caput femoris, Septum, Bursa iliopectinea, Ansatzsehne des M. psoas major, Ansatzsehne des M. iliacus.

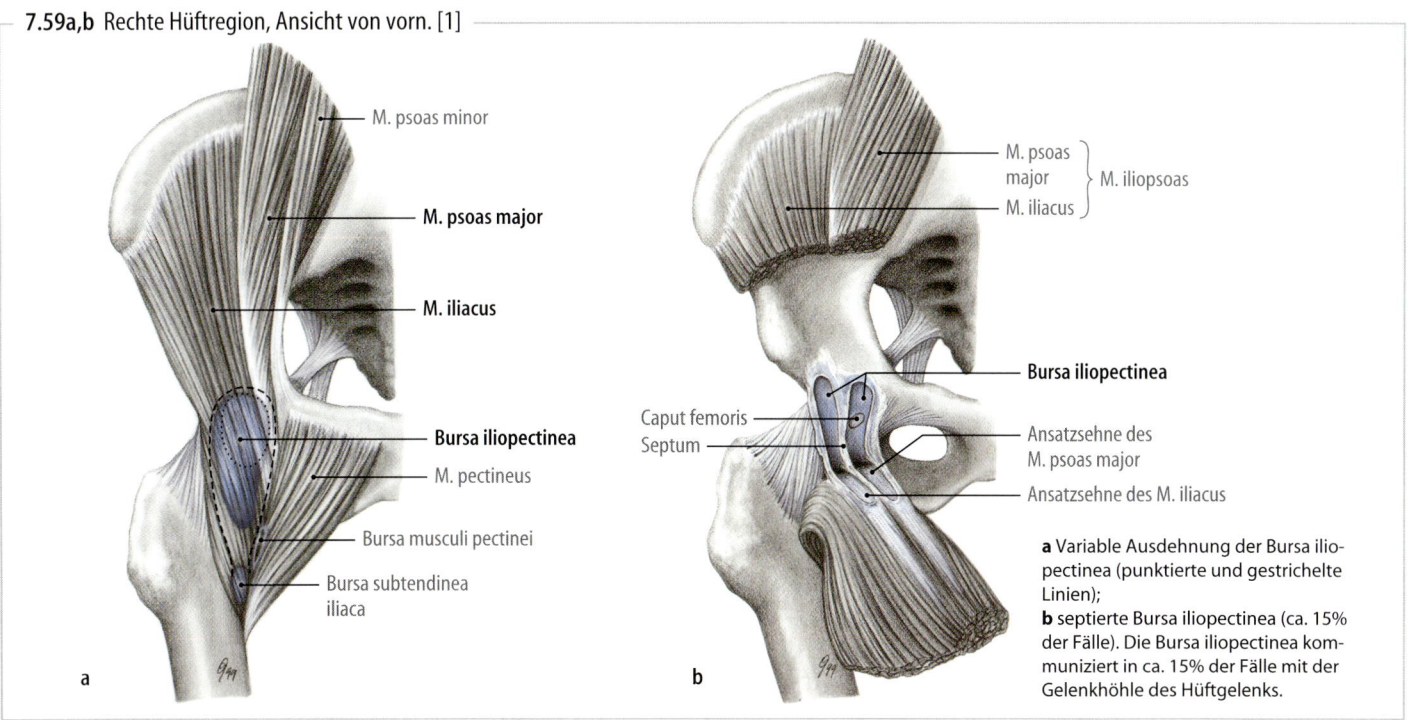

**a** Variable Ausdehnung der Bursa iliopectinea (punktierte und gestrichelte Linien);
**b** septierte Bursa iliopectinea (ca. 15% der Fälle). Die Bursa iliopectinea kommuniziert in ca. 15% der Fälle mit der Gelenkhöhle des Hüftgelenks.

**Muskeln**

# Schleimbeutel · Tiefe Hüftmuskeln

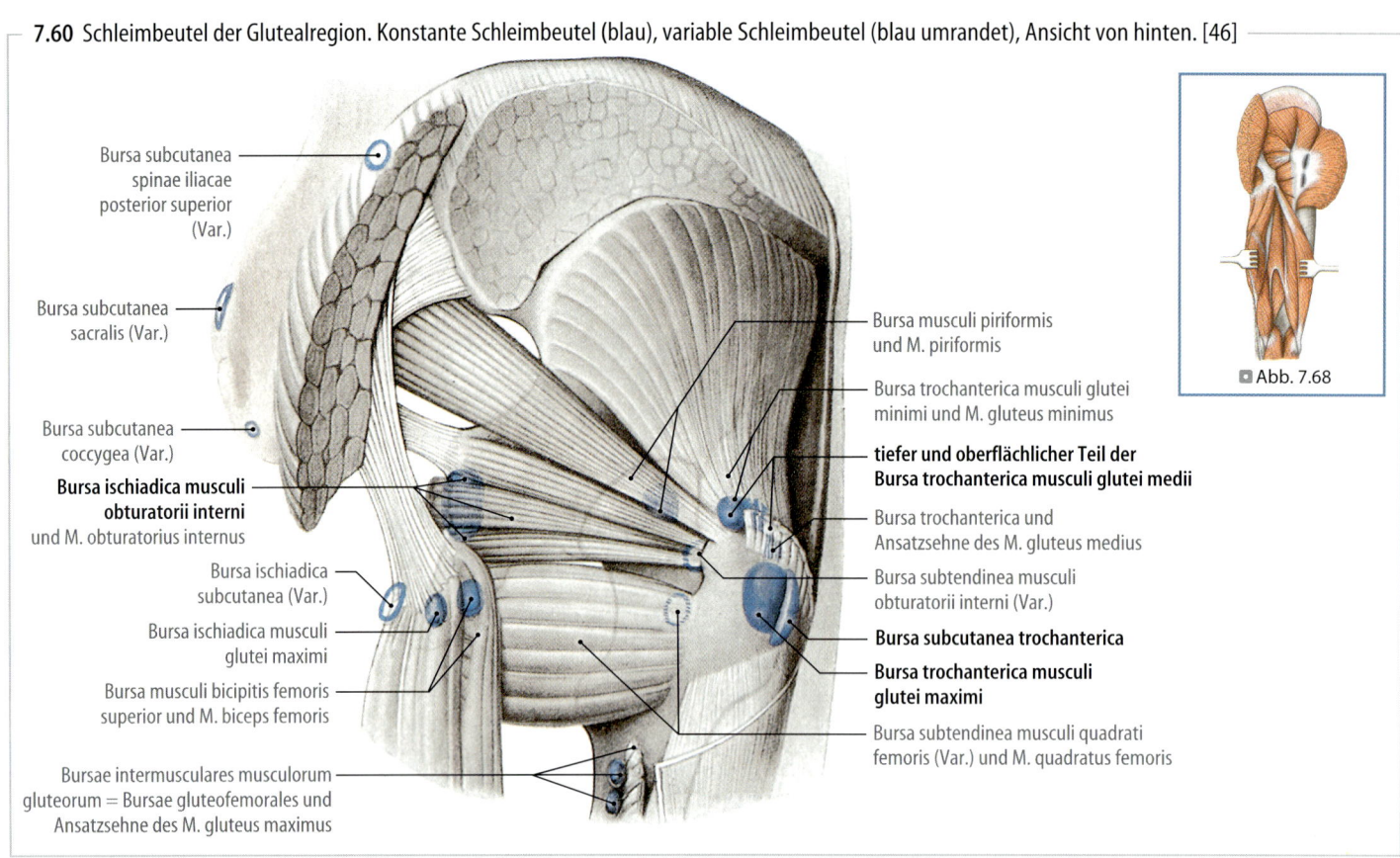

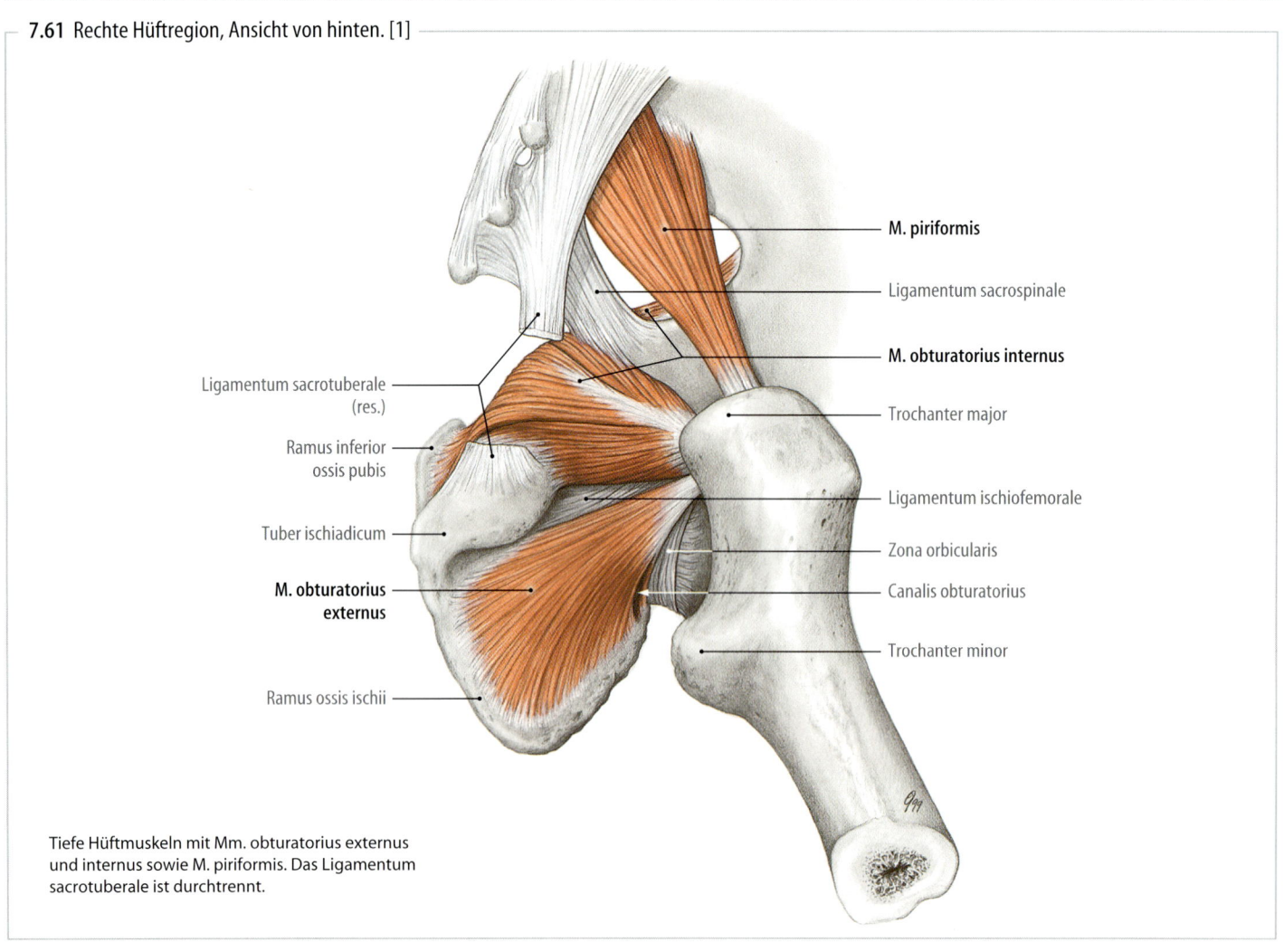

**7.60** Schleimbeutel der Glutealregion. Konstante Schleimbeutel (blau), variable Schleimbeutel (blau umrandet), Ansicht von hinten. [46]

**7.61** Rechte Hüftregion, Ansicht von hinten. [1]

Tiefe Hüftmuskeln mit Mm. obturatorius externus und internus sowie M. piriformis. Das Ligamentum sacrotuberale ist durchtrennt.

# Beckenwand · Hüftgelenk: Funktion

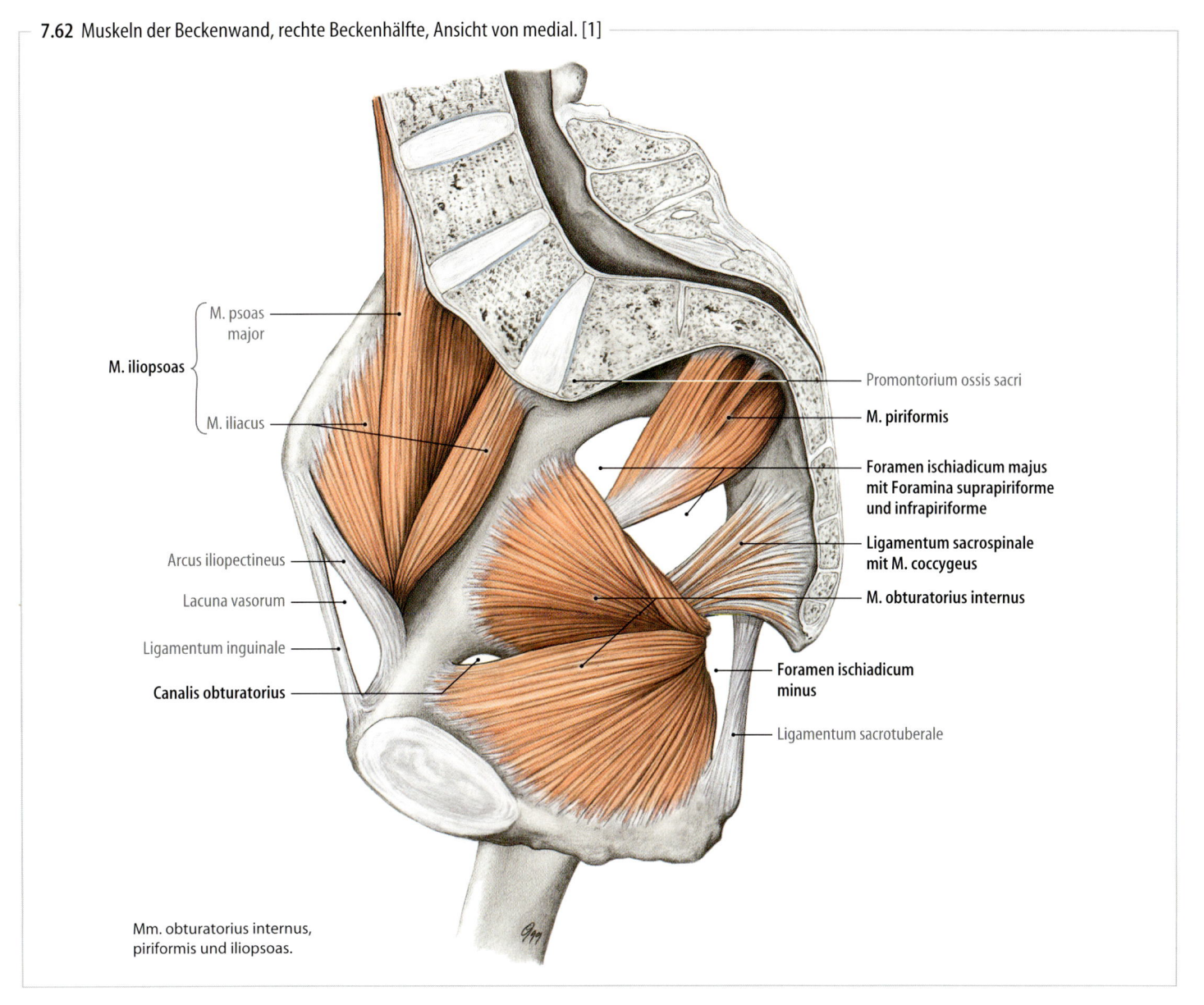

**7.62 Muskeln der Beckenwand, rechte Beckenhälfte, Ansicht von medial. [1]**

M. iliopsoas
- M. psoas major
- M. iliacus

Arcus iliopectineus
Lacuna vasorum
Ligamentum inguinale
**Canalis obturatorius**

Promontorium ossis sacri
M. piriformis
Foramen ischiadicum majus mit Foramina suprapiriforme und infrapiriforme
Ligamentum sacrospinale mit M. coccygeus
M. obturatorius internus
Foramen ischiadicum minus
Ligamentum sacrotuberale

Mm. obturatorius internus, piriformis und iliopsoas.

**7.63 Bewegungsmöglichkeiten im Hüftgelenk und ausführende Muskeln.**

**Abduktion**
M. gluteus medius
M. gluteus minimus
M. piriformis
M. tensor fasciae latae
M. gluteus maximus (oberer Teil)
[Unterstützung der Abduktion:
M. rectus femoris
M. sartorius]

**Adduktion**
M. adductor longus
M. adductor brevis
M. adductor magnus
M. pectineus
M. gluteus maximus (unterer Teil)
M. quadratus femoris
Mm. obturatorii und gemelli

**Innendrehung**
M. tensor fasciae latae
M. gluteus medius (vorderer Teil)
M. gluteus minimus
M. adductor magnus
M. adductor longus
M. gracilis

**Bewegungsumfang des Hüftgelenkes**
Beugung (bei gebeugtem Kniegelenk) und Streckung
130°–140° / 0° / 10°–15°
Abduktion und Adduktion
30°–50° / 0° / 20°–30°
Innendrehung und Außendrehung
30°–40° / 0° / 40°–50°

**Beugung**
M. iliopsoas
M. rectus femoris
M. tensor fasciae latae
M. gluteus medius (vorderer Teil)
M. sartorius
[Unterstützung der Beugung:
M. gracilis
M. pectineus
M. adductor longus
M. adductor brevis
M. adductor magnus (tiefer Teil)]

**Streckung**
M. gluteus maximus
M. semimembranosus
M. semitendinosus
Caput longum des M. biceps femoris
M. gluteus medius (hinterer Teil)
M. adductor magnus (oberflächlicher Teil)
[Unterstützung der Streckung:
M. quadratus femoris
Mm. obturatorii und gemelli]

**Außendrehung**
M. gluteus maximus
M. gluteus medius (hinterer Teil)
M. piriformis
M. quadratus femoris
Mm. obturatorii und gemelli
M. pectineus
M. sartorius
[Unterstützung der Außendrehung:
Caput longum des M. biceps femoris
M. rectus femoris]

**Muskeln**

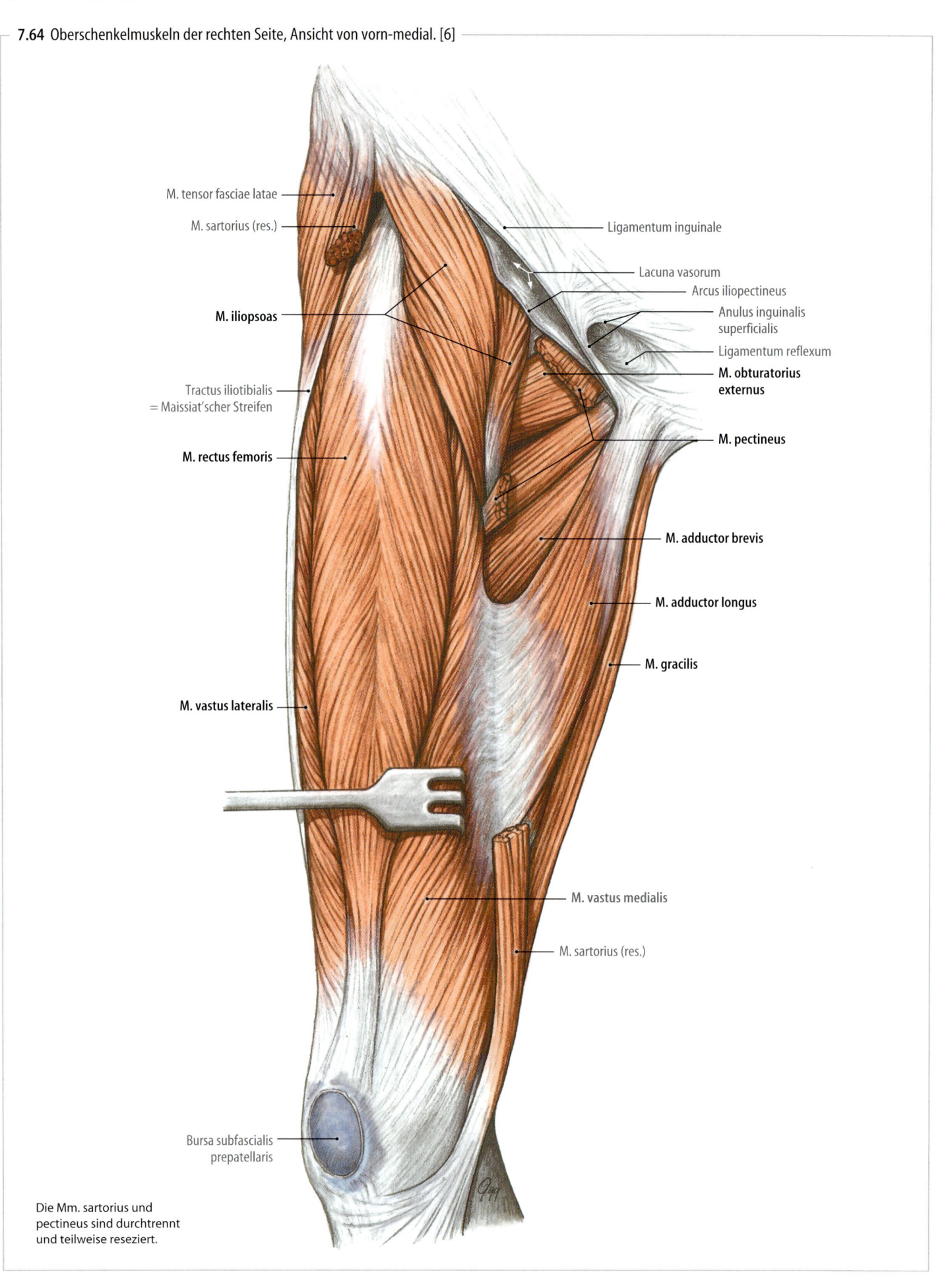

# Oberschenkelmuskeln

**7.64** Oberschenkelmuskeln der rechten Seite, Ansicht von vorn-medial. [6]

- M. tensor fasciae latae
- M. sartorius (res.)
- **M. iliopsoas**
- Tractus iliotibialis = Maissiat'scher Streifen
- **M. rectus femoris**
- **M. vastus lateralis**
- Bursa subfascialis prepatellaris
- Ligamentum inguinale
- Lacuna vasorum
- Arcus iliopectineus
- Anulus inguinalis superficialis
- Ligamentum reflexum
- **M. obturatorius externus**
- **M. pectineus**
- **M. adductor brevis**
- **M. adductor longus**
- **M. gracilis**
- **M. vastus medialis**
- M. sartorius (res.)

Die Mm. sartorius und pectineus sind durchtrennt und teilweise reseziert.

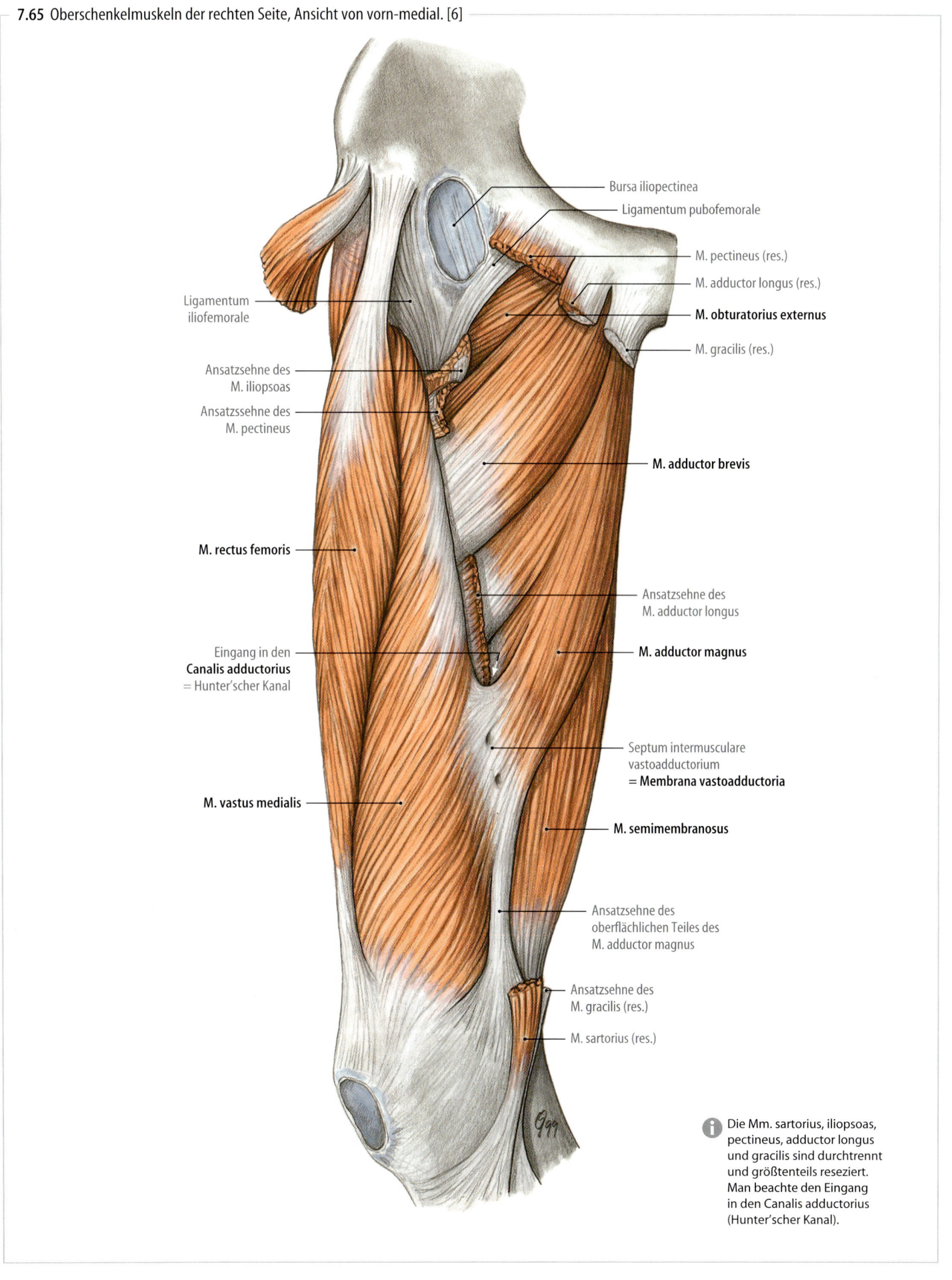

# Oberschenkelmuskeln

**7.65** Oberschenkelmuskeln der rechten Seite, Ansicht von vorn-medial. [6]

- Bursa iliopectinea
- Ligamentum pubofemorale
- M. pectineus (res.)
- M. adductor longus (res.)
- **M. obturatorius externus**
- M. gracilis (res.)
- Ligamentum iliofemorale
- Ansatzsehne des M. iliopsoas
- Ansatzssehne des M. pectineus
- **M. adductor brevis**
- **M. rectus femoris**
- Ansatzsehne des M. adductor longus
- **M. adductor magnus**
- Eingang in den **Canalis adductorius** = Hunter'scher Kanal
- Septum intermusculare vastoadductorium = **Membrana vastoadductoria**
- **M. vastus medialis**
- **M. semimembranosus**
- Ansatzsehne des oberflächlichen Teiles des M. adductor magnus
- Ansatzsehne des M. gracilis (res.)
- M. sartorius (res.)

> Die Mm. sartorius, iliopsoas, pectineus, adductor longus und gracilis sind durchtrennt und größtenteils reseziert. Man beachte den Eingang in den Canalis adductorius (Hunter'scher Kanal).

**Muskeln**

# Oberschenkelmuskeln · Faszienlogen

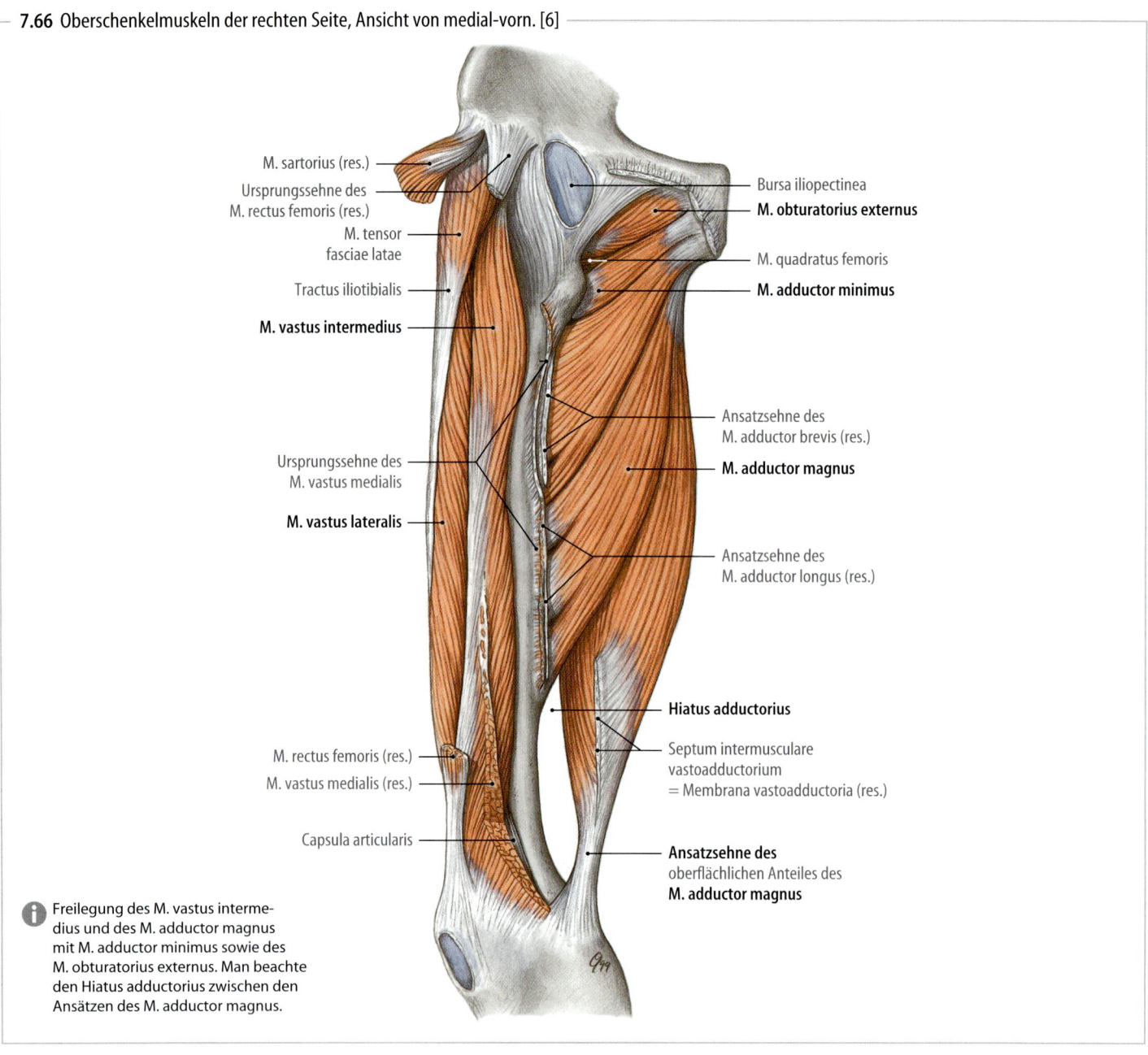

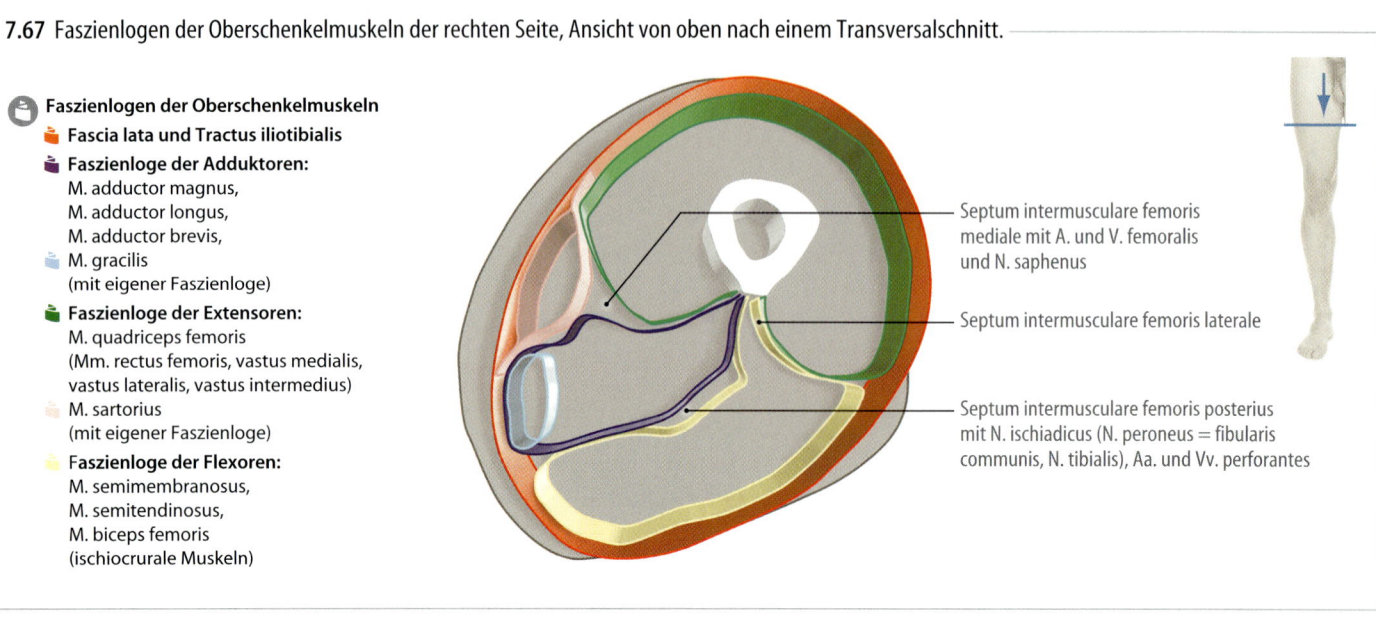

**7.66** Oberschenkelmuskeln der rechten Seite, Ansicht von medial-vorn. [6]

Labels (oben nach unten):
- M. sartorius (res.)
- Ursprungssehne des M. rectus femoris (res.)
- M. tensor fasciae latae
- Tractus iliotibialis
- **M. vastus intermedius**
- Ursprungssehne des M. vastus medialis
- **M. vastus lateralis**
- M. rectus femoris (res.)
- M. vastus medialis (res.)
- Capsula articularis
- Bursa iliopectinea
- **M. obturatorius externus**
- M. quadratus femoris
- **M. adductor minimus**
- Ansatzsehne des M. adductor brevis (res.)
- **M. adductor magnus**
- Ansatzsehne des M. adductor longus (res.)
- **Hiatus adductorius**
- Septum intermusculare vastoadductorium = Membrana vastoadductoria (res.)
- **Ansatzsehne des** oberflächlichen Anteiles des **M. adductor magnus**

ℹ️ Freilegung des M. vastus intermedius und des M. adductor magnus mit M. adductor minimus sowie des M. obturatorius externus. Man beachte den Hiatus adductorius zwischen den Ansätzen des M. adductor magnus.

**7.67** Faszienlogen der Oberschenkelmuskeln der rechten Seite, Ansicht von oben nach einem Transversalschnitt.

**Faszienlogen der Oberschenkelmuskeln**
- 🟧 Fascia lata und Tractus iliotibialis
- 🟪 **Faszienloge der Adduktoren:**
  M. adductor magnus,
  M. adductor longus,
  M. adductor brevis,
  🟦 M. gracilis
  (mit eigener Faszienloge)
- 🟩 **Faszienloge der Extensoren:**
  M. quadriceps femoris
  (Mm. rectus femoris, vastus medialis, vastus lateralis, vastus intermedius)
  🟪 M. sartorius
  (mit eigener Faszienloge)
- 🟨 **Faszienloge der Flexoren:**
  M. semimembranosus,
  M. semitendinosus,
  M. biceps femoris
  (ischiocrurale Muskeln)

- Septum intermusculare femoris mediale mit A. und V. femoralis und N. saphenus
- Septum intermusculare femoris laterale
- Septum intermusculare femoris posterius mit N. ischiadicus (N. peroneus = fibularis communis, N. tibialis), Aa. und Vv. perforantes

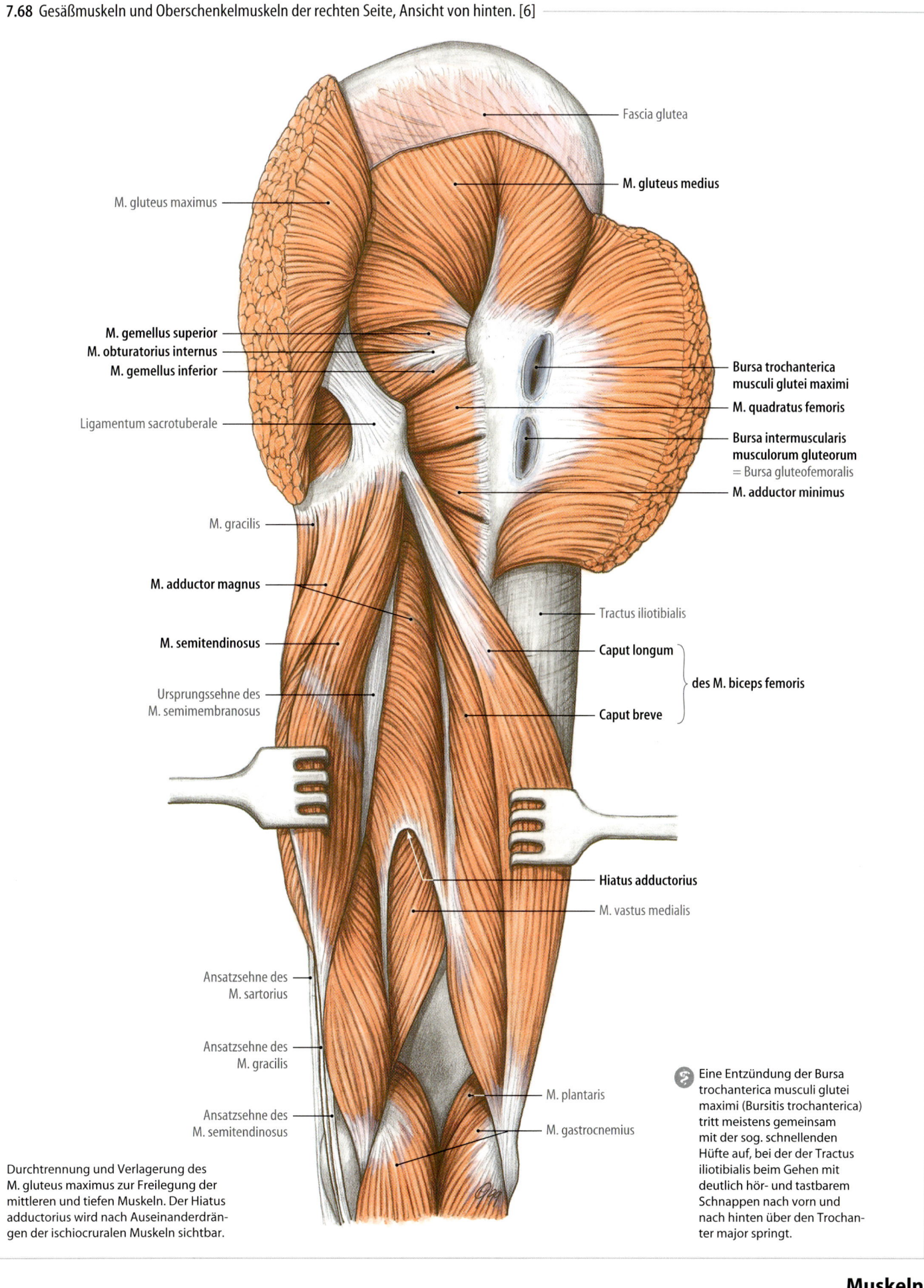

# Gesäß- und Oberschenkelmuskeln

**7.68** Gesäßmuskeln und Oberschenkelmuskeln der rechten Seite, Ansicht von hinten. [6]

Labels (von oben, im Uhrzeigersinn bzw. nach Position):
- Fascia glutea
- M. gluteus medius
- M. gluteus maximus
- M. gemellus superior
- M. obturatorius internus
- M. gemellus inferior
- Ligamentum sacrotuberale
- M. gracilis
- M. adductor magnus
- M. semitendinosus
- Ursprungssehne des M. semimembranosus
- Bursa trochanterica musculi glutei maximi
- M. quadratus femoris
- Bursa intermuscularis musculorum gluteorum = Bursa gluteofemoralis
- M. adductor minimus
- Tractus iliotibialis
- Caput longum ⎫
- Caput breve  ⎬ des M. biceps femoris
- Hiatus adductorius
- M. vastus medialis
- Ansatzsehne des M. sartorius
- Ansatzsehne des M. gracilis
- Ansatzsehne des M. semitendinosus
- M. plantaris
- M. gastrocnemius

Durchtrennung und Verlagerung des M. gluteus maximus zur Freilegung der mittleren und tiefen Muskeln. Der Hiatus adductorius wird nach Auseinanderdrängen der ischiocruralen Muskeln sichtbar.

> Eine Entzündung der Bursa trochanterica musculi glutei maximi (Bursitis trochanterica) tritt meistens gemeinsam mit der sog. schnellenden Hüfte auf, bei der der Tractus iliotibialis beim Gehen mit deutlich hör- und tastbarem Schnappen nach vorn und nach hinten über den Trochanter major springt.

**Muskeln**

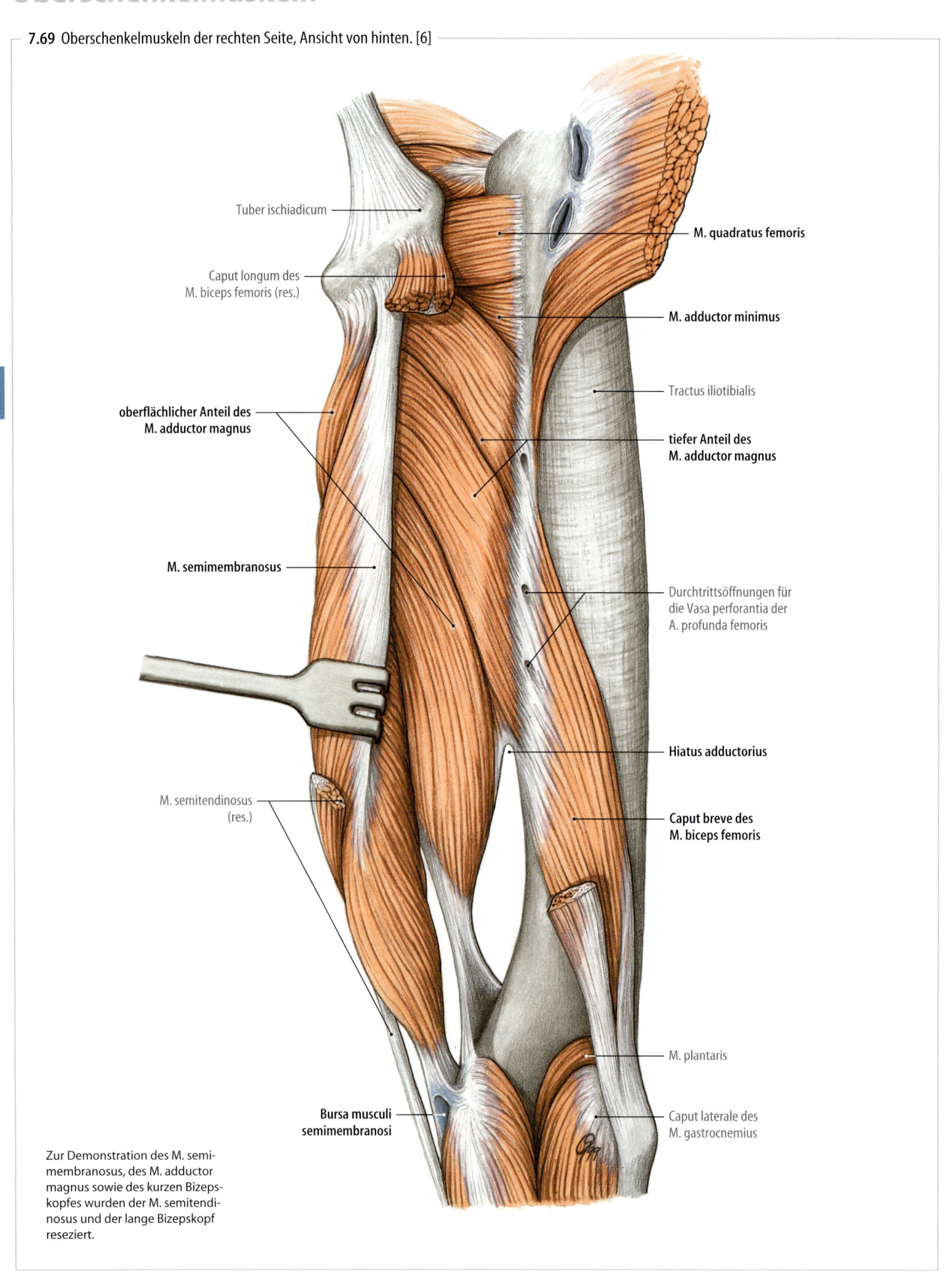

# Oberschenkelmuskeln

**7.69** Oberschenkelmuskeln der rechten Seite, Ansicht von hinten. [6]

- Tuber ischiadicum
- Caput longum des M. biceps femoris (res.)
- oberflächlicher Anteil des M. adductor magnus
- M. semimembranosus
- M. semitendinosus (res.)
- Bursa musculi semimembranosi
- M. quadratus femoris
- M. adductor minimus
- Tractus iliotibialis
- tiefer Anteil des M. adductor magnus
- Durchtrittsöffnungen für die Vasa perforantia der A. profunda femoris
- Hiatus adductorius
- Caput breve des M. biceps femoris
- M. plantaris
- Caput laterale des M. gastrocnemius

Zur Demonstration des M. semimembranosus, des M. adductor magnus sowie des kurzen Bizepskopfes wurden der M. semitendinosus und der lange Bizepskopf reseziert.

# Tractus iliotibialis

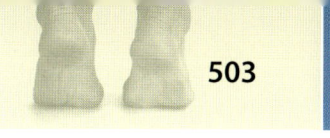

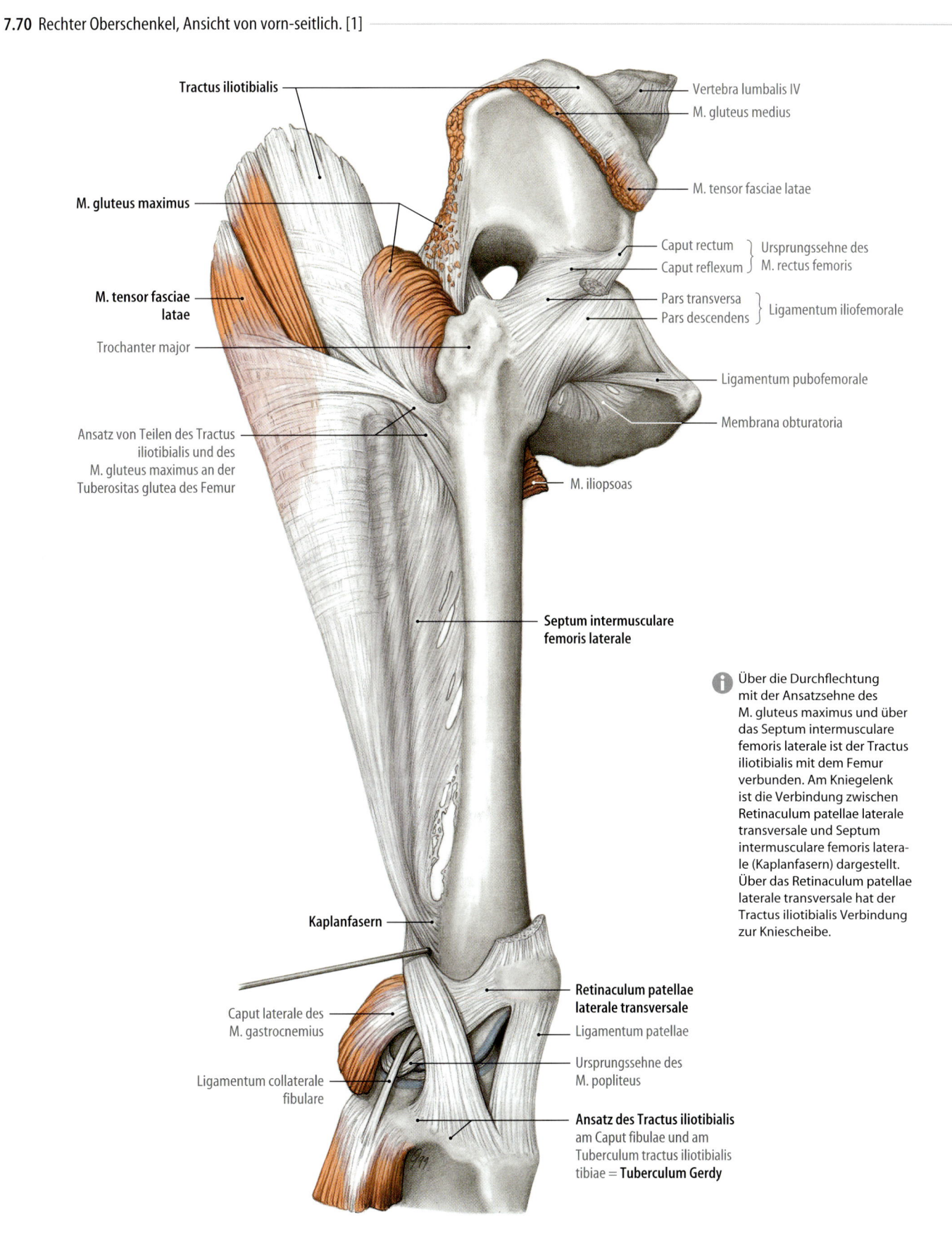

**7.70** Rechter Oberschenkel, Ansicht von vorn-seitlich. [1]

Labels:
- Tractus iliotibialis
- M. gluteus maximus
- M. tensor fasciae latae
- Trochanter major
- Ansatz von Teilen des Tractus iliotibialis und des M. gluteus maximus an der Tuberositas glutea des Femur
- Septum intermusculare femoris laterale
- Kaplanfasern
- Caput laterale des M. gastrocnemius
- Ligamentum collaterale fibulare
- Vertebra lumbalis IV
- M. gluteus medius
- M. tensor fasciae latae
- Caput rectum ⎫ Ursprungssehne des
- Caput reflexum ⎭ M. rectus femoris
- Pars transversa ⎫ Ligamentum iliofemorale
- Pars descendens ⎭
- Ligamentum pubofemorale
- Membrana obturatoria
- M. iliopsoas
- **Retinaculum patellae laterale transversale**
- Ligamentum patellae
- Ursprungssehne des M. popliteus
- **Ansatz des Tractus iliotibialis** am Caput fibulae und am Tuberculum tractus iliotibialis tibiae = **Tuberculum Gerdy**

> ℹ Über die Durchflechtung mit der Ansatzsehne des M. gluteus maximus und über das Septum intermusculare femoris laterale ist der Tractus iliotibialis mit dem Femur verbunden. Am Kniegelenk ist die Verbindung zwischen Retinaculum patellae laterale transversale und Septum intermusculare femoris laterale (Kaplanfasern) dargestellt. Über das Retinaculum patellae laterale transversale hat der Tractus iliotibialis Verbindung zur Kniescheibe.

Zur Demonstration des Tractus iliotibialis (Maissiat'scher Streifen) wurden die Oberschenkelmuskeln entfernt. Der Tractus iliotibialis wurde mit dem M. tensor fasciae latae am Beckenkamm abgelöst.

**Muskeln**

# Becken, Oberschenkel: Frontalschnitt

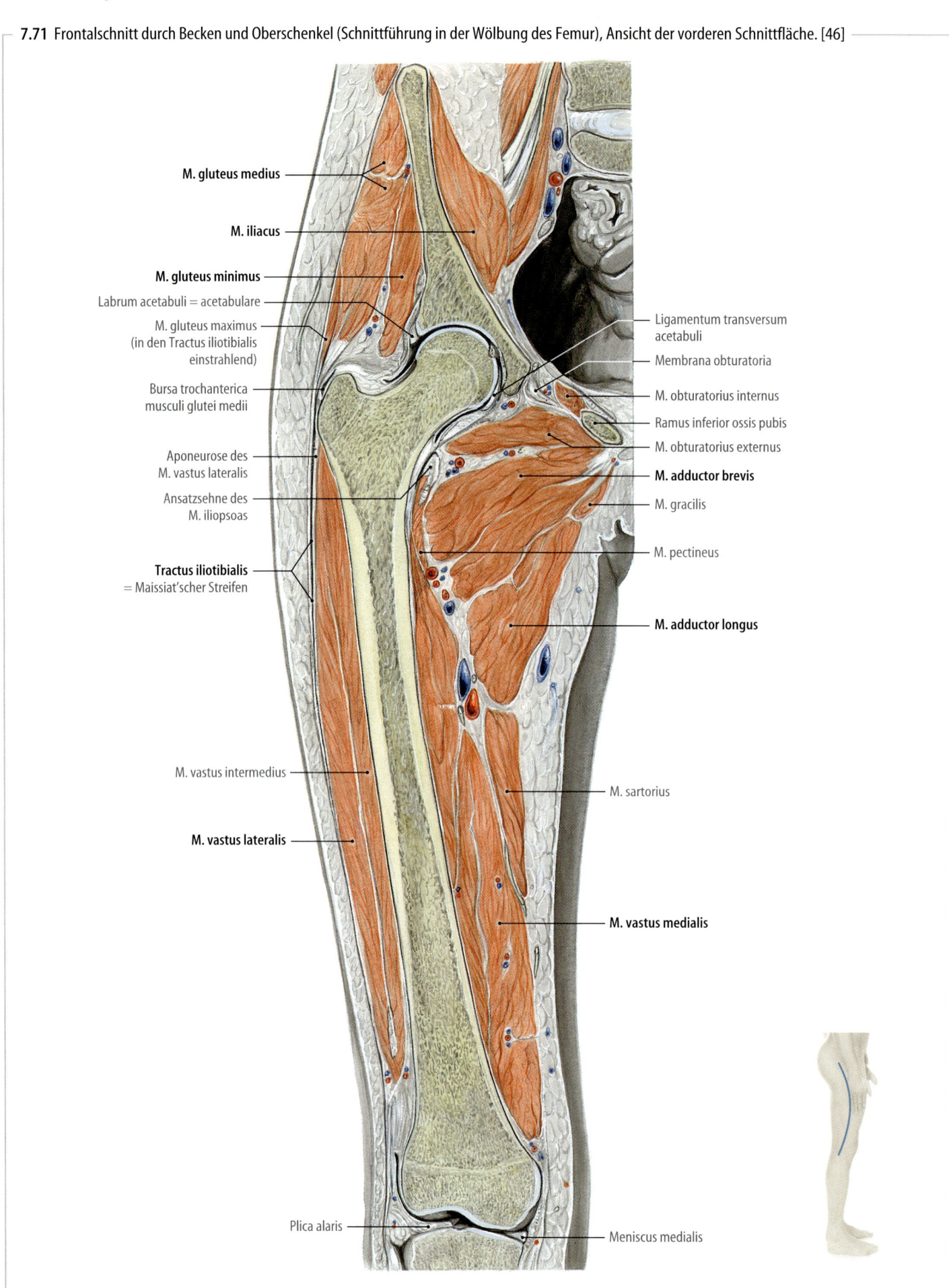

**7.71** Frontalschnitt durch Becken und Oberschenkel (Schnittführung in der Wölbung des Femur), Ansicht der vorderen Schnittfläche. [46]

- M. gluteus medius
- M. iliacus
- M. gluteus minimus
- Labrum acetabuli = acetabulare
- M. gluteus maximus (in den Tractus iliotibialis einstrahlend)
- Bursa trochanterica musculi glutei medii
- Aponeurose des M. vastus lateralis
- Ansatzsehne des M. iliopsoas
- **Tractus iliotibialis** = Maissiat'scher Streifen
- M. vastus intermedius
- **M. vastus lateralis**
- Plica alaris

- Ligamentum transversum acetabuli
- Membrana obturatoria
- M. obturatorius internus
- Ramus inferior ossis pubis
- M. obturatorius externus
- **M. adductor brevis**
- M. gracilis
- M. pectineus
- **M. adductor longus**
- M. sartorius
- **M. vastus medialis**
- Meniscus medialis

504

# Knie: Muskeln · Funktion

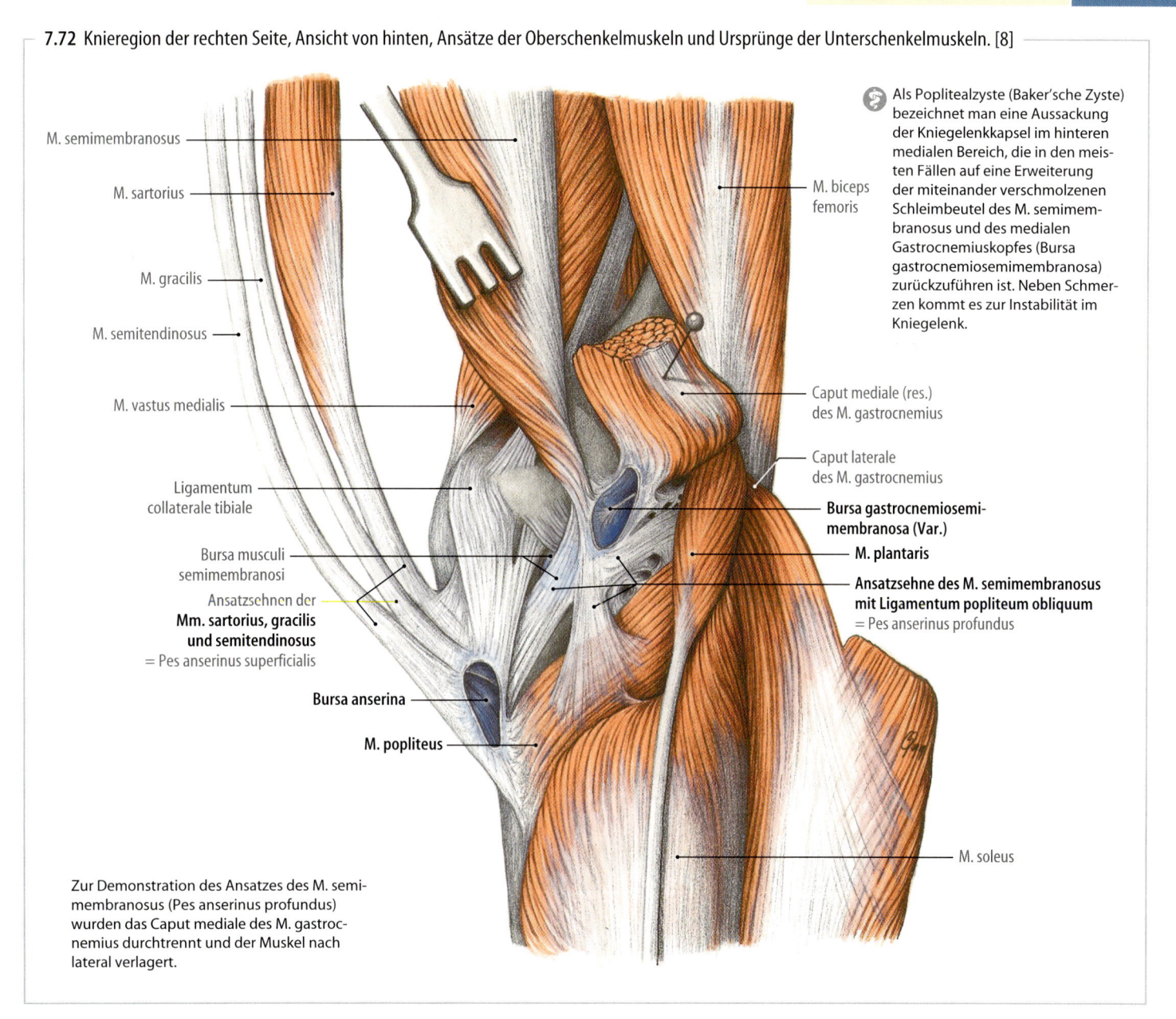

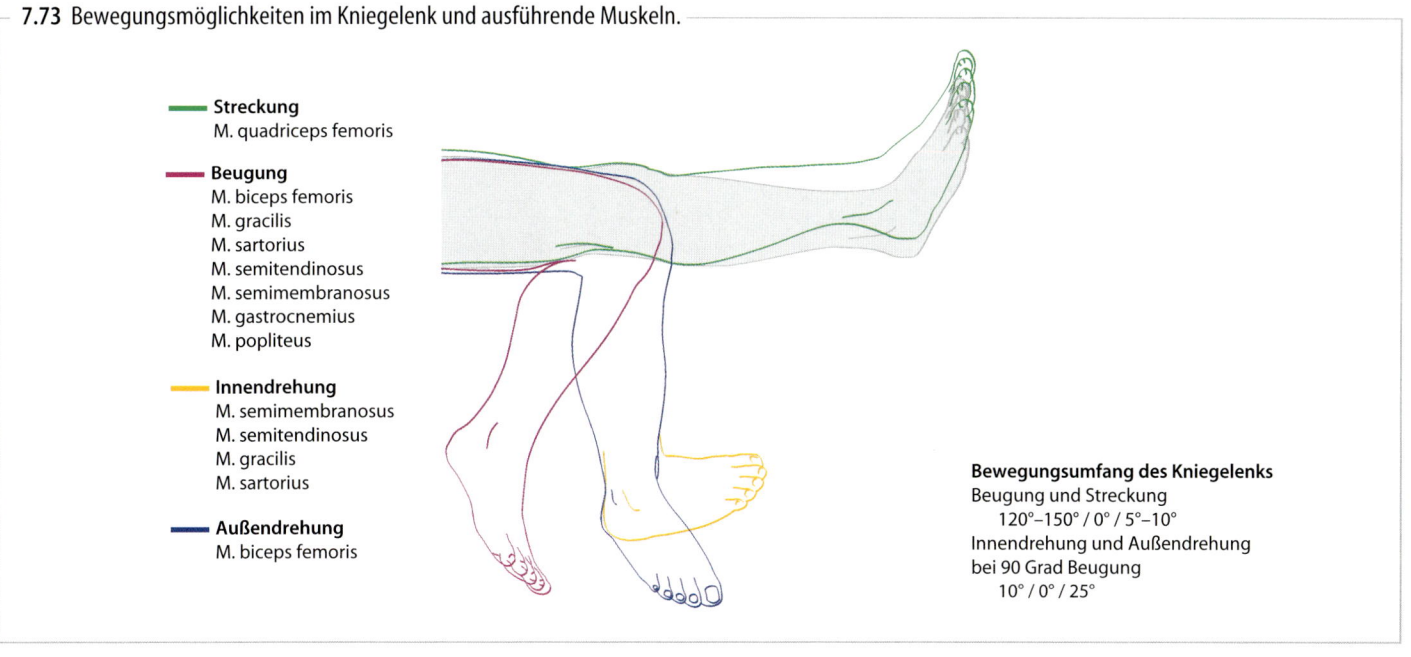

**7.72 Knieregion der rechten Seite, Ansicht von hinten, Ansätze der Oberschenkelmuskeln und Ursprünge der Unterschenkelmuskeln. [8]**

- M. semimembranosus
- M. sartorius
- M. gracilis
- M. semitendinosus
- M. vastus medialis
- Ligamentum collaterale tibiale
- Bursa musculi semimembranosi
- Ansatzsehnen der **Mm. sartorius, gracilis und semitendinosus** = Pes anserinus superficialis
- **Bursa anserina**
- **M. popliteus**

- M. biceps femoris
- Caput mediale (res.) des M. gastrocnemius
- Caput laterale des M. gastrocnemius
- **Bursa gastrocnemiosemimembranosa (Var.)**
- **M. plantaris**
- **Ansatzsehne des M. semimembranosus mit Ligamentum popliteum obliquum** = Pes anserinus profundus
- M. soleus

Als Poplitealzyste (Baker'sche Zyste) bezeichnet man eine Aussackung der Kniegelenkkapsel im hinteren medialen Bereich, die in den meisten Fällen auf eine Erweiterung der miteinander verschmolzenen Schleimbeutel des M. semimembranosus und des medialen Gastrocnemiuskopfes (Bursa gastrocnemiosemimembranosa) zurückzuführen ist. Neben Schmerzen kommt es zur Instabilität im Kniegelenk.

Zur Demonstration des Ansatzes des M. semimembranosus (Pes anserinus profundus) wurden das Caput mediale des M. gastrocnemius durchtrennt und der Muskel nach lateral verlagert.

**7.73 Bewegungsmöglichkeiten im Kniegelenk und ausführende Muskeln.**

**Streckung**
M. quadriceps femoris

**Beugung**
M. biceps femoris
M. gracilis
M. sartorius
M. semitendinosus
M. semimembranosus
M. gastrocnemius
M. popliteus

**Innendrehung**
M. semimembranosus
M. semitendinosus
M. gracilis
M. sartorius

**Außendrehung**
M. biceps femoris

**Bewegungsumfang des Kniegelenks**
Beugung und Streckung
120°–150° / 0° / 5°–10°
Innendrehung und Außendrehung
bei 90 Grad Beugung
10° / 0° / 25°

**Muskeln**

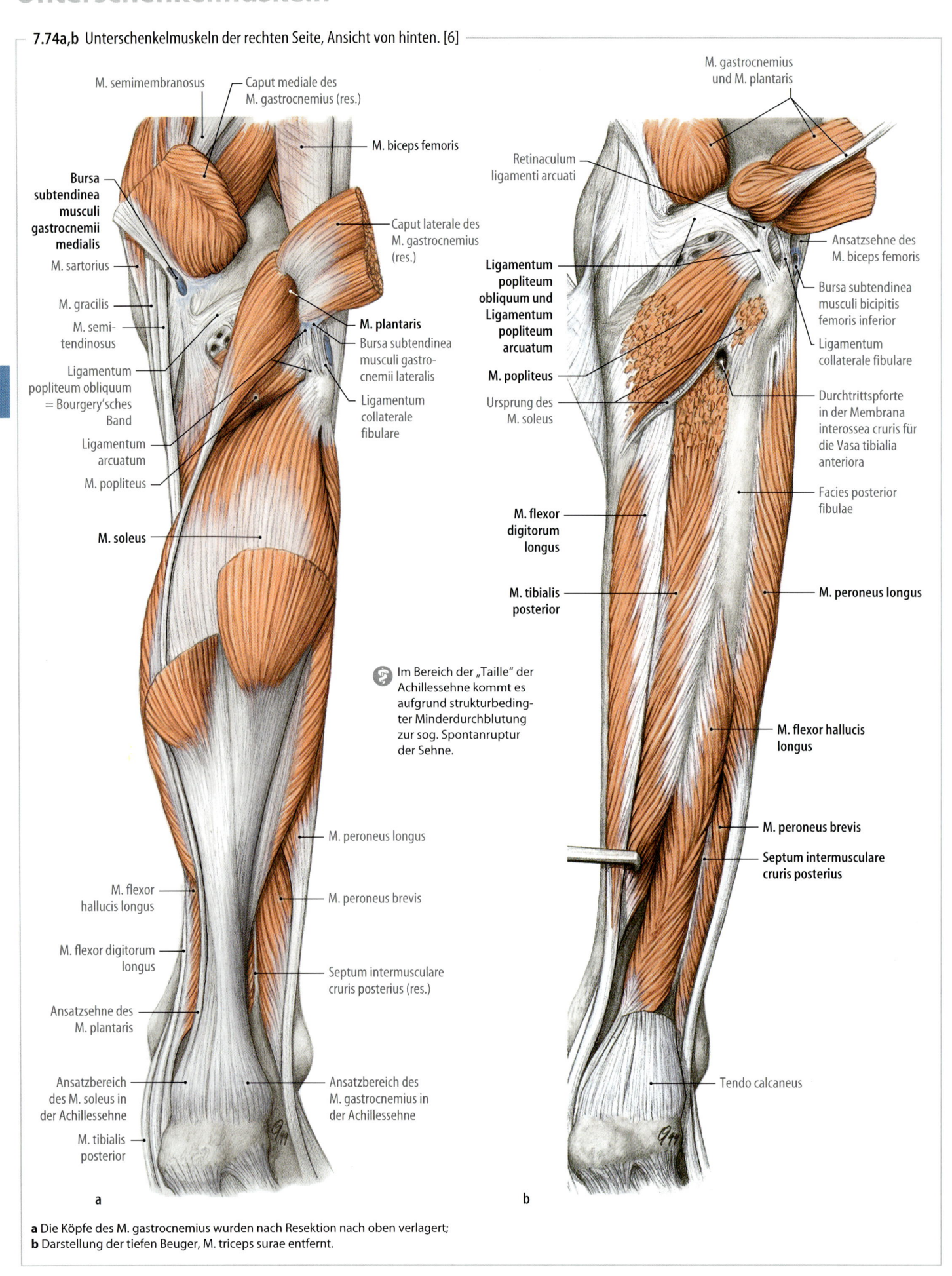

# Unterschenkelmuskeln

**7.74a,b** Unterschenkelmuskeln der rechten Seite, Ansicht von hinten. [6]

Bildbeschriftungen Abbildung a:
- M. semimembranosus
- Caput mediale des M. gastrocnemius (res.)
- M. biceps femoris
- **Bursa subtendinea musculi gastrocnemii medialis**
- Caput laterale des M. gastrocnemius (res.)
- M. sartorius
- M. gracilis
- M. semitendinosus
- M. plantaris
- Bursa subtendinea musculi gastrocnemii lateralis
- Ligamentum popliteum obliquum = Bourgery'sches Band
- Ligamentum collaterale fibulare
- Ligamentum arcuatum
- M. popliteus
- **M. soleus**
- M. peroneus longus
- M. peroneus brevis
- M. flexor hallucis longus
- Septum intermusculare cruris posterior (res.)
- M. flexor digitorum longus
- Ansatzsehne des M. plantaris
- Ansatzbereich des M. soleus in der Achillessehne
- Ansatzbereich des M. gastrocnemius in der Achillessehne
- M. tibialis posterior

Im Bereich der „Taille" der Achillessehne kommt es aufgrund strukturbedingter Minderdurchblutung zur sog. Spontanruptur der Sehne.

Bildbeschriftungen Abbildung b:
- M. gastrocnemius und M. plantaris
- Retinaculum ligamenti arcuati
- Ansatzsehne des M. biceps femoris
- **Ligamentum popliteum obliquum und Ligamentum popliteum arcuatum**
- Bursa subtendinea musculi bicipitis femoris inferior
- Ligamentum collaterale fibulare
- **M. popliteus**
- Ursprung des M. soleus
- Durchtrittspforte in der Membrana interossea cruris für die Vasa tibialia anteriora
- Facies posterior fibulae
- **M. flexor digitorum longus**
- **M. tibialis posterior**
- **M. peroneus longus**
- **M. flexor hallucis longus**
- **M. peroneus brevis**
- **Septum intermusculare cruris posterius**
- Tendo calcaneus

**a** Die Köpfe des M. gastrocnemius wurden nach Resektion nach oben verlagert;
**b** Darstellung der tiefen Beuger, M. triceps surae entfernt.

# Unterschenkelmuskeln

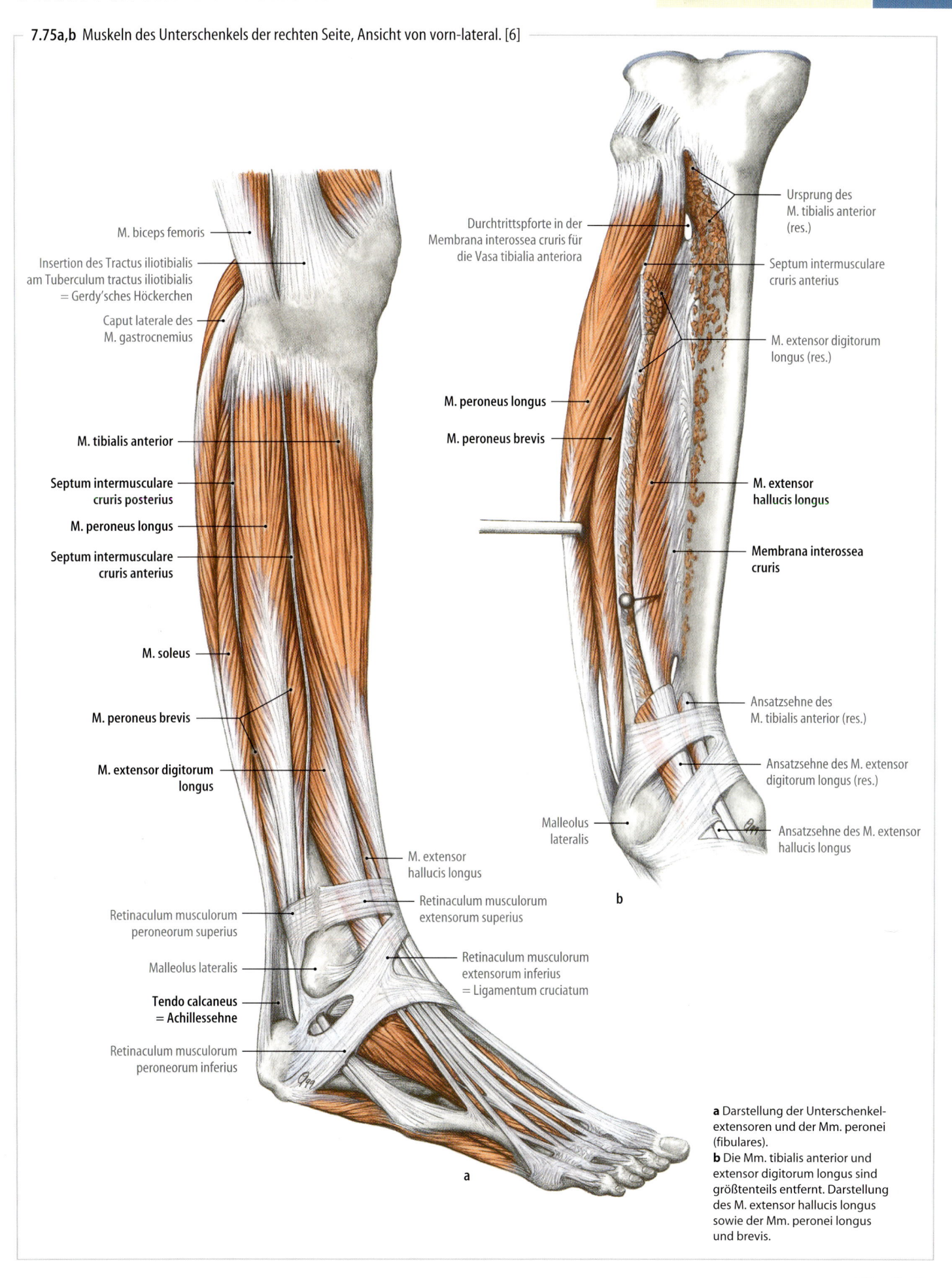

**7.75a,b** Muskeln des Unterschenkels der rechten Seite, Ansicht von vorn-lateral. [6]

Bildbeschriftungen (Abb. a):
- M. biceps femoris
- Insertion des Tractus iliotibialis am Tuberculum tractus iliotibialis = Gerdy'sches Höckerchen
- Caput laterale des M. gastrocnemius
- M. tibialis anterior
- Septum intermusculare cruris posterius
- M. peroneus longus
- Septum intermusculare cruris anterius
- M. soleus
- M. peroneus brevis
- M. extensor digitorum longus
- M. extensor hallucis longus
- Retinaculum musculorum extensorum superius
- Retinaculum musculorum extensorum inferius = Ligamentum cruciatum
- Retinaculum musculorum peroneorum superius
- Malleolus lateralis
- Tendo calcaneus = Achillessehne
- Retinaculum musculorum peroneorum inferius

Bildbeschriftungen (Abb. b):
- Durchtrittspforte in der Membrana interossea cruris für die Vasa tibialia anteriora
- Ursprung des M. tibialis anterior (res.)
- Septum intermusculare cruris anterius
- M. extensor digitorum longus (res.)
- M. peroneus longus
- M. peroneus brevis
- M. extensor hallucis longus
- Membrana interossea cruris
- Ansatzsehne des M. tibialis anterior (res.)
- Ansatzsehne des M. extensor digitorum longus (res.)
- Malleolus lateralis
- Ansatzsehne des M. extensor hallucis longus

**a** Darstellung der Unterschenkelextensoren und der Mm. peronei (fibulares).
**b** Die Mm. tibialis anterior und extensor digitorum longus sind größtenteils entfernt. Darstellung des M. extensor hallucis longus sowie der Mm. peronei longus und brevis.

**Muskeln**

# Unterschenkel: Faszienlogen · Fußmuskeln

**7.76** Faszienlogen der Muskeln des Unterschenkels der rechten Seite, Ansicht von oben nach einem Transversalschnitt.

**Faszienlogen (Unterschenkel)**
- Fascia cruris
- Faszienloge der Extensorengruppe
  M. tibialis anterior,
  M. extensor hallucis longus,
  M. extensor digitorum longus
- Vordere Bindegewebsstraße
  = Canalis tibialis anterior mit
  A. und V. tibialis anterior,
  N. peroneus (fibularis) profundus
- Membrana interossea cruris
- Faszienloge der oberflächlichen Flexoren
  M. soleus, M. gastrocnemius

- Faszienloge der Peroneusgruppe
  M. peroneus (fibularis) longus,
  M. peroneus (fibularis) brevis
- Septum intermusculare cruris anterius
- Septum intermusculare cruris posterius
- Faszienloge der tiefen Flexoren
  M. tibialis posterior,
  M. flexor hallucis longus,
  M. flexor digitorum longus
- Tiefes Blatt der Fascia cruris und hintere Bindegewebsstraße mit
  A. und V. tibialis posterior,
  N. tibialis, A. und V. peronea (fibularis)

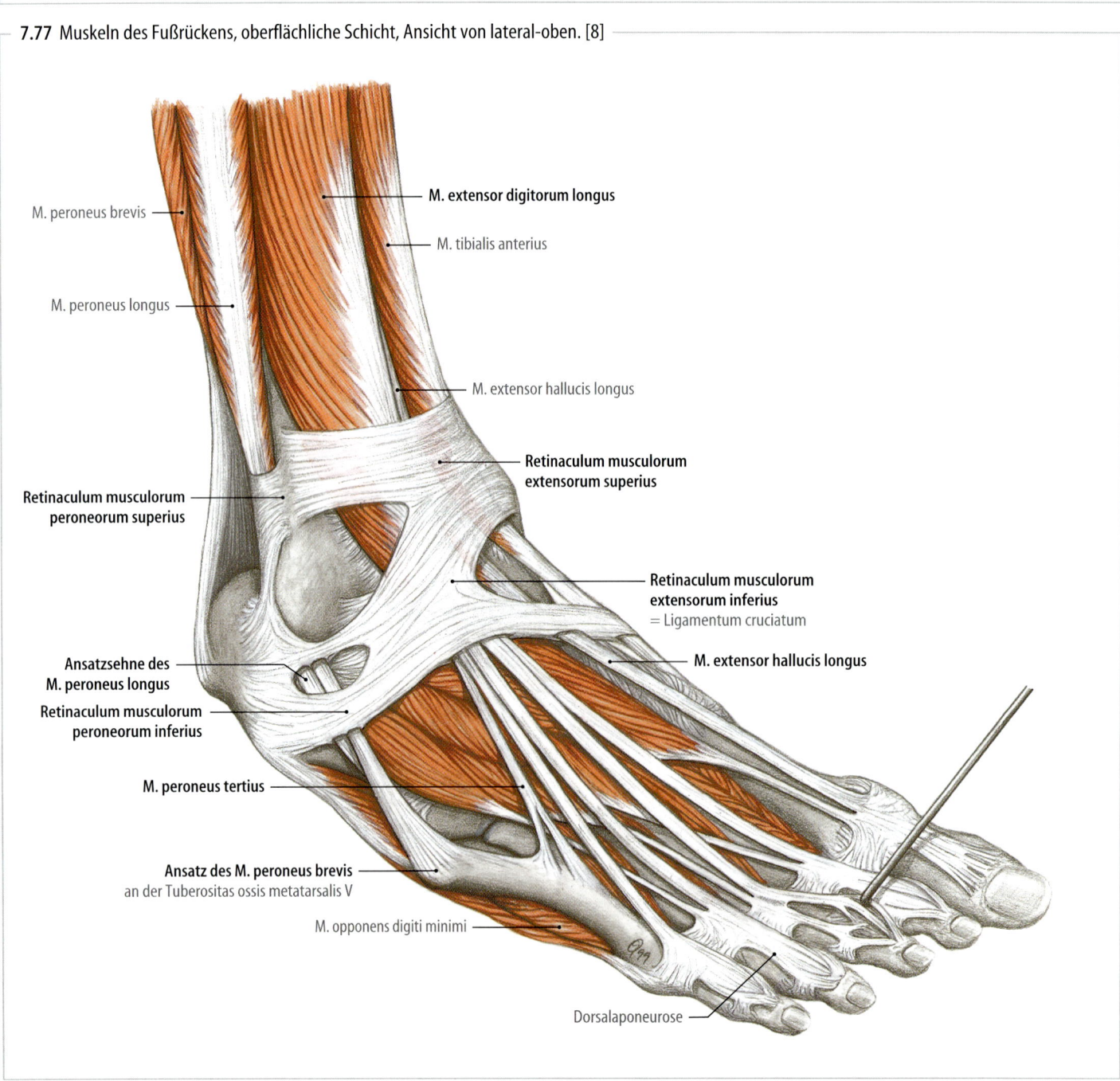

**7.77** Muskeln des Fußrückens, oberflächliche Schicht, Ansicht von lateral-oben. [8]

- M. peroneus brevis
- M. peroneus longus
- Retinaculum musculorum peroneorum superius
- Ansatzsehne des M. peroneus longus
- Retinaculum musculorum peroneorum inferius
- M. peroneus tertius
- Ansatz des M. peroneus brevis
  an der Tuberositas ossis metatarsalis V
- M. opponens digiti minimi
- Dorsalaponeurose
- M. extensor digitorum longus
- M. tibialis anterius
- M. extensor hallucis longus
- Retinaculum musculorum extensorum superius
- Retinaculum musculorum extensorum inferius
  = Ligamentum cruciatum
- M. extensor hallucis longus

# Fußmuskeln · Sprunggelenke: Funktion

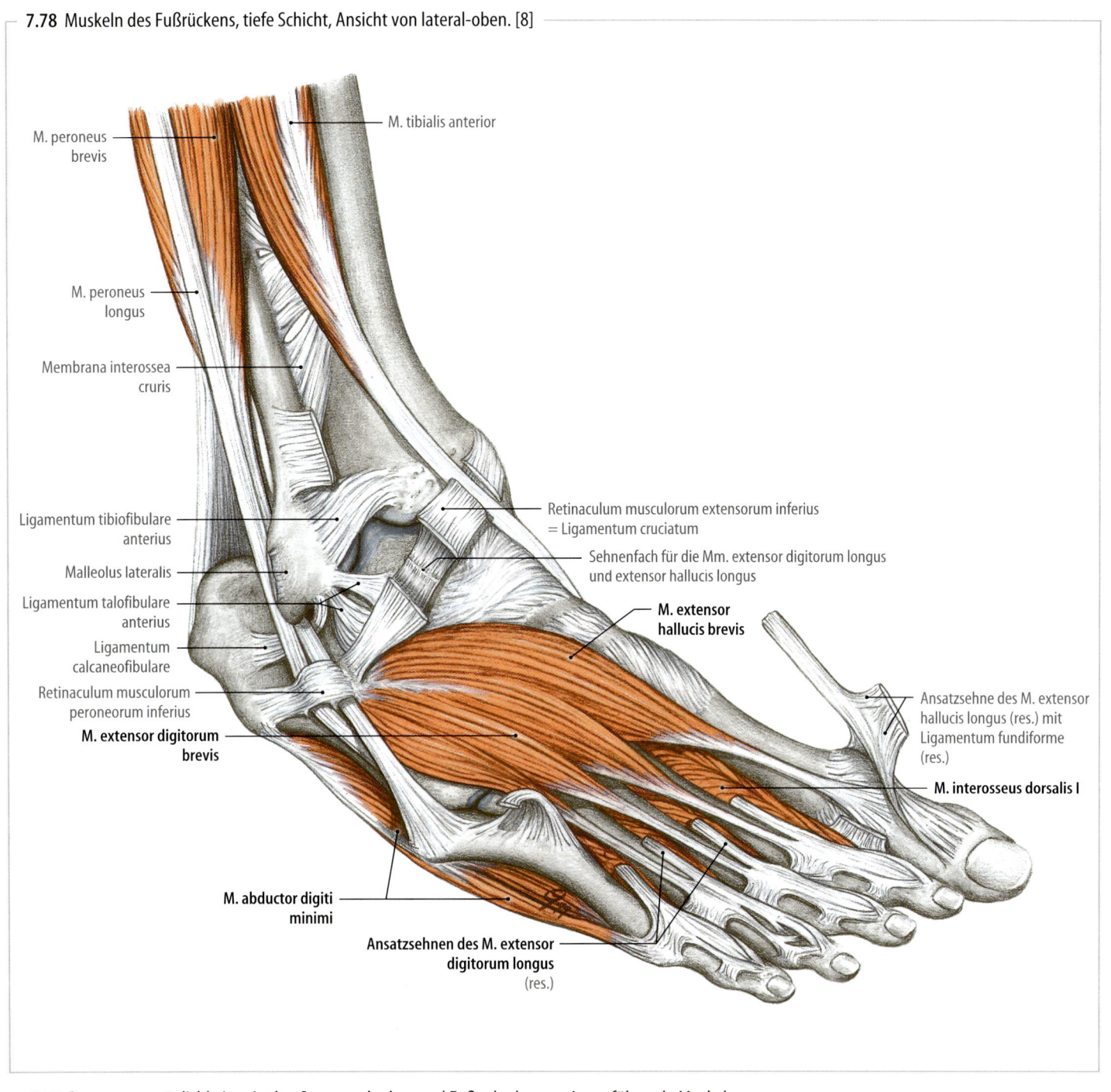

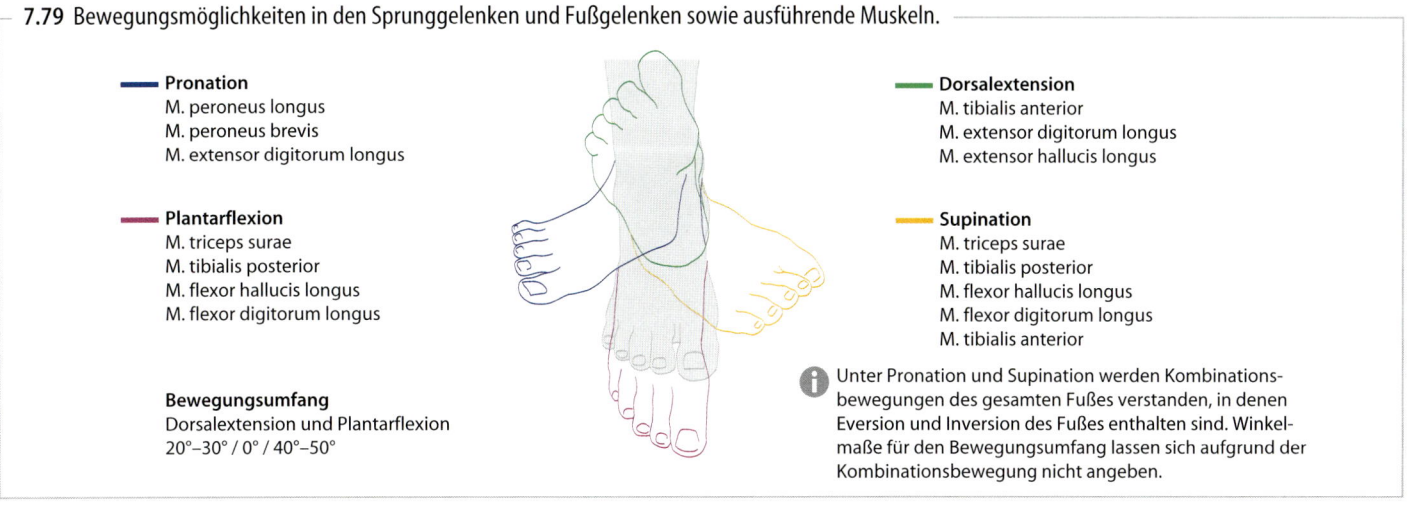

**7.78** Muskeln des Fußrückens, tiefe Schicht, Ansicht von lateral-oben. [8]

Beschriftungen:
- M. peroneus brevis
- M. tibialis anterior
- M. peroneus longus
- Membrana interossea cruris
- Ligamentum tibiofibulare anterius
- Malleolus lateralis
- Ligamentum talofibulare anterius
- Ligamentum calcaneofibulare
- Retinaculum musculorum peroneorum inferius
- **M. extensor digitorum brevis**
- M. abductor digiti minimi
- Ansatzsehnen des M. extensor digitorum longus (res.)
- Retinaculum musculorum extensorum inferius = Ligamentum cruciatum
- Sehnenfach für die Mm. extensor digitorum longus und extensor hallucis longus
- **M. extensor hallucis brevis**
- Ansatzsehne des M. extensor hallucis longus (res.) mit Ligamentum fundiforme (res.)
- M. interosseus dorsalis I

---

**7.79** Bewegungsmöglichkeiten in den Sprunggelenken und Fußgelenken sowie ausführende Muskeln.

**— Pronation**
- M. peroneus longus
- M. peroneus brevis
- M. extensor digitorum longus

**— Plantarflexion**
- M. triceps surae
- M. tibialis posterior
- M. flexor hallucis longus
- M. flexor digitorum longus

**Bewegungsumfang**
Dorsalextension und Plantarflexion
20°–30° / 0° / 40°–50°

**— Dorsalextension**
- M. tibialis anterior
- M. extensor digitorum longus
- M. extensor hallucis longus

**— Supination**
- M. triceps surae
- M. tibialis posterior
- M. flexor hallucis longus
- M. flexor digitorum longus
- M. tibialis anterior

ℹ Unter Pronation und Supination werden Kombinationsbewegungen des gesamten Fußes verstanden, in denen Eversion und Inversion des Fußes enthalten sind. Winkelmaße für den Bewegungsumfang lassen sich aufgrund der Kombinationsbewegung nicht angeben.

**Muskeln**

# Verspannung der Fußwölbungen · Faszienlogen

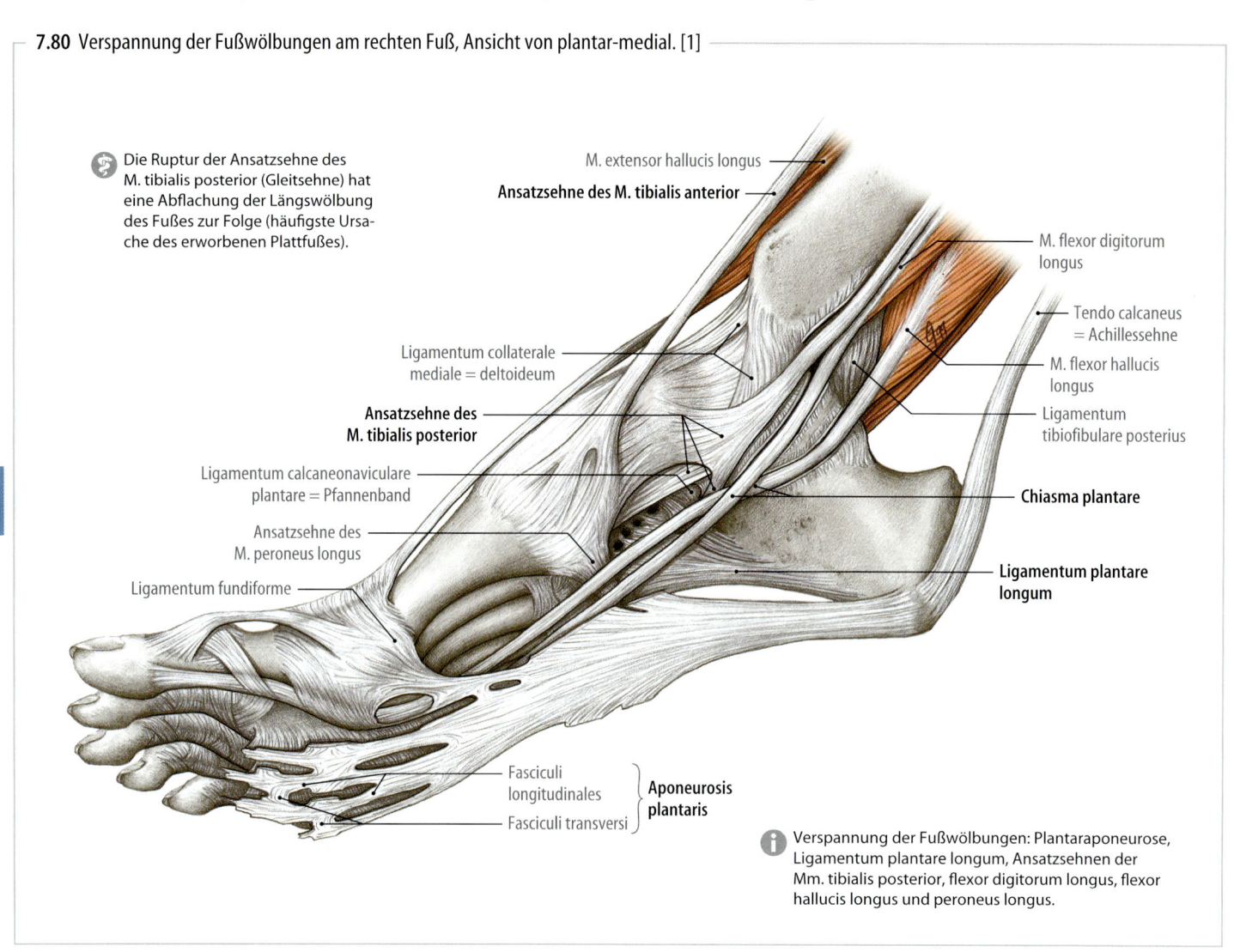

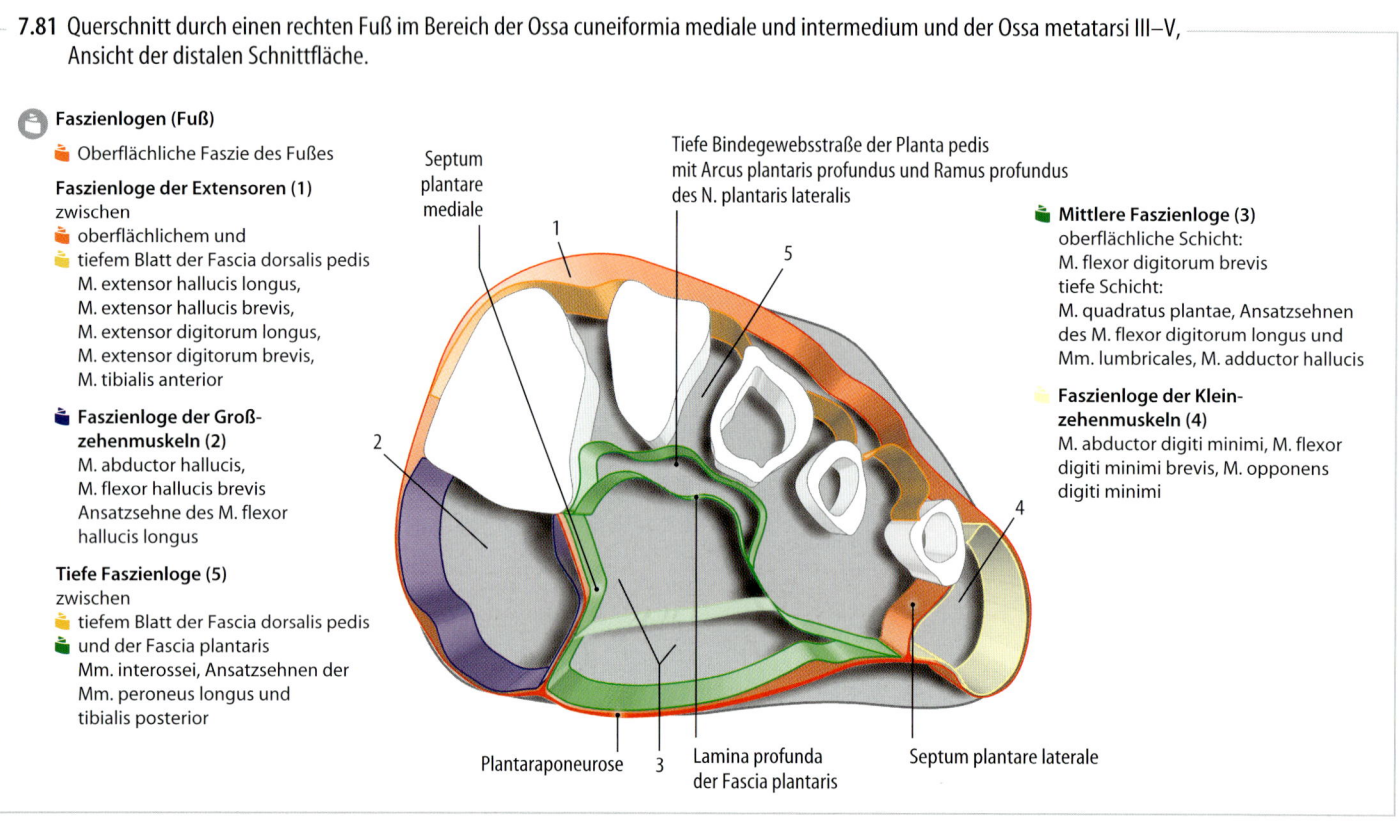

**7.80** Verspannung der Fußwölbungen am rechten Fuß, Ansicht von plantar-medial. [1]

Die Ruptur der Ansatzsehne des M. tibialis posterior (Gleitsehne) hat eine Abflachung der Längswölbung des Fußes zur Folge (häufigste Ursache des erworbenen Plattfußes).

Beschriftungen:
- M. extensor hallucis longus
- **Ansatzsehne des M. tibialis anterior**
- M. flexor digitorum longus
- Ligamentum collaterale mediale = deltoideum
- Tendo calcaneus = Achillessehne
- M. flexor hallucis longus
- **Ansatzsehne des M. tibialis posterior**
- Ligamentum tibiofibulare posterius
- Ligamentum calcaneonaviculare plantare = Pfannenband
- **Chiasma plantare**
- Ansatzsehne des M. peroneus longus
- **Ligamentum plantare longum**
- Ligamentum fundiforme
- Fasciculi longitudinales
- Fasciculi transversi
- **Aponeurosis plantaris**

Verspannung der Fußwölbungen: Plantaraponeurose, Ligamentum plantare longum, Ansatzsehnen der Mm. tibialis posterior, flexor digitorum longus, flexor hallucis longus und peroneus longus.

**7.81** Querschnitt durch einen rechten Fuß im Bereich der Ossa cuneiformia mediale und intermedium und der Ossa metatarsi III–V, Ansicht der distalen Schnittfläche.

**Faszienlogen (Fuß)**

- Oberflächliche Faszie des Fußes

**Faszienloge der Extensoren (1)**
zwischen
- oberflächlichem und
- tiefem Blatt der Fascia dorsalis pedis
  M. extensor hallucis longus,
  M. extensor hallucis brevis,
  M. extensor digitorum longus,
  M. extensor digitorum brevis,
  M. tibialis anterior

**Faszienloge der Großzehenmuskeln (2)**
M. abductor hallucis,
M. flexor hallucis brevis
Ansatzsehne des M. flexor hallucis longus

**Tiefe Faszienloge (5)**
zwischen
- tiefem Blatt der Fascia dorsalis pedis
- und der Fascia plantaris
  Mm. interossei, Ansatzsehnen der Mm. peroneus longus und tibialis posterior

Septum plantare mediale

Tiefe Bindegewebsstraße der Planta pedis mit Arcus plantaris profundus und Ramus profundus des N. plantaris lateralis

**Mittlere Faszienloge (3)**
oberflächliche Schicht:
M. flexor digitorum brevis
tiefe Schicht:
M. quadratus plantae, Ansatzsehnen des M. flexor digitorum longus und Mm. lumbricales, M. adductor hallucis

**Faszienloge der Kleinzehenmuskeln (4)**
M. abductor digiti minimi, M. flexor digiti minimi brevis, M. opponens digiti minimi

Plantaraponeurose — Lamina profunda der Fascia plantaris — Septum plantare laterale

# Fußmuskeln: oberflächliche, mittlere Schicht

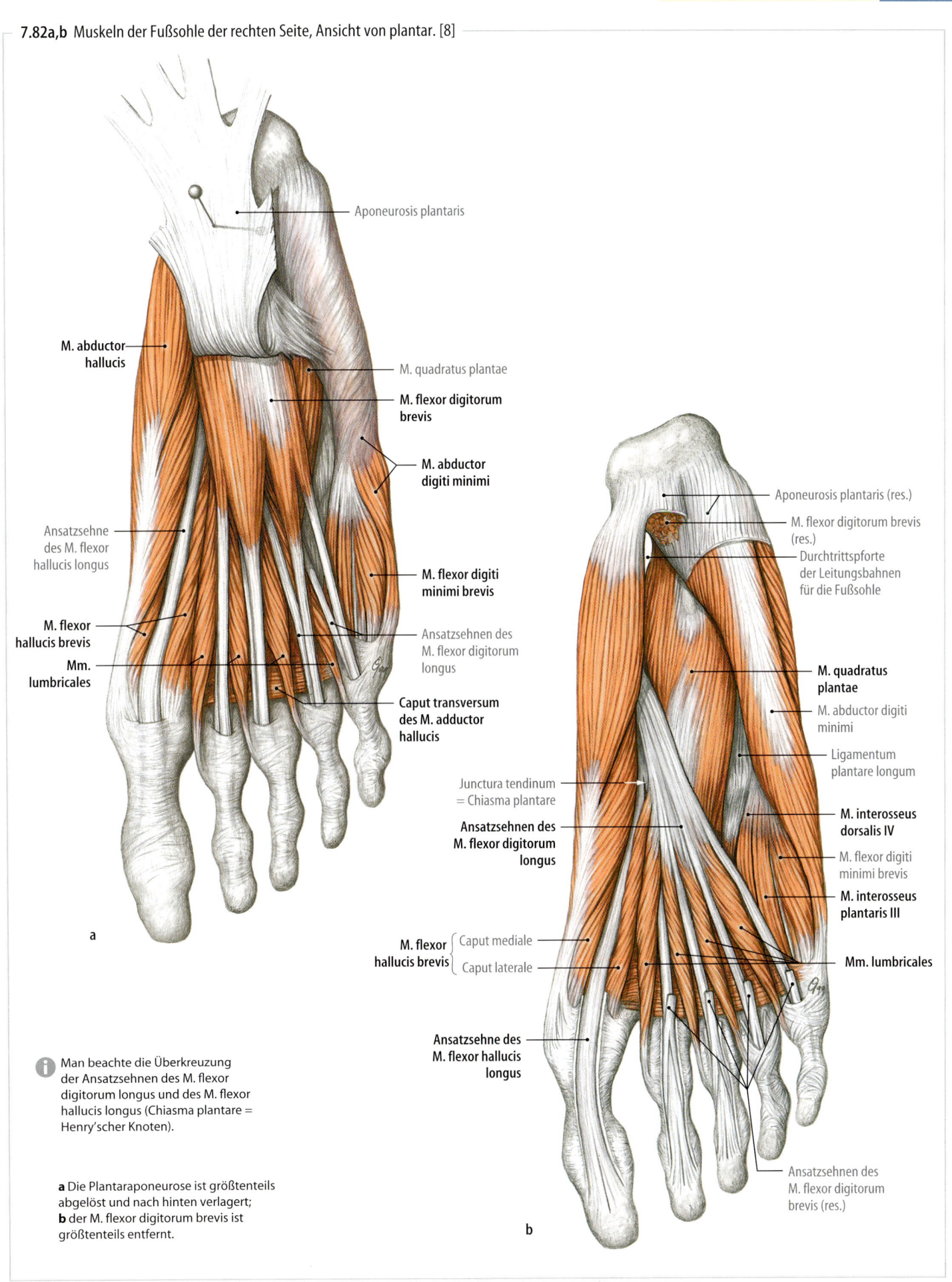

**7.82 a,b** Muskeln der Fußsohle der rechten Seite, Ansicht von plantar. [8]

- Aponeurosis plantaris
- M. abductor hallucis
- M. quadratus plantae
- M. flexor digitorum brevis
- M. abductor digiti minimi
- Ansatzsehne des M. flexor hallucis longus
- M. flexor digiti minimi brevis
- M. flexor hallucis brevis
- Ansatzsehnen des M. flexor digitorum longus
- Mm. lumbricales
- Caput transversum des M. adductor hallucis

- Aponeurosis plantaris (res.)
- M. flexor digitorum brevis (res.)
- Durchtrittspforte der Leitungsbahnen für die Fußsohle
- M. quadratus plantae
- M. abductor digiti minimi
- Ligamentum plantare longum
- M. interosseus dorsalis IV
- M. flexor digiti minimi brevis
- M. interosseus plantaris III
- Junctura tendinum = Chiasma plantare
- Ansatzsehnen des M. flexor digitorum longus
- M. flexor hallucis brevis { Caput mediale, Caput laterale }
- Mm. lumbricales
- Ansatzsehne des M. flexor hallucis longus
- Ansatzsehnen des M. flexor digitorum brevis (res.)

ⓘ Man beachte die Überkreuzung der Ansatzsehnen des M. flexor digitorum longus und des M. flexor hallucis longus (Chiasma plantare = Henry'scher Knoten).

**a** Die Plantaraponeurose ist größtenteils abgelöst und nach hinten verlagert;
**b** der M. flexor digitorum brevis ist größtenteils entfernt.

**Muskeln**

# Fußmuskeln: tiefe Schicht

**7.83a,b** Muskeln der Fußsohle der rechten Seite, Ansicht von plantar. [8]

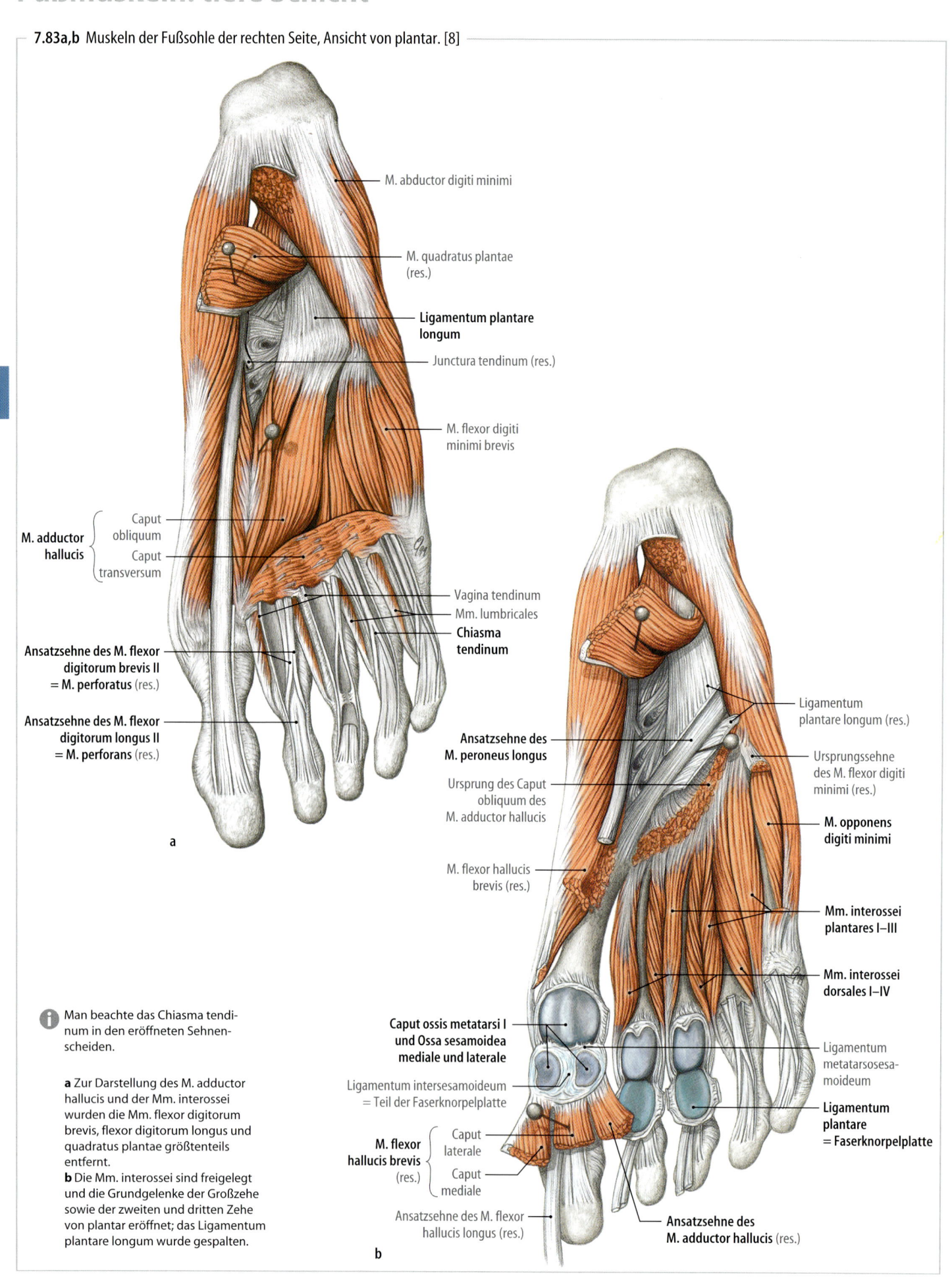

M. abductor digiti minimi

M. quadratus plantae (res.)

**Ligamentum plantare longum**

Junctura tendinum (res.)

M. flexor digiti minimi brevis

**M. adductor hallucis** { Caput obliquum / Caput transversum

Vagina tendinum
Mm. lumbricales
**Chiasma tendinum**

**Ansatzsehne des M. flexor digitorum brevis II = M. perforatus** (res.)

**Ansatzsehne des M. flexor digitorum longus II = M. perforans** (res.)

**Ansatzsehne des M. peroneus longus**

Ursprung des Caput obliquum des M. adductor hallucis

M. flexor hallucis brevis (res.)

Ligamentum plantare longum (res.)

Ursprungssehne des M. flexor digiti minimi (res.)

**M. opponens digiti minimi**

**Mm. interossei plantares I–III**

**Mm. interossei dorsales I–IV**

Ligamentum metatarsosesamoideum

**Ligamentum plantare = Faserknorpelplatte**

**Caput ossis metatarsi I und Ossa sesamoidea mediale und laterale**

Ligamentum intersesamoideum = Teil der Faserknorpelplatte

**M. flexor hallucis brevis** (res.) { Caput laterale / Caput mediale

Ansatzsehne des M. flexor hallucis longus (res.)

**Ansatzsehne des M. adductor hallucis** (res.)

ℹ️ Man beachte das Chiasma tendinum in den eröffneten Sehnenscheiden.

**a** Zur Darstellung des M. adductor hallucis und der Mm. interossei wurden die Mm. flexor digitorum brevis, flexor digitorum longus und quadratus plantae größtenteils entfernt.
**b** Die Mm. interossei sind freigelegt und die Grundgelenke der Großzehe sowie der zweiten und dritten Zehe von plantar eröffnet; das Ligamentum plantare longum wurde gespalten.

# Fußmuskeln: tiefe Schicht

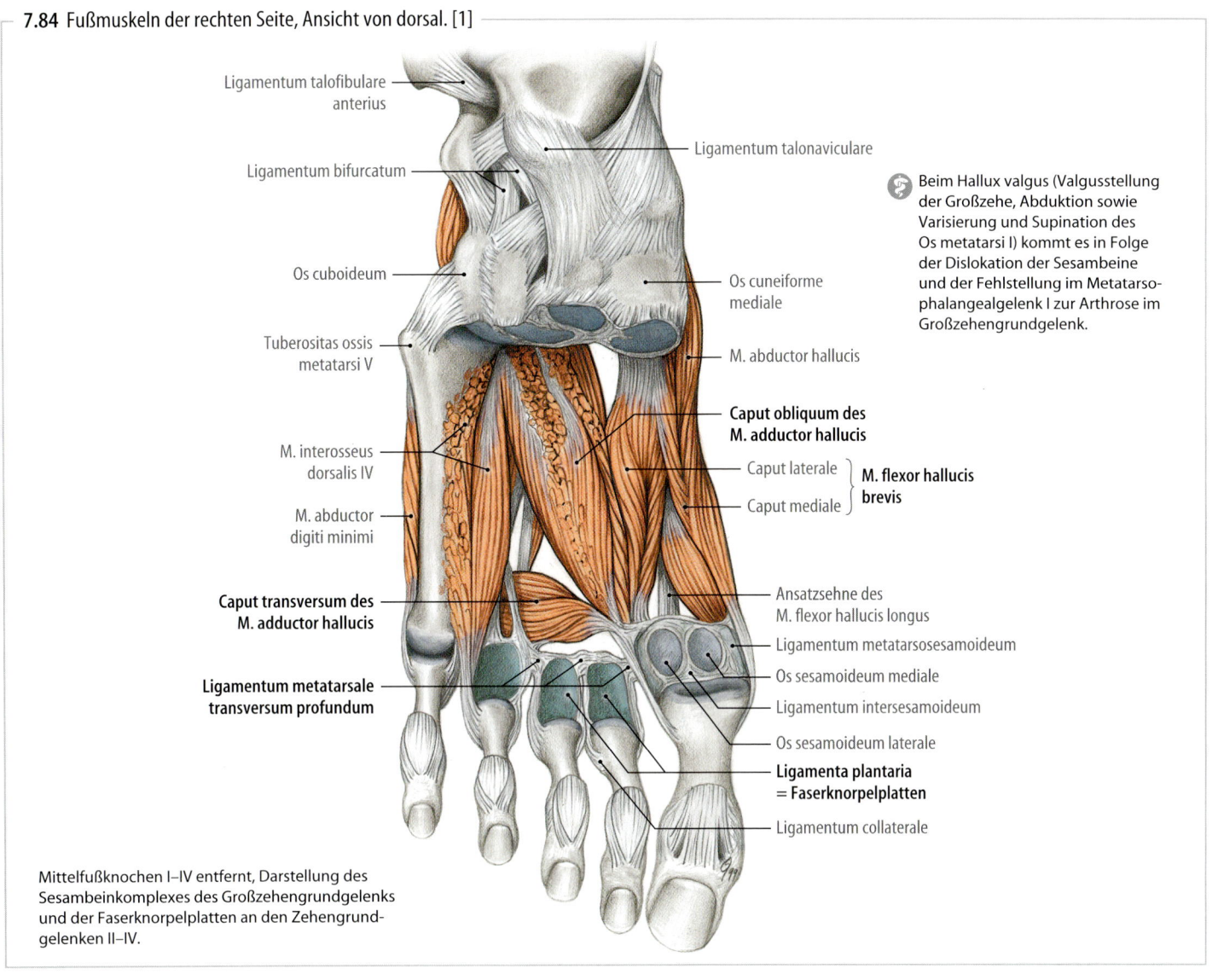

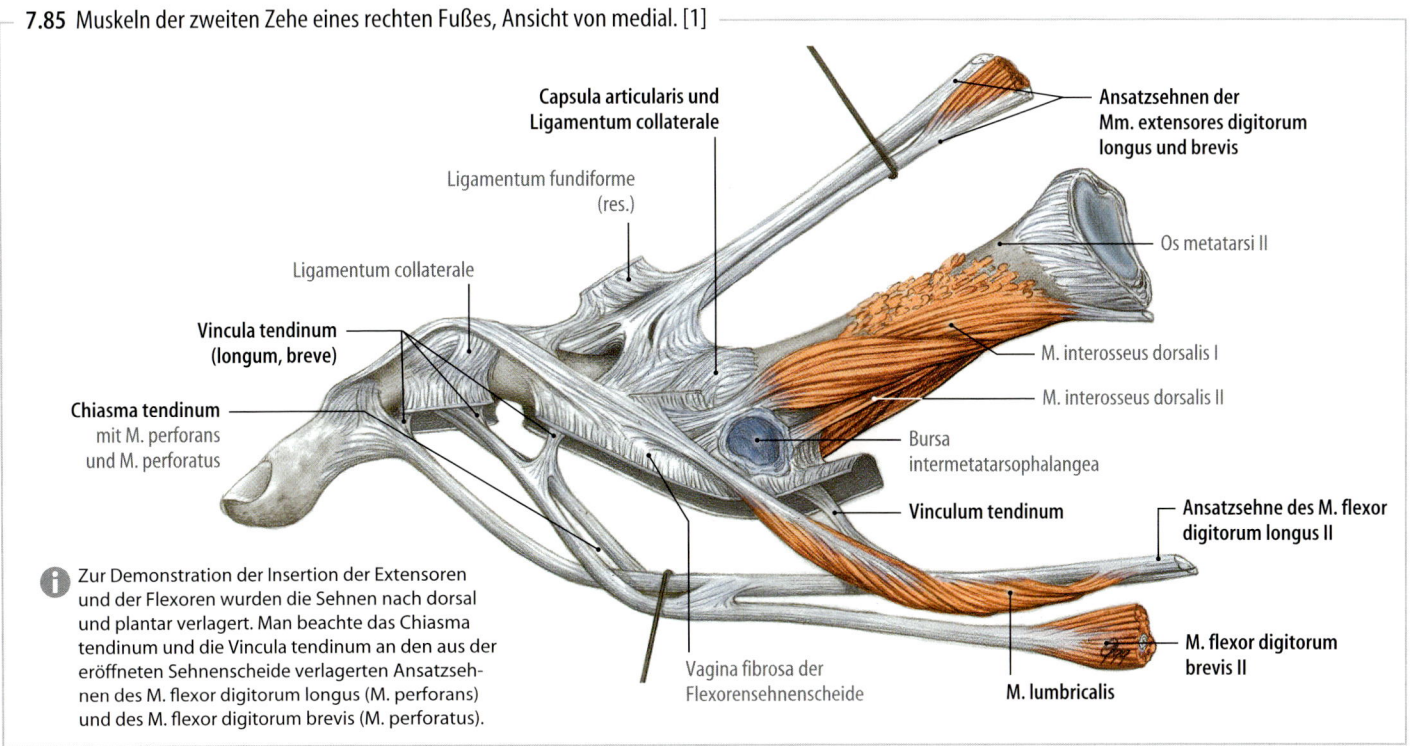

**7.84** Fußmuskeln der rechten Seite, Ansicht von dorsal. [1]

- Ligamentum talofibulare anterius
- Ligamentum bifurcatum
- Ligamentum talonaviculare
- Os cuboideum
- Os cuneiforme mediale
- Tuberositas ossis metatarsi V
- M. abductor hallucis
- M. interosseus dorsalis IV
- **Caput obliquum des M. adductor hallucis**
- Caput laterale } **M. flexor hallucis brevis**
- Caput mediale
- M. abductor digiti minimi
- Ansatzsehne des M. flexor hallucis longus
- **Caput transversum des M. adductor hallucis**
- Ligamentum metatarsosesamoideum
- Os sesamoideum mediale
- **Ligamentum metatarsale transversum profundum**
- Ligamentum intersesamoideum
- Os sesamoideum laterale
- **Ligamenta plantaria = Faserknorpelplatten**
- Ligamentum collaterale

> Beim Hallux valgus (Valgusstellung der Großzehe, Abduktion sowie Varisierung und Supination des Os metatarsi I) kommt es in Folge der Dislokation der Sesambeine und der Fehlstellung im Metatarsophalangealgelenk I zur Arthrose im Großzehengrundgelenk.

Mittelfußknochen I–IV entfernt, Darstellung des Sesambeinkomplexes des Großzehengrundgelenks und der Faserknorpelplatten an den Zehengrundgelenken II–IV.

**7.85** Muskeln der zweiten Zehe eines rechten Fußes, Ansicht von medial. [1]

- **Capsula articularis und Ligamentum collaterale**
- **Ansatzsehnen der Mm. extensores digitorum longus und brevis**
- Ligamentum fundiforme (res.)
- Os metatarsi II
- Ligamentum collaterale
- M. interosseus dorsalis I
- **Vincula tendinum (longum, breve)**
- M. interosseus dorsalis II
- **Chiasma tendinum** mit M. perforans und M. perforatus
- Bursa intermetatarsophalangea
- **Vinculum tendinum**
- **Ansatzsehne des M. flexor digitorum longus II**
- Vagina fibrosa der Flexorensehnenscheide
- **M. lumbricalis**
- **M. flexor digitorum brevis II**

> Zur Demonstration der Insertion der Extensoren und der Flexoren wurden die Sehnen nach dorsal und plantar verlagert. Man beachte das Chiasma tendinum und die Vincula tendinum an den aus der eröffneten Sehnenscheide verlagerten Ansatzsehnen des M. flexor digitorum longus (M. perforans) und des M. flexor digitorum brevis (M. perforatus).

**Muskeln**

# Fuß: Sehnenscheiden, Schleimbeutel

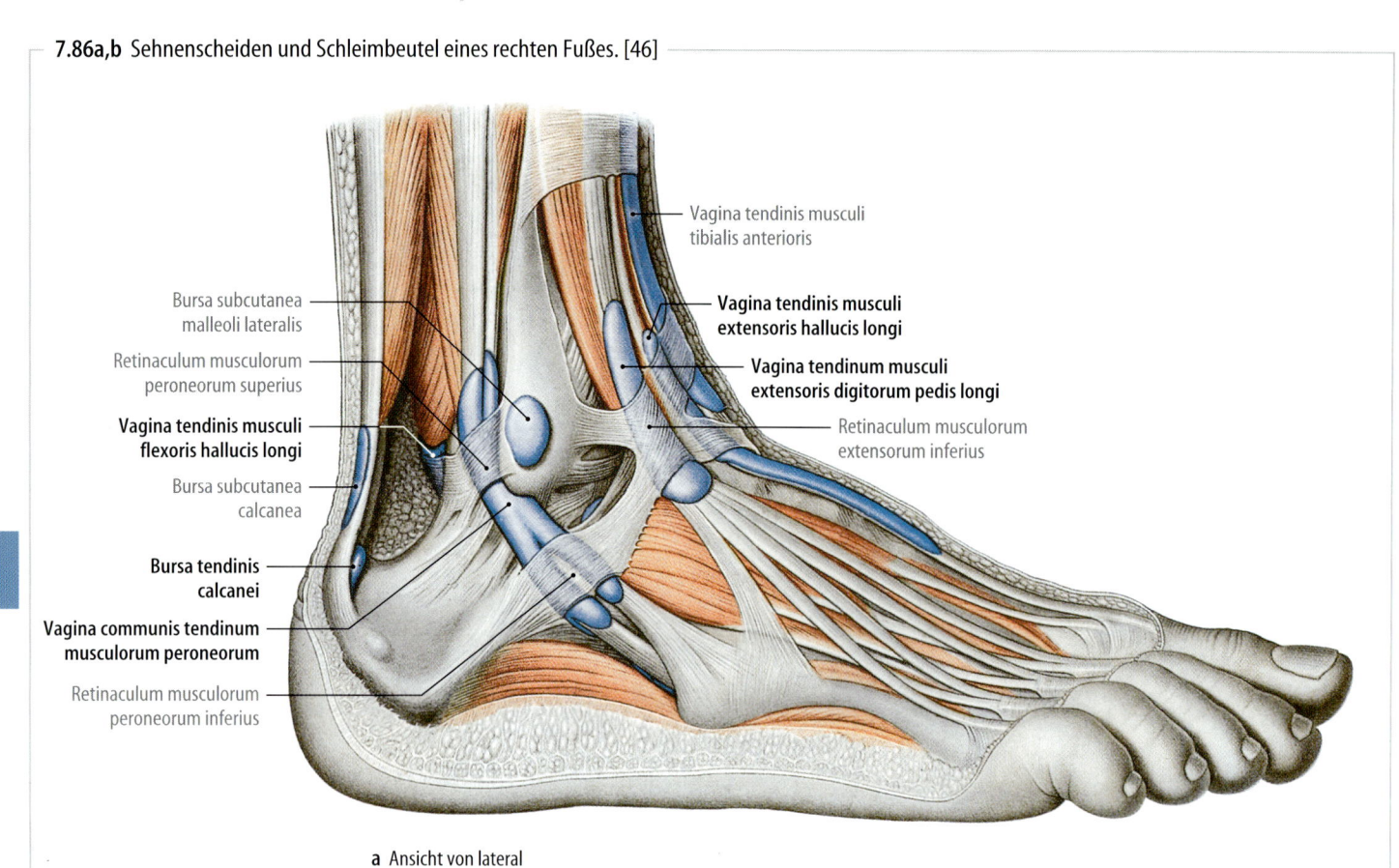

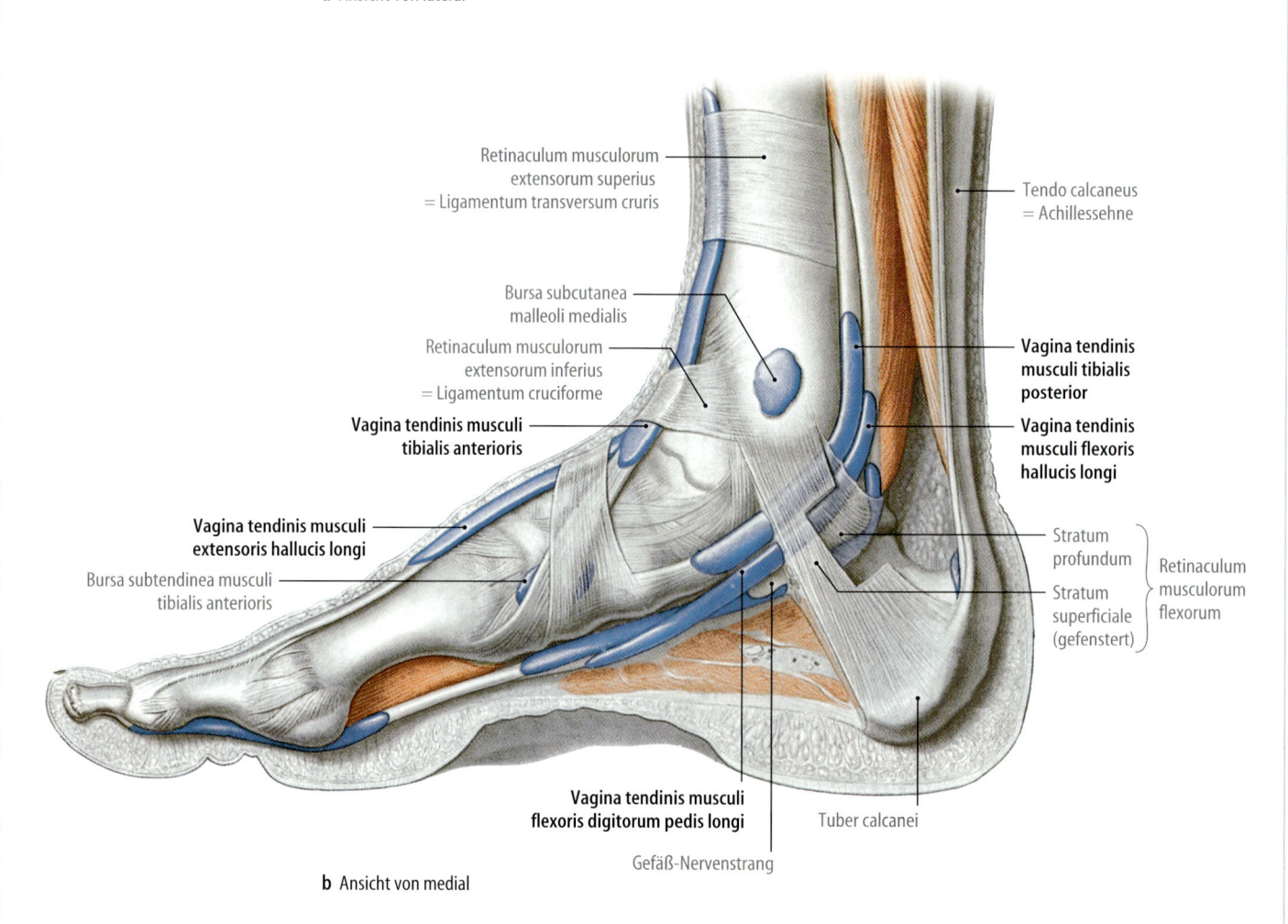

**7.86a,b** Sehnenscheiden und Schleimbeutel eines rechten Fußes. [46]

Bursa subcutanea malleoli lateralis

Retinaculum musculorum peroneorum superius

**Vagina tendinis musculi flexoris hallucis longi**

Bursa subcutanea calcanea

**Bursa tendinis calcanei**

**Vagina communis tendinum musculorum peroneorum**

Retinaculum musculorum peroneorum inferius

Vagina tendinis musculi tibialis anterioris

**Vagina tendinis musculi extensoris hallucis longi**

**Vagina tendinum musculi extensoris digitorum pedis longi**

Retinaculum musculorum extensorum inferius

**a** Ansicht von lateral

Retinaculum musculorum extensorum superius = Ligamentum transversum cruris

Bursa subcutanea malleoli medialis

Retinaculum musculorum extensorum inferius = Ligamentum cruciforme

**Vagina tendinis musculi tibialis anterioris**

**Vagina tendinis musculi extensoris hallucis longi**

Bursa subtendinea musculi tibialis anterioris

**Vagina tendinis musculi flexoris digitorum pedis longi**

Gefäß-Nervenstrang

Tendo calcaneus = Achillessehne

**Vagina tendinis musculi tibialis posterior**

**Vagina tendinis musculi flexoris hallucis longi**

Stratum profundum

Stratum superficiale (gefenstert)

Retinaculum musculorum flexorum

Tuber calcanei

**b** Ansicht von medial

# Fuß: Sehnenscheiden, Schleimbeutel

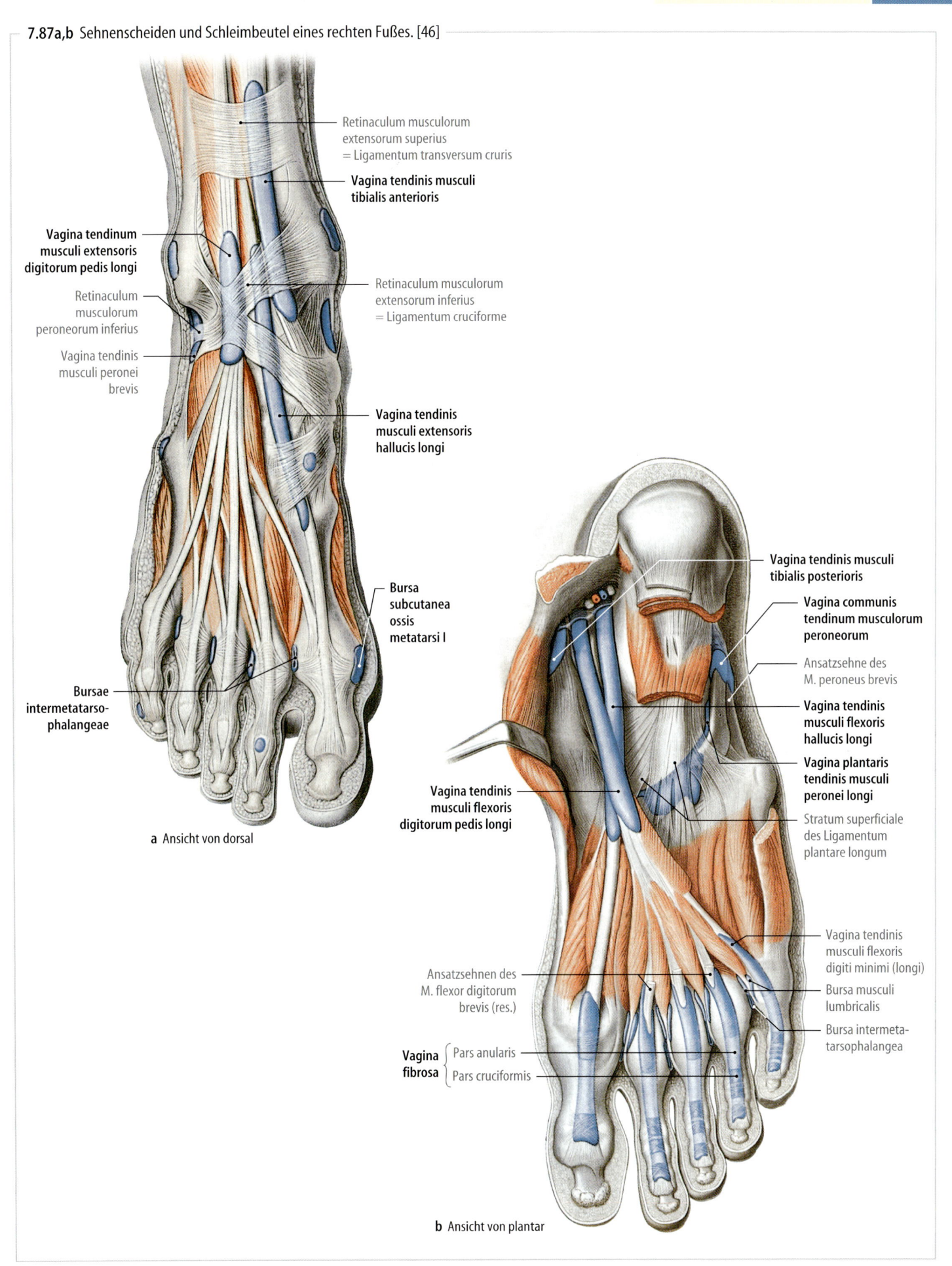

**7.87a,b** Sehnenscheiden und Schleimbeutel eines rechten Fußes. [46]

Retinaculum musculorum extensorum superius
= Ligamentum transversum cruris

**Vagina tendinis musculi tibialis anterioris**

**Vagina tendinum musculi extensoris digitorum pedis longi**

Retinaculum musculorum peroneorum inferius

Retinaculum musculorum extensorum inferius
= Ligamentum cruciforme

**Vagina tendinis musculi peronei brevis**

**Vagina tendinis musculi extensoris hallucis longi**

Bursa subcutanea ossis metatarsi I

**Bursae intermetatarsophalangeae**

**a** Ansicht von dorsal

**Vagina tendinis musculi tibialis posterioris**

**Vagina communis tendinum musculorum peroneorum**

Ansatzsehne des M. peroneus brevis

**Vagina tendinis musculi flexoris hallucis longi**

**Vagina plantaris tendinis musculi peronei longi**

Stratum superficiale des Ligamentum plantare longum

**Vagina tendinis musculi flexoris digitorum pedis longi**

**Vagina tendinis musculi flexoris digiti minimi (longi)**

**Bursa musculi lumbricalis**

**Bursa intermetatarsophalangea**

Ansatzsehnen des M. flexor digitorum brevis (res.)

Vagina fibrosa { Pars anularis / Pars cruciformis }

**b** Ansicht von plantar

**Muskeln**

# Arterien: Übersicht Bein und Becken

**7.88** Übersicht über die Arterien der freien unteren Extremität und des Beckens.

Aus der **A. iliaca communis** gehen die A. iliaca interna und die A. iliaca externa hervor, die Beckenorgane und Muskeln im Bereich des Beckenrings mit Blut versorgen.

Die **A. iliaca externa** geht am Ligamentum inguinale in die A. femoralis (communis) über.

In der Klinik wird die **A. femoralis** proximal des Abganges der A. profunda femoris auch als A. femoralis communis, distal davon als A. femoralis superficialis bezeichnet.

Die **A. femoralis (superficialis)** hat als Hauptversorgungsgebiete Unterschenkel und Fuß. Die Oberschenkelarterie gelangt über den Adduktorenkanal (Hunter'scher Kanal) in die Kniekehle. Am Hiatus tendineus (adductorius) setzt sich die A. femoralis (superficialis) als A. poplitea fort.

Die **A. profunda femoris** geht aus der A. femoralis (communis) hervor und versorgt die Oberschenkelmuskeln.

Die **A. poplitea** gibt Äste für die Knieregion ab. Im Bereich des M. popliteus teilt sich die A. poplitea normalerweise in die Unterschenkelarterien auf.

Die **A. tibialis posterior** bildet die Fortsetzung der A. poplitea und versorgt zusammen mit der A. peronea (fibularis) die Muskeln der Flexorenloge.

Die **A. peronea (fibularis)** entstammt der A. tibialis posterior und gibt Äste zu den Mm. peronei longus und brevis ab.

Die **A. tibialis anterior** tritt durch eine Lücke in der Membrana interossea cruris in die Extensorenloge. Sie versorgt die Muskelgruppe der Extensoren und zum Teil die Mm. peronei longus und brevis.

Die **A. dorsalis pedis** entsteht am Fußrücken distal des Retinaculum extensorum inferius aus der A. tibialis anterior und versorgt den Fußrücken.

Die **Aa. plantares medialis** und **lateralis** gehen im Bereich des M. abductor hallucis aus der A. tibialis posterior hervor und versorgen die Strukturen der Fußsohle.

Pulse ( ⌒ ) können an der unteren Extremität im Bereich der Aa. femoralis, poplitea, dorsalis pedis und tibialis posterior getastet werden.

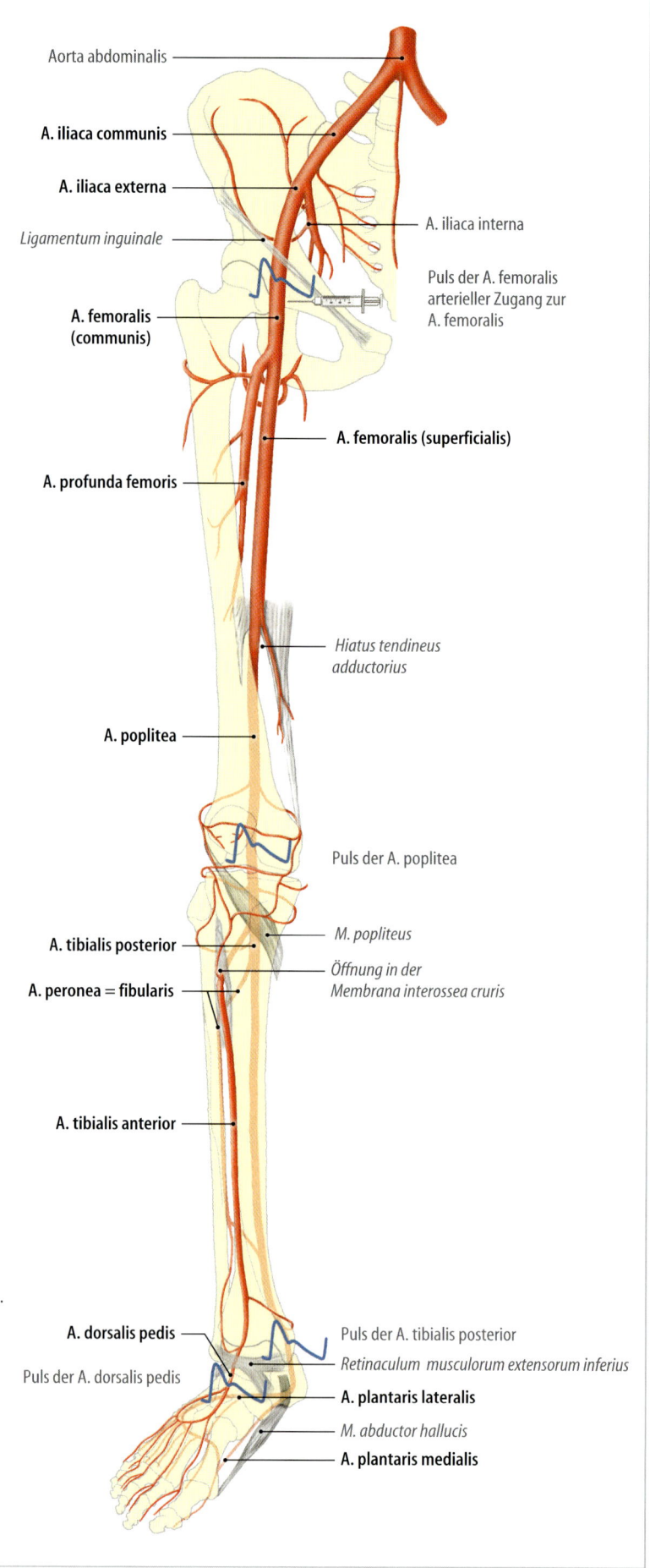

Als arterieller Zugang ( ⊢▭ ) eignet sich die A. femoralis unterhalb des Leistenbandes.

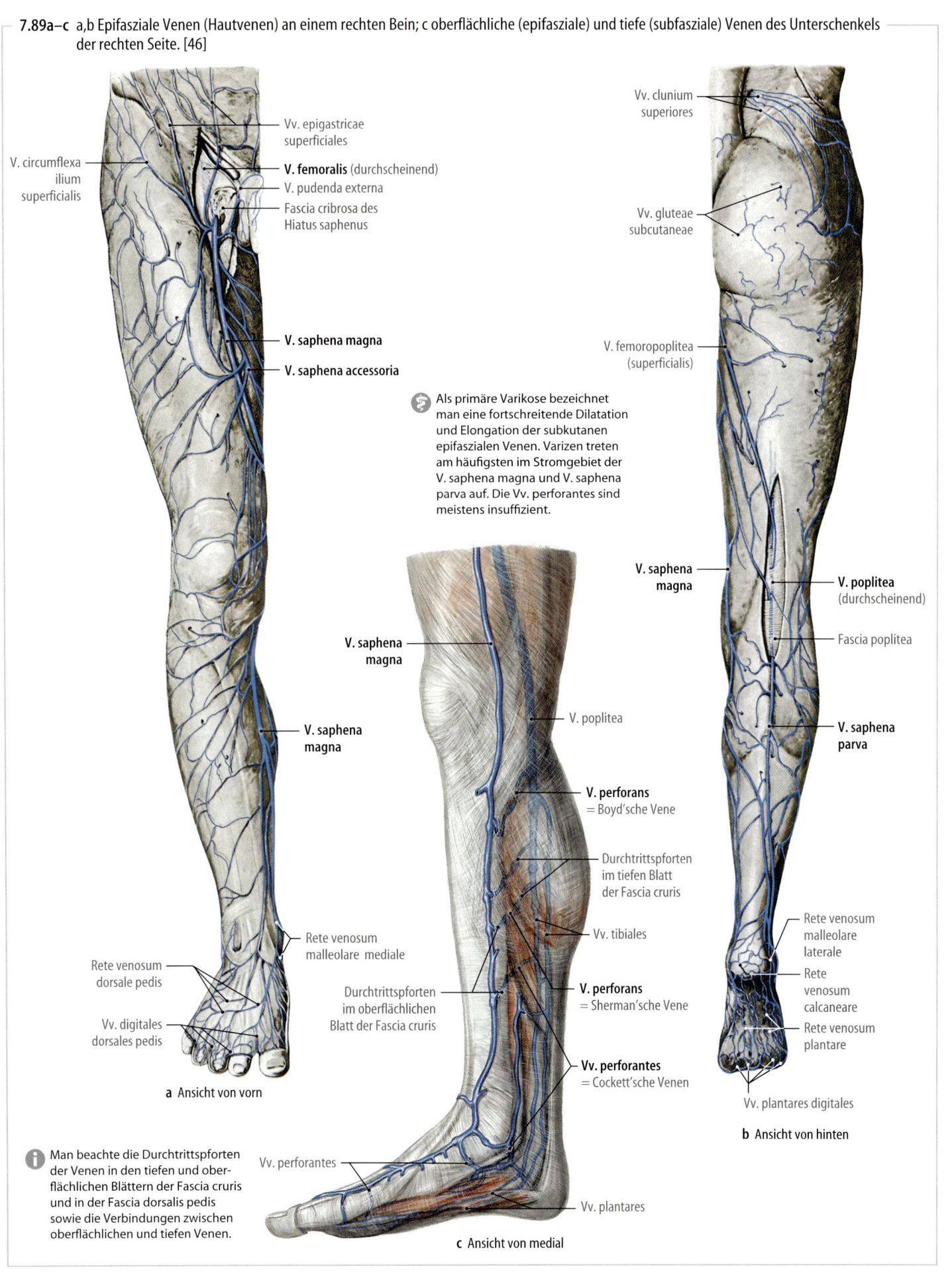

# Oberflächliche und tiefe Venen

**7.89a–c** a,b Epifasziale Venen (Hautvenen) an einem rechten Bein; c oberflächliche (epifasziale) und tiefe (subfasziale) Venen des Unterschenkels der rechten Seite. [46]

- V. circumflexa ilium superficialis
- Vv. epigastricae superficiales
- **V. femoralis** (durchscheinend)
- V. pudenda externa
- Fascia cribrosa des Hiatus saphenus
- **V. saphena magna**
- V. saphena accessoria
- V. saphena magna
- Rete venosum dorsale pedis
- Vv. digitales dorsales pedis
- Rete venosum malleolare mediale

**a** Ansicht von vorn

- Vv. clunium superiores
- Vv. gluteae subcutaneae
- V. femoropoplitea (superficialis)
- **V. saphena magna**
- **V. poplitea** (durchscheinend)
- Fascia poplitea
- **V. saphena parva**
- Rete venosum malleolare laterale
- Rete venosum calcaneare
- Rete venosum plantare
- Vv. plantares digitales

**b** Ansicht von hinten

Als primäre Varikose bezeichnet man eine fortschreitende Dilatation und Elongation der subkutanen epifaszialen Venen. Varizen treten am häufigsten im Stromgebiet der V. saphena magna und V. saphena parva auf. Die Vv. perforantes sind meistens insuffizient.

- **V. saphena magna**
- V. poplitea
- **V. perforans** = Boyd'sche Vene
- Durchtrittspforten im tiefen Blatt der Fascia cruris
- Vv. tibiales
- **V. perforans** = Sherman'sche Vene
- **Vv. perforantes** = Cockett'sche Venen
- Durchtrittspforten im oberflächlichen Blatt der Fascia cruris
- Vv. perforantes
- Vv. plantares

**c** Ansicht von medial

Man beachte die Durchtrittspforten der Venen in den tiefen und oberflächlichen Blättern der Fascia cruris und in der Fascia dorsalis pedis sowie die Verbindungen zwischen oberflächlichen und tiefen Venen.

**Leitungsbahnen und Topographie**

# Arterien und Venen: Bildgebung

**7.90** Becken – Bein-Arteriographie. [10]

Labels (linkes Bild):
- Aa. lumbales IV und V
- A. iliaca communis
- A. iliolumbalis
- A. circumflexa femoris medialis
- A. profunda femoris
- A. femoralis (rad.: A. femoralis superficialis)
- Aorta abdominalis
- A. mesenterica inferior
- A. sacralis mediana
- A. iliaca externa
- A. iliaca interna
- A. glutea superior
- A. obturatoria
- A. femoralis (rad.: A. femoralis communis)
- A. pudenda interna
- A. profunda femoris
- A. circumflexa femoris lateralis
- Ramus descendens der A. circumflexa femoris lateralis
- rad.: deszendierender Ast der A. profunda femoris
- Muskeläste der A. femoralis
- A. descendens genus
- A. poplitea
- Aa. surales
- A. tibialis anterior rad.: Truncus tibiofibularis
- A. tibialis posterior
- A. peronea

Digitale Subtraktionsangiographie (DSA) bei einer 60 Jahre alten Frau.

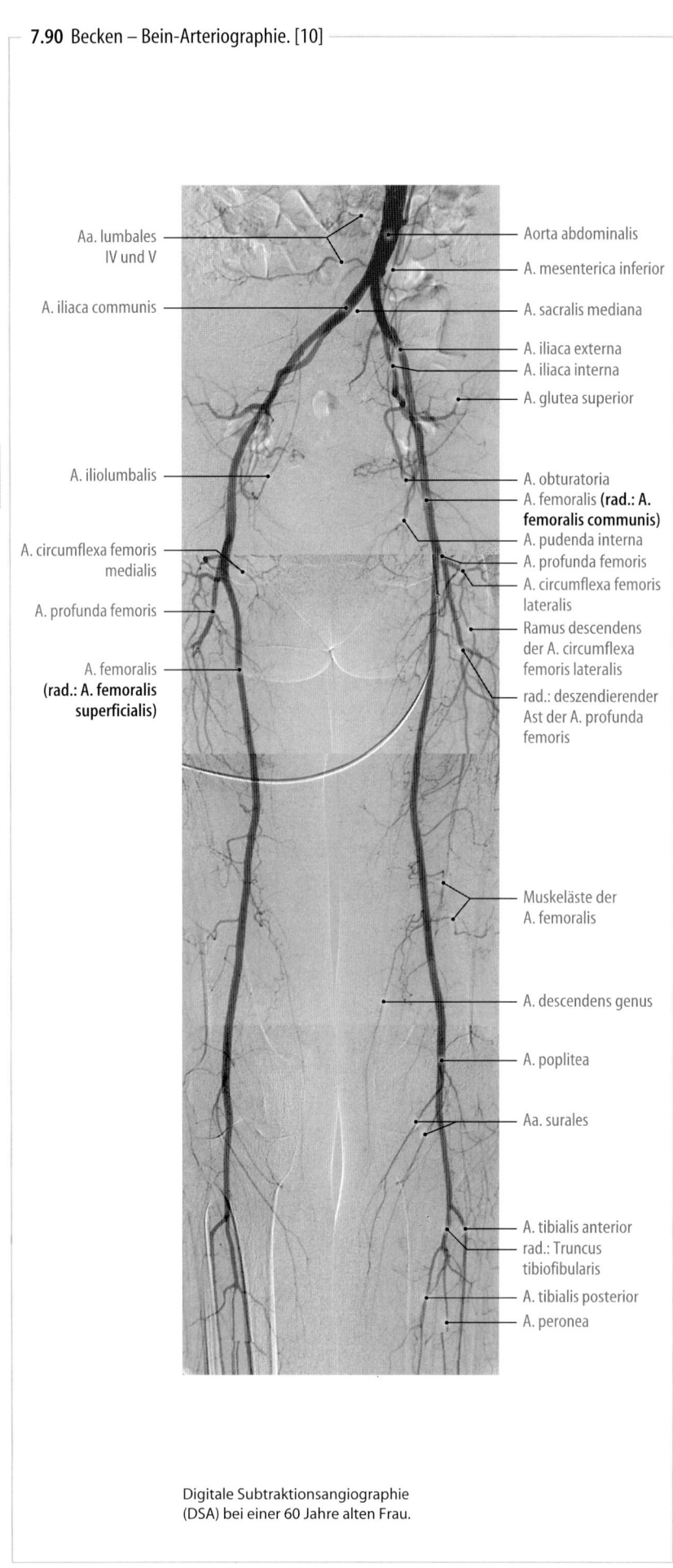

**7.91** Phlebogramm des linken Beines bei einer 37 Jahre alten Frau. [10]

Labels (rechtes Bild):
- V. saphena magna
- V. femoralis
- Venenklappe
- Vv. popliteae (Var.)
- V. tibialis anterior
- V. tibialis posterior
- V. peronea
- Vv. perforantes

ℹ Man beachte die gedoppelte V. poplitea und die Vv. perforantes am Unterschenkel.

# Lymphsystem · Durchtrittspforten

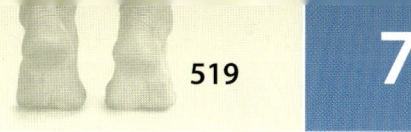

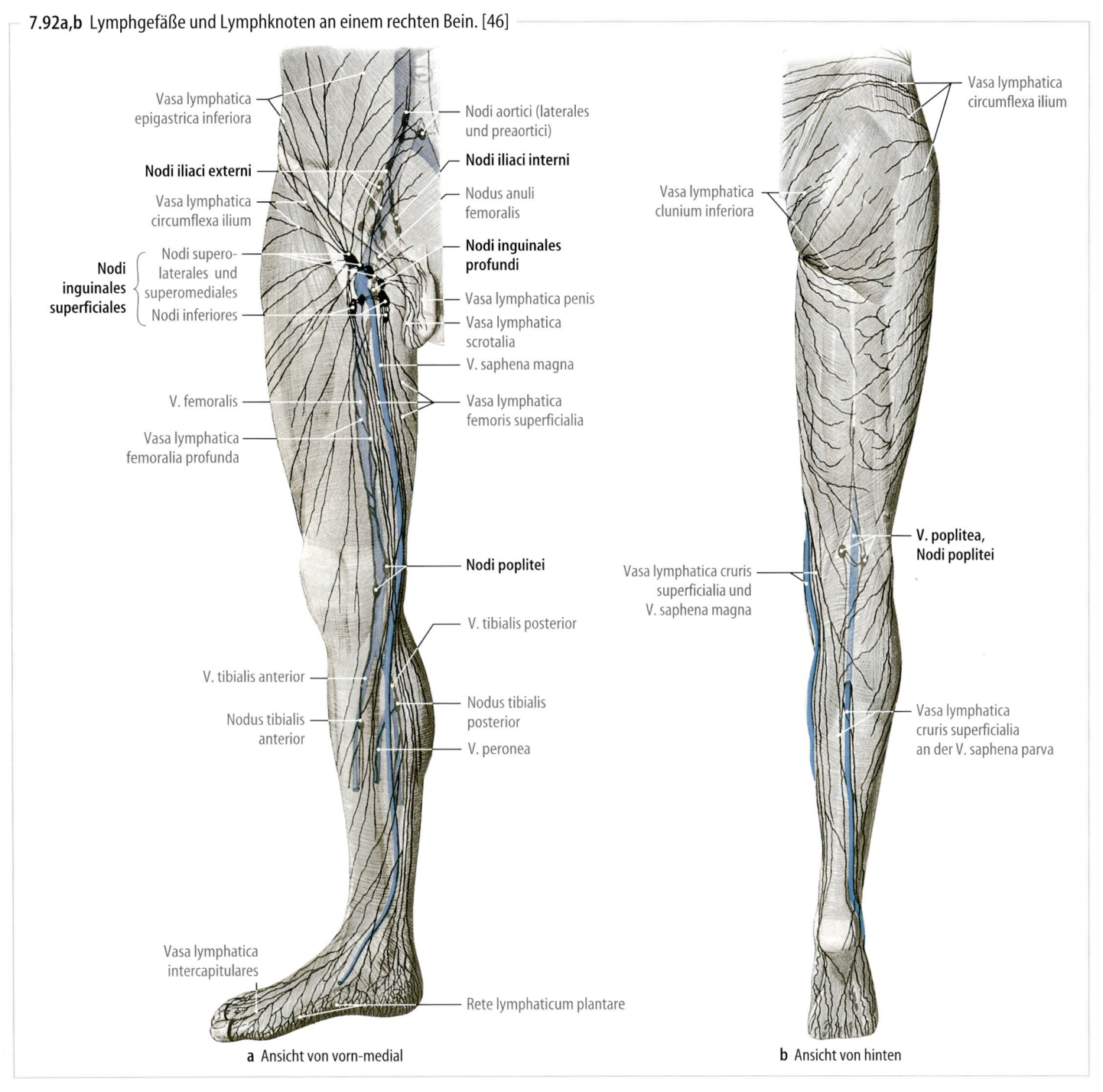

**7.92a,b** Lymphgefäße und Lymphknoten an einem rechten Bein. [46]

Labels (Abb. a, Ansicht von vorn-medial):
- Vasa lymphatica epigastrica inferiora
- Nodi aortici (laterales und preaortici)
- **Nodi iliaci externi**
- **Nodi iliaci interni**
- Vasa lymphatica circumflexa ilium
- Nodus anuli femoralis
- **Nodi inguinales superficiales**: Nodi supero-laterales und superomediales, Nodi inferiores
- **Nodi inguinales profundi**
- Vasa lymphatica penis
- Vasa lymphatica scrotalia
- V. saphena magna
- V. femoralis
- Vasa lymphatica femoris superficialia
- Vasa lymphatica femoralia profunda
- **Nodi poplitei**
- V. tibialis posterior
- V. tibialis anterior
- Nodus tibialis posterior
- Nodus tibialis anterior
- V. peronea
- Vasa lymphatica intercapitulares
- Rete lymphaticum plantare

**a** Ansicht von vorn-medial

Labels (Abb. b, Ansicht von hinten):
- Vasa lymphatica circumflexa ilium
- Vasa lymphatica clunium inferiora
- **V. poplitea, Nodi poplitei**
- Vasa lymphatica cruris superficialia und V. saphena magna
- Vasa lymphatica cruris superficialia an der V. saphena parva

**b** Ansicht von hinten

**7.93** Durchtrittspforten im Bereich der Regio inguinalis, femoris anterior und glutealis. [46]

**Lacuna musculorum**
Begrenzung:
Beckenrand zwischen Spina iliaca anterior superior und Anheftung des Arcus iliopectineus, Ligamentum inguinale
Inhalt:
M. iliopsoas, N. cutaneus femoris lateralis, N. femoralis

**Lacuna vasorum**
Begrenzung:
oberer Schambeinast,
Arcus iliopectineus, Ligamentum inguinale,
Ligamentum lacunare
Inhalt:
A. und V. femoralis,
Ramus femoralis des N. genitofemoralis, Lymphgefäße

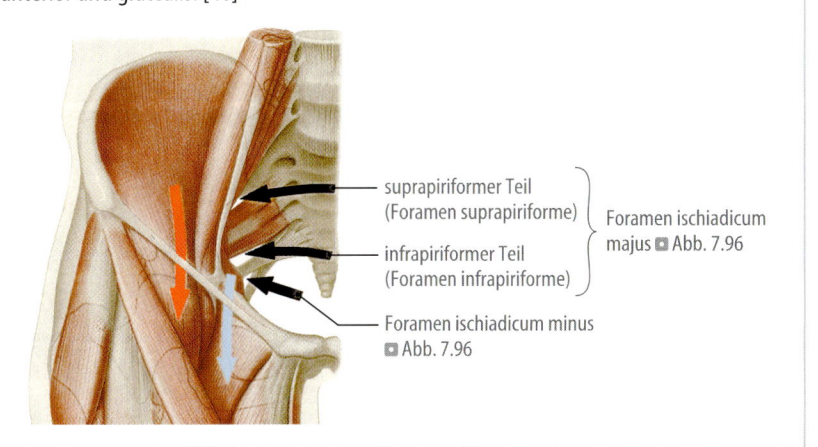

- suprapiriformer Teil (Foramen suprapiriforme)
- infrapiriformer Teil (Foramen infrapiriforme)
- Foramen ischiadicum majus ▸ Abb. 7.96
- Foramen ischiadicum minus ▸ Abb. 7.96

**Leitungsbahnen und Topographie**

# Becken und proximaler Oberschenkel: Arterien

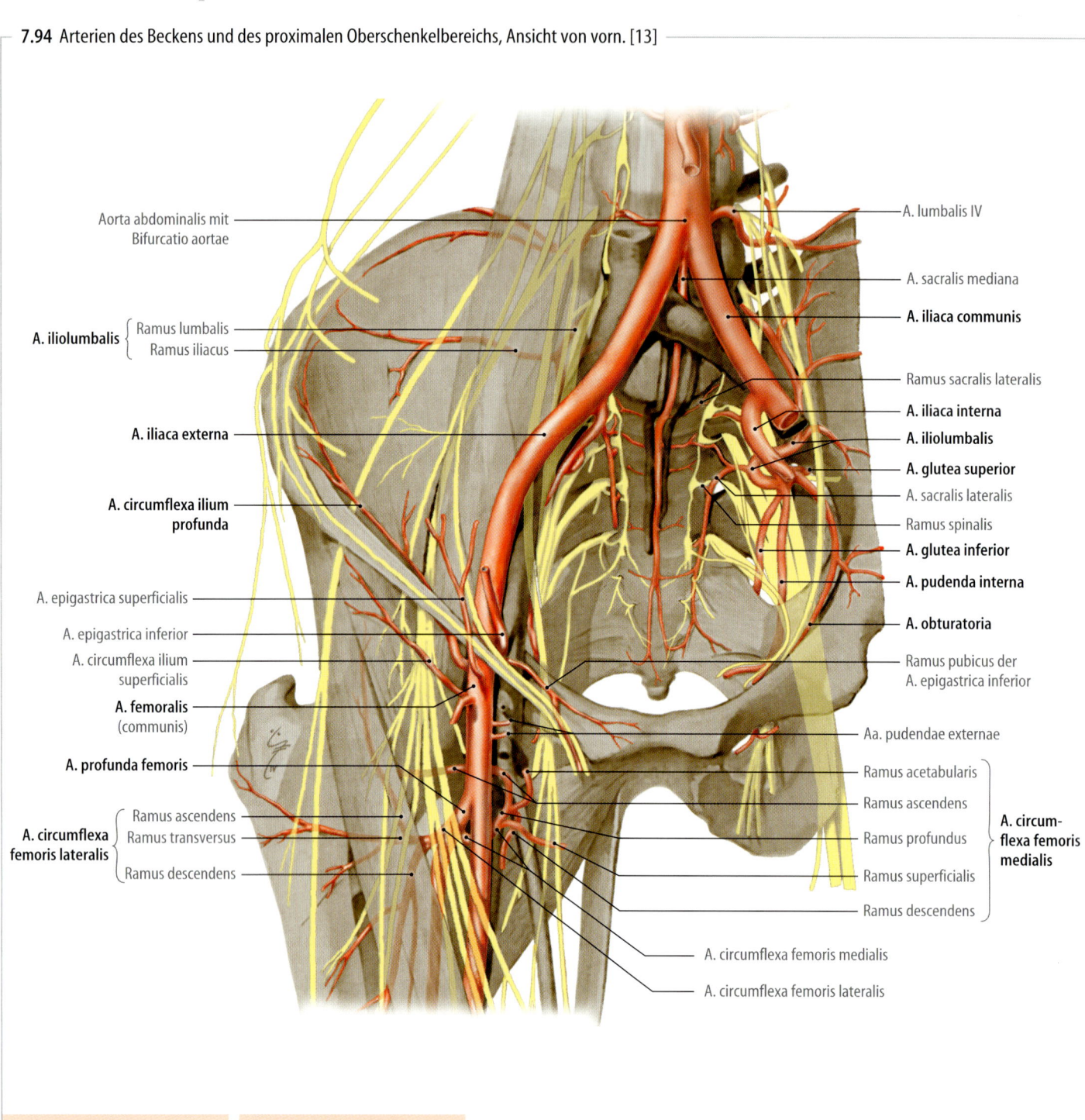

**7.94** Arterien des Beckens und des proximalen Oberschenkelbereichs, Ansicht von vorn. [13]

Aorta abdominalis mit Bifurcatio aortae
A. lumbalis IV
A. sacralis mediana
A. iliaca communis
A. iliolumbalis { Ramus lumbalis / Ramus iliacus }
Ramus sacralis lateralis
A. iliaca interna
A. iliolumbalis
A. iliaca externa
A. glutea superior
A. sacralis lateralis
A. circumflexa ilium profunda
Ramus spinalis
A. glutea inferior
A. pudenda interna
A. epigastrica superficialis
A. obturatoria
A. epigastrica inferior
A. circumflexa ilium superficialis
Ramus pubicus der A. epigastrica inferior
A. femoralis (communis)
Aa. pudendae externae
A. profunda femoris
Ramus acetabularis
Ramus ascendens
A. circumflexa femoris lateralis { Ramus ascendens / Ramus transversus / Ramus descendens }
Ramus profundus
A. circumflexa femoris medialis
Ramus superficialis
Ramus descendens
A. circumflexa femoris medialis
A. circumflexa femoris lateralis

---

**A. iliaca communis**
- A. iliaca interna
- A. iliaca externa

**A. iliaca interna**
A. iliolumbalis
- Ramus lumbalis
- Ramus iliacus
A. sacralis lateralis
- Ramus spinalis
A. obturatoria (◨ 5.197)
A. glutea superior (◨ 7.95)
A. glutea inferior (◨ 7.95)
weitere Äste ◨ Abb. 5.195

**A. iliaca externa**
A. epigastrica inferior
- Ramus pubicus
A. circumflexa ilium profunda

**A. femoralis (communis)**
A. epigastrica superficialis
A. circumflexa ilium superficialis
Aa. pudendae externae
A. profunda femoris
- A. circumflexa femoris medialis
  - Ramus acetabularis
  - Ramus ascendens
  - Ramus profundus
  - Ramus superficialis
  - Ramus descendens
- A. circumflexa femoris lateralis
  - Ramus ascendens
  - Ramus transversus
  - Ramus descendens

# Gesäß- und Dammregion: Arterien

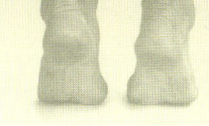

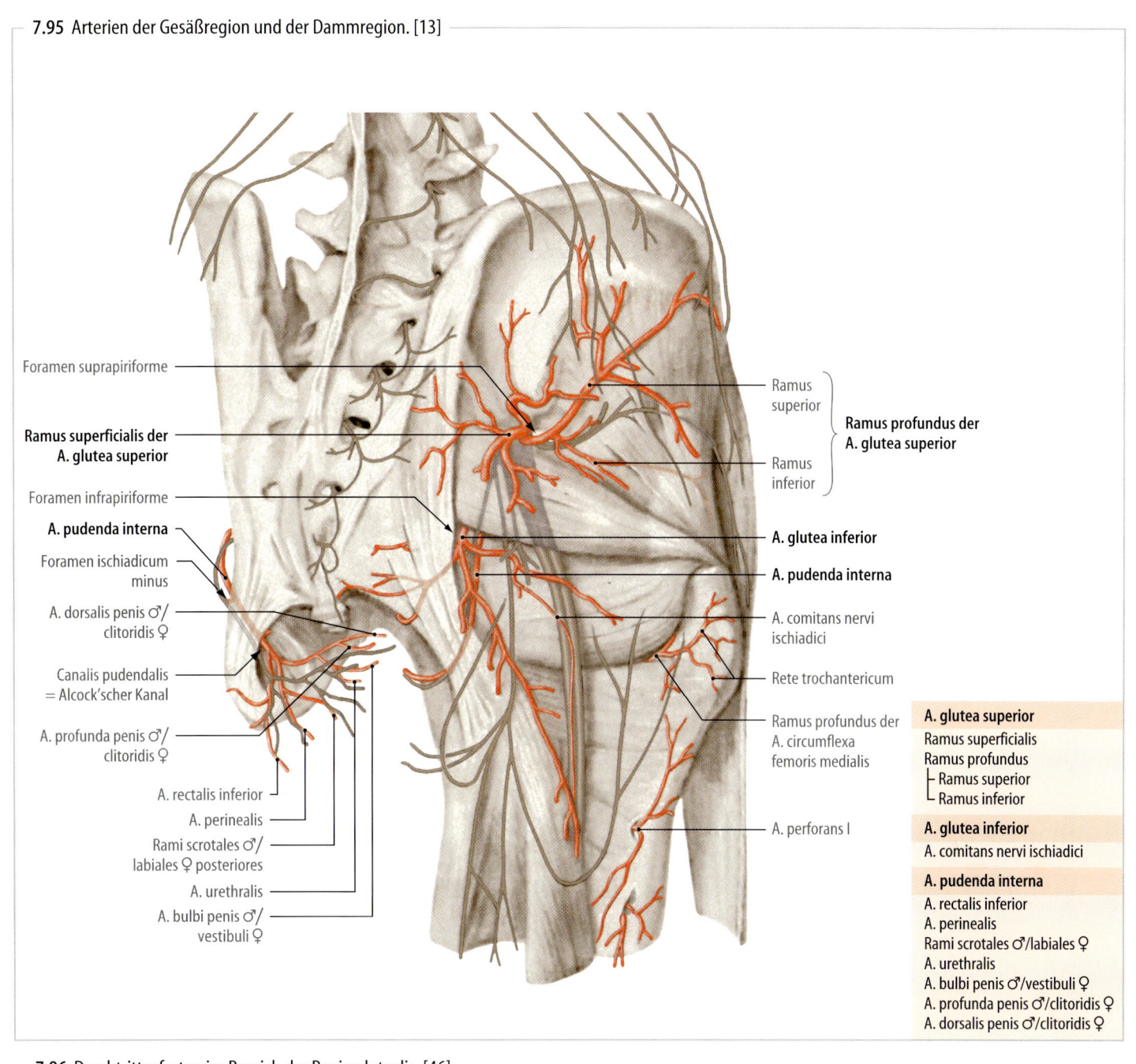

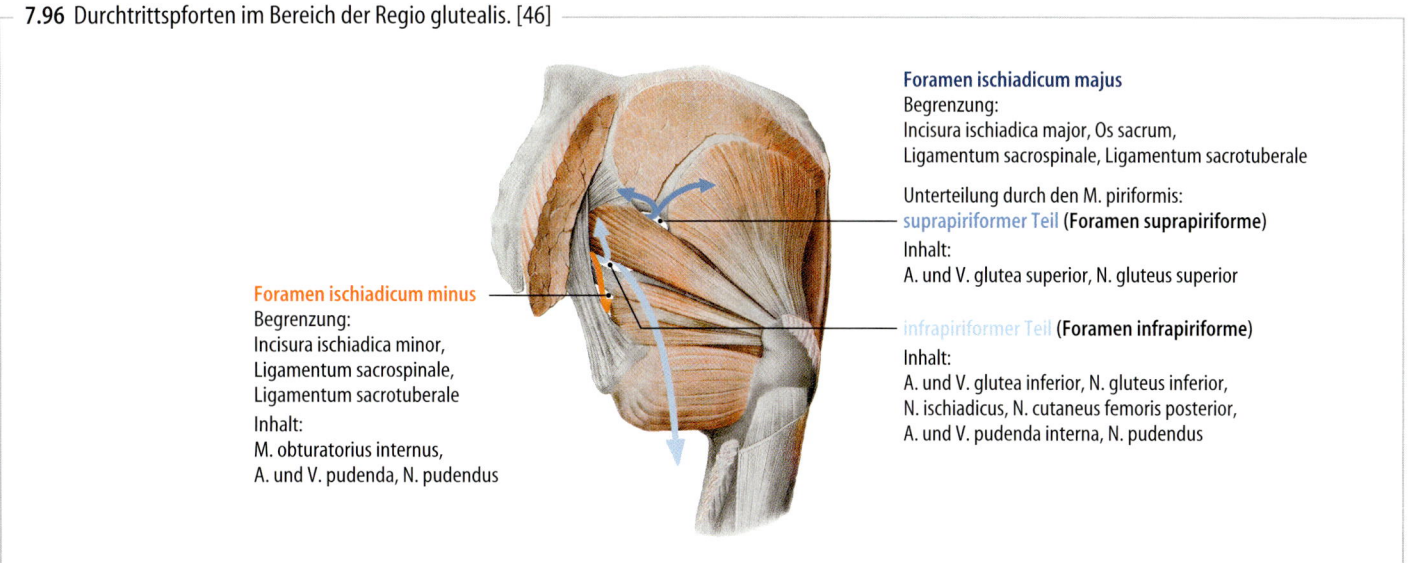

**7.95 Arterien der Gesäßregion und der Dammregion.** [13]

Labels (left side):
- Foramen suprapiriforme
- **Ramus superficialis der A. glutea superior**
- Foramen infrapiriforme
- **A. pudenda interna**
- Foramen ischiadicum minus
- A. dorsalis penis ♂/ clitoridis ♀
- Canalis pudendalis = Alcock'scher Kanal
- A. profunda penis ♂/ clitoridis ♀
- A. rectalis inferior
- A. perinealis
- Rami scrotales ♂/ labiales ♀ posteriores
- A. urethralis
- A. bulbi penis ♂/ vestibuli ♀

Labels (right side):
- Ramus superior ⎫ Ramus profundus der
- Ramus inferior ⎭ A. glutea superior
- **A. glutea inferior**
- **A. pudenda interna**
- A. comitans nervi ischiadici
- Rete trochantericum
- Ramus profundus der A. circumflexa femoris medialis
- A. perforans I

| A. glutea superior |
|---|
| Ramus superficialis |
| Ramus profundus |
| ├ Ramus superior |
| └ Ramus inferior |

| A. glutea inferior |
|---|
| A. comitans nervi ischiadici |

| A. pudenda interna |
|---|
| A. rectalis inferior |
| A. perinealis |
| Rami scrotales ♂/labiales ♀ |
| A. urethralis |
| A. bulbi penis ♂/vestibuli ♀ |
| A. profunda penis ♂/clitoridis ♀ |
| A. dorsalis penis ♂/clitoridis ♀ |

**7.96 Durchtrittspforten im Bereich der Regio glutealis.** [46]

**Foramen ischiadicum majus**
Begrenzung:
Incisura ischiadica major, Os sacrum,
Ligamentum sacrospinale, Ligamentum sacrotuberale

Unterteilung durch den M. piriformis:
**suprapiriformer Teil (Foramen suprapiriforme)**
Inhalt:
A. und V. glutea superior, N. gluteus superior

**infrapiriformer Teil (Foramen infrapiriforme)**
Inhalt:
A. und V. glutea inferior, N. gluteus inferior,
N. ischiadicus, N. cutaneus femoris posterior,
A. und V. pudenda interna, N. pudendus

**Foramen ischiadicum minus**
Begrenzung:
Incisura ischiadica minor,
Ligamentum sacrospinale,
Ligamentum sacrotuberale
Inhalt:
M. obturatorius internus,
A. und V. pudenda, N. pudendus

**Leitungsbahnen und Topographie**

# Plexus lumbalis, sacralis: Schema

**7.97** Schematische Darstellung des Plexus lumbalis, des Plexus sacralis und des N. pudendus. [46]

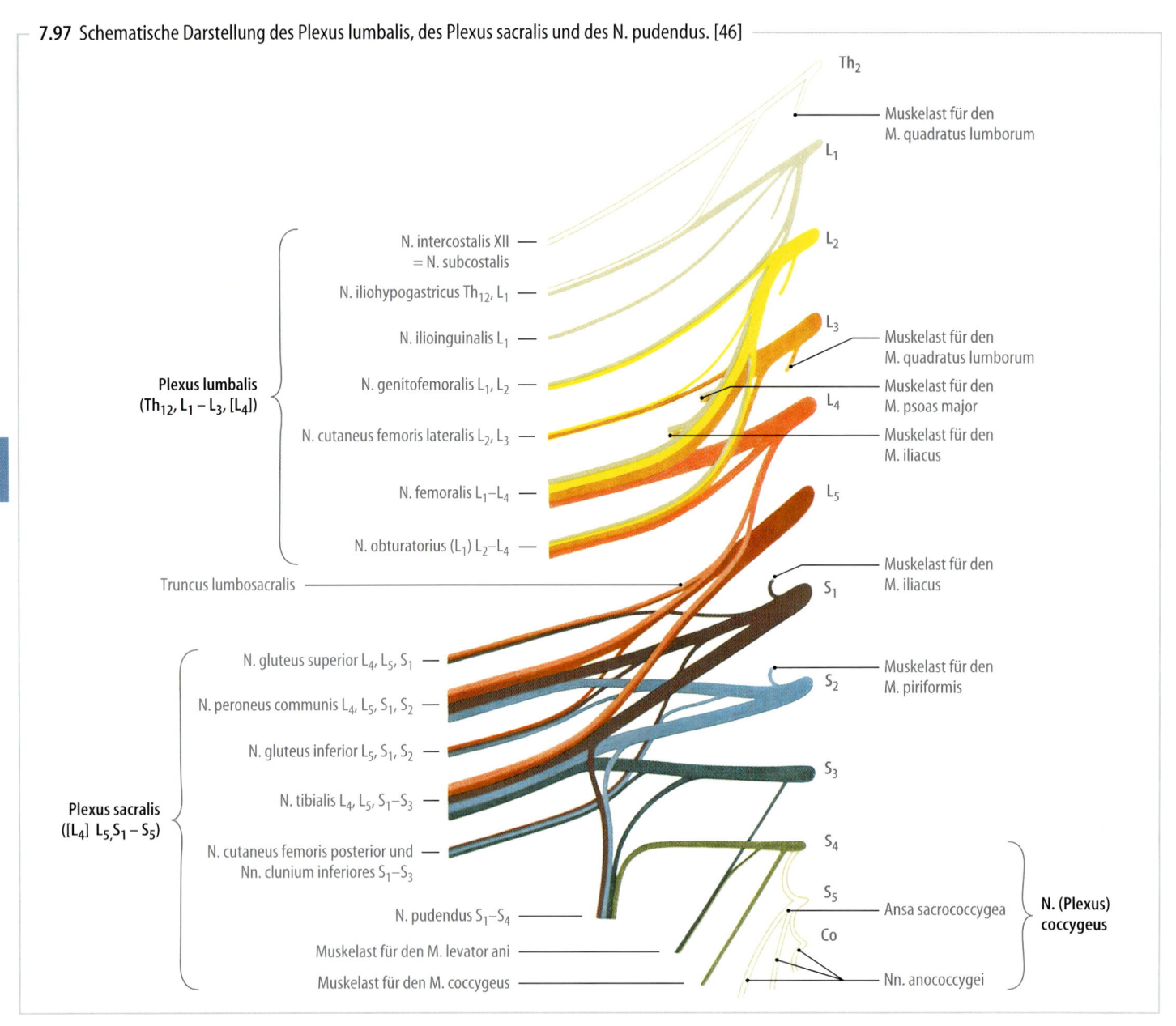

Plexus lumbalis (Th$_{12}$, L$_1$–L$_3$, [L$_4$]):
- N. intercostalis XII = N. subcostalis
- N. iliohypogastricus Th$_{12}$, L$_1$
- N. ilioinguinalis L$_1$
- N. genitofemoralis L$_1$, L$_2$
- N. cutaneus femoris lateralis L$_2$, L$_3$
- N. femoralis L$_1$–L$_4$
- N. obturatorius (L$_1$) L$_2$–L$_4$

Truncus lumbosacralis

Plexus sacralis ([L$_4$] L$_5$, S$_1$–S$_5$):
- N. gluteus superior L$_4$, L$_5$, S$_1$
- N. peroneus communis L$_4$, L$_5$, S$_1$, S$_2$
- N. gluteus inferior L$_5$, S$_1$, S$_2$
- N. tibialis L$_4$, L$_5$, S$_1$–S$_3$
- N. cutaneus femoris posterior und Nn. clunium inferiores S$_1$–S$_3$
- N. pudendus S$_1$–S$_4$
- Muskelast für den M. levator ani
- Muskelast für den M. coccygeus

Th$_2$, L$_1$, L$_2$, L$_3$, L$_4$, L$_5$, S$_1$, S$_2$, S$_3$, S$_4$, S$_5$, Co

- Muskelast für den M. quadratus lumborum
- Muskelast für den M. quadratus lumborum
- Muskelast für den M. psoas major
- Muskelast für den M. iliacus
- Muskelast für den M. iliacus
- Muskelast für den M. piriformis
- Ansa sacrococcygea
- Nn. anococcygei

N. (Plexus) coccygeus

**7.98a–c** Zusammensetzung des Plexus lumbosacralis. [46]

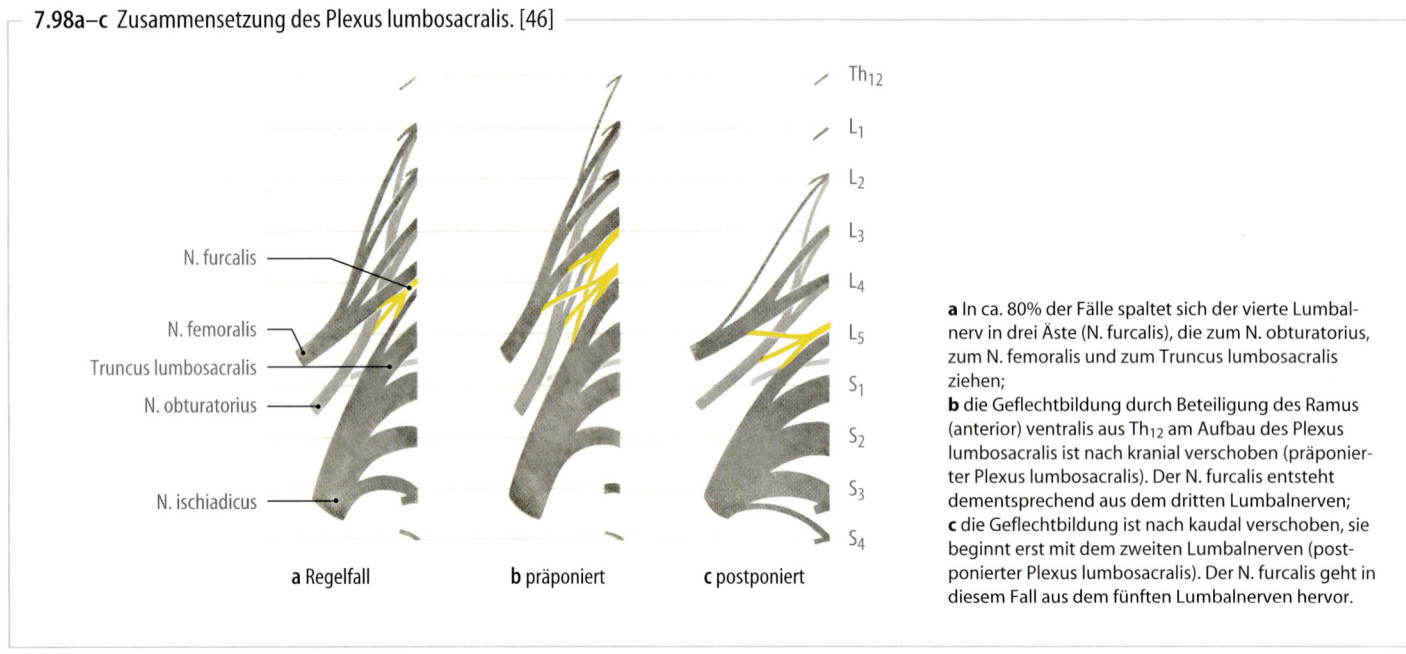

- N. furcalis
- N. femoralis
- Truncus lumbosacralis
- N. obturatorius
- N. ischiadicus

**a** Regelfall  **b** präponiert  **c** postponiert

Th$_{12}$, L$_1$, L$_2$, L$_3$, L$_4$, L$_5$, S$_1$, S$_2$, S$_3$, S$_4$

**a** In ca. 80% der Fälle spaltet sich der vierte Lumbalnerv in drei Äste (N. furcalis), die zum N. obturatorius, zum N. femoralis und zum Truncus lumbosacralis ziehen;
**b** die Geflechtbildung durch Beteiligung des Ramus (anterior) ventralis aus Th$_{12}$ am Aufbau des Plexus lumbosacralis ist nach kranial verschoben (präponierter Plexus lumbosacralis). Der N. furcalis entsteht dementsprechend aus dem dritten Lumbalnerven;
**c** die Geflechtbildung ist nach kaudal verschoben, sie beginnt erst mit dem zweiten Lumbalnerven (postponierter Plexus lumbosacralis). Der N. furcalis geht in diesem Fall aus dem fünften Lumbalnerven hervor.

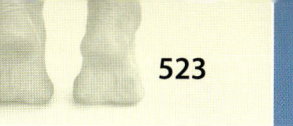

# Plexus lumbalis, sacralis

**7.99** Plexus lumbalis, Plexus sacralis und Nerven für die untere Extremität, Ansicht von hinten. [13]

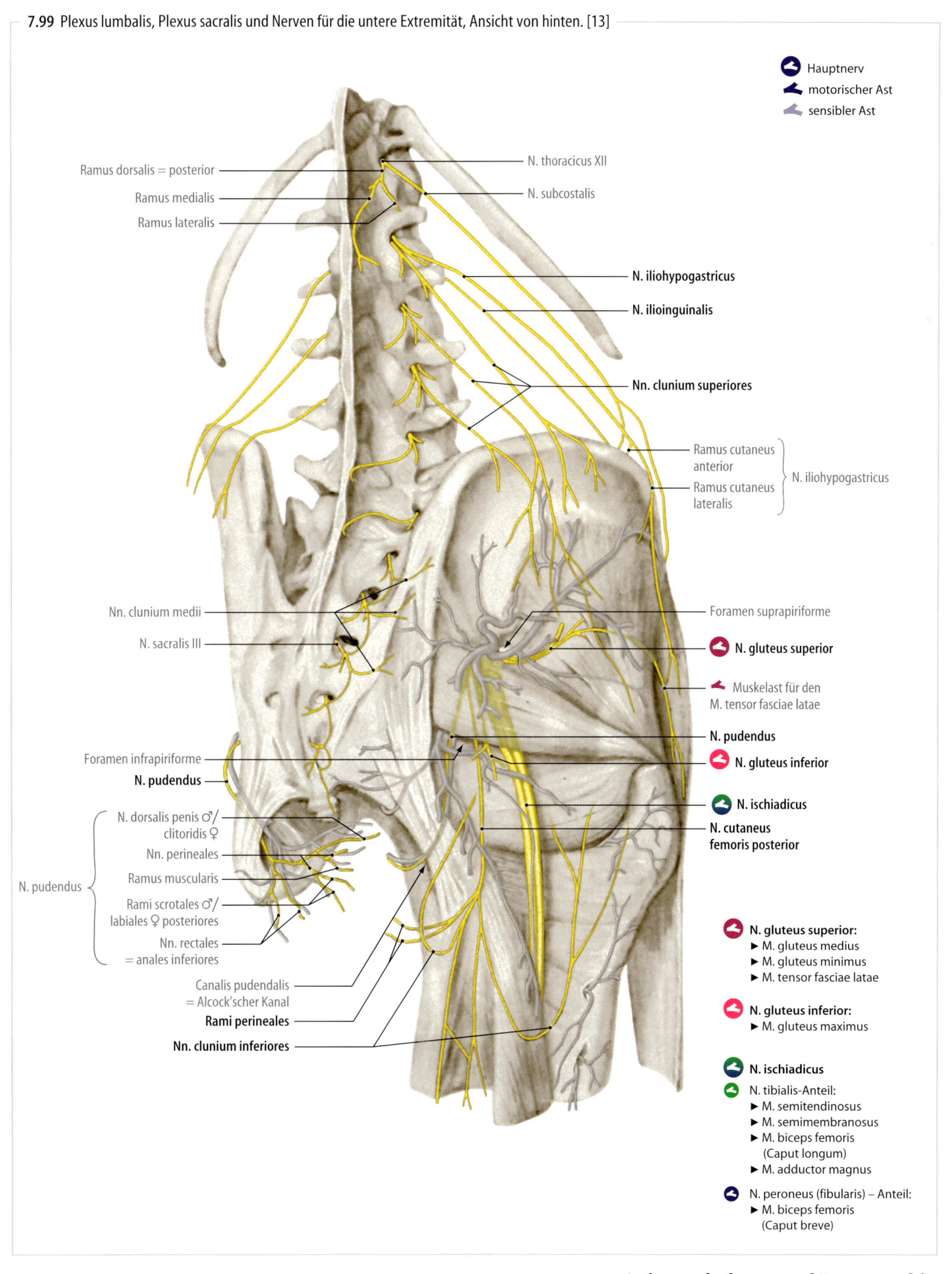

- Hauptnerv
- motorischer Ast
- sensibler Ast

Ramus dorsalis = posterior
Ramus medialis
Ramus lateralis
N. thoracicus XII
N. subcostalis
**N. iliohypogastricus**
**N. ilioinguinalis**
**Nn. clunium superiores**
Ramus cutaneus anterior
Ramus cutaneus lateralis } N. iliohypogastricus
Nn. clunium medii
N. sacralis III
Foramen suprapiriforme
**N. gluteus superior**
Muskelast für den M. tensor fasciae latae
Foramen infrapiriforme
**N. pudendus**
**N. pudendus**
**N. gluteus inferior**
**N. ischiadicus**
**N. cutaneus femoris posterior**

N. pudendus {
- N. dorsalis penis ♂ / clitoridis ♀
- Nn. perineales
- Ramus muscularis
- Rami scrotales ♂ / labiales ♀ posteriores
- Nn. rectales = anales inferiores

Canalis pudendalis = Alcock'scher Kanal
**Rami perineales**
**Nn. clunium inferiores**

**N. gluteus superior:**
- M. gluteus medius
- M. gluteus minimus
- M. tensor fasciae latae

**N. gluteus inferior:**
- M. gluteus maximus

**N. ischiadicus**
N. tibialis-Anteil:
- M. semitendinosus
- M. semimembranosus
- M. biceps femoris (Caput longum)
- M. adductor magnus

N. peroneus (fibularis) – Anteil:
- M. biceps femoris (Caput breve)

**Leitungsbahnen und Topographie**

# Plexus lumbalis, sacralis

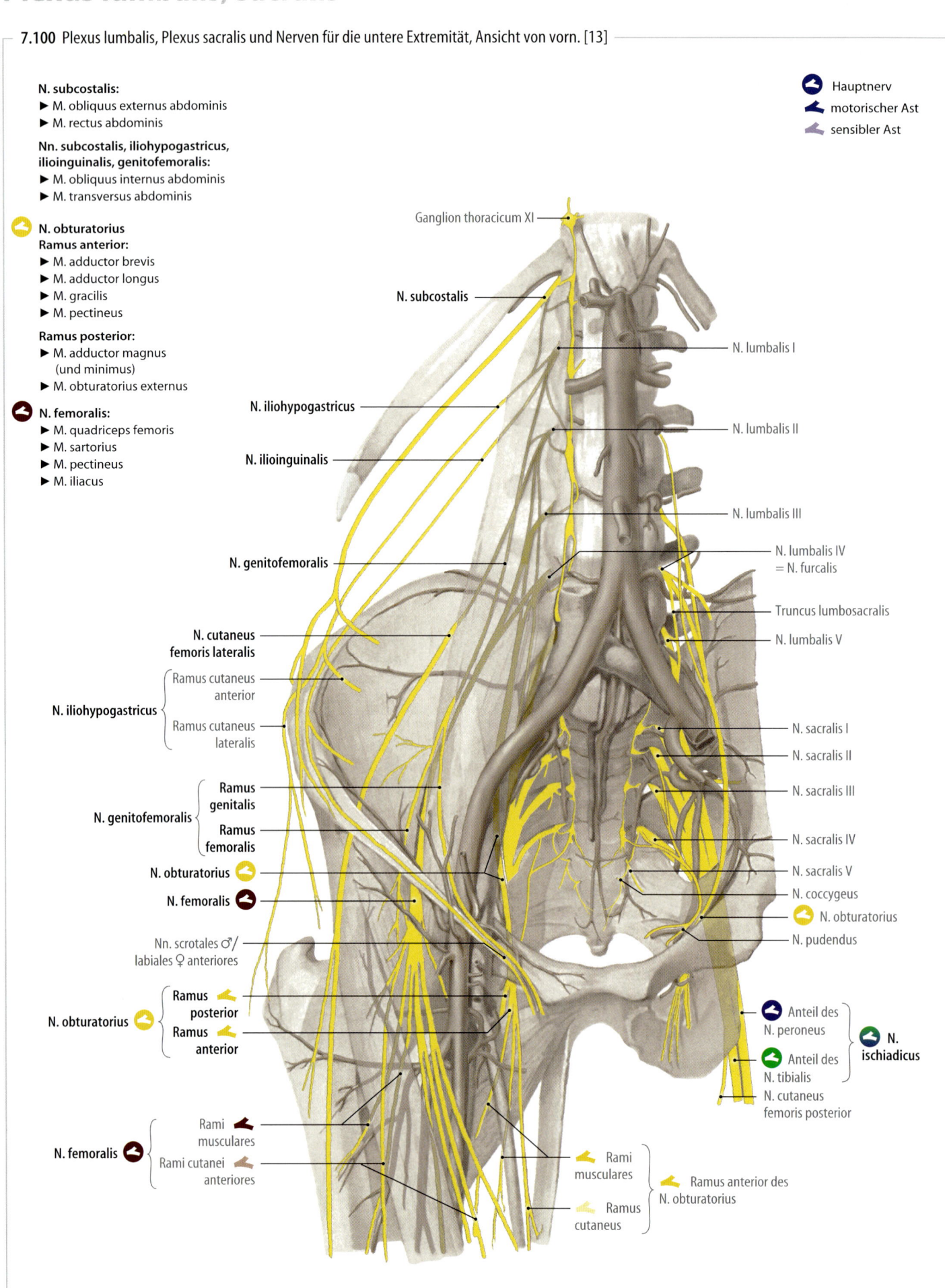

**7.100** Plexus lumbalis, Plexus sacralis und Nerven für die untere Extremität, Ansicht von vorn. [13]

- Hauptnerv
- motorischer Ast
- sensibler Ast

**N. subcostalis:**
- ▶ M. obliquus externus abdominis
- ▶ M. rectus abdominis

**Nn. subcostalis, iliohypogastricus, ilioinguinalis, genitofemoralis:**
- ▶ M. obliquus internus abdominis
- ▶ M. transversus abdominis

**N. obturatorius**
Ramus anterior:
- ▶ M. adductor brevis
- ▶ M. adductor longus
- ▶ M. gracilis
- ▶ M. pectineus

Ramus posterior:
- ▶ M. adductor magnus (und minimus)
- ▶ M. obturatorius externus

**N. femoralis:**
- ▶ M. quadriceps femoris
- ▶ M. sartorius
- ▶ M. pectineus
- ▶ M. iliacus

Labels in figure:
- Ganglion thoracicum XI
- N. subcostalis
- N. iliohypogastricus
- N. ilioinguinalis
- N. genitofemoralis
- N. cutaneus femoris lateralis
- N. iliohypogastricus { Ramus cutaneus anterior, Ramus cutaneus lateralis }
- N. genitofemoralis { Ramus genitalis, Ramus femoralis }
- N. obturatorius
- N. femoralis
- Nn. scrotales ♂ / labiales ♀ anteriores
- N. obturatorius { Ramus posterior, Ramus anterior }
- N. femoralis { Rami musculares, Rami cutanei anteriores }
- N. lumbalis I
- N. lumbalis II
- N. lumbalis III
- N. lumbalis IV = N. furcalis
- Truncus lumbosacralis
- N. lumbalis V
- N. sacralis I
- N. sacralis II
- N. sacralis III
- N. sacralis IV
- N. sacralis V
- N. coccygeus
- N. obturatorius
- N. pudendus
- Anteil des N. peroneus
- Anteil des N. tibialis
- N. ischiadicus
- N. cutaneus femoris posterior
- Rami musculares
- Ramus anterior des N. obturatorius
- Ramus cutaneus

# Sensible Versorgung, Dermatome

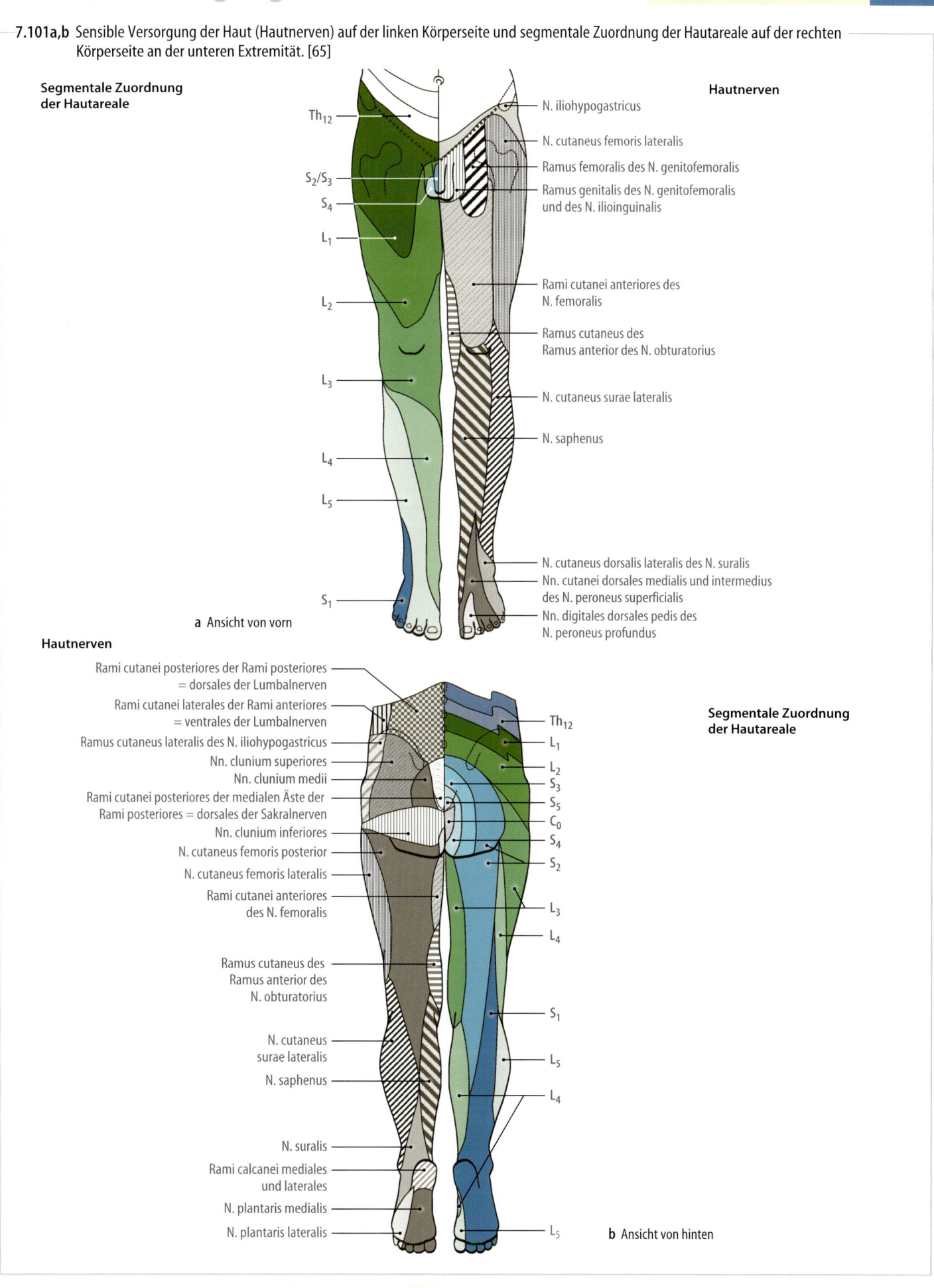

**7.101a,b** Sensible Versorgung der Haut (Hautnerven) auf der linken Körperseite und segmentale Zuordnung der Hautareale auf der rechten Körperseite an der unteren Extremität. [65]

**Segmentale Zuordnung der Hautareale**

$Th_{12}$
$S_2/S_3$
$S_4$
$L_1$
$L_2$
$L_3$
$L_4$
$L_5$
$S_1$

**Hautnerven**

- N. iliohypogastricus
- N. cutaneus femoris lateralis
- Ramus femoralis des N. genitofemoralis
- Ramus genitalis des N. genitofemoralis und des N. ilioinguinalis
- Rami cutanei anteriores des N. femoralis
- Ramus cutaneus des Ramus anterior des N. obturatorius
- N. cutaneus surae lateralis
- N. saphenus
- N. cutaneus dorsalis lateralis des N. suralis
- Nn. cutanei dorsales medialis und intermedius des N. peroneus superficialis
- Nn. digitales dorsales pedis des N. peroneus profundus

**a** Ansicht von vorn

**Hautnerven**

- Rami cutanei posteriores der Rami posteriores = dorsales der Lumbalnerven
- Rami cutanei laterales der Rami anteriores = ventrales der Lumbalnerven
- Ramus cutaneus lateralis des N. iliohypogastricus
- Nn. clunium superiores
- Nn. clunium medii
- Rami cutanei posteriores der medialen Äste der Rami posteriores = dorsales der Sakralnerven
- Nn. clunium inferiores
- N. cutaneus femoris posterior
- N. cutaneus femoris lateralis
- Rami cutanei anteriores des N. femoralis
- Ramus cutaneus des Ramus anterior des N. obturatorius
- N. cutaneus surae lateralis
- N. saphenus
- N. suralis
- Rami calcanei mediales und laterales
- N. plantaris medialis
- N. plantaris lateralis

**Segmentale Zuordnung der Hautareale**

$Th_{12}$
$L_1$
$L_2$
$S_3$
$S_5$
$C_0$
$S_4$
$S_2$
$L_3$
$L_4$
$S_1$
$L_5$
$L_4$
$L_5$

**b** Ansicht von hinten

**Leitungsbahnen und Topographie**

# Oberschenkel: oberflächliche Leitungsbahnen

**7.102** Epifasziale Leitungsbahnen des Oberschenkels und der Leistenregion der rechten Seite, Ansicht von vorn. [6]

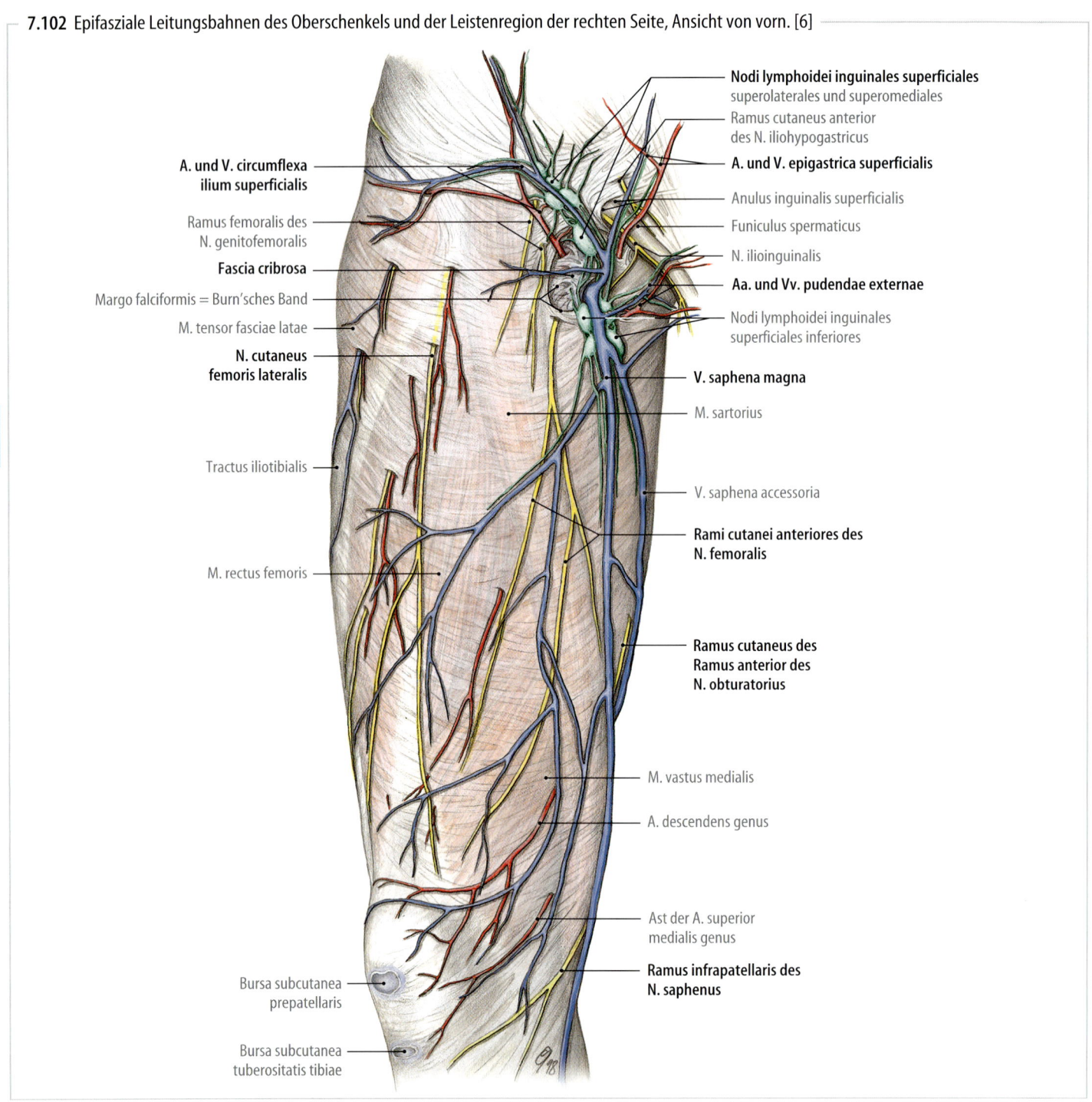

Labels (linke Seite, von oben nach unten):
- A. und V. circumflexa ilium superficialis
- Ramus femoralis des N. genitofemoralis
- Fascia cribrosa
- Margo falciformis = Burn'sches Band
- M. tensor fasciae latae
- N. cutaneus femoris lateralis
- Tractus iliotibialis
- M. rectus femoris
- Bursa subcutanea prepatellaris
- Bursa subcutanea tuberositatis tibiae

Labels (rechte Seite, von oben nach unten):
- **Nodi lymphoidei inguinales superficiales** superolaterales und superomediales
- Ramus cutaneus anterior des N. iliohypogastricus
- **A. und V. epigastrica superficialis**
- Anulus inguinalis superficialis
- Funiculus spermaticus
- N. ilioinguinalis
- **Aa. und Vv. pudendae externae**
- Nodi lymphoidei inguinales superficiales inferiores
- **V. saphena magna**
- M. sartorius
- V. saphena accessoria
- **Rami cutanei anteriores des N. femoralis**
- **Ramus cutaneus des Ramus anterior des N. obturatorius**
- M. vastus medialis
- A. descendens genus
- Ast der A. superior medialis genus
- **Ramus infrapatellaris des N. saphenus**

**7.103a–c** Beispiele für Varianten der epifaszialen Venen im Bereich des sog. Venensterns am Hiatus saphenus. [46]

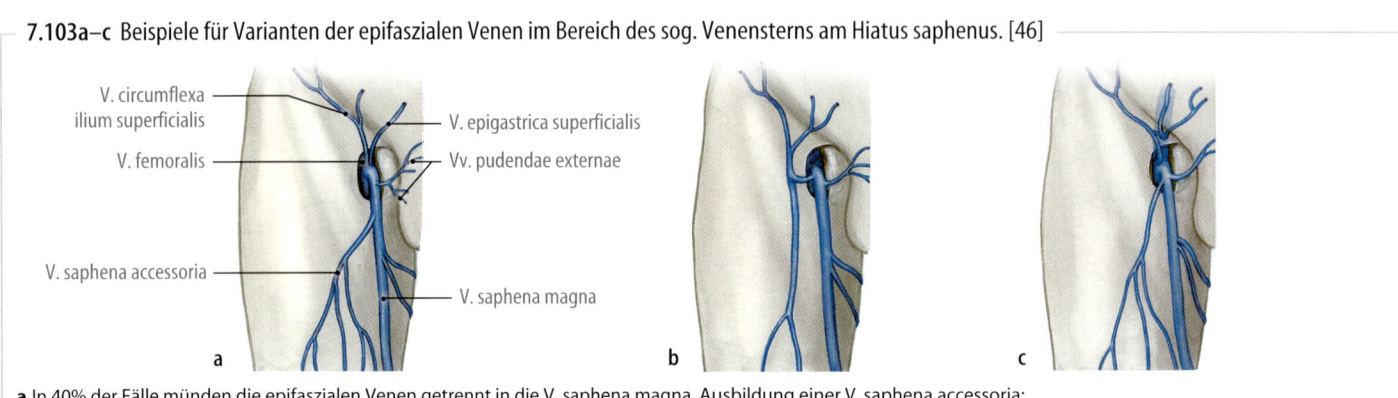

- V. circumflexa ilium superficialis
- V. femoralis
- V. saphena accessoria
- V. epigastrica superficialis
- Vv. pudendae externae
- V. saphena magna

a  In 40% der Fälle münden die epifaszialen Venen getrennt in die V. saphena magna. Ausbildung einer V. saphena accessoria;
b  Venenverlauf in ca. 9% der Fälle. Die Vv. saphena accessoria, ilium superficialis und epigastrica superficialis münden über einen gemeinsamen Stamm;
c  die Vv. ilium superficialis und epigastrica superficialis münden direkt in die V. femoralis.

# Oberschenkel: oberflächliche Leitungsbahnen

**7.104** Epifasziale Leitungsbahnen der Hüft- und Oberschenkelregion der rechten Seite, Ansicht von hinten. [6]

Labels (links):
- Fascia thoracolumbalis
- Trigonum lumbale = Petit'sches Dreieck
- **Nn. clunium medii**
- N. anococcygeus
- M. gluteus maximus
- Faszie der ischiocruralen Muskeln
- Äste des N. cutaneus femoris posterior
- **V. saphena magna**

Labels (rechts):
- M. obliquus externus abdominis
- Ramus cutaneus lateralis des N. iliohypogastricus
- **Nn. clunium superiores**
- Fascia glutea
- Nn. clunium inferiores ⎫
- Ramus perinealis ⎬ N. cutaneus femoris posterior
- N. cutaneus femoris posterior
- Fascia lata
- Tractus iliotibialis = Maissiat'scher Streifen

Am Unterrand des M. gluteus maximus wurde die Fascia lata zur Freilegung des N. cutaneus femoris posterior gespalten.

**Leitungsbahnen und Topographie**

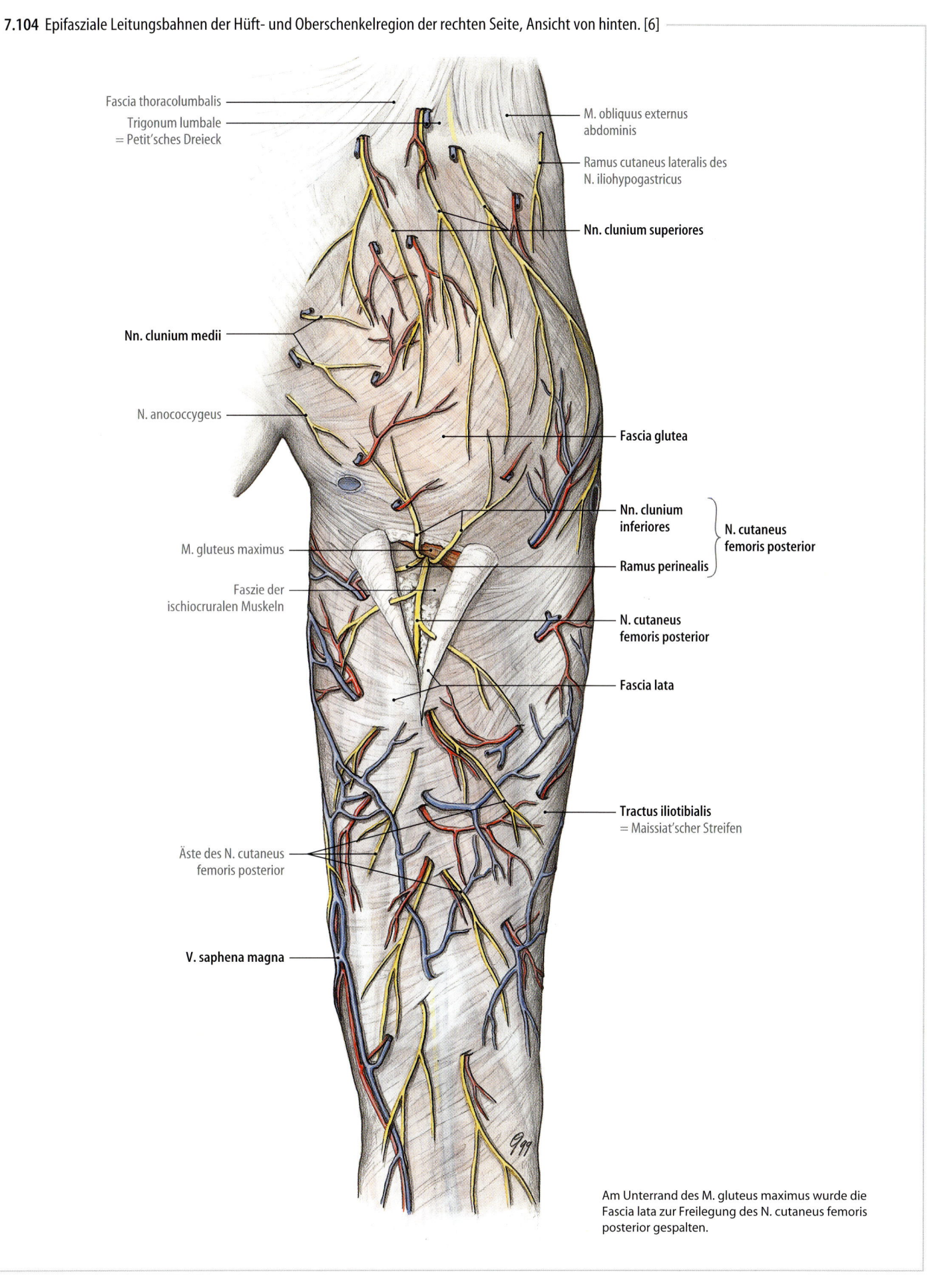

# Oberschenkel: Leitungsbahnen

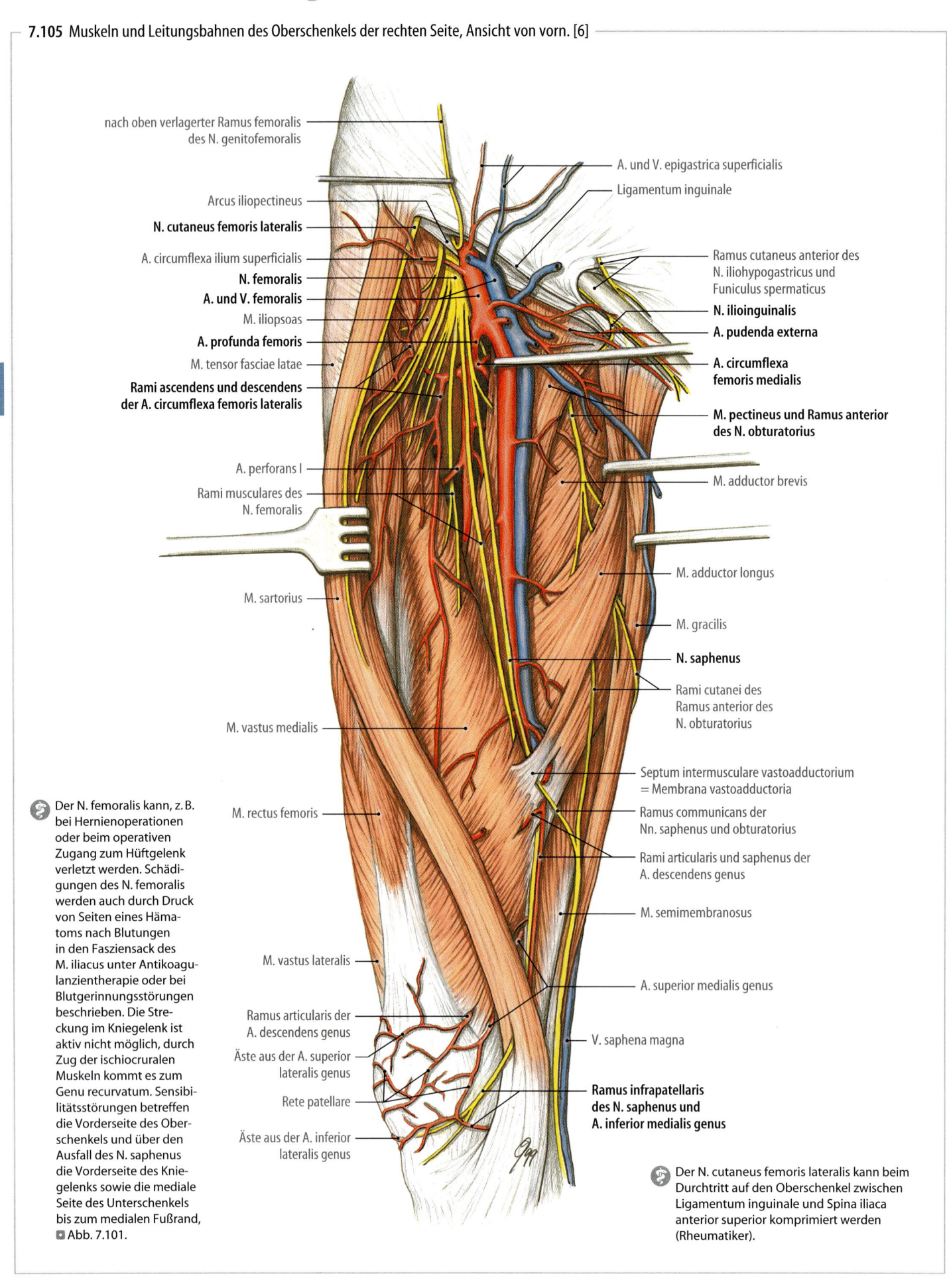

**7.105** Muskeln und Leitungsbahnen des Oberschenkels der rechten Seite, Ansicht von vorn. [6]

nach oben verlagerter Ramus femoralis des N. genitofemoralis

Arcus iliopectineus
**N. cutaneus femoris lateralis**
A. circumflexa ilium superficialis
**N. femoralis**
**A. und V. femoralis**
M. iliopsoas
**A. profunda femoris**
M. tensor fasciae latae
**Rami ascendens und descendens der A. circumflexa femoris lateralis**

A. perforans I
Rami musculares des N. femoralis

M. sartorius

M. vastus medialis

M. rectus femoris

M. vastus lateralis
Ramus articularis der A. descendens genus
Äste aus der A. superior lateralis genus
Rete patellare
Äste aus der A. inferior lateralis genus

A. und V. epigastrica superficialis
Ligamentum inguinale
Ramus cutaneus anterior des N. iliohypogastricus und Funiculus spermaticus
**N. ilioinguinalis**
**A. pudenda externa**
**A. circumflexa femoris medialis**
**M. pectineus und Ramus anterior des N. obturatorius**
M. adductor brevis
M. adductor longus
M. gracilis
**N. saphenus**
Rami cutanei des Ramus anterior des N. obturatorius
Septum intermusculare vastoadductorium = Membrana vastoadductoria
Ramus communicans der Nn. saphenus und obturatorius
Rami articularis und saphenus der A. descendens genus
M. semimembranosus
A. superior medialis genus
V. saphena magna
**Ramus infrapatellaris des N. saphenus und A. inferior medialis genus**

Der N. femoralis kann, z. B. bei Hernienoperationen oder beim operativen Zugang zum Hüftgelenk verletzt werden. Schädigungen des N. femoralis werden auch durch Druck von Seiten eines Hämatoms nach Blutungen in den Fasziensack des M. iliacus unter Antikoagulanzientherapie oder bei Blutgerinnungsstörungen beschrieben. Die Streckung im Kniegelenk ist aktiv nicht möglich, durch Zug der ischiocruralen Muskeln kommt es zum Genu recurvatum. Sensibilitätsstörungen betreffen die Vorderseite des Oberschenkels und über den Ausfall des N. saphenus die Vorderseite des Kniegelenks sowie die mediale Seite des Unterschenkels bis zum medialen Fußrand, Abb. 7.101.

Der N. cutaneus femoris lateralis kann beim Durchtritt auf den Oberschenkel zwischen Ligamentum inguinale und Spina iliaca anterior superior komprimiert werden (Rheumatiker).

# Schenkeldreieck: Leitungsbahnen

**7.106** Muskeln und Leitungsbahnen des Beckens, der Leistenregion und des Schenkeldreiecks der rechten Seite, Ansicht von vorn. [46]

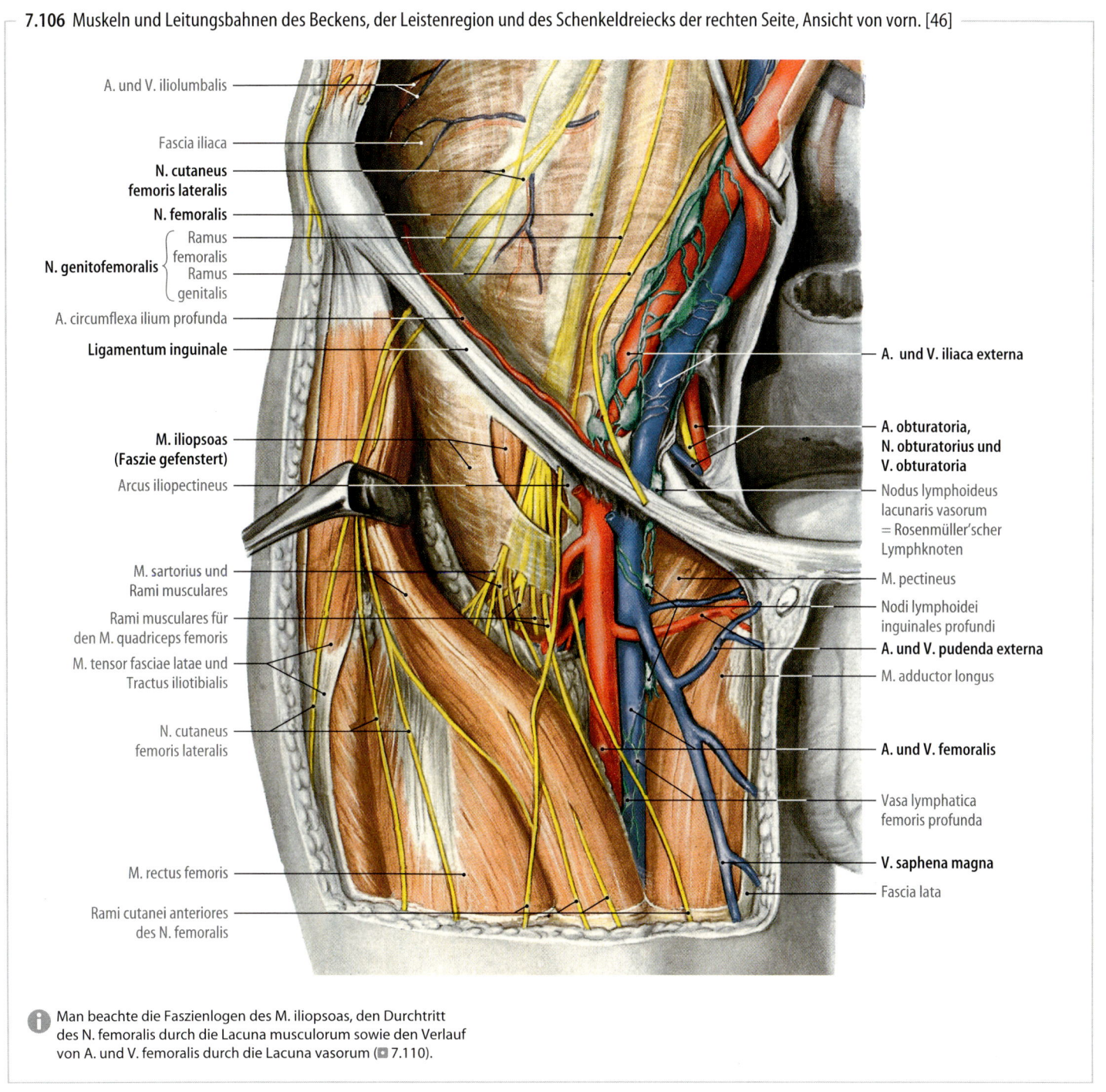

Beschriftungen (von oben links im Uhrzeigersinn):
- A. und V. iliolumbalis
- Fascia iliaca
- **N. cutaneus femoris lateralis**
- **N. femoralis**
- **N. genitofemoralis** { Ramus femoralis, Ramus genitalis }
- A. circumflexa ilium profunda
- **Ligamentum inguinale**
- **M. iliopsoas** (Faszie gefenstert)
- Arcus iliopectineus
- M. sartorius und Rami musculares
- Rami musculares für den M. quadriceps femoris
- M. tensor fasciae latae und Tractus iliotibialis
- N. cutaneus femoris lateralis
- M. rectus femoris
- Rami cutanei anteriores des N. femoralis
- **A. und V. iliaca externa**
- **A. obturatoria, N. obturatorius und V. obturatoria**
- Nodus lymphoideus lacunaris vasorum = Rosenmüller'scher Lymphknoten
- M. pectineus
- Nodi lymphoidei inguinales profundi
- **A. und V. pudenda externa**
- M. adductor longus
- **A. und V. femoralis**
- Vasa lymphatica femoris profunda
- V. saphena magna
- Fascia lata

ℹ Man beachte die Faszienlogen des M. iliopsoas, den Durchtritt des N. femoralis durch die Lacuna musculorum sowie den Verlauf von A. und V. femoralis durch die Lacuna vasorum (▶ 7.110).

**7.107a–d** Schematische Darstellung der Arterien des Schenkeldreiecks und Beispiele ihrer Varianten. [46]

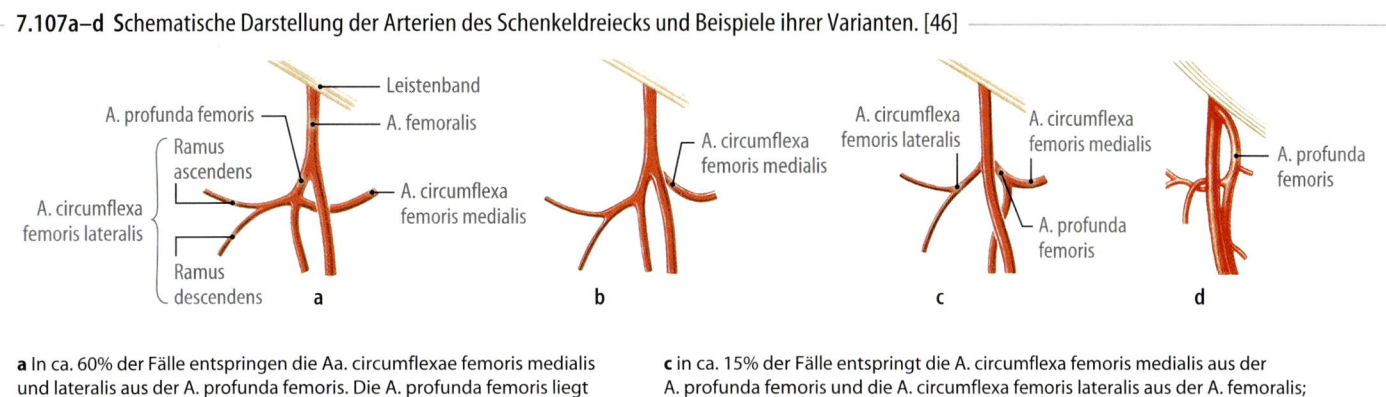

Beschriftungen:
- Leistenband
- A. profunda femoris
- A. femoralis
- A. circumflexa femoris lateralis { Ramus ascendens, Ramus descendens }
- A. circumflexa femoris medialis

**a** In ca. 60% der Fälle entspringen die Aa. circumflexae femoris medialis und lateralis aus der A. profunda femoris. Die A. profunda femoris liegt in etwa der Hälfte der Fälle lateral von der A. femoralis;
**b** in ca. 20% der Fälle entspringt die A. circumflexa femoris medialis aus der A. femoralis;
**c** in ca. 15% der Fälle entspringt die A. circumflexa femoris medialis aus der A. profunda femoris und die A. circumflexa femoris lateralis aus der A. femoralis;
**d** in ca. 40% der Fälle entspringt die A. profunda femoris weit proximal im Bereich des Leistenbandes aus der A. femoralis (sog. hoher Ursprung der A. profunda femoris).

**Leitungsbahnen und Topographie**

# Regio obturatoria: Leitungsbahnen

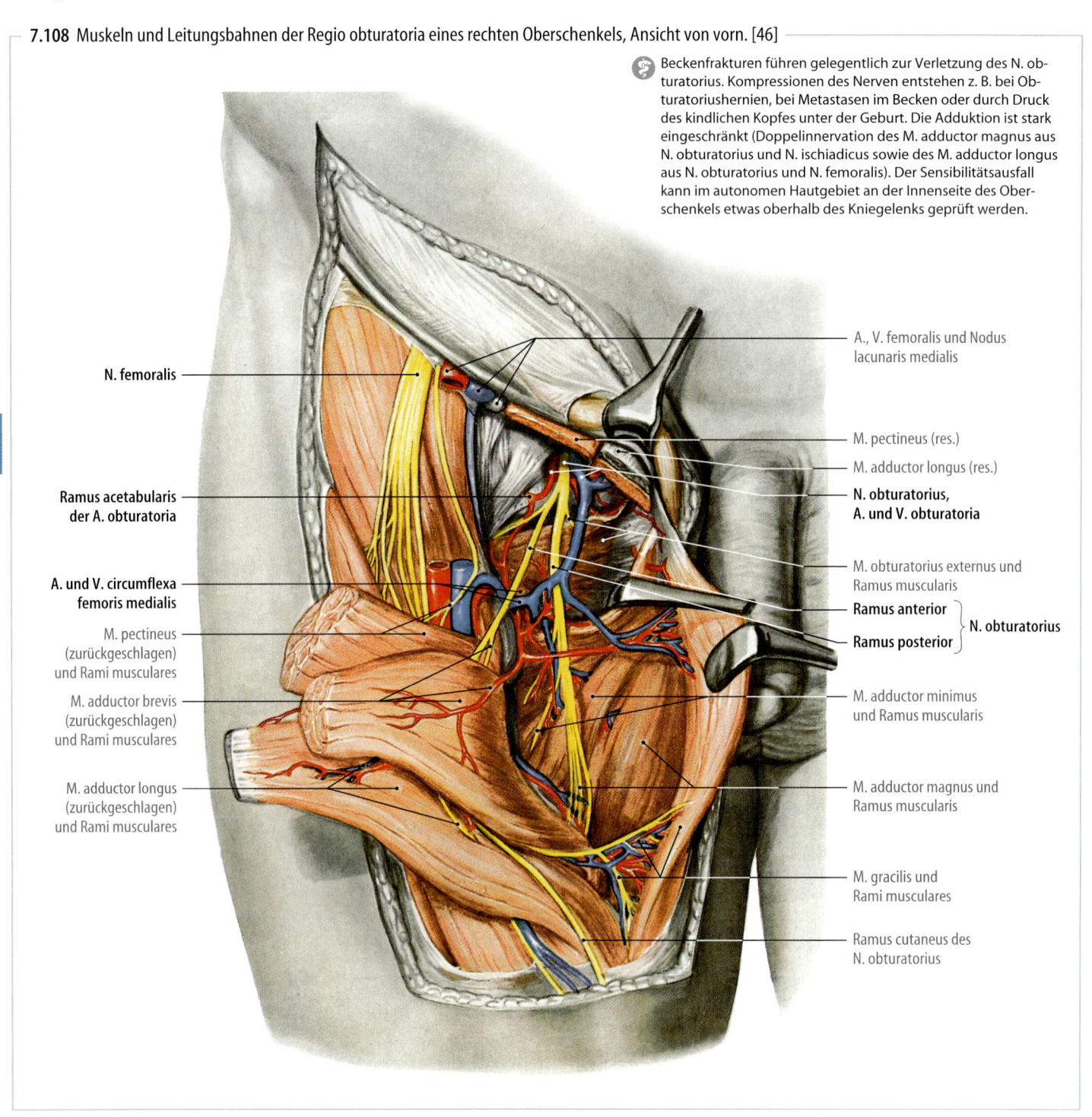

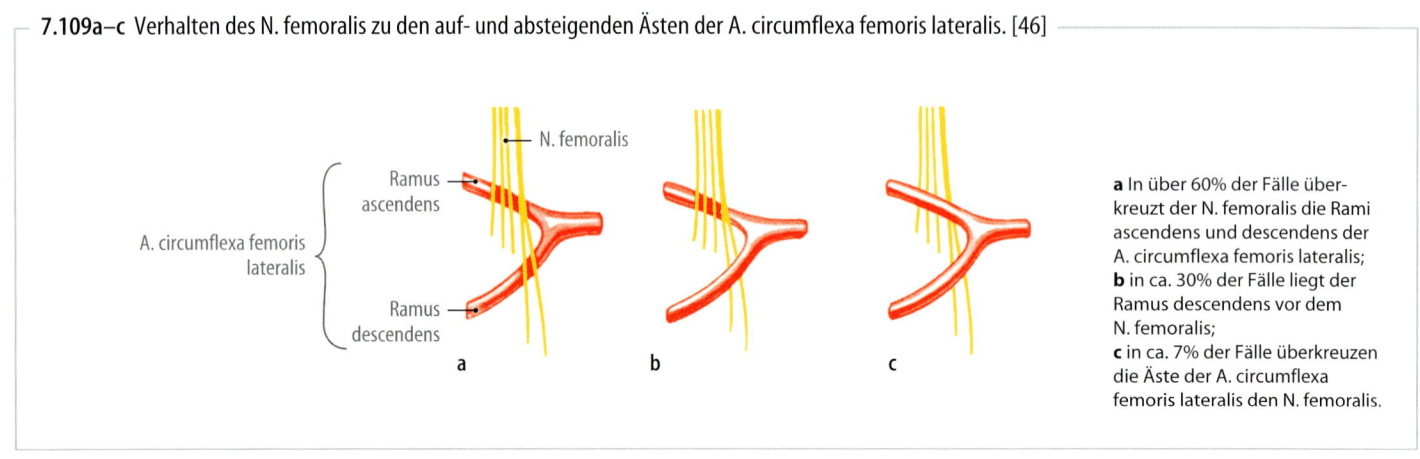

**7.108** Muskeln und Leitungsbahnen der Regio obturatoria eines rechten Oberschenkels, Ansicht von vorn. [46]

Beckenfrakturen führen gelegentlich zur Verletzung des N. obturatorius. Kompressionen des Nerven entstehen z. B. bei Obturatoriushernien, bei Metastasen im Becken oder durch Druck des kindlichen Kopfes unter der Geburt. Die Adduktion ist stark eingeschränkt (Doppelinnervation des M. adductor magnus aus N. obturatorius und N. ischiadicus sowie des M. adductor longus aus N. obturatorius und N. femoralis). Der Sensibilitätsausfall kann im autonomen Hautgebiet an der Innenseite des Oberschenkels etwas oberhalb des Kniegelenks geprüft werden.

**7.109a–c** Verhalten des N. femoralis zu den auf- und absteigenden Ästen der A. circumflexa femoris lateralis. [46]

**a** In über 60% der Fälle überkreuzt der N. femoralis die Rami ascendens und descendens der A. circumflexa femoris lateralis;
**b** in ca. 30% der Fälle liegt der Ramus descendens vor dem N. femoralis;
**c** in ca. 7% der Fälle überkreuzen die Äste der A. circumflexa femoris lateralis den N. femoralis.

## Lacunae musculorum und vasorum

**7.110** Lacuna musculorum und Lacuna vasorum einer rechten Beckenhälfte, Ansicht von lateral. [46]

Ligamentum inguinale
Arcus iliopectineus

Ramus femoralis des N. genitofemoralis
A. femoralis
V. femoralis
Nodus inguinalis profundus
= Nodus proximalis
= Rosenmüller'scher Lymphknoten

**Lacuna vasorum**

Septum femorale
Ligamentum pectineum und Faszie des M. pectineus

**Lacuna musculorum**
- M. iliacus
- N. femoralis
- M. psoas
- Bursa iliopectinea (gekammert)

Ligamentum lacunare
= Gimbernati'sches Band

M. pectineus

**Canalis obturatorius**
- Tuberculum obturatorium anterius
- N. obturatorius, A. und V. obturatoria
- Tuberculum obturatorium posterius

Membrana obturatoria

> Die Lacuna vasorum ist die innere Bruchpforte für Schenkelhernien; Schwachstelle ist das Septum femorale neben der V. femoralis.

**7.111a,b** Arterielle Versorgung von Femurkopf und Schenkelhals, proximaler Teil eines rechten Femur. [46]

Ramus nutricius in der Plica pectineofovealis
A. ligamenti capitis femoris des Ramus acetabularis
A. femoralis (communis)
A. circumflexa femoris medialis
A. profunda femoris
A. circumflexa femoris lateralis
A. femoralis (superficialis)

Ramus ascendens
Ramus descendens
Ramus transversus

Ramus profundus
Ramus descendens
Ramus acetabularis

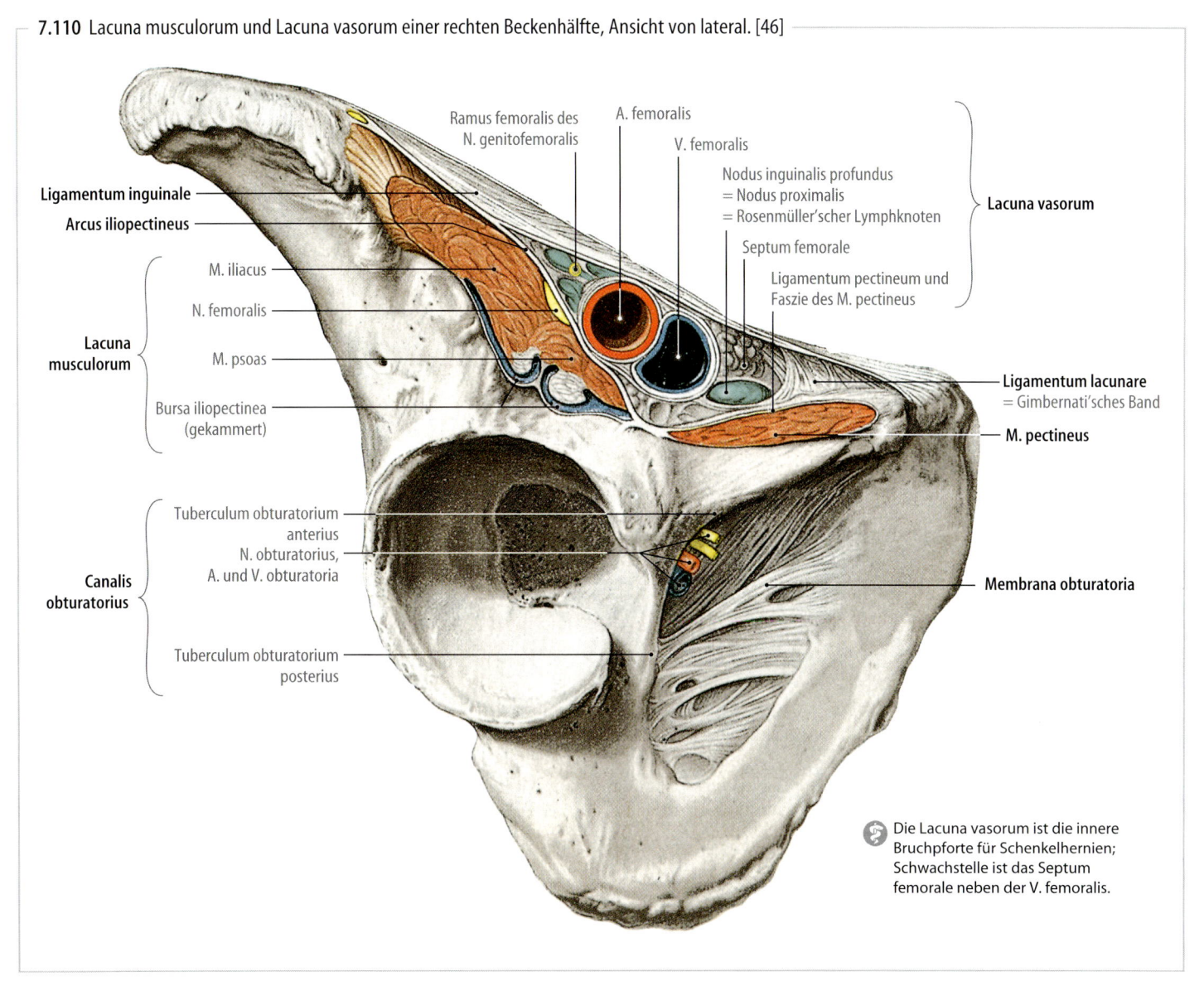

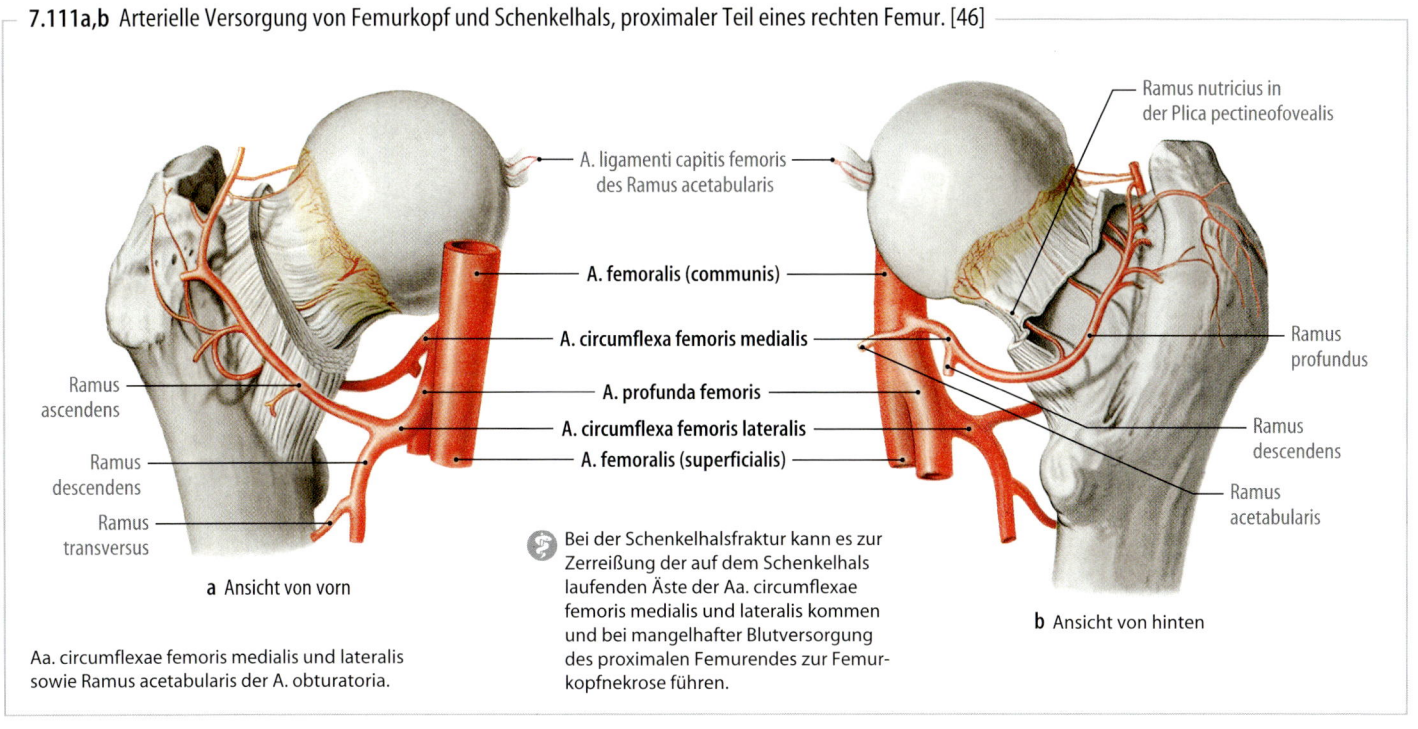

**a** Ansicht von vorn

**b** Ansicht von hinten

Aa. circumflexae femoris medialis und lateralis sowie Ramus acetabularis der A. obturatoria.

> Bei der Schenkelhalsfraktur kann es zur Zerreißung der auf dem Schenkelhals laufenden Äste der Aa. circumflexae femoris medialis und lateralis kommen und bei mangelhafter Blutversorgung des proximalen Femurendes zur Femurkopfnekrose führen.

**Leitungsbahnen und Topographie**

# Oberschenkel: Leitungsbahnen

**7.112** Muskeln und Leitungsbahnen eines rechten Oberschenkels, Ansicht von hinten. [46]

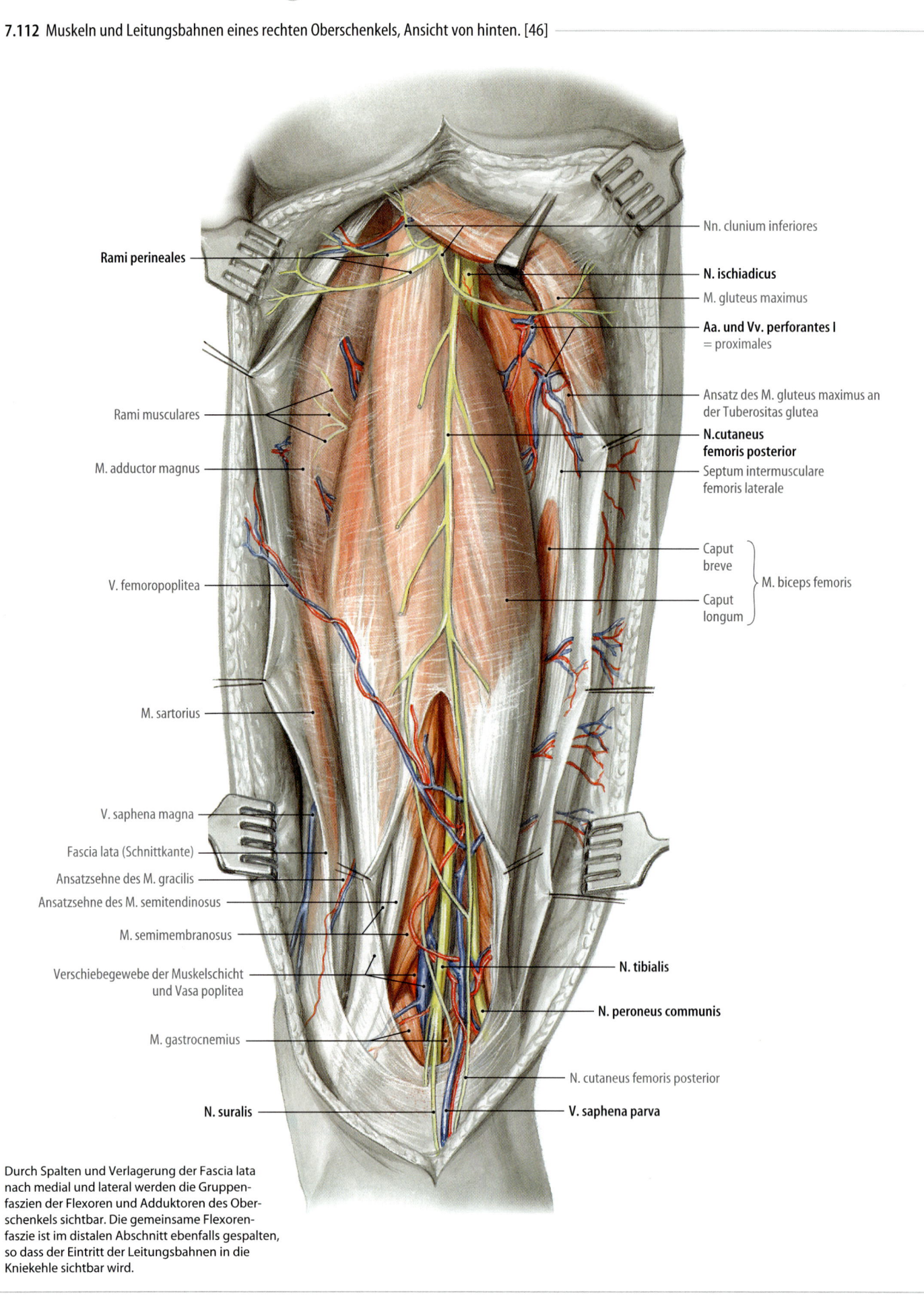

Labels (linke Seite, von oben nach unten):
- Rami perineales
- Rami musculares
- M. adductor magnus
- V. femoropoplitea
- M. sartorius
- V. saphena magna
- Fascia lata (Schnittkante)
- Ansatzsehne des M. gracilis
- Ansatzsehne des M. semitendinosus
- M. semimembranosus
- Verschiebegewebe der Muskelschicht und Vasa poplitea
- M. gastrocnemius
- N. suralis

Labels (rechte Seite, von oben nach unten):
- Nn. clunium inferiores
- N. ischiadicus
- M. gluteus maximus
- Aa. und Vv. perforantes I = proximales
- Ansatz des M. gluteus maximus an der Tuberositas glutea
- N. cutaneus femoris posterior
- Septum intermusculare femoris laterale
- Caput breve / Caput longum — M. biceps femoris
- N. tibialis
- N. peroneus communis
- N. cutaneus femoris posterior
- V. saphena parva

Durch Spalten und Verlagerung der Fascia lata nach medial und lateral werden die Gruppenfaszien der Flexoren und Adduktoren des Oberschenkels sichtbar. Die gemeinsame Flexorenfaszie ist im distalen Abschnitt ebenfalls gespalten, so dass der Eintritt der Leitungsbahnen in die Kniekehle sichtbar wird.

# Oberschenkel, Gesäß: Leitungsbahnen

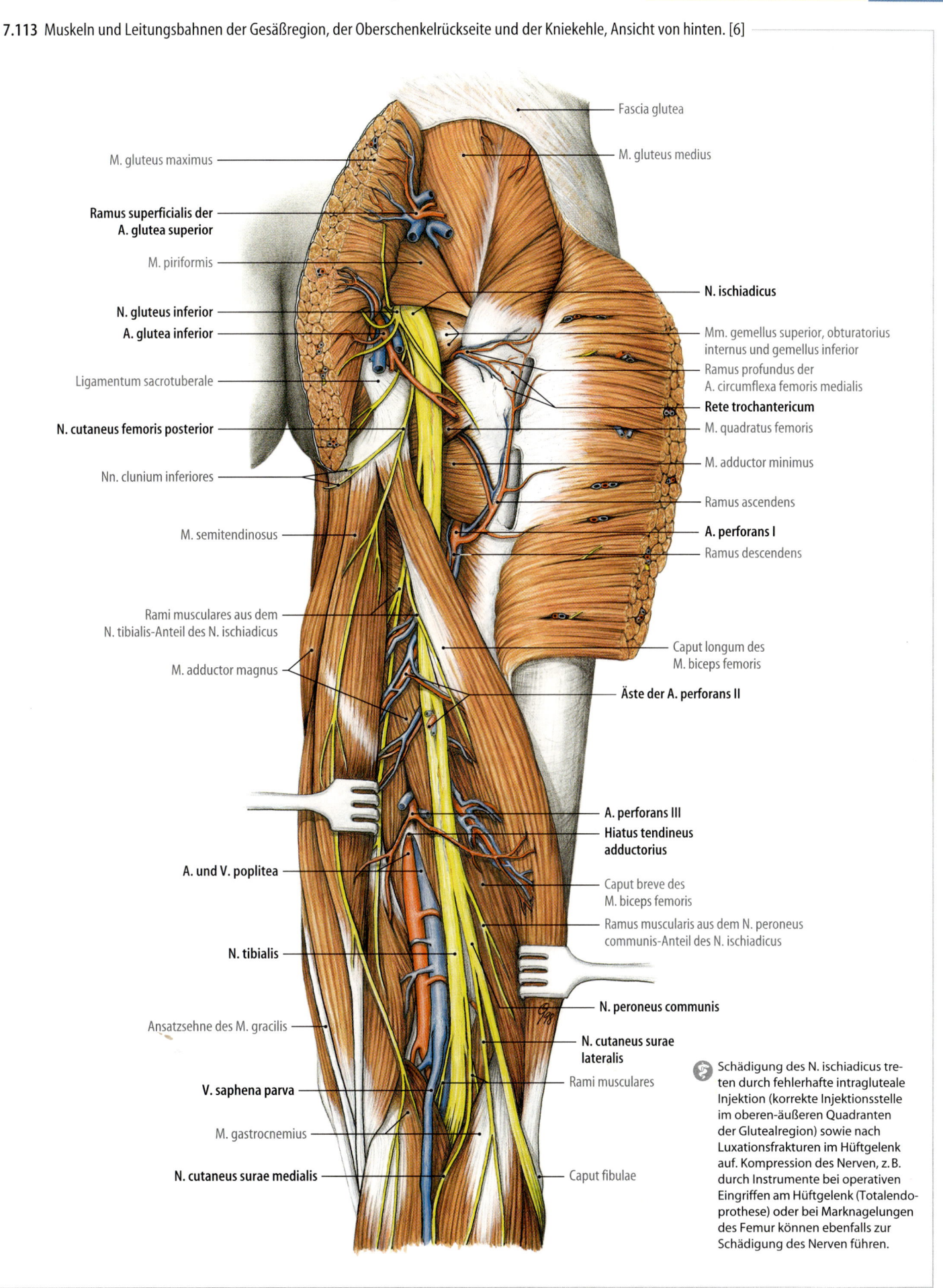

**7.113** Muskeln und Leitungsbahnen der Gesäßregion, der Oberschenkelrückseite und der Kniekehle, Ansicht von hinten. [6]

- Fascia glutea
- M. gluteus maximus
- M. gluteus medius
- **Ramus superficialis der A. glutea superior**
- M. piriformis
- **N. ischiadicus**
- **N. gluteus inferior**
- **A. glutea inferior**
- Mm. gemellus superior, obturatorius internus und gemellus inferior
- Ligamentum sacrotuberale
- Ramus profundus der A. circumflexa femoris medialis
- **N. cutaneus femoris posterior**
- **Rete trochantericum**
- M. quadratus femoris
- Nn. clunium inferiores
- M. adductor minimus
- M. semitendinosus
- Ramus ascendens
- **A. perforans I**
- Ramus descendens
- Rami musculares aus dem N. tibialis-Anteil des N. ischiadicus
- Caput longum des M. biceps femoris
- M. adductor magnus
- Äste der A. perforans II
- **A. perforans III**
- **Hiatus tendineus adductorius**
- **A. und V. poplitea**
- Caput breve des M. biceps femoris
- Ramus muscularis aus dem N. peroneus communis-Anteil des N. ischiadicus
- **N. tibialis**
- **N. peroneus communis**
- Ansatzsehne des M. gracilis
- **N. cutaneus surae lateralis**
- Rami musculares
- **V. saphena parva**
- M. gastrocnemius
- **N. cutaneus surae medialis**
- Caput fibulae

Schädigung des N. ischiadicus treten durch fehlerhafte intragluteale Injektion (korrekte Injektionsstelle im oberen-äußeren Quadranten der Glutealregion) sowie nach Luxationsfrakturen im Hüftgelenk auf. Kompression des Nerven, z. B. durch Instrumente bei operativen Eingriffen am Hüftgelenk (Totalendoprothese) oder bei Marknagelungen des Femur können ebenfalls zur Schädigung des Nerven führen.

**Leitungsbahnen und Topographie**

# Tiefe Gesäßregion: Leitungsbahnen

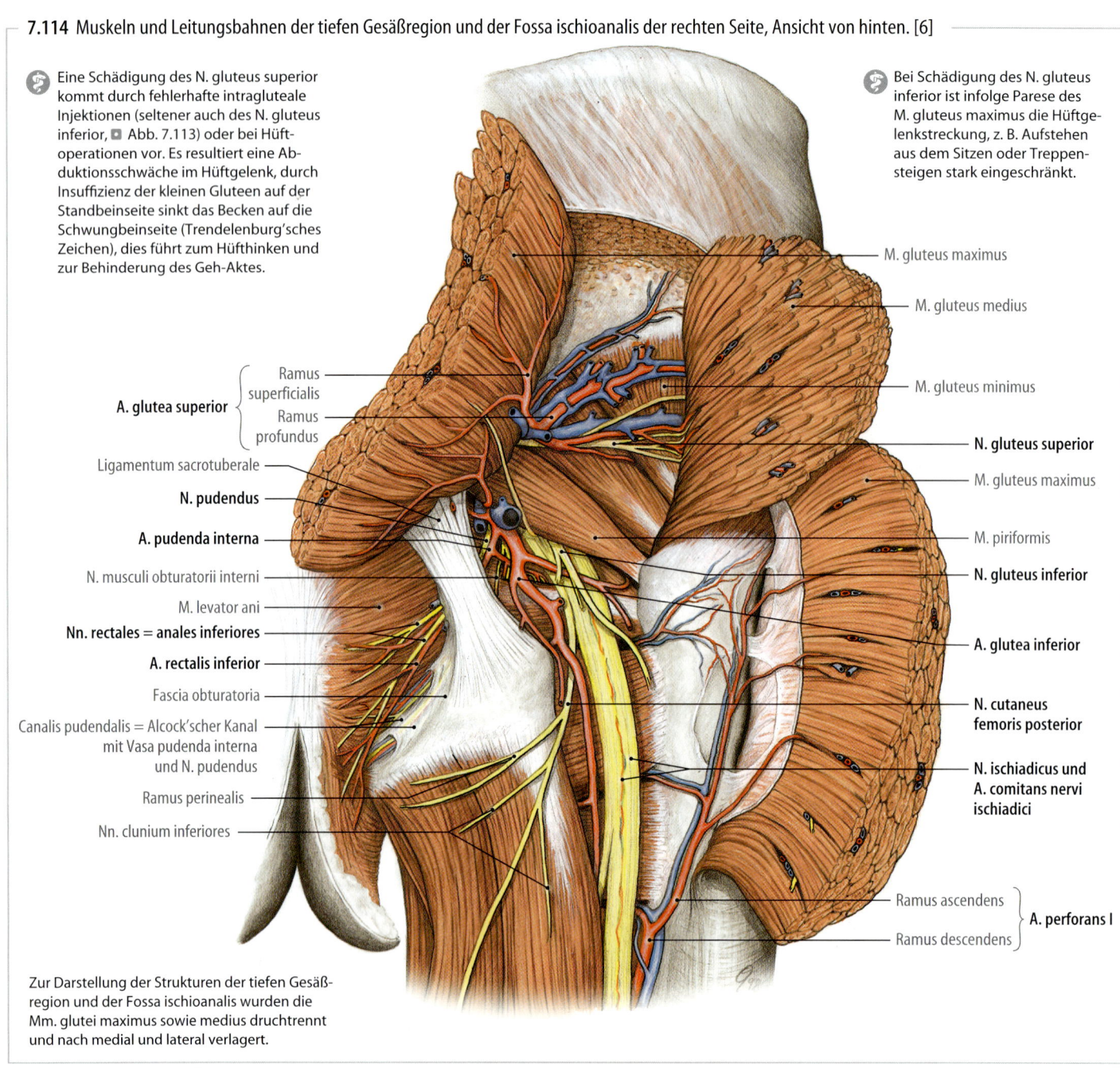

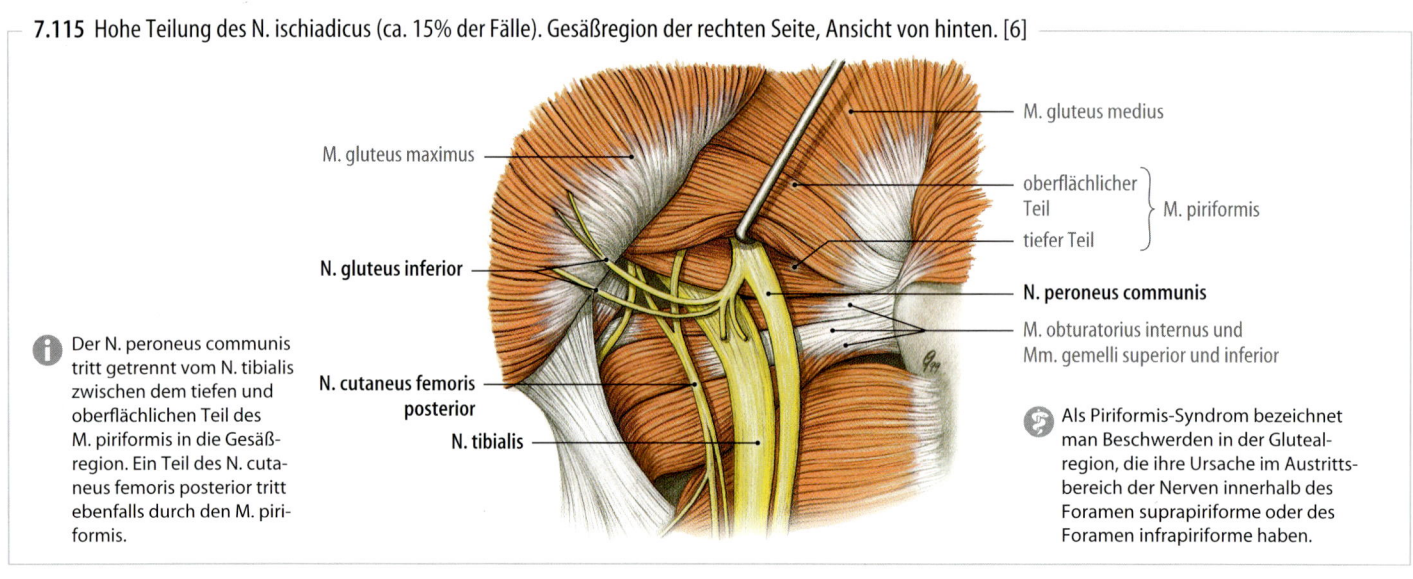

**7.114** Muskeln und Leitungsbahnen der tiefen Gesäßregion und der Fossa ischioanalis der rechten Seite, Ansicht von hinten. [6]

Eine Schädigung des N. gluteus superior kommt durch fehlerhafte intragluteale Injektionen (seltener auch des N. gluteus inferior, Abb. 7.113) oder bei Hüftoperationen vor. Es resultiert eine Abduktionsschwäche im Hüftgelenk, durch Insuffizienz der kleinen Gluteen auf der Standbeinseite sinkt das Becken auf die Schwungbeinseite (Trendelenburg'sches Zeichen), dies führt zum Hüfthinken und zur Behinderung des Geh-Aktes.

Bei Schädigung des N. gluteus inferior ist infolge Parese des M. gluteus maximus die Hüftgelenkstreckung, z. B. Aufstehen aus dem Sitzen oder Treppensteigen stark eingeschränkt.

Beschriftungen:
- A. glutea superior { Ramus superficialis, Ramus profundus }
- Ligamentum sacrotuberale
- N. pudendus
- A. pudenda interna
- N. musculi obturatorii interni
- M. levator ani
- Nn. rectales = anales inferiores
- A. rectalis inferior
- Fascia obturatoria
- Canalis pudendalis = Alcock'scher Kanal mit Vasa pudenda interna und N. pudendus
- Ramus perinealis
- Nn. clunium inferiores
- M. gluteus maximus
- M. gluteus medius
- M. gluteus minimus
- N. gluteus superior
- M. gluteus maximus
- M. piriformis
- N. gluteus inferior
- A. glutea inferior
- N. cutaneus femoris posterior
- N. ischiadicus und A. comitans nervi ischiadici
- Ramus ascendens, Ramus descendens } A. perforans I

Zur Darstellung der Strukturen der tiefen Gesäßregion und der Fossa ischioanalis wurden die Mm. glutei maximus sowie medius durchtrennt und nach medial und lateral verlagert.

**7.115** Hohe Teilung des N. ischiadicus (ca. 15% der Fälle). Gesäßregion der rechten Seite, Ansicht von hinten. [6]

Beschriftungen:
- M. gluteus maximus
- N. gluteus inferior
- N. cutaneus femoris posterior
- N. tibialis
- M. gluteus medius
- oberflächlicher Teil, tiefer Teil } M. piriformis
- N. peroneus communis
- M. obturatorius internus und Mm. gemelli superior und inferior

Der N. peroneus communis tritt getrennt vom N. tibialis zwischen dem tiefen und oberflächlichen Teil des M. piriformis in die Gesäßregion. Ein Teil des N. cutaneus femoris posterior tritt ebenfalls durch den M. piriformis.

Als Piriformis-Syndrom bezeichnet man Beschwerden in der Glutealregion, die ihre Ursache im Austrittsbereich der Nerven innerhalb des Foramen suprapiriforme oder des Foramen infrapiriforme haben.

# Oberschenkel: Querschnitte

**7.116** Querschnitte durch den proximalen, mittleren und distalen Bereich eines rechten Oberschenkels, Ansicht der distalen Schnittflächen. [46]

*Proximales Drittel*
- **Fascia lata**
- M. rectus femoris
- M. vastus intermedius
- M. vastus medialis
- M. vastus lateralis
- **Septum intermusculare femoris laterale**
- **N. ischiadicus**
- M. biceps femoris, Caput longum
- M. sartorius
- **Vasa femoralia und N. saphenus**
- **Septum intermusculare femoris mediale**
- M. adductor longus
- Rami profundi der A. obturatoria und des N. obturatorius
- M. adductor magnus
- **Septum intermusculare femoris posterius**

*Oberschenkelmitte*
- **Tractus iliotibialis** = Maissiat'scher Streifen
- Linea aspera femoris
- **Septum intermusculare femoris laterale**
- **Septum intermusculare vastoadductorium = Membrana vastoadductoria**
- **Vasa femoralia und N. saphenus**
- N. ischiadicus
- M. gracilis

*Distales Drittel*
- Ansatzsehne des M. rectus femoris
- M. vastus intermedius
- M. vastus lateralis
- Septum intermusculare femoris laterale
- Caput breve des M. biceps femoris
- M. vastus medialis
- **Vasa poplitea**
- Ansatzsehne des oberflächlichen Teils des M. adductor magnus
- M. sartorius
- M. semimembranosus
- M. gracilis

Darstellung der Faszien, 7.67

Abb. 7.67

**Leitungsbahnen und Topographie**

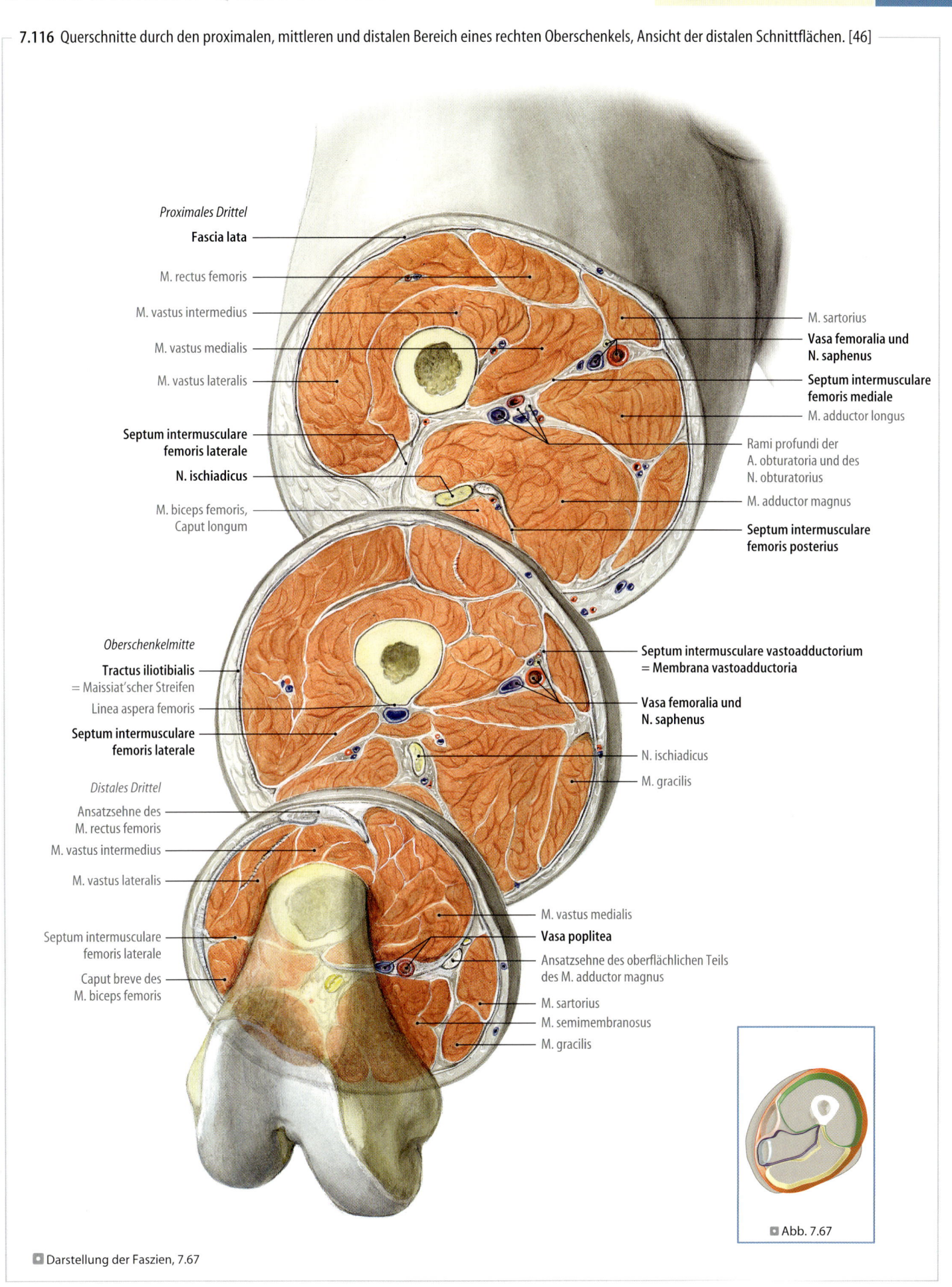

## Knie, Unterschenkel: Arterien

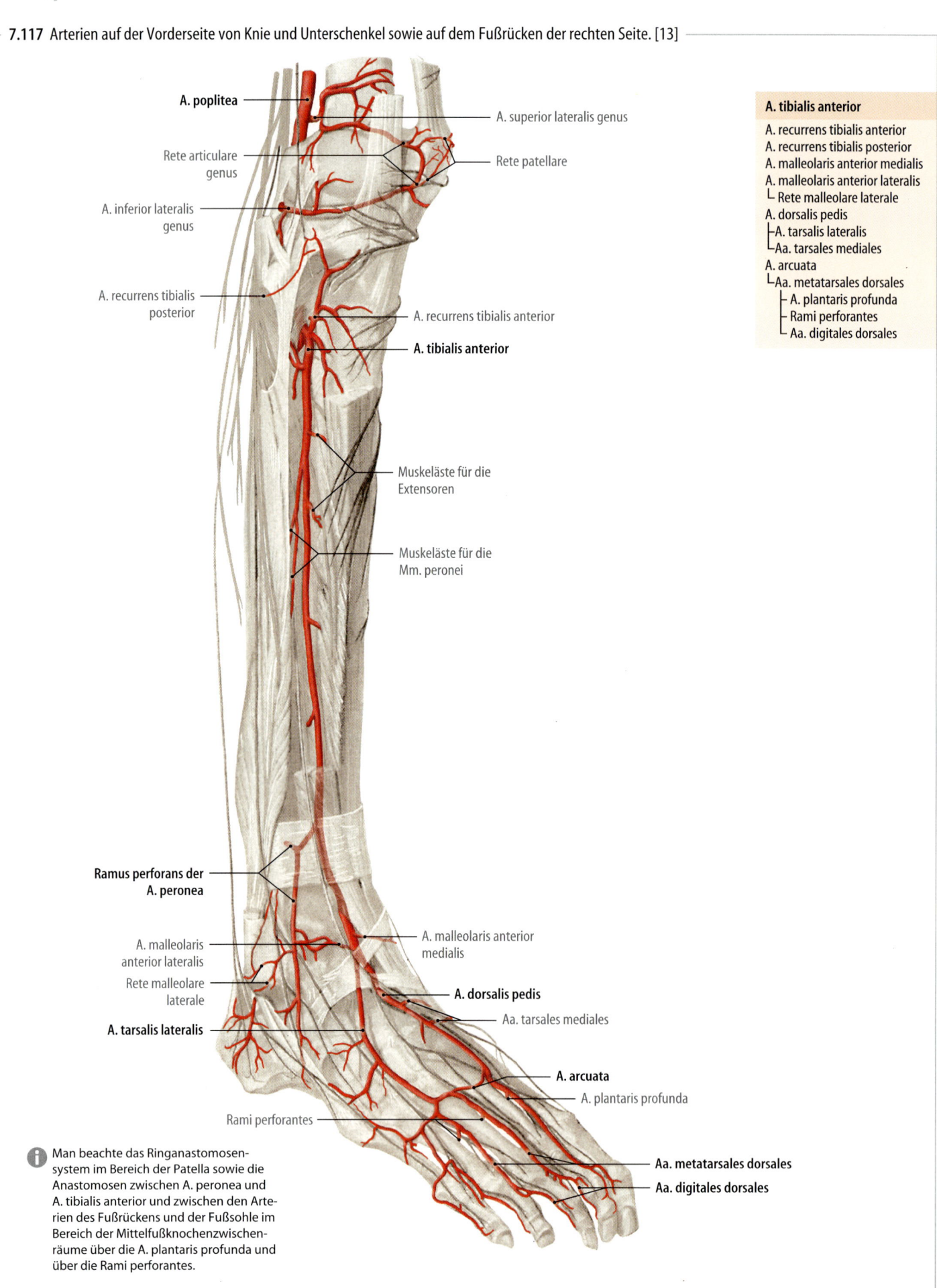

**7.117** Arterien auf der Vorderseite von Knie und Unterschenkel sowie auf dem Fußrücken der rechten Seite. [13]

- A. poplitea
- A. superior lateralis genus
- Rete articulare genus
- Rete patellare
- A. inferior lateralis genus
- A. recurrens tibialis posterior
- A. recurrens tibialis anterior
- **A. tibialis anterior**
- Muskeläste für die Extensoren
- Muskeläste für die Mm. peronei
- **Ramus perforans der A. peronea**
- A. malleolaris anterior lateralis
- Rete malleolare laterale
- **A. tarsalis lateralis**
- A. malleolaris anterior medialis
- **A. dorsalis pedis**
- Aa. tarsales mediales
- **A. arcuata**
- A. plantaris profunda
- Rami perforantes
- **Aa. metatarsales dorsales**
- **Aa. digitales dorsales**

**A. tibialis anterior**
A. recurrens tibialis anterior
A. recurrens tibialis posterior
A. malleolaris anterior medialis
A. malleolaris anterior lateralis
└ Rete malleolare laterale
A. dorsalis pedis
├ A. tarsalis lateralis
└ Aa. tarsales mediales
A. arcuata
└ Aa. metatarsales dorsales
   ├ A. plantaris profunda
   ├ Rami perforantes
   └ Aa. digitales dorsales

ⓘ Man beachte das Ringanastomosensystem im Bereich der Patella sowie die Anastomosen zwischen A. peronea und A. tibialis anterior und zwischen den Arterien des Fußrückens und der Fußsohle im Bereich der Mittelfußknochenzwischenräume über die A. plantaris profunda und über die Rami perforantes.

# Knie, Unterschenkel: Arterien

**7.118a–d** Arterien auf der Rückseite von Knie und Unterschenkel der rechten Seite. [13]

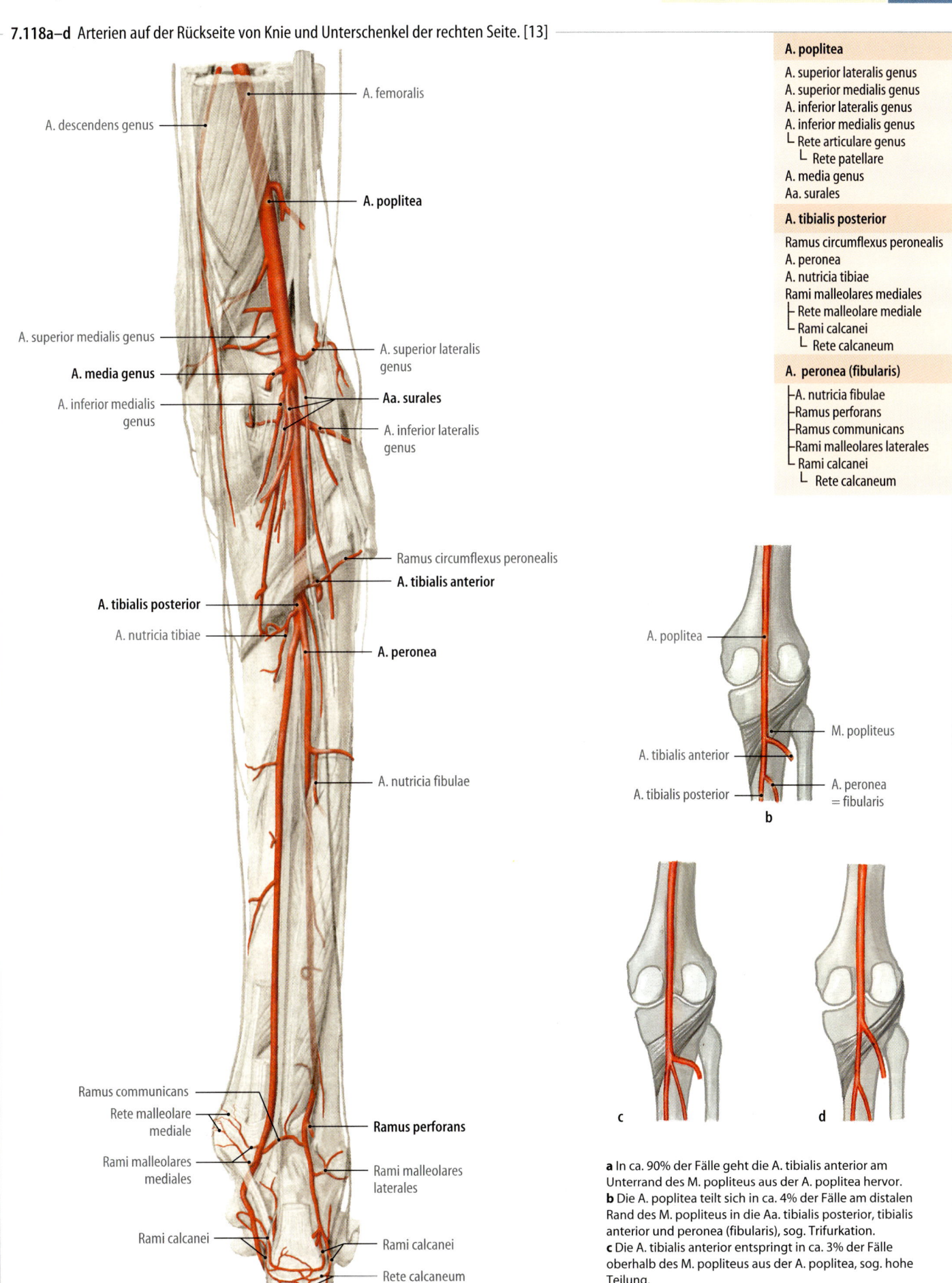

| A. poplitea |
|---|
| A. superior lateralis genus |
| A. superior medialis genus |
| A. inferior lateralis genus |
| A. inferior medialis genus |
| └ Rete articulare genus |
|    └ Rete patellare |
| A. media genus |
| Aa. surales |

| A. tibialis posterior |
|---|
| Ramus circumflexus peronealis |
| A. peronea |
| A. nutricia tibiae |
| Rami malleolares mediales |
| ├ Rete malleolare mediale |
| └ Rami calcanei |
|    └ Rete calcaneum |

| A. peronea (fibularis) |
|---|
| ├ A. nutricia fibulae |
| ├ Ramus perforans |
| ├ Ramus communicans |
| ├ Rami malleolares laterales |
| └ Rami calcanei |
|    └ Rete calcaneum |

Labels on figure a:
- A. descendens genus
- A. femoralis
- A. poplitea
- A. superior medialis genus
- A. media genus
- A. inferior medialis genus
- A. superior lateralis genus
- Aa. surales
- A. inferior lateralis genus
- Ramus circumflexus peronealis
- A. tibialis anterior
- A. tibialis posterior
- A. nutricia tibiae
- A. peronea
- A. nutricia fibulae
- Ramus communicans
- Rete malleolare mediale
- Rami malleolares mediales
- Ramus perforans
- Rami malleolares laterales
- Rami calcanei
- Rami calcanei
- Rete calcaneum

Labels on figure b:
- A. poplitea
- M. popliteus
- A. tibialis anterior
- A. tibialis posterior
- A. peronea = fibularis

**a** In ca. 90% der Fälle geht die A. tibialis anterior am Unterrand des M. popliteus aus der A. poplitea hervor.
**b** Die A. poplitea teilt sich in ca. 4% der Fälle am distalen Rand des M. popliteus in die Aa. tibialis posterior, tibialis anterior und peronea (fibularis), sog. Trifurkation.
**c** Die A. tibialis anterior entspringt in ca. 3% der Fälle oberhalb des M. popliteus aus der A. poplitea, sog. hohe Teilung.

**Leitungsbahnen und Topographie**

# Knie, Unterschenkel: Nerven

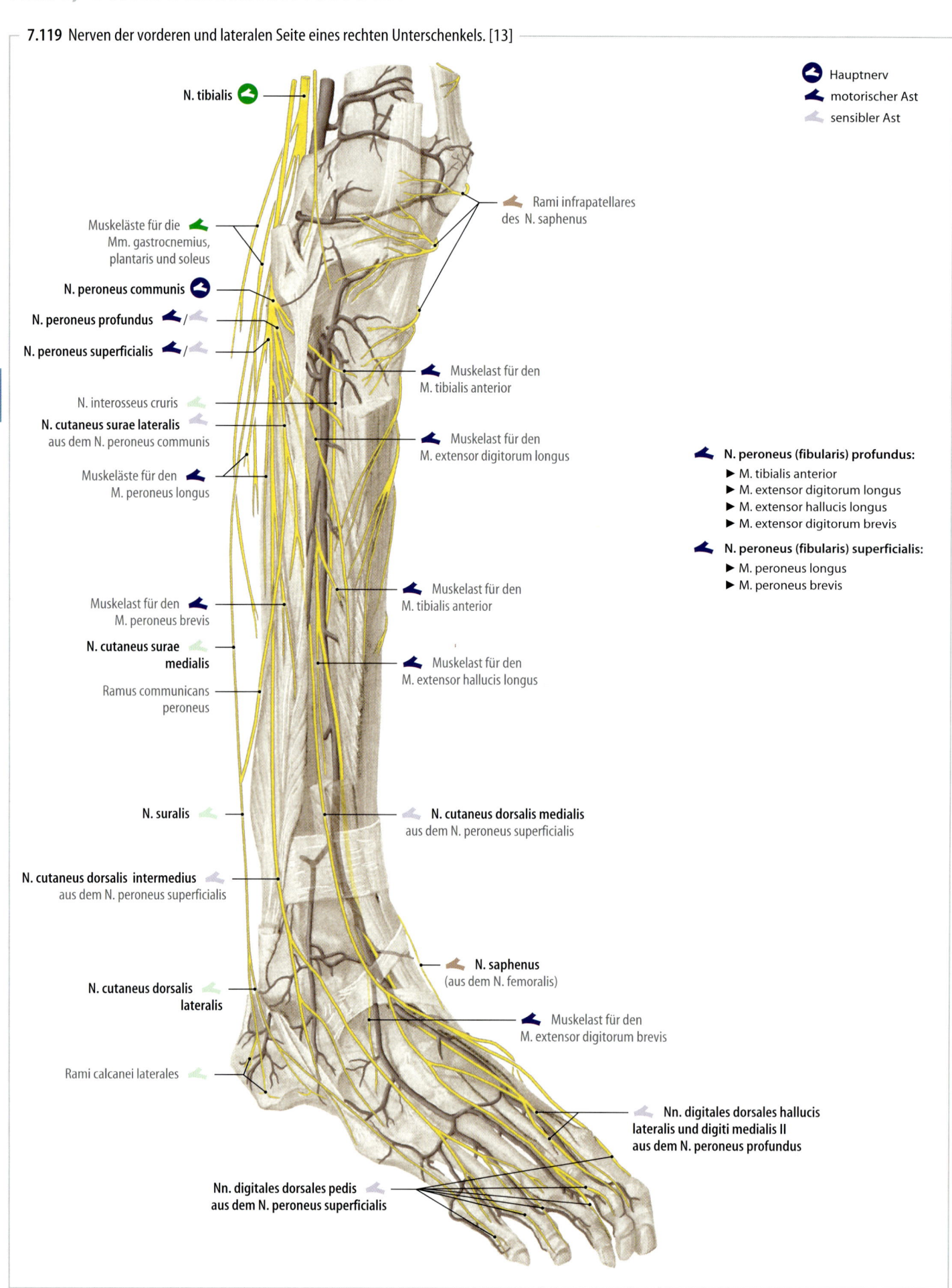

**7.119** Nerven der vorderen und lateralen Seite eines rechten Unterschenkels. [13]

- Hauptnerv
- motorischer Ast
- sensibler Ast

- N. tibialis
- Rami infrapatellares des N. saphenus
- Muskeläste für die Mm. gastrocnemius, plantaris und soleus
- N. peroneus communis
- N. peroneus profundus
- N. peroneus superficialis
- Muskelast für den M. tibialis anterior
- N. interosseus cruris
- N. cutaneus surae lateralis aus dem N. peroneus communis
- Muskelast für den M. extensor digitorum longus
- Muskeläste für den M. peroneus longus

**N. peroneus (fibularis) profundus:**
- ▶ M. tibialis anterior
- ▶ M. extensor digitorum longus
- ▶ M. extensor hallucis longus
- ▶ M. extensor digitorum brevis

**N. peroneus (fibularis) superficialis:**
- ▶ M. peroneus longus
- ▶ M. peroneus brevis

- Muskelast für den M. tibialis anterior
- Muskelast für den M. peroneus brevis
- N. cutaneus surae medialis
- Ramus communicans peroneus
- Muskelast für den M. extensor hallucis longus
- N. suralis
- N. cutaneus dorsalis medialis aus dem N. peroneus superficialis
- N. cutaneus dorsalis intermedius aus dem N. peroneus superficialis
- N. saphenus (aus dem N. femoralis)
- N. cutaneus dorsalis lateralis
- Muskelast für den M. extensor digitorum brevis
- Rami calcanei laterales
- Nn. digitales dorsales hallucis lateralis und digiti medialis II aus dem N. peroneus profundus
- Nn. digitales dorsales pedis aus dem N. peroneus superficialis

# Knie, Unterschenkel: Nerven

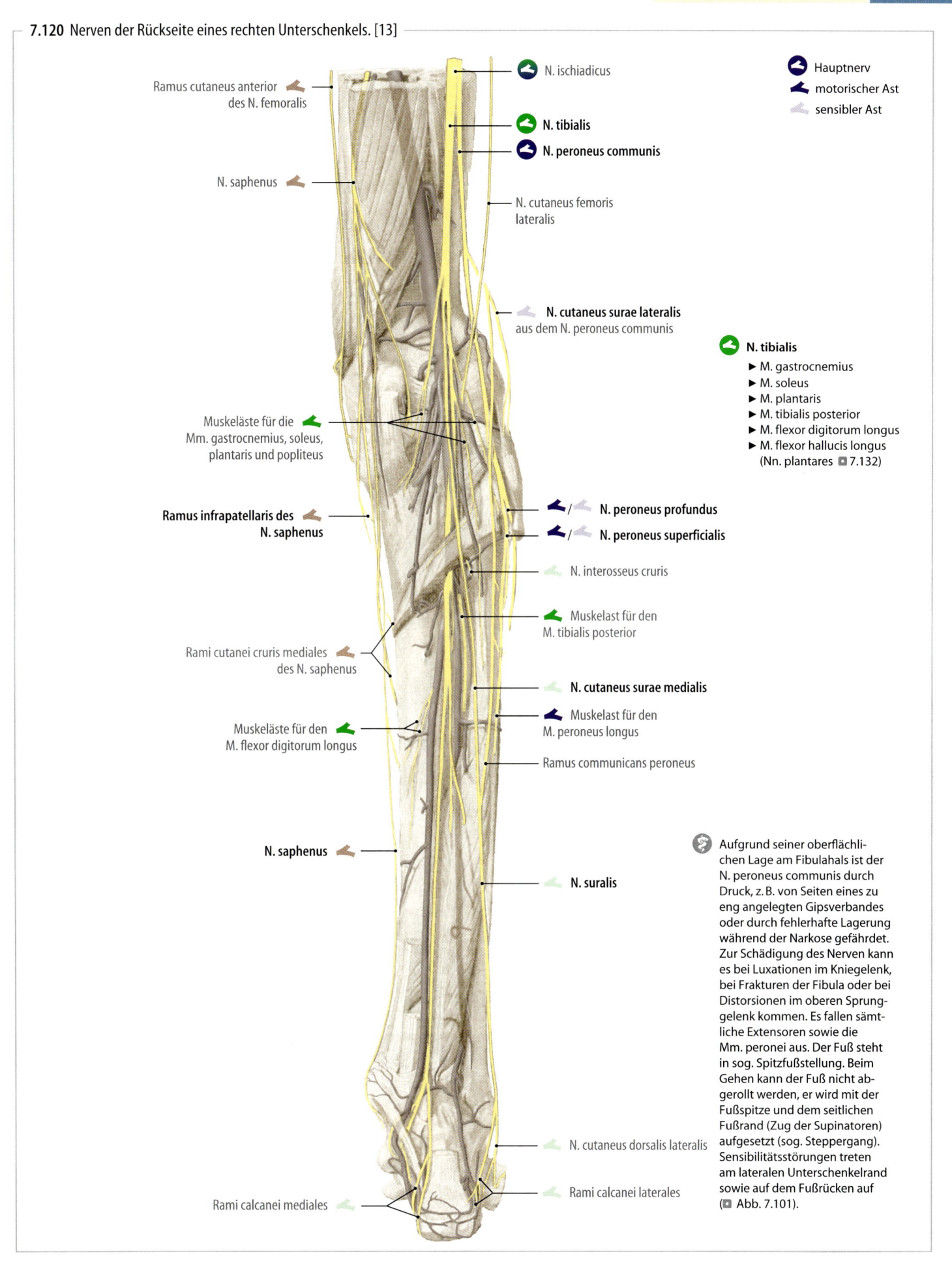

**7.120** Nerven der Rückseite eines rechten Unterschenkels. [13]

- Ramus cutaneus anterior des N. femoralis
- N. saphenus
- Muskeläste für die Mm. gastrocnemius, soleus, plantaris und popliteus
- **Ramus infrapatellaris des N. saphenus**
- Rami cutanei cruris mediales des N. saphenus
- Muskeläste für den M. flexor digitorum longus
- **N. saphenus**
- Rami calcanei mediales

- N. ischiadicus
- **N. tibialis**
- **N. peroneus communis**
- N. cutaneus femoris lateralis
- N. cutaneus surae lateralis aus dem N. peroneus communis
- **N. tibialis**
  - ▶ M. gastrocnemius
  - ▶ M. soleus
  - ▶ M. plantaris
  - ▶ M. tibialis posterior
  - ▶ M. flexor digitorum longus
  - ▶ M. flexor hallucis longus
  - (Nn. plantares ◨ 7.132)
- **N. peroneus profundus**
- **N. peroneus superficialis**
- N. interosseus cruris
- Muskelast für den M. tibialis posterior
- **N. cutaneus surae medialis**
- Muskelast für den M. peroneus longus
- Ramus communicans peroneus
- N. suralis
- N. cutaneus dorsalis lateralis
- Rami calcanei laterales

Legende:
- Hauptnerv
- motorischer Ast
- sensibler Ast

Aufgrund seiner oberflächlichen Lage am Fibulahals ist der N. peroneus communis durch Druck, z. B. von Seiten eines zu eng angelegten Gipsverbandes oder durch fehlerhafte Lagerung während der Narkose gefährdet. Zur Schädigung des Nerven kann es bei Luxationen im Kniegelenk, bei Frakturen der Fibula oder bei Distorsionen im oberen Sprunggelenk kommen. Es fallen sämtliche Extensoren sowie die Mm. peronei aus. Der Fuß steht in sog. Spitzfußstellung. Beim Gehen kann der Fuß nicht abgerollt werden, er wird mit der Fußspitze und dem seitlichen Fußrand (Zug der Supinatoren) aufgesetzt (sog. Steppergang). Sensibilitätsstörungen treten am lateralen Unterschenkelrand sowie auf dem Fußrücken auf (◨ Abb. 7.101).

**Leitungsbahnen und Topographie**

7.121 Muskeln und Leitungsbahnen der rechten Kniekehle, Ansicht von hinten. [6]

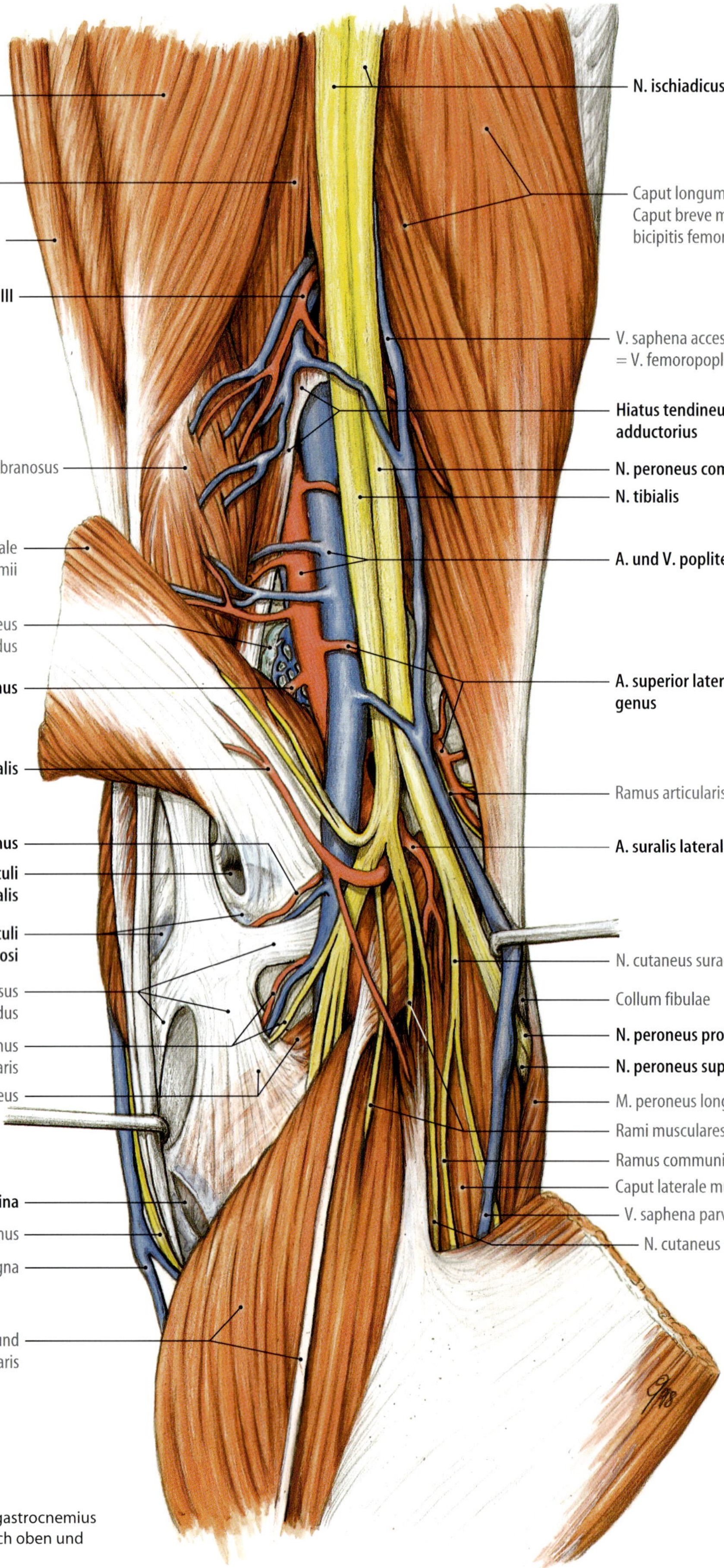

M. semitendinosus
M. adductor magnus
M. gracilis
A. perforans III
M. semimembranosus
Caput mediale musculi gastrocnemii
Nodus lymphoideus popliteus profundus
A. superior medialis genus
A. suralis medialis
A. media genus
Bursa subtendinea musculi gastrocnemii medialis
Bursa musculi semimembranosi
Ansatzsehne des M. semimembranosus = Pes anserinus profundus
A. inferior medialis genus und Ramus articularis
M. popliteus
Bursa anserina
N. saphenus
V. saphena magna
M. soleus und Tendo musculi plantaris
N. ischiadicus
Caput longum und Caput breve musculi bicipitis femoris
V. saphena accessoria = V. femoropoplitea
Hiatus tendineus adductorius
N. peroneus communis
N. tibialis
A. und V. poplitea
A. superior lateralis genus
Ramus articularis
A. suralis lateralis
N. cutaneus surae lateralis
Collum fibulae
N. peroneus profundus
N. peroneus superficialis
M. peroneus longus
Rami musculares
Ramus communicans peroneus
Caput laterale musculi gastrocnemii
V. saphena parva
N. cutaneus surae medialis


Das Caput mediale des M. gastrocnemius wurde durchtrennt und nach oben und nach lateral verlagert.

# Unterschenkel: oberflächliche Nerven

**7.122a–c** Epifasziale Nerven des Unterschenkels der rechten Seite. [91]

Verletzungsgefahr der Rami infrapatellares des N. saphenus besteht beim vorderen Zugang zum Kniegelenk bei arthroskopischer Operationstechnik.

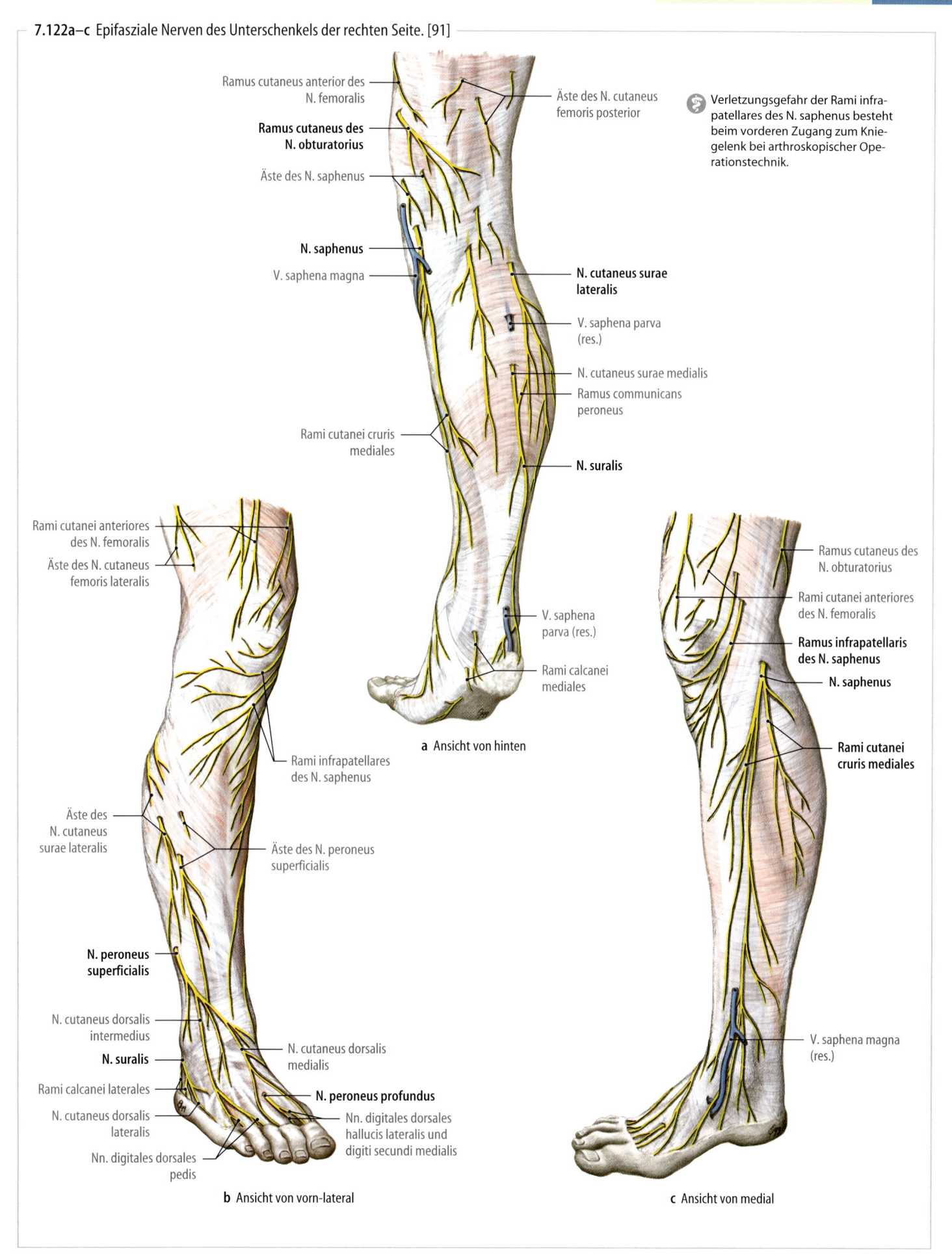

a Ansicht von hinten
b Ansicht von vorn-lateral
c Ansicht von medial

**Leitungsbahnen und Topographie**

# Unterschenkel: Leitungsbahnen

**7.123** Rechter Unterschenkel, Ansicht von vorn-lateral. [46]

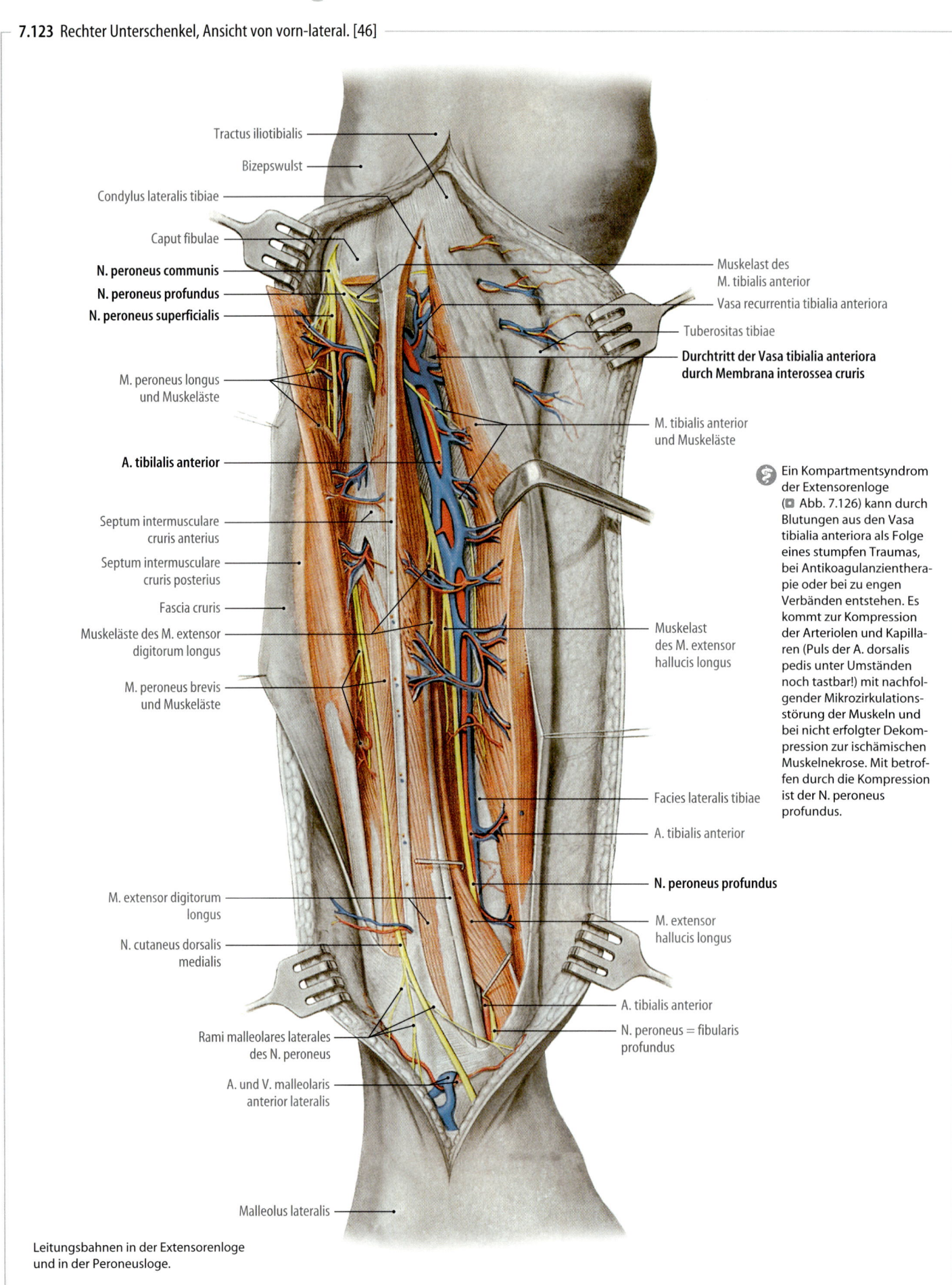

Tractus iliotibialis
Bizepswulst
Condylus lateralis tibiae
Caput fibulae
**N. peroneus communis**
**N. peroneus profundus**
**N. peroneus superficialis**
M. peroneus longus und Muskeläste
**A. tibialis anterior**
Septum intermusculare cruris anterius
Septum intermusculare cruris posterius
Fascia cruris
Muskeläste des M. extensor digitorum longus
M. peroneus brevis und Muskeläste
M. extensor digitorum longus
N. cutaneus dorsalis medialis
Rami malleolares laterales des N. peroneus
A. und V. malleolaris anterior lateralis
Malleolus lateralis

Muskelast des M. tibialis anterior
Vasa recurrentia tibialia anteriora
Tuberositas tibiae
**Durchtritt der Vasa tibialia anteriora durch Membrana interossea cruris**
M. tibialis anterior und Muskeläste
Muskelast des M. extensor hallucis longus
Facies lateralis tibiae
A. tibialis anterior
**N. peroneus profundus**
M. extensor hallucis longus
A. tibialis anterior
N. peroneus = fibularis profundus

Ein Kompartmentsyndrom der Extensorenloge (Abb. 7.126) kann durch Blutungen aus den Vasa tibialia anteriora als Folge eines stumpfen Traumas, bei Antikoagulanzientherapie oder bei zu engen Verbänden entstehen. Es kommt zur Kompression der Arteriolen und Kapillaren (Puls der A. dorsalis pedis unter Umständen noch tastbar!) mit nachfolgender Mikrozirkulationsstörung der Muskeln und bei nicht erfolgter Dekompression zur ischämischen Muskelnekrose. Mit betroffen durch die Kompression ist der N. peroneus profundus.

Leitungsbahnen in der Extensorenloge und in der Peroneusloge.

# Unterschenkel: Leitungsbahnen

**7.124** Muskeln und Leitungsbahnen in der tiefen Flexorenloge eines rechten Unterschenkels, Ansicht von medial. [6]

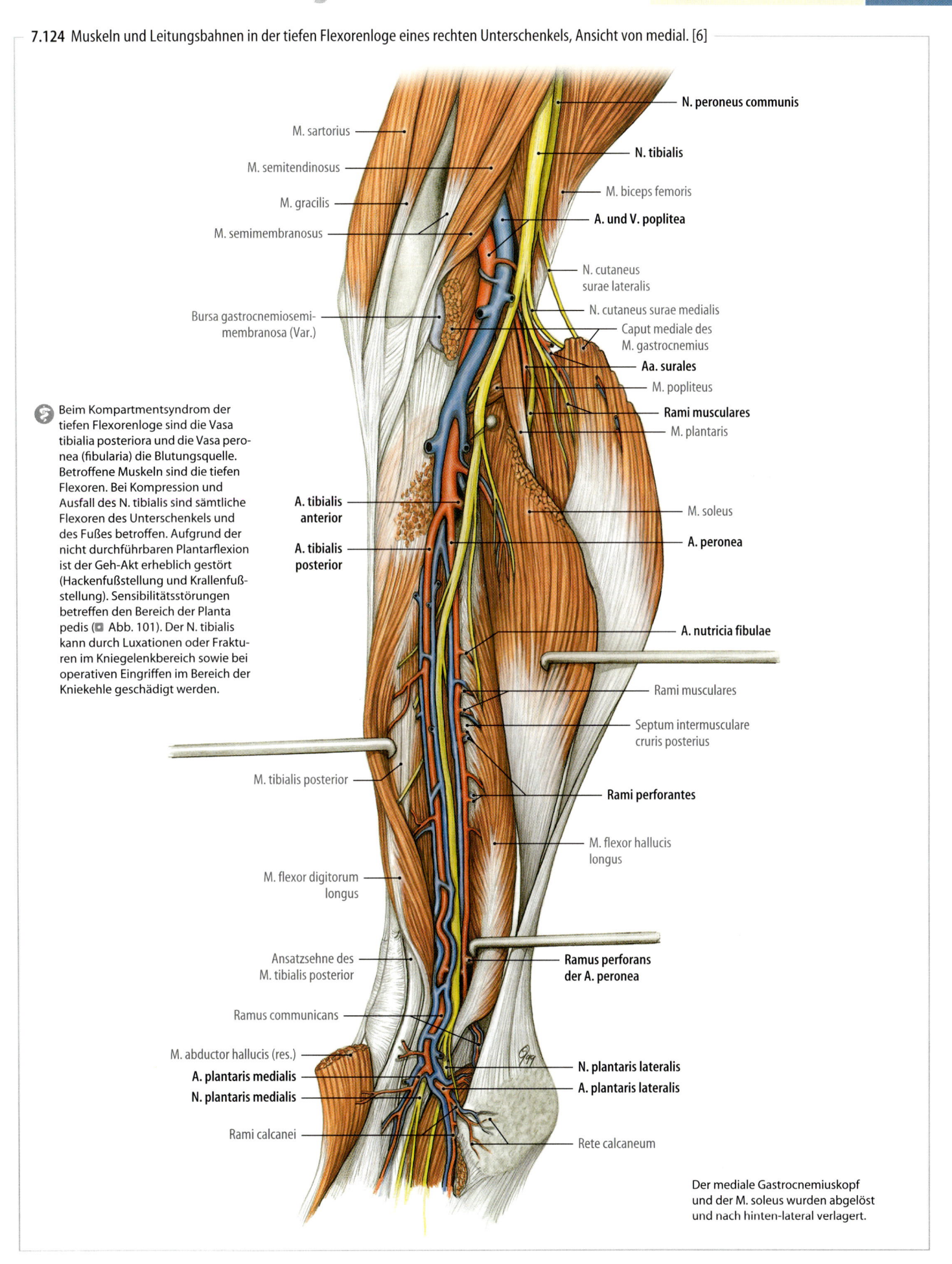

Beim Kompartmentsyndrom der tiefen Flexorenloge sind die Vasa tibialia posteriora und die Vasa peronea (fibularia) die Blutungsquelle. Betroffene Muskeln sind die tiefen Flexoren. Bei Kompression und Ausfall des N. tibialis sind sämtliche Flexoren des Unterschenkels und des Fußes betroffen. Aufgrund der nicht durchführbaren Plantarflexion ist der Geh-Akt erheblich gestört (Hackenfußstellung und Krallenfußstellung). Sensibilitätsstörungen betreffen den Bereich der Planta pedis (Abb. 101). Der N. tibialis kann durch Luxationen oder Frakturen im Kniegelenkbereich sowie bei operativen Eingriffen im Bereich der Kniekehle geschädigt werden.

- M. sartorius
- M. semitendinosus
- M. gracilis
- M. semimembranosus
- Bursa gastrocnemiosemimembranosa (Var.)
- A. tibialis anterior
- A. tibialis posterior
- M. tibialis posterior
- M. flexor digitorum longus
- Ansatzsehne des M. tibialis posterior
- Ramus communicans
- M. abductor hallucis (res.)
- **A. plantaris medialis**
- **N. plantaris medialis**
- Rami calcanei

- **N. peroneus communis**
- **N. tibialis**
- M. biceps femoris
- **A. und V. poplitea**
- N. cutaneus surae lateralis
- N. cutaneus surae medialis
- Caput mediale des M. gastrocnemius
- **Aa. surales**
- M. popliteus
- **Rami musculares**
- M. plantaris
- M. soleus
- **A. peronea**
- **A. nutricia fibulae**
- Rami musculares
- Septum intermusculare cruris posterius
- **Rami perforantes**
- M. flexor hallucis longus
- **Ramus perforans der A. peronea**
- **N. plantaris lateralis**
- **A. plantaris lateralis**
- Rete calcaneum

Der mediale Gastrocnemiuskopf und der M. soleus wurden abgelöst und nach hinten-lateral verlagert.

**Leitungsbahnen und Topographie**

# Unterschenkel: Leitungsbahnen, Kompartimente

**7.125** Muskeln und Leitungsbahnen des distalen Unterschenkelbereichs der rechten Seite mit Knöchel- und Fersenregion, Ansicht von hinten. [46]

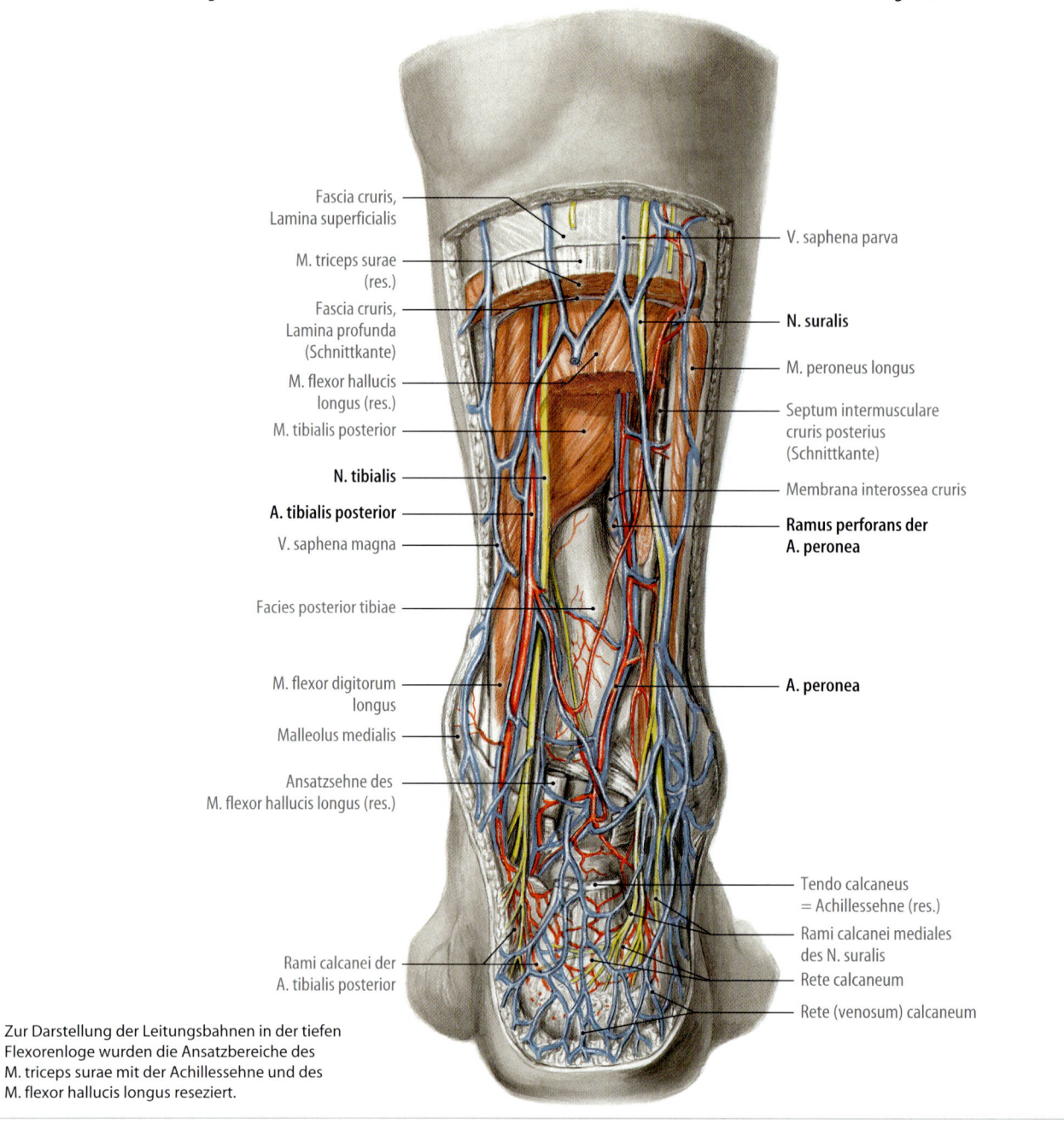

Labels (linke Seite, von oben nach unten):
- Fascia cruris, Lamina superficialis
- M. triceps surae (res.)
- Fascia cruris, Lamina profunda (Schnittkante)
- M. flexor hallucis longus (res.)
- M. tibialis posterior
- **N. tibialis**
- **A. tibialis posterior**
- V. saphena magna
- Facies posterior tibiae
- M. flexor digitorum longus
- Malleolus medialis
- Ansatzsehne des M. flexor hallucis longus (res.)
- Rami calcanei der A. tibialis posterior

Labels (rechte Seite, von oben nach unten):
- V. saphena parva
- **N. suralis**
- M. peroneus longus
- Septum intermusculare cruris posterius (Schnittkante)
- Membrana interossea cruris
- **Ramus perforans der A. peronea**
- **A. peronea**
- Tendo calcaneus = Achillessehne (res.)
- Rami calcanei mediales des N. suralis
- Rete calcaneum
- Rete (venosum) calcaneum

Zur Darstellung der Leitungsbahnen in der tiefen Flexorenloge wurden die Ansatzbereiche des M. triceps surae mit der Achillessehne und des M. flexor hallucis longus reseziert.

**7.126** Faszienlogen (sog. Kompartimente) des Unterschenkels und Leitungsbahnen der rechten Seite, Ansicht von unten. [46]

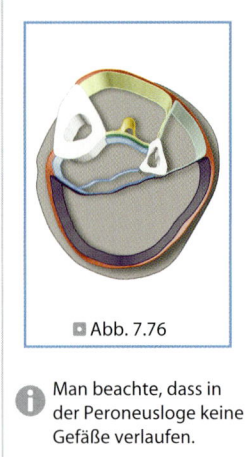

- **Extensorenloge**
- N. peroneus profundus und Vasa tibialia anteriora
- Septum intermusculare cruris anterius
- Membrana interossea cruris
- N. peroneus superficialis und das Septum durchbrechende Muskelarterie
- **Peroneusloge**
- Septum intermusculare cruris posterius
- **tiefe Flexorenloge**
- **oberflächliche Flexorenloge**
- Vasa peronea
- V. saphena magna und N. saphenus
- N. tibialis und Vasa tibialia posteriora
- Fascia cruris, Lamina profunda
- Fascia cruris, Lamina superficialis
- V. saphena parva und N. suralis

Abb. 7.76

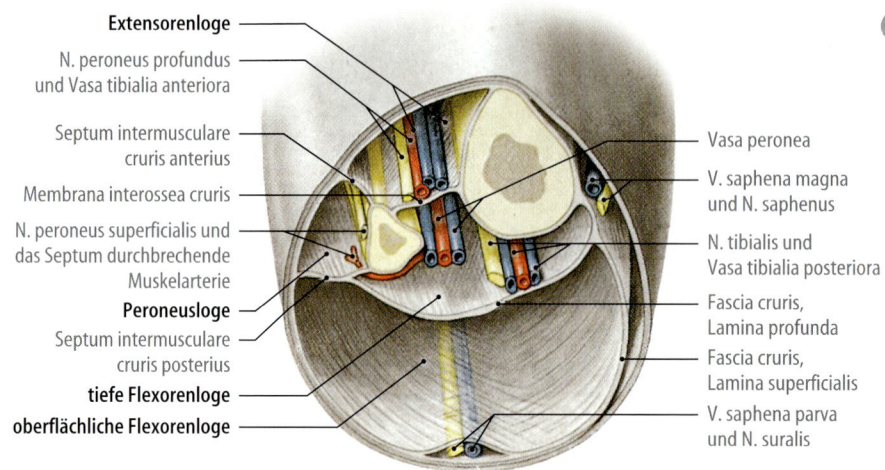

Man beachte, dass in der Peroneusloge keine Gefäße verlaufen.

In den Muskellogen des Unterschenkels kann sich in der Extensorenloge (häufigster Befall) und in der tiefen Flexorenloge ein Kompartmentsyndrom entwickeln. Ursachen für die Erhöhung des Innendrucks innerhalb der nicht dehnbaren osteofibrösen Räume sind Schwellungen und Hämatombildungen, z. B. nach traumatischer Muskelkontusion oder bei Frakturen der Unterschenkelknochen sowie komprimierende Verbände (Abb. 7.123 und Abb. 7.124).

# Knöchelregion: Leitungsbahnen

**7.127a,b** Leitungsbahnen der Knöchelregion der rechten Seite. [46]

Als mediales oder hinteres Tarsaltunnelsyndrom bezeichnet man eine Kompression des N. tibialis oder seiner Endäste (Nn. plantares lateralis und medialis) bei der Passage des Malleolenkanals zwischen Malleolus medialis und Retinaculum musculorum flexorum. Es treten Sensibilitätsstörungen im Bereich der Fußsohle (Abb. 7.101) und eine Parese der kurzen plantaren Fußmuskeln auf.
Der Puls der A. tibialis posterior ist hinter dem medialen Knöchel bei ihrem Verlauf im Malleolenkanal tastbar.

Hinterer Tarsaltunnel:
1. Fach: M. tibialis posterior;
2. Fach: M. flexor digitorum longus;
3. Fach: Vasa tibialia posteriora und N. tibialis mit Nn. plantares medialis und lateralis;
4. Fach: M. flexor hallucis longus.

a Ansicht von medial

b Ansicht von lateral

**Leitungsbahnen und Topographie**

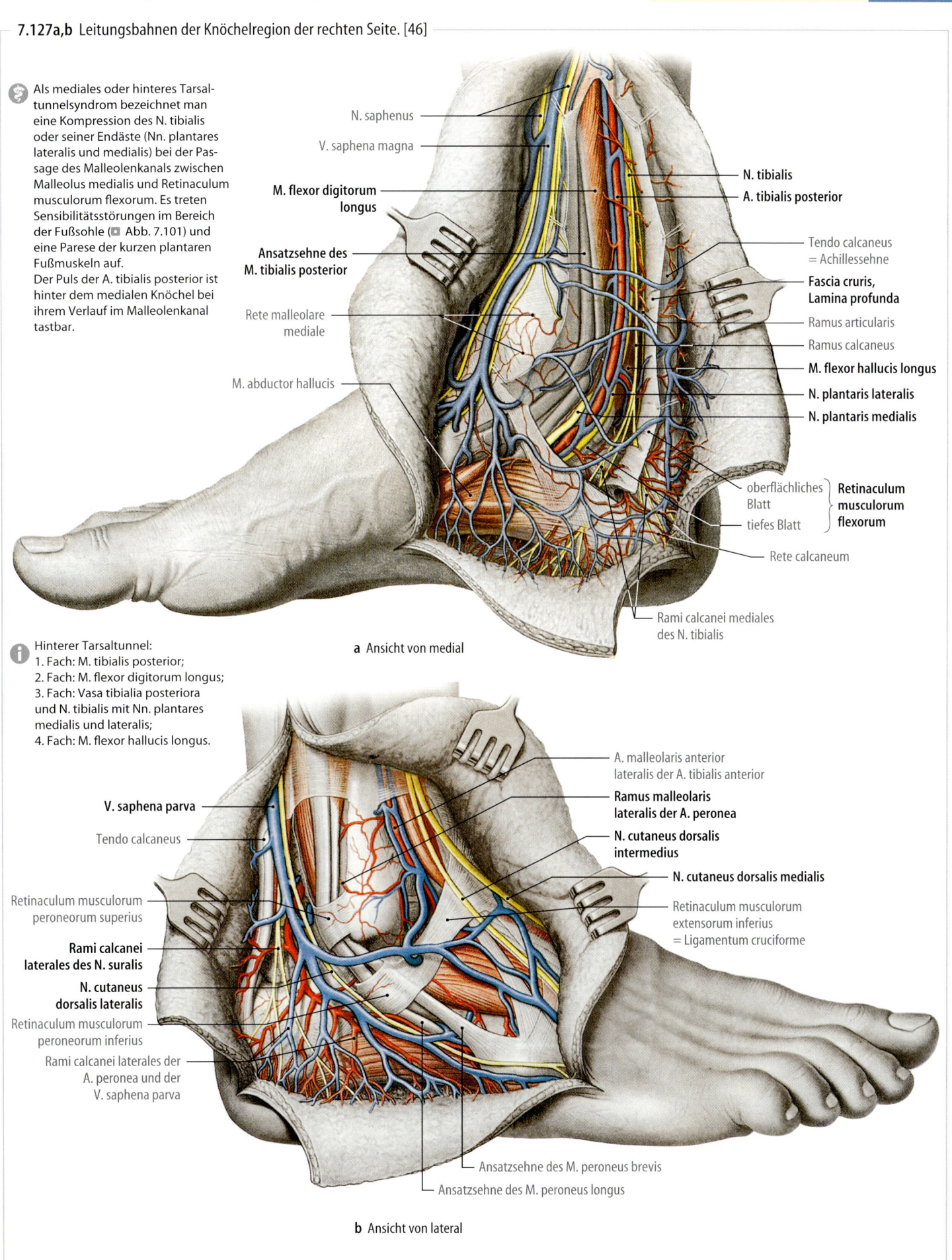

## Fußrücken: epifasziale Leitungsbahnen

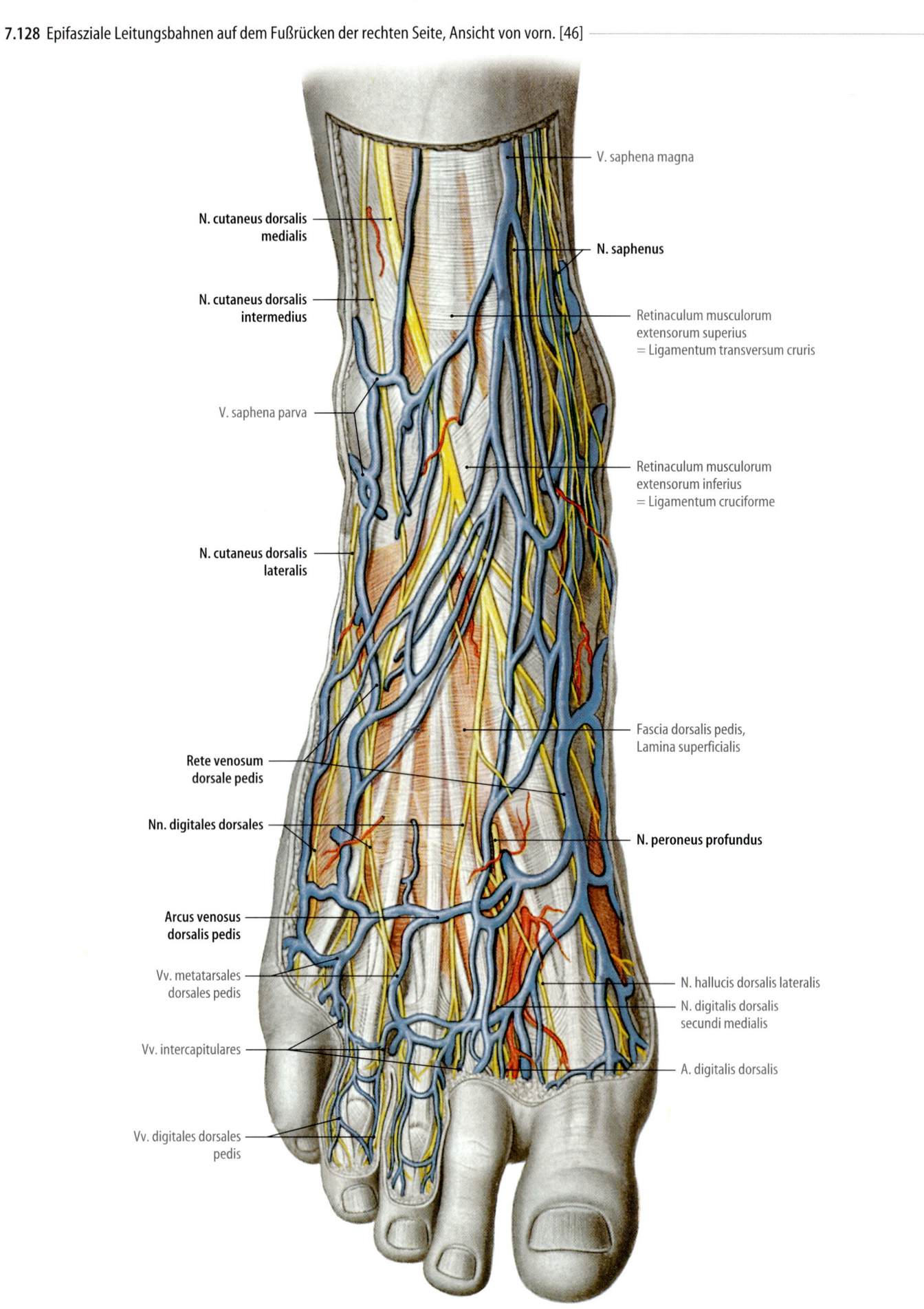

**7.128** Epifasziale Leitungsbahnen auf dem Fußrücken der rechten Seite, Ansicht von vorn. [46]

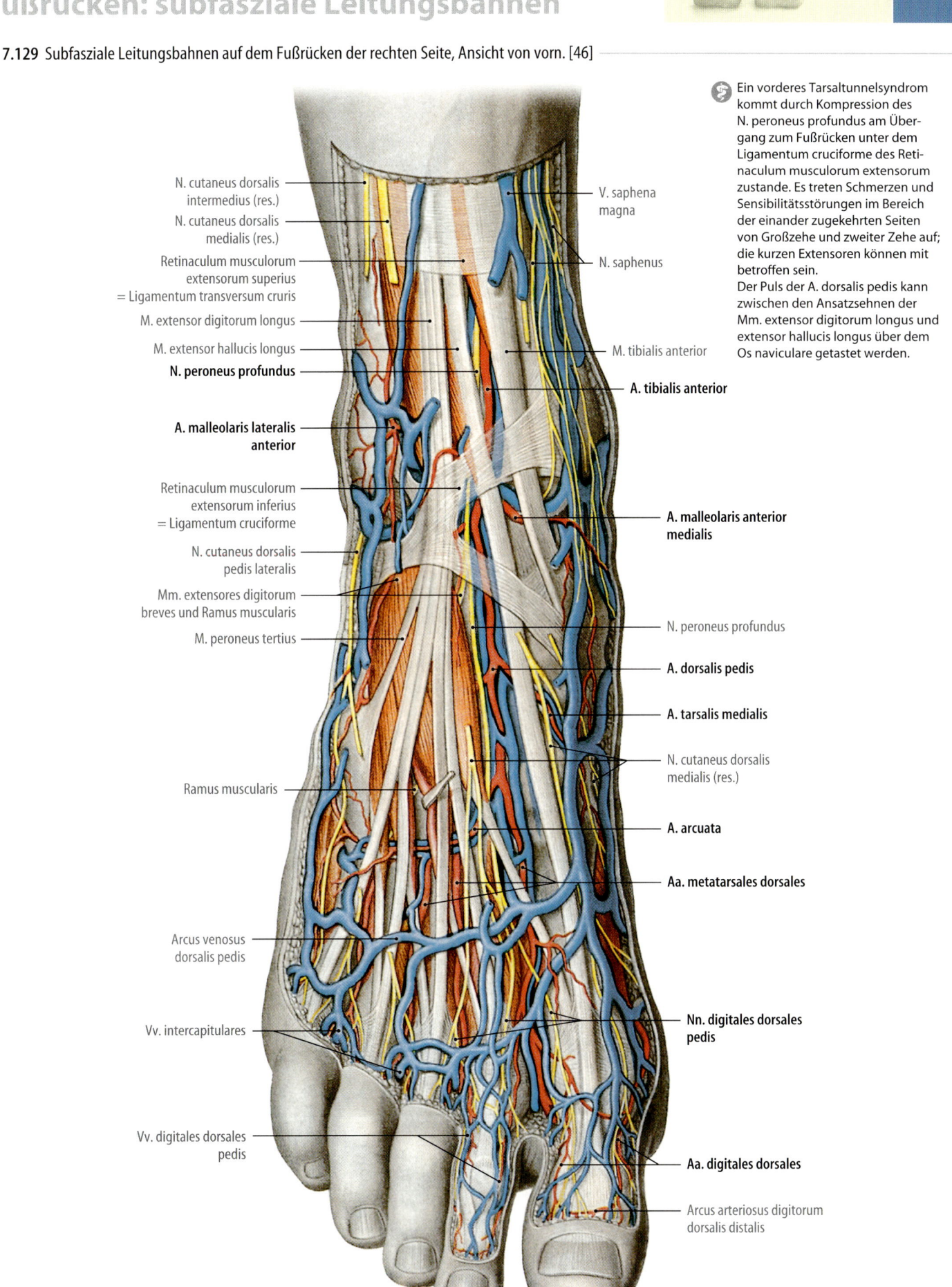

## Fußrücken: subfasziale Leitungsbahnen

**7.129** Subfasziale Leitungsbahnen auf dem Fußrücken der rechten Seite, Ansicht von vorn. [46]

Ein vorderes Tarsaltunnelsyndrom kommt durch Kompression des N. peroneus profundus am Übergang zum Fußrücken unter dem Ligamentum cruciforme des Retinaculum musculorum extensorum zustande. Es treten Schmerzen und Sensibilitätsstörungen im Bereich der einander zugekehrten Seiten von Großzehe und zweiter Zehe auf; die kurzen Extensoren können mit betroffen sein.
Der Puls der A. dorsalis pedis kann zwischen den Ansatzsehnen der Mm. extensor digitorum longus und extensor hallucis longus über dem Os naviculare getastet werden.

Beschriftungen links:
- N. cutaneus dorsalis intermedius (res.)
- N. cutaneus dorsalis medialis (res.)
- Retinaculum musculorum extensorum superius = Ligamentum transversum cruris
- M. extensor digitorum longus
- M. extensor hallucis longus
- **N. peroneus profundus**
- **A. malleolaris lateralis anterior**
- Retinaculum musculorum extensorum inferius = Ligamentum cruciforme
- N. cutaneus dorsalis pedis lateralis
- Mm. extensores digitorum breves und Ramus muscularis
- M. peroneus tertius
- Ramus muscularis
- Arcus venosus dorsalis pedis
- Vv. intercapitulares
- Vv. digitales dorsales pedis

Beschriftungen rechts:
- V. saphena magna
- N. saphenus
- M. tibialis anterior
- **A. tibialis anterior**
- **A. malleolaris anterior medialis**
- N. peroneus profundus
- **A. dorsalis pedis**
- **A. tarsalis medialis**
- N. cutaneus dorsalis medialis (res.)
- **A. arcuata**
- **Aa. metatarsales dorsales**
- **Nn. digitales dorsales pedis**
- **Aa. digitales dorsales**
- Arcus arteriosus digitorum dorsalis distalis

**Leitungsbahnen und Topographie**

# Fußrücken: tiefe Leitungsbahnen

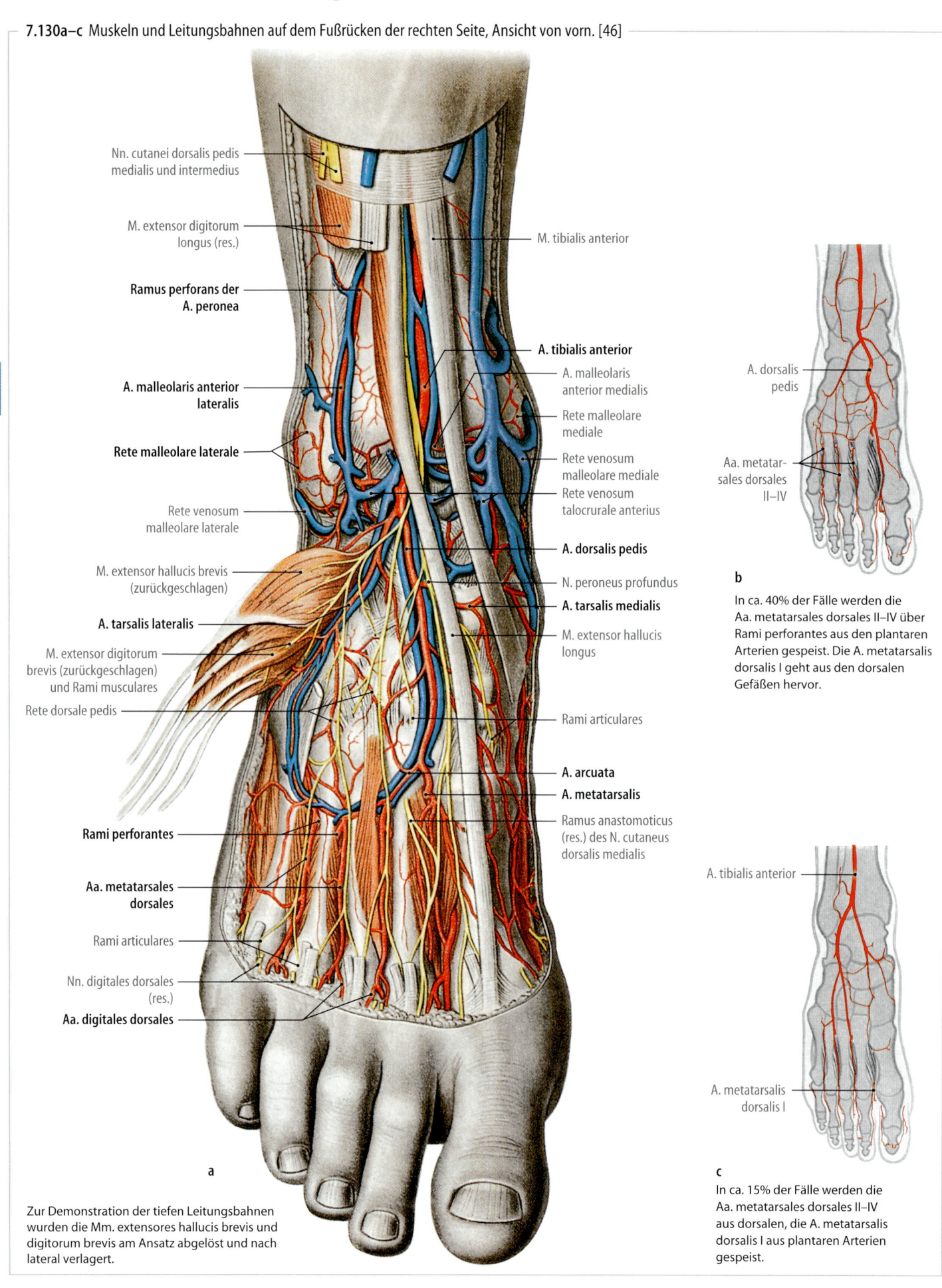

**7.130a–c** Muskeln und Leitungsbahnen auf dem Fußrücken der rechten Seite, Ansicht von vorn. [46]

Nn. cutanei dorsalis pedis medialis und intermedius

M. extensor digitorum longus (res.)

**Ramus perforans der A. peronea**

**A. malleolaris anterior lateralis**

**Rete malleolare laterale**

Rete venosum malleolare laterale

M. extensor hallucis brevis (zurückgeschlagen)

**A. tarsalis lateralis**

M. extensor digitorum brevis (zurückgeschlagen) und Rami musculares

Rete dorsale pedis

**Rami perforantes**

**Aa. metatarsales dorsales**

Rami articulares

Nn. digitales dorsales (res.)

**Aa. digitales dorsales**

M. tibialis anterior

A. tibialis anterior

A. malleolaris anterior medialis

Rete malleolare mediale

Rete venosum malleolare mediale

Rete venosum talocrurale anterius

A. dorsalis pedis

N. peroneus profundus

A. tarsalis medialis

M. extensor hallucis longus

Rami articulares

A. arcuata

A. metatarsalis

Ramus anastomoticus (res.) des N. cutaneus dorsalis medialis

A. dorsalis pedis

Aa. metatarsales dorsales II–IV

**b**

In ca. 40% der Fälle werden die Aa. metatarsales dorsales II–IV über Rami perforantes aus den plantaren Arterien gespeist. Die A. metatarsalis dorsalis I geht aus den dorsalen Gefäßen hervor.

A. tibialis anterior

A. metatarsalis dorsalis I

**c**

In ca. 15% der Fälle werden die Aa. metatarsales dorsales II–IV aus dorsalen, die A. metatarsalis dorsalis I aus plantaren Arterien gespeist.

**a**

Zur Demonstration der tiefen Leitungsbahnen wurden die Mm. extensores hallucis brevis und digitorum brevis am Ansatz abgelöst und nach lateral verlagert.

# Fußsohle: Arterien · Nerven

**7.131 Arterien der Fußsohle der rechten Seite. [13]**

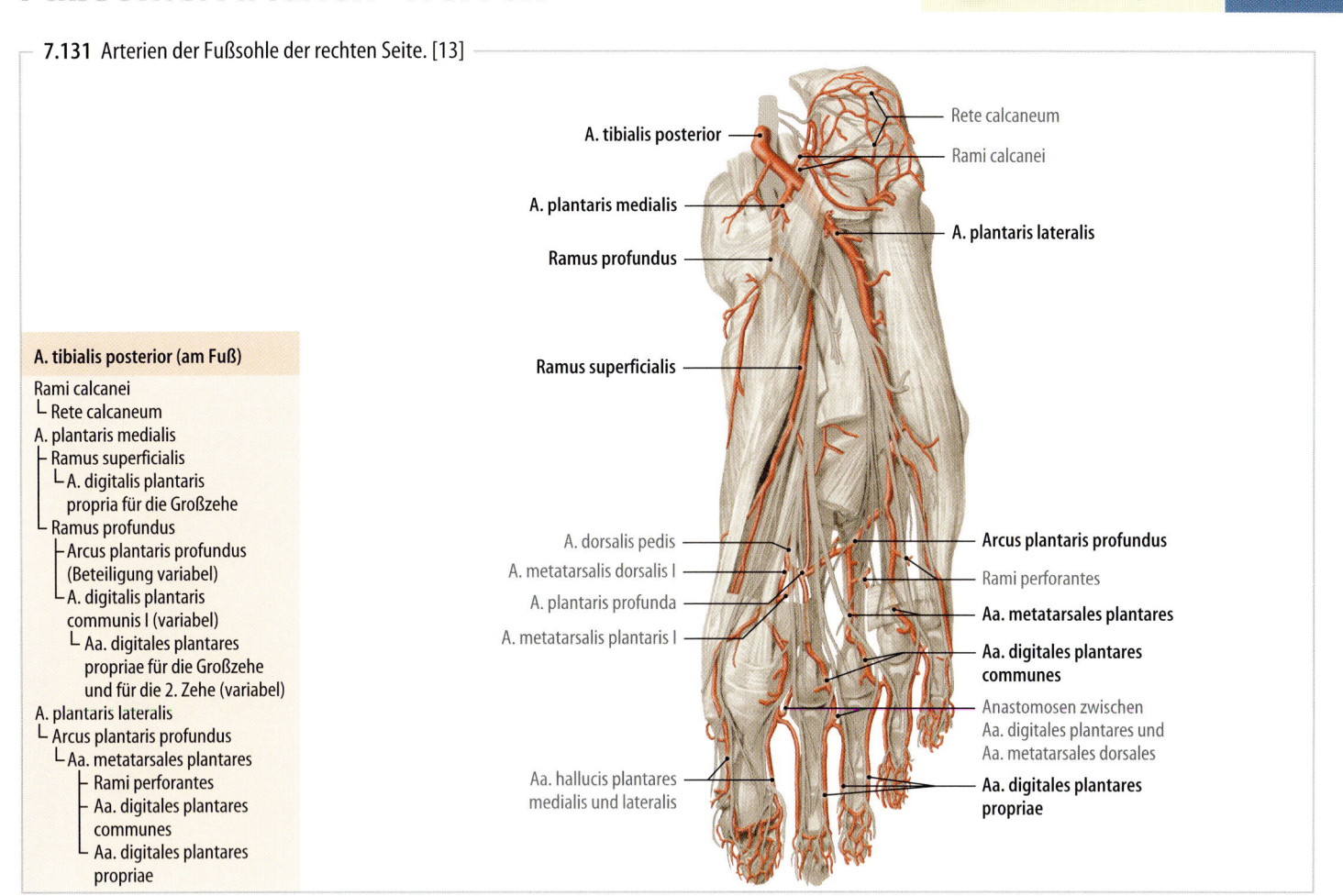

**A. tibialis posterior (am Fuß)**
Rami calcanei
└ Rete calcaneum
A. plantaris medialis
├ Ramus superficialis
│  └ A. digitalis plantaris
│     propria für die Großzehe
└ Ramus profundus
   ├ Arcus plantaris profundus
   │  (Beteiligung variabel)
   └ A. digitalis plantaris
      communis I (variabel)
      └ Aa. digitales plantares
         propriae für die Großzehe
         und für die 2. Zehe (variabel)
A. plantaris lateralis
└ Arcus plantaris profundus
   └ Aa. metatarsales plantares
      ├ Rami perforantes
      ├ Aa. digitales plantares
      │  communes
      └ Aa. digitales plantares
         propriae

Labels on figure:
- A. tibialis posterior
- Rete calcaneum
- Rami calcanei
- A. plantaris medialis
- A. plantaris lateralis
- Ramus profundus
- Ramus superficialis
- A. dorsalis pedis
- A. metatarsalis dorsalis I
- A. plantaris profunda
- A. metatarsalis plantaris I
- Arcus plantaris profundus
- Rami perforantes
- Aa. metatarsales plantares
- Aa. digitales plantares communes
- Anastomosen zwischen Aa. digitales plantares und Aa. metatarsales dorsales
- Aa. hallucis plantares medialis und lateralis
- Aa. digitales plantares propriae

**7.132 Nerven der Fußsohle der rechten Seite. [13]**

🔵 **N. plantaris medialis:**
▶ M. abductor hallucis
▶ M. flexor hallucis brevis (Caput mediale)
▶ M. flexor digitorum brevis
▶ Mm. lumbricales I (II)

🔵 **N. plantaris lateralis:**
▶ M. abductor digiti minimi
▶ M. quadratus plantae
▶ M. flexor hallucis brevis (Caput laterale)
▶ M. adductor hallucis
▶ M. flexor digiti minimi brevis
▶ M. opponens digiti minimi
▶ Mm. lumbricales (II), III, IV
▶ Mm. interossei plantares und dorsales

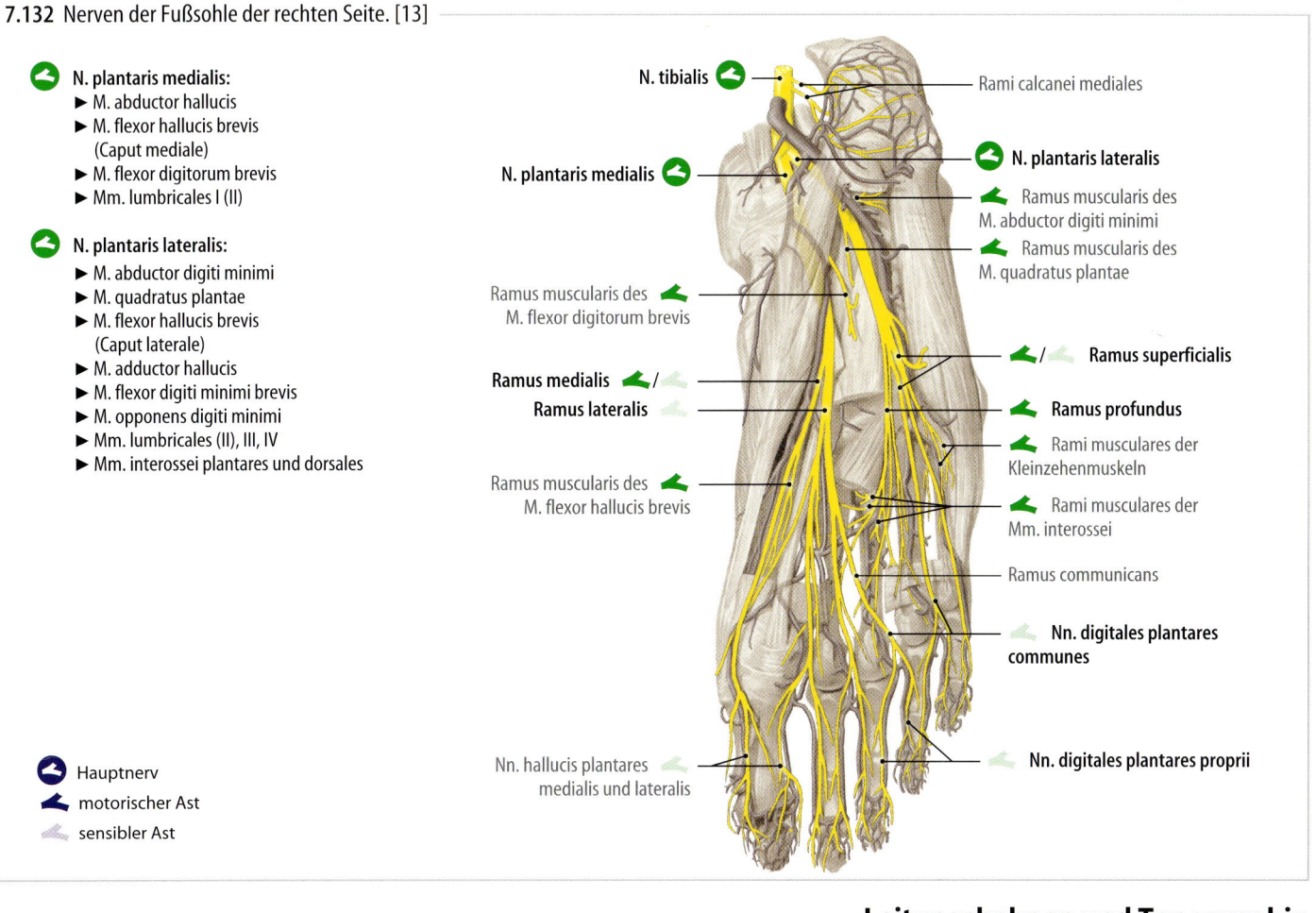

Labels on figure:
- N. tibialis
- Rami calcanei mediales
- N. plantaris medialis
- N. plantaris lateralis
- Ramus muscularis des M. abductor digiti minimi
- Ramus muscularis des M. quadratus plantae
- Ramus muscularis des M. flexor digitorum brevis
- Ramus medialis
- Ramus lateralis
- Ramus superficialis
- Ramus profundus
- Ramus muscularis des M. flexor hallucis brevis
- Rami musculares der Kleinzehenmuskeln
- Rami musculares der Mm. interossei
- Ramus communicans
- Nn. digitales plantares communes
- Nn. hallucis plantares medialis und lateralis
- Nn. digitales plantares proprii

🔵 Hauptnerv
🟢 motorischer Ast
🟢 sensibler Ast

**Leitungsbahnen und Topographie**

# Fußsohle: Faszienlogen

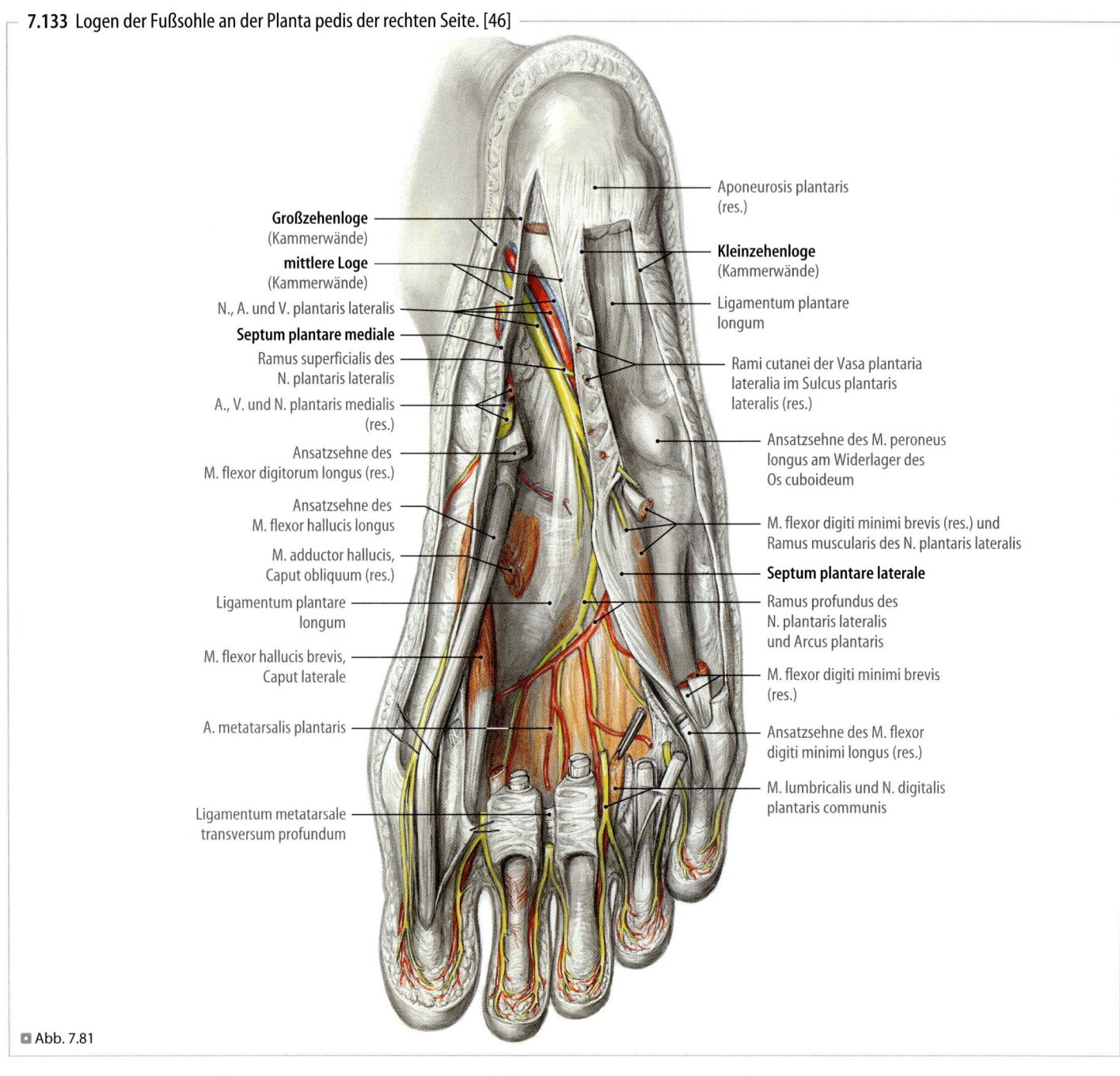

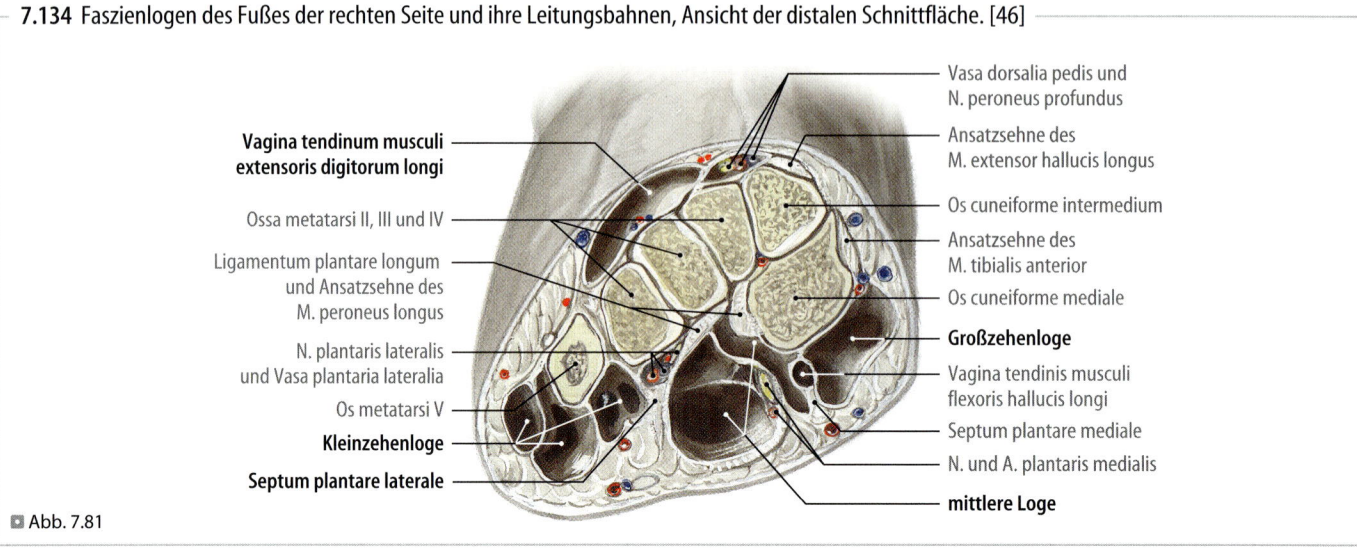

**7.133** Logen der Fußsohle an der Planta pedis der rechten Seite. [46]

- Aponeurosis plantaris (res.)
- **Großzehenloge** (Kammerwände)
- **mittlere Loge** (Kammerwände)
- **Kleinzehenloge** (Kammerwände)
- N., A. und V. plantaris lateralis
- Ligamentum plantare longum
- **Septum plantare mediale**
- Ramus superficialis des N. plantaris lateralis
- Rami cutanei der Vasa plantaria lateralia im Sulcus plantaris lateralis (res.)
- A., V. und N. plantaris medialis (res.)
- Ansatzsehne des M. peroneus longus am Widerlager des Os cuboideum
- Ansatzsehne des M. flexor digitorum longus (res.)
- M. flexor digiti minimi brevis (res.) und Ramus muscularis des N. plantaris lateralis
- Ansatzsehne des M. flexor hallucis longus
- **Septum plantare laterale**
- M. adductor hallucis, Caput obliquum (res.)
- Ramus profundus des N. plantaris lateralis und Arcus plantaris
- Ligamentum plantare longum
- M. flexor hallucis brevis, Caput laterale
- M. flexor digiti minimi brevis (res.)
- A. metatarsalis plantaris
- Ansatzsehne des M. flexor digiti minimi longus (res.)
- M. lumbricalis und N. digitalis plantaris communis
- Ligamentum metatarsale transversum profundum

Abb. 7.81

**7.134** Faszienlogen des Fußes der rechten Seite und ihre Leitungsbahnen, Ansicht der distalen Schnittfläche. [46]

- Vasa dorsalia pedis und N. peroneus profundus
- **Vagina tendinum musculi extensoris digitorum longi**
- Ansatzsehne des M. extensor hallucis longus
- Ossa metatarsi II, III und IV
- Os cuneiforme intermedium
- Ligamentum plantare longum und Ansatzsehne des M. peroneus longus
- Ansatzsehne des M. tibialis anterior
- Os cuneiforme mediale
- N. plantaris lateralis und Vasa plantaria lateralia
- **Großzehenloge**
- Os metatarsi V
- Vagina tendinis musculi flexoris hallucis longi
- **Kleinzehenloge**
- Septum plantare mediale
- **Septum plantare laterale**
- N. und A. plantaris medialis
- **mittlere Loge**

Abb. 7.81

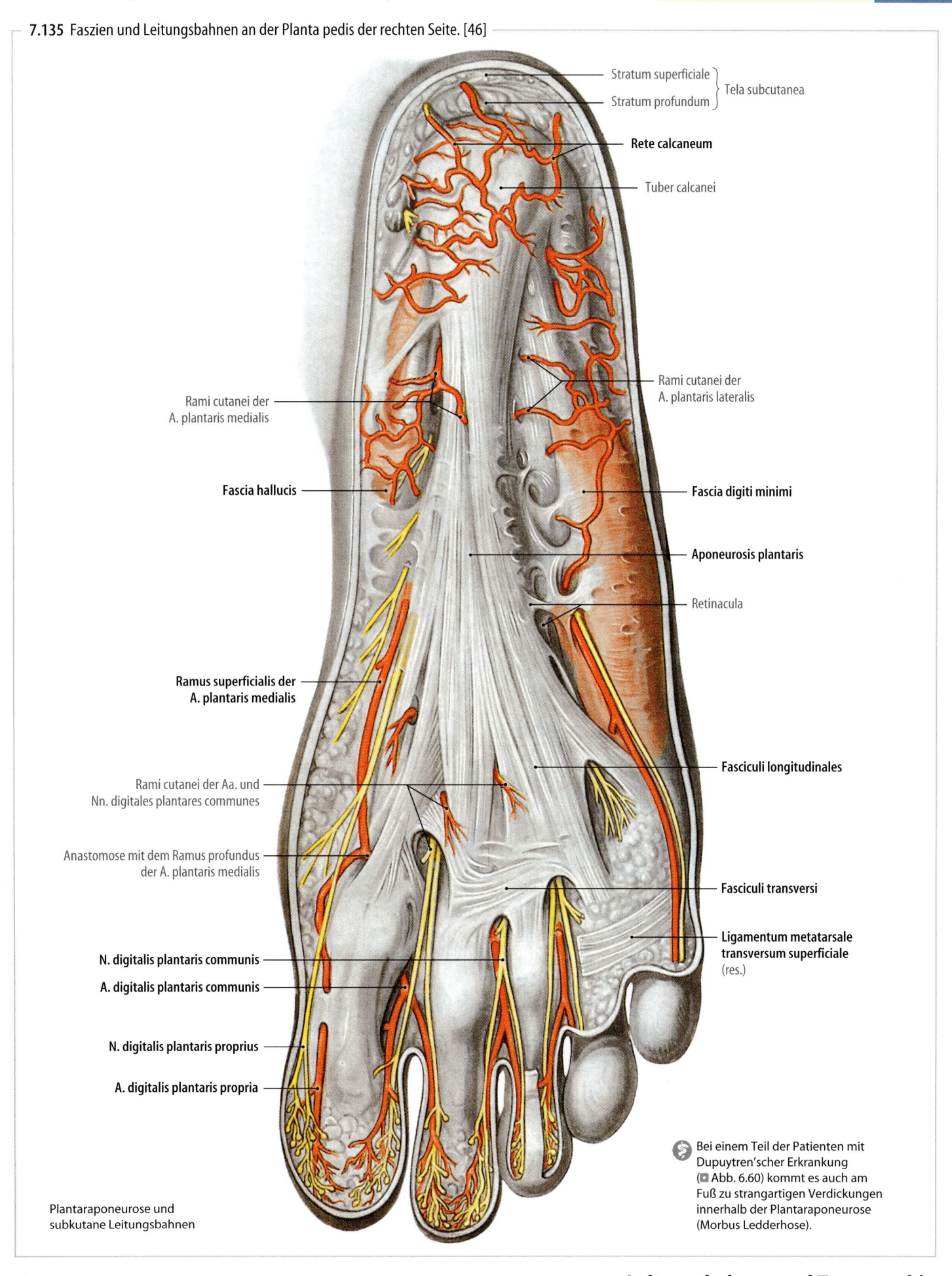

## Plantaraponeurose, Leitungsbahnen

**7.135** Faszien und Leitungsbahnen an der Planta pedis der rechten Seite. [46]

- Stratum superficiale ⎫ Tela subcutanea
- Stratum profundum ⎭
- **Rete calcaneum**
- Tuber calcanei
- Rami cutanei der A. plantaris lateralis
- Rami cutanei der A. plantaris medialis
- **Fascia hallucis**
- **Fascia digiti minimi**
- **Aponeurosis plantaris**
- Retinacula
- **Ramus superficialis der A. plantaris medialis**
- **Fasciculi longitudinales**
- Rami cutanei der Aa. und Nn. digitales plantares communes
- Anastomose mit dem Ramus profundus der A. plantaris medialis
- **Fasciculi transversi**
- **N. digitalis plantaris communis**
- **A. digitalis plantaris communis**
- **Ligamentum metatarsale transversum superficiale** (res.)
- **N. digitalis plantaris proprius**
- **A. digitalis plantaris propria**

Plantaraponeurose und subkutane Leitungsbahnen

Bei einem Teil der Patienten mit Dupuytren'scher Erkrankung (Abb. 6.60) kommt es auch am Fuß zu strangartigen Verdickungen innerhalb der Plantaraponeurose (Morbus Ledderhose).

**Leitungsbahnen und Topographie**

# Fußsohle: oberflächliche Leitungsbahnen

**7.136a,b** Muskeln und Leitungsbahnen an der Planta pedis der rechten Seite, oberflächliche Schicht. [46]

Beim Spreizfuß kann es aufgrund der Abflachung der Querwölbung zur Kompression der Nn. digitales plantares mit Pseudoneurombildung kommen (Morton'sche Metatarsalgie). Am häufigsten betroffen ist der N. digitalis plantaris communis im Spatium interosseum III. Es treten anfallsweise Parästhesien und Schmerzen auf.

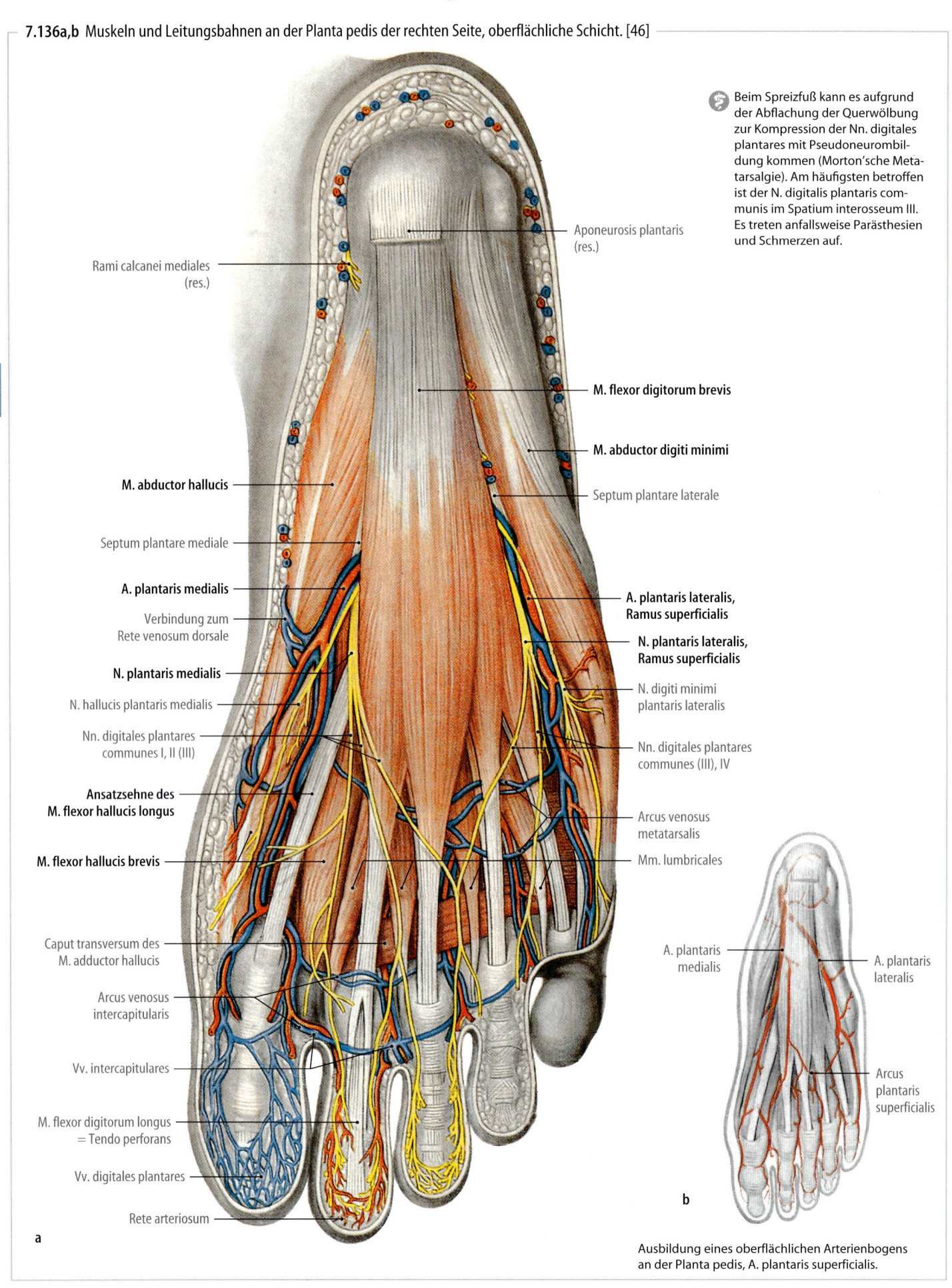

Labels (a):
- Aponeurosis plantaris (res.)
- Rami calcanei mediales (res.)
- M. flexor digitorum brevis
- M. abductor digiti minimi
- M. abductor hallucis
- Septum plantare laterale
- Septum plantare mediale
- A. plantaris medialis
- A. plantaris lateralis, Ramus superficialis
- Verbindung zum Rete venosum dorsale
- N. plantaris lateralis, Ramus superficialis
- N. plantaris medialis
- N. digiti minimi plantaris lateralis
- N. hallucis plantaris medialis
- Nn. digitales plantares communes I, II (III)
- Nn. digitales plantares communes (III), IV
- Ansatzsehne des M. flexor hallucis longus
- Arcus venosus metatarsalis
- M. flexor hallucis brevis
- Mm. lumbricales
- Caput transversum des M. adductor hallucis
- Arcus venosus intercapitularis
- Vv. intercapitulares
- M. flexor digitorum longus = Tendo perforans
- Vv. digitales plantares
- Rete arteriosum

Labels (b):
- A. plantaris medialis
- A. plantaris lateralis
- Arcus plantaris superficialis

Ausbildung eines oberflächlichen Arterienbogens an der Planta pedis, A. plantaris superficialis.

# Fußsohle: mittlere Leitungsbahnen

**7.137a,b** Muskeln und Leitungsbahnen an der Planta pedis der rechten Seite, mittlere Schicht. [46]

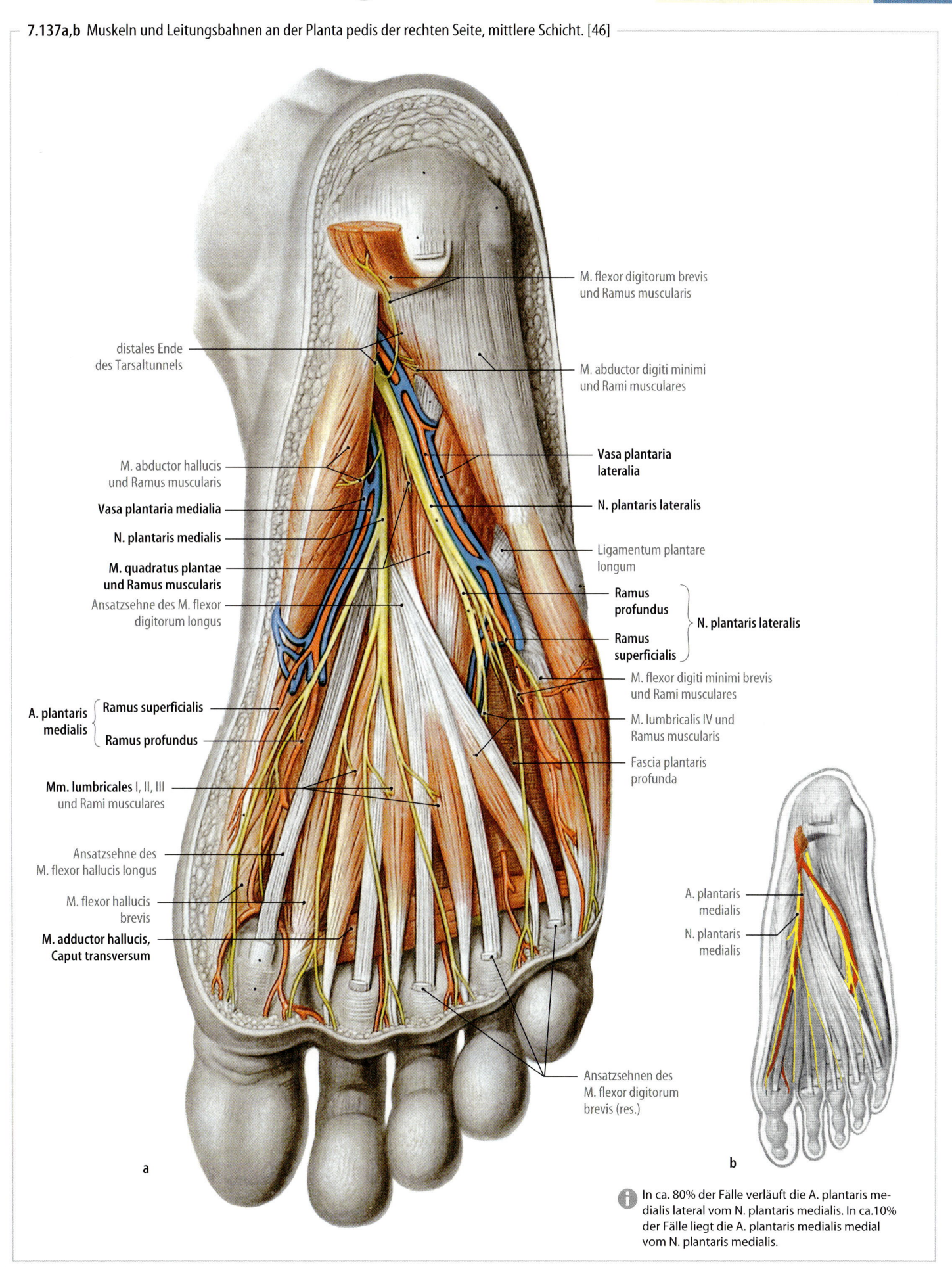

- distales Ende des Tarsaltunnels
- M. abductor hallucis und Ramus muscularis
- **Vasa plantaria medialia**
- **N. plantaris medialis**
- **M. quadratus plantae und Ramus muscularis**
- Ansatzsehne des M. flexor digitorum longus
- A. plantaris medialis { Ramus superficialis / Ramus profundus }
- **Mm. lumbricales** I, II, III und Rami musculares
- Ansatzsehne des M. flexor hallucis longus
- M. flexor hallucis brevis
- **M. adductor hallucis, Caput transversum**
- M. flexor digitorum brevis und Ramus muscularis
- M. abductor digiti minimi und Rami musculares
- **Vasa plantaria lateralia**
- **N. plantaris lateralis**
- Ligamentum plantare longum
- **Ramus profundus** / **Ramus superficialis** } N. plantaris lateralis
- M. flexor digiti minimi brevis und Rami musculares
- M. lumbricalis IV und Ramus muscularis
- Fascia plantaris profunda
- Ansatzsehnen des M. flexor digitorum brevis (res.)
- A. plantaris medialis
- N. plantaris medialis

ⓘ In ca. 80% der Fälle verläuft die A. plantaris medialis lateral vom N. plantaris medialis. In ca.10% der Fälle liegt die A. plantaris medialis medial vom N. plantaris medialis.

**Leitungsbahnen und Topographie**

# Fußsohle: tiefe Leitungsbahnen

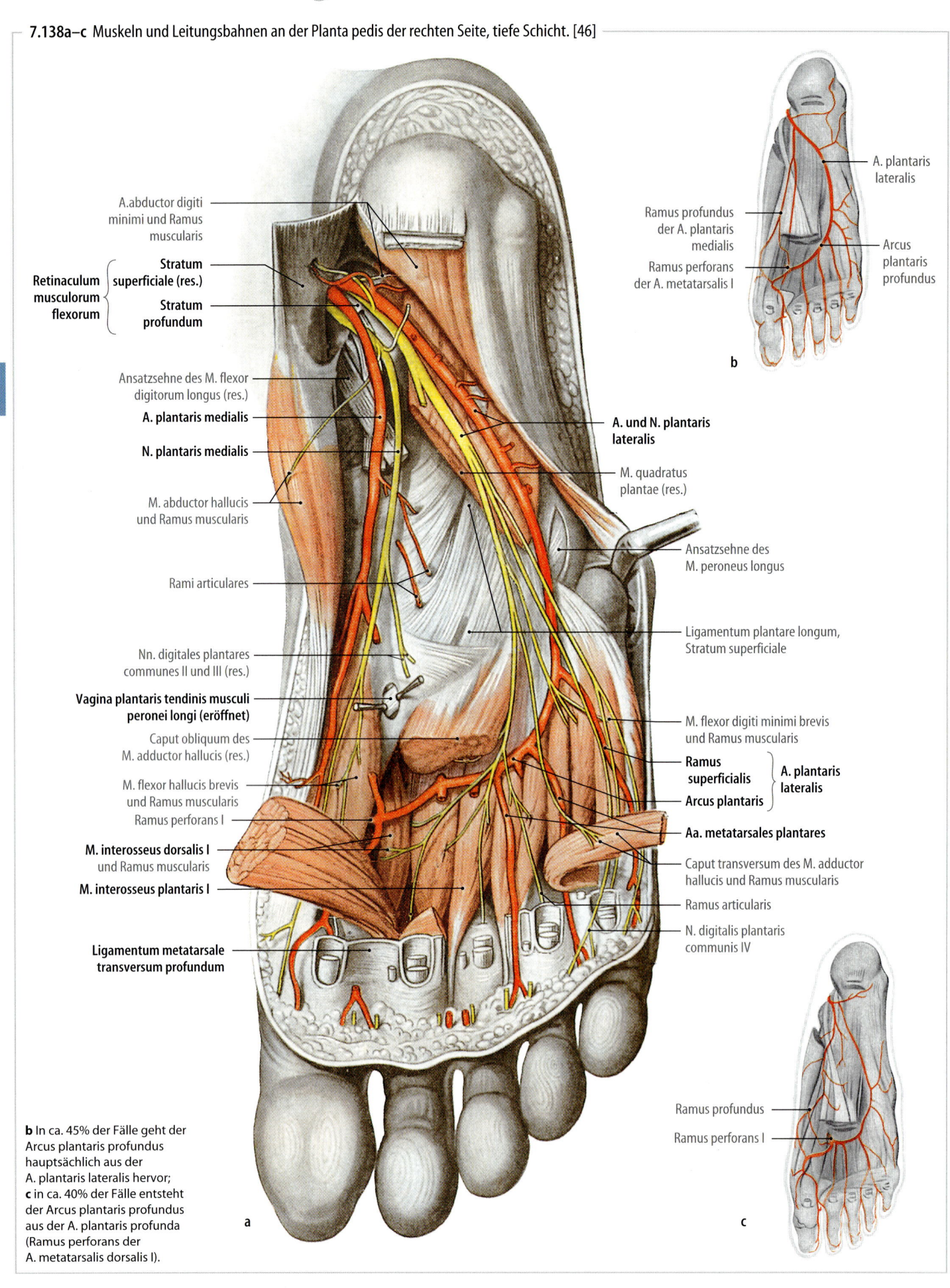

**7.138a–c** Muskeln und Leitungsbahnen an der Planta pedis der rechten Seite, tiefe Schicht. [46]

Labels (Abbildung a):
- A. abductor digiti minimi und Ramus muscularis
- Retinaculum musculorum flexorum
  - **Stratum superficiale** (res.)
  - **Stratum profundum**
- Ansatzsehne des M. flexor digitorum longus (res.)
- **A. plantaris medialis**
- **N. plantaris medialis**
- M. abductor hallucis und Ramus muscularis
- Rami articulares
- Nn. digitales plantares communes II und III (res.)
- **Vagina plantaris tendinis musculi peronei longi (eröffnet)**
- Caput obliquum des M. adductor hallucis (res.)
- M. flexor hallucis brevis und Ramus muscularis
- Ramus perforans I
- **M. interosseus dorsalis I** und Ramus muscularis
- **M. interosseus plantaris I**
- **Ligamentum metatarsale transversum profundum**
- **A. und N. plantaris lateralis**
- M. quadratus plantae (res.)
- Ansatzsehne des M. peroneus longus
- Ligamentum plantare longum, Stratum superficiale
- M. flexor digiti minimi brevis und Ramus muscularis
- **Ramus superficialis** } A. plantaris lateralis
- **Arcus plantaris**
- **Aa. metatarsales plantares**
- Caput transversum des M. adductor hallucis und Ramus muscularis
- Ramus articularis
- N. digitalis plantaris communis IV

Labels (Abbildung b):
- Ramus profundus der A. plantaris medialis
- Ramus perforans der A. metatarsalis I
- A. plantaris lateralis
- Arcus plantaris profundus

Labels (Abbildung c):
- Ramus profundus
- Ramus perforans I

**b** In ca. 45% der Fälle geht der Arcus plantaris profundus hauptsächlich aus der A. plantaris lateralis hervor; **c** in ca. 40% der Fälle entsteht der Arcus plantaris profundus aus der A. plantaris profunda (Ramus perforans der A. metatarsalis dorsalis I).

# Anhang

Glossar  556

Namenverzeichnis  564

Bildnachweis und Quellenverzeichnis  567

Literaturverzeichnis  572

Sachverzeichnis  574

# Glossar

## A

**Abdomen, -inis** *n*
Bauch

**abducens, -entis**
wegführend

**abductor, -oris** *m*
Abzieher (Teil eines Muskelnamens)

**accessorius, -a, -um**
hinzukommend

**Acetabulum, -i** *n*
Essigschale; Hüftgelenkpfanne

**Acinus, -i** *m*
Beere; Endstück einer Drüse

**Acromion, -ii** *n*
Schulterhöhe, Schulterspitze

**acusticus, -a, -um**
das Hören betreffend

**adamantinus, -a, -um**
stahlhart

**adductor, -oris** *m*
Zuführer (Teil eines Muskelnamens)

**Adhaesio, -onis** *f* (Adhesio)
Anhaften

**adiposus, -a, -um**
fettreich

**Aditus, -us** *m*
Zugang

**Adminiculum, -i** *n*
Stütze

**adventitius, -a, -um**
hinzukommend, außen gelegen; in *Tunica adventitia* äußerste Bindegewebsschicht (von Hohlorganen)

**Aequator, -oris** *m* (Equator)
Äquator (Orientierungslinie an Augapfel und Linse)

**affixus, -a, -um**
angeheftet

**Ala, -ae** *f*
Flügel

**albicans, -antis**
weißlich schimmernd

**albugineus, -a, -um**
weißlich

**albus, -a, -um**
weiß

**altus, -a, -um**
hoch; tief

**Alveolus, -i** *m*
kleine Aushöhlung, Mulde; Alveole

**Alveus, -i** *m*
Höhlung

**ambiguus, -a, -um**
sich nach zwei Seiten neigend

**Ampulla, -ae** *f*
kolbenförmiges Gefäß, flaschenförmige Erweiterung, Ampulle

**Amygdala, -ae** *f*
Mandel

**Anastomosis, -is (-eos)**
Mündungsbildung; Vereinigung zweier Kanäle oder Hohlorgane

**anatomicus, -a, -um**
zur Anatomie gehörig, anatomisch

**anconeus, -a, -um**
zum Ellenbogen gehörig

**Angulus, -i** *m*
Winkel

**Ansa, -ae** *f*
Henkel, Schlinge

**anserinus, -a, -um**
zur Gans gehörig; gänseförmig

**Antebrachium, -i** *n*
Vorderarm, Unterarm

**Anteflexio, -onis** *f*
Biegung nach vorn

**anterior, -ius**
weiter vorn liegend; vorderer, vordere, vorderes

**Anthelix, -icis** *f*
Gegenwindung (Ohrmuschel)

**Antrum, -i** *n*
Höhle

**Anulus, -i** *m*
kleiner Ring

**Anus, -i** *m*
Ring; After

**Aorta, -ae** *f*
Hauptschlagader des Körpers

**Apertura, -ae** *f*
Öffnung

**Apex, -icis** *m*
Spitze

**Aponeurosis, -is (-eos)** *f*
flach ausgebreitete, platte Sehne

**Apophysis, -is (-eos)** *f*
Auswuchs (an Knochen); selbständiger Knochenkern

**Apparatus, -us** *m*
Vorrichtung, Apparat

**Appendix, -icis** *f*
Anhang, Anhängsel

**Aquaeductus, -us** *m* (Aqueductus)
Wasserleitung; Verbindungskanal zwischen flüssigkeitsgefüllten Hohlräumen

**Arachnoidea, -ae** *f*
spinnengewebsähnliche Haut (der weichen Hirn-/Rückenmarkshaut)

**Arbor, -oris** *f*
Baum

**Arcus, -us** *m*
Bogen, Gewölbe

**Area, -ae** *f*
Platz, Feld

**Arrector, -oris** *m*
Aufrichter (Muskelname)

**Arteria, -ae** *f*
Schlagader

**articularis, -e**
zum Gelenk gehörig

**Articulatio, -onis** *f*
Gelenk

**arytenoideus, -a, -um (arytaenoideus)**
gießbeckenähnlich

**ascendens, -entis**
aufsteigend

**asper, -ra, -rum**
rauh, uneben

**Atrium, -i** *n*
Vorhalle; Vorhof

**Auditus, -us** *m*
Gehör

**Auricula, -ae** *f*
kleines Ohr; Ohrmuschel; Herzohr (Blindsack des Vorhofs)

**Auris, -is** *f*
Ohr

**autonomicus, -a, -um**
eigengesetzlich; unabhängig

**Avis, -is** *f*
Vogel

**Axilla, -ae** *f*
Achselhöhle

**Axis, -is** *m*
Achse; zweiter Halswirbel

## B

**basal**
zum Rumpf hin

**biceps, -cipitis**
zweiköpfig

**bicuspidalis, -e**
zweizipflig

**Bifurcatio, -onis** *f*
Gabelung

**bifurcatus, -a, -um**
zweizinkig, zweistrahlig

**bigeminus, -a, -um**
zweimal gedoppelt; doppelt

**bilifer, -era, -erum**
galleführend

**bipennatus, -a, -um**
doppelt gefiedert

**Brachium, -i** *n*
Arm; Oberarm

**Bregma, -atis** *n*
Vorderkopf; Berührungspunkt von Kranz- und Pfeilnaht

**brevis, -e**
kurz

**Bronchus, -i** *m*
Hauptast der Luftröhre

**Bucca, -ae** *f*
Wange

**buccinator, -oris** *m*
Hornbläser; tiefer Wangenmuskel (Teil eines Muskelnamens)

**Bulbus, -i** *m*
Zwiebel

**Bulla, -ae** *f*
Blase (Siebbeinzelle)

**Bursa, -ae** *f*
Beutel, Schleimbeutel

## C

**Caecum, -i** *n* (Cecum)
blind endendes Gebilde; Blinddarm

**caecus, -a, -um (cecus)**
blind (endend)

**caeruleus, -a, -um (ceruleus)**
dunkelblau

**Calcaneus, -i** *m*
Fersenbein

**calcaneus, -a, -um**
zum Fersenbein gehörig

**Calcar, -ris** *n*
Sporn

**Calix, -icis** *m*
Kelch

**callosus, -a, -um**
schwielig, schwartig

**Calvaria, -ae** *f*
Schädeldach

**Calx, -lcis** *f*
Ferse

**Canaliculus, -i** *m*
Kanälchen

**Canalis, -is** *m*
Kanal

**caninus, -a, -um**
hundeartig

**capillaris, -e**
haarartig, haarfein

**capitatus, -a, -um**
mit einem Kopf versehen

▼

**Capitulum, -i** *n*
Köpfchen

**Capsula, -ae** *f*
Kapsel

**Caput, -itis** *n*
Köpfchen

**Cardia, -ae** *f*
Magenmund

**cardiacus, -a, -um**
zum Magenmund gehörig; das Herz betreffend

**Carotis, -idis** *f*
Kopfschlagader

**Carpus, -i** *m*
Handwurzel

**Cartilago, -inis** *f*
Knorpel

**Caruncula, -ae** *f*
Stückchen Fleisch, warzenförmige Erhebung

**Cauda, -ae** *f*
Schwanz

**caudalis, -e**
schwanzwärts gelegen; zum unteren Ende des Körpers gelegen

**caudatus, -a, -um**
geschwänzt, mit einem Schwanz versehen

**Cavitas, -atis** *f*
Höhlung

**Cavum, -i** *n*
Höhlung, Hohlraum

**Cella, -ae** *f*
Hohlraum, Kammer

**Cellula, -ae** *f*
(kleine) Zelle

**Cementum, -i** *n*
Zement (des Zahns)

**Centrum, -i** *n*
Mittelpunkt

**cephalicus, -a, -um**
zum Kopf gehörig

**Cerebellum, -i** *n*
Kleinhirn

**Cerebrum, -i** *n*
Gehirn

**Cervix, -icis** *f*
Hals, Nacken

**Chiasma, -atis** *n*
Kreuzung

**chirurgicus, -a, -um**
zur Chirurgie gehörig, chirurgisch

**Choana, -ae** *f*
Trichter; hintere Nasenöffnung

**choledochus, -a, -um**
Galle aufnehmend

**Chorda, -ae** *f*
Saite; Strang

**Chorioidea, -ae** *f* **(Choroidea)**
Aderhaut (mittlere Augenhaut)

**choroideus, -a, -um**
zur Aderhaut gehörig; dem Chorion (äußere Hülle der Keimlings) ähnlich

**Chylus, -i** *m*
Darmlymphe

**cinereus, -a, -um**
aschfarben, grau

**Cingulum, -i** *n*
Gürtel

**Circulus, -i** *m*
Kreis, Kreisbahn, Kreislauf

**Circumferentia, -ae** *f*
Umkreis, Umfang

**circumflexus, -a, -um**
umgebogen

**Cisterna, -ae** *f*
Zisterne; Liquor oder Lymphe enthaltender Hohlraum

**Claustrum, -i** *n*
Riegel, Verschluss

**Clavicula, -ae** *f*
Schlüsselbein

**clinoideus, -a, -um**
bettförmig

**Clitoris, -idis** *f*
Kitzler (weibliches Geschlechtsorgan)

**Clivus, -i** *m*
Hügel

**Clunes, -ium** *f*
Gesäß

**Cochlea, -ae** *f*
(knöcherne) Schnecke (des Innenohrs)

**cochleariformis, -e**
(schnecken)löffelförmig

**coeliacus, -a, -um (celiacus)**
zur Bauchhöhle gehörig

**Colliculus, -i** *m*
kleiner Hügel

**Collum, -i** *n*
Hals; halsförmiges Organteil

**Columna, -ae** *f*
Säule

**comitans, -antis**
begleitend

**Commissura, -ae** *f*
(Quer-)Verbindung

**communicans, -antis**
verbindend

**communis, -e**
gemeinsam

**compactus, -a, -um**
zusammengedrängt, dicht

**compressor, -oris** *m*
Zusammendrücker (Teil eines Muskelnamens)

**compositus, -a, -um**
zusammengesetzt

**Concha, -ae** *f*
Muschel

**condylaris, -e**
zur Gelenkwalze gehörig

**Condylus, -i** *m*
Gelenkhöcker, Gelenkfortsatz, Gelenkwalze

**Connexus, -us** *m*
Verknüpfung

**conicus, -a, -um**
kegelförmig

**Conjugata, -ae** *f*
Abstand zweier Punkte des knöchernen Beckens, sagittaler Durchmesser der Beckens

**conjunctivus, -a, -um**
der Verbindung dienend; in *Tunica conjunctiva* Bindehaut des Auges

**conoideus, -a, -um**
kegelförmig

**constrictor, -oris** *m*
Zusammenschnürer (Teil eines Muskelnamens)

**Conus, -i** *m*
Kegel

**convergens, -entis**
einwärtsneigend

**coracoideus, -a, -um**
raben(schnabel)förmig, gekrümmt

**Corium, -i** *n*
Lederhaut

**Cornea, -ae** *f*
Hornhaut des Auges

**corniculatus, -a, -um**
mit einem kleinen Horn versehen

**Cornu, -us** *n*
Horn

**Corona, -ae** *f*
Kranz, Krone

**coronalis, -e**
zur Krone gehörig; kranzartig (verlaufend)

**coronarius, -a, -um**
kranzartig

**coronoideus, -a, -um**
krähen(schnabel)förmig, gekrümmt, hakenähnlich

**Corpus, -oris** *n*
Körper

**Corpusculum, -i** *n*
Körperchen

**corrugator, -oris** *m*
(Stirn-)Runzler (Teil eines Muskelnamens)

**Cortex, -icis** *m*
Rinde

**corticalis, -e**
aus Rinde

**Costa, -ae** *f*
Rippe

**Coxa, -ae** *f*
Hüfte

**cranialis, -e**
schädelwärts gelegen

**Cranium, -i** *n*
Schädel

**cremaster, -eris** *m*
Aufhänger (Teil eines Muskelnamens)

**Crena, -ae** *f*
Spalte, Kerbe

**cribrosus, -a, -um**
siebartig

**cricoideus, -a, -um**
ringförmig

**Crista, -ae** *f*
Leiste, Kamm

**cruciatus, -a, -um**
gekreuzigt; gekreuzt, kreuzförmig

**Crus, -uris** *n*
Schenkel, Unterschenkel

**Crux, -cis** *f*
Kreuz

**Cubitus, -i** *m*
Ellenbogen

**cuboideus, -a, -um**
würfelförmig

**Culmen, -inis** *n*
Gipfel

**Cumulus, -i** *m*
Haufen

**Cuneus, -i** *m*
Keil

**Cupula, -ae** *f*
Kuppel

**Curvatura, -ae** *f*
Krümmung

**Cuspis, -idis** *f*
Spitze, Segel

**Cutis, -is** *f*
Haut

**cylindricus, -a, -um**
walzenförmig, zylindrisch

**cysticus, -a, -um**
zur Gallenblase gehörig

# D

**Declive, -is** *n*
Abhang

**Decussatio, -onis** *f*
Kreuzung

**deferens, -entis**
herabführend

▼

# Glossar

**deltoideus, -a, -um**
von der Form eines Delta (griech. Buchstabe)

**densus, -a, -um**
dicht

**Dentinum, -i** *n*
Zahnbein

**Dentitio, -onis** *f*
Zahnen, Zahndurchbruch

**depressor, -oris** *m*
Herabdrücker (Teil eines Muskelnamens)

**Dermis, -idis** *f*
Lederhaut

**descendens, -entis**
herabsteigend

**Descensus, -us** *m*
Abstieg

**dexter, -tra, -trum**
rechts gelegen; rechter, rechte, rechtes

**Diaphysis, -is** *f*
Dazwischengewachsenes (Knochen)

**digastricus, -a, -um**
zweibäuchig (Muskel)

**Digitus, -i** *m*
Finger, Zehe

**dilatator, -oris** *m*
Auseinanderzieher (Teil eines Muskelnamens)

**Discus, -i** *m*
(Zwischen-)Scheibe

**distalis, -e**
peripheriewärts, vom Rumpf entfernt

**Distantia, -ae** *f*
Abstand

**Diverticulum, -i** *n*
Ausstülpung, Aussackung (eines Hohlorgans)

**dorsalis, -e**
rückwärts gelegen

**Dorsum, -i** *n*
Rücken

**Ductulus, -i** *m*
kleiner Gang

**Ductus, -us** *m*
Gang

**Duodenum, -i** *n*
Zwölffingerdarm

**durus, -a, -um**
hart

## E

**Ectropium, -i** *n*
Auswärtswendung (des Augenlids oder des Muttermundes)

**elasticus, -a, -um**
dehnbar, elastisch

**ellipsoideus, -a, -um**
ellipsenförmig; von der Form eines Ellipsoids

**ellipticus, -a, -um**
elliptisch; von ovaler Form

**Embryo, -onis** *m*
ungeborene Leibesfrucht; Keimling bis zum Ende des 2. Schwangerschaftsmonats

**Eminentia, -ae** *f*
Erhöhung, Erhabenheit

**emissarius, -a, -um**
nach außen führend

**Enamelum, -i** *n*
Zahnschmelz

**Endocardium, -i** *n*
Herzinnenhaut

**Endothelium, -i** *n*
Innenhaut von Gefäßen

**entericus, -a, -um**
zu den (Bauch-)Eingeweiden, zum Darm gehörig

**Ependyma, -atis** *n*
Überzug; Zellauskleidung der Höhlen des Zentralnervensystems

**Epicardium, -i** *n*
dem Herzen aufliegendes seröses Blatt des Herzbeutels

**Epicondylus, -i** *m*
Gelenkknorren

**Epidermis, -idis** *f*
Oberhaut

**Epididymis, -idis** *f*
Nebenhoden

**Epigastrium, -i** *n*
Magengrube, mittlere Oberbauchregion

**Epiglottis, -idis** *f*
Kehldeckel

**Epiphysis, -is (-eos)** *f*
Daraufgewachsenes, Ende eines Röhrenknochens; Zirbeldrüse

**epiploicus, -a, -um**
zum großen Netz gehörig

**Epithelium, -i** *n*
oberflächliche Zellschicht

**epitympanicus, -a, -um**
über der Paukenhöhle gelegen

**Eponychium, -i** *n*
das Nagelbett nach außen abschließende Oberhaut

**equinus, -a, -um**
zum Pferd gehörig; pferdeartig

**erector, -oris** *m*
Aufrichter (Teil eines Muskelnamens)

**ethmoidalis, -e**
siebähnlich

**Excavatio, -onis** *f*
Aushöhlung

**extensor, -oris** *m*
Strecker (Teil eines Muskelnamens)

**externus, -a, -um**
außen gelegen; äußerer, äußere, äußeres

**Extremitas, -atis** *f*
äußerstes Ende (langgestreckter Organe), Gliedmaße

## F

**Facies, -ei** *f*
Fläche

**Fascia, -ae** *f*
Binde; Bindegewebshülle von Muskeln

**fasciolaris, -e**
zum kleinen Band gehörig

**Fasciculus, -i** *m*
kleines Bündel

**Fastigium, -i** *n*
Giebel, Erhebung

**femininus, -a, -um**
weiblich

**Fenestra, -ae** *f*
Fenster (Ohr)

**Fetus, -us** *m*
Leibesfrucht; Keimling vom 3. Schwangerschaftsmonat an

**Fibra, -ae** *f*
Faser

**Fibrocartilago, -inis** *m*
Faserknorpel

**fibrosus, -a, -um**
faserig

**Fibula, -ae** *f*
Wadenbein

**fibularis, -e**
zum Wadenbein gelegen

**Filum, -i** *n*
Faden

**Fimbria, -ae** *f*
Franse

**Fissura, -ae** *f*
Spalte

**flaccidus, -a, -um**
schlaff

**flavus, -a, -um**
gelb

**Flexio, -onis** *f*
Beugung, Knickung

**flexor, -oris** *m*
Beuger (Teil eines Muskelnamens)

**Flexura, -ae** *f*
Biegung

**Flocculus, -i** *m*
(kleine) Flocke

**Folium, -i** *n*
Blatt (Kleinhirn)

**Folliculus, -i** *m*
Säckchen, Bläschen; kleiner Schlauch

**Fonticulus, -i** *m*
kleine Quelle; Fontanelle

**Foramen, -inis** *n*
Loch

**Formatio, -onis** *f*
Bildung, Gebilde, Zellformation

**Fornix, -icis** *m*
Gewölbe, Bogen

**Fossa, -ae** *f*
Graben, Grube

**Fossula, -ae** *f*
Grübchen

**Fovea, -ae** *f*
rundliche Grube

**Foveola, -ae** *f*
Grübchen

**Frenulum, -i** *n*
kleiner Zügel, Bändchen

**Frons, -tis** *m*
Stirn

**frontalis, -e**
in der der Stirn entsprechenden Ebene gelegen, zur Stirn gehörig

**Functio, -onis** *f*
Leistung (eines Organs oder Gewebes)

**fundiformis, -e**
schleuderförmig

**Fundus, -i** *m*
Boden, Grund

**Funiculus, -i** *m*
(kleiner) Strang

**Furca, -ae** *f*
Gabel

**fusiformis, -e**
spindelförmig

## G

**Galea, -ae** *f*
Helm

**gastrocnemius, -a, -um**
zur bauchigen Wade gehörig; oberflächlicher Wadenmuskel

**gelatinosus, -a, -um**
gallertig

**Gemelli, -orum** *m*
Zwillinge

**Gemellus, -i** *m*
Zwilling; Zwillingsmuskel

**Gemini, -orum** *m*
Zwillinge; gepaarte Chromosomen vor der Reduktionsteilung

▼

**geminus, -a, -um**
doppelt (geboren)

**geniculatus, -a, -um**
mit einem kleinen Knie versehen, knieartig geformt

**Geniculum, -i** *n*
kleines Knie, Knoten

**genitalis, -e**
zur Zeugung gehörig, zu den Geschlechtsorganen gehörig

**Genu, -us** *n*
Knie

**Gingiva, -ae** *f*
Zahnfleisch

**Ginglymus, -i** *m*
Scharniergelenk

**Glabella, -ae** *f*
kleine Glatze; unbehaarte Stelle zwischen den Augenbrauen

**Glandula, -ae** *f*
Drüse

**Glans, -dis** *f*
Eichel

**glenoidalis, -e**
dem glänzenden Augapfel ähnlich; in *Cavitas glenoidalis* die von glänzendem Knorpel überzogene Gelenkpfanne (des Schulterblatts)

**Glia, -ae** *f*
Leim; Bindesubstanz (des Zentralnervensystems)

**Globus, -i** *m*
Kugel

**Glomerulus, -i** *m*
(**Glomerulum, -i** *n*)
kleiner Knäuel; Gefäßknäuel

**Glomus, -eris** *n*
Knoten, Knäuel

**Glottis, -idis** *f*
Stimmapparat

**gluteus, -a, -um**
(**glutaeus**)
zum Gesäß gehörig

**Gomphosis, -is** *f*
Verkeilung; Befestigung der Zähne im Kiefer

**gracilis, -e**
dünn, zart

**Granulatio, -onis** *f*
Körnelung

**Gubernaculum, -i** *n*
Steuerruder; Leitband (Hoden)

**Gustus, -us** *m*
Geschmack, Geschmackssinn

**Gyrus, -i** *m*
(Hirn-)Windung

# H

**Habenula, -ae** *f*
kleiner Riemen, Streifen

**haemorrhoidalis, -e**
(**hemorrhoidalis**)
zum Gefäßgeflecht des unteren Mastdarmabschnittes gehörig

**hamatus, -a, -um**
mit einem Haken versehen, hakenförmig

**Hamulus, -i** *m*
Häkchen

**Haustrum, -i** *n*
Schöpfrad; Ausbuchtung in der Wand des Dickdarms

**Helicotrema, -atis** *n*
Schneckenloch

**Helix, -icis** *f*
Windung

**Hemispherium, -i** *n*
(**Haemispherium**)
Halbkugel, Hälfte

**Hiatus, -us** *m*
Spalte, klaffende Öffnung

**Hilus, -i** *m*
geringe Vertiefung (einer Organoberfläche); Ort des Gefäßein- und -austritts bei Organen

**Hippocampus, -i** *m*
Seepferd; gewundener Wulst in der Unterhornwand des Hirnseitenventrikels

**Homo, -inis** *m*
Mensch

**horizontalis, -e**
waagerecht

**Humerus, -i** *m*
Oberarmknochen

**Humor, -is** *m*
Flüssigkeit

**hyalinus, -a, -um**
durchsichtig, glasartig

**hyoideus, -a, -um**
von der Form eines Ypsilon (griech. Buchstabe); zum Zungenbein gehörig

**Hypochondrium, -i** *n*
unter den Rippenknorpeln gelegene seitliche Oberbauchregionen

**Hypogastrium, -i** *n*
untere Bauchregion

**hypoglossus, -a, -um**
unter der Zunge gelegen (Nerv)

**Hyponychium, -i** *n*
Nagelbett

**Hypothenar, -aris** *n*
Kleinfingerballen

# I

**Ileum, -i** *n*
Krummdarm

**Ilia, -ium** *n*
Weichen; in Os ilium Darmbein

**impar, -aris**
ungleich

**Impressio, -onis** *f*
Eindruck, Vertiefung

**Incisura, -ae** *f*
Einschnitt

**incisivus, -a, -um**
eingeschnitten, zu den Schneidezähnen gehörig

**Inclinatio, -onis** *f*
Neigung

**Index, -icis** *m*
Zeigefinger

**Indusium, -i** *n*
Obergewand; auf der Oberfläche des Hirnbalkens gelegene Zellschicht

**inferior, -ius**
weiter unten gelegen; unterer, untere, unteres

**Infundibulum, -i** *n*
Trichter

**Inguen, -inis** *n*
Leistengegend

**inguinalis, -e**
zur Leistenregion gehörig

**Insertio, -onis** *f*
Ansatz, Ansatzstelle

**Insula, -ae** *f*
Insel

**intercalatus, -a, -um**
dazwischengeschaltet

**intermedius, -a, -um**
dazwischen gelegen

**intermittens, -entis**
zeitweilig nachlassend

**internus, -a, -um**
innen gelegen; innerer, innere, inneres

**Intersectio, -onis** *f*
Durchteilung, Unterteilung

**Interstitium, -i** *n*
(zwischen den organspezifischen Zellverbänden gelegener, bindegewebshaltiger) Zwischenraum

**Intestinum, -i** *n*
Darm, Darmkanal

**Introitus, -us** *m*
Eingang

**Intumescentia, -ae** *f*
Anschwellung

**Inversio, -onis** *f*
Umkehrung

**inversus, -a, -um**
umgekehrt

**ischiadicus, -a, -um**
zum Sitzbein gehörig

**Ischium, -i** *n*
Gesäß, Sitzbein

**Isthmus, -i** *m*
Landenge; schmaler Steg, Engpass

# J

**Jejunum, -i** *n*
Leerdarm

**Jugulum, -i** *n*
Drosselgrube

**Jugum, -i** *n*
Joch, (Gebirgs-)Kamm

**Junctura, -ae** *f*
Verbindung, Gelenk

**juvenilis, -e**
jugendlich; zum Jugendalter gehörend

# L

**Labium, -i** *n*
Lippe; Rand

**Labrum, -i** *n*
Lippe

**Labyrinthus, -i** *m*
Labyrinth

**Lacertus, -i** *m*
flächiger Sehnenzug (M. biceps brachii und M. rectus lateralis)

**Lacinia, -ae** *f*
Zipfel

**Lacrima, -ae** *f*
Träne

**Lacuna, -ae** *f*
Bucht, Lücke, Loch

**Lacus, -us** *m*
See, Seebecken

**lambdoideus, -a, -um**
von der Form eines Lambda (griech. Buchstabe)

**lamellosus, -a, -um**
reich an Plättchen

**Lamina, -ae** *f*
Platte, Blatt

**lateralis, -e**
seitlich gelegen

**Latus, -eris** *n*
Seite

**latus, -a, -um**
breit

▼

# Glossar

**Lemniscus, -i** *m*
Schleife, Band

**Ligamentum, -i** *n*
Band

**Limbus, -i** *m*
Saum

**Limen, -inis** *n*
Schwelle, Grenze (Nase)

**Linea, -ae** *f*
Linie

**Lingua, -ae** *f*
Zunge

**Liquor, -oris** *m*
Flüssigkeit

**Lobulus, -i** *m*
Läppchen

**Lobus, -i** *m*
Lappen

**Locus, -i** *m*
Ort, Stelle

**longitudinalis, -e**
längsgerichtet

**lucidus, -a, -um**
hell, glänzend

**lumbricalis, -e (-oides)**
regenwurmähnlich

**Lumbus, -i** *m*
Lende

**Lumen, -inis** *n*
Licht; lichte Weite eines Hohlorgans

**lunatus, -a, -um**
halbmondförmig

**Lunula, -ae** *f*
kleiner Halbmond

**Lympha, -ae** *f*
Lymphe

# M

**Macula, -ae** *f*
Fleck, Punkt

**malaris, -e**
zur Wange gehörig

**Malleolus, -i** *m*
kleiner Hammer; Fußknöchel

**Malleus, -i** *m*
Hammer

**Mandibula, -ae** *f*
Unterkiefer

**Manubrium, -i** *n*
Handgriff

**Manus, -us** *f*
Hand

**Margo, -inis** *m*
Rand

**masculinus, -a, -um**
männlich

**Massa, -ae** *f*
Masse, Klumpen

**Masseter, -eris** *m*
Kauender; äußerer Kaumuskel

**mastoideus, -a, -um**
brustwarzenförmig

**Maxilla, -ae** *f*
Oberkiefer

**Meatus, -us** *m*
Gang

**medialis, -e**
zur Mittelebene des Körpers gelegen

**medianus, -a, -um**
in der Mitte (Symmetrieebene) gelegen

**Mediastinum, -i** *n*
Mittelfell; Raum zwischen linker und rechter Lunge

**medius, -a, -um**
in der Mitte gelegen; mittlerer, mittlere, mittleres

**Medulla, -ae** *f*
Mark

**Membrana, -ae** *f*
(dünne) Haut, Membran

**Membrum, -i** *n*
Gliedmaße, Extremität

**Meninx, -ngis** *f*
Hirnhaut

**Meniscus, -i** *m*
halbmondförmiger Körper; Faserknorpelscheiben des Kniegelenks; halbmondförmige Zellgruppierung (der Tastzellen in der Lederhaut)

**mentalis, -e**
das Denkvermögen betreffend, von der Psyche ausgehend; zum Kinn gehörig

**Meridianus, -i** *m*
Mittagskreis; über die Pole führender Längenkreis, Meridian (Orientierungslinie am Augapfel)

**Mesenterium, -i** *n*
(aus einer Bauchfellfalte bestehendes) Gekröse zwischen den Därmen

**Mesothelium, -i** *n*
von Mesenchymzellen stammende innerste Gefäßschicht

**Metatarsus, -i** *m*
Mittelfuß

**mitralis, -e**
von der Form einer Mitra (Bischofsmütze); in *Valva mitralis* Klappenapparat zwischen linkem Vorhof und linker Herzkammer

**Modiolus, -i** *m*
Radnabe; Hohlachse (der Innenohrschnecke)

**molaris, -e**
zum Mahlen geeignet

**mollis, -e**
weich

**motorius, -a, -um**
der Bewegung dienend

**multifidus, -a, -um**
vielfach gespalten

**Musculus, -i** *m*
Muskel

**Myelencephalon, -i** *n*
verlängertes Mark, Nachhirn

**myentericus, -a, -um**
zur Darmmuskulatur gehörend

**Myocardium, -i** *n*
Herzmuskulatur

**Myometrium, -i** *n*
Gebärmuttermuskulatur

# N

**Naris, -is** *f*
Nasenloch

**Nates, -ium** *f*
Gesäß

**navicularis, -e**
kahnförmig

**neonatus, -a, -um**
neugeboren

**Nervus, -i** *m*
Nerv

**niger, -gra, -grum**
schwarz

**Nodulus, -i** *m*
Knötchen

**Nodus, -i** *m*
Knoten

**Norma, -ae** *f*
Richtschnur, Blickrichtung, Ansicht (Schädel)

**Nucha, -ae** *f*
Nacken

**Nucleus, -i** *m*
Kern

**nutricius, -a, -um**
ernährend

# O

**Obex, -icis** *m*
Riegel

**obliquus, -a, -um**
schräg verlaufend

**oblongatus, -a, -um**
verlängert

**obstetricius, -a, -um**
geburtshilflich

**obturatorius, -a, -um**
verstopfend (Teil eines Muskelnamens)

**obturatus, -a, -um**
verstopft

**Oculus, -i** *m*
Auge

**Oesophagus, -i** *m* (Esophagus)
Speiseröhre

**Olfactus, -us** *m*
Geruchssinn

**Oliva, -ae** *f*
Olive

**Omentum, -i** *n*
(aus einer Bauchfellduplikatur bestehende) Eingeweidefetthaut; Netz

**omohyoideus, -a, -um**
Schulterblatt und Zungenbein verbindend

**Operculum, -i** *n*
Deckel

**opponens, -entis**
gegenüberstellend

**Ora, -ae** *f*
Saum, Rand

**orbicularis, -e**
kreisförmig

**Orbiculus, -i** *m*
kleiner Kreis

**Orbita, -ae** *f*
Augenhöhle

**Organum, -i** *n*
Werkzeug; Organ

**Orificium, -i** *n*
Öffnung

**Origo, -inis** *f*
Ursprung

**Os, -ris** *n*
Mund

**Os, -ssis** *n*
Knochen

**osseus, -a, -um**
knöchern

**Ostium, -i** *n*
Mündung

**Ovum, -i** *n*
Ei

# P

**Palatum, -i** *n*
Gaumen

**pallidus, -a, -um**
blaß

**Pallium, -i** *n*
Mantel; Hirnmantel

▼

**Palma, -ae** *f*
Handfläche, Hohlhand

**palmaris, -e**
zur Handfläche gelegen

**palmatus, -a, -um**
die Figur einer Palme zeigend, palmzweigartig

**Palpebra, -ae** *f*
Augenlid

**pampiniformis, -e**
rankenförmig

**Panniculus, -i** *m* **(Paniculus)**
Fetzen; Gewebsschicht, Unterhautfettgewebe

**Papilla, -ae** *f*
warzenförmige Erhebung, Brustwarze, Papille

**papyraceus, -a, -um**
papierartig, dünn

**paramedianus, -a, -um**
seitlich der Mittellinie

**Paries, -etis** *m*
Wand

**parietalis, -e**
wandständig

**Parotis, -idis** *f*
Ohrspeicheldrüse

**Pars, -rtis** *f*
Teil

**Patella, -ae** *f*
Kniescheibe

**Pecten, -inis** *m*
Kamm

**Pectus, -oris** *n*
Brust, vordere Brustwand

**Pedunculus, -i** *m*
Stiel

**pellucidus, -a, -um**
durchscheinend

**Pelvis, -is** *f*
Schüssel, Becken

**Penis, -is** *m*
männliches Glied, Penis

**perforans, -ntis**
durchbohrend

**perforatus, -a, -um**
durchbohrt

**Pericardium, -i** *n*
Herzbeutel

**Perichondrium, -i** *n*
Knorpelhaut

**Perineum, i** *n* **(Perinaeum)**
Damm (Weichteile zwischen After und Hodensack oder Scheide)

**Periodontium, -i** *n*
Wurzelhaut der Zähne

**Periosteum, -i** *n*
Knochenhaut, Periost

**peripher**
zur Oberfläche des Körpers hin

**Peritoneum, i** *n* **(Peritonaeum)**
Bauchfell

**peroneus, -a, -um (peronaeus)**
zum Wadenbein gehörig

**perpendicularis, -e**
senkrecht

**Petiolus, -i** *m*
Stiel

**petrosus, -a, -um**
felsig

**Phalanx, -ngis** *f*
Fingerglied, Zehenglied

**Pharynx, -ngis** *f*
Rachen

**Philtrum, -i** *n*
von der Nasenscheidewand zur Oberlippe reichende Rinne

**Pilus, -i** *m*
einzelnes Haar

**pinealis, -e**
fichtenzapfenartig

**piriformis, -e**
birnenförmig

**pisiformis, -e**
erbsenförmig

**Placenta, -ae** *f*
Mutterkuchen

**Planta, -ae** *f*
Pflanze; Fußsohle

**plantaris, -e**
zur Fußsohle gelegen

**planus, -a, -um**
eben, flach

**Platysma, -atis** *n*
breiter Hautmuskel des Halses

**Pleura, -ae** *f*
Brustfell

**Plexus, -us** *m*
Geflecht

**Plica, -ae** *f*
Falte

**Polus, -i** *m*
Pol

**Poples, -itis** *m*
Kniekehle

**Porta, -ae** *f*
Pforte

**Portio, -onis** *f*
Anteil (eines Organs)

**Porus, -i** *m*
Durchgang, Öffnung

**posterior, -ius**
weiter nach hinten gelegen; hinterer, hintere, hinteres

**Preputium, -i** *n* **(Praeputium)**
Vorhaut

**primus, -a, -um**
erster, erste, erstes

**procerus, -a, -um**
schlank (Teil eines Muskelnamens)

**Processus, -us** *m*
Fortsatz

**profundus, -a, -um**
in der Tiefe gelegen; tief

**prominens, -entis**
hervorragend

**Prominentia, -ae** *f*
Hervorragung

**Promontorium, -i** *n*
Vorgebirge, Vorwölbung

**Pronator, -oris** *m*
Einwärtsdreher (Muskelname)

**proprius, -a, -um**
eigen, allein zugehörig

**Prostata, -ae** *f*
Vorsteherdrüse

**Protuberantia, -ae** *f*
Höcker

**proximalis, -e**
zur Körpermitte hin gelegen, rumpfwärts

**pterygoideus, -a, -um**
flügelförmig

**Pudendum, -i** *n*
Schamgegend

**Pulpa, -ae** *f*
weiches Mark, Parenchym eines Organs (Milz, Zähne)

**pulposus, -a, -um**
von Fleisch, gallertig

**Pulvinar, -aris** *n*
Polster, Kissen

**Punctum, -i** *n*
Stich; kleine Öffnung, Punkt

**Pupilla, -ae** *f*
Sehöffnung in der Regenbogenhaut, Pupille

**Putamen, -inis** *n*
Schale; äußerer Teil

**Pylorus, -i** *m*
Magenpförtner, Magenausgang

**Pyramis, -idis** *f*
Pyramide

# Q

**quadratus, -a, -um**
rechteckig

**quartus, -a, -um**
vierter, vierte, viertes

**quintus, -a, -um**
fünfter, fünfte, fünftes

# R

**radialis, -e**
an der Speichenseite gelegen

**Radiatio, -onis** *f*
Ausstrahlung

**Radix, -icis** *f*
Wurzel

**Ramus, -i** *m*
Ast

**Raphe, -es** *f*
Weichteilnaht

**Recessus, -us** *m*
Rückgang; Vertiefung; Nebenkammer

**Rectum, -i** *n*
Mastdarm

**rectus, -a, -um**
gerade

**recurrens, -entis**
zurücklaufend

**reflexus, -a, -um**
umgebogen

**Regio, -onis** *f*
Gegend, Gebiet, Region

**Ren, -enis** *m*
Niere

**resectus, -a, -um (res.)**
durchschnitten, durchsägt

**respiratorius, -a, -um**
der Atmung dienend

**Rete, -tis** *n*
Netz

**Retina, -ae** *f*
Netzhaut

**Retinaculum, -i** *n*
zum Festhalten dienendes Band

**Rima, -ae** *f*
Spalte, Ritze

**risorius, -a, -um**
zum Lachen dienend (Teil eines Muskelnamens)

**Rostrum, -i** *n*
Schnabel

**rotator, -oris** *m*
Dreher (Teil eines Muskelnamens)

**rotundus, -a, -um**
rund

**ruber, -bra, -brum**
rot

**Ruga, -ae** *f*
Runzel, Hautfalte

▼

# Glossar

## S

**sacciformis**, -e
sackartig

**Saccus**, -i *m*
Sack

**sagittalis**, -e
in Pfeilrichtung, von ventral nach dorsal verlaufend

**Saliva**, -ae *f*
Speichel

**saphenus**, -a, -um
verborgen; in *Vena saphena* (Hautvene des Beins), in *Nervus saphenus* (Hautnerv des Beins)

**sartorius**, -a, -um
zum Schneidern dienend; in *Musculus sartorius* (Schneidermuskel)

**Scala**, -ae *f*
Treppe

**scalenus**, -a, -um
uneben, schief, von der Form eines ungleichseitigen Dreiecks

**Scapha**, -ae *f*
Kahn, Grube

**scaphoideus**, -a, -um
kahnförmig

**Scapula**, -ae *f*
Schulterblatt

**Sclera**, -ae *f*
Lederhaut des Auges

**Scrotum**, -i *n*
Hodensack

**secundus**, -a, -um
zweiter, zweite, zweites

**Segmentum**, -i *n*
Einschnitt, Abschnitt

**Sella**, -ae *f*
Sessel, Sattel

**semilunaris**, -e
halbmondförmig

**Sensus**, -us *m*
Sinnesempfindung

**Septulum**, -i *n*
kleine Scheidewand

**Septum**, -i *n*
Scheidewand

**serosus**, -a, -um
serös

**serratus**, -a, -um
gesägt, gezackt

**sesamoideus**, -a, -um
sesam(schoten)ähnlich

**sigmoideus**, -a, -um
von der Form eines Sigma (griech. Buchstabe)

**sinister**, -tra, -trum
links gelegen; linker, linke, linkes

**Sinus**, -us *m*
Biegung, Ausbuchtung verschiedener Hohlorgane; Blutleiter der harten Hirnhaut, lufthaltiger Hohlraum der Schädelknochen

**Situs**, -us *m*
Lage (der Eingeweide in den Körperhöhlen)

**soleus**, -a, -um
von der Form einer Scholle; in *Musculus soleus* (Schollenmuskel)

**solitarius**, -a, -um
alleinstehend, vereinzelt

**Spatium**, -i *n*
Zwischenraum

**Sperma**, -atis *n*
Samen (alle Bestandteile des Ejakulats)

**sphenoidalis**, -e
keilförmig

**sphericus**, -a, -um (**sphaericus**)
kugelrund

**spheroideus**, -a, -um (**sphaeriodeus**)
kugelförmig

**Spina**, -ae *f*
Dorn (Knochenstachel)

**spinalis**, -e / **spinatus**, -a, -um / **spinosus**, -a, -um
zum Dorn oder zum Rückgrat gehörig; stachelig

**spiralis**, e, -i *n*
gewunden

**Splenium**, -i *n*
Pflaster; Bausch, Wulst

**splenius**, -a, -um
pflasterähnlich

**spongiosus**, -a, -um
schwammig, schwammartig

**spurius**, -a, -um
unecht

**Squama**, -ae *f*
Schuppe

**stellatus**, -a, -um
mit Sternen besetzt; sternförmig

**Sternum**, -i *n*
Brustbein

**Stratum**, -i *n*
Decke, Schicht

**Stria**, -ae *f*
Streifen

**Stroma**, -atis *n*
Decke; (bindegewebiges) Stützgerüst eines Organs

**styloideus**, -a, -um
griffelförmig

**Subiculum**, -i *n*
kleine Unterlage

**Substantia**, -ae *f*
Substanz

**Sulcus**, -i *m*
Furche

**Supercilium**, -i *n*
Augenbraue

**superficialis**, -e
an der Oberfläche gelegen; oberflächlich

**superior**, -ius
weiter oben gelegen; oberer, obere, oberes

**supinator**, -oris *m*
Auswärtsdreher (Teil eines Muskelnamens)

**Sura**, -ae *f*
Wade

**Sustentaculum**, -i *n*
Stütze

**Sutura**, -ae *f*
Knochennaht

**sympathicus**, -a, -um
der Mitempfindung fähig, mitleidend; in *Truncus sympathicus* ein Teil des autonomen (vegetativen) Nervensystems

**Symphysis**, -is (-eos) *f*
Zusammenwachsen; knorpelige Verbindung zweier Knochen

**Synchondrosis**, -is (-eos) *f*
Knorpelhaft

**Syndesmosis**, -is (-eos) *f*
Bandhaft

**Synostosis**, -is (-eos) *f*
Knochenhaft

**Synovia**, -ae *f*
Gelenkschmiere

**Systema**, -atis *n*
System

## T

**Tactus**, -us *m*
Berührung; Tastsinn

**Taenia**, -ae *f* (**Tenia**)
Band

**Talus**, -i *m*
Sprungbein

**Tarsus**, -i *m*
Fußwurzel; Lidplatte

**Tectum**, -i *n*
Dach

**Tegmen**, -inis *n*
Decke

**Tegmentum**, -i *n*
Decke

**Tela**, -ae *f*
Gewebe, Gewebsschicht

**temporalis**, -e
zur Schläfe gehörend

**tendineus**, -a, -um
sehnig

**Tendo**, -inis *m*
Sehne

**tensor**, -oris *m*
Spanner (Teil eines Muskelnamens)

**tenuis**, -e
dünn

**teres**, -etis
rund

**terminalis**, -e
zur Grenze gehörig

**tertius**, -a, -um
dritter, dritte, drittes

**Testis**, -is *m*
Hoden

**Thalamus**, -i *m*
Kammer; Sehhügel

**Theca**, -ae *f*
Behältnis; Hülle

**Thenar**, -aris *n*
Daumenballen

**Thymus**, -i *m*
Thymus, Bries

**thyreoideus**, -a, -um (**thyroideus**)
schildförmig

**Tibia**, -ae *f*
Schienbein

**tibialis**, -e
zum Schienbein hin gelegen

**Tonsilla**, -ae *f*
Mandel

**Torsio**, -onis *f*
Drehung

**Torus**, -i *m*
Wulst

**Trabecula**, -ae *f*
Bälkchen

**Trachea**, -ae *f*
Luftröhre

**Tractus**, -us *m*
Zug, Strang, (Nerven-)Bahn

**Tragus**, -i *m*
Ziegenbock; Vorsprung vor der äußeren Öffnung des Gehörgangs

**transversalis**, -e
quer zur Längsachse des Körpers gelegen

**transversus**, -a, -um
quergerichtet, querverlaufend

▼

**trapezius, -a, -um**
trapezförmig

**Trigonum, -i** *n*
Dreieck

**triquetrus, -a, -um**
dreieckig

**triticeus, -a, -um**
weizenkornähnlich

**Trochanter, -eris** *m*
Umläufer; Rollhügel (am Oberschenkelknochen)

**Trochlea, -ae** *f*
Rolle

**Truncus, -i** *m*
Rumpf, Stamm

**Tuba, -ae** *f*
Trompete, Tube

**Tuber, -eris** *n*
Höcker

**Tuberculum, -i** *n*
Höckerchen

**Tuberositas, -atis** *f*
Rauhigkeit

**Tubulus, -i** *m*
Röhrchen

**Tubus, -i** *m*
Röhre

**Tunica, -ae** *f*
Unterkleid; Gewebsschicht

**tympanicus, -a, -um**
zur Trommel gehörend

**Tympanum, -i** *n*
Pauke, Trommel

## U

**Ulna, -ae** *f*
Elle, Unterarmknochen an der Kleinfingerseite

**ulnaris, -e**
zur Elle hin gelegen

**Umbilicus, -i** *m*
Nabel

**Umbo, -onis** *m*
Buckel, Delle

**uncinatus, -a, -um**
mit einem Haken versehen; hakenförmig

**Uncus, -i** *m*
Haken

**Unguis, -is** *m*
Nagel (an Finger und Zehe)

**unipennatus, -a, -um**
einfach gefiedert

**Urachus, -i** *m*
embryonaler Harngang

**Ureter, -eris** *m*
Harnleiter

**Urethra, -ae** *f*
Harnröhre

**Uterus, -i** *m*
Gebärmutter

**Utriculus, -i** *m*
kleiner Schlauch; Säckchen (des häutigen Innenohrlabyrinths)

**Uvula, -ae** *f*
Zäpfchen

## V

**Vagina, -ae** *f*
Scheide; weibliche Scheide

**vagus, -a, -um**
umherschweifend (Nerv)

**valgus, -a, -um**
auswärts gebogen, x-förmig

**Vallecula, -ae** *f*
kleines Tal; Einsenkung

**Vallum, -i** *n*
Wall

**Valva, -ae** *f*
Flügeltüre, Klappe

**Valvula, -ae** *f*
kleine Klappe

**varus, -a, -um**
auseinandergebogen, o-förmig gekrümmt

**Vas, -sis** *n*
Gefäß

**vascularis, -e**
zum Gefäß gehörig

**vastus, -a, -um**
sehr groß

**velamentosus, -a, -um**
von Hüllen umgeben

**Velum, -i** *n*
Segel

**Vena, -ae** *f*
Blutader, Vene

**ventralis, -e**
bauchwärts gelegen

**Ventriculus, -i** *m*
kleiner Bauch; Magen; Herzkammer; Hirnkammer; Ausbuchtung des Kehlkopfes

**Vermis, -is** *m*
Wurm; Kleinhirnwurm

**Versio, -onis** *f*
Wendung

**Vertebra, -ae** *f*
Wirbelknochen

**Vertex, -icis** *m*
Wirbel; Scheitel, Scheitelpunkt

**verticalis, -e**
senkrecht

**verus, -a, -um**
wahr, echt

**Vesica, -ae** *f*
Blase

**Vesicula, -ae** *f*
Bläschen

**Vestibulum, -i** *n*
Vorhalle, Vorhof

**Vestigium, -i** *n*
Fährte, Spur; Rest eines Organs

**Vibrissae, -arum** *f*
Nasenhaare

**Villus, -i** *m*
Zotte

**Vinculum, -i** *n*
Band, Fessel, Schlinge

**Viscera, -erum** *n*
Eingeweide

**vitreus, -a, -um**
gläsern

**Vola, -ae** *f*
hohle Hand

**volaris, -e**
handtellerwärts

**Vomer, -eris** *m*
Pflugschar; Pflugscharbein

**Vortex, -icis** *m*
Wirbel, Strudel; (wirbelartige Anordnung von Herzmuskelfasern an der Herzspitze; Haarwirbel)

**Vulva, -ae** *f*
äußeres weibliches Genitale

## X

**xiphoideus, -a, -um**
schwertförmig

## Z

**zentral**
zum Inneren des Körpers hin

**Zona, -ae** *f*
Gürtel; Zone

**zygomaticus, -a, -um**
zum Jochbein gehörig

# Namenverzeichnis

Ärzte und Naturwissenschaftler, deren Namen mit medizinischen, vor allem mit anatomischen Begriffen verbunden werden

**Ackerknecht, Eberhard (Anatom)**
1883–1968
Zürich, Leipzig

**Adamkiewicz, Albert (Pathologe)**
1850–1921
Wien, Krakau, Breslau

**Alcock, Thomas (Chirurg)**
1748–1833
London

**Aschoff, Ludwig (Pathologe)**
1886–1942
Freiburg, Marburg

**Bartholin, Caspar Jr. (Anatom und Physiker)**
1655–1738
Kopenhagen

**Baudeloque, Jean Louis (Gynäkologe)**
1746–1810
Paris

**Bauhin, Caspar (Arzt, Anatom und Botaniker)**
1560–1624
Basel

**Bertin, Exupère Joseph (Anatom)**
1712–1781
Paris

**Bichat, Marie Francois Xavier (Physiologe, Anatom und Pathologe)**
1771–1802
Paris

**Blandin, Philippe Frederic (Anatom und Chirurg)**
1798–1849
Paris

**Bochdalek, Vincenz Alexander (Anatom)**
1801–1883
Wien, Prag

**Böhm, Gottfried (Röntgenologe)**
1880–1952
München

**Botallo, Leonardo (Arzt)**
1530–1580
Pavia

**Bourgery, Marc-Jean (Anatom)**
1797–1849
Paris

**Broca, Paul (Anthropologe und Chirurg)**
1824–1880
Paris

**Bühler, Anton (Arzt)**
1869–1959
Würzburg, Zürich

**Burdach, Karl Friedrich (Anatom und Physiologe)**
1776–1847
Dorpat, Königsberg

**Camper, Pieter (Anatom)**
1722–1789
Groningen

**Cannon, Walter (Physiologe)**
1871–1945
Boston

**Carabelli-Lunkaszprie, Georg von (Begründer der wissenschaftl. Zahnheilkunde)**
1787–1842
Wien

**Chassaignac, Charles Marie Edouard (Chirurg)**
1805–1879
Paris

**Chievitz, Johan Henrik (Anatom)**
1850–1901
Kopenhagen

**Chopart, Francois (Chirurg)**
1743–1795
Paris

**Cleland, John (Anatom)**
1835–1926
Glasgow

**Colles, Abraham (Anatom und Chirurg)**
1773–1843
Dublin

**Cooper, Astley Paston (Anatom und Chirurg)**
1768–1841
London

**Cowper, William (Anatom und Chirurg)**
1666–1709
London

**Denonvilliers, Charles Pierre (Chirurg)**
1808–1872
Paris

**Dorello, Primo D. (Anatom)**
1872
Perugia

**Douglas, James (Anatom, Chirurg und Gynäkologe)**
1675–1742
London

**Dupuytren, Guillaume (Chirurg)**
1778–1835
Paris

**Edinger, Ludwig (Neurologe)**
1855–1918
Frankfurt

**Erb, Wilhelm Heinrich (Internist und Neurologe)**
1840–1921
Heidelberg

**Eustachio, Bartolomeo (Anatom)**
1520–1574
Rom

**Fallopio, Gabriele (Anatom)**
1523–1562
Pisa, Padua

**Frankenhäuser, Ferdinand (Gynäkologe)**
1832–1894
Jena

**Galen, Claudius (Arzt)**
130–201/210
Pergamon, Alexandria, Rom

**Gasser, Johann Laurentius (Anatom)**
1723–1765
Wien

**Gennari, Francesco (Anatom)**
1750–1801
Parma

**Gerdy, Pierre Nicholas (Anatom und Chirurg)**
1797–1856
Paris

**Gimbernat, Antonio de (Anatom und Chirurg)**
1734–1816
Barcelona, Madrid

**Glaser, Johann Heinrich (Anatom und Botaniker)**
1629–1675
Basel

**Goll, Friedrich (Anatom)**
1829–1903
Zürich

**Gratiolet, Louis-Pierre (Anatom und Zoologe)**
1815–1865
Paris

**Grynfelt, Joseph Kasimir (Gynäkologe)**
1840–1913
Montpellier

**Guyon, Jean Casimir Felix (Chirurg und Urologe)**
1831–1920
Paris

**Haller, Albrecht von (Anatom, Botaniker und Physiologe)**
1708–1777
Bern, Göttingen

**Hasner, Josef Ritter von Artha (Ophthalmologe)**
1819–1892
Prag

**Heister, Lorenz (Anatom, Botaniker und Chirurg)**
1683–1758
Altdorf, Helmstedt

**Heschl, Richard Ladislaus (Anatom und Pathologe)**
1824–1881
Graz, Wien, Krakau

**Heubner, Johann Leonhard Otto (Pädiater)**
1843–1926
Berlin, Leipzig

**Highmore, Nathaneal (Arzt)**
1613 - 1685
Sherborne

**Hilton, John (Chirurg)**
1804–1878
London

**His, Wilhelm Jr. (Anatom und Internist)**
1863–1934
Berlin, Basel, Göttingen, Leipzig

**Holzknecht, Guido (Radiologe)**
1872–1931
Wien

**Horner, William Edmund (Anatom)**
1793–1853
Philadelphia

**Humphry, Sir George Murray (Anatom und Chirurg)**
1820–1896
Cambridge

**Hunter, William (Gynäkologe)**
1718–1793
London

**Hyrtl, Josef (Anatom)**
1811 - 1894
Wien, Prag

**Jacobson, Ludwig Levin (Anatom)**
1783–1843
Kopenhagen

**Kerckring, Theodor (Anatom)**
1640–1693
Amsterdam, Hamburg

**Kiesselbach, Wilhelm (Otologe)**
1839–1902
Erlangen

**Killian, Gustav (Otorhinolaryngologe)**
1860–1921
Freiburg, Berlin

**Koch, Walter (Pathologe)**
1880–1962
Freiburg

**Kohlrausch, Otto Ludwig Bernhard (Arzt)**
1811–1854
Hannover

**Krause, Karl Friedrich Theodor (Anatom)**
1797–1868
Hannover

**Krönlein, Rudolf Ulrich (Chirurg)**
1847–1910
Zürich

**Labbé, Ernst Marcel (Internist)**
1870–1939
Paris

**Laimer, Eduard (Anatom und Arzt)**
1857–1934
Graz, Volders

**Langer, Karl Ritter von Edenburg (Anatom)**
1819–1887
Wien

**Lanz, Otto (Chirurg)**
1865–1935
Bern, Amsterdam, München

**Larrey, Dominique-Jean Baron de (Arzt)**
1766–1842
Paris

**Leonardo, da Vinci (Maler und Universalgelehrter)**
1452–1519
Mailand, Venedig, Mantua, Florenz, Rom, Amboise

**Lisfranc, Jacques (Chirurg)**
1790–1847
Paris

**Littré, Alexis (Anatom und Chirurg)**
1658–1726
Paris

**Lockwood, Charles Banett (Chirurg)**
1858–1914
London

**Ludowici, Antoine-Louis (Chirurg)**
1723–1865
Paris

**Luschka, Hubert von (Anatom, Arzt und Pharmakologe)**
1820–1875
Merseburg, Konstanz, Tübingen

**Mac Burney, Charles (Chirurg)**
1845–1914
New York

**Mackenrodt, Alwin Karl (Gynäkologe)**
1859–1925
Berlin

**Magendie, Francois (Pathologe und Physiologe)**
1783 - 1855
Paris

**Maissiat, Jaques Henri (Anatom)**
1805–1878
Paris

**Marshall, John (Anatom und Chirurg)**
1818–1891
London

**Meckel, Johann Friedrich (Anatom und Chirurg)**
1781–1833
Halle

**Merkel, Friedrich Sigismund (Anatom)**
1845–1919
Rostock, Königsberg und Göttingen

**Michaelis, Gustav Adolf (Gynäkologe)**
1798–1848
Kiel

**Mohrenheim, Joseph Jakob von (Chirurg, Gynäkologe und Ophthalmologe)**
1759–1799
Wien, St. Petersburg

**Monroe, Alexander (Anatom und Chirurg)**
1733–1817
Edinburgh

**Morgagni, Giovanni Battista (Anatom)**
1682–1771
Padua

**Müller, Heinrich (Anatom)**
1820–1864
Würzburg
[M. tarsalis superior]

**Müller, Johannes (Anatom und Physiologe)**
1801–1858
Berlin
[Ovar]

**Nuhn, Anton (Anatom)**
1814–1889
Heidelberg

**Oddi, Ruggero (Chirurg)**
1864–1913
Bologna

**Pacchioni, Antonio (Anatom)**
1665–1726
Tivoli, Rom

**Petit, Jean Louis (Anatom und Chirurg)**
1674–1750
Paris

**Peyer, Johann Konrad (Anatom und Physiker)**
1653–1712
Schaffhausen

**Poupart, Francois (Anatom und Chirurg)**
1616–1708
Paris

**Prussak, Alexander (Otologe)**
1839–1897
St. Petersburg

**Reinke, Friedrich Berthold (Anatom)**
1862–1919
Rostock, Göttingen

**Retzius, Anders Adolf (Anatom)**
1796–1860
Lund

# Namenverzeichnis

**Riolan, Jean (Anatom, Botaniker und Pharmakologe)**
1580–1657
Paris

**Robert, Cesar Alphonse (Chirurg)**
1801–1862
Paris

**Rolando, Luigi (Anatom)**
1773–1831
Sassari, Turin

**Rosenmüller, Johann Christian (Chirurg und Anatom)**
1771–1820
Leipzig

**Rosenthal, Friedrich Christian (Anatom und Physiologe)**
1780–1829
Greifswald

**Rotter, Josef (Chirurg)**
1857–1924
München, Berlin

**Santorini, Giovanni Domenico (Anatom und Arzt)**
1681–1737
Pisa, Venedig

**Scarpa, Antonio (Anatom und Chirurg)**
1752–1832
Modena

**Schlemm, Kasimir Christoph (Anatom)**
1716–1792
Erlangen

**Shrapnell, Henry Jones (Anatom)**
1761–1841
London

**Sibson, Francis (Internist)**
1814–1876
London

**Skene, Alexander Johnston Chalmers (Gynäkologe)**
1837–1900
New York

**Spieghel, Adriaan van den (Anatom und Botaniker)**
1578–1625
Amsterdam, Padua, Venedig

**Stenon, Nicolaus (Anatom, Geologe und Bischof) ursprüngl. Name: Stensen, Niels**
1638–1686
Kopenhagen, Florenz, Münster, Hamburg, Schwerin
Seligsprechung in Rom 1988

**Sylvius, Franciscus de la Boe (Anatom)**
1614–1642
Amsterdam

**Tawara, Suao (Pathologe)**
1873–1952
Fukuoka, Jena

**Tenon, Jacques René (Ophthalmologe, Chirurg und Pathologe)**
1724–1816
Paris

**Thebesius, Adam Christian (Arzt)**
1686 - 1732
Hirschberg

**Todaro, Francesco (Anatom)**
1839–1918
Florenz, Messina, Rom

**Treitz, Wenzel (Pathologe)**
1819–1872
Krakau, Prag

**Trolard, Paulin (Anatom)**
1842–1910
Algier

**Valsalva, Antonio Maria (Anatom und Chirurg)**
1666–1723
Bologna

**Vater, Abraham (Neurologe und Psychiater)**
1811–1895
Mailand

**Vicq D'Azyr, Felix (Anatom)**
1748–1794
Paris

**Vidius (Vidianus), Guido (Anatom und Philosoph)**
1500–1569
Florenz, Pisa, Paris

**Virchow, Rudolf (Pathologe und Sozialpolitiker)**
1821–1902
Würzburg, Berlin

**Waldeyer, Heinrich Willhelm Gottfried von (Anatom)**
1836–1921
Berlin, Breslau, Strassburg

**Ward, Frederick Oldfield**
1818–1877
London

**Weitbrecht, Josias (Anatom)**
1702–1747
St. Petersburg

**Wernicke, Karl (Neurologe und Psychiater)**
1848 - 1905
Berlin, Breslau, Halle

**Westphal, Karl Friedrich Otto (Neurologe und Psychiater)**
1833–1890
Berlin

**Willis, Thomas (Anatom)**
1622–1675
London, Oxford

**Winslow, Jakob Benignus (Anatom)**
1669–1760
Odense, Kopenhagen, Paris

**Wirsung, Johann Georg (Anatom)**
1600–1643
Augsburg, Padua

**Wrisberg, Heinrich August (Anatom)**
1739–1808
Göttingen

**Zinn, Johann Gottfried (Anatom und Botaniker)**
1727–1759
Göttingen

# Bildnachweis und Quellenverzeichnis

## Fotos: Bernhard N. Tillmann

**Kapitel 1** 1.5; 1.6a-e

**Kapitel 2** 2.1a-c; 2.3; 2.4; 2.5a-d; 2.6a,b; 2.7; 2.8; 2.9; 2.18; 2.19; 2.25; 2.27a,b; 2.29; 2.30; 2.31; 2.91; 2.92; 2.114; 2.93;2.94; 2.130; 2.131; 2.133a-f; 2.140; 2.141; 2.142; 2.145; 2.171; 2.172; 2.173; 2.175; 2.177a,b; 2.190a,b

**Kapitel 3** 3.41

**Kapitel 4** 4.3a-d; 4.5a,b; 4.6; 4.7a,b; 4.8a-d; 4.9a-c; 4.10; 4.11a-d; 4.12a-d; 4.13a,b 4.14a,b; 4.15; 4.23; 4.24

**Kapitel 5** 5.14; 5.176a,b; 5.179b

**Kapitel 6** 6.1a,b; 6.2a,b; 6.3a-c; 6.4a,b; 6.5; 6.6; 6.7; 6.8; 6.9; 6.11; 6.21; 6.25

**Kapitel 7** 7.1a,b; 7.2a,b; 7.3a,b; 7.4a,b; 7.5a,b; 7.6a,b; 7.7; 7.8a,b; 7.9; 7.11; 7.12a,b; 7.13a,b; 7.14a,b; 7.15a,b; 7.16; 7.17; 7.18; 7.19; 7.20; 7.21; 7.29; 7.34; 7.42

## Zeichnungen: Claudia Sperlich

**Kapitel 1** 1.3d

**Kapitel 2** 2.33a,b; 2.34; 2.35; 2.36; 2.37; 2.38; 2.39; 2.51a,b; 2.54; 2.55; 2.56; 2.57; 2.58; 2.59a; 2.60a; 2.61; 2.65; 2.68; 2.69; 2.70; 2.75; 2.76; 2.77; 2.83; 2.85; 2.95; 2.100; 2.103; 2.104a,b; 2.105; 2.108a,b; 2.115; 2.116; 2.117; 2.119; 2.127a,b; 2.128; 2.129; 2.143a-c; 2.153; 2.156; 2.159; 2.161; 2.162; 2.163; 2.164; 2.166; 2.167; 2.179a,b; 2.180; 2.181; 2.182; 2.184a-c; 2.187b; 2.190c; 2.194a; 2.205

**Kapitel 3** 3.7; 3.8; 3.43b; 3.53a; 3.54; 3.55; 3.56; 3.60; 3.62a,b; 3.63; 3.64; 3.65

**Kapitel 4** 4.16; 4.17; 4.18; 4.19; 4.20; 4.21; 4.22a-c; 4.30; 4.31; 4.32; 4.33; 4.34; 4.35a,b; 4.36; 4.37a,b; 4.38; 4.42; 4.44; 4.48; 4.56a,b; 4.55; 4.59; 4.60; 4.68; 4.69; 4.74; 4.78; 4.80a,b; 4.82; 4.83; 4.85a,b

**Kapitel 5** 5.7; 5.8; 5.22; 5.23; 5.39; 5.42; 5.44; 5.45; 5.51a,b; 5.52a,b; 5.54; 5.55a,b; 5.65a,b; 5.66; 5.70;5.92b; 5.95; 5.106a,b; 5.109a,b; 5.127; 5.129; 5.131;5.134b,c; 5.155a,b; 5.156; 5.157; 5.158a,b; 5.160a,b; 5.161a-c; 5.163; 5.165; 5.178a,b; 5.182; 5.185; 5.187; 5.203a,b; 5.204; 5.205; 5.206; 5.207; 5.208; 5.209; 5.212; 5.216; 5.219; 5.222; 5.225; 5.227; 5.237; 5.243; 5.246b; 2.247

**Kapitel 6** 6.14; 6.16; 6.29; 6.30; 6.32; 6.33; 6.34; 6.38; 6.39; 6.41; 6.42; 6.45; 6.46; 6.47; 6.49; 6.50a,b; 6.52; 6.58; 6.59; 6.60; 6.61; 6.64a,b; 6.65; 6.85; 6.86; 6.87; 6.96; 6.97; 6.98; 6.99; 6.106; 6.107

**Kapitel 7** 7.27; 7.31a,b; 7.32a,b; 7.43; 7.45; 7.46; 7.47; 7.48; 7.49; 7.58; 7.59a,b; 7.61; 7.62; 7.64; 7.65; 7.66; 7.68; 7.69; 7.70; 7.72; 7.74a,b; 7.75a,b; 7.77; 7.78; 7.80; 7.82a,b; 7.83a,b; 7.84; 7.85; 7.102; 7.104; 7.105; 7.113; 7.114; 7.121; 7.122a-c; 7.124

# Bildnachweis und Quellenverzeichnis

Im folgenden sind genannt:
- Personen und Institute, die Präparate zur Verfügung stellten,
- Niedergelassene Kollegen und Kliniken, die Material verschiedener bildgebender Verfahren sowie diverse klinische Abbildungen überließen,
- Abbildungsvorlagen anderer Werke, auf deren Grundlage weitere anatomische und klinische Inhalte eingearbeitet und erweitert wurden.

**Wir haben uns intensiv bemüht, alle Rechte Dritter zu klären. Sollten trotz sorgfältiger Recherche Rechte Dritter verletzt worden sein, so bitten wir um Rückmeldung.**

1 Präparat der wissenschaftlichen Sammlung des Anatomischen Instituts der Christian-Albrechts-Universität zu Kiel, Klaws fecit

2 Rauber A, Kopsch F (1987) Anatomie des Menschen. Lehrbuch und Atlas. Leonhardt H, Tillmann B, Töndury G, Zilles K (Hrsg), Bd II: Innere Organe. Thieme, Stuttgart New York

3 Grosser O, Ortmann R (1970) Grundriss der Entwicklungsgeschichte des Menschen, 7. Aufl. Springer, Berlin Heidelberg New York

4 Quain J, Thomson A, Schaefer EA (1882) Quain's elements of anatomy. Longmans, Green & Company London

5 Krstić RV (1991) Human Microscopic Anatomy: An Atlas for Students of Medicine and Biology, Bd III. Springer, Berlin Heidelberg New York Tokyo

6 Präparat der wissenschaftlichen Sammlung des Anatomischen Instituts der Christian-Albrechts-Universität zu Kiel

7 Zilles K, Rehkämper G (1998) Funktionelle Neuroanatomie: Lehrbuch und Atlas, 3. Aufl. Springer, Berlin Heidelberg New York Tokyo

8 Präparat der Sammlung des Anatomischen Instituts der Christian-Albrechts-Universität zu Kiel, Gundlach fecit

9 Präparat der Sammlung des Institutes für Anatomie, Universitätsklinikum Charité der Humboldt-Universität zu Berlin (Direktor: Prof. Dr. med. R. Nitsch)

10 Klinik für Diagnostische Radiologie der Christian-Albrechts-Universität zu Kiel (Direktor: Prof. Dr. med. M. Heller)

11 Präparat und Aufnahme: Frau Prof. Dr. C. Schmolke, Bonn

12 Braus H (1954) Anatomie des Menschen. Ein Lehrbuch für Ärzte und Studierende. Fortgeführt von Elze C, 3. Aufl, Bd I. Springer, Berlin Göttingen Heidelberg

13 Braus H (1960) Anatomie des Menschen. Fortgeführt von Elze C, 2. Aufl, Bd III. Springer, Berlin Göttingen Heidelberg

14 Corning H K (1907) Lehrbuch der topographischen Anatomie für Studierende und Ärzte, 1. Aufl. Bergmann, Wiesbaden

15 Hafferl (1957) Lehrbuch der topographischen Anatomie, 2. Aufl. Springer, Berlin Göttingen Heidelberg

16 Tillmann B (1998) Topographie und Struktur der Orbitawände und des Canalis opticus. In: Steiner W (Hrsg) Deutsche Gesellschaft für Hals-Nasen-Ohrenheilkunde, Kopf- und Hals-Chirurgie. Springer, Berlin Heidelberg New York Tokyo, pp 39–50

17 Henle J (1868) Lehrbuch der systematischen Anatomie des Menschen, Bd III. Vieweg, Braunschweig

18 Tillmann B (1997) Farbatlas der Anatomie: Zahnmedizin – Humanmedizin; Kopf, Hals, Rumpf. Thieme, Stuttgart New York

19 Aufnahme: Klinik für Zahnerhaltungskunde und Parodontologie der Christian-Albrechts-Universität zu Kiel (Direktor: Prof. Dr. Dr. H.-K. Albers)

20 von Lanz T, Wachsmuth W (1955) Praktische Anatomie. Ein Lehr- und Hilfsbuch der anatomischen Grundlagen ärztlichen Handelns, Bd I, Teil 2: Hals. Springer, Berlin Göttingen Heidelberg

21 Frick H, Leonhardt H, Starck D (1992) Allgemeine Anatomie. Spezielle Anatomie I. Extremitäten – Rumpfwand – Kopf – Hals, 4. Aufl. Thieme, Stuttgart New York

22 In Anlehnung an Platzer W (1982) Atlas der topographischen Anatomie. Thieme, Stuttgart New York und Corning H K (1922) [23], sowie nach eigenen Röntgenaufnahmen

23 Corning H K (1922) Lehrbuch der topographischen Anatomie für Studierende und Ärzte, 12. u. 13. Aufl. Bergmann, München

24 Aufnahmen: Dr. med. M. Bosse, Klinik für Hals-, Nasen- und Ohrenheilkunde der Christian-Albrechts-Universität zu Kiel (ehem. Direktor: Prof. Dr. med. H. Rudert). Endoskop der Firma Karl Stortz, Tuttlingen

25 Aufnahme: W. Klüglein, Klinik für Ophthalmologie der Christian-Albrechts-Universität zu Kiel (ehem. Direktor: Prof. Dr. med. R. Rochels)

26 Paulsen F (2003) The human nasolacrimal ducts. Adv Anat Embryol Cell Biol 170: 1–106

27 Aufnahme: Priv. Doz. Dr. med. A. Thale, W. Klüglein, Klinik für Ophthalmologie der Christian-Albrechts-Universität zu Kiel (ehem. Direktor: Prof. Dr. med. R. Rochels)

28 Aufnahme: Prof. Dr. med. S. Müller-Hülsbeck, Klinik für Diagnostische Radiologie der Christian-Albrechts-Universität zu Kiel (Direktor: Professor Dr. med. M. Heller). *(Abb. 5.48: Flash 3D; TR 4,1 ms, TE 1,8 ms; FA 30°; Matrix 512×200; FOV 440 mm, effektive Schichtdicke 3,5 mm, Datenaquisitionszeit 23 Sekunden)*

29 Priv. Doz. Dr. med. A. Thale, Klinik für Ophthalmologie der Christian-Albrechts-Universität zu Kiel (ehem. Direktor: Prof. Dr. med. R. Rochels)

30 Toldt C, Hochstetter F (1979) Anatomischer Atlas, Bd III. Urban u. Schwarzenberg, München

31 Spalteholz W, Spanner R (1961) Handatlas der Anatomie des Menschen. Begründet von Spalteholz W, hrsg und bearb von Spanner R, 16. Aufl, Teil 2: Gefäß-System, Eingeweide, Nervensystem, Sinnesorgane. Scheltema & Holkema, Amsterdam

32 Ritter K, Bräuer H (1988) Exempla otologica. Medical Service München

33 Aufnahme: Dr. med. H. Bolte, Klinik für Diagnostische Radiologie der Christian-Albrechts-Universität zu Kiel (Direktor: Prof. Dr. med. M. Heller)

34  Hirschfeld L, Leveillé J-B (1853) Systeme Nerveux et des Organes des Sens De L'Homme. Chez J-B Bailliére, Paris

35  Präparat des Anatomischen Instituts der Christian-Albrechts-Universität zu Kiel, Tillmann fecit

36  [23] dort nach König und Krönlein

37  Präparat des Anatomischen Instituts der Christian-Albrechts-Universität zu Kiel, Klaws et Tillmann fecerunt

38  Ferner H (1948) Zur Anatomie der intrakranialen Abschnitte des Nervus trigeminus. Z Anat-Entwickl-Gesch 114: 108-122

39  Feneis H (1998) Anatomisches Bildwörterbuch der internationalen Nomenklatur, 8. Aufl. Thieme, Stuttgart

40  Präparat des Anatomischen Instituts der Christian-Albrechts-Universität zu Kiel, Gundlach et Tillmann fecerunt

41  Nieuwenhuys R, Voogd J, van Huijzen C (1991) Das Zentralnervensystem des Menschen. Atlas mit Begleittext. Übers von Lange W, 2. Aufl. Springer, Berlin Heidelberg New York Tokyo

42  Originalabbildungen: Prof. Dr. med. K. Zilles, Direktor des C. u. O. Vogt–Instituts für Hirnforschung, Heinrich-Heine-Universität Düsseldorf, und des Instituts für Medizin, Forschungszentrum Jülich GmbH, Jülich

43  C. u. O. Vogt–Institut für Hirnforschung, Heinrich-Heine-Universität Düsseldorf, und Institut für Medizin, Forschungszentrum Jülich GmbH, Jülich (Direktor: Prof. Dr. med. K. Zilles), Blohm et Machus fecerunt

44  Tillmann B, Wustrow F (1982) Kehlkopf. In: Berendes J, Link R, Zöllner F (Hrsg) Hals-Nasen-Ohren-Heilkunde in Praxis und Klinik, Bd IV/1. Thieme, Stuttgart New York, pp 1–101

45  Tillmann B (1997) [18], dort nach einem Präparat des Anatomischen Instituts der Christian-Albrechts-Universität zu Kiel

46  von Lanz T, Wachsmuth W (1972) Praktische Anatomie. Ein Lehr- und Hilfsbuch der anatomischen Grundlagen ärztlichen Handelns. Lang J, Wachsmuth (Hsrg) Bein und Statik. 2. Aufl, Bd I, Teil 4. Springer, Berlin Heidelberg New York

47  Heimer L (1983) The Human Brain and Spinal Cord. Functional Neuroanatomy and Dissection Guide. Springer, New York Heidelberg Berlin

48  Braus H (1956) Anatomie des Menschen. Ein Lehrbuch für Ärzte und Studierende. Fortgeführt von Elze C, 3. Aufl, Bd II. Springer, Berlin Göttingen Heidelberg

49  Aufnahme: Dr. med. W. Brenner, Klinik für Nuklearmedizin der Christian-Albrechts-Universität zu Kiel (Direktor: Prof. Dr. med. E. Henze)

50  Aufnahme: Dr. med. M. Höpfner, Klinik für Allgemeine Innere Medizin der Christian-Albrechts-Universität zu Kiel (Direktor: Prof. Dr. med. U.R. Fölsch)

51  Lippert H, Pabst R (1985) Arterial variations in man. Bergmann, München

52  [18], dort nach Zöllner sowie nach Härle und Münker

53  Krmpotić-Nemanić J, Draf W, Helms J (1985) Chirurgische Anatomie des Kopf-Hals-Bereiches. Springer, Berlin Heidelberg New York Tokyo

54  Präparat der Sammlung des Zentrums für Anatomie der Universität zu Köln

55  Rauber F, Kopsch A (2003) Anatomie des Menschen. Lehrbuch und Atlas. Leonhardt H, Tillmann B (Hrsg), 3. Aufl, Bd I: Bewegungsapparat. Thieme, Stuttgart

56  von Lanz T, Wachsmuth W (1959) Praktische Anatomie. Ein Lehr- und Hilfsbuch der anatomischen Grundlagen ärztlichen Handelns, 2. Aufl, Bd I, Teil 3: Arm. Springer, Berlin Göttingen Heidelberg

57  von Lanz T, Wachsmuth W (1993) Praktische Anatomie. Ein Lehr- und Hilfsbuch der anatomischen Grundlagen ärztlichen Handelns, Bd II, Teil 6: Bauch/von Loeweneck H, Feifel G. Springer, Berlin Heidelberg New York Tokyo

58  von Lanz T, Wachsmuth W (1982) Praktische Anatomie. Ein Lehr- und Hilfsbuch der anatomischen Grundlagen ärztlichen Handelns, Bd II, Teil 7: Rücken. Springer, Berlin Heidelberg New York

59  Clemens H J (1961) Die Venensysteme der menschlichen Wirbelsäule. Morphologie und funktionelle Bedeutung. de Gruyter, Berlin

60  Sektion Neuroradiologie der Klinik für Neurochirurgie der Christian-Albrechts-Universität zu Kiel (Leiter: Professor Dr. med. O. Jansen)

61  Sappey (1874) Anatomie, physiologie et pathologie des vaisseaux lymphatiques confedérés chez l'homme et les vertèbres. Besitzerin der Vorlage: Niedersächsische Staats- und Universitätsbibliothek Göttingen

62  Mamma-Zentrum des Klinikums der Christian-Albrechts-Universität zu Kiel, Aufnahme: Prof. Dr. med. I. Schreer (Direktoren: Prof. Dr. med. W. Jonat, Prof. Dr. med. M. Heller)

63  Duus P (1995) Neurologisch-topische Diagnostik. Anatomie, Physiologie, Klinik, 6. Aufl. Thieme, Stuttgart

64  [58] dort nach Rothmann und Simeone 1975

65  [13], [46], [47]

66  Hansen K, Schliack H (1962) Segmentale Innervation. Ihre Bedeutung für Klinik und Praxis, 2. Aufl. Thieme, Stuttgart

67  Netter F H (2003) Atlas der Anatomie des Menschen, 3. Aufl. Thieme Stuttgart

68  Eigene Präparate

69  Präparat der Wissenschaftlichen Sammlung des Zentrum Anatomie der Universität zu Köln, Foto: I. Koch

70  Pernkopf E (1994) Atlas der topographischen und angewandten Anatomie des Menschen, 3. Aufl. Urban & Schwarzenberg, München

# Bildnachweis und Quellenverzeichnis

71 Aufnahme: Priv.-Doz. Dr. med. B. Bewig, Klinik für Allgemeine Innere Medizin der Christian-Albrechts-Universität zu Kiel (Direktor: Prof. Dr. med. U. R. Fölsch)

72 Hayek H von (1970) Die menschliche Lunge. 2., ergänzte u erweiterte Aufl. Springer Berlin, Heidelberg New York

73 Aufnahme: Dr. med. C. Hilbert, Klinik für Diagnostische Radiologie der Christian-Albrechts-Universität zu Kiel (Direktor: Prof. Dr. med. M. Heller)

74 Aufnahme: Dr. med. W. Kroll, Kardiologische Gemeinschaftspraxis, Kiel

75 Aufnahme: Dr. med. S. Schmidt, Dipl.-Mathematiker A. Schumm, Radiologische Gemeinschaftspraxis, Kiel
*(Abb. 5-49, 5-124, 5-141, 5-170a,b: Multislice Computer-Tomographie Mx 8000, Fa. Marcons)*

76 Präparat der Sammlung des Anatomischen Instituts der Christian-Albrechts-Universität zu Kiel, Koch fecit

77 Rein H, Schneider M (1960) Einführung in die Physiologie des Menschen, 13. u 14. Aufl. Springer, Berlin Göttingen Heidelberg

78 Spalteholz W, Spanner R (1960) Handatlas der Anatomie des Menschen. Begründet von Spalteholz W, hrsg und bearb von Spanner R, 16. Aufl, Teil 1: Bewegungsapparat. Scheltema & Holkema, Amsterdam

79 Rauber F, Kopsch A (1997) Anatomie des Menschen. Lehrbuch und Atlas. Hrsg von Leonhardt H, Tillmann B, Töndury G, Zilles K, Bd III: Nervensystem, Sinnesorgane. Thieme Stuttgart New York

80 [23] dort nach Braune

81 Präparat, Dr med. Philip Steven, Anatomisches Institut zu Kiel, Anschnitt der Taschenfalte und der Stimmfalte der linken Seite. Färbung: Orcein-Pikroindigokarmin (OPIC), Vergrößerung: x 3,5

82 Aufnahme: Dr. med. Dipl.-Biol. W. U. Kampen, Klinik für Nuklearmedizin der Christian-Albrechts-Universität zu Kiel (Direktor: Prof. Dr. med. E. Henze)

83 Bargmann W, Doerr W (1963) Das Herz des Menschen Bd I. Thieme Stuttgart

84 Aufnahme: Dr. J. Biederer, Klinik für Diagnostische Radiologie der Christian-Albrechts-Universität zu Kiel (Direktor: Prof. Dr. M. Heller)

85 Fölsch UR (1988) Pankreaschirurgie. In: Hollender LF, Peiper H-J (Hrsg). Springer, Berlin Heidelberg New York Tokyo

86 Hollender L F, Peiper H-J (1988) Die Praxis der Chirurgie. Pankreaschirurgie. Springer, Berlin Heidelberg New York Tokyo

87 Aufnahme: Prof. Dr. med. U. R. Fölsch, Direktor der Klinik für Allgemeine Innere Medizin der Christian-Albrechts-Universität zu Kiel. *(Abb. 5-134: Prograde Optik, Fa. Olympus)*

88 Rouviére H (1924) Anatomie Humaine. Descriptive et Topographique Tome I. Masson, Paris

89 Aufnahme: Dr. med. J. Blume, Klinik für Diagnostische Radiologie der Christian-Albrechts-Universität zu Kiel (Direktor: Prof. Dr. med. M. Heller)

90 [57], dort nach Deiler S (1983) Präparatorische, röntgenologische und histologische Untersuchungen der Mesenterien und ihrer Äste im Gebiet des Colon transversum und des Colon descendens im höheren Alter. Medizinische Dissertation, Universität München

91 Rauber F, Kopsch A (1988) Anatomie des Menschen. Lehrbuch und Atlas. Hrsg und bearb. Von Leonhardt H, Tillmann B, Zilles, Bd. IV Topographie der Organsysteme, Systematik der peripheren Leitungsbahnen. Präparieratlas. K. Thieme Stuttgart New York

92 Eigene Beobachtungen

93 Ortmann R (1968) Über die Bedeutung, Häufigkeit und Variationsbilder der linken retroaortären Nierenvenen. Z Anat-Entwickl-Gesch 127: 346–358

94 [13], dort nach Hirt 1924

95 Aufnahme: Dr. med. H. Bertermann, Abteilung Urologie im Städtischen Krankenhaus Kiel

96 Aufnahme: Prof. Dr. med. M. Heller, Direktor der Klinik für Diagnostische Radiologie der Christian-Albrechts-Universität zu Kiel

97 Dudenhausen JW, Pschyrembel W, Obladen M (2001) Praktische Geburtshilfe mit geburtshilflichen Operationen. de Gruyter Berlin

98 Staubesand J (1953) Der Feinbau des Glomus coccygicum und der Glomerula caudalia. Ein Beitrag zur Histophysiologie vasaler Glomusorgane I, II, III. Acta anat 19, S.1105, 209, 309

99 Martius H (1964) Lehrbuch der Gynäkologie, 8. Aufl. Thieme, Stuttgart

100 von Hayek H (1969) Die Entwicklung der Harn- und Geschlechtsorgane, pp 1-52, Die Harnblase, pp 253-278, Gefäße, pp 501-517. In: Handbuch der Urologie, Bd I: Anatomie und Embryologie. Alken C E, Dix V A, Goodwin W E, Wildbolz E (Hrsg). Springer, Berlin Heidelberg New York

101 Zytoskopische Aufnahme: Priv.-Doz. Dr. J. Seiferth, Köln

102 von Lanz T, Wachsmuth W (1984) Praktische Anatomie. Ein Lehr- und Hilfsbuch der anatomischen Grundlagen ärztlichen Handelns, Bd II, Teil 8: Becken. Springer, Berlin Heidelberg New York Tokyo

103 Aufnahme: Dr. med. J. M. Doniec, Klinik für Allgemeine Chirurgie und Thoraxchirurgie der Christian-Albrechts-Universität zu Kiel (Direktor: Prof. Dr. med. B. Kremer)

104 Kolposkopische Aufnahmen: Dr. med. M. Löning, Klinik für Frauenheilkunde und Geburtshilfe, Universitätsklinikum Lübeck (Direktor: Prof. Dr. med. K. Diedrich)

105 Antoine T (1948) Weibels Lehrbuch der Frauenheilkunde in zwei Bänden. Erster Band: Geburtshilfe, 8. neubearb Aufl. Urban & Schwarzenberg Wien

106 Aufnahme: Prof. Dr. med. L. Mettler, Klinik für Gynäkologie und Geburtshilfe der Christian-Albrechts-Universität zu Kiel (Direktor: Prof. Dr. med. Jonat)

107 [32] dort nach Breckwoldt

108 Originalpräparat: Prof. Dr. A. F. Holstein, Anatomisches Institut der Universität Hamburg

109 Aufnahme: Dr. med. F. Pries, Praxisklinik Kronshagen

110 Präparat der Sammlung des Anatomischen Instititus der Christian-Albrechts-Universität Kiel, Klaws et Gundlach fecerunt

111 Kaplan und Spinner 1980 und nach eigenen Beobachtungen

112 Schmidt H-M, Lanz U (1992) Chirurgische Anatomie der Hand. Hippokrates Stuttgart und eigene Beobachtungen

# Literaturverzeichnis

Antoine, T (1948) Weibels Lehrbuch der Frauenheilkunde in zwei Bänden. Erster Band: Geburtshilfe, 8. neubearb Aufl. Urban & Schwarzenberg Wien

Bargmann W, Doerr W (1963) Das Herz des Menschen Bd I. Thieme Stuttgart

Bertermann H (1997) Transrektale Sonographie von Prostata und Samenblasen. In: Ultraschalldiagnostik – Lehrbuch und Atlas. Hrsg Braun – Günther - Schwerk. ecomed Landsberg/Lech

Bojsen-Møller F, Schmidt L (1974) The palmar aponeurosis and the central spaces of the hand. J Anat 117: 55-68

Bojsen-Møller F, Flagstad KE (1976) Plantar aponeurosis and internal architecture of the ball of the foot. J Anat 121: 55

Braune W (1875) Topographisch-Anatomischer Atlas. Nach Durchschnitten an gefrorenen Cadavern. Veit & Comp Leipzig

Braus H (1954) Anatomie des Menschen. Ein Lehrbuch für Ärzte und Studierende. Fortgeführt von Elze C, 3. Aufl, Bd I. Springer Berlin

Braus H (1956) Anatomie des Menschen. Ein Lehrbuch für Ärzte und Studierende. Fortgeführt von Elze C, 3. Aufl, Bd II. Springer Berlin

Braus H (1960) Anatomie des Menschen. Fortgeführt von Elze C, 2. Aufl, Bd III. Springer Berlin

Corning H K (1922) Lehrbuch der topographischen Anatomie für Studierende und Ärzte, 12. und 13. Aufl. Bergmann München

Clemens H J (1961) Die Venensysteme der menschlichen Wirbelsäule. Morphologie und funktionelle Bedeutung. de Gruyter, Berlin

Deiler S (1983) Präparatorische, röntgenologische und histologische Untersuchungen der Mesenterien und ihrer Äste im Gebiet des Colon transversum und des Colon descendens im höheren Alter. Medizinische Dissertation, Universität München

Duus P (1995) Neurologisch-topische Diagnostik. Anatomie, Physiologie, Klinik, 6. Aufl. Thieme Stuttgart

Dudenhausen JW, Pschyrembel W, Obladen M (2001) Praktische Geburtshilfe mit geburtshilflichen Operationen. de Gruyter Berlin

Feneis H fortgeführt von Dauber W (1998) Anatomisches Bildwörterbuch der internationalen Nomenklatur. 8. Aufl. Thieme Stuttgart

Ferner H (1948) Zur Anatomie der intrakranialen Abschnitte des Nervus trigeminus. Z Anat - Entwickl-Gesch 114: 108-122

Fischer M, Tillmann B (1991) Tendinous insertions in the human thyroid cartilage plate: macroscopic and histologic studies. Anat Embryol 183: 251-257

Fölsch UR (1988) Pankreaschirurgie. In: Hollender LF, Peiper H-J (Hrsg). Springer Berlin Heidelberg New York

Frick H, Leonhardt H, Starck D (1992) Allgemeine Anatomie Spezielle Anatomie I, Extremitäten – Rumpfwand – Kopf – Hals. 4., überarb Aufl. Thieme Stuttgart New York

Frick H, Leonhardt H, Starck D (1992) Allgemeine Anatomie Spezielle Anatomie II, Eingeweide – Nervensystem – Systematik der Muskeln und Leitungsbahnen. 4., überarb Aufl. Thieme Stuttgart

Grosser O, Ortmann R (1970) Grundriß der Entwicklungsgeschichte des Menschen. 7. Aufl. Springer Berlin Heidelberg New York

Hafferl (1957) Lehrbuch der topographischen Anatomie, 2. Aufl. Springer Berlin

Hansen K, Schliack H (1962) Segmentale Innervation. Ihre Bedeutung für Klinik und Praxis, 2. Aufl. Thieme Stuttgart

Häuslmaier B (1987) Lebensdaten von Ärzten deren Namen mit medizinischen, vor allem mit anatomischen Begriffen verbunden werden. Inauguraldissertation, Medizinische Fakultät der Universität München

Hayek H von (1969) Die Entwicklung der Harn- und Geschlechtsorgane, pp 1-52, Die Harnblase, pp 253-278, Gefäße, pp 501-517. In: Hdb der Urologie, Bd I Anatomie und Embryologie. Alken C E, Dix V A, Goodwin W E, Wildbolz E (Hrsg). Springer Berlin Heidelberg New York

Hayek H von (1970) Die menschliche Lunge. 2., ergänzte u erweiterte Aufl. Springer Berlin Heidelberg New York

Heimer L (1983) The Human Brain and Spinal Cord. Functional Neuroanatomy and Dissection Guide. Springer New York Heidelberg Berlin

Henkel A (1913) Die Aponeurosis plantaris. Arch Anat Physiol Anat Abt (Suppl) S 113

Henle J (1868) Lehrbuch der systematischen Anatomie des Menschen, Bd III. Vieweg Braunschweig

Hirschfeld L, Leveillé J-B (1853) Systeme Nerveux et des Organes des Sens De L'Homme. Chez J-B Bailliére, Paris

Hollender L F, Peiper H-J (1988) Die Praxis der Chirurgie. Pankreaschirurgie. Springer, Berlin Heidelberg New York Tokyo

Jänig W, Häbler H-J (1999) Organization of the autonomic nervous system: structure and function. In: Handbook of Clinical Neuroloy, Vol 74 (30): The Autonomic Nervous, System, Part 1. Normal Function. Appenzeller O (ed). Elsevier Science B.V., pp 1-52

Koebke J, Stümpel E (1981) Untersuchungen zu einer Funktionsanalyse der Metacarpophalangealgelenke II-V der menschlichen Hand. Verh Anat Ges 75: 275-276

Koebke, J. Tillmann, B. (1986) Das Corpus adiposum des Obturatoriuskanales. Anat Anz 161: 317-325

Krey HF, Grunau G, Bräuer H (1986) Exempla ophthalmologica. Bildatlas zur Physiologie und Pathophysiologie des Auges

Krmpotić-Nemanić J, Draf W, Helms J (1985) Chirurgische Anatomie des Kopf-Hals-Bereiches. Springer Berlin Heidelberg New Yor

Krstić RV (1991) Human Microscopic Anatomy: An Atlas for Students of Medicine and Biology Bd III. Springer Berlin Heidelberg New York

Lanz T von, Wachsmuth W (1979) Praktische Anatomie. Ein Lehr- und Hilfsbuch der anatomischen Grundlagen ärztlichen Handelns. Bd I/1: Kopf. Springer Berlin Heidelberg New York

Lanz T von, Wachsmuth W (1955) Praktische Anatomie. Ein Lehr- und Hilfsbuch der anatomischen Grundlagen ärztlichen Handelns. Bd I/Teil 2: Hals. Springer Berlin

Lanz T von, Wachsmuth W (1959) Praktische Anatomie. Ein Lehr- und Hilfsbuch der anatomischen Grundlagen ärztlichen Handelns. 2. Aufl.Bd I/3: Arm. Springer Berlin

Lanz T von, Wachsmuth W (1972) Praktische Anatomie. Ein Lehr- und Hilfsbuch der anatomischen Grundlagen ärztlichen Handelns. Lang J, Wachsmuth (Hrsg) Bein und Statik 2. Aufl, Bd I / 4, Springer Berlin Heidelberg New York

Lanz T von, Wachsmuth W (1993) Praktische Anatomie. Ein Lehr- und Hilfsbuch der anatomischen Grundlagen ärztlichen Handelns. Bd II/ 6. Bauch / von Loeweneck, Feifel G. Springer Berlin Heidelberg New York

Lanz T von, Wachsmuth W (1982) Praktische Anatomie. Ein Lehr- und Hilfsbuch der anatomischen Grundlagen ärztlichen Handelns. Bd II/7: Rücken, Springer Berlin Heidelberg New York

Lanz T von, Wachsmuth W (1984) Praktische Anatomie. Ein Lehr- und Hilfsbuch der anatomischen Grundlagen ärztlichen Handelns. Bd. II/8: Becken, Springer Berlin

Lippert H, Pabst R (1985) Arterial variations in man. Bergmann München

Martius, H (1964) Lehrbuch der Gynäkologie, 8. überarb Aufl. Thieme Stuttgart

Netter F H (2003) Atlas der Anatomie des Menschen,3. Aufl. Thieme Stuttgart

Nieuwenhuys R, Voogd J, van Huijzen C (1991) Das Zentralnervensystem des Menschen. Atlas mit Begleitext. Übers von Lange W, 2. Aufl. Springer Berlin Heidelberg New York

Ortmann R (1968) Über die Bedeutung, Häufigkeit und Variationsbild der linken retro-aortären Nierenvenen. Z Anat-Entwickl-Gesch 127: 346-358

Paulsen F (2003) The human nasolacrimal ducts. Adv Anat Embryol Cell Biol Vol 170: pp 1-106

Paulsen F, Tillmann B, Christofides C, Richter W, Koebke J (2000) Curving and looping of the internal carotid artery in relation to the pharynx: frequency, embryology and clinical implications . J Anat 197: 373-381

Pernkopf (1994) Anatomie: Atlas der topographischen und angewandten Anatomie des Menschen. Platzer W (Hrsg), 3. neubearb und erw Aufl. Urban & Schwarzenberg München Wien Baltimore

Platzer W (1982) Atlas der topographischen Anatomie. Thieme Stuttgart New York

Quain J, Thomson A, Schaefer E A (1882) Quain's elements of anatomy. Longmans, Green & Company London

Rauber/Kopsch Anatomie des Menschen. Lehrbuch und Atlas. Hrsg von Leonhardt H, Tillmann B, Töndury, G, Zilles K

Bd I (2003) Bewegungsapparat. Hrsg und bearb von B. Tillmann, 3. Aufl. Thieme Stuttgart New York

Bd II (1987) Innere Organe. Hrsg und bearb von Leonhardt H. Thieme Stuttgart New York

Bd III (1997) Nervensystem, Sinnesorgane. Hrsg und bearb von Leonhardt H, Töndury G, Zilles K. Thieme Stuttgart New York

Bd. IV (1988) Topographie der Organsysteme, Systematik der peripheren Leitungsbahnen. Präparieratlas. Hrsg und bearb. von Leonhardt H, Tillmann B, Zilles K. Thieme Stuttgart New York

Rein H, Schneider M (1960) Einführung in die Physiologie des Menschen. 13. u 14.-neubearbeitete Aufl, Schneider M (Hrsg). Springer Berlin Heidelberg New York

Rouviére H (1924) Anatomie Humaine. Descriptive et Topographique Tome I. Masson Paris

Ritter K, Bräuer H (1988) Exempla otologica. Medical Service München

Sappey (1874) Anatomie, physiologie et pathologie des vaisseaux lymphatiques confederés chez l'homme et les vertèbres. Besitzerin der Vorlage: Niedersächsische Staats- und Universitätsbibliothek Göttingen

Schmidt R F, Thews G (1997) Physiologie des Menschen. 27. Aufl. Springer Berlin Heidelberg New York

Schmidt H-M, Lanz U (1992) Chirurgische Anatomie der Hand. Hippokrates Stuttgart

Spalteholz-Spanner (1960) Handatlas der Anatomie des Menschen. Begründet von Spalteholz W, hrsg und bearb von Spanner R. 16. Aufl, Teil 1: Bewegungsapparat. Scheltema & Holkema N V Amsterdam

Spalteholz-Spanner (1961) Handatlas der Anatomie des Menschen. Begründet von Spalteholz W, hrsg und bearb von Spanner R. 16. Aufl, Teil 2: Gefäß-System, Eingeweide, Nervensystem, Sinnesorgane. Scheltema & Holkema N V Amsterdam

Staubesand J (1953) Der Feinbau des Glomus coccygicum und der Glomerula caudalia. Ein Beitrag zur Histophysiologie vasaler Glomusorgane I, II, III. Acta anat 19, S.1105, 209, 309

Steven P, Paulsen F, Tillmann B (2000) Orcein-Picroindigocarmine – A New Multiple Stain. Arch Histol Cytol 63: 397-400

Tandler J (1923) Lehrbuch der systematischen Anatomie. Bd 2 Die Eingeweide. FCW Vogel Leipzig

Terminologia Anatomica (1998) International Anatomicla Terminologie, FCAT. Federative Committee on Anatomomicla Terminology. Thieme Stuttgart New York

Tillmann B (1979) Verlaufsvarianten des N. gluteus inferior. Anat Anz 145: 293-302

Tillmann B (1997) Farbatlas der Anatomie: Zahnmedizin – Humanmedizin; Kopf, Hals, Rumpf. Thieme Stuttgart New York

Tillmann B (1998) Topographie und Struktur der Orbitawände und des Canalis opticus. In: Steiner W (Hrsg). Deutsche Gesellschaft für Hals-Nasen-Ohrenheilkunde, Kopf- und Hals-Chirurgie. Springer Berlin Heidelberg New York, pp 39-50

Tillmann B, Christofides C (1995) Die gefährliche Schleife der Arteria carotis interna. HNO 43: 601-604

Tillmann B, Paulsen F (1995) Functional and clinical anatomy of the anterior commissure. Adv Oto Rhino Laryngol 49: 201-206

Tillmann B, Schünke M (1993) Taschenatlas zum Präparierkurs. Eine klinisch orientierte Anleitung. Thieme Stuttgart New York

Tillmann B, Wustrow F (1982) Kehlkopf. In: Berendes J, Link R, Zöllner F. Hals-Nasen-Ohren-Heilkunde in Praxis und Klinik Bd IV/1. Thieme Stuttgart, pp 1-101

Töndury G (1981) Angewandte und topographische Anatomie, 5. Aufl. Thieme Stuttgart

Toldt C, Hochstetter F (1979) Anatomischer Atlas Bd. III. Urban u. Schwarzenberg München Berlin Wien

Treutner K H, Klosterhalfen B, Winkeltau G, Moench S, Schumpelick V (1993) Vascular Anatomy of the Spleen: The Basis for Organ-Preserving Surgery. Clinical Anat 2: 1-8

Wolf, J H (1982) Kompendium der medizinischen Terminologie. Springer Berlin Heidelberg New York

Zidorn T, Tillmann B (1992) Morphological variants of the suprapatellar bursa. Ann Anat 174: 287-291

Zilles K, Rehkämper G (1998) Funktionelle Neuroanatomie: Lehrbuch und Atlas; 3., komplett überarb und aktualisierte Aufl. Springer Berlin Heidelberg, New York

# Sachverzeichnis

Die **fett** gedruckten Zahlen verweisen auf die Hauptfundstellen, *kursiv Gesetztes* bezieht sich auf klinische Begriffe und T auf Strukturen, die nur in den Tabellen zu finden sind. Außerdem verweist MT auf den Muskeltrainer.

## A

*Abdomen, akutes* 326
*Abdominalblutung, Milztrauma* 308
Abductio 6T
Abduktion
– Handgelenke 420T
– Schultergelenk 413T
ABERNETHY'sche Faszie (= Fascia iliopsoas) 495
Abflussvenen, Nasenmuschel 71
*Ablatio retinae* 88
Abszess
– *BARTHOLINI´scher* 373
– *Glandula submandibularis* 160
– *Halsfaszienblätter* 155
– *ischioanaler (infralevatorischer)* 354
– *odontogener* 151
– *peritonsillärer* 160, 178
Acetabulum 476
Achillessehne (= Tendo calcaneus) 5, 486–487, 491, **493–494**, 506, **507**, 510, 514, 544–545
Achselbogen, vorderer 207
Achselfalte
– hintere **439**, 445
– vordere 223, **439**, 445
Achselhöhle **440**
– Leitungsbahnen **439–440**
Achsellücke
– laterale **410**, 411, 415, **440**
– mediale **410**, 411, 415, **440**
Achse(n) 6–7
– horizontale 6T
– longitudinale 6T
– sagittale 6T
– transversale 6T
– vertikale 6T
Acromion 5, **391**, 396–397, **398**, 399, 409, 412
ADAMKIEWICZ'sche Arterie (= A. radicularis magna) 243
Adductio 6T
Adduktion, Schultergelenk 413T
Adhesio interthalamica 120, 130, 132
Aditus
– laryngis 179

– orbitalis 21
Adminiculum lineae albae 211
Adnexe, Endoskopie **380**
Agger nasi 70
*Agraphie, A.-cerebri-media-Verschluss* 138
*Akustikusneurinom* 113
akustisches System, Nerven, Kerne und Bahnen 119
Ala(-ae)
– cristae galli 34
– lobuli centralis 127T
– major (Os sphenoidale) 21, 23, 27–28, **33**, 39, **79**
– minor (Os sphenoidale) 27–28, **33**, 39, 79
– nasi 57
– ossis ilii 346, **465**
– sacralis 196
– vomeris 35
ALCOCK'scher Kanal (= Canalis pudendalis) 354, 355, 361, 372, 521, 523, 534
*Alexie, A.-cerebri-media-Verschluss* 138
*Altersstar, grauer* 89
Alveolarmucosa 58
Alveolarpunkt 24
alveologingivale Fasern 58
Alveus 132
Amboss s. Incus 95
Ammonshorn s. Cornu ammonis 133
*Amotio retinae* 88
Amphiarthrosen, Hand 402T
Ampulla(-ae)
– canaliculi lacrimalis 81
– ductus deferentis 381, **384–385**
– epiphrenica 289
– hepatopancreatica 305
– membranacea anterior 98
– ossea anterior 100
–– lateralis 100
–– posterior 100
– recti 370, 374
– tubae uterinae 375, **380**
Analhaut 370T
Analkanal
– Arterien 371

– Frontalschnitt **370**
– Lymphbahnen und Lymphknoten 371
– Mediansagittalschnitt **372**
– Pfortadergebiet 371
– Topographie **372**
– Venen 371
*Anastomose*
– *Arterien, Bauchraum* 329
– *cavo-cavale* 220
– *porto-cavale* 220, 297
– *Pfortaderhochdruck* 228
*Aneurysma*
– *A. carotis interna* 115
– *Arcus aortae* 284, 288
*Angina tonsillaris* 62
Angulus(-i)
– costae 189, 213
– frontalis 30
– inferior (Scapula) 5, **391**, 410
– infrasternalis 4
– iridocornealis 77, **88**
– lateralis (Scapula) 391
– mandibulae 22, **38**, 39, 41, 151
– mastoideus 30
– occipitalis 30
– oculi lateralis 77
–– medialis 77
– oris 57
– sphenoidalis 30
– sterni (= LUDOWICI'scher Winkel) 4, **187**, 256
–– *Tastpunkt* 187
– subpubicus 346
– superior (Scapula) **391**
Anoderm 370
anorektaler Ring 370
*Anosmie* 71
Ansa(-ae)
– cervicalis = hypoglossi 55, 64, 159, 164, 178
–– (profunda) 161, 164, 165, 166
–– (superficialis) 160, 164, 165
– lenticularis 124
– sacrococcygea 522
– subclavia 184, 288
Anteflexio uteri 374
anterior 6T
Anteversio
– uteri 374
– vaginae 374
Anteversion, Schultergelenk 413T
*anthropologische Messpunkte, kieferorthopädische Maßnahmen* 24

Antihelix 92
Antikus (= M. cricothyreoideus) 14MT–15MT, 168, **171–172**, 173–174, **176**
– *Parese* 175
Antitragus 92
Antrum
– mastoideum 94, 97, **99**
– pyloricum **310**, 314, 319, 327
Anulus(-i)
– fibrocartilagineus **97**
– fibrosus dexter (Herz) 274
–– (Discus intervertebralis) 199, 201
–– sinister (Herz) 274
– inguinalis profundus **211**, 228, **230**, 231, 233
–– superficialis 207, 209, 210, 226, 231–233, 498, 526
– tendineus communis **82**
– tendineus communis (= ZINN'scher Sehnenring) 82, **83**
–– Ursprünge in der Orbita 83
– umbilicalis 229
Anus 352–353, 362, 364–365, 370, 373
Aorta 10, 250T, 269, 277–278, 290T, 295, 371
– abdominalis **250**, 291–292, 298T, 299, 318–319, 329, 333, 335, 338–340, **341**, 342–344, 516, 518, 520
–– Eingeweidearterien, abgehende 298
– *Abgänge* 10T
– Äste **250**
– ascendens **249–250**, **266–267**, **269**, 276, 278–279, 282–283
– descendens 11, 253T, 265, 275–276, 287–288
– thoracica 218, 234, **250**, 263, **266**, 276, **284–286**, 288, **290**, 300
*Aortenarkade (Zwerchfell)* 212
*Aortenisthmusstenose* 219
– *Rippenusuren* 189
– *Umgehungskreislauf* 219
Aortenklappe **268**
*aortopulmonales Fenster* 265
Apertura(-ae)
– aquaeductus cerebri = mesencephali 130
– canaliculi cochleae 100
– externa aquaeductus vestibuli 98
–– canaliculi cochleae 31
– canalis carotici 26, 115, 180

Apertura(-ae)
– interna aquaeductus vestibuli   100
– canalis carotici   **115**
– lateralis (Ventriculus quartus, Luschka'sche Öffnung)   **130**
– mediana (Ventriculus quartus, Magendie'sche Öffnung)   109, 130
– pelvis superior   349T
– piriformis   **22**
– sinus frontalis   29, **74**
– – sphenoidalis   **33**, 70
– thoracis inferior   **187**
– – superior   187

Apex
– axis   192
– capitis fibulae   468
– cartilaginis arytenoideae   170–171
– cordis   272
– dentis   192
– linguae   **62**
– nasi   57
– ossis sacri   196
– partis petrosae   94, 99, 101
– patellae   468
– prostatae   385
– pulmonis   256, **259**
– radicis dentis   58
– vesicae   **367**

*Aphasie, A.-cerebri-media-Verschluss*   138

Aponeurosis
– dorsalis (Manus)   421, **422**, **427**, 461
– linguae   **61**
– musculi bicipitis brachii   414, 453
– – erectoris spinae   **215**, 216
– palatina   **62**
– palmaris (= Dupuytren'sche Faszie)   409, **423, 436, 458**
– plantaris   490–491, 493, **510**, 511, 550, **551**, 552

Apophysis = Trochanter major   9

*Appendizitis*   322

Appendix(-ces)
– epiploicae = omentales   321, **324**
– fibrosa hepatis   293, 315
– testis   232
– vermiformis   240, **321–322**, 323–324, 328, 330
– – *Blutversorgung*   **328, 330**
– – *Head'sche Zonen*   222
– – *Lagevarianten*   **320,321**
– – vesiculosa (= Morgagni'sche Hydatie)   375

Aquaeductus
– cerebri = mesencephali   108, **109**, 120, **130, 133**
– cochleae   98
– vestibuli   98

Arachnoidea mater   114
– cranialis = encephali   **106, 110**, 111
– spinalis   239, **241–242**

Arantius'sches Band (= Ligamentum venosum)   **11**, 293, 295, 297

Arbor vitae   136

arcade exorénale (Niere)   341T

Archicortex   122

Arcus
– anterior atlantis   39, 182, **192**, 198, 200, 202
– aortae   10–11, 174–175, 228, 243, **250**, 265, **268, 272**, 273, 275, **276**, 279, 282, **284**, 285, **287**, 288, 429T
– – *Aneurysma*   284, 288
– – *Magnetresonanzangiographie*   **276**
– arteriosus dorsalis distalis (Manus)   461, 547
– – – proximalis (Manus)   461, **461**
– cartilaginis cricoideae   **170**, 171, 174, 181
– costalis   4, 187
– ductus thoracici   12, **184**
– iliopectineus   231, 497–498, 519T, 528–529, **531**
– palatoglossus   **60–61**, 67, **181**
– palatopharyngeus   60, 179, **181**
– palmaris profundus   429, **446, 455, 460**
– – superficialis   429, **446**, 453, **455, 459**, 460
– palpebralis inferior   46, **80**, 84T
– – superior   46, **80**, 84
– plantaris   550, 554
– – profundus   510, 549T, **549**, 554
– – superficialis   552
– posterior atlantis   108, 113, **192**, 200, 218, **236**
– superciliaris   29
– tendineus fasciae pelvis   351
– – musculi levatoris ani   **350**, 351, 354–355, 360–361, 379
– venae azygos   **220**, 284, **286**
– venosus digitalis (Manus)   457
– – dorsalis pedis   **546**, 547
– – intercapitularis   552
– – jugularis   158, 164–165, 168
– – marginalis   436
– – metatarsalis   552
– – palmaris superficialis   436
– vertebrae   **193–195**, 199, 216, 241–242
– zygomaticus   41

Area(-ae)
– cochleae/cochlearis   99–100, 102
– cribrosa (Papilla renalis)   **336**
– intercondylaris anterior   469
– – posterior   **469**
– nervi facialis   **99**
– nuda (Hepar)   **293**
– postrema   120, 128
– striata (= Gennari'scher Streifen = Vicq d'Azyr'scher Streifen)   124, **135–136**
– subcallosa   120
– vestibularis   128
– – inferior   99
– – superior   99

Areola mammae   **224**

Arm
– Arterien   **429-431, 446–447**
– *Lähmungen*   287
– Muskeln   409, **414**
– Nerven, epifasziale   **436–437**
– *Pseudoparalyse*   412
– *Sensibilitätsstörungen*   287
– Venen, epifasziale   **436–437**

*Armplexusparese, obere*   255

Armvenenthrombose   287

Arteria(-ae)
– alveolaris(-es) inferior   46, **52, 55–56**
– – superior posterior   52, 55, **56**
– – superiores anteriores   52
– angularis   **46, 53, 80**
– appendicularis   326, **328**, 329, **330**
– arcuata   **536, 547–548**
– ascendens (A. mesenterica inferior)   328–329
– auricularis posterior   53–56, 92, 156T, 164, 178
– – profunda   52, 56
– axillaris   219, 223, 226–227, 429, **430–431, 439**, 440–441, **444**
– – *Zugang*   429
– basilaris   108, **137–138**, 139, **140**, 142, **157**, 243
– brachialis   411, 429, **430–431, 440**, 443, **444–446, 450–451**, 452, 454
– – profunda   429
– – *Pulstastung*   429
– – superficialis   431T
– – *Unterbindung*   430
– – *Zugang*   429
– bronchialis   **263**
– buccalis   46, 52, **55–56**
– bulbi penis   362, 383, 521
– – vestibuli   357, 362, 377T, 521
– caecalis   327
– – anterior   328–329, **330**
– – posterior   328–329
– callosomarginalis   108, 110–111, 141–142
– canalis pterygoidei   51T, 52, 115
– caroticotympanicae   115
– carotis   **115**
– – communis   154, 155T, **156**, 159, **164, 166**, 168, **169**, 174, **177**, 178, **183**, 219, 250, 264, **265**, 267, 275–276, 430
– – – sinistra   250T
– – externa   **46**, 52, 54–55, **56**, 67, 92, 155T, **156**, 159–161, **164**, 168, 174, **178**
– – – *Äste*   46, **156**
– – interna   54, 84, 87, 103, **104, 114–115, 137**, 139, **140**, 141–142, 155T, **156**, 159, 164, 168, 177, **178**
– – – *Äste*   46, 84T
– – – *Aneurysma*   115
– – – *Gefährdung, operative*   70
– – – *Stenosierungen*   115
– caudae pancreatis   306
– centralis(-es) anterolaterales   138, 142
– – anteromediales   137
– – longa = A. recurrens (= Heubner'sche Arterie)   **140**
– – posteromediales   137–138, 142
– – retinae   **84**, 86, 88, **90**
– cerebri anterior   109, 115, **137–138**, 139, **140**, 141, 142T
– – media   112, 115, **137–138**, 139, **140**, 141T, 142
– – – *Atherosklerose*   138
– – posterior   112, **137–138, 140**, 141T, 142, 144
– – profunda   156, **157**, 182, **236**, 243, **430**, 431
– – superficialis   **156–157**, 162, **163**, 182, 430T, 431
– choroidea anterior   115, **137–138, 140**, 142T
– – posterior   141
– ciliares anteriores   84, **90**
– – posteriores   86
– – – breves   **84**, 87–88, **90**

# Sachverzeichnis

Arteria(-ae)
– ciliares anteriores 84, **90**
––– longae 84, **90**
– circumflexa femoris lateralis 518, **520**, 528–531
––– medialis 518, **520**, **528**, 529, **530**, 531, 533
––– humeri anterior 430, 431T, 440, **441**, 444
––– posterior 399, 430, **431**, 440–441, **443**, 444
–– ilium profunda 219, **227**, 230, **356**, **520**, 529
––– superficialis 226, 520T, **526**, 528
–– scapulae 237, **431**, 440, **442**, 443–444
– cochlearis **102**
– colica dextra 326, 327, **328**, 329
–– media 303, **326**, 327–330
–– sinistra 329, **330**
– collateralis media 411, 431, 443
–– radialis 411, 430, **431**, 443, 445, 451–452
–– ulnaris 431T, 445
––– inferior 430–431, 444, 447, 451
––– superior 430–431, 444, 451
– comitans nervi ischiadici 372, 521T, **534**
––– mediani 446, **453**
– communicans anterior **137–138**, **140**, 141–142
–– posterior 115, **137–138**, **140**, 141–142
– conjunctivales anteriores 84T
–– posteriores 84T
– coronaria dextra **250**, **270**, 271, **272–274**, 279
–– sinistra **250**, **270**, **272–274**, **279**
– cremasterica 219, 386
– cystica 295, **299**, **302**, 303
– descendens genus 518, 526, 528, 537
– digitales dorsales (Manus) 446T, **447**, **457**, 458, **461**
––– (Pes) 536, 546, **547–548**
–– palmares communes 446T, **455**, **458–459**, 460
––– propriae 446T, **455**, **458–459**, 460, **461**
–– plantares 549
––– communes **549**, **551**
––– propriae 549, **551**
– dorsalis clitoridis 357, **362**, 377T, 521
–– nasi 46, 53, **80**, 84
– pedis **516**, **536**, **547–548**, 549
––– *Pulstastung* 547
– penis 233, **362**, **383**, 521T
– scapulae 156T, 430T, 431
– ductus deferentis **231–233**, 356, **369**, 386
– epigastrica inferior 209, **219**, **227–228**, 230, 233, 356, 358, 377T, 520T
–– superficialis **226**, 520, **526**, 528
–– superior **219**, 227, **228**, **254**, 255
– episclerales 88, 90
– ethmoidalis anterior 75, **84**, **87**, **104**
–– posterior 75, **84**, **87**, 104
– facialis 46, **53–55**, 56, 63, 67, **156**, 160, **161**, **178**
–– Äste 46
– femoralis 226, 232, 250, 500, 516, 518, 519T, **528–529**, 530–531, 537
–– communis **516**, **518**, **520**, 531
–– superficialis **516**, **518**, 531
– fibularis = peronea 508, **516**, 518, 536, **537**, **543–544**, 545, 548
– flexurae dextrae 329
– frontobasalis lateralis 110, 139–140
–– medialis 141
– gastrica(-ae) breves 303, 309, **311**
– dextra 295, 298–300, 302, **311**, 313
– sinistra 250T, 289, 295, **298**, 299–300, 303, 306, **311**, 313, 315, 317, 319, 327
– gastroduodenalis 295, 298–300, 302, **303**, **306**, **311**, 314, **317**, 327, 329
– gastroomentalis = gastroepiploica dextra 306, **311**, 313, 316
–– sinistra 300, 309, 311
– glutea inferior 356, **357–358**, 361, 369, **520**, 521, **533–534**
–– superior 356, **357–358**, **361**, 372, 518, **520–521**, 534
– gyri angularis 139, **140**
– hallucis plantaris lateralis 549
––– medialis 549
– helicina 382
– hepatica communis 250T, **295**, 298–299, 302, 306, **311**, 313–315, 317, **318**, 329T
–– propria **293–295**, 298, **299**, 300, **302–303**, 306, 311, 313–314, **315**, 316, **317**, 327, 329
––– *Aufzweigung* **299**
––– *Verlaufsvarianten* **303**
– hypophysialis inferior 115
–– superior 115
– ileales **326**, 327, 329
– ileocolica **326**, 327, **328**, 329
– iliaca communis **249**, 250, 322, 326, 333, 338, 344, 356, **516**, 518, **520**
––– Äste 356T
–– externa **219**, 228, **230**, 250, 356, 361, **377**, **516**, 518, **520**
––– Äste **356**
–– interna 250, **329**, 356, **357**, 358, 361, 369, 371, **377**, **380**, **516**, 518, **520**
––– Äste 356T
– iliolumbalis **356**, 518, **520**, 529
– inferior anterior cerebelli **137–138**, 139, 142
–– lateralis genus 528, 536–537
–– medialis genus 528, 537, 540
–– posterior cerebelli 108, **137–138**, 139, 142, 157
––– *Verschluss* 138
– infraorbitalis 46, 51T, **52**, **54–56**, 83
– insulares **140**, 142
– intercostalis posterior 243, 430T
––– prima 157
––– secunda 157
–– suprema **156**, 157, 182, 430
– intercostalis(-es) **283–284**, 285
–– posterior(-es) **218**, 224–225, **234**, 241, 243
–– posteriores 250, 254, **263**, 282, 285–286
–– suprema 286, 288
– interlobularis renis 336
– interossea anterior 429, **446–447**, 451, **452–453**, 455, 460
–– communis 446, 451, **452–453**
–– posterior 429, **446–447**, 451, **452**
–– recurrens 443, 446T, 451–452
– interventricularis anterior 271
–– posterior 271
– intrarenales 341T
– jejunales **326**, 327, 329
– labialis inferior 46, 53
–– superior 46T, **46**, 53, 57
– labyrinthi **102**, **104**, **137**, 138, 142
– lacrimalis 46, **84**, 86, **87**
– laryngea inferior 156–157, **168**, **174–175**
–– media 174
–– superior 156, 164, **168**, **174–175**
– ligamenti capitis femoris 531
–– teretis uteri 219, 226, 377
– lingualis **63**, **67**, **156**, **161**, 164, 168, 174, **178**
– lingularis 261
– lobaris(-es) inferiores **261**, 266
–– media 261
–– superiores **261**
– lobi caudati 299
– lumbales 243, 250, 518, 520
– malleolaris anterior lateralis 536, 542, 545, **547–548**
––– medialis 536T, **547**, 548
– marginalis coli 328–329
– masseterica 46, 52, 55–56
– maxillaris **46**, 52, 54, **56**, 156, 178
–– Äste 46, 52
– media genus 483, **537**, **540**
– mediana **454**
– medullaris segmentalis 157T, **234**, 250T
– meningea media 52, 56, 84, **104**, **110**, 113, **114**
––– Projektion auf die seitliche Schädelwand **110**
––– *Verletzung* 25
–– posterior 104, 156T
– mesenterica inferior 250, 298, **328–330**, 333, 338, 345, **371**, 518
––– *Versorgungsgebiet* 330
–– superior 250, 298–299, 303–304, 306, 314, **317**, 318–319, **326**, 327–330, 333, 338, 343, 345
––– Subtraktionsangiographie 327
––– *Versorgungsbereich* **326**
– metacarpales dorsales 446T, **447**, **457**
–– palmares 446T, 455T, 458, 460
– metatarsales **548**, 554
–– dorsales **536**, 547, **548**, 549

Arteria(-ae)
- metatarsales **548**, 554
-- plantares **549**, 550, **554**
- musculares (A. ophthalmica) 84
- musculophrenica **219**, **228**, 254–255
- nasales posteriores laterales 51T, **75**
--- septi 75
- nasopalatina **104**
- nutricia fibulae 537, **543**
-- humeri 430, **431**, 443
-- radii 446
-- tibiae 537
-- ulnae 446
-- (Wirbelsäule) 234
- obturatoria **230**, **356**, 357, **358**, 360, **361**, **366**, **369**, 518, **520**, **529–530**, 531, 535
- occipitalis 53, 55, **156**, 177–178, **236**
-- lateralis 140–141
-- medialis 140–141
- ophthalmica 82, **83–84**, **86–87**, **104**, 115
-- Äste 46
- ovarica 250, 335, 341, 344, **377**
- palatina(-ae) ascendens **46**, **56**, **63**, 156, 161
-- descendens 51T, **52**, **56**, **63**, **75**
-- major 51T, **62**, 75
-- minores 51T, **62**, 75, **104**
- palpebrales laterales 46, 80, 84
-- mediales 46, 80, 84
- pancreatica dorsalis 298, **306**
-- inferior **306**
- magna **306**
- pancreaticoduodenalis inferior **306**, 317, 329
--- posterior 303
-- superior **317**
--- anterior **306**, 311, 329
--- posterior 303, **306**, 311, 329
- paracentralis 141
- parietalis 110, 139
-- anterior 140
-- posterior 140
- parietooccipitalis 141
- perforantes (Pes) 500, 521, 528, 532, **533–534**, 540
- pericallosa 108–109, **111**, 112, 137, 139, **140**, 141–142, 144
- pericardiacophrenica **219**, **255**, **267**, **283–284**, 290
- perinealis **357**, 362, 383, 521T

- peronea = fibularis 508, **516**, 518, 536, **537**, **543–544**, 545, 548
- pharyngea ascendens 63, 156, 177, **178**
--- Varianten **178**
- phrenica(-ae) inferior 250, 289, 291, 333, 341
-- superiores 250
- plantaris lateralis **516**, 537, **543**, **549**, 550, **552–554**
-- medialis **516**, **543**, **549**, 550–551, **552**, 553, **554**
-- profunda 536, 549
- pontis 137–138, 142
- poplitea 483, **516**, 518, **533**, **536–537**, **540**, **543**
- precunealis 141
- prefrontalis 140
- prepancreatica 306
- princeps pollicis 446, **447**, **455**, 458, **460**
- profunda brachii 411, 430, **431**, **443**, 444
-- clitoridis 357, **362**, 377T, 521
-- femoris **516**, 518, **520**, **528**, 529, 531
-- linguae 63, **67–68**
-- penis **362**, **383**, 521
- pterygomeningea 52, 104
- pudenda externa 232–233, 520, 526, **528–529**
--- (profunda) 232–233
-- interna **354**, 356, **357**, **361–362**, **371–372**, 377T, **383**, 518, **520**, 521, **521**, 534
- pulmonalis **259**, **263–264**, 265
-- dextra **249**, **261**, **264**, 266, 269, 272, **276**, 277, 279, **282**, 283, **287–288**
-- sinistra **261**, **265–266**, 269, **276**, 277, 279, **282**, 284, **287**, 288
- radialis 429, **430**, **444**, 446, 447, **450–451**, **453–454**, 455, 457, **459–460**
-- *Durchtrittspforte* 423, 426
-- indicis 446T, 447, 455T, **459–460**
-- *Pulstastung* 429
-- *Zugang* 429
- radicularis (anterior) magna (= Adamkiewicz'sche Arterie) 243
--- *Schädigung* 243
-- posterior 241, 243
- rectalis inferior **357**, 361, **362**, 369, **371–372**, 521, **534**

-- media 329, **356**, **371**, 377T
-- superior **328**, 329T, **330**, **371–372**
- recurrens interossea 431, 447
-- radialis 430, 446, 450–451
-- tibialis anterior 536
--- posterior 536
-- ulnaris 430–431, 446
- recurrens (= A. centralis longa, Heubner'sche Arterie) **140**
- renalis 250T, 318, 338, **341**, 343
-- dextra **333**, **335**, **338**, 339, 342–343, 345
--- accessoria **342**
-- sinistra **250**, **335**, 336–337, **338**, 340, **342**, 343
--- accessoria **342**
-- Varianten **341**
- retroduodenalis 306
- sacralis lateralis **356**, 520T
-- mediana 250, 333, **357**, 372, 518, 520
- scrotalis posterior 362
- segmentalis anterior (Aa. lobares superiores) 261
-- apicalis (Aa. lobares superiores) 261, 287
-- basalis inferior 287
--- lateralis 287
-- lateralis 261
-- medialis 261
-- posterior (Aa. lobares superiores) 261
-- superior 261, 287
- segmenti anterioris (Leber) 299
--- inferioris (Niere) 341T
--- superioris (Niere) 341
-- inferioris (Niere) 341
-- medialis (Leber) 299
-- posterioris (Leber) 299
-- posterioris (Niere) 341
-- superioris 341T
- sigmoideae **328**, 329T
- sphenopalatina 51T, 52, **53**, **56**, 62, **75**, **104**
- spinalis anterior 137, **138**, 139, 142, 157, 242–243
-- posterior 142, 157, 241–243
- spiralis modioli 102
- splenica = lienalis 250T, 289, 295, **298**, 299, 304, **306**, 308, **309**, **311**, 315–316, **317–318**, 327, 334
- sternocleidomastoidea 156, 164, 166
- stylomastoidea 54, 104
- subclavia **156–157**, **163**, 168, 174–175, **182–183**, 255, 264–265, 267, 276, 285, **288**, 429, **430**

-- Äste **156**
-- dextra **219**, 250T, 287
-- sinistra 219, 228, 243, **250**, 275
-- *Stenose* 157
-- *Ursprung* 429T
- subcostalis 250
- sublingualis **63**, **67–68**
- submentalis 46, 63, 68, 156, 161
- subscapularis **219**, 225, **431**, 444
- sulci centralis 110, 140
-- postcentralis 110, 140
-- precentralis 110, 140
- superior cerebelli **137–138**, 139
-- lateralis genus **528**, **536–537**, **540**
-- medialis genus 526, 528, 537, **540**
- supraduodenalis **306**
- supraorbitalis **46**, 53, **80**, 84, **87**
- suprarenalis 250, 343
-- inferior 335, **337**, 338, **341**
-- media 335, **337**, 341
-- superior 250T, **337**, **341**
- suprascapularis **156–157**, **163**, 182–183, 399, 430, **431**, **442–443**
- supratrochlearis **46**, 53–54, **80**, 84
- suralis(-es) 518, **537**, **543**
-- lateralis **540**
-- medialis **540**
- tarsalis(-es) lateralis 536, **548**
-- mediales 536, **547–548**
- temporalis anterior 139–140
-- media 46, 139–140
-- posterior 139–140
-- profunda anterior 46, 52, 55–56
--- posterior 46, 52, 55–56
-- superficialis **46**, **53–54**, 55, **56**, **92**, 156, 178
--- Äste 46
- temporooccipitalis 140
- temporopolaris 140
- testicularis **229**, **231–233**, 250, 318, 332, **333**, 335, 340–341, **342**, 344, 361, 385, **386**
-- sinistra accessoria **342**
-- Varianten **342**

# Sachverzeichnis

Arteria(-ae)
– thalamostriatae = anterolaterales 142
– thoracica = mammaria interna 156, 182–183, **218–219**, 225–227, **228**, 250, 254, **255**, 264–265, 267, 276, 288–289, **290**, 430
–– lateralis **219**, **225–227**, 430, 431T, 439
–– superior **219**, 430, 431T
– thoracoacromialis **219**, **223**, **225**, 430, 431T, 439
– thoracodorsalis **219**, **225**, **227**, 430, **431**, 439, 444
– thyreoidea ima 250T
–– inferior **156**, 157, 163, **168**, **174–175**, 177, 182, 289, 430T
–– superior 63, **156**, 164–165, **168**, 169, **174–175**, 178
– tibialis anterior 508, **516**, 518, **536–537**, 542, **543**, 545, **547–548**
–– posterior 508, **516**, 518, **537**, **543–545**, **549**
– transversa colli **156–157**, 163, 182, **238**, **430–431**, 442
–– faciei 46, 52–54
– tympanica anterior 52, 56, 104
–– inferior 104, 156T
–– superior 114
– ulnaris 424, 429, **430**, 444, 446, 447, **451**, **454–455**, **458–460**
– umbilicalis 11, 356–357, **369**
–– (obliterierte) 229
– urethralis 362, **383**, 521
– uterina 356, 365, **376–377**, **380**
– vaginalis 356, **377**, **380**
– vertebralis 104, 109, **113**, **137**, 139, 142, **156–157**, **169**, **182–183**, 201, 236, **242–243**, 250, 276, **430**
–– Äste 157
– vesicalis(-es) inferior 356, **369**, **380**
–– superiores 356, **369**
– vesicoprostatica **369**
– vestibularis anterior **102**
– zygomaticofacialis **46**
– zygomaticoorbitalis **46**, 53–54, 80
– zygomaticotemporalis **46**
Arterien
– Auge(nhöhle) **84**
– Austritte, Gesichtsschädel, knöcherner **46**
– Gehirn **139–140**
– Gesichtsregion **46**
– Hirnbasis **138**
– Innervation, sympathische 16T
Arteriogramm, Gehirn **139**
Arteriographie
– Becken 518
– Bein 518
Arteriola(-ae)
– macularis inferior 91
–– media 91
–– superior 91
– nasalis retinae inferior 91
––– superior 91
– temporalis retinae inferior 91
––– superior 91
arteriovenöse Fistel, Sinus cavernosus 115
Arthrose
– Hüftgelenk 474
– subacromiales Nebengelenk 412
– Uncovertebralgelenke 193
– Wirbelgelenke 193
Arthroskopie
– Kniegelenk 482
– Schultergelenk 399
Articulatio(-nes)
– acromioclavicularis 8, **396–397**, 399
–– Bänder 397
–– Gelenke 397
– atlantoaxialis lateralis 39, **191**, 200–202
–– mediana **191**, **200**, 202
– atlantooccipitalis **191**, 198, 200–201
– calcaneocuboidea **490**
– capitis costae **194**, 199, 203
– carpometacarpalis(-es) 402
–– pollicis **402**, 404
– costochondrales 187
– costotransversaria **194**, 199
– costovertebrales **193–194**
– coxae 8, **474**
–– Bänder **467**, **477**
–– Bewegungsmöglichkeiten 497
–– Röntgenaufnahme **476**
– cricoarytenoidea **170–171**
– cricothyreoidea **170–171**, 172
– cubiti (s.a. Ellenbogengelenk) 8, **400**
–– Kapsel-Band-Apparat **400**
–– Röntgenaufnahme **401**
– cuneometatarsalis 490
– cuneonavicularis 490
– femoropatellaris 478, 484
– femorotibialis 478
– genus 8, **478–480**, 481, **483**
–– *Bildgebung* 478, 482, 483
–– *Bewegungsmöglichkeiten* 505
–– *Kreuzbandverletzungen* 481
–– *Meniskusverletzungen* 482
–– Schleimbeutel **484**
– humeri = glenohumeralis 8
–– Frontalschnitt **399**
–– Kapsel-Band-Apparat **398**
–– *Röntgenaufnahme* **396**
– humeroradialis **400**
– humeroulnaris **400**
– incudomallearis 95
– incudostapedialis 95
– intercarpalis 402
– interchondrales 187
– intercuneiformes 490
– intermetacarpales 402
– intermetatarsales 490
– interphalangea(-ae) **490**, 491
–– distales (Manus) **402**, **404**, 427
––– (Pes) 470
–– proximales (Manus) **402**, **404**, 427
––– (Pes) 470
– laryngis **170**
– lumbosacralis **188**, **197**
– manus (s.a. Handgelenk) 8, **402**
–– Kapsel-Band-Apparat **403**
– mediocarpalis **402**, 404
– meniscofemoralis 480, 484
– meniscotibialis 480–481, 484
– metacarpophalangeae **402**, 404, **427**
– metatarsophalangea 470, 491
–– hallucis 490
– ossis pisiformis 402T
– pedis 8
– radiocarpalis **402**, 418
– radioulnaris distalis 8, **401–402**, 418
–– proximalis **400**
– sacrococcygea **188**, **196**, 349, 475
– sacroiliaca 8, 187, 203, **346**, 348, **474**
– sternoclavicularis 8, **396–397**
– sternocostalis 187, **397**
– subtalaris 485T, 486–487, **488**, **490**
– talocalcanea 490
– talocalcaneonavicularis 485, **488**
– talocruralis 485, 486–487, **488**, **490**, 491
– talonavicularis 485, **490**
– tarsi transversa (= Chopart'sches Gelenk) 470, **490**, 491
– tarsometatarsales (= Lisfranc'sches Gelenk) 470, **473**, **490**, 491
– tarsometatarsalis hallucis 490
– temporomandibularis **40**
–– *Arthrose* 40
–– Bandapparat **41**
–– Discus articularis **40**
–– Frontalschnitt **45**
–– Gelenkgrube/-höcker 40
–– Gelenkkapsel **41**
–– von lateral **45**
–– Sagittalschnitt **40**
– tibiofibularis 8, 468, 478, 481, **482**, **484–485**
– uncovertebralis **191**, 201–202
– zygapophysialis **191**, **195**, 199–200, 202–203
–– *Magnetresonanztomographie* 245
Arytenoidhöcker 173T
Aschoff-Tawara'scher Knoten (= Atrioventrikularknoten, Nodus atrioventricularis) 281
*Aspiration* 260
Assoziationsbahnen **123**
Assoziationscortex, temporaler 122
Asterion 24
*Aszites, Leberzirrhose* 297
*Atherosklerose, A. cerebri media* 138
Atlantoaxialgelenke **200**
– Bandapparat **200**
Atlas **190–191**, 192, 213
Atrium
– dextrum 10–11, **266**, **268**, 272–273, 275–277, **278**
– meatus medii 70
– sinistrum 10, **266**, **268**, 273, 275–276, **277**, **279**
*Aufreißzeit, Tränenfilm* 81
Augapfel **88**
– Blutversorgung **90**
Auge
– Arterien **84**
– Blutgefäße **90**
– Innervation 14T
–– parasympathische 17T
–– sympathische 16T
– Nerven **84–85**
– Sonographie **88**
– Spaltlampenmikroskopie **89**
Augenabschnitt, vorderer **77**
*Augenhintergrundspiegelung* 91

Augenhöhle
– Arterien **84**
– *Entzündungen* 86
– knöcherne **78**, 79
– Nerven **84–85**
– Topographie **86**
– *Tumoren* 86
Augenhöhleneingang **80**
Augenkammer
– hintere **89**
– vordere **89**
Augenlider **77**
– Leitungsbahnen **80**
Augenmuskeln **82**
– innere, Innervation, parasympathische **85**
– Innervation **14T**
– Leitungsbahnen **83**
– Ursprünge in der Orbita **83T**
Augenmuskelnerven
– Funktion **14**
– Ursprung **14**
Auricula **93**
– atrii dextra **267**, 268, **272**, **274**, 275–277
– – sinistra **267**, **274**, 275–276, **277**
Außendrehung, Schultergelenk **413T**
*AV-Block* 281
axiale Schicht **6T**
Axis **190–192**, 213
Azinus (Lunge) 262

# B

BACHMANN'sches Bündel (= Fasciculus interauricularis, vordere Internodalbahn) 280
*BAKER'sche Zyste* 505
Balken **111T**, 116T
Balkenstrahlung **124**
Bandaletta diagonalis **124**
*Bandscheibenprolaps/-protrusion* 201, 240
– *postero-lateraler, Spinalwurzelkompression* 195
– *Syndrom des engen Spinalkanals* 242
*Bandscheibenveränderungen, degenerativ bedingte* 201
BARTHOLIN'sche Drüse (= Glandula vestibularis major) 365, **373**
Bartholinitis 373
basal **6T**
Basalganglien **113**
– Venen **144**
*Basaliom, Ohrmuschel* 92

Basion 24
Basis
– cochleae **100**
– mandibulae **37**, 38
– modioli **101**
– ossis metacarpi **395**
– – metatarsi 470, **473**
– – sacri **196–197**
– patellae **468**, 480, 484
– phalangis **471**
– – mediae **461**
– – proximalis **395**
– prostatae **385**
– pulmonis **259**
– pyramidis **336**
– stapedis **95–96**
Baucheingeweide/-organe
– Anheftungsflächen **334**
Bauchraum Übersicht (Situs abdominalis) 249
– Anastomosen, arterielle **329**
– Aorta **250**
– Arterien 300, **329**
– – Anastomosen **329**
– Nervensystem, vegetatives **345**
– Recessus **332**
– Venen **251**
Bauchmuskeln **20MT–23MT**
Bauchorgane
– Innervation **14T**
– Sensibilität **14T**
Bauchspeicheldrüse s. Pankreas 304
Bauchwand
– hintere **211**
– Muskeln **207**
– Verspannung **211**
– vordere, Querschnitte **209**
– – Rückseite **229–230**
– Wandaufbau **233**
Becken
– Arterien **356, 516**, 520
– *Arteriographie* **518**
– Bindegewebsräume **360**
– Faszien **360**
– Frontalschnitt **354**, 504
– Leitungsbahnen **529**
– Lymphgefäße **360**
– Lymphknoten **359–360**
– männliches, 346, **381**
– – Frontalschnitt **355**, 366
– – Topographie **366**
– Muskeln **529**
– Peritonealverhältnisse **364–365**
– *Röntgenaufnahme* 346
– Venen **359**
– weibliches **346**

– – Bandstrukturen **379**
– – Bildgebung **380**
– – Frontalschnitt **355**
– – Organe **380**
– – Topographie **380**
– – Uteruslage **379**
Beckenarterien **356**
Beckenausgangsraum **349T**
Beckenbodenmuskeln **38MT–39MT**, **350–352**
– *Insuffizienz* 350
Beckeneingangsraum **349T**
Beckenführungslinie **349**
Beckenhöhle **349T**
Beckenkamm, *Knochentransplantat* 465
Beckenmaße
– äußere **347**
– innere **348**
Beckenmitte **349**
Beckenmuskeln **360**
Beckenneigung **348T**
Beckenorgane **340**, 360
– *Deszensus* **350T**
– der Frau **365**
– – Gefäßversorgung **377**
– – Mediansagittalschnitt **374**
– des Mannes **363–364, 381**
– Peritonealverhältnisse **363–365**
Beckenraum (Cavitas pelvis) Übersicht **249**
Beckenregion
– männliche, Mediansagittalschnitt **366**
– – vordere **366**
Beckenring
– Bandapparat **475**, 477
– Gelenke **477**
Beckenwand
– innere, Leitungsbahnen **361**
– Lymphknoten **359**
– Muskeln **497**
Beckenweite **349**
Bein
– *Arteriographie* **518**
– Faszien, oberflächliche **492–493**
– Hautinnervation **524, 525**
– Lymphgefäße und Lymphknoten **519**
– Muskeln **492–494**
– Nerven **523**, 524
– Querschnitte **534**
– Venen, epifasziale **517**
BERTIN'sche Säulen (= Columnae renales) 336, 343
*Beugekontraktur, Fingergelenke* 423

Bewegungsrichtungen **6T**
*Bewusstseinstrübung, raumfordernde Prozesse, intrakranielle* 111
BICHAT'scher Wangenfettkörper (= Corpus adiposum buccae) 53, **66**
Bifurcatio
– aortae **250T**, 520
– carotidis **159**
– tracheae 260, **262**, 288
– trunci pulmonalis **273**
BIGELOW'sches Band (= Ligamentum iliofemorale) **475–477**, 495, 499, 503
Bindehaut **81**
*Bizepssehne, lange*
– *Ruptur* 412
– *Tenosynovitis* 412
Bläschendrüsen (= Glandula vesiculosa/seminalis bzw. Vesicula seminalis) 360, 369, **384–385**, 387
– Ansicht von dorsal **384**
– – von vorn-oben **385**
BLANDIN-NUHN'sche Drüse (= Glandula lingualis anterior) **66**
Blase s. Harnblase bzw. Vesica urinaria 249, **363–364**, 365
*Blickparese* 86
Blinddarm s. Appendix(-ces) vermiformis
*Block*
– *atrioventrikulärer* 280–281
– *intraventrikulärer* 281
– *sinuatrialer* 281
*Blockade, axilläre, Plexus brachialis* 439
*Blumensaatlinie* 483
*Blutungen, Paracystium* 366
BOCHDALEK'sches Dreieck (= Trigonum lumbocostale) 212, 286, 290, 340
*Bogen, schmerzhafter* 399
Bogengänge **99**
*Bolustod* 179
BOURGERY'sches Band (= Ligamentum popliteum obliquum) **505–506**
BOYD'sche Vene (= V. perforans) 517
Brachium
– colliculi inferioris 119, 128
– – superioris 128
Branchialnerven (Kiemenbogen-Pharyngealbogen-Nerven)
– Funktion **14**
– Ursprungszellen **14**

# Sachverzeichnis

*Brechreiz, A.-cerebelli-inferior-Verschluss* 138
*Brechzentrum* 120
– *Area postrema - zirkumventrikuläre Organe* 120
Bregma 24
Bronchialarterien, Ansicht von hinten 263
Bronchialbaum 260-261
– Bronchoskopie 260
– Vasa privata/publica 263
*Bronchialkarzinom* 284
– Horner'sche Trias 182
– *Pleuraerguss* 253
– *Zwerchfelllähmung* 255
Bronchialmuskulatur
– Innervation, parasympathische 17T
–– sympathische 16T
Bronchialvenen, Ansicht von vorn 263
Bronchiolus
– alveolaris 263
– terminalis 262, 263
Bronchoskopie, Bronchialbaum 260
Bronchus(-i)
– intrasegmentalis 263
– lingularis(-es) 265
–– inferior 260
–– superior 260
– lobaris inferior 260, 264, 287
––– dexter 264
––– sinister 261, 262, 265, 287
–– medius 260, 264
–– superior 260, 264, 287
––– dexter 264
––– sinister 265, 287
– lobulares 262
– principalis dexter 259–260, 263, 264, 266, 282, 283, 287
–– sinister 259–260, 262, 263, 265–266, 268, 282, 284, 287
– segmentalis anterior 260
–– apicalis 260, 287
–– apicoposterior 260
–– basalis anterior 260, 262
––– lateralis 260
––– medialis = cardiacus 260–261
––– posterior 260, 287
–– lateralis 260, 287
–– medialis 260
–– posterior 260, 287
–– superior 260, 287
Brown-Séquard-*Syndrom* 239
Brückenvenen 107, 108, 112, 114
– Einmündungen 110

– *Zerreißung, Schädelbasisfraktur* 114
Brustbein-Schlüsselbein-Gelenk s. Articulatio sternoclavicularis 396
Brustdrüse s. Mamma 224
Brustmuskeln 18MT–19MT
Brustorgane 256–281
– Innervation 14T
– Sensibilität 14T
– topographische Beziehungen 256–257
Brustraum (Cavitas thoracis) 249
– Aorta 250
– Venen 251
Brustregion 223
Brustsitus 254–255, 267
Brustwand
– hintere 206
– Leitungsbahnen 283–284
– Muskeln 204–205, 207
– vordere 205
Brustwirbelsäule, *Röntgenaufnahme* 203
Bucca 57, 60
Buck'sche Faszie (= Fascia penis profunda) 233, 383
Bühler'sche Anastomose (Dünndarmarterien)
Bulbus
– aortae 272, 275
– duodeni 314–315
– inferior venae jugularis 158
– oculi 82, 88–89, 124
–– Sonographie 88
– olfactorius 75, 114, 121, 122, 124, 138
– penis 364, 366, 381–382, 383–384
– superior venae jugularis 107, 113, 145
– vestibuli 352, 362, 365, 373
Bulla ethmoidalis 34, 70, 72, 76
Burdach'scher Strang (= Fasciculus cuneatus) 128, 129, 239
Burn'sches Band (= Margo falciformis, Hiatus saphenus) 492, 526
Burow'sche Venen (Ligamentum venosum) 297
Bursa(-ae)
– anserina 484, 505, 540
– bicipitogastrocnemia 484
– bicipitoradialis 400, 420, 49MT
– gastrocnemiosemimembranosa 484, 505, 543, 69MT
– gluteofemoralis 496, 501

– iliopectinea 476, 495, 499–500, 531, 65MT
– infracoracoidea 413
– infrahyoidea 166, 174, 11MT
– infrapatellaris profunda 480, 483–484, 69MT
– intermetacarpophalangea 421
– intermetatarsophalangeae 513, 515
– intermusculares musculorum gluteorum 496, 501, 65MT
– intratendinea olecrani 49MT
– ischiadica musculi glutei maximi 496, 65MT
––– obturatorii interni 496, 65MT
– ligamenti coracoclavicularis 413, 415
– musculi bicipitis femoris superior 496, 69MT
–––– inferior 69MT
–– coracobrachialis 413, 47MT
–– lumbricalis 515
–– pectinei 495
–– pectoralis majoris 413, 47MT
––– minoris 413
–– piriformis 496, 65 MT
–– poplitei 484
–– semimembranosi 484, 502, 505, 540
––– lateralis 484
––– medialis 484
–– supraspinati 413
–– tensoris veli palatini 180
– omentalis 249, 292, 309, 314, 315, 316, 332
–– Hinterwand 314–315
–– Sagittalschnitt 316
–– Zugangswege 314, 316
– pharyngealis 181
– prepatellaris
–– *Entzündungen* 484
– subacromialis 398–399, 412–413, 47MT
– subcoracoidea 412, 413, 47MT
– subcutanea acromialis 413
–– calcanea 514, 77MT
–– capitis ossis metatasalis 82MT
–– coccygea 496
–– infrapatellaris 492
–– ischiadica 496
–– malleoli lateralis 492, 514
––– medialis 492, 514
–– metacarpophalangea dorsalis 421
–– olecrani 410, 49MT

–– ossis metatarsalis 515
–– prepatellaris 483–484, 492, 526
–– sacralis 496
–– spinae iliacae posterioris superioris 496
–– trochanterica 496, 65MT
–– tuberositatis tibiae 484, 526
– subdeltoidea 399, 410, 412–413, 441, 443, 46MT
– subfascialis prepatellaris 484, 498
– subtendinea iliaca 495, 65MT
–– musculi bicipitis femoris inferior 484, 506
––– gastrocnemii lateralis 480, 484, 506, 77MT
–––– medialis 481, 484, 506, 540, 77MT
––– infraspinati 47MT
––– latissimi dorsi 413, 47MT
––– obturatorii interni 353, 496
––– pectoralis majoris 47MT
––– quadrati femoris 496
––– sartorii 69MT
––– subscapularis 398, 411–413, 47MT
––– teretis majoris 413, 47MT
––– tibialis anterioris 514
––– tibialis posterioris 77MT
––– trapezii 43MT
––– tricipitis brachii 49MT
–– prepatellaris 484, 69MT
– suprapatellaris 479, 480, 483–484
– tendinis calcanei 488, 491, 514, 77MT
– thyreohyoidea 11MT
– trochanterica musculi glutei maximi 496, 501, 65MT
–––– medii 496, 504, 65MT
–––– minimi 496, 65MT
*Bursitis*
– *olecrani* 410
– *trochanterica* 501
*Bypass-Operation* 254

# C

Caecum 318, 320–321, 322, 324, 328
– Anheftungsfeld 332
– Blutversorgung 330
– Lagevarianten 320
Calcaneus 470, 472, 473, 491
Calcar avis 111–112

Calix(-ces)
- inferior (Calices renales majores) **337**
- majores (Ren) **336–337**
- medius (Calices renales majores) **337**
- minores (Ren) **336–337**
- superior (Calices renales majores) **337**

Calvaria (Schädeldach), Ansicht von innen **25**

Calx = Ferse **5**

Camera
- anterior bulbi oculi 88–89
- posterior bulbi oculi 88–89

Camper'sche Ebene 24
Camper'sche Faszie (= Fascia subcutanea) 226

*Canaliculitis* 81

Canaliculus(-i)
- cochleae 31
- lacrimales **81**
- tympanicus 40, 104

Canalis(-es)
- adductorius (= Hunter'scher Kanal) **499**
- analis **249**, 354
- apicis dentis 58
- caroticus **27**, **94**, **104**, **115**
- carpi **403T**, **453**, **459T**
- centralis **239**
- cervicis uteri **376**
- condylaris **26**, **32**
- ethmoidalis anterior 104–105
- — posterior 104–105
- gastricus 310
- hyaloideus (= Cloquet'scher Kanal) 89
- incisivus 37, 61, **69**, **70**, 75
- infraorbitalis **36**, 51T, 76, 78
- inguinalis **207**
- longitudinalis 101
- mandibulae 39
- musculotubarius **94**, 101, 104
- nasolacrimalis **79**
- nervi facialis **99**, 100
- — hypoglossi 27, **32**, **104–105**
- obturatorius **230**, 351, 360, **366**, 477, 496, **497**, **531**
- opticus **27**, **33**, 73, **78–79**, 83T, **104–105**
- palatinus(-i) major 51, 75
- — minores 51
- palatovaginalis 104
- pterygoideus (= Vidianus'scher Kanal) **33**, **48**, 51
- pudendalis (= Alcock'scher Kanal) **354**, 355, 361, 372, 521, 523, 534
- pyloricus 310
- sacralis **197**, 242
- semicircularis anterior 94, **98–99**, 100, 102–103
- — lateralis 94, 98, **99**, 100, 102
- — posterior 98, **99**, 100, 102–103
- spiralis cochleae 100
- — modioli **101**
- tibialis anterior 508T
- ulnaris (= Guyon'sche Loge) 403, 459T
- vertebralis **195**, 197

Cannon-Böhm'scher Punkt 14T, 17T, 312

Capitulum humeri **392**, 400T, 401

Capsula **309**
- adiposa (Ren) **340**
- articularis (Articulatio cubiti) 400, 417
- — (Articulatio genus) **479**, 483
- — (Articulatio humeri) 398–400
- — (Articulatio subtalaris) 488
- — (Articulatio temporomandibularis) **40**, **41**
- — cricothyreoidea 171
- externa **131**, 135
- extrema **131**, 135
- fibrosa (Glandula thyreoidea) 169
- — (Ren) **335**, **340**
- interna **112**, 113, **125**, **131–132**, **134–136**
- prostatica 355
- tonsillaris 181

Caput
- breve (M. biceps brachii) **45MT**, **48MT–49MT**, 207, 407, 409, **412**, **414**, 415, 441
- — (M. biceps femoris) **69MT**, 493–494, 501–502, 523T, 532–533, 535, 540
- claviculare (M. sternocleidomastoideus) **40MT–41MT**, 149, **150**, 154, 164, **165**
- costae 189, **189**, **288**
- epididymidis **232**, 233, **385**
- femoris **9**, **346**, **467**, **474**, 476, **477**, 495
- fibulae **4**, **468**, 469, 480–481, 485, 493–494, 503, 533, 542
- — (M. biceps femoris) **67MT**
- humerale (M. extensor carpi ulnaris) **52MT**
- — (M. flexor carpi ulnaris) **52MT**, 419
- — (M. flexor pollicis longus) **56MT**
- — (M. pronator teres) **48MT**, **50MT–51MT**, 417, 419–420, 448, 451, 453
- humeri 392, **396**, 399, 412
- humeroulnare (M. flexor digitorum superficialis) **52MT**, 420
- inferius (M. pterygoideus lateralis) **2MT–3MT**, **45**
- laterale (M. biceps brachii) 435
- — (M. flexor hallucis brevis) **81MT**, 511–513, 549T, 550
- — (M. gastrocnemius) **68MT**, **75MT**, **77MT**, 481, **493–494**, 502–503, 505–507, 540
- — (M. pterygoideus medialis) **2MT**
- — (M. triceps brachii) **48MT–49MT**, 409–411, 414–415, 435T, 441, **443**, 445
- longum (M. biceps brachii) **45MT**, **49MT**, 207, 397, **398**, 399, 407, 409, **412**, 413T, **414**, 415, 435, **441**
- — (M. biceps femoris) **48MT**, **66MT**, **68MT–69MT**, 493–494, 497, 501–502, 523T, 532–533, 535, 540
- — (M. triceps brachii) **45MT**, **48MT–49MT**, 237, 397–398, 407, 409–411, 413T, 415, 435T, 440, 443–445
- mallei **95**, 96
- mandibulae **23**, **38**, 39, **40**, 45
- — Luxation 26
- mediale (M. flexor hallucis brevis) **81MT**, 511–513, 549T
- — (M. gastrocnemius) **68MT**, **75MT**, **77MT**, 492, **493–494**, 505–506, 540, 543
- — (M. pterygoideus medialis) **2MT**
- — (M. triceps brachii) **48MT–49MT**, 409–411, 414–415, 419, 435, 443–445
- *medusae* 297
- — *Pfortaderhochdruck* 228
- nuclei caudati 111, **112**, 125, **131**, **134–136**
- obliquum (M. adductor hallucis) **80MT**, 512, **513**, 550, 554
- — (M. adductor pollicis) **57MT**, 423, 456, 460
- ossis metacarpi **395**, 402, **404**
- — metatarsi 470, **473**, **512**
- pancreatis 291, **304**, 318–319, 327, 332
- phalangis (Pes) 471
- — proximalis (Manus) **395**, 461
- profundum (M. flexor pollicis brevis) **57MT**, **59MT**, 426, 456, 458
- — (M. pronator quadratus) **418**
- radiale (M. flexor digitorum superficialis) **52MT**, 420
- — (M. flexor pollicis longus) **56MT**
- radii **393**, 401
- rectum (M. rectus femoris) **66MT**, 477, 503
- reflexum (M. rectus femoris) 477, 503, **66MT**
- stapedis 95
- sternale (M. sternocleidomastoideus) **40MT–41MT**, 149, **150**, 154, 164, **165**
- superficiale (M. flexor pollicis brevis) **57MT**, **59MT**, 423, 426, 448T, 456, 459
- — (M. pronator quadratus) **418**
- superius (M. pterygoideus lateralis) **2MT–3MT**, **45**
- tali **472**, 485, 488, 491
- transversum (M. adductor hallucis) **80MT**, **511**, 512, **513**, 552, **553**, 554
- — (M. adductor pollicis) **57MT**, 423, 456, 460
- ulnae 393, **401**, 418
- ulnare (M. extensor carpi ulnaris) **52MT**
- — (M. flexor carpi ulnaris) **52MT**, 419
- — (M. pronator teres) **48MT**, **50MT–51MT**, 417, 419, 448, 451, 453

Cardia **289**, 317, 331
Carina tracheae **260**

Cartilago(-ines)
- alaris(-es) major 69, **69**
- — minores 69
- arytenoidea **170**
- bronchiales 263
- corniculata (= Santorini'scher Knorpel) 170–171
- costalis **187**, 254
- cricoidea 167–168, **170**, 171, 173, 176
- cuneiformis (= Wrisberg'scher Muskel) 171
- epiglottica **170**, 181
- epiphysialis 481
- laryngis **170**
- meatus acustici 93

# Sachverzeichnis

Cartilago(-ines)
– nasi 69T
–– lateralis 48
– septi nasi 69
– thyreoidea 167, **170**, 173, 176, 181, 260
Cartilago(-ines)
– trachealis(-es) 167–168, **260**
– triticea 170–171
– tubae auditivae 93, **180**
Caruncula(-ae)
– hymenales 373
– lacrimalis 77, **81**
– sublingualis **60**, 61, 66, **67**, 68
*Cataracta senilis* 89
Cauda
– epididymidis 233, **385**
– equina **240–242**
–– Arterien 243
–– *Magnetresonanztomographie* 245
–– *Myelographie, lumbale* 245
– helicis 92
– nuclei caudati 132–133, **134–135**
– pancreatis 304, 309, **317**, 318, 327
Cavernae corporum cavernosorum 382
Cavitas(-tes)
– abdominis 249T
– conchae (= Cavum conchae) 92
– glenoidalis 396, **398–399**
– laryngis, Einteilung 173T
– medullaris 9
– pelvis 249T
– pericardiaca 269T
– peritonealis 249T
– pleuralis **253**
– thoracis 249T
– tympanica 93
Cavum
– articulare = Spatium symphyseum **475**
– septi pellucidi 135
– serosum scroti 233, 386
– trigeminale (= MECKEL'sche Höhle) 113–114
– tympani **93**
Cellula(-ae)
– ethmoidales 39, 71, **73**, 74, 79, 87
–– anteriores **34**, 71, 72T, **73**, 76, 78
–– posteriores 72T, **73**, 76, 78
–– mastoideae 39, **94**, 99, 102, 202
–– *Entzündung* 94

Centrum
– tendineum (Diaphragma) 212, 228, 290–291
–– perinei 351, 381, 384
Cerebellum 109, **112**, 116T, 118, 120–121, **126–127**
Cervix
– dentis 58
– uteri 374, **376**, 377, 379
– vesicae 370
CHAISSAIGNAC'sche Pseudolähmung 400
CHAISSAIGNAC'scher Höcker (= Tuberculum anterius = caroticum, 6. Halswirbel) **190**, 191–192, **193**
Chemorezeption (Glomus caroticum) 14T
Chiasma
– opticum 82, 108, **114**, **121**, 124, 131, 136–137
–– *Schädigung, Hemianopsie, bitemporale* 124
– plantare (= HENRY'scher Knoten) **510**, 511
– tendinum 427, 459, **512–513**
CHIEVITZ'sches Organ (= Organum juxtaorale) 66
Choanen 26, **69**, 179
*Cholezystektomie* 303
CHOPART'sche Gelenklinie 471
CHOPART'sches Gelenk (= Articulatio tarsi transversa) 470, **490**, 491
Chorda(-ae)
– arteriae umbilicalis = Plica umbilicalis medialis **11**, 356T, 369
– obliqua 400–401
– tendineae 277, 278, **279**
– tympani 48, 50, **52**, 56, 64, **65**, 66, **94**, **96–97**, **103–104**
– urachi 209
– uteroinguinalis 365
– uteroovarica 363, 380
Choroidea 87, **88**, 89–90
*Chylothorax* 285
*Chylusfistel* 184
Cilia 77, 80
Cimino-Shunt 457
Cingulum **124**
– pectorale = membri superioris 8
– pelvicum = membri inferioris 8, 187
Circulus
– arteriosus cerebri (= WILLIS'scher Arterienring) 137
–– iridis major **90**

––– minor **90**
Circumductio 6T
Circumferentia
– articularis radii **393**, 400T
–– ulnae 393, **401**, 402T

Cisterna
– ambiens 109
– cerebelli superior 109
– cerebellomedullaris posterior (magna) **108–109**
––– *Liquorentnahme* 108
––– *Magnetresonanztomographie* 245
– chiasmatica 109
– chyli 12, 340, **344**
– interpeduncularis 109
– laminae terminalis 109
– pericallosa 109
– pontis 109
– pontomedullaris 109
– quadrigeminalis = venae magnae cerebri 109
Claustrum 131, **135**
Clavicula 8, 184, 223, 267–268, 282, **391**, 397, 409, 412, 414
CLELAND'sche Hautbänder 424
Clivus **27**, 32, 39
CLOQUET'scher Kanal (= Canalis hyaloideus) 89
Cochlea **98–99**, 100, **101**, 102–103
COCKETT'sche Venen (= Vv. perforantes) 517
COLLES'sche Faszie (= Fascia inferior diaphragmatis urogenitalis) 355
COLLES'sche Faszie (= Fascia penis superficialis 383
COLLES'sche Faszie (= Fascia perinei superficialis) 352, 355, 366
COLLES'sches Band (= Ligamentum reflexum) 209–210, 231, 498
Colliculus(-i)
– facialis **128**
– inferior (Lamina tecti = quadrigemina) **113**, **119**, **128**, 144
– seminalis **385**, 387
– superior (Lamina tecti = quadrigemina) **113**, **128**, 133
Collum
– anatomicum (Humerus) **392**
– chirurgicum (Humerus) **392**, **396**
– costae **189**
– femoris **467**, 476
– fibulae **468**, 540
– glandis penis 382
– mallei 95

– mandibulae **38**, 40
–– *Frakturen* 41
– radii **393**
– scapulae **391**
– tali **472**, 488
– vesicae biliaris = felleae **302**
Colon (s.a. Dickdarm) **324**, 331, 334
– arterielle Versorgung **328**
– ascendens 256–257, 311, 325, 327–328, 331, 340
–– Anheftungsfeld **332**
– descendens 257, 292, **320**, **322**, 325, 327–328, 331, 340
–– Anheftungsfeld **332**, 334
– sigmoideum 229, **249**, 321, **322**, 325, 328, 330, 333, 372
–– Mesenterium **332**
– transversum **249**, 256, 292, 311, 313, 315–316, 318, **321**, 322, 325–326, 328, 330
– Varianten **325**
Columna(-ae)
– anales (= MORGAGNI'sche Säulen) **370**
– anterior (Medulla spinalis) 239
– fornicis **123**, 124, **131**, **134–135**, 136, 144
– lateralis (Medulla spinalis) 239
– posterior (Medulla spinalis) 239
– renales (= BERTIN'sche Säulen) 336, 343
– rugarum 373
–– anterior 375
–– posterior 375
– vertebralis (s.a. Wirbelsäule) 8, 187, **190**
Commissura
– anterior 108–109, **120**, **124**, 125, **131**, **134**
– colliculi inferioris 119
– epithalamica **134**
– fornicis 123, 144
– labiorum anterior 373
–– posterior 373
– lateralis palpebrarum 77, 80–81
– medialis palpebrarum 77, 80
– posterior 108
– valvularum semilunarium 279
*Computertomogramm/-graphie*
– Innenohr 102
– Lendenwirbel 245
– Mittelohr 102
– Nasennebenhöhlen 76
– Oberbauchorgane **318**
– Orbita 76

– Schnittansichten 6T
– Thorax 266
Concha(-ae)
– auriculae 92
– nasalis/nasi inferior 21T, 22, 26, **34**, 39, **70**, 71, 76, **81**, 179
– – media **34**, **70–71**, 76, 179
– – superior **70**
– sphenoidalis 33
Condylus
– humeri **392**
– lateralis femoris 9, **467**, **478**, 479, 481
– – tibiae **468**, 469, 485, 542
– medialis 9
– – femoris **467**, **478**, 479, 481–483
– – tibiae **468**, 478
– occipitalis 26, **32**, 191
Confluens sinuum **107**, 108–109, 112, **114**, 143
Conjugata
– anatomica 348T
– diagonalis 348T
– externa = Diameter BAUDELOQUI 347T
– recta = Diameter recta 348T–349T
– vera = obstetrica 347T–348T
Connexus intertendinei 414, 421, **422**, 427
Conus
– arteriosus 277, **278**
– elasticus **171**, 172–173
– medullaris **240–241**
– – Magnetresonanz-tomographie 245
COOPER'sche Bänder (= Ligamenta suspensoria mammaria) **224**, 226, 230–231
COOPER'scher Streifen 400
COOPER'sches Band (= Ligamentum pectineum) **230**, 231, 477, 531
Corium = Dermis **18**, 53, 386
Cornea **77**, **88**, 89–90
Cornu
– ammonis **123**, 132–133
– anterius (Medulla spinalis) **239**
– coccygeum 196, 213, 357
– frontale = anterius (Ventriculus lateralis) **111–112**, 130, 135
– inferius (Cartilago thyreoidea) **170**
– – (Hiatus saphenus) 492
– – (Margo falciformis, Hiatus saphenus) 209
– laterale (Medulla spinalis) **239**

– majus (Os hyoideum) 38, 61, 161, 170, 176–177
– minus (Os hyoideum) 38, 161, 170, 176
– occipitale = posterius (Ventriculus lateralis) **111–112**, 124, 130, **135**
– posterius (Medulla spinalis) **239**
– sacrale 196, 213
– superius (Cartilago thyreoidea) **170**
– – (Hiatus saphenus) 492
– – (Margo falciformis, Hiatus saphenus) 209
– temporale = posterius (Ventriculus lateralis) **112**, **130**, 132, 134
– uteri 376
Corona
– ciliaris 89
– dentis **58**
– glandis 381, **382**
– mortis 356
– radiata **125**
Corpus(-ora)
– adiposum buccae(= BICHAT'scher Wangenfettkörper) 53, **66**
– – infrapatellare (= HOFFA'scher Fettkörper) **479**, 480, **483**, **542**
– – orbitae 76–77, **86**, 87
– – pararenale **340**
– – preepiglotticum 181
– albicans 376
– amygdaloideum **131**
– axis 201
– callosum 108–109, 112, **120**, **123**, 124–125, **131**, 144
– cavernosum ani 370
– – obturatorium 366
– – penis 364, 366, **382–383**
– – recti 370
– cerebelli 127T
– ciliare **88–89**, 90
– claviculae 391
– clitoridis **373**
– costae **189**
– dentis **192**
– epididymidis **385**
– femoris **467**, 476, 478
– fibulae **468**
– fornicis 123, **132**
– gastricum 310, **313**, 314, 320
– geniculatum laterale **124**, 127–128, **132**
– – mediale 113, **119**, 124, 127, 129, **133**
– humeri **392**

– incudis **95**
– luteum 376
– mamillare 108–109, **120–121**, **123**, 124, **132**, 136
– mandibulae 22, 23, **38**
– medullare cerebelli 133
– nuclei caudati 132
– ossis hyoidei **38**, 67, 170
– – ilii 346, 465
– – ischii 465
– – metacarpi **395**
– – metatarsi 470, **473**, 491
– – pubis 465
– – sphenoidalis 28, 33, 153, 198
– pancreatis **304**, 327
– penis 381
– – Querschnitt **383**
– phalangis (Pes) 471
– – proximalis **395**
– pineale 108, **113**, 116T, 120, **128**, **133**, 134
– spongiosum penis **381–383**
– sterni 9, **187**, 212, 266, 290
– tibiae **468**, 478
– trapezoideum **119**
– unguis **461**
– uteri **374**, 376
– vertebrae 169, **193**, 199, 201–203
– – Magnetresonanz-tomographie 245
– vesicae biliaris = felleae 302, 304
– – urinariae 366, **367**
– vitreum 87–88, **89**
Corpuscula lamellosa (= VATER-PACINI-Körperchen) 10
Cortex
– akustischer, primärer 122
– (Cerebellum) 133
– cerebri 106
– lingulärer 122
– motorischer, primärer 122, 125
– ovarii 376
– präfrontaler 122
– prämotorischer 122, 125
– renalis 336, 343
– somatosensibler, primärer 122
– – sekundärer 122
– supplementär-motorischer 122
– visueller, extrastriärer 122
– – primärer 122
CORTI'sches Organ (= Organum spirale) **101**

Costa(-ae) 8, 169, 182, 184, 194, 202–205, 213, **238**, 254, 256–258, 268, 282–284, 286, 291, 339–340
– fluctuantes 188
– spuriae **188**
– verae 188
COWPER'sche Drüse (= Glandula bulbourethralis) 364, **382**, 383, **384**
Cranium 8
Crena ani 5, 347
Crista(-ae)
– buccinatoria 38
– choanalis vomeris 35
– conchalis 36–37
– costae 189
– ethmoidalis 36–37
– frontalis 29
– galli **27**, 28, **34**, **71**, 73, 76
– iliaca (Os ilium) 5, 347, 405, **465**, 475, 493
– infratemporalis 33
– intertrochanterica (Femur) **467**, 475–476
– lacrimalis anterior 79
– – posterior 34, 79
– (Matrix unguis) 461
– medialis (Fibula) 468
– musculi supinatoris 393
– nasalis 36
– obturatoria (Os pubis) 465
– occipitalis externa 26, 32
– – interna 27, 32
– palatina **36**
– pubica (Os pubis) 465
– sacralis lateralis 196–197
– – medialis (intermedia) 196–197
– – mediana (Os sacrum) **196**, 197, 213, 346, 475
– sphenoidalis 33
– supinatoria 400
– supracondylaris lateralis 392
– – medialis **392**
– supramastoidea 31
– suprastyloidea 393
– supravalvularis 279
– supraventricularis 278
– temporalis 38
– terminalis 277, **278**
– transversa 99–100
– tuberculi majoris **392**
– – minoris **392**
– urethralis 368, 385
– vestibuli 100
– zygomaticoalveolaris 23, **36**, 39

# Sachverzeichnis

Crus(-ra)
– anterius (Anulus inguinalis superficialis) 210
–– (Capsula interna) 135
–– (Malleus) 95
– antihelicis 92
– breve (Incus) 95
– clitoridis 373
– dextrum (Diaphragma) 25MT
–– (Pars lumbalis diaphragmatis) 206, **212**, 290, 318
– fornicis 123, **133**, **135**, 136, 144
– helicis **92**
– intermedium (Pars lumbalis diaphragmatis) 290
– laterale (Anulus inguinalis superficialis) **209**
–– (Cartilago alaris major) 69
–– (Pars lumbalis diaphragmatis) 290
– longum incudis **95**, 96–97
– mediale (Anulus inguinalis superficialis) **209**, 210
–– (Cartilago alaris major) 69
–– (Pars lumbalis diaphragmatis) 287, 290
– membranaceum commune 100
–– simplex 100
– osseum commune 100
–– simplex 100
– penis 364, **366**, 382–383
– posterius lateralis (Capsula interna) 135
–– (Malleus) 95
– sinistrum (Diaphragma) 25MT
–– (Pars lumbalis diaphragmatis) 206, **212**
Culmen 126, 127T
cuneocerebellare Fasern 127T
Cuneus 120
Cupula
– cochleae 100–101
– pleurae **182–184**, 253, **255–258**, **264**, 268, 285–286, 407
Curvatura
– major (Gaster) **310**, 320
– minor (Gaster) **310**, 314
Cuspis
– anterior (Valva atrioventricularis dextra = Valva tricuspidalis) 267, 274, 277–278
–– (Valva atrioventricularis sinistra = Valva mitralis) 274, 277, **278**
– commissuralis (Valva atrioventricularis sinistra = Valva mitralis) **278**
– posterior (Valva atrioventricularis dextra = Valva tricuspidalis) 274, 277–278
–– (Valva atrioventricularis sinistra = Valva mitralis) 274, 277, **278**
– septalis (Valva atrioventricularis dextra = Valva tricuspidalis) 274, 277–278
Cutis = Epidermis **18**
Cymba conchae 92

# D

*Dakryolithen* 81
*Dakryostenose* 81
– *Tränenwege, Punktion* 81
*Dakryozystitis* 81
Dammmuskeln **351–352**
Dammregion
– äußere, bei der Frau 362, **373**
– Arterien **521**
– Blut- und Nervenversorgung 362
– bei der Frau **352–353**
– Leitungsbahnen **362**
– beim Mann **352**, 362, **384**
–– Ansicht von unten **384**
*Dammriss* 352
*Dammschnitt = Episiotomie* 352
Darm 377
– Bauchhöhlenwand **331**
– Bildgebung **325**
– Innervation, parasympathische 17T
– Lymphabfluss **331**
– Lymphknoten **331**
– *Röntgendarstellung* **325**
Darmbauch **320–323**
– Lagevarianten **320–321**
Darmdrehung 320
Darmgefäße 326–329
DARWIN'scher Höcker (= Tuberculum auriculare) 92
Dauergebiss, Zahnformel **58**
Daumengelenke, Bewegungsumfang 428T
Daumengelenkmuskeln 56MT–59MT
Daumengrundgelenk, Bewegungsumfang 428T
Daumensattelgelenk 402T
– Bewegungsumfang 428T
Declive 126, 127T
Decussatio pyramidum **125**, 128
*DÉJERINE-KLUMPKE'sche Parese* 433
DENONVILLIER'sche Faszie (= Fascia rectoprostatica, Septum rectoprostaticum) 360–361, **364**, 381
Dens(-tes)
– axis 39, **192**, **200**, 201–202
–– *Fraktur* 192
– caninus 37, 58
– incisivus(-i) 37
–– lateralis 58
–– medialis 58
– molaris(-es) 37
–– primus 58
–– secundus 58
–– tertius 58
– premolaris(-es) 37
–– primus 58
–– secundus 58
– sapientiae 58
– serotinus 58
Dentinum (Corona dentis) 58
dentoalveoläre Fasern 58
dentogingivale Fasern 58
Dermatom
– Bildung 13
– Hals 159
– obere Extremität 438
– Rumpfwand, hintere 234
– Rumpfwand, vordere 222
– untere Extremität 525
Dermis = Corium **18**
*Dermoide, Mediastinum* 253
Desmodont 58
Deszensus
– Beckenorgane 350T
– testis 229
– uteri 350T
– vaginae 350T
*Diabetes mellitus, Glaskörpereinblutungen* 89
Diameter
– BAUDELOQUI = Conjugata externa 347T
– recta = Conjugata recta 348T–349T
– transversa 348T–349T
Diaphragma 12, 24MT–25MT, 159, 204, 249T, 250, 255, **256–257**, 267–268, 275, 289, 291–292, 309
– pelvis 249T, **350**, 352T, **353–354**, 355, 371, **379**
– sellae **108**, 115
– urogenitale 352T, **353**, 355, 364, 381
–– beim Mann **353**

Diaphysis 9
Dickdarm, HEAD'sche Zonen 222
Dickdarm (s.a. Colon) 313, **321**, **322**
– Ansicht von vorn **313**, **321–322**
– Arterien 328, **329**
Diencephalon 116T, **128**
Digitationes hippocampi 123
Digitus
– quartus (Manus) 394
– quintus (Manus) 394
– secundus (Manus) 394
– tertius (Manus) 394
DIP-Gelenk 402T, 404
Diploe **25**, 39, 106
*Diploevenen, Keimverschleppung* 106
*Diplopie, Lähmungsschielen* 82
Discus
– articularis (Articulatio sternoclavicularis) **397**
–– (Articulatio temporomandibularis) **40**, 45
–– (Articulatio ulnocarpalis) **401**, 402T
– intervertebralis **190**, 198, **199**, 200–201
–– Querschnitt **201**
– nervi optici 91
distal 6T
Distantia
– cristarum 347T
– spinarum 347T
– trochanterica 347T
Diverticulum
– ampullae ductus diferentis 385
– ilei **322**
Divisio(-nes)
– dorsales (Plexus brachialis) 433T
– lateralis dextra und sinistra (Hepar) 296T
– medialis dextra und sinistra (Hepar) 296T
– ventrales (Plexus brachialis) 433T
*Doppelbilder* 86
DORELLO'scher Kanal (Abducensbrücke, bindegewebige) 115
dorsal 6T
Dorsalaponeurose 508
– (Manus) **404**, 423
Dorsum
– linguae **60**, **62**
– manus 2, 5
– nasi 57
– pedis 2, 4
– penis 381
– sellae 27

Douglas'sche Linie (= Linea arcuata = semicircularis) 173, 208, 211, 227–230, 465
Douglas'scher Raum (= Excavatio rectouterina) 363, 365, 374
Douglas'punktion, Tubargravidität 374
Drosselvenen, Nasenmuschel 71
*Drucksteigerung, intrakranielle, Hirnabszesse/-tumoren* 111
Duchenne-Erb'sche Parese 433
Ductulus(-i)
– aberrans inferior 385
–– superior 385
– efferentes 385
– excretorii (Glandula lacrimalis) 80–81
Ductus(-us)
– alveolaris 263
– arteriosus = Botalli 11, 272, 275
– choledochus 293, 301, 302–304, 305–306, 313–315, 317, 318–319
–– Mündungsvarianten 305
– cochlearis 98, 101
– cysticus 293, 295, 301, 302, 304, 315, 317
– deferens 228, 229–233, 322, 363–364, 369, 381, 384, 385, 386
–– Arterien 386
–– Venen 386
– ejaculatorius 385, 387
–– Mündung 385
– endolymphaticus 98, 100, 102
– epididymidis 364
– excretorius 385
– hepaticus 301, 303, 317
–– communis 294–295, 301, 302, 304
–– dexter 295, 301, 302
–– sinister 295, 301–302
– lactiferi 224, 224
– lymphaticus (= thoracicus dexter) 12
– nasolacrimalis 72T, 81
– pancreaticus accessorius (= Santorini'scher Gang) 303, 304, 305–306, 308
– pancreaticus (= Wirsung'scher Gang) 302–303, 304, 305–306, 319
–– Mündungsvarianten 305
– paraurethrales (= Skene'sche Gänge), Mündung 368
– parotideus (= Stensen'scher Gang) 43, 53, 66, 68

– reuniens 98
– semicircularis anterior 98
–– lateralis 98
–– posterior 98
– sublingualis(-es) major 66
–– minores 66
– submandibularis 66, 67–68, 160–161
– thoracicus 12, 182, 183–184, 253T, 285–287, 288, 290, 291
–– Chylusfistel 184
–– histologischer Schnitt 12T
–– Mündung 12
–– Verletzungen 285
– venosus = Arantii 11
Dünndarm 321, 329
– Abschnitte 324
– Ansicht von vorn 321, 322
– Blutversorgung 326
– Head'sche Zonen 222
– Schleimhautrelief 324
– Sellink-Aufnahme 325
Duodenum 249, 257, 291–292, 295, 304, 310–311, 313–314, 316, 318–319, 321, 334, 340
– Abfluss, venöser 307
– Arterien 306
– Head'sche Zonen 222
– Lymphabfluss und Lymphknoten 307
*Dupuytren'sche Erkrankung* 423, 551
Dupuytren'sche Faszie (= Aponeurosis palmaris) 409, 423, 436, 458
Dura mater
– cranialis = encephali 98, 106–107, 108, 110, 111, 114–115, 200
–– Innervation 14T
–– sensible Versorgung 108
– spinalis 200, 241–242
*Durchblutungsstörungen*
– *cerebrale* 138
Durchmesser
– erster schräger 348T
– zweiter schräger 348T
*Dysphagie* 266
*Dysphonie, A.-cerebelli-inferior-Verschluss* 138

# E

Ebenen 6–7
Edinger-Westphal'scher Kern (= Nucleus oculomotorius accessorius = autonomicus) 14T, 17, 85, 129, 133

*Einflussstauung, V. cava superior* 220, 287
Eingeweidearterien, Ansicht von vorn 298
*Einwärtsschielstellung, N.-abducens-Lähmung* 128
*Ektropion paralyticum, M.-orbicularis-oculi-Parese* 42
Elevatio 6T
Elle s. Ulna 393
Ellenbogengelenk s.a. Articulatio cubiti 400
– Bewegungsumfang 417
– Muskeln 417
Ellenbogengelenkmuskeln 48MT–51MT
Ellenbogenregion
– Arterien 451
– epifasziale Venen, intravenöse Injektionen 450
– Leitungsbahnen 450
–– tiefe 451
– Muskeln, tiefe 417
Eminentia
– carpalis radialis 395
–– ulnaris 395
– collateralis (Ventriculus lateralis) 112
– conchae 92
– cruciformis 32
– iliopubica = iliopectinea 348, 465
– intercondylaris 469, 478, 484
– medialis (Fossa rhomboidea) 128
– mediana (Hypothalamus) 120
– pyramidalis 94
– scaphae 92
Enamelum (Corona dentis) 58
Encephalon s. Gehirn 116
Endocardium 279
*Endokarditis, rheumatische* 279
Endolymphräume 101
Endoskopie
– Adnexe 380
– Uterus 380
*Engpasssyndrom des N. ulnaris* 419
Enophthalmus 86
– Entzündungen, Orbita 47
Epicardium 269T
*Epicondylitis*
– *radialis = „Tennisellenbogen"* 416
– *ulnaris = „Golferellenbogen"* 416
Epicondylus
– lateralis 5

–– femoris 467, 480–481, 484
–– humeri 392, 400, 409, 416–417, 452Epicondylus
Epicondylus
– medialis 5
–– femoris 467, 480–481, 483–484
–– humeri 392, 415, 419
Epidermis = Cutis 18
Epididymis 233, 364, 386
Epiduralabszess 74
Epiduralanästhesie 242
Epiduralhämatom 25
Epiglottis 62, 173
*Epiglottitis acutissima* 175
*Epilarynx* 173T
*epileptische Anfälle, Hirnvenenthrombose* 143
Epineurium 10
Epiorchium 233, 385–386
Epipharynx 69
Epiphyse 116T
Epiphysenlinie 9
Epiphysis
– anularis 194–195
– distalis (Femur) 9
– proximalis (Femur) 9
*Episiotomie = Dammschnitt* 352
*Epistaxis* 75
– *Locus Kiesselbach* 75
Epithalamus 116T
Epithelkörperchen 167
Epitympanon 96
Eponychium 461
Epoophoron 376
Erb'sche Lähmung 255
Erb'scher Punkt (= Punctum nervosum - Hals) 162, 236, 268
*Erblindung*
– *Makuladegeneration* 91
– *retinale, vaskuläre* 84
*Erregungsbildungsstörungen* 281
– *heterotope* 281
– *normotope* 281
Erregungsleitungssystem, Herz 280–281
*Ertaubung, Schädelbasisfrakturen* 98
Eustachio'sche Klappe (= Valvula venae cavae inferioris) 267, 277, 278
Eustachio'sche Röhre (= Tuba auditiva) 179–180
Excavatio
– disci 88, 89, 91
– rectouterina (= Douglas'scher Raum) 363, 365, 374

# Sachverzeichnis

Excavatio
- rectovesicalis **249**, **363–364**, **381**
- vesicouterina **363**, **365**, 374

Extensio 6T

Extensoren
- Hand 421
- Kniegelenkmuskeln, vordere **66MT**, **67MT**
- Oberarm 411
- Unterarm 419

Extensorenloge
- Unterschenkel 544
-- *Kompartmentsyndrom* 542

*Extrauteringravidität* 380

Extremität
- obere s. Arm
- untere s. Bein

Extremitas
- acromialis (Clavicula) **391**
- anterior (Ren) 308
- inferior (= Polus inferior, Ren) 335
-- (Testis) 385
- posterior (Ren) 308
- sternalis (Clavicula) **391**, 396
- superior (= Polus superior, Ren) 335
-- (Testis) 385

# F

Fabella 484

Facette, laterale und mediale (Facies articularis patellae) 468

Facies
- anterior partis petrosae 31
-- patellae 468
-- (Ren) 335, 337
-- (Ulna) 393
- anterolateralis (Humerus) 392
- anteromedialis (Humerus) 392
- articularis acromialis **391**, **396**
-- anterior (Dens axis) 191, **192**
-- calcanea anterior (Talus) 472, 485, 488
--- media (Talus) 472, 485T, 488
--- posterior (Talus) 472, 485T, 488
-- capitis costae 194T, **199**
-- fibulae **469**, 478T
-- carpalis 393
--- radii 402T
-- (Cartilago thyreoidea) 170, 172
-- clavicularis **396**
-- cuboidea (Calcaneus) 472
-- fibularis (Tibia) **469**, 478T
-- (Fossa mandibularis) **40**
-- inferior (Atlas) 191
--- (Tibia) **469**, 485
--- (Vertebra cervicalis) **192**, 193, 195
--- (Vertebra lumbalis) 197T
-- ligamenti calcaneonavicularis plantaris 472
-- malleoli lateralis **469**, **485**
--- medialis **469**, **485**
-- navicularis (Talus) 485T
-- patellae 468, 478T, **479**, 483
-- posterior (Dens axis) 191T, 192, **200**
-- (Processus articularis superior ossis sacri) 197
-- sternalis **391**, **396**, 397
-- superior (Atlas) 191, **192**, 200
--- (Condylus medialis tibiae) **469**, **478**
--- (Dens axis) 191, **192**
--- (Processus articularis superior ossis sacri) 197T
--- tibiae 482
--- (Vertebra cervicalis) 191, 193
--- (Vertebra lumbalis) 195
--- (Vertebra thoracica) 199
-- talaris anterior (Calcaneus) 472, 485T, 488
--- media (Calcaneus) 472, 488
--- posterior (Calcaneus) 472, 485T, 488
-- tuberculi costae 194T
-- auricularis (Os ilium) 465, **474**
--- (Os sacrum) **196**, **474**
- cerebralis (Os sphenoidale) 33
- colica (Ren) 308
- diaphragmatica 259, **308**, 309
-- (Hepar) **294**
- externa (Os frontale) 29
-- (Os parietale) 30
- gastrica (Ren) 308
- glutea (Os ilium) 465
- inferior linguae 60
-- partis petrosae 101
- infratemporalis (Maxilla) 36
- interna (Os parietale) 29
-- (Os temporale) 30
- intervertebralis (Corpus vertebrae) 194, **195**
- lateralis (Os zygomaticum) 35, 79
-- (Ovarium) 375
-- tibiae 468, 542
-- (Ulna) 393
- lunata acetabuli (Os coxae) **474**, 476
- malleolaris lateralis (Talus) 472
-- medialis (Talus) 472, 485
- maxillaris (Ala major ossis sphenoidalis) 33
-- (Os palatinum) 51
- medialis (Cartilago arytenoidea) 170
-- (Fibula) 468–469
-- (Ovarium) 375
-- (Tibia) 4, 468
-- (Ulna) 393
- mediastinalis (Pulmo) 259
- nasalis (Lamina horizontalis ossis palatini) 36
-- (Lamina perpendicularis ossis palatini) 36
-- (Maxilla) 37
-- (Os palatinum) 36
- orbitalis (Ala major ossis sphenoidalis) 33, **79**
-- (Maxilla) 28, 36, **79**
-- (Os frontale) 29, **78–79**
-- (Os palatinum) **36**
-- (Os zygomaticum) 35, **79**
- patellaris (Femur) **467**, 478, **479**, 481, 483
- poplitea (Femur) 467
- posterior (Cartilago thyreoidea) 170
-- (Corpus humeri) 391T, 392
-- (Fibula) 468, 506
-- (Lens) 89
-- partis petrosae 31
-- (Prostata) **384**
-- (Ren) 304, 335
-- (Tibia) 468, 544
-- (Ulna) 393
- renalis (Facies visceralis) 308, 337
- sacropelvica (Os ilium) 465
- superior (Trochlea tali) 472, 485T
- symphysialis (Os pubis) 348–349, **465**
- temporalis (Ala major ossis sphenoidalis) 33
-- (Os frontale) 29
-- (Os temporale) 31
-- (Os zygomaticum) 35
- urethralis (Penis) 382

*Fallhand, Radialisschädigung* 443

FALLOPIO'sches Band (= POUPART'sches Band = Ligamentum inguinale) 4, **207**, **209–212**, 220, 228, **230–231**, 361, 494, 497–498, 516, 519T, 528, **529**, **531**

Falx
- cerebri 106, **107**, 108, 111–113
- inguinalis (= HENLE'sches Band) **211**, 230–231
- septi 279

Fascia(-ae)
- abdominalis (externa) 226
-- superficialis 231, 492
- antebrachii 419T, **436–437**, 450, 457
- axillaris **436**, **439**
-- profunda **439**
-- superficialis **439**
- brachii 411, **436**, 437, 439, 445, 450
- clavipectoralis **223**, 439
- colli = cervicalis 151, 155T, **160**, 161–162, 166, 169, 182
-- pretrachealis 154, 155T
-- prevertebralis 154, 155T
-- superficialis 154, 155T
- cremasterica 210, **232–233**, **386**
- cribrosa (Hiatus saphenus) 492, 517, **526**
- cruris 508, 517, 542, 544, **545**
-- superficialis 492–493, 544
- deltoidea (profunda) 223, 413, 441
- dentata 133
- diaphragmatica 228
-- inferior 289
-- superior 289
- digiti minimi **551**
- dorsalis manus 404, 421
-- pedis 492, 510T, 546
- endopelvina 366
- endothoracica 224, 227, **254**, 255, **288**, 290
- glutea 352, 405–406, **493**, 501, **527**, 533
- hallucis **551**
- hypothenaris 458
- iliaca 214, 230, 529
- iliopsoas (= ABERNETHY'sche Faszie) **495**
- inferior diaphragmatis pelvis (= WALDEYER'sche Faszie) 352–353, **354**, 355, 364
--- urogenitalis (= COLLES'sche Faszie) **352**, 355
- infraspinata 405

Fascia(-ae)
– lata 209, 352, 406, 483, **492**, 500T, **527**, 529, 532, **535**
– lumbodorsalis 213
– masseterica 42
– musculi quadrati lumborum 214, 495
– nuchae **154**
– obturatoria 230, **350**, 352, **353–354**, 355, 360, **361**, 366, 379, 534
– omoclavicularis 162
– palmaris manus 421T
– parotidea 42, **160**, 161
– parotideomasseterica 149, **160**
– pectinea 230
– pectoralis 154, 165, 223, **224**, 226
– – (superficialis) 436, 439
– pelvis parietalis 366
– – visceralis 355, 366
– penis profunda (= Buck'sche Faszie) **233**, 355, 383
– – superficialis **233**
– – superficialis (= Colles'sche Faszie) 352, 355, 383
– perinei superficialis (= Colles'sche Faszie) 352, **352**, 355, 366, 383
– pharyngobasilaris **176–177**, 178, 181
– phrenicopleuralis 255, 287
– plantaris 510T
– – profunda 553
– poplitea **493**, 517
– presacralis 364
– recti 354, **364**
– rectoprostatica (= Septum rectoprostaticum, Denonvillier'sche Faszie) 360–361, **364**, 381
– rectosacralis **360**
– renalis **340**
– spermatica externa 210, **231–233**, **386**
– – interna 210, **231–233**, **386**
– subcutanea (= Camper'sche Faszie) 226
– superior diaphragmatis pelvis 354–355
– suprapleuralis (= Sibson'sche Faszie) **184**, 407
– supraspinata 405
– temporalis **43**
– thenaris 458
– thoracica interna 224, 228, 254
– thoracodorsalis 213

– thoracolumbalis **214**, 215, 235, 237, 238T, **405**, 406, 493, 527
– tonsillaris **178**, 181
– transversalis **208–211**, 214, 227–231, 233, **340**, 366
– vesicalis 355
– viscerales 155T
Fasciculus(-i)
– arcuatus 123T
– atrioventricularis (= His'sches Bündel) 281
– ciliaris (Pars palpebralis m. orbicularis oculi) 43, 77
– cuneatus (= Burdach'scher Strang) **128**, 129, 239
– gracilis (= Goll'scher Strang) **128**, 129, 239
– interauricularis (= Bachmann'sches Bündel, vordere Internodalbahn) 280
– – (= Tandler'sches Bündel) 280
– lateralis (Plexus brachialis) 223, 433T, **444**
– lenticularis 124
– longitudinales (Aponeurosis palmaris) 423
– – (Aponeurosis plantaris) 510, **551**
– – (Ligamentum cruciforme atlantis) 200
– longitudinalis inferior 123T
– – superior 123T
– medialis (Plexus brachialis) 223, 433T, **444**
– occipitofrontalis 135
– – inferior 123T
– – superior 123T
– parietooccipitalis 125
– posterior (Plexus brachialis) 223, 433T, **444**
– sinuauricularis superior anterior 280
– transversi (Aponeurosis palmaris) 423, 458
– – (Aponeurosis plantaris) 510, **551**
– uncinatus 123T
Faserknorpelplatten, Finger 404
Fastigium 126
Faszienlogen
– Hand **421**
– Mittelhand 421T
– Oberarm 411
– Schulter **411**
Fazialisknie
– äußeres 50
– inneres 50
*Fazialisschädigung* 55

– *periphere* 53
– – *Felsenbeinfraktur* 103
Felderhaut 18T
Felsenbein s. Pars petrosa ossis temporalis **102**
*Felsenbeinfraktur, Fazialisschädigung, periphere* 103
*Femoralhernien* 230
Femur 8, **467**, 482–483
– arterielle Versorgung **531**
– Längsschnitt 9T
Femurkopf 9T
*Femurkopfnekrose* **531**
Fenestra
– cochleae = rotunda **94**, **98**, 100
– vestibuli = ovalis 96, **98**, 100
Fersenbein s. Calcaneus **472**
Fettgewebe
– subkutanes 18
– suprapatellares 483
Fibra(-ae)
– arcuatae cerebri 123T
– – internae 129
– frontopontinae 125
– intercrurales 209
– obliquae (Tunica muscularis des Magens) 310
– temporopontinae 125
– zonulares 77, 88
Fibrocartilago interpubica 475
Fibula 8, **468–469**, 478, 485–486, 488
*fibular* 6T
Filum(-a)
– durae matris spinalis 242
– olfactoria **75**
– olfactoria (= Nervus olfactorius [I]) 14T, 15, 75, **104**
– radicularia 240
– terminale (Pars duralis) 242
– – (Pars pialis) 240–241
Fimbria(-ae)
– hippocampi **123**, **132**, 133–134
– ovarica 375
– tubae uterinae **375**
Finger
– *Infektionen* 461
– Leitungsbahnen **461**
– *schnellender* 424
– Sehnenscheiden **425**
Fingerbeere 18T
Fingerbeugesehnen, *Verdickungen, lokale* 424
Fingerendgelenke 402T
– Beugung und Streckung 428T
Fingergelenke
– *Beugekontraktur* 423
– Funktion **428**

Fingergelenkmuskeln 52MT, 54MT–55MT, 60MT
– kurze 60MT–61MT
Fingergrundgelenke 402T
– Bewegungsumfang 428T
Fingermittelgelenke 402T
– Beugung/Streckung 428T
Fingergelenkmuskeln, lange 53–54MT
Fingernagel **461**
Fingernerven, *Leitungsanästhesie* 457
First, vertikaler (Facies articularis patellae) 468
Fissura(-ae)
– accessoria (Hepar) 294T
– antitragohelicina 92
– horizontalis **126**, 127T
– – pulmonis dextri 255, **256**, **258**, 259, 266
– ligamenti teretis 293
– longitudinalis cerebri 117, 121, 135
– mediana anterior (Medulla spinalis) **239**, 240
– obliqua pulmonis 255, **256–258**, 259, 266
– orbitalis inferior 22, 51, **78–79**, 83T
– – superior 21, **22**, **33**, 39, **48**, **78–79**, 83T, **104–105**
– petrosquamosa 26, 40
– petrotympanica (Glaser'sche Spalte) **26**, **40**, **48**, **104–105**
– posterolateralis **126**, 127
– precentralis 126
– prima **126**, 127
– principalis (Hepar) 294T
– secunda **126**
– sphenopetrosa 104–105
– squamosomastoidea 31
– tympanomastoidea 31, 93, 104–105
– tympanosquamosa 26, 40
*Fisteln, supralevatorische* 354
Flexio 6T
Flexoren
– Finger 424, 427
– Hand 419–420, 421T
– Kniegelenkmuskeln, hintere 68MT–69MT
– Oberarm 414, 415
– Unterarm 419-420
Flexorenloge
– Unterschenkel 544
– – *Kompartmentsyndrom* 542–544
– – Leitungsbahnen **543**
– – Muskeln **543**

# Sachverzeichnis

Flexura
- coli dextra 292, 313, 316, 321, 324–325, 328
-- sinistra 268, 313, 325, 328
--- Innervation 14T
- duodeni inferior 304, **317**
-- superior 304
- duodenojejunalis 292, 303–304, **317**, 318, **321–322**, 323, 326–327, **331**, 332
- inferior lateralis (Rectum) 370
- intermedia lateralis (Rectum) 370
- perinealis (Rectum) 364
- sacralis (Rectum) 364, 372
Flocculus **126**, 127T
Flügelgaumengrube s. Fossa pterygopalatina 51
*Flüsterdreieck, offenes* 172
*Fluoreszenzangiographie* 91
Folium vermis **126**, 127T
Folliculi lymphatici solitarii 324
Follikel, sprungreifer 376
Fontanelle(n) s.a. Fonticulus
- anteroinferiore 74
- *Geburt* 21
- hintere 70
- *kleine* 21
- posteroinferiore 74
- posterosuperiore 74
- vordere 70
Fonticulus
- anterior **21**
- mastoideus (= posterolateralis) **21**
- posterior **21**
-- *Hinterhauptslage* 21
- sphenoidalis (= anterolateralis) **21**
Foramen(-ina)
- apicis dentis (Radix dentis) 58
- caecum 27, 29, 61, 73
-- linguae **62**, 179
- costotransversarium 198
- cribrosa (Os ethmoidale) 27, 34
- ethmoidale anterius 29, 34, **48**, 74, **78–79**
-- posterius 29, 34, **48**, 74, **78–79**
- frontale 29, 46, 49
- incisivum 26, 37, **48**, 62, **104–105**
- infraorbitale 22, 36, 46, **48**, 49, 51, 73, **78**, 79
- infrapiriforme 356, **497**, 519T, 521, 523

- interventriculare (= Monro'sches Foramen) **111–112**, 123, **130**, 135
- intervertebrale 191, **193**, **195**, 197–200, 242
-- *Einengung* 195
- ischiadicum majus 475, **497**, 519T, 521
-- minus 475, **497**, 519T, 521
- jugulare **26–27**, 99, **104–105**
- lacerum 26, 27, 104–105, 180
- magnum 26, **27**, 28, **32**, **104–105**
- mandibulae **38**
- mastoideum 31, 104
- meningoorbitale 104
- mentale 22, 37, **38**, 46, 49
- musculi recti lateralis 83
- nasale **35**, 49
- nutricium (Humerus) 392–393
-- (Tibia) 468–469
-- (Fibula) 468
- obturatum 350, 379, **465**, 476
- omentale = epiploicum (= Winslow'sches Foramen) 292, 313, **332**
- ovale 11, **26–27**, 28, **33**, **48**, 73, 79, **104–105**
- palatinum(-a) majus 26, 36, **48**, 75, **104–105**
-- minora 26, **36**, **48**, 104–105
- papillaria 336
- parietale 25, 30
- rotundum 27, **33**, 39, **48**, 51, **78**, 79, **104–105**
- sacralia 346
-- anteriora **196**, 197
-- posteriora **196**, 197, 213
- singulare **99**, 100
- sphenopalatinum 48, 51, 70, 75, **79**, **104–105**
- spinosum 26, 27, **33**, **48**, 99, **104**, 105
- stylomastoideum 26, 50, **94**, 99, **104–105**
- supraorbitale 22, **29**, 46, 49, **78**
- suprapiriforme 356, **497**, 519T, 521, 523
- transversarium **192–193**
- venae cavae **212**, 228, 290T
- vertebrale 193–194, **195**
-- *Einengung, Osteophytenbildung* 193
- *Weitbrecht* 398
- zygomaticofaciale 35, 46, **48**, 49
- zygomaticoorbitale **78–79**

- zygomaticotemporale 35, 46, **48**, 49
Forceps
- frontalis = minor **124**
- occipitalis = major **124**
Formatio reticularis 129
Fornix 109, **112**, **120**, **123**, 131, **136**
- conjunctivae **77**
- humeri 397T, **412**
- pharyngis 181
- sacci lacrimalis 81
- vaginae **374**, 375
Fossa(-ae)
- acetabuli **465**, 476
- antihelicis 92
- axillaris 4, **406**
- canina **36**
- cerebellaris 27, 32
- cerebralis 27, 32
- clavi-deltoideo-pectoralis (= Mohrenheim'sche Grube) **223**
- condylaris 26
- coronoidea 392, 401
- cranii anterior 27, 113
-- media 27, 112–113
-- posterior 27, 113
- cubitalis 450
- digastrica 38
- glandulae lacrimalis 29
- hypophysialis **27**, **33**, 39, 70
- iliaca **465**
- infraclavicularis 4, 207
- infraspinata **391**
-- Leitungsbahnen 442
- infratemporalis **55–56**
- inguinalis lateralis **211**, **228**, 230T, **363**
-- medialis **211**, **228**, 229T–230T, **363**
- intercondylaris **467**
- interpeduncularis 124, 128, 132
- ischioanalis = ischiorectalis **534**, 352, **353–354**, 355, **360**, 366, 372
-- Lymphknoten 371
- malleoli lateralis 469
- mandibularis **26**, **40**, 45
- navicularis **382**
- olecrani **392**, 400–401
- olfactoria 27, 71
- ovalis 11, **278**
- paravesicalis 228
- poplitea 5
- pterygoidea **33**, 36
- pterygopalatina **51**, **56**, 73–74, 79

- radialis 392
- retromandibularis **54**
-- Leitungsbahnen, oberflächliche 54
- retromolaris 38, 60
- rhomboidea **113**
- sacci lacrimalis 74, **78**
- scaphoidea 33
- subarcuata 31
- subscapularis 391
- supraclavicularis major 4
-- minor 4, 165
- supraspinata **391**, 397
-- Leitungsbahnen 442T
- supratonsillaris 181
- supravesicalis 228, **229**, 363
- triangularis 92
- trochanterica **467**
- vesicae biliaris = felleae 302
- vestibuli vaginae 373
Fossula petrosa 40
Fovea
- articularis (Caput radii) 400T
-- inferior 194T
-- superior 194T
- capitis femoris **467**, 476
- centralis **88**, 89, **91**
- costalis **194**
-- inferior **193**, 199
-- processus transversi **193**, 194T
-- superior **193**, 199
- dentis 191–192
- pterygoidea **38**, 40
- sublingualis 38
- submandibularis 38
- trochlearis 29, 49
Foveola(-ae) 91
- ethmoidales **29**
- granulares **25**, 29, 106
- suprameatica 31
*Frakturen*
- *Collum mandibulae* 41
- *Mandibula* 55
Frankenhäuser'sches Ganglion (= Plexus uterovaginalis) 378
*Frankfurter (Deutsche) Horizontale* 24T, 110T
Frenulum
- clitoridis 373
- labii inferioris **60**
-- superioris 60
- linguae **60**, 67
- ostii ilealis (= valvae ilealis) 324
- preputii 382
Frohse'sche Sehnenarkade (= Eingang des Supinatorkanals) 416–417, 420, 452

Frons 24
Frontalebene 6T
*Fundoskopie* 88, 91
Fundus
– gastricus 310, 318, 327
– uteri 363, **374, 376,** 380
– vesicae 367
–– biliaris = felleae 302, **320**
Funiculus
– anterior (Medulla spinalis) 239
– lateralis (Medulla spinalis) 239
– posterior (Medulla spinalis) 239
– spermaticus 207–211, **232,** 526, 528
Fuß
– *Bildgebung* 491
– Muskeln 509
– Querschnitt 510
– Schleimbeutel 514–515
– Sehnenscheiden 514–515
Fußgelenke 490
– Bewegungsmöglichkeiten 509
– Kapsel-Bandapparat 489
Fußmuskeln
– kurze 78MT–81MT
– lange 70–77MT
Fußrücken
– Leitungsbahnen 446, 447, 548
– Muskeln 508, 509, **548**
Fußskelett 470–471
Fußsohle (= Planta pedis) 510
– Faszien 551
– Faszienlogen 542, 550
– Leitungsbahnen 549, 551–554
– Muskeln 511-513, **552–554**
– Nerven 549
Fußwölbungen
– Verspannungen 510

# G

Galea aponeurotica 42–43, **44,** 52, 149, 236
Galen'sche Anastomose (= Ramus communicans cum nervo laryngeo inferiore) 175
Galen'sche Vene (= V. magna cerebri) 107, **143**–144, 145
Gallenblase (s.a. Vesica biliaris = fellea) 302
– Arterien, Varianten 299

– Head'sche Zonen 222
Gallengänge/-wege, ableitende 302
– Aufzweigung, intrahepatische 301
– Leber 295
– Leberfunktionsszintigraphie 301
– *Magnetresonanztomographie* 301
– Mündung 302
– Varianten 302
Ganglienzellen, Retina 14T
Ganglion(-ia)
– aorticorenalia 252
– cardiacum 252, **280**
– cervicale inferius 175, 183–184
–– medium 16, 168, **183–184,** 280
–– superius 16, 77T, 155T, **159, 177–178, 182,** 184, 280
– cervicothoracicum = stellatum 16, 164, **169, 182,** 252, 280, **285, 287–288**
– ciliare 17, 48, 84, **85,** 87
– cochleare = spirale cochleae 14T
– coeliaca 16, **252, 345,** 378
– geniculi 14T, 50, 85, **103**
– impar 252
– inferius = nodosum (N. vagus) 14T, **159,** 174, 252
–– (N. glossopharyngeus) 14T
– lumbalia 252, 378
– mesentericum inferius 16, 252, **345**
–– superius 16, 252, **345**
– oticum 17, 48, **66,** 75
– pelvica 17
– phrenicum 252
– pterygopalatinum 17, 48, 51T, 52, **66, 75, 85,** 103
– renalia 345
– sacralia 252
– spinale 13, 113, 129, **239–241,** 242
–– lumbale 242
–– (N. thoracicus) 285
–– sacrale 242
– spirale cochleae 101
– stellatum = cervicothoracicum 252, 280, **285, 287–288**
– stellatum =cervicothoracicum 16, 164, **169, 182,** 184
– sublinguale 66, 67–68
– submandibulare 17, 48, 64, **66–68,** 161

– superius = jugulare (N. vagus) 14T, 159, 252
–– (N. glossopharyngeus) 14T
– thoracicum(-a) 184, 252, 280, 283, 524
–– splanchnicum 252
– trigeminale = semilunare (= Gasser'sches Ganglion) 14T, 48, **52,** 85, 103, **114,** 115
– trunci sympathici 13
– vestibulare 14T
Gasser'sches Ganglion (= Ganglion trigeminale = semilunare) 14T
Gaster = Ventriculus 249, 256–257, 291–292, 309, **310,** 311, 316, 319, **320,** 334
– Blutversorgung 295, **311**
– Head'sche Zonen 222
– Innervation, parasympathische 312
– Lymphknoten 312
– Schleimhautrelief 310
Gaumen 51T
– harter/weicher, Leitungsbahnen 62
Gaumenbein s. Os palatinum 36
*Gaumenmandeln, Entzündung* 62
Gaumenmuskeln 16MT–17MT
Gaumensegel 180
– Muskeln 180
*Gaumenspalte, Mittelohrbelüftung* 180
Gebiss, Schlussbissstellung 58
*Geburt*
– *Fontanellen* 21
– *Schädelnähte* 21
Geburtskanal
– Beckenmaße, äußere 347
– knöcherner 349
Gefäße, Innervation, sympathische 16T
Gehirn 116T, **128T**
– Ansicht von basal 121
–– von oben 117
–– von rechts-seitlich 118
– Arterien 139–141
– Arteriogramm 139
– Entwicklung 116
– Frontalschnitte 131–133
– Gliederung 116
– Horizontalschnitte 134–135
– Innervation, sympathische 16T
– Mediansagittalschnitt 120

– Richtungs-/Lagebezeichnungen 116
– Sagittalschnitte 136
– Venen 139, 143–145
Gehirnsitus 111–112
Gehörgang
– äußerer s. Meatus acusticus externus 93
– innerer s. Meatus acusticus internus 99
– Innervation 14T
– Sagittalschnitt 93
– Sensibilität 14T
Gehörknöchelchen 95
– Paukenhöhle 96
Gehörorgan, Blut- und Nervenversorgung 102
Gelenke, Übersicht 8
Geniculum nervi facialis 50, 103
Genitale
– äußeres, Blut- und Nervenversorgung 362
– männliches 232
–– äußeres 381
–– Innervation, parasympathische 17T
––– sympathische 16T
– weibliches, äußeres 373
––– Blutversorgung 357
–– inneres, arterielle Versorgung 377
–– inneres, Innervation 378
––– Lymphabflüsse und Lymphknoten 378
–– Innervation, parasympathische 17T
––– sympathische 16T
Genitalorgane, weibliches, inneres, Innervation 378
Gennari'scher Streifen = Vicq d'Azyr'scher Streifen (= Area striata) 135–136
Genu
– corporis callosi 123, 135
– nervi facialis 129
Gerdy'sches Höckerchen (= Tuberculum tractus iliotibialis) 468, 484, 503, 507
Gesäßmuskeln 65MT
Gesäßregion s. Glutealregion
– Leitungsbahnen 521, 533–534
– Muskeln 533–534
– Schleimbeutel 496
*Geschmacksfunktion* 103
Geschmacksinnervation, Zungenoberfläche 65
*Geschmacksstörung, Fazialisschädigung* 103

# Sachverzeichnis

Gesichtshaut 14T
Gesichtsmuskeln 4MT–5MT
– oberflächliche 149
Gesichtsregion
– Arterien 46
– *Entzündungen* 47
– oberflächliche 53–54
– tiefe, seitliche 55–56
Gesichtsschädel (= Viscerocranium) 21, 74
– Knochen 21T
–– Arterienaustritte 46
GIMBERNAT'sches Band (= Ligamentum lacunare) 209, 211, 230, 231, 519T, 531
Gingiva 58
*Gingivitis* 60
Glabella 22, 29
Glandula(-ae)
– anales, Mündung 370
– bronchiales 263
– bulbourethralis (= COWPER'sche Drüse) 364, 382, 383, 384
–– arterielle Versorgung, Varianten 369
– ductus choledochi 302
– labiales 57, 66
– lacrimalis 80, 82–83, 85, 87
–– Innervation 85
– laryngeales 173
– lingualis(-es) anterior = apicis linguae (= BLANDIN-NUHN'sche Drüse) 66
–– posteriores 66
– nasales 66, 71
– palatinae 62, 66
– parathyreoidea(-ae) 167
–– inferior 167, 174, 175
–– superior 167, 174, 175
– parotidea 53, 66, 160, 162, 167
–– accessoria 66
– pinealis s. Corpus pineale
– sublingualis 66, 67–68
–– Innervation 14T
– submandibularis 53, 66, 67–68, 150, 154, 160, 161–162, 164, 167, 178
–– Abszess 160
–– Innervation 14T
– suprarenalis 341
–– dextra 317–318, 337, 338, 345
–– sinistra 318, 333, 337
– tarsales (= MEIBOM'sche Drüsen) 77
– thyreoidea (s.a. Schilddrüse) 167, 168, 169, 174–175, 177

– urethrales (= LITTRÉ'sche Drüsen) 368, 382
– vesiculosa (= Vesicula seminalis) 360, 369–370, 384–385, 387
–– *Sonographie, transrektale* 364
– vestibularis major (= BARTHOLIN'sche Drüse) 365, 373
Glans
– clitoridis 362, 373
– penis 364, 381–382, 383
GLASER'sche Spalte (= Fissura petrotympanica) 26, 40, 48, 104–105
*Glaskörpereinblutungen, Diabetes mellitus* 89
Glaskörpergrenzmembran
– hintere 89
– vordere 89
*Glaskörperhämorrhagie* 88
*Glaskörpertrübungen* 88
Gleichgewichtsfunktion 14T
Gleichgewichtsorgan, Blut- und Nervenversorgung 102
*Gleithernie* 289
Globus
– pallidus 116T, 125, 131, 136
–– lateralis 131, 134
–– medialis 131, 134
Glomus(-era)
– caroticum 14T, 159, 164, 178
– caudalia 357
– coccygeum 250T, 357
Glottis 173T
glottischer Raum 173T
*Glottisschluss, unvollständiger* 175
„Golferellenbogen" = Epicondylitis ulnaris 416
GOLL'scher Strang (= Fasciculus gracilis) 128, 129, 239
Gonadenarterien 342
– Varianten 342
Gonion 24
Granulationes arachnoideae (= PACCHIONI'sche Granulationen) 106, 110
GRATIOLET'sche Sehstrahlung (= Radiatio optica) 124, 135
*grauer Star* 89
GRAYSON'sche Hautbänder 424, 459
Grenzlamelle, hintere 364
Grenzstrang s. Truncus sympathicus 177, 182–184
– lumbosakraler 340

Großhirnrinde, Versorgung, arterielle 141
Großzehenloge 550
GRYNFELT'*sche Hernie* 405
GRYNFELT'sches Dreieck (= Trigonum lumbale fibrosum = superius) 238, 405
GUYON'sche Loge (= Canalis ulnaris) 403, 459T
– Druckschädigung des N. ulnaris 458
Gyrus(-i)
– angularis 118
– *Atrophie* 117
– breves insulae 119, 134
– cinguli 120–121, 123, 131, 135
– dentatus 123, 132
– fasciolaris 123, 136
– frontalis inferior 118
–– medius 117–118, 120
–– superior 117, 120
– insulae 112, 127
– lingualis 120–121
– longus insulae 119
– occipitotemporalis lateralis 121
–– medialis 121
– orbitales 121
– parahippocampalis 121, 123, 132
– parietalis inferior 118
– postcentralis 117–119
– precentralis 50, 117–119, 125
– rectus 120–121
– supramarginalis 118
– temporalis(-es) inferior 118, 121
–– medius 118
–– superior 118, 119
– transversi (HESCHL'sche Querwindungen) 112, 119
– uncinatus 123, 132

# H

Habenula 113, 128
*Hackenfuß* 543
*Hämatom*
– *epidurales* 25
– *subdurales, Schädelbasisfraktur* 114
– *subperichondrales, Ohrmuschel* 92
*hämorrhagischer Infarkt, Hirnvenen* 143
*Halbseitenlähmung* 239

– *A.-cerebri-media-Verschluss* 138
HALLER'sche Zellen 76
HALLER'scher Bogen (= Ligamentum arcuatum laterale/mediale, Zwerchfell) 212
Hallux 4
– *valgus* 513
Hals
– Arterien 156, 157
– Bindegewebsräume 155
– Faszien 154
– Leitungsbahnen, epifasziale 162
–– oberflächliche 162
– Lymphknoten 158
– Mediansagittalschnitt 181
– prä- und paravertebrale Strukturen 182
– Querschnitt 183
– sensible Versorgung 159
– tiefe Region 182
– Venen 158
– vordere Region 165
–– Leitungsbahnen 174
Halsdreieck
– Innervation, motorische 159
–– sensible 159
– seitliches 166
–– Leitungsbahnen 163
– vorderes 165–166
Halsfaszien 155, 164
– *Neck dissection* 154
– *(Senkungs-)Abszesse* 155
Halsgefäße, Nervenversorgung, vegetative 159
*Halsmarkkompression* 192
Halsmuskeln 8MT–13MT, 149–150, 218
– oberflächliche 149
– praevertebrale 12MT
– prävertebrale 13MT, 153
– seitliche, tiefe 12MT–13MT, 153
Halsorgane
– Innervation 14T
– sympathische und parasympathische Versorgung 252
*Halsrippe* 163
Halswirbel s.Vertebrae cervicales 193
Halswirbelsäule
– Frontalschnitt 201
– MRT 201
– *Röntgenaufnahme* 202
– *Veränderungen, degenerative* 193
Hammer s. Malleus 95

Hamulus
- lacrimalis (Os lacrimale) 34, 79
- laminae spiralis 100
- ossis hamati 395, 403, 424, 426
- pterygoideus 33, 176, **180**
Hand
- Amphiarthrosen 402T
- Arterien **446–447**, 455
- Extensoren 421-422
- Faszienlogen 421
- Fingersehnenscheiden 424
- Flexoren 420-421, 424
- Leitungsbahnen, tiefe 460
- Muskeln **422–424**, 426
- Nerven **448–449**, 456
- Querschnitte 458
- Röntgenaufnahme 404
- Sehnenscheiden 421
-- Handrücken 421
-- palmare 425
- Streckensehnenluxation und -zerreißung 422
Handgelenk(e) s.a. Articulationes manus 420
- Arthrose 401
- Bewegungsmöglichkeiten 420
- distales 402T
- proximales 402T
Handgelenkmuskeln 52MT–55MT
Handinnenseite, Leitungsbahnen **458–459**
Handmuskeln
- kurze 60**MT**
- lange 54**MT**
Handrücken, Leitungsbahnen 457
Handskelett s. Ossa manus 394, 395
Harnblase 367
- Arterien 369
-- Varianten 369
- Innervation, parasympathische 17T
-- sympathische 16T
- Lumen 367, 387
- Muskulatur 368
- Venen 369
Harnblasenboden 367
Harnblasengrund 382
*Harnblasenkarzinom* 377
Harnleiter (s. Ureter) 367
Harnröhre (s. Urethra) 382
Harnwege, ableitende
- bildgebende Verfahren 343
- *Multislice-Computertomographie* 343

- Varianten **338**, 339
Hasner'sche Klappe (= Plica lacrimalis) 72, **81**
Hauptachsen 6T
Hauptbronchien, Ansicht von hinten 263
Hauptebenen 6T
Hauptlymphstämme 12T
Haustra coli 324
Haut 18
- Innervation, radikuläre 13T
-- sympathische 16T
- Versorgung, sensible 438
*Hauttumoren, Ohrmuschel* 92
Head'sche Zonen 222
Heister'sche Spiralfalte (= Plica spiralis = Klappe des Ductus cysticus) 302
Helicotrema 98, 100, **101**
Helix 92
*Hemianopsie*
- *bitemporale* 124
- *homonyme* 124
*Hemiarthrosis uncovertebralis* 191T
Hemispherium cerebelli **126**, 127T, 133
Henle'sches Band (= Falx inguinalis) 211, 230, **231**
Henry'scher Knoten (= Chiasma plantare) 510, **511**
Hepar (s.a. Leber) 11, 256–257, 291–292, **293**, 318, 319, 327, 334, 340, 343
*Hernien*
- *axiale* 289
- *epigastrische* 208
- *paraoesophageale* 289
*Hernienoperation, N. -femoralis-Schädigung* 528
Herz **272-282**
- Erregungsleitungssystem **280–281**
- fetales 11T
- Frontalschnitt 277
- Head'sche Zonen 222
- Innervation 280
-- parasympathische 17
-- sympathische 16T
- *Multislice-Computertomographie* 276
- Schema 10T
- Situs 267
- Transversalebene 275
Herzbeutel, Gefäße, zu- und abführende 269
*Herzbeuteltamponade, Perikarderguss* 267
Herzbinnenräume **277–279**

Herzgefäße **270-271**
- *Multislice-Computertomographie* 276
- Transversalebene 275
Herzhöhlen, *Magnetresonanzangiographie* 276
*Herzinsuffizienz, Pleuraerguss* 253
Herzkammer(n)
- linke 279
- Querschnitte 270
- rechte 278
-- *Dilatation* 278
Herzklappen
- Auskultationsstellen 268
- Projektion 268
Herzkranzarterien = Aa. coronariae **270-271**
- *Bypass-Operation* 254
- Innervation, sympathische 16T
- Versorgungstypen 271
Herzmuskulatur, Innervation, sympathische 16T
Herzvenen 271
Heschl'sche Querwindungen (Gyri temporales transversi) **112**, 119
Hesselbach'sches Band (= Ligamentum interfoveolare) **210–211**, 228, 230–231, 233
Hesselbach'sches Dreieck (= Trigonum inguinale) **211**, 230
Heubner'sche Arterie (= A. centralis longa = A. recurrens) 140
Hiatus
- adductorius 500, **501**, 502
- analis 379
- aorticus 212
-- (Diaphragma) 250, 290T, 340
- axillaris lateralis 440
-- medialis 440
- basilicus 436, 445, 450
- canalis nervi petrosi majoris 94, 104–105
---- minoris 104
- communis 289
- maxillaris 37, **74**
- oesophageus 212, 228, 287, **289**, 290T
- sacralis **196–197**, 213, 346
- saphenus 209, 492, 517, 526
- semilunaris 70, **72**, 76
- tendineus adductorius 516, **533**, 540

- urogenitalis 379
*Hiatushernien* 289
Hilum
- ovarii 376
- pulmonis 259, **268**
- renalis 335
- splenicum = lienale **308–309**, 314
Hilus 12
- nuclei dentati 133
Hinterhauptsbein s. Os occipitale 32
*Hinterhauptslage, Fonticulus posterior* 21
Hinterhauptsregion **53**, 236
Hinterstrangbahnen 129T
- *Degeneration* 129
Hippocampus 122, **123**, **133–134**
*Hirnabszess* 74
- *Drucksteigerung, intrakranielle* 111
Hirnarterien **138–141**
*Hirnatrophie, vaskulär bedingte* 112
Hirnbasis
- Arterien **138**, 140
- Venen 138
Hirngefäße, Ansicht von oben 110
Hirnhaut/-häute 106
- Ansicht von oben 110
- harte 107
-- Innervation 14T
*Hirnkarten, PET-Studien* 122
Hirnnerven **14–15**, 114, **128**
- *Ausfälle/Schädigung, Hirnstammtumoren* 128
-- *raumfordernde Prozesse, intrakranielle* 111
- Funktion 14
- parasympathische 129T
- *Schädigung, Schädelbasisfraktur* 113
- Ursprungszellen 14
- Zuordnung 14
Hirnnervenkerne 129
- motorische 129T
- sensible 129T
- sensorische 129T
Hirnrindenareale 122
Hirnschädel s. Neurocranium 21
Hirnstamm **113**, 128
*Hirnstammtumoren, Hirnnervenausfälle* 128
*Hirntumoren, Drucksteigerung, intrakranielle* 111

# Sachverzeichnis

Hirnvenen  **143–145**
– Einmündung in den Sinus sagittalis superior  **145**
– *hämorrhagischer Infarkt*  143
– *MR-Angiographie*  145
– *Thrombose*  143
His'scher Winkel  **289**
His'sches Bündel (= Fasciculus atrioventricularis)  281
– *Block*  281
Hoden (s.a. Testis)  **232–233, 385–386**
– Arterien  386
– *ektope*  229
– Head'sche Zonen  222
– Querschnitt  386
– Venen  386
Hodenhüllen  **232, 386**
– Arterien  386
– Venen  386
Hodentorsion  232
Hodentumoren  386
Hörfunktion  **14T**
Hoffa'scher Fettkörper (= Corpus adiposum infrapatellare)  **479, 480, 483, 542**
Hohlhand
– Muskeln  **61MT**
– Sehnenscheiden  **425**
Hohlhandbogen, arterieller, tiefer  **455T, 460**
horizontale Achse  **6T**
Horner'sche Trias, Bronchialkarzinom  182
Horner'scher Muskel (= Pars profunda, M. orbicularis oculi)  **4MT, 6MT,** 43
Horner'scher Symptomenkomplex  287
Hornhauttrübung  88
Hüftgelenkmuskeln  **62MT–65MT**
Hüftmuskeln  **62MT–65MT**
Hüftregion  **496**
– Leitungsbahnen, epifasziale  **527**
– Muskeln  **495**
Hufeisenniere  338
Humerus  8, **392,** 398, 400–401, 411, 440–441, 445
Humeruskopfluxation  398
Humphrey'sches Band (= Ligamentum meniscofemorale anterius)  **482**
Hunter'scher Kanal (= Canalis adductorius)  499
*Hydrocele funiculi spermatici und Hydrocele testis*  233

*Hydronephrose*  338
*Hydroureter*  338, 377
Hydrozephalus
– *e vacuo*  112
– *internus occlusus*  130
Hymen  **373**
*Hypästhesie, A.-cerebri-media-Verschluss*  138
*Hyperakusis*  103
*Hyperparathyreoidismus*  167
Hypertonie
– *arterielle, A.-cerebri-media-Verschluss*  138
–– *Ductus arteriosus persistens*  272
– *pulmonale*  278, 279
Hypoglossusschädigung  68
Hyponychium  **461**
*Hypopharynxdivertikel, Zenker'sches*  288
Hypophyse s. Corpus pineale
*Hypophysentumor, Chiasma-opticum-Schädigung*  124
Hypophysis cerebri  **108,** 109, 115
*Hyposmie*  71
Hypothalamus  **116T**
Hypothenar  **4**
Hypothenarloge  **421T**
Hypothenarmuskeln  **61MT,** 409, 421, 426
Hypotympanon  **96**

## I

*Ikterus, Pankreaskarzinom*  305
ileocaecaler Übergangsbereich, arterielle Versorgung  **328**
ileocolische Arkade  328
Ileum  **249, 320–321,** 322, 324–325, 327
– *Meckel'sches Divertikel*  322
Ileus  **326**
Impressio(-nes)
– cardiaca (Hepar)  **259, 294T**
– colica (Hepar)  **294T**
– digitatae (= gyrorum)  27
– duodenalis (Hepar)  **294T**
– gastrica (Hepar)  **294T**
– ligamenti costoclavicularis  391
– renalis (Hepar)  **294T**
– suprarenalis (Hepar)  **294T**
Incisura(-ae)
– acetabuli  **465**
– apicis cordis  272

– cardiaca = cardialis  259, 310
– clavicularis  187, **396,** 397
– ethmoidalis  29
– fibularis  468–469
– frontalis  22, **29,** 46, 49, **78**
– interarytaenoidea  173, 179
– intertragica  92
– ischiadica major  465, 521
–– minor  465, 521
– jugularis  31–32, 187
–– sterni  165
– lacrimalis (Maxilla)  36
– ligamenti teretis  293
– mandibulae  37
– mastoidea  26
– nasalis (Maxilla)  36
– pancreatis  314
– parietalis (Os parietale)  31
– preoccipitalis  118
– pterygoidea (Os sphenoidale)  **33**
– radialis  **393, 400T**
– scapulae  **391,** 397
– sphenopalatina (Os palatinum)  36, **51**
– supraorbitalis  46, 49, **78**
– terminalis auricularis  92
– thyreoidea inferior  170
–– superior  170
– trochlearis  **393, 400T**
– tympanica  93, 97
– ulnaris  **393, 402T**
– vertebralis inferior  195
–– superior  193, 195
Inclinatio pelvis  **348T**
Incus  **21T,** 93, **95, 97, 99,** 103
Indusium griseum  **123**
inferior  **6T**
infrahyale Muskeln  **10MT–11MT**
Infundibulum  **108,** 121, 124
– *ethmoidale*  **72,** 76
– *frontale*  74
Inion  24
Innenohr  **93, 102**
– *Computertomographie*  **102**
Inselrinde  **119**
Insula  116, **131,** 144
Interkostalarterien
– Anastomosen  **218T**
– *erweiterte, Rippenusuren*  219
Interlobularsepten  262
– *anthrakotisches Pigment*  262
Internodalbahn
– hintere (= Thorel'sches Bündel)  **280–281**
– mittlere (= Wenckebach'sches Bündel)  **280–281**

– vordere (= Bachmann'sches Bündel, Fasciculus interauricularis)  **281,** 282
*Internusschwäche*  172
Intersectio(-nes) tendineae  4, 207, **208**
Intestinum tenue s.a. Dünndarm  292
*Intubation, Kehlkopfsubluxation*  171
Intumescentia
– cervicalis  **240**
– lumbosacralis  **240–241**
Iris  **77,** 88–90
ischiocrurale Muskeln  5
Isthmus
– aortae  272
– cartilaginis auricularis  92
– glandulae thyreoideae  **167, 169**
– gyri cinguli  120
– (Tuba auditiva)  93
– tubae uterinae  375
– uteri  376

## J

Jacobson'sche Anastomose (= Plexus tympanicus)  66
Jacobson'sches Organ (= Organum vomeronasale)  69
Jejunum  **249,** 256, 292, 317–318, **320–321,** 322, 325, 327
Jochbein s. Os zygomaticum  35
Jochbogenmitte, Vertikale  **110T**
Jugum(-a)
– alveolaria  36–38
– cerebralia  27
– sphenoidale  33
Junctura tendinum  511–512

## K

Kahnbein s. Os naviculare  472
Kammerwinkel  **77,** 88
*Kanalhernien*  211, 231
Kaplanfasern (Kniegelenk)  503
Kapsel, innere, Venen  **144**
Karger'sches Dreieck  491
Karotisdreieck  **164**
Karotisscheide  **155T**
Karotisschleife  **178**
Karpalkanal (= Canalis carpi)  **403T, 420, 426,** 459T
Karpaltunnelsyndrom  459

*Katarakt* 89
kaudal 6**T**
*Kaudalanästhesie* 196
*Kaudasyndrom* 240
*Kauebene* 24
Kaumuskeln 2**MT**–3**MT**, 14**T**, **43**
– *Faszienlogenabszesse, Kieferklemme* 45
– *Frontalschnitt* 45
– *Funktionen* 45**T**
– *von lateral* 45
– *Propriozeption* 14**T**
Kehlkopf s.a. Larynx 170–175, **181**
– Ansicht von vorn **260**
– Blut- und Nervenversorgung **175**
Kehlkopfeingang, Geschmack 14**T**
Kehlkopfmuskeln 14-15**MT**, **172**
*Kehlkopfödem* 175
Kehlkopfskelett **170**
– Bänder **171**
– *Frakturen* 170
– Gelenke **171**
– knöchernes **170**
– *Subluxation* 171
Keilbein s. Os sphenoidale **33**
Keith-Flack'scher Sinusknoten (= Nodus sinuatrialis) 280
*Keratitis, M.-orbicularis-oculi-Parese* 42
Kerckring'sche Falten (= Plicae circulares) 302, 304, 324
Kiefergelenk s. Articulatio temporomandibularis **40**
Kieferhöhle = Sinus maxillaris 71–72, 86**T**
*Kieferhöhlenentzündung* 74
*Kieferklemme* 45
*kieferorthopädische Maßnahmen, anthropologische Messpunkte* 24
*Kiefersperre* 45
Kiemenbogen-Pharyngealbogen-Nerven
– Funktion 14
– Ursprungszellen 14
Kilian'scher Schleudermuskel (= M. constrictor pharyngis inferior) 14**MT**–15**MT**, 17**MT**, 152, 167, 171–172, **176–177**
Kilian'sches Dreieck 167, 176
*Klauen- oder Krallenhand, Ulnarisschädigung* 444
Kleinfingerballen, Muskeln 61**MT**
Kleinhirn **112**, **126**
– Gliederung **127**

– Projektionsfasern **127**
Kleinhirnstiele **127**
Kleinzehenloge **550**
Klitoris **373**
KM-Gelenk 402**T**, 404
Knie, Arterien **536–537**
Kniegelenk s. Articulatio genus **478**
– *Luxation* 543
Kniegelenkmuskeln
– Flexoren 68**MT**–69**MT**
– Extensoren 66**MT**–68**MT**
Kniekehle
– Leitungsbahnen **540**
– Muskeln **505**, 506, **540**
Knieregion, Ansicht von hinten **505**
Knochen 9**T**
– flacher 9**T**
– Formen und Struktur **9**
– kurzer 9**T**
– langer (Röhrenknochen) 9**T**
– Übersicht **8**
– unregelmäßiger 9**T**
Koch'sches Dreieck 281
Köhler'sche Tränenfigur 476
Körperkreislauf, großer 10**T**
Körperregionen
– Ansicht von hinten **3**
– – von vorn **2**
Kohlrausch'sche Falte (= Plica transversa recti) 365, 370
Kollateralbänder, Hand 404
Kollateralkreislauf, Rete articulare cubiti 451
*Kollumfrakturen, extra-/intrakapsuläre* 41
*Kolonkarzinom* 324
*Kolonpolypen* 324
Kolposkopie 375–376
Kommissuren **124**
Kompartmentsyndrom
– *Extensorenloge, Unterschenkel* 542
– *Flexorenloge, Unterschenkel* 543
Kondylenwange
– laterale (Facies articularis patellae) 467, 483
– mediale (Facies articularis patellae) 467, 483
Koniotomie 171
Kontinenzorgan 370**T**
Konusarterie 273
*Konussyndrom* 240
Kopf
– Gefäße, Innervation, parasympathische 17**T**
– Lymphknoten 47

– *Magnetresonanztomographie* 87
– *Mediansagittalschnitt* 181
– *Röntgenaufnahme* 39
– Sagittalschnitt, paramedianer **108**
– Venen **47**
– – oberflächliche **106**
Kopfgelenke, Bandapparat **200**
Kopfgelenkmuskeln 27**MT**, 36**MT**
Kopfmuskeln 2**MT**–5**MT**, 8**MT**
Kopf-Rumpf-Muskeln, gemischte 43**MT**
Kopfschwarte 53
– *Keimverschleppung über die Diploevenen* 106
Koronararterien s. Herzkranzarterien
koronare Schicht 6**T**
Kortex s. Cortex
Kortikalis 9
kranial 6**T**
Kreislauf, fetaler **11**
Kreislauforgane **10**
Kreuzbandverletzungen, *Kniegelenk* 481
Kreuzbein s. Os sacrum **196**
Kreuzbein-Darmbeingelenk s. Articulatio sacroiliaca **474**
*Kryptorchismus* 229
Kubitaltunnel 419
Kyphosis
– sacralis **190**
– thoracica **190**

## L

Labbé'sche Vene (= Vena anastomotica inferior) **143**
Labium(-a)
– anterius (Portio vaginalis cervicis) 375
– externum (Crista iliaca) 465
– inferius 60
– – (Oris) 57, 61
– internum (Crista iliaca) 465
– laterale (Linea aspera) 9, 467
– majus pudendi **373**
– mediale (Linea aspera) 9, 467
– minus pudendi **373**
– posterius (Portio vaginalis cervicis) 375
– superius (Oris) 57, 60
Labrum
– acetabuli = acetabulare **474**, **477**, 504

– glenoidale **397–398**, 399, 412
– inferius (Valva ileocaecalis = ilealis) 324
– superius (Valva ileocaecalis = ilealis) 324
Labyrinth
– häutiges **98**
– knöchernes **98–99**, **101**
– – Ausguss **100**
Labyrinthorgan
– Lage **98**
– *Verletzungen, Schädelbasisfrakturen* 98
Labyrinthus
– cochlearis **93**
– vestibularis **93**
Lacertus fibrosus 414, 450, 453
Lacuna(-ae) 519**T**
– lateralis superior 106, 110
– musculorum 106, 519**T**, **531**
– urethrales (= Morgagni'sche Lakunen) **368**, **382**
– vasorum **209**, **230**, 497–498, 519**T**, **531**
*Lähmung*
– *schlaffe, Bandscheibenvorfall* 240
– – *Querschnittssyndrom* 239
– – *Syndrom der A. spinalis anterior* 243
– *spastische, Querschnittssyndrom* 239
– *zentrale, Pyramidenbahn, Schädigung* 125
*Lähmungsschielen, Diplopie* 82
*Lagophthalmus, M. orbicularis oculi, Parese* 42
Laimer'sche Membran (= Ligamentum phrenicooesophageale) 289
Laimer'sches Dreieck 167, 176
Lambda 24
Lamina(-ae)
– albae cerebelli **133**
– anterior (Vagina musculi recti abdominis) **207**, 208–209, **406**, 407
– (Arcus vertebrae) **194**, 195
– basilaris **101**
– cartilaginis cricoideae **170**, 175
– cribrosa (Fascia axillaris) **439**
– – (Os ethmoidale) **27**, **28**, **34**, 69–70, **73**, 78, 82, **105**
– – (Sclera) **90**
– dexter (Cartilago thyreoidea) **170**
– episcleralis (= Tenon'scher Raum) 88

# Sachverzeichnis

Lamina(-ae)
– externa (Calvaria) **25**, 39, 106
– horizontalis (Os palatinum) 26, **36**, 69, **70**
– interna = vitrea (Calvaria) **25**, 39, 106
– intertendinea superficialis **422**, 427
– lateralis (Pars cartilaginea tubae auditivae) 180
–– (Processus pterygoideus) **33**, 41, 51, 176, 180
– media = pretrachealis (Fascia colli) 154, 155T, 162, **164**, 165, **169**
– medialis (Cartilago tubae auditivae) 180
–– (Processus pterygoideus) **33**, 180
– medullaris lateralis 131
–– medialis 131
– membranacea (Tuba auditiva) 180
– modioli **101**
– orbitalis = papyracea (Os ethmoidale) 34, 73, **79**
– parietalis (Pericardium serosum) **269**
–– (Tunica vaginalis testis) 232–233, 386
– perpendicularis (Os ethmoidale) 34, **69**, 76
–– (Os palatinum) 51
– posterior (Vagina musculi recti abdominis) 208–209, 228
– profunda = prevertebralis (Fascia colli) 154, 155T, 162, **164**, 166, **169**, **182**
–– (Fascia cruris) 544, **545**
–– (Fascia temporalis) **43**
–– (Fascia thoracolumbalis) 214–215
–– (M. levator palpebrae superioris) 77
– (Septum pellucidum) 135
– sinistra (Cartilago thyreoidea) 170
– spiralis ossea 100, **101**
–– secundaria 101
– superficialis (Fascia colli) 149, 151, **154**, 155T, **160**, 161–162, 164, **169**
–– (Fascia cruris) 544
–– (Fascia dorsalis pedis) 546
–– (Fascia temporalis) **43**
–– (Fascia thoracodorsalis) 213, **214**
–– (Fascia thoracolumbalis) **405**, 406
–– (M. levator palpebrae superioris) 77
– tecti = quadrigemina 108–109, **120**, 127, 136
– terminalis 108
– thyreoidea 174
– tragi **92**
– visceralis (Pericardium serosum = Epicardium) 269
–– (Tunica vaginalis testis) 233, **385**, 386
LANDSMEER'sches Band (= Ligamentum retinaculare obliquum) 427
LANZ'scher Punkt 320T
LARREY'sche Spalte (= MORGAGNI'sches Dreieck, = Trigonum sternocostale) 205, **212**, 219–220, 228, **255**, **290**
LARREY'scher Punkt 254–256
Laryngocele 172
Larynx 170–175
– Etagen, Funktion, Histologie **173**
– Frontalschnitt, histologischer **173**
– Leitungsbahnen 174
– lupenendoskopische Aufnahmen **173**
– Muskeln 14T
–– Innervation 14T
– Phonationsstellung 173T
– Respirationsstellung 173T
– Schleimhautrelief **179**
– Sensibilität 14T
– Subluxation 171
Larynxlumen, Einteilung 173T
LATARJET'scher Nerv, antraler (= Nervus curvaturae minoris), vorderer und hinterer (Magen) 312
lateral 6T
Lateralis (= M. cricoarytenoideus lateralis) 15MT
LE FORT-Klassifikation, Mittelgesichtsfrakturen 22
Leber 293, 294
– Arterien 295–**299**
– Varianten 299
– Berührungsfelder **294**
– Gallenwege **295**
– Grenzspalten **294**
– HEAD'sche Zonen 222
– Innervation, sympathische 16T
– Segmenteinteilung - Pfortader **296**
– Topographie **294**
– Venen **300**
Leberpforte **295**, **302–303**
*Leberzirrhose 297*
– *Pfortaderhochdruck* 228, 297
LEDDERHOSE-*Morbus* 551
Leistenfeld 210
Leistengruben **230**
Leistenhaut 18T
*Leistenhernie*
– *direkte* 210–211
– *indirekte* 211, 231
*Leistenhoden* 229
Leistenkanal, Sagittalschnitte **231**
Leistenregion **209–211**
– Bandstrukturen 231
– Leitungsbahnen, epifasziale **526–527**
*Leitungsanästhesie*
– *Fingernerven* 457
– *intraskalenäre* 163
– *Oberkiefer* 64
– *Plexus brachialis* 432, 439
Lemniscus
– lateralis **119**, 127
– medialis 127, 129
Lendenregion **206**
– Faszien **495**
– Muskeln **214**, **495**
– tiefe **238**
Lendenwirbel-Kreuzbein-Gelenk (s.a. Articulatio lumbosacralis) **197**
Lendenwirbelsäule (s.a. Vertebrae lumbales) **195**
– *Computertomographie* 245
– *Röntgenaufnahme* 203
Lens 77, **88–89**
LEONARDO DA VINCI'sches Band (= Moderatorband = Trabecula septomarginalis) 278
Levator-scapulae-Trapezius-Schlinge 408T
Lichtreflex (Trommelfell) 96
Lidbänder 80
Lidmuskeln, Innervation 77T
Lidplatten 80
Lien = Splen 256–257, 291, 303, **309**, 311, 313–315, **317–318**, 327, 334
– accessorius 308
Ligamentum(-a)
– acromioclaviculare **397**
–– (inferius/superius) 397
– alaria 200
– anococcygeum 351–354
– anulare(-ia) radii **400**, 417
–– (Trachea) **260**
– anularia (Trachea) 152
– apicis dentis 200
– arcuatum 506
–– dorsale 403
–– laterale (= Quadratusarkade) 212
–– mediale (= Psoasarkade) 212
–– medianum 212
–– palmare 403
–– pubis 353
– arteriosum = BOTALLI **11**, **265**, 267, 269, 272, **284**
– articulare distale 424–425
–– proximale 424–425, 461
– aryepiglotticum 171
– atlantoaxiale accessorium 200
– auriculare inferius 92
–– superius 92
– bifurcatum **486–487**, 513
– calcaneocuboideum 486–487
–– dorsale 486
–– laterale 487
–– plantare **489**
– calcaneofibulare **487**, 488, 509
– calcaneonaviculare 486–487
–– plantare (= Pfannenband) **486**, **488–489**, 490, 510
– capitis costae intraarticulare **199**
––– radiatum **198–199**
–– femoris 474, **477**
–– fibulae anterius 480, 485
––– posterius 482
– cardinale (= MACKENRODT'sches Band) 376, **379**
– carpi dorsale 409
–– palmare 423, 458–459
–– radiatum 403
– carpometacarpale(-ia) dorsalia 403
–– interosseum 402
–– palmare 403
– ceratocricoideum 171
– collaterale **404**, 427, 461, **513**
–– accessorium **404**, 427
–– carpi radiale 403
––– ulnare 403
–– fibulare (Kniegelenk) 480–**481**, 482, 503, 506
–– laterale (Sprunggelenk) **487**
–– mediale = deltoideum (Sprunggelenk) **486–487**, 510
–– radiale **400**, 417
–– tibiale (Kniegelenk) 480–**481**, 482, 505
–– ulnare **400**

Ligamentum(-a)
- conoideum   397, 415
- coracoacromiale   **397–398**, 411, **412**, 441
- coracoclaviculare   **397**, 415
- coracoglenoidale   398, 412
- coracohumerale   398, **412**
- corniculopharyngeum   171
- coronarium (Kniegelenk)   **480**
- costoclaviculare   397
- costotransversarium   199
-- laterale   198, **199**
-- superius   **198**, 199
- costoxiphoidea   204
- cricoarytenoideum posterius   **171**
- cricopharyngeum   171
- cricothyreoideum medianum = conicum   167, **171**, 174, 181, 260
--- Koniotomie   171
- cricotracheale   174
- cruciatum   424–425, 492, 508–509
-- anterius   **481–483**
-- posterius   **481–482**, 483
- cruciforme   514–515, 545–547
-- atlantis   **200**
- cuboideonaviculare dorsale   486
-- plantare   489
- cuneocuboideum dorsale   486
- cuneometatarsalia interossea (= Lisfranc'sches Band)   490
- cuneonaviculare(-ia)   489
-- dorsalia   486
- deltoideum = collaterale mediale   **486–487**, 489
- denticulatum   **200**, **241**, 242
- epididymidis inferius   232
-- superius   232
- falciforme hepatis   209, 228, **229**, 293–295, 297, **313**, 316, **320**
- flavum   **198–200**, **242**
- fundiforme   509–510, 513
-- penis (= Retzius'sches Band)   209
- gastrocolicum   292, 311, **313–316**, **320**, 324
- gastrophrenicum   313, 315
- gastrosplenicum = gastrolienale   **308–309**, 311, **313–315**, **331**
- glenohumerale inferius   **398**
-- medium   **398**, 399
-- superius   398, **398**
- hepatoduodenale   **295**, **313–315**, 316–317, 332

- hepatogastricum   292, **314**, 315, **316**, 331
- hepatorenale   332
- hyoepiglotticum   61, 181
- iliofemorale (= Bigelow'sches Band)   **475–477**, 495, 499, 503
- iliolumbale   212, 242, 350, **475**, **477**
- incudis posterius   97
-- superius   97
- infundibulopelvicum   365, 374
- inguinale (= Fallopio'sches Band = Poupart'sches Band)   4, **207**, 209, 210, **211**, 212, 220, 228, **230–231**, 361, 494, 497–498, 516, 519T, 528, **529**, **531**
- intercarpalia dorsalia   403
-- interossea   402
- interclaviculare   205, 397
- intercuneiformia dorsalia   486
-- plantaria   489
- interfoveolare (= Hesselbach'sches Band)   210–211, 228, 230–231, 233
- intersesamoideum   512–513
- interspinale   199–200
- intertransversarium   **198**, 235, 241
- ischiofemorale   **475**, 496
- lacunare (= Gimbernati'sches Band)   209, 211, **230**, 231, 519T, **531**
- laterale (Articulatio temporomandibularis)   **41**
- latum   **375**, **380**
- longitudinale anterius   153, **197**, 198–200, 206, 244, 477
-- posterius   **198**, 199–200
- lumbocostale   **198**, **214**
-- laterale   212
- lumbosacrale   214
- mallei superius   96–97
- mediale (Articulatio temporomandibularis)   **41**
- meniscofemorale anterius (= Humphrey'sches Band)   **482**
-- posterius (= Robert'sches Band = Wrisberg'sches Band)   **481–482**
- metacarpale(-ia) dorsalia   403
-- interossea   402
-- palmaria   403
-- transversum profundum   404, 426
--- superficiale = natatorium   409, 423, 458
- metatarsale(-ia) dorsalia   **486**
-- plantaria   **489**

-- transversum profundum   **513**, 550, **554**
--- superficiale   **551**
- metatarsosesamoideum   512–513
- nuchae   200
- ovarii proprium   **363**, 365, 374–375, **377**, **380**
- palmaria   404, **404**, 427, 461
- palpebrale laterale   43, 80
-- mediale   **43**, **80**
- patellae   480, 483, 492, 503
- pectineum (= Cooper'sches Band)   **230**, 231, 477, 531
- phalangeale proprium   404, 422, 424, 427
- phalangoglenoidale   404
- phrenicocolicum   311, 330, **331**, 332, **334**
- phrenicooesophageale (= Laimer'sche Membran)   **289**
- phrenicopericardiacum   255
- phrenicosplenicum = phrenicolienale   308, **309**, 315, 317, **334**
- pisohamatum   **403**, 424
- pisometacarpale   **403**
- plantare(-ia)   513
-- longum   486, **489**, 490–491, **510**, 511, **512**, 515, 550, 553–554
- popliteum arcuatum   480, **506**
-- obliquum (= Bourgery'sches Band)   **505–506**
- pterygospinale   41
- pubicum inferius   353, **475**, **477**
-- superius   **475**, **477**
- pubofemorale   **476–477**, 495, 499, 503
- pubovesicale   379
- pulmonale   259, 282, **286–287**
- quadratum   400
- radiocarpale dorsale   **403**
-- palmare   **403**, 418
- rectouterinum = Rektumpfeiler   379
- reflexum (= Colles'sches Band)   **209**, 210, 231, 498
- retinaculare obliquum (= Landsmeer'sches Band)   427
-- transversum   427
- sacrococcygeum anterius   **198**, 350–351
-- laterale   214, 475
-- posterius profundum   214, 475
--- superficiale   213, **214**, 475
- sacroiliacum anterius   212, 350, **477**

-- interosseum   **475**
-- posterius   **475**
--- breve   **475**
--- longum   **475**
- sacrospinale   198, 351, **475**, 495–496, **497**, 521
- sacrotuberale   198, 213, 349T, 352–354, 362, 372, **475**, 495–497, 501, 521, 533–534
- sacrouterinum   **379**
- sphenomandibulare   **41**
- splenorenale   334
- sternoclaviculare anterius   397
- sternocostale(-ia) intraarticulare   **199**, 397
-- radiata   **199**, **204**, 205, 397
- sternopericardiacum   266
-- inferius   254
-- superius   254
- stylomandibulare   176
- supraspinale   199–200, 213
- suspensorium(-a) bulbi (= Lockwood'sches Band)   86
-- clitoridis   226, 373
-- duodeni (= Treitz'sches Band)   **304**, **317**
-- mammaria (= Cooper'sche Bänder)   **224**, 226, 230–231
-- ovarii = infundibulopelvicum   363, 365, 374–377, 380
-- penis   207, 209
- talocalcaneum interosseum   **486–488**, 490–491
-- laterale   487
-- mediale   486
-- posterius   486–487
- talofibulare anterius   **486–487**, 488, 509, 513
-- posterius   486, **487**
- talonaviculare   513
-- dorsale   486
- tarsi interossea   490
-- plantaria   **489**
- tarsometatarsalia dorsalia   **486**
-- plantaria   489, **489**
- teres hepatis   **11**, 209, 220, **228–229**, **293**, 294T, 295, 297, 313, 316, **320**
-- uteri = rotundum uteri   226, **363**, **365**, 374, 377, **379**, 380
- thyreoepiglotticum   181
- thyreohyoideum laterale   171–172
-- medianum   **171**, 172, 181
- tibiofibulare anterius   **485**, 486–488, 509
-- posterius   **485**, **487**, 510

# Sachverzeichnis

Ligamentum(-a)
- transversum acetabuli 474, **477**, 504
-- atlantis 191T, **200**
-- cruris 514–515, 546–547
-- genus **481–482**
-- humeri 412
-- perinei 353
-- scapulae inferius = spinoglenoidale 397, 442
---- superius 397, 412, 415, **442**
- trapezoideum 397, 415
- triangulare hepatis (= Appendix fibrosa) 293, **315**
- ulnocarpale palmare **403**, 418
- umbilicale mediale **209**, **229**, 356, 369
-- medianum **209**, **229**, 233, 367, 369, 384
- vaginale accessorium 424–425
-- intermedium 424
-- proprium distale 424–425
---- proximale 424–425
- venae cavae 273, **293**
- venosum (= Arantius'sches Band) 11, 293, 295, 297
- vesicouterinum 379
- vestibulare **171**, 173
- vocale **171**, 172, **173**
Limbus acetabuli 77, 96, **465**, 474
- anterior palpebrae inferioris 77
- corneae 77, 81, **89**
- fossae ovalis **267**, 278
- posterior palpebrae superioris 77
- sclerae 88, **89**
Limen
- insulae 119
- nasi 70
Linea(-ae)
- (= Linea semicircularis, Douglas'sche Linie) **465**
- alba 4, **207–209**, 211
- anocutanea 370
- anorectalis 370
- arcuata 211
-- (= Linea semicircularis, Douglas'sche Linie) 208, 211, **227**, 228–229, **230**
-- inferior (Larynx) 173
-- superior (Larynx) 173
- arcuata (= Linea semicircularis, Douglas'sche Linie) 320
- aspera 9, **467**, 535
- axillaris (anterior) 4
- condylopatellaris lateralis 479
-- medialis 479
-- terminalis 481
- epiphysialis 9
- glutea anterior 465
-- inferior 465
-- posterior 465
- intercondylaris 467
- intermedia 465
- intertrochanterica 467, 476
- mediana anterior 4
-- posterior 5
- medioclavicularis 4
- musculares (Clavicula) 391
- musculi solei 468–469
- mylohyoidea 38
- nuchalis inferior 26, 32, 213
-- superior 32, 213
-- suprema 32
- obliqua (Larynx) 170
-- (Mandibula) 22, **37**, 38
- parasternalis 4
- paravertebralis 5
- pectinata (dentata) 370
- pectinea 467
- scapularis 5
- semicircularis (= Linea arcuata, Douglas'sche Linie) **208**, 211, **227**, 228–229, **230**, 320
- semilunaris (= Spieghel'sche Linie) 208, 228
- sternalis 4
- supracondylaris lateralis 467
-- medialis 467
-- temporalis 29
-- inferior 23, **30**
-- superior 23, 30
-- terminalis 349
- transversae 196
- trapezoidea (Clavicula) 391
Lingula
- cerebelli **126**, 127T
- mandibulae **38**, 41
- pulmonis sinistri 256, **259**, 265
- sphenoidalis 33
Links-Rechts-Shunt, Ductus arteriosus 272
Linse s. Lens **89**
Linsenkapsel
- hintere **89**
- vordere **89**
Linsenschatten 88
*Linsentrübung* 89
Lippen
- Lymphbahnen 63
- Lymphknoten 63
- Muskeln 57

*Lippenkarzinom, Metastasierung* 63
Lippenrot 57
Liquor cerebrospinalis, *Abflusswege* 245T
Liquorräume **109**
- *Hirnatrophie, vaskulär bedingte* 112
- *innere* 130
- *Magnetresonanztomographie* 109
Lisfranc'sche Gelenklinie 471
Lisfranc'scher Höcker (= Tuberculum musculi scaleni anterioris) 189
Lisfranc'sches Band (= Ligamenta cuneometatarsalia interossea) 490
Lisfranc'sches Gelenk (= Articulationes tarsometatarsales) 470, **473**, **490**, 491
Lissosphincter 367
Lister'scher Höcker (= Tuberculum dorsale radii) 393, 416, 421
Littré'sche Drüsen (= Glandulae urethrales) 368, 382
Lobulus(-i)
- biventer 126, 127T
- centralis 126, 127T
- glandulae mammariae 224
-- thyreoideae 167
- paramedius = gracilis 126, 127T
- parietalis 120
-- inferior 117
-- superior 117
- pulmonis 262
- quadrangularis 126, 127T
- semilunaris caudalis = inferior 126, 127T
-- rostralis = superior 126, 127T
- simplex 126, 127T
- testis 385, **386**
Lobus(-i)
- anterior (Cerebellum) 127
- auricularis **92**
- caudalis = posterior 127T
- caudatus **249**, 293, 295, 296T, 303, 315, 317
- colli (Glandula parotidea) 162
- dexter (Glandula thyreoidea) **167**, 169
-- (Prostata) 385
-- (Thymus) 254
- flocculonodularis 127T

- frontalis 116, **117–118**, 120–121
- glandulae mammariae 224
- hepatis dexter 293
-- sinister **249**, 293, 320
- inferior pulmonis 255–256, 258, **259**, 264–266, 286T, **286**, 287, 293
- insularis **119**
- medius pulmonis 255, **256**, 258, **259**, 264, 266
- occipitalis 116, **117–118**, 120, 133
- parietalis 116, **117–118**, 120–121
- posterior (Cerebellum) 127
- prostatae 387
- pulmonis 255, **256–257**
- pyramidalis 167
- quadratus 293
- renalis = Renculus 337
- rostralis = anterior 127T
- sinister (Glandula thyreoidea) 167, 169
-- (Thymus) 254, **255**
- superior pulmonis 255, **256–257**, 258, **259**, 264–266, **286**, 287
- temporalis 116, 118, 121, 131
Lockwood'sches Band (= Ligamentum suspensorium bulbi) 86
*Locus Kiesselbach* 75
- *Epistaxis* 75
longitudinale Achse 6T
Lordosis
- cervicalis **190**
- lumbalis **190**
Ludowici'scher Winkel (= Angulus sterni) 4, **187**, 256
- *Tastpunkt* 187
*Luftembolie, V. jugularis* 164
Lumbalnerven 234
Lunge 258–259, 264–265, 287
- Arterien 261
- Grenzen 256, 257, 258
- Innervation 280
- Kapillargebiet 10
- Korrosionspräparat 261
- Lappen 258
- Lymphknoten und Lymphabfluss 262
- Segmente 258
Lungenalveolen, Vasa privata/publica 263
*Lungenembolie* 261
Lungenhilus/-hili 282–283, 287–288
- linker 265
- rechter 264

Lungenkreislauf, kleiner  10
*Lungenstauung*  279
Lunula(-ae)
– unguis (Fingernagel)  **461**
– valvularum semilunarium  255
*Lupenendoskopie, transnasale, Nasenhöhle*  76
Luschka'sche Öffnung (= Apertura lateralis ventriculi lateralis)  130
*Luxation*
– *Caput mandibulae*  26
– *Kniegelenk*  547
Lymphgefäße
– abführende  12T
– Klappe  12
– zuführende  12T
Lymphknoten, halbschematische Darstellung  12T
*Lymphknotenmetastasen*
– *inguinale*  221
– *Mediastinum*  253
Lymphographie, bipedale  **360**
*Lymphome, Mediastinum*  253
Lymphstämme  12T
Lymphsystem  **12**

# M

Mackenrodt'sches Band (= Ligamentum cardinale)  376, **379**
Macula
– cribrosa media  100
– – superior  100
– flava (= Nodulus elasticus anterior)  **171**, 172
– lutea  **88**, 91
Magen s. Gaster = Ventriculus  **310–313**
Magen-Darm-Trakt
– Innervation, parasympathische  17T
– – sympathische  16T
Magendie'sche Öffnung (= Apertura mediana ventriculi quarti)  109, **130**
*Magnetresonanzangiographie, Herzhöhlen*  **276**
*Magnetresonanztomographie*
– *Fuß*  491
– *Halswirbelsäule*  201
– *Kniegelenk*  483
– *Kopf*  87
– *Leber und Gallenwege*  **301**
– *Liquorräume*  **109**
– *Schnittansichten*  6T

– Schulter  **399**
Mahlbewegung, Muskeln  45T
Maissiat'scher Streifen (= Tractus iliotibialis)  406, **480**, **492–494**, 498, 500–502, **503–504**, 507, 526, **527**, 529, **535**, 542
*Makuladegeneration, Erblindung*  91
*Malleolarfrakturen*  485
Malleolengabel  **469**
Malleolus
– lateralis  **468**, 485–486, 494, 507, 509, 542
– medialis  4, **468**, 485–486, 494, 544
Malleus  21T, 93, **95**, **97**, **99**, 102–103
Mamma  **224**
– *Blutversorgung*  **225**
– *Lymphknoten*  **225**
– *Röntgenaufnahme*  **224**
*Mammakarzinom*  224–225
Mandibula  21, 22–23, **38**, 61, 161, 176
– Abduktion/Adduktion  45T
– *Frakturen*  55
– Gelenkfortsatz  40
– Molaren  **58**
– Sekundärknorpelzonen  21T
– vollbezahnte  37
– Zähne  **59**
Mantelkante  117
Manubrium
– mallei  **95–97**
– sterni  9, **187**, 254, 396
Marginalarterie  328, 330
Margo
– acetabuli  465, 474
– anterior (Fibula)  468
– – (Pulmo)  259
– – (Testis)  385
– – (Tibia)  4, 468
– – (Ulna)  393
– falciformis (= Burn'sches Band) (Hiatus saphenus)  **209**, 492, 526
– frontalis (Ala major ossis sphenoidalis)  33
– – (Os parietale)  30
– gingivalis  60
– inferior (Hepar)  293
– – (Pulmo)  259
– – (Ren)  308
– infraorbitalis (Orbita)  22
– – (Os zygomaticum)  79
– interosseus (Fibula)  **468**, 485
– – (Radius)  401
– – (Tibia)  **468**, 485
– – (Ulna)  393, 401

– lacrimalis (Corpus maxillae)  36
– lambdoideus (Os occipitale)  32
– lateralis (Clavicula)  391
– – (Humerus)  392
– – (Orbita)  22
– liber (Ovarium)  375
– – (Unguis)  461
– linguae  62
– mastoideus (Os occipitale)  32
– medialis (Clavicula)  **391**
– – (Humerus)  392
– – (Orbita)  22, 79
– – (Ren)  335, 337
– – (Scapula)  238, 268, 410
– – (Tibia)  468
– mesovaricus  375
– nasalis (Os frontale)  29
– occipitalis (Os parietale)  30
– – (Os temporale)  31
– occultus (Sulcus unguis)  461
– parietalis (Ala major ossis sphenoidalis)  33
– – (Os frontale)  29
– – (Os temporale)  31
– posterior partis petrosae ossis temporalis  31
– – (Tibia)  468
– – (Ulna)  393
– sagittalis (Os parietale)  30
– sphenoidalis  29
– – (Os parietale)  31
– – (Os temporale)  31
– squamosus (Ala major ossis sphenoidalis)  33
– – (Os parietale)  30
– superior (Clavicula)  391
– – (Hemispherium cerebri)  117–118
– – partis petrosae ossis temporalis  39, 99
– – (Ren)  308–309, 337
– supraorbitalis (Orbita)  22, 39, 77, **78**
– – (Os frontale)  **29**
– zygomaticus (Ala major ossis sphenoidalis)  29
Marshall'sche Vene (= Vena obliqua atrii sinistri)  271, 273
*Martin-Gruber'sche Anastomose*  448, 454
Massa lateralis atlantis  192
*Massenblutung, A.-cerebri-media-Verschluss*  138
Mastoiditis  94, 97
– *Mastoidektomie*  99

Maxilla  21–22, 23, 26, **28**, **36–37**, 51T, 69T–71T, 78T–79T
– Zähne  **59**
*McBurney'scher Punkt*  320T
Meatus
– acusticus externus  31, 41, **93–94**, 96
– – cartilagineus  93
– – osseus  93
– – internus  31, **99**, 101
– nasi communis  71, 76
– – inferior  70–72, **81**
– – medius  **70**, 71–72, 76, 179
– – superior  70–72
– nasopharyngeus  70
Meckel'sche Höhle (= Cavum trigeminale)  113–114
*Meckel'scher Knorpel*  21T
Meckel'sches Divertikel  **322**
medial  6T
median  6T
Medianebene  6T
Medianusgabel  444
*Medianusschädigung, Schwurhand*  451
Medianusstraße  419
*Mediastinaltumoren*  253
Mediastinum  **252–255**, **285–288**
– anterius  253T
– Einteilung  253
– inferius  253T
– medium  253T
– Organe  **282–283**
– posterius  253T, **285–286**, **288**
– superius  253T
– testis  233, **385**
Medulla
– oblongata  109, 116T, 120–121, 240
– – MRT  245
– ovarii  376
– spinalis (s.a. Rückenmark)  13, 116T, 240
– – MRT  245
– – Querschnitte  **239**
*Medulla-oblongata-Syndrom*  138
*Medusenhaupt*  297
*Megaureter*  338, 377
Meibom'sche Drüsen (= Glandulae tarsales)  77
*Melanom, Ohrmuschel*  92
Membrana
– atlantooccipitalis anterior  **198**, **200**
– – posterior  **108**, **200**, 218
– bronchopericardiaca  287
– fibroelastica laryngis  173

# Sachverzeichnis

Membrana
– fibrosa 481
– intercostalis externa **199, 204**, 207
–– interna **198, 206**
– interossea antebrachii **401**, 417, **418**, 419, 452–453
–– cruris 485, 487, 506, **507**, 508–509, 516, **542**, 544
– obturatoria 351, 355, **477**, 503–504, 531
– pericardiacophrenica 287
– quadrangularis 171, 173
– sterni 397
–– externa **199**, 204
–– interna **199**, 205
– suprapleuralis (= Sibson'sche Faszie) 257–258, **286, 288T**
– synovialis (Articulatio meniscotibialis) 479, 481–482
–– inferior (Articulatio temporomandibularis) 40
–– superior (Articulatio temporomandibularis) 40
– tectoria (= Reissner'sche Membran) **101, 200**
– thyreohyoidea 161, 168, **171**, 172, 174, 176
– tympanica 21, **93**, 96, **97**, 103
– vastoadductoria **499**, 500, 528, **535**
– vestibularis 101
– vitrea 88–89
Meningealgefäße
– Ansicht von oben 110
– *Hämatom, Schädelbasisfraktur* 114
*Meningitis, Nackensteifigkeit* 108
Meniscus
– lateralis 479, **480–482**, 484
– medialis **480–482**, 484
*Meniskusverletzungen* 482
Meniskusvorderhorn, mediales 482
Menton 24
Mentum 57
Mesencephalon 116T
*Mesenterialarterieninfarkt* 326
Mesenteriolum = Mesoappendix 321–322, **330**
Mesenterium **322**, 330, **332**
Mesoappendix = Mesenteriolum 321–322, **330**
Mesocolon
– sigmoideum **322**, 330, **331**
– transversum **292, 314**, 316, 321, 323–324, 326, **331–332**, 334

Mesometrium 363, **364**, 375
Mesorchium 232
Mesosalpinx 363, **365**, 375
Mesotympanon 96
Mesovarium 363, **375**
Metakarpophalangealgelenk **402**, 404, **427**
Metaphysis
– distalis 9
– proximalis 9
Metathalamus 116T
Metencephalon 116T
*Meyer'sche Schleife* 124
*Michaelis'sche Raute* (= Venusraute) 347
Milz s.Lien 309
– Innervation, sympathische 16T
Milzhilus 309
*Milztrauma, Abdominalblutung* 308
mimische Muskeln 4MT–7MT, **42–43**
– Innervation 14T
– Mundbereich 44
– *Parese* 103
– tiefe Schicht 44
Mitralklappe (s. Valva atrioventricularis sinistra = mitralis) 268
*Mitralklappenfehler* 266,279
*Mitralklappeninsuffizienz* 279
*Mitralklappenstenose* 266
Mittelfinger, Querschnitt 404
*Mittelgesichtsfrakturen, Le Fort-Klassifikation* 22
Mittelhandknochen, Faszienlogen 421T
Mittelhirn 113
Mittelohr 102
– *Computertomographie* 102
– Nerven 103
– Sagittalschnitt 93
– Schleimhautsensibilität 14T
*Mittelohrentzündung* (= *Otitis media*) 94, **97**
*Mittelohrtyp, Schallleitungsschwerhörigkeit* 96
Moderatorband (= Leonardo da Vinci'sches Band = Trabecula septomarginalis) 278
Modiolus **101**
– anguli oris 43–44
*Mohrenheim'sche Grube* (= Trigonum clavi-deltoideo-pectorale) 2, 4, 154, 207, **223**, 226, **406**, 409, 414, **441**
Molaren, Unterkiefer 58
*Monro'sche Linie* 320

Monro'sches Foramen (= Foramen interventriculare) **111–112**, 123, **130**, 135
Mons pubis 373
*Morbus Ledderhose* 551
*Morgagni'sche Hernie* 205
Morgagni'sche Hydatide (= Appendix vesiculosa) 375
Morgagni'sche Lakunen (= Lacunae urethrales) **368, 382**
Morgagni'sche Säulen (= Columnae anales) 370
Morgagni'sche Tasche (= Ventriculus laryngis) **172–173**
Morgagni'sches Dreieck (= Larrey'sche Spalte, = Trigonum sternocostale) **205, 212**, 219–220, 228
motorische Bahnen 125
motorische Kerne, Hirnnerven 129T
MP-Gelenk 402T, 404
*MR-Angiographie, Hirnvenen* 145
mucogingivale Grenzlinie 60
Müller'scher Muskel (= Musculus tarsalis superior) 77
Müller'sches Epithel (Ovar) 376, 378
– *Ovarialtumoren* 376
*Multislice-Computertomographie*
– *Herz* 275T
– Harnwege, ableitende 343
– Nieren(gefäße) 343
– Oberbauchorgane 318, **327**
– Unterbauchorgane 327
Mundboden 60, **67–68**
– Gefäße 63
Mundhöhle 60–61, **181**
– Drüsen, Innervation, parasympathische 17T
– Innervation/Nerven **64–65**
– Schleimhäute, Innervation 14T
Mund(höhlen)vorhof **60–61**
Mundregion 57
Mundspeicheldrüsen, kleine, Innervation 14T
Musculus(-ae) abductor digiti minimi 554
Musculus(-i)
– abductor digiti minimi (Manus) 60MT–61MT, 79MT–82MT, 421T, 422, **423**, 424, **426**, 428T, 433T, 456T, 458–460
–––– (Pes) 493, **509**, 510T, **511**, 512–513, 549, **552**, 553, 79–82MT

–– hallucis 79MT, 82MT, 493–494, 510T, 511, 513, 516, 543, 545, 549T, **552**, 553–554
–– pollicis brevis 57MT, 59MT, 409, 421T, **423**, 426, 428T, 433T, 456, 458–459
––– longus 56MT–59MT, 409, **414, 416**, 419T–421T, 423–424, 428T, 449, 452, 454
– adductor brevis 62MT, 64MT–65MT, 497T, **499**, 500, **504**, 524T, 528, 530
–– hallucis 80MT–82MT, 510T, **511–513**, 549T, 550, 552, **553**, 554
–– longus 62MT, 64MT–65MT, **492**, 494, 495, 497T, **498**, 499–500, **504**, 524T, 528–530, 535
–– magnus 62MT, 64MT–65MT, 352, 480, **493–494**, 497T, **499–502**, 523T–524T, 530, 532–533, 535, 540
–– minimus 62MT, 65MT, **500–502**, 524T, 530, 533
–– pollicis 57–59MT, 414, 421T, 423, **424, 426**, 428T, 433T, 456T, 458, 460, 587MT
– anconeus 48MT–49MT, 409–410, 414, 416, **417**, 433T, 435, 443, 449, 452
– antitragicus 43, 92
– articularis genus 66MT, 479, 483
– arycorniculatus 172
– aryepiglotticus 15MT, 172
– arytenoideus obliquus 14MT–15MT, 172, **172**
–– *Schwäche = Transversusschwäche* 172
–– transversus 14MT–15MT, **172**, 173T
– auricularis anterior 7MT, 42, **92**
–– posterior 5MT, 7MT, 42T, 43, 50T, **92**
–– superior 7MT, 42T, 43, 50T, **92**
– biceps brachii 45MT, 48MT–49MT, 398, 400, 406–407, **409**, 411, **412**, 413T, **414**, 415–416, 417T–418T, 419–420, 433T–434T, 441, 443–445, 450–452
– femoris 66MT–69MT, **493–494**, 496, 500T, 505, **506**, 507, 523T, 532–533, 535, 543
– brachialis 48MT–49MT, **409**, 410–411, **414–415**, 417T, 419–420, 433T, 434, 435T, **443**, 444–445, 450–451

Musculus(-i)
- brachioradialis  5, 50MT–52MT, **409**, 410, **414**, 415–416, 417T, 418–419, 433T, 434, 435T, **443**, 444, 448–454
- buccinator  5MT, 7MT, **43T**, **44**, 50T, 151, 176
- bulbocavernosus  366
- bulbospongiosus  38MT–39MT, 233, **351–352**, 364–365, 373, **381**, **384**
- canalis analis  370
- caninus  7MT
- capitis  19MT, 31MT
- cervicis  19MT, 31MT
- ciliaris  14T, 17T, 77, **85**, **88**
- coccygeus (= ischiococcygeus)  38MT–39MT, **350–351**, 352–354, 360–361, **379**, **497**, 522
- colli  8MT, 10MT, 12MT
- compressor urethrae  351
- constrictor pharyngis  61, **176**, 181
--- inferior (= Kɪʟɪᴀɴ'scher Schleudermuskel)  14MT–15MT, 17MT, 152, 167, 171–172, **176–177**
--- medius  17MT, 61, 151, 152T, **176–177**
--- superior  16MT–17MT, 44, 61, 151–152, **176–177**, 178, 181
- coracobrachialis  45MT–47MT, 207, **223**, 406, **407**, **409**, 411, 413T, 414, **415**, 433T–434T, **441**, 444–445
- corrugator supercilii  4MT, 6MT, **42**, 43–44, 50T
- craniothoracales  43MT
- cremaster  23MT, **210**, **230–233**, **386**
- cricoarytenoideus lateralis  14MT–15MT, **172**, 173T
-- posterior  14MT–15MT, **172**, 173T
- cricothyreoideus (= Antikus)  14MT–15MT, 168, **171–172**, 173–174, **176**
-- Lähmung  175
- dartos  **232**, 364
- deltoideus  4–5, 45MT–46MT, **207**, 223, 226, 235, 237, 399, **405–406**, 407, **409**, 410–411, 413T, **414**, 415, 433T, 435, **441**, 442–443
- depressor anguli oris  5MT, 7MT, **42**, 50T, 149
-- labii inferioris  4MT, 7MT, **42**, 50T, 57, 149, 151

-- septi nasi  4MT, 6MT, 43–44, 50T
-- supercilii  4MT, 6MT, **42**, 50T
- detrusor vesicae  17T
- digastricus  8MT–9MT, 14T, **43**, 45T, 50T, 61, 67–68, 103, 149–150, **151**, 152T, 160–162, 164, 176, 178
- dilatator pupillae  16T, 77
- dorsi proprii  28MT–29MT
- epicranius  6MT
- epitrochleoanconeus  48MT
- erector spinae  5, 28MT–35MT, 238, 493
- extensor carpi radialis brevis  52MT, 54MT–55MT, **409**, **414**, 416, 417, 419T–420T, **422**, 433T, 434, 435T, 443, 448–449, 451–452, 454
---- longus  52MT, 54MT–55MT, **409**, 410, **414**, 416, 417T, 419T–420T, **422**, 433T, 434, 435T, 443, 448–449, 451, **452**, 454
--- ulnaris  52MT, 54MT–55MT, **409**, 414, 416, 419T–420T, 422–423, 433T, 449, 452, 454
-- digiti minimi  52MT, 54MT–55MT, 409, 414, 416, 420T–421T, **422**, 428T, 433T, 449, 452, 454
-- digitorum brevis  78MT–79MT, 82MT, 492, 494, **509**, 510T, **513**, 538, 547–548
--- longus  70MT–71MT, 73MT, **492**, 494, **507–509**, 510T, **513**, 538, 542, 547–548
--- (Manus)  52MT, 54MT–55MT, **409**, **414**, 416, 417, 419T–421T, **422**, 423, **427**, 428T, 433T, 443, 449, **452**, 454, 458
-- hallucis brevis  78MT–79MT, 82MT, 492, **509**, 510T, 548
--- longus  70MT–71MT, 73MT, 492, 494, **507–508**, 509–510, 538, 542, 547–548, 550
-- indicis  52MT, 54MT–55MT, 409, 416, 419T–421T, **422**, **427**, 428T, 433T, 449
-- pollicis brevis  56MT, 409, **414**, 416, 419T–421T, **422**, 424, 426, 428T, 433T, 449, 452, 454
--- longus  56MT, 58MT–59MT, 409, **416**, 420T–421T, **422**, 428T, 433T, 449, 452, 454

- fibularis = peroneus brevis  70MT–71MT, 73MT–74MT, 492–493, **494**, **506–508**, 509, 515, 538, 542, 545
-- longus  70MT, 72MT–73MT, 76MT, 473, 487, 492–493, **494**, **506–508**, 509–510, 512, 538–540, 542, 544–545, 550, 554
-- tertius  71MT, 73MT, 508, 547
- flexor adductor hallucis  82MT
-- carpi radialis  52MT–54MT, **409**, **414**, 415, 418T, **419**, 420, 423–424, 426, 433T, 444, 448, 453–454, 459–460
--- ulnaris  52MT–53MT, 55MT, 403, **409**, **419**, 420T, 423–426, 433T, 444, 448T, 449, 453–454, 459–460
-- digiti minimi brevis (Manus)  60–61MT, 424MT, **426**, 433T, 458, 460
----- (Pes)  80–82MT, **511**, 512, 549T, 553–554
   - longus (Pes)  550
-- digitorum brevis  80MT–82MT, 510T, **511–513**, 515, 549, **552**, 553
--- longus  72MT, 74MT, 76MT–77MT, 492–494, **506**, 508, 509T, 510, **511–513**, 539, 543–544, **545**, 550, 552–554
--- (Manus)  458
--- profundus  52MT–53MT, 55MT, 404, **419**, 420T–421T, **427**, 428T, 433T, 448–449, **453**, 454, **458**, 459, 461
--- superficialis  52MT–53MT, 55MT, 404, **409**, 414–415, 419, **420**, 421T, 423–424, 427, **427**, 428T, 433T, 444, 448, 453–454, **458**, 459, 461
-- hallucis brevis  80MT–82MT, 510T, **511–513**, 549–550, **552**, 553–554
--- longus  72MT, 74MT, 76MT–77MT, 493–494, **506**, 508, 509T, 510, **511**, 512–513, 539T, 543–544, **545**, 550, **552**, 553
-- pollicis brevis  57MT–59MT, 421T, 423, **424**, **426**, 428T, 433T, 448T, 456T, 458, 460
--- longus  56MT–57MT, 59MT, 409, **414**, **419**, 420T–421T, **423–424**, 428T, 433T, 444, 448, 453–454, **458**, 459

- gastrocnemius  5, 68MT–69MT, 75MT, 77MT, 480–481, 483, 492, **493**, 494, 501, 505–508, 532–533, 538–539, 543
- gemellus inferior  62MT–63MT, 65MT, 353, 497T, **501**, 533–534
-- superior  62MT, 65MT, 353, 497T, **501**, 533–534
- genioglossus  14T, 45, **61**, 67–68, 151
- geniohyoideus  8MT–9MT, **45**, **61**, 67–68, **151**, 152, 159
- gluteus maximus  5, 62MT, 64MT–65MT, 215, 235, 238, 360–361, 405–406, **493–494**, 496, 497T, 501, **503**, 504, 523T, 527, 532–534
-- medius  62MT, 64MT–65MT, 238, 372, 406, 493–494, 496, 497T, **501**, 503, **504**, 523T, 533–534
-- minimus  62MT–63MT, 65MT, 213, 372, 496, 497T, 504, 523T, 534
- gracilis  62MT, 65MT–69MT, 352, 492, **493–494**, 495, 497T, **498**, 499, 500T, 501, 504, **505**, 506, 524T, 528, 530, 532–533, 535, 540, 543
- helicis major  43, 92
-- minor  92
- hyoglossus  14T, 45, **61**, 63, 67–68, **151**, 160–161, 164
- iliacus  63MT, 65MT, 206, 212, 229–230, 333, 345, 492, **494–495**, 497, 504, 522, 524T, 531
- iliococcygeus  38MT–39MT
- iliocostalis  **213–214**, 215–216, 217T, 235
-- cervicis  34MT–35MT, 153, 215–216, 218
-- lumborum  34MT–35MT, **213**, **215**, 216
-- thoracis  34MT–35MT, **213**, **215**, 216
- iliopsoas  63MT–64MT, 228, 495, **497–498**, 499, 503–504, 519T, 528, **529**
- incisivus labii inferioris  44
--- superioris  44
- infrahyoidei  10MT
- infraspinatus  45MT–47MT, 237, 398, **399**, 405, 409, **410**, 411, **412**, 413T, 432T, 435T, 441, **442–443**
-- *Schädigung*  442

# Sachverzeichnis

Musculus(-i)
- intercartilaginei **204–205**
- intercostales 159
-- externi 18MT–19MT, **204, 206**, 207, **208**, 214, 224, 238, 241, **407**
-- interni 18MT–19MT, **204**, 205–207, 214, 224, **407**
- interfoveolaris 211, 228
- interossei dorsales (Manus) 60MT–61MT, 404, 414, **421–423**, 424, **426**, 428T, 433T, 456, 458–461
--- (Pes) 78MT–80MT, 82MT, 492, 509, **511–512**, 513, 549T, 554
-- palmares 60MT–61MT, **404**, 421, **426**, 428T, 433T, 456, 458, 460
--- (Pes) 489, 510T, 549
-- plantares 80MT–81MT, **511–512**, 549T, 554
- interspinales 31MT
-- capitis 31MT
-- cervicis 28MT, 31MT
-- lumborum 28MT, 31MT
-- thoracis 28MT, 31MT, 216, 218
- intertransversarii 242
-- anteriores cervicis 26MT–27MT, 159
-- laterales lumborum 26MT–27MT, **214**, 241
-- mediales lumborum 19MT, 32MT–33MT, 214, 241
-- posteriores laterales cervicis 26MT–27MT
--- mediales cervicis 19MT, 32MT–33MT, 218
-- thoracis 216, 241
- ischiocavernosus 38MT–39MT, 233, 351, **352**, 366, 373, **384**
- ischiococcygeus (= coccygeus) 38MT–39MT, **350–351**, 352–354, 360–361, **379, 497**, 522
- laryngis 172
- latissimus dorsi 5, 44MT–47MT, 207, 214, 235, 237, **238**, 340, **405–407**, 409–412, 413T, 414–415, 432T, 434T, 439–442, 444
- levator(-es) anguli oris 4MT, 7MT, **42–43**, 50T
-- ani 38MT–39MT, 350, **352–354**, 355, 360–361, 364–366, 370T, **372, 384**, 522, 534

- levator costarum breves und longi 32–33MT, 214, 241
-- labii superioris 4MT, 7MT, 42, 43, 50T, 54, 57, 149
---- alaeque nasi 4MT, 6MT, 42, 50T, 149
-- palpebrae superioris 14T, **77, 80, 82**, 83, 86, **87**, 88
---- *Lähmung* 82
---- Ursprünge in der Orbita 83T
- prostatae 351, **384**
- scapulae 40MT, 42MT–43MT, 149, **150**, 153, 159, 163, 183, **238, 405**, 408, 411, 432T, 434T, 442
--- Faszienloge 155
- veli palatini 16MT–17MT, 176, **180**
- longissimus **214–215**, 217T, 235
-- capitis 34MT–35MT, 213, **215**, 216, **218**
-- cervicis 34MT–35MT, 153, **213, 215**, 216, 218, 238
-- lumbalis 34MT–35MT
-- lumborum 213, **215**
-- thoracis 34MT–35MT, **213, 215**, 216
- longitudinalis inferior 61
-- superior 61, 67
- longus capitis 12MT–13MT, **153**, 159
-- colli 12MT–13MT, **153**, 159
- lumbricales (Manus) 60MT–61MT, 404T, 421, **422**, 423, **424**, 426, **427**, 428T, 433T, 456, 458
-- (Pes) 80MT–82MT, 510T, **511**, 512, **513**, 549T, 550, 552–553
- masseter 2MT, **43**, 44, **45**, 48, 54–55, 66, 68, 161
- mentalis 7MT, 42, **43**, 50T
- multifidus(-i) 30MT–31MT, **214**, 217T
-- capitis 31MT
-- cervicis 29MT, 31MT, 218
-- lumborum 29MT, 31MT, **214–215**, 216
-- thoracis 29MT, 31MT, 215, **216**, 235
- mylohyoideus 8MT–9MT, 14T, 44, **45**, 61, 66–68, **151**, 152, 160, **161**
- nasalis 4MT, 6MT, 42, 44, 50T
- obliquus auriculae 92
-- capitis inferior 36MT–37MT, **218**, 236
--- superior 36MT–37MT, **218**

-- externus abdominis 4, 20MT–22MT, **207**, 208–211, 214–215, 217T, 226–227, 231, 233, **238**, 405, **406–407**, 493, 524T, 527
-- inferior bulbi 14T, **82–83**, 86
---- Ursprünge in der Orbita 83T
-- internus abdominis 20MT–22MT, **207–211**, 214–215, 217T, 227, **231**, 233, 238, 405, 524T
-- superior bulbi 14T, **82–83**, 86–87, **87**
---- Ursprünge in der Orbita 83T
- obturatorius externus 62MT, 64MT–65MT, 213, 350, 353, **495–496**, 497T, **498–500**, 504, 524T, 530
-- internus 63MT, 65MT, 213, 230, **350**, 351–352, **353–354**, 355, 360, 366, **494, 496–497**, 501, 504, 521, 533–534
- occipitalis 6MT
- occipitofrontalis 5MT–6MT, 42–44, 50T, 149
- omohyoideus 8MT, 10MT–11MT, 42MT–43MT, **149–150**, 152, 154, 159, 161–163, **164**, 165, **166**, 168–169, 171, 174, 177, 407, 411, 415, 442
- opponens digiti minimi (Manus) 60MT–61MT, 421T, 422, **426**, 433T, 456T, 458, 460
---- (Pes) 80MT–82MT, 508, 510T, **512**, 549T
-- pollicis 57MT, 59MT, 421T, 428T, 433T, 456, 458, 460
- orbicularis oculi 4MT, 6MT, 42, **43**, 44, 50T, **77**, 149
--- *Parese* 42
-- oris 4MT, 7MT, **42–44**, 50T, 57, 61, 149
- orbitalis 16T
- palati mollis et faucium 180
- palatoglossus 17MT, 44, 61–62, 181
- palatopharyngeus 17MT, 62, 152T, 176, 180–181
- palmaris brevis 409, **423**, 436, 456, 458
-- longus 52MT–53MT, 55MT, 409, 415, 419, **423**, 444, 448, 453–454, 458
- papillaris(-es) anterior 267, **277–279**
-- posterior 267, **277–279**
-- septales 278

- pectinati **277**, 278
- pectineus 62MT, 64MT–65MT, 230, **492**, 495, 497T, **498**, 499, 504, 524T, **528**, 529–530, **531**
- pectoralis major 4, 44MT, 46MT–47MT, **207**, 223–224, 226, 399, **406–407, 409**, 410–412, 413T, 414–415, 429T, 432T, 439–441, 444
-- minor 40MT, 42MT, 47MT, **207, 223**, 225, 227, 399, 407–408, 412, 415, 432T, 439–441, 444
- perforans **512**, 513
- perforatus **512**, 513
- peroneus = fibularis brevis 70MT–71MT, 73MT–74MT, 492–493, **494, 506–508**, 509, 515, 538, 542, 545
-- longus 70MT, 72MT–73MT, 76MT, 473, 487, 492–493, **494, 506–508**, 509–510, 512, 538–540, 542, 544–545, 550, 554
-- tertius 71MT, 73MT, 508, 547
- pharyngis 176
- piriformis **38MT, 63MT**, 65MT, 213, **350–351**, 353, 494, **496–497**, 521–522, 533–534
- plantaris 68MT, 75MT, 77MT, 493–494, 501–502, 505, **506**, 538–539, 543
- popliteus 68MT–69MT, 75MT, 480, **481**, 503, **505–506**, 516, 537, 539–540, 543
- procerus 4MT, 6MT, **42**, 50T
- pronator quadratus 50MT–51MT, **418**, 419, **420**, 423–424, 426, 448, **453**, 460
-- teres 50MT–51MT, **409**, 414, **415**, 416, **417**, 418T, **419**, 420, 433T, 448T, 452, **453**
- psoas major 64MT, 206, 212, **214**, 217T, 229–230, 292, 330, 333, 340, 345, 361, 492, 494, **495**, 497, 522, 531
-- minor 63, 65MT, 212, 495
- pterygoideus lateralis 2MT–3MT, 40, **45**, 48T, 55
-- medialis 2MT–3MT, 44, **45**, 48T, 55, 176
- pubococcygeus 38MT–39MT, 350, **351**, 352–354, **379**
- puboperinealis 351
- puboprostaticus 351
- puborectalis 38MT–39MT, **350–351**, 352–354, 370T, **372**
- pubovaginalis 379

Musculus(-i)
- pubovesicalis 364
- pyramidalis 20MT, 23MT, 207, 208
-- auricularis 92
- quadratus femoris 62MT, 64MT–65MT, 496, 497T, 500, **501–502**, 533
-- lumborum 20MT, 22MT–23MT, **206**, 212, **214**, 217T, 242, 292, 340, 345, **495**, 522
-- plantae 80MT–82MT, 510T, **511**, 512, 549, **553**, 554
- quadriceps femoris 4, 67MT, 69MT, 479, 483, 500T, 505T, 524T, 529
- rectourethralis **384**
- rectus abdominis 20MT, 23MT, **207–209**, 211, 217T, 227–230, 360, 524T
-- capitis anterior 12MT–13MT, **153**, 159
--- lateralis 26MT–27MT, 153, 159
--- posterior major 36MT–37MT, **218**, 236
---- minor 36MT–37MT, **218**, 236
-- femoris 62MT–63MT, 66MT–68MT, 406, 477, **492**, 494, **495**, 497T, **498–499**, 500, 503, 526, 528–529, 535
-- inferior 14T, 82T, **82–83**, 86
--- *Einklemmung* 86
--- Ursprünge in der Orbita 83T
-- lateralis 14T, **82–83**, 86, **87**
--- Ursprünge in der Orbita 83T
-- medialis 14T, **82–83**, 86–87, 90
--- Ursprünge in der Orbita 83T
--- superior 14T, 77, **82**, 83, 86–88
--- Ursprünge in der Orbita 83T
- rhomboideus major 40MT–43MT, 237, **238**, 405, 408, 410–411, 432T, 434T, 442–443
-- minor 42MT–43MT, 238, 405, 408, 410, 432T, 434T, 442
- risorius 7MT, 42, 50T, 149
- rotatores breves 28MT, 30MT–31MT
-- cervicis breves **218**
--- longi 28MT, **218**
-- longi 30MT–31MT
-- lumborum longi 28MT
-- thoracis breves **216**
--- longi 28MT, **216**
- sacrococcygeus ventralis 361
- salpingopharyngeus 17MT, **180**
- sartorius 4, 62MT–63MT, 66MT–69MT, 207, 406, **492**, 493, **494**, 495, 497T, 498–501, 504, **505**, 506, 524T, 526, 528–529, 532, 535, 543
- scalenus anterior 12MT–13MT, 149–150, **153**, 159, 162, **163**, 169, 182, 204, 288, 407
-- medius 12MT–13MT, 149, **150**, **153**, 159, **163**, 182–183, 189, 204
-- minimus (= Sibson'scher Muskel) 12MT–13MT, 163
-- pleuralis 13MT
-- posterior 12MT–13MT, **153**, 163, 215, 238
- semimembranosus 62MT, 66MT–69MT, 483, 493–494, 497T, **499**, 500T, 501, **502**, **505**, 506, 523T, 528, 535, 540, 543
- semispinalis 30MT–31MT, 217T
-- capitis 29MT, 31MT, 213, **215**, 216, **218**, 235–236, 405
-- cervicis 29MT, 31MT, **215**, 216, 218
-- thoracis 29MT–31MT, 213, **216**
- semitendinosus 66MT–69MT, **493**, 494, 497T, 500T, **501**, 502, **505**, 506, 523T, 532–533, 535, 540, 543
- serratus anterior 40MT, 42MT–43MT, **207**, 399, 405, **406–407**, 408–411, 414, 432T, 434T, 439–440
--- *Parese* 440
-- posterior inferior 26MT–27MT, **213**, 238, **405**, 408T
--- superior 26MT–27MT, **213**, 238
- soleus 74MT, 77MT, 492–493, **494**, 505, **506–507**, 508, 538–540, 543
- sphincter ampullae (= M. sphincter Oddi) **302**
-- ani externus 38MT–39MT, **351–354**, 362, 364–365, **370**, 372, 384
--- internus 354, **370**
-- ductus choledochi 302
-- pupillae 14T, 17T, 77, **85**
-- pyloricus 310
-- urethrae externus 353, 355, **364**, 366
--- internus 16T
- spinalis 31MT, 214, 217T
-- capitis 28MT, 31MT
-- cervicis 28MT, 31MT
-- thoracis 28MT, 31MT, **213**, **215**, 216
- splenius 19MT, 217T
-- capitis 32MT–33MT, **150**, **153**, 215, 216, 218, 236, 405
-- cervicis 32MT–33MT, **150**, 163, **215**, 216
- stapedius 14T, 50T, **94**
- sternalis 207
- sternocleidomastoideus 14T, 40MT–41MT, 43MT, 54, **149–150**, 154–155, 160, 162–164, **165**, 166, 168–169, 177–178, 207, 236, 405, 407–408
-- Faszie **154**
- sternohyoideus 8MT, 10MT–11MT, **149–150**, 152, 159, 165, **166**, 168–169, 171, 174
- sternothyreoideus 10MT–11MT, **149**, 150, 152, 159, **166**, 168–169, 171
- styloglossus 14T, **61**, 68, 103, 151
- stylohyoideus 8MT–9MT, 14T, 61, 67, 149–150, **151**, 152, 160–161, **176**
- stylopharyngeus 14T, 16MT–17MT, 61, 103, 151–152, **176**, **178**
- subclavius 40MT–41MT, 43MT, 207, **223**, **407**, 408, 411, 415, 432T, 434T
- subcostales 19MT, **206**
- suboccipitales 36MT
- subscapularis 45MT–47MT, 207, 398, **399**, **407**, 411, **412**, 413T, 415, 432T, 434T, 439–441, 444
- supinator 50MT–51MT, **416–417**, 418T, 419, 433T, 434, 435T, 448–449, 451–452
- suprahyoidei 8MT, **151**
- supraspinatus 45MT–47MT, 238, 398, **399**, **411–412**, 413T, 432T, 435T, **442**
-- *Schädigung* 412, 442
- suspensorius duodeni (= Treitz'scher Muskel) 304, **317**
- tarsalis 16T
-- inferior 77
-- superior (= Müller'scher Muskel) **77**
- temporalis 3MT, **44**, 45T, 48T, 55
- temporoparietalis 6MT, 42, 50T
- tensor fasciae latae 62MT, 65MT, 67MT, 69MT, 207, 406, **492**, 493, **494–495**, 497T, 498, 500, **503**, 523, 526, 528–529
-- tympani 14T, 48T, 93, **94**, 97, 103
-- veli palatini 14T, 16MT–17MT, 48T, 176, **180**
-- veli palatini **180**
- teres major 45MT–47MT, 237, **405**, 406, **407**, 409, **410**, 411, 413T, 415, 432T, 434T, 440, **442**, 443–444
-- minor 45MT–47MT, 237, 398, 405, 409, **410**, 412, 413T, 433T, 435T, 440–441
- thoracales 43MT
- thoracis 31MT
- thyreoarytenoideus 14MT–15MT, **172**, 173
-- superior 172
- thyreoepiglotticus 172
- thyreohyoideus 8MT, 10MT–11MT, 149, 152, 159, 161, **166**, 168, 171, 174
- tibialis anterior 70MT–73MT, 76MT, 486, **492**, **494**, **507**, 508–509, **510**, 538, 542, 547–548, 550
-- posterior 72MT, 74MT, 76MT–77MT, 486, 493–494, **506**, 508, 509T, **510**, 539, 543–544, **545**
- tragicus 43, 92
- transversus abdominis 20MT–22MT, **205**, 206, **208**, 209, **210**, 211, 214–215, 227–228, 230–231, 233, 254, 340, 495, 524T
-- auriculae 92
-- menti 149
-- perinei profundus 38MT–39MT, **352–353**, 355, 365–366, 384
--- superficialis 38MT–39MT, 352–353
-- thoracis 18MT–19MT, **205**, 228, 254
- trapezius 14T, 40MT–43MT, **149–150**, 154, 159, 162–163, 183, 217T, 235–237, **238**, 405, 408T, 409–410, 415, 442–443
-- Faszienloge 155
-- *Parese* 162
- triangularis 7MT

# Sachverzeichnis

Musculus(-i)
- triceps brachii 5, 45**MT**, 48**MT**–49**MT**, 406–407, **409–410**, 411, 413**T**, 414, **415**, 416, 417**T**, 433**T**, 435, 440–442, 444–445
-- surae 71**MT**, 75**MT**, 508, 509**T**, 544
- uvulae 16**MT**–17**MT**, 44, **61**, 62, 180
- vastus intermedius 66**MT**–67**MT**, **500**, 504, 535
-- lateralis 66**MT**–68**MT**, 480, **492**, **494**, 495, **498**, 500, **504**, 528, 535
-- medialis 66**MT**–68**MT**, 480, **492**, **494**, 495, **498–499**, 500–501, **504**, 505, 526, 528, 535
- vocalis 14**MT**, **172**
- zygomaticus major 5**MT**, 7**MT**, 42, 50**T**, 54, 149
-- minor 5**MT**, 7**MT**, 42, 50**T**, 54, 149
Muskeln
- infrahyale **152**, 165–166
- suprahyale **152**
Muskelschlingen, Schultergürtel 408**T**
Muttermund
- äußerer 375, **376**
- innerer **376**
Myelenzephalon 116**T**
Myelographie, lumbale **245**
*Myokardinfarkt, Perikarditis* 269
Myometrium 376

## N

Nabelgrube 229
*Nabelhernien* 229
Nabelregion **229**
*Nabelschnurbruch, angeborener* 229
Nabelstrang 11
Nackenmuskeln, kurze, tiefe 36**MT**, 37
Nackenregion **236**
- Muskeln **218**
*Nackensteifigkeit, Meningitis* 108
Naris 57
*Nasenatmung* 71
Nasenbein s. Os nasale 35
*Nasenbluten* 75
Nasendrüsen, Innervation 14**T**, 17**T**
Nasenflügelknorpel 69

Nasenhöhle 86**T**, **181**
- Aufbau, knöcherner 71
- *Computertomographie* 76
- *Lupenendoskopie, transnasale* 76
- Schleimhäute, Innervation 14**T**
- Versorgung, sensible 75
Nasenmuschel
- Abfluss-, Drossel- oder Sammelvenen 71
- untere, histologischer Schnitt 71
-- s.a. Concha nasalis inferior 34
Nasennebenhöhlen
- Aufbau, knöcherner 71
- *Blutung, Schädelbasisfraktur* 75
- *Computertomographie* 76
- *Entzündungen* 72
- Mündung 72
- Projektion 72
Nasen-Rachen-Raum 61
Nasenregion 57
Nasenscheidewand
- Schleimhautrelief **69**
- Skelett, knöchernes/knorpeliges **69**
Nasenseptum, Versorgung, arterielle 75
Nasenskelett **69**
Nasenwand
- Schleimhautrelief **70**
- seitliche 72
- Skelett, knöchernes 70
- Versorgung, arterielle und sensible 75
Nasion 24
Nasopharynx 69
Nebenhoden 385
*Nebenhodenentzündung, Prostatakarzinom* 385
Nebennieren 337
- Gefäße **341-342**
- Berührungsfelder durch die Nachbarorgane **334**
- Fetus 337
- Innervation, sympathische 16**T**
- Segmente **341**
*Nebenschilddrüsentumoren* 167
*Neck-dissection* 164
- *Halsfaszienblätter* 154
- *Level-Einteilung* 164
Nerv, peripherer, allgemeiner Aufbau 13
Nervenfaserbündel 10
Nervensystem
- peripheres 13

- vegetatives 16
Nervus(-i)
- = rectalis inferior 361, **362**, 523, **534**
- abducens [VI] 14**T**, 15, **83–84**, 85–86, **87**, **104–105**, **114–115**, **121**, **128**, 129, 137–138
-- *Lähmung* 82
-- *Schädigung, Einwärtsschielstellung* 128
- accessorius [XI] 14**T**, 15, 54–55, 64, **104–105**, **113–114**, **121**, **128**, 129, 137–138, **162–163**, 164, **177–178**, 236, **238**, 442
- alveolaris inferior 48, **52**, **55–56**, **64–65**
-- superior 48, **65**
- ampullaris anterior 103
-- lateralis 103
-- posterior 103
- analis(-es) 103, 361, 523, 534
- anococcygeus 361–362, 522, 527
- auricularis anterior 49, 56
-- magnus 49, 53–54, 113, 159, **162**, 163–164, 222, 234–236
-- posterior 50, 53
- auriculotemporalis 48, **49**, **52–56**, 66
- axillaris **222**, **234**, 399, 433**T**, **434–435**, 438, 440, **441**, **443**, 444
-- *Schädigung, Schulterluxationen* 441
- buccalis 48–49, **52**, **55–56**, **64–65**
- canalis pterygoidei (= V<small>IDIANUS</small>'scher Nerv) 48, 51**T**, 52, 75, **85**, 103
- cardiacus cervicalis inferior 175, 184, 252, **280**, 288
--- medius 184, 252, **280**
--- superior 175, 177–178, 183–184, 252, **280**
- caroticus externi 184
-- internus 184
- cavernosi clitoridis 378
- cervicalis 64, 121, 235
- ciliares breves 48, **84–85**, **87**
-- longi 84, **87**
- clunium inferiores **234**, 362, 522, **523**, 525, 532–534
-- medii **234**, 235, 523, 525, **527**
-- superiores **234–235**, 238, **523**, 525, **527**
- coccygeus 235, 242, 522, 524
- cochlearis 14**T**, 98, 101, 103, 119

- communicans griseus 13
- curvaturae minoris anterior und posterior (= L<small>ATARJET</small>'sche Nerven, antrale) 312
- cutaneus antebrachii lateralis 433**T**, 434–436, 438, **444**, **448**, **450**, 452, 458
--- medialis 227, 433**T**, 434–435, **436–437**, 438–440, 445, **448**, **450**, 454
--- posterior 434–436, **437**, 438, 443, **443**, **449**, 450, 452, 454, 457
-- brachii lateralis inferior 435, **437**, 438
---- superior 222, 234, 435–436, **437**, 438, 441, 443
--- medialis 222, 226–227, 433**T**, 434–435, **436**, 438–439, 443, **445**
--- posterior 435, **437**, 438, 442–443
-- dorsalis intermedius 525, **538**, 541, **545–546**, 547–548
--- lateralis 525, **538**, 539, 541, **545–546**, 547
--- medialis 525, **538**, 541–542, **545–546**, 547–548
-- femoris lateralis 222, **226**, 230, 234, **333**, 345, 519**T**, 522, **524**, 525, **526**, 528, 529, 539, 541
--- posterior **234**, 362, 521–522, **523**, 524–525, **527**, **532–534**, 541
-- perforans 362
-- surae lateralis 525, **533**, 538, **539**, 540, **541**, 543
--- medialis 533, **538–539**, 540–541, 543
- digitales dorsales hallucis lateralis **538**, 541
--- (Manus) **437**, 449, 456, **457**, 458, **461**
--- (Pes) 525, **538**, 541, **546–547**, 548
--- proprii (Manus) 437, **456**
-- mediales (Pes) 538
-- palmares communes 436, 438, **456**, 458, **459**
--- proprii 436, 438, 449, **456**, **458–459**, 461, **461**
-- plantares communes **549**, 550, **551**, 552, 554
--- proprii **549**, 551
- dorsalis clitoridis 362, 523
-- penis **233**, 383, 523
-- scapulae **163**, 183, **238**, 432**T**, 434, **435**, 442

Nervus(-i)
- ethmoidalis anterior 48, **75**, **84**, **87**
- — posterior 48, **84**
- facialis [VII] 14T, 15, 17T, 50, **54–55**, 56, **64–65**, 66, 85, **94**, 96, **103–105**, 112, **113–114**, 121, **128**, 129, 137–138, **162**
- — Äste **49–50**
- — — motorische 50
- — Muskeln, innervierte 50
- femoralis 222, **230**, 232, **345**, 519T, 522, 524T, 525–526, **528**, 529, **530**, 531, 539, 541
- — *Schädigung, Hernienoperation* 528
- fibularis = peroneus 500, 523T, 524, 542
- — communis **532–534**, **538–540**, **542–543**
- — — *Schädigung* 539
- — (fibularis) profundus 542
- — profundus 508, 525, **538–542**, 544, **546–547**, 548, 550
- — — *Kompression* 547
- — superficialis **538–542**, 544
- frontalis 48–49, 50T, 83T, **84–85**, 86, **87**
- furcalis 522, 524
- genitofemoralis 222, **227**, **230**, 330, **333**, **345**, 519T, 522, **524**, 525–526, 528, **529**, 531
- glossopharyngeus [IX] 14T, 15, 17T, **64–65**, 66, 103, **104–105**, **113–114**, **121**, **128**, 129, 137–138, 159, **175**, 177, **178**, **181**
- gluteus inferior 521–522, **523**, **533–534**
- — superior **523**, **534**
- hallucis lateralis 546, 549
- — medialis 549
- — plantaris lateralis 549
- — — medialis 549, **552**
- hypogastricus 252, 330
- hypoglossus [XII] 15, 54, **55**, **64**, **67–68**, **104–105**, **113–114**, **121**, 128–129, 138, 159–160, **161**, 164, 166, **177–178**
- — *Schädigung* 68
- iliohypogastricus 222, **226–227**, **234**, 238, **333**, **339**, **345**, 522, **523–524**, 525, 528
- ilioinguinalis 226, **227**, **231–233**, **333**, **345**, 522, **523**, 524–526, **528**
- infraorbitalis 48, **49**, 51T, **52**, 54, **64–65**, 80, **83–84**, **85**
- — *Sensibilitätsstörungen* 86
- infratrochlearis 48–49, 80, **84**, 87
- intercostales 159, **222**, 226–228, **241**, **283–284**, 285, 288, **339**, 433, 439
- intercostobrachiales 226, **226**, 227, **234**, 433, 438, **439–440**
- intermedius 14T, **103**, **128**
- interosseus antebrachii anterior 419, **448**, **453–454**, **460**
- — — dorsalis 457
- — — *Kompression* 453
- — — posterior 449
- — cruris 538–539
- ischiadicus 500, 521–522, **523–524**, 531, **532–535**, 539, **540**
- — *Schädigung* 533
- — *Teilung, hohe* **534**
- jugularis 159, 184
- labiales anteriores 524
- — posteriores 362
- lacrimalis 48–49, 83, **84–85**, 86, **87**
- laryngeus inferior **174–175**
- — recurrens 169, **174–175**, 177, 182, **183**, 265, 267, 280, **284**, 285, **287**, **288**
- — — *Schädigung* 174, 265, 284, 287
- — superior 55, 64, 164, 171, **174–175**, **177**, 178, 280
  - *Schädigung* 175
- lingualis 48, **52**, 55, 56, **64–65**, 66, **67–68**, 103, **161**
- lumbales 524
- mandibularis [V/3] **48–49**, **52**, **56**, **64**, **75**, 85, **104–105**, **114**, 115
- massetericus 48, **55**, 56
- maxillaris [V/2] **48–49**, 51T, **52**, **64**, **75**, 84, **85**, **104–105**, **114–115**
- meatus acustici externi 56
- medianus 411, 425, 433T, **434**, 435, **436**, **439–440**, **444–445**, **448**, **450–451**, 452, **453–454**, **456**, **458–459**, 460
- — Durchtrittspforte 417
- — *Kompression* 417
- — *Lähmungstyp, mittlerer* 453
- — *Anastomose (MARTIN GRUBER´sche Anastomose)* 454
- — *Schädigungsmöglichkeit in der Ellenbeuge* 451
- — *Varianten* **460**
- mentalis 48, **49**, **52**, 55, **64–65**
- musculi obturatorii interni 534
- — tensoris tympani 48, 105
- — — veli palatini 48
- musculocutaneus 433T, **434**, 435, 438–439, **440**, **444–445**
- — *Blockade, axilläre* 440
- mylohyoideus 48, 52, 56, 64, 161
- nasociliaris 48–49, 83, **84**, 85–86, **87**
- nasopalatinus 48, 51T, **62**, **65**, **75**, **104–105**
- obturatorius 230, **345**, 360, **361**, **366**, 522, **524**, 525–526, 528, **529–530**, 531, 535, 541
- occipitalis major 49, 53, **234–236**
- — minor 49, 53, 113, **162**, 163, 234–236
- — tertius 234, 235–236
- oculomotorius [III] 14–15, 17T, **83**, 84, **85**, 87, **104–105**, **114–115**, **121**, 124, **128**, 129, 137–138
- — *Schädigung* 82
- olfactorius [I] (= Fila olfactoria) 14T, 15, 75, **104**
- ophthalmicus [V/1] **48–49**, **52**, **64**, **75**, **84**, 85, **85**, **104–105**, **114–115**
- opticus [II] 14T, 15, 71, 82, **83**, 84, **85–86**, 87, **88**, 89, **104–105**, 115, **121**, 124, 127, **128**, 138
- — *Gefährdung, operative* 70
- palatinus(-i) major 48, 51T, **52**, **62**, 64, **65**, 66, 75, **104–105**
- — minores 48, 51T, 52, **62**, **65**, 75, 104–105, 181
- pectoralis lateralis 223, 432T
- — medialis **223**, 432T, 441
- perineales **362**, 523
- peroneus = fibularis 500, 523T, 524, 542
- — communis **532–534**, **538–540**, **542–543**
- — — *Schädigung* 539
- — profundus 508, 525, **538–541**, 542, **542**, 544, **546–547**, 548, 550
- — — *Kompression* 547
- — superficialis **538–542**, 544
- petrosus major 50, 51T, 52, 66, **85**, **94**, **103**, 104–105, **114**
- — minor 48, 66, **103**, 104–105, **114**
- — profundus 51T, 52, 85, 104–105
- pharyngeus 104–105
- phrenicus 159, **162–163**, 164, **169**, **182–183**, 254, **255**, 264–265, **267**, 280, 282, **283–284**, **288**, **290**, 291
- — *Schädigung* 255
- plantaris lateralis 510, 525, 539T, **543**, **545**, 549, 550, **552–554**
- — medialis 525, 539T, **543**, **545**, 549, 550, **552–554**
- pterygoideus lateralis 48, 52
- — medialis 48, 52
- pudendus 354, **361–362**, 372, 521, **522–523**, 524, **534**
- radialis 411, 433T, 434, **435**, 436, **437**, 438, 440, **443–444**, 445, **448–454**, 457
- — Durchtrittspforte **410**
- — *Schädigung* 443, 452
- — — *distale* (Ramus profundus) 452
- rectales inferiores **372**, 523, **534**
- saccularis 99T, 103
- sacrales 242, 378, 523–524
- saphenus 500, 525–526, **528**, **535**, **538–539**, 540, **541**, 544–545, **546**, 547
- scrotales anteriores 524
- — posteriores 362
- spinalis 13, **239–241**, 242
- splanchnicus(-i) lumbales **252**
- — major **252**, 266, 282–283, **284–285**, **290**, 291, 345
- — minor **252**, 283, **284**, **290**, 291, 345
- — sacrales 252
- stapedius 50
- subclaviculares intermedii 226
- — laterales 226
- — mediales 226
- subclavius 432T, 434
- subcostalis **227**, 333, **339**, 340, **345**, 522–523, **524**
- sublingualis 64, 67, **68**
- suboccipitalis **235–236**
- subscapulares 432T, 434T, 444
- supraclaviculares 49, 159, **162**, 222, 234, 236, 438, 441
- — laterales 437
- — mediales **165**
- — medii 436
- supraorbitalis 48, **49**, 53, 80, 83, 85, 87
- suprascapularis 183, 432T, 434, **435**, **442–443**
- — *Kompression* 442
- supratrochlearis 48–49, 53–54, **80**, **84**, 85, 87

# Sachverzeichnis

Nervus(-i)
- suralis 525, **532**, **538–539**, **541**, **544**, 545
- temporales profundi 48, **55**, 56
- thoracicus(-i) **222**, **235**, 237–238, 285
-- longus 159, **163**, 183, 227, 432T, **434–435**, **440**
- thoracodorsalis **227**, 432T, 434, **435**, 439–440, 444
-- *Funktion für Querschnittsgelähmte* 407
- tibialis 500, 508, 522, 524, **532–534**, **538–540**, **543–545**, **549**
- transversus colli 49, 159, **160**, 161, **162**, 163, **165**, 222, 234, 236
- trigeminus [V] 14T, 15, **52**, **64**, 75, 84–85, 103, **113–115**, **121**, 127, **128**, 129, 137–138
-- Hautäste 49
- trochlearis [IV] 14T, 15, **83–85**, 86–87, **104–105**, **113–115**, **121**, **128**, 129, 137
-- *Schädigung* 82
- tympanicus 66
- ulnaris 411, **424**, 433T, 434, **435**, 436, 438, **440**, **444–445**, **448**, 449, **451**, 453, **454**, **456**, **458–460**
-- *Durchtrittspforte* 415, 419
-- *Engpasssyndrom* 419
-- *Lähmung* 444
- utricularis 103
- utriculoampullaris 99T
- vaginales 378
- vagus [X] 14T, 15, 17T, **49**, 54, 64, **65**, **104–105**, **113–114**, **121**, **128**, 129, 137–138, 155T, 159, 168, **169**, **174–175**, **177–178**, **183**, 184, **252**, 253T, **255**, 264, **265**, 266–267, **280**, 282, **283–284**, 285, 287, **288**, 290T, 291
- vertebralis **182**
- vestibularis 14T, 98, **102**, 103
-- *Schwannom* 113
- vestibulocochlearis [VIII] 14T, 15, 93, 99T, **103–105**, 112, **113–114**, **121**, 126–127, **128**, 129, 137–138
- zygomaticofacialis 48, 52–53, 55
- zygomaticotemporalis 48, 84
- zygomaticus 48, **49**, 51T, 83T, **84–85**

Netzhaut s. Retina 52, 87–90, **91**

- *Ablösung* 88

*Netzhautgefäße, diabetische Veränderung* 89

Neurocranium 21T
Neurohypophyse 120
Nieren 12, 333–334, **335**, 336–343
- Arterien 338, **341**, 343
-- akzessorische **338**, 343
-- Varianten 342
- Berührungsfelder durch die Nachbarorgane 334
- bildgebende Verfahren 343
- Fetus (renculäre Lappung) 337
- Gefäße 335
-- bildgebende Verfahren 343
-- Varianten 342
- Head'sche Zonen 222
- Längsschnitt, medianer 336
- Multislice-Computertomographie 343
- Peritonealbedeckung 334
- Ptose 340
- Segmentarterien 341
- Segmente 341
- Sinus renalis 336
- Topographie 339–340
- Varianten 338–339
-- Bildgebung 339
- Venen, Varianten 342

*Nierenarterienstenose* 341
Nierenbecken **336–337**
Nierenkelche 336
*Nierenpapillennekrose* 336
*Nierentrauma* 340
Nodulus(-i)
- elasticus anterior (Macula flava) **171**, 172
-- posterior 171–173
- lymphoidei aggregati (= Peyer'sche Plaques) 324
- valvularum semilunarium = Noduli Morgagni (Herz) 274
--- = Noduli Valsalvae 274
- vermis **126**, 127T
Nodus(-i)
- atrioventricularis (= Aschoff-Tawara'scher Knoten, Atrioventrikularknoten) 281
- lymphoideus(-i) abdominis 344T
-- anteriores (Nodi jugulodigastrici) 158T
-- anuli femoralis 519
-- aortici 307
--- laterales 312, 344, **371**, 378, 519
-- apicales **223**, **225**
-- appendiculares 331
-- axillares centrales **440**
-- brachiales 221, **439**, 440
-- bronchopulmonales **262**, **264–265**, 287
-- buccinatorius 47
-- capitis 47T
-- cardiaci 307, 312
-- cavales laterales 344
-- centrales **225**
-- cervicales inferiores 158T
--- laterales 47
--- profundi 168, 289
--- coeliaci 307, 312, 314, 344
-- colici dextri **331**
--- medii **331**
--- sinistri **331**
-- colli 47T
--- anteriores 158T, 164
--- laterales **158**
-- cubitales superficiales 450
-- cysticus 312
-- deltopectorales **158**
-- faciales 47T
-- foraminalis 312
-- gastrici dextri **312**
--- sinistri 289, **312**
-- gastroduodenales 307
-- gastroomentales dextri 312
--- sinistri 312
-- gluteales 359, 378
-- hepatici 307, 312
-- ileocolici **331**
-- iliaci communes **344**, **359**, 360, **378**
--- laterales **371**
--- mediales **371**
--- subaortici **371**
--- externi 230, **359**, 360, 378, **519**
--- interni **359**, **371**, **378**, **519**
-- inferiores 221
-- (Nodi iliaci interni) 359
-- (Nodi inguinales superficiales) 360, 378, 519
-- infraauriculares 47, 158
-- infraclaviculares **158**
-- infrahyoidei 158T
-- inguinales 519, 526, 531
--- profundi **378**, **519**, 529, 531
--- superficiales 221, 360, 371, **378**
---- inferiores 526
---- superolaterales 519, **526**
---- superomediales 519, **526**
-- interiliaci 359
-- intermedii (Nodi iliaci communes) 344
--- (Nodi iliaci externi) 359
-- interpectorales (= Rotter'sche Lymphknoten) **225**, 227, **439**, **440**
-- intraglandulares 47
-- intrapulmonales **262**, 287
-- jugulares anteriores 63
-- jugulodigastricus 158, 164, 178
-- juguloomohyoidei 158
-- juxtaintestinales 326
-- juxtaoesophageales 287, 289
-- lacunaris medialis 530
-- lacunaris vasculorum (= Rosenmüller'scher Lymphknoten) 230, 360, 529, 531
--- intermedius 359
--- lateralis 359
--- medialis 359
-- laterales (= humerales) **225**
--- (Nodi iliaci communes) 344, 359
--- (Nodi iliaci externi) 359
--- (Nodi jugulodigastrici) 158T, 164, 178
--- (Nodi juguloomohyoidei) 158T
-- linguales 47T, 63, 158
-- lumbales dextri **344**
--- intermedii **344**
--- sinistri **344**, 378
--- malaris 47T
--- mandibularis 47
--- mastoidei = retroauriculares **47**, 158, **236**
-- mediales (Nodi iliaci communes) 344, 359
--- (Nodi iliaci externi) 359
-- mesenterici inferiores 331
--- superiores 307, 312
-- mesocolici 307
-- nasolabialis 47
-- (Nodi lymphoidei inguinales) 221
-- obturatorii 359
-- occipitales **47**, 158, 236
-- pancreatici inferiores 307, 312
--- superiores 307, 312, 314
-- pancreaticoduodenales 314
--- inferiores 307, 312
--- superiores 307, 312
-- paracolici 331
-- paramammarii **225–226**

Nodus(-i)
– lymphoideus(-i) abdominis 344T
—— pararectales = anorectales 371
—— parasternales 225, 227
—— paratracheales 158, 174–175, 262, 287, 289
—— parietales 344T
—— parotidei 158
——— profundi 47
——— superficiales 47
—— pectorales (= Sorgius'sche Lymphknoten) 221, 225, 227, 439, 440
—— pelvis 344T
—— phrenici inferiores 289, 312, 344
—— popliteus(-i) 519
——— profundus 540
—— preaortici 312, 519
——— (Nodi lumbales sinistri) 344, 378
—— preauriculares 47
—— precaecales 331
—— precavales 312, 344
—— prelaryngei 158, 168, 174
—— pretracheales 158, 168
—— prevertebrales 285, 286, 289
—— profundi inferiores (Nodi colli) 158, 164, 184
——— superiores (Nodi colli) 158, 164, 178
—— promontorii 344T, 359
—— proximalis 531
—— rectales superiores 331, 371
—— rectocaecales 331
—— retroaortici = postaortici 344, 378
—— retrocavales = postcavales 344
—— retropharyngeales 158T, 177
—— retropylorici 312
—— sacrales 359, 371
—— sigmoidei 331
—— splenici = lienales 307, 309, 312
—— subaortici 344T, 359, 378
—— submandibulares 47, 53, 63, 158, 160, 161, 164
—— submentales 47, 53, 63, 158
—— subpylorici 312
—— subscapulares 225, 439–440
—— superficiales 519
——— (Nodi colli) 158
——— (Nodi lymphoidei cervicales laterales) 47

——— (Nodi lymphoidei jugulares anteriores) 63
—— superiores centrales 331
——— (Nodi iliaci interni) 359
—— superolaterales 63
——— (Nodi inguinales superficiales) 378
—— superomediales 221
——— (Nodi inguinales superficiales) 378
—— supraclaviculares 158, 184, 225, 289
—— suprapyloricus 312
—— suprasternalis 158
—— thyreoidei 158
—— tibialis anterior 519
——— posterior 519
—— tracheobronchiales inferiores 262, 287
——— superiores 158, 262, 287
– sinuatrialis (= Keith-Flack'scher Sinusknoten) 280
Norma
– frontalis (= facialis) 24
– lateralis 24
– verticalis (= superior) 24
Nucleus(-i)
– ambiguus 14T, 129
– anteriores thalami 131, 135
– caudatus 125
– cochlearis anterior 119, 129
—— posterior 119, 129
– cuneatus 129
– dentatus 125, 127, 133, 136
– dorsalis nervi vagi 14T, 17
– emboliformis 127
– fastigii 127
– globosus 127
– gracilis 129
– habenularis 134
– intermediolateralis, Kernsäule 16
– intralaminares thalami 129
– lateralis posterior (Thalamus) 135
– lentiformis 134
– medialis thalami 132, 135
– mediani thalami 132
– mesencephalicus nervi trigemini 14T, 129
– motorius nervi trigemini 14T, 129
– nervi abducentis 14T, 50, 129
—— accessorii 129
—— facialis 14T, 50, 129
—— hypoglossi 14T, 129
—— oculomotorii 14T, 17T
—— trochlearis 14T, 129

– oculomotorius accessorius = autonomicus (= Edinger-Westphal-Kern) 14T, 17, 85, 129, 129, 133
– olivaris inferior 136
—— lateralis 119
—— medialis 119
—— superior 119
– pontis 133, 136
– pulposus 199, 201
– reticularis thalami 134
– ruber 124, 132–133, 136
– salivatorius inferior 14T, 17, 66, 129
—— superior 14T, 17, 50, 66, 85, 129
– solitarius 129
– spinalis nervi trigemini 50, 129
—— vagi 14T
– subthalamicus 132
– ventralis(-es) anterior thalami 131
—— lateralis thalami 131–132
—— posterolateralis thalami 129, 132, 134
—— thalami 132, 135
– vestibulares 127, 129
"nurse elbow" 400
Nystagmus, A. cerebelli inferior, Verschluss 138

# O

Oberarm
– Arterien 430–431
– Extensoren 411
– Faszienlogen 411
– Flexoren 411
– Leitungsbahnen 443, 445
– Muskeln 410, 415, 445
– Nerven 434–435
Oberarmarterie, Systematik 429T
Oberarmknochen s. Humerus 392
Oberarmmuskeln 48MT
Oberbauchorgane 313–315, 317
– Bildgebung 318, 327
– Lage 291
– Lymphknoten 312
– Projektion 291
– Sonographie 319
– topographische Beziehungen 256–257

Oberbauchsitus 313–315, 317
Oberkiefer s. Maxilla 36
– Leitungsanästhesie 64
Oberlippe 57
Oberschenkel
– Leitungsbahnen 520, 528, 532–533
—— epifasziale 526–527
– Muskeln 406, 498–501, 502, 503, 528, 530, 532–533
– Querschnitte 534
Oberschenkelknochen s. Femur 467
Oberschenkelmuskeln 64MT–69MT
Obex 128
Odd-Facette 483
odontogene Abszesse 151
Öffnungsschlinge (Harnblasenmuskulatur) 368T
Oesophagus 152, 169, 175–177, 181, 183, 249, 253T, 257, 266, 269, 282–283, 284–288, 289, 290, 291, 310, 313–315, 319
– Blutversorgung 289
– Engen 289
– Lymphabfluss 289
Oesophaguskarzinom 253, 289
– Metastasierung 289
Oesophagusvarizen 297
Ohr
– äußeres 93
—— Hautsensibilität 14T
Ohrmuschel 92
– Arterien 92
– Entzündung 93
– Hämatom, subperichondrales 92
– Hauttumoren 92
– Knorpel 92
– Muskeln 92
– Verletzungen, stumpfe 92
Ohrspeicheldrüse
– Innervation 14T
—— parasympathische 17T
Ohrtrompete, Schleimhautsensibilität 14T
Olecranon 5, 393, 400–401, 416
Oliva 127, 128
Oliver-Cardarelli'sches Syndrom 288
Omentum
– majus 249, 292, 311, 313, 316, 320, 321–322
– minus 249, 292, 303, 313, 314, 315–316, 331
Omphalocele 229

# Sachverzeichnis

## A

Operculum
– frontale  118
– frontoparietale  118
Ora serrata  88–89
Orbiculus ciliaris  89
Orbita  22, 51T, 71
– *Computertomographie*  76
– *Entzündungen, Enophthalmus*  47
– Frontalschnitt  86
– Knochen  78–79
– Sagittalschnitt  86
– Topographie  87
*Orbitabodenfraktur*  86
Orbitadach, Rarefizierung, altersbedingte  74T
*Orbitahernie*  86
Orbitaregion  77
*Orbitaspitzensyndrom*  87
Orchis (s.a. Hoden bzw. Testis)  249
Organfaszien  155T
– allgemeine  177
Organum(-a)
– juxtaorale (= Chievitz'sches Organ)  66
– spirale (= Corti'sches Organ)  101
– subfornicale  120
– vasculosum laminae terminalis  120
– vomeronasale (= Jacobson'sches Organ)  69
Orientierungslinien
– am Körper, Ansicht von hinten  5
–– Ansicht von vorn  4
Orificium urethrae internum  387
Os(-sa)
– acetabuli  466
–– anterius  466
–– posterius  466
– capitatum  394, 402T, 404
– carpi = carpalia  8
– coccygis  187, **188, 190, 196**, 198, 347–348, 349T, 352–353, 360, **362**
– coxae  8, 187–188, **465–466**, 474T
– cranii  8, 21T
– cuboideum  470, **473**, 489, 491, 513, 550
– cuneiforme(-ia)  471, **473**, 486
–– intermedium  9T, 470, 472, **473**, 491, 550
–– laterale  470, 472, **473**, 491

–– mediale  470, 472, **473**, 489, 491, 513, 550
– digitorum (Pes)  470
– digitorum = Phalanges  8
– epiptericum (Var.)  23
– ethmoidale  21T, 22–23, 26–27, **28**, 34, 69T–71T, **74**, 76, 78T–79T
– frontale  **21–23**, 25–27, **28–29**, 69T–71T, 74, 78T–79T
– hamatum  394, 402T, 404
– hyoideum  21T, **38**, 45, 61, 150–151, 161, 168, **170**, 172, 174, 181, 260
– ilium  353, 466, **474**
– incisivum  37
– ischii  466
– lacrimale  21T, 22–23, **34**, 70T, 78T–79T
– lunatum  394, 402T, 404
– manus  8, **394**
– metacarpi = metacarpalia  8, **394**, 402T, 404, 421
– metatarsi = metatarsalia  8, 470–471, **473**, 486, 513, 550
– nasale  21, **22**, 23, **35, 48**, 69T, 70, 78T–79T
– naviculare  470, **472**, 473, 485–486, 488, 491
– occipitale  21, **23**, 25–28, **32**
– palatinum  21T, 26, **28**, **36**, 51T, 69, 70T, 78T–79T
– parietale  **21**, 22, **23**, 25–27, **30**
– pedis  8
– pisiforme  395, 402T, 403, **424**, 426, 453, 459–460
– pubis  373, 466
– sacrum  8, 187, **188, 190, 196–197**, 198, 203, 347, 351, **474**, 521
– scaphoideum  394, 402T, 404
Os sesamoidea (Pes)  491
–– (Manus)  404, 458
–– laterale  471, **512**, 513
–– mediale 471, **512**, 513
– sphenoidale  21T, 22–23, 26–27, **28**, 33, 45, 51T, 69T–70T, 78T, **79**, 115
– suturalia (Var.)  30, 32
– tarsi = tarsalia  8, 470
– temporale  **21**, 22, **23**, 26–27, **28, 31, 93, 103**
–– Nervenverlauf  103
– thoracis  187
– trapezium  394, 402T, 404
– trapezoideum  394, 402T, 404
– triquetrum  394, 402T, 404
– zygomaticum  **21–23**, 26, **28**, **35**, 71T, 78T–79T

Ossicula auditus = auditoria  21T, **95**
Osteochondrosis intervertebralis  193
Osteogenese
– chondrale  21T
– desmale  21T
– Schädelknochen  21
*Osteophyten*
– *Foramen-vertebrale-Einengung*  193
– *Spinalwurzelkompression*  195
Ostium
– abdominale tubae uterinae  375
– appendicis vermiformis  324
– atrioventriculare dextrum  274
–– sinistrum  274
– cardiacum  **289**, 310
– pharyngeum (Tuba auditiva)  93
–– tubae auditivae  179, **180**, 181
– trunci pulmonalis  274
– tympanicum (Tuba auditiva)  93
– ureteris  **368**, 382
– urethrae  366
–– externum  362, **368**, 373, 381–382
–– internum  360, **366, 368, 382**
– uteri  375, **376**
– uterinum tubae uterinae  376
– vaginae  362
– valvae ilealis  324
*Othämatom*  92
*Otitis externa*  93
*Otitis media*
– *Mastoiditis*  94
– *Parazentese*  96
– *Trommelfellbefund*  97
*Otosklerose, Schallleitungsschwerhörigkeit*  96
*Ovarialkarzinom*  376, 378
Ovarium  12, 363, **365, 374–375**, 376–377, **380**

## P

Pacchioni'sche Granulationen (= Granulationes arachnoideae)  106, **110**
Palatum
– durum  44, 60–61, 71
– molle  44, **60**, 61, **179**, 181
– osseum  37

Pallidum  116T
palmar  6T
Palmaraponeurose  423
– *Schrumpfung*  423
Palmarbeugung, Handgelenke  420T
Palpebra
– inferior  77
– superior  77, 82
*Panaritium*  461
*Pancoast-Tumor*  287
Pancreas  249, 292, 302, **304**, 305, 311, 314–316, 318, 334, 340
– Abfluss, venöser  307
– Arterien  306
– (endokriner Teil), Innervation  16T
– (exokriner Teil), Innervation, parasympathische  17T
– Head'sche Zonen  222
– Lymphabfluss und Lymphknoten  307
– *Nekrosestraßen*  305
Pankreasgänge, Mündung-(svarianten)  302, **305**
*Pankreaskarzinom*  305
– *Metastasierung*  307
Pankreaskopf, Arterien  306
Pankreatikogramm  308
*Pankreatitis*  304
*Panzerherz*  269
Papilla(-ae)
– ductus parotidei  44
– duodeni major (= Vater'sche Papille)  302, **304–305**, 318
––– Endoskopie  308
–– minor  304
– foliatae  62
– fungiformes  62
– gingivalis = interdentalis  60
– ilealis  324
– incisiva  60
– lacrimalis  43, **81**
– mammaria = mammae  224
– nervi optici  88–89, **91**
– renales  336
– umbilicalis  229
– vallatae  61, **62**, 179
*Papillennekrose*  336
Papillenspitze  336
Paracolpium  355
Paracystium  355, **366**, 379
Paradidymis  385
*Paralysie des amoureux oder Parkbanklähmung*  443
Parametrium  355, **375**
Parasympathikus  **16–17**

parasympathische Kerne, Hirnnerven 129T
*Parazentese* 97
– *Otitis media* 96
*Parese*
– s. Lähmung
– *M. orbicularis oculi* 42
Paries
– jugularis 94
– membranaceus trachealis **260**
– vestibularis 101
parietocolische Rinne, rechte **332**
*Parodontitis* 60
Parodontium 58
*Parodontopathie* 60
Pars(-tes)
– abdominalis aortae 243, 250T, 356
–– (Ductus thoracicus) 12
–– (M. pectoralis major) 46MT, 207, 406–407, **411**
–– (Oesophagus) 291, 303, 310, 313, 315, 345
– acromialis (M. deltoideus) 45MT–46MT, 207, 406, 413T, 441
– affixa (Area nuda hepatis) 293
– alaris (M. nasalis) **4MT, 6MT**
– alaris (M. nasalis) 44
– alveolaris mandibulae **37**, 38–39
– anterior (Fornix vaginae) 374
– anularis (Ligamentum articulare distale/proximale) 425
–– (Ligamentum vaginale accessorium) 425
–– (Ligamentum vaginale proprium distale/proximale) 425
–– (Vagina fibrosa) **404**, 515
–– vaginae fibrosae 461
– aponeurotica (Fascia thoracolumbalis) 238
– aryepiglottica (M. aryepiglotticus) 172
– ascendens (Aorta) 250T
–– duodeni 321, 331–332
–– (M. trapezius) 41MT–43MT, **405**, 408T
– atlantica (A. vertebralis) 157
– basalis (A. lobaris inferior pulmonis dextri) 261
–– (A. lobaris inferior pulmonis sinistri) 261
– basilaris (Os occipitale) 26, 28, 32, 153

– buccopharyngea (M. constrictor pharyngis superior) 44, **176**
– cardiaca = Cardia (Gaster) 310, 315
– cartilaginea (Tuba auditiva) 93, **180**
– cavernosa (A. carotis interna) 115T, 178
– centralis (Ventriculus lateralis) **111**, 130
– ceratopharyngea (M. constrictor pharyngis medius) 151, **176**
– cerebralis (A. carotis interna) 115T
– cervicalis (A. carotis interna) 115T, **178**
–– (Ductus thoracicus) 12, **184**
–– (Medulla spinalis) 239T, 240
– cervicofacialis (N. facialis) 50
– chondropharyngea (M. constrictor pharyngis medius) **176**
– ciliaris (Retina) **89**
– clavicularis (M. deltoideus) 45MT–46MT, 207, 406, 413T
–– (M. pectoralis major) 44MT, 46MT–47MT, 207, 223, 406–407, **411**, 413T
– coccygea (Medulla spinalis) 240
– cochlearis (N. vestibulocochlearis) 99T
– convergens (M. serratus anterior) 408
– costalis (Diaphragma) 24MT, 205, **212**, 286, 290–291
–– (M. latissimus dorsi) 44MT–45MT
–– (Pleura parietalis) 253, **254**, 255–256, 258, 283, 285–286, 288, 290, 340
– cranialis (Parasympathikus) **17**
– cricopharyngea (M. constrictor pharyngis inferior) 15MT, **176**
–– (M. cricoarytenoideus) 14MT
– cruciformis (Ligamentum cruciatum) 425
–– (Vagina fibrosa) 515
– descendens duodeni 301, **304**, 314, 318, 321, 332
–– (Ligamentum iliofemorale) 476, 503
–– (M. trapezius) 41MT, 43MT, **405**, 408T
– diaphragmatica (Pleura parietalis) 253, 255, **282**, 286, 290, 340

– divergens (M. serratus anterior) 408
– externa (M. cricothyreoideus) 14MT–15MT, 172
–– (M. thyreoarytenoideus) 14 MT, 172–173
– flaccida (Membrana tympanica = Shrapnell'sche Membran) **96**, 97
– fundiformis (M. constrictor pharyngis inferior = Kilian'scher Schleudermuskel) 167, 176
– glossopharyngea (M. constrictor pharyngis superior) 151, **176**
– hepatis dextra 296T
–– sinistra 296T
– horizontalis = inferior (Duodenum) **249**, 292, 304, 317–318, 321, 331
– iliaca (Fascia iliopsoas) 495
–– (M. latissimus dorsi) 44MT–45MT
– inferior (M. pterygoideus lateralis) 45T
–– (M. serratus anterior) 42MT–43MT, 408T
–– (M. trapezius) 408T
– infraclavicularis (Plexus brachialis) 433T
– insularis (A. cerebri media) **140**, 142
– intercartilaginea (Rima glottidis) 172, **173**
– intermedia (Cerebellum) 127T
–– (Diaphragma) 25MT
–– (M. cricothyreoideus) 15MT
–– (M. serratus anterior) 42MT–43MT, 408
– intermembranacea (Rima glottidis) 172, **173**
– intermuscularis (A. maxillaris) 52
– interna (M. cricothyreoideus) 14MT–15MT, 172
–– (M. thyreoarytenoideus = M. vocalis) 14–15MT, 172, 173
– intracranialis (A. vertebralis) 157
– intraocularis (N. opticus) 90
– labialis (M. orbicularis oris) 4MT, 7MT, 42, 44, 57, 61
– lacrimalis (M. orbicularis oculi) 4MT, 6MT, 43
– lateralis (Diaphragma) 25MT
–– (Fornix vaginae) 375
–– (M. cremaster) 210

–– (M. pterygoideus medialis) 45
–– (Os occipitale) 32
–– (Os sacrum) 196–197
–– (Tractus intermedius) 427
–– (Tractus lateralis aponeurosis dorsalis) 427
– libera membri inferioris 8
–– superioris 8
– lumbalis (Diaphragma) 25MT, 206, **212**, 286–287, 290–291, 318–319
–– (M. longissimus lumborum) 213
–– (Medulla spinalis) 239T, 240
–– (Truncus sympathicus) **252**
– marginalis (M. orbicularis oris) 4MT, 7MT, 42, 44, 57, 61
– medialis (Diaphragma) 25MT
–– (M. cremaster) 210
–– (M. pterygoideus medialis) 45
–– (Tractus intermedius) 427
–– (Tractus lateralis aponeurosis) 427
– mediastinalis = pericardiaca (Pleura parietalis) 253, **254**, 255–256, 265–267, **282**, 283, 285–286, 288, 290
– membranacea (Septum interventriculare) **277–279**
–– (Urethra) **364**, 381–382, 383–384
– muscularis (Septum interventriculare) **277–278**, 279
– mylopharyngea (M. constrictor pharyngis superior) **176**
– nasalis (Os frontale) 29
–– pharyngis 69
– nervosa (Pars optica retinae) 88
– obliqua (Lamina intertendinea superficialis) 422, 427
–– (M. adductor pollicis) 426
–– (M. arytenoideus) 172
–– (M. constrictor pharyngis) 176
–– (M. cricothyreoideus) 171, **176**, 14MT
– opercularis (= Operculum frontale) 118
– optica (Retina) **88–89**
– orbitalis (Glandula lacrimalis) 80
–– (Gyrus frontalis inferior) 118
–– (M. orbicularis oculi) **4MT, 6MT**, 42–43, 77
–– (Os frontale) 27–29, 39, 74
– ossea (Tuba auditiva) 93–94

# Sachverzeichnis

Pars(-tes)
– palpebralis (Glandula lacrimalis) 80
–– (M. orbicularis oculi) **4MT**
–– (M. orbicularis oculi, = Riolan'scher muskel) **6MT**
–– (M. orbicularis oculi = Riolan'scher Muskel) 42–43, 77
– patens (A. umbilicalis) **369**
– pelvica (Parasympathicus) **17T**
– petrosa (A. carotis interna) 28, **115T**, 178
–– (Os temporale) **102**
– pialis (Filum terminale) 241
– pigmentosa (Pars optica retinae) 88
– plana (Corpus ciliare) **89**
– plicata (Corpus ciliare) **89**
– postcommunicalis (A. cerebri anterior) 137, 140–141
–– (A. cerebri posterior) 137, **140**
– posterior (Fornix vaginae) 374
–– hepatis **296T**
–– (M. pterygoideus lateralis) **45T**
– precommunicalis (A. cerebri anterior) 137, **140**
–– (A. cerebri posterior) 137, 140
– prevertebralis (A. vertebralis) 157
– profunda (M. masseter) **2MT**, **43**, 44, **45**
–– (M. orbicularis oculi = Horner'scher Muskel) **4MT**, **6MT**
–– (M. pronator quadrautus) **50MT**–**51MT**
–– (M. sphincter ani externus) 351, 354, 370
–– (M. supinator) 416, **417**, 452
– prostatica (Urethra) **381–382**, 385, 387
– psoatica (Fascia iliopsoas) 495
– pterygopharyngea (M. constrictor pharyngis superior) **176**
– pylorica = Pylorus (Gaster) **310**, 312, 315, 320, 332
– recta (M. cricothyreoideus) **15MT**, 171, **176**
–– (M. orbicularis oris) 57
– retromandibularis (A. maxillaris) 52
– sacralis (Medulla spinalis) 240
– scapularis (M. latissimus dorsi) **44MT**–**45MT**, 443
– septalis (M. orbicularis oculi) 43, 77
– sphenoidalis (A. cerebri media) 140
– sphenopalatina (A. maxillaris) 52
– spinalis (M. deltoideus) **45MT**–**46MT**, **413T**
–– (N. accessorius) 240
–– (Ramus externus, N. vagus) **14T**
– spongiosa (Urethra) **381–383**
– squamosa (Os temporale) 28
– sternalis (Diaphragma) **24MT**, **205**, **212**, 255, 290–291
– sternocostalis (M. pectoralis major) **44MT**, **46MT**–**47MT**, **207**, 406–407, **411**
– subcutanea (M. sphincter ani externus) 351, 354, 370
– superficialis (M. adductor magnus) 480, 494
–– (M. masseter) **2MT**, **43**, 44, **45**
–– (M. pronator quadratus) **50MT**–**51MT**
–– (M. sphincter ani externus) 351, 354, 370
–– (M. supinator) 416, **417**, 452
– superior duodeni 256, 304, 313, 316, 331
–– (M. pterygoideus lateralis) **45T**
–– (M. serratus anterior) **42MT**–**43MT**, 408
– supraclavicularis (Plexus brachialis) **432T**
– supratarsalis (Palpebra superior) 77
– tarsalis (M. orbicularis oculi) 43, 77
–– (Palpebra superior) 77
– temporofacialis (N. facialis) 50
– tensa (Membrana tympanica) **96**, 97
– terminalis (A. cerebri media) **140**
–– (Tractus lateralis aponeurosis dorsalis) 427
– thoracica aortae **218**, 243, **250T**
–– (Ductus thoracicus) 12, 184, 287
–– (Medulla spinalis) **239T**, 240
–– (Truncus sympathicus) **252**
– thyreomuscularis (M. vocalis) **172**
– thyreopharyngea (M. constrictor pharyngis inferior) **14MT**–**15MT**, **176**
– thyreovocalis (M. vocalis) **172**
– tibiocalcanea (Ligamentum collaterale mediale) 486–487, 489
– tibionavicularis (Ligamentum collaterale mediale) 486
– tibiotalaris anterior (Ligamentum collaterale mediale) 486
–– posterior (Ligamentum collaterale mediale) 486–487
– transversa (Lamina intertendinea superficialis) 422, 427
–– (Ligamentum iliofemorale) 476, 503
–– (M. adductor pollicis) 426
–– (M. arytenoideus) 172
–– (M. constrictor pharyngis superior) 176
–– (M. nasalis) **4MT**, **6MT**, 44
–– (M. trapezius) **41MT**–**43MT**, **405**, **408T**
– transversaria = cervicalis (A. vertebralis) 157
– triangularis 118
– tympanica (Os temporale) 31, **93**
– uterina tubae 376
– vaginalis (Ramus internus, N. vagus) **14T**
– vertebralis (M. latissimus dorsi) **44MT**–**45MT**
–– (Pulmo) 259
Patella 4, 8, **468**, 478, 480, 483, 494, 542
Paukenhöhle 97
– Gehörknöchelchen **96**
Paukenhöhlenwand
– Knochen 94
– mediale 94
Pecten
– analis 370
– ossis pubis **465**
Pediculus
– arcus vertebrae **194**, 195, 203
–– *Magnetresonanztomographie* 245
Pedunculus(-i)
– cerebellaris inferior **113**, 119, **126–128**
–– medius (= pontinus) **113**, 121, **126**, **128**
–– superior **113**, 125, **126–128**, 136
– cerebri 121, 124, **125**, 127, **128**, 132, 144
Pelvis renalis **335–338**, 339–340, 343
Penis **233**, **249**, **382**
– Blutversorgung **383**
Peniskarzinome 382
Pericardium 228, **254**, 256, 264–265, **267**, 283–284, **290**
– fibrosum **253**, **255**, **269**, 287
– serosum = Epicardium **269T**, 269
Pericranium 44, 53, 86
*Periduralanästhesie* 242
*Perikarderguss, Herzbeuteltamponade* 267
*Perikardhöhle, Punktion* 255
*Perikarditis* 269
Perilymphräume **101**
Perineum 373
Perineurium 10
Periodontium 58
Periorbita 77, **86**
– Innervation **14T**
periorbitale Region
– Leitungsbahnen 80
– Muskeln 80
Periorchium 232–233, 386
Periosteum 106, **242**
– externum cranii (= Pericranium) 44
peripher **6T**
Peritonealbedeckung, Nieren **334**
Peritonealverhältnisse
– Becken **363**, **364–365**
Peritoneum 230–231, 302, 365
– parietale **209**, 214, 228–229, 233, 289, **292**, 309, 334, **334**, **340T**, 355, 366
–– primäres **334**
–– sekundäres **334**
– viscerale **292**, 309, **340T**, 355, 364, 366, 376
Peroneusloge 544
Pes
– anserinus profundus 505, 540
–– superficialis **67MT**, **69MT**, 493–494, 505
– hippocampi **112**, 123
Petiolus epiglottidis 170, **173T**
Petit'sche Hernie 405
Petit'sches Dreieck (= Trigonum lumbale inferius) 214, 238, 405–406, 527
*PET-Studien, Hirnkarten* 122
Peyer'sche Plaques (= Noduli lymphoidei aggregati) 324

Pfannenband (= Ligamentum calcaneonaviculare plantare) 474, **486**, **488–489**, 490, 510
Pfannendacherker 476
Pfannenerker 474
Pflugscharbein s. Vomer **35**
Pfortader, Korrosionspräparat **300**
*Pfortaderhochdruck*
– *Anastomosen, porto-cavale* 228
– *Caput medusae* 228
– *Leberzirrhose* 228, 297
Pfortaderkreislauf 10T, **297**
Phalanx(-ges)
– distalis (Manus) **394**, 395
–– (Pes) 470
–– pollicis 402T
– (Manus) 8
– media (Manus) **394**, 395
–– (Pes) 470
– (Pes) 8
– proximalis (Manus) **394**, 402T
–– (Pes) 470
Pharynx **177**
– Muskeln 14T, **176**
–– Innervation 14T
– Schleimhautrelief **179**
Pharynxwand, Leitungsbahnen **178**
Philtrum 57
*Phonationsstellung*, Kehlkopf 173T
*Phrenikusschädigung* 255
Pia mater
– cranialis = encephali **106**, **110**
– spinalis **239**, **242**
PIP-Gelenk 402T, 404
Planta pedis (= Fußsohle) 5, 510
– Faszien **551**
– Faszienlogen **542**, **550**
– Leitungsbahnen **549**, **551–554**
– Muskeln **511–513**, **552–554**
plantar 6T
Plantaraponeurose 510
Planum
– nuchale 32
– occipitale 32
*Plasma-Milieu, zirkumventrikuläre Organe* 120
*Plattenepithelkarzinom, Ohrmuschel* 92
*Plattfuß* 510
Platysma 5MT, 42–43, 50T, **149**, **151**, 154, 160, 162, 164, **165**, 169, 174, 177

Pleura
– parietalis 224, **253–255**, 258, 265–266, **267**, **282**, 283, 285, **286**, 288, **290**, **339**, 340
– visceralis = pulmonalis 253, **262**, 263
*Pleuraerguss* 253
Pleuragrenzen **256–257**, **339**
Pleurahöhle(n) **282**, **286**
– *Notfalldrainage* 286
Pleurakuppel **288**
Plexus
– aorticus 175
–– abdominalis 252
–– thoracicus 252
– basilaris **107**, **115**
– brachialis **13**, 162, **163**, **169**, **183**, **223**, **288**, **433**
–– Aufbau **432**
–– *Blockade, axilläre* 439
–– Innervation, motorische **159**
–– *Schädigung* 287
–– Muskeln, innervierte **432T**, **433T**
–– Regionalanästhesie 432
–– Schädigung 433
– cardiacus **252**
– caroticus 175
–– communis 159
–– externus 159
–– internus 52, 64, 77T, **115**, 159
– cervicalis **13**, 113, **159**, 164, 182, 236, 238
–– Hautäste **49**
–– Innervation, motorische **159**
– choroideus 108, 113, 120, 126, 131–133, 136, 144
–– ventriculi lateralis **111**, 112
––– quarti 108–109
– coeliacus **252**, 303
– deferentialis 252
– dentalis inferior 48, **64**
–– superior 48, **64**
– gastrici **252**
– hepaticus 252
– hypogastricus inferior **252**, **378**
–– superior **252**, 330, **378**
– iliacus **252**
– intercaroticus 159
– intermesentericus 345
– intraparotideus 50, **54**
– lumbalis **339**, 345, 372, **522–524**
– lumbosacralis **13**, **522**
– lymphaticus axillaris 12
– mesentericus inferior **252**
–– superior 252, 326

– oesophageus **252**, **287**
– ovaricus **378**
– pampiniformis **231**, **233**, **385**, **386**
– pelvicus **378**
– pharyngeus **175**
–– (Venen) **63**
– prostaticus **252**
– pterygoideus **47**, 55
– pulmonalis **252**, 263–265, 287
– rectalis inferior **252**
–– medius 252
–– superior **252**, 333
– renalis **252**
– sacralis 361, 372, **522–524**
– splenicus = lienalis 252
– testicularis 232–233, **252**
– thyreoideus impar 158, **168**
– tympanicus (= JACOBSON'sche Anastomose) 66
– uretericus **252**, **378**
– uterovaginalis (= FRANKENHÄUSER'sches Ganglion) **378**
– venosus areolaris 220
–– canalis hypoglossi 107
–– foraminis ovalis 107, 115
–– oesophagei **297**
–– pharyngeus 168, 177
–– prostaticus **369**
–– rectalis 297, **359**, **371**
–– sacralis **359**
–– suboccipitalis **236**
–– uterinus **380**
–– vaginalis **359**
–– vertebralis externus 158, 244T
–––– anterior **244**
–––– posterior **244**
––– internus anterior 242, **244**
–––– posterior 241, 242, **244**
–– vesicalis **359**, 366, **369**, 380
– vertebralis 107
– vesicalis **252**, **378**
Plexusbildung **13**
Plica(-ae)
– alares **479**
– aryepiglottica 173, **175**, **179**, 181
– axillaris anterior 4
–– posterior 5
– caecalis vascularis 321, 323, 330
– circulares (= KERCKRING'sche Falten) 302, 304, 324
– duodenalis inferior = duodenomesocolica 322, **323**
–– superior = duodenojejunalis 322, **323**

– fimbriatae 60
– gastricae **310**
– gastropancreatica **314**, 315, 317
– glossoepiglottica lateralis 62, 175
–– mediana 62, 175
– hepatopancreatica **315**
– ileocaecalis 323, **330**
– interarytenoidea **172**, 173
– interureterica 368
– lacrimalis (= HASNER'sche Klappe) 72, **81**
– longitudinalis duodeni **302**, **304**, 305
– mallearis anterior **97**
–– posterior **97**
–– superior **97**
– mediopatellaris **479**
– mucosae (Tunica mucosa) 323
– nervi laryngei **179**
––– superioris **175**
– palatinae transversae 60
– palmatae **376**
– paraduodenalis **322**
– pectineofovealis **477**
– pharyngoepiglottica **179**
– pterygomandibularis 60, 67
– rectouterina **363**, 365, **374**, 379, **380**
– rectovesicalis **363**
– salpingopharyngea **179**, **181**
– semilunaris(-es) coli **324**
–– conjunctivae 77, 81
– spiralis (= HEISTER'sche Spiralfalte) **302**
– sublingualis **60**, 68
– synovialis infrapatellaris **479**, **483**, 484
–– suprapatellaris **483**
– transversa recti (= KOHLRAUSCH'sche Falte) 365, 370
– triangularis **181**
– umbilicalis lateralis = epigastrica **209**, 228, 233, 320, **363**, 365
–– medialis **11**, **209**, 228, **229**, 233, 320, **363**
–– mediana **209**, 228–229, **229**, 233, 320, 322, **363**
– vesicalis transversa 229, 363, 365
– vestibularis **173**, 181
– vocalis **173**, 181
*Pneumektomie* 282
*Pneumonie, Pleuraerguss* 253
Polarterie
– obere **335**, **338**, 342
– untere **335**, **338**, 342

# Sachverzeichnis

Pollex 5, **394**
Polus
– frontalis **117**, 118
– occipitalis 118
– temporalis 112, 118, 120
*Polypen, Stimmfalten* 173
Pons 109, 116T, 120, **121**, 125, **128**
pontocerebellare Fasern 127T
*Poplitealzyste = Baker'sche Zyste* 505
Porion 24
Porta hepatis 294T, **295**
*portale Hypertension* 289
Portio
– supravaginalis (Cervix uteri) 376
– uteri, Kolposkopie 375
– vaginalis cervicis 375, 376
*portocavale Anastomosen* 297
Portographie, transjuguläre **296**
Porus
– acusticus externus 23, **31**, 39, 93, 94, 96, 99, 153
–– internus 27, **31**, 39, 98–99, **104–105**
posterior 6T
Postikus (= M. cricoarytenoideus posterior) 15MT
Poupart'sches Band
(= Fallopio'sches Band = Ligamentum inguinale) **207**, **209**, 210, **211**, 212, 220, 228, **229–231**, 361
Precuneus 120
Premaxilla 37
Preputium
– clitoridis 373
– penis 364, **381–382**
Pressorezeption 14T
*Priapismus* 382
Processus
– accessorius (Vertebra lumbalis) 195
– anterior (Malleus) 95
– articularis inferior vertebrae **191**, **193**, **195**, 203
–––– lumbalis 346
–– superior ossis sacri 197
––– vertebrae **191**, **193**, **195**, 196–197, 203
– axillaris (Mamma) 224
– calcaneus 473
– caudatus 293
– ciliares **89**
– clinoideus anterior 27, 33, 73
–– medius 33

–– posterior **27**, 33, 39
– cochleariformis (Paukenhöhle) 94
– condylaris (Mandibula) **37–38**
– coracoideus 223, 268, **391**, 396, **397–398**, 407, 411–412, 415, 441
– coronoideus **393**
–– (Mandibula) 21, **37**, 39, 41, 44
–– (Ulna) 401, 417
– costalis 195, 198, 203, 213, 242
– cuneiformis vomeris 35
– ethmoidalis (Concha nasalis) 34
– frontalis (Maxilla) 28, **36**, 78
–– (Os zygomaticum) 35
– intrajugularis (Os occipitale) 32
– jugularis (Os occipitale) 32
– lacrimalis (Concha nasalis inferior) 34
– lateralis (Cartilago septi nasi) 69
–– (Malleus) 95
–– tuberis calcanei 471–472
– lenticularis (Incus) **95**, 97
– mammillaris 195
– mastoideus (Os temporale) 23, 26, **31**, 41, 93–94, 99, 151, 153, 202
– maxillaris (Concha nasalis inferior) **34**, 35
– medialis tuberis calcanei 471–472
– muscularis (Cartilago arytenoidea) 170, 172
– orbitalis (Os palatinum) 36, 51, **79**
– palatinus (Maxilla) 26, **37**, 69, **70**
– papillaris 293
– posterior (Cartilago septi nasi) 69
–– tali 487–488
– pterygoideus (Os sphenoidale) 26, **33**
– pterygospinosus (Os sphenoidale) 33
– pyramidalis (Os palatinum) 51, 94
– sphenoidalis (Os palatinum) 36, **51**
– spinosus 5
–– axis 39
–– vertebrae 188, 190, **192–193**, 194–195, 199, 202–203, 213, 216, 218, 235, 237–238, 346–347

– styloideus (Os temporale) 31, **41**, 61, 93, 153, 176
–– ossis metacarpi III 394
–– radii **393**, 401, 418
–– ulnae 5, **393**, 401
– sublingualis (Glandula submandibularis) 68
– temporalis (Os zygomaticum) 28, **35**
– transversus **192–194**, 202, 213, 216
– uncinatus **191**, **193**, **201**, 202
–– (Os ethmoidale) 34, **70–72**, **74**, 76
–– pancreatis **304**, 327
– vaginalis (Os sphenoidale) 33
–– peritonei **229**, 231
– vocalis (Cartilago arytenoidea) 170, **171**, 172
– xiphoideus 9, **187**, 205, 254
– zygomaticus (Maxilla) **36**, 73
–– (Os frontale) 29
–– (Os temporale) 28, **31**, 93
Projektionsfasern, Kleinhirn 127
Proktodealdrüsen 354, 370
Prominentia
– canalis facialis 94
–– semicircularis lateralis 94
– laryngea 154, 165, **170**
– mallearis 96
Promontorium 94, 96, **187**, **190**, **196**, 197–198, 203, 345, 348–350
– ossis sacri 477, 497
*Pronatio dolorosa* 400
Pronation 418T
Pronatorkanal 417T, 453
Prosencephalon 116T
Prostata 249, 292, 351, **364**, **366**, 369, **381–382**, **384**, 385
– Arterien 369
– Sonographie 364, 387
– Venen 369
*Prostataadenom (= -hyperplasie)* 385
*Prostatakarzinom* 385
Prosthion 24
Protuberantia
– mentalis 38–39
– occipitalis externa 26, **32**, 150
–– interna 27, 32
proximal 6T
Prussak'scher Raum (= Recessus membranae tympanicae superior) 97
*Pseudoparalyse, Arm* 412
Psoasarkade (= Ligamentum arcuatum mediale) 212

Pterion 24
*Ptose/Ptosis* 82
– *Niere* 340
Pubes 381
Puborektalschlinge 372
*Pudendusblockade* 362
Pulmo dexter und sinister (s. Lunge) 256–259
Pulmonalklappe **268**
Pulpa
– coronalis (Radix dentis) 58
– radicularis (Radix dentis) 58
– splenica = lienalis 309
*Pulsionsdivertikel, epiphrenisches* 288
Pulvinar
– acetabuli 474
– thalami 124, 127, **128**, **134**, 136
Punctum
– lacrimale 80, **81**
– nervosum (= Erb'sche Punkt) 236
Pupilla 77
Putamen 112, 125, **131**, **134–135**, 136
Pylorus = Pars pylorica (Gaster) 310, 312, 315, 320, 332
*Pyramidenbahnschädigung*
– *Lähmung, zentrale* 125
– *Spastik* 125
Pyramis
– renalis (= Medulla renalis) **336**, 343
– vermis 125–126, 127T, **128**

# Q

Quadratusarkade (= Ligamentum arcuatum laterale) 212
– *N.-thoracodorsalis-Läsion* 407
*Querschnittslähmung, komplette* 239
*de Quervain-Tendovaginitis, stenosierende* 421

# R

Rachen 178, **181**
– Blut- und Nervenversorgung 175
– Nerven **64**
– Schleimhautsensibilität 14T
– Sensibilität 14T
Rachenenge 60
radial 6T

*Radialisschädigung* 443
*Radialisstraße* 419
Radiatio
– acustica 119
– corporis callosi 123–125, 135
– optica (GRATIOLET'sche Sehstrahlung) **124**, 135
*radikuläres Syndrom, spinales* 201
Radius 8, **393**, 394–395, 400–403, 417, 422
*Radiusfraktur, distale* 401
*Radiuskopf, Subluxation, perianuläre* 400
Radix(-ces)
– anterior (Medulla spinalis) **239–242**
––– Magnetresonanztomographie 245
– anterior = motoria (N. spinalis) 13, 128
– cranialis (N. accessorius) 64
–– (N. vagus) 14T
– dentis **58**
– dorsalis (N. spinalis) 129
– inferior (Ansa cervicalis) 64, **166**
–– (Plexus brachialis) 159
– lateralis (N. medianus) 433T
–– (Tractus opticus) 124
– linguae **61–62**
– medialis (N. medianus) 433T
–– (Tractus opticus) 124
– mesenterii 249, 292, 322, **331–332**
– motoria (N. trigeminus) 14T, 15, 48, 75, 114, 128
– parasympathica = oculomotoria (Ganglion ciliare) 48, 84–85, 87
– penis 382
– posterior (Medulla spinalis) **239–242**
––– Magnetresonanztomographie 245
– posterior = sensoria (N. spinalis) 13
– sensoria (Ganglion ciliare) 48, 87
–– (Ganglion oticum) 48
–– (Ganglion trigeminale) **48**, 75, 114, 128
–– (N. trigeminus) 14T, 15
– spinalis (N. accessorius) 64
– (N. vagus) 14T
– superior (Ansa cervicalis) 55, 64, **164**, **166**, 178
–– (Plexus brachialis) 159
– sympathica (Ganglion ciliare) 83T

–– (Ganglion oticum) 48
– unguis **461**
Ramus(-i)
– acetabularis (A. circumflexa femoris medialis) 520, 531
–– (A. ligamenti capitis femoris) 531
–– (A. obturatoria) 356T, 358, **530**
– acromialis (A. suprascapularis) 156T, 430T
–– (A. thoracoacromialis) 219, 223, 430, 431T
– alaris inferior (A. facialis) 75
– alveolaris(-es) superior(-es) anteriores (N. infraorbitalis) **64**
––– medius (N. infraorbitalis) **64**
––– posteriores (N. infraorbitalis) 55–56, **64**
– ampullaris posterior 99T
– anastomoticus cum A. meningea media 84
–– (N. cutaneus dorsalis medialis) 548
– anterior (A. collateralis radialis) 451
–– (A. gastrica sinistra) 311
–– (A. obturatoria) 356T
–– (A. pancreaticoduodenalis inferior) 306, 329
–– (A. pulmonalis dextra) 261
–– (A. recurrens ulnaris) 446
–– (A. renalis) **335**, 341
–– (Ductus hepaticus dexter) 301
–– (N. cutaneus antebrachii medialis) 435–436, **448**, 450
–– (N. iliohypogastricus) 222
–– (N. laryngeus inferior) **175**
–– (N. obturatorius) 234, 524T, **528**, **530**
–– (Sulcus lateralis) 118
–– (V. portae hepatis) 296
– anterior = ventralis (N. intercostalis) 241
–– (N. lumbalis) **234**, **242**
–– (N. sacralis) 361
–– (N. spinalis) 13, 222, 224, **234**, **239**, 240, 242, 432T
–– (N. thoracicus) **234**, 285
– apicalis (A. pulmonalis dextra) 261
– apicoposterior (A. pulmonalis sinistra) 261
– articularis(-es) 443
–– (A. descendens genus) 528
–– carpometacarpales 457

–– interphalangei proximales dorsales 457
–– metacarpophalangei dorsales 457
–– (N. interosseus dorsalis) 457
–– (N. medianus) 448
– ascendens (A. cervicalis superficialis) 156T, 157
–– (A. circumflexa femoris lateralis) 520, 528–530
–– (A. circumflexa femoris medialis) 520, 531, 533
–– (A. circumflexa ilium profunda) 356
–– (A. colica sinistra) **330**
–– (A. perforans I) **534**
–– (A. transversa colli) 156, 163, 238, 430T, 442
–– (Sulcus lateralis) 118
–– (V. transversa colli) 158
– atrialis(-es) (A. coronaria dextra) 270T, 274
–– anastomoticus 270
––– (A. coronaria sinistra) 270T, 274
–– intermedius (A. coronaria dextra) 270
––– (A. coronaria sinistra) 270
– atrioventriculares (A. coronaria dextra) 270T, 273
–– (A. coronaria sinistra) 270, 273
– auricularis(-es) (A. auricularis posterior) 53, 92
–– (A. occipitalis) 156T
– anteriores (A. temporalis superficialis) 46, 92
–– (N. auricularis posterior) 50
–– (N. facialis) 54
–– (N. vagus) 49, 104–105
– basalis tentorii (A. carotis interna) 115
– bronchiales (A. thoracica) 250T
–– (A. thoracica interna) 219
–– (Aorta descendens) **250**, 265, 287–288
–– dextri (Aorta descendens) **263**
–– (N. vagus) 280, 283, 288
–– sinistri (Aorta descendens) **263**
– buccales (N. facialis) 50, 53, **54**
– calcanei (A. peronea = fibularis) 537, 543
–– (A. tibialis posterior) 537, 543–544, 549

– laterales (A. peronea = fibularis) 545
––– (N. suralis) 525, 538–539, 541
––– (V. saphena parva) 545
–– mediales (N. tibialis) 525, 539, 541, 544–545, 549, **552**
– calcarinus (A. cerebri posterior) 141
– capsulares (A. renalis) 341
– cardiaci cervicales inferiores (N. vagus) **280**
––– superiores (N. vagus) **280**
–– (N. vagus) 264, 267
–– thoracici (N. vagus) 252, **280**
– carpalis dorsalis (A. radialis) 446, **447**, 457
––– (A. ulnaris) 446, **447**, 452, 455, 457, 459
–– palmaris (A. radialis) 446T, 455T
––– (A. ulnaris) 446, 455, 459–460
– caudae nuclei caudati (A. communicans posterior) 137, 141
– caudati (V. portae hepatis) 296
– chiasmaticus (A. communicans posterior) 137–138
– choroideus(-i) (A. choroidea anterior) 112
–– laterales(-es) (A. cerebri posterior) 140
––– (A. communicans posterior) 142
–– medialis(-es) (A. cerebri posterior) 140
––– (A. communicans posterior) 142
–– posterior(-es) (A. cerebri posterior) 140
––– (A. communicans posterior) 142
––– laterales (V. choroidea superior) 144
–– ventriculi lateralis (A. choroidea anterior) 111, 144
– cingularis (A. callosomarginalis) 141
– circumflexus (A. coronaria dextra) **270–271**, 273
–– (A. coronaria sinistra) 270, 272, **273–275**
–– peronealis (A. tibialis posterior) 537
– clavicularis (A. thoracoacromialis) 219, 430, 431T
– clivales = clivi 115

# Sachverzeichnis

Ramus(-i)
- coeliaci (Truncus vagalis anterior) 312
- colicus (A. ileocolica) 327–330
- collateralis(-es) (A. intercostalis posterior) 224, 250
-- (A. thoracica) 218
- colli (N. facialis) 50, 53, **54**, **162**
- communicans (A. peronea = fibularis) 537, 543
-- albus (N. spinalis) 13, 239, 241, 285
-- cum nervo auriculotemporali 66
-- cum nervo faciali 55–56
-- cum nervo glossopharyngeo 103
-- cum nervo hypoglosso 64
-- cum nervo lacrimali 48, 85
-- cum nervo laryngeo inferiore (= GALEN'sche Anastomose) **175**
-- cum nervo linguali 48
-- cum nervo nasociliari 48
-- cum nervo ulnari 456, **459**
-- cum nervo zygomatico 48, 84–85
-- griseus (N. spinalis) 239, 241, 285
-- (N. medianus) 449
-- (N. obturatorius) 528
-- (N. plantaris medialis) 549
-- (N. saphenus) 528
-- (N. spinalis) 242
-- peroneus 538–541
-- (Truncus sympathicus) 283–284, 345
-- ulnaris 448–449, 457
- coni arteriosi (A. coronaria dextra) 270, 274–275
--- (A. coronaria sinistra) 270
- corporis callosi 141
- cricoideus (A. thyreoidea superior) **168**
- cricothyreoideus (A. laryngea superior) 156, **168**, **174**
- cutaneus(-i) (A. plantaris lateralis) 551
-- (A. plantaris medialis) 551
-- (Aa. digitales plantares communes) 551
-- anterior(-es) abdominalis(-es) **222**
---- (N. intercostalis) 226
--- (Funiculus spermaticus) 528
--- (N. femoralis) 222, 234, 524–526, 529, 539, 541

--- (N. iliohypogastricus) **226**, 523–524, 526, 528
--- pectorales 222, **226**, 438
--- cruris mediales (N. saphenus) 539, **541**
-- lateralis(-es) 234
--- (A. thoracica) 218
--- abdominalis(-es) **222**
--- (N. iliohypogastricus) **226**, 523–525, 527
--- (Nn. intercostales) 226
--- (Nn. lumbales) 234
--- (Nn. thoracici) 234
--- pectorales 222, **226**, 439
-- medialis(-es) (A. thoracica) 218
--- (N. spinalis) **234**
-- (N. obturatorius) 524–526, 528, 530, **541**
-- (N. transversus colli) **165**
-- (Nn. digitales plantares communes) 551
-- posterior(-es) (N. spinalis) 222, 234, 525
--- (Nn. lumbales) **234**
--- (Nn. thoracici) **234–235**
-- (Vasa plantaria lateralia) 550
- deltoideus (A. profunda brachii) 441, 443
-- (A. thoracoacromialis) 219, 223, 430–431
- dentales (A. alveolaris inferior) 52, 58
-- (A. alveolaris superior posterior) 52
-- (Aa. alveolares superiores anteriores) 52
-- inferiores (N. mentalis) 64
-- (N. alveolaris inferior) 48, 58
-- superiores (N. infraorbitalis) 64
--- (Plexus dentalis superior) 48
- descendens (A. cervicalis superficialis) 156T, 157
-- (A. circumflexa femoris lateralis) 518, 520, 528–531, 533
-- (A. circumflexa femoris medialis) 520, 531
-- (A. colica sinistra) 329, **330**
-- (A. occipitalis) 156
-- (A. perforans I) **534**
-- (A. transversa colli) 156, 163, 238, 430T, 442
-- (V. transversa colli) 158
- dexter (A. colica media) 328
-- (A. hepatica propria) 295, **299**, 302, **303**

-- (V. portae hepatis) 295–297, 318
- digastricus (N. facialis) 50, 54, 103
- diploicus (A. supraorbitalis) 84
- dorsalis = posterior (N. spinalis) 523
-- (N. thoracicus) 523
- dorsalis(-es) (A. intercostalis) 288
-- (A. intercostalis posterior) 157T, **237**, 430T
-- (A. subcostalis) 250T
-- (A. thoracica) 218
-- (Aa. lumbales) 250T
-- linguae (A. lingualis) 63, 175, **181**
-- (N. ulnaris) **437**, 438, 448, 449, 454, 456, **457**
- duodenales (A. pancreaticoduodenalis superior anterior) 300, 306
- epididymales (A. testicularis) 250T
- externus (N. laryngeus superior) 164, **174–175**, 178
- femoralis (N. genitofemoralis) 222, 227, 231, 519T, **524**, 525–526, 528–529, 531
- frontalis (A. meningea media) 110, 114
-- (A. temporalis superficialis) 46, 53, 80
-- anteromedialis (A. callosomarginalis) 141
-- intermediomedialis (A. callosomarginalis) 141
-- posteromedialis (A. callosomarginalis) 141
- ganglionares ad ganglion oticum 48
-- ad ganglion pterygopalatinum (N. maxillaris) 48, 85
-- (N. lingualis) 64
-- trigeminales 115
- gastrici (A. gastroomentalis = gastroepiploica dextra) 311
-- anteriores (Truncus vagalis anterior) 312–313
-- posteriores (Truncus vagalis posterior) 312
- geniohyoideus (Plexus cervicalis) **159**
- genitalis (N. genitofemoralis) 222, 227, **230**, 232, **524**, 525, 529

- gingivales inferiores (N. mentalis) 48, 64
-- (N. mentalis) 62
-- superiores (N. infraorbitalis) 64
--- (Plexus dentalis superior) 48
- glandularis(-es) (A. facialis) 46
-- (A. laryngea inferior) 156–157, 161
-- (A. submentalis) 156
-- (A. thyreoidea inferior) 156, 168
-- anterior (A. thyreoidea superior) 156T, 168
-- (Ganglion submandibulare) 48
-- lateralis (A. thyreoidea superior) 156T, 168
-- posterior (A. thyreoidea superior) 156T, 168
- helicini (A. uterina) 377
- hepatici (Truncus vagalis anterior) 312
- hyoideus 158, 164, 168, 174
-- (A. lingualis) 63
- hypothalamicus (A. communicans posterior) 137–138
- ilealis (A. ileocolica) 326, 328–329
- iliacus (A. iliolumbalis) 356, 520
- inferior (A. glutea superior) 521T
-- (N. oculomotorius) **83**, 85–87
-- (Os pubis) 346, 373, 383–384, **465**, 496, 504
- infrahyoideus (A. lingualis) 63
-- (A. thyreoidea superior) 156T
- infrapatellaris (A. inferior medialis genus) **528**
-- (N. saphenus) 526, **528**, 538, **539**, 541
- intercostales anteriores 430
--- (A. thoracica = mammaria interna) **218–219**, 225, 228, 254
- intermedius (A. hepatica propria) 299
- internus (N. laryngeus superior) 171–172, **174–175**, **177**, 178
- interventricularis(-es) (A. coronaria sinistra) 272–273, **274–275**
-- anterior (A. coronaria sinistra) **270**, **272**, 273–276

Ramus(-i)
- interventricularis(-es) (A. coronaria sinistra)   272–273, **274–275**
-- posterior (A. coronaria dextra)   **270–271**, **273**
-- septales (A. coronaria dextra)   270
--- (A. coronaria sinistra)   270, 272, 274
- isthmi faucium   64
- labiales (A. perinealis)   521T
-- posteriores (A. perinealis)   357
- labialis(-es) (A. facialis)   53
-- (N. mentalis)   49
-- posteriores (A. perinealis)   362, 523
--- (A. pudenda interna)   377T
-- superiores (N. infraorbitalis)   49
- laryngopharyngei (Truncus sympathicus)   184
- lateralis(-es) (A. coronaria sinistra)   270, 274–275
-- (A. facialis)   46, 80
-- (Ductus hepaticus sinister)   301
-- (N. iliohypogastricus)   222, 238
-- (N. plantaris medialis)   **549**
-- (N. spinalis)   222, 234, 241, 523
-- (N. supraorbitalis)   48–49, 53, 80, 85, 87
-- nasi   46, 49
-- (Nn. thoracici)   235, **235**
- linguales (N. glossopharyngeus)   **64**, **175**
-- (N. hypoglossus)   64
-- (N. lingualis)   68
- lingularis (V. pulmonalis sinistra)   261
- lobi caudati dexter (Ductus hepaticus dexter)   301
--- sinister (Ductus hepaticus sinister)   301
-- medii (V. pulmonalis dextra)   261
- lumbalis (A. iliolumbalis)   356, 520
- malleolares laterales (A. peronea = fibularis)   537, **545**
---- (N. peroneus = fibularis)   542
-- mediales (A. tibialis posterior)   537T
- mammarii laterales   430, 431T

--- (A. thoracica = mammaria interna)   218
--- (Rami cutanei laterales pectorales)   **222**, **226**
--- mediales (A. pericardiacophrenica)   219T
--- (A. thoracica = mammaria interna)   219, 225
--- (Rami cutanei mediales pectorales)   **222**, **226**
- mandibulae   23, **37**, 39, 68, 202
- marginalis dexter (A. coronaria dextra)   270, **272**, 273
-- mandibulae (N. facialis)   50, 53, **54**, 55, **160–161**
-- sinister (A. coronaria sinistra)   270, **272**, **275**
-- tentorii (A. carotis interna)   115
- mastoideus (A. occipitalis)   104, 156T, 178
- medialis (Ductus hepaticus sinister)   301
-- (N. plantaris medialis)   **549**
-- (N. spinalis)   222, 234, **235**, 241
-- (N. supraorbitalis)   48–49, 53, 80, 85, 87
-- (N. thoracicus)   523
- mediastinales (A. thoracica = mammaria interna)   219, 250T, 255
-- (Pars thoracica aortae)   250
- medullares laterales (A. intercostalis suprema)   157T
-- mediales (A. intercostalis suprema)   157T
- meningeus(-i) (A. carotis interna)   115
-- (A. occipitalis)   156T
-- (A. vertebralis)   104, 113, 157
-- (Aa. ethmoidales anteriores und posteriores)   114
-- anterior (A. ethmoidalis anterior)   84
-- (N. ethmoidalis anterior)   104–105, 108
-- (N. ethmoidalis posterior)   104–105, 108
-- (N. mandibularis)   104–105, 108
-- (N. maxillaris)   48, 56, 108
-- (N. ophthalmicus)   48
-- (N. spinalis)   13, **222**, **239**
-- (N. vagus)   104–105, 108
-- (Nn. ethmoidales anteriores und posteriores)   114

-- recurrens (= tentorius) (N. ophthalmicus)   48T
--- (A. ophthalmica)   84T
- mentalis(-es) (A. alveolaris inferior)   52
-- (A. facialis)   46, 52–53
-- (N. mentalis)   49, 55
- muscularis(-es) (A. cervicalis ascendens)   156
-- (A. vertebralis)   157, 182
-- (Ansa cervicalis)   159, **166**
-- (N. femoralis)   524, 528
-- (N. ischiadicus)   533
-- (N. mylohyoideus)   161
-- (N. obturatorius)   524
-- (N. peroneus = fibularis communis)   533
-- (N. plantaris lateralis)   550
-- (N. spinalis)   222
-- (N. supraclavicularis)   **162**
-- (N. tibialis)   533
-- (Nn. subscapulares)   435
-- (Plexus cervicalis)   **159**, 236, 238, 442
- mylohyoideus (A. alveolaris inferior)   52, 56
- nasalis(-es) (A. palatina descendens)   75
-- anteriores laterales (A. ethmoidalis anterior)   **75**, 84T
-- externus(-i) (N. ethmoidalis anterior)   80
--- (N. infraorbitalis)   49
-- internus(-i) (N. ethmoidalis anterior)   48, 75
--- (N. infraorbitalis)   48
-- laterales (N. ethmoidalis anterior)   75
-- posteriores (Ganglion pterygopalatinum)   66
--- inferiores laterales   75
---- (N. maxillaris)   48
--- laterales (N. ethmoidalis anterior)   48
--- superiores laterales   51T, **75**
---- mediales   51T, 75
---- (N. maxillaris)   48, 104–105
- nervi oculomotorii (A. communicans posterior)   137
- nodi atrioventricularis (A. coronaria dextra)   270
--- (A. coronaria sinistra)   270, 273
-- sinuatrialis (A. coronaria dextra)   **270**, 273–274
--- (A. coronaria sinistra)   270, 274

- nutricius (Plicapectineofovealis)   531
- obturatorius (A. epigastrica inferior)   219, 230, 356
- occipitalis (A. auricularis posterior)   53
-- (A. occipitalis)   156T
-- (N. auricularis posterior)   50
- occipitotemporalis (A. occipitalis medialis)   140–141
- oesophageales (A. gastrica sinistra)   289, 303, 311
-- (A. phrenica inferior)   289
-- (A. splenica = lienalis)   289
-- (A. thyreoidea inferior)   156–157, 168, 175, 289, 430
-- (Aorta descendens)   288
-- (Aorta thoracica)   **250**, 289
-- (N. vagus)   175, 252, 287–288
-- (V. gastrica sinistra)   **289**, 303
- omentales (A. gastroomentalis = gastroepiploica dextra)   311, 316
-- (A. gastroomentalis = gastroepiploica sinistra)   311
-- (Vasa gastroomentales = gastroepiploica)   320
- orbitalis(-es) (A. meningea media)   84, 104, 114
-- (Ganglion pterygopalatinum)   48
-- (N. maxillaris)   51T
-- (N. zygomaticus)   85
- orbitofrontalis medialis und laterlais (Aa. frontobasales medialis und lateralis)   140
- ossis ischii   366, 465, 476, 496
- ovaricus (A. uterina)   376, 377T
- palmaris(-es) (N. medianus)   **436**, 438, 448, 453, 456, 458–459
-- (N. ulnaris)   **436**, 438, 448, 456, 458–459
-- (Nn. digitales palmares communes)   458
-- profundus (A. ulnaris)   **424**, 446T, 455, 459
-- superficialis (A. radialis)   **446**, 453, 455T, 458–460
- palpebrales inferiores (N. infraorbitalis)   49, 80
-- (N. infratrochlearis)   80
- pancreatici (A. pancreaticoduodenalis superior anterior)   306
-- (A. splenica = lienalis)   298, 300, 306, 309
- parietalis (A. meningea media)   110, 114
-- (A. temporalis superficialis)   46

# Sachverzeichnis

Ramus(-i)
- parietooccipitalis (A. cerebri posterior) 141
- parotideus(-i) (A. temporalis superficialis) 46
-- (N. auriculotemporalis) 49, 56
-- (V. facialis) 47
- pectorales (A. thoracoacromialis) 219, 223, **225**, 430, 431T
- perforans(-tes) (A. auricularis posterior) 92
-- (A. interossea anterior) **452**
-- (A. metatarsalis I) 536, **548**, 549, 554
-- (A. pericardiacophrenica) 219T
-- (A. peronea = fibularis) **536–537**, **543–544**, 548
-- (A. radialis) 446T
-- (A. thoracica) **218**
-- (A. thoracica = mammaria interna) 219–220, 225–228, 254
-- (A. ulnaris) 447
-- (Aa. intercostales) 224
-- (Aa. metacarpales palmares) 455, 460
-- (V. epigastrica inferior) 220
-- (V. thoracica interna) 220
-- (Vv. paraumbilicales) 220
- pericardiacus(-i) aortae 250
-- (N. phrenicus) 255, **280**
- peridentales (A. alveolaris inferior) 52
-- (A. alveolaris superior posterior) 52
-- (Aa. alveolares superiores anteriores) 52
- perineales (N. cutaneus femoris posterior) 362, **523**, **527**, **532**, 534
- petrosus (N. petrosus major) **114**
- pharyngei/pharyngeales (A. palatina descendens) **181**
-- (A. pharyngea ascendens) 156T
-- (A. thyreoidea inferior) 156T, 168, 175, 177, 430
-- (N. glossopharyngeus) 64, 177
-- (N. vagus) 177
- phrenicoabdominalis (N. phrenicus) **280**, 290–291
- posterior (A. collateralis radialis) 451
-- (A. gastrica sinistra) 311
-- (A. intercostalis posterior) **237**
-- (A. obturatoria) 356T, 358
-- (A. pancreaticoduodenalis inferior) 306, 329
-- (A. pulmonalis dextra) 261
-- (A. recurrens ulnaris) 446T, 447
-- (A. renalis) **335**, 341, 343
-- (Ductus hepaticus dexter) 301
-- (N. cutaneus antebrachii medialis) 435–436, **437**, **448**, 449–450
-- (N. laryngeus inferior) **175**
-- (N. obturatorius) 524, **530**
-- (Sulcus lateralis) 118
-- (V. intercostalis posterior) **237**
-- (V. portae hepatis) 296
-- ventriculi sinistri (A. coronaria sinistra) 270–272, **273**
- posterior = dorsalis (N. spinalis) 13, **49**, **222**, **234**, 235, 237, **237**, **239**, 240, **241–242**, 244, 285
- posterolateralis dexter (A. coronaria dextra) **271**
- profundus (A. circumflexa femoris medialis) 520–521, 531, 533, **549**, 554
-- (A. glutea superior) 521, **534**
-- (A. obturatoria) 535
-- (A. plantaris lateralis) **553**
-- (A. plantaris medialis) 551, 553–554
-- (A. radialis) 458
-- (A. transversa colli) 430–431, **442**
-- (A. ulnaris) 460
-- (N. obturatorius) 535
-- (N. plantaris lateralis) 510, 550, **553**
-- (N. radialis) 434–435, 448, **449**, **451–452**, 454
--- Schädigung (distaler Lähmungstyp) 460
-- (N. ulnaris) **424**, 448, 453, **456**, 458–460
- prostatici (A. rectalis media) 356T
-- (A. vesicalis inferior) 356T, **369**
- pterygoidei (A. maxillaris) 52, 56
- pubicus (A. epigastrica inferior) 219, 356, 520
-- (A. obturatoria) 230, 356T, 358–359
- pulmonales thoracici (N. vagus) 252
- pyloricus (Truncus vagalis anterior) 312
- renalis (N. splanchnicus minor) 252
-- (Truncus vagalis posterior) 312
- sacrales laterales (A. sacralis mediana) 250T
- saphenus (A. descendens genus) 528
- scrotales (A. perinealis) 521, 523
-- anteriores (A. pudenda externa profunda) 232
-- posteriores 521
- segmentalis anterior 261
-- apicalis 261
-- posterior 261
-- superior 261
- segmenti anterioris inferioris (A. renalis) 343
--- superioris (A. renalis) 343
- septales (A. sphenopalatina) 51T, 62, **75**
-- anteriores (A. ethmoidalis anterior) 75, 84T
-- posteriores 51, 75
- septi nasi (A. labialis superior) 46, 75
- sinister (A. colica media) 328
-- (A. hepatica propria) 295, **299**, 303
-- (V. portae hepatis) 295–297, 302, 318
- sinus carotici (N. glossopharyngeus) 64, **159**, 178
-- cavernosi (A. carotis interna) 115
- spinalis(-es) (A. cervicalis ascendens) 156T, 430T
-- (A. iliolumbalis) 356
-- (A. intercostalis) 288
-- (A. intercostalis posterior) **234**, 430T
-- (A. intercostalis posterior secunda) 157
-- (A. radicularis anterior) 243
-- (A. sacralis lateralis) 356, 520T
-- (A. subcostalis) 250T
-- (A. thoracica = mammaria interna) **218**
-- (A. vertebralis) 157, 243
-- (Aa. lumbales) 250T
-- (radicularis) (A. cervicalis ascendens) 243
--- (A. cervicalis profunda) 243
- splenici = lienales (Plexus splenicus) 309
- sternalis(-es) (A. pericardiacophrenica) 219
-- (A. thoracica = mammaria interna) 218, 254, 430
- sternocleidomastoideus(-i) (A. occipitalis) 178
-- (A. thyreoidea superior) 156, 164
- striatus (A. cerebri media) 131
- stylohyoideus (N. facialis) 50, 103
- subclavius (V. axillaris) 223
- subendocardiales (Fasciculus atrioventricularis) 281
- subscapulares (A. axillaris) 431T, 444
- superficialis (A. circumflexa femoris medialis) 520
-- (A. glutea superior) **521**, **533–534**
-- (A. plantaris lateralis) 552, **553**, 554
-- (A. plantaris medialis) **549**, 551, 553
-- (A. transversa colli) 156T, 238, 430–431, **442**
-- (N. plantaris lateralis) 550, 552, **553**
-- (N. radialis) 434, 436, **437**, 438, 444, 448, **449**, 450, **451**, 452, **453–454**, 456, **457**
--- Schädigung 457
-- (N. ulnaris) 448, 453, **456**, 459–460
--- Schädigung (distaler Lähmungstyp) 460
- superior (A. glutea superior) 521T
-- (N. oculomotorius) 77T, **83**, 84–87
-- (Os pubis) 346, 354, 384, **465**, 476
- suprahyoideus (A. lingualis) 63, 156
- sympathicus 48
- temporales anteriores (A. occipitalis lateralis) 140–141
-- intermedii (A. occipitalis laterales) 140–141
-- (N. facialis) 50, 52–53, **54**, 77T, 80
-- posteriores (A. occipitalis laterales) 140–141
-- superficiales (N. auriculotemporalis) 49
- tentorii (N. ophthalmicus) 108

Ramus(-i)
– thalamicus(-i) (A. cerebri posterior) 144
–– (A. communicans posterior) 137
– thenaris (N. medianus) 456, 459
– thymici (A. thoracica = mammaria interna) 219, 254
– thyreohyoideus (Ansa cervicalis) 55, 64, **159**, 161, 164, **166**, 174
– tonsillaris(-es) (A. palatina ascendens) 63, **178**, **181**
–– (A. pharyngea ascendens) **181**
–– (N. glossopharyngeus) 64, **181**
–– (Nn. palatini minores) **181**
– tracheales (A. thoracica = mammaria interna) 219
–– (A. thyreoidea inferior) 156–157, 168, 174–175
–– (N. vagus) 175, 280, 287
– transversus (A. circumflexa femoris lateralis) 520, 531
– tubarii (A. ovarica) 250T, **377**
–– (A. uterina) 376, **377**
– ureterici (A. ductus deferentis) 356T, 369T
–– (A. ovarica) 250T, 377T
–– (A. renalis) 335–336, **341**
–– (A. testicularis) 250T
– vaginales (A. rectalis media) 356T, 377
–– (A. uterina) 377T
–– (A. vaginalis) 377T
– zygomatici (N. facialis) 50, 52–53, **54**, 77T, 80
– zygomaticofacialis (N. zygomaticus) 49, 80
– zygomaticotemporalis (N. zygomaticus) 49
Raphe
– palati **60**
– penis 383
– perinei 373
– pharyngis 176
– pterygomandibularis 44, 176
*raumfordernde Prozesse, intrakranielle* 111
Recessus
– axillaris **398**, 399
– der Bauchhöhle **323**, **332**
– costodiaphragmaticus 253, **255–258**, 268, **286**, **290**, 340
– costomediastinalis 253, 255, 256, 266, **290**
– duodenalis inferior 322, **323**, **332**
–– superior 317, 322, **323**, **332**
– epitympanicus 96–97, **97**
– hepatorenalis 332
– hypotympanicus 96
– ileocaecalis inferior 321, **323**, **332**
–– superior 321, **323**, **332**
– inferior (Bursa omentalis) 314, **315–316**
– infundibuli **108**, 130
– intersigmoideus **322**, 323, 331, **332**
– lateralis ventriculi quarti 126, 128, 130
– mediastinovertebralis 266
– membranae tympanicae anterior 97
––– posterior 97
––– superior (= PRUSSAK'scher Raum) 97
– opticus **108**, 130
– paracolici 332
– paraduodenalis 322, 323T
– pharyngeus (= ROSENMÜLLER'sche Grube) 179, 181
– phrenicomediastinalis 253, **255**, 267, 282, **286**, 290, 340
– pinealis 123, 130
– piriformis **173**, **175**, **179**
– retrocaecalis **323**, 332
– retroduodenalis 323T
– sacciformis **400**, 401
– sacculi 100
– sphenoethmoidalis **70**, 72
– splenicus = lienalis (Bursa omentalis) **309**, **314–315**, 332
– subhepaticus = hepatogastricus 332
– subphrenicus dexter 332
–– sinister **332**
– subpopliteus 480, **481**, **484**
– superior (Bursa omentalis) **314–315**, 332
– suprapatellaris **479**, **483**
– suprapinealis **108**, 130
– der Unterbauchorgane **323**
– utriculi 100
– vertebromediastinalis 253, 282, **286**
*Rechtsherzhypertrophie* 279
*Rechtsherzinsuffizienz* 278, 296
Rectum 292, **328**, 331–332, 350, 351, 354, 360, 363, 370, 372, 377, 379, 381, 387
– Arterien 371
– Gefäße 371
– Lymphbahnen und Lymphknoten 371
– Pfortadergebiet 371
– Sonographie, transrektale 370
– Topographie **372**
– Venen 371
Regio(-nes)
– abdominalis lateralis 2
– analis 3
– antebrachii anterior 2–3
–– posterior 2–3, **452**
– axillaris 2
– brachialis anterior 2
–– posterior 3
– calcanea 3
– cervicalis anterior 2, **165**
–– lateralis 2, **162**
–– posterior 3
––– (nuchalis) **236**
– cruris anterior 2
–– posterior 3
– cubitalis anterior 2
–– posterior 3
– deltoidea 2–3
––– Durchtrittspforten **519**
–– posterior 3
– epigastrica 2
– facialis 2
– femoris anterior 2
––– Durchtrittspforten **519**
–– posterior 3
– frontalis 2
– genus anterior 2
–– posterior 3
– glutealis 3
–– Durchtrittspforten **519**, **521**
– hypochondriaca 2
– infrascapularis 3
– inguinalis 2, **230**
–– Durchtrittspforten **519**
–– Leitungsbahnen, epifasziale **526**
– lumbalis 3
– mammaria 2
– mentalis 2
– nasalis 2
– obturatoria, Leitungsbahnen **530**
–– Muskeln **530**
– occipitalis 3, **236**
– olfactoria, Sinneszellen 14T
– oralis 2
– orbitalis 2
– parietalis 3
– pectoralis 2
– presternalis 2
– pubica 2
– sacralis 3
– scapularis 3
– sternocleidomastoidea 2–3
– suprascapularis 3
– temporalis 3
– umbilicalis 2
– urogenitalis 2
– vertebralis 3
REICHERT'scher Knorpel 21T
REINKE'scher Raum 173
REINKE-Ödem 173
REISSNER'sche Membran (= Membrana tectoria) **101**, **200**
*Reithosenareal, Sensibilitätsstörungen, Bandscheibenvorfall* 240
*Rektozele* 350
Rektumpfeiler (= Ligamentum rectouterinum) **379**
*Rektum-Scheidenfisteln* 377
Rektusdiastase 208
Rektusscheide 207, **209**, 227T–228T
*Rekurrensschädigung* 169, 174
Ren
– dexter 257, 292, 317–318, 327, 333, **335**, 338–340, 342–343, 345
– sinister 257, 309, 318, 327, 330, 332, **335**, 339–340, 343–344
Respirationsstellung, Kehlkopf 173
*Restharnbildung, Prostatakarzinom* 385
Rete
– acromiale 431
–– (A. thoracoacromialis) 219
– arteriosum (Pes) 552
– articulare cubiti 431, 443, 446, **447**
––– Kollateralkreislauf 451
–– genus 536, 537T
– calcaneum 517, 537T, 543–545, 549T, **551**
– carpale dorsale 446T, **447**, 452, 457
–– palmare **460**
– dorsale pedis 548
– lymphaticum plantare 519
– malleolare laterale 517, 536, **548**
–– mediale 517, 537T, 545, 548
– olecrani 447
– patellare 528, 536, 537T
– testis 386
– trochantericum 521, **533**
– venosum acromiale 158
–– digiti dorsale 437
–– dorsale manus **437**, **457**, 461

# Sachverzeichnis

Rete
- venosum acromiale 158
-- digiti dorsale 437
--- pedis 517, **546**, 552
-- plantare 517
-- pollicis dorsale 457
-- talocrurale anterius 548

*Retentio testis* 229

Retina 87–90
- Augenhintergrund 91
- Ganglienzellen 14T
- Gefäße 91

Retinaculum(-a)
- cutis 18, 461, 491
- ligamenti arcuati 480, 506
- musculorum extensorum inferius (Pes) 492, 507, **508**, 509, 514–516, 545–547
--- (Manus) 409, 414, **416**, 421–422
--- superius (Pes) 492, 507, **508**, 514, **515**, 546–547
-- flexorum (Manus) 403, 419, **420–421**, **424–425**, 426, 436, 453, **458**, 459–460
  - (Pes) 493, 514, 545, **554**
-- peroneorum = fibularium inferius 493, 507–509, 514–515, 545
--- superius 493, 507, **508**, 514, 545
- patellae laterale longitudinale 480
--- transversale 480, **483**, 503
-- mediale longitudinale 480, **483**
--- transversale 480

*Retroflexio uteri* 374

Retroperitonealraum
- Leitungsbahnen 333, **344**
- Lymphknoten 344
- Organe 333, 340
- Übersicht 249, **333**

Retroversion, Schultergelenk 413T

Retzius'scher Raum (= Spatium retropubicum = Spatium prevesicale) 360, **364**, 366

Retzius'sches Band (= Ligamentum fundiforme penis) 209

Rhombencephalon 116T

Richtungen 6–7

Richtungsbezeichnungen 6T

Riechfunktion 14T

Rima
- glottidis 172
- oris 57
- palpebrarum 77, 80

Ringknorpel-Stellknorpelgelenkmuskeln 14MT

Riolan'sche Anastomose **328**, 329

Riolan'scher Muskel (= Pars palpebralis m. orbicularis oculi) 42–43, 77

Rippen s. Costae 189

Rippengelenkmuskeln 20MT, 22MT, 26MT

Rippenmuskeln 18MT–19MT

*Rippenusuren* 189, 219

Rippenwirbelgelenke 193
- Bänder 199

Robert'sches Band = Wrisberg'sches Band (= Ligamentum meniscofemorale posterius) 481–482

Röhrenknochen 9

*Röntgenaufnahme*
- *Articulatio coxae* 476
- *Articulatio cubiti* 401
- *Articulatio genus* 478
- *Articulatio humeri* 396
- *Becken* 346
- *Brustwirbelsäule* 203
- *Darm* 325
- *Fuß* 491
- *Halswirbelsäule* 202
- *Hand* 404
- *Kopf* 39
- *Lendenwirbelsäule* 203
- *Sprunggelenk, oberes* 485
- *Thorax* 268

Rosenmüller'sche Grube (= Recessus pharyngeus) 179, 181

Rosenmüller'scher Lymphknoten (= Nodi lymphoidei lacunaris vasorum) 230, 529, 531

Rosenthal'sche Vene (= V. basalis) 138, 143–144

Rostrum
- corporis callosi 120
- sphenoidale 33

Rotatio 6T

Rotatorenintervall 412

Rotatorenmanschette 399, **412**
- Muskeln 47MT, **412**
- *Ruptur* 412

Rotter'sche Lymphknoten (= Nodi lymphoidei interpectorales) **225**, 227

Rückenmark (s.a. Medulla spinalis) 13, 116T, **239–240**
- Bildgebung 245
- Blutversorgung 243
- *Kompression* 242
- Querschnitte 239
- Spinalnerven 240

Rückenmarksitus 241–242

Rückenmuskeln
- autochthone 213–216, 218, **405**, 28–35 MT
- Funktion 217
- lateraler Trakt 32MT–35MT
- medialer Trakt 28MT–31MT
- Nackenmuskeln, kurze tiefe 36–37MT
- ventraler Herkunft 26MT–27MT, 213

Rückenregion, oberflächliche, Leitungsbahnen 237

Rugae
- mucosae (Tunica mucosa) 302
- palatinae 60
- vaginales 375

Rumpf
- Bewegungen 217T
- Horizontalschnitt 229
- Muskeln 406–407
- Querschnitt 340

Rumpfskelett, Knochen 187, **188**

Rumpfwand
- Blutversorgung, arterielle 218
- dorsale 238
- hintere, Muskeln 212
- sensible Versorgung 234–235
- *Umgehungskreisläufe* 220
- Lymphsystem 221
- Venen 220
- vordere 209
- Arterien 219
- Head'sche Zonen 222T
- Leitungsbahnen 226–228
- Muskeln 207–208
- Muskelschlingen 211
- sensible Versorgung 222
- *Umgehungskreisläufe* 220

# S

SA-Block 281

Sacculus 98
- laryngis 172–173

Saccus
- conjunctivus 81
- endolymphaticus **98**, 114
- lacrimalis 43, **81**

*Sängerknötchen* 172

sagittale Achse 6T

sagittale Schicht 6T

Sagittalebene 6T

Sakralanästhesie 196

Salpinx = Tuba uterina 363, **365**, 374, 377, **380**
- Infundibulum 363, 375

Samenleiter s. Ductus deferens 381, 385

Samenstrang 232–233

Sammelvenen, Nasenmuschel 71

Santorini'scher Gang (= Ductus pancreaticus accessorius) 303, **304**, 305–306, 308

Santorini'scher Knorpel (= Cartilago corniculata) 170–171

Sappey'sche Venen (= Vv. paraumbilicales) 209, **220**, 228, 229

Saumepithel 58

Scala
- tympani 98, 100, **101**
- vestibuli 98, 100, **101**

Scapha 92

Scapula 8, 397–398
- *alata* 440
- Drehung im Schulterblatt-Thorax-Gelenk 408

Schädel 21–26, 28–39
- Ansicht von rechts-seitlich 23
- -- von vorne 22
- *Fetus* 21
- Skelett-Band-Präparat 21

Schädelbasis
- äußere 51T
- -- Ansicht von unten 26
- Arterien, Durchtrittsstellen **104**
- innere, Ansicht von oben 27
- -- Gefäße **114**
- Knochen, Ansicht von oben **28**
- Nerven, Durchtrittsstellen **105**

*Schädelbasisfraktur* 27
- *Aa. ethmoidales anterior et posterior, Verletzung* 75
- *Brückenvenen, Zerreißung* 114
- *Ertaubung* 98
- *Hämatom, subdurales* 114
- *Hirnnerven, Schädigung* 113
- *Labyrinthorgan, Verletzungen* 98
- *Meningealgefäße, Hämatom* 114
- *Nasennebenhöhlenblutung* 75
- *Schwindel* 98

Schädeldach (Calvaria)
– Ansicht von innen  25
– *Biegebrüche*  25
Schädelgrube, vordere  86T
Schädelknochen  21T
– Aufbau  25
– Einteilung  21
– Osteogenese  21
Schädelnähte
– *Geburt*  21
– offene  25
*Schallleitungsschwerhörigkeit*
– *Mittelohrtyp*  96
– *Otosklerose*  96
Scheidengewölbe
– hinteres  376
– seitliches  375
– vorderes  374, 376
Scheitelbein s. Os parietale  30
*Schenkelblock*  281
Schenkeldreieck
– Leitungsbahnen  529
– Muskeln  529
Schenkelhals  9T
– arterielle Versorgung  531
*Schenkelhalsfraktur*  475, 531
*Schenkelhernien*  230
Schichtebenen
– axiale  6T
– koronare  6T
– radiologische Bezeichnungen  6T
– sagittale  6T
Schienbein s. Tibia  468
Schienbein-Wadenbeingelenk s. Articulatio tibiofibularis  478
Schilddrüse (s.a. Glandula thyreoidea)  167–169
– Arterien  168
– Blut- und Nervenversorgung  175
– Leitungsbahnen  168, 174
– Sonogramm  169
– Szintigramm  167
– Topographie  169
– Venen  168
Schildknorpel (s.a. Cartilago thyreoidea)
– Horn, oberes  61
– verknöcherter  170
Schildknorpelheber  152T
Schildknorpelsenker  152T
Schiller'sche *Jodprobe, Zervixektopie*  376
Schläfenbein s. Os temporale  31
Schläfenfettkörper  43
Schläfengrube  86T

Schleimhäute, Innervation, sympathische  16T
Schlemm'scher Kanal (= Sinus venosus sclerae)  77, 90
*Schluckstörungen, A.-cerebelli-inferior-Verschluss*  138
Schlüsselbein s. Clavicula  391
Schlüsselbein-Brustbein-Gelenk s. Articulatio sternoclavicularis  397
Schlundmuskeln  16MT–17MT
Schlussbissstellung  58
*schmerzhafter Bogen*  399
Schnecke  99
*Schreiknötchen*  172
Schulter
– Arthroskopie  399
– Bildgebung  399
– Faszienlogen  411
– Leitungsbahnen  441–443
– Magnetresonanztomographie  399
– Muskeln  406–407, 411–412
– Schleimbeutel  412–413
– Sonographie  399
Schulterblattarkade  442T, 443
Schulterblattregion  238
Schulterblatt-Thoraxgelenk, Bindegewebsgleitlager  399
Schulterdach s. Fornix humeri  397, 412
Schultereckgelenk s.a. Articulatio acromioclavicularis  396
– Bewegungsmöglichkeiten  413T
– *Hochstand*  412
– *Luxation*  396
– – *N.-axillaris-Schädigung*  441
– Muskeln  406, 407, 409–411
Schultergelenk=Articulatio humeri  396
Schultergelenkmuskeln  44MT–49MT
Schultergürtel
– Bänder  397
– Gelenke  397
– Muskeln  405, 408
– Muskelschlingen  408T
Schultergürtelmuskeln  40MT–43MT
Schultermuskeln  42MT–47MT
Schulterpfanne  398
Schulterregion  223
– Arterien  430–431
– Nerven  434–435
*Schwangerschaft, ektope*  380
*Schwannom, N. vestibularis*  113
Schweißdrüsen  18
*Schwindel*

– *A.-cerebelli-inferior-Verschluss*  138
– *Schädelbasisfraktur*  98
*Schwurhand, Medianusschädigung*  451
Sclera  77, 86, 87, 88, 89–90
Scrotum  364, 381
Segmentarterien, Niere  341
Segmentum
– anterius laterale dextrum (VI)  296T
– – – sinistrum (III)  296T
– – mediale dextrum V  296T
– – S III (Lobus superior) (Pulmo dexter)  258T
– – – – (Pulmo sinister)  258T
– apicale S I (Pulmo dexter)  258T
– apicoposterius S I + II (Pulmo sinister)  258T
– basale anterius S VIII (Pulmo dexter)  258T
– – – – – (Pulmo sinister)  258T
– – laterale S IX (Pulmo dexter)  258T
– – – – – (Pulmo sinister)  258T
– – mediale (cardiacum) S VII (Pulmo dexter)  258T
– – – – – (Pulmo sinister)  258T
– – posterius S X (Pulmo dexter)  258T
– – – – – (Pulmo sinister)  258T
– laterale S IV (Pulmo dexter)  258T
– lingulare inferius S V (Pulmo sinister)  258T
– – superius S IV (Pulmo sinister)  258T
– mediale S V (Pulmo dexter)  258T
– – sinistrum IVa/IVb  296T
– posterius I  296T
– – laterale dextrum VII  296T
– – – sinistrum II  296T
– – mediale dextrum VIII  296T
– – S II (Pulmo dexter)  258T
– superius S VI (Pulmo dexter)  258T
– – – – (Pulmo sinister)  258T
– venosum hepatis dextrum  300
– – – medium  300
– – – sinistrum  300
Sehfunktion  14T
Sehnenscheiden
– Hand und Finger  425
Sehnenscheidenfächer (Hand)  421

*Sehnervenschädigung, Siebbeinzellen, Entzündungen*  73
Sella turcica  28, **33**, 39
Semicanalis
– musculi tensoris tympani  94, 101
– tubae auditivae  94, 101
Semisphincter (= Lissosphincter, Harnblase)  367
*Senkniere*  340
*Senkungsabszess*
– *Halsfaszienblätter*  155
– *Faszienloge der Mm. iliopsoas und quadratus lumborum*  495
*Sensibilitätsstörungen*  239–240
– *N. infraorbitalis*  86
sensible Bahnen  129
sensible Kerne, Hirnnerven  129T
sensorische Kerne, Hirnnerven  129T
*Sepsis, anorektale*  354
Septula testis  385, **386**
Septum
– arachnoideum  242
– canalis musculotubarii  94, 101
– cervicale intermedium (Medulla spinalis)  239
– femorale  230, **230**, 531
– interalveolare  263
– interatriale  267, **277–278**
– intermusculare (autochthone Rückenmuskeln)  214
– – brachii laterale  410, 411, 414, 416, 443, **445**
– – – mediale  409, 411, **415**, 419, **444–445**
– – cruris anterius  507, 508, 542, 544
– – – posterius  **506–507**, 508, 542–544
– – femoris laterale  493, 500, **503**, 532, **535**
– – – mediale  500, **535**
– – – posterius  500, **535**
– – vastoadductorium  499–500, 528
– interradiculare (Radix dentis)  58
– interventriculare  267, 270, **277–278**, 279
– medianum posterius (Medulla spinalis)  239
– nasi  21, **69**, 71, 76, 179
– – osseum  39
– orbitale  77, 80, **86**
– pellucidum  111, **112**, 116T, 120, 123, **135**, 144
– penis  383

# Sachverzeichnis

Septum
- plantare laterale  510, **550**, 552
-- mediale  510, **550**, 552
- rectoprostaticum (= Fascia rectoprostatica, DENONVILLIER'sche Faszie)  360–361, **364**, 381
- rectovaginale  365, 374
- retrovesicale  **360**
- sinuum frontalium  74
-- sphenoidalium  73, 76
- urethrovaginale  374
- vesicovaginale  374
*Septumabszess*  71
*Septumdeviation*  71
*Septumhämatome*  71
Serratus-Rhomboideus-Schlinge  408T
SHERMAN'sche Vene (= Vena perforans)  517
SHRAPNELL'sche Membran (= Pars flaccida, Membrana tympanica)  **96**, 97
*Sialolithiasis*  68, 161
SIBSON'sche Faszie (= Fascia oder Membrana suprapleuralis)  184, 257–258, 286, 288T, 407
SIBSON'scher Muskel (= M. scalenus minimus)  12MT–13MT
Siebbein s. Os ethmoidale  34
Siebbeinzellen  73, 86T
- *Entzündungen, Sehnervenschädigung*  73
*Singultus, A.-cerebelli-inferior-Verschluss*  138
Sinnesnerven
- Funktion  14
- Ursprung  14
*sinuatrialer Block*  281
Sinus
- anales  370
- aortae (= VALSALVA'scher Sinus)  274
- caroticus  14T, **159**, 175, **178**
- cavernosus  47, **107**, **115**
-- *arteriovenöse Fistel*  115
-- *Frontalschnitt*  **115**
-- *Thrombose*  115
- coronarius  267, 271, 273–274, **275**, 278
- durae matris  107
-- *Thrombose*  143
- epididymidis  232, 386
- frontalis  39, 69–70, 72T, **73–74**, 76, 79, 111
-- *Entzündung*  74
- intercavernosus anterior  107, 115
-- posterior  107, 115
- lactiferi  **224**

- marginalis  107
- maxillaris  28, **37**, 39, 43, **71**, 72T, **74**, 76, 79
-- *Abszess, dentogener*  74
- obliquus pericardii  **269**
- occipitalis  107, 244
- petrosus inferior  107
-- superior  **107**, 112–115, 143
- prostaticus  385
- rectus  **107–108**, 109, 112, 114, **143**, 145
- renalis  **336**
- sagittalis  **106**
-- inferior  **107**, 108, 111, 143
-- superior  **106–108**, 109, **110**, 111–112, 139, **143**, 145
--- *Darstellung, Volume Rendering Technique (VRT)*  145
- sigmoideus  **107**, 113, **114**, 143, 145
- sphenoidalis  39, 69, **70**, 72T, **73**, 76, 79, 115
-- *operative Eingriffe*  70
- sphenoparietalis  107, 115
- tarsi  **472**, 488
- transversus  **107**, 112, **114**, 139, **143**, 145, 244
-- pericardii  **269**
- trunci pulmonalis  272
- venarum cavarum  278
- venosus sclerae  (= SCHLEMM'scher Kanal)  **77, 90**
*Sinus-Cavernosus-Syndrom*  115
*Sinusitis*  72
- *chronische, endoskopischer Operationszugang*  72
*Sinusphlebitis/-thrombose*  47
Siphon caroticum  **115**
Situs
- abdominis  249T
- medullae spinalis  **241**
- pelvis  249T
- thoracis  249T
Sitzhalfter  493
Skalenusblock, Zwerchfelllähmung  255
Skalenusengpasssyndrom  163
Skalenuslücke  **153, 163**
- Begrenzung  163
Skapularlinie  235T
Skeleton thoracis  **8**
Skelett, weibliches  **8**
Skelettmuskel, Innervation, sympathische  16T
SKENE'sche Gänge, Mündung  (= Ductus paraurethrales)  368

Somatosensibilität, Zungenoberfläche  **65**
Sonographie
- Bulbus oculi  88
- endovaginale, Harnblasenhals  367
- Oberbauchorgane  319
- *Schilddrüse*  169
- *Schulter*  399
- *transrektale, Prostata*  364, 387
  - *Rektum*  370
SORGIUS'sche Lymphknoten  (= Nodi lymphoidei pectorales)  221, 225, 227, 439, **440**
*Spaltlampenmikroskopie, Auge*  81, 89
*Spannungspneumothorax*  286
*Spastik*  243
- *Pyramidenbahn, Schädigung*  125
Spatium(-a)
- epidurale = peridurale  241, **242**
-- MRT  **245**
- episclerale = intervaginale  (= SUBTENON'scher Raum)  86, **86**, 88
- intercostale  187
- interossea  421T
- laterale (Hals)  **155**
- parapharyngeum = lateropharyngeum  **155**
- pararectale  **360**
- paravesicale  **360**
- perinei (superficiale)  355
- pretracheale  177
- previscerale (Hals)  **155**
- retroperitoneale  249T
- retropharyngeum  **155**, 169, **177**
- retropubicum = prevesicale  (= RETZIUS'scher Raum)  355, **360, 364**, 366
- retrovesicale  **360**
- subacromiale  **399**
- subarachnoideum = leptomeningeum  **106**, 109, **109**, 110, **239**, 241, **242**
-- *Magnetresonanztomographie*  245
- suprasternale  **155**
- symphyseos  475
Speiche s. Radius  **393**
Speicheldrüsen
- Innervation  **66**
-- sympathische  16T
*Speichelfluss*  55
*Speichelsteine*  68, 161
*Speichelsteinkolik*  68

Speiseröhre, HEAD'sche Zonen  222
*Spermatocele*  233
Sphenookzipitalfuge  32–33
SPIEGHEL'sche Hernie  208
SPIEGHEL'sche Linie (= Linea semilunaris)  **208**, 228
Spina(-ae)
- helicis  92
- iliaca anterior inferior  346, **465**, 475–476
--- superior  4, 207, 209, 231, 406, **465**, 475, 494, 519T
-- posterior inferior  **465**
--- superior  5, 346–347, **465**, 475, 493
- ischiadica  213, 346–347, 349, 351, 361, **465**, 475
- mentalis inferior  38
-- superior  38
- nasalis  29
-- anterior  22–23, 36, 39
-- posterior  36
- ossis sphenoidalis  33, 41
- palatinae  37
- scapulae  5, 237, **391**, 409
- suprameatica  31, 93
- tympanica major  93
-- minor  93
*Spinalanästhesie*  242
*Spinalerkrankung, funikuläre*  129
Spinalganglien  **240**
Spinalnerven  **13, 239–240**
- Aufbau  13T
Spinalnervenwurzeln  **240**
- *Kompression*  195
spinocerebellare Fasern  127T
Spiralvene, hintere/vordere  102
*Spitzfuß*  539
Splen = Lien  256–257, 291, 303, 308, **309**, 311, 313–315, **317–318**, 327, 334
Splenium corporis callosi  **111**, 120–121, 123–124, 133, 135–136
*Splenomegalie*  297
*Spondylolisthese*  197
*Spondylophyten*  193
- *Syndrom des engen Spinalkanals*  242
Spongiosa  9
Spongiosadrucktrabekel  9
Spongiosazugtrabekel  9
*Spreizfuß*  552
Sprungbein s. Talus  **472**
Sprunggelenk(e)
- Bewegungsmöglichkeiten  **509**

– Kapsel-Bandapparat **486**, 487
– oberes, *Bandverletzungen* 487
–– *Distorsionen* 539
–– *Röntgenbild* 485
– unteres (=Articulatio talocalcaneonavicularis) **488**
Sprunggelenkmuskeln 70MT–77MT
Squama
– frontalis **29**, 74
– occipitalis 27–28, **32**
Stapes 21T, 93, **94**, 97–98
*Stauungsleber* 279
*Stauungsmilz* 279
*Stauungsniere* 279
*Stauungspapille* 111
Steigbügel s. Stapes **95**
Steißbein s. Os coccygis **196**
Stellknorpel (s.a. Cartilago arytenoideus), verknöcherter 170
Stensen'scher Gang (= Ductus parotideus) 43, 53, **66**, 68
*Steppergang* 539
*Stereoagnosie, Hinterstrangbahndegeneration* 129
Sternum 8, 9T
Stimmbandsehne 171–172
*Stimmfalten*
– *Heiserkeit* 171
– *Polypen* 173
Stirnbein s. Os frontale **29**
Stratum
– circulare (Tunica muscularis) 304, 310, 370
– externum (Tunica muscularis) 367
– longitudinale (Tunica muscularis) 304, 310, 370
– papillare 18
– profundum (Ligamentum plantare longum) 489
–– (Retinaculum musculorum flexorum) 514, **554**
–– (Tela subcutanea) 551
– reticulare 18
– superficiale (Ligamentum plantare longum) 489, 515, 554
–– (Retinaculum musculorum flexorum) 514, **554**
–– (Tela subcutanea) 551
*Streckensehnenluxation und -zerreißung, Hand* 422
*Stria(-ae)*
– acustica dorsalis 119
– longitudinalis lateralis 111, 123
–– medialis 111, 123
– mallearis 96
– medullaris(-es) thalami 124
–– ventriculi quarti 128
– occipitalis **135**, 136
– olfactoriae 121, 124
– terminalis 111, 135
Striatum **136**
*Struma, retrosternale* 255
"*student's elbow*" 410
subacromiale Gleitfläche 396
subacromialer Raum 399
subacromiales Nebengelenk 399T
– *Arthrose* 412
Subarachnoidalraum 106, **109**
– *Liquorentnahme* 242
– *Myelographie, lumbale* 245
*Subclavian-steal-Syndrom* 157
Subcutis = Tela subcutanea 18
*Subduralhämatom, Schädelbasisfraktur* 114
subgaleale Verschiebeschicht 44, 53
Subglottis 173
subglottischer Raum 173T
Subiculum 132
Subkommissuralorgan 120
Subnasale 24
Substantia
– alba 242
– compacta = corticalis = Kortikalis 9
– grisea 242
– innominata 131
– intermedia lateralis medullae spinalis 17T
– intermediomedialis 17
– nigra 124, **132–133**, **136**
– perforata anterior 124
–– posterior = interpeduncularis 124, 128
– spongiosa = trabecularis = Spongiosa 9
Subtenon'scher Raum (= Spatium episclerale) **86**, 88
Subthalamus 116T
*Subtraktionsangiographie, digitale*
– *A. mesenterica superior* **327**
– *Becken* 518
– *Bein* 518
– *Truncus coeliacus* **298**
Sudeck'scher Punkt 328–329
Sulcus(-i)
– alveololingualis 61
– anterolateralis (Medulla spinalis) 239
– aorticus 259
– arteriae meningeae mediae 25, **30**
–– subclaviae 189, 259
–– temporalis mediae 31
–– vertebralis **192**, 218
– arteriosi **29**, 30
– basilaris pontis 128
– calcanei **472**
– calcarinus **120**, 121, **124**, **135**, 136
– capitulotrochlearis 392
– caroticus 33
– carpi **395**
– centralis **117–118**, **120**, 125
– cinguli 120
– circularis insulae 119
– collateralis 121
– condylaris 483
– coronarius **274**
– corporis callosi 120, 131
– costae **189**
– cruris helicis 92
– cutaneus(-i) 189, 191–193, 218, 224, 239, 242
– ethmoidalis **35**, 48
– frontalis inferior 118
–– medius 118
–– superior 117
– gingivalis **60**
– glutealis 5
– habenulae 128
– hamuli pterygoidei 33
– hippocampi **121**, 123
– hypothalamicus 130
– infraorbitalis 22, **36**, 51, 78–79
– intermammarius 224
– intermedius posterior (Medulla spinalis) 239
– intertubercularis **392**
– interventricularis anterior 272, 276
– intraparietalis 117
– lacrimalis **34**, **37**, 79
– lateralis (= Sylvius'sche Furche) 111, **118**, 134–135
– limitans 128
– lunatus 118
– malleolaris 468–469, 485, 487
– marginalis 117
– matricis unguis 461
– medianus linguae 60, 62
–– posterior (Medulla spinalis) **239**
–– ventriculi quarti 128
– mentolabialis 57
– musculi subclavii 391
–– tibialis posterioris 487
– mylohyoideus 38, 41
– nasolabialis 57
– nervi petrosi majoris 94, 101
–– radialis 392, 410
–– spinalis **191**, 193
–– ulnaris 392
– obturatorius 465
– occipitalis anterior 118
–– transversus 118
– oesophageus 259
– olfactorius 70, 121
– orbitales 121
– palatinus major **36**, 37, 51
– palatovaginalis 33
– palpebralis superior 77
– palpebromalaris = nasalis 77
– paracolici 323, 331–332
– parietooccipitalis 111–112, **117**, **120–121**
– peronealis 471
– plantaris lateralis 550
– popliteus 467
– postcentralis **117**
– posterior auriculae 92
– posterolateralis (Medulla spinalis) 239
– precentralis **117**, 118
– prechiasmaticus 33
– pterygoideus 36
– pterygopalatinus 33, **51**
– rhinalis 121
– sclerae 77
– sinus occipitalis 32
–– petrosi inferioris 31–32
––– superioris 27, 31
–– sagittalis superioris **25**, 27, **29**, 30, **32**
–– sigmoidei 27, **30–32**
–– transversi 27, **32**
– subparietalis 120
– supraacetabularis 465
– tali **472**
– temporalis(-es) inferior **118**
–– superior **118**
–– transversi 119
– tendinis musculi flexoris hallucis longi 471–472, 487
––– peronei longi 473, 489
– tendinorum musculorum peroneorum 487
– terminalis linguae **62**
– tympanicus 93, 94
– venae azygos 259
–– brachiocephalicae 259
–– cavae inferioris 259
–– subclaviae 189
– venosus 25
– vomeris **35**, 69
– vomerovaginalis 33
Sulcusepithel 58
Supercilium 77
superior 6T
Supination 418T
Supinatorkanal 416, 417, 420

# Sachverzeichnis

*Supinatorsyndrom* 452
supraaortale Gefäße, Magnetresonanzangiographie 276
Supraglottis 173
supraglottischer Raum 173T
suprahyale Muskeln 8MT–9MT
*Supraspinatusansatzsehnenruptur* 412
Sura 5
Sustentaculum tali 471–472, 486, 489
Sutura(-ae)
– coronalis 21, **23**, 25, 39, 145
– ethmoidolacrimalis 78
– ethmoidomaxillaris 78
– frontalis (= metopica) **21**, 22, 29
– frontolacrimalis 78
– frontomaxillaris 78
– frontonasalis 21–22
– frontozygomatica 22–23, 78
– infraorbitalis 36
– intermaxillaris 22
– internasalis 22
– lacrimomaxillaris 78
– lambdoidea **21**, **23**, 25, 39
– nasomaxillaris 22–23
– occipitomastoidea 23, 26
– palatina mediana 26
– – transversa 26
– palatomaxillaris 78
– parietomastoidea 23
– sagittalis **21**, 25, 39
– – Nahtknochen 25
– sphenofrontalis 23, 78
– sphenosquamosa 23, 26, 40
– sphenozygomatica 78
– squamosa 23
– temporozygomatica 23, 26
– tympanomastoidea 23
– zygomaticomaxillaris 22–23, 26, 36, 78
Sylvius'sche Furche (= Sulcus lateralis) 111, **118**, 134–135
Sympathikus **16**
Symphysis
– mandibulare (= mentalis) 21
– manubriosternalis 397
– pubica 8, 187, 211, **346**, 348–349, 353, 366–367, 373, 387, **475**, **477**
Synchondrosis
– costae primae **199**
– costosternalis **397**
– intraoccipitalis anterior 28
– manubriosternalis 9, 187
– sphenooccipitalis 28
– xiphosternalis 187

*Syndesmosensprengung, Sprunggelenk, oberes* 485
Syndesmosis tibiofibularis 485
*Syndrom*
– *der A. spinalis anterior* 243
– *des engen Spinalkanals* 242
Synostosis sterni 9
*Szintigramm, Schilddrüse* **167**

# T

*Tabes dorsalis, Spinalerkrankung, funikuläre* 129
Taenia
– choroidea 112–113
– fornicis 144
– libera 321, **324**, 330
– mesocolica **324**
– omentalis **324**
Talgdrüsen, Lippe 57
Talus 470, **471–472**
Tandler'sches Bündel (= Fasciculus interauricularis) 280
Tarsaltunnel 553
*Tarsaltunnelsyndrom* 547
Tarsus
– inferior **80**
– superior 77, **80**
Tectum 116T
Tegmen tympani 96, 101
Tegmentum mesencephali 136
Tela
– choroidea 132, 136
– – ventriculi tertii 123, 144
– subcutanea = Subcutis **18**, 53, 226, 232, 383
– submucosa 310, 366, 370
– subserosa 310, 355, 364, 366, 376
Telencephalon 116T
Tendo
– calcaneus (= Achillessehne) 5, 486–487, 491, **493–494**, 506, **507**, 510, 514, 544–545
– conjunctivus 211
– infundibuli 274
– musculi peronei longi 489
– – plantaris 540
– – posterioris 489
– – tibialis 540
– perforans 552
*Tendovaginitis stenosans de Quervain* 421
„Tennisellenbogen" = *Epicondylitis radialis* 416
Tenon'sche Kapsel (= Vagina bulbi) 76, **86**, 88

*Tenosynovitis, lange Bizepssehne* 412
Tentorium cerebelli 107, **112**, 115
*Teratome, Mediastinum* 253
Testis (s.a. Hoden) 233, **249**, **364**, 381
Thalamus 108, **112–113**, 116T, 125, **135–136**
Thebesius'sche Klappe (= Valvula sinus coronarii) 274, 277, **278**, 279
Thenar 4
Thenarfaszie 423
Thenarloge 421T
Thenarmuskeln 409, 421
Thorakalnerven **234**
thorakolumbaler Übergangsbereich **198**, 216
Thorax 249, 253–258, 266–269, 283–288,
– *Computertomogramm* 266
– Herz 267–281
– Lunge 256–266
– Mediastinum 253–254, 282–287
– Oesophagus 288–289
– Pleura 254–258
– *Röntgenaufnahme* 268
– Topographie 254–257, 266–268, 282–288
– Trachea 249, 253T, 261, **262**, 263, 268, 282–283, 285
Thoraxapertur, obere **182**
Thoraxregion, untere, Muskeln **214**
Thorel'sches Bündel (= Internodalbahn, hintere) **280**
Thrombose
– Hirnvenen 143
– Sinus cavernosus 115
– Sinus durae matris 143
– V. centralis retinae 90
Thymus 249
*Thymustumoren* 253
Tibia 8, **468**, 483, 485–486, 488
Tibiakopf 469
tibial 6T
Tibiaplateau **469**, 478, **482**
*Tibiaschaftfraktur* 468
Todaro'sche Sehne 278, 281
Tonsilla(-ae)
– cerebelli 126, 127T
– lingualis **61–62**, 179
– palatina 60, 62, 67, **179**, 181
– – Blut- und Nervenversorgung 181T
– pharyngea 179, **181**
– tubaria 181

Tonsillektomie
– *Karotisschleife, Verletzungsgefahr* 178
– *Nachblutungen* 181
Tonsillenregion, Gefäße **63**
Torus
– levatorius 70, **179**, **181**
– mandibularis 38
– pubicus 348–349
– tubarius 70, 179, **181**
Trabecula(-ae)
– arachnoideae 106
– carneae 277, **278**
– corporis spongiosi 383
– corporum cavernosorum 382–383
– septomarginalis (= Leonardo da Vinci'sches Band = Moderatorband) 278
– splenicae = lienales 309
Trachea 167, 169, 175–177, 181, 183, **249**, 253T, 260, 261, **262**, 263, 268, 282–283, 285
– Bifurkation 288
Trachealmuskulatur
– Innervation, parasympathische 17T
– – sympathische 16T
Tracheobronchialbaum **261**
*Tracheotomie* 168
Tractus
– angularis **160**, 161
– corticonuclearis 50
– corticospinalis anterior 125
– – lateralis 125
– frontopontinus 125
– habenulointerpeduncularis 124
– horizontalis (inguinale Lymphknoten) 221
– iliotibialis (= Maissiat'scher Streifen) 207, 406, **480**, **492–494**, 498, 500–502, **503–504**, 507, 526, **527**, 529, **535**, 542
– intermedius (Aponeurosis dorsalis manus) 422, 427, 461
– lateralis (Aponeurosis dorsalis manus) 422, 427, 461
– mamillothalamicus (= Vicq d'Azyr'sches Bündel) **124**, 132, 134
– olfactorius 114, **121**, 122, 124
– olivocerebellaris **127**
– opticus 114, **121**, **124**, 128, 132, 136
– – *Schädigung, Hemianopsie, homonyme* 124
– pyramidalis **125**, 136
Tractus

Tractus
- spinocerebellaris anterior 127, 129
- spinothalamicus 129
- spiralis foraminosus 99, 100
- tectospinalis 127
- tegmentalis centralis 127
- temporopontinus 125
- verticalis (inguinale Lymphknoten) 221

Tränenbein s. Os lacrimale 34
Tränendrüse s. Glandula lacrimalis 80
- Innervation 14T, 17T
Tränendrüsenanastomose 85
*Tränenfilm, Aufreißzeit* 81
Tränennasengang, Mündung 72
*Tränennasenkanal, Stenose* 81
Tränenwege 81
- *Punktion, Dakryostenose* 81
Tragion 24
Tragus 92
*Tragus-Augenwinkelebene* 24
*Traktionsdivertikel* 288
transglottischer Raum 173
transversale Achse 6T
Transversalebene 6T
*Transversusschwäche* 172
Transversussehnenbogen 211
Trapezius-Pectoralis-Schlinge 408T
Trapezius-Serratus-Schlinge 408T
*TREITZ'sche Hernie* 323
TREITZ'scher Muskel (= Musculus suspensorius duodeni) 304, 317
TREITZ'sches Band (= Ligamentum suspensorium duodeni) 304, 317
Trigeminusäste 48
- Nervendurchtrittsstellen, Gesichtsschädel, knöcherner 49
Trigonum
- caroticum 164
- cervicale anterius 2, **165**
-- laterale 2
- clavi-deltoideo-pectorale (= MOHRENHEIM'sche Grube) 2, 4, 154, **207**, **223**, 226, **406**, 409, 414, **441**
- collaterale 112
- fibrosum dextrum 274
- habenulare 128
- inguinale (= HESSELBACH'sches Dreieck) **211**, 230
- lumbale 405

-- fibrosum = superius (= GRYNFELT'sches Dreieck) 238, **405**, 406
-- inferius (= PETIT'sches Dreieck) 214, 238, 405–406, 527
- lumbocostale (= BOCHDALEK'sches Dreieck) **212**, 286, 290, 340
- nervi hypoglossi 128
-- vagi 128
- olfactorium 124
- retromolare 38, 60, 67
- spinae 391
- sternocostale (= LARREY'sche Spalte = MORGAGNI'sches Dreieck) 205, **212**, 219–220, 228, 255, **290**
- submandibulare **160–161**
- vesicae 368
Trikuspidalklappe (s. Valva atrioventricularis dextra = tricuspidalis) 268
Tripus HALLERI 298
Trochanter
- major 5, 9, 346–347, 372, **467**, 475–476, 494, 496, 503
- minor 346, **467**, 476, 496
- tertius 467
Trochlea 82, 481
- humeri **392**, 400T, 401
- phalangis 471
-- proximalis (Manus) 395
- tali **472**, 485
TROLARD'sche Vene (= V. anastomotica superior) 110, **139**, **143**, 145
Trommelfell
- Innenansicht 97
- Innervation 14T
- Quadranteneinteilung 96
Truncus(-i)
- brachiocephalicus 175, 219, 228, 250, 255, 264–265, 267, 275–276, 429–430
- bronchomediastinalis 12, **262**
- coeliacus 250, **298**, 299, 303–304, 306, 311, 314, **318**, 319, 329, **333**, 335, 343, 345
-- *Subtraktionsangiographie, digitale* 298
- corporis callosi 111, 120, 123
- costocervicalis **156–157**, 182, 250T, **430**
-- Äste 157
- gastropancreaticocolicus 307
- gastrosplenicus 298
- hepatosplenicus 298
- inferior (N. spinalis) 432T

-- (Plexus brachialis) 159, **182**, 288
- intercostalis descendens 12
- intestinalis 12, **344**
- jugularis 158
-- dexter 12
-- Einmündung 184T
-- sinister 184
- lumbalis 340, **344**
-- sinister 12
- lumbosacralis 345, 522, 524
- lymphaticus dexter 158
- mediastinalis 12
- medius (N. spinalis) 432T
-- (Plexus brachialis) **159**, 182
- pulmonalis 10, 261, **266–269**, 272, 274–275, **276**, 279, 288
-- Magnetresonanzangiographie 276
- subclavius 158, **163**, **184**
-- dexter 12
-- Einmündung 184T
-- sinister 12
- superior (N. spinalis) 432T
-- (Plexus brachialis) **159**, 182
- sympathicus 77T, **159**, 168, 175, **177–178**, **182–184**, 239, 242, **252**, 266, **280**, 282, **283–285**, 288, **290**, 291–292, **345**, 361
-- Halsteil 184
-- kranialer Teil 155T
- thyreocervicalis **156–157**, 163, **168**, 169, 174, 182, 250T, **430**
- thyreolinguofacialis 63, 161, 168
- tibiofibularis 518
- vagalis anterior **252**, 290, 291, 312, 313–314, **345**
-- posterior **252**, 290, **312**, 314, **345**
Tuba
- auditiva (= EUSTACHIO'sche Röhre) 93, 97, 102, **179–180**
-- Querschnitte 180
-- Sagittalschnitt 93
-- *Spiegelbild* 179
- uterina = Salpinx 363, **365**, **374–376**, 377, **380**
-- Infundibulum 375
*Tubargravidität* 380
Tuber 126
- calcanei **471–472**, 487, 491, 514, 551
- cinereum 124
- frontale 21, 29
- ischiadicum 346, 348–349, **465**, 475–476, 494, 496, 502

- maxillae 36, **51**
- omentale (Pancreas) 293, 314
- parietale 21, **30**
- vermis 127T
Tuberculum(-a)
- adductorium 467
- anterius = caroticum (= CHASSAIGNAC'scher Höcker) **190**, 191–192, **193**
- arteriae carotidis internae 70
- articulare (Os temporale) **26**, 39, **40**
- auriculare (=DARWIN'scher Höcker) 92
- calcanei **471**
- conoideum 391
- corniculatum 173, 175, 179
- costae 189
- cuneiforme 173, 175, 179
- dorsale radii (= LISTER'scher Höcker) 393, 416, 421
- (Glandulae areolares - Mamma) 224
- iliacum 465
- infraglenoidale 391
- intercondylare laterale **469**, 478
-- mediale **469**, 478
- jugulare 32
- labii superius 57
- laterale (Talus) **472**, 487
- majus **392**, 399
- marginale 35
- mediale (Talus) **472**, 487
- mentale 38
- minus **392**, 396
- musculi scaleni anterioris (LISFRANC'scher Höcker) 189
- nervi optici 70
- nuclei cuneati 128
-- gracilis 128
- obturatorium anterius 465, 531
-- posterius 531
- orbitale 35
- ossis scaphoidei 395, 403
-- trapezii 395, 403
- posterius atlantis 39, 191–192, **193**, 218
- pubicum 231, 349, 465
- quadratum 467
- sellae 33
- septi nasi 76
- supraglenoidale 412
- thyreoideum inferius 170
-- superius 170
- tractus iliotibialis (= GERDY'sches Höckerchen) 468, 484, 503, 507

# Sachverzeichnis

Tuberositas
– deltoidea 392
– glutea 465, 467, 503, 532
– iliaca 474
– ligamenti coracoclavicularis 391
– masseterica 37
– ossis cuboidei 471, **473**
– – metatarsi primi (I) 471
– – – quinti (V) 471, 473, 490–491, 494, 508, 513
– – navicularis **471–472**
– phalangis distalis 471
– – – (Manus) 395
– pronatoria 393
– pterygoidea 38
– radii **393**, 400–401
– sacralis **196**, 474
– tibiae 4, **468**, 478, 480–481, 494, 542
– ulnae 393
Tunica
– albuginea 385–386
– – corporis spongiosi **383**
– – corporum cavernosorum 233, 382, **383**
– conjunctiva bulbi 77, 82, 89
– – palpebrarum 77
– dartos 232, **386**
– externa = adventitia 10
– fibromusculocartilaginea 263
– intima 10
– media 10
– mucosa 71, 263, 310, 366, 368, 370, 376
– – (Oesophagus) 179
– muscularis 304, 310, 364–368, **370**, 376, 384
– – (Oesophagus) 176
– serosa 263, 302, 309–310, 355, 364, 366, 376, 384
– spongiosa 368
– submucosa 263
– subserosa 263
– vaginalis testis **232–233**, 385, **386**

## U

Ulcus
– *duodeni* 311
– *ventriculi* 310
*Ulcustherapie, Vagotomie* 312
Ulna 8, **393**, 394–395, 400–403, 417, 419, 422
ulnar 6T
*Ulnarisschädigung* 458, 460

Ulnarisstraße 419
Ulnaristunnel, distaler (= Guyon'sche Loge) 403, 459T
Umbilicus 4, 207, 220, 228–229, **249**, 320, 407
*Umbilikalhernie* 229
Umbo membranae tympanicae 96, **97**
*Umgehungskreisläufe, Rumpfwand* 220
Uncus
– corporis vertebrae 201
– (gyri parahippocampalis) 120–121, **123**
Uncusbändchen 123
Unkovertebralgelenke **201**
– *Arthrose* 193
Unterarm
– Arterien **446–447**
– Extensoren 419
– Faszienlogen 419
– Flexoren 419
– Leitungsbahnen **452–453**
– Muskeln 416, **419–420**, **452–453**
– Nerven **448–449**
– Querschnitt 454
Unterarmmuskeln 48MT, 50MT–52MT, 54MT, 56MT–58MT
Unterbauchorgane 321–332
– Multislice-Computertomographie **327**
– Plicae 323
– Recessus 323
Unterhaut 18
– Fettgewebe 18
Unterkiefer s. Mandibula 38
Unterkieferdreieck **160–161**
Unterkieferdrüse, Innervation, parasympathische 17T
Unterkieferregion 67
Unterschenkel
– Arterien 516, **536–537**
– Faszienlogen 508
– Leitungsbahnen **542–543**
– Muskeln 506, 507, **508**
– Nerven **523**, **538–539**
– – epifasziale 541
– Venen, epifasziale 517
Unterschenkelmuskeln 70MT–77MT
Unterzungenregion **67–68**
*Upside-down-stomach* 289
Urachus 229
Ureter 229, 257, 292, 317, 331–332, **333**, **335**, 336, **337–338**, 339, 343, **364**, 365, 367, 369, 375, **376–377**, 379, 380, 381, 384

– Arterien **369**
– Engen 333
– Falte 322, **363**, 380
– fissus 339
– Head'sche Zonen 222
– retrokavaler Verlauf, *Abflussbehinderung* 338
– sinister 330, **333**, 338, 354, **365**, 367–368, **384**
– duplex 339
– Venen **369**
Ureterostium, *Zystoskopie* 368
Urethra (s.a. Harnröhre) 350–353, 365, **366**, 367, **368**, 383, 387
Uterus 355, 363, 365, 375–377, 379
– endoskopische Aufnahme 380
– Lage 379
– *Prolaps, partieller* 350
Utriculus 98, 385
Uvea (= Choroidea) **88–89**, 90
Uvula **60**
– palatina 179, 181
– vermis 126, 127T
– vesicae 382

## V

Vagina(-ae) 350, 352, 355, **365**, 367, 374, 377
– bulbi (= Tenon'sche Kapsel) 76, **86**, 88
– carotica **154–155**, **166**, 169, **177**
– communis tendinum musculorum flexorum (Manus) **425**
– – – peroneorum = fibularium **514–515**
– externa (N. opticus) 82, 86, 88
– fibrosa 459
– – (Flexorensehnenscheide) 513, **515**
– interna 86, 88, 90
– musculi recti abdominis **207–209**, 228–229, **406**, 407
– plantaris tendinis musculi peronei longi 489, **515**, 554
– processus styloidei 31, 41, 93
– synoviales digitorum manus **425**
– tendinis(-um) carpales (palmares) **425**
– – dorsales (Manus) 421
– – intertubercularis **398**, **412–413**

– – (M. peroneus = fibularis brevis) **515**
– – (M. abductor pollicis brevis) **421**
– – (M. abductor pollicis longus) **421**
– – (M. extensor carpi radialis brevis) **421**
– – (M. extensor carpi radialis longus) **421**
– – (M. extensor carpi ulnaris) **421**
– – (M. extensor digiti minimi) **421**
– – (M. extensor digitorum) **421**
– – (M. extensor digitorum longus) **514–515**, **550**
– – (M. extensor hallucis longus) **514–515**
– – (M. extensor indicis) **421**
– – (M. extensor pollicis longus) **421**
– – (M. flexor carpi radialis) **425**
– – (M. flexor digiti minimi) **515**
– – (M. flexor digitorum longus) 489, 514, **515**
– – (M. flexor hallucis longus) 489, **514–515**, 550
– – (M. flexor pollicis longus) **425**
– – (M. flexorum digiti minimi) **425**
– – (M. obliquus superior) 82
– – (M. tibialis anterior) **514**, **514**, 515
– – (M. tibialis posterior) 489, **514–515**
*Vaginalkarzinom* 365
*Vagotomie* 312
Vagotonus 280
Vallecula epiglottica 62, 175, **179**, 181
Vallum unguis **461**
Valsalva'scher Sinus (= Sinus aortae) 274
Valva(-ae)
– aortae **274**, **274**
– atrioventricularis dextra = Valva tricuspidalis 267–268, 274, **277–278**
– – sinistra = Valva mitralis 268, 274, 277, **279**
– ileocaecalis = ilealis 324
– trunci pulmonalis 267, **274**, 278
Valvula(-ae)
– anales 370
– foraminis ovalis **279**

Valvula(-ae)
– semilunaris anterior (Valva trunci pulmonalis) 274
–– dextra (Valva trunci pulmonalis) 274
–– sinistra (Valva trunci pulmonalis) 274, 278
– semilunaris = coronaria dextra (Valva aortae) 274, **279**
–– posterior (Valva aortae) 274, **279**
–– sinistra (Valva aortae) 274, **279**
– sinus coronarii (= Thebesius'sche Klappe) 274, 277, **278**, 279
– venae cavae inferioris (= Eustachio'sche Klappe) 267, 277, **278**
*Varikozele* 233
Vas(-a)
– circumflexa humeri posteriora 440, **441**
–– scapulae 440
– collateralia ulnaria inferiora 450–451
–––– superiora 445
– dorsalia pedis 550
– epigastrica inferiora 231, 320
–– superiora 291
– femoralia **535**
– gastroomentalia = gastroepiploica 320
– iliaca 363
– interossea antebrachii anteriora 419, **454**
– laryngea superiora, Durchtrittspforte 171
– lymphaticum(-a) 12
–– afferens 12
–– circumflexa ilium 519
–– clunium inferiora 519
–– cruris superficialia 519
–– efferens 12
–– epigastrica inferiora 519
–– femoris 519
––– profunda 529
––– superficialia 519
–– intercapitulares 519
–– intercostales 12
–– Lunge 12
–– Oesophagus 12
–– penis 519
–– profunda 440
–– scrotalia 519
–– superficialia 439–440
– marginalia 330
– ovarica 330, 376
– perforantia (A. profunda femoris) 502

– peronea 544
– plantaria lateralia 550, **553**
–– medialia **553**
– poplitea 532, **535**
– privata, Bronchialbaum 263
– profunda brachii 445
– publica, Bronchialbaum 263
– pudenda interna 534
– recurrentia tibialia anteriora 542
– sanguinea retinae 88
– sigmoidea **330**
– subscapularia 440
– testicularia 330
–– Falte 322
– thoracica = mammaria interna 290T
– thoracoacromialia 441
– thoracodorsalia 440
– tibialia anteriora 506–507, **542**, 544
–– posteriora 544, 545T
Vasocorona medullaris 243
Vater'sche Papille (= Papilla duodeni major) 302, **304–305**, 308, 318
Vater-Pacini-Körperchen (= Corpuscula lamellosa) 10
Velum
– medullare inferius **126**
–– superius **126**, 128
– palatinum 44, 60–61, 179, 181
Vena(-ae)
– anastomotica inferior (= Labbé'sche Vene) 143
–– superior (= Trolard'sche Vene) 110, **139**, **143**, 145
– angularis 47, 53, 54, **80**, 106
–– anterior cerebri **143**
–– septi pellucidi 143–144
– appendicularis **330**
– aquaeductus cochleae 102
–– vestibuli 102
– articulares 47
–– posteriores 47
– atrialis dextra 271
–– sinistra 271
– auricularis posterior 106, 158
– axillaris 220, **223**, 225–226, **439**, 440
– azygos 220, 243–244, **249**, 251, 253T, **263–264**, 266, 282, **283–287**, 288, **289–290**, 291, 297
–– Varianten 284
– basalis (= Rosenthal'sche Vene) **138**, **143–144**
– basilica 436, 445, **450**, 454, 457

–– antebrachii 436, **437**
– basivertebrales 244
– brachiales 411, **445**, 450, **451**
– brachiocephalica **158**, 168, 183, **220**, 253T, 264, 267
–– dextra **251**, 282
–– sinistra **251**, 255, 265
– bronchiales 251, **263**, 279
– bulbi penis 383
– cardiaca = cordis anterior 271–272
–– magna **271–273**, 275, 276, 279
–– media **271**
–– parva 271, **273**
– cava inferior 10–11, **220**, **228**, **251**, 266–267, **268**, 269, 273, 277–278, 288–289, **290**, 291–294, **295**, 297, 300, 303, 318–319, 332–333, 335, **338**, 340, 342–343, **344**, 371–372
––– *Einflussstauung* 220
––– *Kollateralkreislauf* 297
–– superior 10–11, 184, **220**, 243, **251**, 253T, 255, **263**, 264–266, **267–269**, 272–276, 278, 280, 282–285, **287**, 289
––– *Kollateralkreislauf* 297
– centralis retinae **86**, 88, **90**
––– *Thrombose* 90
– cephalica **220**, **223**, 226, **436**, 441, **450**, 452, 457
–– accessoria 457
–– antebrachii 436–437, **450**
–– pollicis 457
– cerebri anteriores 111
–– inferior 107
–– interna **144**
–– superior 107, 145
– cervicalis ascendens 158
–– profunda 106, 158, **236**, 243–244
–– superficialis 158, 162, **163**
– choroidea inferior 143–144
–– superior 108, 111–112, 144
– ciliaris(-es) 90
–– anterior 90
– circumflexa humeri posterior 399
–– ilium profunda 230, 359
––– superficialis **220**, 226, 517, **526**
–– scapulae **237**
– clunium superiores 517
– colica dextra 307, **326**
–– media 297, 307, **326**
–– sinistra 297
– collateralis radialis 445
– comitans nervi hypoglossi 63

– conjunctivalis 90
– coronaria ventriculi 297
– cremasterica 386
– cricothyreoidea 168
– cystica 302
– digitales dorsales pedis 517, 546–547
–– plantares 552
– diploica **106**
–– frontalis **106**
–– occipitalis 106
–– temporalis anterior **106**
––– media **106**
––– posterior 106
– dorsalis(-es) linguae 63
–– profunda penis **233**, 353, **383**
–– superficialis penis **232**, 233, 383
– ductus deferentis 386
– emissaria(-ae) **106**
–– frontalis 106
–– mastoideae **106**
–– occipitalis 106
–– parietalis **106**, 110
– epigastrica inferior 209, **220**, **227–228**, 230, 297, **359**
–– superficialis **220**, **226**, 517, **526**, 528
–– superior **220**, 227
– episcleralis 88, 90
– facialis 47, **53–54**, 63, 106, **158**, **161**, **178**
– femoralis 220, 226, 232, 500, 517–519, 526, **528–529**, 530–531
– femoropoplitea (superficialis) 517, 532, 540
– fibularis = peronea 508, 518–519
– frontales 106, 108, 110, **139**, 143, 145
– gastrica(-ae) breves 297, 303
–– dextra 289, 297
–– sinistra = coronaria ventriculi **289**, **295–296**, **297**, 300, 303
– gastroomentalis dextra 297, 311
–– sinistra 297, 300, 309, 311
– glutea(-ae) 244
–– inferior **359**, 369
–– subcutaneae 517
–– superior **359**, 521
– hemiazygos **220**, 243–244, **251**, 253T, **284–285**, 286, **290**, 297
–– accessoria 220, 243, **251**, 265, 282, **284–285**, 286
–– *Varianten* 284

# Sachverzeichnis

Vena(-ae)
- hepatica(-ae) **228**, 297, 315, 319, 332
-- dextra 251, 294, **295**, **300**
-- intermedia 251, 294, **300**
-- sinistra 251, 294, **295**, **300**
- hypogastrica (= iliaca interna) 251
- ileales 297, **326**
- ileocolica 297, 307, **326**
- iliaca communis **220**, **249**, 251, 297, 333, 338
-- externa **220**, 228, **230**, 251, 297, 344, **359**, 529
-- interna 251, 297, 344, **359**, 369, 371
- iliolumbalis **359**
- inferiores cerebri 143
- intercapitulares 437, 457, 546–547, 552
- intercostalis(-es) **283–284**, 285
-- anteriores 220
-- posterior(-es) **220**, 224, 244, 282, 285
-- superior dextra 220, 286
- interlobularis 336
- interna cerebri **143**
- interventricularis anterior **271**, 272, **275**
-- posterior 271, 273
- intervertebralis 244
- jejunales 297, **326**
- jugularis anterior 158, 160, 162, **165**, 168
-- externa 106, **158**, 160, **162**, **165**
-- interna 12, **47**, 54–55, 63, 106–107, 143, 145, 154, 155T, **158**, 161, 163, **164–166**, 168–169, 175, **177–178**, **183–184**, 243–244, 251, 267
--- *Luftembolie* 164
- labiales inferiores 47
-- superiores 47
- labyrinthi **102**, 107
- lacrimales 47, 86
- laryngea inferior 158, **174**
-- media **174**
-- superior 158, 164, 168, **174**
- lingualis 63, **67**, **158**
- lumbalis(-es) **220**, 244
-- ascendens **220**, 243
- magna cerebri (= Galen'sche Vene) 107, **143–144**, 145
- malleolaris anterior lateralis 542
- marginalis dextra 271
-- sinistra 271–272

- maxillaris 47, 106
- media profunda cerebri **144**
-- superficialis cerebri **138**, **143**
- medialis superior cerebelli 144
- mediana antebrachii 436, **450**
-- basilica **450**
-- cephalica **450**
-- cubiti **436**
--- profunda 450–451
- mediastinales 220, **251**
- meningeae mediae 47, 90, 107, **110**
--- *Verletzung* 25
- mentalis 106
- mesenterica inferior **297**, 300, **303**, **307**, 315, 317, 319, **330**, 371
-- superior **297**, **303**, 304, 306, **307**, **314–315**, **317**, 318, **326**
--- Versorgungsbereich **326**
- metacarpales dorsales 437, **457**
- nasales externae 47, 106
- nuclei caudati 144
- obliqua atrii sinistri (= Marshall'sche Vene) 271, 273
- obturatoria **230**, 359–360, **361**, **366**, **529–530**, 531
- occipitales 106, 112, 114, **139**, 143, 158
- oesophageales 168, 220, **251**, **289**, 289
- ophthalmica inferior 47, 51T, 83T
-- superior **47**, 83T, 86–87, **107**
- ovarica 251, 335, 344
- palatina externa 47
- pancreatica(-ae) 307
-- inferior 307
- pancreaticoduodenalis(-es) 307
-- superior posterior 307
- paraumbilicalis(-es) (= Sappey'sche Venen) 209, **220**, 228, **229**, **297**
-- sinistra (= Burow'sche Vene) 228–229
- parietales 110, **139**, 143, 145
- pectorales 220
- perforantes 500, **517**, 518, 532
- pericardiacae **251**
- pericardiacophrenica 251, **267**, 290
- peronea = fibularis 508, 518–519
- pharyngea(-ae) 158, 175, 177
-- ascendens 63

- phrenica(-ae) inferior 251, 289
-- superior 251
-- superiores 220
- plantaris(-es) **517**
-- digitales 517
-- lateralis 550
-- medialis 550
- poplitea 483, **517**, 518, **519**, 533, **540**, 543, **543**
- portae hepatis 11, **249**, **289**, **293–295**, 296, **297**, **300**, **302–303**, 306, **307**, 311, 313, **314–315**, **317**, 318–319
--- Kollateralkreislauf 297
- posterior = dorsalis corporis callosi 111, 143
-- septi pellucidi 143
- prefrontales 110, 139, 143
- profunda faciei 47
-- linguae 63, **67**, 68
-- penis **383**
- pudenda(-ae) externa **220**, 226, 232–233, 526, 517, **529**
-- interna 354, **359**, **361–362**, 371, **372**, **383**, 521
- pulmonalis(-es) **259**, 262, **263–265**, **282**, **283–284**
-- dextra 10, 263, 266, 269, 272–273, 275, 278, **288**
--- inferior 261, 273, **276**, 277, 279, **287**
--- superior 261, 273, **276**, 279, **287**
-- sinistra 10, 266, 268, **269**, 272–273, 275–276, **288**
--- inferior 261, 274, **276**, 277, 279, **287**
--- superior 261, 274, **276**, 277, 279, **287**
- radialis **450–451**, 454
- rectalis(-es) inferiores 297, 361, **371**
-- mediae 297, **359**, 369, **371**
-- superior 297, **371**
- renalis(-es) 251, 318–319, **333**, **335**, 336–337, **338**, 342
-- dextra 251, **333**, 335, **338**, 342–343
-- sinistra 251, 318–319, 335–337, **338**, **342**, 343–344
- retromandibularis **47**, 53–54, **55**, 106, **158**, 160, **161**, 178
- sacralis(-es) laterales 359
-- mediana 333, 344, 359
- salvatella 457
- saphena accessoria **517**, 526, 540

-- magna 226, **517**, 518–519, **526–527**, 528, **529**, 532, 540–541, 544–547
-- parva **517**, 519, **532–533**, 540–541, 544, **545**, 546
- scalae tympani 102
-- vestibuli 102
- scapularis dorsalis 220
- sigmoideae 297
- spinalis 158
-- anterior 243
-- posterior 243
- splenica = lienalis 297, 303, **307**, 308, **309**, 318–319, 334, 340
- stylomastoidea 47
- subclavia **158**, 175, 182–183, **184**, 243, 251, 267, 284, **288**
-- dextra 220
-- *Katheter* 223
-- sinistra 12, 220
- subcostalis 220
- sublingualis 63, **67–68**, 158
- submentalis 47, 63, 68, 158, 161
- subscapularis 225
- superficialis cerebri 106
- superiores cerebri **110**, **139**, 143
- supraorbitalis 47, 106
- suprarenalis 251
-- dextra 333, 335
-- sinistra 333, 338
- suprascapularis 158, **163**, 399
- supratrochlearis 47, 106
- temporalis(-es) 143
-- media 47, 53
-- profundae 47
-- superficiales 47, 53, 106
- terminalis 143
- testicularis **229**, **231**, 318, 332, 335, 340, 344, 361, **386**
-- dextra 251, **333**, 338, 342
-- sinistra 251, 333, 338, 342
- thalamica superior 112
- thalamostriata 131, 135
-- superior 111, 113, **143–144**
- thoracica = mammaria interna 220, 227, **228**, 251, **254**, 288, **290**
-- lateralis **220**, 225, **226–227**, 439
- thoracoacromialis 220
- thoracodorsalis **220**, 225, 439
- thoracoepigastrica **220**, **226**
- thymicae 251
- thyreoidea(-ae) imae 165, **168**
-- inferior 158, 168, **168**, **174**, 289

Vena(-ae)
- thyreoidea(-ae) imae **165, 168**
-- media 158, **168**, 175
-- superior 63, 158, 164–165, **168**, 169, **174–175**
- tibialis anterior 508, 518–519
-- posterior 508, 518–519
- tracheales 168, 251, 263
- transversa colli 158, **163**
- ulnaris **454**
- umbilicalis 11, 229
- uterinae 359
- ventriculi sinistri posteriores 271
- vertebralis **158**, 169, 242–243
- vesicales inferiores 359, **369**
-- superiores 359
- vesicoumbilicales 229
- vestibulares **102**
- vorticosae 88, **90**
Venen
- Innervation, sympathische 16T
- subkutane 18
Venengeflecht, subanodermales 370
Venenklappe 518
Venter
- anterior (M. digastricus) 8MT, 14T, **43**, 67–68, 149–150, **151**, 152, 160–162
- frontalis (M. occipitofrontalis) 6MT, 42–44, 50T, 149
- inferior (M. omohyoideus) 10MT, **149**, 150, 166, 169
- occipitalis (M. occipitofrontalis) 5MT–6MT, **42**, 43, 50T, 149, 236
- posterior (M. digastricus) 8MT, 14T, **43**, 50T, 61, 67, 149, **151**, 152–153, 160–161, 164, 176, 178
- superior (M. omohyoideus) 10MT, **149**, 150, 161, 164, 166
ventral 6T
Ventriculus
- s. Gaster 310
- cordis
-- dexter 10–11, **249**, 266–267, 268, **272**, 275–277, **278**
-- sinister 10–11, 266, **267**, 268, **268**, **272**, 275–276, **277**, **279**
- laryngis (= MORGAGNI'sche Tasche) **172–173**
- lateralis **130–131**, 132–136
- quartus 108, **109**, 120, **130**, 136

- tertius **109, 130–132**, 134–135
Ventrikel (Gehirn) **111–112**, **130**
- Venen 144
Venula
- macularis inferior 91
-- media 91
-- superior 91
- nasalis retinae inferior 91
--- superior 91
- temporalis retinae inferior 91
--- superior 91
Venusraute (= MICHAELIS'sche Raute) **347**
Vermis cerebelli **126**, 127T, **133**
Vertebra(-ae)
- cervicales 8, **190–191**, 193
- coccygeae **190**
- lumbales 8, **188, 190, 195**, 198, 212
-- Magnetresonanztomographie 245
- prominens 5, 188, **190**, 213, 237
- sacrales 190, 197
- thoracicae 8, **188, 190, 194**, 198, 241
Vertebralisdreieck 236T
Vertex 24
Vertikale durch die Jochbogenmitte 110T
Vesica
- biliaris = fellea 256, 291, **293**, 295, 300–303, **304**, 315
- urinaria 11, 228–229, **249**, 292, 322, 333, 339, 355, 360, **363–365**, 369, 374, 377, 379–381, 384
-- HEAD'sche Zonen 222
Vesicula seminalis (=Glandula vesiculosa) 360, **364**, 369, 384–385
Vestibulum 96, 100, 102
- laryngis 173T
- nasi **70**
- oris **60**, 61
Vestigium processus vaginalis 232–233
*Vibrationsempfindungsstörung, Hinterstrangbahndegeneration* 129
VICQ D'AZYR'scher Streifen = GENNARI'scher Streifen (= Area striata) **124**, 135, 136
VICQ D'AZYR'sches Bündel (= Tractus mamillothalamicus) **124**, 132, 134

VIDIANUS'scher Kanal (= Canalis pterygoideus) 33, **48**, 51
VIDIANUS'scher Nerv (= N. canalis pterygoidei) 48, 51T, 52, 75, 85
Vinculum
- breve digitorum manus **427**, 459
- longum digitorum manus **427**, 459
- tendinum breve (Pes) **513**
-- longum (Pes) **513**
*Visusminderung, Zentralvenenthrombose* 90
Viszerocranium 21T
*Vitamin-B12-Mangel, Spinalerkrankung, funikuläre* 129
Vlies (Capsula des Nucleus dentatus) 127
volar 6T
*Volume Rendering Technique (VRT), Sinus sagittalis superior, Darstellung* 145
Vomer 21T, 26, **35**, 69T, 71T, 76
Vorderseitenstrangbahnen 129T
Vorhöfe, Innervation, parasympathische 17T
Vorhof
- linker s. Atrium sinistrum **279**
- rechter s. Atrium dextrum **278**
Vortex cordis 272, 278
*V-Phlegmone* 425

# W

Wadenbein s. Fibula **468**
Wadenmuskeln **67MT–68MT**
WALDEYER'sche Faszie (= Fascia inferior diaphragmatis pelvis) 353, **354**, 355, 364
WALDEYER'scher Rachenring 62
*WALLENBERG-Syndrom* 138
Wanderniere 340
*WARDSCH'es Dreieck* 476
WENCKEBACH'sches Bündel (= Internodalbahn, mittlere) **280**, 281
WILLIS'scher Arterienring (= Circulus arteriosus cerebri) 137
WINSLOW'sches Foramen (= Foramen epiploicum = omentale) 292, **313, 332**
Wirbelgelenke
- *Arthrose* 193
- Bewegungsmöglichkeiten 217T

Wirbelgelenkmuskeln 20MT, 22MT, 26MT
*Wirbelgleiten* 197
Wirbelkanal
- Bildgebung 245
- Venen 244
Wirbelsäule (s.a. Columna vertebralis) **190**
- Bänder **198–199**
- Bewegungsumfang 217T
- Blutversorgung **234**
- Krümmungen, physiologische 190
- Venen 244
WIRSUNG'scher Gang (= Ductus pancreaticus) 302–303, **304**, 305–306, 308, 319
WRISBERG'sches Band = ROBERT'sches Band (= Ligamentum meniscofemorale posterius) **481–482**
Würfelbein s. Os cuboideum **473**
Wurmfortsatz s. Appendix vermiformis

# Y

Y-Fuge 466

# Z

Zähne **57–60**
- Lymphbahnen/-knoten 63
- Nerven **64**
- Oberkiefer **59**
- Unterkiefer **59**
Zahnfleisch, Innervation 65
Zahnformel, Dauergebiss **58**
Zehen, Muskeln **513**
Zehengelenkmuskeln **78MT–81MT**
- kurze **78MT–82MT**
- lange **70MT–77MT**
Zeigefinger
- Gelenke **427**
- Kapsel-Band-Apparat **404**
- Leitungsbahnen **461**
- Querschnitt **461**
Zementum (Radix dentis) 58
*ZENKER'sches Divertikel* 288
zentral 6T
*Zentralvenenthrombose, Visusminderung* 90
Zervixektopie 376
- *SCHILLER'sche Jodprobe* 376

# Sachverzeichnis

*Zervixkarzinom* 377
Ziliarkörper **89**
Zinn'scher Sehnenring (= Anulus tendineus communis) 83
zirkumventrikuläre Organe **120**
– *Brechzentrum* 120
– *Plasma-Milieu* 120
Zona
– alba (Analkanal) 370
– arcuata 211, 228
– externa (Pyramis renalis) 336
– interna (Pyramis renalis) 336
– orbicularis **475–477**, 496
Zonula ciliaris 89
Zunge **61–66**
– Gefäße 63
– Geschmack, Innervation 14T
– Innervation 65
– Lymphbahnen/-knoten 63
– Schleimhautsensibilität 14T
Zungenbein s.a. Os hyoideum **38**, 170
Zungenbeinmuskeln
– Funktion 152
– obere **151**
–– Frontalschnitt 45
– Zungenbeinheber 152T
– Zungenbeinsenker 152T
Zungenbinnenmuskeln, Innervation 14T
Zungengrund 62
*Zungenkarzinome, Metastasierung* 63
Zungenmuskeln, äußere **61**
Zungenoberfläche
– Geschmacksinnervation 65
– Somatosensibilität 65
Zungenrücken **62**
Zungenwurzel **62**
Zwerchfell s. Diaphragma 24**MT**–25**MT**, **212**, 249T, **290–291**
*Zwerchfellhernien* 205
Zwischenhirn s. Diencephalon **128**
*Zysten, bronchogene* 253
*Zystocele* 350

1 **Allgemeine Anatomie**

2 **Kopf**

3 **Hals**

4 **Rumpf**

5 **Situs**

6 **Obere Extremität**

7 **Untere Extremität**

A **Anhang**